# Grundriß der gesamten praktischen Medizin

Zweite Auflage

Bearbeitet von

Professor Dr. G. v. Bergmann-Berlin · Professor Dr. A. Bittorf-Breslau
Professor Dr. G. Fischer-Hamburg · Professor Dr. E. Frank-Breslau
Sanitätsrat Dr. W. Fürnrohr-Nürnberg · Professor Dr. W. Grüter-Marburg a. L.
Direktor Dr. Chr. Harms-Mannheim · Geh. Rat Professor Dr. H. Hildebrand-Marburg a. L. · Professor Dr. H. Hübner-Bad Salzuflen · Professor Dr. G. Katsch-Greifswald · Professor Dr. F. Kirstein-Bremen · Professor Dr. M. Klotz-Lübeck
Professor Dr. H. Loebell-Marburg a. L. · Professor Dr. F. Löning-Harburg
Professor Dr. G. Magnus-Bochum · Professor Dr. Ed. Müller †-Marburg a. L.
Professor Dr. P. Neukirch-Düsseldorf · Professor Dr. J. Raecke †-Frankfurt a. M.
Professor Dr. F. Rosenthal-Hamburg · Professor Dr. H. Schmidt-Schleicher-Marburg a. L.
Professor Dr. W. Uffenorde-Marburg a. L. · Professor Dr. F. Volhard-Frankfurt a. M.

Herausgegeben von

Professor Dr. Ed. Müller † und Professor Dr. A. Bittorf
Marburg a. L. Breslau

Erster Teil

Mit 23 Abbildungen

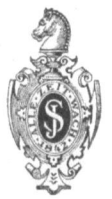

Berlin
Verlag von Julius Springer
1931

Zugleich 2. Auflage von
Therapie des praktischen Arztes
Band III.

ISBN-13: 978-3-642-89142-7   e-ISBN-13: 978-3-642-90998-6
DOI: 10.1007/978-3-642-90998-6
Alle Rechte, insbesondere das der Übersetzung
in fremde Sprachen, vorbehalten.
Copyright 1931 bei Julius Springer in Berlin.
Softcover reprint of hardcover 1st edition 1931

# Vorwort zur zweiten Auflage.

Während der Vorbereitung der zweiten Auflage seiner „Therapie des praktischen Arztes" ist Eduard Müller im Dezember 1928 plötzlich verstorben.

Ein hervorragender wissenschaftlicher Forscher, ein selten begabter Arzt, ein begeisterter Lehrer ist mit ihm viel zu früh dahingegangen. Als langjähriger Direktor der Medizinischen Universitäts-Poliklinik Marburg, als weit gesuchter Konsiliarius drängte sich ihm die Überzeugung auf, daß eine für die Praxis zugeschnittene Therapie fehle. So entstand die erste Auflage. Der Erfolg gab ihm Recht, denn in relativ kurzer Zeit war die erste Auflage vergriffen.

Daher empfand es Unterzeichneter als vornehmste Freundschaftspflicht, nach Eduard Müllers Tode die zum größten Teile bereits fertiggestellte Neubearbeitung zum Ende zu führen. Nur in den Abschnitten innere Medizin und Psychiatrie machten sich noch Ergänzungen, Neubearbeitungen, Einteilungsänderungen notwendig. Vor allem war sein Bestreben, den Inhalt nicht mehr nach Stichworten, sondern sachlich zu ordnen.

Die Neubearbeitung der Psychiatrie übernahm dankenswerterweise Herr Professor Raecke, der leider inzwischen verstorben ist.

Möge die Neuauflage, bei deren Herstellung ich dem Verlage Julius Springer zu großem Danke verpflichtet bin, ihren Weg gehen. Möge sie dem jüngeren und älteren, erfahrenen, viel beschäftigten Arzte ein guter und zuverlässiger Ratgeber sein.

Breslau, im April 1931. **A. Bittorf.**

# Inhaltsverzeichnis.
# Erster Teil.

**Innere Medizin.** Seite

Infektionskrankheiten. Bearbeitet von Professor Dr. Eduard Müller†-Marburg (nebst Beiträgen von Professor Dr. P. Neukirch-Düsseldorf, Geheimrat Professor Dr. H. Hildebrand-Marburg und Professor Dr. E. Frank-Breslau). Mit 3 Abbildungen ... 1

Allergie, Anaphylaxie, Idiosynkrasie. Von Professor Dr. H. Schmidt-Schleicher-Marburg ........... 179

Erkrankungen der Atmungsorgane. Von Professor Dr. A. Bittorf-Breslau (nebst Beiträgen von Professor Dr. E. Frank-Breslau, Direktor Dr. Chr. Harms-Mannheim und Professor Dr. Eduard Müller†-Marburg) .............. 199

Erkrankungen der Kreislauforgane. Von Professor Dr. A. Bittorf-Breslau und Professor Dr. F. Rosenthal-Hamburg (nebst Beiträgen von Professor Dr. E. Frank-Breslau, Professor Dr. G. v. Bergmann-Berlin und Professor Dr. Eduard Müller†-Marburg). Mit 10 Abbildungen ............... 281

Stoffwechselkrankheiten und endokrine Störungen. Von Professor Dr. E. Frank-Breslau und Professor Dr. Eduard Müller†-Marburg .................. 381

Erkrankungen des Blutes und der blutbildenden Organe. Von Professor Dr. E. Frank-Breslau und Professor Dr. Eduard Müller†-Marburg (nebst einem Beitrag von Professor Dr. H. Schmidt-Schleicher-Marburg). Mit 1 Abbildung .. 432

Erkrankungen der Leber und Gallenwege. Von Professor Dr. Eduard Müller†-Marburg .............. 467

Erkrankungen der Bauchspeicheldrüse. Von Professor Dr. Eduard Müller†-Marburg ............. 501

Erkrankungen der Speiseröhre. Von Professor Dr. Eduard Müller†-Marburg ................. 510

Magen- und Darmerkrankungen. Von Professor Dr. G. v. Bergmann-Berlin, Professor Dr. G. Katsch-Greifswald und Professor Dr. Eduard Müller†-Marburg (nebst einem Beitrage von Professor Dr. F. Rosenthal-Hamburg) ........... 521

Erkrankungen der Harnorgane. Von Professor Dr. F. Volhard-Frankfurt a. M. und Professor Dr. Eduard Müller†-Marburg (nebst einem Beitrag von Professor Dr. F. Löning-Harburg-Wilhelmsburg). Mit 2 Abbildungen ............ 651

Erkrankungen der Bewegungsorgane. Von Professor Dr. Eduard Müller†-Marburg und Professor Dr. F. Rosenthal-Hamburg ..................... 717

Inhaltsverzeichnis des ersten Teiles. V

| | Seite |
|---|---|
| Psychotherapie bei körperlichen Erkrankungen. Von Professor Dr. Eduard Müller†-Marburg | 736 |
| Grundzüge der chemisch-mikroskopischen Blut- und Harndiagnostik. Von Professor Dr. F. Löning-Harburg-Wilhelmsburg. Mit 7 Abbildungen | 741 |
| Unfall und innere Krankheiten. Von Geheimrat Professor Dr. H. Hildebrand-Marburg | 801 |

## Zweiter Teil.

| | Seite |
|---|---|
| Chirurgie. Von Professor Dr. G. Magnus-Bochum. Mit 45 Abbildungen | 1 |
| Geburtshilfe und Gynäkologie. Von Professor Dr. Fr. Kirstein-Bremen | 164 |
| Nervenkrankheiten. Bearbeitet von Nervenarzt San.-Rat Dr. W. Fürnrohr-Nürnberg und Professor Dr. Eduard Müller†-Marburg. Mit 27 Abbildungen | 356 |
| Erkrankungen des Rückenmarks. Von Professor Dr. Eduard Müller†-Marburg | 356 |
| Erkrankungen des Gehirns (einschl. der Bulbär- und sog. Pseudobulbärerkrankungen). Von Nervenarzt San.-Rat Dr. W. Fürnrohr-Nürnberg | 425 |
| Erkrankungen des peripherischen Nervensystems. Von Nervenarzt San.-Rat Dr. W. Fürnrohr-Nürnberg | 606 |
| Muskelatrophien; Myotonie und Myatonie. Von Nervenarzt San.-Rat Dr. W. Fürnrohr-Nürnberg | 609 |
| Erkrankungen des visceralen Nervensystems. Von Nervenarzt San.-Rat Dr. W. Fürnrohr-Nürnberg | 703 |
| Anhang. Nervöse Blasenstörungen. Von Nervenarzt San.-Rat Dr. W. Fürnrohr-Nürnberg | 706 |
| Die vasomotorisch-trophischen Neurosen. Von Nervenarzt San.-Rat Dr. W. Fürnrohr-Nürnberg | 710 |
| Psychiatrie. Von Professor Dr. J. Raecke†-Frankfurt a. M. | 725 |
| Kinderheilkunde. Von Professor Dr. M. Klotz-Lübeck | 748 |
| Die Erkrankungen des Neugeborenen. Von Professor Dr. Fr. Kirstein-Bremen | 1000 |
| Geschlechtskrankheiten. Von Professor Dr. H. Hübner-Bad Salzuflen | 1018 |
| Hautkrankheiten. Von Professor Dr. H. Hübner-Bad Salzuflen | 1037 |
| Hals-, Nasen- und Ohrenkrankheiten. Von Professor Dr. W. Uffenorde-Marburg, mit einem Beitrage von Professor Dr. H. Loebell-Marburg | 1067 |
| Augenkrankheiten. Von Professor Dr. W. Grüter-Marburg | 1133 |
| Erkrankungen der Zähne. Von Professor Dr. G. Fischer-Hamburg | 1182 |
| Gerichtliche Medizin. Von Geheimrat Professor Dr. H. Hildebrand-Marburg | 1193 |
| **Sachverzeichnis zu Teil I und II** | 1213 |

# Infektionskrankheiten.

Bearbeitet von Professor Dr. **Eduard Müller**†-Marburg
(nebst Beiträgen von Professor Dr. **P. Neukirch**-Düsseldorf,
Geheimrat Professor Dr. **H. Hildebrand**-Marburg und
Professor Dr. **E. Frank**-Breslau).

Mit 3 Abbildungen.

## Typhöse Erkrankungen (Typhus abdominalis und „Paratyphus").

### Typhus abdominalis.

Wir wissen heutzutage, daß das klinische und selbst pathologisch-anatomische Bild des „Unterleibstyphus" keine ätiologische Einheit darstellt, daß das Leiden mit einer Allgemeininfektion des Blutes, einer sog. Bakteriämie, einhergeht, und daß es nicht nur durch den eigentlichen Typhusbacillus (Ebert, R. Koch), sondern durch sog. Paratyphusbacillen hervorgerufen werden kann. Zur sicheren ätiologischen Diagnose genügt demgemäß nicht ein für „Unterleibstyphus" charakteristischer klinischer Befund; er bedarf der Ergänzung durch den direkten oder indirekten Erregernachweis, d. h. durch die bakteriologisch-serologische Untersuchung des Falles.

Die eigentlichen **Typhusbacillen** sind für Tiere wenig pathogene, geißeltragende, lebhaft bewegliche, gramnegative, kurze Stäbchen mit toxischen, an den Bakterienleib gebundenen Substanzen. Die Typhusbacillen vermehren sich im infizierten Menschen und werden durch Se- und Exkrete, bes. durch Stuhl und Urin ausgeschieden. Dadurch werden sie bald unmittelbar von Person zu Person, bald mittelbar, vor allem durch Nahrungsmittel, Gebrauchsgegenstände, Trinkwasser weiter übertragen. Bei der Infektion werden sie wohl meist per os aufgenommen. In Dünndarm und seinen Lymphapparat (Peyersche Plaques, Solitärfollikel) gelangt, erreichen sie — hauptsächlich über die Mesenteriallymphdrüsen und weiter über den Ductus thoracicus — die Blutbahn, in der sie vom Fieberbeginn an kreisen, allerdings meist ohne sich darin zu vermehren. Es ist freilich auch möglich, daß eine anfängliche Blutinfektion mit Typhusbacillen nachträglich eine hämatogen-metastatische Darmerkrankung verursacht (auffälliger Typhusbacillengehalt des Blutes im Krankheitsbeginn, Fälle von Typhusbacillensepsis ohne wesentliche Darmveränderungen; schließlich Unabhängigkeit von Größe und Zahl der Darmgeschwüre zur Schwere des Falles).

Das Leiden bevorzugt jugendliches und mittleres Alter, bes. 15—35 Jahre. Die Epidemien bevorzugen die Zeit von Hochsommer bis zur ersten Winterhälfte und flauen gern im Frühjahr ab. Ansteckung mit Typhusbacillen — von Masseninfektion mit virulenten Keimen vielleicht abgesehen — bedingt an sich noch nicht eine greifbare klinische Erkrankung. Von größter Wichtigkeit ist hier die **individuell verschiedene Krankheitsbereitschaft**. Bei gleicher Infektionsquelle und gleichem Infektionsmodus erkrankt der eine mit schwerem Typhus, der andere mit einer leichten Abart, der dritte wird vielleicht nur zum Bacillenträger. Vielfach sind es gerade zuvor kerngesunde, kräftige Personen von gutem Ernährungszustand, die zu schweren Typhen neigen. Hilfsursachen mögen u. a. Diätfehler, vielleicht auch psychische Erregungen(?) sein. — Gewöhnlich gewährleistet **einmaliges Überstehen des Leidens langjährigen Schutz vor der gleichen Erkrankung**, vor allem durch bleibend erhöhte Abwehrbereitschaft zuvor Typhusinfizierter gegen erneute Typhusbacillenansiedlung im Körper infolge Bildung besonderer Schutzstoffe.

**Der „Status" beim Typhuskranken. Allgemeinbefund. Fieber.** Auch in der Allgemeinpraxis stets Kurve anlegen, täglich 3—4mal rectal, zumindest sorgfältig in Achselhöhle messen; womöglich auch Puls und Atemfrequenz einzeichnen. Nach etwa einer halben Woche dauerndem, allmählichem, staffelförmigem Anstieg eine Kontinua mit 40⁰ und darüber, sog. Fastigium. In leichteren Fällen mitunter fehlend, in andern auch trügerischer, stark remittierender, intermittierender Fieberverlauf mit früh normalen und abends sehr hohen Temperaturen trotz relativer Gutartigkeit. Hierauf eine **lytische Entfieberung** oder ein **amphiboles Stadium der steilen Kurven**. Im Rekonvaleszenzbeginn vorübergehende Neigung zu subfebrilen Temperaturen mit allmählichem Einpendeln zur Norm. Die durchschnittliche Fieberperiode von 3—4 Wochen wächst durch **Nachschübe** (Rekrudeszenzen) durch **Rückfälle** (bzw. Recidive) durch **Nachkrankheiten** und **Komplikationen** mitunter zu monatelanger Dauer. Staffelförmiger Fieberanstieg beim Recidiv gerne kürzer. Verlängerung der Kontinua durch rasch folgende Rekrudeszenzen, durch Frühentwicklung von Komplikationen, wie Lungenerkrankung und Otitis. Unterbrechungen der Kontinua durch brüske neue Steigerungen (ein signum mali ominis), sowie durch plötzliche Senkungen. Ursache solcher Pseudokrisen: starke medikamentöse Remissionen, Kollapse, Darmblutung, auch starkes Nasenbluten (selten!), Perforationsperitonitis. Bei jeder auffälligen Senkung innerhalb der Kontinua achte man deshalb genau auf etwaige Fiebermittelabreichung, auf Puls, Herz, Bauchorgane, auf das Aussehen der Stuhlentleerungen (Teerstühle). Gelegentlich kommen auch „unmotivierte", ungefährliche Senkungen vor. — Häufig Unterbrechung des lytischen, amphibolen Abfalls durch Nachschübe und Komplikationen. Mitunter auffällige Verlängerung der Entfieberungsperiode, auch ohne klar erkennbare Begründung („lenteszierendes Stadium"). Öfters scheinen Mesenterialdrüsenveränderungen (Nekrosen, eitrige Erweichungen) hierfür verantwortlich zu sein.

Begleitende Schüttelfröste während der Bettbehandlung deuten auf Komplikationen, falls nicht vorangehende Remissionen durch Arzneimittel mitspielen. Im Krankheitsbeginn häufig nur ein wiederholtes Frösteln; ausgesprochener Schüttelfrost aber nur selten, z. B. bei frühzeitiger Pneumonieentwicklung.

Nach anfänglich subfebrilen Temperaturen und Verschwinden des Fiebers gelegentlich **Nachschübe** — mitunter zwei und mehr — meist innerhalb der 1. bis längstens 3. Woche. Diese **Recidive** bald schwerer, bald leichter als die Primärerkrankungen, mit neuem Aufflackern der Darmveränderung einhergehend (jedoch geringere Neigung zu Darmblutungen). In der beginnenden Genesung häufig 1—2tägige harmlose „Fieber-

Typhöse Erkrankungen (Typhus abdominalis und „Paratyphus"). 3

## Schematische Darstellung des Krankheitsverlaufs.

| | Zeit | Pathol.-anatomisch | Fiebertypus | Klinisches Bild | Ergebnisse der Laboratoriumsdiagnose (Genaueres S. 7) |
|---|---|---|---|---|---|
| Fieberbeginn Stadium incrementi | Erste Krankheitswoche | Erkrankung des lymphat. Apparates bes. der Verdauungsorgane: Markige Schwellung der Solitärfollikel und Peyerschen Haufen (bes. im unteren Ileum). Gleichartige markige Schwellungen auch der mesenterialen Lymphdrüsen | Staffelförmiger Anstieg ohne Schüttelfrost (Puls ohne Besonderheiten) | Nach wechselnder Inkubationsdauer (mitunter nur einige Tage durchschnittlich vielleicht 1—2 Wochen, bei weniger schweren Infektionen z. B. „Wasserepidemien" auch länger) schleichender Krankheitsbeginn mit leichtem Fieber und vorwiegend subjektiven Störungen (bettlägerig oft erst im Kontinuabeginn!) | Bakteriämie! Noch negative Serodiagnose |
| Fieberhöhe Stadium akmes | Beginn am Ende der ersten oder Anfang der zweiten Woche Dauer bis dritte Woche | Verschorfung Schorfabstoßung Geschwürsbildung | Kontinua (unter relativer Pulsverlangsamung; oft Dikrotie) | Entwicklung eines „Nervenfiebers" mit Schlafsucht, auch Unruhe, Delirien, mit Milztumor, nicht sonderlich schmerzhaftem Meteorismus; häufig auch Durchfälle (erbsenfarben). Roseolaentwicklung; oft positive Diazoreaktion. Stärkere Bronchitis. Neigung zu Komplikationen! | Leukopenie! Positive Gruber-Widalsche Reaktion! Mitunter positive bakteriologische Stuhlbefunde |
| Fieberabfall Stad. decrementi | Ende der dritten und vierte Woche | Geschwüre! (gewöhnlich der Längsrichtung des Darmes folgend mit wallartigen Rändern und sich allmählich „reinigend") | Lytischer Abfall, amphiboles Stadium der steilen Kurven (oft noch Bradykardie) | Sensorium freier, Milzschwellung abnehmend. Verschwinden von Roseola, von Meteorismus, Rückbildung von Lungenerscheinungen. Urin reichlicher, öfters Miliaria crystallina | Positive Bacillenbefunde im Urin! (in etwa $1/3$ aller Fälle) |
| Fieberfreiheit Rekonvaleszenz | Ende der vierten oder Anfang der fünften Woche | Geschwürsheilung (mit glatten fast nie stenosierenden, oft pigmentierten Narben) | Oft vorübergehend subnormale Werte. Rückfälle! | Starke Abmagerung (Striae!), Muskelschlaffheit, kleienförmige Hautabschuppung, Polyurie, Appetitsteigerung, Haarausfall, Querfalten an Nägeln | Bacillenausscheider! (bes. Frauen). Hauptsächlich durch Ansiedlung in der Gallenblase |

spitzen", auch aus anderen Ursachen, z. B. Gemütserregungen, Diätfehlern; frühzeitiges Aufstehen, Verstopfung; gelegentliche, selbst hohe Fiebersteigerungen durch Thrombophlebitiden (auch von Mesenterialvenen?; hierbei evtl. unklare Leibschmerzen).

Das charakteristische **Mißverhältnis zwischen Fieberhöhe und Pulsfrequenz** (relative Verlangsamung; z. B. 80—90 Schläge bei 40⁰) ist wohl d a s d i a g n o s t i s c h   w i c h t i g s t e   k l i n i s c h e   E i n z e l s y m p t o m   d e r   t y p h ö s e n   E r k r a n k u n g. Es fehlt gern bei kleineren Kindern, bei Herz- und öfters auch bei andern Komplikationen. Oft Dikrotie infolge Tonusabnahme der Gefäßwand. Auch im Stadium decrementi besteht häufig noch Bradykardie, im Beginn der Genesung — mitunter noch viele Wochen — eine auffällige Beeinflußbarkeit der Pulszahl durch psychische Erregung, schon geringe Körperbewegung, wie Aufstehen, Herumgehen. Cave stärkere Arrhythmie!

**Sensorium** (einschließlich Verhalten des zentralen und peripherischen Nervensystems). Hinweis auf Gehirnerscheinungen schon durch die Bezeichnung „Nervenfieber", Typhus von τῦφος, Umnebelung der Sinne, Betäubung, Dunst, Rauch. Hauptsächliche E n t s t e h u n g s u r s a c h e n solcher klinischen Störungen: bes. Reaktionsformen des Zentralnervensystems, Toxine, aber auch örtliche Anwesenheit der Typhusbacillen, gleichzeitige Einflüsse von Fieber, Zirkulations- sowie allgemeiner Ernährungsstörungen. Zunehmende A p a t h i e, Schwerbesinnlichkeit, Denkträgheit, Herabsetzung der Merkfähigkeit, S c h l a f s u c h t (aber gern mit n ä c h t l i c h e r U n r u h e, Verwirrtheit, D e l i r i e n, auch ,,mussitierende"; leises, kaum verständliches Murmeln der stark benommenen Kranken), auch Erregungszustände. Alle Übergänge von Somnolenz bis Koma. — Mitunter gutartiger Meningismus bzw. Meningitis serosa bei klarem, sterilem Lumbalpunktat; gelegentlich auch alle Übergänge von seröser Meningitis bis zur eitrigen Meningitis mit Typhusbacillen- oder Kokkenbefund, ausnahmsweise infolge komplizierender Tuberkulose. Angeblich auch ein „meningotyphus" mit Typhusbacillen im Liquor, aber negativem Stuhl- und Blutbefund! — Organische Erkrankungen des Gehirns und Rückenmarks, sowie des peripherischen Nervensystems, wie Encephalitis, Hirnabscesse (Ursachen u. a. Otitis media, Metastasen), Encephalomyelitis, Polyneuritis sind recht selten, von Ischialgien und gelegentlichen anders lokalisierten neuralgiformen Schmerzen abgesehen.

**Haut.** Trocken, heiß! Schweiße fast nur im amphibolen Stadium. — V o m B e g i n n d e r 2.  W o c h e  a b  s c h u b w e i s e  R o s e o l a e n t w i c k l u n g, wohl durch metastatische Typhusbacillenherde in Lymphräumen der Haut. Prädilektionsort zwar Bauchhaut, aber auch Brust, Rücken, Oberschenkel; meist wenig zahlreiche, rundliche, linsengroße, blaßrote, leicht erhabene, auf Fingerdruck gewöhnlich verschwindende Fleckchen (bei jedem Krankenbesuch Haut darauf absuchen, evtl. verdächtige Stellen mit Hautstift umranden). — Mitunter h ä m o r r h a g i s c h e, auf Fingerdruck bleibende Roseola; ausnahmsweise mit hämorrhagischer Diathese. In späteren Stadien oft Miliaria crystallina. — Sekundärerkrankungen der Haut, wie Decubitus, Furunkulose, Abscesse.

N a c h t r ä g l i c h  H a u t a b s c h u p p u n g e n, bes. der Beine und nach schweren Typhen, ferner ein schwerer, aber gewöhnlich prognostisch günstiger H a a r a u s f a l l, sowie N a g e l v e r ä n d e r u n g e n (Brüchigwerden usw.).

**Lokalbefund. Kopf.** Im Krankheitsbeginn oft s t a r k e s  K o p f w e h, späterhin gewöhnlich abflauend. — G e w ö h n l i c h  k e i n  H e r p e s. — Lippen, Zunge trocken; bes. bei mangelhafter Pflege, die ersteren rissig, borkig, mit Krusten, mit Rhagaden an den Mundwinkeln, die letztere gleichfalls rissig, stark braungelblich, sogar schwarzbräunlich, „fuliginös", dick

belegt. Achte auf Stomatitis, Gingivitis und Soorbildung! Kein Krankheitsbeginn mit Schnupfen; gelegentlich aber Nasenbluten, in späteren Stadien ausnahmsweise auch bedrohlich.
„Saccadiertes" schwerfälliges Herausstrecken der auch zu lange draußen gehaltenen Zunge! Vibrieren der Gesichtsmuskulatur bei der Intonation, öfters Zähneknirschen, bes. in ernsten Fällen. — Gelegentlich Schwellung, Rötung von Tonsillen und weichem Gaumen, sogar Belagbildung schon im Krankheitsbeginn, vornehmlich durch Komplikationen mit Angina lacunaris, nekroticans, auch Diphtherie. Bei Belag stets Abstrich! Etwaige Typhusbacillenbefunde beweisen noch keineswegs „Tonsillotyphus" (veraltete Bezeichnung, ebenso wie Nephro- und Pneumotyphus). Schlingbeschwerden auch infolge einfacher fieberhafter Trockenheit des Rachens.
**Ohr.** Oft auffällige Schwerhörigkeit im Höhestadium ohne Mittelohrbefund, wohl infolge toxischer Acusticusstörung. Otitis media mit allen ihren Komplikationen, infolge Fortpflanzung entzündlicher Rachenhöhlenveränderungen durch die Tuba Eustachii, aber auch hämatogen; deshalb bei Ohrenschmerzen, Schwerhörigkeit stets Ohrenspiegelung! — Ohrspeicheldrüse: nicht selten ein- oder doppelseitige Parotitis, namentlich gegen Kontinuaende. Meist eine eitrige Drüsendurchsetzung von zahlreichen kleinen, auch der Incision schwer zugänglichen Herdchen.
**Hals.** Gewöhnlich keine Drüsenschwellungen; matte, oft heisere Stimme, sogar Aphonie mit objektiv nachweisbarem Kehlkopfkatarrh. Auf Kehlkopfdruckempfindlichkeit achten! Gefürchtet die gelegentlichen Kehlkopfknorpelnekrosen und Abscedierungen (Perichondritis laryngea typhosa; Sekundärinfektion mit Streptokokken? Hier droht auch Glottisödem). Wichtig sind die oberflächlichen „Decubitalgeschwüre" des Kehlkopfes. Gelegentliche Blutungen durch Gefäßarosionen.
**Brust. Lungen.** Achte auf alarmierende, auffällige Beschleunigungen der Atmung! — Schon im **Frühstadium** öfters trockene Bronchitis, Tracheobronchitis. — Im **Höhestadium** Hochstand der unteren Lungengrenze — eine Folge des Meteorismus. Ganz gewöhnlich doppelseitige Unterlappenbronchitis, häufig hinten unten (bes. rechts infolge Hochdrängung der Leber) Schallabschwächung (Atelektase, Aspirationsbronchopneumonien, Lobulärpneumonien). Gelegentliche Komplikation mit croupösen Pneumonien (scheinbare Pneumotyphen), bes. bei zuvor ambulatorischem Typhus; ferner Pleuritiden, auch Empyeme, Lungeninfarkte mit plötzlichem Seitenstechen und blutigem Sputum; selbst Gangränherde. **Herz.** Im Stadium akmes Schwierigkeiten der perkussorischen Grenzbestimmung infolge Vergrößerung des Traubeschen halbmondförmigen Raumes. Gewöhnlich leise Töne, auch ohne Herzschwäche. In schwereren, bes. mit Pneumonie und Fettleibigkeit sowie Potatorium verbundenen Typhusfällen Herzmuskelinsuffizienzen mit Dilatationen, mit systolischen Geräuschen, mit zunehmender Entspannung des Pulses infolge Vasomotorenlähmung (auch auffällig celer und magnus) sowie mit steigenden Pulszahlen. Nur selten grob-anatomische Herzmuskel-Perikard- und Endokardveränderungen; sehr häufig aber mikroskopische (Faserverfettung, trübe Schwellung, herdförmige Myokarditis).
**Leib.** Bauchdecken. Roseolen! meist schmerzloser, gewöhnlich mäßiger Meteorismus (vorwiegend eine toxische leichtere Darmlähmung). Bei stärkeren Graden dadurch Behinderung der Herz- und Atemtätigkeit, der Nahrungsresorption sowie Erhöhung der Perforationsgefahr. Mitunter Ileocöcalgurren, trügerische Druckempfindlichkeit in Blinddarmgegend durch vorherrschende Lokalisation der Darmerkrankung daselbst.

Starke spontane, namentlich örtliche Leibschmerzen deuten auf Komplikationen. Begleitende Perityphlitis, Appendicitis, lokale Peritonitis, Vereiterung von Mesenterialdrüsen, Mesenterialvenenthrombosen. Mitunter auch Folgen der wachsartigen Muskeldegeneration der Bauchdecken, bes. im unteren Rectusabschnitt, bei Anspannungen Muskeleinrisse, Hämatome, sekundäre Vereiterungen mit Typhusbacillenbefund.

Einzelne Bauchorgane. Magen. Gewöhnlich nur Anorexie; Umschlag in Appetitsteigerung, ja Heißhunger in der Rekonvaleszenz. Erbrechen fast nur bei Diätfehlern und bei Peritonitis. Gelegentlich Singultus, bes. in sehr schweren Fällen. — Frühzeitige, spontan und auf Druck kaum schmerzhafte Milzschwellung, gelegentlich aber sehr schmerzhafte Milzinfarkte! Milz pathologisch-anatomisch, von älteren Personen vielleicht abgesehen, geradezu regelmäßig vergrößert; perkussorische und palpatorische Feststellung häufig aber durch Meteorismus erschwert. Leber. Hochstand, Verkleinerung der Dämpfung durch Meteorismus; pathologisch-anatomische Leberveränderungen fast regelmäßig (auch lymphomartige „Typhusknötchen"), klinische jedoch selten. Es kommen vor: typhöse, auch eitrige Cholecystitis und Cholangitis mit Ikterus (Typhusbacillenausscheidung durch Galle), sekundäre Leberabscesse, Thrombosen von Pfortaderästen. — Die nur selten brüsk einsetzende Perforations-Peritonitis infolge Durchbruch von Geschwüren, vereiterten Mesenterialdrüsen, vereiterten Milzinfarkten, meist in der 3.—5. Woche; häufiger subakute Entwicklung der gewöhnlich eitrigen, ja jauchigen, nur gelegentlich mit stärkerem Exsudat einhergehenden Bauchfellentzündungen. Denke daran bei verdächtigen Schwankungen der Temperatur- und Pulskurve, beim Auftreten örtlicher Leibschmerzen und Druckempfindlichkeit, beim Erbrechen von Typhuskranken ohne Meningismus bzw. Meningitis. Mitunter auch Peritonitis ohne nachweisbare Perforation („Durchwanderung der Keime?" metastatisch?). — Stuhlgang: anfänglich gern Obstipation, dann häufig — keineswegs regelmäßig — spontane, auch erbsenfarbene, meist alkalische Durchfälle. Denke hierbei auch an Wirkung von Abführmitteln, auch von überreichlicher Flüssigkeitszufuhr. Starke, stets ernst zu bewertende Darmblutungen mit blutigen und „Teerstühlen" nur in kleiner Minderzahl der Fälle. (Etwa 5—10%, nur in einzelnen Epidemien häufiger), bes. in der 3. Woche. Bisweilen scheinbare Frühblutungen, weil der pathologisch-anatomische Prozeß viel älter ist als das klinische Krankheitsbild (zuvor ambulatorischer Typhus) oder weil bereits ein schwereres Rezidiv nach verkappter Ersterkrankung vorliegt.

**Harn- und Geschlechtsorgane.** Beim Status typhosus häufig Inkontinenz, schon infolge der Bewußtseinstrübung. Während Fieberhöhe der Urin konzentriert; oft positive Diazoreaktion, auch Indikanurie. Verschwinden der Diazoreaktion gilt als Zeichen der Besserung, Fortdauer bis in die „Rekonvaleszenz" hinein als Vorzeichen von Rezidiven. Häufig gutartige febrile Albuminurien, auch mit Zylinderbefund. Bedenklich akute hämorrhagische Nephritis ist eine große Seltenheit, ebenso ein scheinbarer „Nephrotyphus" mit von vornherein schweren Nierenerscheinungen. — Gegen Ende der Kontinua häufig Bakteriurie, nicht selten auch mit Kolibacillen verbunden, bei klarem oder getrübtem, mit Entfieberung reichlicherem Urin. Mitunter hartnäckige Pyelitis, auch Cystitis, evtl. durch Katheterinfektion. — Oft spontane Schwangerschaftsunterbrechung, vorzeitiges Einsetzen der Menses, später Amennorrhöe. Menstrualblut kann typhusbacillenhaltig sein! Bemerkenswert noch das gelegentliche typhöse Ulcus am Introitus vaginae sowie die sehr seltene Orchitis beim Mann.

Typhöse Erkrankungen (Typhus abdominalis und „Paratyphus"). 7

**Extremitäten.** Sehnenhüpfen — Subsultus tendinum — an Armen, auch an Beinen. Falls tiefere Benommenheit fehlt, auch krankhafte Lebhaftigkeit der Sehnenreflexe, mechanische Übererregbarkeit der Muskulatur sowie auffälliges Zittern der Glieder, auch Weichteilhyperästhesie (bald mehr neurogen, bald mehr infolge toxisch-degenerativer Muskelerkrankungen?). Femoralvenenthrombosen. Entwicklung der typhösen Schenkelvenenthrombose, bes. in 3. Woche mit oder ohne hohe Fiebersteigerung, örtlichen Schmerzen und Druckempfindlichkeit (im Foramen ovale evtl. eine schmerzhafte Lymphdrüse). Keine marantische Thrombose, häufig eine durch Typhusbacillen verursachte Periphlebitis mit Rückbildung oder nachträglichem Lumenverschluß und typischer Beinschwellung. Hilfsursachen: Kreislaufschwäche, vorhandene Venenanomalien, Venenwandschädigungen toxischer Art und durch Sekundärinfektionen. Gelegentliche Folgezustände: Lungenembolien; hartnäckige, mitunter noch jahrzehntelang nachweisbare Beinschwellungen. Wachsartige Degeneration mit Muskeleinrissen, Hämatomen, Abscessen, mitunter auch an Oberschenkelmuskulatur, bes. Adductoren, Streckern. — Hacken-Decubitus. — Regelmäßige autoptische Knochenbeteiligung mit kleinsten Typhusbacillen — Nekroseherdchen im Mark, nur selten jedoch Osteomyelitis oder Spondylitis, aber selbst noch nach Monaten und Jahren unter positivem Typhusbacillenbefund vorkommend!

## Diagnostische Richtlinien für die Erkennung typhöser Erkrankungen in der Allgemeinpraxis.

**Epidemiologische Gesichtspunkte.** „Typhusorte", „Typhushäuser", zur Zeit herrschende Epidemie, nachweisbarer Kontakt des Patienten mit Typhuskranken, mit Typhusbacillenwirten? Typhusbacillen können sich außerhalb des Körpers in trockenem, namentlich aber in feuchtem Material (Erdboden, Düngergruben usw.) monatelang lebensfähig erhalten, ja vermehren.

**Klinische Gesichtspunkte.** Der charakteristische, schleichende Krankheitsaufbau mit allmählicher Fiebersteigerung, gewöhnlich ohne Schüttelfröste, auch ohne Schnupfen, mit zunehmender Appetitlosigkeit, Schlappheit, Kopf- und Kreuzschmerzen, Gliederweh. Im Höhestadium ohne Anhaltspunkte für Tuberkulose, Grippe und Sepsis, die typische hartnäckige Kontinua mit ihrer relativen Pulsverlangsamung bei zuvor herzgesunden Erwachsenen, die Roseolaentwicklung und die schmerzlose Milzschwellung, der mäßige, kaum schmerzhafte Meteorismus, die gelegentlichen erbsenfarbigen Durchfälle im Höhestadium (im Krankheitsbeginn viel häufiger Verstopfung). Hierzu die positive Diazo-, auch Indikanreaktion.

Bei allen auffälligen Veränderungen der Fieberkurve und des Krankheitsbildes denkt man in erster Linie an die häufigeren **Komplikationen:** Hinzutreten von Pneumonie, Pleuritis, Parotitis, Otitis, **Thrombophlebitis**, mit Vorliebe an der Vena femoralis, mitunter auch im Mesenterialvenengebiet (mit schwerdeutigen Bauchscheinungen und „unerklärlichem" Fieber), ferner an Pyelitis und an Folgeerscheinungen des Decubitus. Gleichzeitig rechnet man mit der Möglichkeit des Hinzutretens anderer Infektionskrankheiten, z. B. der in solchen Fällen recht bösartigen Diphtherie, auch von Tuberkulose, Sepsis, Erysipel und Malaria.

**Die sog. Laboratoriumsdiagnose.** Das sicherste, an sich allein ausschlaggebende Symptom für eine zur Zeit bestehende typhöse Erkrankung ist der einwandsfreie Nachweis der Bakteriämie. Als Folge dieser Bakteriämie — vornehmlich von der 3. Woche ab — die Bakteriurie. Wiederholt negative Typhusbacillenbefunde im Blute sprechen durchaus gegen Typhus. Die Zahl der positiven Fälle wächst auch hier mit der Häufigkeit und Sorgfalt der Untersuchung, mit der Menge des verarbeiteten Blutes (in der Klinik nach Schottmüller am besten bis 20 ccm). — Negative Stuhlbefunde schließen Typhus keineswegs aus, positive sind noch kein ausschlaggebender Beweis für augenblickliche Typhuserkrankung (Bacillenausscheidung mit oder ohne früheren klinischen Typhus, zufällige andersartige Erkrankungen beim Typhusbacillenausscheider). — Die Bakteriämie ist mehr ein Früh-, die Gruber Widalsche Reaktion mehr ein Spätsymptom der Erkrankung. Der direkte Erregernachweis im Blute ist sicherer als der indirekte durch Feststellung der spezifischen Reaktionsprodukte auf die Infektion!

Positive serologische Ergebnisse sind meist erst am Ende der 1., Anfang der 2. Woche zu erwarten! Sie sind nur im Rahmen des klinischen Gesamtbildes zu verwerten. Am größten ist ihre Bedeutung bei Ungeimpften (beim Titer von 1 zu 50, bes. aber bei noch höherem Anstieg). Im Zweifelsfall sind wiederholte Untersuchungen in mehrtägigen Zwischenräumen unerläßlich. Für Typhus sprechen rasche, erhebliche Anstiege bei Ungeimpften, gegen Typhus dauernd negative Befunde bis in die Rekonvaleszenz hinein. Frühere Typhusschutzimpfung macht die Serodiagnose nicht wertlos, nur ihre Deutung schwieriger und unsicherer. Sie ist auch beim Geimpften verwertbar in negativer Hinsicht, wenn im ganzen weiteren Verlauf der strittigen Erkrankung, ja in der Rekonvaleszenz die Reaktion negativ bleibt (Geimpfte können eine positive Gruber-Widalsche Reaktion haben, sie müssen es aber nicht) und in positiver Hinsicht, wenn ein zuvor niedriger Agglutinationstiter im Laufe der fraglichen Erkrankung hochgradig ansteigt (bis 400, 1000 und darüber), gleichzeitig aber kein Fleckfieber vorliegt. Titersteigerungen, bes. bei Geimpften, auch beim Ikterus, Coliinfektionen.

**Lehre für die Allgemeinpraxis!** Eine negative Gruber-Widalsche Reaktion spricht auch beim Ungeimpften nicht mit Sicherheit gegen Typhus, vor allem nicht vor Ende der 1. Krankheitswoche, in der 2. und 3. Woche jedoch mit Wahrscheinlichkeit dagegen. Positive Serumreaktion spricht nur bei „Ungeimpften", zumindest bei jahrelang zurückliegender „Impfung" mit genügender Wahrscheinlichkeit dafür, daß der Patient zur Zeit Typhus hat oder früher gehabt hat (mitunter aber jahrelanges Halten der Agglutinine im Blute). Stets wiederholte Anstellung der Reaktion! Genaues Austitrieren im Untersuchungsamt wünschenswert, unerläßlich bei zuvor „Geimpften"!

**Anleitung zur „Laboratoriumsdiagnose" typhöser Erkrankungen.** Erforderlich: Untersuchung des Blutes, des Urins, des Stuhles, mitunter auch anderer Absonderungen, bes. des Auswurfes, selbst von Hautefflorescenzen, z. B. von Roseolen (Auskratzen der Hautpartie nach oberflächlichem Einschnitt, Einbringung in Gallebouillon zur Untersuchung auf Typhusbacillen; histologische Untersuchung excidierter Flecke zum Nachweis von Gefäßveränderungen, z. B. bei Flecktyphus).

**Blutuntersuchung.** Sie gliedert sich in eine bakteriologische, serologische, histologische.

a) **Bakteriologische.** Venenpunktion am Arm mit steriler Spritze, (Lüerscher Glasspritze): Aussaat von je 1—2,5 ccm Blut auf sog. „Galleröhrchen". Zweckmäßiger noch die Galle-Venülen der Marburger Behringwerke. Dieses Galleanreicherungsverfahren (relativ gutes Wachstum des

Typhöse Erkrankungen (Typhus abdominalis und „Paratyphus").

Erregers hierbei gegenüber anderen Bakterien, außerdem Verhütung störender Blutgerinnung in dieser „Vorkultur") eignet sich für die Allgemeinpraxis besser als die unmittelbare Aussaat von 20 ccm Blut mit Hilfe der sog. Plattenmethode.

b) Serologische. Hierzu Rest des durch Venenpunktion gewonnenen Blutes oder Blutprobe aus Ohrläppchen verwenden. Evtl. wiederholte Anstellung der Gruber-Widalschen Reaktion auf Typhus und Paratyphus, unter Umständen mit genauer Titerbestimmung; bei Flecktyphusverdacht Weil-Felixsche Reaktion.

c) Histologische. Finsendung eines Dicktropfenpräparates und eines Blutausstriches an Krankenhaus bzw. Untersuchungsamt. Dicktropfenpräparat dient bes. zur Erkennung der Malaria, Typhus recurrens, Kombinationen dieser Erkrankungen mit Typhus abdominalis oder Paratyphus. Das Ausstrichpräparat gestattet annähernde Abschätzung, ob starke Leukocytose oder ausgesprochene Leukopenie vorhanden ist, ferner die Auszählung der einzelnen Leukocytenformen und das Verhalten ihrer Kerne. Womöglich: Hämoglobinbestimmungen, auch Zählung der roten und weißen Blutkörperchen. — Besonders in schweren, hochfieberhaften Typhusfällen gerne Leukopenie (3—5000 L.) mit auffälliger relativer Vermehrung der Lymphocyten im Stadium der steilen Kurven, mit Verschwinden der Eosinophilen während des Fiebers, sowie mit postinfektiöser Lymphocytose. Wichtig für die Bewertung: schon zuvor veränderte Blutbilder, z. B. Einfluß früherer Typhusvaccinationen, Einfluß von Komplikationen (evtl. Leukocytose mit Anstieg der Neutrophilen), Entwicklung sekundärer Anämien infolge Darmblutungen, vielleicht auch infolge der mikroskopischen Typhusbacillen — Knochenmarkherdchen.

Urinuntersuchung. a) bakteriologische. Einsendung einer frischen, in steriles Gefäß gelassenen Probe an Untersuchungsamt zur Feststellung etwaiger Bakteriurie, besonders von der 3. Krankheitswoche ab. „Positiv" nur in der Minderzahl der Fälle! Häufig auch nur Coli!

b) chemisch-mikroskopische: u. a. Bakteriurie, Zylindrurie; Eiweiß; Zucker; Diazo- und Indicanreaktion.

Stuhluntersuchung. Wiederholte Einsendung einer von Desinfektionsmitteln freien, frischen Stuhlprobe an Untersuchungsamt. Positive Ergebnisse gewöhnlich erst in der zweiten Krankheitswoche. Die bakteriologische Untersuchung des Duodenalinhaltes, gewonnen mit der Einhornschen Sonde, eignet sich kaum für die Allgemeinpraxis (mitunter angeblich positive Befunde bei negativen in Stuhlentleerungen).

## Spielarten, Verwechslungsmöglichkeiten.

Wer sich in der Allgemeinpraxis an das Lehrbuchschema klammert, wird nur die typischen Typhusfälle erkennen. Nur durch breite Heranziehung der „Laboratoriumsdiagnose" in allen irgendwie typhusverdächtigen Fällen kann sich der Praktiker vor bedenklichen Fehldiagnosen schützen. Die Untersuchungsämter sichern im Verein mit den so bequemen Venülen der Behringwerke auch dem Praktiker die wichtigsten Hilfsmittel der Laboratoriumsdiagnose. Jedes einzelne Kardinalsymptom, wie die bes. wichtige Kontinua, mit relativer Pulsverlangsamung, die Roseolen, der palpable Milztumor, vor allem der erbsenfarbene Stuhl, findet sich keineswegs regelmäßig, die lückenlose Vereinigung sogar nur in der Minderzahl. Manchmal wird die Situation erst durch das Rezidiv klar. Die diagnostischen Schwierigkeiten erhöhen sich durch gelegentliche Mischinfektionen mit anderen „Darminfektionen", insbes. mit Paratyphus und Dysenterie, auch croupöser Pneumonie und Kokkensepsis, ferner durch das Vorkommen andersartiger akuter und chronischer Infektionskrankheiten bei zuvor nicht sichergestellten „Typhusbacillenausscheidern".

Wichtigste Spielarten: **Quantitative Schwankungen im gesamten Krankheitsverlauf.** Alle Abstufungen vom schwersten Typhus, vorherrschender, nur durch bakteriologische Blutuntersuchung erkennbarer Typhusbacillensepsis („Typhus ohne Typhus", d. h. ohne gröbere Darmveränderung) bis zum Typhus ambulatorius und levissimus mit kurzem, niedrigem Fieber und geringfügigen Störungen. Leichte klinische Bilder, z. B. ein „gastrisches Fieber", schließen schwere Darmveränderungen keineswegs aus! Ambulatorische Typhen können plötzlich zu bedrohlichen Darmblutungen, ja tödlicher Perforationsperitonitis führen. — „Kindertyphen" verlaufen — vom Säuglingsalter abgesehen — durchschnittlich kürzer und milder; auch mit geringerer Neigung zur Geschwürsbildung, Typhen im Greisenalter gerne protrahiert und mit höherer Mortalität (gleichzeitig bei durchschnittlich geringerem Fieber Zurücktreten der gastrointestinalen Störungen gegenüber Lungen-, Herz- und cerebralen Erscheinungen).

Beim abortiven Typhus folgt auf kurzdauernde, auch schwerere Anfangserscheinungen rasche Genesung. **Veränderungen des Krankheitsbildes durch besondere Ausprägung einzelner, an sich typischer Krankheitserscheinungen und durch Hinzutreten von Komplikationen:** a) Gastrointestinale Verlaufsformen, vor allem spontane Neigung zu Durchfällen, auch erbsenfarbenen, nicht nur im Rahmen eines sonst typischen klinischen Gesamtbildes, auch derart hervorstehend — bes. zur Sommerszeit —, daß der Typhus als „akuter Darmkatarrh", bei vorwiegender Lokalisation der Darmveränderungen im Kolon als akuter Dickdarmkatarrh, bzw. als „Kolotyphus" verläuft. b) Grobe Beteiligung der Atmungsorgane, bald frühzeitig einsetzend, bald leichtere ambulatorische Fälle rasch verschlimmernd. Solche respiratorische Verlaufsformen kommen besonders in der kälteren Jahreszeit vor. Sie sind häufig durch Mischinfektionen, insbes. mit Pneumokokken bedingt. Typhusbeginn, ja selbst Typhusverlauf unter dem Bilde fieberhafter Bronchitis", Bronchopneumonien, ja croupöser Pneumonien (scheinbarer Pneumotyphus). — Gelegentlich auch Angina im Krankheitsbeginn, selbst mit Belag; gewöhnlich wohl Mischinfektion (scheinbare Tonsillotyphen!). c) Meningitische Verlaufsformen. Gewöhnlich nur „Meningismus" bzw. Meningitis serosa. Achte bei der Allgemeinuntersuchung von Meningitiskranken — abgesehen von Tuberkulose und epidemischer Genickstarre — auch auf die Möglichkeit akuter Infektionskrankheiten anderer Art, vor allem croupöser Pneumonie und Typhus. d) Schwerste zerebrale Symptome. Ein echtes „Nervenfieber!" Mitunter akute, an sich prognostisch günstige Psychosen, bes. Verwirrtheit schon im Krankheitsbeginn. e) Beeinflussung des Typhusbildes durch frühere „Vaccinationen". Auch die häufiger wiederholte „Typhusimpfung" durch polyvalente Vaccine gibt nur relativen Impfschutz: mildere, verkürzte, abortive Typhen oft mit leichter greifbaren großen Milzen — eine Verlaufsform, die jedoch geradeso, wenn auch seltener, bei Ungeimpften vorkommt.

Die gelegentlich echten Rezidive beruhen wohl gewöhnlich auf ungenügender Bildung von Abwehrmechanismen, insbes. auch von Schutzkörpern während der Ersterkrankung. Bei diesen Wiederholungen des klinischen und pathologisch-anatomischen Krankheitsvorganges durch erneuten Angriff der noch von der Ersterkrankung stammenden Erreger kommt es — durchschnittlich nach etwa einer Woche — bald spontan, bald

Typhöse Erkrankungen (Typhus abdominalis und „Paratyphus"). 11

durch Hilfsursachen, z. B. Diätfehler entweder zu genauen Kopien des ursprünglichen Bildes oder zu kürzeren, nur mitunter schwereren und längeren Verlaufsformen. Leichtere, nur bei genauester Temperaturkontrolle erkennbare Rezidive mögen ziemlich häufig, aber von geringfügigen „Komplikationen" schwer zu unterscheiden sein. Das Nichtabschwellen der Milz, die Fortdauer der Diazoreaktion, weitere subfebrile Temperaturen, auffällig große Unterschiede zwischen Morgen- und Abendtemperaturen innerhalb der bereits fieberfreien Phase können auf ein solches Rezidiv hindeuten.
**Häufigere Fehldiagnosen.** 1. Fieberhafter Darmkatarrh. Achte auf Milztumor, Roseolen, das typische Mißverhältnis zwischen Temperaturhöhe und Pulszahl; erstrebe ätiologische Diagnose von Darmkatarrhen durch bakteriologische Stuhl- und Urinuntersuchungen, durch Blutaussaat in Galleröhrchen, sowie durch wiederholte Anstellung der Gruber-Widalschen Reaktion. 2. Appendicitis. Beginnende Typhen werden gelegentlich mit Blinddarmentzündung verwechselt (vorwiegende Lokalisation des pathologisch-anatomischen Prozesses in der Ileocöcalgegend, „Ileotyphus" (vgl. S. 6). Mitunter entstehen Trugbilder durch vereiternde Hämatome der Bauchmuskulatur im Gefolge des Typhus. Andererseits auch echte posttyphöse und komplizierende Eiterungen in der Blinddarmgegend, vor allem durch Ulcusperforationen. 3. Grippe bzw. Influenza. Hartnäckige Fälle von „Influenzafieber", Grippeerkrankungen mit Bronchopneumonien und Empyemen können eine langdauernde „Kontinua" — auch mit relativer Pulsverlangsamung — bedingen und einen staffelförmigen Abstieg wie beim Typhus zeigen. Ausgeprägter Milztumor, Roseolen sprechen gegen Influenza, vor allem aber positive bakteriologische und serologische Typhusbefunde. 4. Tuberkulose. Fehldiagnosen bes. im Kindesalter und bei zentralen Herden, bei Bronchial- und Mesenterialdrüsentuberkulose, sowie bei miliarer Aussaat (Röntgenphotographie). Im Zweifelsfall bei Kindern in den ersten Lebensjahren Cutanreaktion. Denke auch an Kombinationen von aktiver Tuberkulose, ja Miliartuberkulose und Typhus (vgl. S. 255). 5. Für zentrale Pneumonien sprechen im Zweifelsfall: akuter Beginn mit Schüttelfrost (beim Typhus nur selten), Herpes, rostbraunem Auswurf; evtl. positive Röntgenbefunde und Nachweis der Pneumokokkenbakteriämie im Krankenhaus 6. Sepsis. Größte Ähnlichkeit mitunter schon durch den Typhusverlauf unter dem Bilde der Typhusbacillensepsis. Für andersartige Sepsis: Nachweis einer Eingangspforte, wiederholte Schüttelfröste, ausgesprochen remittierendes Fieber (beachte jedoch das amphibole Typhusstadium), das Auftreten einer Endokarditis und von metastatischen Eiterungen. Die Möglichkeit einer Kombination von Typhus und Sepsis ist gegeben. 7. Für Fleckfieber: Verlausung, Exanthematicusvorkommen in der gleichen Gegend! Von vornherein schwere plötzliche Erkrankung, die anfängliche Conjunctivitis, die meist höhere Pulszahl mit auffällig niedrigem Blutdruck, der hämorrhagische Ausschlag, vor allem aber der Ausfall der Weil-Felixschen Reaktion, deren gleichzeitige Anstellung mit der Gruber-Widalschen in jedem Zweifelsfall vom Untersuchungsamt erbeten werden muß. Hierbei sind die hohen Agglutinationstiter für Typhus bei zuvor „Geimpften" (Typhusvaccinierten) im Gefolge des Flecktyphus zu beachten. 8. Hinsichtlich Rekurrens, Trichinosis, Malaria vgl. die einschlägigen Kapitel. Mitunter ähnelt das amphibole Typhusstadium unter Umständen einem merkwürdigen, sehr hartnäckigen, auch mit häufigeren Schüttelfrösten einhergehenden, aber schließlich doch gutartigen grippeartigen Fieber (kein erklärender Lokalbefund, auch negative bakteriologisch-serologische Befunde). Es wird ferner mit Malaria Quotidiana verwechselt; stets Dicktropfen- und Ausstrichpräparat bei jedem Malariaverdacht. Die

abendlichen Steigerungen im amphibolen Typhusstadium im Gegensatz zum Malariaanfall gewöhnlich ohne Schüttelfrost!

Die Streitfrage, ob sich das Krankheitsbild des Typhus im Laufe der Jahrzehnte gewandelt hat, ist einwandfrei kaum zu entscheiden. Wir arbeiten ja jetzt unter ganz anderen diagnostischen Bedingungen. Immerhin ist ein solcher Wandel durchaus möglich, zumal einzelne Epidemien, selbst einzelne Herde, ihre Besonderheiten zeigen können.

**Die Mortalität** — wohl durchschnittlich 10 % — ist abhängig von zeitlichen und örtlichen epidemiologischen Schwankungen (Genius morbi; mitunter ausgesprochene lokale Gut- und Bösartigkeit), der Art des Krankenmaterials (z. B. vorwiegend Erwachsene oder Kinder), von der Schwere der Infektion, von der individuell verschiedenen Widerstandsfähigkeit (z. B. Herabsetzung durch Alkoholismus, Fettleibigkeit, Diabetes), auch vom Hinzutreten von Komplikationen und in manchen Einzelfällen wenigstens auch von der Therapie! Natürlich sinkt die Mortalität mit zunehmender Verfeinerung der klinischen und bakteriologischen Diagnostik infolge besserer Erkennung verkappter, leichterer Fälle. Bei Kindern über einem Jahre geringere, im Säuglings- und im höheren Alter wesentlich größere Sterblichkeit. Als prognostisch wenig günstige Zeichen gelten: hartnäckige schwere Zerebralerscheinungen, grobe Lungen- und Kehlkopfbeteiligung, auffällig lange Kontinua (vor allem brüske weitere Anstiege innerhalb derselben), dauernd hohe Pulsfrequenz beim Erwachsenen und auffällig niedriger Blutdruck, Neigung zu profusen Darmblutungen, hochgradiger, insbes. schmerzhafter Meteorismus. Selten erfolgt der Tod plötzlich, z. B. an akuter Herzschwäche, Embolien; viel häufiger an Komplikationen von der dritten Woche ab, ganz bes. aber am Ende der 1. und in der 2. Woche infolge der Schwere der Allgemeininfektion.

### Vorbeugung und Behandlung des Abdominaltyphus.

Die Hauptaufgaben des Arztes sind: Schutz der Allgemeinheit und der näheren Umgebung vor der Ansteckung, sowie die eigentliche Krankenbehandlung.

**Zur Prophylaxe.** Meldepflicht für Krankheits- und Todesfälle, fortlaufende Desinfektion, Schlußdesinfektion (vgl. Abschnitt Desinfektion). Die Infektionsquelle ist in letzter Linie stets der infizierte Mensch (R. Koch), nicht nur der Typhuskranke, auch der Bacillenausscheider. Klinische Gutartigkeit schließt epidemiologische Bösartigkeit des Falles keinesfalls aus. Im Gegenteil! Gerade die verkappten Fälle sind gern diejenigen, die sich am leichtesten übertragen; die schwereren werden eben erkannt und isoliert. Also gleiche Vorsichtsmaßregeln bei leichtesten wie in schwersten Fällen! Schutz der Umgebung und der Allgemeinheit verlangen womöglich Krankenhausüberweisung des Patienten, vor allem da, wo häusliche Absperrung und hygienische Unterbringung, Durchführung der Desinfektionsmaßnahmen, sachgemäße Krankenpflege an äußeren Umständen scheitern. Infektiös sind vor allem Stuhl und Urin, schließlich alle Ausscheidungen des Kranken, z. B. auch Auswurf, Eiter, Menstrualblut. Pflegeperson und Umgebung sind über Ansteckungsgefahr und Art der Verhütung eindringlich zu belehren.

**Zum Selbstschutz.** „Nach der Notdurft, vor dem Essen, Händewaschen nicht vergessen." „Willst andere du mit Speise laben, so mußt du saubere Hände haben." Hände- und Nagelpflege! Im Krankenzimmer nichts essen oder trinken! Größte Reinlichkeit in der Speisebereitung; bei Typhusbedrohung stets nur frisch abgekochte Speisen und frisch abgekochte Getränke genießen. In Krankenhäusern Küchenpersonal klinisch und bakeriologisch-serologisch überwachen. — Trinkwasser abkochen! Die käuflichen Filter können undicht sein oder werden. Selbst zum Gurgeln abgekochtes Wasser, z. B. dünnen Salbei- und Kamillentee. Ganz allgemein: Berücksichtigung der direkten Übertragungsweise von Person zu Person, d. h. der vorwiegenden Infektion durch Kot und Urin bei der Pflege, auch bei Laboratoriumsuntersuchung (Vorsicht mit Typhus-Urin!), aber auch der indirekten durch Trinkwasser, auch künstliche Mineralwässer, Nahrungsmittel, wie Milch, Butter, Kartoffelsalat, Gemüse, rohes Obst, Eis, Austern, selbst der mechanischen Virusverschleppung durch Fliegen, auch Schuhe.

Dauer der prophylaktischen Maßnahmen bis zur „Bacillenfreiheit" des Kranken, nicht nur bis zur Entfieberung. An Typhusorten fahnde nach unhygienischen Verhältnissen (Brunnen, Mistgruben, Abortanlagen usw.), ganz bes. aber mit Hilfe der bakteriologischen Stuhl- und serologischen Blutuntersuchung nach klinisch gesunden Typhusbacillenwirten. Die häusliche Umgebung von Typhuskranken soll vom Arzt fortlaufend auf das Vorkommen einer beginnenden gleichen oder abortiven Erkrankung, sowie hinsichtlich klinisch gesunder Bacillenträger kontrolliert werden. Zur Aufklärung des Laien: Typhusmerkblatt des Reichsgesundheitsamts.

Typhusimpfungen geben keinen absoluten Schutz (s. S. 10). Der Schwerpunkt der allgemeinen und persönlichen Prophylaxe sollte nicht in solchen Vaccinationen liegen, sondern in den geschilderten hygienischen Maßnahmen. Alle Regeln für Selbstschutz bleiben also trotz „Schutzimpfung" in Kraft. Der gefährliche Gedanke, daß man durch die Vaccination gegen den Typhus „gefeit" ist und daß gerade die starken Impfreaktionen bes. hohen und nachhaltigen Impfschutz gewähren, muß bekämpft werden. Genügende wissenschaftliche Voraussetzungen für Zwangsimpfungen der Zivilbevölkerung sind m. E. noch nicht gegeben. Die Schutzimpfung führt andererseits für die nächsten Monate, mitunter auch jahrelang zur positiven, am Krankenbett dann trügerischen Gruber-Widalschen Probe, sowie zu vorübergehenden histologischen Blutveränderungen (Leukopenie mit relativer Lymphocytose und Verschwinden der Eosinophilen). Es ist wohl möglich, daß bei Geimpften der Typhus — wenigstens durchschnittlich — leichter und mit geringerer Mortalität verläuft als bei Nichtgeimpften. Dafür muß der Nachteil der „negativen Phase" gerade in Zeiten besonderer Epidemiegefahr in Kauf genommen werden. Bei etwaigen Infektionen 1—2 Wochen nach der ersten Vaccination besteht anscheinend doch erhöhte Gefahr für besonders schwere Typhuserkrankung!

**Krankenbehandlung.** Ein „Spezificum" fehlt noch. Wir haben bisher keine Möglichkeiten, die einmal in den Körper eingedrungenen Erreger unschädlich zu machen, ja in ihrer Virulenz erheblich zu schmälern (u. a. Versuche mit Immunsera, Reiztherapie). — Trotz örtlicher, tiefgreifender Unterschiede in der Typhusbehandlung ergeben Massenstatistiken bei gleichen Epidemien oft fast gleiche Sterblichkeitszahlen. Es führen also entweder verschiedene Behandlungswege zum Ziel, oder die rein ärztliche Behandlung beeinflußt die Sterblichkeit gar nicht so erheblich, wie therapeutische Optimisten meinen. Das Heil der Typhuskranken liegt auch zur Zeit noch weniger in dem therapeutischen Handeln des Arztes als in der Widerstandsfähigkeit des Organismus gegen die Infektion und in der sorgsamen Pflege. Dies disqualifiziert uns Ärzte keineswegs. Wir überwachen ja die Pflege am Krankenbett.

Sachgemäße Typhustherapie verlangt bei häuslicher Behandlung zumindest eine zur Wartung und für Desinfektionsmaßnahmen geeignete Pflegeperson. Die Typhuspflege stellt die höchsten Anforderungen an die „Schwester"; sie gibt deshalb auch den besten Maßstab für ihre Bewertung. Anzustreben ist geräumiges, helles, luftiges, im Winter auf 16—18⁰ einzustellendes Krankenzimmer mit einem von allen Seiten gut zugänglichen Krankenbett, einem zweiten Bett bzw. einem Liegesofa zum Wechseln, sonst aber ausgestattet mit möglichst wenig Schmutz- und Staubfängern. Dringend wünschenswert sind neben Waschbecken (auch zur Desinfektion von Arzt und Pflegeperson), neben weißen Mänteln für beide, ein Luft- bzw. Wasserkissen, ein Stechbecken, eine Urinflasche. Bei Wegfall der Bäderbehandlung womöglich tägliche lauwarme Ganzwaschungen des Kranken, von vornherein sorgfältige Decubitusprophylaxe, Lippen-, Zungen- und Mundpflege (Lippenpomade, Borglycerin, Abschaben der Zunge, Zahnreinigung, Gurgeln mit Wasserstoffsuperoxyd u. dgl.). Das Auftreten von Druckbrand ist bei sonst nervengesunden Typhuskranken unter der Voraussetzung sorgsamer Vorbeugung durch Arzt und Pflegeperson und bei Vorhandensein der hierzu notwendigen technischen Hilfsmittel vermeidbar und fast stets das Zeichen einer Vernachlässigung der Kranken. Druckbrand verlängert das Krankenlager, vergrößert die Beschwerden, erschwert die weitere Pflege. Zudem können Abscesse, ja tödliche Sepsis die Folge sein („Decubitus" vgl. Abschnitt Chirurgie in Teil II).

Systematische **Bäderbehandlung** eignet sich nicht als Normalverfahren bei Massenerkrankungen und unzulänglichen häuslichen Verhältnissen. Nur technisch richtige Bäder von geübter Hand sind nützlich! Sonst begnügt man sich mit kühlen Brust- und Bauchwickeln, mit Umschlägen, mit Abreibungen. Neben mangelhaften technischen Vorbedingungen sind Gegenanzeigen bei der Bäderbehandlung mit Abkühlungen oder gar mit Übergießungen: höheres Alter (jedenfalls nie brüske Abkühlungen), Herzschwäche, vielleicht auch Ohreiterungen und schwerere Kehlkopfkomplikationen, Neigung zu Darmblutungen, frische Venenthrombosen, akute Nephritis, nicht zuletzt ein schwer überwindliches Widerstreben des Kranken, eine große Hinfälligkeit desselben, auch eine kaum vorauszusehende Unverträglichkeit selbst technisch richtiger Bäder (starke Erschöpfung, Frieren, Frösteln). Zweckmäßig sind andererseits die Bäder bei hartnäckigem Fieber, bei sehr hohen Temperaturen, bei starken cerebralen Störungen mit Benommenheit, bei drohenden Lungenerscheinungen. Bäder setzen die Temperatur herab, machen das Bewußtsein freier, erleichtern somit die Nahrungszufuhr und Pflege. Sie vertiefen die Atmung und dienen, abgesehen von gelegentlicher Anregung der Urinsekretion, der Hautpflege und der Druckbrandprophylaxe.

Die nähere Anwendungsform, auch hinsichtlich Zahl, Dauer, Temperatur der Bäder muß dem Einzelfall angepaßt werden.

Technik. Womöglich in Badebetrieb geschulte Pflegeperson; Badewanne am besten neben dem Krankenbett, eine über die Wanne gespannte Leinewand zur bequemen Lagerung des Kranken im Wasser. Vor dem Baden evtl. ein Glas Port- oder Ungarwein, $^1/_2$ Stunde vor- und nachher rectale Temperaturmessung. Im Bad Watte ins Ohr (bes. bei bestehenden Ohrenbeschwerden); Glieder und Rumpf etwas frottieren. Erstes Bad womöglich ärztlich überwachen; Temperatur zunächst 32—30⁰ C; 15 Min. Dauer; durch Zusatz von kaltem Wasser auf 24⁰, ausnahmsweise bis 20⁰ C abkühlen; evtl. Rücken mit lauwarmem bis kühlem Wasser übergießen. Stündliche Bäder, wie früher verlangt, überflüssig, versuchsweise höchstens einmal bei Hyperpyrexie und starken Cerebralerscheinungen. 2—3 Bäder in 24 Stunden genügend; wo technische Schwierigkeiten bestehen, 1 Bad täglich ausreichend, am besten zur Zeit der beginnenden spontanen Fieberremissionen, also nach 6 Uhr abends. Völliger Verzicht

Typhöse Erkrankungen, (Typhus abdominalis und „Paratyphus"). 15

auf Bäderbehandlung mit Ersatz durch Wickel, kühle Abwaschungen und Umschläge erhöht nach meinen Erfahrungen kaum die Mortalität. Ersatz für Bäder: 3—5 mal täglich 1 Stunde lang (evtl. jedesmal nach $1/2$ Stunde wechseln) Stammwickel, Ganzwickel, auch häufige Wadenwickel (nasse Strümpfe und trockene darüber!), kühle Ganzwaschungen, evtl. häufig zu erneuernde Stammaufschläge nur vorn auf Brust und Bauch.

Versuchsweise **medikamentöse Behandlung** mit Pyramidon und ähnlich wirkenden Mitteln empfiehlt sich oft. Man findet reichlich Fälle, die sich ohne Gefahr einer medikamentösen Herzstörung unter mäßigem Fieberabfall in ihrem Allgemeinbefinden bessern. Die Kranken werden psychisch freier, sie nehmen mehr Nahrung zu sich, lassen weniger unter sich und erleichtern so die Pflege, bes. bei Massenerkrankungen. Abgesehen von Pyramidon (0,15—0,3; 2 bis höchstens 3 mal täglich mit Nachtrinken von warmer Milch) verschreibt man u. a. gern Lactophenin (etwa 3—4 mal täglich 1, höchstens 2 Tabletten). Versuchsweise auch Antipyrin (3 mal 0,5 bis 1,0) sowie Chinin (etwa 4—5 mal täglich 0,2—0,25).

Die in der Fieberperiode altübliche **Typhusdiät** ist die rein flüssigbreiige, vorwiegend mit Schleimsuppen, Milch und Kakao. Sie hat den Nachteil der Calorienarmut (Bedrohung des Kräftezustandes bei langem Fieber), der meist zu großen Flüssigkeitsmenge ($2^1/_2$—3 l), die Herz und Nieren zu stark belastet. Sie bietet auch dem Kranken zu wenig Abwechslung, regt nicht genügend Appetit und Sekretion der Verdauungssäfte an. Im Gegensatz hierzu steht die oft erhobene Forderung einer calorienreicheren Ernährung, auch der frühzeitigen Zufuhr von tierischem Eiweiß. Der Mittelweg ist auch hier der beste. Ich meine die altübliche flüssig-breiige Kost, aber von „allem, was fließt" höchstens 2 l; in die Suppen rechtzeitig auch gemahlenes Fleisch gerührt. Nebenbei schon frühzeitig Fleischbrühe, auch Fleischsäfte, aus Kalbsfüßen hergestellte Fleischgallerten, Kalbshirn, Bries, Hühnerfleisch. Man braucht im Einzelfall nicht allzu ängstlich zu sein. Namentlich bei längerer Fieberdauer, bei sinnfälliger Abnahme des Ernährungszustandes kann man ziemlich weitgehende Konzessionen an die persönlichen Wünsche des Kranken machen und versuchsweise calorienreichere, festere, allerdings zuvor oder durch Mundhöhlenarbeit sorgfältigst zerkleinerte Kost darreichen. In solchen Fällen gewähren wir frühzeitig unter vorsichtigem Ausprobieren, abgesehen von gemahlenem Fleisch in den Suppen: Reisbrei, Grießbrei, Kartoffelbrei, Apfelmus, durchpassierten Spinat, Mondaminspeisen, Gelbei mit Zucker und Wein, eingequirlte Eier, Zusatz von Nährpräparaten, etwas reine, frische Butter, Zusatz von Sahne, in die Milch einen „Schuß" Kognak oder Kaffee; geschabtes in Butter gebratenes Rindfleisch. Kauen von Cakes, Zwieback, geröstetem Weißbrot ist schon für die mechanische Zahn- und Mundreinigung äußerst vorteilhaft! Alles „Feste" ist schon längst „weich", ehe es die Darmgeschwüre reizen kann. „Mundhöhlenpüree" durch sorgfältiges Kauen (Hochfiebernden, Schwächlichen und Benommenen kann dies freilich unmöglich sein) ist auch hier meist besser als „Küchenpüree"! — Bei starker Appetitlosigkeit und Durchfällen soll man jedoch den Kranken nicht durch größere Nahrungszufuhr quälen, überhaupt diätetisch weitgehend individualisieren. Als Getränke: Wasser, evtl. mit Säftezusatz, auch ein herber Rotwein, dünner Tee. Mineralwasser stets abbrausen („Fachinger"), sogar ein Schluck guten echten Bieres schadet nichts, falls der Kranke ihn verlangt. Vorübergehende Nahrungsabstinenz mit starker Flüssigkeitsbeschränkung kann allerdings bei hartnäckigem Meteorismus, bei fortwährenden Diarrhöen, bes. bei Darmblutungen erforderlich sein. Den Meteorismus bekämpft man gleichzeitig durch heiße Umschläge, Pfefferminztee, Einführung eines längeren Darmrohres, ein Mischpulver von Tierkohle und Magnesium peroxydatum, Magnes. peroxyd., eleosacch. phoeniculi āā 10,0; carbo medic. Merck 30,0; M. f. pulv. 3 mal täglich $^{1}/_{2}$—1 Teel. Versuchsweise hier Gerbsäurepräparate, Orphol (Naphtholwismut 5,0; Calc. phosph.; Calc. carb. āā 25,0; 3 mal täglich 1 Teel.), auch Uzara sowie Jodtinktur (Tct. jodi Gtt. 25; Natr. jod. 0,1, aqu. menth. pip., Sirup. spl. āā 25,0; Aqu. dest. ad 200,0. 3—5 mal täglich $^{1}/_{2}$—1 Eßl.); gleichzeitig unter Umständen Nahrungs- und Flüssigkeitseinschränkung.

Mit Herzmitteln sei man anfänglich äußerst sparsam. Nicht „prophylaktisch" spritzen! Man schmälert sonst die Wirkung der besten Mittel für den Fall der Not. Viele Hunderte von Typhuskranken habe ich ohne feststellbare Erhöhung der Mortalität ohne jede Medikation per os und subcutan behandelt. Die Digitalispräparate per os helfen beim Typhus wenig; bei drohender Herzschwäche besser Campher, Coffein, Cardiazol, versuchsweise auch Strophantin. Bei stockender Atmung evtl. kalte Übergießungen des Nackens sowie Lobelin. Auch die Kalomeltherapie (2—3 mal in der Woche 0,3) hat höchstens im Stadium incrementi mit stärkerer Verstopfung Wert. — Große Unruhe erfordert Morphium, versuchsweise auch Veronal, Luminal bzw. Luminalnatrium, Adalin. Bei Schlaflosigkeit mit Unruhe z. B. ein Mischpulver von Aspirin (0,5), Veronal (0,3), Morphium (0,005—0,01).
— Wohltuend sind bei starken Cerebralerscheinungen und Meningismus mitunter Lumbalpunktionen. Bei Kopfweh eine Eisblase, kühle Umschläge, Pyramidon, Lactophenin u. dgl. Venenthrombosen: Hochlagern mit Hilfe von Keilkissen, strenge körperliche und psychische Ruhe, Fortfall von Bädern und Wickeln, Beginn milder Massage am Unterschenkel schon nach 3—4 Wochen. — Hinzutretende Perforationsperitonitis rechtfertigt den Versuch chirurgischer Behandlung. Notwendig ist er bei begleitender appendicitischer bzw. perityphlitischer Eiterung.

Das sicherste Verfahren bei **Darmblutungen** ist das Altübliche: Nahrungsabstinenz, größte Einschränkung der Flüssigkeitszufuhr, nur gekühlte Milch eßlöffelweise, geistige und körperliche Ruhe mit Fortfall von Bädern, Wickeln u. dgl. und mit Einschränkung der Darmperistaltik, erleichtert durch die lokalen und allgemeinen Wirkungen kräftigerer Opiumdosen (20 Tropf.; evtl. 2—3 mal täglich oder als Pulver mit Plumbum aceticum, das hier noch einiges Vertrauen verdient, z. B. Opii pulvis 0,01, Plumb. acet. 0,02, Sacch. 0,3; Tal. dos. X alle 2 Stunden 1 Pulver). Hierzu kommt noch eine Eisblase auf den Leib (nicht unmittelbar darauf, Haut vor etwaiger Gangrän durch untergelegtes Handtuch schützen). Alles übrige, angeblich oder wirklich einmal „Styptische", von der Gelatine angefangen bis zu den Nebennierenpräparaten und den intravenösen Einspritzungen hypertonischer Kochsalzlösungen, sowie von Calciuminjektionen (obwohl man sie versuchen sollte!) — selbst den Eiswasserklistieren, die durch reflektorische Gefäßzusammenziehungen wirken sollen — ist nach unseren Erfahrungen von zweifelhafter Bedeutung. Große Launenhaftigkeit der Blutungen erschwert jede sichere therapeutische Beurteilung. Viele Fälle „stehen" prompt ohne jedes Medikament und andere verbluten sich trotz rechtzeitiger, richtiger Anwendung theoretisch wohl begründeter Mittel. Schon die Wanderkrankungen des blutenden Gefäßes verhindern ausgiebige Wirkungen vasokonstriktorischer Mittel. Subcutane Gelatinedarreichungen sind bei gleichzeitiger Nephritis kontraindiziert; per os versucht man gern Kalbsgallerte Gelatinespeisen mit Zusatz von Himbeer- und Citronensaft, zu Einspritzungen das von Tetanussporen freie 10proz. Mercksche Präparat. Nur bei sehr bedrohlicher akuter Anämie subcutane oder gar intravenöse Kochsalzinfusionen; besser Tropfklistiere! Das Nachfüllen von Flüssigkeiten

Typhöse Erkrankungen (Typhus abdominalis und „Paratyphus").

in die Gefäßbahn hat eben seine Bedenken, wenn man die blutenden Stellen nicht beherrscht! Im Notfall kommen auch Bluttransfusionen in Betracht.

**Ärztliche Maßnahmen in der Rekonvaleszenz.** Unter gelegentlicher Milzkontrolle Fortdauer der Fiebermessungen, mindestens noch 4 Wochen lang nach Fieberabfall, schon zur rechtzeitigen Erkennung von Nachschüben und späten Komplikationen. Wiederholte bakteriologische Untersuchungen von Stuhl und Urin auf „Bacillenfreiheit". Womöglich Kontrolle der Urinmenge (günstige Polyurie) und mikroskopische Urinuntersuchung (Pyelitis). — Methodische Gewöhnung an das Aufstehen (auf der Kurve vermerken, schon um die hierbei entstehenden Erhöhungen der Pulsfrequenz richtig zu deuten), zunächst höchstens 1 Stunde mit Fieber- und Pulskontrolle vorher und nachher (bequemes An- und Auskleiden, Vermeidung von Treppen). Erstmalig allerfrühestens 1 Woche nach völliger Fieberfreiheit. Noch langwöchentliche psychische und körperliche Schonung. Wiedererwerb der Arbeitsfähigkeit durchschnittlich frühestens 1—2 Monate nach Entfieberung. — Allmähliche Hebung des Ernährungs- und Kräftezustandes durch methodische Steigerung der Calorienzufuhr und Gewöhnung an Normalkost. Womöglich Reinigungsbäder (Abschuppung!) und Extremitätenmassage. Aufklärung des Kranken über den prognostisch günstigen Haarausfall. — Auffälliges psychisches Verhalten in der Rekonvaleszenz, auch mürrisches, erregtes Wesen ist meist als leichtere psychische Störung zu deuten; auch ein Residualwahn mit Größen- und Beeinträchtigungsideen, die aus dem Fieberdelir in die Rekonvaleszenz übernommen werden, kommt gelegentlich vor. — Näheres über Bacillendauerausscheider S. 28. Eduard-Müller†-Marburg.

## Paratyphus
(siehe auch unter Fleischvergiftung S. 32).

Durch fortlaufende Variation oder Mutation haben sich offenbar aus der Gruppe der Colibacillen, der normalen Bewohner des Säugetierdarms, Stämme entwickelt, die die Darmwand angreifen können (Ruhrbacillen) oder neben dieser Fähigkeit auch ins Innere des Organismus einzudringen vermögen (Typhusbacillen). Zwischen Typhus- und Ruhrbacillen einerseits, Coli andererseits gibt es Klassen von parasitären Bakterien, die noch saprophytische Fähigkeiten haben (Paratyphus B-Gruppe) oder deren Toxicität bisher geringer entwickelt ist als die des Shiga-Bacillus und des Bact. typhi (Paratyphus A und giftarme Ruhrbacillen). Folgende Tabelle veranschaulicht die kulturellen Unterschiede der Mitglieder der Coli-Typhus-Ruhrgruppe und zeigt gleichzeitig die Technik ihrer Differenzierung an einem einfachen Schema:

| | Lackmus-Lactoseagar | Traubenzuckeragar-stichkultur | Lackmusmolke | Indolbildung | Wachstum auf Agarplatte | Beweglichkeit |
|---|---|---|---|---|---|---|
| Bact. coli | Rötung | Gasbildung | starke Rötung u. Trübung | vorhanden | grob | schwach beweglich |
| Bact. paratyph. B | blau | Gasbildung | Bläuung u. Trübung | nicht vorhanden | ziemlich derb | sehr beweglich |
| Bact. paratyph. A | blau | Gasbildung | Rötung u. ger. Trübung | nicht vorhanden | zart | sehr beweglich |
| Bact. typh. | blau | keine Gasbildung | Rötung u. ger. Trübung | nicht vorhanden | zart | sehr beweglich |
| Bact. dys. Shiga | blau | keine Gasbildung | Rötung u. ger. Trübung | nicht vorhanden | zart | nicht beweglich |

Die Benennung Paratyphus A und Paratyphus B hat zu einem Parallelismus in der Betrachtung beider Bakterienarten geführt, der in vieler Beziehung irreführend ist. Der Paratyphus A ist ein wie der Typhusbacillus rein menschenpathogener Keim, der eine klinisch gut charakterisierte, wenig toxische, gern rezidivierende Erkrankung verursacht. Von einem einheitlichen Paratyphus-B-Bacillus kann im selben Sinne nicht die Rede sein, sondern man kann nur von einer großen Paratyphus-B-Gruppe sprechen. Die Mitglieder dieser Familie sind leider durch kulturelle Merkmale und durch serologische Prüfung nur teilweise unterscheidbar. Trotzdem umfaßt die Paratyphus-B-Gruppe neben offenbar saprophytischen Stämmen zahlreiche Mitglieder, die Pathogenität nur für bestimmte Tierrassen besitzen. So gehören der Schweinepestbacillus, der Mäusetyphuserreger und viele andere alle der Gruppe des Paratyphus B an. Sie sind kulturell und durch Agglutination nicht oder kaum untereinander und vom menschenpathogenen Paratyphus-B-Bacillus unterscheidbar. Nach Trautmann kann man zwei Haupttypen des Paratyphus-B-Bacillus aufstellen:

1. Den Bacillus paratyphosus Hamburgiensis (Schottmüller), den wahrscheinlich vorwiegenden Erreger der „typhösen" bakteriämischen Erkrankung;

2. den Bacillus paratyphosus Breslaviensis (Flügge-Kaensche), den wichtigsten Erreger der bakteriellen menschlichen Nahrungsmittelvergiftungen.

Alle Paratyphus-B-Bacillen sind, wenn sie in großen Mengen verzehrt werden, für den Menschen gesundheitsschädlich. Sie überwuchern die normale Darmflora, dringen vielfach in den Organismus ein und werden durch ihr Gift gefährlich (Nahrungsmittelvergiftung). Unter den vielen nur durch ihre Pathogenität sich unterscheidenden Paratyphus-B-Stämmen finden sich auch menschenpathogene Typen im eigentlichen Sinne; d. h. diese verursachen, in geringer Menge aufgenommen, langdauernde, fieberhafte, von Mensch zu Mensch übertragbare Erkrankungen. Die menschlichen Erkrankungen durch Bakterien der Typhus-Paratyphusgruppe sind daher insgesamt folgendermaßen einzuteilen:

a) Epidemische allgemeine Erkrankungen septisch-typhösen Charakters durch: 1. den Typhusbacillus, 2. den Paratyphus-A-Bacillus, 3. die Paratyphus-B-Bacillen der menschenpathogenen Typen.

b) Nahrungsmittelvergiftungen durch Paratyphus-B-Bacillen im weitesten Sinne einschließlich Bact. enteritidis Gärtner (vom Paratyphus B durch Agglutination unterscheidbar).

**Paratyphus A.** Die Fieberkurve ähnelt der eines zusammengedrängten Typhusverlaufes. Beginn mit Kopfschmerzen und Verdauungsstörungen. Der Gesamteindruck ist kaum je der einer lebenbedrohenden Erkrankung, selbst bei hohem Kontinua. Sensorium bleibt frei, die subjektiven Beschwerden beschränken sich meist auf Kopfschmerzen; der Kreislauf bleibt ungestört; die Zunge ist meist nur schwach belegt. Durchfälle können ohne charakteristische Farbe und Konsistenz zu verschiedenen Zeiten auftreten. Darmblutungen, Peritonitis und Darmperforationen wurden nicht beobachtet. Todesfälle an Paratyphus A sind große Seltenheiten. Lungenerscheinungen kommen vor, gelegentlich febrile Albuminurien. Die Diazoreaktion ist selten positiv. Fieberdauer sehr schwankend. Vor Entfieberung meist amphibole Kurve. In etwa 50 % der Fälle Rückfall von 8—14 Tagen Dauer, dem gern ein zweiter und dritter folgen. Roseolen oft vereinzelt am Abdomen zu finden; gelegentlich aber reichlicher, so daß manchmal Fleckfieber vorgetäuscht wurde. Gegenüber leichtem Fleckfieber oft nur unterscheidbar durch die bakteriologisch-serologische Untersuchung. Differentialdiagnose gegenüber leichtem Abdominaltyphus, bes. dem der mehrfach gegen Typhus

Geimpften ebenfalls ohne bakteriologische Hilfe unmöglich. Komplikationen kommen kaum vor. Mischinfektionen mit Typhus sind nicht ganz selten. Abortive Fälle in Form langdauernder Diarrhöen mit gelegentlich geringen Fiebersteigerungen sind häufig und für die Weiterverbreitung bes. bedeutungsvoll.

**Paratyphus abdominalis B.** Menschenpathogene Paratyphus-B-Bacillen verursachen häufig eine Erkrankung, die klinisch die größte Ähnlichkeit mit dem Typhus abdominalis haben kann. Benommenheit und schwere Darmerscheinungen kommen durchaus vor, doch ist der Verlauf meistens kürzer und milder. Perforationen und Darmblutungen sind selten. Oft gleicht der Paratyphus abdominalis B dem Paratyphus abdominalis A mit leichtem Verlauf. Rezidive sind bei ihm in der Regel seltener als bei diesem. Differentialdiagnose gegen Paratyphus A und Typhus nur mit bakteriologischen Mitteln möglich.

**Pathologische Anatomie.** Der Befund weicht in praktisch wichtigen Punkten nicht von der des Typhus abdominalis ab.

**Klinische Erscheinungen.** Sie beginnen entweder ähnlich wie beim Typhus abdominalis sehr allmählich, oft aber auch zunächst Gastroenteritis mit Erbrechen und Diarrhöen. Temperaturanstieg häufig sehr plötzlich unter Schüttelfrost sofort bis 40°. In den meisten Fällen bleibt das Sensorium klar, nur selten kommt es zu schwerer Benommenheit und Delirien. Die Roseolenbildung fehlt manchmal, erreicht aber häufig auch eine größere Verbreitung wie beim Typhus. Auch grobfleckige, masernähnliche Exantheme kommen vor. Fast stets tritt ein derber Milztumor auf, ebenso häufig wie beim Typhus erfolgt Infektion der Gallenblase, die entweder intakt bleibt oder auch bis zur eitrigen Cholecystitis erkranken kann. Der Blutbefund ist der gleiche wie beim Typhus: Leukopenie mit relativer Lymphocytose, anfänglichem Fehlen der Eosinophilen. Die Diazoreaktion im Harn ist wesentlich seltener positiv als beim Typhus, d. h. nur in einem Drittel der Fälle.

Lokalisierungen der Paratyphus-B-Bacillen außerhalb des Darms sind häufig. Lymphdrüsenvereiterungen, Abscesse in Leber und Lungen, Meningitis und Otitis media kommen vor. Relativ häufig ist die Cystopyelitis paratyphosa, bes. bei Frauen. Therapie wie bei der Cholecystitis, daneben Versuch mit Vaccinetherapie: Züchtung der Paratyphusbacillen aus dem Harn und Injektion steigender Dosen (Gebrauchsanweisung gibt das betreffende bakteriologische Institut). Paratyphus B tritt häufig in Kombination mit anderen Infektionskrankheiten auf und verschlechtert dann deren Prognose sehr erheblich, so z. B. bei Ruhr, Cholera, Malaria, Recurrens, Fleckfieber.

**Prognose** des Paratyphus abdominalis B sehr günstig. **Therapie** entspricht genau der des Typhus abdominalis.

Paratyphus Ersindjan (Neukirch) oder Paratyphus $\beta$: Serologisch vom Paratyphus B völlig verschieden, ihm kulturell nahestehend. Verursacht in Kleinasien, auf dem Balkan und in Rußland teils schwere typhöse Allgemeininfektion, teils dysenterische Krankheitsbilder. Ähnlich dem ihm nahestehenden tierpathogenen Bacillus sui pestifa verursacht er häufig Mischinfektionen bei anderen Infektionskrankheiten. Noch häufiger wie der Paratyphus B verursacht er Abscesse, Hirnhautentzündungen und Allgemeininfektionen septischen Charakters. Mortalität bis 50 %.

## Nahrungsmittelvergiftungen durch Bakterien der Paratyphus-B-Gärtner-Gruppe.

I. Durch Fleisch: a) ungenügend gekochtes Fleisch kranker Tiere, welches noch lebende Paratyphus-Bakterien enthält. Es verursacht Nahrungsmittelvergiftungen (s. s. d.). Besonders schwere Infektion, wenn durch längere Aufbewahrung, bes. in Wärme, die Bakterien sich vermehren konnten.

b) durch völlig durchgekochtes Fleisch Paratyphus B kranker Tiere, welches nicht lebende Bacillen, wohl aber hitzebeständige Toxine und Bakterienleiber enthält.

c) durch normales Fleisch, das durch Paratyphus-B-Bacillenhaltigen Darminhalt oder mit Paratyphus-B-Bacillen beschmutzte Hände unter dem Bakterienwachstum günstigen Umständen mit Paratyphus-B-Bacillen geimpft wurde.

II. Durch mit Paratyphus-B-Bacillen irgendwie infizierte Speisen, auf denen sich diese vermehren können: Fischspeisen, Cremespeisen, Mayonnaise usw.

**Klinische Formen der Paratyphus - B - Nahrungsmittelvergiftung.**

A. Intoxikation. Charakteristisches gleichzeitiges Auftreten bei allen oder vielen Teilnehmern einer bestimmten Mahlzeit. Beginn mit Übelkeit und Erbrechen, dann meist einige Stunden nach Aufnahme der giftigen Nahrung schnell einsetzender Brechdurchfall; meist sehr wäßrige Stühle. In der schwersten Form: „Cholera nostras". Gegenüber der Infektion charakteristisch: Fieberdauer kaum jemals länger als 2—3 Tage. Nach steilem Anstieg ununterbrochener Abfall der Temperatur. Ebenso lassen alle anderen Erscheinungen nach anfänglich schneller Steigerung ohne Wiederaufflackern nach. In Stuhl, Blut und Urin sind nie Erreger nachweisbar. Auch Widalsche Reaktion kommt nicht vor. Prognose in der Regel günstig.

B. Infektiöse Nahrungsmittelvergiftung. Kann der Intoxikation durchaus ähneln, bes. in leichteren Fällen, wo die Bakterien im Darm bleiben und durch ihre Toxine wirken, aber keine Invasion des Organismus verursachen. Man unterscheidet auch hier:

1. Choleraartige Form und häufiger
2. gastrointestinale Form (Brechdurchfall).

Dauer stets länger, Prognose wesentlich ernster als bei der Intoxikation. Die Temperatur steigt meist auf 40—41°. Im Laufe einiger Tage Abfall zuweilen auf subnormale Temperatur. Puls kann sehr elend sein. Zunge meist stark belegt. Völlige Appetitlosigkeit, Ekel vor Nahrung, Erbrechen. Kolikschmerzen im Leibe. Zuweilen Ikterus. Nierenreizung häufig, Roseolen, Urticaria, Petechien und Herpes labialis kommen vor. Stühle dünnflüssig, öfters blutig-schleimig, bis 20 am ersten Tag. Neuralgien, Schwindelanfälle, in schwersten Fällen Schlingbeschwerden. Augenmuskellähmungen, Sprachstörungen usw. deuten auf heftige Toxinwirkung im Zentralnervensystem.

3. Dysenterische Form. Zuweilen treten alle anderen Erscheinungen gegenüber einer ruhrähnlichen Colitis in den Hintergrund. Diese kann bedingt sein durch direkte Schädigung der Dickdarmwand, durch die im Darmlumen befindlichen Paratyphus-B-Bacillen oder durch Ausscheidung resorbierter Toxine ins Kolon. Die dysenterische Form der Paratyphus-B-Erkrankung kann bei Nahrungsmittelvergiftung, aber auch bei epidemischer Infektion vorkommen.

4. Dringen die Erreger nicht nur, wie es bei 2. vorkommt, in die Blutbahn und die Organe ein, sondern vermehren und halten sie sich dort längere Zeit, so kommt die typhöse Form der Nahrungsmittelvergiftung zustande, die sich im weiteren Verlauf nicht von der Infektion mit menschenpathogenen Paratyphus-B-Bacillen unterscheidet. Persönliche Disposition spielt hier eine Rolle, denn gelegentlich wurde Form 4. neben 1. und 2. beobachtet. Einziger Unterschied gegenüber der epidemischen Allgemeininfektion bleibt die bei der Nahrungsmittelvergiftung geringe In-

fektiosität von Mensch zu Mensch und die Verschiedenheit des epidemiologischen Verhaltens.

5. Paratyphus-B-Bacillen können gelegentlich die verschiedensten **lokalen Erkrankungen** verursachen: z. B. Otitiden, Abscesse, Pyelitiden und Cystitiden. Der Verlauf ist weniger akut als der entsprechender Erkrankungen durch Strepto- und Staphylokokken, akuter als der durch Tuberkelbacillen.

In **Mannigfaltigkeit der durch sie verursachten Erkrankungen sind die Paratyphus-B-Bacillen nur mit den Tuberkelbacillen vergleichbar!**

**Nachweis der Paratyphuserkrankungen.** Schon aus Gründen der öffentlichen Hygiene ist es fehlerhaft, sich mit der Diagnose „Typhus" oder „typhöse Erkrankungen" zu begnügen. Wegen der hygienischen Bedeutung jedes Einzelfalls muß die im Kapitel Typhus angegebene Art „Laboratoriumsdiagnose" veranlaßt werden. Alle diese Untersuchungen sollten bei verdächtigen Fällen so lange wiederholt werden, bis die Diagnose gesichert ist; z. B. 1—2 mal wöchentlich Bluteinsendung, 2 mal wöchentlich Urin- und Stuhluntersuchung. Die Widalsche Reaktion ist für vorhandene oder vorangegangene Infektion mit Paratyphusbacillen beweisend, wenn bei nicht gegen Typhus geimpften Personen ein Titer für Paratyphusbacillen von mehr als 100 festgestellt wird; bei gegen Typhus geimpften Personen, wenn ein großer Anstieg des Titers für einen der Paratyphus-Stämme, nicht aber oder weniger für Typhus erfolgt. Steigt der Titer für Typhus schneller als der für die Paratyphen, so kann es sich um Typhus abdominalis mit Nebenagglutininen für Paratyphus handeln.

**Prophylaxe.** Überwachung der Notschlachtungen (relativ häufig Fleischvergiftungen nach Hausschlachtung). Zentralisierung der Schlachtungen unter tierärztlicher Kontrolle. Abkochen alles verdächtigen Fleisches, so daß auch die inneren Partien auf 80—100° erhitzt werden. Im übrigen genau dieselben prophylaktischen Maßnahmen wie gegen Abdominaltyphus.

Eine große Schwierigkeit entsteht dadurch, daß menschenpathogene Paratyphus-B-Bacillen sich nicht bakteriologisch, sondern nur epidemiologisch von den übrigen Paratyphus-B-Varianten unterscheiden lassen. Da in menschlichen Faeces und Urin usw. gelegentlich auch bei nicht an Paratyphus B erkrankten Leuten Paratyphus-B-Bacillen gefunden wurden, so ergibt sich folgende Regel: Nur falls der gefundene Paratyphus-B-Stamm als Erreger menschlicher Erkrankungen in Frage kommt, soll der betreffende Bacillenträger, einem Typhusbacillenträger gleich erachtet werden; andernfalls soll er nur zur größten Sauberkeit angehalten und entsprechend belehrt werden. Paratyphus-A-Ausscheider sind dagegen stets Typhusbacillenträgern gleich zu erachten. Prophylaktische Impfungen mit abgetöteten Bacillen gegen Typhus, Paratyphus A und Paratyphus $\beta$ zugleich sind nach unseren Erfahrungen ebensogut wie Typhusimpfungen durchführbar, schwieriger ist die Impfung gegen Paratyphus B.

Die **Therapie** der typhösen Allgemeininfektionen durch Paratyphusbacillen ähnelt im allgemeinen der des Typhus abdominalis. Die Nahrungsbeschränkung braucht jedoch hier nicht weiterzugehen, als bei anderen fieberhaften Krankheiten mit geringer Beeinträchtigung des Verdauungstraktus. Wegen der oft langen Dauer und der häufigen Rezidive sollte die Ernährung bes. bei Paratyphus A von Anfang an kräftig, wenn auch schlackenarm durchgeführt werden. Die Nahrungsmittelvergiftungen sind stets mit Abführmitteln zu behandeln (15 g Glaubersalz oder Ricinusöl, ferner 1—2 Tage flüssige Diät). Bei der Cholera nostras wird man zu intravenösen oder subcutanen Infusionen von physiologischer Kochsalzlösung greifen (1—2 l). Die dysenterische Form wird symptomatisch wie Ruhr behandelt.
P. Neukirch-Düsseldorf.

## Dysenterie (Ruhr).

**Vorbemerkung.** Kein ätiologischer, sondern ein klinischer und pathologisch-anatomischer Begriff: diphterische oder geschwürige Dickdarmentzündung, die mit blutig-schleimigen, später eitrigen Entleerungen einhergeht. Erreger: a) Dysenteriebacillen, b) Dysenterie-Amöben. Seltenere Erreger ruhrähnlicher Krankheitsbilder sind Paratyphusbacillen (Paratyphus B und Verwandte) sowie Balantidium coli.

### Bacillenruhr (epidemische Ruhr)

verursacht 1. durch das sehr toxische Bacterium dysent. Shiga-Kruse, 2. die sog. „giftarmen" Dysenteriebacillen der Y- und Flexner-Gruppe (nach Braun, Colitisbakterien), 3. vielleicht durch noch unbekannte, vorläufig nicht züchtbare Erreger, möglicherweise durch schwer züchtbare Varianten der Dysenteriebacillen. Wahrscheinlich spielt auch bei der Schwierigkeit Dysenteriebacillen aus den Dejekten zu züchten, das d'Herellesche Phänomen eine Rolle. Dysenteriebacillen sind gramnegative Stäbchen, die sich kulturell im allgemeinen wie Typhusbacillen verhalten. Von diesen sind sie leicht unterscheidbar durch Agglutination mit den spezifischen agglutinierenden Sera, durch Fehlen der Geißeln und der Beweglichkeit im hängenden Tropfen. Differentialdiagnose der verschiedenen Ruhrbacillen nach folgendem Verhalten auf Zucker-Lackmusagar. Es wächst auf:

|  | Mannit- | Maltose- | Saccharose-Lackmusagar |
|---|---|---|---|
| Bac. Dys. Shiga-Kruse | blau | blau | blau |
| Bac. Dys. Y | rot | blau | blau |
| Bac. Dys. Flexner | rot | rot | blau |

Klinisch gelingt kaum die Unterscheidung der echten Dysenterie von der durch Pseudodysenterie- oder Colitisbakterien verursachten Krankheit. In einem bei den Epidemien wechselnden Prozentsatz mißlingt die Züchtung des Erregers.

Die Ruhrbacillen finden sich weder im Blut noch im Urin der Kranken, sondern nur in deren Stühlen und zwar weniger in der Fäkalsubstanz, als in den mit oder ohne diese ausgestoßenen Blut-, Schleim- und Eitermassen. Hierauf bei der Einsendung an den Bakteriologen besonders achten! Ruhrbacillen werden leicht durch andere Darmbakterien überwuchert; daher Stühle möglichst frisch zur Untersuchung bringen. Außerhalb des Körpers sind Ruhrbacillen in feuchtem Medium monatelang haltbar. Gegen Desinfizientien geringe Resistenz! — Diagnose „Bacillenruhr" durch Ansetzen Widalscher Reaktion mit Ruhrbacillen im Spätstadium der akuten und bei der chronischen Ruhr in ca. 40 % der Fälle möglich.

Der Shiga-Bacillus läßt sich durch Agglutination von den übrigen Typen unterscheiden, nicht aber diese untereinander.

**Epidemiologie.** Die Ruhr ist von altersher Kriegsseuche und Krankheit der unteren, unhygienisch lebenden Bevölkerungsgruppen. Seit 1915 auch in Mitteleuropa vielfach endemisches und epidemisches Vorkommen; z.T. wurden Shiga-Bacillen, z. T. giftarme Stämme gefunden. Mittelbarer oder unmittelbarer Infektionsquell ist stets der kranke Mensch, und zwar dessen Faeces.

Pflegepersonal erkrankt häufig, da auch sonst saubere Patienten Verunreinigungen des Bettes, der Hände usw. mit den flüssigen häufigen Entleerungen nicht vermeiden können. Indirekte Übertragung durch beschmutzte Gebrauchsgegenstände, Nahrungsmittel, namentlich aber Fliegen. — Wichtig sind Übertragungen durch Leichtkranke und abgeheilte Ruhrkranke, die oft inmitten normaler Stuhlentleerungen blutigeitrige Partikel mit hoher Infektiosität entleeren. Weniger bedeutungsvoll sind wohl gesunde Bacillenträger.

Hauptruhrsaison: Ende Juli bis Anfang September.

Bei Auftreten von blutigen Schleimentleerungen mit Fieber ist der Fall als Ruhr oder Ruhrverdacht zu melden, auch bei negativem Ausfall der bakteriologischen Untersuchungen.

**Pathologische Anatomie.** Im ersten Stadium finden sich nur katarrhalische Veränderungen der Schleimhaut, d. h. Hyperämie und Infiltration. Im zweiten Stadium Epithelnekrosen, Schorfe, im dritten Geschwüre und diphterische Auflagerungen. Am dichtesten finden sich die Geschwüre an den Flexuren und am Mastdarm. Besonders dort oft ausgedehntes Confluieren der Ulcera. Nach Abheilung bleiben flache pigmentierten Narben zurück. Stenosierung und Abknickung kann hierdurch verursacht werden. Die Beteiligung der übrigen Organe ist relativ gering und uncharakteristisch.

**Klinische Erscheinungen**[1]. Es ist kaum möglich, klinisch zwischen Shiga-Ruhr und Ruhr durch Colitis (Pseudodysenterie)-Bakterien mit Sicherheit zu unterscheiden. Öfters tritt Shiga-Ruhr leicht auf und Erkrankungen durch Y- oder Flexner-Stämme schwer. Im allgemeinen sprechen jedoch schwere Allgemeinerkrankungen für Shiga-Ruhr.

Klinische Erscheinungen bei Flexner und Y-Ruhr (giftarme Ruhr): Beginn mit Kolik und Durchfällen, die mehr und mehr aus blutigem Schleim bestehen, schnell zunehmende Zahl der Stuhlgänge (10—20), Tenesmus. Nach 4—6 Tagen oft Nachlassen der Ruhr und Heilung. Bei schwereren Fällen werden die Entleerungen eitrig. Vor der Entleerung meist starkes Bauchgrimmen. Etwa 5—20% der Fälle bleiben in diesem Stadium wochen- und monatelang. Das Allgemeinbefinden kann bei 4—6 Eiterentleerungen fast normal bleiben; mehr oder weniger Gewichtsabnahme. Temperatur einige Tage erhöht, dann normal. Außer den Darmerscheinungen ergibt sich selten ein Lokalbefund. Keine Komplikationen. Keine erhebliche Mortalität.

Klinische Erscheinungen bei Shiga-Kruse-Ruhr (toxische Ruhr). Beginn mit prodromaler Diarrhöe oder mit Schüttelfrost und schnell sich steigernden schleimigen Entleerungen, die alsbald blutig werden und oft bis zu 50, 80, ja 200mal am Tage erfolgen. Heftiger Tenesmus. Oft Erbrechen, völlige Appetitlosigkeit, großer Durst. Temperatur morgens meist wenig erhöht, abends bis 39°. Große Hinfälligkeit, bei schweren Fällen Beeinträchtigung des vasomotorischen Zentrums; fadenförmiger Puls; Benommenheit. Infolge der zahllosen Sekretabgänge und des zuweilen selbst mit Prolapsus ani verbundenen Tenesmus Schlaflosigkeit. Bauch kahnförmig eingezogen. Im linken Hypochondrium fühlt man oft das absteigende Kolon als Wulst. Nach 8—14 Tagen wird die Sekretentleerung eitrig, später schleimig, um bei völliger Ausheilung wegzubleiben. Während des ganzen Verlaufes Neigung zur Obstipation. Je nach dem Zustand der Darmschleimhaut werden schleimige, blutig-schleimige, fast rein blutige oder aashaft stinkende, mit gangränösen Fetzen durchsetzte Stühle entleert. — Leicht unterdrückbarer, meist beschleunigter Puls, fahl-livides Aussehen weisen auf toxische Störungen im Herz- und Gefäßsystem hin. Die Trübung des Sensoriums ist bes. im Beginn der Infektion bei Kleinkindern von Bedeutung. In seltenen Fällen treten periphere Nervenlähmungen auf.

**Besondere Verlaufsformen.** a) Abortiver Verlauf: mehr oder weniger schwere Diarrhöe mit oft geringen dysenteriebacillenhaltigen Schleimmengen;

---

[1] Schilderung auf Grund ausgedehnter Kriegserfahrungen in Kleinasien.

Dauer wenige Tage; vorübergehend kann dabei Patient bedrohlichen Eindruck machen. b) **Fulminanter Verlauf**: Nach wenigen Tagen „Roter Ruhr" Exitus durch Intoxikation des vasomotorischen Zentrums (Herzschwäche). c) **Chronische Ruhr**: Die Darmgeschwüre werden „atonisch". Monate-, ja jahrelange Eiterentleerungen, oft mit körperlichem Verfall und Entkräftung einhergehend (je nach Größe der Geschwürsfläche verschieden); oft auch bei dauernden Eiterentleerungen relativ gutes Allgemeinbefinden. Schließlich meist allmähliche Ausheilung der Ulcera. Wegen Verödung großer Schleimhautpartien und Narbenbildung in der Darmwand aber oft verminderte Leistungsfähigkeit des Verdauungstractus. Gelegentlich noch nach Wochen und Monaten Aufflackern akuter Prozesse mit erneuter Blut- und Schleimabsonderung. Lokale Erscheinungen können dabei wieder recht heftig werden; weniger zu befürchten ist erneute Intoxikation. d) „**Bacillenausscheider**": Viele Ruhrrekonvaleszenten scheiden oft mit wochenlangen Intervallen neben normalen Faeces gelegentlich oft recht kleine, schleimige oder schleimig-blutige Pfröpfe aus, in denen sich zahlreiche Dysenteriebacillen befinden. Während ein sechsmaliger negativer Ausfall der Stuhluntersuchung bei Typhusrekonvaleszenten erlaubt, das Verschwinden der Bacillen anzunehmen, ist das bei der Ruhr nur dann der Fall, wenn bei der Einsendung des Materials derartige Pfröpfe nicht übersehen werden.

**Komplikationen.** Häufig Ruhrgelenkrheumatismus. Auftreten multipler oder vereinzelter Gelenkentzündungen, oft ohne größere Schwellungen, mit Druckpunkten in der Gegend der Gelenklinien, dabei oft hohes Fieber. Am häufigsten ist das Kniegelenk befallen. Einsetzen des Rheumatismus meist erst in der Rekonvaleszenz. Verlauf langwierig. Ausheilung meist ohne Funktionsstörungen. Nie komplizierende Endokarderkrankungen. Salicylate, Atophan und andere Antirheumatica meist wirkungslos. Ebenfalls nicht selten in der Rekonvaleszenz tripperähnliche Urethritis (Eiter steril!), oft gleichzeitig mit einer mehr oder weniger heftigen Conjunctivitis, bei der sich ebenfalls weder mikroskopisch noch kulturell je Erreger finden ließen. Diese 3 wichtigsten Komplikationen, die zusammen oder jede für sich vorkommen können, werden nur bei Shiga-Kruse-Ruhr beobachtet. Vermutlich werden sie direkt oder mittelbar durch das Dysenterietoxin hervorgerufen. Störungen am Herzen sind relativ häufig, z. B. gehäufte Extrasystolien, paroxysmale Tachykardie oder auch auffallende Bradykardien wurden beobachtet. In manchen Fällen scheint es sich dabei um irreversible Veränderungen zu handeln. Häufig sahen wir Nephritis als Komplikation der Shiga-Ruhr. Die Ruhr-Nephritis scheint meist mit geringer Albuminurie und Zylindrurie, aber auch hochgradiger Störung des Wasserhaushaltes einherzugehen (Ödeme). Heilungstendenz meist gut. Zahlreich sind die seltener beschriebenen Komplikationen: Ischias und andere Neuralgien, Iridocyclitis, Parotitis apostemosa, Pyelitis, Duodenalulcus, schwere sekundäre Anämie, sehr selten perniziöse Anämie wurden beschrieben.

**Nachkrankheiten.** Chronisch ulceröse Form, die schwerste Folgeerscheinung der akuten Ruhr. Pathologisch-anatomisch liegen hier torpide Ulcera zugrunde oder auch durch Confluieren der Geschwüre entstehende derart große Schleimhautdefekte, daß die Epithelialisierung kaum oder außerordentlich langsame Fortschritte macht. Klinisch entspricht dem das Fortbestehen mehr oder minder häufiger schleimig-eitriger Abgänge, Fortdauer subfebriler Temperaturen. Das Allgemeinbefinden macht keine Fortschritte oder es verschlechtert sich bis zur Kachexie.

Dyspeptische Form. Unregelmäßige, manchmal normale, öfters diarrhöische Stühle. Klinische Untersuchung zeigt Achylia gastrica und Hypocholie. Bei Autopsien fanden sich Magen- und Darmatrophie. Zuweilen ist spastische Obstipation jahrelange Folge einer Ruhrerkrankung.

Strauß unterscheidet unter den intestinalen Folgezuständen der Ruhr: 1. einen diarrhoischen; 2. einen hyperalgetisch-spastischen; 3. einen hypopeptischen Typus. Der diarrhoische Typus mit eitrig-blutig-schleimigen Entleerungen einhergehend, unterscheidet sich nur ätiologisch, nicht klinisch, von andern ulcerösen Colitiden. Proktosigmoideoskopie und Röntgenbild sind hier von diagnostischer Wichtigkeit, ebenso zur Erkennung periproktitischer Abscesse und dysenterischer Darmstrikturen. Die schwerste Komplikation ist das sog. Ruhrsiechtum, d. h. schwerste Kachexie, oft mit Ödemen.

Verwechslungen können vorkommen mit der dysenterischen Form des Paratyphus B und seinen Verwandten, mit syphilitischen, gonorrhoischen, nephritischen und merkuriellen Colitiden und Proktitiden. Differentialdiagnose gegen Amöbenruhr ist bei unkomplizierten Fällen auch ohne bakteriologische Untersuchung möglich. Der Stuhl bei der bakteriellen Ruhr meist mehr eitrig-schleimig, bei der Amöbenruhr mehr himbeergeleeartig. Das Krankheitsbild der Amöbenruhr enthält keine toxische Komponente, sie ist vielmehr eine lokale Darmkrankheit mit häufiger Leberkomplikation.

**Prognose.** Bei giftarmer Ruhr durchaus gut quoad vitam, zweifelhaft, was Dauer der Geschwüre betrifft. Bei Shiga-Kruse-Ruhr sind die verschiedensten Mortalitätsziffern bei den verschiedenen Epidemien festgestellt worden, gelegentlich bis 50 %; meistens Mortalität unter 10 % anzunehmen. Nach unseren Erfahrungen ist sie noch geringer.

**Prophylaxe** s. S. 28; vgl. auch die Maßnahmen beim Abdominaltyphus (S. 12).

**Therapie.** Spezifisch. Bei giftarmer Ruhr erübrigt sich die Anwendung antitoxischer Sera. Fälle von Shiga-Ruhr oder solche, die infolge von Fieber und Intoxikationserscheinungen daraufhin verdächtig sind, können mit großen antitoxischen Serumdosen behandelt werden, möglichst an 5 aufeinanderfolgenden Tagen je 20 ccm intramuskulär (im ganzen jedenfalls nicht weniger als 80 ccm). Von der intravenösen Injektion größerer Serummengen sehe man ab, um anaphylaktische Erscheinungen zu vermeiden. Bei intramuskulärer Applikation erreicht die möglicherweise auftretende Serumkrankheit nie einen bedrohlichen Grad. Nach Boehnke kann aktive mit passiver Immunisierung verbunden werden. Sein Ruhrheilstoff (nicht zu verwechseln mit dem Ruhrimpfstoff „Dysbakta", Dysenteriebacillen + Toxin + Antitoxin) wird in täglich ansteigenden Dosen von 0,1—1,0 injiziert.

Allgemeine Behandlung. Lokale Wärmeapplikation mittels Heizkissen, Leinsamenkataplasmen usf. ist den Kranken meist recht angenehm. An den ersten Tagen sollte bei gutem Zustand des Kreislaufs abgeführt werden, z. B. mit Kalomel 2 mal täglich 0,2 am 1. Tage; 20,0 Nat. sulfat, am 2. Behandlungstage. Dann folgt eine mildere Abführkur mit 3 mal täglich 10,0 bis herab zu 5,0 Nat. sulfat. Auch Ricinusöl (10—15 g) kann gegeben werden. Aufgabe dieser Therapie ist es, die Bildung von Skybala in dem erkrankten Kolon zu verhindern (also Schonungstherapie). Meines Erachtens sieht man bei solcher Glaubersalzbehandlung oft schnelleres Nachlassen der Ruhrstühle und der Tenesmen. Jedenfalls tritt dabei die dem Ruhrkranken höchst unangenehme Verstopfung nicht auf.

**Diät.** 1—2 Tage läßt man die Kranken hungern; evtl. intravenös oder subcutan physiologische Kochsalzlösung oder 10proz. Traubenzuckerlösung. Als Getränk kalten Tee. Später Eiweißwasser, Reiswasser, dann Haferschleim, Gerstenschleim, Milch mit Tee. Bei längerer Dauer muß man selbst bei Fortdauer der Ruhrstühle nach Ablauf einer Woche Brei geben: durchgetriebenen Reisbrei, Maizena, Tapioka, Hygiama. Nach Schwinden der eigentlichen Ruhrstühle geschabtes Fleisch, Zwieback, leichte Mehlspeisen, Auflauf usw.

**Behandlung der chronischen Ruhr und der Komplikationen.** Gegen Tenesmus wirkt oft Atropin zu 0,3—1,0 mmg subcutan recht gut, unter Umständen auch Belladonnasuppositorien oder Bellafolin 2 Tabl. à 0,00025 oder eine Ampulle zu 0,0005 subcutan. Lassen fortdauernde Eiterentleerungen das Auftreten der chronisch ulcerösen Form befürchten, ist mild adstringierende Therapie zu empfehlen, z. B. 3 mal täglich 0,5 Tannalbin oder Tannigen oder Argentum nitricum 1 : 10000—1 : 2000 oder lauwarme Einläufe von 0,5—1,0 Bitterwasser mit ansteigend 0,1—0,5 proz. Tanninlösung oder mit 15 Tropf. Jodtinktur oder 1,0 Kreosot. Von Tierkohle haben wir keinen Erfolg gesehen. Bolus alba kann unmittelbar gefährlich sein wegen der Obstipation, die sogar gelegentlich Ileus verursacht hat. Bei starkem Wasserverlust subcutan Infusion von physiologischer Kochsalzlösung oder von Normosal. Um den Patienten wenigstens für die Nacht etwas Ruhe zu verschaffen, gebe man Suppositorien mit Opii puri 0,03—0,01 oder mit Morphium hydrochloricum und Codein. phosph. āā, 0,02. Bei Herzschwäche Strophantin intravenös, Coffein, Suprarenin mehrmals täglich, ferner Hexeton, Cardiazol subcutan aus Ampullen. Neuerdings wird auch bei der Bacillenruhr Yatren 105 empfohlen; man gibt innerlich 3 mal 0,5 und schließlich 200—400 ccm der 2 proz. Lösung per clysma. Versuch einer Umstimmung der Darmflora durch Joghurt, Kefir oder Mutaflor werden nicht ungünstig beurteilt. Rectoskopisch feststellbare tiefsitzende Dickdarmgeschwüre können mittels 2 proz. Arg. nit.-Lösung oder Höllensteinstift touschiert werden. Vor der chirurgischen Therapie der Ruhr muß gewarnt werden. Spülungen des Kolons von einem Anus praeternaturalis oder einer Coecalfistel aus stellen stets nur einen verzweifelten Ausweg dar. Zur Nachbehandlung der chronischen Ruhr empfehlen sich Badekuren in Homburg, Kissingen, Mergentheim usw.

## Amöbenruhr (endemische Ruhr).

**Endemisches Vorkommen in allen tropischen Ländern.** In Vorderasien stark verbreitet an den Pilgerzentren des Islams. **Erreger:** Die Amoeba histolytica (Amöba, Viereck mit dieser offenbar identisch). Sie wird durch mikroskopische Untersuchung möglichst frischen Stuhls (bis 2 Stunden alt) gefunden. Sie ist meist 5—6 mal so groß wie ein Leukocyt, fällt schon bei 60 facher Vergrößerung als stark lichtbrechender Körper auf. Bei 300 facher Vergrößerung sieht man im Nativpräparat oder hängenden Tropfen eines Schleimpartikels die charakteristischen amöboiden Bewegungen. Die Amoeba histolytica zeigt gegenüber der harmlosen Amoeba coli Loesch folgende Unterschiede:

Amoeba coli. Kommt in der Fäkalmasse selber vor. Bewegung träge mit relativ flachen Ausstülpungen des Protoplasmas, das in der Ruhe gekörnte Struktur zeigt. Die Amöbe ist nicht tierpathogen. Cysten meist 8—16 kernig.

Amoeba histolytica. Kommt als vegetative Form nur im eitrigen Schleim der Entleerungen, im Kot nur als Cyste vor, enthält oft phagocytierte rote und weiße Blutkörperchen. Fortbewegung unter schnellen ,,bruchsackartigen" Ausstülpungen des Protoplasmas. Auch in der Ruhe ist meist körniges Endo- vom hyalinen Ektoplasma unterscheidbar. Pathogen für Katzen. Cysten vierkernig.

Herrscht Zweifel über die Art einer Amöbe, so kann man mit Sicherheit dann Ruhramöben annehmen, wenn sich in schleimig-eitrigen Entleerungen einer Person zahlreiche Amöben finden, spärliche oder keine aber in der Fäkalmasse desselben Patienten. Die Übertragung der Amöben resp. deren Cysten erfolgt: 1. durch die Fäkalien selber, schmutzige Hände, Geschirre usw., 2. durch Wasser, 3. durch Fliegen (ist auch als Verbreitungsmodus für Ruhrbacillen sehr wahrscheinlich, wenn auch nicht bewiesen. Sicher üben alle Ruhrstühle eine enorme Anziehungskraft auf Fliegen aus), 4. Cysten werden auch mit dem Staub durch den Wind verschleppt.

**Klinischer Verlauf.** Meist schleichender Beginn mit himbeergeleeartigen Ruhrstühlen, zuweilen aber auch akuter, ohne vorangehenden Durchfall mit schleimig-blutigen Entleerungen, heftigen Koliken, quälenden Tenesmen. Die Stuhlentleerungen bestehen hier mehr aus durchscheinendem, hellrotem Schleim, während die Stühle der bakteriellen Ruhr meist frühzeitig eitrig-schleimig werden. Geruch der Stühle bei Bacillenruhr oft spermaähnlich, bei Amöbenruhr anfangs uncharakteristisch, später oft aashaft stinkend. Temperaturverlauf uncharakteristisch. Die Krankheit neigt sehr dazu chronisch zu werden und in Kachexie überzugehen.

**Pathologische Anatomie.** Die Ulcerationen der Amöbenruhr sind tiefgreifend, unterminieren die Mucosa und breiten sich in der Submucosa aus. Daher Neigung zur Perforation und zu Peritonitiden.

Akute Form. Beginn mit kolikähnlichen Schmerzen, Erbrechen, Tenesmus; sofort blutig-schleimige Entleerungen. Neben Kot werden blutig-schleimige Stühle in geringer Einzelmenge 5—50mal pro die entleert. In den Entleerungen sind die Amöben leicht im ungefärbten Nativpräparat aufzufinden. Sie enthalten zahlreiche phagocytierte Erythrocyten. Oft schon frühzeitig Gangrän der Schleimhaut mit Entleerung stinkender Fetzen. Apathie, oft Exitus an Kreislaufschwäche.

Chronische Form. Entwickelt sich meist aus der akuten; entweder monatelang vereinzelte schleimige amöbenhaltige Stühle pro Tag oder es treten mehrfache Rezidive nach möglicherweise nur leichter, erster akuter Ruhrerkrankung auf. Temperatur meist normal. Diarrhöe, Koliken. Oft gelbliche Hautfarbe.

**Hauptkomplikation.** Der in jedem Stadium der Amöbenruhr möglicherweise auftretende Leberabsceß. Meist unter hohem Fieber und Ikterus wird die Lebergegend druckschmerzhaft; nach der rechten Schulter ausstrahlender Schmerz. Die Patienten sitzen nach rechts übergeneigt. Schwellung und zuweilen Fluktuation der Leber. Wesentlich seltener Abscesse in anderen Organen, Lungen und Gehirn. Bei begründetem Verdacht auf Absceß: Probepunktion und anschließend Operation. Weitere Komplikationen des Leberabscesses sind eitrige Peritonitis, Pleuritis, subphrenische Abscesse.

**Prognose.** Besonders bei der gangränösen Form schlecht, auch im übrigen ernster als bei bakterieller Ruhr, bes. wegen der steten Möglichkeit von Leberabscessen.

**Prophylaxe.** In infizierten Gegenden genieße man möglichst nur frischgekochte Nahrung, bes. aber ist das Trinkwasser wie auch das zum Spülen von Kochgeschirren und Tellern dienende Wasser abzukochen. Durch Fliegenfenster und Moskitonetze verhüte man die Verschleppung der Amöbenruhr durch Insekten. Besonders zu beachten ist, daß die Eingeborenen vielfach Amöbenträger sind.

**Therapie der Amöbenruhr.** Diät und anfängliches Abführen im akuten Stadium wie bei der Bacillenruhr, ebenso die übrige symptomatische Behandlung. Als eine Art Specificum hat sich Radix Ipecacuanha bewährt. Man gibt große Dosen (Infus 4 : 160, 3mal täglich 20 ccm) oder besser Emetin. hydrochloricum; 0,05—0,1 subcutan oder intramuskulär (innerhalb einer Woche ungefähr 0,6). Nach 2 Tagen Pause Wiederholung der Kur. Die Dauerformen der Amöben sind durch Emetin nicht beeinflußbar.

Nebenerscheinungen der Emetinbehandlung: Schmerzen in den Beinen, allgemeine Mattigkeit. 25—50 % Rezidive. Warm empfohlen wird von Tropenärzten jetzt das Yatren: 1—3 g Yatren purissimum Nr. 105 werden bei 80⁰ C in 200 g Wasser gelöst und nach Reinigungseinlauf langsam in den Darm einfließen gelassen. Die Einläufe sollen solange wie möglich gehalten werden. Die Klysmen werden mit kurzen Unterbrechungen 5—6 Wochen lang täglich gegeben. Als Nachbehandlung gibt man 4—6mal täglich 2—3 Pillen zu 0,25 Yatren purissimum Nr. 105. Sehr empfohlen werden 1,5—2,5proz. Yatrenklistiere in Verbindung mit der Emetinbehandlung. Nocht und Meyer verwenden Simarubarinde, cort. Simaruba, cort. granat. ā. ā. 10,0 spir. 90,0 tct. aromat. 2,0, aqu. dest. ad. 250,0. Macera per horas XX 1—2 stündlich 1 Eßl. oder 8—12 Tabl. täglich à 0,25 Simaruba. Bei der chronischen Amöbenruhr ist Klimawechsel dringend zu empfehlen, ebenso Bäderbehandlung, z. B. in Homburg, Kissingen, Neuenahr, Karlsbad oder Marienbad usw.

**Anhang.** Das große Wimperinfusorium Balantidium coli, ein Parasit des Schweines, kann zweifellos gefährliche Enteritis- und Ruhrerkrankungen verursachen. Vorkommen in Rußland und in den benachbarten Ländern und deutschen Provinzen. Nachweis durch Betrachtung des frischen Stuhles unter dem Mikroskop. Therapie. Einläufe von 1 l 0,2 proz. Chininlösung von meist sehr gutem, gelegentlich lebensrettendem Erfolg. Flagellaten der Trichomonasgruppe sind bes. in Kleinasien und auf dem Balkan offenbar Erreger chronischer fieberloser Diarrhöen, relativ harmlosen, aber langwierigen Charakters. In Mischinfektion mit Dysenterie wirken sie heilungsverzögernd. Therapie wie bei Balantidium coli.

P. Neukirch - Düsseldorf.

## Anhang:

### Vorkommen und Therapie der chronischen Typhus-, Paratyphus- und Ruhrbacillenausscheider.

Man unterscheidet: 1. Bacillenträger, gesunde Personen, welche pathogene Bakterien im Stuhl oder Urin ausscheiden; 2. Dauerausscheider, Rekonvaleszenten, die nach Abheilung der Krankheit pathogene Keime mehr oder weniger lange in ihren Dejekten ausscheiden. Auch die Bacillenträger haben die pathogenen Keime ursprünglich zweifellos aus den Dejekten infizierter Personen übernommen und scheiden sie aus, ohne aber je nachweisbar erkrankt gewesen zu sein. Die Hauptquelle für die Weiterverbreitung des Typhus, Paratyphus abdominalis und der Bacillenruhr sind nicht die Kranken selber, sondern solche gesunde Personen, welche in ihren Dejekten Typhus-, Paratyphus- oder Ruhrbacillen ausscheiden.

**Typhus und Paratyphus.** 3—4 % der Typhuskranken, 9—10 % der Paratyphuskranken scheiden auch nach der klinischen Heilung Bacillen aus und zwar $^1/_3$ im Stuhl, $^2/_3$ im Urin. Je höher das Lebensalter der Typhuskranken, desto größer die Wahrscheinlichkeit, daß sie Ausscheider bleiben. 20—50 % aller Typhus- und Paratyphus abdominalis-Erkrankungen werden durch Bacillenträger bzw. -ausscheider verursacht. Die Gefährdung der näheren Umgebung durch Bacillenwirte ist kaum hoch genug anzuschlagen. Wenn einmal monatelange Bacillenausscheidung festgestellt worden ist, ist die Heilung bei den auch heute zur Verfügung stehenden Mitteln fraglich. Längste bisher beobachtete Dauer der Bacillenausscheidung 55 Jahre. Nicht ganz so hartnäckig scheint die Ausscheidung der Paratyphusbacillen.

**Pathogenese.** Die pathogenen Keime der Bacillenträger und Dauerausscheider entstammen den Gallenwegen und dem Darm (vorwiegend

Coecum und Appendixgegend) oder den Harnwegen. Die Bacillen gelangen entweder vom Darm oder auf der Blutbahn durch die Leber in die Gallenblase. Bei 23 Typhusleichen fand Chiari 19mal die Gallenblase mit Typhusbacillen infiziert. Nach E. Fränkel vermag der Typhusbacillus erstens leichte, klinisch nicht nachweisbare, rückbildungsfähige Entzündungen der Gallenblase auszulösen, zweitens vermag er in an sich erkrankten Blasen (Steinblasen) herdweise Nekrosen und phlegmonöse Prozesse hervorzurufen, drittens kann sich der Typhusbacillus jahrelang in der Gallenblase aufhalten, ohne sie zu schädigen (operativ nachgewiesen). Der Typhusbacillus scheint nicht selten primäre Ursache der Cholecystitiden. Die Anwesenheit von alten Gallenblasenerkrankungen und Steinen begünstigen das Einsetzen der Dauerausscheidung. Fälle mit Cysticussteinen und Aplasie der Gallenblase zeigten jedoch, daß auch die Gallenwege allein ohne Beteiligung der Gallenblase Sitz des Herdes der Dauerausscheidung sein können. Die Paratyphusbacillen haben, wie aus den Tierversuchen hervorgeht, offenbar eine besondere Affinität zur Gallenblase. Die Ausscheidung der Typhus- und Paratyphusbacillen erfolgt nicht konstant, sondern in Schüben, so daß sie sich auch bei mehrfacher Stuhluntersuchung dem Nachweis entziehen können. Spontane Ausheilung der Dauerausscheidung ist wahrscheinlich selten. Bei näherer klinischer Beobachtung erweisen sich Typhuswirte selten als gesund (P. Krause). Gallensteinkoliken, zeitweilige Diarrhöen, auch Typhusrezidive kommen vor. Weniger bedeutungsvoll als die Rolle der Gallenwege ist für die Entstehung der Dauerausscheidung die Rolle des Darmes. Als Quelle einer solchen wurde „die chronische Typhusappendicitis" beschrieben, sowie eine chronische Colitis nach Typhus. In seltenen Fällen mag das Pankreas als Sitz eines Ausscheidungsherdes in Frage kommen.

**Nachweis der Typhusbacillenwirte.** Die Agglutination mit Serum der betr. Personen weist bei Massenuntersuchungen gelegentlich auf Typhuswirte hin. Das Aufsuchen der Typhus- und Paratyphusbacillen in dem mit Duodenalsondierung gewonnenen Inhalt des Zwölffingerdarms hat sich als sicherer erwiesen als die Kultur aus den Faeces. Man gibt mit der Duodenalsonde 5—10% Witte-Peptonlösung oder 25 proz. Magnesium sulfat. in das Duodenum und untersucht die sich daraufhin aus der Sonde ergießende dunkle Blasengalle auf Typhus- und Paratyphusbacillen. Nach subcutaner Injektion von Typhusimpfstoff kommt es offenbar zu einer Reaktion an den Brutstellen und zu einer Erleichterung des Nachweises der Bacillen. In selteneren Fällen erfolgt die Bacillenausscheidung durch den Urin. Es kommt zu hämatogenen Niereninfektionen, dann zur katarrhalischen oder eitrigen Pyelitis und auch bei klinisch fast völliger Heilung bleibt die Bacillenausscheidung im Urin bestehen. Selten Infektion von Prostata und Samenblase.

**Prophylaxe** (über die gesetzlichen Vorschriften S. 33). Eine Möglichkeit, das Entstehen der chronischen Typhus- und Paratyphusausscheidung zu beeinflussen, ist bisher nicht bekanntgeworden.

**Therapie.** Versucht wurde Desinfektion der Galle und Förderung von deren Entleerung. Jedoch haben bisher alle versuchten Mittel versagt. Derartige Mittel sind Chologen, Degallol, Decholin, Kalomel, Kolargol, Magnes. sulf., Karlsbadersalz, Urotropin, Menthol, Thymolkohle. Umstimmung der Darmflora wurde versucht durch Einnehmlassen von Bacterium coli, Bacillus lactis aerogenes, Joghurt, Kefir, Lactobacillin, Mutaflor. Physikalische Einwirkungen wurden versucht durch Diathermie, Moorbäder, Massage der Lebergegend, Röntgenbestrahlung. Behandlung mit Typhusimpfstoff wurde vielfach mit zweifelhaftem Erfolg versucht. Bei der geringen Wirksamkeit aller Mittel wird der Hauptwert auf entsprechende Diät zu legen sein. Fetthaltige Mahlzeiten wirken galletreibend.

Daneben empfiehlt sich am meisten noch Anwendung lokaler Wärme und evtl. wiederholte Duodenalspülung mit 70—100 ccm 25 proz. Magnes. sulf. Sehr umstritten ist die Frage der Operation gesunder Bacillenträger. Durch Wegnahme der Gallenblase gelang es zuweilen Heilung zu erzielen, jedoch ist die Aussicht hierauf im Verhältnis zu der Schwere des Eingriffes so gering, daß man nur in ganz bes. gearteten Fällen von dieser Methode Gebrauch machen sollte. Zur Behandlung der Urintyphusbacillenausscheider gebe man Urotropin 3—5 g pro die oder Hexal bzw. Neohexal. Operation, die in einzelnen Fällen einseitiger posttyphöser suppurativer Nephritis mit Erfolg angewandt wurde, kommt im allgemeinen nicht in Frage.

**Dysenteriebacillenausscheider.** Gesunde Bacillenausscheider sind bei der Ruhr außerordentlich selten. Die chronischen Ausscheider sind wohl meist in Wirklichkeit chronische Ruhrkranke ohne erkennbare klinische Erscheinungen. Gelegentlich erweist die Stuhlentleerung sich wochenlang als negativ, bis sich in einem kleinen bacillenhaltigen, blutigen Schleimpartikel das Bestehen eines lokalen Herdes dokumentiert. Agglutination mit Patientenserum kann bei Massenuntersuchung das Auffinden von Ruhrbacillenträgern erleichtern helfen.

Aus der Zahl der bei Bacillenträgern angewandten Mittel ergibt sich schon deren durchweg mangelhafte oder fehlende Wirkung. Wichtigste Maßnahme bleibt: Fernhalten der Bacillenträger aus der Küche und allen Lebensmittelbetrieben!

P. Neukirch-Düsseldorf.

## Botulismus[1].

Im Gegensatz zu bakteriellen Fleischvergiftungen strenggenommen eine Intoxikations-, keine Infektionskrankheit!

**Vorbemerkungen.** Der Bacillus botulinus, ein streng anaerobes, grampositives, sporenbildendes, ziemlich großes mit Geißeln versehenes, aber nur schwach bewegliches Stäbchen liefert durch Infektion von Nahrungsmitteln, vor allem von Wurst, rohem Schinken, Pökel- und Rauchfleisch, mitunter auch von Gemüsekonserven, ein lösliches, vom Magen-Darmkanal des Menschen aus wirksames, wenig hitzebeständiges, aber schweres Nervengift, das eine besondere Affinität zu den motorischen Ganglienzellen, vor allem der bulbären Kerngebiete besitzt. Das Toxin wird vom Bacillus, der weder für Menschen noch für Tiere infektiös ist, nur auf toten Substraten gebildet, evtl. in Symbiose mit Sauerstoff zehrenden Bakterien.

Das **Krankheitsbild** beherrschen akute symmetrische Bulbärlähmungen bes. der Augenmuskulatur, der Atropinvergiftung ähnliche Anomalien der Drüsensekretion sowie Motilitätsstörungen der glatten Muskulatur, vor allem des Magen-Darmkanals. Als Vorläufer sofort oder bald, nur ausnahmsweise Tage nach Aufnahme des botulismustoxinhaltigen Nahrungsmittels Magen-Darmstörungen, bes. Übelkeit, auch Erbrechen. Dann eine auffällige Trockenheit der Schleimhäute, undeutliches Sehen, mitunter auch Gehörstörungen. Nach 2—3 Tagen Ausprägung der typischen Bulbärsymptome: beiderseits weite, kaum reagierende Pupillen, auch Paresen der äußeren Augenmuskeln, wie Ptosis, Abducenslähmungen, Erschwerung von Kauen, Schlucken, Sprechen; gleichzeitig Aufhören der Speichelsekretion. Heiserkeit teils durch Schleimhauttrockenheit, teils durch Kehlkopfmuskelparesen. Verlangsamte, in schweren Fällen und bei ungünstigem Ausgang infolge Vagus-

---

[1] Botulus: Wurst, Darm.

lähmung auch beschleunigte Herzaktion, Dyspnoe, Motilitätsparese des Magen-Darmkanals bes. starke Obstipation, auch Blasenanomalien. Durch zellzerstörende Giftverankerung in Vorderhornganglienzellen des Rückenmarks mitunter schlaffe Extremitätenlähmungen. — **Mortalität** nach Schwere der Intoxikation schwankend etwa $1/3$ der Fälle. Die pathologischanatomischen Veränderungen sind geringfügig, schwer zu erfassen (evtl. sachverständige Untersuchung bes. bulbärer Kerngebiete). Makroskopisch meist nur Hyperämien und fettige Degenerationen innerer Organe. Bei günstigem Ausgang oft wochen-, ja monatelange Rekonvaleszenz, vor allem mit Sehstörungen, Muskelschwäche, Verdauungs- und Herzanomalien.

**Besondere Merkmale.** 1. **Vorgeschichte.** Genuß der oben genannten, vielleicht schon durch ranzigen Geruch verdächtigen Nahrungsmittel. Alarmierende Gruppenerkrankungen! Verschonung einzelner Personen trotz Genuß der gleichen Speisen, weniger infolge geringerer Empfindlichkeit, als verminderter bzw. fehlender Giftaufnahme bei ungleichmäßiger Durchsetzung der Nahrungsmittel mit Botulismustoxin (gefährlicher als äußere Schichten das Innere wegen Giftbildung des Erregers nur unter Sauerstoffabschluß, zumindest unter O-Armut; gleichzeitig schlechtere Toxinvernichtung in zentralen Partien durch den Koch- und Bratprozeß). 2. Gewöhnlich **fieberloser Verlauf** bei meist völlig freiem **Bewußtsein**. 3. Akutes Einsetzen **symmetrischer Bulbärlähmungen** mit **Trockenheit der Schleimhäute** wie bei Atropinintoxikation; strenge Beschränkung des Prozesses auf die Motilität, d. h. normale Sensibilität. 4. „**Laboratoriumsdiagnose**" (fachärztliche Beratung, Untersuchungsamt!): Bacillennachweis im menschlichen Körper, wo die Bakterien sich kaum vermehren, mißlingt gewöhnlich, selbst bei Autopsien. Giftnachweis durch Serumverimpfung auf Meerschweinchen? Bazillen- und Toxinnachweis in den verdächtigen Nahrungsmitteln. Evtl. Anlegung anaerober Kulturen auf Traubenzuckernährboden. Verdächtig hier ein späterer ranziger Geruch derselben. — Mitunter rudimentäre Krankheitsentwicklung (vor allem nur Akkommodationsstörungen; auch Ptosis).

**Verwechslungsmöglichkeiten** bes. mit bulbärer Kinderlähmung (Hyperästhesie!), auch Hyoscin- und Atropinvergiftungen (hier kein eigentliches Inkubationsstadium; auch Bewußtseinstrübungen, Erregungszustände von vornherein Pulsbeschleunigung), andersartigen akuten toxisch-infektiösen Bulbärlähmungen (gewissermaßen „epidemischen Bulbärparalysen" [vgl. Abschn. Kinderlähmung], Bulbärparalysen: bei Syringobulbie und Schüben der multiplen Sklerose). Methylalkoholvergiftungen: Vorgeschichte; im Vordergrund Amblyopien bzw. Amaurosen, Bewußtlosigkeit, Krämpfe, akute Amblyopie mit Pupillentrübung. Evtl. Nachweis des „Holzsprites" in Mageninhalt, auch in Leiche, ferner Harnuntersuchung auf vermehrten Ameisensäuregehalt. Es droht auch die Fehldiagnose einer echten Fleischvergiftung (s. daselbst), ferner von postdiphtherischen Lähmungen (s. d.).

**Prophylaxe.** Sachgemäße Herstellung aller Konserven, bes. von Fleisch- und Wurstdauerwaren! Lieber hungern, als verdächtige, ranzig riechende Konserven genießen! Womöglich nochmalige Erhitzung von Konserven unmittelbar vor dem Genuß über $76°$ C. Trotz Botulismustoxingehalt sind Nahrungsmittel jedoch mitunter für Auge, Geruch und Geschmack kaum verdächtig.

**Behandlung.** Schleunigste Giftentfernung aus Magendarmkanal, wo sich das Toxin infolge Motilitätsstörungen abnorm lange halten kann: wiederholt Magenspülungen, Abführmittel (vor allem Ricinusöl, große Dosen Karlsbader Salz, hohe Darmeingießungen), Bekämpfung der Trockenheit und gleichzeitige Giftverdünnung durch reichliche Wasserzufuhr-Wasserklistiere, Tröpfcheneinlauf. Kochsalzinfusionen. Empfehlens,

wert nach schleunigster sorgsamer Magenspülung Eingießung einer Aufschwemmung von 2 Eßl. Carbo animalis Merck und 30,0 Magnesium sulfuricum in Wasser durch den Schlauch.
Verhütung von Schluckpneumonien evtl. durch Sondenernährung. Bei Kehlkopfmuskelparesen Tracheotomie vorbereiten. Giftbindung durch Serumbehandlung: durch aktive Tierimmunisierung Serumgewinnung von hohem Schutzwert gegen Botulismustoxin; intravenöse oder intramuskuläre Dosen von 20 ccm; Institut für Infektionskrankheiten Berlin sowie Höchster Farbwerke. Wegen Verschiedenheiten der einzelnen Botulismusstämme möglichst ein polyvalentes Serum. Zur Not die angebliche Giftabschwächung durch Diphtherieantitoxin ausnützen (hohe Dosen von Heilserum).

Genaue Anwendungsform dieses antitoxischen Serums (hergestellt von der serobakteriologischen Abteilung der I. G. Farbenindustrie, Höchst a. M.) sind den Originalpackungen — Ampullen mit 50 ccm — beigefügt. Möglichste Anwendung schon beim ersten Verdacht auf solche Vergiftung; sofort intramuskulär 50—100 ccm, in dringlichen Fällen auch intravenös; evtl. sogar intralumbal 20—40 ccm nach Entnahme einer etwas größeren Liquormenge mit nachfolgender Beckenhochlagerung; evtl. auch vorbeugende Antitoxinbehandlung. Selbstverständlich daneben alle übrigen therapeutischen Maßnahmen! Eduard Müller † - Marburg.

## Fleischvergiftung.

(Bakterielle Nahrungsmittelvergiftungen s. unter „Paratyphus" S. 17.)

Erkrankungen, die gruppenweise auftreten und mit allgemeinen und gastrointestinalen Erscheinungen verlaufen und die bereits in vorbakteriologischer Zeit auf den Genuß irgendwie verdorbener Nahrungsmittel — am häufigsten Fleisch — zurückgeführt wurden. Wenn auch vereinzelte Nahrungsmittelvergiftungen heute noch ätiologisch unklärbar sind, ist doch unzweifelhaft, daß die weitaus größte ätiologische Bedeutung der Paratyphusbacillus in verschiedenen Abarten hat.

**Krankheitsursache.** A. Paratyphusbacillen. 1. Der Bacillus enteritidis Gärtner und das Bact. enteritidis Breslau; 2. Fäulnisbakterien, offenbar sehr verschiedener Art; 3. Proteusbacillen; 4. Colibakterien. B. Der Bacillus Botulinus.

Nahrungsmittelvergiftungen durch Paratyphusbacillen wurden bisher beobachtet nach dem Genuß von Fleisch und Wurst, Gänsefleisch, Fischfleisch, nach dem Genuß von Milch, Eiern, Mehlspeisen und Käse, aber auch nach dem Genuß von Kartoffeln, Nahrungsmittelkonserven, Krusten- und Schalentieren. Alle diese Nahrungsmittel sind günstige Nährböden für die Entwicklung der Paratyphusbacillen. Auch scheint ihr Eiweißgehalt die Entstehung akut wirkender Gifte zu fördern. Nach solchen Nahrungsmitteln, die diese beiden Bedingungen nicht erfüllen, wie Brot, Gemüse, Obst, Spirituosen wurden bisher bakterielle Nahrungsmittelvergiftungen nicht beobachtet.

**Fleischvergiftungen.** Als Ursache einer sehr großen Reihe von Fleischvergiftungen wurden Krankheiten der Schlachttiere festgestellt: Enteritis, Polyarthritis, Pneumonie, lokale Eiterungen, septisch-pyämische Prozesse. Meist lag intravitale Infektion der Schlachttiere vor, weniger bedeutungsvoll ist rein postmortales Bakterienwachstum. Folgende Bakterien kommen als Ursache beim Menschen in Frage: 1. der Schweinepestbacillus (Hogcholerabacillus, Bacillus sui pestifer); 2. Kälberruhrbakterien; 3. der Bacillus der Knötchenbildung in Kälberlebern (Bacillus noduli faciens Langer); 4. Bakterien der Enteritis, Metritis, Mastitis der Kühe; 5. die Erreger des seuchenhaften Abortus der Stuten und Schafe; 6. Bakterien der infektiösen Papageienenteritis; 7. die Erreger des Mäusetyphus; 8. Bakterien einer Pseudotuberkulose bei Meerschweinchen; 9. Bakterien der Rattenseuche. Bei Tierseuchen primär oder sekundär wirksame Bakterien der Paratyphus- und Gärtner-Gruppe sind für den Menschen nicht kontagiös, wohl aber rufen sie dann, wenn sie in großen Mengen in den Darm gelangen, ausgesprochene Vergiftungserscheinungen hervor. Es scheint jedoch, daß tierpathogene Stämme unter Umständen für den Menschen hochpathogene Eigenschaften erwerben können, und zwar bes. dann, wenn andere Krankheiten des Menschen dessen Resistenz gegenüber an sich avirulente Paratyphusstämme herabsetzten. Bezüglich der kulturellen, morphologischen und biologischen Eigenschaften s. Kapitel Paratyphus S. 17.

Vergiftungen durch postmortal (secundär) mit Paratyphusbacillen infizierte Nahrungsmittel. Einwandfreies Fleisch und andere als gute Nährböden wirkende Nahrungsmittel können infiziert werden durch Bacillenausscheider, d. h. durch Paratyphuskranke, Rekonvaleszenten, Dauerausscheider und Bacillenträger, durch Berührung mit infiziertem Fleisch, keimhaltigem Natureis, durch Fliegen, kranke Ratten, Mäuse, ferner durch Fleischvergiftungsbacillen beherbergende gesunde Schlachttiere. Die Besonderheit der Hackfleischvergiftung beruht nur darauf, daß es infolge seiner Herstellungs- und Aufbewahrungsart sowie infolge seiner lockeren, lufthaltigen Beschaffenheit schneller von primär darin enthaltenen oder sekundär hinzugekommenen Paratyphusbacillen durchsetzt wird. Ferner wird durch den Genuß in rohem oder halbgarem Zustand die Infektionsgefahr bes. erhöht.

**Die klinischen Erscheinungen sind.** 1. Akute Gastroenteritis; 2. choleraähnliche Verlaufsformen; 3. die typhöse Erkrankungsform. Weitaus am häufigsten ist die akute Gastroenteritis. Näheres s. u. Paratyphus S. 20.

**Nahrungsmittelvergiftungen durch andere Bakterien als die der Paratyphusgruppe.** Bei einer Reihe von Gruppenerkrankungen nach Genuß faulen Fleisches wurden gastrointestinale Erkrankungen beobachtet, als deren Ausgangspunkt man die durch die Anwesenheit von Fäulnisbakterien auftretenden giftigen Spaltprodukte des Eiweißes ansah (Ptomaine). Bei einer anderen Gruppe wurden in den angeschuldigten Nahrungsmitteln Proteusbacillen gefunden oder auch Colibacillen. Bei der Ubiquität dieser Bakterienarten ist ihre ätiologische Bedeutung für die Entstehung von Nahrungsmittelvergiftungen noch nicht als einwandfrei bewiesen anzusehen.

**Prophylaxe** der Nahrungsmittelvergiftungen hat in zweifacher Hinsicht zu wirken: 1. dem Vertrieb des Fleisches infizierter, kranker Tiere entgegenzuwirken; 2. die postmortale Infektion des Fleisches gesunder Tiere zu vermeiden. Grundlage für entsprechende Maßnahmen: Nahrungsmittelgesetz von 1879 und das Gesetz über die Schlachtvieh- und Fleischbeschau vom 3. Juni 1900 nebst deren späteren Ausführungsbestimmungen. Das Schlachtvieh muß vor und nach der Schlachtung untersucht werden daraufhin, ob 1. die Tiere mit einer ansteckenden, anzeigepflichtigen Krankheit behaftet sind; 2. die Tiere mit einer Krankheit behaftet sind, die auf die Genießbarkeit des Fleisches von Einfluß ist. Beim Vorliegen eines entsprechenden Verdachtes ist bakteriologische Untersuchung vorzunehmen. Gegen die Gefahr einer Gesundheitsschädigung durch sekundär infiziertes Fleisch schützen die allgemeinen hygienischen Maßnahmen wähend des Transportes, der Aufbewahrung und der Verarbeitung. Sehr häufig entstehen Fleischvergiftungen da, wo Fleisch erkrankter Tiere unter Umgehung des Fleischbeschauers in den Handel gebracht wird.

**Therapie.** Der Nahrungsmittelvergiftungen im engeren Sinne: Man gibt sofort nach Stellung der Diagnose: 30,0 Ricinusöl oder 0,3 Kalomel, in der Absicht möglichst viel von den schädlichen Materialien aus dem Darm zu entfernen. Eine Desinfektion des Darmes ist weder mit Kalomel noch mit anderen Desinfizienzien möglich. Heiße Umschläge evtl. auch warme Bäder wirken bei starken Leibschmerzen häufig günstig. Bei Kollapsgefahr: Oleum camphoratum, Coffein, Hexeton, Kardiazol, kleinere Mengen Alkohol in konzentrierter Form. Bei der choleraähnlichen Form subcutane und intravenöse Kochsalzinfusionen. In den ersten Tagen soll die Ernährung nur aus Tee, Schleimsuppe bestehen. Auch später sind kohlenhydrathaltige Nährmittel noch für einige Zeit zu bevorzugen. Solche Nahrungsmittel, die als günstige Nährböden wirken wie Milch, Eier und Fleischspeisen sind erst in der Rekonvaleszenz zu erlauben.

P. Neukirch - Düsseldorf.

## Bang-Infektion des Menschen (Febris undulans).

**Vorbemerkung.** Chronisch mit wellenförmig auf- und absteigendem Fieber verlaufende Infektionskrankheit des Menschen, verursacht durch das Bact. Abortus Bang (Brucella-Abortus), den Erreger des ansteckenden Verkalbens der Rinder. In Deutschland wurden bis Anfang 1930 etwa 50 menschliche Erkrankungen beschrieben.

Der Erreger ist morphologisch, kulturell und tierexperimentell kaum von dem Mikrococcus melitensis zu unterscheiden, wie auch die Bang-Infektion des Menschen sich klinisch fast nur durch leichteren Verlauf vom Maltafieber unterscheidet. Bang fand 1895 im ödematösen Exsudat zwischen Chorion und Allantois abortierender Kühe sehr kleine kokkenähnliche Bakterien, die mit allen Bakterienfarbstoffen färbbar und bes. auf serumhaltigen Nährböden gut züchtbar sind. Bang zeigte durch Infektionsversuche an trächtigen Kühen die ätiologische Bedeutung dieser Bakterien für das infektiöse Verkalben der Rinder. 50—80 % aller infektiösen Aborte beim Rind erfolgen durch Bang-Infektion.

Tierpathogenität. Die mit dem Futter aufgenommenen Bang-Bakterien verursachen bes. bei hochgezüchteten Rinderrassen meist im 7. Trächtigkeitsmonat eine Entzündung des Chorionepithels nebst Infektion des Fetus. Nach dem Abortus werden die Bang-Bakterien noch monatelang per vaginam ausgeschieden; doch wird auch häufig durch Euterinfektion die Milch der erkrankten Kühe infektiös. Seltener erkranken Schweine, Ziegen, Schafe an Verkalben infolge Bang-Infektion. Die Zahl der z. B. in Niederschlesien infiziert gefundenen Rinder beträgt 20%, das Verkalben ist nicht mit Allgemeininfektion des betreffenden Tieres verbunden. Geeignetes Versuchstier zum experimentellen Nachweis der Bang-Bakterien ist das Meerschweinchen.

Menschliche Erkrankungen durch Bang-Bakterien. Im Gegensatz zur rein lokalen Bang-Infektion des Rindes erkranken infizierte Menschen mit einer chronisch-septischen Allgemeinerkrankung ohne wesentliche lokale Herde. Übertragung direkt und durch ungekochte Milch.

**Klinisches Bild.** Wochen- bis monatelang anhaltendes Fieber mit Tagesschwankungen bis $2^0$ und Höchsttemperaturen bis $40^0$ und $41^0$. Charakteristisch ist der undulierende Fiebertypus. Die einzelnen Wellen dauern 8—14 Tage, dann einige fieberfreie Tage, genau wie beim Maltafieber, aber auch ähnlich manchen Fällen von Typhus, Paratyphus und Sepsis. Sensorium stets frei, relativ wenig subjektive Beschwerden. Wie bei Typhus Leukopenie mit relativer Lymphocytose und Monocytose, relative Pulsverlangsamung. Meist deutliche Milzschwellung, zuweilen auch Leberschwellung, niedrige Senkungsgeschwindigkeit, keine Roseolen. Aborte bei Frauen wurden mehrfach mit Bang-Infektionen in Zusammenhang gebracht, doch handelt es sich sicher nur um äußerst seltene Vorkommnisse. Im Harn oft Diazoreaktion, Urobilinogen in der Kälte nachweisbar. Komplikationen: Gelenkentzündungen, Orchitis, Thrombosen, Osteomyelitis, Gelbsucht, Nierenaffektionen, Erytheme. Krankheitsdauer: Meist 1—3 Monate, aber auch bis $1^1/_2$ Jahre beobachtet.

**Letalität.** Bisher sind nur sehr wenige Menschen an Bang-Infektion gestorben, und zwar nur solche, die daneben an anderen Krankheiten litten (Lebercirrhose, Diabetes usw.).

**Diagnose.** Wo wochenlanges undulierendes Fieber bei wenig subjektiven Beschwerden und relativ gutem Allgemeinbefinden mit erheblicher Milzschwellung und Leukopenie einhergeht, sollte an eine Bang-Infektion gedacht werden. Entscheidend ist die bakteriologische Diagnose. Serum Bang-infizierter agglutiniert den Erreger meist hoch. Mitagglutination der Bang-Bacillen bei Typhus, Paratyphus usw. wurde bisher nicht beobachtet, dagegen in einem Falle eine Weil-Felixsche Reaktion 1 : 500. Kultur aus Blut der Patienten gelingt in vielen Fällen, und zwar am besten bei verminderter Sauerstoffspannung. Am sichersten führt die intraperitoneale Impfung von Meerschweinchen zum Ziele, in deren Milz der Erreger nach 4—5 Wochen nachweisbar ist. Neben der Agglutination kann die Komplementbildung zur Erkennung der Bang-Bakterien herangezogen werden.

**Infektionsmodus.** Im Verhältnis zur außerordentlichen Verbreitung der Bang-Infektion unter dem Rinderbestand ist die Morbidität unter den Menschen bisher sehr gering. Anfänglich wurden nur Kontaktinfektionen bei Landwirten, bes. ,,Schweizern", beobachtet, die z. B. infektiöse Aborte ohne bes. Desinfektionsmaßnahmen ausgeräumt hatten. Es mehren sich jedoch die Fälle, bei denen weniger Infektion von Hautwunden aus als orale Übertragung in Frage kommt. Wesentlichste Infektionsquelle ist ungekochte Milch. Männer erkrankten dreimal häufiger als Frauen; Kinder unter 14 Jahren offenbar gar nicht.

**Prophylaxe.** In erster Linie Bekämpfung der Tierseuche durch Auffinden der Bacillen ausscheidenden Rinder. Anzeige bei Kreisarzt und Kreistierarzt. Entkeimen verdächtiger Milch durch Kochen und Pasteurisieren, Kontrolle der Butter- und Sahneherstellung.

**Epidemiologie.** Bisher wurden keine Übertragungen der Bang-Infektion von Mensch zu Mensch beobachtet, dagegen eine Laboratoriumsinfektion. Bei der immerhin großen Schwierigkeit der klinischen Diagnose gingen bisher zweifellos zahlreiche Bang-Infektionen unter der Diagnose Typhus, Sepsis usw. Wo in bakteriologischen Instituten alle einlaufenden Sera auf Bang-Agglutination geprüft werden, finden sich immerhin, bes. unter der ländlichen Bevölkerung, nennenswerte Zahlen positiver Sera, z. B. in Breslau 1929 1,3 % aller untersuchten Sera (Kathe). Unter 30 Bang-agglutinierenden Sera war nur bei zweien vom einsendenden Arzt eine Bang-Infektion in Betracht gezogen worden.

Die zahlreichsten Fälle wurden bisher in Dänemark und in den Vereinigten Staaten beschrieben, wo bei großer Viehhaltung der regelmäßige Genuß roher Milch weit verbreitet ist.

**Therapie.** Empfohlen wurden Neosalvarsan, Omnadin, Maltafieberserum. Der Nutzen dieser Mittel ist nicht überzeugend nachgewiesen. Aussichtsreich erscheint die spezifische Vaccinebehandlung mit abgetöteten Bang-Bakterien. Beginn mit 10 Millionen Keimen, nach 2 Tagen 20 Millionen usw. bis 100 Millionen. Es wurde günstiger Einfluß auf den klinischen Verlauf beobachtet (Wendt, Kathe); es ist jedoch mit erheblichen Reaktionen (Durchfall, Temperaturanstieg) zu rechnen.

P. Neukirch-Düsseldorf.

## Cholera asiatica.

Ursprünglich nur im Gangesdelta, dann in Indien überhaupt zu Hause, überzog die Cholera 1817 zum ersten Male fast die ganze bewohnte Erde. Im 19. Jahrhundert mehrere große Pandemien; 1892 explosionsartige Epidemie durch verseuchtes Leitungswasser in Hamburg mit 18000 Kranken und 7000 Todesfällen. Nach dem Weltkrieg war der europäische Osten verseucht.

Erreger der Cholera ist der 1883 durch Robert Koch entdeckte Vibrio cholerae, Kommabacillus, der sich im Dünndarm der Infizierten vermehrt und dort einen desquamierenden Katarrh mit ungeheurem Flüssigkeitserguß ins Darmlumen, Austrocknung der Gewebe, Anurie und Vergiftungserscheinungen verursacht. Die Vibrionen dringen nicht ins Gewebe ein. Einzige Infektionsquelle: Die Fäkalien erkrankter Menschen, die auf dreierlei Art Ansteckungen verursachen können: 1. durch Kontaktinfektion; 2. durch infizierte Nahrungsmittel usw.; 3. durch Verseuchung des Trinkwassers. Je nach Versorgungsgebiet des betreffenden Brunnens oder der betreffenden Leitung gelegentlich enorme Epidemien. Disposition individuell verschieden. Hauptsaison Herbst.

**Ätiologie.** Der Vibrio cholerae ist ein kurzes gekrümmtes Stäbchen von großer Beweglichkeit, die er einer langen Geißel verdankt.

Nachweis. Einsenden einer Stuhlprobe im Stuhlversandgefäß an bakteriologisches Institut. Dort erfolgt mikroskopische Untersuchung im hängenden Tropfen und im gefärbten Präparat, dann Aussaat: a) in alkalischem Peptonwasser zur Anreicherung; b) auf Dieudonnéschem Agar (Blut-Alkali-Agar), durch dessen Einführung die elektive Züchtung sehr erleichtert wurde. Die charakteristisch flachen Kolonien werden am besten von der Platte aus mit spezifisch agglutinierendem Choleraserum bei mikroskopischer oder makroskopischer Betrachtung agglutiniert. Resultate der Agglutination stets eindeutig verwertbar. Der früher vorgeschriebene Pfeiffersche Versuch ist — außer vielleicht bei den ersten Fällen einer Epidemie — daher entbehrlich geworden. Bei dem schnellen Wachstum der Vibrionen kann die Diagnose oft schon nach 8 Stunden mit Sicherheit gestellt werden. Zweimaliger negativer Ausfall der bakteriologischen Stuhluntersuchung schließt die Diagnose Cholera mit großer Wahrscheinlichkeit aus. Cholerafälle mit dauernd negativem Vibrionennachweis sind kaum beobachtet worden.

Die Leichen der im Stadium der Austrocknung Verstorbenen zeigen charakteristisches Aussehen: Scheinbar starke Abmagerung, kahnförmig eingezogenes Abdomen, bes. an Händen und Füßen violettgraue Farbe. Dünndarmschlingen meist schwappend gefüllt und pfirsichrot injiziert. Aus dem Dünndarminhalt lassen sich die Vibrionen mikroskopisch und kulturell fast stets darstellen.

**Klinisches Bild.** Inkubationszeit. 1—8 Tage, meist aber 24—48 Stunden. Die Infektionen sind einzuteilen in folgende Klassen: a) gesunde Bacillenträger; meist wenige Tage, ausnahmsweise bis 2 Monate Ausscheidungsdauer; b) Choleradiarrhöe; c) Cholerine: Brechdurchfall mit Wadenkrämpfen und reiswasserartigen Entleerungen; d) Cholera gravis: Diese beginnt gelegentlich aus b), meist aber akut mit voluminösen Darmentleerungen und Erbrechen; e) Die Cholera siderans.

Die Vibrionen sondern zwar kein Toxin ab und dringen nicht ins Körperinnere ein; dagegen ist das resorbierte Eiweiß des Vibrio giftig. Daher zweierlei Erscheinungen bei der Cholera gravis: a) Auswässerung (anfangs im Vordergrund stehend), b) Intoxikation (auch noch nach tagelangem Ablauf der akuten Auswässerung, meist zum Tode führend).

Cholera asiatica. 37

**Krankheitserscheinungen.** Choleradiarrhöe und Cholerine beginnen ähnlich der Cholera nostras mit Unbehagen, Appetitlosigkeit, dann mehr oder weniger heftigen Durchfällen und Erbrechen. Bei der ausgesprochenen Cholera gravis nehmen die Stühle, statt, daß die Erscheinungen sich zurückbilden, reiswasserähnliche Beschaffenheit an und werden literweise entleert. Kopfschmerz, heftiges Durstgefühl treten auf. Der Urin wird spärlich, bei schweren Fällen tritt Anurie auf, die Gesichtszüge verfallen, Krämpfe in den Extremitäten, Heiserkeit, Aphonie, Untertemperatur, Blutdrucksenkung künden den bedrohlichen Charakter der Erkrankung an. Die Augen sind eingesunken, schwarz gerändert, die Fingerhaut faltig (Wäscherinnenfinger). So kann die Cholera gravis unter Eindickung des Blutes und unter den anderen erwähnten Zeichen schweren Wasserverlustes binnen weniger Stunden oder Tage zum Tode führen (Stadium asphykticum).

Bestehen Zweifel über den Grad der Auswässerung, so kann hierüber die Erythrocytenzählung oder auch Bestimmung des Blutfarbstoffes Aufschluß geben. Beide ergeben übernormale Werte 120—130% Hämoglobin und 6—7 Millionen Erythrocyten.

Wird die Gefahr der Entwässerung überwunden, droht bei schweren Fällen das ,,Stadium comatosum cholerae". Tiefe Bewußtlosigkeit, große Atmung (ähnlich der im Coma diabeticum), Fieber oder erneut absinkende Temperatur, beschleunigter, dann fadenförmiger Puls gehen stets dem tödlichen Ende des Koma voraus.

Ende der 2. Woche oft masernähnliche Choleraexantheme (Anaphylaxie gegenüber Choleragift). Häufig Choleranephritis (Nephrose): verminderte Harnmenge, Eiter, Zylinder, Nierenepithelien, Erythrocyten; Ende oft in Urämie.

Die Cholera siderans führt in wenigen Stunden zum Tode. Gelegentlich kommt es bei schnellem Kollaps nicht einmal zum deutlichen Auftreten von Durchfall und Erbrechen (Cholera sicca).

**Komplikation.** Öfters Mischinfektion mit Typhus, Dysenterie, Paratyphus A und B. Häufige Komplikationen: Pneumonie, Keratomalacie. Bei Schwangeren meist Abort. Seltener septische Mischinfektionen wie Phlegmonen.

**Prognose.** Bei Choleradiarrhöe und Cholerine günstig, bei der Cholera gravis 50—60% Mortalität, bei Kindern und alten Leuten noch höher.

**Diagnose.** Verwechslung außerhalb der Epidemie mit Cholera nostras, Arsenvergiftung, Malaria tropica. Entscheidend der für Cholera meist eindeutige Ausfall der bakteriologischen Untersuchung.

**Prophylaxe.** Staatlich. Überwachung des Verkehrs, bes. des Schiffsverkehrs. 5 tägige Quarantäne für Landreisende aus Seuchenorten. Meldepflicht für Cholera- und Choleraverdacht. Hospitalbehandlung der Kranken. Bakteriologische Beobachtung der Personen aus der Umgebung der Kranken (Bacillenträger).

Persönliche Prophylaxe der mit Cholerakranken beschäftigten Personen mit sicherem Erfolg möglich; nur frisch gekochte Speisen und Getränke nehmen (vgl. die Maßnahmen bei Typhus S. 12). Ausnahmen: Alkoholische Getränke, natürliche Mineralwässer. Eßgeschirre der Kranken nach Gebrauch kochen. Tragen häufig zu wechselnder Pflegemäntel; diese, wie die Krankenwäsche, sind nach Gebrauch in große Gefäße mit 5% Kresollösung zu legen. Häufige Händedesinfektion. Bei Seuchengefahr hüte man sich vor Magenstörungen und vermeide den Genuß großer Getränkemengen. Grund hierfür: Die Vibrionen sind empfindlich gegen Säure und werden vom normalen Magensaft abgetötet. Sie umgehen die Magensäure leicht in großen Flüssigkeitsmassen (Bier, kaltes Wasser) oder bei Hyp- und Anacidität. Besonders im letzteren Fall: Mehrmals täglich 15 Tropfen verdünnte Salzsäure in einem Weinglas Wasser. Ferner bei Seuchengefahr umfassende prophylaktische Impfung mit Choleraimpfstoff aus abgetöteten Vibrionen zu empfehlen. Wirkung auf die Erkrankungsziffer sehr wahrscheinlich, aber nicht unbestritten, negative Phase kann nach der Impfung gefährlich werden. Keine Wirkung auf die Letalität.

**Behandlung. Diätetik.** Schleimsuppen, Arrow-rot, Quäkeroats, Sagosuppe, bis akute Erscheinungen geschwunden, dann breiige Diät. Getränke: Tee, Wein mit Wasser; Eisstückchen bei heftigem Erbrechen.

**Therapie der Auswässerung.** In diesem Stadium oft lebensrettend: Infusion von großen Mengen physiologischer Kochsalzlösung, am besten intravenös; falls nicht angängig, subcutan. Kleine Mengen (unter 1 l) zwecklos. Am besten 3—6 l pro Tag, wenn es die Kreislaufschwäche gestattet. Es gelingt oft den Patienten so auf nahezu normalen Wassergehalt der Gewebe zu bringen, gelegentlich kann man sogar Ödeme auftreten sehen. Wenn auch ein großer Teil der so behandelten Patienten noch an der Intoxikation stirbt, so unterliegt es keinem Zweifel, daß ein je nach Schwere der Epidemie wechselnder Prozentsatz durch große Infusionen physiologischer Kochsalzlösung von dem Tode durch Wasserverarmung gerettet werden kann.

Statt physiologischer 0,9 proz. Kochsalzlösung wird mit ähnlichem Erfolg hypertonische Kochsalzlösung (1 l zu 1,3%), Ringersche Flüssigkeit, Normosal oder 5 proz. Traubenzuckerlösung verwendet. Flüssigkeitszufuhr durch Klysmen und Diaklysmen (5—10 l unter Druck ins Rectum einfließen lassen [Gennersich]) wird praktisch wohl in den seltensten Fällen ertragen. Zu empfehlen ist dagegen die sog. gerbsaure Diaklyse Cantanis: 1,5—2,0 l 1 proz. Tannin werden langsam ins Rectum eingegossen, und zwar schon im Frühstadium.

Meist wird die Freude an dem zunächst oft wunderbaren Erfolg der Infusionsbehandlung durch die nachfolgende Choleraintoxikation getrübt. Es treten auf: Fieber, fleckige Exantheme, ähnlich den Arzneiexanthemen, große Atmung, Koma und Exitus. Bei mindestens der Hälfte derjenigen, die sei es spontan, sei es durch Infusionen das Auswässerungsstadium überwinden, kommt es teils alsbald, teils erst nach Ablauf einer Woche etwa zu Vergiftungserscheinungen durch Resorption von Endotoxinen abgestorbener Vibrionen.

**Die Intoxikation** ist bisher in keiner Weise sicher zu bekämpfen. Injektionen bactericider Sera in großen Dosen haben keine Erfolge gezeigt. Entgiftung des Darmes soll nach Rogers durch orale Verabreichung $^1/_4$ bis $^1/_2\,^0/_{00}$ Kaliumpermanganatlösung in größeren Mengen bei gleichzeitiger Nahrungsentziehung erreicht werden.

Adsorption der Endotoxine soll durch große Mengen Tierkohle (200 g pro die) erzielt werden oder durch Bolus alba (250 g pro die). Tierkohle und Bolus alba sind in ihrer Wirksamkeit bei Cholera, wie überhaupt, zweifellos stark überschätzt worden. Wiechowsky und Adler empfehlen „Toxodesmin": Tierkohle 5,0, Glaubersalz 2,5, Bittersalz 2,5, Porges das Carbazid (Blutkohle + 10 % HCl).

Ebenfalls nicht zu überschätzen ist die Möglichkeit, die Erreger durch Abführmittel (Ricinusöl, Kalomel 3 mal 0,1) aus dem Darm zu entfernen. Am besten hat sich uns vorsichtiges Laxieren mit 3 mal tägl. 5,0 Natr. sulfat. bewährt. Stopfmittel sind zu vermeiden. Bei Untertemperatur heiße Bäder.

Spezifische Therapie. Serumbehandlung, bisher noch ohne sicheren Erfolg versucht. P. Neukirch-Düsseldorf.

## Febris exanthematica

(Fleckfieber, Flecktyphus, Hungertyphus).

In England, Frankreich und Orient „Typhus" genannt im Gegensatz zu „Typhoid" oder „Fièvre typhoide" gleich Abdominaltyphus. Das Fleckfieber ist eine nur durch die Laus als Zwischenwirt übertragbare, schwere Allgemeininfektion, die charakterisiert ist durch eine stets 12 bis 16 Tage, meist 15 Tage dauernde Fieberperiode mit raschem Anstieg,

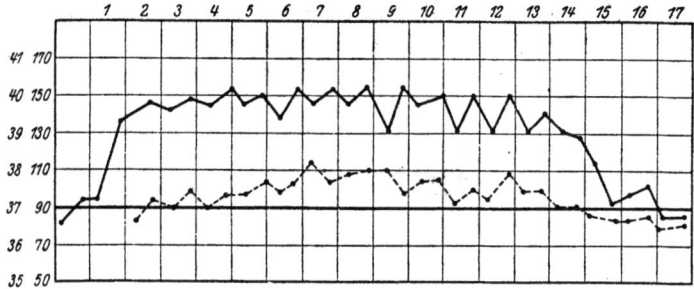

Abb. 1. Fieberverlauf bei Fleckfieber.

hoher Continua, beschleunigt lytischem Abfall, durch ein charakteristisches Exanthem und durch schwere Störungen des Zentralnervensystems.

Endemisches Vorkommen im 19. Jahrhundert in Rußland, Galizien, Türkei, Irland.

Als Erreger wird die Rikettsia Prowazeki betrachtet: die Beweiskette hierfür ist freilich noch nicht geschlossen. Die Kleiderlaus — die kleinsten, nach Giemsa färbbaren, lanzett- oder hantelförmigen Einschlüsse, die als Erreger in Frage kommen, finden sich in Magenwand, -zellen und Darminhalt solcher Läuse, die an Fleckfieberkranken gesogen haben — ist wahrscheinlich der einzige Überträger des Virus. Ob auch Kopf- und Filzläuse die Krankheit übertragen können, ist jedenfalls fraglich. Praktisch kommt diesen Insekten bei der Übertragung keine Bedeutung zu. Wanzen und Flöhe übertragen Fleckfieber nicht. Übertragung durch Luft, Kontakt und Ausscheidungen ist ohne Vermittlung der Laus ausgeschlossen.

Sicher ist wohl, daß der Erreger kein filtrierbares Virus ist, daß er im Blute kreist, und sich wohl vorwiegend in den Leukocyten aufhält. Krankenblut ist etwa 1—2 Tage vor Fieberanstieg bis zur Entfieberung infektiös.

**Pathologische Anatomie.** Die Gesamtheit der Befunde: Trockenheit der Gewebe, meningeales Ödem, oft Petechien der Darmschleimhaut, Herzmuskeldegeneration genügt bei Abwesenheit wichtiger Lokalbefunde, die Diagnose Fleckfieber wahrscheinlich zu machen. Mikroskopisch finden sich an den kleinsten Arterien (bes. in Hirn und Haut deutlich) Intimaschädigungen und knötchenförmige Zellanhäufungen in der Adventitia, deren Zellstruktur erlaubt, die Gebilde von Gefäßveränderungen bei anderen Erkrankungen zu unterscheiden.

**Klinischer Verlauf.** Inkubationszeit beträgt 7—20, meist 10—14, in etwa 50% der Fälle 12 Tage. Prodromalerscheinungen: meist, wenn auch gering, vorhanden, kaum jedoch länger als 1—2 Tage dauernd, oft mit subfebrilen Temperaturen: Kopfschmerzen, unruhiger Schlaf, Abgeschlagenheit.

1. **Krankheitswoche.** Beginn meist mit Schüttelfrost; schnelles Einsetzen schweren Krankheitsgefühls. Die Temperatur erreicht schon am 2.—3. Tage die höchsten während der Fieberperiode auftretenden Grade. Immer wiederkehrende, in dieser Gesamtheit pathognomische Klagen: Starke Kopfschmerzen (verschieden lokalisiert), Schwindel, Rückenschmerzen, Gliederreißen (meist in den Knochen, seltener in der Muskulatur lokalisiert), Schlaflosigkeit. — Zunge trocken, Spitze und Ränder rot, Mitte schwach belegt, Conjunctiven mehr oder weniger injiziert, bei geringer Lichtscheu. **Exanthem.** Am 2., 3. oder 4. Tage Auftreten roseolaähnlicher Fleckchen an Ellenbeugen (!), Bauch, Brust, Rücken, Weichen, nicht oder sehr wenig prominent. Bis etwa 9. Tag dauernde Zunahme des Exanthems an In- und Extensität. Flecken sind stecknadelkopf- bis linsengroß, unregelmäßig begrenzt; je nach tiefem oder oberflächlichem Sitz verschiedene Intensität und Farbe. Gesicht stets frei, Handteller meistens. Dichteste Verbreitung: Schlüsselbeingegend, Beugeseiten der Extremitäten, Fußrücken, Brust, Rücken, Abdomen. Das Exanthem kann spärlich bleiben und nach wenigen Tagen spurlos abblassen. Selbst Fälle ohne Exanthem kommen vor. Sehr häufig Exanthem der Conjunctiva palpebrarum, seltener des weichen Gaumens; bes. bei Farbigen, auf deren Haut das Exanthem fast nie erkennbar, von großer diagnostischer Bedeutung. Um den 5. Krankheitstag Diazoreaktion im Urin stets positiv (Ausnahmen selten), ebenso stets Albuminurie und Zylindrurie. Lungen: Meist geringgradige, trockene Bronchitis, Milz gleich oft fühlbar, wie nicht fühlbar. Langsames Absinken des Blutdrucks. Puls oft dikrot. Gegen Ende der 1. Woche Nachlassen der starken subjektiven Klagen. Patient wird teilnahmslos, nächtliche Delirien, Erregungszustände. In seltenen, schwersten Fällen tonisch-klonische Krämpfe und Exitus. Meist vorhanden: grobschlägiger Intentionstremor der Zunge und der Extremitäten. Puls in seltenen Fällen relativ verlangsamt, meist der Temperatur entsprechend beschleunigt. Stuhlgang angehalten.

2. **Woche.** Wachsende Benommenheit, zunehmende Delirien. Heftige Erregungszustände sind prognostisch ungünstiger als Somnolenz. Das Exanthem tritt in die petechiale Umwandlung, Exanthemfarbe wird livide. Öfters auch größere flächenförmige Hautblutungen. Große Neigung zu Decubitus und spontaner Gangrän der Zehen oder des Fußes, öfters einseitig, gelegentlich symmetrisch. Auch Gangrän der Ohrmuschel, der Nasenspitze und des Genitale kommt vor. Bronchitis zunehmend, geht oft in Bronchopneumonie über. Herzaktion unregelmäßig (Extrasystolen, frustrane Kontraktionen) Puls 120—140, sehr geringe Blutdruckwerte (oft 60 m/m Hg. Patient läßt Stuhl und Urin unter sich, ist euphorisch oder von ängstlichen Halluzinationen geplagt oder ganz somnolent. In schwersten Fällen Flockenlesen, Sehnenhüpfen, Athetose, Schluckstörung, Cheyne-Stockesscher Atemtypus, katatonischer Stupor, Flexibilitas cerea. In diesem Zustand oft Exitus. Deferveszenz fast stets am 14.—16., meist am 15. Krankheitstag. Zwischen dem einförmigen Fieberverlauf und dem Allgemeinzustand besteht wenig Beziehung: Einerseits oft schon tagelang vor Beginn des Temperaturabfalls deutliche, fast kritische Besserung der Zirkulation und des Allgemeinzustandes; andererseits fortdauernde Verschlechterung aller Funktionen nach der Entfieberung, Fortdauer des Stupors, Einschmelzung des Körpers und Exitus noch 6—8 Tage nach der Abfieberung. — Schon vor der Entfieberung beginnt Exanthem abzublassen. Die im Anschluß daran einsetzende Schuppung kann großschuppig oder kleienförmig sein; oft bleibt sie ganz aus. — In der

Regel überdauert die Bewußtseinstrübung das Fieber mehrere Tage. Puls bleibt weich und frequent. Nach Erwachen des Bewußtseins oft tage- bis wochenlang zentrale Taubheit, Desorientiertheit, Interesselosigkeit, Blödheit, oft Wahnideen mit Größenvorstellungen. Manische und depressive Zustände können folgen. In der Rekonvaleszenz selbst monatelang: Vergeßlichkeit, Ermüdbarkeit und Wunderlichkeiten, ferner oft langdauerndes Tiefbleiben des Blutdrucks (unter 100 mm Hg.). Gelegentlich wochenlange Bradykardie, Extrasystolen; häufig: Pulslabilität.

Häufigste Mischinfektion: In der Türkei bei Einheimischen Rückfallfieber, alle anderen Mischinfektionen recht selten, je nach dem gleichzeitigen Vorkommen anderer Seuchen.

**Komplikationen.** Decubitus und spontane Gangrän (s. o.) am häufigsten. Bronchitis fast stets vorhanden; alle Grade mit Übergang zu Bronchopneumonie und konfluierenden lobulären Infiltrationen. Letztere prognostisch infaust. Wahrscheinlich von der Mundhöhle ausgehend häufig ein- und doppelseitige Parotitiden; auch Entzündungen anderer Speicheldrüsen. Ohne strikteste Indikationen nicht inzidieren!. Ferner häufig Otitis media (Verlauf gutartig; selbst Paracentesen selten notwendig).

In der Rekonvaleszenz öfters Neuritiden der Extremitäten. Aufflackern alter Tuberkulosen. Eine seltene Komplikation ist Nephritis.

**Differentialdiagnose.** a) Gegenüber anderen Exanthemen. Mit Masern entfernte Ähnlichkeit; bei diesen jedoch Beteiligung des Gesichts, Koplik sche Flecke, gleichzeitiges Aufschießen des Exanthems, Petechien sehr selten. Bei Kindern Verwechslung kaum zu befürchten, da bei diesen das Fleckfieberexanthem meist sehr spärlich und rein roseolär.

b) Gegenüber Anfangsstadien des Typhus und Paratyphus meist recht schwierig (Laboratoriumsdiagnose!).

c) Schwierigste Differentialdiagnose die gegenüber Paratyphus A, dessen Exanthem anfangs dem Fleckfieberausschlag täuschend ähneln und selbst petechiale Umwandlung erfahren kann. Bei Paratyphus indessen meist freies Sensorium, Kopfschmerzen, aber keine Gliederschmerzen, mäßiges Krankheitsgefühl, Diazoreaktion häufig negativ, Zunge kaum belegt, feucht, sichere Unterscheidung durch die in der 1. Woche bei Paratyphus meist positive Blutaussaat.

Diagnostische Bedeutung kommt dem sog. Rumpel-Leedeschen Phänomen zu: durch Stauung eines Armes kann ein vorher undeutliches Exanthem deutlich gemacht werden; nach einigen Minuten treten oft zahlreiche Petechien auf. Vor Beginn des Exanthems ist nämlich die Unterscheidung sporadischer Fälle gegenüber allen akuten Infektionskrankheiten schwierig, was um so bedeutungsvoller ist, als jeder Tag diagnostischen Zeitverlusts die Epidemiegefahr erhöht.

**Behelfe der klinischen Diagnose.** Tierversuch noch ohne praktische Bedeutung. Histologische Untersuchung excidierter Roseolen kann versucht werden. Differentialzählung der Leukocyten unter Berücksichtigung der Arneth schen Kernverschiebung (V. Schilling) kann bei ausreichender Übung des Untersuchers und gleichzeitiger Berücksichtigung des klinischen Bildes Dienste leisten. Bei geringstem Fleckfieberverdacht ist eine Blutprobe an eine bakteriologische Untersuchungsanstalt (für Deutschland in erster Linie das Institut für Infektionskrankheiten „Robert Koch", Berlin) zur Anstellung der Weil-Felixschen Reaktion einzusenden.

**Weil-Felixsche-Reaktion.** Weil und Felix und später andere züchteten aus Blut, Urin und Leichenorganen Fleckfieberkranker Proteusstämme, die durch Fleckfieberblut spezifisch agglutiniert werden. Der in Laboratorien verwendete Stamm $X_{19}$ wird durch Fleckfieberblut in

100 % der Fälle agglutiniert, niemals aber vom Blute anderer Kranker oder Normaler über einen geringen Normaltiter hinaus ($^1/_{50}$). Nur Proteusinfektionen können in sehr seltenen Fällen zu Irrtümern Anlaß geben. Die Reaktion wird so gut wie immer bis zum 11., meist zwischen dem 3. und 5. Tage positiv und hält wochen- bis monatelang nach der Entfieberung an. Bei anfangs negativem oder zweifelhaftem Ausfall Wiederholung der Bluteinsendung nach 2—3 Tagen dringend empfohlen. Statt lebender Bacillen kann ein haltbares Diagnosticum verwendet werden (Sächsische Serumwerke). Titerzunahme gegenüber der ersten Probe für Fleckfieber beweisend. Große praktische Bedeutung der Reaktion, wo alle anderen diagnostischen Hilfsmittel versagen, und auch zur nachträglichen Stellung der Diagnose wochen- bis monatelang nach noch unklar gebliebenen typhösen Krankheiten; ferner zur Erkennung der allerdings nach unseren Erfahrungen recht seltenen, exanthemlosen, abgekürzt verlaufenden Abortivfälle. Die Proteus-X-Bakterien konnten nur in seltenen Fällen aus Blut und Ausscheidungen Fleckfieberkranker gezüchtet werden. Durch Verimpfung dieser Keime läßt sich weder bei Menschen noch bei Versuchstieren Fleckfieber erzeugen. Die Beziehung der Proteus-X-Gruppe zur Ätiologie des Fleckfiebers ist daher noch ungeklärt. Der Beweis, daß $X_{19}$ ohne Beziehung zum Erreger ist, gelang bisher ebensowenig, wie der für seine ätiologische Bedeutung.

Die **allgemeine Prognose** wechselt von Epidemie zu Epidemie, doch ist der Ernährungs- und Kräftezustand der befallenen Volksschichten prognostisch von größter Bedeutung. Daher schwankt die Mortalität von 3—50 %. Kinder erkranken stets sehr leicht mit äußerst geringem Exanthem, ältere Leute in schnell mit dem Alter ansteigendem Prozentsatz (oberhalb 50 Jahren etwa soviel Prozent Mortalität, wie Alter in Jahren beträgt). Nach Rassen deutliche Unterschiede. Gebildete Stände, geistige Arbeiter zeigen hohe Mortalität.

**Spezielle Prognose:** Fieberablauf kaum verwertbar. Dichte, schnell petechial werdende Exantheme begleiten meist schweren Allgemeinverlauf, ohne daß geringe Ausbildung des Exanthems ohne weiteres im Sinne günstiger Prognose verwertbar wäre. Ungünstige Symptome sind: Frühzeitige Verschleierung des Sensoriums, frühzeitige Lividität des Exanthems (1. Woche), Athetose, Flockenlesen, Krämpfe, katatonischer Stupor, hohe Pulsfrequenz, ferner Bulbärsymptome: Cheyne-Stokes-Atmen, Schluckstörungen, verwaschene gaumige Sprache.

**Allgemeine Prophylaxe.** Vernichtung der Läuse bedeutet Aufhebung der Infektiosität des Fleckfiebers. Alle Fleckfieberkranken, alle Verdächtigen und deren Umgebung, ob sichtbar verlaust oder nicht, ferner alle mit Läusen behafteten Personen und Volksschichten sind nach folgenden Prinzipien zu entlausen:

Die Personen werden von Kopf bis zu Fuß entlaust, d. h. entweder rasiert oder unter Benutzung von Depilatorien für die technisch schwieriger zu rasierenden Körperteile entlaust. Bei Verlausten werden auch die Augenbrauen rasiert; falls mit Nissen besetzt, selbst die Augenwimpern entfernt. Der behaarte Kopf kann durch Kopfkappe mit Sabadillessig (24 Stunden lang) entlaust werden. Geldbeutel und Amulette müssen abgenommen und mit den Kleidern entlaust werden. — Zum Enthaaren geeignet: Eine der käuflichen Enthaarungspasten oder Strontiumsulfidpaste (Strontiumsulfid 50,0, Amyl. Zinkoxyd a͞a͞ 20,0) oder folgendes Rezept: Auripigment 12,0, Stärke 24,0, gebrannter Kalk 64,0. Mit Wasser anreiben, aufstreichen und antrocknen lassen, nach 5 Minuten Paste und Haare mit Wasser abschwemmen. Bei Verlausten außerdem evtl. Einreiben der Achsel und Schamgegend mit grauer Salbe. Nach der Entlausung genaueste Inspektion. der Personen auf stehengebliebene Haarreste durch bes. geschulten Aufseher.

Kleider und Ausrüstungsgegenstände werden entweder mit strömendem Wasserdampf 1 Stunde lang entlaust oder 2 Stunden mit trockener Hitze von 80° (vorzuziehen, da für Stoffe und Leder unschädlich). Beide Verfahren töten Läuse und Nissen zuverlässig. Gegenstände, die Dampf nicht vertragen, müssen mit 5 % Kresollösung gründlich behandelt werden.

Verlauste Räume werden entlaust durch Ausschwefeln (auf 10 cbm Raum 0,1 kg Schwefel verbrennen unter gleichzeitiger Entwicklung von Wasserdampf). Als weniger schädlich für das Inventar wird empfohlen die Entlausung mit Blausäuredampf (Teichmann), oder Cyklon, jedoch nur durch geschulte Kolonne. Im Notfall den Raum mit Kresollösung ausscheuern und dann 12 Tage leer stehen lassen.

Alle Personen, die mit dem Entlausen Fleckfieberkranker und Verdächtiger beschäftigt sind, müssen Lausschutzanzüge aus völlig glatten Stoffen tragen (Ölzeug, Wachstuch, Billrothbattist usw.). Die mit der Pflege entlauster Fleckfieberkranker beschäftigten Personen brauchen keine Schutzanzüge. Zuverlässig entlauste Fleckfieberkranke (aber auch nur solche!!) brauchen nicht isoliert zu werden. Beschaffenheit der Schutzanzüge: Ärmelweste und Hose aus einem Stück, am Rücken zu schließen. Hohe Stiefel, Lederhandschuhe. Am oberen Stiefelrand und am Rückenverschluß werden mit Lysol getränkte Stoffstreifen zur Dichtung angebracht. Die Schutzanzüge sollten auf der bloßen Haut getragen werden; wird Unterkleidung getragen, so ist sie nach Beendigung der Entlausung zu kochen. — Säcke mit verlausten Kleidungsstücken sind nicht auf dem Rücken, sondern auf besonderen Tragbahren zu befördern. Beim Umgehen mit verlausten Gegenständen beachte man, daß junge Läuse durch Luftzug fortgetragen werden können.

Es ist darauf zu achten, daß das Pflegepersonal dauernd frei von Läusen ist und daß weder durch Besucher, Bettwäsche usw. Läuse eingeschleppt werden können.

Persönliche Prophylaxe. Beim Aufenthalt in Fleckfiebergegenden, in denen keine großzügige Entlausung stattfindet, beachte man folgendes: Man übernachte tunlichst auf eigenem Feldbett in eigenem Zelt; zwingt Kälte zum Übernachten in Häusern, so bevorzuge man Kaufläden und Speicher vor Wohnräumen. Man betrachte alle Einwohner als infektiös. Auch mitreisendes Dienstpersonal muß vor Läusen sicher untergebracht und auf Läuse in regelmäßigen Abständen untersucht werden. Man wechsele auch unter schwierigen Umständen die Wäsche so oft als möglich und untersuche jeden Morgen die Kleider auf Ungeziefer.

Chemische Schutzmittel gegen Verlausung sind in großer Zahl angegeben, keines derselben als sicher erwiesen. Graue Salbe z. B. bei chronischer Anwendung gefährlich. Tragen von Seidenwäsche schützt keineswegs vor Verlausung.

Schutzimpfungen sind folgende bisher angewendet:
Defibriniertes Blut hochfiebernder Fleckfieberkranker wird durch einstündiges Erwärmen auf 58° 1 Stunde lang sterilisiert und in Abstand von einigen Tagen 2—5 ccm-weise dem zu Schützenden injiziert.

Zum Serum hochfiebernder Fleckfieberkranker wird die stark leukocytenhaltige Speckhaut des Gerinnsels durch Verreiben hinzugefügt. Das Gemisch wird mit Chloroform im Überschuß versetzt, durchgeschüttelt und nach frühestens 2 Tagen zu 2 mal je 2 ccm in die Subcutis der Glutealgegend injiziert. Das Chloroform wird am besten vor Gebrauch durch einstündiges Erwärmen auf 37° entfernt (Neukirch).

Durch Abkühlen in Eis seiner Infektiosität beraubtes defibriniertes Blut wurde ebenfalls verwendet (Hamdi). Die Methode empfiehlt sich nicht, da etwa von Mischinfektionen stammende Bakterien nicht abgetötet werden.

Nicolle und Conseil empfehlen prophylaktisch mit Rekonvaleszentenserum zu impfen.

Kuczynski stellte eine im Tierversuch geprüfte Vaccine her.

Über Erfolge dieser Impfungen läßt sich noch kein abschließendes Urteil gewinnen.

**Therapie.** Es gibt noch keine spezifische Therapie. Chinin, Optochin, kolloidale Silberpräparate haben nach unseren Erfahrungen keinen deutlich günstigen Einfluß. Optochin ist nicht zu empfehlen, da die zu gewärtigende Amaurose im Stadium der Benommenheit nicht rechtzeitig erkannt wird. Nucleohexyl (Wassermann) bringt nach unseren Erfahrungen durch die kollapsartigen Temperaturstürze, die es verursacht, die erschöpften Patienten in Gefahr, ohne — auch im Initialstadium — einen deutlichen Nutzen zu bringen. Urotropin war von fraglichem Nutzen.

Symptomatisch ist die Stützung des Kreislaufs zweifellos nützlich. Digitalispräparate (etwa von der ersten Woche an täglich 1 ccm Digipuratlösung subcutan) ferner in der zweiten Woche je nach der Schwere des Zustandes 2stündig abwechselnde Injektionen von 0,25 Coffein. natriobenz. (1 ccm 25 proz. Lösung) und von 2—5 ccm Ol. camphor. fortius haben sich uns bewährt. Bei akutem Nachlassen des Kreislaufs subcutane Injektion von 0,001 Suprarenin und subcutane Kochsalzinfusionen (1—2 Liter) zu empfehlen, ebenso Hexeton und Kardiazol. Da jedoch Vergiftung des zentralen Nervensystems Ursache der Kreislaufschwäche, so ist der Nutzen dieser Therapie nur ein begrenzter. Lumbalpunktion ist unter Umständen therapeutisch verwendbar. Bei der oft quälenden völligen Schlaflosigkeit können Veronal und andere Schlafmittel versucht werden. Von größter Wichtigkeit sorgfältige individuelle Pflege. Günstige Lagerung des Kranken erspart oft Decubitus, warmes Zudecken der Arme und Beine beugt Gangränen vor. Von Luftringen, Wasserkissen ist jeder mögliche Gebrauch zu machen. Mundpflege nach den für Typhus abdominalis gültigen Prinzipien (3 % Borwasser, Wasserstoffsuperoxyd, Glycerin). Wiederholte Abreibungen mit kaltem Wasser und spirituösen Flüssigkeiten sind zu empfehlen. Bei schwer Benommenen wende man kurzdauernde kühle Bäder an, wenn auch deren Nutzen im ganzen kleiner ist als bei Typhus abdominalis. Wo durchführbar, ist Freiluftbehandlung von Nutzen. Die Nahrung soll so kräftig sein, als der Patient sie verträgt. Therapeutische Nahrungsentziehung ist unmittelbar gefährlich. Zur Schonung des Magens verwende man möglichst medikamentöse Injektionen. In der Rekonvaleszenz ist wochen- bis monatelange körperliche und geistige Schonung erforderlich.  P. Neukirch-Düsseldorf.

## Typhus recurrens (Rückfallfieber).

**Vorbemerkungen.** Durch Spirochäten verursachte Infektionskrankheit, die in Europa, in den alten Erdteilen und in Amerika in klinisch nur wenig sich unterscheidenden Varianten vorkommt.

Erreger des europäischen Rückfallfiebers: die Spirochaeta Obermeieri (1873), durch serologische Methoden und Tierversuch unterscheidbar von den Recurrensspirochäten der anderen Erdteile. Das europäische Rückfallfieber wird wahrscheinlich nur durch Kleiderläuse übertragen, das afrikanische durch die Zecke Ornithodorus moubata, das Mianehfieber in Persien ebenfalls durch Zecken, für die übrigen Formen ist der

## Typhus recurrens (Rückfallfieber).

Überträger noch nicht nachgewiesen, doch kommt auch für sie die Kleiderlaus in erster Linie in Frage. Die europäische Recurrens, die für Deutschland allein in Betracht kommt, hat in der Epidemiologie infolge der analogen Übertragung große Ähnlichkeit mit dem Fleckfieber, so daß sie früher für eine abgeschwächte Form des Exanthematicus gehalten wurde. Häufig gehen den Fleckfieberepidemien solche von Recurrens voraus oder begleiten sie. Während zur Übertragung des Fleckfiebers wahrscheinlich ein Läusebiß genügt, ist zur Infektion mit Recurrens offenbar Verlausung erforderlich. Läusebiß wohl oft nicht infektiös, dagegen Zerreiben von Läusen oder deren Kot in Kratzwunden.

**Pathologisch-anatomische Merkmale** uncharakteristisch.

Das **klinische Bild** ist charakterisiert durch mehrtägige Fieberanfälle mit hoher Kontinua, die durch rapiden Fieberanstieg mit Schüttelfrost eingeleitet wird und die stets kritisch mit Schweißausbruch endet. Dauer des 1. Anfalles meist 4—5 Tage. 2, 3. und gelegentlich 4. Anfall beginnen nach unseren Erfahrungen meist je 10 Tage nach Beginn des vorhergehenden. Sie dauern in der Regel kürzer als der 1. Anfall. Prodromalerscheinungen fehlen. Inkubationszeit 5—8 Tage. Ähnlich wie bei der Malaria steigt die Temperatur unvermittelt auf 40—41$^0$. Heftiger Kopfschmerz setzt ein, Gliederschmerzen, Ziehen in den Waden, Appetitlosigkeit, gelegentlich Erbrechen. Meist sehr schweres Krankheitsgefühl. Oft schon im ersten, häufiger im zweiten Anfall deutliche subikterische Hautfarbe; im Harn Urobilin, Urobilinogen vermehrt. Bei ganz schweren Fällen oft atypische Fieberkurve und hochgradiger Ikterus (biliöses Typhoid). Milztumor fehlt nie, ist meist deutlich palpabel, auch während des Intervalls fortbestehend. Nach 3—6 Tagen kritischer Absturz der Temperatur auf subnormale Grade. Alle Erscheinungen sind bei den folgenden Anfällen bedrohlicher infolge der Schädigung des Organismus durch die vorhergehenden Attacken. Erfolgt der Tod, geschieht das meist während der Krise unter Kollapserscheinungen. Positive Diazoreaktion kommt selten vor.

Die **Letalität** der unbehandelten Krankheit beträgt durchschnittlich 4 %, schwankt aber stark je nach dem Allgemeinzustand der Befallenen. Prognostisch ungünstig ist schwerer Ikterus und ungewöhnliche Spirillenmenge im Blut.

Häufigste **Komplikation** ist Pneumonie, ferner Milzinfarkte, Nephritiden, Ödeme, bes. des Gesichts, ohne erkennbare Nierenschädigung, Parotitis; Nasenbluten und hämorrhagische Diathese. Leichtere Fälle meist komplikationslos, bes. bei guternährten Leuten. Die erwähnten Komplikationen, wie auch 2. und 3. Anfälle kommen dem Arzt selten zu Gesicht wegen der unvergleichlichen Erfolge der Salvarsantherapie.

**Hilfsmittel der klinischen Diagnose.** Weisen die klinischen Symptome oder die äußeren Umstände auch nur auf die Möglichkeit einer Rekurrens hin, so hat unbedingt eine Blutuntersuchung zu erfolgen. Vom Beginn des Anfalls bis einige Stunden vor der Krise findet man fast stets die Spirillen. Beste **Methode**: Betrachtung des nach Giemsa gefärbten „Dicken Tropfens". Es genügt auch meist ein mit Alkohol oder Methylalkohol fixierter, mit Fuchsin oder mit Löfflerblau gefärbter Ausstrich, oder ein Burrisches Tuschepräparat. Lebend sind die Spirillen mit Leichtigkeit im Dunkelfeld zu beobachten. Der positive Befund entscheidet die Differentialdiagnose gegenüber anderen akut fieberhaften Erkrankungen.

**Therapie.** Ist die Diagnose durch Auffindung von Spirochäten gesichert, hat unbedingt die intravenöse Anwendung von Neosalvarsan zu erfolgen. Im Fieberanfall kann das Mittel jederzeit gegeben werden. Ist die Krise erfolgt, dann wartet man am besten 5 Tage. Der nächste Anfall bleibt dann aus. Ist im Anfall injiziert worden, so erfolgt in mindestens 95 % der Fälle innerhalb 24 Stunden ein kritischer Temperatursturz, dem das Verschwinden der Spirillen aus dem Blute vorausgeht. Die Krise erfolgt mit weniger bedrohlichen Erscheinungen, als spontan, die Erholung des Patienten setzt sofort ein. Dose für Erwachsene 0,6 Neosalvarsan, das in 8 ccm gekochtem Brunnenwasser gelöst gegeben werden kann. Die allgemeinen Kontraindikationen für Neosalvarsan gelten auch bei Recurrens; insbes. bei Komplikation mit Pneumonie und Nephritis Vorsicht! Man wird in solchen Fällen Abtötung der Spirillen zunächst mit kleinen Dosen versuchen (0,3 Neosalvarsan). Bei derart kleinen Dosen gelegentlich Rückfälle, die aber meist leicht verlaufen. Symptomatisch: Bekämpfung des Kollapses mit den üblichen Stimulantien.

**Prophylaxe.** Entlausungsmaßnahmen im tunlichst größten Umfang (s. Kapitel Fleckfieber S. 42). P. Neukirch - Düsseldorf.

## Weil'sche Krankheit („Icterus infectiosus", „Typhus hepaticus", Spirochaetosis ictero-haemorrhagiae).

Eine akute, spezifische, bald sporadisch, bald in kleineren und größeren Endemien auftretende Infektionskrankheit, die in ihren klinischen Grundzügen bereits 1886 von Weil, schon zuvor als „Biliöses Typhoid" von Griesinger, in ätiologischer und zum Teil auch in epidemiologischer Hinsicht aber erst während des Weltkrieges vor allem durch Entdeckung des Krankheitserregers geklärt wurde. Das „Virus" ist die Spirochaeta nodosa sive icterogenes, ictero-haemorrhagiae (Hübner-Reiter, Uhlenhuth, Fromme, schon zuvor die japanischen Forscher Ynada und Ido). Diese Spirochäte kreist im Blute frischer Fälle; sie wird oft wochenlang durch Urin, auch durch Stuhl des Kranken ausgeschieden. Auch in den inneren Organen ist sie nachgewiesen, selbst in der Spinalflüssigkeit. Sie ist auch außerhalb des menschlichen Körpers züchtbar, z. B. auf Meerschweinchen- und Kaninchenserum, durch solche Kulturen, ebenso wie durch Patientenblut auf Tiere (vor allem Meerschweinchen, auch Kaninchen und Affen) und von Tier zu Tier mit ähnlichem Sektionsbefund wie beim Menschen und unter Erregernachweis, vor allem in Leber und Niere, weiter übertragbar. Der Infektionsmodus beim Menschen bedarf noch der Klärung: anscheinend direkte und indirekte Übertragungsweisen, direkte durch Stuhl, Urin von Kranken, infizierte Erde, z. B. in Bergwerken, Schützengräben, per os (Eingangspforte Nasen-Rachenraum?) oder auch durch äußere Wunden, wie Risse und Schrunden, auch Barfußlaufen, indirekte durch Insekten, z. B. Stechmücken. Krankheitsverschleppung durch infizierte Ratten, die gleichfalls durch Kot und Urin den Erreger ausscheiden. (Hierdurch Verseuchung von Badeanstalten, Schützengräben, Kasernen usw.) — Vorkommen des Leidens bes. in der wärmeren Jahreszeit, sowie in jugendlichem und mittlerem Alter. Männer bevorzugt!

Das **klinische Bild** einer schweren septischen Allgemeininfektion (gewissermaßen einer Spirochäten-Septicämie), die nach einer fast symptomlosen, mindestens 5—10 tägigen Inkubationszeit plötzlich und von vornherein groben Krankheitserscheinungen beginnt und einhergeht mit vorwiegender toxischer Schädigung der Leber (Ikterus!), der Nieren (Nephritis!) und der Skeletmuskulatur (Muskelschmerzen und Muskeldruckempfindlichkeit), sowie mit ausgedehnten capillären Blutungen, vor allem auf der äußeren Haut.

Die **Diagnose** stützt sich: 1. auf die brüske, mitunter herdförmige Entwicklung eines schweren Krankheitsbildes mit Schüttelfrost, sowie mit raschem, hohem Fieberanstieg (oft Herpes). Mit Vorliebe hierbei: Magendarmerscheinungen, wie Brechreiz, selbst hartnäckiges Erbrechen, Durchfälle, trockene belegte Zunge. Ferner Schmerzen, bes. in Waden und Lendenmuskulatur. Stirnkopfweh, Schwindel, oft Conjunctivitis, Trockenheit im Halse, Schluckbeschwerden (Angina catarrh.). — Schon frühzeitig niedriger Blutdruck, selbst bei Nierenkomplikationen; erhöhte Pulsfrequenz. — Anfänglich auch, bes. bei schon bestehendem Ikterus, verschiedenartige, auch an Urticaria, Masern und Scharlach erinnernde kurzdauernde Exantheme (nur selten später Abschuppungen). — Diazoreaktion gewöhnlich negativ.

2. Auf die rasche Ausprägung von Leber-, Nieren- und Muskelsymptomen bei fehlendem Milztumor und schwerem allgemeinem Krankheitsgefühl schon nach 3—7 Tagen — mitunter über Nacht — intensiver Icterus unter Vergrößerung, auch Druckempfindlichkeit der Leber. — Geradezu regelmäßig Albuminurie und Zylindrurie, auch hämorrhagische Nephritis; Urin spärlich (sogar Anurie, ausnahmsweise sogar Urämie), bierbraun,d. h. gallenfarbstoffhaltig. Oft heftige Muskelschmerzen mit Muskeldruckempfindlichkeit bes. in Wadengegend, an Trichinosis erinnernd. Häufigere Begleiterscheinungen: grobe Störungen des Sensoriums wie bei Typhus, auch schwerere Gastroenteritis mit Singultus, mit gelblichen, breiig-diarrhöischen, oft übelriechenden, nie acholischen Stühlen. Auffällig anderseits die fehlende oder zurücktretende Beteiligung der feineren Luftwege und der Lungen. (Selten Bronchopneumonien), sowie das Ausbleiben von Herzinnenhauterkrankungen (jedoch Vasomotorenlähmung, Herzinsuffizienz im Krankheitsverlauf!).

3. Auf die frühzeitigen petechialen Blutungen, bes. auf der trockenen chromgelben Brust- und Bauchhaut. Oft frühzeitiges Nasenbluten.

4. Auf die Neigung zu raschem, lytischem Fieberabfall nach 4—5 tägiger „Kontinua", auf das Anschließen einer fieberfreien Periode von ungefähr 5—9 Tagen und auf den auffällig häufigen erneuten, hinsichtlich Höhe und Dauer wechselnden Fieberanstieg (gerne remittierend — intermittierender Typus) am Ende der 2. Krankheitswoche. Mitunter sogar mehrere Rezidive. Von besonderer Hartnäckigkeit hierbei Ikterus, Muskelschmerzen; in diesem Stadium mitunter auch Milztumoren. — Gerne langdauernde Rekonvaleszenz mit zunächst starker Anämie. Ein- oder doppelseitige Iritis (eine häufige Komplikation nach Strasburger; gewöhnlich einige Tage nach der Gelbsucht beginnend) flaut vielfach erst in der Rekonvaleszenz ab. Als Nachkrankheit, auch als Mischinfektion mitunter Neigung zu Eiterungen, auch zu Septicopyämien. — Mortalität in einzelnen Endemien bis 10% und darüber. Tod — gerne in Mitte der 2. Krankheitswoche — unter Status typhosus, oft an Herz- und Niereninsuffizienz, auch an „Cholämie", Komplikationen, selbst Pachymeningitis haemorrhagica. Trotz ernster Krankheitserscheinungen durchschnittlich günstiger Verlauf!

5. Auf den Ausfall der sog. Laboratoriumsdiagnose. Bei frischer Weilscher Krankheit bis in die 2. Woche hinein eine neutrophile Leukocytose unter Zurücktreten der Eosinophilen und absoluter Verminderung der Lymphocyten; dann allmählicher Umschlag in Lymphocytose (während der 2. Fieberattacke nur geringe Leukocytose!). Dicktropfenpräparat gegenüber Recurrens und Malaria negativ. — Diagnostische Sicherstellung des Leidens — jedoch keineswegs regelmäßig möglich — durch intraperitoneale, intravenöse Blutverimpfungen (etwa 1—3 ccm) auf Meerschweinchen und Kaninchen, auch durch Erregernachweis im Urin (Untersuchungsamt befragen!). In der

Rekonvaleszenz hochwertige Antikörper im Blute (nachträgliche langdauernde Immunität); Nachweis derselben im Tierexperiment möglich, evtl. diagnostisch verwertbar!

**Diagnose** vor Auftreten des Ikterus nur ausnahmsweise möglich! Mitunter verläuft freilich die Infektion mit Spirochaeta nodosa ohne die klinischen Kardinalerscheinungen, sogar ohne Ikterus (also in Form nur bakteriologisch-serologisch erfaßbarer Fälle). Differentialdiagnostisch kommen in Frage: Ikterus bei anderen Infektionskrankheiten, z. B. Pneumonie, Typhus, Malaria, beim „biliösen Typhoid" des Recurrens, beim gelben Fieber, ferner Icterus bei Vergiftungen, z. B. mit Phosphor, Arsen, Ptomaïnen, schließlich der „Icterus catarrhalis" (vgl. Abschnitt Leberkrankheiten). Der Letztere läßt den schweren brüsken Krankheitsbeginn, den eigenartigen Fieberverlauf, die starken Muskelschmerzen, die grobe Nierenbeteiligung, die frühzeitigen Hautblutungen vermissen. Die Beziehungen von herdförmig auftretendem „Icterus catarrhalis" und anderen infektiösen Ikterusformen zur Weilschen Krankheit bedürfen jedoch weiterer bakteriologisch-serologischer Klärung. Akutfieberhafter Ikterus kommt auch durch andersartige Infektionen (z. B. aus der Coli- und Paratyphusgruppe) im Gefolge einer infektiösen Cholangitis vor.

**Behandlung.** Womöglich Krankenhausüberweisung, Isolierung daselbst und Desinfektionsmaßnahmen (Urin, Kot!). Zu beachten: Bekämpfung von Verlausung, von Ratten- und Fliegenplage wegen Gefahr weiterer Krankheitsverschleppung. — Sorgfältige Krankenpflege Diät wie bei typhösen Erkrankungen und akuten Nierenschädigungen. Nichtemulgierte Fette sind zu vermeiden (Ikterus!), die Verträglichkeit von Milch auszuprobieren. Im Höhestadium schwerer Fälle, bes. bei drohender Urämie, kräftiger Aderlaß (250—300 ccm), 2mal täglich 1 Liter Kochsalzlösung als Tröpfcheneinlauf, evtl. auch Kochsalzinfusion von etwa 1 Liter im Anschluß an den Aderlaß. Symptomatisch Antipyretica, Antineuralgica gegen die Muskelschmerzen, Bekämpfung des Juckreizes, Herzmittel; Karlsbader Salz meist nur im Krankheitsbeginn zweckmäßig.

Während der oft lange dauernden Rekonvaleszenz Maßnahmen wie bei Typhusgenesung, vor allem Hebung des Ernährungs- und Kräftezustandes; Eisen, Arsen gegen die Anämie. Vor Entlassung aus dem Krankenhaus womöglich Feststellung etwaiger Spirochätenausscheidung des Kranken durch Urin und Stuhl.

In neuester Zeit zahlreiche Versuche vor allem passiver Immunisierungen. (Rekonvaleszentenserum; fabrikmäßig hergestelltes Immunserum früher L. W. Ganz-Oberursel.) Salvarsan, Chininpräparate nützen kaum. Eduard Müller †-Marburg.

## Febris quintana recurrens[1] (Febris periodica, Febris neuralgica paroxysmalis s. undularis; u. a. auch Wolhynisches Fieber; Fünftagefieber).

Auf den verschiedensten Kriegsschauplätzen — namentlich 1915—16 im Osten — beobachtete, quoad vitam durchaus gutartige, aber mitunter hartnäckige, akute spezifische Infektionskrankheit (His-Jungmann, Schittenhelm, Werner u. a.). Erreger im Blute kreisend, durch intramuskuläre Einspritzung von Blut der „Periodica-Kranken" experimentell

---

[1] Je nach dem Beobachtungsort im Kriege auch „Schützengrabenfieber", „Maasfieber", russisches Wechselfieber usw. genannt.

## Febris quintana recurrens.

übertragbar. „Natürlicher" Infektionsmodus: Übertragung durch Läuse, die den Erreger im Magendarmkanal zu beherbergen scheinen. Als Virus werden, freilich umstrittene, sehr kleine Gebilde angesehen (2 polständige, mit Giemsa sich rötlichfärbende, nach Gram sich aber entfärbende Kügelchen, die mit einer schwach tingierten, zarten Brücke miteinander verbunden sind; „Rickettsia Wolhynica".

Inkubationszeit nach experimentellen Übertragungsversuchen ziemlich groß (durchschnittlich wohl 2—3 Wochen, aber auch wesentlich länger).

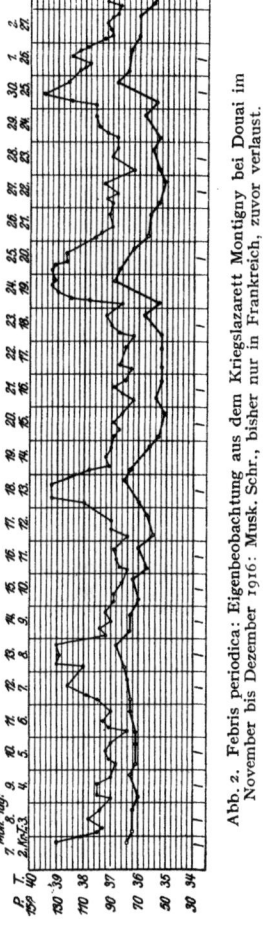

Abb. 2. Febris periodica: Eigenbeobachtung aus dem Kriegslazarett Montigny bei Donai im November bis Dezember 1916: Musk. Schr., bisher nur in Frankreich, zuvor verlaust.

Die **wichtigsten klinischen Kennzeichen** sind: periodische Fieberanfälle, die von paroxysmal sich verstärkenden sensiblen Reizerscheinungen begleitet sind, ohne sicheren bakteriologisch-serologischen Blut-, Urin- und Stuhlbefund, mit gleichfalls negativem Dicktropfen- und Ausstrichpräparat, aber mit neutrophiler auch eosinophiler Leukocytose im Fieberanstieg einhergehen.

Krankheitsbeginn, ohne besondere Vorläufer, plötzlich mit Frösteln auch Schüttelfrost, rascherem Fieberanstieg bis 39⁰—40⁰, Schlaflosigkeit, starkem Schwindel, vor allem aber mit heftigem Kopfweh, bes. in Stirn-Augengegend, und quälenden Rücken- und Extremitätenschmerzen, vor allem ostalgischer Art.

Während der Fieberperiode oft Fünftagetypus, Fieberanstieg steil, treppenförmig, nicht so brüsk, wie beim Malariaanfall oft mit geringen Erhöhungen schon tags zuvor (nur bei sorgfältigen 2—4stündigen Mastdarmmessungen erkennbar). Sog. Basisbreite der Fieberwellen, selbst im gleichen Fall, sehr wechselnd, mitunter doppelzackig, bis mehrere Tage und länger, ja ähnlich wie bei Maltafieber. Diese Fieberanfälle wiederholen sich meist mehrfach, neigen aber später zu Unregelmäßigkeiten. Im fieberfreien Intervall evtl. subnormale Temperaturen. Mitunter an Stelle des paroxysmalen ein mehr undulierender Typus (Schittenhelm). Pulsfrequenz oft ähnlich wie bei Typhus, d. h. der Fieberhöhe kaum entsprechend; gewöhnlich kein dauernder Schaden für das Herz, aber vorübergehende toxische Herzmuskelschädigungen.

Die begleitenden sensiblen Reizerscheinungen neigen zu paroxysmaler Verstärkung in den Fieberanfällen, zur nächtlichen Verschlimmerung und zu geringer medikamentöser Beeinflußbarkeit. Eine hervorstechende Teilerscheinung derselben bilden die Schienbeinschmerzen (gewöhnlich ohne palpable, erklärende Veränderungen; gerne wechselnd stark, oft aber sehr heftig und bohrendreißend). Mitunter Knochen- bzw. Periost-Druckempfindlichkeit, z. B. auch der Wirbelsäule. Druckempfindlichkeit von Muskelgruppen und peripherischen Nerven (wohl auf vorherrschende sensible Polyneuritis hinweisend).

Müller, Therapie des prakt. Arztes III/1. 2. Aufl.

Im Intervall mitunter rascheste Erholung und völliges Wohlbefinden, manchmal auch noch fortdauernde Mattigkeit, Kopf- und Gliederschmerzen, selbst paroxysmale Neuralgien „ohne Fieber"! — Innere Organe gewöhnlich unverändert; nur gelegentlich ein mit Milzstechen einhergehender Milztumor und gutartige Albuminurie. Komplikationen und Nachkrankheiten nur ausnahmsweise, aber öfters langdauernde Rekonvaleszenz mit neuralgiformen und rheumatoiden Schmerzen. — Keine Neigung zu besonderen psychischen Störungen, zu Lungen- und ernsteren Herz- und Nierenkomplikationen; vielleicht aber flüchtige Leberschwellungen in den Fieberparoxysmen. Im Anfall gerne die vieldeutige neutrophile Leukocytose; im Intervall relative Lymphocytose und Eosinophilie; bei längerer Krankheitsdauer leichtere Anämien (Schittenhelm-Schlecht).

Sichere **Diagnose** bei Fünftagetypus und paroxysmaler Verstärkung der sensiblen Reizerscheinungen zuvor verlauster Kranken, sowie bei gehäuftem Auftreten mit Absinken der Morbidität während Spätsommer und Frühherbst. Die vorläufigen Schwierigkeiten, die Krankheit bakteriologisch-serologisch zu erfassen, und die oft weitgehende symptomatologische Verwandtschaft mit neuralgiformer rheumatoider Grippe, selbst mit Ruhr und typhösen Erkrankungen erklären die diagnostische Unsicherheit bei den relativ häufigen atypischen Fällen. Tibiaschmerz ist eben ein gewöhnlicher Soldatenschmerz. Im Gegensatz zum Fünftagefieber erfolgt der Ruhr-Rheumatismus meist erst einige Wochen auf den Beginn der Darmerkrankungen. Vor Verwechselungen mit Malaria schützen die Dicktropfenpräparate, die brüsken kurzdauernden Fieberanfälle beim Wechselfieber, der rasche Erfolg der Chininbehandlung. Zum Ausschluß anderer Infektionskrankheiten ist oft die erschöpfende Heranziehung der Laboratoriumdiagnose unerläßlich. Stets Versuch des Erregernachweises in Dicktropfenpräparaten (sorgfältigstes Durchsuchen; strengste Vermeidung störender Verunreinigungen). Besondere diagnostische Schwierigkeiten bei paroxysmalen Neuralgien ohne sinnfälliges Fieber, sowie bei rudimentären und vielleicht auch mischinfizierten Formen! Verwechslungen mit dem Rückfallfieber verhindert schon der Spirillennachweis im Blute!

**Prophylaxe** wohl durch Schutz vor Verlausung. Sorgfältige Entlausung des Periodikakranken. **Therapie** — eine spezifische gibt es noch nicht! — bisher undankbar, von dem gelegentlichen symptomatischen Nutzen der Rheumatismus- und Gichtmittel, wie Pyramidon, Tinctura colchici, Atophan bzw. Atophanyl intravenös vielleicht abgesehen. Chinin, Neosalvarsan, Arsen ohne sicheren Einfluß, vielleicht eher im Intervall?

Versuchsweise heiße Bäder, heiße Wickel, bes. im Intervall. Gewöhnlich ohne organische Dauerschädigungen Selbstheilung, durchschnittlich nach 2—3 Anfällen, ausnahmsweise erst nach Monaten (angeblich auch „Rezidive" nach mehrwöchentlicher Fieberfreiheit).

Eduard Müller†-Marburg.

## Schlamm- und Erntefieber.

Im Hochsommer der Jahre 1926 und 1927 ist in Überschwemmungs- und Sumpfgebieten, erst in der Oder- und Ohleniederung nahe bei Breslau, dann aber auch in anderen Teilen des Reiches (Südbayern, Oberlausitz, Umgegend von Bremen) eine gehäuft auftretende influenzaähnliche Erkrankung beobachtet worden, welche zweifellos mit einem Krankheitsbild übereinstimmt, das bereits einmal 35 Jahre früher in den nämlichen Bezirken sich bemerkbar gemacht hatte.

Die Befallenen, meistens Feld- und Erntearbeiter, die auf überschwemmten Wiesen oder sumpfartigem Gelände gearbeitet, z. B. Getreide geborgen hatten, erkrankten plötzlich mit hohem Fieber, starker Abgeschlagenheit und körperlicher Hinfälligkeit, heftigen Muskel- und Kopfschmerzen, Übelkeit, Erbrechen, kolikartigen Leibschmerzen. Der objektive Befund ist ziemlich geringfügig; die Beteiligung des Respirationstractes tritt ganz zurück; eine Milzvergrößerung ist höchstens perkutorisch nachweisbar. Auffällig ist die ungewöhnliche Druckschmerzhaftigkeit der Waden-, Nacken- und Rückenmuskulatur sowie die Druckempfindlichkeit der Knochen. Exantheme waren bei der diesmaligen „Epidemie" selten, scheinen in der vor Jahrzehnten beobachteten in Form von masernähnlichen Ausschlägen meistens vorhanden gewesen zu sein. Bemerkenswert war in der Mehrzahl der Fälle der auffallend niedrige Blutdruck (90—100 mg Hg), der auch durch Adrenalininjektion kaum in die Höhe zu treiben war. Im Blutbilde fehlte eine Steigerung der Gesamtleukocytenwerte; doch ließ sich eine „Linksverschiebung" nachweisen.

Nach einer Continua von 5—7 Tagen fiel das Fieber rasch ab (häufig folgt noch ein kurzer, relapsartiger Anstieg), und das Allgemeinbefinden besserte sich schnell, wenn auch bei manchen Schwäche und Mattigkeit noch einige Tage bestehen blieb. Nachkrankheiten während der Rekonvaleszenz sind nicht beobachtet worden.

Die **Prognose** der Erkrankung ist günstig; Todesfälle sind nur ganz vereinzelt beobachtet worden. Bleibende Gesundheitsstörungen kamen nicht vor.

Die **Therapie** war rein symptomatisch und bestand in der Verabreichung antineuralgischer Mittel; nach Werner sollen kleine Gaben von Adrenalin (jetzt würde man Ephedrin oder Ephetonin als per os anwendbar wählen) das Allgemeinbefinden günstig beeinflußt haben. Die Krankheit erinnert an die in südlichen Ländern beobachtete Dengue und das Pappatacifieber.

**Ätiologisch** und **epidemiologisch** ist das Schlammfieber noch nicht recht geklärt. Einige Autoren (Brill, Prausnitz und Lubinski) fanden im Blut und der Kultur einiger Fälle spirochätenähnliche Gebilde. Brill Münch. med. Woch. 1927, Nr. 36) nimmt an, daß Feldmäuse die Überträger sind, welche in den überschwemmten Gebieten ertrinken, wodurch die Spirochäten, die häufig in den Mäusen vorkommen, frei werden. Kathe fand Spirochäten mit der Leveditischen Methode in großen Mengen in den Nieren eines Falles, der tödlich verlief und hält das Krankheitsbild für nahe verwandt mit Abortivformen des Morbus Weil.

E. Frank-Breslau.

## Diphtherie[1].

**Vorbemerkungen.** Eine in den gemäßigten und nördlichen Zonen heimische, akut-fieberhafte Infektionskrankheit, die spontan nur den Menschen zu befallen scheint, zeitweise — namentlich Mitte des 19. Jahrhunderts — zu größeren Epidemien aufflackert und meist Immunität hinterläßt. Sie wird hervorgerufen durch den Diphtheriebacillus (Löffler) und übertragen von Mensch zu Mensch, aber auch durch totes Material, vor allem durch infizierte Gebrauchsgegenstände. Ärzte und Pflegepersonen waren früher durch Aussaugen von Membranen bei Tracheotomierten gefährdet (auch jetzt mitunter noch durch ausgehustete, herumspritzende Beläge, auch Sputum!). Eine Übertragung durch Tiere ist unwahrscheinlich; die Kälber und Hühnerdiphtherie- ist von der menschlichen verschieden. Das

---
[1] = Fell, gegerbte Tierhaut; Hinweis auf die häutigen Beläge. — „Diphtherie" besser als „Diphtheritis".

Leiden gefährdet bes. Kinder aus allen Ständen, vor allem vor dem schulpflichtigen Alter und verläuft mit Vorliebe unter dem Bilde der Rachenbräune. Die Schleimhaut reagiert auf Ansiedelung und örtliche Toxinwirkung des Erregers durch Bildung von Pseudomembranen, d. h. häutiger, fibrinhaltiger, auch die Diphtheriebacillen beherbergender Beläge.

**Lokalisation-Formen der Erkrankung.** Schleimhäute, vor allem von Rachen-Nasenhöhle, Kehlkopf, aber auch die äußere des Epithelschutzes beraubte Haut.

**Rachendiphtherie.** (Krupp, Rachenbräune). Inkubation gewöhnlich 2—5 Tage. Beginn meist schleichend mit Allgemeinerscheinungen wie Verdrießlichkeit, Unlust zum Spiel, Appetitmangel, schlechtem Aussehen und örtlichen Beschwerden, vor allem Schluckweh, Näseln, belegte Sprache, epigastrische Schmerzen. Üblicher örtlicher Befund: schlechter Mundgeruch, belegte Zunge, Rötung auch Schwellung von Gaumenmandeln, Zäpfchen, weichem Gaumen; ein- oder doppelseitige, flächenhafte, grauweiße, ziemlich festhaftende Beläge, in leichten Fällen nur auf Innenfläche der Gaumenmandeln, namentlich in schweren vielfach auch am Zäpfchen und Gaumenbogen, seltener am harten Gaumenbogen und auf hinterer Rachenwand; Druckempfindlichkeit von Halslymphdrüsen. Als Allgemeinbefund blasses Aussehen, meist mäßiges bis mittelhohes Fieber, Pulsbeschleunigung, leichte Albuminurie, unruhiges Wesen. Nur selten Herpes labialis. Abheilung, bes. unter Serumbehandlung, in einigen Tagen mit stark geröteter Schleimhaut an Stelle der abgestoßenen Membran.

Verschiedene **Spielarten** entstehen durch die wechselnde Neigung zur Oberflächenausbreitung der Belagbildung, durch Unterschiede in der Schwere örtlicher Veränderungen und begleitender Allgemeinschädigungen. Es gibt leichte Fälle und maligne diphtherisch-gangränöse Formen (hauptsächlich infolge von Schwankungen der Erregervirulenz und individuellen Empfänglichkeit, sowie des Hinzutretens von Sekundärinfektionen).

Kennzeichen der therapeutisch weniger dankbaren, bösartigen diphtherisch-gangränösen Form (auch „septische", maligne Diphtherie): örtlich neben starkem, schmerzhaftem, mit periglandulärem Ödem einhergehenden Halslymphdrüsenschwellungen ein widerlich süßer Mundgeruch, trockene Lippen und Zunge, diffuse Rötung und Schwellung, sowie leichtes Bluten der Schleimhäute der oberen Luftwege, vor allem aber der gerne „absteigende", rasch fortschreitende schmieriggraugelbe Belag mit dunkeln, ja schwärzlichen Flecken. An Stelle der Pseudomembranen kommt es zu tiefgreifender Schleimhautzerstörung und übelriechenden, brandigen Belägen. Dazu — vornehmlich infolge schwerster Intoxikation — ein typhöser Allgemeinzustand mit auffälliger Blässe, Hautblutungen, Zeichen von Herzschwäche und Vasomotorenparalyse (kühle cyanotische Extremitäten); starke Albuminurie, toxische Diarrhöen, ominöses Erbrechen. Die Belagbildung kann auf Nasenhöhle und Kehlkopf überspringen, auf vorderen Gaumen sich fortpflanzen, selbst auf Zunge und Mundschleimhaut (unter Aussparung des Zahnfleisches) ausnahmsweise sogar auf Lippen und angrenzende Wangenpartien, durch Tubenvermittlung auch auf das Mittelohr. Bald steht in solchen schweren Fällen mehr die Intoxikation, bald der septisch brandige, örtliche Prozeß im Vordergrund.

Stets ist die **diagnostische Sicherstellung der Rachendiphtherie** durch mikroskopische Membranbesichtigung und bakteriologische Abstrichuntersuchung mit Hilfe des Untersuchungsamtes anzustreben.

Stets findet sich der Erreger in den örtlichen Krankheitsherden! Sanft an mehreren Stellen womöglich auch Belagstückchen abstreichen.

Rascheste Übermittlung an Untersuchungsstelle mit Bitte um Fernspruchbenachrichtigung des vorläufigen mikroskopischen (sehr rasch) und späteren bakteriologischen Befundes (womöglich 8—12 Stunden nach Einsendung). Zunächst mikroskopische Untersuchung z. B. mit Löfflerschem alkalischem Methylenblau gefärbten Ausstrichpräparates und des bei echter Diphtherie aus Fibrinnetzwerk, Zelldetritus und Bakterien bestehenden Membranfetzchens, evtl. mit Nachweis der unbeweglichen, an Länge etwa den Tuberkelbacillen entsprechenden, leicht gebogenen, an den Enden etwas verdickten, infolge ungleichmäßiger Farbstoffaufnahme des Bacillenleibes gekörnten bzw. segmentierten Stäbchens mit ihrer eigenartigen Lagerung (hirschgeweih- bzw. pallisadenähnlich; V- oder Y-artig). Aërobe Kultur bei Körpertemperatur auf der alkalisch reagierenden, Hammelblutserum enthaltenden ,,Löffler-Platte'' oder einem ,,Löffler-Röhrchen''. Klatschpräparate, 1. nach 6—9 Stunden evtl. mit Neißerscher Polfärbung (im braungefärbten Bacillenleib blaugefärbte Körnchen!). Weitere bakteriologische Sicherstellung durch Tierversuch beim Meerschweinchen (auffälliges Infiltrat an Einspritzungsstelle; baldiger Exitus — durchschnittlich nach 2 Tagen und Hyperämie, sowie Schwellung der Nebennieren bei Autopsie). —

**Bewertung des bakteriologischen Ergebnisses.** Zwischen klinischem und bakteriologischem Befund häufig Unstimmigkeiten, die das Vertrauen vieler Kollegen zur ,,Laboratoriumsdiagnose'' schmälern. Wurde auch ein technisch richtiger Abstrich bes. an mehreren Stellen, im Zweifelsfall ein wiederholter Abstrich eingesandt? War es nicht möglich ein Membranstückchen einzusenden? Stets muß die diagnostische Entscheidung auf Grund des klinischen und bakteriologischen Gesamtbildes fallen! Besteht dringend Diphtherieverdacht am Krankenbett, so wird prophylaktisch und therapeutisch zunächst wie bei sicherer Diphtherie gehandelt, auch bei negativem bakteriellem Befund. Überhaupt stellt man sich im Zweifelsfall zunächst auf den positiven Standpunkt der Diphtherie und wiederholt die bakteriologische Untersuchung. Es gibt Diphtherieformen unter dem klinischen Bilde der Angina simplex und lacunaris. Finden sich hierbei Diphtheriebacillen, so betrachtet man den Fall zunächst als Diphtherie. Natürlich wird die Bewertung des Diphtheriebacillennachweises dadurch erschwert, daß solche Mandelentzündungen auch bei einem Diphtheriebacillenträger vorkommen können. Schließlich mögen auch in Untersuchungsämtern gelegentlich Fehldeutungen entstehen, zumal die einwandfreie morphologische Unterscheidung der Diphtheriebacillen von Pseudodiphtheriebacillen (zum Teil vielleicht a- bzw. hypovirulente Diphtheriebacillen?), sehr schwierig sein kann und der Tierkontrollversuch nur gelegentlich ausführbar ist. Womöglich soll der Arzt mit Hilfe des Untersuchungsamtes, nicht aber das Untersuchungsamt gegen den Arzt die Di-Diagnose stellen! Die rein klinische Untersuchung freilich reicht in manchen Fällen zur sicheren Entscheidung nicht aus, namentlich wenn sich die Beläge nur auf die Mandeln beschränken.

**Fehldiagnosen.** Die Abgrenzung der Rachenbräune von andersartigen Formen der Mandelentzündung mit Belagbildung ist mitunter schwierig, vor allem von der falschen Scharlachdiphtherie, von der nicht skarlatinösen Angina necroticans, von Soor, von Plaut-Vincentscher Angina, von syphilitischer Angina, ausnahmsweise auch von Schleimhautverätzungen. Nicht immer sind Pseudomembranen der Diphtherie grauweiß, der epithelberaubten Schleimhaut locker aufgelagert, ohne wesentlichen Substanz- und Blutverlust leicht abziehbar! Gerade bei der diphtherisch-gangränösen Form wird der Belag mißfarbener, dunkler, fleckiger, schmieriger, mehr in die Tiefe dringend. Sorgfältigste bakteriologische Untersuchung ist gerade hier erforderlich. Schon auffällig lange Krankheitsdauer kann für Plaut-Vinzentsche Form (oder für Lues) sprechen. Die Diagnose stützt sich hier auf den Nachweis von Spirillen und fusiformen Bacillen im Ausstrichpräparat (Untersuchungsamt), auf den negativen mikroskopischen und kulturellen Diphtheriebacillenbefund, auf das Fehlen typischer Pseudomembranen. Namentlich bei hartnäckigen Anginaformen des Erwachsenen, die mit relativem Wohlbefinden einhergehen, muß man sorgfältig nach Lues fahnden, vor allem nach Exanthemen, und die Wassermannsche Reaktion anstellen. Es kommen sogar scheinbar katarrhalische und lacunäre Anginen bei frischer Diphtheriebacilleninfektion vor, mitunter neben typischen Fällen im gleichen Hause und durch Überspringen auf Kehlkopf, durch spätere Lähmungen ihre wahre Natur verratend. Der Belag bei leichter Diphtherie kann klein, flüchtig, schon wieder abgestoßen sein, verborgen, z. B. im Nasen- und Rachenraum sitzen, ja vielleicht einmal ganz fehlen, woraus eine katarrhalische Form resultiert. Zu Epidemiezeiten, bei Diphtheriefällen im gleichen Haus und bei derselben Familie empfiehlt es sich — bes. in den ersten Kinderjahren — gerade hier Abstriche zu machen und Serum zu spritzen! Zweifellos entwickelt sich die gewöhnliche Angina lacunaris gerne plötzlich, mit hohem Fieber, während die Diphtherie mehr schleichenden Beginn und mäßige, mittlere Temperaturen liebt. Manchen erfahrenen Ärzten und Pflegerinnen gelingt die differentialdiagnostische Entscheidung schon durch die Geruchsprobe (merkwürdig süßlich-leimartiger Mundgeruch bei der Diphtherie!). ,,Lacunäre" Anginen mit 40°, ja höherem Fieber sind gewöhnlich nicht durch Diphtheriebacillen mitbedingt, solche mit niedrigen Temperaturen eher darauf verdächtig. Es gibt jedoch Ausnahmen nach beiden Richtungen hin. Selbst Tonsillarabscesse kommen bei Diphtherie vor. Kleine Pseudomembranen können gerade in den Lacunen zähe haften. Der vorsichtige Arzt wird deshalb, bes. zu Epidemiezeiten, auch Angina lucunaris abstreichen, auf die fibrinfreien aus Detritus, Schleim, abgestoßenen Epithelien und Bakterien bestehenden, zerfließlichen, wenig adhärenten Beläge der gewöhnlichen lacunären Form achten und auch bei nichtdiphtherischer Angina Vorsichtsmaßregeln zur Verhütung der Weiterverbreitung im Hause treffen. Auch die gewöhnliche Angina lacunaris ist kontagiös und hinsichtlich mehrerer Folgeerscheinungen, vor allem der Nephritiden, mitunter noch unangenehmer als die Diphtherie.

**Nasendiphtherie.** Bald sekundär bei Rachenbräune, bald als primäre Nasendiphtherie, die im Säuglingsalter die übliche Diphtheriebacilleninfektion darstellt, in der Praxis aber noch ungenügend beachtet wird. Nicht selten schließt sich an einen scheinbar unverdächtigen Schnupfen ein tödlicher Kehlkopfkrupp an. Jeder Schnupfen im Säuglingsalter, bes. aber ein hartnäckiger, einseitiger, mit verstopfter, blutigsezernierender Nase, mit Schwellung, Rötung, Erosionen am Naseneingang bedarf, bes. zu Epidemiezeiten sorgfältigster Kontrolle auf Diphtherie. (vgl. Abschnitt Hals-, Nasen- u. Ohrenkrankheiten in Teil II).

**Kehlkopfkrupp.** Gewöhnlich sekundäre Larynxbeteiligung nach primärer Rachen- und Nasendiphtherie mit sprungweisem Abwärtssteigen der örtlichen Schleimhauterkrankung. Prognostisch sehr ernste Erkrankung, die namentlich kleine Kinder schon infolge des relativ engen Kehlkopfes bedroht und rasches therapeutisches Handeln erfordert. Alarmsignale sind Heiserkeit und rauher, dumpfer, bellender Larynxhusten. Die Wechselwirkung von entzündlicher Schleimhautschwellung, raumbeengender Membranbildung, reaktivem Glottisspasmus, auch der seelischen Erregung verursacht überraschend ein-

Diphtherie. 55

setzende **Stenosenerscheinungen**: Stridor mit quälender Angst und geräuschvoller, namentlich in der Einatmungsphase verlängerter, sägender Atmung, sowie mit starken respiratorischen Kehlkopfbewegungen, inspiratorischen Einziehungen bes. am Jugulum, Epigastrium, unterer seitlicher Rippengegend; ferner Cyanose, fahle Blässe mit bläulichen Lippen, plötzlich einsetzende Erstickungsanfälle. Aushusten des verlegenden Membranstückchens, Nachlassen von Spasmus und entzündlicher Schwellung, auch seelischer Erregung können anderseits die Luftpassage vorübergehend oder selbst dauernd wieder bessern.

**Verwechslungsmöglichkeiten des Kehlkopfkrupps.** Akute Laryngitis und Pseudokrupp der Kinder — eine belagfreie, entzündliche Schleimhautschwellung — vielleicht mit Spasmus gepaart, gleichfalls mit rauhem, bellendem Husten und nächtlichen Erstickungsanfällen, ferner Glottisödem nach entzündlichen Erkrankungen des Kehlkopfes oder seiner engsten Nachbarschaft, dann noch Laryngospasmus, die tracheobronchitische Form der epidemischen Grippe mit Membranbildung, dann Atembehinderungen und Reizhusten durch Rachenmandelerkrankungen (auch nächtliche Anfälle), durch Retropharyngealabscesse, Bronchialdrüsen-Tuberkulose, Thymushyperplasie und Struma.

**Die gewöhnlich sekundäre Diphtherie anderer Schleimhäute**, vor allem der Conjunctiva, auch der Vulva, sowie der äußeren Haut (letztere nach Hautwunden verschiedenster Art, auch infolge Kratzens, bes. in der Urogenital- und Mastdarmgegend).

**Wichtige Begleit- und Folgeerscheinungen der Diphtherie.** Haut. Abgesehen von Hautdiphtherie Exantheme, bes. masern- und scharlachartige (auch „Urticaria"). Dadurch mitunter schwierige Unterscheidung, ob echte Komplikation, z. B. durch Morbilli, Scarlatina, Arzneiexanthem, Serumexanthem oder ob Frühexanthem durch die Diphtherieinfektion selbst vorliegt.

Lungen. Häufiger sekundäre Bronchitiden und Bronchopneumonien als absteigende Diphtherie der Luftröhre und ihrer Verzweigungen. Da die Tracheotomie beim Übergreifen der Beläge auf größere und kleinere Bronchien das tiefe Atemhindernis nicht beseitigen kann, enden schwerere Fälle dieser stenosierenden Bronchialbaumdiphtherie durch Erstickungstod oder durch hämorrhagische Bronchopneumonien, die die Prognose auch erfolgreich tracheotomierter Fälle trüben können.

Herz (bes. in 2. Krankheitswoche, aber auch später fortlaufend zu kontrollieren, selbst bei sonstigem Wohlbefinden und ungestörter Rekonvaleszenz.) Gefährdung von Herzmuskulatur und Herznervenapparat (oft hochgradige bes. mikroskopische Veränderungen, namentlich in Diphtheriefällen mit schwereren Intoxikationserscheinungen, häufig auch herdförmige, interstitielle Myokarditis im meist schlaffen, weiten Herzen). Allzu häufig der gefürchtete Diphtherie-Herztod, bald völlig für Familie und Arzt überraschend, bald mit mahnenden Vorläufern (Erbrechen, blasses Aussehen; verändertes, stilleres Wesen, beginnende Stauungserscheinungen). Sowohl Tachykardie, wie Bradykardie, vor allem ein kleiner, unregelmäßiger Puls; am Herzen selbst gerne dumpfe, leise Töne, auch zunehmende Dilatation, systolische Geräusche. Wechselnde Neigung zu solchen schweren Herzstörungen (häufig nur die Teilerscheinung metadiphtherischer Lähmungen!) in einzelnen Epidemien und Krankheitsherden. Nicht selten überaus hartnäckige, sogar Dauerschädigungen des Herzens!

Nieren. Gewöhnlich leichte Albuminurie, auch mit vereinzelten Zylindern schon in Frühfällen. Höherer Eiweißgehalt gerne bei schwerer

Diphtherie, namentlich gangränöser Rachenbräune. Meist restlose Abheilung, auch etwaiger hämorrhagischer Nephritis in einigen Wochen. Nach Conradi Vorkommen von Diphtheriebacillen im Urin!

Die diphtherischen, vornehmlich metadiphtherischen Lähmungen, wahrscheinlich auf der Grundlage einer toxischen Polyneuromyelitis. Beim Gaumensegel unterscheiden wir zwischen einer Früh- und Spätlähmung, die erstere schon nach einigen Tagen einsetzend, die letztere gewöhnlich 3 Wochen nach Krankheitsbeginn — hauptsächlich nach schwerer, mitunter aber auch nach ganz leichter, ja übersehener Diphtherie — auftretend. Die in einzelnen Epidemien auffallend wechselnde Häufigkeit dieser toxischen Nervenschädigungen wird unterschätzt. Abortive Formen verraten sich z. B. oft nur durch Verlust der Sehnenreflexe an den Beinen bei Diphtherierekonvaleszenten, auch durch auffällige Herabsetzung von Sensibilität und Reflexerregbarkeit der Rachenschleimhaut. Am frühzeitigsten und stärksten ist die Lähmung meist am Sitz der örtlichen Erkrankung, also bei Rachenbräune am Gaumensegel. Zu den Allgemeinwirkungen des im Blute kreisenden Giftes tritt hier die örtliche Schädigung des Gaumensegels durch die dort angesiedelten Diphtheriebacillen, durch die aufsteigende Weiterleitung sowohl des Giftes wie der örtlichen Entzündung im zuständigen peripheren Nerven. Näseln und erschwertes Schlingen, Neigung zum Verschlucken, machen die Eltern aufmerksam, auch das undeutliche Sehen in der Nähe bei der oft begleitenden Akkomodationslähmung (weite Pupillen!). Nicht immer entspricht der Gaumensegelbefund dem Grade der Funktionsstörung beim Sprechen und Essen. Neben wirklichen Lähmungen des Gaumensegels scheinen auch Koordinationsstörungen desselben (nach Analogie der metadiphtherischen Ataxie in den Extremitäten) bei dem komplizierten Sprech- und Schlingakt vorzukommen. Die Extremitätenbeteiligung zeigt verschiedene Grade, von einfacher Areflexie bis zu ausgesprochener Ataxie oder schlaffen Paralysen, sogar mit degenerativer Muskelbeteiligung. Rasches Ermüden, Parästhesien, unsicheres Stehen und Gehen können die Vorboten sein, die fälschlich oft auf Schwächezustände durch die überstandene Krankheit an sich zurückgeführt werden. Die Hauptgefahr dieser diphtherie-toxischen Nervenläsion liegt in der Beteiligung der Respirationsmuskulatur, des Herznervenapparates und in den schweren Schlinglähmungen, die zu groben Ernährungsstörungen und zu Aspirationspneumonien führen. Auf begleitende, ausnahmsweise sogar isolierte Lähmungen auch der äußeren Augenmuskulatur und auf Stimmbandparalysen (letztere bes. nach Kehlkopfkrupp) ist zu achten. — Nicht selten werden solche metadiphtherischen nervösen Störungen in den Beinen verkannt, ja als ein fortschreitendes „Rückenmarksleiden" gedeutet. Gewöhnlich aber ist die Prognose durchaus günstig, wenn die oben geschilderten Hauptgefahren ausbleiben (Heilungen — durchschnittlich — etwa nach 1—2 Monaten).

**Behandlung**[1]. Schon beim ersten Besuch soll der Arzt, zum anginakranken Kinde gerufen, das Gerät zum Abstrich, Spritze und Serum mit sich führen, damit bei Diphtherieverdacht die bakteriologische Untersuchung möglichst beschleunigt und die Serumanwendung sofort stattfinden kann!

Die Hauptaufgaben der Diphtheriebehandlung sind: Schutz der Allgemeinheit und Umgebung vor Weiterverbreitung des Leidens, sowie die ärztliche Versorgung des Kindes selbst. Zum **Schutz der Allgemeinheit**

---

[1] Siehe auch Abschnitt Schmidt-Schleicher: Allergie, Anaphylaxie, Idiosynkrasie S. 179.

trägt der Arzt schon bei durch rasche, lückenlose Erfüllung der gesetzlich vorgeschriebenen Meldepflicht für Diphtherieerkrankungen und Diphtherietodesfälle, zum **Schutze der Umgebung** bei Unmöglichkeit häuslicher Isolierung (über ihre Schwierigkeiten s. Scharlachbehandlung) schon durch rasche Krankenhausüberweisung. Ferner: ärztliches Verbot des Schulbesuches auch für die augenscheinlich noch gesunden Geschwister. Ermahnung der letzteren zum Vermeiden öffentlicher Spielplätze u. dgl. Fortlaufende Kontrolle dieser Geschwister auf beginnende Diphtherie (mitunter schon Beläge auch ohne wesentliche Klagen und Schluckbeschwerden). Womöglich die gesunden Geschwister häufig gurgeln lassen, evtl. messen, Rachenorgane besichtigen, auf etwaigen Schnupfen bes. bei Säuglingen achten, zur Vorsicht Abstriche machen. Vorläufiger Serumschutz der gefährdeten Kinder, vor allem solcher, die zur Zeit an anderen Infektionskrankheiten leiden, wie Masern, Scharlach, Keuchhusten, zu steten Rachenerkrankungen neigen, sonstige innere Organveränderungen aufweisen, schwächlich sind oder im ersten Lebensjahr stehen (vgl. unten über Schicksche Probe!). Hinweis darauf, daß früheres Überstehen der Diphtherie nicht immer langdauernden Schutz vor Neuerkrankungen gibt.

Eindringliche Belehrung der Angehörigen über Gefahr und Art der Krankheitsübertragung: Hauptansteckungsquelle auch hier der infizierte Mensch. Weiterverbreitung unmittelbar von Person zu Person z. B. durch die Flüggesche Tröpfcheninhalation, teils mittelbar durch infizierte Gegenstände, wie Taschentücher, Wäsche, Spielzeug. Deshalb Desinfektionsmaßnahmen bei der Erkrankung (insbes. Geschirr, Wäsche, gebrauchte Verbandstoffe usw.) und Schlußdesinfektion Aufklärung durch Diphtheriemerkblatt des Reichsgesundheitsamt!

Ein Teil der Fälle — meist handelt es sich um Personen in der Umgebung des Kranken, auch um Ärzte und Pflegepersonen — wird auf kürzere oder längere Zeit nur zum Bacillenträger. In andern Fällen verlieren sich die Bacillen nicht mit der Abheilung der örtlichen Rachenerkrankung.

Die zuvor Kranken werden — glücklicherweise meist nur für Wochen, mitunter auf Monate hinaus — gleichfalls zu **Dauerausscheidern**. Solche Bacillenträger bilden eine Quelle für die Weiterverbreitung, öfters den Ausgangspunkt für manche, sonst unklare Endemien. Die Zahl dieser Fälle scheint in Epidemiezeiten unendlich viel größer als die der Erkrankten zu sein. Ihre Behandlung scheitert an der völligen Unmöglichkeit, alle solche Fälle ausfindig zu machen, sie zu isolieren und selbst Diphtheriepatienten, die später zu Diphtheriebacillenträgern werden, lange dauernd aus dem sozialen Getriebe, auch Kinder aus der Schule, auszuschalten oder gar bis zur Bacillenfreiheit zu isolieren. Man muß aber wenigstens den Bacillenträger oder seine Angehörigen auf die Gefahr der Weiterverbreitung aufmerksam machen. Man mahnt zur Vorsicht bes. beim Umgang mit Kindern, läßt Bacillenträger aus dem Kindesalter, wenn nicht ihre Zahl es verhindert, länger aus der Schule. Bei versuchsweiser Behandlung hat man wenigstens den Vorteil der zeitweisen ärztlichen Kontrolle. Der Arzt verschreibt dann — ohne jeden therapeutischen Optimismus — ein „desinfizierendes" Gurgelwasser, „desinfizierende" Mundtabletten, versucht Einblasungen feinstpulverisierter Borsäure, evtl. mit Natrium sozojodolicum ää. Serumbehandlung hat wohl keinen Zweck (höchstens die örtliche Zerstäubung oder Pinselung?). Mit den bisherigen Mitteln ist bei der medikamentösen Bekämpfung der Dauerausscheider wenig zu erreichen. Die Bacillen verschwinden gewöhnlich entweder spontan oder gar nicht! Vielleicht haben Bacillenträger und Daueraussscheider sogar die günstige Wirkung, daß sie zu überwiegend larvierten und leichtesten Infektionen mit relativer Immunisierung führen und dadurch schwere Diphtheriemorbidität verhindern. Neben „Freiluftbehandlung" versuchen wir — ähnlich wie bei der Schnupfen- bzw. Katarrhprophylaxe — innerlich kleinste Joddosen (täglich 1 Tropf. von Jodi puri 0,1; Kalii jodati quant. satis. ad solut. aqua dest. 10,0). In der hessischen Landesheilanstalt Haina mit ungemein zahlreichen Bacillenträgern in der näheren und weiteren Umgebung einzelner Diphtheriefälle verschwanden hierbei die vorher positiven Fälle auffällig rasch. Möglicherweise nützt eine örtliche Jodausscheidung durch Rachen- und obere Luftwege.

Namentlich bei hoher Infektionsgefahr, bei bösartigen Epidemien bedürfen Individuen, die für Diphtherie disponiert, dem Alter nach bes. gefährdet, schon schwächlich, „anfällig", ja anderweitig krank sind, einer bes. sorgfältigen Überwachung, ja eines therapeutischen Schutzes. Jene Disposition, die auf Fehlen der Schutzkörper im Blute beruht, erkennen wir durch die positive Schicksche Reaktion (s. S. 185). Da Heilserumdosen, also passive Immunisierungen nur für einige Wochen schützen, wiederholte Einspritzungen aber ihre Bedenken haben, geht man seit neuerdings mehr und mehr zu vorherrschend aktiven Immunisierungsversuchen, bzw. Diphtherietoxin-Antitoxingemischen über (Einzelheiten und Methodik im Abschnitt: Schmidt-Schleicher S. 188 ff.).

Die hausärztliche Versorgung des erkrankten Kindes beginnt mit sofortiger genügender Serumanwendung. Ausführlicheres über die theoretischen Grundlagen der Serumbehandlung im Abschnitt: Schmidt-Schleicher (S. 185). Die „Naturheilung" der Diphtherie wird nachgeahmt und unterstützt durch Einverleibung des Gegengiftes, des von Behringschen antitoxischen Serums. Durch rechtzeitige, ausreichende Serumanwendung können wir wohl tatsächlich die Intoxikationserscheinungen bessern und den örtlichen Prozeß, sowohl nach Tiefen-, wie Oberflächenausbreitung, unter Erzielung von Fieberabfall und rascherer Membranabstoßung, günstig beeinflussen. Die merkwürdigen epidemiologischen Schwankungen nach Zahl und Schwere der Erkrankungen, die wie die meisten Infektionskrankheiten, auch die Diphtherie im Laufe der Zeiten, wie innerhalb der einzelnen Herde zeigt, erschweren freilich die einwandsfreie Deutung aller Statistiken. Trotz dieser und vieler anderer Fehlerquellen der Serumbewertung soll in der ärztlichen Allgemeinpraxis auch der Skeptiker Serumtherapie treiben. Die experimentellen, die statistischen, die persönlichen Erfahrungen der meisten Ärzte sprechen eben doch für gute Wirksamkeit; Serumschäden sind zudem selten und fast regelmäßig harmlos. Die Anaphylaxiegefahr wird sehr überschätzt! „Spritzt" der Praktiker nicht, so droht ihm beim ungünstigen Ausgang der Erkrankung die Nachrede eines bedenklichen Versäumnisses.

Genügende Dosis und möglichst frühzeitige Anwendung sind erforderlich, in zweifelhaften Fällen ohne den bakteriologischen Befund abzuwarten. Mit den zunehmend üblichen höheren Dosen, wie es scheint, wachsende Erfolge. Also kleinere zur Prophylaxe (600—1000 I. E.) und in leichteren Frühfällen (1000—2000 I. E.), mittlere bei schon tagelang bestehender Erkrankung (3000 I. E.), die größten (6000—9000, ja mehr) bei schwersten Intoxikationserscheinungen und bedrohlichem Kehlkopfkrupp! Czerny gibt 500 I. E. auf 1 Kilo Körpergewicht bei Kindern! Bei der Heilserumwirkung spielt anscheinend der Antitoxingehalt die größere, das artfremde Serum an sich gewiß eine unterstützende Rolle! Bei septischen, vorherrschend mischinfizierten, bösartig gangränösen Formen mit schwerem örtlichem Befund neben hohen Diphtherie-Heilserumdosen

Diphtherie. 59

von vornherein gleichzeitig polyvalentes Streptokokken — bzw. Scharlachserum (S. 197).

Technik: tadellos ziehende, sterile, 5—10 ccm Spritze (meist 3 bis 4 ccm Serum); Hautdesinfektion durch Jodtinkur oder Alkoholabreibung. Injektionsstelle: am besten intramuskulär an Außenseite des Oberschenkels; dabei raschere Wirkung als bei subcutaner Einpritzung (z. B. an der vorderen Brustwand). Intravenös bei bedrohlichen Fällen (günstige Venen, ruhigere Kinder, gute Beherrschung der Technik!). Nach Einspritzung nicht massieren. Verschluß der Injektionsstelle mit Leukoplast, Jodoformkollodium.

Nachteile und Nebenwirkungen. Preisfrage, bes. bei hohen Dosen! Nur zeitlich begrenzter prophylaktischer Schutz (einige Wochen). — Gelegentlich schmerzhafte Rötung, Schwellung an Injektionsstelle, schließlich — als Folge des artfremdem Serums, nicht des unschädlichen Antitoxins! — nach $1—1^{1}/_{2}$ Wochen die Serumkrankheit und die allerdings recht entfernte Möglichkeit schwerer anaphylaktischer Shocks bei wiederholten Injektionen. Kaum Anaphylaxiegefahr bei Reinjektion in den ersten 6 Tagen (zur Ausschaltung der Anaphylaxiegefahr prophylaktisch Rinderserum an Stelle des Pferdeserums?). — Verminderung der Anaphylaxiegefahr bei wiederholten Einspritzungen zunächst $1/_2$ ccm des Heilserums subcutan und erst nach $1/_2$—1 Stunde den großen Rest. Es gibt Versager trotz rechtzeitiger reichlicher Serumanwendung. **Ursachen:** besondere Schwere der Infektion, geringe persönliche Widerstandsfähigkeit, bereits feste Bindung des Diphtheriegiftes im Körper, Herztod, Bronchopneumonien, Mischinfektionen bes. mit Streptokokken, spätere Diphtherielähmungen.

**Allgemeinbehandlung.** Womöglich Krankenzimmer mit viel Licht und Sonne; Heizung auf 18—20°. Genügende Luftfeuchtigkeit z. B. durch Wasserverdampfung, Aufhängen nasser Tücher, Spray.

Hautpflege des Kindes durch tägliche, lauwarme Ganzwaschungen; vor allem die Hände sauber, die Nägel kurz, Kratzen und Bohren in Nase, in Urogenitalgegend, Wischen am Auge verbieten! Nahrung im Hinblick auf Schluckbeschwerden flüssig-breiig. Bei starkem Schluckweh Eisstückchen, evtl. Gefrorenes, gekühlte Milch oder Sahne eßlöffelweise. Bei gesundem Magen und fehlendem Eiweiß möglichst Berücksichtigung der Wünsche des Kindes! Als Getränk: Wasser, Limonade, Fruchtsäfte, dünner Tee. — Sorge für regelmäßigen Stuhlgang!

**Behandlung der einzelnen Krankheitsformen und Organstörungen.**
**Rachenbräune.** Im allgemeinen Verzicht auf örtliche Rachenbehandlung! Nur womöglich Spray mit Wasser, Kochsalzlösung, „Emser" (hierbei evtl. Brust und übriges Gesicht durch Gummituch schützen), auf alle Fälle Mund- und Zungenpflege, Schutz der Lippen durch Lanolin, Borglycerin. Falls das Alter des Kindes es zuläßt, fleißig gurgeln z. B. mit Kamillentee, Wasserstoffsuperoxyd; auch 1—2 proz. Borsäurelösung, Borsäuresalicyllösung (1 % B.; 0,1 % Acid. salic.), selbst Kalipermanganat (Sol. k. p. 0,5 zu 50,0 1 Teel. auf 1 Glas Wasser. Beim Erwachsenen evtl. Kalichloricum 50,0; eine Messerspitze voll auf 1 Glas Wasser, ja nicht verschlucken). Sonst Schlucken von „desinfizierenden" Mundtabletten oder auch von teelöffelweise, stark verdünnter Wasserstoffsuperoxydlösung. Einzelne rühmen die örtliche Pyocyaneanwendung: aus Bac. pyocyaneus gewonnener enzymhaltiger Stoff, der in vitro Diphtheriebacillen im Wachstum hemmt, ja auflöst. Rachen 2—3 mal täglich mit 2—3 ccm der Lösung „besprayen". — Zur besseren Membranabstoßung Inhalation z. B. mit 1 proz. Wasserstoffsuperoxyd, 1—2 proz. Kochsalzlösung, Kalkwasser, auch Glycerin 25,0 und Aqu. calc. 75,0. Versuchs-

weise täglich mehrmalige Einblasungen von feinpulverisiertem Krystallzucker, namentlich bei gleichzeitiger Stomatitis (nach Analogie der Zuckerbehandlung von Wunden); auch Einblasungen von Natr. sozoj. und Acid. boric. pulv. āā? Um den Hals „Priessnitz", evtl. Eiskravatte.

**Kehlkopfkrupp.** Mit der Tracheotomie soll bei sichtlicher Stenose trotz der gelegentlich überraschenden Besserungen, nur dann gewartet werden, wenn bei Erstickungsgefahr sofortige Operation möglich ist, z. B. auf Infektionsabteilungen, wo alle Vorbereitungen zum Eingriff getroffen und kundige Ärzte augenblicklich erreichbar sind. Deshalb Krankenhausüberweisung der gefährdeten Kinder oder Frühoperation zu Hause, namentlich bei entfernter Wohnung des Arztes, bei schlechten Wegeverhältnissen und anbrechender Nacht. Selbst in verzweifelten Fällen kann der Eingriff noch Rettung bringen; „Versager" durch Bronchialbaumdiphtherie durch Bronchopneumonien, und diphtherietoxischen Herztod. Die Intubation eignet sich kaum für die ärztliche Allgemeinpraxis und für Spitäler nur da, wo ein technisch auf diesem Gebiete geschulter Arzt — auch nachts — im Krankenhaus anwesend ist und am besten auf der Infektionsabteilung selbst schläft. Bei beiden Eingriffen drohen Decubitalgeschwüre (vgl. Abschn.: Chirurgie in Teil II). Unschuldiger, aber alarmierend ist das gelegentliche Hautemphysem nach dem Kehlkopfschnitt.

Schon bei beginnender Heiserkeit empfehlen sich Krankenhausüberweisungen, zumindest alle Vorbereitungen zum raschen Abtransport des Kindes oder zum Eingriff im Hause selbst. Häufig gelingt noch Besserung durch **interne Therapie**. Beruhigungsmittel, wie Adalintabletten; bei größerer Angst, Unruhe u. U. Chloralhydrat als Klysma; Luminal (auch Luminal-Natrium zur Injektion), versuchsweise auch Codeïn. phosphoricum, Dilaudid, Dicodid, bei Erwachsenen sogar Morphium. — Schwitzprozeduren, große Serummengen (selbst 9—10000 E., tags darauf vielleicht nochmals!). Spray. Bei kräftigen, schon etwas älteren Kindern wirkt mitunter noch ein Brechmittel, bes. bei Membranverlegung des Kehlkopfes; z. B.: Tart. stibiat. 0,05, Pulv. rad. Ipecac. 2,0; Oxymel. scill. 15,0; Aqu. dest. ad. 100,0; vor dem Gebrauch umschütteln, alle 10 Minuten 1 Teel. schlucken bis zum Erbrechen. Besser vielleicht noch Cuprum sulfuricum (0,5 : 100,0 Aqu. dest.; alle 5—10 Minuten bis zum Erbrechen kinderlöffelweise), ferner Sol. Apomorph. 0,02 zu 10,0; vitr. nigr. ampl. $^1/_2$—1 Spr. bei Kindern über 2 Jahren. Als Schwitzprozedur: häufig wiederholte heiße Packung, gleichzeitig reichliches Trinken möglichst warmer Flüssigkeit wie von gesüßtem Kamillentee (1 Eßl. auf 1 Tasse Wasser), Fliedertee (1 Teel. auf 1 Tasse Wasser) Lindenblütentee (gleichfalls 1 Teel. auf 1 Tasse Wasser); alle Tees evtl. mit Zusatz von 1 Teel. Liquor ammonii acetici (Spiritus Minderi).

**Technik** der Packungen. Kind ganz entkleiden, zudecken; mehrfach zusammengelegtes Bettlaken in heißes Wasser tauchen, so heiß, daß es die Hand gerade noch aushalten kann. Auf etwas größere, trockene, wollene Decke, womöglich auf Gummituch legen, rasch auswinden, Kind schleunigst bis zum Halse einschlagen. In bedrohlichen, auch septischen Fällen unter sorgfältiger Herzüberwachung 4—6 Serien täglich von 4—6 d. h. alle 10—15 Minuten zu erneuernden Einpackungen. In Zwischenzeit zeitweise ein heißer, aber nicht zu heißer und zu schwerer Schwamm auf die Kehlkopfgegend. In schon ernsteren Fällen versuchsweise auch Senfwickel nach Heubener (vgl. Abschn. Kinderkrankheiten in Teil II). An Stelle der Einpackungen, auch zur Erhöhung ihrer Wirkung als schweißtreibendes Mittel vorsichtig und versuchsweise gelegentlich Pilokarpin: Sol. pilocarp. hydrochl. 0,05 zu 10,0 Aqu. dest. et steril.; mit 1 Jahr = $^1/_4$; mit 5 Jahr ‖ $^1/_2$; mit 10 Jahr = 1 Spritze. Besser innerlich: Sol. pilocarp. hydrochl.

0,02 zu 50,0; S. 1—3 Teel. z. B. bei beginnender Einpackung. Voraussetzung für Pilocarpindarreichung: leistungsfähiges Herz, fehlende Bronchitis. Bei Lungenkomplikationen auch lauwarme bis warme Bäder mit kühlen Übergießungen; evtl. heiße Bäder, auch heiße Packungen bei kühler, blasser Haut!
**Herzstörungen.** Strengste psychische und körperliche Ruhe; Vorsicht bei ärztlicher Untersuchung; möglichst kein selbsttätiges Aufsetzen der Kinder; fort mit Wickeln, nur Umschläge vorne; Vorsicht bei der möglichst mühelosen Stuhl- und Urinentleerung (d. h. nicht aufsetzen, keinesfalls ein „aktives"). Hustenbekämpfung! Als Herzmittel: Strychnin, bes. bei gleichzeitigen Lähmungen und Areflexie; innerlich als Tinktur z. B. im Kindesalter Tct. str. 2,0; Tct. val. aeth. 18,0 (oder auch Tct. chin. comp.); mehrmals 5—10 Tropf.; subcutan Sol. str. nitr. 0,01 zu 10,0; mit 3 Jahren $1/3$, mit 5 Jahren $1/2$, mit 10 Jahren 1 ganze Spritze, zunächst jeden 2. Tag Suprarenin, bes. bei auffällig entspanntem Puls; subcutan, nicht intravenös, ein $1/3$—$1/2$ ccm, selbst mehrmals am Tage des 5 ccm enthaltenden Origin.-Fläschchens (1 zu 1000). Ergotin, bes. bei Herzdilatation. Ferner auch Alkohol, wie Kognak 50,0; vit. ovor. Nr. 2 Aqu. cinnamom. 150,0; 2stündlich 1 Kaffee. Schließlich Digitalispräparate wie Digalen, 3 mal 5 Tropf. und mehr, Digipurat, Tct. Digitalis, oft am besten auch hier Digitalisblätter, selbst rectale Digitalisdarreichung, ferner Digitalisinfus. 0,25—0,5 : 80; Sirup. ad. 100,0; 3—4mal täglich 1 Kinderlöffel, Coffeïnum natr. salicyl. mit 1 Jahre = 0,05; 2 Jahre = 0,1; 5 Jahre bis 0,25; Tct. Stroph. 3—4mal 3—7 Tropf. Vor allem auch Kampfer (ein Kampferöldepot für die Nacht; am Tage Kardiazol; evtl. Spritze mit den Präparaten im Krankenzimmer bereit halten zur Injektion durch Pflegepersonen in Notfällen). Als schwerstes therapeutisches Geschütz dann noch in Händen des Arztes: Strophantin intravenös, evtl. mit hochprozentigen Traubenzuckerlösungen verdünnt (vgl. Abschnitt: Herzerkrankungen S. 366).
**Lähmungen.** Sorgfältigste Behandlung schon bei leichtesten Schlingstörungen, verdächtigen Pupillenerweiterungen, noch geringen Schwächezuständen in den Beinen, mit Bettruhe, warmen Bädern, Extremitätenfaradisation, Strychnin (s. u. Herz). Hohe Serumdosen? Später lange körperliche Schonung, Massage, Übungsbehandlung mit langsamer, vorsichtiger Steigerung der motorischen Anforderungen; versuchsweise Tetrophan. Bei starker Schlucklähmung, womöglich Auslösung des galvanischen Schluckreflexes. Bes. bei Oesophagusbeteiligung Schlundsonde, bzw. durch Nase einzuführender Nelotonkatheter, auch „Duedonalsonde" erforderlich mit Eingießung von Milch; darin Eidotter, Zucker, durchpassierte Gemüse, evtl. auch Sahnezusatz, Tröpfcheneinläufe evtl. mit Traubenzuckerzusatz.
**Abschluß der Behandlung.** Zunächst Prüfung auf „Bacillenfreiheit", Schlußdesinfektion; womöglich Schmierseifenbad des Kindes. Ärztliche Kontrolle des Herzens, des Urins, des Nervensystems (Gaumensegel, Pupillen, Sehnenreflexe am Bein).

Eduard Müller†-Marburg.

## Morbilli (Masern).

Eine Kinderkrankheit (größte Häufigkeit wohl zwischen 1—5 Jahren!) nur deshalb, weil Erwachsene meist schon „gemasert" sind. Fast jeder Mensch, jedes Lebensalter — von den ersten Lebensmonaten vielleicht abgesehen — beide Geschlechter gleich empfänglich. Krankheitsübertragung gewöhnlich durch unmittelbaren Kontakt von Kind zu Kind.

Gesunde Zwischenträger, infizierte Gegenstände anscheinend wenig bedeutsam. Erreger morphologisch noch gänzlich unbekannt, biologisch noch wenig bekannt („filtrierbar"?; auf gesunde Kinder, tierexperimentell auf Affen verimpfbar). Das Virus findet sich im Blut frischer Fälle, im Sekret von Bindehaut, Nase und Nasenrachenraum. Es scheint sehr flüchtig, gegen Licht und Luft sehr empfindlich, außerhalb des Körpers wenig widerstandsfähig zu sein. Durch Hitze wird es rasch abgetötet. Gewöhnlicher Ausgangspunkt gehäufter Fälle und von Massenerkrankungen: enges Zusammensein von Kindern in geschlossenen Räumen, wie Schulen, Kindergärten, — sporadische Fälle sind ungewöhnlich. —

**Krankheitsbild.** Inkubationsstadium. Dauer $1^1/_2$ Wochen; keine wesentlichen Krankheitserscheinungen.

Katarrhalisches Vorstadium. Dauer etwa 3 Tage. Rasche Krankheitsentwicklung mit oft hohem, aber flüchtigem Fieber, mit Conjunctivitis (früh verklebte, verschwollene Lider, Lichtscheu), mit Rhinitis (nur mitunter Nasenbluten), Pharyngitis, Tracheobronchitis, mit auffälligem Reizhusten sowie mit Angina (nur gelegentlich Pfröpfe und durch Mischinfektionen Beläge). Auf Wangenschleimhaut gegenüber den Backzähnen mitunter auch auf Conjunctiva Kopliksche Flecke, d. h. stecknadelkopfgroße „Kalkspritzer" mit stärker gerötetem Hofe, oft in Gruppen. Kurz vor dem Hautausschlag flüchtiges Enanthem, d. h. fleckige Rötungen an Uvula und weichem Gaumen. — Nach zwei- oder mehrtägigem Fieber Temperaturabfall oft bis zur Norm, dann neuer brüsker Anstieg bis 40 und darüber.

Eruptionsstadium. Dauer 2—3 Tage. Typisch durch das Zusammentreffen erneuten Fieberanstiegs (also charakteristische Kurve mit 2 Anstiegen, Initial- und Eruptionsfieber), vorübergehender Verschlimmerung des Allgemeinbefindens, starkem Aufflackern der geschilderten katarrhalischen Erscheinungen, sowie der Exanthementwicklung. Gleichzeitig ausgesprochene Leukopenie mit bes. Verminderung der Lymphocyten (nur bei Komplikationen z. B. mit Pneumonien Leukocytosen!), ferner stark positive Diazoreaktion. Beginn des Exanthems in gedunsenem Gesicht, hinter den Ohren, auf behaartem Kopf. Zunächst mehr heller dann dunkelroter, fleckiger etwas erhabener Hautausschlag (anfänglich Gruppen von Knötchen, den Follikeln entsprechend, später in Form flacher, kleinerer und größerer, ungleichmäßig gestalteter, aber meist doch voneinander noch abgrenzbarer Quaddeln). Mitunter ohne Bösartigkeit auch hämorrhagisches Exanthem (beim Glasspatel- oder Objektträgerdruck oder beim starken Hochziehen einer Hautfalte nicht mehr verschwindend).

Entwicklung zur vollen Blüte — nicht selten unter Juckreiz — innerhalb 48 Stunden unter Fortschreiten auf Hals, Rumpf, Extremitäten, zuletzt distal daselbst. Außerdem: Schwellung und Druckempfindlichkeit der Hals- und Nackendrüsen, mitunter auch der Drüsenlager an anderen Stellen. Obstipation; nur selten Diarrhöen (auch Schwellungen der Payerschen Plaques). Gewöhnlich keine palpable Milz; keine organische Beteiligung von Herz, Nieren (nur febrile Albuminurie), von Leber und Zentralnervensystem.

Genesungsstadium mit gutem Schlaf, meist rascherer, ja fast kritischer Fieberabfall zur Norm oder vorübergehender subfebriler Temperatur. Oft verblüffend rasche Wiederkehr des Wohlbefindens mit Rückgang der relativ hartnäckigen Tracheobronchitis, mit Abblassen des Exanthems in umgekehrter Reihenfolge wie bei der Entwicklung, sowie nachträglicher kleieförmiger Abschuppung (nicht selten fehlend; gewöhnlich nicht an Handtellern und Fußsohlen).

## Morbilli (Masern).

**Besondere Verlaufseigentümlichkeiten.** Hinzutreten eines von Masern an sich ganz unabhängigen Leidens, vor allem anderer spezifischer Infektionskrankheiten wie Diphtherie, Keuchhusten (bald gleichzeitig, bald kurz nacheinander), Scharlach, Mumps.

Ungewöhnlich leichte und abortive Entwicklung des ganzen Krankheitsverlaufs einzelner Stadien und einzelner Kardinalerscheinungen: Abortive Masern, Masern ohne Exanthem (Häufigkeit bis zum späteren serologischen und bakteriologischen Virusnachweis kaum abzuschätzen; für die klinische Betrachtungsweise selten; gewöhnlich ein geringes, leicht übersehenes Exanthem). In atypischen Fällen auch Exanthembeginn statt im Gesicht an anderen Körperstellen; in wieder anderen der Ausschlag, wie beim Scharlach, konfluierend, oder umgekehrt herdförmig, kleinfleckig mit weiten Zwischenräumen, auch mit Bläschenbildung und Hauthämorrhagien (s. S. 62).

Abnorm lange Dauer der einzelnen Stadien, vor allem der katarrhalischen Vorläufer bis zur Exanthementwicklung (statt einiger Tage fast 1 Woche).

Auffällige Schwere des Gesamtverlaufs, der katarrhalischen Vorläufer und des Eruptionsstadiums, sowie von Einzelerscheinungen, die in typischen Fällen gutartig und relativ geringfügig sind: „zurückgetretene", „nach innen geschlagene", toxische Masern, bzw. Masernvergiftung mit schwersten Allgemeinerscheinungen, aber geringfügigem Ausschlag, mit toxischem Meningismus, rasch einsetzender Kreislaufinsuffizienz.

Hinzutreten ungewöhnlicher Krankheitserscheinungen und sog. Komplikationen. Lunge: die bedenkliche Capillarbronchitis, die Bronchopneumonien (meist Mischinfektionen; oft schwer sich lösend); bes. in den ersten Lebensjahren und sich häufiger schon während der Krankheitshöhe, als nach anfänglichen Fieberabfall entwickelnd), schließlich die späteren Bronchiektasien. Kruppöse Pneumonien selten, Mittelohrerkrankungen mit Folgeerscheinungen, bes. Mastoiditis. Augenerkrankungen, wie hartnäckige Conjunctivitis, Keratitis, Iritis. Rhinitis; auffälliges Nasenbluten. Wangen und Mundhöhle: Soor, Stomatitis aphthosa, Noma (sehr selten, aber gefährlich!). Heftige Durchfälle (enteritische Form), hämorrhagische Diathese, bösartige „schwarze Masern", nicht zu verwechseln mit dem an sich gutartigen hämorrhagischen Exanthem. Haut: starker Herpes, auffällige Miliaria, starkes sekundäres Kratzekzem. Drüseneiterungen wohl durch Mischinfektionen. Kehlkopf: Schwerer „Pseudokrupp" mit anfänglicher Heiserkeit, Einziehungen und Erstickungsgefahr (auch Kombinationen mit echter Diphtherie der Luftwege, selbst ohne vorangehende Rachenerkrankung!). Bedrohliche Nachkrankheiten bes. Tuberkulose im wesentlichen Aktivierung schon zuvor vorhandener „latenter" Herde. Beachte das vorübergehende Verschwinden der Pirquetschen Cutanreaktion bei Masern.

**Frühdiagnose.** Denke an Masern bei allen akuten grippeähnlichen Katarrhen der oberen Luftwege im Kindesalter, namentlich bei gleichzeitiger Conjunctivitis und bes. in kälterer Jahreszeit, im Frühjahr und zur Zeit des Schulbeginns. Berücksichtige stets, ob das erkrankte Kind bereits Masern gehabt hat, ob eine Masernepidemie besteht, ob masernkranke Kinder in Schule, Kindergarten fehlen.

Fahnde täglich — womöglich bei gutem Tageslicht — nach den beweisenden Koplikschen Flecken, nach dem flüchtigen Enanthem an Zäpfchen und weichem Gaumen. Die Koplikschen Flecke oft schon mehrere Tage vor dem Exanthem nach dem Auftreten derselben rasch und spurlos verschwindend.

Berücksichtige im Krankenhaus den meist stark positiven Ausfall der Diazoreaktion, sowie das Verhalten des Blutbildes (Leukopenie und Lymphopenie).

Beachte den Eruptionsbeginn in Gesicht, hinter den Ohren, auf dem behaarten Kopfe; besichtige täglich die Haut des Gesamtkörpers in ähnlicher Weise, wie man stets nicht einen Lungenlappen, sondern die ganzen Lungen untersucht.

**Häufige Fehldiagnosen** (man denke daran bes. in „sporadischen" masernähnlichen Fällen!): „Grippe" und „Erkältungskrankheiten". Masernverdacht bei Masernepidemien, bei noch nicht gemaserten Kindern, bei gleichzeitiger Conjunctivitis, bei Koplikschen Flecken und Exanthem. — Röteln. Dafür sprechen u. a. bereits durchgemachte Masern (eine nochmalige Erkrankung daran ist recht selten!), geringe Schleimhautbeteiligung, Fehlen höheren Fiebers, sowie von Koplikschen Flecken, auffällige Schwellung der Nackendrüsen ohne besondere Beteiligung des Nasenrachenraumes. Besondere Verwechslungsmöglichkeit von Masern und Scharlach beim Zusammentreffen beider Erkrankungen, in atypischen Fällen mit konfluierenden Masern, d. h. scharlachähnlichen, flächenförmigen Rötungen, mit masernähnlichem Scharlachausschlag, mit dem flüchtigen diffusen, dem Masernausschlag mitunter vorausgehenden Erythem („Rash"), bei ausnahmsweiser lamellöser Masernabschuppung. Für die Unterscheidung ist die für Masern oder Scharlach typische Art der Krankheitsentwicklung, d. h. das katarrhalische Vorstadium bei Masern und der plötzliche Krankheitsbeginn mit rasch folgendem Exanthem bei Scharlach viel wichtiger als ein strittiges Einzelsymptom. Für Scharlach: Scharlachangina, Himbeerzunge, auffällige Verschonung der Mundpartien vom Ausschlag, starke, namentlich einseitige Drüsenschwellungen am Halse, spätere Scharlachnephritis und andere Nachkrankheiten, lamellöse Abschuppungen bes. an Händen und Füßen, stark positive Urobilinreaktion im Urin bei Scharlach gegenüber positiver Diazoreaktion bei Masern, die Hyperleukocytose während des Scharlachfiebers im Gegensatz zur Masernleukopenie.

**Seltenere Fehldiagnosen: Arzneiexantheme!** Vorgeschichte, Fieberlosigkeit; achte bes. auf etwaige Antipyrindarreichung. — Lues (Anamnese, „Wassermann") — Serumexantheme (Einspritzung von Diphtherie- bzw. Tetanusheilserum), — Gastrointestinale Störungen (Urtikaria), — Masernähnliche Exantheme bei typhösen Erkrankungen, bei Fleckfieber (Weil-Felixsche Reaktion) Erythema exsudativum multiforme, Exanthema subitum bei Influenza und Genickstarre. Schließlich noch die gleichfalls im Gesicht beginnenden Pocken.

**Prognose** (Morbilli = leichte Krankheit) in unkomplizierten Fällen bei zuvor gesunden Kindern namentlich über 2 Jahre durchaus günstig. Höhere Sterblichkeitsziffern in Krankenhäusern und Kliniken, weil sich hier die schwereren Fälle sammeln. Trübung der Prognose bei Schwangeren, insbes. für die Frucht, bei schwächlichen, anämischen und skrofulösen Kindern im frühesten Kindesalter, sowie durch Komplikationen, vor allem mit anderen spezifischen Infektionskrankheiten, sowie mit den gefürchteten Bronchopneumonien, nicht zuletzt durch die Tuberkulose und Bronchiektasien als Nachkrankheit.

**Vorbeugung.** Die Masern stecken meist schon an, bevor sie klinisch erkannt sind. Die Ansteckungsgefahr ist anscheinend größer im katarrhalischen und exanthematischen Stadium als im Rekonvaleszenzbeginn und zur Zeit der Abschuppung. Die Schuppen selbst scheinen nach Affenversuchen nicht infektiös zu sein. — Die noch nicht gemaserten Geschwister sind meist schon angesteckt ehe die in der Familie mit hinreichender Sorgfalt nur ausnahmsweise durchführbare Absonderung einsetzt. Die schleunige Absonderung im Hause bildet meist nur eine Quelle psychischer Be-

Morbilli (Masern). 65

ruhigung für Eltern und Arzt, falls später Hausepidemien mit bedenklichen Einzelfällen entstehen. Sofortige Krankenhausverbringung scheitert gerade bei Masern bei den häufigen Massenerkrankungen von Kindern an der Platzfrage in Spitälern. Verbringung der noch gesunden Kinder aus der gefährdeten Familie begünstigt andererseits die Krankheitsverschleppung. Möglichsten Schutz vor Ansteckung verlangen noch nicht gemaserte Schwangere, anämische, rachitische, skrofulöse, lungenkranke Kinder, solche unter 2 Jahren und mit Nährschäden, mit Mittelohrerkrankungen, mit Drüsen- und Augenleiden, ferner Kinder mit anderen akuten Infektionskrankheiten, bes. mit Diphtherie und Keuchhusten. Bei so Gefährdeten evtl. Prophylaxe durch Masern-Rekonvaleszentenblutserum nach Degwitz: Entnahme des Serums etwa eine Woche nach Entfieberung von ausgesprochenen, aber unkomplizierten Fällen; intramuskuläre Einspritzung von etwa 4 ccm möglichst in der ersten Hälfte des Inkubationsstadiums; am 5—6 Tage die doppelte Menge. Wo rasche und genügende Selbstbeschaffung von Rekonvaleszentserum scheitert (das bisherige tierische Masernschutzserum taugt nichts!). Zurückgreifen entweder auf Vorräte, die in Krankenhäusern (Kinderkliniken) aufbewahrt werden oder Benutzung von mütterlichem Serum (Rietschel): etwa 20—30 ccm sollen bei rechtzeitiger Anwendung spätere Erkrankung an Masern verhüten oder zumindest mildern.

**Behandlung.** Gewöhnlich liegt der Schwerpunkt der ärztlichen Tätigkeit in der Anordnung und Überwachung zweckmäßiger Krankenpflege (Reinlichkeit), sowie der möglichsten Verhütung von Komplikationen. Medikamente sind meist entbehrlich, evtl. eine Hustenarznei, Gurgelwasser; auch die Fieberbekämpfung gewöhnlich unnötig (evtl. Aspirin, kühle Stamm- oder Wadenwickel). Diät: Die übliche flüssig-breiige Fieberkost; bei fehlenden Darmstörungen allzu große Vorsicht nicht erforderlich. Gegen Durst frisches Wasser, Fruchtsäfte, Zitronenlimonaden, auch Salzsäure- oder Phosphorsäuremixtur mit Himbeersaft. Gut gelüftetes, mäßig temperiertes (etwa 16—18° C.) möglichst großes, gleichmäßig warmes, genügend helles Zimmer (cave Zugluft, raschere ausgiebige Schwankungen der Zimmertemperaturen), Abdunkelungen nur bei wirklicher Lichtscheu und nur durch Fernhaltung des grellen Lichtes, z. B. durch Stellung des Bettkopfendes gegen das Fenster. Evtl. Erhöhung der Luftfeuchtigkeit durch Wasserverdampfung (Aufhängen feuchter Tücher, Wassertopf auf dem Ofen, Spray).

Wegen der besonderen „Anfälligkeit" im Rekonvaleszenzbeginn Aufstehen frühestens eine Woche nach der Entfieberung. Zimmerbehandlung bis zum völligen Verschwinden der katarrhalischen Erscheinungen, falls nicht Sonne, Wärme, Windstille den an sich zweckmäßigen früheren Freiluftaufenthalt ermöglichen. Die ersten Reinigungsbäder am besten 1—2 Wochen nach Entfieberung, falls nicht hochwertige Badeeinrichtungen Erkältungsgefahr mildern. Jedoch tägliche Säuberungen des Körpers, am besten durch lauwarme Körperwaschungen. — Durchschnittliches Fehlen in der Schule 4 Wochen.

**Örtliche Maßnahmen.** Auge. Bei stärkerer Lidschwellung, Verklebung und Sekretion, Umschläge mit abgekochtem Wasser, Bor- oder Bleiwasser, essigsaurer Tonerde, Kamillentee, Borsalicyllösung (1 % Bor., 0,1 Acidum salicylicum), am besten physiol. Kochsalzlösung. Augentropfen bes. mit Zincum sulfuricum 0,05—0,1 : 10,0. — Ohr. Gegen Schmerzen Aspirin, feuchtwarme, zur Vermeidung von Hautmacerationen mitunter besser trockenwarme Umschläge. Bei Sekretstauungen mit Vorwölbungen Paracentese. Achte auf Mastoiditis, bes. die verdächtige Klopfempfindlichkeit des Warzenfortsatzes. Rechtzeitige fachärztliche Beratung erforderlich.

— Nase. Bei Schnupfen Haut- und Schleimhautschutz durch Einfetten von Oberlippe und Naseneingang, evtl. auch Einblasungen von feinstpulverisierter Borsäure, von Borax, Natrium sozojodolicum (1,0; Sacch. lact. 20,0 mit 0,5 Menthol), Einatmung heißer Dämpfe, Aspirin, auch Schwitzprozeduren. Ausspülungen möglichst vermeiden, höchstens Pinselungen mit Novocain — Suprareninlösungen — Mund- und Rachenhöhle. Womöglich täglich mehrmaliges Gurgeln und Mundspülungen älterer Kinder mit dünnem Kamillentee, mit Salzwasser, mit Zusatz von Wasserstoffsuperoxyd. Verwendung von Perhydrolmundwasser, Perhydrolzahnpasten u. dgl. Bei Stomatitis: Mundspülungen mit Zusatz von einigen Tropfen Myrrhentinktur, Pinselungen mit Mel boraxatum, Mel rosatum, wäßriger Tannin-Methylenblaulösung (5 % Gerbsäure, 1 % Meth.). Kehlkopf. Vorbeugende Heilserumeinspritzungen bei gleichzeitiger Diphtheriegefährdung, z. B. Diphtheriefällen in der Umgebung. Hohe Serumdosen bei beginnenden Larynxstenosen (vgl. S. 60). Bei Atembeschwerden versuchsweise Inhalationen, heiße Ganzwickel, evtl. Senfwickel. Bronchien: Gegen Reizhusten Codëintropfen (bzw. Sirup), Paracodintabletten (0,01 evtl. mehrmals), Dilaudid, Dicodid. Beliebt sind hier die „lösenden" Mittel wie Emser Pastillen, Emser Salz, Emser Wasser mit heißer Milch, heißer Brusttee, möglichst mit reichlich Kandiszucker und einigen Tropfen Liquor ammon. anis., zugesetzt kurz vor dem Trinken, ferner die übliche Mixtura solvens, der „milde" Sirupus Alth. — Lungen: Starke Bronchitis bzw. Bronchiolitis evtl. auch Bronchopneumonien ohne höheres Fieber erfordern heiße Ganzwickel, z. B. 3—4 Serien täglich von je 3 etwa 20 Minuten liegenden sofort aufeinanderfolgenden Packungen; gleichzeitig Lindenblütentee oder heiße Zitronenlimonade. Vermeide Atembehinderung durch enganliegende Wickel. Zweckmäßig oft — gleichfalls beim Fehlen höheren Fiebers — recht warme Bäder (38—40° C) evtl. mit kühlen Übergießungen, $1/4$ Stunde Dauer, Abfrottieren. Sehr günstig wirken oft die Heubnerschen Senfmehlpackungen; gleichzeitig Herzmittel, bes. Digalen, Kampfer, Kardiazol, Koffëin. Stärkere Expektorantien wie Ipekakuanha, Apomorphin. — Haut. Gegen Juckreiz innerlich Aspirin, äußerlich Einpudern, auch Bromokoll als Streupuder (10 %) oder als Bromokollsalbe (20 % in Tuben), 1 proz. Thymollanolin, Mentholsalbe (z. B. M. 0,5, Lanolin, Vaselin. flav. āā ad 25,0), Abreibungen mit 1 proz. Menthol- bzw. Salicylspiritus.

Nachbehandlung. Womöglich Zimmerdesinfektion durch mehrtägiges Lüften (auch nachts). Periodische lange fortgesetzte Überwachung tuberkulosegefährdeter Kinder mit Hebung des Ernährungs- und Kräftezustandes derselben, genügender Schonung, Freiluftaufenthalt usw. Bei günstigen Vermögensverhältnissen und Beihilfen evtl. späterer Landaufenthalt solcher Kinder, vorübergehende Verbringung in waldreiches Mittelgebirge. Seebäder, Hochgebirge.

Eduard Müller † - Marburg.

## Exanthema subitum (Roseola infantum).
(„Kritisches 3-Tage-Fieber-Exanthem der kleinen Kinder".)

Zunächst von amerikanischen Autoren beschrieben, dann auch in Europa, insbes. von E. Glanzmann, Bern beobachtet. Das prognostisch durchaus günstige Leiden ist wohl doch eine bes. Infektionskrankheit mit einem freilich noch unbekannten Erreger (bald sporadisch, bald in Form kleinerer Epidemien, vor allem im Herbst). Es befällt fast ausschließlich die beiden ersten Lebensjahre. Plötzlicher hochfieberhafter Krankheitsbeginn mit 3 Tage dauernder, dann wieder kritisch abfallender „Kontinua". Während des Fiebers fast nur Allgemeinerscheinungen, wie Unruhe, weinerliches Wesen, Kopfschmerzen; gelegentlich leichtere gastrointestinale Störungen und Katarrhe der obersten Luft- und Speisewege (jedoch kein „Koplik", keine besonderen Lymphdrüsenschwellungen, keine stärkere Bronchitis oder Lungenkomplikationen). Bei der kritischen, oft von Schläfrigkeit der Kinder gefolgten Entfieberung ein überraschend plötzlich sich entwickelndes und nach kurzer Zeit wieder restlos, d. h. ohne Abschuppung und ohne nachträgliche Pigmentierung varschwindendes, kleinfleckiges Exanthem (daher der Name: Exanthema subitum). Der Ausschlag meist masernähnlich, wegen des Zusammenfließens der Flecke gelegentlich auch an Scharlach erinnernd. Er bevorzugt sowohl im Beginn wie in der vollen Ausprägung den Rumpf, insbes. den Rücken. Zu der typischen Exanthementwicklung beim Fieberabfall kommt als weiteres diagnostisches Merkmal eine ausgeprägte Leukopenie mit merkwürdig starker Abnahme der „gelapptkernigen" und relativer Zunahme der Lymphocyten. Die Diagnose, durch herdförmiges Auftreten natürlich erleichtert, stützt sich auf die Kardinalerscheinungen:

1. Fast ausschließliches Befallensein von Säuglingen und Kleinkindern;
2. Typischer Fieberverlauf mit plötzlichem Anstieg und kritischem Abfall, sowie 3 tägiger annähernder Kontinua;
3. im Gegensatz zum Eruptionsfieber der Masern des Entwicklungexanthems bei der Krise;
4. Gesundbleiben der inneren Organe;
5. ausgeprägte Leukopenie.

Durch dieses Gesamtbild gelingt auch die unter Umständen außerordentlich schwierige Unterscheidung von leichteren Masern. Hier aber Eruptionsfieber, Ko pli ksche Flecke, starke Bronchitis auch Exanthementwicklung am Kopf. Von den Röteln unterscheiden sich diese „Pseudo-Rubelli" durch die Eigenart der Fieberkurve, das Fehlen von Drüsenschwellungen sowie durch die Beschränkung auf die ersten beiden Lebensjahre. Bei diesem Leiden ist weniger eine besondere Behandlung, als eine genaue ärztliche Beobachtung weiterer Fälle erforderlich.

Eduard Müller †-Marburg.

## Rubeola scarlatinosa,
auch „Vierte Krankheit" genannt.

**Kennzeichen** dieser vielleicht doch besonderen, aber noch umstrittenen, akut-exanthematischen Krankheit:

1. Bei herdförmigem Auftreten Gleichartigkeit der Fälle ohne Immunitätsbeziehungen zum Scharlach schützt nicht vor „Vierter Krankheit" und umgekehrt,
2. durchaus gutartiger Verlauf ohne Komplikationen und ohne besondere Nachkrankheiten nach einer im Verhältnis zum Scharlach viel längeren, mehr an Röteln erinnernden Inkubationszeit (etwa $1\frac{1}{2}$—3 Wochen);
3. unter geringen Allgemeinerscheinungen, auch ohne schwere Angina und ohne gröbere Lymphdrüsenschwellungen leicht fieberhafte Entwicklung eines scharlachähnlichen, nur 2—3 Tage sichtbaren Ausschlages mit späterer kleinförmiger Abschuppung.

Eduard Müller †-Marburg.

## Erythema infectiosum (die sog. Ringelröteln).

Wahrscheinlich eine besondere spezifische Infektionskrankheit, die in der Allgemeinpraxis noch wenig bekannt ist, am meisten an Röteln erinnert und gewöhnlich damit verwechselt wird. Das prognostisch gutartige Leiden, das gelegentlich Rezidive zeigt, hinterläßt Immunität. Es befällt mit Vorliebe das Kindesalter. Nach einem etwa 1—2 Wochen dauernden Inkubationstadium kommt es ohne besondere Vorboten, ohne gröbere Begleitsymtome, meist auch ohne wesentliche Komplikationen zu dem durchaus kennzeichnenden Exanthem. Es entwickelt sich — kaum mit Schleimhautbeteiligung — zunächst im Gesicht eine an Gesichtsrose erinnernde „Schmetterlingsfigur" mit mehr diffuser anfänglich flammender, dann mehr cyanotischer Hautrötung und praller Hautspannung an Stirn und Backen mit einer blassen dreiecksförmigen Aussparung an Nase, Kinn und Mund (wie bei Scharlach). Erst nach 1—3 Tagen ein weiterer Exanthemschub in Glutäalgegend und an Extremitäten, bes. an den Streckseiten der Arme, jedoch unter Verschonung von Hals, behaartem Kopf, Finger und Zehen, im wesentlichen auch von Rumpf. Es kommt zu masernähnlicher, aber stets auffällig grobfleckiger, scharfbegrenzter Rötung, die durch Rückbildungsvorgänge in der Mitte, aber durch gleichzeitiges peripherisches Fortschreiten eine typische Gestaltung annimmt. Es entstehen nämlich kreis-, ring-, girlanden-, landkartenförmige auch netzartige Bildungen, also eine auffällige Vielgestaltigkeit des Exanthems (deshalb auch Exanthema variable genannt). Eine merkwürdige Launenhaftigkeit, eine schubweise, auf längere Tage sich erstreckende weitere Exanthementwicklung, ein Nebeneinanderbestehen von Frischem und Altem — kurzum ein typisches Bild, das auch die Unterscheidung von Röteln in ausgeprägten Fällen leicht macht. Zudem fehlen bei den Ringelröteln die Lymphdrüsenschwellungen der gewöhnlichen Röteln. Die weißen Blutkörperchen zeigen keine groben Zahlenunterschiede gegen die Norm; im Ausstrich aber prozentual auffällig viel Leukocyten (jedoch keine stärkere Vermehrung der Plasmazellen). Vom Erythema exsudativum multiforme gelingt die Unterscheidung der Ringelröteln schon durch die vorherrschende Lokalisation des Ausschlags (symmetrisches Befallensein von Hand und Fuß).

Auch bei dieser akut-exanthematischen Krankheit ist meist mehr eine ärztliche Überwachung mit Sorge für Reinlichkeit als eine besondere ärztliche Behandlung erforderlich.

Eduard Müller †-Marburg.

## Rubeolen (Röteln).

Ein gutartiges, akutes, spezifisches „Exanthem"! In epidemiologischer und klinischer Hinsicht weitgehende Ähnlichkeit mit leichten Masern, aber ein besonderer, gleichfalls noch unbekannter Erreger deshalb, weil Masern keine Immunität gegen Röteln hinterlassen und umgekehrt, und weil Röteln bei ihrer Weiterverbreitung (gewöhnlich nur kleine Schulepidemien) stets wieder Röteln erzeugen. Übertragungsweise: gelegentlich vielleicht auch durch Gegenstände, gewöhnlich aber von Person zu Person durch engen Kontakt in geschlossenen Räumen.

**Klinische Merkmale.** Ein Krankheitsverlauf wie bei abgeschwächten komplikationslosen Masern! 1. Inkubation: 2 bis 3 Wochen. 2. Prodromalstadium: Bald nahezu symptomlos, bald masernähnlich mit kurzen leichten Vorläufern, wie Katarrhe der oberen Luftwege, Conjunctivitis, Schnupfen, geringe Angina. Keine Koplikschen Flecke, aber bei genauerem Zusehen ein geringes Enanthem: flüchtige, kleinste rosarote Schleimhautfleckchen, bes. am weichen Gaumen. 3. Stadium exanthematicum: Lokalisation und Weiterverbreitung des Ausschlags wie bei Masern, zunächst Gesicht, Gegend hinter den Ohren. Kleinere, knapp linsengroße, kaum erhabene hellrote Flecke ohne besondere Neigung zum Konfluieren und von so kurzer Dauer, daß bei der schubweisen Ausbreitung auf den Gesamtkörper die ersten Eruptionen bereits wieder abblassen, ja nach 2—3 Tagen oft spurlos verschwinden. Nur mitunter kleienförmige Abschuppung. Im Eruptionsstadium nur flüchtiges, meist kaum mittelhohes Fieber, nur geringe Störungen des Allgemeinbefindens und nur mäßige Verschärfung etwaiger katarrhalischer Vorläufer. Häufig Drüsen am Halse, im Nacken, hinter den Ohren, aber ohne besondere Druckempfindlichkeit. Keine wesentlichen Nachkrankheiten.

Sichere Abgrenzung ausgeprägter Röteln und leichterer Masern schwierig, in sporadischen Fällen selbst dem Erfahrenen mitunter unmöglich. Für Röteln: Früher bereits durchgemachte Masern, gleichzeitige Rötelnepidemie, Ausbleiben oder auffällige Geringfügigkeit der Prodromalien und nur mäßige Steigerung derselben, ja ungestörtes Allgemeinbefinden im Eruptionsstadium, nur flüchtiges niedriges, ja bei Achselhöhlenmessungen fehlendes Fieber, Fehlen von Koplikschen Flecken im Vorläufer- und von allen Komplikationen bzw. Sekundärinfektionen im exanthematischen Stadium, vor allem aber das Fehlen einer gleichmäßigen Blüte des Exanthems infolge schubweiser Ausbreitung und Flüchtigkeit der ersten Eruptionen, vielleicht auch die genannte Drüsenschwellung an Hals und Nacken, falls ihre Stärke im auffälligen Mißverhältnis zur geringen Beteiligung des Nasen-Rachenraumes am Krankheitsprozeß steht, schließlich noch eine stets negative Diazoreaktion. Im Einzelfall muß sich die Unterscheidung auf das klinische Gesamtbild stützen, vor allem auf die Art der Krankheitsentwicklung, nicht aber auf übermäßige Bewertung von Einzelsymptomen. Von differentialdiagnostischer Bedeutung ist noch das Blutbild: zwar in den ersten beiden Krankheitstagen auch bei Röteln eine Leukopenie, hierbei aber neben bes. Verminderung der Neutrophilen und Vorhandensein von Eosinophilie eine höchst auffällige Zunahme der sog. Plasmazellen.

**Differentialdiagnose** von Scharlach. Nur ausnahmsweise konfluiert das Rubeolenexanthem zur flächenhaften Scharlachröte, aber auch dann bleiben die Mundpartien von isolierten Flecken kaum verschont. Etwaige Nachkrankheiten wie bei Scharlach, spätere lamellöse Abschuppungen sprechen durchaus gegen Röteln. Nur selten geben Serumexantheme und die Hautausschläge nach Pockenschutzimpfungen zu Verwechslungen Anlaß. Leicht jedoch kann der Unkundige die Ringelröteln (S. 67) für Rubeolen halten.

**Vorbeugung.** Rechtzeitige Absperrung gerade bei Röteln kaum möglich, im Hinblick auf die günstige Prognose (kaum jemals ernstere Komplikationen) auch kaum erforderlich.

**Behandlung.** Einfache Schonung des erkrankten Kindes durch einwöchige Bettruhe bzw. Zimmeraufenthalt, Verhängung von Hausarrest bei ungünstigem Wetter. Zweckmäßig: Überwachung während 3—4 Wochen im Hinblick auf die gelegentlichen Rezidive. Als Zimmerdesinfektion fleißiges Lüften; der Erreger haftet anscheinend nicht lange.

Eduard Müller†-Marburg.

## Scarlatina (Scharlach).

**Vorbemerkung.** Das wahrscheinlich recht widerstandsfähige Virus dieser fast auf der ganzen Erde vorkommenden, kontagiösen Erkrankung ist noch unbekannt. Es hat auffällige Neigung zur Symbiose mit Streptokokken, einer für die Bösartigkeit des Leidens, für viele Komplikationen oft ausschlaggebenden Misch- und Sekundärinfektion. Die Auffassung, daß der Scharlach eine nur durch hämolytische Streptokokken hervorgerufene toxisch-bakterielle Erkrankung darstellt, ist sehr umstritten.

Übertragung von Mensch zu Mensch durch Kranke und durch scheinbar gesunde Virusträger, mitunter wohl auch durch tote Zwischenträger, wie infizierte Gebrauchsgegenstände, z. B. Kleider, Wäsche, Geschirr, vielleicht sogar durch Nahrungsmittel. Vermutliche Eintrittspforte: Rachen, bes. Tonsillen. Ausnahmsweise vielleicht auch Haut- und Schleimhautverletzungen, selbst Verbrennungen, vielleicht auch der puerperale Uterus (hier jedoch gerne nur scharlachähnliche Sepsis!).

Disposition. Ähnlich wie bei epidemischer Kinderlähmung, keineswegs so allgemein wie bei Masern. Trotz mangelnder Absperrung und engstem Zusammenleben erkranken unter großer, noch nicht immuner Schar nicht selten nur das eine oder andere Kind. Scharlachdisposition mitunter auch familiär; die persönliche zeitlich wechselnd. Wichtig das Lebensalter: Leiden recht selten bei Säuglingen, relativ am häufigsten im Kindes- und Jugendalter (bes. 2$^1/_2$—10 Jahr). Disposition sich verlierend mit Rückbildung des lymphatischen Rachenrings, in ähnlicher Weise wie die Neigung zu Anginen, also nach dem 40. Jahre. — Epidemien meist in kälterer Jahreszeit, hier und da aber fast immer sporadische Fälle.

**Scharlachverlauf in unkomplizierten Fällen.** Inkubationsstadium. Dauer $^1/_2$—1 Woche, mitunter kürzer; keine oder nur uncharakteristische leichtere Allgemeinsymptome.

Initialstadium! Kürzer als bei Masern, zwischen 1—7 Tagen schwankend. Plötzlicher hochfieberhafter Krankheitsbeginn mit mehrmaligem Erbrechen, Schüttelfrösten, bei kleinen Kindern auch Konvulsionen, schwerem Krankheitsgefühl, unruhigem Schlaf, Kopf- und Gliederschmerzen, vor allem aber Halsweh, bes. Schluckbeschwerden.

**Befund.** Fieber bis 40° und darüber, auffällig hohe Pulsfrequenz (wohl durch toxische Schädigung vasomotorischer Zentren!), belegte Zunge, intensive, entzündliche Rötung der geschwollenen Mandeln und des vorderen Gaumenbogens. Oft schon Tonsillenbelag und ein am weichen Gaumen beginnendes Enanthem: rote Fleckchen und Streifchen; Drüsenschwellungen am Halse, bes. Unterkieferwinkel.

Exanthemstadium. Binnen 48 Stunden Entwicklung des typischen Ausschlags zur vollen oft kurzen Blüte. Beginn an Hals und Brust, Fortschreiten auf Rumpf und Extremitäten, bes. auf Genitaldreieck, Innenseite von Oberarm und Oberschenkel, jedoch nicht auf Handteller und Fußsohlen. Auffällige Blässe von „Kinn und Munddreieck" im Gegensatz zu gerötetem Gesicht. Ausschlag nur selten juckend, anfänglich hell, dann dunkelrot, nur scheinbar diffus, zusammengesetzt aus einer Unzahl engbenachbarter, kleinster Tüpfelchen und Spritzerchen, bes. um die Mündung der geschwollenen Haarfollikel herum (Studium dieser Hautveränderungen bei Glasspatel-, Objektträgerdruck, am einfachsten durch Hochziehen einer Hautfalte und genauen Betrachtung der gespannten Hautpartie). — Nach Bestreichen der heißen, trockenen, bes. am Rücken rothyperämischen, oft rauhen Haut rasch ein weißer, erst allmählich verschwindender Strich. Neigung zu den auch bei anderen Infektionskrankheiten vorkommenden Stauungsblutungen nach 5 Minuten langem Umlegen einer Gummibinde um den Arm (Rumpel-Leede).

Fortdauer des im Initialstadium brüsk einsetzenden hohen Fiebers bis zur vollen Exanthementwicklung, dann meist lytischer Abfall. Unverhältnismäßig starke Tachykardie. Während der Eruption Verschlechterung des Allgemeinbefindens (Anorexie, aber Durstgefühl) und der Halsbeschwerden. Am 3.—5. Krankheitstage ausgeprägte Himbeerzunge, d. h. hochrote Färbung nach oberflächlicher Epithelabstoßung und starke Papillenschwellung. Das Exanthem am Gaumen deutlicher unter

zunehmender Lymphadenitis am Halse, auch allgemeiner, leichterer Lymphdrüsenschwellungen, noch stärkere Volumzunahme der hochroten Tonsillen mit fleckigen, streifigen, schleimig-eitrigen oder auch schmutziggelblichen, schmierigen, abstreifbaren Belägen. Beim Fehlen von Diphtheriekombination jedoch kaum Neigung zu absteigender Kehlkopfbeteiligung.
Milz oft palpabel, Stuhl meist verstopft. Im konzentrierten Urin febrile Albuminurie, fehlende Diazo- aber meist positive Urobilin- und Urobilinogenreaktion; Leukocytose im Blut, anfänglich mehr gelapptkernige, später mehr lymphatische, gleichzeitig langanhaltende Eosinophilie (bis 3 fache Zahl der normalen).

Diagnostisch mitunter bedeutsam die sog. „Döhleschen Körperchen": körnchenförmige Einschlüsse in das Leukocytenprotoplasma (mit Mansonfärbung blau, Methylgrünpyronin rot). Sie kommen zwar auch bei anderen Infektionskrankheiten, wie Pneumonie, Diphtherie, Genickstarre, Lungenentzündung, beim Scharlach aber in größerer Zahl vor, so daß zumindest ihr Fehlen in frischen Fällen gegen Scarlatina spricht (ihr Vorhandensein übrigens gegen Röteln und mit Wahrscheinlichkeit gegen Masern). Während der Scharlacherkrankung mitunter vorübergehend und ohne gleichzeitige Lues positive Wassermannsche Reaktion.

Rekonvaleszenzstadium. Nach flüchtiger, höchstens 1—2 tägiger Blüte des Ausschlags beginnt unter meist lytischem Fieberabfall, Abblassung und Abschuppung, mehr kleienförmig an Gesicht und Hals, sowie Rumpf, mehr lamellös an Extremitäten, bes. Händen und Füßen; durchschnittlich beendigt gegen Schluß der 6. Krankheitswoche. Erst mit der Fieberfreiheit, die meist in etwa $1^1/_2$ Wochen nach Fieberbeginn erreicht wird, setzt die eigentliche Rekonvaleszenz ein, oft bedroht durch Frühkomplikationen des Scharlachs, durch die Scharlachnachkrankheiten, bes. die Scharlach-Nephritis, ausnahmsweise selbst durch Rezidive.

**Verlaufseigentümlichkeiten durch vorherrschend quantitative Abweichungen vom Normalbild.** Abortiver Scharlach (scheinbar häufig) und Scarlatina gravissima (glücklicherweise recht selten). Der abortive Charakter zeigt sich in auffälliger Leichtigkeit bald nur des Initialstadiums (scheinbar geringe Angina) bald nur des Hautausschlages (Scharlach mit rudimentärem, sehr flüchtigem, nur an einzelnen Körperstellen vorhandenem, ausnahmsweise selbst fehlendem Exanthem). Er gewährleistet aber keineswegs ein günstiges Rekonvaleszenzstadium; bedrohliche Scharlachnephritis trotz an sich leichten Scharlachs. Die Scarlatina gravissima verläuft wie eine Scharlachvergiftung, stürmisch und unter schweren toxischen, vor allem cerebralen Erscheinungen, intensiver Angina necroticans und rasch tödlicher Kreislaufsinsuffizienz. Zu den schweren Formen rechnet auch der mit hämorrhagischer Diathese einhergehende Scharlach.

**Vornehmlich qualitative Abweichungen vom Normalbild** durch nachweisbare Sekundärinfektionen, vor allem mit Streptokokken- und Diphtheriebacillen; gelegentlich auch durch die verschiedenartigsten Infektionskrankheiten des Kindesalters, z. B. Varicellen; auffallend selten jedoch durch Pneumonien, vor allem Pneumokokkenpneumonien. Streptokokkenmischinfektionen erfolgen so häufig und so frühzeitig, daß man auch an gleichzeitige einander begünstigende Ansteckung von solchen Kettenkokken und dem Scharlachvirus denken muß. Sie ist mitverantwortlich, oft bestimmend für die gewöhnlichsten Komplikationen des Fieberstadiums: die Angina necroticans, die Lymphadenitis am Halse und die eitrige Mittelohrerkrankung. Oft erzeugen die im Blute kreisenden Streptokokken im Rahmen der Scharlacherkrankung — auch unter schwerem septischem Allgemeinzustand — die klinischen Bilder und Einzelsymptome der **Streptokokkensepsis**, wie septische Endokarditis, Gelenkmetastasen usw. — Im Gegensatz zur falschen **Scharlachdiphtherie** steht die echte durch Mischinfektionen mit Diphtheriebacillen bedingte. Die sichtbaren Beläge sind dann meist weißer, derber, mehr zusammenhängend, auf der Unterlage fester haftend, beim Abziehen blutend, oft schon frühzeitig auf Gaumen und Zäpfchen übergreifend und bei bakteriologischer Untersuchung Diphtheriebacillen enthaltend. Zur sicheren Unterscheidung und rechtzeitigen Serumanwendung deshalb in allen Zweifelsfällen **von vornherein einen Abstrich machen!**

**Verlaufseigentümlichkeiten** durch auffällige Schwere von Einzelstörungen und Hinzutreten seltenerer Organveränderungen. **Nervensystem:** Konvulsionen bei kleinen Kindern, Benommenheit und „Meningismus" mit klarem sterilem Punktat. Aber auch eitrige Entzündungen der Häute bei gleichzeitiger Streptokokkensepsis und nach Mittelohreiterungen. Nur ausnahmsweise klinisch bedeutsame Encephalitis. — **Haut.** Scarlatina miliaris, d. h. **Scharlachfriesel** mit allgemein oder nur örtlich vorhandenen miliariaähnlichen Bläschen. Papulöser **Scharlach** (bes. starke Follikelschwellung), gefährlicher **hämorrhagischer Scharlach** mit septischen Hautblutungen, **Scarlatina variegata**, d. h. unregelmäßiges, masernähnliches, geflecktes Exanthem, Kratzekzem bei juckendem Scharlach; durch Sekundärinfektionen Furunkel, Abscesse; Hautmetastasen. Über Scharlach ohne Exanthem und mit lokalisiertem Ausschlag s. o. — **Mundhöhle und Rachen:** Abgesehen von Himbeerzunge und Speichelfluß oft geschwollene, trockene, rissige Lippen (auch oberflächliche Mundwinkelgeschwüre und Stomatitis!), und der auf schwere Angina hindeutende Foetor ex ore. Am häufigsten nur die leichtere **Scharlachangina** mit lebhafter Rötung; glücklicherweise seltener die meist etwa am 3.—5. Krankheitstage einsetzende **Angina maligna** sc. **necroticans** mit septischem Allgemeinzustand, hohem Fieber, schmutziggrauen bis gelblich-bräunlichen, lockeren, fetzigen, schmierigen, abstreifbaren, gern nach der Tiefe, auch auf Rachen- und Nasenhöhle, ja Nebenhöhlen fortschreitenden nekrotischen Massen als Überzug auf Tonsillen, Uvula und vorderen „Gaumenbögen". Auch Abscesse und Gangränsezierungen der Tonsillen. Höchst gefährlich die Entwicklung einer „Angina Ludovici". — **Ohr:** Otitis media! Ziemlich häufig, mit Vorliebe gegen Ende der ersten Krankheitswoche und nach Angina necroticans, hauptsächlich infolge der begleitenden Streptokokkeninfektion. **Fehldiagnosen,** bes. bei kleinen Kindern! Es drohen Mastoiditis und die bekannten otogenen Komplikationen, vor allem Meningitis, Subduralabscesse (mitunter trotz noch rechtzeitiger Parazentese). Achte auf Jugularisthrombose am Halse bei otogener Sinusthrombose und Sepsis. — **Auge:** nur selten eitrige Conjunctivitis. Parotitis in ernsten Fällen. — **Nase:** Im Gegensatz zu Masern nur selten stärkerer Schnupfen im Krankheitsbeginn; später aber gerne nekrotisierende, eitrige Schleimhautentzündungen (achte auf Geschwürchen am Naseneingang und Nasenflügeln!) mitunter Nasennebenhöhlenbeteiligung, insbes. bei Angina necroticans. — **Halslymphdrüsen:** Bei schwerer insbes. nekrotisierender Scharlachangina fast immer starke, mit entzündlichem Ödem der Umgebung einhergehende Lymphdrüsenschwellungen. Öfters Mißverhältnis zwischen Rachenbeteiligung und Intensität der Drüsenschwellung, gelegentlich nachträgliche Vereiterung. — **Kehlkopf:** Bei Stenosen dringender Verdacht auf komplizierende Diphtherie (meist zwischen 3. und 5. Krankheitstag sich entwickelnd), bei reinem

Scharlach gewöhnlich frei, überhaupt geringe Neigung zur Mitbeteiligung der tieferen Atemwege und Lungen. Nur mitunter Bronchopneumonien, ausnahmsweise selbst kruppöse. Keine ,,Aktivierung" der Tuberkulose durch Scharlach im Gegensatz zu Masern. — Herz: Auch in komplikationslosen Fällen stärkere Tachykardie als es der Fieberhöhe entspricht! Endokarditis, Perikarditis recht selten, gewöhnlich nur bei Mischinfektionen, bes. mit Streptokokken. Schwerere Myokarditis in septischen Fällen, jedoch nur ausnahmsweise Herztod wie bei Diphtherie. Relativ häufig gutartige, vielleicht toxische, aber oft langdauernde Herzmuskelstörungen mit Dilatation (bes. nach links), systolischem Mitralgeräusch durch relative Insuffizienz, im Rekonvaleszenzbeginn einsetzend, als eine Art reizbare Schwäche des Herzens, ferner in Form von Bradykardie (Vagusstörung?), aber auch Neigung zu Tachykardie, überhaupt zu labilem unregelmäßigem Puls, bes. bei Anstrengungen und Erregungen. — Bauchorgane: Abgesehen von Appetitlosigkeit, Erbrechen im Krankheitsbeginn, abgesehen von fühlbarem Milztumor nur mitunter Besonderheiten. Vor allem Magen-Darmstörungen mit Durchfällen bei sekundärer Streptokokkensepsis, bei Scarlatina gravissima. Als Lebersymptom gewöhnlich nur Urobilin- bzw. Urobilinogenausscheidung. — Harnorgane: Anfänglich febrile Albuminurie, mitunter frühzeitige septische Ausscheidungsnephritis bei Streptokokkenmischinfektionen. Häufiger und bekannter als Nachkrankheit die akute Scharlach-Glomerulonephritis.

Ursache kaum nur Sekundärinfektion, eher Scharlachvirus selbst oder Scharlachgift (ein ,,örtliches Wiederaufflackern noch nicht endgültig überwundener Scharlachinfektion!"?). Keine Beziehungen zur Schwere der Primärerkrankung, kaum auch zur Art der Behandlung. Häufigkeit: etwa ein Fünftel der Fälle. Zeitliches Auftreten: Ende der 2. oder Anfang der 3. Krankheitswoche. Art des Beginns: mit und ohne Fieber, mit und ohne andere Nachkrankheiten, z. B. Lymphadenitis am Halse. Urämie, auch flüchtige Amaurose bisweilen erstes Alarmsymptom (namentlich beim Fehlen fortlaufender Urinkontrolle in der Rekonvaleszenz), in andern Fällen Anorexie, Brechneigung, Blässe und Gedunsenheit des Gesichtes, Lidödeme (auch solche an Schleimhäuten, z. B. Augenbindehaut, Zäpfchen, selbst in Kehlkopfgegend), Abnahme der Urinmenge, blutiger, fleischfarbener Urin durch die oft schubweise Hämaturie; meist leichtere Blutdruckerhöhungen. Ausgang: gewöhnlich günstig in durchschnittlich 2—8 Wochen. Ausheilung aber oft erst nach Monaten. Im Abflauen mitunter ,,orthostatische" Albuminurie. Leider mitunter Übergang in chronische Nephritis, ja sekundäre Schrumpfniere. Bei hartnäckigen Nierenveränderungen periodische Kontrolle des Blutdrucks und des Herzens (nicht selten relativ rasch einsetzende Hypertrophie der linken Kammer). — Extremitäten und Gelenke: Kombinationen von Scharlach und echtem Gelenkrheumatismus sicherlich möglich, aber schwer zu beweisen, schon im Hinblick auf das Vorkommen von ,,Scharlach-Rheumatismus", sowie von septischen Gelenkerkrankungen bei Streptokokkensekundärinfektionen. Der echte Scharlach-Rheumatismus relativ kurz dauernd, mit mehr gleichzeitiger symmetrischer Beteiligung größerer Gelenke und mit geringer Neigung zur Endokarditis.

**Nachkrankheiten.** Kritischer Krankheitstag hierfür nach Jochmann ungefähr der 19. Für Fieberdauer in der Rekonvaleszenz oder erneutes Auftreten desselben sind meist verantwortlich: Ohreiterungen, akute Glomerulonephritis, die Lymphadenitis colli mit akuter schmerzhafter, ein- oder doppelseitiger, gewöhnlich rasch und ohne Vereiterung vorübergehender Schwellung einer oder mehrerer Drüsen, ferner die Rezidive (gerne in Form des Wiederauftretens von

Einzelsymptomen, wie Anginen, selbst von Angina necroticans, aber auch als nochmalige, mitunter sogar stärkere Wiederholung des Initial- oder Exanthemstadiums, ja der gesamten Scharlacherkrankung). Ausnahmsweise auch ein **gutartiges Nachfieber** selbst von längerer Dauer ohne greifbare Ursache.

**Verwechslungen** des Scharlachs bes. mit **Masern**, mit **Röteln**, sowie der Scharlachdiphtherie mit **echter Diphtherie** allein oder als Mischinfektion des Scharlachs. Beachte hierbei die verschiedene Art der Beläge, die geringe Neigung des reinen Scharlachs zur Kehlkopfbeteiligung, ganz im Gegensatz zur Diphtherie, den plötzlichen hochfieberhaften Krankheitsbeginn bei Scharlach, die Himbeerzunge, das Enanthem und Exanthem, die spätere Abschuppung und die Nachkrankheiten, Verwechslungen mit **Serum- und Arzneiexanthemen** wie bei Masern. Äußerst schwierig auch für den Facharzt ist die Deutung des chirurgischen und puerperalen Scharlachs, zumal hier positive Streptokokkenbefunde im Blute begleitenden echten Scharlach nicht ausschließen. Auch bei schweren Scharlachfällen findet man eben gewöhnlich Streptokokken im Blute!

**Prognosenstellung.** Äußerst schwierig, auch bei zunächst leichtem und günstigem Verlauf, wegen der oft heimtückischen Nachkrankheiten nur mit großer Reserve möglich. Gut- und bösartige Gruppenerkrankungen infolge Virulenzschwankungen des Erregers, von Änderungen in der Krankheitsbereitschaft der Kinder, von wechselnden Einflüssen äußerer Umstände, z. B. des Klimas, von variabler Neigung zu Misch- und Sekundärinfektionen sowie von der nach Epidemien wechselnden Häufigkeit bestimmter Komplikationen und der Scharlachnephritis. Bes. gefährdet sind wenig widerstandsfähige kleine Kinder, vor allem solche mit schon vorhandenen Veränderungen der Rachenorgane sowie der Halslymphdrüsen und mit chronischen Ernährungsstörungen.

**Behandlung**[1]. **Maßnahmen zur Verhütung der Weiterverbreitung des Leidens** (vgl. Übertragungsweise des Scharlachs sowie Abschnitt: Desinfektion). Meldepflicht für Erkrankungen und Todesfälle. Sicherste Form der Absperrung: Rascheste Krankenhausüberweisung, bes. wenn noch scharlachfreie, kleine, schwächliche, kränkliche Geschwister im Hause sind und die **Voraussetzungen für eine tatsächlich wirksame häusliche Isolierung** fehlen: geeignetes, nur für das infizierte Kind bestimmtes Krankenzimmer, eine besondere verständige Pflegeperson und die Möglichkeit sachgemäßer fortlaufender Desinfektion von Wäsche und Gebrauchsgegenständen. Eine wirksame Absonderung im Hause stellt freilich an die räumlichen und damit an die sozialen Verhältnisse der Familie, sowie an die technische Schulung der Pflegeperson hohe Anforderungen. Gewöhnlich ist sie durchaus unzulänglich, meist führt nur das Fehlen einer so allgemeinen Krankheitsdisposition der Kinder zu Scheinerfolgen häuslicher Absperrungsmaßregeln. Trotzdem muß **mögliche Isolierung** wenigstens angestrebt werden. Infektiös ist der Scharlachkranke vom Krankheitsbeginn bis tief in die Rekonvaleszenz hinein. Die **Bemessung der Absperrung auf 6 Wochen** stützt sich mehr auf klinische als auf epidemiologische und ätiologische Tatsachen. Nach diesem Termin ist die für die Weiterverbreitung des Leidens vielleicht gar nicht bedeutsame Abschuppung vollendet, die Gefahr aller Nachkrankheiten und Rezidive fast vorüber. Praktische Notwendigkeiten verlangen eben die gleichmäßige Innehaltung eines bestimmten zeitlichen Termins, solange wir den Erreger und sein zeitliches Haften bei Genesenden noch nicht nachweisen können. Weiterverbreitung nach diesen 6 Wochen ist jedoch keineswegs unmöglich (Virusträger?). Auch die ge-

---

[1] Siehe auch Abschnitt Schmidt-Schleicher: Allergie, Anaphylaxie, Idiosynkrasie, S. 179.

sunden Geschwister müssen während der 6 Wochen die Schule meiden, natürlich auch die Kirche und die Spielplätze (bei rascher Krankenhausüberweisung des Patienten mindestens 1 Woche). Sog. **Schlußdesinfektion ist erforderlich.** — Als zuverlässiger Nachweis für Scharlachempfänglichkeit einerseits und Scharlachimmunität andererseits kann die ihrem Wesen nach noch strittige sog. „Dicksche Probe" kaum gelten: aus Berkefeld-Filtraten von Reinkulturen jener hämolytischen Streptokokken, die angeblich, aber wahrscheinlich fälschlich, als Scharlacherreger anzusehen sind, wird ein lösliches Scharlachtoxin gewonnen. Hiervon werden kleinste Mengen (0,1 ccm einer 1 proz. Lösung; vgl. Abschnitt Schmidt-Schleicher) intracutan eingespritzt. Bei Immunen (in Rekonvaleszenz und nach früherem Überstehen von Scharlach) negative, bei Empfänglichen und „frisch" Scharlachkranken positive Probe mit vorübergehender Rötung und Schwellung an der Einspritzungsstelle nach 24 Stunden.

**Allgemeinbehandlung.** Sie genügt meist. Gewöhnlich heilt eben auch der Scharlach ohne jede Medikamente und Sera! Etwaige Fieberbekämpfung besser durch feuchte, kühle Packungen als durch Antipyretica. — Auch in unkomplizierten Fällen 4 wöchige Bettruhe, womöglich in gleichmäßig temperiertem, nicht überheiztem, gut zu lüftendem, genügend großem Krankenzimmer, mindestens drei Wochen. Zimmeraufenthalt durchschnittlich 6 Wochen, falls nicht bei Wärme und Windstille spätere Freiluftbehandlung auf geschützter Veranda usw. möglich ist. Tägliche, in den ersten 4 Wochen mindestens 3 malige Temperaturmessungen, schon zur rechtzeitigen Erkennung von Komplikationen und Nachkrankheiten sowie zur Terminbestimmung des Aufstehens (frühestens 1 Woche nach völliger Fieberfreiheit). Anlegung einer Kurve! — Fortlaufende Urinkontrolle, vom Beginn der 3. Krankheitswoche unter Messung der Harnmenge mindestens 2—3 tägige, womöglich chemisch und mikroskopisch. Vor und nach dem 1. Aufstehen Urinkontrolle. — Tägliche Reinigung des Kranken, am besten durch lauwarme Ganzwaschungen; womöglich Reinigungsbad nach vollendeter Abschuppung. Zuvor Bäder nur bei günstigen technischen Vorbedingungen (Badewanne im Krankenzimmer, gut heizbare Baderäume unmittelbar daneben). — Von vornherein sorgfältigste Mund- und Rachenpflege mit Einfettung der Lippen, häufigem Gurgeln, auch desinfizierenden Mundpastillen. Falls Pflegerin vorhanden, die die Technik vollauf beherrscht, bei kleinen Kindern mit starker Angina auch Ausspritzungen der Mundhöhle, bes. empfohlen von Jochmann; auch teelöffelweise 1 proz. Wasserstoffsuperoxydlösung zum Verschlucken. — Flüssig-breiige, ungewürzte, mäßig gesalzene, genügend abwechslungsreiche, vorherrschend lactovegetabilische Kost; auch Kompotte, Honig, frische Gemüse, einwandfreies Obst, auf besonderen Wunsch des Kranken selbst geringer Fleischzusatz erlaubt. Strenge Milchdiät nicht erforderlich, bei Widerwillen dagegen und Abnahme des Ernährungs- und Kräftezustandes nicht einmal zweckmäßig. Als Getränk: Wasser, Fruchtsäfte, natürliche Citronenlimonade, Brunnen.

**Spezielles.** Angina necroticans. Mundpflege (Gurgelungen, Ausspülungen, s. o.); Eiskrawatte, häufig zu wechselnder kalter „Priessnitz"; Inhalationen, z. B. mit 1 proz. Wasserstoffsuperoxyd; 5—10 Tropf. Jodglycerin (jodi puri 0,5; Kalii jodat. 2,0; Glycerin 20,0; Ol. menth. pip. gtt. 2) auf Zucker langsam lutschen, tee- und eßlöffelweise langsames Schlucken von Honig, sehr konzentrierten Zuckerlösungen (Zuckerbehandlung von Wunden!). Reichliches Trinken bes. von Citronensaft; Eisstückchen. — Schon bei Verdacht auf komplizierende Diphtherie schleunigst hohe Dosen von Heilserum. Versuchsweise Antistreptokokken- bzw. Scharlachserum, auch Scharlachrekonvaleszentenserum, bes. bei schwerem hochtoxischem Scharlach, sowie bei bes. gefährdeten Personen. Rekonvaleszentenserum evtl. in Krankenhäusern und Kliniken vorrätig halten (unberechenbare, unangenehme Nebenwirkungen!). Über das möglichst frühzeitig, vielleicht zwischen dem 2.—4. Krankheitstag einzuspritzende **Scharlachserum** der Behringwerke s. Näheres im Abschnitt: Schmidt-Schleicher. — Akute hämorrhagische Glomerulonephritis: sichere Vorbeugung weder durch strenge Milchdiät noch durch die vielfach beliebte Urotropindarreichung möglich! Strenge Bettruhe; Wärme; bei leistungsfähigem Herzen Schwitzprozeduren; Sorge für regelmäßige Stuhlentleerung; gewürzfreie, ganz salzarme Kost, am besten nur vorübergehend strenge Milchdiät, dann Milchreis, Grieß, auch Buttermilch und saure Milch, allmählich Kompotte, frische Früchte, Breie, Kartoffelmus, zarte Gemüse, geröstetes Weißbrot, Zwieback, dann Eier, allmählich Fleischzulagen. Gesamtflüssigkeitsmenge am besten nicht über 1—1$^{1}/_{2}$ l. Aufstehen, Bewegung, diätetische Zulagen unter steter Urinkontrolle. Bei drohender Urämie: Aderlaß mit nachfolgender Kochsalzinfusion, heiße Einpackungen, Schwitzen mit Schwitzapparat, heiße Bäder, Wasserzufuhr durch Einläufe, bes. Tröpfchenklistiere, Herzmittel. Zur Beruhigung: Chloralhydrat, evtl. als Klistier. — Arzneimittel sonst bei der Glomerulonephritis oft entbehrlich: Liquor kali acetici (evtl. mit Aqua petrosolini), Birkenblättertee, Diuretin. — Herzmuskelstörungen. Lange Bettruhe! (evtl. Campher, Kardiazol, Strychnin, Strophantin). — Scharlach-Rheumatismus. Atophan; Atophanyl; Antipyrin; Aspirin; sonst die übliche symptomatische Behandlung. — Gegen schmerzhafte Drüsenschwellungen gleichfalls Umschläge (anfänglich mehr kühl, später warm); äußerlich Jodvasogen, innerlich später Versuch mit kleinen Jod- oder Schwefeldosen, auch Schmierseifeneinreibungen, Höhensonnen- und Röntgenbestrahlungen; Solebäder. Bei Vereiterungen rechtzeitiges Befragen des Chirurgen. Eduard Müller†-Marburg.

## Pocken und Pockenschutzimpfung.

Dank der Schutzimpfung sind die Pocken, vor allem in Deutschland, wo die Impfung am strengsten durchgeführt ist, so selten geworden, daß die meisten Ärzte nie einen Fall gesehen haben. Wenigstens war dies vor dem Weltkrieg der Fall. Nur in Grenzländern kamen einige Fälle vor, oder durchreisende Ausländer erkrankten in Deutschland und steckten einige Personen an; es kam zu kleinen auf den Ort beschränkten Herden.

Der **Verlauf der Pocken** ist ein recht typischer. Die Ansteckung erfolgt ziemlich sicher von den Schleimhäuten der oberen Luftwege aus. Wahrscheinlich durchsetzt der Erreger die Schleimhaut der oberen Luftwege, ohne dort wesentliche örtliche Reaktionserscheinungen hervorzurufen. So kommt es, daß die ersten Krankheitssymptome meist so gering sind, daß sie dem Kranken nicht zum Bewußtsein kommen. Nur bei genauer Beobachtung lassen sich zuweilen Zeichen von Katarrh der oberen Luftwege, Bronchitis, Schnupfen usw. feststellen. Wenn das Virus tatsächlich katarrhalische Erscheinungen der Luftwege hervorruft, so ist es auch beinahe selbstverständlich (Gins), daß das Virus durch die Absonderungen dieser Schleimhäute ausgeschieden wird. Daraus folgt, daß die Ansteckung bei Variola höchstwahrscheinlich nicht nur durch den Inhalt der Pocken, sondern auch dadurch geschieht, daß beim Husten, Niesen oder Sprechen kleinste schwebefähige Tröpfchen, die das Virus enthalten, nach außen und in die Umgebung des Kranken gelangen. Dieser Art der Weiterverbreitung der Pocken schreibt Gins die größte Bedeutung zu; er hält sie für wichtiger, als die Ansteckung durch den Pockeninhalt. Er glaubt deshalb auch, daß die Variola schon im Inkubationsstadium ansteckungsfähig sei, eine Ansicht, die allerdings von anderen bestritten wird.

Nach der Ansteckung vergehen 9—12 Tage (Inkubation), ehe irgendwelche krankhaften Erscheinungen auftreten. Bei mehreren Fällen, die ich während des Krieges beobachten konnte, brach jedesmal genau am 13. Tage nach der Infektion die Krankheit aus. Sie beginnt plötzlich, meist mit Schüttelfrost; hohes Fieber stellt sich ein, Gliederschmerzen, Kopfschmerzen, zuweilen Erbrechen. Das Fieber steigt schnell auf 40—41°, die Kranken fühlen sich sehr elend. Zuweilen tritt schon in diesem Stadium ein leichter, vorübergehender Ausschlag auf; im übrigen sind aber objektiv keine Veränderungen nachzuweisen. Bei sporadisch auftretenden Fällen ist deshalb das Erkennen der Krankheit in diesem Stadium kaum möglich. Vielfach wird schon in diesem Stadium ein eigentümlicher säuerlicher Geruch aus dem Munde wahrgenommen, der charakteristisch für Pocken ist, und aus dem man zuweilen schon früh die richtige Diagnose stellen kann. Auch diese Tatsache spricht dafür, daß in den oberen Luftwegen bereits Krankheitserscheinungen vorhanden sind, ehe es zu dem charakteristischen Hautausschlag kommt.

Nach einigen Tagen flaut das Fieber ab, die Kranken fühlen sich besser, oft sogar ganz wohl, und nun beginnt die Eruption der eigentlichen Pocken. Die Eruption beginnt zunächst im Gesicht und verbreitet sich von hier auf den übrigen Körper. Es entstehen rote Fleckchen, die schnell zu kleinen Knötchen anwachsen; in der Mitte der Knötchen bildet sich dann ein kleines, sich langsam bis zur Größe einer Erbse vergrößerndes Bläschen, das anfangs wasserhellen Inhalt hat. Alle Pusteln erreichen das Stadium der Reife zu gleicher Zeit.

Die Kuppe des Bläschens zeigt eine leichte Einziehung (Pockennabel). Temperatur besteht zunächst nicht. Nachdem die Bläschen etwa in der Mitte der 2. Krankheitswoche die höchste Ausbildung erfahren haben, beginnt der Inhalt sich leicht zu trüben, gleichzeitig steigt die Temperatur wieder an; die Pocken trüben sich immer mehr, schließlich wird der Inhalt rein eitrig, das Fieber steigt auf 40—41° (Eiterfieber). Der Allgemeinzustand ist sehr schlecht, und in vielen Fällen tritt in diesem Stadium der Tod ein. Bei günstigem Verlauf beginnen die Pocken jetzt vom Rande her einzutrocknen; es bilden sich braune Krusten, die nach etwa 2 Wochen abfallen.

Die Gesamtdauer der Krankheit beträgt demnach von dem Moment der Ansteckung bis zur Abstoßung der Borken etwa 4—5 Wochen (Inkubation 12, Prodromalstadium 3, Eruption 7, Involution 14 Tage).

In schweren Fällen kommt es zu Blutaustretungen in die Pocken; die sich bildenden Borken werden ganz dunkel, fast schwarz — „schwarze Blattern". Bei massiger Entwicklung von Pusteln kann es zum Zusammenfließen der einzelnen Pusteln kommen (Variola confluens).

Bei alten, hinfälligen Individuen beobachtet man die „asthenischen" Pocken. Es kommt nur zu einer zögernden und unvollständigen Entwicklung des Exanthems. Zwar schießen reichlich Efflorescenzen auf und deuten auf eine schwere Infektion, aber die Reaktion des Körpers ist mangelhaft. Es dauert lange Zeit, bis sich Papeln und schließlich Bläschen bilden. Die **Prognose** ist sehr ungünstig; fast stets tritt der Tod an Herzschwäche ein.

Die Blattern stellen eine äußerst schwere Krankheit dar, die mit den fürchterlichsten Qualen für den Kranken verbunden ist, zumal die Pocken nicht nur auf der Haut, sondern auch auf den Schleimhäuten auftreten.

Die „naturheilkundigen" Impfgegner müßten nur einmal einen schweren Fall von Pocken sehen; dann würden sie anders über die Gefährlichkeit der Pocken denken.

Haben sich die Borken abgestoßen, so bleiben an der Stelle der Bläschen zum mindesten Pigmentierungen zurück, meist aber kommt es zu glatten Narben, die sehr entstellend wirken und für das Leben bestehen bleiben.

**Symptomatische Therapie** bei ausgebrochener Krankheit nach den bei solchen Infektionen allgemein üblichen Regeln (vgl. Typhusbehandlung). Bettruhe, Körperpflege, vorbeugende Reinhaltung der Mundhöhle mit Einfettung der Lippen, mit Gurgelungen; Augenpflege (hier bei Komplikationen frühzeitig fachärztliche Beratung!). Flüssigbreiige Kost, kühlende Getränke (bei Potatoren evtl. auch Alkohol!); gegen Schmerzen, hohes Fieber Antipyretica, bes. Salicylpräparate. Bei hämorrhagischen Formen mit petechialem Initialexanthem (bes. im Schenkeldreieck!) versuchsweise innerlich Calcium lacticum, Normalserum bzw. als Ersatz Tetanus- oder Diphtherieheilserum. Gegen die Hautaffektion versucht man u. a.: kühle Bäder, einfaches Aufpinseln von Olivenöl, Einpudern von Salicyl- bzw. Dermatolstreupulver, häufig zu wechselnde Umschläge mit verdünnter Borsäure oder essigsaurer Tonerde (Cave Hautmacerationen!). Einpinselungen von Knötchen mit verdünnter Jodtinktur (Jodtinktur 10, Glycerin 90). Krusten nicht abkratzen lassen, nicht gewaltsam entfernen; „Abweichen" in lauen Bädern, durch örtliche Seifenbäder, durch Olivenölverbände. In Frage kommen noch improvisierte Rotlichtbehandlungen nach Niels Finsen durch Anwendung von dunkelrotem Seidenpapier an Lampenschirmen, rotes Fensterglas, rote Glühbirnen. Empfehlenswert soll der Versuch mit der Dreyerschen Kaliumpermanganatbehandlung der Hautaffektion sein; — teils Ersatz der Rotlichttherapie, vor allem aber desinfizierende und desodorisierende Wirkung. Der völlig entkleidete Kranke kommt womöglich auf eine wasserdichte Unterlage; gesättigte wäßrige Lösung von übermangansaurem Kali mit weichem Pinsel auf alle von Efflorescenzen befallenen Körperteile am 1. Tage 2—3 mal, später täglich auftragen. Haut wird tiefbraun, später schwärzlich.

**Pathologische Anatomie.** Im Bläschenstadium spielt sich der krankhafte Prozeß auf der Haut lediglich in der Epidermis ab. Es handelt sich um eine ballonierende und reticulierende Degeneration der Epidermiszellen. Schließlich entsteht die „Pockenhöhle", durch Konfluenz der verschiedenen degenerierenden Zellen wird ein großer Teil der Stachelschicht in ein feinfädiges Maschenwerk verwandelt. Im Pustelstadium ist die Cutis ausgesprochen beteiligt: Blutfüllung der Papillengefäße, Leukocytenansammlung in den Gefäßen und Durchwanderung durch die Wandungen, kleinzellige Infiltration der Nachbarschaft stellen sich ein. Hauptsächlich sind die Papillen des Papillarkörpers beteiligt; es kommt zu dichter Infiltration mit Leukocyten; schließlich ist eine Abgrenzung gegen die Pockenhöhle nicht mehr möglich, es entsteht eine „echte" Ulceration der Cutisoberfläche. Der Prozeß muß infolge der starken Beteiligung des Papillarkörpers zu einer dauernden Narbe führen.

**Geschichte.** Die Variola trat in Epidemien auf, deren Schwere zwar verschieden war; aber jedesmal starben eine große Menge Menschen. Die Pocken haben bis zum 18. Jahrhundert die Vermehrung des Menschengeschlechtes geradezu aufgehalten (Süpfle). Furchtbar war ihre Wirkung auch insofern, als jedesmal eine Menge Siecher, Blinder, Tauber oder aus sonstigen Gründen Arbeitsunfähiger zurückblieb.

Im Inneren Afrikas war ihre Heimat. Im Altertum und bis in die neue Zeit kriecht sie nilabwärts und bildet in Oberägypten eine der wichtigsten Volkskrankheiten. Mit Sicherheit scheint festzustehen, daß in China die echten Blattern bereits über 1000 Jahre vor der christlichen Zeitrechnung

Pocken und Pockenschutzimpfung. 79

bekannt gewesen sind. Dasselbe gilt wohl von Indien. Die erste wissenschaftliche Arbeit über die Pocken stammt von einem jüdisch-arabischen Arzt, dem Aron von Alexandrien. Gegen Ende des 1. Jahrtausends sind die Pocken ein ständiger Begleiter des Islams. Ob schon die alten Völker Europas, die Griechen und Römer, die Blattern gekannt haben, ist ungewiß. Sicher sind sie vom Orient nach Europa gekommen und haben sich im 9. und 10. Jahrhundert über ganz Europa verbreitet. Bes. trugen die Kreuzzüge zur Verbreitung bei.

Anfang des 16. Jahrhunderts kam die Krankheit auch nach Amerika und wütete dort furchtbar unter den Eingeborenen. Schließlich trat sie in der ganzen Welt auf; eine Epidemie folgte der anderen. Ähnlich wie jetzt die Masern waren auch die Pocken eine ausgesprochene Kinderkrankheit. Da nur ausnahmsweise jemand zum zweiten Male erkrankte, waren die meisten Menschen beim Auftreten einer neuen Epidemie unempfänglich, da sie bei vorhergehenden Epidemien krank gewesen waren. ,,Pockenfähig" waren nur die inzwischen Geborenen und Herangewachsenen.

**Gefährlichkeit.** Die Ansteckungsfähigkeit war so groß, daß etwa 85 bis 95% aller Lebenden erkrankten. Die Mortalität war außerordentlich; durchschnittlich starben 15—20%, von kleinen Kindern bis zu 30%. Indessen war der Charakter der einzelnen Epidemien ein ganz verschiedener. Während es vorkam, daß die Pocken so milde auftraten, daß nur 6—10% der Kranken starben, traten andere bösartige Epidemien auf mit einer Mortalität von 90%. Einzelne Menschen scheinen eine natürliche Immunität gegen Pocken zu haben; nach den Erfahrungen früherer Epidemien ist dies aber sehr selten; nur 5% natürliche Immunität wird von älteren Schriftstellern angegeben.

Junker gibt die Sterbeziffer in Europa am Ende des 18. Jahrhunderts auf 400000 jährlich an, in Deutschland auf 70000; bei der damaligen geringen Bevölkerungszahl eine enorme Ziffer.

**Schutzmaßnahmen.** Ganz früher unterließ man jede Maßnahme; da doch fast alle Menschen erkrankten, hielt man die Krankheit für etwas Notwendiges, das jeder Mensch durchmachen müsse, und ergab sich in sein Schicksal. Man glaubte, daß diese ,,Reinigung" des Körpers etwas Nützliches und Natürliches sei. Langsam jedoch brach sich immer mehr die Erkenntnis Bahn, daß es sich um eine Ansteckung von außen handele, daß die Krankheit von Mensch zu Mensch übertragen würde.

Man begann deshalb, sich vor der Ansteckung zu schützen. Die noch jetzt bei ansteckenden Krankheiten üblichen Methoden wurden schon damals angewendet: Isolierung der Kranken, Vernichtung oder Reinigung der Gebrauchsgegenstände; die Wohnungen wurden abgesperrt, selbst ganze Dörfer. Aber gegen die Krankheit half alles nichts: wer bei der einen Epidemie verschont blieb, erkrankte bei der nächsten. So war man völlig machtlos.

Die Tatsache, daß Leute, welche einmal die Pocken gehabt hatten, bei den folgenden Epidemien frei blieben, die Tatsache ferner, daß der Charakter der Epidemien ein sehr verschiedener war, einmal sehr heftig, ein andermal milder, führte bei vielen Völkern unabhängig voneinander zu dem Gebrauch, die Pockenfähigen gelegentlich einer milderen Epidemie der Ansteckung auszusetzen, um sie vor späterer heftiger Erkrankung zu schützen.

Um die Ansteckung mit Pocken zu erreichen, wurden verschiedene Methoden bei den einzelnen Völkern angewendet. Man ließ Gesunde bei Kranken schlafen, zog die Kleider Pockenkranker an oder man verschaffte sich Pockeneiter, man konnte die Pocken ,,kaufen". Diese Methoden dürften wohl die ersten Versuche einer künstlichen aktiven Immunisierung gewesen sein. Zuerst kam in Indien die Methode auf, den Pockenstoff durch eine Verletzung der Haut, durch **Einimpfen**, in den Körper zu bringen.

**Inokulation.** Man hatte die Erfahrung gemacht, daß Leute, die zufällig von einer Wunde aus angesteckt waren, eine viel mildere Krankheit durchmachten, und diesen Vorgang ahmte man nun absichtlich nach. Man nannte diese Methode Inokulation. Schon im 18. Jahrhundert sind in Indien förmliche Inokulationstermine abgehalten worden, z. T. schon mit Lymphe, die durch Erhitzen oder durch langes Lagern abgeschwächt war. Über Konstantinopel kam die Inokulation im Jahre 1721 durch die Frau des englischen Gesandten, welche ihre Söhne impfen ließ, nach England. Sie wurde mit Enthusiasmus aufgenommen und verbreitete sich schnell über ganz Europa. Bald bildete sich eine ganz bestimmte Methode aus: nur von ganz leichten Fällen wurde abgeimpft, am 4. Tage wurde von dem klaren Inhalt einer Pustel abgenommen; dann wurde von Mensch zu Mensch weitergeimpft. Diese Inokulation mit echter Variola, die Variolation, hat sicher manchem Einzelindividuum genützt und ihn vor einer heftigen Variola geschützt, aber zuweilen trat doch eine recht schwere Krankheit auf; in einer Anzahl von Fällen trat sogar der Tod ein.

Von den in den ersten 8 Jahren in England vollzogenen 897 Inokulationen waren 845 erfolgreich, doch waren 17 Todesfälle zu beklagen. Man rechnete auf 47 Inokulationen 1 Todesfall. Vor allem aber hat die Allgemeinheit nicht nur keinen Nutzen, sondern gar Schaden davon gehabt; denn die Inokulierten bildeten ebenso wie die anderen Variolakranken für alle Pockenfähigen eine große Gefahr und trugen zweifellos zur Verbreitung der Epidemien etwas bei. Allerdings war der Schaden wohl nicht so groß, wie die Impfgegner meinen, welche behaupten, daß die großen Epidemien der damaligen Zeit hauptsächlich durch die Inokulation ihre Ausdehnung erlangt hätten.

So bildete bis zum Ende des 18. Jahrhunderts die Inokulation das einzige Mittel, welches wenigstens im Einzelfall mit Erfolg angewandt werden konnte.

Um diese Zeit nun machte der englische Arzt Jenner seine epochemachenden Versuche und führte die Schutzimpfung mit Kuhpockenlymphe ein. Unter Kuhpocken, der Variola vaccina (von vacca die Kuh) verstand man eine eigenartige Erkrankung der Kühe, die sich im Auftreten von Bläschen am Leib, bes. am Euter, äußerte. Es kam vor, daß sich Menschen beim Melken an kranken Kühen ansteckten und dann an der infizierten Stelle ähnliche Bläschen wie die Kühe bekamen. Ein alter Volksglauben, der in verschiedenen Gegenden bekannt war, besagte, daß Menschen, die an den Kuhpocken krank gewesen waren, von der Variola verschont blieben. Schon vor Jenner ist, wie nachträglich geschichtliche Forschung nachgewiesen hat, mehrmals versucht worden, die Nutzanwendung aus dieser Erfahrung zu ziehen und Kuhpocken künstlich zu übertragen

Die erste absichtliche Impfung ist im Jahre 1772 mit Erfolg von einem Mädchen an sich selbst ausgeführt worden. Weitere Schutzimpfungen erfolgten in den Jahren 1774 und 1791. Bereits im Jahre 1765 hatten zwei englische Ärzte die Schutzwirkung der Kuhpocken durch Versuche nachgeprüft und die Ergebnisse der medizinischen Gesellschaft in London mitgeteilt. Sie haben aber keine Beachtung gefunden und die Angelegenheit geriet in Vergessenheit.

Unabhängig von diesen Versuchen hat Jenner die Richtigkeit des alten Volksglaubens von der Schutzkraft der Kuhpocke durch eigene Untersuchungen nachgeprüft. Er verfuhr bei seinen Untersuchungen sehr vorsichtig — sie erstrecken sich auf 20 Jahre. Zunächst sammelte er alle Fälle von Übertragung der Kuhpocken auf Menschen und stellte fest, daß

Pocken und Pockenschutzimpfung. 81

tatsächlich das Überstehen der Kuhpocken Schutz gegen die Variola gewährt. Da er ferner fand, daß die Kuhpocken eine verhältnismäßig milde Erkrankung darstellten, so wagte er im Jahre 1796 seinen ersten Versuch: Er übertrug die Kuhpocken von der Hand einer Kuhmagd, die sich kurz vorher angesteckt hatte, auf einen gesunden 8jährigen Jungen. Die künstlich eingeimpften Kuhpocken verliefen wie gewöhnlich. 6 Wochen später lieferte er dann den Beweis, daß der Junge gegen Variola unempfänglich sei, indem er die Inokulation mit echter Variola vornahm. Der Junge blieb gesund; auch eine zweite spätere Inokulation blieb ohne Erfolg. Nach 2 Jahren stand Jenner ein neuer Fall von Kuhpocken zur Verfügung; er ging jetzt einen Schritt weiter. Er impfte direkt von der Kuh auf einen Knaben, von diesem auf ein anderes Kind und so fort auf mehrere. Jetzt erst veröffentlichte er seine Erfahrungen und Versuche, Ende Juni 1798.

**Vaccination.** Jenner erreichte, daß von den verschiedensten Seiten Nachprüfungen vorgenommen wurden. Als diese allgemein günstig ausfielen, verbreitete sich die Kuhpockenimpfung ungemein schnell in England. Auch in anderen Ländern kam die Kuhpockenimpfung schnell in Aufnahme.

Überall wurde nachgeprüft, überall mit demselben günstigen Resultat. Wie hoch man den Nutzen der „Vaccination" anschlug, erhellt daraus, daß schon nach wenigen Jahren die Zwangsimpfung in verschiedenen Staaten eingeführt wurde; zuerst in Bayern im Jahre 1807, also schon 9 Jahre nach der Entdeckung Jenners. Es folgten nach weiteren 6 Jahren Baden, dann Württemberg, Schweden usw. Der Erfolg der überall ausgeführten Schutzimpfungen zeigte sich bald; innerhalb weniger Jahre waren die Pocken in Europa fast völlig erloschen. Jahrelang blieben Epidemien aus. „Die Pocken sind ausgerottet" lautet der Titel eines damals erschienenen Buches. Mehr als 10 Jahre vergingen ohne Epidemien.

Dann traten jedoch wieder zahlreiche Fälle auf, zuerst in England, einige Jahre später auch auf dem Festland. Vor allem bemerkenswert war, daß auch zahlreiche Geimpfte wieder erkrankten; es kam wieder zu ziemlich schweren Epidemien.

**Variolois.** Allerdings machte man allgemein die Beobachtung, daß die Erkrankung bei den Geimpften viel milder und gutartiger verlief. Sie verlief unter dem Bild der Variolois, wie man schon früher ganz milde Blattern („falsche Blattern") bezeichnet hatte. Seitdem hat sich dieser Name für die „Pocken der Geimpften" eingebürgert[1].

Die ganze Vaccination war damals erheblich gefährdet. Natürlich erklärten die Impfgegner die ganze Schutzpockenimpfung für nutzlos. Man spürte nun den Ursachen des erneuten Auftretens der Blattern nach und kam schließlich zu der Überzeugung, daß die Jennersche Lehre, wonach durch das Überstehen der Kuhpocken für das ganze Leben Immunität gegen Variola erzielt würde, nicht richtig sei, daß vielmehr der erlangte Impfschutz im Laufe der Jahre abnähme. Daß jedoch die Jennersche Impfung überhaupt wirksam war und einen zeitweisen Schutz gewährte, erhellte aus der Tatsache, daß mehr als 10 Jahre nach Einführung der Impfung keine Epidemien vorgekommen waren, und daß die Geimpften viel milder erkrankten. Es ergab sich aus diesen Erwägungen, wollte man wirklich geschützt sein, die Notwendigkeit, die Schutzimpfung zu wiederholen. So kam es zur Einführung der Wiederimpfung, der Revaccination.

---
[1] In den letzten Jahren kamen eine Reihe von ungwöhnlich leichten Pockenepidemien in Ländern mit ungenügendem Impfschutz zur Beobachtung: Alastrin in Brasilien, smallpox in England. Fast stets: „gekreuzte Immunität" zwischen Vaccination und Alastrin. Die klinischen Erscheinungen gleichen denen der Variolois; die Inkubationszeit wie bei Variola. Prognose gut ($^1/_2$—3% Mortalität). Prophylaktische Vaccination auch hier von vielen befürwortet, zumal 1924 eine „Alastrin-Epidemie" in England schweren Charakter annahm.

Müller, Therapie des prakt. Arztes III/1. 2. Aufl. 6

**Revaccination.** Diese bürgerte sich ebenso schnell ein wie die Erstimpfung, und ihre Erfolge waren großartig. Sie wurde schon 1834 in der preußischen Armee eingeführt mit dem Erfolg, daß die Blattern in der Armee vollständig verschwanden. In Deutschland war die Impfung nur in einigen kleinen Staaten obligatorisch, in anderen nicht, so auch in Preußen nicht; hier wurde sie nur von Staats wegen gefördert, ein Zwang bestand nicht. Nach dem Regulativ von 1835 konnten zwangsweise nur die Bewohner eines Hauses, in welchem die Pocken aufgetreten waren, der Impfung unterzogen werden. So kam es, daß immer noch eine große Menge pockenfähiger Menschen vorhanden war, und nur so war es möglich, daß nach dem Kriege 1870/71 wieder eine große Pockenepidemie ausbrechen konnte, welche ganz Europa heimsuchte. Begünstigt wurde die Verbreitung in Deutschland durch die ungeimpften französischen Gefangenen. Dazu kam noch der Umstand, daß die Vaccinestämme im Laufe der Zeit stark abgeschwächt waren, nachdem sie vielmals den menschlichen Körper passiert hatten. Auch aus diesem Grunde war der Impfschutz in den späteren Jahrzehnten des vorigen Jahrhunderts ein ungenügender. Zur Aufrechterhaltung des allgemeinen Pockenschutzes ist es aber, wie Gins mit Recht betont, dringend erforderlich, daß Impfschutz mittels einer Lymphe von hoher Virulenz erzielt wird; eine solche fehlte gegen Ende des 19. Jahrhunderts.

Die erwähnte Epidemie erforderte mehr Todesfälle als der französische Krieg. Sie wurde Veranlassung zum Erlaß des deutschen **Reichsimpfgesetzes** vom Jahre 1874, durch welches sowohl die Vaccination wie die Revaccination aller Deutschen gesetzlich vorgeschrieben worden ist. Seitdem ist Deutschland von Epidemien völlig verschont geblieben; selbst durch den Weltkrieg, in welchem unsere Soldaten auf ihren Siegeszügen in alle möglichen Länder, in denen Pocken herrschten, gekommen sind, ist keine Verbreitung der Krankheit in Deutschland veranlaßt worden; wenigstens sind nur einige kleine lokale Herde, die leicht zu unterdrücken waren, beobachtet worden.

**Statistisches.** Der Nutzen der Impfung ist durch die Statistik leicht zu erweisen, und es gibt sehr genaue und sorgfältige Zusammenstellungen, die vom Reichsgesundheitsamt bearbeitet worden sind; aus ihnen ist klar und einwandfrei die Wirkung der Impfung zu ersehen. Mit Einführung der Vaccination und Revaccination verschwinden die Pocken — wie die Tabellen ergeben — fast völlig.

Ich will nur einige Beispiele anführen: In Preußen starben vor Einführung der Revaccination noch 41 Personen auf 100000, nach Einführung der Revaccination anfangs noch 2,2 später nur 1,2 Personen auf 100000.

Eklatant war die Wirkung der Wiederimpfung bei der preußischen Armee im Feldzug 1870/71: Von den nicht geimpften Franzosen starben an den Pocken etwa 23000, von den preußischen Soldaten nur 297!

Dem Beispiel Deutschlands sind die meisten Staaten gefolgt; doch haben mehrere Staaten, z. B. Rußland, noch gar keinen Impfzwang.

England hatte früher die Impfung obligatorisch eingeführt, hat aber später durch die „Gewissensklausel" die restlose Durchführung der Impfung unmöglich gemacht: England kann s ch bei seiner insularen Lage, da es keine Nachbarn hat, d denen Pocken ständig vorkommen, die Gewissensklausel erlauben, wir aber nicht. Aber auch in England macht sich der Einfluß der Gewissensklausel deutlich bemerkbar. Die Pocken haben dort wieder erheblich zugenommen. Im Jahre 1923 brach sogar eine kleine Epidemie aus, die Untersuchung ergab, daß von 350 Fällen 319 ungeimpft waren, 13 wurden während der Inkubationszeit, 18 waren vor langer Zeit geimpft.

## Pocken und Pockenschutzimpfung.

In Deutschland werden schon seit langem über jeden einzelnen Pockenfall genaue Ermittlungen angestellt; es ist erwiesen worden, daß die bei weitem größte Mehrzahl der jetzt noch vorkommenden Fälle in den Grenzgebieten auftreten und auf Einschleppung zurückzuführen sind. Wohl ist es einige Male vorgekommen, daß durch einen eingeschleppten Fall ein paar Personen angesteckt wurden; aber größere Epidemien sind seit Einführung des Impfgesetzes nicht mehr aufgetreten — der beste Beweis für die Nützlichkeit der Impfung.

Die kleinen Herderkrankungen, welche während des letzten Krieges auftraten, lehrten eine wichtige Tatsache: Die Altersverteilung der Erkrankungen stellte eine direkte Umkehrung der Verhältnisse im 18. Jahrhundert dar. Während früher die Pocken eine ausgesprochene Kinderkrankheit waren, blieben jetzt die Kinder fast völlig verschont und die Krankheit befiel meist nur Erwachsene. Das Verhältnis war folgendermaßen: 95,6% der Erkrankten gehörte dem Alter über 40 Jahre an, 3% entfielen auf die Altersgruppe von 13—39 Jahren und das kindliche Alter war nur mit 1,4% beteiligt (Gins). Daß die in Deutschland durchgeführte Vaccination und Revaccination die Ursache für diese auffallende Erscheinung darstellt, dürfte wohl keinem Zweifel unterliegen.

**Beginn des Impfschutzes.** Es hat sich herausgestellt, daß nach dem 8. oder 9. Tage Immunität vorhanden ist; eine erneute Impfung bleibt ohne jeden Erfolg, auch die Inokulation der Variola gelingt jetzt nicht mehr. Schon am 7. Tage nach einer erfolgreichen Impfung kommt erneute Impfung nur noch rudimentär zur Entwicklung. Da bei den echten Blattern eine längere Inkubationszeit besteht, so war man bisher allgemein der Anschauung, daß man nach erfolgter Ansteckung mit Variola noch eine wirksame Schutzimpfung mit Vaccine vornehmen und so den Verlauf der Variola um vieles mildern könne. Neuere Beobachtungen scheinen dies aber nicht zu bestätigen. Friedmann sagt, daß man nach seinen Erfahrungen auf einen sicheren Schutz nicht rechnen könne, wenn die Impfung erst in der Inkubation erfolge. Auch ein abgeschwächter Pockenverlauf sei keineswegs mit Sicherheit zu erwarten. Immerhin wird man, wenn man auch nicht mit Sicherheit auf einen Erfolg rechnen kann, doch die Möglichkeit eines solchen im Auge behalten und in allen hierher gehörigen Fällen die Vaccination vornehmen. Nach Mitteilung anderer Autoren scheint die Vaccination in den ersten Inkubationstagen der Variola doch meistens einen Schutz gegen den Ausbruch der Krankheit zu erzielen.

**Dauer.** Die Dauer des Impfschutzes beläuft sich im Durchschnitt auf 10 Jahre; nach dieser Zeit tritt wieder eine gewisse Empfänglichkeit ein, jedoch verlaufen sowohl erneute Impfung als echte Blattern erheblich milder. Den besten Beweis, daß auch nach 10 Jahren ein gewisser Schutz vorhanden ist, liefern die Resultate bei der Revaccination. Bei allen Kindern, die früher mit Erfolg geimpft waren, kommt es gar nicht zur vollen Ausbildung der Jennerschen Bläschen, sonder meist nur zu Papeln, und am 8. Tage ist der Prozeß gewöhnlich abgeheilt. Der Grad der bei den Wiederimpfungen vorhandenen Immunität ist aber ein sehr verschiedener; deshalb sind die Erfolge der Revaccination außerordentlich wechselnd. Je kräftiger die Reaktion auf die Erstimpfung war, um so länger hält der Impfschutz an. Deshalb muß es das Bestreben sein, durch virulente Lymphe möglichst gut entwickelte Impfbläschen zu erzielen. Für die Entwicklung sofortiger Immunität genügt zwar eine einzige gut entwickelte Pustel; mit der Zahl der entwickelten Pusteln steigt aber die Dauer des Impfschutzes. Nach Gins bleibt der durch Impfung und Wiederimpfung erzielte Impfschutz bei mindestens der Hälfte aller Personen bis in das 4. Jahrzehnt wirksam.

**Verlauf der Vaccination.** Der Krankheitsverlauf bei einer normalen Schutzimpfung ist ein so gleichmäßiger wie bei keiner anderen Krankheit: In der ersten Zeit nach der Impfung zeigt der Impfschnitt das Aussehen eines gewöhnlichen Hautschnitts, in nächster Nähe ist eine minimale Röte vorhanden. Diese verliert sich am 2. Tage, es bildet sich ein leichter Schorf. Vom 3. oder 4. Tage an schwache Rötung, ein schmaler geröteter Saum (Aula), Erhebung zu Papeln oder Leisten; vom 5. Tage an Übergang der Papel zur Bläschenbildung, nach 7 Tagen höchste Entwicklung des Bläschens; hellrötlich-graue, wasserhelle Blase mit eingezogener Mitte, aus der sich beim Anstechen eine völlig klare Flüssigkeit entleert. Vom 8. Tage an Trübung des Inhalts, Eintrocknung und Abfall der Borken. Mit der Trübung des Inhaltes, also vom 7. Tage an, bildet sich häufig in der Umgebung der Pocken eine starke Rötung aus, der etwa 2—3 cm im Durchmesser habende „Pockenhof" (Area). Die intensiv gerötete Haut fühlt sich fest und derb an und ist schmerzhaft. Um diese Zeit besteht Störung des Allgemeinbefindens, Unbehagen, Appetitmangel, mehr oder weniger hohes Fieber. In 2—3 Tagen sind diese Erscheinungen aber völlig geschwunden, und ohne jeden Nachteil für das Kind tritt Heilung ein.

Der Pockenhof kann in einzelnen Fällen große Ausdehnung annehmen, bis zum Unterarm reichen; es kann dabei auch zur Schwellung der Achseldrüsen kommen. Auch der Gesamtverlauf kann ein schwerer sein mit starker Störung des Allgemeinbefindens. Die entzündliche Rötung kann erhebliche Dimensionen annehmen, so daß ein dem Erysipel ähnliches Aussehen resultiert. Außerdem kann es vorkommen, daß eigentümliche Ausschläge, rote Flecken, Nesselausschlag, Bläschen usw. am ganzen Körper auftreten. Alle diese Erscheinungen sind direkte Wirkung des Impfstoffes, nicht etwa von Beimengungen desselben, und ihr Auftreten hängt lediglich von der größeren oder geringeren Empfänglichkeit für die Pocken ab. Die Virulenz der Lymphe spielt natürlich auch eine Rolle.

Eine bes. schwache Reaktion sieht man zuweilen bei sehr elenden, heruntergekommenen Kindern, es bilden sich kleine Bläschen ohne jede Rötung, ohne Pockenhof, die, ohne daß es zu wesentlichen Krankheitserscheinungen kommt, eintrocknen (kachektische Reaktion).

Eigentümlich ist das Vorkommen von verspäteter Entwicklung Jennerscher Bläschen. Es kommt immer wieder einmal vor, daß beim Nachschautermin keinerlei Reaktion zu sehen ist, so daß die Impfung als erfolglos angesehen wird. Nach einiger Zeit aber wird das Kind gebracht mit Impfbläschen, die sich in der Zwischenzeit entwickelt haben. Man muß sich vorstellen, daß aus irgendeinem Grunde das Virus zunächst keine Möglichkeit zur Entwicklung hat, und daß erst durch irgendeine Zufälligkeit die „schlafenden Keime" nachträglich wirksam werden.

Das Charakteristische im Verlauf der Vaccine im Gegensatz zur echten Variola besteht darin, daß es bei ersterer zur Eruption von Bläschen nur an der Impfstelle kommt, während sich bei Variola der ganze Körper mit Pocken bedeckt. Der Unterschied im Verlauf ist jedoch nur ein scheinbarer; in Wirklichkeit handelt es sich um dieselbe Krankheit; wir sehen bei der Vaccine nur den ersten Teil des Krankheitsbildes, bei der Variola dagegen den letzten.

Das ganze Krankheitsbild haben wir bei der Inoculation der echten Blattern: sowohl die erste lokale Eruption an der Impfstelle wie bei Vaccine als auch die Allgemeineruption wie bei Variola. Bei Vaccine fällt der letzte Teil weg, weil die Krankheit sehr viel milder ist und früher abheilt und weil es nicht zur Eiterung kommt, bei Variola sehen wir während des „Inkubationsstadiums" nichts von dem sich wahrscheinlich irgendwo im Innern abspielenden ersten Entzündungsherd.

Pocken und Pockenschutzimpfung.

**Abweichungen.** Zunächst können sich in der Nachbarschaft des Impfschnittes kleine „Nebenpusteln" bilden, die offenbar dadurch entstehen, daß sich das Virus auf dem Lymphwege in der Nachbarschaft verbreitet. Wir sehen derartige Nebenpusteln bes., wenn bei sehr empfänglichen Individuen eine sehr starke Reaktion mit mächtiger Schwellung und Rötung der umgebenden Haut auftritt. Viel wichtiger ist, daß es ganz selten auch bei Vaccine einmal zu einer Allgemeineruption auf dem ganzen Körper kommen kann wie bei den echten Blattern (Vaccine generalisata). Der Verlauf ist dann im ganzen sehr ähnlich dem Verlauf der Inoculation echter Variola, nur im allgemeinen viel milder und harmloser. Endlich ist zu erwähnen, daß es zu postvaccinalen Exanthemen der verschiedensten Art kommen kann bei Menschen, bei denen eine besondere Empfindlichkeit besteht.

**Verlauf der Revaccination.** Der Verlauf der Revaccination ist ein grundsätzlich anderer. Sehen wir bei Vaccination eine auffallende Gleichmäßigkeit der Erscheinungen, so daß von wenigen Ausnahmen abgesehen in dem Nachschautermin ein Kind aussieht wie das andere, so haben wir bei Revaccinierten eine außerordentliche Mannigfaltigkeit der Erscheinungsformen. Infolge der früheren Impfung besteht bei ihnen eine gewisse Immunität; der Grad ist aber individuell sehr verschieden und infolgedessen ebenso verschieden die Reaktion auf die erneute Impfung. So sehen wir Übergänge von leichten Papeln bis zu ausgebildeten Pusteln. Zu wirklich typischen Jennerschen Bläschen kommt es aber fast nie; treffen wir einen solchen Fall beim Nachschautermin an, so können wir daraus schließen, daß die Erstimpfung ungenügend war; tatsächlich finden wir dann fast nie von der Erstimpfung herrührende Narben. Der ganze Prozeß verläuft viel schneller, so daß vielfach am 7. Tage bereits völlige Heilung eingetreten ist und man nur noch einige eingetrocknete Borken sieht. Auffallend ist, daß es gerade bei Wiederimpflingen häufig zu starken Schwellungen der Achseldrüsen kommt, wohl die Folge einer bei älteren Kindern leichter eintretenden sekundären Infektion.

Bei bereits Geimpften verläuft auch die echte Variola erheblich milder: Variolois! Es besteht dann große Ähnlichkeit mit Varicellen; deshalb soll nach Min.-Erlaß jeder Fall von Varicellen bei Erwachsenen als varioloisverdächtig angesehen werden.

**Akzidentelle Wundkrankheiten.** Wie bei jeder anderen Verletzung kann natürlich auch der Impfschnitt infiziert werden; es kommt zu akzidentellen Wundkrankheiten. Die Verunreinigung kann gleich bei der Impfung erfolgen oder durch Verletzung der Impfblase (Aufkratzen) oder im Stadium der Borkenbildung; letzteres ist am häufigsten. Es kann dabei zu allen Formen der Entzündung kommen; Eiterung, Geschwürbildung, ja schwerste Phlegmone und Blutvergiftung können sich entwickeln. Heutzutage, wo nach aseptischen Regeln geimpft und große Sorgfalt angewendet wird, kommen schwere Komplikationen nur noch selten vor. Das erhellt z. B. aus der Tatsache, daß in den Jahren 1892—1906 in Preußen etwa 26 Millionen Kinder geimpft wurden, daß davon aber nur 40 an Impfkrankheiten gestorben sind, die als Folge der Impfung anzusehen sind, also nur 1,5 auf 1 Million. Im Jahre 1920 wurden in Preußen etwa 1 Million Kinder geimpft, ein Todesfall hat sich dabei nicht ereignet; nur einmal ist Vereiterung der Achseldrüsen gemeldet, einmal Auftreten generalisierter Vaccine.

Etwas häufiger, wenn auch immer noch selten, ist das Erysipel. Die Rose tritt in 2 Formen auf, als Früherysipel und Späterysipel. Bei ersterem kommt es schon nach 12—36 Stunden zu schweren Krankheitserscheinungen, hohem Fieber, charakteristischer Rötung, Schwellung und Schmerzhaftigkeit der Haut. Das Früherysipel ist eine direkte Folge des

Impfschnittes; es entsteht durch sofortige Infektion der Wunde bei der Impfung, entweder durch die Lymphe oder durch das Instrument. Es darf nicht mit dem größer ausgebildeten ,,Pockenhof" verwechselt werden. Ein Min.-Erlaß sagt: ,,Die Impfärzte sind darauf aufmerksam zu machen, daß als Erysipel lediglich die durch Eitererreger hervorgerufene flächenhaft sich ausbreitende, stark fieberhafte Hautentzündung anzusehen ist." Maßgebend für die Diagnose ist die Schwere der Krankheitserscheinungen, die Lokalisation der Hautrötung und der weitere Verlauf. Der Pockenhof bleibt auf den Arm beschränkt, das Fieber schwindet schon nach 2, höchstens 3 Tagen.

Das Späterysipel entsteht nach Verletzung der Pocken; es ist leider nicht ganz zu vermeiden; die Kinder kratzen die Pusteln auf; trotz aller Ermahnungen werden die Kinder nicht sauber gehalten, und so ist eine Infektion nicht immer zu verhüten. Man muß sich sogar wundern, daß bei unsauber gehaltenen Kindern nicht öfters Rose auftritt.

Zu erwähnen wäre endlich noch die Impetigo contagiosa (vgl. Abschnitt: Hautkrankheiten). Die erste solche Epidemie wurde 1885 auf Rügen beobachtet. Nachher traten noch einige kleinere Epidemien auf. Große Bedeutung kommt der Impetigo jetzt wohl nicht mehr zu; doch ist zu beachten, daß jeder Fall sofort dem zuständigen Medizinalbeamten gemeldet werden muß.

Eine weitere Gruppe von Krankheiten, welche infolge der Impfung auftreten können, bilden diejenigen, welche früher beim Gebrauch von Menschenlymphe direkt von dem Stammimpfling übertragen werden konnten.

Die wichtigste Rolle spielt hier die Syphilis. Tatsächlich sind früher mehrfach Ansteckungen vorgekommen. Von 1800—1880 sind in Europa 50 mal derartige Übertragungen festgestellt worden auf 750 Impflinge, immerhin eine beträchtliche Anzahl. Nach Einführung des Reichsimpfgesetzes sind in Deutschland noch zweimal Übertragungen vorgekommen, einmal auf 15, ein anderes Mal auf 4 Kinder.

Heutzutage ist Übertragung von Syphilis unmöglich gemacht, da nur noch mit Kälberlymphe geimpft werden darf.

Auch die Übertragung von Tuberkulose ist nicht möglich, da nur Lymphe von Kälbern verwendet werden darf, die sich bei der Sektion als völlig gesund ergeben haben. Daß durch die Impfung eine Disposition für Tuberkulose oder andere Krankheiten, wie Rachitis usw., geschaffen würde, ist eine durch nichts bewiesene Behauptung. Wenn diese Krankheiten zeitlich nach der Impfung auftreten, so handelt es sich um ein zufälliges Zusammentreffen.

Leiden die Kinder bereits an einer der genannten Krankheiten, so ist zu empfehlen, sie einstweilen von der Impfung zurückzustellen, weil sonst jede spätere Verschlimmerung der Impfung zur Last gelegt wird.

Selbstverständlich ist es möglich, daß durch die Impftermine, durch das Zusammenkommen vieler Menschen ansteckende Krankheiten, Masern, Scharlach usw., verbreitet werden können. Die Anweisung zur Ausführung des Impfgesetzes bestimmt deshalb, daß zu Zeiten von Epidemien an den betreffenden Orten keine Impftermine abgehalten werden dürfen. Auch dürfen Kinder aus Häusern, in welchen ansteckende Krankheiten herrschen, nicht zum Impftermin gebracht werden.

Zu erwähnen sind endlich noch die unangenehmen Komplikationen, die dadurch entstehen, daß auf kranke Hautstellen geimpft oder zufällig Impfstoff auf solche Stellen gebracht wird. Es kommen verschiedene Hauterkrankungen in Betracht; am wichtigsten ist aber das Ekzem. Die ganze Ekzemfläche beginnt sich alsdann heftig zu entzünden, es bilden sich massenhaft echte Vaccinebläschen, und es entwickelt sich ein schweres Krankheitsbild, das zum Tode führen kann. Deshalb soll man Kinder mit Ekzem von der Impfung zurückstellen. Will man in Zeiten der Pockengefahr doch impfen, so muß man eine Hautstelle aussuchen, die gesund ist, so daß kein Impfstoff auf ekzematöse Haut gelangt, und einen gut abschließenden Verband anlegen oder die noch zu besprechende subcutane Impfung vornehmen.

Zu erwähnen wären noch neuere Mitteilungen über das Auftreten von Erkrankungen des Zentralnervensystems infolge der Kuhpockenimpfung. So wird von verschiedenen Autoren angenommen, daß das Auftreten der progressiven Paralyse mit der Schutzimpfung zusammenhinge. Diese Angaben werden aber jetzt allgemein energisch bestritten. Mehrfach sind in letzteren Jahren Gehirnentzündungen (Encephalitis) nach der Impfung beobachtet worden. Ein Ministerialerlaß vom 5. März 1928 sagt darüber folgendes: „In den letzten Jahren sind in Holland und England eine größere Zahl (in Holland im ganzen 118), in anderen Ländern vereinzelte Fälle einer Gehirnerkrankung beobachtet worden, welche bei erstgeimpften Kindern meistens gegen das Ende der 2. Woche nach der Impfung begann und bei annähernd der Hälfte der befallenen Kinder einen tödlichen Ausgang nahm. Diese Gehirnentzündungen, deren Symptome sich nicht ganz mit denjenigen bei der epidemischen Gehirnentzündung decken, immerhin aber große Ähnlichkeit haben, kamen im wesentlichen in den an die Seeküste angrenzenden Landesteilen vor, während landeinwärts die Erkrankung selten war. Das Alter der erkrankten Impflinge war meistens 4—7 Jahre, Kinder unter 2 Jahren wurden nur in Einzelfällen betroffen, ältere ebenso wie Wiederimpflinge überhaupt nicht.

Eine Erklärung der Krankheitsursache kann trotz eifrigster Forscherarbeit der holländischen und englischen Ärzte noch nicht gegeben werden. Ob dabei das Impffieber ebenso wie Masern oder Keuchhusten gelegentlich tun, den schon vorhandenen aber ruhenden Keim der Gehirnentzündung zum Aufflackern bringen kann, muß noch durch weitere Beobachtung geklärt werden. Die holländische Regierung hat auf Grund dieser Erkrankungen eine Milderung des indirekten Impfzwanges derart angeordnet, daß schulpflichtige Kinder, welche noch nicht geimpft sind, für die Dauer des Jahres 1928 nicht vom Unterricht ausgeschlossen werden sollen.

Im Deutschen Reich sind bisher nur verhältnismäßig wenig Erkrankungen beobachtet worden und auch diese unter Umständen, welche die Beziehung zu der epidemischen Gehirnentzündung durchaus möglich erscheinen lassen.

Es wird jedenfalls zweckmäßig sein, die öffentlichen Impfungen in Gebieten, in welchen Fälle von Gehirnentzündung bei der Bevölkerung aufgetreten sind, für einige Monate zu unterlassen. Um einen Zufall handelt es sich wohl bei dem Zusammentreffen der Impfung mit dem Auftreten von Kinderlähmung; daß ein ursächlicher Zusammenhang besteht, ist unwahrscheinlich.

Gelegentlich der diesjährigen Tagung der Kinderärzte ist eingehend über die Encephalitis und ihr Auftreten nach der Impfung gesprochen worden. Eine Klärung der Frage ist aber noch nicht erfolgt. Es ist noch immer unsicher, ob das Vaccinevirus selbst die unmittelbare Veranlassung zu der Krankheit ist oder ob durch die Pockenschutzimpfung nur der Boden bereitet wird, auf dem sich nun die Encephalitis entwickeln kann. Auch sind die Beziehungen der postvaccinalen Encephalitis zu der epidemischen Encephalitis noch keineswegs klar. Klinisch sind die Fälle nicht voneinander zu unterscheiden; „die pathologische Anatomie trennt dagegen die histologischen Veränderungen der epidemischen Encephalitis ziemlich scharf von denen der postvaccinalen ab" (Keller).

Daß der Impfstoff verschleppt werden und an anderen Körperstellen zur Entwicklung von Vaccinepusteln führen kann, sei nur kurz erwähnt. Häufiger als die Frischgeimpften selbst, werden Personen der Umgebung davon betroffen; bevorzugte Stellen sind die Genitalien und die Augen. Um möglichst Impfschäden, die noch nach dem Nachschautermin eintreten könnten, zu verhüten, sollen die Impfärzte die Eltern im Nachschautermin darauf aufmerksam machen, daß die Krankheit noch keineswegs abgelaufen sei, und daß die Pocken jetzt besonderer Sorgfalt bedürfen, da sie leicht verletzt und mit Eitererregern infiziert werden.

**Amtliche Ermittlungen.** Seit dem Jahre 1882 werden alle gemeldeten Impfschädigungen gesammelt. Über jeden bekanntwerdenden.Fall werden amtliche Ermittlungen angestellt und das Resultat in den „Ergebnissen des Impfgeschäftes im Deutschen Reich" veröffentlicht. Was können die paar Schädigungen, welche vorkommen, bedeuten im Verhältnis zu dem ungeheueren Vorteil, den die Impfung bietet! Man denke daran, wie früher in jedem Jahre Tausende von Kindern unter den furchtbarsten Qualen infolge der Pocken zugrunde gingen, während wir jetzt Pocken kaum noch kennen. Selbstverständlich ist es Pflicht jedes Impfarztes dafür zu sorgen, daß Schädigungen möglichst vermieden werden. Peinlichste Einhaltung der getroffenen Bestimmungen, sauberste Arbeit, Zurückstellung kränklicher Kinder sind die Maßnahmen, die hierfür in Betracht kommen.

**Impfstoff.** Als Impfstoff wird heute nur noch Kälberlymphe benutzt. Die Benutzung humanisierter Lymphe ist untersagt.

Jenner benutzte, wie oben geschildert, solche „humanisierte Lymphe": von zufällig auf Menschen übertragenen Kuhpocken wurde abgeimpft und von Mensch zu Mensch weitergeimpft. Diese Methode blieb bis gegen Ende des vorigen Jahrhunderts die übliche.

Schon seit Anfang des vorigen Jahrhunderts war man bemüht, echte Menschenblattern auf Kühe überzuimpfen und so Kuhpocken zu erzeugen; schon Jenner hatte die Vermutung ausgesprochen, daß es sich um die gleiche Krankheit handele. — Nach vielen Versuchen gelang es tatsächlich gegen Ende des vorigen Jahrhunderts Kälbern Variola aufzuimpfen und damit den Beweis zu liefern, daß die Vaccine nur eine infolge des Durchgangs durch den Tierkörper abgeschwächte Variola ist. Nun konnte man leicht Material zur Herstellung neuer Lymphstämme bekommen; die Technik wurde immer mehr verbessert, so daß die Impfung beim Kalbe leichter gelang. Man lernte durch Abkratzen des ganzen Impffeldes die Menge der Lymphe im großen Maße zu vermehren; so gelingt es jetzt nach Gründung einer Anzahl staatlicher Impfanstalten so viel kräftige Tierlymphe herzustellen als für sämtliche Impfungen in Deutschland benötigt wird. Die Impfung mit humanisierter Lymphe ist infolgedessen jetzt ganz verboten.

**Impfinstitute.** Für die Impfinstitute ist eine sehr strenge Anweisung erlassen, nach welcher die Lymphe hergestellt werden muß. Verwendet werden nur gesunde Kälber oder auch Kaninchen. Die Tiere werden nach der Aufnahme in die Anstaltsstallungen einer genauen tierärztlichen Untersuchung, alte Tiere einer mehrtägigen Überwachung unterzogen. Besondere Aufmerksamkeit erfordert die Maul- und Klauenseuche und die Tuberkulose. Alte Tiere werden einer diagnostischen Tuberkulinprobe unterworfen.

Die Tiere werden am Bauch rasiert, das Impffeld wird tüchtig desinfiziert und dann mit abgekochtem Wasser abgewaschen. Die Impfung geschieht mit animaler oder humanisierter Lymphe. Sollen neue Lymphstämme angelegt werden, so kann Lymphe von Variola oder originären Kuhpocken genommen werden; in beiden letzteren Fällen muß allerdings die gewonnene Lymphe erst einigemale auf Tiere weitergeimpft werden, damit Abschwächung eintritt. Doch kann schon Variolavaccine oder Variolalapine der 2. Generation unbedenklich als Impfstoff für Menschen Verwendung finden.

Damit die Impfanstalten in der Lage sind, immer wirksamen Impfstoff zu liefern, sollen auftretende echte Pockenfälle möglichst zum Animpfen der Tiere benutzt werden. Deshalb muß den Anstalten jeder echte Pockenfall gemeldet werden, damit ein Anstaltsarzt sofort Pockenstoff entnehmen kann.

Die Impfung geschieht mit langen oberflächlichen Schnitten. Nach Entwicklung der Pusteln werden zunächst etwaige Borken, die meist stark bakterienhaltig sind, entfernt; dann wird das Impffeld mit Wasser und Seife gereinigt und nun sämtliche Pocken mit scharfen Löffeln abgekratzt. Die gewonnene Masse wird mit einer bestimmten Menge Glycerin (1 zu 3 bis 1 zu 5) fein verrieben und sofort in kleine Versandgefäße gefüllt. Der Zusatz von Glycerin wirkt desinfizierend; Zusatz anderer Mittel ist nicht nötig (empfohlen wurden Chloroform, Toloul, Chinosol, Phenol, Eucupin usw.).

Ehe die Lymphe in Gebrauch genommen wird, muß sie bakteriologisch untersucht werden. Hauptsächlich muß auf die Erreger der Wundkrankheiten geachtet werden. Von Wichtigkeit ist auch die Zahl der vorhandenen Keime, weil auch aus ihr ein Schluß auf die Gefährlichkeit der Lymphe gezogen werden kann. Die Höchstzahl der Bakterien, die nicht überschritten werden darf, darf im Kubikzentimeter nur etwa 20000—30000 betragen. Nach einer Berechnung von Groth kommen dann auf den Impfschnitt 5—6 Einzelkeime, die durch die natürlichen Kräfte des Organismus mit Sicherheit unschädlich gemacht werden.

Schließlich wird die Lymphe vor ihrer Abgabe auf ihre Virulenz geprüft, und zu diesem Zweck werden Impfungen am Kaninchenohr mittels Schnitten vorgenommen und aus dem Erfolg auf die Wertigkeit der Lymphe geschlossen. Das Kalb wird dann geschlachtet und seziert; nur wenn es völlig gesund befunden wird, darf die Lymphe abgegeben werden. Vorher muß sie noch 4 Wochen liegen; es hat sich herausgestellt, daß dann fast sämtliche Bakterien, die anfangs vorhanden waren, abgestorben sind.

Die Lymphanstalt hat über die Abgabe der Lymphe Listen zu führen. Die Lymphe erhält eine Nummer. Der Impfarzt hat ebenfalls eine Liste zu führen und die Nummer der gebrauchten Lymphe einzutragen.

Über Resultate der Impfung, etwaige Krankheiten infolge der Lymphe hat der Impfarzt sofort der Impfanstalt Mitteilung zu machen, so daß eine sehr wirksame Kontrolle ausgeübt werden kann.

Auf diese Weise ist es erreicht, daß die eigentlichen Impfschädigungen, also diejenigen, welche direkt auf die Impfung zurückgeführt werden müßten, auf ein Minimum reduziert oder ganz ausgeschaltet werden konnten.

Da auch die schädlichen Nebenwirkungen der Impfung, die akzidentellen Wundkrankheiten, infolge der Verbesserung der Impfmethode und der Aufklärung des Publikums immer seltener geworden sind, so kann man eigentlich kaum noch einen Einwand gegen die Impfung machen.

**Impfgegner.** Es hat immer Impfgegner gegeben und gibt es auch heute noch. Man kann unter ihnen 3 Gruppen unterscheiden:

Zunächst diejenigen, welche die Ansteckungsfähigkeit und Gefährlichkeit der Pocken überhaupt bestreiten. Mit ihnen sich auseinanderzusetzen ist zwecklos. Die Gefährlichkeit der Pocken kann nur bestreiten, wer keine Pockenfälle gesehen hat, und ihre Ansteckungsfähigkeit bestreiten heißt die Augen vor den einfachsten Tatsachen verschließen.

Eine 2. Gruppe bilden die Impfgegner, welche die Ansteckungsfähigkeit zwar nicht bestreiten, aber den Nutzen der Impfung leugnen.

Beide Gruppen bekämpfen die Impfung in maßloser und möglichst unsachlicher Weise. Das Material, welches zum Beweis des Nutzens der Impfung zusammengetragen ist, wird einfach als gefälscht bezeichnet und unter Beleidigungen des Ärztestandes werden kühn alle möglichen unbewiesenen Behauptungen in die Welt gesetzt. Eine große Rolle spielen natürlich die erwähnten Impfschädigungen, die in das Maßlose übertrieben werden, obwohl sie, wie gezeigt wurde, auf ein Minimum zurückgeführt worden sind.

Nur wenige Ärzte sind unter den Gegnern. Meist handelt es sich um Laien, um Naturheilkundige, die schon aus Prinzip die Lehren der Schulmedizin bekämpfen und deren Beschäftigung es mit sich bringt, daß sie Gegner der Impfung sein müssen.

„Der Jauchesegen ist ein lächerlicher wissenschaftlicher Schwindel des englischen Kurpfuschers Jenner, eine Ausbeutung der Dummheit des Volkes, das über Erhaltung der Gesundheit nicht unterrichtet wird" (Born-Charlottenburg).

„Es werden eben bei diesen statistischen Zahlen ganz merkwürdige Kunststücke gemacht, die wie Bismarck sagt Lügen in Zahlen sind."

„Warum wird geimpft? Aus 2 Gründen:
1. ist das Impfgeschäft eine Geldfrage;
2. handelt es sich um das Dogma.

30 Millionen Mark fließen für das Impfen in die Taschen der Ärzte, eine Blutsteuer, die das deutsche Volk aufzubringen hat.

Würden die 30 Millionen anstatt zum Impfen zur Aufklärung verwendet, wir würden weniger Pocken haben. Die Meinung, daß jeder Neugeborene gemeingefährlich, gewissermaßen unfertig sei, das ist ein Hohn auf unseren Weltenschöpfer und das Naturgesetz. Die Impfung ist ein Kainszeichen der Natur, das Brandmal unserer Freiheit." (Aus dem Vortrag eines Naturheilkundigen.)

Die 3. Gruppe besteht aus denjenigen, welche den Nutzen der Impfung zwar anerkennen, aber den Impfzwang bekämpfen. Ihren Standpunkt kann man am besten verstehen. Wer will es einer Mutter verübeln, wenn sie ihrem Kinde, das ihr vielleicht schon oft Sorgen bereitet hat, keine Krankheit einimpfen lassen will? Aber sie muß das Opfer bringen. Gibt man nur etwas nach, so geschieht es zum Schaden des ganzen Volkes. Das sehen wir deutlich an dem Beispiel Englands. Die Einführung der Gewissensklausel hatte sofort ein erhebliches Steigen der Pockenerkrankungen zur Folge.

Gewiß bedeutet der Impfzwang einen Eingriff in die „persönliche Freiheit". Letztere hat aber da eine Grenze, wo das Recht der Allgemeinheit anfängt. Bei Bekämpfung der Pocken kommt es nicht auf die Gesunderhaltung einer Einzelperson, sondern auf den Schutz der ganzen Bevölkerung an.

Der einzelne muß deshalb die eigenen Interessen den Allgemeininteressen unterordnen, so schwer es ihm auch fallen mag.

**Erreger.** Der Erreger der Variola und Vaccine ist noch nicht mit absoluter Sicherheit festgestellt. Sicher ist es, daß bei diesen Krankheiten in den Epithelzellen — bes. gut zu studieren an der Hornhaut von Kaninchen — kleine Körperchen zu finden sind, die für Variola-Vaccine spezifisch sind. Am genauesten sind sie von Guarnieri beschrieben („Guarnierische Körperchen"). Anfangs hielt man sie selbst für die Erreger. Neue Untersuchungen haben ergeben, daß dies nicht richtig ist, daß sie aber in Beziehung zu dem Erreger stehen. Man fand neuerdings noch erheblich kleinere bewegliche Körperchen — Initialkörper oder Elementarkörper — in den Zellen, $1/2 \mu$ groß, mit einer hantelförmigen Einschnürung, diplokokkenähnlich. Sie finden sich zunächst frei in der Zelle, entwickeln sich später innerhalb der Guarnierischen Körper; „die letzteren gestalten sich als eine Art Hülle um die Initialkörper; die Guarnierischen Körperchen bilden ihren Mantel".

Züchtungsversuche des Erregers verliefen bis jetzt resultatlos. Einzelne Forscher wollen allerdings eine Vermehrung des Virus auf Nährböden erzielt haben. Bestätigung steht aber noch aus. Wichtig sind die Guarnierischen Körper vor allem deshalb, weil ihr Vorhandensein für Variola oder Vaccine charakteristisch ist und deshalb zur Differentialdiagnose zwischen Pocken und Varizellen verwertet werden kann.

Nach Guarnieri impft man zu diesem Zweck verdächtiges Material auf die Hornhaut von Kaninchen und untersucht nach einiger Zeit die herausgeschnittene Hornhaut mikroskopisch auf Guarnierische Körperchen. Leider finden sich solche nur vereinzelt. Die Methode hat deshalb erhebliche Mängel.

Bessere Resultate liefert die Paulsche Reaktion, welche sich auf die schon mit bloßem Auge erkennbaren Veränderungen der geimpften Kaninchenhornhaut stützt.

Nach Impfung einer Kaninchenhornhaut mit dem verdächtigen Pockeninhalt entstehen „nach 48 Stunden an und neben den Impfwunden kleine spitze oder papelartige Erhebungen, die sich in Sublimatalkohol in 2 bis 5 Minuten in kreisrunde milchweiße Trübungen verwandeln; ihre Größe ist $1/2$—2 mm. Nach 48 Stunden geht ihre Entwicklung schon wieder zurück".

Durch Min.-Erlaß ist vorgeschrieben, daß die Paulsche Reaktion in allen auf Variola verdächtigen Fällen vorgenommen werden soll.

**Gesetzliche Bestimmungen.** Am wichtigsten sind das Reichsimpfgesetz von 1874 und die Beschlüsse des Bundesrats betreffend die Ausführung des Reichsimpfgesetzes in ihrer Fassung vom 27. März 1927. Wer als Impfarzt angestellt wird, muß sich mit dem Inhalt dieser Vorschriften, vor allem den Bundesratsbeschlüssen vertraut machen. Auch bei privaten Impfungen müssen die geltenden Vorschriften beachtet werden.

Durch das Impfgesetz wird bestimmt, wer impfpflichtig ist:
1. Jedes Kind in dem auf das Geburtsjahr folgenden Kalenderjahr;
2. jedes Schulkind innerhalb des Jahres, in welchem es das 12. Lebensjahr vollendet.

Das Impfgesetz ist, wie durch mehrere Entscheidungen des Oberverwaltungsgerichtes festgelegt ist, ein Zwangsgesetz.

Unterläßt es jemand, sein Kind impfen zu lassen, so erfolgt Bestrafung, und zwar kann die Bestrafung in jedem Jahre wiederholt werden, bis der Impfpflicht Genüge getan ist. Auch liegt es im Machtbereich der Polizei, Kinder, welche der Impfung entzogen werden sollen, zwangsweise dem Impfarzt vorzuführen. Dieses ist nach dem preußischen Gesetz über die Landesverwaltung vom 30. Juli 1883 möglich, wonach die Polizei befugt ist, zur Durchführung gesundheitspolizeilicher Maßnahmen auch Zwangsmittel anzuwenden. Diese Befugnis ist durch das Impfgesetz nicht geändert oder aufgehoben. Von der Impfpflicht kann befreit werden: dauernd, wer innerhalb der letzten 5 Jahre Blattern überstanden hat oder mit Erfolg geimpft ist; vorübergehend bei ärztlich bescheinigter Kränklichkeit. Diese Bescheinigungen kann jeder Arzt ausstellen, doch hat in zweifelhaften Fällen der zuständige Impfarzt zu entscheiden. Ist ein Impfpflichtiger auf ärztliches Attest 2mal befreit worden, so soll fernere Befreiung nur durch den Impfarzt erfolgen.

Nach neuen Verfügungen können auch solche Kinder befreit werden, welche entweder selbst oder deren Familienangehörige bei früheren Impfungen einen von dem Normalen erheblich abweichenden und den Impfling gefährdenden Verlauf der Schutzpockenimpfung oder im Anschluß daran eine schwere Krankheit durchgemacht haben, so daß man auf eine Disposition zu dieser Erkrankung schließen kann. Ferner kann ein Kind befreit werden, wenn ein Mitglied der Familie an nässendem Ausschlag leidet und Absonderung des Kranken nicht durchgeführt werden kann.

Impfpflichtig sind noch alle neu eintretenden Soldaten, alle auswärtigen Saisonarbeiter, endlich bei Ausbruch der Pocken die Bewohner des befallenen Hauses und Pfleger und Krankenwärter des betreffenden Krankenhauses.

Der Impfpflicht ist genügt, wenn einmal mit Erfolg oder in drei aufeinander folgenden Jahren ohne Erfolg geimpft ist. Bei Erstimpflingen genügt zum ,,Erfolg" eine gut ausgebildete Pocke, bei Wiederimpflingen genügt schon ein Knötchen oder Bläschen.

Der Erfolg hängt von der Güte der Lymphe und von der Technik ab. Bei der jetzigen vorzüglichen Lymphe haben wir bei Erstimpflingen 96—98% Erfolge, bei Wiederimpflingen etwa 85—90%. Über den Erfolg entscheidet der Impfarzt im Nachschautermin, der 6—8 Tage nach der Impfung abgehalten werden soll. War die Impfung erfolgreich, so wird sofort im Nachschautermin ein ,,Impfschein" ausgestellt (rot für Erst-, grün für Wiederimpflinge). Die Scheine sind von der Polizeibehörde vorzubereiten, im Nachschautermin vorzulegen und vom Impfarzt nur zu unterschreiben.

Zur Vornahme von Impfungen ist jeder approbierte Arzt berechtigt.

Für das öffentliche Impfgeschäft werden besondere Impfärzte vom Kreisausschuß bzw. in kreisfreien Städten vom Magistrat angestellt, beamtete Äzte sollen bevorzugt werden. Es werden bestimmte Impfbezirke gebildet und je einem Impfarzt zugeteilt. Es ist wünschenswert, daß der Impfarzt in jedem Ort seines Bezirkes Impfungen vornimmt, jedenfalls sollen die Importe so gewählt werden, daß kein Ort weiter als 5 km davon entfernt liegt.

Der Impfraum soll hygienisch einwandfrei sein; meist werden die Schulräume benutzt.

Die Impftermine sollen zwischen 1. Mai und 30. September vorgenommen werden, doch soll in der heißen Zeit im Juli und August möglichst nicht geimpft werden; um 6 Uhr abends müssen die Termine beendet sein.

Zu einem Termin sind am besten 50 Erstimpflinge oder 80 Wiederimpflinge zu laden. Erst- und Wiederimpflinge müssen getrennt werden.

An Orten, an welchen ansteckende Krankheiten herrschen, dürfen keine öffentlichen Impfungen vorgenommen werden; der Impfarzt hat die Pflicht, entsprechende Erkundigungen einzuziehen.

Als Impfstoff darf nach den neuesten Bundesratsbeschlüssen nur noch Tierlymphe aus staatlichen Instituten oder aus Privatinstituten, welche staatlicher Aufsicht unterstehen, verwendet werden; Gebrauch von humanisierter Lymphe ist jetzt also gänzlich verboten.

Die Lymphe soll an einem kühlen Orte aufbewahrt werden. Angebrochene Fläschchen dürfen nicht wieder benutzt, Lymphe nicht in das Gefäß zurückgegossen werden. Während der Impfung ist die Lymphe zu bedecken.

Auftragen der Lymphe mit Pinsel ist verboten.

Die Beschlüsse des Bundesrats enthalten Vorschriften für die Polizeibehörden, für die Angehörigen der Impflinge und für die Ärzte.

Die Vorschriften für die Angehörigen werden auf der Vorladung zum Impftermine abgedruckt und so jedem Beteiligten zugängig gemacht.

Die Vorschriften für die Ärzte werden im Auszug jeder Sendung Lymphe beigegeben.

Außer den bereits erwähnten Bestimmungen sind noch bes. wichtig die Bestimmungen, welche die Ausführung der Impfung regeln.

**Ausführung der Impfung.** Danach müssen die Kinder vor der Impfung besichtigt und die Angehörigen über den Gesundheitszustand befragt werden.

Nicht nur zu Beginn der Impfung allgemein, sondern vor jeder einzelnen Impfung soll der Impfarzt die Angehörigen oder den Wiederimpfling selbst über das Vorhandensein einer rosenartigen Entzündung oder eines nässenden Ausschlags in der Behausung des Impflings befragen.

Kinder, die an schweren akuten oder chronischen, die Ernährung stark beeinträchtigenden oder die Säfte verändernden Krankheiten leiden, sollen in der Regel nicht geimpft werden; insbes. sind Kinder mit Ekzemen oder Ohrenfluß zurückzustellen.

Die Impfung selbst soll als chirurgische Operation aufgefaßt werden.

Es muß deshalb das Impfmesser sterilisiert werden, es darf nur mit Messern geimpft werden, die durch trockene oder feuchte Hitze keimfrei gemacht worden sind.

Die Impfstelle muß vor der Impfung mit Watte und 70proz. Alkohol gereinigt werden; für jeden Impfling ist ein neuer Wattebausch zu nehmen.

Vor der Impfung hat der Arzt seine Hände zu reinigen. Allerdings kann nicht verlangt werden, daß er vor jeder einzelnen Impfung seine Hände völlig desinfiziert. Das ist auch gar nicht nötig; er muß nur darauf achten, daß er weder Impffeld noch Instrumente nach der Reinigung berührt. Dann sind alle Vorsichtsmaßregeln getroffen: Die Lymphe ist keimfrei, ebenso Impfmesser und Impffeld; eine Infektion während der Impfung ist also ausgeschlossen. Die Impfung nimmt man am besten so vor, daß man mit der linken Hand den Oberarm von der Achsel her umfaßt, die Haut durch Ziehen nach hinten stark spannt und nun oberflächlich in die Epidermis einschneidet. Die Schnitte sollen nicht bis zur Cutis eindringen, sondern nur in die tiefen Schichten der Epidermis. Spannt man die Haut in der angegebenen Weise, so klaffen die Schnittchen ein wenig, und man kann die am Messer befindliche Lymphe durch einmaliges queres Überstreichen leicht in den Schnitt hineinbringen.

Es müssen jetzt 4 Schnitte angelegt werden von je 1 cm Länge, der Abstand soll 2 cm betragen.

Geimpft wird bei Erstimpflingen auf dem rechten Arm — doch soll auf Wünsche der Eltern Rücksicht genommen werden. — Wiederimpflinge sind auf dem linken Arm zu impfen.

Bemerkt sei hier noch, daß neuerdings Versuche gemacht worden sind, durch subcutane Injektion verdünnten Impfstoffes Impfschutz zu erzielen. Die Versuche sind gelungen; tatsächlich kann man auf diese Weise Immunität erzielen. Aber allgemein wird sich das Verfahren kaum einbürgern, zumal es erheblich umständlicher ist als das Schnittverfahren. Höchstens könnte es in Notfällen bei Kindern, welche an Hautkrankheiten (Ekzem usw.) leiden, in Frage kommen.

Stellen sich Störungen des Impfverlaufes ein, hört der Impfarzt von Nachkrankheiten oder von Übertragung des Impfstoffes auf ungeimpfte Personen der Umgebung, so ist es seine Pflicht, genaue Feststellungen zu machen und der Behörde Anzeige zu erstatten.

Die Polizei hat bei Erkrankungen geimpfter Kinder ärztliche Behandlung herbeizuführen, bei Impfschädigungen Ermittlungen anzustellen und der oberen Verwaltungsbehörde Bericht zu erstatten.

Die Impftermine unterliegen der Revision durch den beamteten Arzt. Im allgemeinen sollen die Termine alle 3 Jahre einmal revidiert werden.

Zum Schluß sei noch darauf aufmerksam gemacht, daß ein Arzt, der den ihm durch die gesetzlichen Bestimmungen auferlegten Pflichten nicht nachkommt, sich strafbar macht. § 15 des R.I.G. sagt: Ärzte . . ., welche den ihnen auferlegten Verpflichtungen nicht nachkommen, werden . . . bestraft. Und § 17: Wer bei der Ausführung der Impfung fahrlässig handelt, wird mit Geldstrafe oder Gefängnis bestraft, sofern nicht nach dem Strafgesetzbuch eine härtere Strafe eintritt.

### Nachtrag.

Der Reichsgesundheitsrat hat am 11. Februar 1930 einige Änderungen zu den Ausführungsbestimmungen des Impfgesetzes beschlossen. Die wichtigsten sind folgende:

Der RGR. ist auf Grund der Erfahrungen in Deutschland und in anderen Ländern der Ansicht, daß das deutsche Volk eines möglichst lückenlosen Impfschutzes bedarf.

Unüberwindliche Bedenken der Eltern oder Erziehungsberechtigten gegen die Vornahme der Impfung können Bedingungen schaffen, welche eine Impfung untunlich erscheinen lassen.

Der RGR. hält die Vornahme der Impfung unter Anwendung polizeilichen Zwanges nicht für angebracht.

Der RGR. spricht sich für Entschädigungspflicht bei nachgewiesenen Impfschäden aus.

Der § 5 der Vorschriften, welche von den Ärzten gemäß der Beschlüsse des Bundesrats vom 22. März 1927 zu befolgen sind, erhält eine andere Fassung. Abgesehen von den Fragen, die bisher schon an die Angehörigen gerichtet werden sollten (übertragbare Krankheiten in der Wohnungsgemeinschaft, Hautausschläge bei den Impfpflichtigen, Hautausschläge oder eitrige oder rosenartige Entzündungen bei anderen Personen derselben Wohnungsgemeinschaft), soll gefragt werden, ob eines der Familienangehörigen an Erkrankungen des zentralen Nervensystems gelitten hat.

Zu den Krankheiten der Impflinge, auf die bes. geachtet werden soll, gehören jetzt auch Drüsenschwellungen erheblichen Grades, Lidrandentzündung, Erkrankungen des Zentralnervensystems und deren Reste, ferner akute oder chronische, die Ernährung beeinträchtigende oder die Säfte verändernde Krankheiten.

Impfpflichtige, die an akuten, infektiös entzündlichen Krankheiten des Zentralnervensystems oder deren Familienangehörige an derartigen Krankheiten gelitten haben, sind von der Impfung zurückzustellen. Wird eine zwei- oder mehrmalige Zurückstellung beantragt, so ist Entscheidung des öffentlichen Impfarztes einzuholen. Dieser soll in zweifelhaften Fällen einen ,,Ausschuß" hören. Nähere Bestimmungen über den Ausschuß werden noch getroffen.

Zurückstellung kann auf die Dauer eines Jahres auch dann erfolgen, wenn eine solche physische oder psychische Veranlagung in der Familie des Impfpflichtigen vorliegt, die einen von der Regel wesentlich abweichenden Verlauf der Impfung oder eine sonstige Schädigung des Impfpflichtigen oder seiner Eltern befürchten läßt.

Falls die oberste Landesbehörde das Vorhandensein einer Pockengefahr erklärt, treten die besonderen landesrechtlichen Bestimmungen über die Durchführung von außerordentlichen Notimpfungen in Kraft.

H. Hildebrand-Marburg.

### Varicellen (Wasser-Wind-Spitzpocken).

Es handelt sich um eine akute, auch fieberhafte und sehr kontagiöse, aber prognostisch günstige Infektionskrankheit, die durch ein unbekanntes,

## Varicellen (Wasser-Wind-Spitzpocken).

von demjenigen der Pocken verschiedenes „Virus" hervorgerufen wird und mit schubweiser Entwicklung eines Bläschenausschlages einhergeht. Ausgesprochene Bevorzugung der ersten Lebensdekade; Neigung zu kleinen Schulepidemien; späterhin dauernde Immunität. Gewöhnliche Übertragungsweise: von Person zu Person. Eintrittspforte des Erregers noch strittig. Tröpfcheninfektion?

**Klinisches Bild.** Relativ lange Inkubationsdauer ($2-2^1/_2$ Wochen). Krankheitsbeginn bald unmittelbar mit dem Ausschlag ohne sinnfällige Vorläufer bald nach kurzem, meist mäßigem, mitunter auch hohem Fieber, nach Verdrießlichkeit, Appetitlosigkeit und Schlafstörung des Kindes, sowie nach Kopf-, Kreuz- und Gliederschmerzen. Hauptmerkmale des Ausschlages: Infolge schubweiser Entwicklung während des 2—5 tägigen Eruptionsstadiums gleichzeitiges Nebeneinanderbestehen aller Entwicklungsstufen der bald massenhaften, bald ganz vereinzelten Efflorescenzen. Zunächst roseolaähnliche, hellrote, stecknadel- bis linsengroße, etwas erhabene, oft brennende und juckende Flecken, bes. auf Rumpf und im Gesicht, weniger auf dem behaarten Kopf und spärlich an den Extremitäten. Hierauf — gerne nach einem flüchtigen, nur stundenlang dauernden Knötchenstadium — ein rasches Aufschießen mehrkammeriger, d. h. beim Anstechen nur teilweise auslaufender, bis erbsengroßer, mitunter in Gruppen stehender, z. T. zentralgedellter Bläschen, die einen leicht geröteten Hof zeigen, zunächst klaren dann sich trübenden Inhalt haben, schließlich platzen und Borken bilden. Umwandlung nur eines Teiles der Flecke in Bläschen. Die Fortentwicklung des Ausschlages kann auf jeder Entwicklungsphase Halt machen! Wesentliche Störungen des Allgemeinbefindens fehlen während dieser Eruptionszeit gewöhnlich.

**Spielarten.** Varicellen mit ganz vereinzelten, leicht zu übersehenden Bläschen, nur mit Roseola ohne Bläschen, mit auffallend großen, pemphigusartigen Blasen, mit hämorrhagischem oder gangränescierendem Ausschlag, insbes. bei elenden Kindern. Mitunter Schleimhautbeteiligung, hauptsächlich in Form kleiner Bläschen, später scheinbar „aphthöser" Geschwüre, bes. an Labien, aber auch am Gaumen, selbst Kehlkopf (starker Reizhusten, ja Stenosenerscheinungen, auch ohne komplizierende Diphtherie; im Hinblick auf das Vorkommen von Mischinfektionen jedoch Serumbehandlung!). Komplikationen und Folgeerscheinungen selten. Nur gelegentlich Nackendrüsenschwellungen; ausnahmsweise toxische Nephritis (gewöhnlich hämorrhagische Form, einige Tage nach dem Eruptionsstadium), „polyrheumatische" Schmerzen und Gelenkschwellungen, Sekundärinfektionen von Blasen und Kratzeffekten (auch Erysipele), Verschlimmerungen zuvor bestehender tuberkulöser Erkrankungen. Ausnahmsweise Rezidive. Mitunter pockenähnliche Narbenbildungen.

Verwechslungen drohen mit Variola, bes. Variolois, mit Herpes (auch „zoster"), Miliaria, Pemphigus, mit „vesiculärem Syphilid" selbst mit Impetigo contagiosa und bei Schleimhautbeteiligung mit gewöhnlichen Aphthen. Ätiologisch sind Pocken und Varicellen grundverschieden. Beweise: Varicellen geben keine Immunität gegen Pocken und umgekehrt, Fehlen der Guarnierischen Körperchen, bei Weiterverbreitung von Varicellen stets nur Windpocken (auch bei Weiterverimpfungen des Bläscheninhaltes!). Bei Variola bzw. Variolois immer wieder echte Pocken, positive Kuhpockenimpfungen bei Varicellenrekonvaleszenten, öfters Varicellen bald nach positiver Impfung. Die symptomatologische Verwandtschaft schwerer Varicellen mit Variola und gewöhnlicher Windpocke mit Variolois, bes. bei dem gelegentlichen Varicellenvorkommen des Erwachsenen, kann derart groß sein, daß die klinischen Unterscheidungsmerkmale versagen und nur der positive Impfversuch von Pustelinhalt auf die Kaninchencornea mit Nachweis der Guarnierischen Körperchen entscheidet. In Ausstrichen des Varicellenbläscheninhaltes sollen sich im Gegensatz zu Pocken auffallend zahlreiche Riesenzellen finden. Für Variolois bzw. Variola fallen in die Waagschale: Pockenbedrohung derselben Gegend, Erkrankung eines Erwachsenen (bei Varicellen selten), 3tägige hochfieberhafte Vorläufer mit schweren Allgemeinerscheinungen, starken Kopf- und Kreuzschmerzen (bei Varicellen ungewöhnlich), die allmähliche und annähernd gleichzeitige Weiterentwicklung des Pockenausschlages (bes. an Kopf, Händen und Füßen) mit einem längerdauernden Knötchenstadium (im Gegensatz zur ,,Buntheit", d. h. Nebeneinanderbestehens verschiedener Entwicklungsphasen des den Rumpf bevorzugenden Ausschlages bei Varicellen infolge der schubweisen Eruption ohne oder mit ganz flüchtiger Knötchenentwicklung, jedoch auch bei Variolois vorkommend). Eine zentrale Delle bzw. ein ,,Nabel" findet sich auch bei Varicellen. ,,In dubio pro Variola", wenigstens zunächst und bes. bei Erwachsenen schon wegen der Wichtigkeit rechtzeitiger strenger Isolierung aller Pockenfälle (vgl. Abschnitt: Schutzpockenimpfung!).

**Prognose** durchaus günstig. Heilung durchschnittlich nach 1—2 Wochen. Nur ausnahmsweise Todesfälle, z. B. durch hämorrhagische, gangränescierende Formen, durch Sekundärinfektionen der Hautveränderungen, durch toxische Nephritis.

**Vorbeugung.** Womöglich Schutz vor Ansteckung von Personen, die zur Zeit an anderen Infektionskrankheiten, auch Tuberkulose, leiden, oder im Rekonvaleszentenstadium davon sind, ferner von schlechtgenährten, schwächlichen, ,,skrofulösen" Kindern. Isolierung der Varicellenkranken im Krankenhaus erforderlich, im Privathaus meist unmöglich, zu spät kommend (Infektionsgefahr vielleicht schon vor dem Ausschlag), meist auch kaum nötig.

**Behandlung.** Bettruhe bzw. Zimmerarrest bis zur Krustenabstoßung; Warmhalten der Kinder (Möglichkeit von Nephritis); unter Kurzschneiden der Fingernägel und Sauberhalten der Hände Verbot bzw. Verhütung des Kratzens, bes. auch an Genitalien (natürlich auch Reinhalten der letzteren durch laue Waschungen oder Sitzbäder). Frischer Bläscheninhalt ist infolge Erregergehaltes verimpfbar. Gegen den Ausschlag, falls nicht Vereiterungen Umschläge mit essigsaurer Tonerde, Borsalicyllösung (1 bzw. 0,1 proz.) erfordern, besser ,,Trocken-" als Feuchtbehandlung: Einpudern mit Reis- oder Zinkpuder, mit Vasenol- oder Dermatolpuder. Gegen die Schleimhautbeteiligung: Borsalicylsäureumschläge (1 % B.; 0,1 S.). Einlegen eingefetteter Gaze zwischen die Labien, Einpudern mit Acidum tannicum und Natrium sozojodolicum $\overline{aa}$. Gegen Mundschleimhautveränderungen: Gurgelung mit Kamillen- oder Salbeitee, örtliche Pinselungen mit Höllensteinlösung (1—2,5proz.), noch besser mit gesättigter wässeriger Gerbsäurelösung unter Zusatz von 1 % Methylenblau offic. Gegen stärkeren Juckreiz: womöglich lauwarme Bäder (nicht abfrottieren, Schonung der Bläschen), innerlich Aspirin, Mischpulver von Veronal 0,1 bis 0,25, Aspirin 0,25—0,5; Pantopon 0,005—0,01, ferner Abwaschen mit Essigwasser (1 Eßl. zu 3 T. Wasser), Einreibungen mit Mentholsalben, ferner — bei sehr starkem Jucken — mit dem Resorcin monoacetat Euresol (Knoll & Co., Ludwigshafen; Euresol, Camphor. $\overline{aa}$ 15,0; Spirit. 80 % ad 100,0; cit. nach R. Frank). Kein Aufstehen und Ausgehen des Kindes ohne vorhergehende Urinkontrolle.  Eduard Müller † - Marburg.

## Der Schweißfriesel (Sudor anglicus, Febris miliaris).

Erste überlieferte Epidemie 1486 in England. Weiter im 16. Jahrhundert in England, Norddeutschland und im übrigen nördlichen Europa. Plötzliches strichweises Auftreten. In den folgenden Jahrhunderten vereinzelte Epidemien. Letzte schwere Epidemie 1802 im schwäbischen Dorfe Röttingen. Letzte sehr milde Epidemie 1897 in der Nähe von Bremen. Den jüngeren Ärzten ist das Krankheitsbild nur aus der Literatur bekannt.

**Begriffsbestimmung.** Epidemisch auftretende, akute, fieberhafte Infektionskrankheit, die im 1. Stadium durch enorme Schweißausbrüche, Herzklopfen, Dyspnoe und Angstgefühle charakterisiert ist. Vom 3. Tage an Auftreten eines allgemeinen Frieselausschlages (miliaris). Nach weiteren 3 Tagen im Falle der Heilung Schuppung und Genesung.

**Epidemiologie.** Charakteristisch ist das Auftreten der Seuche in einzelnen Orten und kleinen Landbezirken. Die Epidemien dauern nur wenige Wochen. Die Morbidität beträgt oft 10—20 %. Es erkrankten bes. gesunde, kräftige Leute beiderlei Geschlechts in den besten Jahren. Der Erreger ist noch unbekannt, ebenso die Übertragung.. Auch ist die Frage der Immunität ungeklärt. Die Seuche kann durch Kranke und Gesunde aus dem Seuchenbezirk heraus verschleppt werden.

**Klinisches Bild.** Die Inkubation dauert 1—2 Tage. Plötzlicher Beginn mit enormem Schweißausbruch von mehrstündiger Dauer, der sich nach kurzer Pause wiederholen kann. Hohes Fieber; Druckgefühl im Epigastrium; große Unruhe. Angst und Cyanose. Schon in diesem Stadium kann der Tod eintreten. Die Urinsekretion ist vermindert, die Zunge schwer belegt, Puls stark beschleunigt. Die Milz stets vergrößert und tastbar. Keine Leukocytose. Am 3. oder 4. Krankheitstage Beginn der Miliaria an Hals und Brust. In längstens 2 Tagen kommt die Exanthembildung zum Stillstand. Je nach dem Aussehen der Knötchen unterscheidet man Miliaria rubra oder Miliaria crystallina. Oft ist der Frieselausschlag masern- oder scharlachähnlich oder hämorrhagisch. Auch die Schleimhäute können befallen werden. Nach etwa 1 Woche Beginn der Abschuppung und langsamer Rekonvaleszenz.

**Nachkrankheiten.** Neuritiden, Furunculose. **Verwechslungen** mit Masern, Scharlach und Varicellen sind bei den ersten Fällen möglich, bei Epidemien auf die Dauer kaum wegen des sehr verschiedenartigen Exanthems.

**Prognose.** Von 0—50 % schwankende Letalität. **Prophylaxe.** Womöglich Isolierung erkrankter Personen, Desinfektion der Wohnungen. Verlassen des Seuchengebiets?

**Therapie.** Rein symptomatisch. Flüssige oder ganz leichte Kost. Laue Bäder gegen die Schweißausbrüche. Atropintabletten à 0,005.

P. Neukirch-Düsseldorf.

## Parotitis epidemica (Mumps, Ziegenpeter, Tölpelkrankheit, Bauernwetzel).

**Vorbemerkung.** Akute, spezifische, meist epidemisch auftretende, von Person zu Person übertragbare und Immunität hinterlassende Infektionskrankheit, die kältere Jahreszeiten, das — von den Säuglingen abgesehen — Kindes- und Jugendalter bevorzugt, am meisten aber Kinder mit engem Zusammensein in Schulen, auch Soldaten in Kasernen befällt und sich vornehmlich in gutartigen meist doppelseitigen Schwellungen der Speicheldrüse äußert. Erreger noch unbekannt. Ascendierende Drüseninfektion von Ductus Stenonianus aus oder kreisendes Virus im Blute mit Ausscheidung in Speicheldrüsen und reaktiver Entzündung derselben? Von der epidemischen Form unterscheiden sich sekundäre mit Vorliebe abscedierende nach andersartigen Infektionskrankheiten wie Typhus, nach

Laparotomien und nach gewissen Vergiftungen, vor allem mit Quecksilber, Blei, Jod. Gelegentliche Verwechslungen mit Lymphdrüsenschwellungen kommen vor.

**Klinisches Bild.** Durchschnittlich 2—3 wöchige Inkubationsdauer. Wesentliche Prodromalien fehlen oft. Einige Tage vor der Drüsenschwellung neben mäßigem Fieber Appetitlosigkeit, Schlafsucht, Kopf- und Nackenschmerzen, Halsweh, Nasenblutungen mit Rachenrötung ohne Belag, Beschwerden bei Kieferbewegungen und Spannungsgefühl vor dem Ohre, bei Kindern auch Unruhe, auffällige Zuckungen im Facialisgebiet. Geringe Leukocytose (bes. Vermehrung der Lymphocyten!) nach anfänglicher Leukopenie.

Krankheitsbeginn meist ziemlich plötzlich mit Frösteln, aber ohne eigentlichen Schüttelfrost. Rasche Entwicklung der zunächst oft einseitigen oder einseitig stärkeren, später doppelseitigen, spontan schmerzhaften und druckempfindlichen, entstellenden Ohrspeicheldrüsenschwellungen mit entzündlichem Ödem der umgebenden Weichteile. Oft Foetor ex ore; gelegentlich Speichelfluß, auch Stomatitis. Fieber meist mäßig, nur einige Tage, beim nachträglichen Übergreifen auf die andere Ohrspeicheldrüse, bei Beteiligung anderer Drüsen (z. B. Orchitis) und bei Komplikationen Aufflackern. Gelegentlich Herpes labialis, Milztumoren, rheumatische Gelenkschmerzen. Ausnahmsweise Rezidive, auch nach Monaten.

Bei Geschlechtsreifen, bes. in manchen Epidemien, gerne Orchitis (bes. rechts). Dann Gefahr sekundärer Sterilität, gelegentlich auch Nebenhoden- und Samenstrangbeteiligung (beim weiblichen Geschlecht evtl. Druckempfindlichkeit der Ovarien.

**Spielarten.** 1. Abortive Fälle, bes. im Kindesalter. 2. Begleitendes, ja isoliertes auch vorangehendes Befallensein der Glandula submaxillaris und sublingualis. 3. Vorangehende, sogar ausschließliche Orchitis; mit Schmerzhaftigkeit und serösem Erguß in die Tunica. Deshalb Verwechslung mit gonorrhoischen Erkrankungen, insbes. bei gleichzeitiger nichtgonorrhöischer Urethritis. 4. Typhöse Formen mit länger dauerndem höherem, selbst kontinuierlichem Fieber und ausgeprägten cerebralen Symptomen. Verwechslungen mit echten typhösen Erkrankungen, die mit sekundärer Parotitis einhergehen können. 5. Schwere Bauchererscheinungen mit Schmerzen und Durchfällen, ja mit einem an Pankreasapoplexie erinnerndem Symptomenbild. Mögliche Grundlage: akute Pankreatitis durch das Virus der epidemischen Parotitis. Bei chronischer doppelseitiger Parotisschwellung denkt man weniger an „chronische Parotitis epidemica" als an Mikuliczschen Symptomenkomplex, d. h. symmetrische Anschwellungen der Speicheldrüsen, auch Submaxillares und Sublinguales evtl. auch der Tränendrüsen (bes. lymphatische Leukämien, selbst Lymphogranulomatose, schließlich auch Lues).

Die Komplikationen und Nachkrankheiten sind selten. In Frage kommen: Abscedierungen (bei echtem Mumps nur ausnahmsweise), evtl. mit nachträglicher Fistelbildung und Facialislähmung; ausnahmsweise Gangrän der befallenen Drüse, Ohrstörungen (neben harmloser Gehörgangschwellung eitrige Otitis, ferner zur Vertaubung führende Labyrintherkrankungen mit anfänglichem „Menière"); Augenstörungen (u. a. Tränendrüsenschwellungen, Conjunctivitis, sogar Neuritis optica mit schweren Sehstörungen), psychische Erregungszustände, Meningitis und Encephalitis, Endokarditis und Perikarditis (bei gleichzeitigen rheumatoiden Schmerzen Verwechslungen mit Gelenkrheumatismus), echte hämorrhagische Nephritis (gewöhnlich nur harmlose Albuminurien); Strumitis, Anomalien der Speichelsekretion.

**Verlauf.** Gewöhnlich durchaus gutartig; Spontanheilung nach 1 bis (seltener) 2 Wochen.

**Vorbeugung.** Absperrungsmaßregeln versagen meist (Übertragungsgefahr schon kurz vor der klinisch erkennbaren Erkrankung!), ebenso das prophylaktische Gurgeln und Schlucken „desinfizierender" Pastillen (Jodprophylaxe?). Absperrungsversuch trotzdem anzustreben, schon im Hinblick auf gelegentliche Komplikationen, spätere Hodenatrophie mit Sterilität, Vereiterung skrofulöser Halsdrüsen durch epidemische Parotitis. Beachte die Krankheitsübertragung durch scheinbar gesunde Virusträger (Tröpfcheninfektion?).

**Behandlung.** Symptomatisch während der Fieberdauer und bei Orchitis Bettruhe, Warmhalten, Mundpflege (schon durch Spülungen mit Kamillen- und Salbeitee, Boraxlösungen, Wasserstoffsuperoxyd u. dgl.), Ernährung durch Strohhalm oder Glasröhrchen bei schmerzhafter Kieferklemme, entspannende Salben- und Öleinreibungen der geschwollenen Wangenpartie (Vaseline, warmes Olivenöl, Chloroformöl, Borsalbe, feuchtwarme Umschläge oder trockene Wattepackungen nach Hauteinfettung). Bei verzögerter Rückbildung der Schwellung, Jodtinkturpinselungen, vorsichtige massierende Einreibungen mit grauer Salbe (besser mit Mercinol), Jodvasogen, örtlich Heißluft auch Höhensonnebehandlung. Bei Orchitis Hochlagerung, Umschläge (kühl, warm, je nach besserer subjektiver Wirkung), nach Besserung Suspensorium, letzteres bei Geschlechtsreifen auch zur Prophylaxe). Bei der sehr seltenen Drüsenvereiterung baldiger Einschnitt parallel zum Facialisverlauf mit Schonung seiner Äste und Drainage. Infolge der widerstandsfähigen Fascie sonst u. a. Neigung zu Senkungsabscessen am Halse. Bei sekundärer, sog. metastatischer Parotitis, anfänglich meist zahlreiche kleinere Eiterherde. Hier Mercinol- bzw. Quecksilbereinreibungen, Alkoholpackungen, Eisumschläge, bei Fluktuation Einschnitte (cave Facialis!). Eduard Müller†-Marburg.

# Febris herpetica (Herpes simplex).

**Begriffsbestimmung.** Herpes simplex ist eine lokale Bläschenbildung auf Haut und Schleimhäuten, die als Begleiterscheinung bei Infektionskrankheiten (als Herpes febrilis, labiales, facialis) auftritt, ferner als Herpes progenitalis, aber auch als besondere fieberhafte Erkrankung (Febris herpetica; ätiologisch hiervon unterschieden der Herpes zoster. Der Herpes simplex wird durch ein filtrierbares Virus hervorgerufen, welches auf Kaninchen übertragbar ist (Grüter) und das vielleicht dem Erreger der Economoschen Krankheit (Encephalitis epidemica) nahesteht.

**Krankheitszeichen.** Gruppenförmiges Auftreten von Bläschen, meist um die natürlichen Körperöffnungen (Herpes labialis, Herpes bucalis, nasalis, analis, progenitalis). Die Bläschen platzen schnell. Die entstandenen Defekte heilen ohne Narbenbildung ab. Tritt Herpes selbständig mit Fieber auf (Febris herpetica), so beginnt die Erkrankung meist mit akutem Fieberanstieg (Frost). Mehrtägige Temperatursteigerungen in wechselnder Höhe. Mattigkeit, Glieder-, Kopfschmerzen, schweres Krankheitsgefühl. Häufiger ist der Herpes als Begleiterscheinung anderer fieberhafter Erkrankungen, wobei die fieberauslösende Wirkung des Herpesvirus offenbar durch die Temperatursteigerungen der Haupterkrankungen (z. B. Pneumonia crouposa, Meningitis cerebrospinalis) verschleiert zu werden scheint. Doch treten auch sehr häufig Herpeseruptionen ohne jedes Fieber auf. Die Anordnung der Bläschen entspricht nie einem Nervenverlauf, wie beim Herpes zoster. Fieberdauer meist 3—4 Tage.

**Differentialdiagnose.** Bei Schwierigkeit der Abgrenzung gegen andere Hautkrankheiten evtl. Zuziehung eines Hautarztes. Unterscheidung der Febris herpetica von der zentralen Pneumonie vielfach nur durch Röntgenphotographie der Lungen möglich.
**Prognose.** Günstig. **Therapie.** Antipyretica. Keine örtlich reizenden Maßnahmen! Verband mit Borvaseline, Aufstäuben von Dermatol, Betupfen mit 1proz. Trypaflavinspiritus. P. Neukirch-Düsseldorf.

## Pertussis (Tussis convulsiva, Keuchhusten; „Stickhusten"; „Blauhusten"; „Krampfhusten").

Eine nur selten rezidivierende, kontagiöse Erkrankung mit typischen, aber in ihren näheren Entstehungsbedingungen noch unklaren Hustenanfällen. Neigung des in Europa endemischen in der kälteren Jahreszeit meist häufigeren Leidens zu Schulepidemien (oft gleichzeitig mit Masern!) Bevorzugung der ersten Kinderjahre (3—5) unter auffälliger Verschonung des frühen Säuglingsalters. Jedoch Vorkommen in jedem Lebensalter, also auch bei Erwachsenen (hier oft verkannt!). Übliche Übertragung: Person zu Person, hauptsächlich durch Anhusten, Erreger noch nicht sichergestellt (ein dem Influenzabacillus ähnliches Stäbchen nach Bordet?). Die Hinterlassung einer fast sicheren Immunität (wiederholte Erkrankungen gehören zu den größten Seltenheiten!) beweist schlagend, daß der Keuchhusten nicht etwa eine reine „Neurose" darstellt, wenn auch begleitende funktionell-nervöse und psychogene Störungen mitspielen (s. u.).

Im **Krankheitsverlauf** unterscheiden wir:

Das symptomenlose Stadium der Inkubation (Dauer wechselnd; $1/2$—$1 1/2$ Wochen; oft anscheinend nur wenige Tage).

Das katarrhalische Vorstadium (Dauer 1—2 Wochen). Krankheitsbeginn mit einem hartnäckigen Katarrh der oberen Luftwege, meist mäßigem bis mittlerem Fieber, leichten febrilen Allgemeinerscheinungen, wie Kopfweh, vor allem aber mit Schnupfen (Niesen, Augentränen), Kitzelgefühl im Kehlkopf und einem noch uncharakteristischen Reizhusten.

Das konvulsivische Stadium. Dauer 4—6 Wochen, ja monatelang. Allmähliche Ausprägung der unverkennbaren Hustenattacken. Spontanes Einsetzen derselben (infolge des zähen Schleims im Kehlkopf?) oder Hervorrufung durch psychische Einflüsse (Aufregung, Angst vor dem Anfall), durch Schreien, durch körperliche Anstrengung, durch peripherische Reizung von Kehlkopfgegend, von Mund- und Rachenhöhle (Verschlucken; trockene, krümelige Speisen, Spateluntersuchung u. dgl.). Als Aura: Kitzelempfindung im Rachen, im Kehlkopf; plötzlich ängstlicher Gesichtsaudruck, Beklemmungsgefühl, Stillhalten im Spiel, Atemanhalten. Beim eigentlichen Anfall in oft rasch sich folgender, mehrfacher Wiederholung: tiefe, singende, krähende, pfeifende Inspiration (Glottiskrampf) und hierauf mehrere krampfhafte, gewaltsame Exspirationsstöße mit starkem Herauszerren der bläulichen Zunge, mit Cyanose, Halsvenenanschwellung, Asphyxie, allmählichem Herauswürgen zähen, glasigen Schleims, mit Erbrechen, gelegentlich sogar mit unwillkürlichem Abgang von Stuhl und Urin. Nach dem Anfall bald auffällig rascher Umschlag in Wohlbefinden, bald zunächst Erschöpfung mit Pulsbeschleunigung, großer Mattigkeit, Zerrungsschmerzen in der Atmungsmuskulatur, nicht selten aber ein zweiter kürzerer, leichterer Anfall nach den ersten größeren. Zahl der Anfälle: Einige bis viele Dutzende täglich; nachts gerne Vermehrung.

Stadium der Abheilung („decrementi") mit allmählich leichteren, selteneren Anfällen, sowie mit körperlicher Erholung.

Pertussis (Tussis convulsiva, Keuchhusten; „Stickhusten").

**Komplikationen.** Vorangehende oder hinzutretende andere Infektionskrankheiten, vor allem Masern, Varicellen. — Lungenerscheinungen, meist im Stadium convulsivum: leichte Bronchitis, kapilläre Bronchitis, Bronchopneumonien (bes. gefährlich bei Kindern unter 2 Jahren). Ausnahmsweise Entwicklung prognostisch ungünstiger Bronchiektasien. Selbst Bluthusten (Verwechslung mit Tuberkulose?). — Folgeerscheinungen schwerer häufiger Anfälle: Kräfteverfall, Abmagerung, starke Lungenblähung, gelegentliche Herzdilatation nach rechts, Blutungen in Haut und Schleimhäute, Mastdarmprolaps, Krämpfe nach Anfällen eklamptischer Art, oft auf der Basis begleitender Spasmophilie, hier auch bedrohliche Atemsperre durch allzu intensiven Stimmritzenkrampf, aber auch gleiche und lebensbedrohende, von den epileptischen kaum unterscheidbare (infolge Rückwirkungen der Keuchhustenanfälle auf das ohnehin reizbare Zentralnervensystem der Kleinkinder). Die anatomische Grundlage können bilden: meningeale Blutungen, auch Entzündungsprozesse an Hirnhäuten (Meningitis serosa, Meningitis simplex) und selbst in Hirnsubstanz (Encephalitis) mit Bewußtseinsstörungen, auch mit cerebralen Lähmungen. Fehldiagnose: begleitende tuberkulöse Meningitis.
**Wichtigste Kennzeichen des Keuchhustens.** Ausschlaggebend der anamnestische Nachweis eines typischen Hustenanfalls, die ärztliche Beobachtung und Auslösung eines solchen, z. B. bei Besichtigung der Mundhöhle und bei der im Zweifelsfall unerläßlichen Inspektion des Zungenbändchens, auch bei Druck auf Kehlkopf. Intervalläre Symptome: Das für Pertussis typische Geschwür am Frenulum (Einrisse beim aktiven Herauszerren der Zunge während des Anfalls, Reiben des Bändchens an den unteren Schneidezähnen), Gedunsenheit des oft blassen Gesichtes; subconjunctivale und Hautblutungen, mitunter sogar größere, die Eltern erschreckende Hämatome, auch Nasenbluten. Sehr wichtig für die Diagnose: ein völliges, fieberloses Wohlbefinden zwischen den Anfällen, sowie ein negativer Lungen-, Rachen- und Kehlkopfbefund (meist nur trockene Bronchitis, gelegentliche Schleimhautkatarrhe). Von gelegentlicher Bedeutung im Krankenhaus: die Leukocytose. Im Stadium convulsivum erreicht sie gerne hohe Grade, namentlich in schweren Fällen. Bes. stark ist gewöhnlich die Lymphocytenzunahme (gerade in den ersten Lebensjahren). Bedeutsam vielleicht auch der Nachweis des vermutlichen, den Pfeifferschen Influenzabacillen ähnlichen Erregers im Sputum.
**Verwechslungsmöglichkeiten.** Fehldeutungen, bes. bei dem gelegentlichen Befallensein Erwachsener, in jedem Lebensalter aber fast unvermeidlich im katarrhalischen Vorstadium. Bakteriologische Frühdiagnose (Bordetsche Bacillen) mit Hilfe der Tröpfchenaussaatmethode wird nur ausnahmsweise möglich sein. Eine solche Frühdiagnose ist aber um so mehr anzustreben, als die Schwerpunktverlegung der Therapie in den Keuchhustenbeginn vielleicht leistungsfähiger wäre als die Behandlung schon entwickelter Anfälle! Denke an Keuchhusten bei allen infektiösen Katarrhen der oberen Luftwege von Kindern, die noch nicht an Pertussis gelitten haben, bei Häufung von Pertussisfällen in den Volks-, vor allem aber in den Kleinkinderschulen. — Oft unsichere Diagnose bei atypischen Hustenanfällen des Kindesalters (gleichzeitiges Vorkommen derselben mitunter neben typischen Fällen in der gleichen Familie!), beim Keuchhusten solcher Kinder, die an komplizierenden Lungenerkrankungen leiden. Beim Erwachsenen fehlen gerne die charakteristischen krähenden Inspirationen, die von Vielen mit dem mehrdeutigen Wort: „Reprise" bezeichnet werden, auch das Erbrechen am Schluß des Anfalls. Vielleicht gibt es hier auch durch relative Immunität „mitigierte" Formen. — Verwechslung mit Reizhusten bei Bronchialdrüsentuberkulose (physika-

lische Lungenuntersuchung; „Pirquet"; Röntgenbild, achte auf Kombinationen der Bronchialdrüsenerkrankung mit Pertussis), sowie bei **hysterischen Nachahmungen** von Keuchhustenanfällen, mitunter ausgelöst durch leichtere Rachen-, Kehlkopf- und Bronchialkatarrhe. Berücksichtige hier die psychische Beeinflußbarkeit auch des echten Keuchhustens; achte auf die große Rezidivneigung der rein funktionellen Störungen, auf das Verschwinden derselben im Schlafe (im Gegensatz zum Aufwachen keuchhustenkranker Kinder durch den Anfall), auch auf das Fehlen typischer katarrhalischer Vorstadien, von Zungenbandgeschwüren, vor allem aber auf das psychische und nervöse Gesamtbild.

**Prognose.** Von entscheidendem Einfluß sind meist neben der Schwere der einzelnen Epidemien, auch ihrer wechselnde Neigung zu Mischinfektionen: **Lebensalter und nervöse, auch körperliche Konstitution des Kindes**, wenigstens zum Teil auch sachgemäße Behandlung. Gewöhnlich völlige Genesung, aber meist lange Krankheitsdauer! Gesamtverlauf durchschnittlich $1^1/_2$—$2^1/_2$ Monate; hierbei die stete Möglichkeit von Komplikationen, inbes. von Bronchopneumonien (wohl der häufigsten Todesursache). Besondere Gefährdung im Säuglingsalter, von Kindern mit schwächlicher Konstitution, mit Nährschäden, mit Rachitis und sog. Skrofulose, ferner bei „großem" Keuchhusten mit steten, rasch sich folgenden, schweren Anfällen. Nur höchst selten Tod im Anfall, vor allem durch Herzschwäche. Trübung der Prognose durch **Nachkrankheiten**, bes. **Lungentuberkulose** und Neigung zu chronisch-rezidivierender Bronchitis. Mit Recht gilt der Keuchhusten als Schrittmacher der klinischen Tuberkuloseerkrankung.

**Vorbeugung.** Besonderen Schutz verlangen schwächliche, „skrofulöse" Kinder, ferner solche, die zur Zeit an anderen Infektionskrankheiten, an Nährschäden, Rachitis, auch an Nervosität leiden. Bei Epidemien sollen solche Kinder Spielplätze, Kindergärten, evtl. sogar Schule, Kirche meiden und von allen hustenden Kindern ferngehalten werden. Keuchhustenverdächtige und keuchhustenkranke Kinder sind möglichst zu isolieren! Die größte Infektionsgefahr besteht anscheinend im katarrhalischen Vorstadium (leider!), überhaupt im Krankheitsbeginn, die geringste bei bereits „typischen" Anfällen! Sie erlischt anscheinend beim Abflauen der Anfälle. Übertragung durch gesunde Zwischenträger, auch durch tote Gegenstände, ist unwahrscheinlich (freilich jedoch durch atypische, leichtere Fälle!). Die **Kuhpockenimpfung** soll eine gewisse vorbeugende und heilende Wirkung bei Pertussis haben. Es wird sogar empfohlen, noch nie geimpfte Kinder, die an Keuchhusten erkranken, sofort zu impfen.

**Behandlung. Allgemeines.** Fieberkurve anlegen, Zahl der täglichen und nächtlichen Anfälle darauf verzeichnen! Womöglich Einzelzimmer und Einzelpflege! Ein geeigneter Krankenraum (ruhig, sonnig, geräumig, gut lüft- und gleichmäßig heizbar, etwa 16—20⁰ C, keine schroffen Temperaturunterschiede), fast nur bei Bessersituierten erreichbar. Gleiches gilt für die Zweizimmerbehandlung: Schlafraum tagsüber mit offenem Fenster, Tagesraum nachts über lüften. — Bettbehandlung frisch erkrankter und aller fiebernden Kinder. Möglichste psychische und körperliche Ruhe; anfallauslösend sind oft Geräusche, Aufregung, Schreck, zu lebhaftes Spiel, Schreien, Hören von Husten und Sehen gleicher Anfälle bei Geschwistern.

Es kommen sogar psychogene Konservierungen von Keuchhustenanfällen, lange über das Stadium decrementi hinaus vor — Paroxysmen, die „echten", in jeder Hinsicht (von dem zähen Sputum abgesehen) gleichen und rein-psychotherapeutisch zu beseitigen sind. Man muß sich hierbei freilich vor Verwechslungen mit sekundärer Bronchialdrüsentuberkulose hüten. In der Behandlung der nervösen Erscheinungen kann beim einzelnen Keuchhustenanfall überhaupt der Schwerpunkt der Therapie liegen. Wir müssen annehmen, daß hier eine spezifische Infektionskrankheit also ein besonderes Virus, hauptsächlich als Folge eines Katarrhes der oberen Luftwege — einen eigenartigen örtlichen Reizzustand setzt, der schließlich — vielleicht in der Tat durch nachträgliche besondere infektiöse Neuritis (Sticher) — mit hochgradiger Übererregbarkeit eines von den oberen Luftwegen auslösbaren Hustenreflexmechanismus einhergeht, aber auch mit gesteigerter allgemein-nervöser, selbst psychischer Irritabilität. In der Czernyschen Auffassung von der Pathogenese des Keuchhustens und der Bedeutung der neuropathischen Anlage liegt trotz ihrer Verkennung der spezifischen Erregernatur und trotz ihrer Unterschätzung der somatischen Vorbeugungsmaßregeln gegen weitere Übertragungen ein richtiger Kern. Man legt deshalb möglichst auch Keuchhustenkranke weder mit gesunden noch mit gleichfalls an Pertussis leidenden Kindern zusammen und bekämpft auch übergroße Ängstlichkeit der Eltern und übertriebene therapeutische Vielgeschäftigkeit.

Die Kinder sollen bei unkompliziertem Keuchhusten den Hustenreiz möglichst unterdrücken. Stets anzustreben: Freiluftaufenthalt an windstillen, staubfreien Plätzen, an sonnig-warmen Tagen. Deshalb günstigerer Verlauf des Keuchhustens zur Sommers- als zur Winters- und Übergangszeit. Durch psychische Beeinflussung, vor allem durch Entfernung aus der gewohnten, evtl. gleichfalls hustenden Umgebung, durch Ermöglichung besserer Freiluftbehandlung, durch staubfreiere Luft, auch durch wärmeres Klima und durch den Wechsel der atmosphärischen Bedingungen überhaupt kann ein Ortswechsel günstig wirken (z. B. Mittelgebirge, See-, Landaufenthalt). Er kommt aber meist erst bei voll ausgeprägtem Stadium convulsivum, ganz bes. in der Rekonvaleszenz in Frage. Der Nutzen wird aber vielleicht durch Gefährdung der Allgemeinheit erkauft (Krankheitsverschleppung evtl. schon durch Eisenbahnfahrt). Außerdem wehren sich Gasthäuser, ,,Pensionen" mit Recht gegen die Aufnahme keuchhustenkranker Kinder. Deshalb womöglich Verbringung in ein Einzelhaus, wo gefährdete Kinder fehlen! — Ernährung: Vermeidung zum Husten reizender, trockener auch stark gewürzter oder gesalzener, bröcklig-krümeliger Speisen. Deshalb Zwieback, Brot, Keks evtl. einweichen; anfänglich womöglich dickflüssige, breiige Speisen. Bei Ernährungsstörungen durch starkes Erbrechen: häufigere kleinere breiige Mahlzeiten, Nahrungsaufnahme mit langsamem, vorsichtigem Schlucken, bald nach einem großen Anfall. — Bei künstlich genährten keuchhustenkranken Säuglingen evtl. der Morotsche Brei: 100 T. Vollmilch (evtl. auch abgedrückte Frauenmilch), 5 T. Butter, 7 T. Mehl, 5 T. Zucker. — Gewohntes Baden kann fortgesetzt werden; sonst lauwarme Ganzwaschungen. Im Anfall: Beruhigung der Kinder, passive Unterstützung an Stirn und zwischen den Schultern, Abwischen des herausgewürgten zähen Schleimes. Bei Krampfanfällen: evtl. zu wiederholende druckvermindernde Lumbalpunktionen mit Ablassen einiger Kubikzentimeter Liquor; versuchsweise heiße Ganzwickel, Bäder mit nachfolgenden kühlen Übergießungen und medikamentös: Brom, Chloralhydrat, Luminalnatriumeinspritzungen. — Sorgfältige ärztliche Schlußuntersuchung auf etwaige Nachkrankheiten.

**Medikamente.** Es gibt keine ,,Spezifica", sondern nur symptomatisch wirksame Mittel, die in zahlreichen Einzelfällen, zuverlässig, Zahl und Schwere der Anfälle günstig beeinflussen. Oft ist ,,ausprobieren" erforderlich! Möglichst dem Kinde genehme Darreichungsformen! Noch am zuverlässigsten sind: Belladonna, Chinin, Bromoform, evtl. in kombinierter Darreichung.

Belladonnaverordnung am besten als Extrakt; unter 1 Jahr = 1 mg; 1—3 Jahre = 2—3 mg; später 5 mg. Beispiel: Sol. Extr. Belladonnae 0,05 (bis 0,1), Aqu. amygdal. 10,0; zunächst 3 mal täglich so viel Tropfen, als das Kind Jahre zählt, evtl. vorsichtig steigern. Empfehlenswert auch: Extr. bellad. 0,05 (bis 0,15!), Aqu. amygd. 3,0; Aqu. et sirup. Althää aa 30. M. D. S. 3 mal täglich $^1/_2$—1 Teel. Oder: Extr. belladonn. 0,001—0,005, bei über 10 Jahren bis 0,01; evtl. mit Codëinum phosphor. oder Paracodin 0,01, But. cacao 1,0; M. f. Sup.; tal. dos. 20. S. 2—3 Supp. täglich.

Chininpräparate. Die angenehmste, Darreichungsform: Chininschokoladetabletten, auch Chininperlen. Wo der stark bittere Chiningeschmack bei Pulvern und in Lösungen widerstrebt, besser Chininkompretten M. B. K., Aristochin und Euchinin. Vom Chininum hydrochloricum zunächst halb soviel Dezigramme als Jahre, also bei 1 Jahr = 0,05 (nie auf leeren Magen); Chinin. tannicum mit knapp $^1/_3$ Chiningehalt ebensoviel Dezigramme als Jahre.

Beispiele: Originalschachtel Chininschokoladetabletten zu 0,05 oder 0,1; 2—3 mal täglich 1—2 Tabl. — Chininum tannicum 1,0—3,0; natrii bicarb. 20,0; 2—3 mal täglich 1 Messerspitze voll in Kakao, Milch, Mus; in Verbindung mit Belladonna: Chinin. tann., natrii bicarb., Sacch. āā 0,1—0,3; Extr. bellad. 0,0025—0,005; Tal. dos. 15; S. 3—4 mal täglich 1 Pulv.; Sol. chin. hydrochl. 1,0; Aqu., sirup. Rubi Idäi āā 30,0; 2—3 mal täglich 1 Teel. bis 1 Kinderlöffel. Auch Chinadecoct. F. M. B., d. h. Decoct chin. 10 : 170, acid. hydrochlor. dilut. 1,0; Sirup. spl. ad 200,0; S. 3 mal täglich 1 Tee- bis 1 Kinderlöffel. Ferner Chininkompretten M. B. K., mit Zucker überzogen zu 0,1 oder 0,25; Glas zu 25 und 50 St.; 2—3 mal eine Komprette. — Aristochin (Chininkohlensäureester mit über $^9/_{10}$ Chiningehalt), ein geschmack- und geruchloses Pulver mit seltenen Nebenwirkungen. Erwachsene 0,5—1,0, größere Kinder etwa 0,25, kleinere 0,05—0,25, mehrmals täglich; Röhrchen mit 20 Tabl. zu 0,5 (empfehlenswert). Euchinin, der sehr schwer wasserlösliche, voluminöse Äthylkohlensäureester des Chinins, weniger bitteres, kaum schädliches Pulver. Dosierung ähnlich wie bei Aristochin, also bei 1 Jahr etwa 0,1. In Suppen, Milch, Kakao, Zuckerwasser; 25 Tabl. zu 0,25. Versuchsweise bei älteren Kindern auch Chinin-Urethaninjektionen, Chinin als Klistier, schließlich Chineonal (Chinin + Veronal). Man gibt die Chininpräparate etwa $^1/_2$ bis 1 Woche in voller Dosis und setzt dann einige Tage aus.

Bromoform (rotgefärbtes ist zersetzt, also unbrauchbar!). Die farblosen, sehr schwer wasserlöslichen Tropfen sinken in Zuckerwasser unter!

Das Medikament in brauner Flasche, mit Giftzeichen, zur Vermeidung von Intoxikationen — Kinder naschen mitunter Bromoform — nur in kleineren Mengen, etwa 5 ccm, verchreiben und Fläschchen durch Eltern wegschließen lassen. Maximaleinzeldosis 0,5, Maximaltagesdosis 1,5; bei Kleinkindern anfänglich ungefähr soviel Tropfen, als sie Jahre zählen, bei älteren Kindern mit kleinerer Tropfenzahl anfangen, langsam unter Beobachtung etwaiger Schläfrigkeit steigern. 4—6 wöchentliche Bromoformkur, möglichst nicht über folgende Darreichungsformel: 3 mal X + 2 Tropf. (X = laufendes Lebensjahr). Beispiel: Bromoformii 2,5 bis 5,0; in vitro nigro. evtl. guttato —; sub. signo veneni, 3 mal täglich 3—5 Tropf. in Wasser verrührt.

Beispiele für die kombinierte Darreichung von Belladonna, Chinin, Bromoform (empfehlenswert!): 3 mal täglich Belladonnatropfen, zwischendurch 2 mal täglich Chinin oder: 3 mal täglich Aristochin, zwischendurch 2 mal 1 Belladonnasuppositorium. Abgesehen von der günstigen Beeinflussung des autonomen Systems erwarten wir hier von der Belladonna-

Pertussis (Tussis convulsiva, Keuchhusten; „Stickhusten"). 105

wirkung auch eine Milderung der Schleim- und Sputumabsonderung. Sonst
gesunde Säuglinge vertragen Atropin relativ gut!
Weitere Medikamente: Brom, am besten in kalter Milch, bes. bei
heftigen Anfällen und nächtlicher Unruhe. Schon bei Säuglingen
1,0, selbst 1,5 pro die! Beispiel: Mixt. nervina F. M. B. Kal. brom 8,0;
Natr., Am. brom. a̅a̅ 4,0; Aqu. dest. ad 200; M.D. S. mehrmals täglich 1 Teebis 1 Kinderlöffel oder: K. brom., natrii brom. a̅a̅ 1,0—5,0; Aqu. dest. ad
100; 3mal täglich 10 ccm je nach Alter. — An Stelle von Chinin bei fiebernden Kindern auch: Antipyrin bzw. Pyrazol. phenyl. dimethyl., bei
kleineren Kindern allerhöchstens soviel Zentigramme als Monate, später
soviel Dezigramme als Jahre, aber höchstens 0,5. — Als Beruhigungsmittel (bes. für die Nacht): Adalin (Tabletten zu 0,5; $^1/_4$—$^1/_2$ Tabl. bei
Säuglingen, bei älteren Kindern $^1/_2$—1 Tabl., Bromural (Tabletten zu
0,3; zunächst je nach Alter $^1/_3$—1 Tabl.), Codeonaltabletten (bei Säuglingen 2—3mal täglich $^1/_3$ Tabl., bei älteren Kindern mehrmals $^1/_2$ Tabl.),
Narkophin (bei Kleinkindern 1proz. Lösung; 3mal täglich 10 bis
20 Tropf.; später 3proz. und dieselbe Tropfenzahl), versuchsweise Papaverin, Pantoponsyrup (morphiumhaltig; Vorsicht deshalb im
frühen Kindesalter), Codein. phosph., Paracodin (Tabletten zu 0,01;
$^1/_2$ Tabl. bei 1 Jahr), Dilaudid und Dicodid, selbst Morphium in bes.
schweren Anfällen, z. B. mit Atemsperre (bei Säuglingen besondere Vorsicht; mit 1 Jahr höchstens $^1/_2$ milli, mehrmals täglich). Bei Krämpfen
und sehr schweren Anfällen: Chloralhydrat. Bei größeren Kindern
als Einzeldosis 0,1—0,5, bei kleinen Kindern höchstens $^1/_3$ davon. Beispiel: Chloralhydrat 0,25—1,0 (je nach Alter) Mucil. Salep. 20,0; Aqu.
ad 50,0 M. D. S. die Hälfte als Klistier oder Sol. Chloralhydrati 1,0—2,5
zu 100,0. S. 2—3mal täglich 10 ccm; womöglich ein Meßgläschen dazu
verschreiben!
Oft noch besser Luminalnatriuminjektionen (frische Lösungen oder die
fertigen Doppelampullen). Evtl. gleichzeitige diätetische und medikamentöse
Spasmophiliebekämpfung.
Manche raten zu einem Versuch mit Thymianpräparaten, bes. zu
dem 45proz. süß schmeckenden und deshalb für Kinder geeigneten Extr.
thymi (Kern) 1 Flakon zu 200ccm; 3stündlich 1 Teel. Pertussin (Extr.
Thym. sacch. Täschner; Flakon zu 200 ccm; tee- bis kinderlöffelweise).
Tussol (mandelsaures Antipyrin). Beispiel: Tussol 5,0, Sirup. Rub. Idäi
20,0; Aqu. dest. ad 200,0. S. 3 mal täglich $^1/_2$ Tee- bis 1 Kinderlöffel;
nicht unmittelbar vor und nach den Mahlzeiten, nicht in Milch. Dosis unter
1 Jahr = 0,05; 1 Jahr = 0,1; 3 Jahre = 0,2; 5 Jahre = 0,4. Droserin
(milchzuckerhaltige Tabletten mit Extrakten aus fleischfressenden Pflanzen.
Flakon mit 40 Tabl. zu 0,2 in 2 Stärken). Über die von den Franzosen
empfohlenen Ätherinjektionen (depur. 0,5—1,5 ccm mit oder ohne Campher;
intramuskulär; 2tägig) habe ich keine Erfahrungen. Sie machen Schmerzen,
bei Säuglingen auch Nekrosen. Die Einspritzungen mögen namentlich bei
psychogenen Überlagerungen und Konservierungen gerade wegen der
Schmerzhaftigkeit vor weiteren Anfällen abschrecken.
Örtliche Behandlung der oberen Luftwege empfiehlt sich kaum.
Höchstens: Einblasungen bei stärkerem Schnupfen mit Pulv. Res.
benzöes, feinst pulverisierter Borsäure, Natr. sozojodolicum. Freilich kann
mitunter auch solche örtlichen Behandlungsmethoden schon durch ihre Unannehmlichkeiten für die Kinder eine günstige psychotherapeutische Begleitwirkung, z. B. die vielfach empfohlenen Racheneinpinselungen mit zunächst 2%, später etwas stärkeren Höllensteinlösungen. Ferner Inhalationen, z. B. mit dem leider teuren Zypressenöl: 4mal täglich 15 Tropf.
der alkoholischen Lösung von 1 : 5 auf einen um den Hals des Kindes ge-

legten Latz träufeln. Versuchsweise auch „Kieferlatschenöl", d. h. Ol. pini. pumil., 2—3 mal täglich 10—20 Tropf.

Über die Bronchitis und Bronchopneumoniebehandlung ist im Abschnitt: Kinderheilkunde nachzulesen. Man wird die Flüssigkeitszufuhr (Czerny) beschränken, lauwarme Wickel, evtl. auch Heubnersche Senfwickel, Aderlässe (im Notfall bei Lungenödem selbst Arteriotomien an der nach Jodanstrich freipräparierten Radialis nach Nöggerath), auch warme Bäder (evtl. mit nachfolgenden kühlen Nacken- und Rückenübergießungen machen), Herzmittel darreichen. Weiterhin den Kindern — durch Entfernung zu schwerer Deckbetten und Herumtragen — die Möglichkeit größerer Bewegung geben, sie im Bett häufiger die Lage wechseln lassen, für gute Zimmerdurchlüftung und genügend feuchte Luft sorgen.

Eduard Müller†-Marburg.

## Übertragbare Genickstarre (epidemische Genickstarre; Meningitis cerebrospinalis epidemica).

Akute spezifische, übertragbare Infektionskrankheit, bes. des Kindes- und Jugendalters, die durch den Meningococcus, d. h. Diplococcus intracellularis Weichselbaum hervorgerufen wird und mit eitriger Entzündung der Hirn-Rückenmarkshäute einhergeht. (Stärkste Veränderungen gewöhnlich an der Basis, an Sehnervenkreuzung und Türkensattel, im Bereich des Oberwurms des Kleinhirns sowie an Hinterfläche des Lumbodorsalmarks.)

Die **wichtigsten Kennzeichen** sind folgende:

Gelegentlicher Hinweis auf übertragbare Genickstarre durch herdförmiges Auftreten und durch Bevorzugung von April und Mai.

Plötzlicher Beginn nach kurzer, etwa 2—3 tägiger Inkubation ohne grobe Vorläufer. Nach Schüttelfrost brüsk ansteigendes Fieber, später meist mittelhoch, unregelmäßig remittierend und ohne Parallelismus zur Schwere der Erkrankung. Puls gewöhnlich beschleunigt, aber meist von guter Spannung; mitunter Druckpuls. Reichliche Herpesaussaat in Lippengegend und Gesicht, bes. bei Epidemien. Quälende an Intensität schwankende Kopfschmerzen, auch nächtliches Aufschreien, cerebrales Erbrechen, bes. bei Säuglingen auch Konvulsionen, schließlich alarmierendes Gefühl von Steifigkeit im Genick sowie Erschwerungen und Schmerzhaftigkeit aktiver und passiver Nickbewegungen. Atmung oft auffällig beschleunigt, selbst ohne Miterkrankung der Luftwege. Häufiges Bohren in der Nase; Zähneknirschen bes. bei trüber Prognose.

Oft schon frühzeitig Reizerscheinungen von seiten der sensiblen und motorischen Rückenmarkwurzeln. In erster Linie ausgeprägte Hyperästhesie der Haut und der tieferen Weichteile, vor allem an den Beinen. Gleichzeitig schmerzhafte Wirbelsäulensteifigkeit bes. im Halsabschnitt (Schreien beim Trockenlegen). Gleichzeitig Regidität, tonische Contractur der langen Rückenmuskeln, auch anderer Muskelgruppen, vor allem der Verkürzer an den Beinen. Oft der Kopf in die Kissen gebohrt; die Wirbelsäule schmerzhaft-starr. Hierbei verschiedene Spielarten des Kernigschen Symptoms, sowie des Lasègueschen Ischiasphänomens: Aufsetzen im Bett ohne gleichzeitige Beugung im Hüft- und Kniegelenk, passive Streckung des im Kniegelenk gebeugt gehaltenen Beines werden schmerzhaft, ja unmöglich. Gleich schmerzhaft stärkeres, passives Erheben des im Kniegelenk gestreckten Beines, auch nachträgliche passive Streckung des Unterschenkels bei zuvor angezogenem Bein. Bei

dem am Bettrand sitzenden Kranken ist der Versuch, die herabhängenden Beine im Kniegelenk beiderseits zu strecken, gleichfalls erschwert und schmerzhaft. Muskeltonus der Beine übrigens meist schon in Ruhe erhöht. Öfters kahnförmige Einziehungen des Leibes, auch mit zeitweisem Verlust der Bauchdeckenreflexe. Die Sehnenreflexe wechseln sehr. Mitunter echter „Babinski".
Sicherstellung des Leidens durch sog. Laboratoriumsdiagnose, in erster Linie durch rechtzeitige Lumbalpunktion und einwandfreien Erregernachweis in der entnommenen Probe. Ohne sichere Wechselbeziehungen zwischen Grad der Liquorveränderung und Prognose bald ein reichlicher schon getrübter Liquor unter meist erhöhtem, aber später — namentlich zur Zeit von Remissionen — sich oft wieder verminderndem Druck, bald ein Abtropfen von dickem, oft auch klumpige Gerinnsel enthaltendem Eiter, mitunter aber auch eine noch klare, wenn auch eiweißreichere Flüssigkeit (bis 2, ja 4%; auch positive Globulinreaktion nach Nonne-Appelt) trotz positiven Meningokokkenbefundes. Im Zentrifugat überwiegen gelapptkernige Leukocyten mit den gramnegativen gonokokkenähnlichen Meningokokken (vorwiegend im Protoplasma; zunächst mit Löfflerschem Methylenblau oder verdünntem Karbolfuchsin zu färben). Möglichst rasche Untersuchung der Liquorprobe ist anzustreben. Längerer Transport, Abkühlung, überhaupt stundenlanges Stehenlassen, insbes. bei Licht, beeinflussen Färbbarkeit und Kulturfähigkeit des Erregers. Seine sichere Identifizierung verlangt oft die Kultur auf serum- und asciteshaltigen Nährböden, womöglich mit lebenswarmer Verimpfung des Liquor (evtl. auch nach Anreicherung in Traubenzuckerbouillon). Weitere Prüfung fraglicher Meningokokkenkolonien mikroskopisch durch Ausstrichpräparate, dann durch Nachweis der Vergärungsfähigkeit von verschiedenen Zuckerarten (Maltose, Dextrose, Lävulose), schließlich durch Agglutination, d. h. durch Zusatz von hochwertigem, polyvalentem Meningokokkenserum. Einmalige negative Befunde entscheiden keineswegs gegen Meningokokkenmeningitis, namentlich wenn andere Krankheitserreger im Liquor fehlen und die mikroskopische Sedimentuntersuchung vorwiegend und reichlich Leukocyten ergibt. In verdächtigen, aber liquornegativen Fällen wiederholte Kontrollen von Liquorproben und diagnostische Ergänzung durch technisch richtige, sachkundig verarbeitete Abstriche des Nasen-Rachenraumes, unter Umständen auch durch histologische und bakteriologische Blutuntersuchung, in einzelnen Fällen sogar durch mikroskopische und kulturelle Prüfung von Petechien. Diagnostisch sicherer, aber schwieriger als der histologische Meningokokkennachweis in den im Blute kreisenden Leukocyten ist der kulturelle: Armvenenpunktion; 20 ccm, sofortiges Verbringen in Ascitesbouillon und zunächst Anreicherung daselbst. Noch sicherer kann der Meningokokkennachweis in den Petechien sein, sowohl mikroskopisch im gefärbten Schnitt, wie kulturell. Meist besteht eine gelapptkörnige Leukocytose (vielleicht um 20000) ohne Vermehrung, ja mit Verschwinden der Eosinophilen (Wiederkehr der letzteren — ein Zeichen der Besserung!).

**Begleitsymptome.** Zunächst die Bewußtseinsstörungen! Meist graduell verschiedene, oft überraschend wechselnde, schließlich oft wohltätige Benommenheit. Nicht selten Bewußtsein vorübergehend oder längerdauernd — leider meist trügerisch — klar. Erregungszustände bei stürmischem, schwerem Verlauf. Von großer Bedeutung etwaige Augen- und Ohrenbefunde. Gelegentlich Neuritis optica, zwar mit Genesungsmöglichkeit, aber doch mit hoher Gefahr doppelseitiger schwerster Sehstörung, ja Erblindung, wechselnde Augenmuskelparesen (bes. Abducens), Anomalien der Pupillenweite, sowie Reaktionsstörungen, endlich metastatische Ophthalmien, vor allem einseitige Iridocyclitis (selbst ohne bes. örtliche Klagen!). Am Ohr oft doppelseitige Acusticus-Neuritis mit dauernder Vertaubung (mitunter selbst in rudimentären Fällen!), außerdem eitrige Mittelohrentzündung. Auch Erkrankungen der Nasennebenhöhlen, vor allem der Keilbeinhöhlen. Gelegentlich noch andere Hirnnerven — ja sogar frühzeitige, an Kinderlähmung erinnernde, aber flüchtige Extremitätenparesen. Auch Haut- und Schleimhäute zeigen mannigfache Veränderungen. Abgesehen vom Herpes oft auffällige Dermographie masernähnliche Exantheme, recht häufig Hautabschuppungen (etwa 2—3 Wochen nach Krankheitsbeginn), selbst septische Hautblutungen, auch mit Meningokokken in Hautcapillaren (große Hämorrhagien — signum mali ominis, ebenso eine hinzutretende Gelbsucht). Bemerkenswert noch gelegentliche Gelenkschwellungen, selbst mit eitrigem, ja meningokokkenhaltigem Exsudat. Abgesehen von nicht seltenen Bronchopneumonien und gelegentlichen Darmstörungen (selbst ruhrähnlichen Durchfällen) die inneren Organe von gröberen Veränderungen meist frei, vor allem Nieren und Herz (nur mitunter frühzeitige grobe Herzmuskelbeteiligung). Gelegentlich tastbare Milz.

**Verwechslungsmöglichkeiten und Spielarten.** Von Psychogenien, sog. ,,hysterischen Imitationen" abgesehen, drohen Verwechslungen mit extrakraniellen Erkrankungen (Spondylitis, selbst Lymphomata colli, auch Rheumatismus der Nackenmuskulatur). Bes. naheliegen Fehldiagnosen bei atypischen Formen und im Säuglingsalter, wo meningitische Symptome zurücktreten und gern ,,Eklampsie", ,,fieberhafter Magendarmkatarrh", Pneumonie oder Sepsis vorgetäuscht werden. Zu den trügerischen Spielarten rechnet die Meningokokkensepsis. Sie kommt auch ohne eigentliche Meningitis vor; mitunter geht sie ihr freilich voran. Sie geht mit Gelenkschwellungen und septischen Hautblutungen, gelegentlich pustulösem Ausschlag (Extremitäten) einher, auch mit einer Art typhösen Fiebers. Kommt es hier zu tiefer Benommenheit, so können sogar Nacken- und Wirbelsäulensteifigkeit selbst bei dickeitrigem Liquor fehlen! Diese Sepsisform deutet an, daß es sich bei epidemischer Genickstarre eigentlich um Allgemeininfektion mit späterer vorwiegender Beteiligung der Meningen, nicht um einfache Lokalerkrankung der Häute handelt. Weitere atypische Verlaufsformen: Meningitis acutissima einerseits und protrahierte Fälle mit starken Verlaufsschwankungen und großer Annäherung an tuberkulöse Formen andererseits. Bei Meningitis siderans fahle Hautfarbe, entspannter kleiner Puls, vor allem stürmische schwere Cerebralsymptome, wie motorische Unruhe, auffällige Charakterveränderungen, rasche Bewußtlosigkeit, selbst Krämpfe, obwohl grobe Meningitiszeichen fehlen. Zu Fehldiagnosen geben auch frische Kinderlähmungen Anlaß (vgl. S. 116), tuberkulöse Meningitis, ,,Meningismus" und Meningitis serosa, sowie eitrige Primärerkrankungen von Ohr, Nase und Nebenhöhlen, mit Übergreifen auf Meningen, selten jedoch Großhirnapoplexien. Die tuberkulöse Meningitis bevorzugt gleichfalls das Spielalter. Es sprechen für sie sog. familiäre Disposition, tuberkulöse bzw. skrofulöse ,,Antezedentien" ferner langsame, ganz schleichende Krankheitsentwicklung ohne Herpes und zunächst ohne höheres Fieber, anhaltende Bewußtseinstrübung, der gerade beim Kleinkind freilich allzu häufig fehlende Chorioidealtuberkel, nicht zuletzt der physikalische und röntgenologische Nachweis eines aktiven tuberkulösen Prozesses, vor allem frischer disseminierter, kleinknotiger, hämatogener Lungentuberkulose. Entscheidend ist die Liquorauswertung. Tuberkulinreaktionen bringen hier kaum weiter. Subcutane Einspritzung schon wegen des Fiebers und der Gefahr einer Herdreaktion im Zentralnervensystem unzulässig; die Lokalreaktionen können trotz tuberkulöser Meningitis, ja gerade bei schwerer Hirnhautentzündung, wo die Abwehrbereitschaft des Organismus gegen das Tuberkulosegift verschwinden kann, negativ sein. Die drohende Verwechslung mit „Meningismus" verlangt allersorgfältigste Allgemeinuntersuchung insbes. auch der Lungen (Oberlappenpneumonie, aber auch Bronchopneumonien), des Magendarmkanals (Paratyphus), stete Augenspiegel-, Ohren- und Nebenhöhlenuntersuchung sowie Liquorkontrolle, eingehende bakteriologisch-serologische Blutuntersuchungen (Typhus- und Paratyphusbacillen, „Gruber-Widal", Pneumokokken, Wassermannsche Reaktion), dann bakteriologisch-mikroskopische Stuhluntersuchung (auch Vermes!), schließlich mikroskopische und chemische sowie bakteriologische Prüfung des Urins (u. a. Urämie, Verwechslung von Eklampsie und Meningitis in Spätschwangerschaft und Wochenbett). Auch beim Scharlach kann es zu Meningismus kommen, namentlich bei bösartigen Formen und bei Mischinfektionen. Auch auf Traumen ist zu fahnden (ausnahmsweise eine Art seröser Meningitis). Ausschlaggebend ist gewöhnlich die Lumbalpunktion. Noch immer führt sie der Praktiker viel zu spät und zu selten aus, obwohl der Eingriff bei genügender Beherrschung der Technik harmlos und gerade bei Genickstarre von unmittelbarem therapeutischen Vorteil ist. Stets muß man gerade im Kindesalter der Tatsache eingedenk sein, daß positiver Nachweis einer Nacken- und Wirbelsäulensteifigkeit noch nicht zur Diagnose echter Meningitis genügt und ihr Fehlen andererseits, bes. bei Säuglingen, eine solche Meningitis nicht ausschließt. Man muß auch stets berücksichtigen, daß eitrige Meningitis ein klinisches Krankheitsbild ist, aber keine ätiologische Einheit. Bei jeder eitrigen Liquorprobe fahndet man deshalb auch nach metastatischen und fortgeleiteten Entzündungen der Hirn- und Rückenmarkshäute, und zwar 1. auf eitrige Primärerkrankungen des Ohres, der Nase und Nebenhöhlen sowie der Orbita, Gesichtsfurunkel, Erysipel; 2. nach Traumen, insbes. Schädelfrakturen; 3. nach allen mit Bakteriämie einhergehenden Primärerkrankungen innerer Organe und vorwiegenden Blutinfektionen (septische Prozesse, typhöse und paratyphöse Erkrankungen, auch Colipyelitis, eitrige Pleuritis und Mediastinitis). Mit den allerverschiedensten Erregern ist zu rechnen: Strepto- und Staphylokokken, Pneumo- und überhaupt grampositive Diplokokken (auch als Mischinfektionen von Meningokokken), „Influenzabacillen" Bacterium coli, Typhus- und Paratyphuserreger, sogar Pyocyaneus.

Die stets ernste **Prognose** ist bes. ungünstig im Säuglingsalter, zu einer Zeit, wo auch die diagnostischen und damit therapeutischen Schwierigkeiten am größten sind. Bei der namentlich durch F. Göppert studierten, großen Oberschlesischen Epidemie (1905) starben annähernd drei Viertel der Kinder; beim Rest kam es noch in vielen Fällen zu Hydrocephalus, Verblödung, Erblindung und Vertaubung. Solche schweren, meist endgültigen Nachkrankheiten insbes. des Auges und Ohres kommen sogar in klinisch sonst leichteren Fällen vor. Andererseits sieht man auch gutartige Verlaufsformen bes. bei Erwachsenen. Unter 32 Fällen, die von mir im Kriegslazarett Montigny-Douai beobachtet und bakteriologisch sichergestellt waren, starben 11. Die Mortalität betrug also nur etwa ein Drittel. Ins Heimatlazarett kamen 4 Leute; 17, also mehr als 50 % wurden wieder dienstfähig für Front und Etappe, obwohl die Serumtherapie lege artis aus Serummangel kaum durchgeführt werden konnte.

Sicherlich hängt die Prognose auch von der Behandlung ab, in viel höherem Maße aber von jenen mannigfaltigen Wechselbeziehungen zwischen Körper und Schädlichkeit, die wir außerordentlich schwer greifen und berechnen können. Nicht einmal der Grad der Liquorveränderungen gibt einen verläßlichen Maßstab! Es gibt Fälle mit dickem Eiter im Liquor, die ohne Serumbehandlung genesen!

**Verhütung** (mit Bemerkungen zur Epidemiologie). Genügende wissenschaftliche Unterlagen für zielbewußte Vorbeugung der Epidemien und Weiterverbreitung von Einzelfällen oder Gruppenerkrankungen fehlen noch. Gewöhnlich sporadisches Vorkommen, nur mitunter kleinere und größere Herde, ja Massenerkrankungen, mit Vorliebe in Gegenden von Kohlenbergwerken. Virusübertragung von Person zu Person, vorherrschend wohl durch scheinbar gesunde, erwachsene Meningokokkenträger, die den Erreger im Nasen-Rachenraum beherbergen. Krasser Unterschied zwischen Virus- und Krankheitsübertragung!

Drei Dinge disponieren: zunächst das Lebensalter (späteres Säuglings- und Spielalter bevorzugt). Von den letzten Schuljahren ab, vor allem nach Pubertät, wird die Meningitisgefahr immer geringer. Ferner eine gewisse Bindung an die Jahreszeit (Anstieg im Frühjahr und ersten Sommerszeit). Eine weitere Prädisposition liegt in engem und langem Zusammensein zahlreicher Personen im gleichen, insbes. feuchten, sonnenlosen Raum (z. B. Bergwerken, bei miserablen Wohnungsverhältnissen, in manchen Kasernen und Arbeitsräumen). Sonnenlicht und Trockenheit sind die besten natürlichen Kampfesmittel gegen den Erreger. Wenig zu fürchten indirekte Übertragungsweisen, z. B. durch Einrichtungsgegenstände und Nahrungsmittel. Gefährlicher auch hier Verkäufer und Überbringer der Ware, auch Hauspersonal, das die „Besorgung" macht und mit Kokkenträgern zusammenkommt. In Epidemiezeiten evtl. Verkehr der Angestellten außerhalb des Hauses überwachen, Kontaktfläche mit der Außenwelt möglichst einengen und das Verantwortungsgefühl gegen die Kinder wecken! Größere Menschenansammlungen, vor allem infizierte Geschäftshäuser, auch „Kino" und „Tanz" sind zu meiden. Auch das Schlafen mit Kindern im gleichen Bett, das Küssen, gemeinsame Taschentücher, überhaupt Nahverkehr, wie allzu kurze Gesichtsdistanz beim Sprechen mögen in Epidemiezeiten manchem Kleinkind gefährlich werden. Eigentliche Schulepidemien kommen jedoch kaum vor. Bei den gesamten prophylaktischen Maßnahmen sind wir an die behördlichen Vorschriften gebunden (vgl. Abschnitt: Viereck!). Noch unerklärliche spontane Schwankungen der Meningitisepidemien verhindern freilich jede sichere Bewertung der tatsächlichen Wirksamkeit solcher behördlichen Maßnahmen. Gewöhnlich hören Epidemien von selbst auf, obwohl die Disponierten nur zum Teil erfaßt sind!

Es ist kaum möglich die ungemein zahlreichen Meningokokkenträger, die den Genickstarrekranken umringen, zu erfassen, ausgeschlossen aber, sie zu isolieren und den mit Virus einmal Behafteten vom Erreger frei zu machen.

Die bakteriologische Sicherstellung solcher Virusträger gelingt nur in einem Teil der Fälle. Angeblich negative Rachenabstriche können auf Unzulänglichkeiten der Materialgewinnung beruhen; angeblich positive auf Verwechslungen mit andern Erregern. Zunächst Anfertigung eines guten Abstriches des Nasen-Rachenraumes, dann beim mikroskopischen Befund gramnegativer Diplokokken Züchtungsversuch auf einem für Meningokokken geeigneten Nährmaterial, schließlich Differenzierung etwa gewachsener Kolonien. Abstrich am besten eine genügend — vielleicht 20 cm — lange Sonde, biegsam, aus Messingdraht. An dem einen, etwas umzubiegenden Ende der kleine, sterilisierte, mit Fingern nie zu berührende Wattebausch. Man geht entweder durch Nase nach hinten zum Rachen oder unter Niederhalten der Zunge von Mundhöhle aus hinter das Gaumensegel mit dem umgebogenem Ende nach oben. Allzu oft wird nur Mund-

und vordere Nasenhöhle, nicht der eigentliche Nasen-Rachenraum ausgestrichen! Unsicher wird das Ergebnis dadurch, daß sich dort auch andere gramnegative Diplokokken finden, auch „Pseudomeningokokken" bzw. „Parameningokokken", die sich morphologisch und kulturell sonst als Meningokokken erweisen, aber durch Immunsera nicht agglutiniert werden. (Möglicherweise nur abweichende Meningokokkenstämme ?).

**Weitere Vorbeugungsmaßnahmen.** Bessere Mundpflege mit häufigeren Gurgelungen, z. B. mit Wasserstoffsuperoxydlösungen, auch mit „Lutschen" von desinfizierenden Mundpastillen treffen kaum die Nester des Erregers im Nasen-Rachenraum. Vielleicht wird aber dadurch — wenigstens vorübergehend — der Keimgehalt der Mundhöhle herabgesetzt und damit auch die Gefahr von Tröpfchen- und Schmierinfektion. Versuchsweise Behandlung des infizierten Nasen-Rachenraumes kann — ohne jeden Optimismus und mit recht zweifelhaftem Dauererfolg — versucht werden. Unmittelbar darauf gemachte Abstriche können freilich negativ sein (vgl. Abschnitt: Diphtheriebacillenträger S. 57). In der Durchführung solcher Maßnahmen liegt für Virusträger zumindest eine stete Erinnerung an die durch seinen Keimgehalt für die Umgebung bedingten Gefahren. Dies gilt namentlich für noch weiter berufstätige erwachsene Angehörige des Meningitiskranken (gelegentlich auch nachträgliche Erkrankungen von Keimträgern).

Das Wegbringen gefährdeter Kinder in noch freie Gegenden hat Bedenken. Die Rückkehr vor Erlöschen der Epidemie kann erst recht gefährden. In Epidemiezeiten sind überhaupt die zugereisten Kinder bes. gefährdet. Hierzu kommt die Möglichkeit einer Keimverschleppung in andere Familien und freie Gegenden, auch durch begleitende Erwachsene. Die weitere Ausbreitung der Genickstarre folgt ja dem menschlichen Verkehr. Trotz alledem kann Wegbringen in Frage kommen, wenn sie in bes. bedrohtem Hause leben und namentlich dann, wenn sich die Kinder im Prädilektionsalter der Erkrankung befinden.

Vielfach kommt die Isolierung des Kranken für eine wirksame Prophylaxe zu spät. Weitere Virusübertragungen mögen schon im Inkubations- und Prodromalstadium erfolgen. Oft wird die Umgebung des Patienten gleichzeitig infiziert, die Ansteckung jedoch nur beim Kleinkind wirksam.

**Frühbehandlung.** Fehlerquellen für die Bewertung: große spontane Schwankungen der Sterblichkeit, wie der Neigung zu Nachkrankheiten bei einzelnen Epidemien und Gruppenerkrankungen. Behandlungserfolge auch vorgetäuscht durch stunden-, ja tagelange, selbst weitgehende Krankheitsremissionen.

Nicht nur die Rücksicht auf Umgebung und Außenwelt, auch das dringende therapeutische Interesse des Kranken selbst muß den Arzt veranlassen, schon den auf Genickstarre Verdächtigen möglichst bald dem Krankenhaus zuzuführen. Die regelrechte Durchführung der Punktions- und Serumbehandlung, die gerade hier recht schwierige Krankenpflege, die oft notwendige Bädertherapie stellt im Verein mit den vorgeschriebenen Desinfektions- und Absperrungsmaßnahmen an die häuslichen Verhältnisse solche Anforderungen, daß nur ausnahmsweise dort die notwendigen Voraussetzungen für sachgemäße Prophylaxe und Therapie gegeben sind. Temperatur, Puls und Atemkurve anlegen, fortlaufend intern und neurologisch kontrollieren, von vornherein Kopfumpfang messen und auf Fontanellenspannung, Augenhintergrund, Ohr, Nebenhöhlen und fortlaufende Liquoruntersuchung achten (Druck, Zell-Eiweiß-Meningokokkengehalt usw.). Mundpflege und Druckbrandprophylaxe.

Zur sorgfältigen Krankenpflege gehören weiter: ein richtig temperiertes, gut lüftbares, ruhiges Einzelzimmer, gute Beleuchtung für Untersuchung und Wartung, aber in Zwischenzeit auch gedämpftes Licht, wenn das helle den Kranken stört. Eine zarte vorsichtige Hand bei der Pflege, überhaupt strenge Vermeidung unnötiger und übermäßiger, sensibler und sensorischer Reizwirkungen auf den Kranken, nicht zuletzt eine möglichst ausreichende, dem Patienten willkommene Ernährung, schließlich sorgfältige Reinhaltung des Körpers durch tägliche lauwarme, evtl. auch spirituöse Waschungen, auch vorbeugende häufigere Lungenlüftung durch tiefe Inspirationen. Die letzteren lassen sich auch reflektorisch durch kühle Rückenwaschungen und Umschläge auslösen!

Bei Säuglingen Gefahr des plötzlichen Absetzens, bes. bei Krankenhausaufnahme, evtl. die Mutter mitaufnehmen, die kaum selbst durch das Stillgeschäft gefährdet wird. Gleichzeitige Ammenkinder sind abzusetzen. Die Nahrungsmitteldarreichung muß sich überhaupt mehr nach dem Befinden des Kindes, als nach den Tischzeiten richten! Weitgehend Geschmack und Liebhabereien Rechnung tragen, falls Magen-Darmstörungen fehlen! Das Erbrechen geht ja gewöhnlich ,,vom Gehirn", nicht ,,vom Magen" aus und ist — von Punktionen abgesehen — auch durch Umschläge, heißen Pfefferminztee, Pyramidon, Belladonnatropfen, evtl. geschicktem Zuspruch zu mildern. Bei Nackenstarre droht Verschlucken (dann vielleicht flüssige Ernährung mit Milchflasche und Sauger). Zur Fieberbekämpfung Pyramidon, feuchtkühle Packungen, bes. über 39⁰ rectal. Evtl. $^1/_2$—2 stündlich Stammaufschläge: 4 faches nasses Tuch, ausgewunden nur auf Vorderseite von Rumpf und obere Beinhälfte; um das Bett nicht naß zu machen, trocken z. B. mit einer Flanellage, abdecken. Zur Schmerzmilderung dient gleichfalls Allional, Luminal bzw. Luminalnatriuminjektion, Pyramidon (bei Säuglingen etwa 0,025 pro dosi, bei Kindern in den ersten 3 Lebensjahren 0,05—0,1, dann etwa 0,15—0,2 als Einzelgabe), bei schlechtem Schlaf auch Adalin, Bromural, Veramon. Zur Erzielung möglichst körperlicher und psychischer Ruhe auch antineuralgische und antirheumatische Mittel (z. B. Gelopida antineuralgica). Mit Morphium und Pantopon und ähnlichem Vorsicht (medikamentöse Atemlähmungen)! Bei großer Unruhe und Krampfzuständen Chloralhydratum (innerlich oder zum Klistier bzw. Suppposit, jedoch nicht bei Kreislaufschwäche und gröberen Komplikationen von seiten der Respirationsorgane sowie Verdauungsstörungen). Bei Säuglingen etwa 0,05 pro dosi, beim Kleinkind 0,1—0,25; bei Schulkindern 0,25—1,0, ja 1,5 je nach Alter; innerlich in schleimiger Lösung, z. B. Chlor. hydr. 2,0; Mucil. Salep., Aq. dest. āā 40,0; Sirup spl. ad 100,0; D. S. 1 Teel. etwa 0,1 Chlor. hydr.; als Klistier z. B. Chlor. hydr. 0,5—2,0; Muc. Gummi, Aq. dest. āā ad. 50,0; D. S. zum Klistier (2 mal die Hälfte). Versuchsweise ,,ableitende Prozeduren", auf den Darm durch Laxantien, auch durch häufigere Einläufe. (Durch Klistiere beseitigt man manchmal auch Schwierigkeiten bei der Urinentleerung, die teils indirekt durch Überempfindlichkeit und Wirbelsäulensteifigkeit, teils direkt durch Mitbeteiligung des untersten Rückenmarks und seiner Wurzeln bedingt sind. Solche initialen Blasenstörungen kommen übrigens, namentlich in Form der Retention, gern als Frühsignal verkappter tuberkulöser Formen vor, auch auffällige Erektionen bei kranken Kindern, wenn sie den Rumpf stärker vorwärts beugen, zuweilen auch schon beim Vorwärtsbeugen des Kopfes.) Zur Ableitung auf die Haut dienen, falls höheres Fieber fehlt, heiße Packungen (durch Senfmehlzusatz evtl. ,,verstärken"), selbst heiße Bäder. Nur technisch richtige, möglichst bequeme Bäder mit geschickter Wartung durch geschulte Hände sind freilich eine Wohltat für den schmerzgeplagten, empfindlichen Genickstarrekranken. Die Bäder täglich oder jeden 2. Tag, beginnend mit 37⁰ C und etwa 10 Minuten, steigern im Bad, nur bei guter Herzfunktion auf 40 und 41⁰; möglichst schmerzfreier Transport vom Bett zur Wanne und umgekehrt; evtl. im Nacken und in Kreuzbeingegend unterstützen. Nach dem Bade noch für 1 bis 2 Stunden — je nach Sachlage — eine lauwarme oder warme, trockene oder feuchte Packung. Wenn irgend möglich das 1. Bad persönlich überwachen!

Bei stark schmerzhafter Wirbelsäulensteifigkeit lokale Kühlungen durch Umschläge, auch Eis bzw. Eiswasser (in Krankenhäusern z. B. mit Hilfe der Leiterschen Schläuche und des Chapmannschen Beutels). Oft wird ein leichter Eisbeutel auf den Kopf, Kälte auch in Nackengegend angenehm empfunden (vielleicht sind auch Schröpfköpfe und die mit Unrecht ganz vergessenen Blutegel, vor allem in der Lendenmarksgegend nicht ganz wertlos.

Die Heilkraft des **Meningokokkenserums** (vgl. Abschnitt: Schmidt-Schleicher, S. 188) beruht, soweit die Wirkung eine spezifische scheint, auf seinem Gehalt an bakteriotropen, antitoxischen und bakteriziden Fähigkeiten (u. a. Förderung der Phagocytose). Antitoxische Wirkungen spielen freilich eine geringere Rolle; die epid. M. hinterläßt ja nur kurzdauernde, unsichere Immunität. Die Statistik — experimentelle Sicherheit gibt es auch hier noch nicht — scheint durchaus zugunsten des Serums zu sprechen. Ihre Fehlerquellen sind aber — schon im Hinblick auf große Verschiedenheiten einzelner Epidemien — leider derart, daß ein vollgültiger Beweis für die Serumwirkung noch fehlt. In vielen Fällen scheint auch der therapeutische Schwerpunkt mehr in den methodischen Lumbalpunktionen als in den nachträglichen Serumeinspritzungen zu liegen. Die therapeutische Wirkung des Serums (die prophylaktische ist durchaus zweifelhaft!) ist wahrscheinlich, wenn sie möglichst frühzeitig erfolgt, mit genügenden, evtl. wiederholten Dosen und gewissermaßen am Orte der Entzündung, also intraspinal. Die subcutane intramuskuläre, namentlich aber intravenöse kommt in Frage bei echter Meningokokkensepsis und zur Unterstützung einer gleichzeitigen bzw. kurz vorangehenden intralumbalen Einspritzung[1].

Erste Serumeinspritzung möglichst schon unmittelbar nach der ersten diagnostischen Lumbalpunktion! Serum also womöglich vor Ausführung des Eingriffs bereithalten, zumindest im Krankenhaus! Packungen zu 10 und 20 ccm. Beim epidemiologisch und klinisch begründeten Genickstarreverdacht also nicht etwa erst den Bescheid vom Untersuchungsamt abwarten! Bei der ersten Punktion evtl. ein Chloräthylrausch, bei älteren Kindern und Erwachsenen zuvor auch eine Morphiumspritze (je nach Alter zwischen 0,0075—0,015; für den Fall etwaiger toxischer Atemstörungen Lobelin bereithalten!).

Die unmittelbare Wirkung des Eingriffs erstreckt sich auf die Liquordrucksteigerung und ihre klinischen Folgen, vor allem Bewußtseinsstörungen, Kopfschmerzen und Erbrechen. Durch die Punktion werden ferner toxischinfektiöse Massen aus Liquorräumen entfernt. Es kommt zu erneuter Flüssigkeitsproduktion, zu einem vielleicht günstigen „Reiz" und zu einer vorübergehenden Beeinflussung der zwischen Blut und Liquor liegenden Sperrvorrichtung mit Erleichterung des Übergangs von heilkräftigen Substanzen des Blutes einerseits und von Medikamenten andererseits (vor allem von Urotropin, Cylotropin und intramuskulärer, ja intravenöser Serumeinspritzung).

Bei Säuglingen werden intralumbal 10—15 ccm, bei älteren Kindern 20—30, bei Erwachsenen möglichst 30—40 ccm eingespritzt und die Ein-

---

[1] Auch Injektionen in die Cysterna magna durch Subokzipitalstich und in die Ventrikel durch Hirnpunktion kommen in Betracht. Die Hirnpunktion wird ja bei Säuglingen durch die große offene Fontanelle erleichtert. Geht man hier etwa $1^1/_2$ cm seitlich mit der Nadelspitze ungefähr 3—4 cm tief, so wird man den Sinus longitudinalis schonen und den Ventrikel treffen.

spritzungen womöglich täglich, in schweren Fällen anfänglich vielleicht sogar 2 mal täglich, wiederholt — bis zur allmählichen Klärung und Freisein des Liquors von Meningokokken. Serum ist durch Einstellung in warmes Wasser auf 40° zu bringen; nach der Einspritzung Becken höher, Kopf tiefer legen!

In der Allgemeinpraxis muß man sich freilich meist mit 1—3 maliger Serumanwendung begnügen, auch mit den Mißhelligkeiten häufigerer Lumbalpunktionen im Elternhaus rechnen!

Man achte auf folgende Merkmale günstiger Beeinflussung: 1. Fieber. Es kann abfallen, vielleicht sogar kritisch. 2. Allgemeinbefund. Er wird günstig beeinflußt, auch Sensorium aufgehellt. 3. Rückgang der Meningitiszeichen, bes. von Hyperästhesie und Nackensteifigkeit. 4. Liquorveränderungen, insbes. Klärung, Abnahme der Erregerzahl, Verschwinden der „extraleukocytären" Kokken, Zunahme der Lymphocyten gegenüber den zuvor vorherrschenden Gelapptkernigen.

Die Erfolge sind leider da am geringsten, wo auch sonst die Prognose am schlechtesten ist (Säuglingsalter!). Die meisten Zahlen über günstige Serumwirkungen sind reichlich optimistisch (z. B. Mortalität in der Vorserumzeit angeblich 65—80 %, nachher 10—25 %)! Auch nach Fr. Göppert bleibt trotz sachgemäßer Serumanwendung noch eine Mortalität von 20 %.

Wesentliche Gefahren sind mit dieser Serumanwendung freilich kaum verbunden. Es könnte die Punktionsnadel abbrechen (längeres Suchen anfänglich vermeiden, später Nadellage durch Röntgenphotographie kontrollieren). Es kommen ferner Hämorrhagien in die weichen durch den Entzündungsprozeß hyperämischen Häute vor, selbst hoch hinauf bis zum Halsmark. Im Anschluß an Punktionen gelegentlich auch kurzdauernder Fieberanstieg mit cerebralen Reizerscheinungen, ausnahmsweise sogar plötzlicher Exitus (vielleicht Shockwirkung oder auch toxisch durch rasch freiwerdende Endotoxine?). Auch anaphylaktische Störungen, wie Kollaps, Tachykardien und Cyanose, auch spätere Serumkrankheit (s. d.) muß man bei häufigeren, auf längere Zeit sich erstreckenden Serumeinspritzungen — in Kauf nehmen.

Wenig bekannt ist die mehr meningeale Form der Serumkrankheit, gewissermaßen eine Art Serummeningitis. Sie gleicht einem Aufflackern der Genickstarre.

Beim Versagen der Serumbehandlung muß man sich fragen, ob dies nicht auch an der Art ihrer Durchführung liegen kann. „Lege artis" kann sie eben gerade in der allgemeinen Praxis nicht durchgeführt werden. Beim Versagen muß man auch mit der Möglichkeit eines minderwertigen, vielleicht zu alten Serums rechnen (möglichst nicht über $1/4$ Jahr alt). Recht fraglich ist freilich die Wirkung des Serums bei ausgeprägt eitriger und dann gerne bösartiger Meningokokkenmeningitis. An Stelle des sog. polyvalenten könnte vielleicht ein monovalentes Meningokokken-Serum treten, also ein solches, das der augenblicklichen Epidemie und dem behandlungsbedürftigen Einzelfall angepaßt ist (freilich Notwendigkeit schleunigsten serotherapeutischen Eingreifens, auch große Schwierigkeit einer sicheren Identifizierung der einzelnen Meningokokkentypen, ohne die ja typenspezifische Sera nicht herzustellen sind).

Der praktische Arzt wird die intraspinale Anwendung anderer Mittel, insbes. der bei Kokkeninfektion experimentell recht wirksamen modernen Chinaalkaloïde am besten dem Krankenhaus überlassen. Chemotherapie mit Optochinum hydrochloricum (salzsauren Äthylhydrocuprein), Vuzin (Iso-Oktyl-hydrocuprein), Eucupin bihydrochloricum, schließlich auch mit Rivanol. Hinsichtlich der Anpassung des Präparates an die Erregerform gilt vielleicht der Satz, daß das Optochin mehr bei Pneumokokkeninfektion, das Eukupin bei Streptokokken, Vuzin und Rivanol bei Strepto- und Staphylokokkenerkrankungen möglicherweise wirksam ist. Vom Optochinum hydrochloricum hat man z. B. 15 bis 20 ccm in einer 1—2 proz. Lösung angewandt, selbst 20 ccm einer 0,5 proz. Lösung in alkalifreier, frisch bereiteter und sterilisierter physiologischer Kochsalzlösung nach Ablassen von etwa 30—40 ccm Liquor. Einige empfehlen Trypaflavin und Kollargol (Injektionen oder Klysmen damit; z. B. täglich 1—2 mal 50 ccm einer 2- selbst 5 proz. Lösung mit einigen Tropfen Opiumtinktur; vielleicht — bes. im Kindesalter — besser Tropfklistier mit 1 proz. Lösung — etwa $1/4$ l — täglich in 2—3 Stunden durch hoch eingeführtes Darmrohr einlaufen lassen). Flecken in der Wäsche! Andere therapeutische Versuche: subcutane Einspritzungen des dem Kranken entnommenen Liquors, auch endolumbale Injektionen mit vom Kranken stammendem Eigenserum, dem man besondere Immunkräfte zutraut.

Das Urotropin nützt sowohl intern wie intravenös als 40 proz. sterile Lösung bei epidemischer Meningitis wenig (Anwendung evtl. in Fällen, wo Lumbalpunktionen abgelehnt werden; evtl. auch unmittelbar nach Lumbalpunktionen intravenös); bei begleitenden Blasenstörungen, auch bei protrahiertem Krankheitsverlauf.

Anders die Sachlage bei Syphilisverdacht. An Stelle des Salvarsans empfehlen sich dann neben Schwitzprozeduren Schmierkuren, Einspritzungen von Novasurol, auch die innerliche Darreichung von Hydrarg. bijodat. rubr. (0,1—0,2; Kal. jodat. 10,0; Decoct. Sarsaparill. ad. 300,0; MDS. 3 mal täglich 10—15 ccm).

Über die Pilokarpinbehandlung leichterer, abflauender Meningitis habe ich keine persönlichen Erfahrungen. (Ein- bis mehrstündig 1 Kinderlöffel der Lösung 0,03—0,04 : 200,0 bis zum Schweißausbruch; evtl. wiederholt abtrocknen und das Medikament nach einigen Stunden von neuem reichen.)

Die große Zahl der bei Meningitis epidemica empfohlenen Medikamente ist ein bedenkliches Zeichen ihrer zweifelhaften Wirkung. Das darf jedoch nicht zum therapeutischen Pessimismus führen (hier und da sieht man eben doch Erfolge), aber auch nicht zu jener bedenklichen Polypragmasie, die leicht das „nihil nocere" vergißt. Ein Versuch mit zunächst sehr kleinen Novasurolinjektionen ist jedoch, namentlich in abflauenden Fällen, mitunter geboten.

Die **Nachbehandlung** der epidemischen Meningitis ist meist undankbar. Die hochgradige Kachexie (namentlich bei protrahiertem Verlauf) ist nicht allein durch Fieber, Unterernährung, Magen-Darmstörungen bedingt, auch durch gleichzeitige Läsionen vegetativer Zentren infolge des cerebralen Entzündungsprozesses. Bäder, Massagen, vor allem sorgfältigste Allgemeinpflege und Mastzulagen werden erforderlich. Eine bes. traurige Meningitisfolge ist der bekannte chronische Hydrocephalus. Ein einmal ausgeprägter Wasserkopf pflegt schließlich auch der besten Therapie zu trotzen. Wir haben leider auch nicht die Möglichkeit einer sicheren Verhütung dieses Hydrocephalus. Vielleicht ist er nur bei frühzeitiger, sachgemäßer Behandlung weniger häufig. Er trübt oft die Freude des Arztes am glücklichen Überstehen der Primärerkrankung! Nicht selten spätere, zeitweise Attacken von Kopfweh und Erbrechen (vorübergehende Hirndrucksteigerungen infolge von Kommunikationsstörungen der Liquorräume und Wiederaufflackern vielleicht bereits unspezifischer Entzündungsprozesse?). Die Beeinflussung des Hydrocephalus kann, solange noch mit krankhaften Exsudationen zu rechnen ist, mit Quecksilber versucht werden, vor allem mit Schmierkuren und Novasurol. Ferner kommen methodische

Lumbalpunktionen in Frage, evtl. auch Subokzipitalstich oder Hirnpunktion (vielleicht unter Ersatz des größten Teils der abpunktierten Flüssigkeit durch Luft schon zur Herabsetzung von Shockwirkungen nach Bingel).

Auch leichtere seelische Störungen, die keineswegs selten zurückbleiben, verdienen Beachtung. Es handelt sich namentlich um spätere Vergeßlichkeit der Kinder, erhöhte geistige Ermüdbarkeit, krankhafte Reizbarkeit, auch sonst um Charakterveränderungen, die die Erziehung erschweren.

Eduard Müller†-Marburg.

## Epidemische Kinderlähmung; Poliomyelitis anterior acuta (Heine=Medinsche Krankheit[1]).

Die sog. spinale Kinderlähmung ist das praktisch wichtigste Endprodukt, keineswegs aber die einzige klinische Erscheinungsweise einer akuten spezifischen Infektionskrankheit. Die letztere wird durch ein „filtrierbares" Virus, das auf Tiere, bes. Affen übertragbar ist, hervorgerufen. Im Frühstadium sei einher mit einer spezifischen Form akuter disseminierter Erkrankung des Nervensystems, die unter leichterer Beteiligung der Pia mit Vorliebe die graue Substanz des Rückenmarks befällt, sowie schwere Schädigungen der motorischen Vorderhornganglienzellen verursacht.

**Epidemiologie.** Sporadische und epidemische Kinderlähmung sind wesensgleich. Das früher mehr sporadische Leiden nahm seit Anfang dieses Jahrhunderts durch immer größere Massenerkrankungen einen ausgesprochen epidemischen Charakter an. Erste große deutsche Epidemie 1909, vornehmlich in Westfalen, Rheinland und Hessen-Nassau; eine zweite größere Epidemie in Hessen-Nassau 1921. Seither ein stetes „Wetterleuchten" mit kleineren und größeren Herden. In Amerika wiederholt große Massenerkrankungen!

Die üblichen Eingangspforten des Erregers sind wohl obere Luftwege, vielleicht auch Darmtractus. Von hier aus erreicht das Virus vornehmlich lymphogen das Zentralnervensystem. Die Eingangspforten des Erregers gehören gleichzeitig zu seinen Ausscheidungsstellen: unter die harte Hirnhaut einverleibtes Virus erscheint beim Affen sekundär in Nasen-Rachenschleim und Darminhalt! Auswurf und Stuhl von Poliomyelitiskranken rechnen demgemäß zu den Infektionsquellen. Für die Hypothese Wickmanns, daß die Kinderlähmung eine kontagiöse, von Person zu Person übertragbare Erkrankung ist, sprechen vornehmlich epidemiologische Indizienbeweise (Zusammensetzung fast jeder Kinderlähmungsepidemie aus kleineren und größeren Herden, die sich unabhängig von der Dichtigkeit der Bevölkerung bilden, relative Häufigkeit der Einschleppung und Weiterverbreitung des Leidens durch scheinbar gesunde Zwischenträger, deren Vorkommen auch experimentell bestätigt ist). Wir müssen mit der Möglichkeit eines monate- ja jahrelangen Konservierens infektionsfähiger Erreger am Erkrankungsort ohne klinisch erkennbare Zeichen rechnen. Mitunter werden in ein und demselben Hause eines sonst poliomyelitisfreien Ortes in jahrelangen Zwischenräumen wiederholt scheinbar sporadische Kinderlähmungen beobachtet. Ein uns noch unbekanntes „Etwas" ist, abgesehen von dem kontagiösen Cha-

---

[1] Nach jenen Männern, denen wir die wichtigsten Aufschlüsse über das Leiden verdanken. Klinische Begriffsbestimmung bei Jakob von Heine (1840); Entwurf des vielgestaltigen Frühstadiums durch O. Medin, Stockholm.

rakter des Leidens freilich zur Erklärung der Weiterverbreitung und der Entstehung von Epidemien unerläßlich! Günstige Vorbedingungen für Kinderlähmungsfälle. Örtliche Prädisposition, d. h. Bevorzugung ländlicher Bezirke gegenüber Städten, zeitliche (Bevorzugung von Sommer- und Frühherbst); schließlich die persönliche (auch in größeren Familien gewöhnlich nur 1 Kind gelähmt; hierbei große Bedeutung des Lebensalters). Die Kinderlähmung bevorzugt das frühe Kindesalter etwa zwischen 1—4 Jahren. Nach dem ersten Jahrzehnt ist sie schon recht selten, Erwachsene befällt sie nur ausnahmsweise (neuerdings „sporadisch" in Hessen-Nassau auffällig häufig!). Ärmliche, unhygienische Lebens- und Wohnungsverhältnisse, neuropathische Anlage, schon zuvor vorhandene Tonsillenerkrankungen sind ohne größere Bedeutung.

**Klinisches Bild.** Der altübliche Name spinale Kinderlähmung gibt zwar den wichtigsten Typus des Leidens am besten wieder. Er vernachlässigt aber abgesehen von der gelegentlichen Miterkrankung Erwachsener, die cerebrobulbären Formen und nicht zuletzt die abortiven, also die epidemiologisch sehr wichtige „Kinderlähmung ohne ausgesprochene Lähmung". Die einzelnen Epidemien, sowie die größeren und kleineren Herde, aus denen sich jede Epidemie zusammensetzt, zeigen zudem einen auffälligen Wechsel in der vorherrschenden klinischen Erscheinungsweise namentlich des Frühstadiums.

Die Inkubationsdauer schwankt; Minimum 1—2 Tage, Maximum nur ausnahmsweise über $1^{1}/_{2}$ Woche — durchschnittlich —, wie bei experimenteller Affenpoliomyelitis — etwa 1 Woche. Keine gröberen Störungen während dieser Zeit.

Das akut einsetzende Frühstadium zeigt oft 2 Phasen: die präparalytischen fieberhaften Vorläufer und die Periode der Lähmungsentwicklung. Als Vorläufer finden sich gerne fieberhafte Allgemeinerscheinungen mit oder ohne ausgesprochene Lokalsymptome. Die letzteren bestehen entweder in Störungen des Magendarmkanals (z. B. akute, auch schmerzhafte, selbst ruhrartige Enteritis, gelegentlich Stomatitis, Erbrechen meist nur am 1. Tage), in Beteiligung der Respirationsorgane (Schnupfen, Angina, Bronchitis, auch — vielleicht durch Mischinfektionen — Pneumonien) sowie in dem Symptomenbild einer „Reizung" der Hirn-Rückenmarkshäute. Meist besteht ein- bis mehrtägiges Fieber von mittlerer Höhe und bald mehr kontinuierlichem, bald mehr remittierendem Verlauf. Höhe und Typus wechseln erheblich und geben keinen Maßstab für die Schwere der späteren Lähmung. Schüttelfröste sind ungewöhnlich; die Pulsbeschleunigung oft stärker als es der Fieberhöhe entspricht. Bei hoher Atemfrequenz sprechen nicht nur Fieber, auch die Beteiligung der Respirationsorgane, Paresen der Atemmuskulatur mit. Der übrige Organbefund meist negativ; nur gelegentlich mäßige Milzschwellung. Mitunter jedoch verschiedenartige Hauteruptionen (scharlach- und masernähnliche Spätexantheme, spätere lamellöse Abschuppungen, Hautrötungen durch Vasomotorenparese, Miliaria cristallina; auch Herpes zoster). — Echte fieberhafte Rezidive kommen vor. Meist sind sie jedoch nur protrahierte Entwicklungsformen der Lähmung.

**Periode der Lähmungsentwicklung.** Einsetzen der frischen Paralysen in unmittelbarem Anschluß an die fieberhaften Vorläufer oder noch während derselben (meist 2—3 Tage nach Krankheitsbeginn; gerne frühmorgens entdeckt!). Am häufigsten die anfänglich meist doppelseitigen, wenn auch asymmetrischen Beinparesen, gerne proximal stärker und hartnäckiger als distal (von dem bes. gefährdeten Peroneusgebiet abgesehen). In der Häufigkeitsskala folgen dann Paresen der Rumpfmuskulatur (auffällig Schlaffheit des vielleicht gleichzeitig hyperästhetischen Kindes; achte auf Beteiligung der Bauchmuskeln, auf Verlust der Bauchdeckenreflexe, auf scheinbar meteoristische Auftreibung des Leibes, auf Schlaffheit der Bauchdecken, auf die Unmöglichkeit, sich ohne Unterstützung der Arme im Bett aufzurichten, auch auf das Unvermögen zu lautem Husten, auf die Vorwölbung statt Einziehung — des Leibes bei Husten „auf Kommando"). Auch Armlähmungen schreiten unter Bevorzugung der Schultermuskulatur, insbes. des Deltoïdeus gern distal vorwärts (selbst bei völligen Armparalysen meist noch Fingerbewegungen möglich). Meist treten die Armlähmungen „aufsteigend" zu Beinparalysen hinzu (seltener ein absteigender Typus). Als frische Vorderhornläsionen sind alle Paralysen schlaff und mit Verlust der Sehnenreflexe einhergehend. Spastische Paresen mit „Babinski" kommen nur gelegentlich bei vorwiegendem Befallensein von Pyramidenseitenstranggebieten durch die entzündliche Poliomyelitisinfiltration zustande. Flüchtige Störungen der Sensibilität sowie der Blasen-Mastdarmfunktion sind im Frühstadium nicht ungewöhnlich.

**Spielarten des paralytischen Frühstadiums.** Nicht selten trägt die Paralyse bulbären, ausnahmsweise sogar großhirn-encephalitischen Charakter. Gelegentlich findet sich — wenigstens für die klinische Betrachtung und bes. bei Erwachsenen — ein polyneuritischer Typus (vgl. S. 119) wieder andere, meist bösartige Fälle gleichen der Landryschen akut aufsteigenden Paralyse. Stärkere Bulbärbeteiligung äußert sich gern durch einseitige Facialislähmungen von nucleoperipherischem Typus, d. h. mit Mitbeteiligung des Stirnastes auf der Grundlage einer vorherrschenden Encephalitis oder Polioencephalitis pontis. Akutentzündliche Facialislähmungen anderer Art sind im frühen Kindesalter mit Ausnahme der otitischen sehr selten. Die auf vorherrschender Großhirnerkrankung beruhende cerebrale Verlaufsform der Kinderlähmung wird nur ausnahmsweise beobachtet. Die sog. cerebrale Kinderlähmung ist keine ätiologische Einheit!

Die epidemische Kinderlähmung kann Paralysen verursachen, sie muß es aber nicht. Es gibt abortive Formen, in denen sich die Infektion gewissermaßen in fieberhaften Vorläufern erschöpft oder nur ganz flüchtige Schwächezustände der Muskulatur, vorübergehende Verluste von Sehnenreflexen die Folge sind. Natürlich beweist Ausbleiben einer Lähmung noch keineswegs anatomische Integrität des Rückenmarkes. Die abortiven Formen scheinen die typischen an Zahl zu übertreffen, nicht selten auch den Erwachsenen zu befallen. Ihre Vermutungsdiagnose ist fast nur bei Epidemien möglich.

**Richtlinien für die Frühdiagnose.** Trotz Vielgestaltigkeit der fieberhaften Vorläufer erwecken gewisse Kardinalerscheinungen des Frühstadiums — ihre Häufigkeit und Bedeutung werden infolge oberflächlicher und lückenhafter Vorgeschichten allzu oft verkannt — von vornherein Verdacht auf beginnende Kinderlähmung. a) Eine auffällige, allerdings flüchtige, bald partielle, bald allgemeine Überempfindlichkeit ohne erklärenden Lokalbefund (Hauthyperästhesie, große Schmerzhaftigkeit bei passiven Bewegungen, bes. der schlaffen Wirbelsäule, auch spontane Schmerzen, vor allem in den Beinen sowie Druckempfindlichkeit von Muskeln und Nerven). Diese Überempfindlichkeit ist wohl ein meningeales Reizsymptom. b) Eine starke, anscheinend gleichfalls spinal bedingte Neigung zum Schwitzen, auch trotz Fieber und Durchfälle. Hierzu kommen bes. bei Krankenhausbeobachtung und fachärztlicher Beratung c) das Ergebnis der Lumbalpunktion: Drucksteigerung und Mengenzunahme, gleichzeitig aber Klarheit und mikroskopisch-bakteriologische Sterilität des Liquors. Cytologisch mäßige Lymphocytose, chemisch geringe Zunahme des Eiweißgehaltes. Zu diesen Kardinalsymptomen treten folgende allgemeindiagnostische Gesichtspunkte: Berücksichtigung des Prädilektionsalters, Bestehen einer Epidemie, nicht zuletzt die Notwendigkeit bei ursächlich unklaren, akut fieberhaften Erkrankungen des Kindesalters auch an Kinderlähmung zu denken. Verschwinden von Reflexen, lokalisierte Muskelhypotonien und Muskelparesen sichern dann die Diagnose. Das neueste spezifische Hilfsmittel der Poliomyelitisdiagnose, die sog. Serodiagnose, ist für Frühfälle noch kaum brauchbar. Im Reparations- und Endstadium kann der Antikörpernachweis im Blute nach der gleichen Methode wie bei der Hundswut gelingen. Die Blutbefunde bei Zählung und Ausstrich (u. a. Fehlen stärkerer Leukocytose, ja Leukopenie, evtl. mit relativer Lymphocytose und mäßiger Eosinophilie) lassen sich leider in der Allgemeinpraxis schlecht in Rechnung ziehen.

Die Verwechslungsmöglichkeit der Frühstadien, vor allem abortiver Poliomyelitisfälle mit Influenza, ist bei der außerordentlichen Ähnlichkeit der fieberhaften Vorläufer derart groß, daß manche meinten es gäbe keine Grenzen zwischen Kinderlähmung und Influenza! Gleiches gilt für die verschiedensten akut-fieberhaften Erkrankungen des Kindesalters, mit Muskel- und Gelenkrheumatismus, mit andersartigen Gelenkerkrankungen, z. B. Coxitis — eine natürliche Folge der Vielgestaltigkeit der präparalytischen Vorläufer. Ein scheinbar „polyneuritischer Typus" der Kinderlähmung entsteht durch Verknüpfung der Vorderhornparalysen mit heftigen spontanen Gliederschmerzen sowie mit Druckempfindlichkeit von Nervenstämmen und Muskulatur. Echte Polyneuritiden sind aber im frühen Kindesalter, von den postdiphtherischen Formen abgesehen, sehr selten. Viele als Landrysche Paralyse beschriebenen Fälle sind verkappte Kinderlähmungen. Eine sichere Deutung ist nur zur Zeit von Epidemien möglich, ferner bei Ausschluß anderer toxisch-infektiöser Ursachen, pathologisch-anatomisch durch die typischen mikroskopischen Veränderungen und experimentell sowohl serodiagnostisch, wie durch Verimpfung von Rachenschleimhaut und Darminhalt Kranker, bei Autopsien gewonnener Hirn-Rückenmarksubstanz auf Affen. (Deshalb in zweifelhaften Fällen Teile des Zentralnervensystems steril in Glycerin zur späteren Verimpfung aufbewahren.) Für die Unterscheidung von tuberkulöser und epidemischer Meningitis ist oft nur die Lumbalpunktion ausschlaggebend. Im Spätstadium kann eigentlich höchstens progressive Muskelatrophie zu Irrtümern Anlaß geben (vgl. Abschn. Nervenkrankheiten i. Teil II). Das Vorkommen echter chronischer Poliomyelitis durch das Virus der Kinderlähmung ist noch strittig.

Reparationsstadium, pathologisch-anatomisch beginnend mit der Rückbildung des entzündlichen Ödems im Rückenmark und der kleinzelligen Infiltration, vielleicht sogar mit teilweiser Erholung der auch toxisch geschädigten Vorderhornganglienzellen. Die früheren Ausfallserscheinungen bleiben kaum je in voller Intensität und Ausbreitung bestehen. Rückbildung kann schon mit Fieberabfall beginnen; sie setzt jedoch vielfach erst nach Tagen oder Wochen ein. Am raschesten verschwinden meist begleitende cerebrobulbäre Störungen, Blasen- und Empfindungsanomalien. Die meist allmähliche, gelegentlich auch sprunghafte motorische Rückbildung erfolgt häufig in genau umgekehrter Reihenfolge wie die Lähmungsentwicklung. Voraussichtlich dauernd gelähmte Muskelgruppen bleiben auffällig weich; rasch stellt sich oft hochgradige Muskelabmagerung mit Cyanose, mitunter mit Ödem und Kühle der Extremitäten ein, gleichzeitig mit den diagnostisch und prognostisch so wichtigen Veränderungen der elektrischen Erregbarkeit: Abnahme der direkten und indirekten faradischen und galvanischen Erregbarkeit; schon nach einigen Wochen das verdächtige Überwiegen der bereits trägen wurmförmigen Anodenzuckungen. Vielfach freilich auffälliges Mißverhältnis zwischen willkürlicher Beweglichkeit der Muskulatur (oft viel besser) und elektrischer Erregbarkeit!

**Endstadium.** Die altbekannte residuäre, atrophische Vorderhornlähmung! Zu den Dauerparalysen treten Rückwirkungen der Lähmung auf Weichteile, Skelet und Gelenkapparat. Die Haut wird dünner, welk und spröde, leicht abschürfend; das Unterhautzellgewebe gern chronisch-ödematös. Gleichzeitig Wachstumsanomalien an Haaren und Nägeln. Am sinnfälligsten ist die Muskelabmagerung. Sie ist mitunter so hochgradig, daß ein Glied fast buchstäblich aus Haut und Knochen besteht. Mitunter täuschen reaktive Fett- und Bindegewebswucherungen, auch ein hartes Ödem tiefer Weichteile, eine größere Muskelmasse vor, Knochen und Gelenkapparat sind fast regelmäßig beteiligt. Teils direkte, teils indirekte Folgen der Muskellähmung: Wirbelsäulenverkrümmungen, Zurückbleiben im Wachstum, Verkürzung der gelähmten Glieder, Verdünnung der Knochen, starke Verbiegungen derselben. Abnormer Antagonistenzug, Einflüsse der Schwerkraft, äußere Druckwirkungen, die Schrumpfungstendenz gelähmter Muskeln, auch spätere Antagonistenschrumpfungen, Kompensationsvorgänge wirken dann bei der Entstehung der späteren Contracturen zusammen. Außerordentlich häufig ist der Spitzfuß, ferner das Genu recurvatum (auch infolge Gelenkerschlaffung). Durchschnittlich sind alle diese Folgen um so hochgradiger, je frühzeitiger sich die Dauerparalysen entwickeln. Gleichzeitige Rachitis, Perioden schnellen Körperwachstums begünstigen die Deformierung.

**Prognose.** Die Lehrbuchregel: quoad vitam günstig, quoad sanationem ungünstig, ist nur mit erheblichen Einschränkungen richtig. Die Durchschnittssterblichkeit der frischen Kinderlähmung — natürlich nur wirklicher Lähmungsfälle — beträgt etwa 15%. Der Tod erfolgt meist durch bulbäre Atemlähmungen, durch spinale Mitbeteiligung der Intercostal- und Zwerchfellmuskulatur, bes. bei der Landryschen Form, mitunter auch durch frühzeitig sich entwickelnde Pneumonien. Trotz ausgebreiteter frischer Lähmungen ist völlige Wiederherstellung gelegentlich möglich. Solch günstigen Verlauf sieht man allerdings nur bei sehr rascher Rückbildung der Paralysen. In der Mehrzahl der Fälle sind wenigstens weitgehende Rückbildungen zu erwarten; nur in ungefähr ein Drittel der Gesamtzahl bleiben dauernde schwere Paralysen. Wenn die Lähmungen monatelang oder gar $1/2$ Jahr bestehen, verschlechtern sich die Aussichten außerordentlich. Nach etwa 1 Jahr zeigt sich der endgültige Schaden. Bei Erwachsenen ist die Prognose quoad sanationem schlechter als im Kindesalter. Nach früherer echter Poliomyelitis kommt es ausnahmsweise in späteren Jahren zu fortschreitenden spinalen Muskellähmungen, selbst zu akuten Leitungsinsuffizienzen früher geschädigter Vorderhorngebiete.

**Verhütung und Behandlung.** Erste Voraussetzung für sachgemäße Prophylaxe und Frühbehandlung ist rechtzeitige Erkennung des Leidens. Es besteht Meldepflicht für Erkrankungsfälle sowie Verdacht darauf (vgl. Abschnitt: Desinfektion!). Das Gesetz erstrebt Absonderung aller Kranken und Krankheitsverdächtigen. Gerade in Epidemiezeiten bestehen hierfür freilich unüberwindliche Schwierigkeiten (Platzmangel in Krankenhäusern, Gefährdung Frischgelähmter durch längeren Transport usw.). Isolierungen sind aber möglichst da zu fordern, wo die Kranken aus verkehrsreichen Häusern, z. B. aus Wirtschaften, Verkaufslokalen stammen, und wo die Eltern beruflich von Haus zu Haus gehen, wie Briefträger, Botenfrauen, oder mit anderen Kindern täglich zusammenkommen, wie Lehrer und Pförtner an Schulen. Auch wir Ärzte können Virusträger sein.

Gleichsinniges Vorgehen von Behörden und Ärzten ist schon zur möglichsten Beruhigung der geängstigten Bevölkerung unerläßlich, obwohl „günstige" Wirkungen behördlicher Maßnahmen oft nur Scheinerfolge sein mögen. Mit besonderer Schärfe setzen die behördlichen Maßnahmen meist dann ein, wenn die Not am größten ist und nach Eigenart der Morbiditätskurve ein spontanes Abflauen zu erwarten ist. Die Epidemien, die Sommer und Frühherbst bevorzugen, pflegen auch ohne behördliche Maßnahmen im Spätherbst abzuflauen. Die Bekämpfungsmöglichkeit des Leidens ist vor allem auch durch die klinisch und behördlich zur Zeit gar nicht erfaßbaren Virusträger behindert. Vielleicht hat diese Infektion großer Menschenmassen auch ihre guten Seiten. Sie gehört wahrscheinlich zu der wichtigsten Quelle erworbener Immunität. Gefährlich wird aber wohl die Aufnahme bes. virulenter Erreger und die Infektion mit großen Erregermengen. Ob Mischinfektionen mit anderen Bakterien, gewissermaßen mit Schrittmachern, in Epidemiezeiten eine Rolle spielen, wissen wir noch nicht.

Vorläufig sind wir gezwungen, jeden Einzelfall auch als Seuchenherd zu behandeln. Man versucht also in Epidemiezeiten die Kontaktflächen der Kleinkinder mit der kranken und auch der gesunden Außenwelt zu vermindern. Die Impftermine müssen gewöhnlich ausfallen (Vergrößerung der Infektionsgefahr durch den größeren Personenkontakt; möglicherweise sogar Erhöhung der Krankheitsbereitschaft durch die Vaccination). Bei Schulschluß vermeiden des Herumtreibens der Kinder auf Straßen und Spielplätzen, von Menschenansammlungen (auch durch die Eltern). Die Einreise, ja Durchreise durch das infizierte Gebiet ist möglichst zu vermeiden; Zugereiste sind bes. gefährdet. Vom Schulbesuch sind evtl. zunächst alle Kinder aus dem befallenen Hause zu befreien. Belehrung aller solcher Personen, die als Gefahrenzone für die Außenwelt, namentlich für Kinder in Frage kommen.

Die praktische Notwendigkeit verlangt trotz des Vorkommens von Dauerausscheidern, die Beschränkung der Absperrungsmaßnahmen auf bestimmte Termine, am besten 6 Wochen. Mit der Schlußdesinfektion ist die Infektionsgefahr nicht sicher erledigt. Der infizierte Mensch, der das Virus im Nasen-Rachenraum beherbergt, entzieht sich der Desinfektion. Die fortlaufende Desinfektion sollte sich auf alle Ausscheidungen des Kranken, einschließlich etwa berührter oder beschmutzter Gegenstände erstrecken (Taschentücher). Am gefährlichsten ist wohl unmittelbares Ansprechen, das Anhusten und Anniesen. Das gegen Kälte außerordentlich widerstandsfähige Virus wird glücklicherweise durch Hitze leicht abgetötet; also Auskochen aller hierfür geeigneten Gegenstände. Die Virusübertragung durch Nahrungsmittel ist wenig wahrscheinlich, jedenfalls praktisch von geringem Belang. Der Milchmann ist vielleicht bedenklicher als die Milch. Namentlich bei Herden mit vorherrschend gastrointestinalem Typus als Vorläufer Vermeidung von Diätfehlern, und nur „frisch abgekochte Speisen und Getränke genießen". Mit dem Haften des Virus am Staube infizierter Wohnungen, überhaupt an erdigem Schmutz und damit auch an Schuhen ist zu rechnen. Gerade bei der Schuhreinigung wird mit Vorliebe gegen die primitivsten Erfordernisse der Hygiene gesündigt. Sie werden gern dort gereinigt, wo sie am wenigsten hingehören — in der Küche. Die amtsärztlichen Nachforschungen sollten sich auch auf das gelegentliche Vorkommen poliomyelitisähnlicher Erkrankungen der Tiere, vor allem von Haustieren, erstrecken. Ganz Sicheres darüber wissen wir freilich noch nicht (jedoch z. B. auffällige Analogie zwischen Kinderlähmung und Bornascher Pferdekrankheit). Auch die Übertragung des Leidens durch Parasiten, insbes. Stechfliegen (stomoxys calcitrans) spielt keine oder nur eine nebensächliche Rolle. Trotzdem Mitbekämpfung etwaiger Fliegenplage.

Fraglich ist die vorbeugende Wirkung von Gurgelung, vor allem mit Wasserstoffsuperoxyd, von desinfizierenden Mundpastillen. Versuchsweise die prophylaktische, zumindest bei den Vorläufern einsetzende innerliche Darreichung kleinster Joddosen, z. B. Jodi puri 0,1; Kalii jodati quant. satis ad. Sol. aqu. dest. 10,0; 1—3 mal täglich 1 Tropf. in Wasser verdünnt. Bei Herden mit initialen Magen-Darmstörungen auch innerlich Jodtinktur, z. B. Tct. jod. gtt. 25, Natrii jodati 0,1; aqu. menth. pip.; Sirup. spl. āā 25,0; ad aqu. dest. 200,0; 1—3 mal täglich $^1/_2$ Teel. bis 1 Eßl.; je nach Alter. Vorbeugende Rachenmandelentfernungen könnten eher schädlich als nützlich sein.

Für die zielbewußte Vorbeugung von Epidemien fehlen noch ausreichende wissenschaftliche Unterlagen. Die Erfahrung lehrt leider, daß die Kinderlähmung in einmal befallenen Ländern von Zeit zu Zeit immer von neuem auftritt, oft sogar mit steigenden Erkrankungsziffern (Erhöhungen der Disposition zur Erkrankung, Virulenzsteigerungen, vielleicht sogar Varietäten der Erreger, Einflüsse erworbener Immunitäten). Jedenfalls kommt für die Epidemieentstehung sowohl die autochthone, von den niemals aussterbenden und ätiologisch identischen sporadischen Fällen her, wie die Einschleppung bes. virulenter Erreger aus andern Gegenden in Frage.

**Therapie in Frühfällen.** Sachgemäße Allgemeinbehandlung unter fortlaufender Kontrolle der Temperatur sowie des intern-neurologischen Befundes, ferner mit möglichster körperlicher und seelischer Ruhe („nihil nocere!") womöglich mit Schwitzprozeduren (namentlich in Form heißer Ganz- oder Rumpfwickel), ferner mit Lumbalpunktionen (bei meningitischem Beginn, bei rasch fortschreitenden Lähmungen sowie bei großer Wirbelsäulensteifigkeit); schließlich so früh wie möglich innerlich Urotropin oder ein ähnliches Formaldehydpräparat, Salol. In Epidemiezeiten reichen wir bei ursächlich noch unklarem Fieber — unter Urinkontrolle — von vornherein, etwa 3 mal täglich $^1/_2$—2 Tabl. Bei wahrscheinlicher oder sicherer Poliomyelitis versuchen wir oft — unter Umständen mehrere Tage nacheinander — die 40 % Urotropin-, mitunter auch die Cylotropinlösung; die erste Dosis unmittelbar nach einer Lumbalpunktion (natürlich gleichfalls unter Kontrolle auf Nieren- und Darmreizung). Das auch für das hyperästhetische Frühstadium empfohlene Gipsbett zur Bekämpfung der großen Wirbelsäulenschmerzhaftigkeit und zur Ruhigstellung der erkrankten Körperregion empfiehlt sich gelegentlich nur da, wo schleunigste Anfertigung durch einen auf diesem Gebiete bes. Geübten möglich ist. Im beginnenden Reparationsstadium kann freilich das Gipsbett zu den wichtigsten orthopädischen Maßnahmen gehören.

**Mitbehandlung innerer Organe** fast nur anfänglich, vor allem zur Zeit präparalytischer fieberhafter Vorläufer. Achte auf etwaige Tonsillenschwellungen, auf begleitende Veränderungen der Atmungsorgane (Bronchitis, Atelektase, bronchopneumonische Herde, lobäre Pneumonien). Oft entstehen solche Veränderungen der Atmungsorgane sekundär durch Atemmuskellähmungen. Öfters erfolgt der Tod durch Phrenicusbeteiligung. Es kommt dann zu den Intercostalmuskelparalysen noch die Zwerchfellähmung. Lange fortgesetzte künstliche Atmung, Sauerstoffbombe, tracheale Sauerstoffeinblasungen, vor allem aber Lobelininjektionen, womöglich in die Vene, eignen sich dann zum therapeutischen Versuch. Anfängliche Colitis verlangt ein Vorgehen wie bei Ruhr (Versuch mit Yatrenpillen?). Hartnäckige Obstipation, die wechselnde Gründe hat (Fieber, übermäßiges Schwitzen, Bauchmuskelparesen usw.), verlangt mitunter Einläufe und Laxantien, am besten Brustpulver und Ricinus. Selten braucht das Herz eine medikamentöse „Peitsche". Es schlägt meist noch gut bei dem so häufigen organisch-nervösen Atemstillstand. (An Stelle von Digitalis besser Strychnin, Coffeïn, Campheröl oder ein campherähnliches Präparat, wie Kardiazol.)

Bei **bedrohlichen Bulbärerscheinungen** Lobelin, Lumbalpunktion, ein Versuch mit dem Suboccipitalstich? Gegen **motorische Unruhe** u. a. Adalin, Luminal; das letztere auch in Form von Luminalnatriuminjektionen. Mitunter verlangen anfängliche grobe gewöhnlich spinal bedingte **Blasenstörungen** Katheterbehandlung, namentlich beim Versagen von Einläufen, warmen Umschlägen auf die Blase, Faradisieren, Einspritzungen von Urotropin, vor allem des 40proz.

**Serumbehandlung.** Ein spezifisches, für den Menschen geeignetes Schutzmittel gibt es noch nicht. Im Tierexperiment gelingen vorbeugende Immunisierungen gegen spätere Übertragung hochvirulenter Rückenmarksubstanz, am besten aktive, mit steigenden Dosen eines Virus. Solche aktiven Immunisierungen hätten aber nur dann größere praktische Bedeutung, wenn es bei der Poliomyelitis gelänge, die disponierten Individuen innerhalb bestimmter Altersstufen ausfindig zu machen (z. B. nach Art eines „Schick"- oder „Dicktestes"). Eher ist der Weg der passiven Immunisierung gangbar. Die Kinderlähmung hinterläßt ja weitgehende Immunität. Diese geht einher mit nachweisbarem Antikörpergehalt des Blutserums. Darauf beruht die wissenschaftlich bedeutsame, praktisch freilich noch weniger wichtige Serodiagnose. Das am Zentralnervensystem haftende Virus wird mit dem Blutserum immuner Tiere oder Menschen zusammengebracht und diese Mischung empfänglichen Affen eingespritzt. Die Tiere bleiben gesund, weil bei Mischung des Virus mit solchem antikörperhaltigen Blutserum es seine Wirksamkeit verliert. Nachteile: lange Versuchsdauer, Kostspieligkeit (Affen), Notwendigkeit und Fehlerquellen der Kontrollversuche usw. Vorläufig kommt beim Kranken u. a. die Verwendung eines homologen Serums in Frage, entnommen von Personen, die gerade die Krankheit überstanden haben. (Technische Schwierigkeiten, vor allem der Serumgewinnung in genügenden Mengen und zu richtiger Zeit.) Das Verfahren entspricht ungefähr demjenigen mit Rekonvaleszentenserum beim Scharlach oder der epidemischen Encephalitis.

Serum von sonst gesunden, insbes. syphilisfreien Poliomyelitisrekonvaleszenten aseptisch durch Venenpunktion entnommen, sofort anwendbar, evtl. durch 0,2% Trikresol, auch durch $^1/_2$stündiges Erhitzen auf 53° längere Zeit konserviert. Etwa 50 ccm verbrauchen, davon intralumbal nach etwas ausgiebigerer Lumbalpunktion nicht über 25 ccm, durchschnittlich 10—15 ccm, den Rest intramuskulär. In bedrohlichen Fällen auch intravenös. Die besten freilich überhaupt noch strittigen Serumerfolge angeblich in den ersten beiden Krankheitstagen, gute Wirkungen aber selbst noch nach 4 Tagen. Meist einige Stunden später Fieberabfall; bei Wiederanstieg kann man die Einspritzung wiederholen. (Meningeale Reaktionen, ganz bes. bei intraspinaler Einverleibung!).

C. Rosenow arbeitet mit einem Pferdeimmunserum, hergestellt mit einer Streptokokkenart, die er — wohl fälschlich — als Erreger der Erkrankung ansieht: 15—25 ccm des von Pferden gewonnenen Serums werden Kleinkindern, 50—75 ccm Erwachsenen langsam intramuskulär, auch intravenös injiziert und die Einspritzungen bei Wiederkehr von Fieber, Pulssteigerung, auch von weiteren cerebrospinalen Störungen wiederholt. Neuerdings Versuche mit einem französischen, gleichfalls von Pferden gewonnenen Serum (Einzelgaben 40—80 ccm; Gesamtmenge 340—400 ccm) sowie — in gemeinsamer Arbeit mit Schmidt-Schleicher (Behringwerke) — in Marburg hergestelltem Pferdeserum.

**Behandlung im Reparationsstadium.** Geschwindigkeit und Maß der Rückbildung sind fast unberechenbar. Mangelhaft oder gar nicht behandelte schwere Paralysen können sich überraschend schnell, sogar gänzlich zurückbilden, in anderen Fällen trotz optimaler Behandlung dauernd bestehenbleiben. **Ein rückbildungsfähiges Ödem ist für Leitungsunterbrechung und Funktionsbehinderung der Ganglienzellen wohl mitverantwortlich.** Es scheint therapeutisch beeinflußbar zu sein, durch Lumbalpunktion, auch medikamentös. So erklären sich wohl die Erfolge der **Quecksilberanwendung** in Form von Schmierkuren, evtl. in Kombination mit Schwitzprozeduren (begonnen möglichst sofort nach Eintritt ausgesprochener Lähmungen, durchschnittlich 15—20 Einreibungen unter den üblichen Kontrollen, vor allem des Urins). Wir selbst bevorzugen die **Injektionsbehandlungen mit Novasurol.** Dieses Präparat hat sich auch in Fällen von ,,Meningitis serosa" bewährt. Seine Anwendung ist dem Praktiker bes. beim Hydrops bekannt.

Beachtung der nur ausnahmsweise gegebenen Gegenanzeigen (Nephritis, Enteritis), und vorsichtige Dosierung (vor allem kleinste Anfangsdosen, bei Kindern zunächst etwa ein Fünftel der Ampullen zu 1,2 ccm Inhalt in 1—3 tägigen Pausen; im ganzen 4—10 Einspritzungen. Das Mittel eignet sich wegen seiner relativen Reizlosigkeit (nur gelegentliche Schmerzhaftigkeit!) sowohl zur intravenösen wie intramuskulären Injektion. Nach Hautdesinfektion möglichst senkrechtes Einstechen, in den mit der einen Hand gebildeten Muskelwulst, oft am besten im Bereich des oberen äußeren Quadranten der Glutäalgegend. Langsames Einspritzen mit längerer Kanüle (vorher außen von der Lösung gereinigt, oder besser Lösung mit anderer Kanüle zuvor in Spritze ziehen). Falls tatsächlich Schmerzen beim Einstechen entstehen (beim ängstlichen, überempfindlichen Poliomyelitiskranken ist dies oft schwer festzustellen), wird wegen der Gefahr einer Nervenverletzung die Injektionsstelle geändert. Stets einige Stunden völlige Ruhe nach solchen Einspritzungen; evtl. auch Umschläge, Gelonida antineuralgica, Pyramidon, Veramon. Gleichzeitige Mundpflege sowie Bekämpfung begleitender Obstipation!

Zu **operativen Eingriffen** (wegen dieses meningealen und spinalen Ödems im Reparationsstadium) konnte ich mich nie entschließen. Peiser hat auf Grund seiner Operationsbefunde bei einer 7 Monate alten poliomyelitischen Armlähmung (starker örtlicher Liquordruck!) frühzeitige örtliche Druckentlastungen durch breite Spaltung der Dura und der prallgefüllten Maschen der Pia unter Vermeidung jeglicher Duranaht angeregt. Zumindest müßte man Hg-Behandlung, Lumbalpunktionen, Suboccipitalstich vor derartig gefährlichen Eingriffen versuchen.

Nach Abschluß einer Hg-Behandlung in noch früheren Reparationsstadien **Strychninbehandlung** ähnlich wie bei postdiphtherischen Lähmungen. Keine sicheren Wirkungen von der sog. **Reiztherapie**, mitunter jedoch Vorteile von Schilddrüsentabletten, auch im Hinblick auf die Beeinflußbarkeit reparatorischer Vorgänge durch die Glandula thyreoidea. Möglicherweise verbessert auch **Tetrophan** durch peripherische Muskel- oder auch zentrale Erregung die motorischen Muskelleistungen im Reparationsstadium (zunächst vielleicht beim Kleinkind $^1/_2$ Tabl. täglich, allmählich steigend bis 3 mal 1 Tabl. zu 0,1). Überdosierung und Überempfindlichkeit können unangenehme, wenn auch ungefährliche Bewegungsstörungen machen, auch von ausgeprägt myotonischem Charakter.

**Ruhe und Schonung der Kinder** ist in der ersten Zeit der Rückbildung unerläßlich; selbst leichte Fälle sollen noch in den ersten 14 Tagen das Bett hüten und dann viele Wochen jede Überanstrengung vermeiden. Es drohen sonst Verschlimmerungen, gelegentlich sogar erneutes Einsetzen der Lähmungen. Bei der Forderung von Schonung darf man freilich nicht in das schädliche Extrem verfallen und absolute Muskelruhe, ja Fixation der gelähmten Glieder für Wochen hinaus verordnen. Es wird dadurch u. a. die Blutversorgung der paralytischen Beine verschlechtert, das Maß der sekundären Muskelatrophien erhöht. Unter langsamer Maßsteigerung und peinlichster Vermeidung jeder Übermüdung lassen wir deshalb schon in den ersten Wochen aktive Bewegungen der gelähmten Glieder versuchen, bes. in warmen Bädern. Unter Ausschaltung jeder Überdehnung lassen wir ferner die gelähmten Glieder in allen Gelenken und in jeder Richtung ein- bis mehrmals täglich passiv bewegen. Auch milde Massagebehandlung, selbst in Form spirituöser Einreibungen, kann die Blutversorgung des gelähmten Muskels verbessern, nicht zuletzt das außerordentlich wichtige, sorgfältige Warmhalten der gelähmten und cyanotischen Glieder. Wirkungsvolle Muskelübungen erzielt bei den „Kleinen" ein erfinderischer Geist durch zweckmäßige Wahl von Spielen, die das Kind genügend lange fesseln (Werfen und Fangen des Balles, Kartenspiel, Händeklatschen, zur Armübung auch Kinderwagen, die durch zwei für die Arme bestimmte Hebel fortbewegt werden u. dgl.). Gleichzeitig müssen wir den Spätfolgen der örtlichen Muskellähmungen, vor allem den Contracturen und Knochendeformitäten vorbeugen. Es wird für zweckmäßige Lagerung gesorgt, evtl. unter Benutzung von Sandsäcken, Bettschienen und Bettkörben. Abnormer Druck, wie auf den drohenden Spitzfuß, auch abnorm starker Muskelzug durch etwa noch leistungsfähige Antagonisten werden möglichst verhindert (Bettkorb, Fußkissen, Heftpflasterzugverbände). Besondere Fürsorge verlangt hier ein in der Praxis oft vernachlässigtes Gebiet — der Rumpf. Es drohen nicht nur sekundäre Wirbelsäulenverbiegungen durch Beinparalysen oder Armlähmungen (ganz bes. bei gleichzeitig rachitischen oder sonst knochen- und muskelschwachen sowie wachsenden Kindern), weiterhin die Einflüsse von Rumpf- und Bauchmuskellähmungen (bei letzteren auch zur Vermeidung der schädlichen Überdehnungen elastische Leibbinden!).

Das schulgerechte **Elektrisieren** bringt den diagnostischen Vorteil, daß die prognostisch so wichtigen, quantitativen und qualitativen Veränderungen der elektrischen Erregbarkeit fortlaufend studiert werden können. Jeder Elektrotherapie muß aber sachverständige Elektrodiagnostik mit Feststellung der Erregbarkeit der gelähmten Muskelgruppen vorangehen. Es kommt oft nur direkte Galvanisation mit der Anode als Reizelektrode in Betracht, wenn Entartungsreaktion besteht. Nach Ablauf von 1—2 Jahren versagt die Elektrotherapie gewöhnlich ganz. Solange man bei örtlicher Beklopfung der Muskelbäuche und einzelner Bündel noch Kontraktionen sieht, wird man aber die Elektrotherapie fortsetzen und auf weitere Rückbildungsmöglichkeit hoffen. Allzu frühzeitiges Elektrisieren ist zu widerraten, zumal dem Praktiker meist nur der Faradisierapparat zur Verfügung steht. Gerade bei den empfindsamen Kindern muß man überhaupt anfänglich „stromlos" und dann erst mit geringsten Stromstärken faradisieren, wenn man es mit den schreienden Kleinen als überwachender Arzt des Reparationsstadiums nicht von vornherein verderben will.

Im Krankenhaus wird man zur recht empfehlenswerten **Diathermie** greifen, gelegentlich auch zu Röntgenbestrahlungen[1]. Sowohl Diathermie wie Radiotherapie sollten nur von kundigen Ärzten, niemals einseitig, nur im Rahmen aller sonstigen Maßnahmen im Reparationsstadium angewandt werden.

Bei der **Diathermie** versucht man in Ergänzung der Längsdurchwärmung gelähmter Glieder — sie wirkt auch auf begleitende Schmerzen

---

[1] Über das Röntgenverfahren, das auch die Regeneration der erkrankten Zellkomplexe begünstigen soll, findet sich Näheres bei M. Bordier: Ref. Münch. med. Wschr. 1926, Nr. 3, 88; sowie Zbl. Neur. *44*, H. 3—4, 206 (1926).

günstig — einige Wochen nach Krankheitsbeginn hauptsächlich Querdurchwärmung der beteiligten Rückenmarksabschnitte. Bei Läsionen des Lendenmarks geschieht diese Querdurchwärmung ungefähr in Höhe des Dornfortsatzes des 9.—12. Brustwirbels, bei Beteiligung der Halsanschwellung ungefähr in Höhe des 3.—7. Halswirbels. Bei ausgedehnterer Erkrankung des Rückenmarks wird man Längsdurchwärmung anwenden, also: eine Elektrode oben über den Halsabschnitt, die andere über den Lendenabschnitt legen.

Von größter Bedeutung ist schon im Reparationsstadium Mitberatung des Orthopäden. Es gilt eben, störende Contracturen und drohende Verbiegungen zu verhüten. Meist lassen sie sich verhindern, wenn die frische Lähmung in sachverständigen Händen bleibt. Wie oft noch entsteht ein störender Spitzfuß durch Deckbettendruck! Schon im Reparationsbeginn müssen wir auf symmetrische Körper- insbes. grade Rumpflage achten, vielleicht Bauchlage verordnen (hierbei gleichfalls zur Vermeidung von Spitzfuß richtige Fußhaltung und Hebung des Unterschenkels), ferner ein Gipsbett anfertigen, auch gelähmte Glieder in der Nacht schienen u. dgl. Fehlen im Hause die äußeren Möglichkeiten sachgemäßer Krankenversorgung, so gehört das gelähmte Kind schon im frühen Reparationsstadium ganz oder zumindest zeitweise in die innere Klinik, nicht erst dann, wenn irreparable Lähmungen und Gliederverunstaltungen eine fachärztliche Behandlung auf orthopädischen Abteilungen verlangen. Die moderne Krüppelfürsorge muß bei der Kinderlähmung schon im Beginn des Reparationsstadiums einsetzen.

**Endstadium.** Pathologisch-anatomisch. Vorwiegend aus gliösen Elementen bestehende Narbe an Orten endgültigen Gewebs- und Ganglienzellenuntergangs. Je nach Lokalisation und Ausbreitung dieser Narbenbildung wechseln die klinischen Folgen. Sie machen sich an Muskelfunktion und Muskelsubstanz geltend, bes. in Form hochgradigen, selbst völligen Muskelschwundes mit allmählicher Umwandlung in derbes Bindegewebe. Ausgedehntere Dauerparalysen schädigen auch Skelett- und Gelenkapparat tiefgreifend. Das Maß dieser Rückwirkungen wächst durch die traurigen Folgen einer ungenügenden orthopädischen Behandlung, vor allem einer unsachgemäßen Prophylaxe von Contracturen.

In diesen Spätstadien spielen also Krüppelfürsorge und orthopädische Behandlung die entscheidende Rolle. Internisten und Neurologen sind jedoch auch dann noch unerläßliche Berater. Das Geschick eines Orthopäden kann hier durch Stützapparate, Bandagen, Korrektur von Deformitäten, Sehnen- und Nervenoperationen, selbst in scheinbar verzweifelten Fällen noch Glänzendes leisten. Womöglich sollte der Kranke in einer sachverständigen Hand bleiben. Es ist übrigens erstaunlich, was manche Krüppel noch aus ihrem verunstalteten Körper herausholen. Deshalb ist gerade die psychische Therapie im Endstadium von allerhöchster Bedeutung. Es muß dem Kranken die psychische Anpassung an sein Geschick erleichtert werden. Es gilt auch die Einbuße an körperlicher Leistungsfähigkeit durch möglichst sorgfältige Erziehung zu ersetzen, sowie das soziale Fortkommen durch richtige Berufswahl zu gewährleisten.

Einige Richtlinien für diese orthopädischen Behandlungen.

Arm. a) Schulter. Bes. der Deltoideus! Zunächst Armbinde, sonst weitere Kapselerschlaffung durch Schwerkraft, bzw. Zug des gelähmten Armes; späterhin Arthrodese? Ersatz des paralytischen Musculus deltoideus durch Verlagerung des Musculus pectoralis major?

b) Ellenbogengelenk mit schlaffer Lähmung aller Motoren. Ankylose schwieriger, auch Dauerergebnis unsicherer; evtl. fixierende Hülsenapparate?

c) Hand. Meist Besserungsversuch der Extensoren von Handgelenk und Fingern; evtl. „Raffung" der Extensoren, auch Sehnenverpflanzungen und Nervenpfropfungen.

Rumpf. Bes. Vorsicht, vor allem zweckmäßige Lagerung bei gleichzeitigen Rumpfmuskellähmungen; bei ausgedehnten Bauchmuskelparalysen Bauchbinden, Pelotten, Bauchmuskelgymnastik.

Bein. Bei einseitigen totalen Lähmungen neben Hülsenapparaten mehrfache Arthrodesen, auch sog. „statischer Umbau", d. h. Umarbeitung des gelähmten Beines in eine andere Prothese. (Namentlich durch vorangehende Arthrodesen und spätere orthopädische Apparate.)

a) Hüftgelenk. Bei schlaffen Lähmungen aller Muskelgruppen Schlottergelenk, einzelner Gruppen auch Luxationen. Beseitigung der letzteren, operative Arthrodesen schwierig. Orientierung über den Iliopsoas, auch durch Röntgenphotographien der Lendenwirbelsäule.

b) Kniegelenk. Bei Quadricepslähmungen, aber leistungsfähigen Flexoren oft starke Beugecontractur; möglichste Schonung dieser Flexoren (Vorsicht mit Durchschneidung); Redressieren auch durch Streckverbände; Quadricepsplastik; Arthrodesen bei schlaffen, fast völligen Paralysen.

c) Fuß. Beim Spitzfuß am wichtigsten die Vorbeugung, sonst Redressieren durch Verbände, Verlängerung der Achillessehne, vielleicht auch Verkürzung der Extensoren. Bei Lähmungen von Beugern oder Streckern wechselseitige Sehnenverpflanzungen. Bei Paralyse des Tibialis anticus z. B. Sehnenverpflanzung bzw. Sehnenauswechslung unter Benutzung des Extensor hallucis; bei schlaffen Paralysen der Wadenmuskulatur andererseits möglichst leistungsfähiger Ersatz z. B. durch Peroneï. Bei späterem Lähmungsklumpfuß u. a. Ersatz der Peronei durch Flexoren, Raffung der Peronei, Anheften der Extensoren am Os cuboid. Bei Hohlfuß Redressieren, Tenotomien; auch Exstirpation der Plantarfascie.

Eduard Müller†-Marburg.

## Influenza[1].

**Vorbemerkung.** Durch ein noch nicht sichergestelltes Virus hervorgerufene von Mensch zu Mensch übertragbare, akute spezifische Infektionskrankheit, die gelegentlich auch sporadisch und in kleineren Herden vorkommt, aber charakterisiert ist durch zeitweise, etwa alle 2—4 Jahrzehnte auftretende Massenerkrankungen. Sie entstehen aus noch unbekannten Gründen irgendwo, breiten sich mit der Geschwindigkeit des menschlichen Verkehrs aus, durchwandern ganze Erdteile und können bei der fast allgemeinen Disposition den größten Teil der Bevölkerung befallen. Ansteckung hauptsächlich wohl durch Tröpfcheninfektion; Eingangspforte: vermutlich Nasen-Rachenraum.

**Epidemiologie und Ätiologie.** Vorletzte große Epidemie 1889/90; letzte 1918; zweifellos die gleiche Seuche! Juni-Juli 1918 in Deutschland eine leichtere Sommerepidemie, Ende September bis November eine schwere Pandemie mit größter Schnelligkeit der Ausbreitung, mit stärkerer Massenerkrankung als 1889/90, sowie mit auffälliger Häufung von Grippe-Lungen-

---

[1] Wenn man „Grippe" als gleichbedeutend mit „Influenza" betrachtet, sollte man namentlich außerhalb der Epidemien klinisch gleiche, aber bakteriologisch vielleicht anders bedingte Krankheitsbilder — in ätiologischer Hinsicht nichts präjudizierend — besser als „grippeartige Infektionen" bezeichnen und mit Grippe bzw. Influenza nur jene epidemische Form, die eine besondere spezifische Infektionskrankheit darstellt und die bekannten Pandemien verursacht.

entzündungen mit in einzelnen Herden erschreckender Sterblichkeit. Innerhalb dieser Herbstepidemie auffällige, herdförmige Gut- und Bösartigkeit der Fälle, z. B. Häufung von Grippepneumonien in Familien (wohl infolge gleichzeitiger Übertragung bestimmter Mischinfektionen). **Prädisposition des jugendlichen Alters** zu schweren Verlaufsformen. Die an sich sehr empfänglichen Kleinkinder und Säuglinge erkranken durchschnittlich leichter. Das höhere Alter oft relativ verschont, im Falle der Erkrankung aber oft bes. gefährdet (hohe Letalität). Starke Bedrohung der Schwangeren, insbes. durch die Grippepneumonien.

Die ätiologische Bedeutung der **Pfeifferschen Influenzabacillen**, eines gramnegativen, streng aëroben, unbeweglichen, am besten bei $37^0$, insbes. auf Blutagar wachsenden, feinen Stäbchens ist strittig. Wahrscheinlich handelt es sich um ein noch unbekanntes, vielleicht mit dem Erreger der epidemischen Poliomyelitis und epidemischen Encephalitis verwandtes „filtrierbares" Virus mit auffälliger Neigung zu epidemiologisch und klinisch bedeutsamer, ja für Schwere und Eigenart der Lungenerkrankung ausschlaggebender Mischinfektion, insbes. mit Streptokokken. Vielleicht sind die **Pfeifferschen** „Influenzabacillen" nur bes. häufige und wichtige Begleiter, ja Schrittmacher der andersartig bedingten, echten Grippe.

**Klinisches Bild.** Anscheinend ganz kurze, knapp 1—2 tägige **Inkubationszeit** ohne bes. Prodromalien. **Krankheitsbeginn** auch in Form des „Blitzkatarrhs" unter den seit 1889/90 allgemein bekannten Erscheinungen: rasch ansteigendes Fieber (oft mit Schüttelfrost), quälendes Kopfweh (bes. in Stirn-Augengegend), Gliederschmerzen, entsetzliche Schlappheit und schmerzhafte Beinmüdigkeit, gesteigertes Durstgefühl bei Anorexie (Trockenheit der Schleimhäute); der quälende oft tracheale Reizhusten, die vorwiegend trockene Rhinitis (Nasenbluten! vor Grippepneumonien nur ausnahmsweise hartnäckiger Schnupfen mit starker Sekretion!).

Wichtigste Spielarten (nur in der Minderzahl rein, gewöhnlich als Mischformen).

1. Das 1—3 tägige, ja wesentlich längere **Influenzafieber** bis $40^0$ und darüber, ohne wesentliche örtliche Erscheinungen, aber mit starkem Krankheitsgefühl und auffällig langer Rekonvaleszenz.

2. Die relativ häufigsten **respiratorischen Formen**, bald als harmloser, fast regelmäßiger Katarrh der oberen Luftwege mit starker Tracheïtis (hier oft doppelseitige Mittelohrbeteiligung und Hämorrhagien auf dem Trommelfell), bald Mitergriffensein der tieferen Luftwege (begleitende **Bronchiolitis**), bald die gefürchtete **tracheobronchitisch-pneumonische Form**, nicht ganz zutreffend als „Influenzapneumonie" bezeichnet mit starker Tracheïtis, eitriger mitunter auch fibrinöser Entzündung des Bronchialbaums bis in die feinsten Verästelungen hinein, mit den meist lobulären, konfluierenden Lungenherden und den doppelseitigen Unterlappenpneumonien. Akute **Pneumonieentwicklung**, meist einige Tage nach Grippebeginn, gelegentlich auch erst in der „Rekonvaleszenz" — keineswegs häufig mit Schüttelfrost, auch selten mit heftigem Seitenstechen. Zum weiteren Unterschied von Pneumokokkenpneumonien auch meist nicht mit rostfarbenem, aber gerne mit stärker bluthaltigem Sputum (in bakteriologischer Hinsicht schon wegen der wechselnden Mischinfektionen keineswegs typisch). Gewöhnlich auch nicht das rein lobäre Ergriffensein der Lunge, wie bei gewöhnlicher Pneumonie; aber ein verdächtig schwerer Allgemeinzustand, die auffällig frühzeitige und schwere diffuse Beteiligung des Bronchialbaumes, oft mit rasch einsetzender Kreislaufinsuffizienz (cave Embryokardie d. h. den embryonalen Charakter der Herztöne, ferner auffälligen Meteorismus, sowie das ominöse Lungenödem!). Im Gegensatz zur

Pneumokokkenpneumonie — von Fällen mit längerer Krankheitsdauer und Komplikationen abgesehen — gerne Leuko- insbes. Lymphopenien. Eine besondere Neigung zu Nachkrankheiten zeigen gerade diese Grippepneumonien. Es handelt sich hier nicht nur um die gefürchteten Empyeme, auch um Lungenabscesse mit ihren Folgen, wie Pyopneumothorax, um hartnäckige, ja chronische Pneumonien und herdförmige Gewebsdegenerationen mit verzögerter und dann vielleicht wieder zu Schrumpfungen und Bronchiektasien führenden Narbenbildungen. So kommt es, daß die Prognose der Grippepneumonie nicht nur quoad vitam durchaus ernst, sondern auch hinsichtlich „sanationem completam" getrübt ist. Bes. gefährlich sind die Fälle mit von vornherein ausgesprochener Beteiligung mehrerer Lappen. Ungünstig die ominöse, blaßbläuliche Gesichtsfarbe, schwere diffuse Tracheobronchitis und Bronchiolitis, starke Trockenheit der Zunge, Kühle der Extremitäten, kalte Nasenspitze, auffallend erregtes psychisches Verhalten, bes. aber der Puls: rasche Abnahme der Spannung, zunehmende Beschleunigung, bes. bei fallender Temperatur. Bei der Prognosenstellung oft freilich Überraschungen nach beiden Seiten. Die Behandlung deckt sich im großen und ganzen mit den im Abschnitt Lungenentzündung geschilderten Maßnahmen. Die Erfolge mit der aktiven und passiven Immunisierung sind noch durchaus zweifelhaft.

3. Die nervöse rheumatische Form mit auffällig starken Muskel- und Gliederschmerzen (scheinbarer Muskel- und Gelenkrheumatismus).

4. Die in reinerer Form seltene gastrointestinale Influenza, meist nur Begleiterscheinung der respiratorischen und rheumatoiden. Gelegentlicher Verlauf, wie bei akuter Gastroenteritis, Kolitis. Bisweilen hämorrhagische, dysenterieähnliche Stühle; jedoch nur ausnahmsweise schmerzhafter Tenesmus. Verwechslung mit Paratyphus, bacillärer Dysenterie!

5. Die glücklicherweise seltene „foudroyante" bösartige „Influenzavergiftung" (nach Art der sog. Masern- und Scharlachvergiftung) mit tödlichem Verlauf in kürzester Zeit ($1/2$—2 Tagen) unter dem klinischen Bilde schwerster Allgemeinintoxikationen. Hierbei auch grobe Störungen des Sensoriums, rasch einsetzende Vasomotorenparalyse. Exitus selbst ohne gröbere mikroskopische Lungenveränderungen. Durch früh einsetzende Benommenheit und Delirien ähnlich der

6. gleichfalls seltenen „Cerebralen Influenza", unter dem Bilde der Encephalitis und Meningitis. Gewöhnlich nur Meningismus bzw. Meningitis serosa mit bakteriologisch sterilem, ja mikroskopisch normalem Liquorbefund. Zu Grippezeiten kann sich auch die ätiologisch davon verschiedene „epidemische Encephalitis" häufen und zu großen differentialdiagnostischen Schwierigkeiten Anlaß geben.

**Allgemeinbefund** bei schwerer Influenza. Psyche. Schmerzhafte Unruhe bis Erregungszustände, Verwirrtheit, Delirien, Benommenheit bis Koma, gelegentlich ein toxischer Stupor, selbst ein Status epilepticus. Bei Potatoren mitunter Delirium tremens. — Körperlich: entsetzliche Hinfälligkeit, zunächst noch im Mißverhältnis zum Lokalbefund, dabei Ächzen Stöhnen, quälender Husten, Lufthunger. Fieber nach plötzlichem Anstieg kontinuierlich oder remittierend, mitunter bis $1^1/_2$ Wochen und mehr. Gewöhnlich keine kritische Entfieberung, Neigung zu protrahiertem Pneumonieverlauf, zu lytischem Abflauen und Nachschüben. Krisen sind gewöhnlich „Pseudokrisen". Mitunter auch Kurven wie bei Sepsis!

Örtlicher Befund, bes. in atypischen und schweren Fällen. Man denke hierbei stets an Kombinationen mit anderen spezifischen Infektionskrankheiten, sowie an Mischinfektionen, bes. mit banalen Eitererregern. Es sollen auch eitrige Erkrankungen, z. B. der Meningen, des Ohres und des Endokards vorkommen, selbst Sepsis mit Reinkulturen der Pfeifferschen Influenzabacillen.

Haut. Verschiedenartige Exantheme, auch im Gefolge starken Schwitzens. Selbst scharlachähnliche, diffuse Hautrötungen. Gar nicht selten spätere, kleienförmige Abschuppungen, selbst ohne vorangehende Ausschläge.

Selten Ikterus, auch durch begleitende Cholecystitis und Cholangitis (vor allem bei zuvor kranker Gallenblase).

Kopf. Nur gelegentlich Herpes, Lippen und Zunge trocken, rissig, namentlich in der Mitte gelbbräunlicher, fester Zungenbelag. Zunge oft mühsam, absatzweise herausgestreckt, zeitweise mit Wangenvibrieren. Intensive Rachenrötung, oft auffällig schmerzhaft, meist ohne starke Schwellung und Belag. Tonsillen kaum beteiligt, nur gerötet. — Augen druckempfindlich, Conjunctiven gerötet; auch Neuroretinitis mit schwersten Sehstörungen, Orbitalphlegmonen und Augenmuskelparesen (auch ohne Encephalitis epidemica!). Harmlose kleine Netzhautblutungen sind ebenfalls beschrieben. Bindehautkatarrh, ausnahmsweise Keratitis. — Meist trockene Rhinitis (Nasenbluten!). — Ohr bei Influenzapneumonien selten beteiligt. Öfters Schwerhörigkeit ohne besondere Mittelohrläsion, ähnlich wie bei Typhus. Sonst bei Grippeepidemien wechselnde Neigung zu Otitis. — Hals. Matte Stimme, oft Heiserkeit, selten Aphonie. Gewöhnlich keine schmerzhaften Drüsenschwellungen. Trachea gerne druckempfindlich, bei starker Tracheïtis mitunter Glottisödem, bes. im Endstadium. ,,Pseudokrupp" im Kindesalter, bedenklich bei gleichzeitiger Pneumonie; mitunter Mischinfektionen auch mit Diphtheriebacillen. — Brust. Oft auffällige, nicht kardiale Dyspnoe im Mißverhältnis zum Befund. Hauptursachen: schwere Allgemeinintoxikation. Der infektiöse Katarrh der oberen Luftwege zunächst meist ,,trocken". Reichliche Hämoptysen bei beginnender Influenzapneumonie und in der Schlußszene tödlicher Fälle. — Lungen: Die Zeichen der graduell sehr verschiedenen, diffusen Bronchial- und lobulären bzw. lobären Lungenbeteiligung. Bild der Bronchitis oft wie beim asthmatischen Anfall. Gern doppelseitige Unterlappenpneumonien, links gern stärker mit Mitbeteiligung der Lingula und der unteren Teile des Oberlappens, rechts Mittellappen auffällig verschonend. Auffällige Neigung einzelner Herde zu Pleuritiden: trocken; serofibrinös, aber auch eitrig, nicht selten doppelseitig; bes. gefährlich die doppelseitigen, rasch wachsenden, gewöhnlich durch Streptokokken bedingten Lehmwasserempyeme. — Herz. Bald relative Pulsverlangsamung (typhöses Verhalten), ja auffällige Bradykardie, auch mit Extrasystolen und neuralgiformen Schmerzen einhergehende Herzstörungen, bald von vornherein starke Tachykardie (gelegentlich trotz günstigen Ausgangs). In schweren Fällen frühzeitige Pulsentspannung mit ganz niedrigem Blutdruck. Nur ausnahmsweise frische Endokarditis (jedoch öfters Verschlimmerung älterer Prozesse); nur selten klinische Zeichen der Myokarditis, öfters Perikarditis, auch eitrige Mediastinitis. — Bauch. Meist kein stärkerer Meteorismus, in schweren Fällen toxische Durchfälle, viel häufiger Obstipation. Nur mitunter Endemien mit vorherrschenden Darmstörungen. Selten ernstere Nierenstörungen (auch nicht pathologisch-anatomisch); häufig gutartige ,,febrile" Albuminurien. Keine Leberschwellungen; doch gelegentlich Schmerzen in Lebergegend. Milz nur selten palpabel; oft positive Diazoreaktion. Häufiger Beeinflussung der Menstruation, bald Ausbleiben, bald zu frühes Einsetzen, bald zu lange Dauer; namentlich in schweren Fällen auch erhöhte Abortneigung. An Extremitäten selten Schenkelvenenthrombosen, gelegentlich Häufung von Thrombosen (auch an den Armen). Sehnenreflexe im Höhestadium meist schwach. Als meningeales Reizsymptom öfters Druckempfindlichkeit der Wadenmuskulatur, Überempfindlichkeit der Haut. — Häufig sind rheumatische Muskelschmerzen, teils durch Neuritiden, aber auch durch Myositis, Muskelrisse und Hämatome (selten). Selbst Muskelabscesse, bes. nach Injektionen, hauptsächlich wohl durch Mischinfektionen mit Eitererregern. — Ferner: schmerzhafte Gelenkerkrankungen, selbst Periostitis und Osteomyelitis. — Blutbild. Etwaige Leukopenie, evtl. nach initialer leichter Vermehrung der „Neutrophilen" am 1. Krankheitstage (aber mit Verminderung der Eosinophilen und mit anfänglicher Lymphopenie) spricht für, Leukocytose, namentlich leichtere, nicht gegen Influenza (Mischinfektionen, Komplikationen!).

Rekonvaleszenz, mitunter durch Verspätung oder Ausbleiben der Resolution von Verdichtungen (Lösung ganz unberechenbar, mitunter auch auffällig rasch), durch Spätentwicklung von Empyemen gestört. Mindestens 14 Tage lang nach Fieberabfall sind — vor allem in zuvor ernsteren Fällen — noch Mastdarmmessungen anzustreben. Oft auffälliges Mißverhältnis zwischen leichtem Krankheitsverlauf und verschleppter zögernder Genesung; überhaupt Neigung zu schwerer Erholung: u. a. neurasthenische Beschwerden, mangelnde Arbeitslust, schlechte Stimmung, Neigung zum Schwitzen und Reizhusten, so daß oft an sekundäre Tuberkulose (an sich selten) gedacht wird. Stete „Rezidive" der Influenza beruhen gewöhnlich auf residuärer Krankheitsbereitschaft, „Anfälligkeit" der Respirationsorgane nach überstandener „echter" Grippe gegenüber verschiedenartigen äußeren Schädigungen. Die Influenza scheint ja eine gewisse Immunität zu hinterlassen. Verwechslung mit Tuberkulose in frischen Fällen auch im Röntgenbild, sogar auf dem Sektionstisch naheliegend. Zu beachten: der häufig akutere, grippeartige Beginn der Lungentuberkulose mit Tuberkelbacillenausscheidung gerade in Stadien, wo man darauf nicht untersucht und noch an eine „unschuldige" Grippe denkt. Der tatsächliche Übergang von Grippe in Tuberkulose ist recht selten! Kopfhaarausfall bei Frauen und Mädchen auch Querrillen an Nägeln, insbes. des Daumens wie bei andern schweren Infektionskrankheiten. Nur ausnahmsweise Polyneuritiden, mitunter aber hartnäckige neuralgiforme Schmerzen. Dann schwierige, ja klinisch vorläufig unmögliche Unterscheidung von Spielarten der epidemischen Encephalitis, insbes. bei den seltenen Augenmuskelparesen und Herderkrankungen des Gehirns sowie bei Grippepsychosen (Verwirrtheit, Delirien usw.). — Bei Ausbleiben der Erholung längerdauernder Neigung zu „Fieberspitzen", sowie fortdauernder Appetitlosigkeit muß man mit allen Hilfsmitteln (möglichst auch mit Röntgendurchleuchtung, Photographie, durch wiederholte Punktionen) nach Empyemen fahnden. Auch interlobäre Empyeme, Seitenwandempyeme kommen vor; deshalb sorgfältig in Axillarlinie perkutieren. In der Rekonvaleszenz oft anhaltende leichtere Herzstörung: auffällige Bradykardie, auch Arhytmien, Herzdilatationen mit muskulären Mitralinsuffizienzen. Ausnahmsweise akute tödliche Herzschwäche.

Im Rahmen einer Epidemie ist die **Grippediagnose** natürlich viel leichter als in den vieldeutigen, sporadischen Fällen. Das schroffe Mißverhältnis zwischen Krankheitsgefühl und auffälliger Geringfügigkeit des objektiven Befundes ist das wichtigste klinische Merkmal des Influenzafiebers. Hierzu kommt in strittigen Fällen die Leukopenie, vor allem die Lymphopenie, zumindest das Fehlen ausgesprochener Leukocytose. Zahlreiche Fehldiagnosen drohen: Von der Tuberkulose abgesehen u. a. die akuten Infektionskrankheiten des Kindesalters, auch die Frühstadien der epidemischen Kinderlähmung und der epidemischen Encephalitis, vor allem bei den gastrointestinalen Typen auch Typhus und Paratyphus, ferner Appendicitis (freilich auch ausgeprägte „Blinddarmentzündung" im Rahmen einer tatsächlichen Grippe). Auch andere Erreger, z. B. Pneumokokken können grippeartige, in sporadischen Fällen von der Influenza kaum unterscheidbare akute Erkrankungen verursachen. Ein einwandfreier Beweis für die Identität sporadischer Fälle, ja kleinerer und größerer Epidemien mit echter Influenza ist selbst heutzutage noch kaum zu führen.

**Prognose** der unkomplizierten Influenza durchaus günstig. Strenggenommen gibt es nur eine gröbere pathologische Anatomie der Influenzakomplikationen, nicht der reinen Grippe. Mortalität — von den Grippepneumonien abgesehen — unter 1 % (in den einzelnen Altersstufen annähernd gleich), allerdings absolut groß durch Massenerkrankungen. Morbidität die Hälfte, ja zwei Drittel, selbst noch mehr von der Gesamtbevölkerung!

**Vorbeugung und Behandlung.** Anzustreben ist Anzeigepflicht für Todesfälle, ferner der Isolierungsversuch, namentlich von Grippepneumonien. — Er scheitert natürlich bei Massenerkrankungen und er wird unwirksam durch die Übertragungsmöglichkeit des Leidens auch durch scheinbar harmlose Fälle. Unerläßlich ist der Schutz der Schwangeren, die durch Schwangerschaftsunterbrechung sehr gefährdet sind. Belehrung des Personals, der Angehörigen über den Selbstschutz. Cave Anhusten, Anniesen. Für den Arzt bei Grippepneumonien: Phonendoskop mit langen Schläuchen dann besser als Stethoskop. Bei Auskultation mit Hörrohr Atem anhalten, evtl. in Gesichtsnähe nur ganz langsam ausatmen; möglichst große Gesichtsdistanz des Gesunden zum Kranken; soweit möglich, auch bei der Pflege von Grippepneumonien das Gesicht abwenden, evtl. verständige Patienten bei Annäherung der Umgebung an den Mund zur Unterdrückung des Hustens ermahnen; Mund und Nase des hustenden Kranken vorübergehend abdecken u. dgl. Glücklicherweise ist der Erreger gegen äußere Einflüsse und damit auch gegen unsere Desinfektionsmaßnahmen (falls er nicht mehr im Körper haftet) wenig widerstandsfähig. Erhitzen tötet ihn z. B. rasch! Das Tragen von Gazeschleiern nützt kaum.

**Allgemeinbehandlung.** Vermeidung längeren, insbes. schwierigen Krankentransportes, wie überhaupt bei allen schweren Infektionskrankheiten. Bei beginnendem Fieber, bei schlechtem Allgemeinbefinden von vornherein Bettruhe; nicht zu frühes Aufstehen. Medikamentöse Therapie leider noch undankbar! Der launische Krankheitsverlauf, die herdförmige Gut- und Bösartigkeit des Leidens führen zu argen Täuschungen bei der Bewertung der Arzneibehandlung! Antipyretika von gelegentlichem symptomatischen Wert (bes. gegen Kopf- und Gliederschmerzen, auch gegen Schlafstörungen), aber ohne sicheren Einfluß auf Mortalität und auf Entwicklung von Komplikationen, selbst nicht bei frühzeitiger Darreichung. Mit stark wirkenden Medikamenten sei man bei schwerer „grippöser" Intoxikation überhaupt sparsam. Immerhin sind mitunter wohltuend: Pyramidon (2—3mal 0,3), Antipyrin (2—3mal 0,1), die Gelonida antineuralgica (2—3mal 2 Tabl.) oder andere Mischpulver (wie Aspirin 0,5; Phenazetin 0,25; Codeïn. phosph. 0,01 evtl. mit Coff. natr. salic. 0,1 mehrmals täglich). Gegen Bronchitis Kreosotpräparate (Guajacol, Guakalin, Sirolin, usw.). Bei schweren respiratorischen Formen bringen Herzmittel vielfach gar keinen, oft nur flüchtigen Nutzen (Tod weniger an Herzinsuffizienz, mehr durch Erstickung infolge ausgebreiteter Lungenerkrankung, durch Schwere der Intoxikation, durch Gefäßparalyse). Man versucht neben Digitalispräparaten, die hier oft versagen, subcutan Strychnin (mehrmals täglich $^3/_4$—1 mg), Suprarenin, bzw. Adrenalin (auch für die Bronchitis günstig; nur subcutan, nicht intravenös; von der Lösung 1 : 1000 mehrmals täglich 1 Spritze), Coffeïn (z. B. Coff. natr. salicyl. 2,5 zu 10,0) mehrmals 1 Spritze. Relativ am besten noch hohe Campherdosen, auch Kardiazol. Gegen schmerzhafte Unruhe, quälenden Husten, Schlaflosigkeit, Schmerzen oft am besten abendlich Morphium, Pantopon, bzw. Dicodid- oder Dilaudidspritze, jedoch nicht bei ernsteren Lungenkomplikationen und schwerer Bronchitis. — Gute Erfolge der schonenden Frühbehandlung der Empyeme durch Punktion (Aspiration, Heberdrainage). Von Vorteil öfters schon der Fortfall des Transportes zur Klinik. Bei gebessertem Allgemeinbefinden dann evtl. nachträglich Thorakotomie. Bei späterer Eindickung, bei flachen Empyemen trügerische negative Punktionsergebnisse (dann evtl. sogar Probethorakotomien).

Die auffällige Empfehlung zahlreicher ganz verschiedenartiger Mittel gegen Influenza (u. a. Rekonvaleszentenserum, Antistreptokokkenserum, Diphtherieheilserum, dann wiederum Arseninjektionen, Neosalvarsan, Solarson; Silberpräparate, wie Collargol, Fulmargin; Chininurethan; Eucupinum basicum, 3—5 mal 0,3 in Oblaten, $1/_2$—1 Woche lang) ist auch bei der Influenza ein Merkmal der zweifelhaften Wirksamkeit. Eine sichere Vorbeugung durch Medikamente gibt es noch nicht. Die beliebten Gurgelungen mit „desinfizierenden" Flüssigkeiten, das Lutschen von Pastillen, das prophylaktische Schlucken kleinster Joddosen (S. 136), die Verordnung von Formaldehydpräparaten, wie Urotropin, von Chinin und Kreosot, auch die Impfungen mit aus Influenzabacillen hergestellten Vaccinen vermindern allerhöchstens etwas die Erkrankungsgefahr. Für Ängstliche sind diese Dinge freilich eine psychische Beruhigung. — Bei gutem Herzen im Krankheitsbeginn: heiße Packungen, Schwitzprozeduren, selbst heiße Vollbäder, nicht unzweckmäßig mitunter reichlichere Alkoholdarreichung.

Eduard Müller†-Marburg.

## Anhang.

### Erkältungskrankheiten.

Noch unzulängliche experimentelle Begründung, noch unscharfe, strittige Begriffsbestimmung!

Reine innere Erkältungskrankheiten gibt es kaum. Empirisch steht jedoch zumindest fest, daß Erkältungen, vor allem in Form ausgiebiger, rascher und ungewohnter Abkühlungen der Körperoberfläche, bei vorhandener Krankheitsbereitschaft für den klinischen Ausbruch eines Leidens, z. B. eines Schnupfens, eines Katarrhes der oberen Luftwege oder der Rachenorgane eine gewichtige, mitunter sogar ausschlaggebende Hilfsursache darstellen und bereits bestehende, verkappte Erkrankungen wesentlich verschlimmern können. Der Mensch besitzt eine individuell zwar verschiedene, durchschnittlich aber außerordentlich große psychische und körperliche Anpassungsfähigkeit an Außentemperaturen, mindestens innerhalb eines Spielraumes von 100° (50° über und unter Null!). Im Weltkrieg haben sich viele die Dienstfreudigkeit und Leistungsfähigkeit in russischer Winterkälte und in der Bruthitze Mosuls bewahrt. Solche Anpassung gelingt teils durch Wärmeregulation des Organismus selbst, z. B. durch schützende Schweißabsonderung bei trockener Hitze, teils durch die menschliche Technik des äußeren Wärme- und Kälteschutzes, vor allem durch entsprechende Kleidung und Unterkunft. Störungen in dieser Anpassung des Körpers an die Außentemperatur, sei es infolge unerträglicher Temperaturgrade, sei es infolge Versagens unserer Regulationseinrichtungen, können Kälte- und Wärmeschäden setzen. Schlecht durchblutete distale Körperteile erfrieren dann am leichtesten. Bes. nachhaltig und bedenklich ist die Kältewirkung bei Übererregbarkeit der Vasokonstriktoren. So kann ein Kältereiz bei Raynaudscher Krankheit einen „Anfall" auslösen.

Die krankmachenden Folgen eines Kältetraumas beruhen, abgesehen von seiner Eigenart, hauptsächlich auf besonderen Reaktionsformen gefährdeter Menschen bald mehr im Sinne einer Über- oder Untererregbarkeit des physiologischen Abwehrmechanismus gegen Abkühlungen, bald aber auch auf Verzögerungen, ja Fehlen der gleichfalls normalen und für den Ausgleich wichtigen nachträglichen Umkehr der Reaktion: nach anfänglicher Gefäßkontraktion (an unbedeckten Körperteilen vielleicht nach vorangehender Röte) u. a. sekundäre Hyperämie.

Für die sog. Erkältung ist, abgesehen von der Disposition des Organismus und abgesehen von den noch unklaren Wechselbeziehungen zwischen Kälteschäden und Infektion, ferner oft weniger der Grad als die Schnelligkeit und die Flächenausdehnung der Hautabkühlung und mitunter weniger die Kältewirkung, die Zugluft an sich als die Gesamtheit der äußeren ungünstigen Witterungsverhältnisse entscheidend. Oft genügt schon kurze Zugluft zu raschester Auslösung eines heftigen „Schnupfens". Dieses unmittelbare Einsetzen der klinischen Störung nach einem Kältetrauma beweist, daß es sich hier nicht um einen durch bakterielle Entzündungsvorgänge hervorgerufenen Schleimhautkatarrh, sondern zunächst um vasomotorische bzw. reflektorische Vorgänge handelt. Zwischen Sensibilität und Blutfülle der äußeren Haut bzw. Schleimhaut einerseits und inneren auch entfernteren Organen anderseits bestehen rege, aber vielleicht für den Erkältungsvorgang wichtige Wechselbeziehungen (z. B. Verschwinden von Nasenbluten bei kalten Fußbädern und ähnliches). Krankheitskeime, die unsere Schleimhäute bevölkern, werden mitunter erst durch Hinzutreten eines Erkältungstraumas gefährlich. Bei Epidemien, z. B. von Grippe, nehmen wohl viele Menschen den Erreger auf, ohne klinisch krank zu werden. Das Zusammentreffen einer solchen Infektion mit ungünstigen äußeren Witterungsverhältnissen, vor allem mit Erkältungstraumen, könnte manchmal dafür verantwortlich sein, daß die Infektion zur klinischen Erkrankung führt. Daß „Empfindliche" durch feuchte, kühle Luft, die stärker Wärme entzieht als trockene, kalte, ferner durch ein kaltes Bad, durch nasse Schuhe und Strümpfe, durch Schlafen auf naßkalter Erde, kalten Unterlagen, ja durch Bloßliegen und Bloßstrampeln katarrhalische und rheumatische Beschwerden sich zuziehen können, ist kaum zu bestreiten. Natürlich ist die individuelle Empfänglichkeit für flächenhafte Temperaturreize in gleicher Weise verschieden wie beim Schmerz. Viele Patienten, aber auch Ärzte, verwechseln allerdings angebliche Erkältungskrankheiten mit Erkältungstrauma. „Man ist „erkältet", weil man Schnupfen hat!"

Das Kausalitätsbedürfnis erklärt es zur Genüge, daß der Patient bei allen ursächlich sonst unklaren namentlich grippeartigen und rheumatischen Erkrankungen nach alter Volksgewohnheit irgendein ja kaum vermeidbares Erkältungstrauma beschuldigt, selbst wenn es auch ganz leicht war, ja längst vor oder gar schon während der Erkrankung einsetzte. In positiven Fällen anderseits werden wir gerne ein ungewohntes Erkältungstrauma in engster zeitlicher Nachbarschaft mit der nachfolgenden, oft sogar topisch (z. B. wie bei einem Rheumatismus) entsprechenden Erkältungskrankheit, auch Abkühlung, die den ruhenden Körper treffen. Bei Wind und Wetter, Kälte und Nässe ist eben energische Muskelbewegung der beste Kälteschutz. Eine einheitliche Erklärung solcher Erkältungen ist nicht möglich. In jeder der bisherigen Theorien steckt wohl etwas Wahrheit, in der örtlichen Gewebsschädigung (Schades Kältegelose), in der heutzutage am meisten beliebten Reflextheorie (antagonistische vasomotorische Beziehungen zwischen Haut und inneren Organen; Ausnahme Niere und Milz!), in der Retentionstheorie (mangelnde Ausscheidung, auch Bildung toxischer Stoffe in Fortsetzung des alten Glaubens an zurückbehaltene „Schärfen" und „unterdrückte Schweiße") und schließlich in der am wenigsten bedeutsamen „Blutabkühlungstheorie". Auch örtliche

Kälteeinflüsse können ausgedehnte, reflektorische Fernwirkungen setzen (z. B. Eintauchen einer Hand in kaltes Wasser auch Volumverminderungen der anderen Hand).

Erkältungen gehören also zu wichtigen Hilfsursachen von: 1. akuten Katarrhen der oberen Luftwege und Rachenorgane, vor allem Schnupfen, auch Mandelentzündungen, selbst Bronchitiden und Pneumonien; 2. rheumatischen Erkrankungen der Muskeln, auch der Nerven: Muskel- und Gelenkrheumatismus; Ischialgien u. dgl.; 3. sog. paroxysmalen Hämoglobinurien; 4. gewissen Muskelkrämpfen (crampi) sowie den durch Kälte auslösbaren Anfällen der Angioneurosen, der Myotonie und Tetanie.

Bei der **Vorbeugung** sind jene drei Komponenten zu berücksichtigen, deren Wechselwirkung die Erkältungskrankheiten zu verursachen pflegt. Versuch einer Beeinflussung der Disposition, d. h. der angeborenen oder erworbenen dauernden oder vorübergehenden ,,Erkältungsbereitschaft": z. B. schwächlicher Konstitution, exsudativer Diathese, status thymolymphaticus, angioneurotische Form der Nervosität, mangelhaften Ernährungs- und Kräftezustand mit verminderter Widerstandskraft nach Infektionskrankheiten, Hyperidrosiis. Erforderlich hierbei: 1. Behandlung der körperlichen Begleiterkrankungen, wie Unterernährung, Anämie; allmähliche ärztlich überwachte Abhärtung, mit größter Vorsicht aber bei Schonungsbedürftigen oder gar bei fortschreitenden Erkrankungen. Keine plötzlichen Änderungen der Lebensweise und keine ,,Pferdekuren". Stets sorgfältige Analyse der individuellen Lebensweise, bei Kindern insbes. des ,,Milieu". Oft genügt Abstellung sichtlicher Verweichlichung, oft aber auch übertriebener Abhärtungs- und allzu rauher Erziehungsmethoden, vor allem bei schwächlichen, wenig widerstandsfähigen Kindern. Der Schwerpunkt liegt hier nicht in dem allbeliebten Herumlaufen der Kinder mit nackten Waden, im ,,Barfuß-" und ,,Ausgeschnittengehen" u. dgl. und nicht in den üblichen kalten Waschungen, nassen Abreibungen und Güssen. Die wirksamste, auch einfachste Form der Abhärtung ist tagtägliche, längere Bewegung in frischer Luft, allmählich auch bei Wind und ungünstigerem Wetter und damit die methodische Anpassung an die uns schädlichen Witterungseinflüsse. Förster und Landbriefträger, die täglich unterwegs sind, erkälten sich bei gleichen Erkältungstraumen viel seltener als die Stubenhocker. Der Soldat erkältet sich viel leichter im Ruhequartier als im Schützengraben! Der gesündeste Sport ist auch hier ein regelmäßiges Spazierengehen. Vorteilhaft sind Luftbäder, schon in der einfachsten Form des kurzen nackten Herumlaufens im Zimmer beim An- und Ausziehen mit nachfolgendem, energischem Trockenfrottieren des ganzen Körpers (anfänglich mit Frottiertuch, später Luffaschwamm, am besten schließlich mit großer ,,Wurzelbürste"). Wir beginnen gewöhnlich mit solchen Trockenabreibungen und schicken allmählich kürzere, dann längere Luftbäder, erst bei geschlossenem, dann bei geöffnetem Fenster voraus; während der Luftbäder evtl. Gymnastik, Keulenschwingen. In anderen Fällen vorsichtig abgestufte Sonnen- und ,,Höhensonnenbestrahlungen", auch Solebäder. Vortrefflich wirkt häufig die klimatische Therapie durch Hochgebirgs- oder Seeaufenthalt mit ihrem oft verblüffenden ,,konstitutionellen Umstimmungen", gelegentlich auch Änderungen der Ernährungsweise (vegetarisch, selbst ,,Rohkost"). 2. Möglichste Beseitigung etwa vorhandener chronischer Infektionen, z. B. verkappter Lungenerkrankungen, Katarrhe der Luftwege, Veränderungen der Tonsille (Mandelpfröpfe) und Rachenmandeln, Zähne, Nebenhöhlen und Ohren. Von großer Bedeutung ferner: die Verhütung neuer Infektionen bei Gefährdeten. Besondere Vorsicht bei ,,Anfälligen" in Zeiten von Epidemien und Endemien,

z. B. von Grippe und Angina. Medikamentös: Versuchsweise abwechselnde periodische Darreichungen kleinster Joddosen und Kalk (z. B. 1 Woche lang täglich 1 Tropf. der Lösung: jodi puri 0,1; Kali jodat. quant. sat. ad Solut. aqu. dest. 10,0; in einem Weinglas Wasser im Laufe des Tages zu trinken, dann 1 Woche Pause, hierauf gleichfalls 1 Woche lang 2 mal täglich 1 Teel. Calzii chlorat. crist. 20,0; Aqu. cinnamonii ad 200,0; wiederum 1 Woche Pause usw.). Auch tonisierende, vorbeugende Arsenkuren z. B. mit Dürckheimer Maxquelle, Saalfelder Quelle. 3. **Vermeidung auch leichterer Erkältungstraumen bis zur Erwerbung genügender Widerstandsfähigkeit.** Besondere Vorsicht beim Wechsel der Jahreszeiten, bei abendlichen und nächtlichen Abkühlungen, beim Umtausch von Sommer- und Winterkleidung. Warmhalten der Füße bei Kälte und Nässe! Selbst bei unhygienischer, aber stets gewohnter Bekleidung, z. B. bei den dicken Halstüchern unserer Bauern, vermeide brüske Änderung. Plötzlicher Wechsel althergebrachter, selbst schlechter Gewohnheiten ist namentlich im Alter mitunter schlimmer als die mangelhafte Hygiene. Achte auf etwaige zugige und feuchte Wohnung; Schlafen an der Außenwand; Wohnungswechsel!

**Grundzüge der Behandlung in frischen Fällen.** 1. **Physikalische Therapie**, am besten trockene Wärme. Einfachste mildeste Thermotherapie ist hier gleichmäßige Bettwärme! Heiße Einpackungen, Heißluftapparate, Breiumschläge, heiße Sandbäder, heiße Sandsäcke, Thermophor, Moor- und Fangopackungen! Bei kräftiger Konstitution oft rasche Wirkung allgemeiner **Schwitzprozeduren**, wie heißes Wasserbad, Heißluftbad, elektrisches Glühlichtbad. — Bei starker Schleimhautsekretion gleichzeitige Beschränkung der Flüssigkeitszufuhr und Ableitung auf den Darm, z. B. durch Karlsbader Salz. Mitunter eine zweifellos günstige, aber nur schwer erklärliche Wirkung des Schröpfens (blutig und unblutig). 2. **Medikamentös.** Heiße Tees, wie Kamillen-, Fliedertee; Salizylpräparate, Doversches Pulver.

Eduard Müller†-Marburg.

## Sepsis (septische und pyämische Erkrankungen; bakterielle „Blutvergiftung").

Unter **Bakteriämie** verstehen wir den mikroskopisch und kulturell auch durch Tierverimpfung nachweisbaren Gehalt des strömenden Blutes an Bakterien. Solche Bakteriämien sind nur ein Symptom, die Teil- und Folgeerscheinung zahlreicher Infektionskrankheiten. Die Bakteriämie wird jedoch zur Sepsis, wenn die Blutinfektion das klinische Bild beherrscht. Die wichtigsten Sepsiserreger sind Eiterbakterien, vor allem die Kokkenarten (Strepto-Staphylokokken, Pneumo- auch Gonokokken, selbst Meningokokken), aber auch Bakterium coli, Proteus, Pyocyaneus und viele andere. Gewöhnlich gelangen solche Eitererreger in den Blutkreislauf teils unmittelbar durch offene Venen und Lymphgefäße (bes. nach Haut- und Schleimhautwunden), teils sekundär nach zunächst örtlicher Lymphangitis, Lymphadenitis und Thrombophlebitis. Die Allgemeinschädigung des Organismus kommt bei Sepsis durch die Blutinfektion, d. h. durch klinisch bedeutsamen Bakterieneintritt in das strömende Blut mit Entwicklung kleinerer und größerer metastatischer Herde, aber auch durch Intoxikation, d. h. durch Bildung und Resorption giftiger Stoffwechselprodukte zustande. Solche Toxine entstehen durch Zerfall und Stoffwechsel der Bakterien, durch den chemischen Abbau untergegangener Gewebs- und Blutzellen bes. von Leukocyten, vielleicht auch die chemischen Wechselwirkungen zwischen Abwehrkräften des Organismus einerseits und Bakterienleibern, sowie Bakterienstoffwechselprodukten andererseits.

Echte Sepsis liegt nur bei Blutinfektion vor. Durch Eitererreger bedingte Sepsisfälle, die größere Metastasen setzen und mit örtlichen Eiterungen einhergehen, werden gern noch als Pyämie bezeichnet. Vermutlich gelangen auch beim Gesunden ohne schädliche Folgen vereinzelte Bakterien gelegentlich ins Blut, bes. harmlosere Eigenkeime, die jedermanns Haut und Schleimhaut besiedeln. Das gesunde strömende Blut ist eben ein schlechter Bakteriennährboden; eine wesentliche Vermehrung darin kommt fast nur beim Versagen seiner reichen Schutzkräfte, bes. agonal, zustande. Auch das normale Körpergewebe wehrt sich gegen die metastatische Ansiedlung, solange seine Widerstandsfähigkeit nicht durch frühere Veränderungen (Locus minoris resistentiae), durch äußere Hilfsursachen, wie Traumen, oder durch Toxinbildung, die die Infektionskrankheiten begleitet, geschwächt ist. Am leichtesten erliegt vielleicht das Körpergewebe der hämatogenen Keimeinschleppung, wenn infizierte kleinere und größere Embolien eine örtliche Masseninfektion setzen und durch Gefäßverstopfungen, die örtliche Gewebsernährung und den physiologischen in geregelter Säftezirkulation liegenden Gewebsschutz in Frage stellen. Solche Embolien stammen mit Vorliebe von septischer Erkrankung der Herzklappen (großer Kreislauf) und septischen Venenthrombosen (Lungen!). Die Einschmelzung infizierter Thromben mit Erleichterung des Abtransports der bakterienhaltigen Trümmer ist vornehmlich Folge der fermentativen Thrombeneinschmelzung durch das eiweißlösliche Ferment der weißen Blutkörperchen.

Jede Körperstelle kann schließlich Ausgangspunkt einer Sepsis werden. Die praktisch wichtigsten Eingangspforten der Blutinfektion sind jedoch: 1. Äußere Haut und Unterhautzellgewebe; z. B. Kontinuitätstrennungen, Pusteln, Furunkel, Phlegmonen, Paronychien, Decubitus, Verbrennungen, Erysipel. 2. Schleimhäute: a) Alle Formen der Angina, bes. Angina necroticans, ein bes. wichtiger Ausgangspunkt! Auch Nase, Rachentonsille, Nebenhöhlen, Zähne, selbst Trachea (insbes. nach Influenza). b) Weibliche Geschlechtsorgane, vor allem der puerperale Uterus. Kriminelle Aborte! c) Harnorgane, durch Schleimhautläsionen, auch „Katheterfieber" achte auch auf Prostatitis, auf periurethrale Abscesse. d) Ohr, bes. Cholesteatom. e) Geschwüre und entzündliche Erkrankungen des Magen-Darmkanals, einschließlich Mastdarm (bei Säuglingen Nabelwunde, auch Magendarmschleimhaut; bei Erwachsenen auch vereiterte Hämorrhoidalknoten, Wurmfortsatz und Gallenblasenerkrankungen), Erkrankungen des Knochens (scheinbar „primäre" Osteomyelitis). Erkrankungen von Bronchien und Lunge. Nur selten jedoch trotz der Mischinfektion mit Eitererregern kommt als Ausgangspunkt schwerer Sepsis die tuberkulöse Kaverne in Frage. „Kryptogenetisch" nennt man die Sepsis bei unklarem Ausgangspunkt. Die ursächlich bedeutsamen örtlichen Veränderungen an Haut und Schleimhaut, vor allem an kleineren Venen können eben geringfügig, bereits wieder abgeheilt, leicht übersehen werden. Je genauer und sachverständiger untersucht wird, um so seltener wird diese „kryptogenetische" Form! Häufig schwankt die Unterscheidung zwischen Primärherd und Metastase!

**Klinische Erscheinungsweisen.** Geradezu verwirrende Vielgestaltigkeit! Besondere Färbungen des klinischen Bildes je nach Ausgangspunkt der Sepsis, nach vorherrschender Organlokalisation der Erkrankung (Endokarditis!), nach Grad der Infektion und nach Art der Erreger, nicht zuletzt nach der individuell verschiedenen Widerstandsfähigkeit des Befallenen. Krankheitsbeginn bald brüsk nach kurzen Vorläufern: wie Kopfweh, Mattigkeit, Appetitlosigkeit, schwerem Krankheitsgefühl, rheumatoiden Schmerzen, bald schleichend z. B. bei Streptokokken-Endokarditis.

**Allgemeinbefund. Sensorium:** toxische Unruhe, Benommenheit, Erregungszustände, Krämpfe; auch halbseitige selbst Rindenkonvulsionen, ferner cerebrale Lähmungen (z. B. durch eitrige Meningitis, Pachymeningitis, durch metastatische Sinusthrombosen, infizierte Embolie mit metastatischen Hirnabscessen, auch ,,paradoxe Embolien". Achte auch auf toxischen Meningismus bei klarem, sterilem Liquor; aber alle Übergänge bis zur eitrigen Meningitis). — Grobe Störungen des Ernährungs- und Kräftezustandes bei meist schwerem Krankheitsgefühl. Erklärung: Toxisch gesteigerter Eiweiß-, Fett- und Kohlenhydratzerfall, verringerte Nahrungszufuhr durch Appetitlosigkeit, Erbrechen, Durchfälle, vorgeschriebene Fieberdiät, ferner Mehrverbrauch durch langdauernde Fiebersteigerung, schließlich auch toxische Sekretionsstörungen der Verdauungsdrüsen. — Fieber mit Vorliebe unregelmäßig und stark re- oder intermittierend, Fieberattacken von Schüttelfrösten begleitet, aber auch ,,Continua" und fehlende Schüttelfröste. Die allerverschiedensten Typen! Vorsicht mit der prognostischen Verwertung der Fieberhöhe; relativ niedrig z. B. bei der so gefährlichen Endokarditis lenta. Fieberabfälle durch Kollaps; fallende Temperaturen bei steigenden Pulszahlen als ,,Totenkreuz" auf den Kurven bei nachlassender Körperwiderstandsfähigkeit. — Der beste Indikator für Sepsis: ausgesprochen intermittierendes Fieber mit brüsken, gerne mit Schüttelfrösten einhergehenden, hohen Fiebersteigerungen und tiefen Remissionen, insbes. bei ,,Pyämien" mit schon vorhandenen oder nachträglichen Absceßbildungen im Anschluß an eitrige Endokarditis und Thrombophlebitis. Haut. Neigung zu Schweißen, als Folge Miliaria; septischer Ikterus; toxische punktförmige, stecknadel- bis linsengroße Hautblutungen, auch ,,hämorrhagische Diathese". Scharlach- und masernähnliche Exantheme; durch septische Embolien in Subcutis und septische Erkrankung kleiner Hautgefäße, Pusteln; petechiale Blutungen, rote bis bläulichrote Knoten, hämorrhagische Blasen. Vermeide Verwechselung von Scharlach und reiner Sepsis z. B. puerperaler Formen mit scarlatinösem Exanthem; achte auf Scharlach-Angina und Scharlachzunge. **Muskulatur.** Örtliche Schwellungen und Druckempfindlichkeit durch Muskelabscesse; Überempfindlichkeit auch durch septische Polyneuritis. Skelet. Osteomyelitis? Gelenke. Gelenkschmerzen ohne besonderen Befund, oder dem echten Gelenkrheumatismus ähnliche seröse und eitrige Entzündungen.

**Örtlicher Befund.** Kopf. Gewöhnlich kein Herpes; etwaige Oberlippen- bzw. Gesichtsfurunkel. Chronische Otitis media mit Cholesteatom, Sinusthrombose, Subduralabsceß. Auge. Sehr häufig Netzhautblutungen und kleine weiße Flecke, bes. um Papille; ein- und doppelseitige matastatische Ophthalmien.

Hals. Verhalten der Vena jugularis? Drüsen?

Brust-Lungen. Beschleunigte, meist oberflächliche Atmung (denke an Einfluß von Fieber, Herzerkrankungen, begleitende Bronchitis, Bronchopneumonien; metastatische Lungenerkrankungen, wie Abscesse, auch Gangrän). Embolien nach septischer Thrombophlebitis an der Eintrittspforte der Erreger. Röntgenbild? (bes. zentrale Pneumonien, Miliartuberkulose?).

Achte auch auf Mediastinum, sowie auf die keineswegs seltene fibrinöse, selbst eitrige Pleuritis.

Herz. Puls stark beschleunigt im Gegensatz zu Typhus; anderseits Pulsus rarus bei Genesung; Puls außerdem klein, oft unregelmäßig; geringer Druck. Infolge toxischer Herzmuskelschädigung und Fieber oft Dilatationen mit relativer Insuffizienz (systolisches Mitralgeräusch, gerne am sternalen Ansatzpunkt der 3. und 4. Rippe links). Anderseits häufig echte Klappenerkrankungen, d. h. ulceröse Endokarditis septica.

Kein Parallelismus zwischen objektivem Herzbefund und frischer, selbst schwerster Endokarditis. Mitunter hierbei nur ganz reine oder nur auffällig leise, dumpfe Herztöne, auch Hinzutreten einer Perikarditis. Teils toxische Schädigung der Kreislauforgane mit Tonusabnahme der Arterien, teils herdförmige Miterkrankungen der Gefäßwandungen, vor allem aber des Myokards.
Bauch. Toxischer Meteorismus; mitunter begleitende Peritonitis. Milz gewöhnlich palpabel, oft spontan und auf Betastung schmerzhaft. Geringe Leberschwellung (Hepatitis, häufig Ikterus; Urobilinogenurie).
Magendarmkanal. Verdauungsstörungen, auch durch Abnahme des HCl-Gehalts verstärkte Eiweißfäulnis; Obstipationen (toxische Darmparese? Einfluß von Bettruhe, Wasserverlust durch Schwitzen; geringer, wenig schlackenreicher Nahrungsaufnahme). Toxische Diarrhöen, zum Teil wohl Eliminationsversuche des Organismus. Bei solchen „septischen Diarrhöen" nur mitunter gröbere autoptische Darmbefunde, wie Darmembolien.
Harn- und Geschlechtsorgane. Weiblicher Geschlechtsapparat: septischer Abort, puerperale Endometritis usw. — Nierenbeckeneiterungen, Harnröhrenstrikturen, Cystitis nach instrumentellen Eingriffen, sog. embolische Herdnephritis, auch akute Glomerulonephritis, sowie hämorrhagische Nephritiden; häufig aber verkappte multiple kleine Rindenabscesse, evtl. mit nachträglicher Entwicklung paranephritischer Abscesse.

**Ergänzende Blutuntersuchung.** Histologisch. Gelapptkernige Leukocytose; als Sepsisfolge gelegentlich sogar „akute Leukämien". Fehlen von Leukocytosen, ja Leukopenien (Endocarditis lenta) schließen jedoch Sepsis, insbes. schwerste Formen mit Knochenmarksinsuffizienz nicht aus; Sekundäre Abnahme von Blutfarbstoff und Erythrocytenzahl. Bakteriologisch. Von größter Bedeutung der auch in der Allgemeinpraxis mögliche, durch die Venülen der Behringwerke so erleichterte Nachweis der Bakteriämie! Diagnostische und prognostische Bewertung desselben jedoch im Verein mit dem klinischen Gesamtbefund! Negativer Befund schließt Kreisen der Krankheitserreger im Blute nicht aus; bei positivem drohen, bes. beim weniger Geübten, Verunreinigungen, vor allem mit Hautkeimen. Vorsicht bes. beim Befund von Staphylokokken! Positiver Blutbefund beweist zunächst nur Bakteriämie, keineswegs regelmäßig eine Sepsis. Bei Leichenuntersuchungen häufig positive bakteriologische Befunde, namentlich agonale Einschleppungen mit nachträglichem starkem Bakterienwachstum. Die bakteriologische Blutuntersuchung wird durch das Fehlen einer für alle Erreger „optimalen" Methode erschwert. Steriles Arbeiten; Blutentnahme mit Venülen (evtl. solche mit Glasperlen oder Agar- bzw. Galle- auch Traubenzuckerbouillonfüllung), auch mit Luerscher Glasspritze von 20 ccm Inhalt. Im Krankenhaus gleichzeitig Blutagarmischplattenmethode: je 2—3 ccm Blut auf 5—6 ml verflüssigten, dann wieder auf knapp $45^0$ abgekühlten Agar im Reagenzglas verteilen; innige Mischung durch Rotieren des Reagenzglases zwischen den Händen; Gießen in Petrischalen. In der Praxis oft einfacher das vorläufige Auffangen des steril entnommenen Blutes in $1/4$ Liter steriler Nährbouillon zur Verdünnung der bactericiden Kräfte des Blutes, die weiteres Bakterienwachstum verhindern können, und zur Verhinderung der Bakterien einschließenden Blutgerinnung. Bei ursächlich ganz unklarer Sepsisform zweckmäßig: Verteilung des entnommenen Blutes (je 1—2 ccm) auf je 1—2 Galleröhrchen (typhöse Erkrankungen), Peptonwasserröhrchen (10 proz. mit 1 % Dextrosezusatz nach Wiens; Pneumokokkenbakteriämie!), Röhrchen mit gewöhnlicher Nährbouillon, der Rest unverdünnt in sterilem Reagenzglas, auch zu serologischen Untersuchungen. Verarbeitung der Proben im Untersuchungsamt! Regelmäßig auch serologische Untersuchung, bes. hinsichtlich Lues, Typhus und Paratyphus, Bangsche Bac., evtl. auch Fleckfieber.

**Krankheitsdauer** überaus wechselnd! Bald stürmischer Verlauf mit Benommenheit, rascher Herzinsuffizienz, Vasomotorenlähmung, Durchfälle, bald wochenlanges, ja monate-, selbst jahrelanges Krankenlager, auch mit zeitweisen trügerischen Remissionen. Zukunftsaussichten, abgesehen von Widerstandsfähigkeit des Organismus, zum Teil von Lokalisationen des Prozesses (Endokarditis!) und von Art des Erregers, auch von der therapeutischen Beeinflußbarkeit abhängig. Akute Sepsis gewöhnlich letal relativ am günstigsten noch Gonokokkensepsis und manche Formen von „Katheterfieber". Auch die chronische Sepsis hat eine sehr ernste Prognose.

### Verlaufseigentümlichkeiten bei den wichtigsten Sepsiserregern.

**Streptokokkensepsis.** Zwei Hauptstreptokokkenarten, der gewöhnliche hämolytische, d. h. Blutfarbstoff auflösende Streptococcus pyogenes, bzw. vulgaris, sowie der Streptococcus mitior seu viridans, der Erreger der auch praktisch so wichtigen Endokarditis lenta (Schottmüller). Der Schleimkapseln bildende Streptococcus mucosus, sowie der streng anaërobe, d. h. nur bei Sauerstoffabschluß wachsende Streptococcus putridus selten!

Hämolytische Streptokokken sind mit Vorliebe die Erreger der Sepsis nach Haut- und Schleimhautwunden, insbes. der noch immer betrübend häufigen Puerperalsepsis (Abschnitt: Gynäkologie).

Chronische Sepsis ist gewöhnlich Streptokokkensepsis. Sie neigt zu ausgesprochen intermittierendem Fieber, zu Gelenkbeteiligung, sowie zu Endokarditis ulcerosa, die bald als erste klinisch erkennbare Lokalisation der Sepsis, bald nach Primärherden anderer Körperteile auftritt und die bestehende Bakteriämie unterhält, sowie durch Abbröckelungen vom erkrankten Klappenapparat Embolien setzt.

Chronische Endokarditis septica (s. S. 313) ist mit Vorliebe durch Streptococcus mitior bedingt. Bei dieser Endokarditisform stellen schwielig verdickte Klappen, z. B. bei früherer rheumatischer und arteriosklerotischer Erkrankung, den Locus minoris resistentiae für die Streptokokkenansiedelung dar.

**Staphylokokkensepsis** (sowohl „albus", wie „aureus"): Prognose fast noch schlechter als bei Streptokokkenblutinfektion, relativ am besten noch bei Mischinfektion mit Gonokokken!. Die Erkrankung neigt zu mehr kontinuierlichem oder schwach remittierendem Fieber, zu vielfachen eitrigen Gelenkmetastasen, zu pustulösen Hautmetastasen, knotenförmiger Hautinfiltration, mitunter auch zu masernähnlichen Hautexanthemen, Muskelabscessen, eitriger Paranephritis. Ferner: ulceröse Endokarditis, Lungenembolien nach primärer Thrombophlebitis, Staphylokokkenmeningitis nach den gefürchteten Furunkeln an Oberlippen und seitlicher Nasengegend.

**Pneumokokkensepsis.** Die croupöse Pneumonie geht bei „optimalen" Methoden gewöhnlich mit Pneumokokkenbakteriämie einher, die zum Verständnis der Allgemeinerscheinungen der Pneumonie, vieler Komplikationen, vor allem der postpneumonischen Endokarditis und eitrigen Meningitis wichtig ist. Pneumokokkensepsis ist also meist Teil- bzw. Folgeerscheinung croupöser Pneumonien; gewöhnlich hohes kontinuierliches Fieber, schwere Allgemeinerscheinungen, Neigung zu Meningitis, Endocarditis, gelegentlich auch seröse, bzw. eitrige Gelenkbeteiligung, selbst Peritonitis. Seltenere Ausgangspunkte der Pneumokokkensepsis: Ohr, Nase, Gallenwege, Knochen.

**Gonokokkensepsis.** Tripper-Rheumatismus, auch in Form gonorrhoischer Polyarthritis und die relativ gutartige Tripper-Endokarditis, gewöhnlich mit Gelenkschwellungen einhergehend. Arthigonbehandlung!

Der Lieblingssitz gonorrhoischer Metastasen ist eben das Gelenk, insbes. das Kniegelenk (unter Mitwirkung mechanischer und traumatischer Einflüsse). Ausgangspunkt nicht selten auch die chronische Prostatitis.

**Meningokokkensepsis,** ausnahmsweise auch ohne Meningitis oder ihr vorauseilend.

**Coli-Sepsis.** Relativ selten! Häufigster Ausgangspunkt: Entzündliche bzw. eitrige Baucherkrankungen mit sekundärer Pylephlebitis, Gallenwege, Harn- und weibliche Geschlechtsorgane. Neigung zu ausgebreitetem toxischem Herpes (Schottmüller), zu steil intermittierendem Fieber. Heilung in nahezu der Hälfte der Fälle. Gefährlich: nachträgliche Leberabscesse.

**Sepsis durch Pyocyaneus.** Die beim Erwachsenen sehr seltene Sepsis durch Pyocyaneus, ein bewegliches gramnegatives Stäbchen, das u. a. ein eiweißlösendes Ferment, die sog. Pyocyanase bildet. Der Bacillus des grünen Eiters ist auch bedeutsam für die sog. „Nabelsepsis" der Neugeborenen. Neigung zu hämorrhagischen oder pustulös-hämorrhagischen Exanthemen, multiplen Hautnekrosen (Arteriitis kleiner Hautgefäße!). Proteussepsis bei jauchigen Erkrankungen, bes. des Darms, sowie der Harnorgane; gleichfalls selten. Milzbrand- und Gasbacillensepsis!

## Diagnose und Behandlung der Sepsis.

**Verwechslungsmöglichkeit der Sepsis** bes. mit dem Symptom der Bakteriämie, von Sepsisbeginn und Influenza, von Sepsis mit akutem Gelenkrheumatismus, typhösen und tuberkulösen Erkrankungen (s. Miliartuberkulose!), sowie mit Malaria. Gegen akuten Gelenkrheumatismus sprechen u. a. positive bakteriologische Blutbefunde, Haut- und Netzhautblutungen (achte jedoch auf Peliosis rheumatica), großer druckempfindlicher Milztumor, auffällige Salicylresistenz. Für Typhus und Paratyphus: kontinuierliches Fieber bei relativ geringer Pulsfrequenz, Fehlen von Schüttelfrösten, normale Leukocytenzahlen, positiver Ausfall der einschlägigen sero- und bakteriologischen Untersuchungsmethoden. Die Fehldiagnose einer Malaria wird durch positive Blutpräparate ausgeschaltet.

Die rechtzeitige Sepsisdiagnose verlangt von vornherein eine erschöpfende und sachverständige, klinische und Laboratoriumsuntersuchung aller auf eine solche Infektion verdächtigen Fälle. Man geht hier in gleicher Weise vor, wie bei der Analyse hartnäckiger, unklarer Fiebersteigerungen. Nach sorgfältigster Vorgeschichte (nur sie allein führt oft auf die richtige diagnostische Fährte) stets Untersuchung des Gesamtkörpers von Kopf bis zu Fuß, auch vorne und hinten! Am Kopfe achten wir — wie bei jedem ursächlich noch unklaren Fieber — auf ein verkapptes Erysipel, auf etwaige Ohr- und Nebenhöhleneiterungen, Furunkel (auch kürzlich abgeheilte und schon länger zurückliegende), ferner auf septische Augenhintergrundsveränderungen, Neuritis optica, Iritis und Chorioidealtuberkel, auf Sepsisquellen an Mund- und Rachenhöhle, vor allem Tonsillenveränderungen, selbst auf die Möglichkeit dentaler Ursachen (s. u.). Am Halse fahndet man nach Jugularvenenthrombosen und Drüsenschwellungen (evtl. Probeexcision und mikroskopisch-bakteriologische Untersuchung; „Hodgkin"!). Der Brustkorb wird nicht nur physikalisch auf das Genaueste untersucht, u. a. auch auf die seitlichen Lungenpartien geachtet (z. B. seitenständige Empyeme!); er wird auch in den verschiedenen Durchmessern durchleuchtet und photographiert (zentrale Lungenherde; kleine disseminierte Flecke, interlobäre Exsudate usw.). Etwaige mediastinale Erkrankungen (Lymphogranulomatose, Mediastinitis nach Speiseröhrenerkrankungen usw.) dürfen nicht übersehen werden. Natürlich denkt man immer — trotz vielleicht noch fehlender Geräusche und fehlender sonstiger objektiver Herzveränderungen an Endokarditis und hier wiederum an die Lentaform. Daß man am Bauch nach den bekannten klinischen Zeichen der typhösen Erkrankungen forscht, ist selbstverständlich (Roseolen, Milztumor usw.). Es können vor allem aber paranephritische Abscesse, die allzuoft übersehen werden, dann Pyelitiden, die eben auch ohne örtliche Schmerzen verlaufen können, die Fieberursache sein. Auch die abdominelle Thrombophlebitis, dann entzündliche, ja eitrige Gallenwege — vor allem Gallenblasenerkrankungen, Leber- und subphrenische Abscesse zieht man zur Fiebererklärung und Sepsispathogenese in den Kreis seiner diagnostischen Erwägungen. Gleiches gilt für ulceröse Magendarmerkrankungen, den intestinalen „Hodgkin" und die Drüsentuberkulose, insbes. ihre retroperitoneale Form. Niemals wird man bei ursächlich unklarem hartnäckigem Fieber die mikroskopische und bakteriologische Urin- auch Stuhluntersuchung versäumen und als mögliche Fieber- und Sepsisquelle auch auf eitrige Prostatitis (gelegentlich metastatisch z. B. nach Furunkeln, dann gerne gemeinsam mit paranephritischen Abscessen, anfänglich selbst ohne wesentliche örtliche Beschwerden!), ferner auf Mastdarmerkrankungen (Ulcera, Proktitis, hämorrhoidale Thrombophlebitis usw.), nicht zuletzt auf die weiblichen Geschlechtsorgane, wie Pyosalpinx, Uterus, ganz bes. auf kriminelle Aborte achten (also stets Untersuchung per anum et vaginam). Auch ursächlich bedeutsame Extremitätenerkrankungen, wie Thrombophlebitis, Lymphangitis, selbst das Erysipel an den Beinen werden oft genug und allzulange übersehen! Die ergänzende Blutuntersuchung soll von vornherein möglichst erschöpfend sein, also sich auf die histologische, serologische und bakteriologische Seite erstrecken. Geht man derart systematisch vor, bleiben nur wenige hartnäckige Fieberfälle unklar. Man muß hierbei freilich mit zuverlässigen Thermometern messen und auch mit „hysterischem" Fieber, im wesentlichen also mit oft „raffinierten" Täuschungen rechnen.

Die heutigen lebhaften Diskussionen über Wesen und Bedeutung der oralen Sepsis (von der Mayo-Klinik stark überschätzt!) wird durch den Mangel einer einheitlichen Begriffsbestimmung der Sepsis, insbes. grade der „oralen" Infektion außerordentlich erschwert. Bei tatsächlicher, allgemein anerkannter Sepsis, vor allem durch Streptococcus viridans, habe auch ich die von der Mayo-Klinik (Rosenow) behaupteten Folgekrankheiten oraler Infektionen, wie Magengeschwüre, chronische Nervenleiden (auch nach Art der multiplen Sklerose) selbst nach langer Sepsisdauer kaum jemals gesehen.

Bei ursächlich unklaren hartnäckigen Polyneuritiden, die mit zeitweisem Fieber, mit Albuminurie (selbst „Retinitis albuminurica"), mit Hautknötchen, auch abdominellen Schmerzanfällen und Erbrechen einhergehen, muß man stets mit der Möglichkeit einer sog. Periarteriitis nodosa rechnen. Man streitet sich noch, ob diese Periarteriitis nodosa eine spezifische infektiöse Gefäßerkrankung darstellt oder nur eine bes. geartete Gefäßreaktion im Gefolge verschiedenartiger septischer Prozesse.

Bei ursächlich unklaren Erkrankungen septischer oder ganz allgemein gesagt toxisch-infektiöser Art liegt die letzte Ursache bei sorgfältiger Untersuchung des Gesamtkörpers gewöhnlich nicht in Zahnerkrankungen. Wir müssen aber bei der unerläßlichen Allgemeinuntersuchung septischer Zustände auch die Mundhöhlenorgane, insbes. die Gebißverhältnisse sorgfältiger als bisher berücksichtigen und durch geschulte Zahnärzte überprüfen lassen. Der interne Mediziner braucht eben zur Klärung toxischinfektiöser Vorgänge die engste diagnostische, mitunter auch therapeutische Arbeitsgemeinschaft mit den verschiedensten Spezialisten. In diese Arbeitsgemeinschaft muß bei septischen Prozessen zweifellos häufiger als früher auch der Zahnarzt eintreten. Freilich müssen wir uns bei positiven Herden am Gebiß, die sich nicht immer aufdrängen, sondern gesucht werden müssen, in unserm ursächlichen Deutungsversuch eines septischen Prozesses vor Überschätzung zahnärztlicher Befunde hüten (auch mehr zufällige Komplikationen von Zahnerkrankungen, insbes. Granulomen; ferner sekundäre Veränderungen der Mundhöhlenorgane durch die Sepsis). Bei vorläufig, ja dauernd klinisch nicht nachweisbarer Sepsisquelle muß die Entscheidung, ob bei positiven zahnärztlichen Befunden und toxisch-infektiösen Allgemeinerkrankungen zahnärztlich-operative Behandlung einzusetzen hat, z. B. bei gleichzeitigen Nierenentzündungen, nicht einseitigen „Organspezialisten" überlassen bleiben. Schließlich mögen auch ohne eigentliche Sepsis toxisch-infektiöse Vorgänge an den Zähnen bei vorhandener Organdisposition, selbst bei ursächlich an sich andersartigen Erkrankungen als wichtige, aber vielleicht ausschaltbare Hilfsursachen gelegentlich in Frage kommen.

**Behandlung.** Sepsisverhütung durch vorsichtiges, peinlich steriles Arbeiten am Krankenbett, vor allem bei instrumenteller Untersuchung und Therapie, sowie durch rechtzeitige sachgemäße Versorgung von Haut- und Schleimhautverletzungen, schließlich aller entzündlich-eitrigen Primärerkrankungen, nicht zuletzt durch Bekämpfung des kriminellen Aborts. Der Schwerpunkt der Therapie liegt leider bei einmal ausgebrochener Sepsis meist nur in sorgfältiger Krankenpflege, in symptomatischer Bekämpfung allzulang dauernden und allzuhohen Fiebers, der subjektiven Beschwerden, ferner der Herzschwäche (Digitalis, Campher, Kardiazol, Coramin, im Notfall auch Strophantin). Selbst dann, wenn wir den Erreger sicherstellen können, fehlt gewöhnlich die Möglichkeit zur sicheren „spezifischen" Bekämpfung. Man versucht „spezifische", dem Erreger im Einzelfall angepaßte Mittel (teils Sera, teils Vaccinen, teils chemo-therapeutische, z. B. das Optochinum basicum). Man versucht weiterhin Präparate, die sich für jede Sepsisform zu eignen scheinen (z. B. Atophanyl, Cylotropin und Collargol) und schließlich solche, die „Reizkörper" darstellen und die Abwehrkräfte des Organismus mobilisieren sollen. Die Erfolge der Collargolbehandlung, innerlicher Mittel zur „Blutdesinfektion" (einschließlich der bedenklichen Baccellischen Sublimatinjektionen), der sog. Chemotherapie und der Einspritzung von Trypaflavin, Rivanol, Preglscher Lösung = Presojod u. dgl., selbst der spezifischen Serumbehandlung sind noch durchaus strittig. Immerhin verdienen diese Methoden einen Versuch. Dies gilt vor allem für die „ableitende" künstliche Bildung steriler Abscesse durch Einspritzung von 3—5 ccm Terpentinöl in Oberschenkelmuskulatur (u. A. W. A. Freund, Kocher).

Zur Collargolbehandlung. Darreichung intravenös, percutan, per os und als Klysma. Die intravenöse verdient nur dann den Vorzug, wenn der Arzt die Injektionstechnik sicher beherrscht (genau in Vene, nichts daneben injizieren!), günstige Venenverhältnisse am Arm vorliegen und ein einwandfreies Präparat zur Verfügung steht. Collargollösungen sind täglich frisch zu bereiten (im Handel haltbarere 2 proz. Lösungen), in braunem Glase abzugeben; destilliertes Wasser bleibt beim Abtropfen der Collargollösungen unter Braunfärbung klar. Collargol soll u. a. durch Knochenmarkreizung eine Abwehrleukocytose hervorrufen, außerdem durch die äußerst feine Metallverteilung eine günstige Absorptionswirkung entfalten. Zur Kontrolle auf etwaige — gewöhnlich nach einigen Stunden unter Schüttelfrost einsetzende — reaktive, oft hohe Fiebersteigerungen (Kranken, oft besser die Umgebung, auf diese Reaktion aufmerksam machen!) erfolgen die intravenösen Einspritzungen am besten Vormittags; Anfangsdosis 2—5 ccm der 2proz. Lösung. Gleiche Dosis nach 1—2 Tagen und evtl. bei Fieberfortdauer Wiederholung, aber mit größeren Dosen der 2proz. Lösung (8—10 ccm).

Einfacher, aber in der Wirkung unsicherer sind Einreibungen der Unguentum Credé gen. kolloidalen Silbersalbe (15 %), nach Art der Grauen Salbe angefertigt. Säuberung der Haut; bei Erwachsenen 3,0 der Salbe 1—3 mal täglich 15 Minuten lang einreiben. Zur versuchsweisen internen Darreichung: Collargol 1—2,0 zu 200,0 Aqu. dest.; bis stündlich 1 Eßl. voll auf möglichst leeren Magen und Nachtrinken von reichlicher Flüssigkeit. Als Klysma: 50—100 ccm einer 1—5proz. Lösung mit Zusatz von 5—10 Tropf. Opiumtinktur 1—2 mal täglich nach Reinigungsklistier. — Auf elektrischem Wege zerstäubtes, chemisch reines Silber in Aqu. dest. enthält u. a. das Fulmargin, das sich zur intravenösen Einspritzung von kolloidalem Silber gut eignet und in sterilen, bequemen Ampullen abgegeben wird. (Amp. von 5 ccm; täglich 1—2 beim Erwachsenen.) Vorsichtsmaßregeln (s. o.): frisch bereitete, nicht zersetzte Lösungen, bzw. sterile Ampullen; nur ganz langsam in Vene injizieren, nichts daneben (sonst perivenöse schmerzhafte Infiltrate, kleine Dosen bei der ersten Injektion; cave schwere Endokarditis und Neigung zu Embolien.

Zur Serumbehandlung. Sie soll sich der durch die „Laboratoriumsdiagnose" sicherzustellenden bakteriologischen Eigenart der Sepsis anpassen, also z. B. Pneumokokkenserum bei Pneumokokkensepsis! Einzelheiten über die Sera sind im Abschnitt: Schmidt-Schleicher nachzulesen. Bei jeder solchen Pneumokokkeninfektion kann man auch als „chemotherapeutisches Specificum" das Chininderivat Optochinum basicum versuchen (gleichzeitige Milchdiät, nicht in den leeren Magen; täglich etwa 1,0 in 4—5 Einzeldosen; wegen der Gefahr von Opticuserkrankung mit schweren Amblyopien bei den geringsten Sehstörungen aussetzen!). Unter den Antistreptokokkensera gibt es recht verschiedene Arten. Gewinnung durch Tierimmunisierung mit Streptokokkenkulturen von den verschiedensten menschlichen Streptokokkenerkrankungen, von Streptokokken, die direkt vom Menschen stammen und vorher keiner Tierpassage unterworfen wurden, nur von Streptococcus viridans usw. Zu Heilungen versucht man hier etwa 25 ccm intramuskulär — in Krankenanstalten mit besseren Überwachungsmöglichkeiten etwaiger Nachwirkungen auch intravenös —, eine Dosis, die täglich unter Umständen wiederholt werden muß und in schweren Fällen auf das Vierfache, ja mehr gesteigert wird (vgl. Abschnitt: Schmidt-Schleicher). Solche Serumbehandlung ist sehr teuer, nicht ohne Bedenken (vgl. Abschnitt: Serumkrankheit!) und nur von unsicherer Wirkung!

Auch hier hilft scheinbar, gelegentlich sogar tatsächlich, bald dieses bald jenes Mittel. Der Ernst der Sachlage zwingt im Verein mit der Unmöglichkeit, die Sepsisquelle gewissermaßen zu verstopfen, ja selbst nach Ausschaltung etwaiger Primärherde, die einmal erfolgte Allgemein- und Blutinfektion zu bremsen, zur Ausnützung aller medikamentösen Möglichkeiten. Wir selbst bevorzugen neben Einreibungen mit Silbersalbe zunächst Atophanyl- und Cylotropininjektionen; mit Trypaflavin und Rivanol, sowie Strepto- bzw. Staphylo-Yatren, auch mit Presojod, sowie mit Chinin-Urethanlösungen, auch 1—1,5 täglich Chinin per os machen wir gelegentlich ebenfalls einen Versuch. Vom Atophanyl spritzt man intravenös die Ampullen mit 10 ccm Inhalt oder intramuskulär diejenigen mit 5 ccm ganz langsam 1—3 Ampullen täglich, und zwar zunächst durchschnittlich 10. Das Cylotropin scheint sich bes. für Staphylokokkeninfektionen, die von den Harnwegen ausgehen, zu eignen (täglich—2 täglich langsam intravenös je eine Ampulle von 5 ccm dieser Urotropin-Salicyllösung).

Das Trypaflavin tötet — freilich „in vitro" — noch in höchsten Verdünnungen die verschiedenartigsten Krankheitserreger ab. Man spritzt von der 2proz. Lösung zunächst 1—2mal täglich 10 ccm (fertige Ampullen; intravenös; nicht bei gleichzeitiger Nephritis; achte auf die Gelbfärbung des Körpers; Flecke durch Aflavol entfernen). Auch dem Rivanol wird „spezifische" Wirkung auf Eiterkokken zugeschrieben (50—100 ccm der pro mille-Lösung intravenös). Das Yatren (Jodoxychinolinsulfonsäure; „ein unspezifisches Reizmittel ohne störende Allgemeinreaktion") benützt man hier namentlich in Form des Yatren-Caseïns (Ampullenschlachteln mit Gebrauchsanweisungen erhältlich); ferner des Staphylo-Yatrens und des Streptoyatrens als unspezifisch plus spezifische Reizvaccinen (intravenös oder intraglutenal). Manche bevorzugen das Omnadin (1—2mal täglich 1 Amp. intravenös oder intramuskulär). Ich selbst habe auch mit diesem Präparat ganz sichere Erfolge noch nicht gesehen. Gleiches gilt für das Septojod, ein zur Einspritzung bestimmtes „verstärktes" Presojod (isotonische, reizlose Jodlösung ohne andere körperfremde Bestandteile; vielleicht „innere Desinfektion" Reiztherapie; anfänglich wohl in Vene oder Muskulatur zwischen 20—50 ccm, später evtl. das Mehrfache. Die von anderer Seite empfohlenen intravenösen Injektionen von 1—2proz. Milchsäure in destilliertem und sterilisiertem Wasser habe ich noch nicht ausprobiert.

Zur sachkundigen Krankenpflege, zur versuchsweisen Serum- und intravenösen Silberbehandlung am besten Krankenhausüberweisung des Falles. Mundpflege, Decubitusprophylaxe, reichliche Ernährung zur Erhaltung des Kräftezustandes, oft auch Alkoholdarreichung erforderlich. Versuchsweise Antipyretica, bes. Pyramidon (2—3 g pro die!), bei guter Verträglichkeit; mitunter hierbei günstiger Einfluß auf Allgemeinbefinden mit Erleichterung von Nahrungsaufnahme und Pflege. Fieberbekämpfung beim Fehlen von Thrombophlebitis und bei noch gutem Herzen auch durch Bäder (30⁰ C; evtl. Abkühlung des Badewassers auf 24⁰); sonst kühle Umschläge, oft am einfachsten und schonendsten für den Kranken durch häufig wiederholte nasse Umschläge nur auf vordere Brust- und Bauchgegend; kühle, auch spirituöse Abreibungen. In jedem Einzelfall sorgfältige und fortlaufende Nachforschungen nach chirurgisch angreifbaren primären und metastatischen Eiterherden! Eduard Müller†-Marburg.

# Malaria[1] (Wechselfieber, Sumpffieber, kaltes Fieber; Febris intermittens.

## Ursachen, Verbreitungsweise, Krankheitsbild.

**Vorbemerkungen.** Die Malariaerreger (Laveran 1880; Marchiafava, Celli) sind Protozoen (zur Klasse des Sporozoen und Unterabteilung der Hämosporidien). Wir unterscheiden 3 Arten: Plasmodium vivax (Tertiana), Plasmodium immaculatum (Tropica), Plasmodium malariae, Parasit der seltenen Quartana. „Unitarier" bezweifeln freilich die strenge Trennung in diese 3 Gattungen! Wirt der Malariaplasmodien ist die Stechmücke Anopheles (Gabelmücke), Zwischenwirt der Mensch (Grassi-Manson).

---

[1] It. „mala aria" = schlechte Luft. — Die stärkere Malariabedrohung, bes. mit „Tertiana", nach dem Kriege infolge Rückkehr zahlreicher Plasmodienträger in die Heimat und infolge der überraschenden Anophelesverbreitung auch in Deutschland ist glücklicherweise wieder vorbei. Bes. Vorsichtsmaßregeln verhindern etwaige „spontane" Weiterübertragungen bei Malariabehandlung der progressiven Paralyse. Über das Vorkommen der Malaria, insbes. in der Nachkriegszeit orientiert der zusammenfassende Bericht von A. Schubert: Das gegenwärtige und frühere Vorkommen der Malaria usw., Arb. Reichsgesdh.amt 59, H. 1/2, (1927).

146  Infektionskrankheiten.

Ohne Anopheles keine Malaria. Die Ansteckungsquelle für die Stechmücke ist der malariakranke Mensch. Das stechende und saugende Anophelesweibchen nimmt mit dem Blute malariainfizierter Menschen männliche und weibliche Plasmodienformen auf. Nach einer komplizierten Weiterentwicklung im Mückenkörper gelangen die Erreger als sog. Sichel-

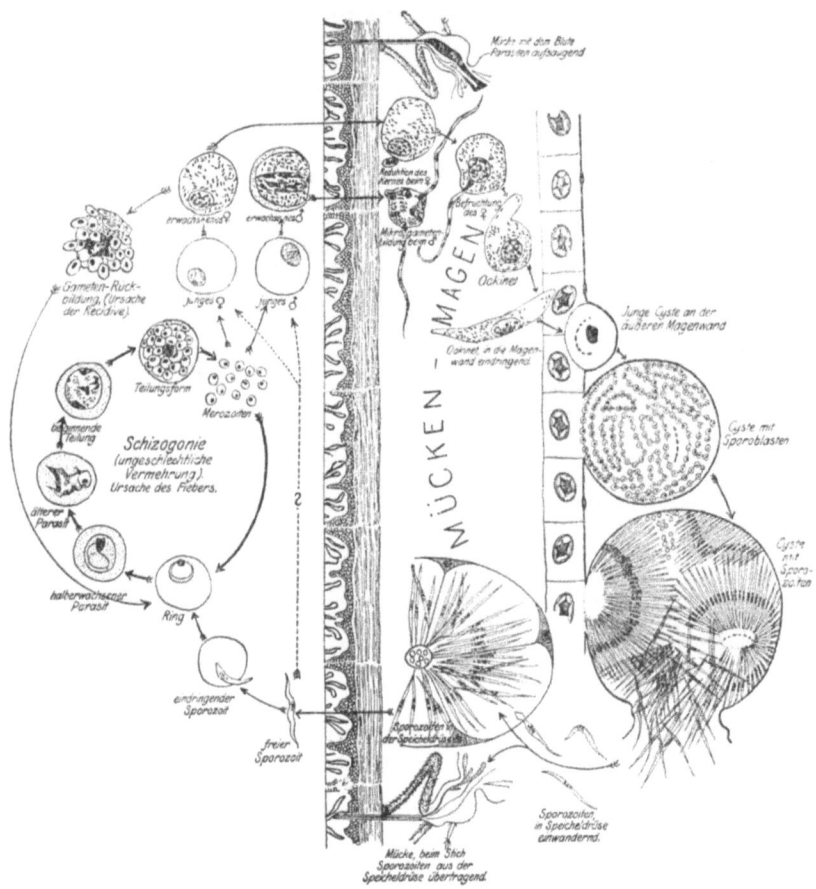

Abb. 3. Entwicklungskreis der Malariaparasiten. (Der Tertianaparasit-Plasmodium vivax.)
(Nach einer Wandtafel des Instituts für Schiffs- und Tropenkrankheiten abgeändert.)

keime in den Ausführungsgang der Mückenspeicheldrüse und durch den Mückenstich wieder in zuvor gesundes menschliches Blut.

Die Entwicklung vollzieht sich teils exogen im Körper der Anophelesmücke, teils endogen im Blute und inneren Organen des Menschen. Die exogene geschieht geschlechtlich, die endogene ungeschlechtlich. Nach der Ansteckung durch infizierte Anophelesweibchen dringen Merozoi-

Malaria (Wechselfieber, Sumpffieber, kaltes Fieber; Febris intermittens).

ten, die jüngsten Entwicklungsformen, in die roten Blutkörperchen des Menschen ein. Hier Wachstum des Parasiten unter Annahme einer Ringform (Ernährungsvacuole), sowie Pigmentbildung (eisenfreies Melanin). Allmähliches Verschwinden der Ringform unter fast völliger Ausfüllung der Erythrocyten. Bildung einer Teilungsfigur, Maulbeere oder Gänseblümchen, ,,Ausschwärmen" der Teilprodukte, d. h. der Merozoiten, und erneutes Eindringen derselben in rote Blutkörperchen. Neben diesen ungeschlechtlichen ,,Schizonten" treten Geschlechtsformen, Gameten auf. Saugen Anophelesweibchen gametenhaltiges Blut, so beginnt ein exogener Entwicklungsgang des Parasiten zunächst im Mückenmagen (hier Verdauung der ungeschlechtlichen Formen und der Erythrocyten!). Männliche Mikrogameten bilden lebhaft bewegliche, vornehmlich aus Kernsubstanz bestehende, spermatozoenähnliche Geißelfäden; diese befruchten den weiblichen Makrogameten, der nach Abstoßung von Kernsubstanz an einer Stelle einen zapfenartigen ,,Empfängnishügel" vorstülpt. Aus dem befruchteten Makrogameten werden würmchenähnliche Gebilde (Ookineten). Diese zwängen sich durch die Zellschicht des Mückenmagens und bilden an der Außenwand blasenförmige Kugeln (Oocysten) und diese Cysten wiederum im Innern sichelförmige Keime. Reife Blasen platzen unter Entleerung ihres Inhalts in die Leibeshöhle der Mücken. Von hier aus gelangen die Sichelkeime (Sporozoiten) in die Speicheldrüse der Mücke und ihren Ausführungsgang.

Nicht alle Anophelesarten sind ,,gute" Malariaüberträger. Unterschiede zwischen gewöhnlichen Mücken (Culex) und Malariamücken (Anopheles).

Larve von Culex liegt schräg, von Anopheles parallel zur Wasseroberfläche; Culexeier werden zusammenhängend als Schiffchen, Anopheleseier einzeln abgelegt; Leib der sitzenden Culex steht parallel zur Wandfläche, von Anopheles in einem Winkel von etwa $45^0$, so daß Stechrüssel, Brust und Leib in einer geraden Linie stehen. Die Flügel der Culexarten meist ungefleckt, der Anophelesarten gefleckt. Am Kopfe bei beiden Stechrüssel, Taster (beiderseits vom Stechapparate), am weitesten nach außen Fühler, bzw. Antennen (beim Weibchen kurze, beim Männchen lange Antennenhaare). Taster beim Culexweibchen sehr kurz, beim Männchen viel länger als der Rüssel; Taster bei beiden Anophelesgeschlechtern annähernd gleich lang und etwa ebensolang wie der Rüssel.

Anopheles und Plasmodien im Mückenkörper verlangen günstige äußere Bedingungen. Zunächst stehendes Wasser (vom kleinsten Tümpelchen bis zum größten Sumpf) zur Eiablage des Anophelesweibchens und zur Larvenentwicklung. Dann genügend hohe Außentemperatur zur geschlechtlichen Weiterentwicklung des Erregers im Anophelesweib, bei Tertiana mindestens $16^0$, bei Tropica etwa $28^0$. In Deutschland ist die Malaria, großenteils infolge fortschreitender Bodensanierung, sowie infolge geeigneter Vorsichtsmaßregeln bei Kanalarbeiten und Deichbauten immer seltener geworden.

Malariaendemien zeigen aus noch nicht näher bekannten Gründen erhebliche örtliche auch zeitliche Unterschiede. Hauptinfektionszeit ist Sommer bis Spätherbst; jährliches Auftreten und Abflauen der Epidemie bei den einzelnen Malariaarten keineswegs gleichzeitig. (Während der ,,Saison" auf dem Balkan zuerst Tertiana, dann Tropica; Tertiana schon rasch abfallend, während Tropica noch ansteigt.)

**Klinische Kennzeichen.** ,,Wechselfieber", d. h. in regelmäßigen Intervallen wiederkehrende Fieberparoxysmen mit Schüttelfrost, Milztumor und positivem Blutbefund! Hierzu kommt noch die ,,diagnostische Kur": die prompte Wirkung sachgemäßer Chininadreichung.

Nach Inkubation (9—12 Tage vom Mückenstich an; nicht selten aber — bes. nach Chininprophylaxe und bei wenig Empfänglichen — selbst bis zu vielen Monaten verlängert) rhythmische Fieberanfälle, bes. bei Tertiana und der praktisch wenig wichtigen Quartana. Bei Tertiana jeden 3., bei Quartana jeden 4. Tag; Quotidiana (Ausdruck möglichst vermeiden!) kann auf Tertiana duplex, Quartana triplex beruhen, oder bei einmaliger Infektion auf Unregelmäßigkeiten in der Weiterentwicklung „Durcheinanderkommen" einzelner Parasiten nach der Teilung, mitunter auch auf Tropica. Klärung der Quotidiana nur durch sorgfältige Blutuntersuchung möglich. Tropicafieber unregelmäßiger; oft breite Basis (1—2 Tage) der häufig zackigen Fieberparoxysmen. (Auf Fieberhöhe „Einsattelungen"); neue Anstiege nach kaum mehrstündiger Fieberfreiheit oder neue Steigerung vor völligem Abfall. Namentlich bei schwerer „Tropica" anfänglich hartnäckige „Kontinua".

Fiebertypen durch Chininprophylaxe und Behandlung, bes. bei Tropica und in veralteten Fällen, oft verwischt. Häufige, womöglich 2—3 stündige auch nächtliche Messungen erforderlich. Rhythmus des Fiebers entspricht dem Rhythmus in der ungeschlechtlichen Entwicklung des Erregers (Anfälle mit „Ausschwärmen" junger Parasitengenerationen einhergehend, aber dadurch noch nicht erklärt). Rezidive, weniger durch Neuinfektion als durch pathogenetische Weiterentwicklung der weiblichen Makrogameten mit Bildung ungeschlechtlicher Schizonten. Spätrezidive, selbst nach Jahren, bes. bei Tertiana.

Oft unmittelbare, auch entferntere klinische Vorboten des Anfalls. Unruhe, Gefühl des kommenden Paroxysmus, Kopfweh, Mattigkeit, rheumatoide Schmerzen; aber auch urplötzliche Erkrankung, bes. in manchen Tropicafällen. Anfallsbeginn mit Schüttelfrost, bes. bei den ersten Anfällen und bei Tertiana, mit Vorliebe in Morgen- und Vormittagsstunden. Durchschnittlich 1—2stündiges Froststadium mit starkem Zittern und Frieren, zwar kalte Haut, aber rectal bereits mit raschem Fieberanstieg bis $40^0$ und mehr. Dann das längere Hitzestadium mit trocken-heißer Haut, von gewöhnlich mehrstündiger Dauer und mit Vollerwerden des zuvor kleinen, beschleunigten Pulses, auch starkem Durstgefühl. Hierauf Schweißstadium mit Temperaturabfall, oft schon vor dem Schweißausbruch einsetzend, mit Schlafbedürfnis und oft rascher Erholung. Palpabler Milztumor bei echtem Erstlingsfieber (letzteres fast nur in Fällen ohne Chininprophylaxe) oft fehlend, später häufig, bes. bei Tertiana; Milzschmerzen, spontan und auf Druck.

In Malariagegenden sollte jeder frische Fieberfall bluthistologisch untersucht werden! Gleiches gilt in unserer Heimat für jede ursächlich unklare fieberhafte Erkrankung, insbes. solcher Personen, die aus malariainfizierten Gegenden[1] — selbst schon vor Monaten anscheinend völlig gesund zurückgekehrt sind. Histologisches Blutbild ist sowohl zur Allgemein- wie zur Artdiagnose der Malaria unerläßlich. Sonst trotz typischer Fieberkurven Fehldiagnosen! Positive Blutbefunde, sowohl während, wie zwischen Anfällen, diagnostisch ausschlaggebend, zumindest beweisend für komplizierende Malaria; negative hingegen (namentlich einmalige) nur mit Vorsicht zu bewerten (Plasmodien in den inneren Organen, nicht im kreisenden Blute). Womöglich eigene, häufige Blutuntersuchungen: stete Kontrolle nicht nur des „Positiv" und „Negativ", auch der annähernden Zahl und der Entwicklungsformen der Plasmodien, vor allem des Gametengehaltes. Zwischen Schwere der augenblicklichen Erkrankung

---

[1] Besondere Bedrohung tropischer und subtropischer Gegenden, in Europa des Balkans, bestimmter russischer und italienischer Gebiete (pontinische Sümpfe, Campagna).

Malaria (Wechselfieber, Sumpffieber, kaltes Fieber; Febris intermittens). 149

und histologischem Blutbild zwar kein Parallelismus; für die therapeutische Dauerbeeinflussung und damit für die Prognose gibt aber das Blutbild besseren Maßstab als der klinische Befund. Zahl der im Blute kreisenden Plasmodien oft außerordentlich groß; bei tropischer Malaria von Europäern in der Türkei (Weltkrieg!) mitunter das 20fache der früher angegebenen Höchstzahlen von 8—9000 im Kubikmillimeter.

Für die Untersuchung des Blutes auf Malariaplasmodien bieten sich drei Möglichkeiten.

1. Das native Präparat, 2. der „dicke Tropfen", 3. der Blutausstrich.

Des nativen Präparates (vgl. Abschnitt Löning) bedient man sich zur möglichst schnellen Stellung einer Diagnose bei Malariaverdacht. Man sieht in befallenen Erythrocyten das lebhafte Tanzen der Pigmentkörner. Zuverlässiger und unbedingt nötig ist die Anwendung gefärbter Präparate „dicken Tropfens" und des Ausstrichs.

Den „dicken Tropfen" braucht man in allen Fällen mit noch zweifelhafter Allgemeindiagnose. Außerdem dient das dicke Tropfenpräparat als Kontrolle bei geringer Parasitenzahl, bes. bei behandelten Fällen.

Der Ausstrich ist nötig zur einwandfreien Unterscheidung der drei Malariaarten. Ist das „dicke Tropfenpräparat" negativ, so erübrigt sich oft das zeitraubende Fahnden nach Plasmodien im Ausstrich. Bei Tertiana (Plasmodium vivax): Siegelringe (eine Hälfte dicker als die andere; an der dünneren ein rotgefärbtes Chromatinkorn); Teilungsform = Maulbeerfigur; geschlechtliche Formen als runde weibliche „Makrogamenten" von fast doppelter Erythrocytengröße und als kleinere männliche „Mikrogameten". Bei Tropica (Plasmodium immaculatum): haarfeine Siegelringe von nur ein Fünftel Erythrocytendurchmesser, später größer; geschlechtliche Halbmond- oder Spindelform. Auch beim Quartana-Parasiten (Plasmodium malariä) Siegelringe; der halberwachsene Parasit aber in Form eines erst schmalen, dann breiten Bandes im Erythrocyten mit viel feinkörnigem Pigment an den Rändern der Bänder; Teilungsfigur = Gänseblümchen; die geschlechtlichen Formen ähnlich wie bei Tertiana.

**Wichtige Begleiterscheinungen.** Haut während der Anfälle Neigung zu Herpes, Blässe; auch außerhalb der Paroxysmen durch abnorme Pigmentablagerung, gelbbraunes, auch „erdfarbenes" Aussehen. Mitunter spontane kleine Haut- und Schleimhautblutungen, bes. bei lange mit chininbehandelter schwerer Tropica; auch Urticaria. Milztumor (s. o.); durch wechselnde Kapselspannung und Perisplenitis häufig starke Schmerzen in Milzgegend. Oft Volumzunahme schon vor weiteren Anfällen; deshalb tägliche Palpation am Krankenbett! Vermeide Milzpunktionen (indiziert höchstens bei Verwechslungsmöglichkeit mit Kalaazar). — Leberschwellung (mitunter gleichfalls neuen Anfällen vorauseilend) auch mit Ikterus (bes. bei chronischer Malaria, vorübergehend auch bei frischer), positiver Urobilinogenurie. — Rückwirkung auf Blutkörperchen, bes. bei Tropica. Durch unmittelbare Vernichtung der befallenen „Roten", aber auch mittelbar durch blutzerstörende Stoffe kommt es zu massenhaftem Erythrocytenzerfall; deshalb Abnahme des Hg.-Gehaltes und der Erythrocytenzahlen im Kubikmillimeter. Ferner Poikilocytose, kernhaltige „Rote". Vergrößerungen und Abblassungen der Erythrocyten; Schüffnersche Tüpfelungen bei Tertiana, grobe Fleckungen bei Tropica. Im Fieberbeginn flüchtige, geringe gelapptkernige Leukocytose, in fieberfreier Zeit meist Leukopenie mit relativer, oft hochgradiger Vermehrung der großen Mononukleären (bis 40 % und mehr). — Bronchitis, Bronchopneumonien, bes. bei Tropica. — **Herzdilatation** und Angina pectoris-ähnliche Anfälle, jedoch kaum jemals akute tödliche Herzschwäche. Selten Malaria-Nephritis, häufig jedoch febrile Albuminurie auch komplizierende andersartige Nierenerkrankungen; ausnahmsweise auch hämorrhagische Nephritiden (Vgl. Schwarzwasserfieber). Neigung zu Ödemen bes. bei chronischer Malaria. — Neigung zum Abort bei schwangeren Frauen.

**Verlaufseigentümlichkeiten.** Mischinfektionen von Tropica und Tertiana (mitunter auch Tropica, Tertiana und Quartana gleichzeitig). Bei Europäern während des Weltkrieges in der Türkei, auch in Mazedonien, gleichzeitige ,,Tropica-Tertiana" um so häufiger, je genauer man das Blut untersucht und je länger man dem Malariafall beobachtete. Zahlreiche scheinbar reine Tropicafälle, die unter Chininbehandlung klinisch gesund und im Blute plasmodienfrei wurden, aber doch nach Monaten rezidivierten, wurden — meist $1^3/_4$ Jahr nach der Ersterkrankung — mit typischer Tertiana rückfällig, obwohl Neuinfektionen auszuschließen waren. Sogar während des Krankenhausaufenthaltes kann sich die Tropica hinsichtlich Fiebertypus und Blutbefund zu Tertiana umstellen. Diese allmähliche ,,Umwandlung" von Tropica in Tertiana erfolgt kaum jemals umgekehrt. Sie beruht nicht auf einer Umwandlung des Parasiten selbst, sondern auf einer schon von vornherein bestehenden verkappten Mischinfektion mit Tertiana. Ob diese Mischinfektion auch durch gleichfalls mischinfizierte Mücken erfolgen kann, ist noch ungewiß.

**Spielarten der Tropica.** Ausgeprägt toxische Erscheinungen, deshalb schwerer Verlauf, stärkere sekundäre Anämie usw. Oft vorherrschende Lokalerscheinungen von bestimmten inneren Organen (neben Toxinbildung, Verstopfung von Organcapillaren durch die befallenen Blutkörperchen und Plasmodien).

a) **Cerebrale Formen.** Hohe Mortalität trotz intravenöser Chinindarreichung! Klinisch: Oft nach jäh einsetzenden heftigen Kopfschmerzen, bes. in der heißen Jahreszeit — an Hitzschlag, epidemische Encephalitis, Schlaganfälle, andersartige schwere Meningitis ,,Tropenkoller", Urämien erinnernd —, rasch einsetzende Erregungszustände, Delirien, Schlaflosigkeit, Bewußtseinstrübung bis Koma; meningitische Symptome (selbst mit gesteigertem Lumbaldruck) und epileptiforme Krämpfe. Erscheinungsweisen der diseminierten Myelitis bzw. multiplen Sklerose (letzteres nur in symptomatologischer Hinsicht); Paraplegien und Hemiplegien; Neuritiden, vor allem Ischialgien.

b) **Magendarmstörungen** (vielleicht mit Plasmodienansammlungen in Darmcapillaren einhergehend), auch ohne die in Tropen und Subtropen häufige Kombination mit echter Dysenterie, Paratyphus, auch Cholera: Choleriforme, dysenterische, selbst an Appendicitis erinnernde Malaria, mitunter auf Chinin gut reagierend.

c) **Typhoide Form.** Nicht selten symptomatologische Annäherungen der Tropica an typhöse und paratyphöse Zustandsbilder. Denke an Kombinationen; Erkennung durch die histologische, serologische und bakteriologische Untersuchung (Blut, Urin, Stuhl).

d) **Algide Form.** Bei freiem Bewußtsein akute Gefäßparalyse der inneren Organe mit kaum fühlbarem Puls, kalter livider Haut, auch — deshalb an Cholera erinnernd — mit Erbrechen und Durchfall, und ,,biliöse" Formen mit rasch zunehmendem Ikterus.

**Larvierte Malaria.** Ohne Fieberparoxysmen periodische örtliche Störungen, vor allem Myalgien und Neuralgien. Vorkommen von Trigeminusneuralgien, als ,,Malarialarven" sehr überschätzt. Chinin nützt häufig auch bei andersartiger Neuralgie! Relativ am häufigsten noch

Malaria (Wechselfieber, Sumpffieber, kaltes Fieber; Febris intermittens).

Ischialgien. Gelegentlich auch rudimentäre und atypische Fieberanfälle. Bei Kindern z. B. Schüttelfrost oft fehlend, jedoch Neigung zu schweren nervösen, auch cerebral-meningitischen Störungen.

Chronische Malaria. Unregelmäßiges, launisches Fieber; fahles, blaßgelbliches bis bräunliches Kolorit, Milztumor, Lebervergrößerung, Herzdilatation, auch objektiv nachweisbare starke sekundäre Anämie, Magendarmstörungen. Zur Unterscheidung von Lues: Wassermannsche Reaktion! Nur gelegentlich positiv bei frischer Malaria, bei chronischer höchstens ausnahmsweise.

Malariakachexie. Häufigste Ursache: schwere, ungenügend behandelte Infektion, Komplikation mit Magendarmkrankheiten, von vornherein mangelhafter Ernährungs- und Kräftezustand: Hochgradige Anämie mit wachsartiger gelblich-bräunlicher Haut, mächtigem Milztumor, Lebervergrößerung, Neigung zu Diarrhöen, Ödem, hämorrhagischer Diathese, Gefäßthrombosen, starker Abmagerung.

**Verwechslungsmöglichkeiten**, bes. mit septischen Erkrankungen (Ausgangspunkt; Haut- und Netzhautblutungen, nachweisbare Metastasen, Gelenkbeteiligung, positive bakteriologische Blutuntersuchungen bei negativen Dicktropfenpräparaten; Ausbleiben des Chininerfolges), Miliartuberkulose, s. d. (Chorioidealtuberkel, negatives Dicktropfenpräparat; Chininresistenz), Rückfallfieber (entscheidendes Blutpräparat, denke an Kombination), Fünftagefieber (stets negatives Dicktropfenpräparat), Schlafkrankheit (cerebrale Formen der Tropica).

## Malariaverhütung. Wichtigste Maßnahmen.

1. Schutz von Anophelesstichen (also die „mechanische" Vorbeugung). 2. Vernichtung der Anophelesbrut und der Mücken selbst mit Erschwerung ihrer biologischen Entwicklungsbedingungen, sowie 3. die sog. Chininprophylaxe. Hierzu kommt 4. die sachgemäße Chinintherapie aller Malariakranken und damit die Verminderung der Anophelesinfektion durch menschliche Gametenträger, schließlich noch 5. die möglichst restlose Erfassung der Infizierten durch systematische Blutuntersuchung der Bevölkerung.

1. Die Mücken stechen nur gegen Abend und Nachts. Besondere Gefahr also beim Schlafen im Freien und bei offenem Fenster! Schlafen auf dem Boden und im Erdgeschoß gefährlicher als höher oben (Anopheles pflegt nicht hochzufliegen!).

Schutz durch Schlafen unter einem engmaschigen, sicher lochfreien Mückennetz. Netz nicht über das Gestänge hängen, sondern innerhalb desselben anbinden; auch tagsüber Netz schließen, unteren Rand allseitig unter Matratze stopfen! Vor dem Schlafengehen das Netz nochmals außen auf Risse und innen mit Licht bzw. elektrischer Taschenlampe nach etwa eingedrungenen Moskitos absuchen; unterer Rand wiederum unter Matratze. Nachts mit unbedeckten Körperteilen das Netz nicht berühren. Tragen von Moskitostiefeln, welche die bes. gefährdeten Knöchel- und Wadengegend schützen. Auch tagsüber nicht unnütz den Körper entblößen bes. nicht Hals und Füße. Tragen von Schleiern, Handschuhen, Stiefeln oder Gamaschen. Durch Strümpfe stechen die Mücken! Mückensalben geben nur vorübergehenden, unsicheren Schutz, machen oft Hautreizungen. Womöglich schon vor Anbruch der Dunkelheit Aufenthalt in moskitosicheren Räumen.

Erforderlich ferner mückensicherer Abschluß aller Öffnungen des Hauses nach außen (nicht nur Fenster und Türen, auch Abort, Küche, Abzugslöcher, Schornsteine) mit Hilfe von Drahtgaze, Mückennetzstoff, Mull. Doppeltüren; selbsttätige Türschließer. Gaze bei Fenstern auf besonderen Holzrahmen, so daß Fensteröffnung bei Fortdauer des Gazeschutzes möglich ist. Einbau von Ventilatoren.

Tägliches Wegfangen der in Wohnungen eingedrungenen Mücken, bes. in dunkeln, windgeschützten Schlupfwinkeln, auch an Unterseite von Matratzen, vor allem morgens, wo die Mücken träge an der Wand sitzen. Ziemann empfiehlt besondere Diener zum Mückenfangen im Hause und zur Beseitigung der Brutplätze anzulernen. Inneres des Hauses luftig (Wind vertreibt die Mücken) und so hell als möglich. Frischer Kalkanstrich; Vertreibung der Mücken auch durch Ausschwefeln, Räucherung mit Tabak, ferner Räucherung mit Insektenpulver (4—8 g pro cbm), Verdampfen von Kreolin oder Kresol (6 ccm auf 1 cbm Luftraum).

Richtige Auswahl von Ortschaften und Wohnungen zur Unterkunft! Womöglich Assanierung der Wohnung und ihrer näheren Umgebung. Lageranlage auf freien, höher gelegenen, dem Wind zugänglichen Plätzen. Malariaverseuchte Ortschaften, bes. die tief und an stehenden Wässern gelegenen, sowie warme sumpfige Niederungen abends vermeiden. Räumliche Trennung der Europäerwohnungen von denen der Eingeborenen (nach Ziemann etwa 1 km, entsprechend der maximalen Flugweite der meist in oder bei den Eingeborenenwohnungen sich aufhaltenden Malariamücken). Am wenigsten gefährdet das Zentrum größerer Städte.

2. Beseitigung von Anophelesbrutplätzen in der näheren und womöglich auch weiteren Umgebung des Hauses; Brutplätze sind alle stehenden, kleinsten bis größten Wasseransammlungen. Entfernung von Schilf- und Wasserpflanzen, evtl. auch von Fruchtbäumen in unmittelbarer Nähe des Hauses. Trockenlegung oder Zuschüttung von Gräben und Pfützen, Freilegen, Trockenlegen von Sumpfflächen und Teichen durch buchtenfreie Abzuggräben, in denen das Wasser stets fließt. Abfall- und Fäkaliengruben, alte Brunnen, Wasserfässer, Blechgefäße abdecken, evtl. entleeren oder zuschütten. Auch das kleinste Wassertümpelchen, z. B. in weggeworfenen Konservenbüchsen, zerbrochenen Flaschen beseitigen! Bis zur Durchführung solcher Assanierung womöglich wöchentlich einmaliges Begießen aller stehenden Wässer und Wässerchen in Nähe des Hauses mit Petroleum oder Saprol. Methodische Malariabekämpfung auch beim Eingeborenen!

Solche Prophylaxe kann auch ohne Chinindarreichung zum Malariaschutz da genügen, wo ihre gewissenhafteste Durchführung — sie erfordert Intelligenz, Energie und Schulung — technisch überhaupt möglich ist.

3. Die sog. Chininprophylaxe (etwa in Verbindung mit regelmäßigen prophylaktischen Blutuntersuchungen nach C. Seyfarth) ist ein noch unentbehrlicher Notbehelf überall, wo sorgfältiger mechanischer Schutz und genügende Assanierung von Unterkunfts- und Arbeitsstellen unmöglich sind. Nur durch ein einwandfreies Chininpräparat, durch ausreichende Dosis, durch zweckmäßige Darreichungsform, sowie durch lückenlose Durchführung mit rechtzeitigem Beginn und genügend langer Fortsetzung auch nach Verlassen der verseuchten Gegend wird befriedigender Chininschutz gewährleistet. Strenggenommen ist diese vorbeugende Chinindarreichung keine echte Prophylaxe. Gewöhnlich stellt sie eine verkappte, leider oft unzureichende Dauertherapie der Malaria dar, die imstande ist, die tatsächlich stattgefundene Infektion zu einer durchschnittlich leichteren, oft abortiven Erkrankung zu gestalten, sowie die Brauchbarkeit des Befallenen möglichst lange zu erhalten. Auch gewissenhafte Durchführung der besten

Malaria (Wechselfieber, Sumpffieber, kaltes Fieber; Febris intermittens). 153

Chininprophylaxe bringt keinen absoluten, sondern nur relativen Schutz vor klinisch schwerer Malariaerkrankung.

Formen der Chininprophylaxe. Die monatelang vorbeugende Einnahme von täglich 0,3 g wird ohne wesentliche Beschwerden und ohne wesentliche Gefahr dauernder Nachwirkungen vertragen. In schwer verseuchten Gegenden ist jedoch verstärkter Chininschutz unerläßlich und noch mindestens 8—12 Wochen nach Verlassen solcher Orte durchzuführen (täglich 0,3 g; 2mal wöchentlich jedoch 3—4 $\times$ 0,3; z. B. um 4 und 6 Uhr abends je 2 Tabl. zu 0,3 g). Zweckmäßig auch die Einnahme von je 1—1$^1/_2$ g Chinin nur alle 4 Tage (vielleicht besser als jeden Samstag und Sonntag je 1,2 g); jüngere Kinder nehmen ebensoviel Dezigramm, als sie Jahre zählen. Sie vertragen das Präparat meist gut. Ein 6 Jahre altes Kind kann also insgesamt 0,6 täglich erhalten. Sofortiger Beginn des Chininschutzes beim Betreten bedrohter Gegenden, bei langen Bahntransporten (in Tropen und Subtropen, überhaupt in tatsächlich oder möglicherweise verseuchten Gegenden) mit Aufenthalt auf freier Strecke, am besten schon bei der Durchfahrt nach dem Endziel. Die Fortführung des Chininschutzes nach Verlassen der Malariagegend mindestens 2—3 Monate lang (also viel länger als die Malariainkubationsdauer; auch ein Beweis für die Auffassung der Chininprophylaxe als verkappte Dauertherapie der Malaria!) wird vielfach vergessen, ebenso die Fortführung während Urlaub, dringlichen Operationen und interkurrenten Erkrankungen, sowie die notwendige Wiederholung der Chinindarreichung bei etwaigem Erbrechen oder rasch einsetzendem Durchfall. Unregelmäßiger Chininschutz ist fast schlechter als kein Chininschutz; er züchtet geradezu Gametenträger und chronische therapeutisch undankbare Malaria.

Als Präparat dient das salzsaure Chinin. Bei Unverträglichkeit und Widerstreben als Ersatz etwas größere Mengen Euchinin oder Chininschokoladetabletten (viel teurer). Wesentliche Nachteile dieser chemischen Prophylaxe sind der sehr bittere, vielen widerliche Chiningeschmack, und die gelegentlich schlechte Verträglichkeit des Präparates (u. a. Magenbeschwerden, Ohrensausen, das bei Weiterreichung des Mittels oft allerdings aufhört). Womöglich Darreichung als Pulver in Oblaten, in Gelatinekapseln, in überzuckerten Tabletten (jedoch nicht Zigarettenpapier; es droht sonst unverdautes Abgehen). Vermeide schwerlösliche ältere Kapseln und Tabletten, kontrolliere häufiger auf leichte Zerfallbarkeit der Tabletten in körperwarmem Wasser. Chinintabletten hinunterspülen mit einwandfreiem Wasser, Kaffee, Tee, Limonade, evtl. auch mit einigen Tropfen Salzsäure in etwas Wasser. Einnahmezeit am besten abends vor dem Schlafengehen.

Die gleichzeitige Befolgung der tropenhygienischen Grundregeln zur Erhaltung von Körpergesundheit und Widerstandsfähigkeit, vor allem hinsichtlich Ernährung, Kleidung und der in den Tropen recht verminderten Arbeitsleistung, ist ein notwendiges Unterstützungsmittel des mechanischen und chemischen Chininschutzes. Durch häufige Darmkatarrhe kann z. B. der beste Chininschutz in Frage gestellt werden.

## Malariabehandlung.

Unbehandelte frische Malariafälle gehen unter Abflauen der stärkeren Fieberanfälle gerne in chronische schwere Formen mit großem Milztumor, späterer Blutarmut und Ernährungsstörungen über. Doch kommen auch „Naturheilungen" durch die normalen Schutzkräfte des Organismus gegen solche Infektionen vor mit weitgehender Gesundung in klinischer, weniger allerdings in hämatologischer Hinsicht. Meist bleiben die Leute ,,Plasmodienträger" und damit eine stete Infektionsquelle für die Malariamücken, aber mit dem eigenen Vorteil, daß anscheinend die nicht restlose Ausheilung der Malariainfektion eine gewisse klinische Reaktionslosigkeit gegen Neuinfektionen bei weiterer Anwesenheit in malariaverseuchten Gegenden gewährleistet. Höhere Grade von Immunität erreichen jedoch nur Eingeborene, die schon in der Kindheit Plasmodienträger werden und fast ununterbrochen Reinfektionen ausgesetzt sind (z. B. Neger in verrufenen Malariagegenden). Der Schwerpunkt der Malariabehandlung liegt zwar in der Chinintherapie; von größter Bedeutung aber ist die gleichzeitige Allgemeinbehandlung mit Hebung des Ernährungszustandes, Schutz des Kranken gegen Hitze, aber auch gegen Kälte, wie überhaupt gegen jeden schroffen Temperaturwechsel, Vermeidung von großen Anstrengungen, Durchnässungen. Auch Klimatotherapie ist äußerst wichtig (Aufenthalt in waldreichen Mittel-, in geeigneten Fällen auch Hochgebirge bringt mitunter überraschende Heilung auch in sonst ,,refraktären" Fällen).

Chininbehandlung. Wir wissen noch nicht, ob das Chinin mehr durch unmittelbare Abtötung der Plasmodien, also durch eine Art Chemotherapie wirkt, oder mehr indirekt, z. B. durch bestimmte Beeinflussungen innerer Organe und ,,Mobilisation" natürlicher Heilkräfte. Häufig erlebt man — namentlich bei tropischer, schon länger dauernder Malaria Enttäuschungen bei der Chininbehandlung, bes. hinsichtlich Dauerwirkungen.

Bei scheinbarer ,,Chininfestigkeit" darf man jedoch nur in letzter Linie an Chininfestigkeit der Plasmodien selbst denken. Liegen nicht schlechte Präparate, unzweckmäßige Darreichungsformen, zu kurze Durchführung der Kur, zu geringe Dosen oder Vernachlässigung der Allgemeinbehandlung vor? Stören nicht Erkrankungen des Magendarmkanals die Resorption oder krankhafte Veränderungen der inneren Organe, vor allem der bei Malaria so häufig affizierten Leber, pharmaco-dynamische Chininwirkung und den normalen Chininabbau im Organismus? Auch die Chiningewöhnung spielt eine Rolle (Teichmann). Schließlich erschöpft sich jedes Alkaloid auf die Dauer in seiner Wirkung. Tatsächlich lehrt die Erfahrung, daß in lange chininvorbehandelten Fällen das Einschieben einer 2—4 wöchentlichen Chininpause mit einer anschließenden evtl. kürzeren Kur, aber mit höheren Dosen, mit kräftigen zeitweisen ,,Chininstößen" Vorteile bietet. In anderen Fällen liegt die Chininfestigkeit an der besonderen Schwere der Infektion (massenhafte Gametenbildung im strömenden Blute) und an der Mischinfektion von Tropica mit Tertiana, ja aller 3 Arten. Chininresistenz wird auch leicht durch die so außerordentlich häufigen Kombinationen der Malaria mit anderen spezifischen Infektionskrankheiten vorgetäuscht.

Zweifellos ist das ,,Specificum" Chinin imstande, die klinische Malariaerkrankung, vor allem Fieberanfälle, Milzgeschwulst usw. mit fast solcher Sicherheit vorübergehend zu beseitigen, daß therapeutische Mißerfolge geradezu die Annahme von Komplikationen oder Fehldiagnosen nahelegen. Allzu häufig versagt es aber — trotz sachgemäßer Darreichung — hinsichtlich des Dauererfolges, d. h. hinsichtlich der sicheren Beseitigung der im Blute kreisenden als in inneren Organen haftenden Plasmodien. Das Chinin ist also ein ,,Specificum" in symptomatologischer, nicht ganz aber in ätiologischer Hinsicht! Im Kampfe gegen die Plasmodienträger versagt es oft. Es wirkt eben im wesentlichen auf jüngere, ungeschlechtliche Formen des Erregers, am wenigsten auf die ausgereiften geschlechtlichen (Tropicahalbmonde sind noch widerstandsfähiger als Tertiana-Gameten).

Malaria (Wechselfieber, Sumpffieber, kaltes Fieber; Febris intermittens). 155

Methoden der Chinindarreichung. Für Massenbehandlung und weniger Erfahrene sind Schemata unerläßlich. Der Kenner wird unter sorgfältiger eigener Kontrolle des Blutbildes von Fall zu Fall individualisieren! Über Präparate und Darreichungsformen s. bei Prophylaxe. Chinin reicht man nicht auf vollen Magen; wo verträglich, am besten nüchtern. Leichtere Nebenwirkungen, vor allem bei größeren Dosen (1 g pro die oft ungenügend, mitunter 2 g!) muß der Kranke im Interesse seiner Gesundung in Kauf nehmen. Ersatzmittel mit schwächeren Nebenwirkungen haben gewöhnlich auch geringeren therapeutischen Effekt! Durch gleichzeitig 1 g Bromkali kann man die Chininintoxikationen mildern (Ziemann), nach Klaus-Schilling auch dadurch, daß man 6 Uhr abends 1,0 g Trional gibt, um 7 eine Suppe oder Brei und um 9 das Gramm Chinin. Der Kranke verschläft dann die Akme der Chininwirkung.

Methode nach Koch. 4—6 Stunden vor dem zu erwartenden Anfall 1,0 g; dann 6—7 Tage auf nüchternem Magen mit etwas HCl täglich 1,0 g. Dann 3 Tage Pause; 2 Tage 1,0 g. 4 Tage Pause, wieder 2 Chinintage; 5 Tage Pause, 2 Chinintage usw. bis 7 Tage Pause. Wichtigstes Prinzip der Methode: Chinindarreichung am besten z. Z. des Morulazerfalls, d. h. des Ausschwärmens der jungen Merozoiten. Richtiges Treffen des Zeitpunktes eigentlich nur bei täglich mehrmaliger sachverständiger Blutkontrolle möglich. Fieber namentlich bei Tropica keineswegs regelmäßig, auch bei Tertiana oft ante- oder postponierend!

Nochtsche Methode. Prinzip. ,,Fraktionierte" Chinindarreichung, sogar mit Vorteil für die Wirkung, und lange ausgiebige Chininnachbehandlung nach Entfieberung. Die praktisch beste Methode für alle Malariaarten! Beginn der Chinindarreichung sofort nach Sicherstellung der Diagnose ohne Rücksicht auf das Fieber. Als Hauptbehandlung anfänglich 4 × 0,3 g bzw. 5 × 0,3 g täglich, noch 1 Woche nach Entfieberung. Nachbehandlung 1 Tag Pause; 2—3 Chinintage zu 1,0 g; 2 Tage Pause, 2 bis 3 Chinintage; 3 Tage Pause, 2—3 Chinintage bis 5 Tage Pause. In 5 tägigen Zwischenräumen noch mindestens 6 Wochen lang jeden 6.—7. Tag 1,0 g. Wir selbst gehen meist nur bis zu 3 Tagen Pause und reichen bis 3 Monate nach der völligen Entfieberung alle 4 Tage 1,0 g Chinin!

Rasche Rückfälle, vor allem bei zuvor gametenreichem Blute häufig. Bei höheren Chinindosen erhebliche Magen- selbst Sehstörungen; Vorsicht bei Schwangerschaft, namentlich bei fortgeschrittener (Abort!).

An Stelle der Chinindarreichung ,,per os" muß bei Benommenheit, Resorptionsstörungen infolge Durchfälle, evtl. bei Herzinsuffizienz und Vasomotorenlähmung die intramuskuläre bzw. intraglutäale, keinesfalls subcutane Einspritzung treten (die intravenöse ohne besonderen Vorteil!). Man verschreibt: Chinini muriatici 10,0 g; Äthyl-Urethan 5,0 g; Aqua dest. 18,0. Lösung nimmt bei Zimmertemperatur Volumen von etwa 30 ccm an. 1,5 ccm = 0,5 Chinin (intravenös die höchste Einzeldosis). Fertige Ampullen mit Chinin-Urethan im Handel. Etwa ausgefallenes Chinin ist durch vorsichtiges, mäßiges Erwärmen zuvor zu lösen. Intramuskuläre d. h. intraglutäale Einspritzungen von Chinin-Urethan sind bei richtiger Technik unbedenklich; bei fehlerhaftem Vorgehen können sie jedoch — abgesehen von bakteriellen Entzündungen bzw. Eiterungen — zu hartnäckigen, schweren Entzündungen des Hüftnerven führen. Achte deshalb auf peinlichste Asepsis; vermeide die sog. Ischiadicuspunkte, vor allem jenen, der auf der Verbindungslinie zwischen Sitzbeinhöcker und Oberschenkeltrochanter etwa $2^1/_3$ Querfinger hinter dem Trochanter gelegen ist und sonst als Einstichstelle bei der sog. Injektionstherapie der Ischias dient. Bei intramuskulären — intraglutäalen — Einspritzungen sollte die Chinin-Urethanlösung mit 10 ccm sterilen Wassers verdünnt werden. Als Injektionsstelle dient am besten der obere äußere Quadrant der Gesäßmuskulatur; Die Gesäßmuskulatur soll hierbei entspannt sein. Einspritzung entweder im Liegen oder im Stehen derart, daß das der Seite der Injektion entsprechende Bein zur Entspannung der Gesäßmuskulatur etwas nach vorn gesetzt wird. Man wähle sehr scharfe, aber nicht dicke Kanülen (Länge nicht über 5 cm) und injiziere schnell und senkrecht zur Muskulatur. Bei etwaigen intravenösen Einspritzungen ist die Chinin-Urethanlösung mit mindestens 20 ccm 0,9 proz. Kochsalzlösung zu verdünnen! Anfänglich vielleicht 2—3 intramuskuläre Spritzen von 0,5 Chinin, aber möglichst rascher Übergang zur Darreichung per os.

Das frühere Bestreben, Neosalvarsan zur Unterstützung der Chinintherapie heranzuziehen, illustriert am besten die mangelhaften Dauererfolge bei reiner Chininbehandlung. Das Salvarsan soll nun auf die geschlechtlichen Formen wirken und als Arsenpräparat das Blutbild, sowie den gesamten Stoffwechsel und damit die normalen Schutzvorrichtungen des Organismus gegen Malariainfektion günstig beeinflussen. Bei Tropica wirkt es aber trotz energischer Anwendung kaum, wie auch Fälle von Kombination frischer Syphilis mit Malaria zeigen. Es wirkt besser bei Tertiana; hier ist es imstande, Gameten — wenigstens vorübergehend — aus dem Blute zu beseitigen (ob auch aus inneren Organen?). Meist gibt man Neosalvarsan, etwa in einwöchentlichen oder 10 tägigen Pausen, zunächst 0,3 dann 0,45 und 0,6 (3—4 Dosen); Darreichungszeit noch ganz verschieden (während Chininpausen, als Nachkur nach abgeschlossener Chininbehandlung, auch während gleichzeitiger Chinindarreichung, zur kombinierten Schädigung der Plasmodien durch Chinin und Arsen). Das Methylenblau (0,1—0,2 pro dosi; bis 1,0 pro die; am besten in Kapseln, bzw. Geloduratkapseln) kann bei Unverträglichkeit des Chinins, sowie zur Abwechslung damit benutzt werden. Auf die reiferen Formen, vor allem auf fertige Gameten besitzt es keine stärkere Wirkung. Es verursacht Magen-Darmstörungen, Blaufärbung von Stuhl und Harn, sowie Strangurie, die man durch gleichzeitige Darreichung einer Messerspitze geriebener Muskatnuß mildern soll. Vor Optochin muß gewarnt werden! Die früher so schwierige Gametenbekämpfung, namentlich bei tropischer Malaria, gelingt neuerdings anscheinend besser durch das Plasmochin (I. G. Farbenindustrie). Dasselbe macht zudem weniger Nebenwirkungen als das Chinin. Es scheint selbst beim Schwarzwasserfieber besser vertragen zu werden. Es läßt sich bes. wirksam auch mit dem Chinin kombinieren als Plasmochin. comp.; auch zur Malaria-Prophylaxe brauchbar.

Im Fieberanfall (Hitzestadium) beschränkt man sich meist auf kühle Umschläge auf den Kopf, auf wärmeentziehende Abwaschungen mit Wasser, bzw. spirituösen Flüssigkeiten, kühle Wickel, evtl. Einläufe von $30^0$ C; Trinken von Limonaden. Antipyretica haben wenig Zweck.

Bei der Nachbehandlung der Malaria spielen dauernde Entfernung aus der verseuchten Gegend (oft undurchführbar!), Verbringung in Mittel- evtl. Hochgebirge, Hebung des Ernährungs- und Kräftezustandes, innerliche oder subcutane Darreichung von Arsenpräparaten, evtl. gleichzeitig von Eisen die größte Rolle. Wir selbst verschreiben zur Nachkur meist Solutio Fowleri, tonische Pillen bzw. Kompretten Ferr. cum acid. Arsenicos. composit. oder Dürkheimer Maxquelle.

Feststellung der Malariaheilung. Klinische Gesundheit, vor allem Verschwinden des Milztumors, Fiebers usw. beweist keineswegs Malariaheilung, d. h. Parasitenfreiheit. Gleiches gilt für negative Blutausstriche, ja für mehrmals negative Dicktropfenpräparate. Die Plasmodien können im peripherischen Blute fehlen und im Innern der Organe haften (Endothelien bzw. Capillaren von Milz, Knochenmark, Gehirn usw.). Bei negativem Blutpräparat können psychische und körperliche Schädigungen zum Wiederauftauchen des Parasiten im strömenden Blute Anlaß geben: psychische Shocks, körperliche Überanstrengungen, Durchnässungen, starke Besonnungen, Schwitzprozeduren, geradezu experimentell Bestrahlung der Milzgegend mit Röntgenapparat, fiebererzeugende Stoffe bzw. Reizkörper (wie artfremdes Serum, sterile Milch, Vaccine), auf das Gefäßsystem einwirkende Mittel, z. B. Secale, Hypophysenpräparate, Suprarenin usw. Dieser Methoden kann man sich zum ,,Hervorlocken" der Plasmodien in das strömende Blut bedienen und positiven Ausfall des Versuchs als Beweis für mangelnde Dauerheilung betrachten. Negativer Erfolg bei der ,,Provokation" mit einer Methode schließt freilich positiven mit einer andern nicht aus.

Eine Fehlerquelle für die Bewertung therapeutischer Maßnahmen bildet die spontane Neigung der Malaria zu vorläufiger Latenz. Im Gegensatz zu chininbehandelten Fällen bleibt hier — namentlich hinsichtlich Gameten — das Blutbild stark positiv, der Patient oft anämisch und keineswegs frei von subjektiven Beschwerden. Andererseits drohen auch bei sachverständiger Chinintherapie — insbes. bei der ,,Tropica" — überraschende Rückfälle, teils ohne äußeren Grund, teils ausgelöst durch die verschiedenartigen Schädigungen, wie interkurrente Erkrankungen, durch Operationen, selbst durch Partus und Menstruation. Wie leicht denkt hier der Chirurg an septische Infektion statt an Malaria!

Eduard Müller†-Marburg.

## Anhang.

### Schwarzwasserfieber.

Mitunter kommt es bes. nach chronischer chinin-, aber doch damit nicht sachgemäß behandelter tropischer Malaria, viel seltener nach Tertiana, auch unter Rückwirkung von Hilfsursachen, wie Unterernährung und Überanstrengungen, Erkältungen — zu akut-einsetzenden, massenhaftem Zerfall roter Blutkörperchen. Es kommt zu starker Anreicherung von Blutfarbstoff im Plasma (Hämoglobinämie) und Ausscheidung der Zerfallsprodukte durch Gallenwege und Niere (rotbraune bis schwärzliche Verfärbung des konzentrierten Urins durch Blutfarbstoff). Von diesem Schwarzwasserfieber, das bei im nördlichen Europa erworbener Malaria nur ausnahmsweise, in Italien und Balkan relativ selten, in einzelnen Bezirken des tropischen Afrikas aber auffällig häufig vorkommt, sind zugereiste Europäer viel stärker bedroht als Eingeborene.

**Klinisches Bild.** Oft ein bis mehrere Stunden nach einer Chinindosis (über die ,,Schwellengabe" hinaus), aber auch ohne dieselbe, ausnahmsweise auch nach andern Medikamenten entwickeln sich unter Fieber und Schüttelfrost schwere Allgemeinerscheinungen, bes. ängstliche Unruhe, rasendes Kopfweh und heftiges Erbrechen, ferner Hämoglobinurie mit sinkender Harnmenge, ja Anurie. Der oft unter intensiven Schmerzen entleerte Urin zeigt positive Hellersche Blutprobe, im Zentrifugat aber nur wenig rote Blutkörperchen. Gelegentlich gibt es auch leichtere, fast nur durch Urinveränderungen erkennbare Fälle, andererseits auch hämorrhagische, dann meist gefährliche Formen mit Haut- und Schleimhautblutungen. Genaue Kontrolle der Harnsekretion ist schon prognostisch wichtig. (Bei Gelbsucht und Hämoglobinurie muß man also beim Malariakranken stets an Schwarzwasserfieber denken und vor allem therapeutisch danach handeln!) Gleichzeitige Albuminurie ist häufig; Leber und Milz schwellen an; trotz freier Abflußwege bildet sich — schon infolge der großen Mehrproduktion von Galle — Ikterus mit Hautjucken.

**Behandlung.** Die bedrohliche Erkrankung (5—10% Mortalität) erfordert energisches Eingreifen: strenge psychische und körperliche Ruhe, sofortiges Aussetzen der Chinindarreichung, möglichst auch anderer Medikamente, wie Salvarsan, Antipyrin, Alkohol. Große Flüssigkeitszufuhr, schon zur Giftverdünnung: reichliches Trinken, aber in häufigen kleinen Portionen von Zitronensaft, Sauerbrunnen, diuretischen Tees. Ferner Tropf-Klistiere, Wassereinläufe von etwa 25°, auch zur gleichzeitigen Wärmeentziehung. Subcutane Kochsalzinfusionen, evtl. auch intravenöse. Von großer Bedeutung: Warmhalten des kollabierenden Kranken. Gegen Unruhe Morphium, Pantopon. Gleichzeitig flüssige Kost. Gegen das quälende Erbrechen: Umschläge auf Magengegend, Senfteig daselbst, 1 Tropf. Jodtinktur in Wasser oder die Ziemannsche Chloroformmischung: Chloroform, Gummi arabicum $\overline{aa}$ 10,0; Zucker 20,0; im Mörser zerreiben; mit Wasser zu 200,0; gut umschütteln; 1—2 stündlich 1 Teel. Bei hartnäckigem Schleimerbrechen Magenspülung, evtl. mit Zusatz von Natr. bic.; etwa 1 Eßl. auf 1 Liter. Innerliche Herzmittel, Diuretica; vor allem Strophantin, Campher, Coffeïn.

Nach Abflauen des Anfalls — Mengenzunahme und Aufhellung des Urins ist hier von guter Bedeutung — Chiningewöhnungskur; vorsichtiger Beginn mit 0,01 Chinin unter fortlaufender Temperatur- und Urinkontrolle. Anschließend Eisen-Arsendarreichung.

Eduard Müller†-Marburg.

## Pest.

Seit den ältesten Zeiten bekannte Seuche. Im 14. Jahrhundert „Schwarzer Tod", der ein Viertel der damaligen Bevölkerung Europas hinwegraffte. Jetzt endemisch in Asien und Afrika. Der Erreger, das Bakterium pestis, wurde 1894 gleichzeitig durch Yersin und Kitasato entdeckt.

**Begriffsbestimmung.** Akute Infektionskrankheit, deren Erreger, der Pestbacillus, zumeist durch Flohbisse oder auch durch andere kleinste Hautläsionen (Kontaktinfektion) oder durch die Schleimhäute der oberen Luftwege eindringt und a) eine Lymphdrüsenentzündung (Bubonen) oder b) allgemein septische Zustände verursacht.

**Krankheitsursache.** Der Pestbacillus ist ein polfärbbares, auf allen gebräuchlichen Nährböden züchtbares, gramnegatives, unbewegliches Stäbchen. Es gibt an die Umgebung keine Ektotoxine ab, seine Giftwirkung beruht vielmehr auf den im Inneren des Bakterienleibes vorhandenen Endotoxinen. Versuchstiere: Ratten und Meerschweinchen.

**Epidemiologie.** In Asien und Afrika sind vier endemische Pestherde bekannt: Die Provinz Yünan in China, Gebiete des Himalaja, Uganda und Zentralarabien. Die letzten großen Epidemien waren in Indien und der Mandschurei. Der Beulenpest geht fast stets eine Rattenpest voraus. Der Rattenfloh (Pulex cheopis) verläßt die Kadaver und befällt die Menschen. Er beißt meistens an den unteren Extremitäten, daher die ersten Bubonen am häufigsten in der Leistengegend. Andere Flöhe scheinen den Pestbacillus viel seltener zu übertragen. In Afrika verlassen die Neger ihre Dörfer, sobald das Rattensterben einsetzt. Die Übertragung von Mensch zu Mensch erfolgt wohl zumeist durch Menschenflöhe, vielleicht auch durch andere Parasiten. Abweichend davon die Epidemiologie der Lungenpest, die sich z. B. in der Mandschurei von bestimmten Murmeltieren auf Pelzjäger übertrug und sich darauf durch Auswurf (Tröpfcheninfektion) von Mensch zu Mensch verbreitete. Tote Pestratten wurden damals nicht gefunden.

**Pathologische Anatomie.** Der Pestbubo kommt durch hämorrhagische Entzündung mit Gewebseinschmelzung in den Lymphdrüsen zustande. Anschließend phlegmonöse Entzündung des Nachbargewebes, metastatische Abscesse in den Lungen und andern Organen. Die primäre Lungenpest ähnelt anatomisch einer hämorrhagisch-konfluierenden Broncho-Pneumonie. Im entzündeten Lungengewebe zahllose Pestbacillen.

**Klinische Kennzeichen.** Bubonenpest (Drüsenpest). Ausgangspunkt meist Flohstiche an den unteren Extremitäten. Es bildet sich jedoch kein Krankheitsherd an dem infektiösen Flohbiß, vielmehr erfolgt auf dem Lymphwege sofort die Infektion der regionären Lymphdrüsen, am häufigsten der Inguinaldrüsen, seltener treten Axillar- und Cervicalbubonen auf. Inkubationszeit 1—5 Tage. Meist plötzlicher Beginn mit Schüttelfrost, schwerstem Krankheitsgefühl, hohem Fieber. Schnelle Trübung des Sensoriums, Milzschwellung, trockene Zunge, Angstgefühle, sehr bald beschleunigter und leicht unterdrückbarer Puls künden die Schwere der Allgemeininfektion an. Oft Durchbruch der Bubonen nach außen, mit Entleerung sehr infektiösen Eiters. Ende oft an sekundärer Broncho-Pneumonie durch Pestbacillen. Oft schon in der 1. Woche 80—90% Mortalität. Die häufigste Todesursache ist offenbar Herzschwäche infolge der Endotoxinwirkung. In den allerschwersten Fällen kommt es ohne Auftreten von Bubonen sofort zur

Pestsepticämie (Pestis siderans). Exitus binnen 1—2 Tagen.

Die Hautpest geht einher mit bald schwärzlichwerdenden Hautblutungen, pemphigusähnlichen Hautblasen und Hautphlegmonen (Karbunkel). Von dieser Form rührt möglicherweise die Bezeichnung „Schwarzer Tod" her. Auch diese Form geht oft in die Pestsepticämie über.

Lungenpest. Durch Inhalation (Tröpfcheninfektion) sich übertragende Pest-Bronchopneumonie. Beginn mit Schüttelfrost, blutigem, oft schwärzlichem Auswurf. Tod stets in den ersten Krankheitstagen an Intoxikation des Herzens. Häufig auch stärkere Hämoptoe.

**Komplikationen.** Conjunctivitis, Keratitis parenchymatosa, Iridocystitis, ulceröse Angina, Meningismus, echte Pestmeningitis.

**Differentialdiagnose.** Bei ersten Fällen ist Verwechslung mit septischen Infektionen, Milzbrandkarbunkeln und Grippepneumonie möglich.

**Prophylaxe.** Beobachtung des Schiffverkehrs. Schiffe aus pestverdächtigen Häfen oder auf denen Rattenpest herrscht, kommen 10 Tage in Quarantäne. Die Ratten werden durch Generatorgas (Kohlensäure, Kohlenoxyd und Stickstoff) oder samt Flöhen durch Claytongas (schweflige Säure) oder Cyklongas (Blausäure) getötet. Von größter Wichtigkeit ist frühe Erkennung der ersten Fälle durch sofortige bakteriologische Untersuchung verdächtigen Materials (Rattenkadaver, Excrete, Eiter und Punktate Kranker, sowie Organe Verstorbener). Alle Pestfälle, aber auch jeder pestverdächtige Fall sind sofort zu melden. Pestverdächtig sind vor allem: hochfieberhafte Drüsenschwellungen und Karbunkel, sowie Broncho-Pneumonien von auffallend bösartigem Verlauf. Pestkranke sind in besonderen Baracken unterzubringen. Ebenso sind alle ansteckungsverdächtigen Personen aus der Umgebung der Kranken auf 10 Tage zu isolieren. In möglichst weitem Umkreis sind die Ratten mit allen zur Verfügung stehenden Mitteln (Fallen, Giftködern, Rattentyphus) zu vernichten. Alle Dejekte, Wäsche und Gebrauchsgegenstände der Kranken sind mit 20proz. Chlorkalk- bzw. 3proz. Karbollösung zu desinfizieren. Das Pflegepersonal trage wegen der Gefahr der Infektion auch durch kleinste Hautwunden Gummihandschuhe, fette sich zur Abwehr der Flöhe die Haut mit Fett oder Öl ein; bei Lungenpestkranken oder Patienten mit sekundärer Pestbronchopneumonie ist Schutz des Gesichtes durch Mullmasken erforderlich. Flöhe halte man fern durch Waschen der Fußböden mit 20proz. Petroleumseifenwasseremulsion. Ärzte, Pfleger und sonstige gefährdete Personen können durch Impfung mit Haffkinescher Pestvaccine oder Kolleschem Impfstoff auf etwa 3—4 Monate hin geschützt werden. Die Schutzwirkung tritt am 5. Tage ein. Man gibt im Abstand 1 Woche je 2,5 ccm Haffkineschen oder je 1 ccm Kolleschen Impfstoff subcutan. Die Impfung führt zu Fieber, Anschwellung und Unbehagen. Kurzer, aber sofortiger Impfschutz wird durch Pestserum (Berner Seruminstitut) erzielt. Um die sog. negative Phase nach der Vaccination zu vermeiden wurde kombinierte Injektion von Serum und Pestimpfstoff empfohlen. Kolle und Otto empfehlen Immunisierung mit lebenden abgeschwächten Kulturen.

**Therapie.** Die Beeinflussung der ausgebrochenen Krankheit ist nur in sehr geringem Grade möglich; um so wichtiger ist daher die Prophylaxe. Vor Ausbruch der Bakteriämie, d. h. also bei sehr frühzeitiger Anwendung sollen das Berner oder Pariser Pestschutzserum günstig wirken. Man gibt täglich 100—150 ccm subcutan oder 60—100 ccm intravenös oder intramuskulär und wiederholt diese Dosis mehrmals an den folgenden Tagen. Diät wie bei den andern allgemeinen Infektionskrankheiten. Versuch die Herzkraft durch Campher, Coffein, Hexeton, Cardiazol, Strophantin oder Digitalispräparate zu heben. Subcutane oder intravenöse Kochsalzinfusionen. Der primäre Bubo kann mit Eiskompressen, Ichthyoleinreibungen bekämpft werden. Vereiterte Bubonen sind zu incidieren.

P. Neukirch-Düsseldorf.

## Lepra (Aussatz).

Schon im Altertum bekannt, wurde sie im Mittelalter zu einer großen Volksseuche; schon damals strenge, für die Kranken äußerst harte Absonderungsmaßnahmen. Leprahäuser wurden die Vorläufer der heutigen Spitäler.

Spontan nur bei Menschen vorkommende, durch die morphologisch und färberisch den Tuberkelbacillen ähnelnden Leprabacillen (Armauer Hansen, 1873) hervorgerufene, ungemein chronische, kaum heilbare und zur Generalisation führende Infektionskrankheit, klinisch charakterisiert durch Veränderungen der Haut und der Schleimhäute (Lepra maculosa, und tuberosa) und der Nerven, welche mit eigentümlichen Sensibilitätsstörungen einhergeht (Lepra anaesthetica).

**Ätiologie.** Der Bacillus leprae ist wie der Tuberkelbacillus säurefest. Färbung und Ausstrich nach Ziehl. Die Bacillen liegen in den Lepraknoten in großen Gruppen, sind im Schnitt leicht darstellbar. Die Infektiosität ist offenbar nicht hochgradig. In Ehen, deren einer Partner erkrankt war, wurde der andere nur in 11% der Fälle betroffen. Vorkommen der Lepra heute fast nur in Norwegen, Rußland, den Balkanländern, in der Türkei, in Spanien und Portugal. Stark verseucht ganz Afrika, große Teile Südamerikas und Asiens. Im Kreise Heidekrug (Lepraheim Memel) besteht noch ein Herd.

Der Übertragungsmodus ist wenig bekannt. Übertragung wohl direkt von Mensch zu Mensch oder indirekt durch infizierte Gegenstände (auch durch Nahrungsmittel, bes. Fische, Schweinefleisch??). Unterstützend wirken enges Zusammenleben, Schlafen in demselben Bett (auch Geschlechtsverkehr?). Deshalb untere Bevölkerungsschichten am meisten ergriffen. Heredität nicht sicher erwiesen, gehäuftes familiäres

## Lepra (Aussatz).

Vorkommen durch Kontakt erklärlich. **Infektionsquelle** bes. das Sekret der Lepageschwüre der Haut und Schleimhäute. Die geschlossene Lepra nervorum und die maculöse Form der Hautlepra sind viel weniger gefährlich. Allerdings finden sich bei Leprösen fast regelmäßig **Bacillen** im **Nasensekret** (Übertragung durch Husten, Niesen usw.?).

**Klinisches Bild. Inkubation** sehr langdauernd, 4—5 Jahre, aber auch bedeutend länger. Sehr frühzeitig treten **Rhinitis sicca** und **Parästhesien** auf. Die verschiedenen Formen der Lepra gehen vielfach ineinander über (L. mixta), bestehen jedoch sehr häufig soweit selbständig, daß sie als einheitliche Krankheitsbilder angesehen werden können.

**Lepra tuberosa** entwickelt sich oft auf dem Boden der noch zu schildernden Fleckenlepra in Form von anfangs roten, später braunroten Knoten, über denen die Haut gespannt und glänzend ist, gewöhnlich ganz allmählich, ab und zu aber auch schubweise unter Fieber und Allgemeinerscheinungen. Entweder allmählicher Rückgang der Knoten unter Narbenbildung oder Durchbruch durch die Haut und Entwicklung des außerordentlich torpiden Lepageschwürs, welches bes. an den Extremitäten, zu ausgedehnten Verstümmelungen führt. Hin und wieder erfolgt Rückgang der Knoten ebenfalls schubweise mit hohem Fieber. Abgesehen von den Streckseiten der Extremitäten, bes. den Händen, sind Gesicht, Stirn und Augen Prädilektionsstellen der tuberösen Lepra, während Stamm, Handteller, Fußsohle, Beugeseiten der Extremitäten und behaarter Kopf frei bleiben. Infiltration, sekundäre Erysipele führen zu einer elephantiastischen Hautverdickung, welche des. dem Gesicht ein charakteristisches Aussehen verleiht (**Facies leonina**). Die lepröse, im Laufe der Jahre fast regelmäßig eintretende Erkrankung der **Augen** endet mit Erblindung. Analog erkranken auch die Schleimhäute der Nase, Mund und Rachenhöhle, des Kehlkopfs (Vox rauca) und der Luftröhre. Verwechslungsmöglichkeit mit Lupus und Lues, zumal **Wassermannsche** Reaktion auch bei Lepra tuberosa positiv sein kann. Ausschlaggebend Spirochäten- bzw. Leprabacillennachweis (auch Nasenexsudat untersuchen!).

**Lepra maculoanaesthetica.** Beginn mit makulösen, gelegentlich auch erysipelartigen Exanthemen und pemphigusähnlichen Blasen. Die Flecken wechseln sehr in der Größe. Teils sind sie nur linsengroß, teils bedecken sie weite Partien der Oberfläche. Langsam, wie sie entstehen, können sie wieder zurückgehen, können aber auch jahrelang unverändert bleiben. Ausgedehntere Schübe unter Fieber und Allgemeinerscheinungen und Rückbildungen kommen vor, wie bei der tuberösen Form. Farbe der Flecken zuerst rot, dann livide, schließlich bräunlich. Nervöse Störungen zeigen sich zuerst im Bereich dieser Maculae in Gestalt von vorübergehenden oder bleibenden Sensibilitätsstörungen infolge Erkrankung der Hautnerven. Allmählich aber entwickelt sich die einer **peripheren Neuritis** entsprechenden Symptome als Zeichen einer selbständigen Erkrankung der **Nervenstämme**, ausgedehnte, meist symmetrische Gefühlsstörungen, bes. Anästhesien und Analgesien der Extremitäten, die auch auf den Rumpf übergreifen können, Muskelatrophien, sehr häufig Neuralgien und trophoneurotische Störungen, bes. Haut- und Knochennekrosen. Die Nervenstämme sind als **verdickte Stränge** fühlbar. Substrat sind lepröse Infiltrationen und bindegewebige Induration mit Verödung der Nervenfasern. Die **Analgesie** bildet eine weitere Veranlassung für die bei Lepra charakteristisch vorkommenden Verstümmelungen.

Auch alle **inneren Organe** können, zumal der Leprabacillus im Blute kreist, pro forma erkranken (doch klinisch viel weniger oder gar nicht ausgesprochen!). Beispiel: Lungenlepra, mit Leprabacillen im Auswurf, evtl. durch Antiforminverfahren wie Tuberkelbacillen nachweisbar.

**Komplikationen.** Sepsis, Erysipel, Nephritis, Amyloid bei den ulcerösen Formen, Pneumonien als deszendierende Erkrankungen, Lungentuberkulose.

**Pathologische Anatomie.** 3 Reaktionsformen des Organismus gegenüber der Leprainfektion: 1. Granulombildung, 2. die entzündliche, 3. die tuberkuloide Lepraform. Das lepröse Granulom „Leprom" besteht aus Epitheloidzellen, Fibroblasten und Lymphocyten. Die meist vacuolisierten Zellen enthalten zahlreiche Leprabacillen. Die entzündliche Lepraform bildet die Grundlage der maculoanästhetischen Hauterkrankung und der sog. Lepra nervorum. Am seltensten ist die tuberkuloide Form. Der peripheren Nervenlepra liegen interstitielle oder parenchymatöse Erkrankungen der Nerven mit Atrophie der markhaltigen Fasern zugunde, daneben Endarteriitis und Panarteriitis.

**Verwechslungsmöglichkeiten.** Die Diagnose der Lepra in typischen Fällen ist nicht schwierig, sofern überhaupt an die Möglichkeit gedacht wird. Im Gewebssaft der Knoten finden sich stets zahlreiche nach Ziehl färbbare Leprabacillen, ebenso in Gewebsschnitten nach Probeexcision. Auch in frischen Flecken der maculoanästhetischen Form finden sich oft Bacillen. Die Wassermannsche Reaktion ist häufig positiv. Gibt man Leprakranken Jodkalium oder andere Jodverbindungen in Mengen von 0,2 bis 2,0, so tritt meist eine fieberhafte Reaktion auf, die mit Anschwellung der Lepraknoten einhergeht. Die Bedeutung der Jodreaktion ist ungeklärt, doch kann sie in diagnostisch unklaren Fällen versucht werden. Schwierig ist die Differentialdiagnose des einzelnen Falles von Nervenlepra gegenüber der Syringomyelie (s. d.).

**Prognose.** Heilung bisher kaum beobachtet, doch kommt Latenz vor ohne schwerere Störungen des Allgemeinbefindens; auch kommen gelegentlich selbst schwerere Fälle jahrelang zum Stillstand, andererseits können anfangs leichte Fälle plötzlich einen bösartigen Verlauf nehmen. Durchschnittlicher Verlauf der Knotenlepra etwa 10 Jahre bis zum Tode, der Nervenlepra meist erheblich länger.

**Prophylaxe.** Schon das Mittelalter erkannte, daß strengste Isolierung aller Leprösen die weitere Verbreitung der Lepra hemmen kann. In Ländern mit häufigerem Vorkommen der Lepra werden die Aussätzigen in Leprahospitälern (Leproserien) isoliert. In solchen Leprakolonien sollen die Kranken möglichst einem Beruf nachgehen; für geistiges und religiöses Leben muß gesorgt werden. Im übrigen sind folgende Leitsätze der 2. Internationalen Leprakonferenz (Bergen 1909) maßgebend: Lepröse sind aus solchen Gewerbebetrieben fernzuhalten, welche für die Übertragung der Lepra bes. gefährlich sind. Alle leprösen Bettler und Vagabunden müssen isoliert werden. Gesunde Kinder von Aussätzigen sollten sobald wie möglich von diesen getrennt und dauernd beobachtet werden. Personen, welche die Wohnung von Aussätzigen geteilt haben, müssen von Zeit zu Zeit untersucht werden. Die Leitsätze sind allerdings verschieden anzuwenden, je nach dem ob es sich um die infektiöse Lepra tuberosa oder um die weniger infektiöse Nervenlepra handelt, ferner ob es sich um Länder mit endemischer Lepra oder um solche handelt, in die nur gelegentlich vereinzelte Leprafälle eingeschleppt werden.

**Therapie.** Zunächst symptomatisch. „Specifica" gibt es nicht! Sorge für guten Ernährungs- und Kräftezustand. Kauterisation der Knoten, Excision von Geschwüren, Versuch mit Röntgen- und Finsenbehandlung sowie mit kleinen Joddosen. Innerlich Chaulmoograöl steigend von 4—20 Tropf. pro die, am besten rectal oder 0,1—0,2 ccm subcutan (mitunter Vergiftungserscheinungen); besser Antileprol, aus Chaulmoograöl (I. G. Farbenindustrie, Elberfeld) 2—5 g pro die in Gelatinekapseln nach dem Essen, 1—2 Jahre.

**Thymolinjektion.** Jeden 4. Tag 4 ccm einer Lösung von Thymol 10,0 in Ol. Jec. Aseli 90,0. Nach einem Monat nur noch eine Injektion wöchentlich. Tuberkulinbehandlung der Lepra hat sich nicht bewährt. **Nastintherapie nach Deycke.** Nastin ist ein krystallisierbares, neutrales Fett aus Kulturen von Streptothrix leproides. Nastin B ist in trockener, sterilisierter Luerspritze zu injizieren. Man steigt von 0,5 ccm Nastin BO pro Woche bis zur Injektion des stärkeren Nastin BI und BII an. Man gehe vorsichtig tastend vor. Die Behandlung muß jahrelang fortgesetzt werden. Sie wird sehr verschieden beurteilt. Auch mit Goldpräparaten (Chrysolgan) nach Feldt (s. Kapitel Tuberkulose) sind Erfolge erzielt worden. Gegen Schmerzen Phenacetin, Pyramidon usw. oder feuchte Umschläge oder Ichthyolpinselungen. Mit Morphin Vorsicht wegen der Gefahr des Morphinismus. Amputationen, augenärztliche Eingriffe (Ectropium, Katarakt) werden öfter nötig. Zusammenfassend läßt sich sagen, daß die Lepra zu den therapeutisch wenig beeinflußbaren Infektionskrankheiten gehört.   P. Neukirch-Düsseldorf.

## Pappatacifieber (Sandfliegenfieber, Hundskrankheit, Dreitagefieber; Phlebotomenfieber).

Kurzdauerndes gutartiges „Sommerfieber" wärmerer Zonen, das als akute spezifische, meist (vor allem nach mehrmaligem Überstehen) Immunität hinterlassende Infektionskrankheit durch Stiche infizierter Kriebelmücken (Phlebotomus pappatasii) übertragen wird.

**Geographische Verbreitung.** Verbreitungsgebiet fällt mit Vorkommen der genannten Phlebotomen zusammen! Tropische und subtropische Gegenden, vor allem Küstenländer und Inseln des Mittelmeers (im Weltkrieg Gallipoli; auch China, Vorderindien!). Häufige Bevorzugung bestimmter Orte, Straßen und Häuser. **Zeitliches Vorkommen.** Trockene heiße Sommermonate. **Disposition.** Fast allgemein; gelegentlich angeborene Immunität. **Krankheitsursache.** Morphologisch noch unbekanntes Virus (kleinste Spirochäte ? Leptospira-Art?), das am ersten Fiebertage im Blute kreist und durch Blut oder Serum an „Pappataci" leidender Menschen unmittelbar auf Gesunde verimpft werden kann (R. Dörr). Natürlicher Infektionsmodus ist jedoch ähnlich wie bei Malaria der nächtliche Stich des Pappataciweibchens (Prädilektionsstelle: Handrücken, Handwurzelgegend).

**Krankheitserscheinungen.** Nach 3—7 tägiger **Inkubation** meist plötzlicher **Beginn** ohne wesentliche Prodromalien: Unter Frösteln oder Schüttelfrost hohe Fiebersteigerung, schwere Beeinträchtigung des Allgemeinbefindens, oft Apathie und psychische Depression, starkes Kopfweh (bes. in Stirn-, Augengegend), intensive bei Bewegungen und Druck zunehmende Muskelschmerzen (namentlich in Kreuz und Waden), Druckempfindlichkeit von Nervenstämmen z. B. der Trigeminuspunkte. Im Mißverhältnis hierzu der geringfügige objektive Organbefund. Weitere **Kennzeichen.** Das meist 2—3 tägige unter schweißiger Haut lytisch abfallende Fieber; eine deutliche Conjunctivitis (gewöhnlich ohne Schnupfen); am 2. bzw. 3. Tage einsetzende Bradykardie bei ruhiger Bettlage; ausgesprochene Leukopenie schon im Krankheitsbeginn bei negativem Dicktropfenpräparat (Malaria, Recurrens!) und Zurücktreten der Eosinophilen. — Keine Diazoreaktion, kein Milztumor, kein bakteriologischer Blut-, Stuhl- und Urinbefund (typhöse Erkrankung!), kein besonderer serologischer Ausschlag; auch negativer „Weil-Felix" (Fleckfieber!). **Begleiterscheinungen:** Auf der Haut scarlatinöse Rötung und andere Exantheme (nach Eigenbeobachtungen sehr selten); sie fehlen angeblich auch bei experimenteller Erkrankung. Kratzeffekte, reaktive Quaddel- und Geschwürsbildungen infolge der oft quälend-juckenden Stiche. Gelegentliche Haut- und Schleimhautblutungen (Nasenbluten); mitunter vorherrschende gastrointestinale Störungen (zunächst meist Obstipation, dann Diarrhöen, selbst mit Blutgehalt). Foetor ex ore; Zungenbelag, bes. an den Rändern; mitunter Katarrh der oberen Luftwege, flüchtige leichte Albuminurie (kaum je postinfektiöse Nephritiden!).

Trotz schwersten Krankheitsgefühls durchaus günstige Prognose. Todesfälle wohl nur durch Komplikationen. Häufig aber Rückfälle, sogar unmittelbar nach dem ersten Anfall. Keine schlimmen Nachkrankheiten, aber meist auffällig lange dauernde Rekonvaleszenz mit Schlappheit, wechselnden rheumatoiden Schmerzen, merkwürdiger seelischer Verstimmung mit „Schwarzsehen".

**Verwechslungsmöglichkeiten** bes. mit nervöser bzw. myalgischer Form der Grippe („Sommerinfluenza" — ein Synonym für Pappataci). Beachte vor allem: Ort der Erkrankung und Jahreszeit, Sicherstellung der Phlebotomen bes. in Wohnung der Erkrankten; Fliegenstiche auf der Haut. Andererseits bei Influenza: vorherrschende Beteiligung der oberen Luftwege, bes. anfänglicher Schnupfen; Nachweis der Pfeifferschen Bacillen nicht ausschlaggebend (denke an Komplikation von Influenza und Pappataci!). Sichere Unterscheidung von Grippe und atypischen Pappatacifällen kaum möglich. Wichtig das Fehlen von Herpes labialis bei Pappataci. Sehr schwierig die Differentialdiagnose vom Fleckfieber am 1. Krankheitstage. Bei beiden Erkrankungen plötzlicher Beginn mit schweren Allgemeinerscheinungen und Conjunctivitis. Für Pappataci: Heiße Sommerzeit, ausgeprägte Leukopenie, beginnender Fieberabfall schon am 2. Tage (höchste Temperatur stets am 1.); ferner der Phlebotomennachweis. Für Fleckfieber sprechen andererseits: längeres oder gar ansteigendes Fieber noch nach 3—4 Tagen, positiver „Weil-Felix", positive Diazoreaktion, Blutdrucksenkung, auffällig stark belegte, trockene Zunge; Winter und Frühjahr; Verlausung. Typhöse Erkrankungen bes. akut einsetzender „Paratyhus A": positiver Ausfall der bakteriologischen Blut-, Urin- und Stuhluntersuchung, Milztumor, Roseolen, positive Diazoreaktion, weiterer Fieber- und Krankheitsverlauf. Malaria: positives Dicktropfenpräparat! Ruhr: positive bakteriologische Stuhlbefunde; blutige Durchfälle bei Pappataci nur ausnahmsweise. Hitzschlag bes. Insolation: Begleitumstände!

Auch **Verwechslungsmöglichkeiten** mit Rückfallfieber (s. d.), mit Denguefieber (s. d.) und dem auch in Deutschland beobachteten Schlammfieber (s. d.). **Vorbeugung.** Bekämpfung und Wegfangen der schuldigen Sandmücken, auch durch helle Zimmer und Luftbewegung (mechanisch betriebene Ventilatoren und Fächer?). Schutz vor den Stichen durch bes. engmaschige Moskitonetze. Die blutsaugenden, nur in der Nacht stechenden, Weibchen kriechen leicht durch die Maschen eines gewöhnlichen Netzes.

**Behandlung.** Vorläufig nur symptomatisch möglich. Antirheumatische und antifebrile Mittel, kühle Umschläge und Einpackungen. Womöglich Schonung in der Rekonvaleszenz  Eduard Müller†-Marburg.

# Zoonosen.

Unter Zoonosen faßt man eine Gruppe parasitärer, auf den Menschen übertragbarer Tierkrankheiten zusammen: Aktinomykose, Anthrax, Aphthenseuche, Lyssa, Malleus, Trichinosis.

## Aktinomykose (Strahlenpilzkrankheit).
(Vgl.: Abschn. Chirurgie in Teil II.)

Sehr wechselndes Krankheitsbild, je nach vorherrschender oder ausschließlicher Lokalisation der Erkrankung. Häufigste Spielarten: Aktinomykose der Weichteile in Unterkieferregion. Nach einige Wochen dauernder Inkubation, meist schleichend sich entwickelnde, wenig schmerzhafte, hartnäckige, wülstige, blaurote, zur Erweichung und Fistelbildung neigende „Phlegmone". Eintrittpforte: Mund- und Rachenhöhle (cariöse Zähne, Tonsillen). Gelegentlich Dyspnoë, Kau- und Schluckbehinderung, Fortpflanzung auf Brustorgane, Mediastinum, selbst Veneneinbrüche mit metastatischer Keimverschleppung. Häufige Verwechslung mit Angina Ludovici, Holzphlegmone, Tuberkulose (Anamnese, Herdreaktion bei Tuberkulineinspritzung; Eiteruntersuchung, Gewebsuntersuchung exstirpierter Drüsen); ferner mit Sarkomen (viel rascheres Wachstum), Lues („Wassermann"; bei beiden Affektionen jedoch Erfolge der Jodbehandlung), selbst mit Zungencarcinomen. Mitunter Einschleichen der Erkrankung unter dem Trugbild noch harmloser chronischer Periostitis.

Hautaktinomykose. Vgl. Abschnitt Hübner.

Aktinomykose der Atmungsorgane (Einatmung pilzhaltigen Staubes, Aspiration infizierter pflanzlicher Fremdkörper; jedoch auch fortgeleitete Erkrankung nach Primäraffektion des Halses, der Kiefer, der Speiseröhre). — Gewöhnlich pleuropulmonäre, auch thorakale, nur ausnahmsweise scheinbar „bronchitische" Verlaufsform. Subjektive Klagen, wie bei Tuberkulose! Objektiv. Meist mäßiges Fieber, überaus schleichende Entwicklung eines Verdichtungs- und Einschmelzungsprozesses, bes. in Unterlappen ($r>1$); Pleuritis mit auffälliger Neigung zu Schrumpfung und Schwielenbildung, thorakaler Infiltration und Fistelbildung. Auswurf geballt, schleimig-eitrig-blutig, drusenhaltig. Amyloid. Kachexie. — Verwechslung mit Lungentuberkulose, bes. bei atypischer Lokalisation in den Spitzen.

Aktinomykose der Bauchorgane (Verschlucken von Pilzkeimen, von infizierten Fremdkörpern, auch metastatische Erkrankungen; Fortpflanzung thorakaler Prozesse). Lieblingssitz: Ileocöcalgegend (aber auch Flexura sigmoidea, Rectum usw.); Neigung zu bretthartem, fistulösen Bauchdeckentumoren.

**Wichtige Merkmale für die Diagnose.** Beachtung der Prädilektionsstellen! Bei ursächlich unklaren Erkrankungen der mit Vorliebe befallenen Unterkiefer- und Halsregion, auch bei Zungenerkrankungen, bei scheinbaren Phthisen mit negativem Tuberkelbacillenbefund (bes. ohne Anhaltspunkte für Lues oder malignen Tumor), bei thorakalen Eiterungen, bei chronischen Tumoren in der Blinddarmgegend und bei fistulösen Bauchdeckentumoren muß man stets auch mit Strahlenpilzerkrankungen rechnen (bes. wenn es sich um landwirtschaftliche Arbeiter handelt) und den Nachweis der Pilzdrusen, bes. in Eiter und Auswurf, bei Darmaktinomykose auch im Stuhlgang versuchen: Gerade noch mit bloßem Auge erkennbare, weißlich-gelbe, auch grau-gelbe und grünlich-gelbe, knapp hirsekorngroße Körnchen von talgartiger Konsistenz. Quetschung der Drusen zwischen 2 Objektträgern, evtl. mit Zusatz von etwas Kalilauge; zunächst ungefärbt mikroskopieren. Im Zentrum scheinbar dünnes Flechtwerk, der Mantel ein äußerst dichtes Gefüge mit reichverzweigten, verfilzten Fäden, die in sog. Endkeulen auslaufen. Etwaige Tinktion am besten mit einer modifizierten Gramfärbung (Zit. nach Stähelin): Anilingenzianaviolett, unmittelbar danach ohne Jodbehandlung Pikrokarmin, Abspülen in absolutem

Alkohol. Pilzfäden blau, Keulen rot. Im Pilzgefüge oft mischinfizierende Bakterien, vor allem Kokken, auch die Streptokokkenähnlichen, auffallend leicht mit Anilinfarben sich färbenden Sporen. Agglutinationsdiagnose, sowie Kutandiagnose noch im Ausbau. **Prognose.** Neigung zu Spontanheilung, aber Rezidivgefahr! Zukunftsaussichten hängen vom Sitz der Erkrankung, von ihrer Ausdehnung und damit von ihrer rechtzeitigen Erkennung, auch von ihrer sachgemäßen Behandlung ab. Hautaktinomykose ist natürlich viel günstiger als gleichartige Lungenerkrankung. Es gibt mehrere, aber kaum voneinander zu unterscheidenden Actinomycesarten.

**Vorbeugung.** Tierärztliche Prophylaxe und Behandlung der aktinomykotischen Haustiere („Kieferwurm" der Rinder, aber auch der Schweine, Pferde; selbst Hunde, Katzen befallen). Reinlichkeit und nachträgliche Händedesinfektion bei der Wartung erkrankter Tiere, wenn auch unmittelbare Übertragung von Tier auf Menschen, sowie von Mensch zu Mensch wenig bedeutsam ist. Vorherrschend die mittelbare Übertragung durch Fremdkörper, die mit dem Pilz infiziert sind und seine Ansiedlung begünstigen; deshalb Ähren, Gras, Strohhalm nicht in den Mund nehmen! Auch Schlafen auf Stroh, z. B. von Soldaten, soll die Infektion ermöglichen. Wichtig auch in dieser Hinsicht die Zahnpflege, vor allem Kariesbeseitigung bei gefährdeten landwirtschaftlichen Arbeitern. Bei Eutermetastasen können die Pilze auch in die Milch gelangen.

**Behandlung.** Bei Aktinomykose der Haut und Weichteile, bes. in Unterkieferregion, womöglich völlige operative Entfernung mit Exstirpation „im Gesunden". Bei schon größeren Infiltraten, bei großer Gefährlichkeit des operativen Eingriffes und allzu starker Verstümmelung durch denselben, zunächst innerliche Jodbehandlung (sehr große Dosen!), versuchsweise gleichzeitige Röntgenbestrahlung. Ferner: Spaltung, Freilegung der Gänge, Ausspülung mit 3 proz. Wasserstoffsuperoxydlösung, Auspinselung mit Jodtinktur, lockere Tamponade mit Jodoformgaze, örtliche Anwendung von Jodvasogen und Jodglycerin, Verätzung mit „Paquelin", Höllensteinstift 8 proz. Chlorzinklösung, 10 proz. Karbolsäure. Andere empfehlen neben „erweichenden" feuchtwarmen Umschlägen Einspritzungen von Sublimat (0,1—0,25%) täglich 4—5 ccm an Grenze „zwischen Krankem und Gesundem", auch von Natri. cacodylicum, selbst 1 proz. Jodkaliumlösung. — Erforderlich die gleichzeitige Behandlung kariöser Zähne, Entfernung des vermutlich „Schuldigen" mit Ätzung der Alveole; sorgfältige Wurzelbehandlung! Es kommt freilich auch Mundhöhlenaktinomykose bei gesunden Zähnen vor. —

Die Aktinomykose innerer Organe macht trotz der zweifelhaften, ja düsteren Prognose (bes. bei verspäteter Erkennung und schwerer operativer Zugänglichkeit) fachärztliche Beratung, Krankenhausaufnahme dringend wünschenswert. Man beugt der Mitbeteiligung der Brustorgane am besten durch sorgfältige Behandlung aktinomykotischer Senkungsabscesse des Halses vor. Bei 1 mal ausgesprochener Erkrankung: Sorge für Hebung des Allgemeinbefindens; innerliche Jodbehandlung mit großen Dosen (5 g täglich, ja das Doppelte: evtl. wochenlang, auch intermittierend; bes. von Tierärzten erprobt!)? Arsenpräparate, innerlich und subcutan (gleichfalls bis zu dreisteren Dosen). Im Krankenhaus Röntgenbestrahlungen; versuchsweise auch Herstellung einer Autovaccine nach Züchtung des Actinomycesstammes aus dem kranken Körper oder Tuberkulintherapie. — Sonst ausgiebige Fistelspaltungen, Jodoformgazetamponaden, „Paquelin", Resektion erkrankter Abschnitte. Vorsicht mit energischen Auskratzungen.

Eduard Müller†-Marburg.

## Anthrax (Milzbrand).

**Vorbemerkungen.** Eine spezifische, bacilläre, direkt und indirekt auch auf den Menschen übertragbare Infektionskrankheit, hauptsächlich der Schafe, Rinder und Pferde. Die Erreger sind ziemlich dicke, große, unbewegliche, oft in Ketten aneinandergereihte grampositive Stäbchen, die äußerst widerstandsfähige Sporen bilden und den Gesamtorganismus wahrscheinlich weniger durch die behauptete mechanische Capillarverstopfung als durch eine noch nicht näher bekannte Giftwirkung schädigen. Durch bacillenhaltige Ausscheidungen kranker Tiere, auch blutige Entleerungen aus Nase und Darm, gelegentlich auch durch infizierte Kadaver werden u. a. Wiesen, Ställe, vor allem auch das Futter infiziert. Gefährdung des Menschen bei Versorgung kranker Tiere, bei Verletzungen an infizierten Örtlichkeiten, beim Genuß rohen, keimhaltigen Fleisches, durch sporenhaltiges Material wie Felle, Haare, Leder. Bes. gefährdet: Abdecker, Stallbedienstete, Wollsortierer, Fleischer, Hirten, Schäfer, Arbeiter in Pinsel- und Bürstenfabriken, Lederarbeiter.

**Die klinischen Erscheinungsweisen** sind in erster Linie abhängig von der primär infizierten Körperstelle, von etwaiger metastatischer Keimverschleppung und von der mitunter vorherrschenden Infektion des strömenden Blutes!

Der relativ gutartige Hautmilzbrand! Ausgangspunkt sind kleine Verletzungen, auch Stiche infizierter Insekten (deshalb meist an unbedeckten Körperstellen!). Nach kurzer nur wenige Tage dauernder Inkubation: nach anfänglich flohstichähnlichem Fleck die gewöhnlich schmerzlose Pustula maligna (Milzbrandkarbunkel). Bei schwerem Verlauf nachträgliche Milzbrandsepsis. Gesichtsmilzbrand durchschnittlich bedenklicher als Extremitätenmilzbrand. Gelegentlich auch metastatische Hauterkrankungen nach Primärherden in inneren Organen. (Dann gern Hauthämorrhagien.)

Der bösartige Lungenmilzbrand auch Hadern- oder Wollsortiererkrankheit genannt. Infektion durch sporenhaltigen Staub. Krankheitsbeginn plötzlich wie bei schwerster croupöser Pneumonie. Auffällig blutiger Auswurf, schwerer septischer Allgemeinzustand, Milztumor. Mitunter Gruppenerkrankungen an Lungenmilzbrand; Fehldeutungen „Influenzapneumonie".

Darmmilzbrand. Beim Menschen im Gegensatz zum Tier sehr selten, aber dann gewöhnlich bald tödlich. Bei Gruppenerkrankungen wurden allerdings auch gutartigere Fälle beobachtet! Bild. Stürmisch sich entwickelnde schwerste „Gastroenteritis" mit starker Druckempfindlichkeit des Leibes, Meteorismus, kolikartigen Schmerzen, oft blutigem Erbrechen und Durchfall. Evtl. Bacillengehalt des Stuhles!

Die Milzbrandsepsis, gewöhnlich Folgeerscheinung von 1—3, jedoch auch von vornherein vorherrschend (ausnahmsweise bei ganz verkappten Verletzungen) Hautblutungen, Milztumor, rasch zunehmende Vasomotorenlähmungen, Bakteriämie.

Stets wird man den Erregernachweis bei Lungenerscheinungen im Auswurf, bei Darmmilzbrand im Stuhl, vor allem aber bei septischen Bildern im Blut versuchen. Äußerste Vorsicht ist jedoch bei bakteriologischer Untersuchung von Karbunkeln und Pusteln geboten. Schonendste Entnahme des Materials! Mikroskopisches und kulturelles Ergebnis (Agar- und Gelatineplatten) verlangt wegen der großen Verwechslungsmöglichkeit mit Heubacillen (mitunter gleichzeitig vorhanden!), Sicherstellung durch Tierversuch — am besten durch Überimpfung auf die sehr empfänglichen

weißen Mäuse. Einsendung des Materials an Untersuchungsamt, womöglich auch von Dicktropfenpräparat des Blutes!
**Prognose.** Am besten beim Hautmilzbrand, namentlich wenn man ihn in Ruhe läßt, d. h. chirurgisch nicht angreift; recht zweifelhaft, jedenfalls sehr ernst beim Milzbrand innerer Organe, erst recht bei der Milzbrandsepsis.
**Vorbeugung.** (Vgl. Merkblatt d. Reichsges.-Amtes!). Peinlichste Beachtung der reichsgesetzlichen Vorschriften über Milzbrandbekämpfung der Tiere (auch für Viehschutzimpfungen nach Sobernheim in bes. gefährdeten Bezirken!), ferner über Vernichtung milzbrandinfizierter Kadaver und Organe, sowie über Versand und Verarbeitung verdächtiger Materialien. In gefährdeten Betrieben: sorgfältigste Händereinigung nach der Arbeit. Isolierung des milzbrandkranken Menschen, Desinfektion aller Ausscheidungen, vor allem bei Milzbrandsepsis, spätere Raumdesinfektion; beachte etwaige Tröpfcheninfektion bei Lungenmilzbrand. — Anzeigepflicht!
**Behandlung.** Hinsichtlich Hautmilzbrand vgl. Abschnitt: Hübner. Am besten: Hände weg, nicht drücken, nicht schneiden, nicht massieren durch Einreibungen usw. Behandlung durch Ruhigstellung, Hochlagerung der erkrankten Extremität, Alkohol- bzw. essigsaure Tonerdeverbände, versuchsweise Biersche Stauung. Injektionen antiseptischer Flüssigkeiten, chirurgische Eingriffe im allgemeinen unstatthaft, falls nicht ausnahmsweise bei noch fehlender Lymphdrüsenbeteiligung völlige Exstirpation im Gesunden möglich ist. Glücklicherweise heilen viele Fälle trotz therapeutischer Vielgeschäftigkeit! Ferner: Versuch mit Serumbehandlung? Passive Immunisierung nach Sobernheim-Wilms? Es gelingt durch gleichzeitige Behandlung mit hochwertigem Milzbrandserum und abgeschwächten Kulturen allmählich Schafe gegen virulente Milzbrandkulturen zu immunisieren. So gewonnenes, auf Wirksamkeit geprüftes keimfreies Serum gibt anscheinend gegen die Bacillen und ihre Stoffwechselprodukte erheblichen Schutz (evtl. 50—100 ccm intramuskulär, davon 20 ccm, ja mehr, intravenös bei Blutinfektion). — Nach Genuß milzbrandiger Nahrungsmittel (Fleisch, Wurst) vorgehen wie bei akuten Vergiftungen: Magenspülung, Darmentleerung durch reichlich Bitter- oder Glaubersalz; auch viel Ricinus und Einläufe. Bei einmal ausgebrochenem Milzbrand innerer Organe, ebenso wie zur Unterstützung konservativer Maßnahmen bei der Hautlokalisation, neben der „spezifischen" Serumbehandlung auch Injektionen von Silberpräparaten, Collargol, auch Argochrom — in kräftigen Dosen bei schweren Fällen, insbes. septischen Störungen, und Neosalvarsan.  Eduard Müller†-Marburg.

## Aphthenseuche (Maul- und Klauenseuche; Stomatitis aphthosa epidemica).

**Vorbemerkung.** Eine spezifische Infektionskrankheit der Haustiere, namentlich der Rinder und Schweine (aber auch von Schafen, Ziegen, Rehen und Hirschen), die durch Genuß infizierter Milch (bes. auf Säuglinge), nur gelegentlich wohl durch Butter und Käse, mitunter auch durch Melken, ja Pflege erkrankter Tiere auf den Menschen z. B. auf „Stallschweizer", Schlächter übertragen wird. Der Erreger ist „filtrierbar", wahrscheinlich äußerst klein („Löffleria-Nevermanni"??).

**Krankheitsbild. Inkubation.** Etwa $1/2$—1 Woche. Nach leichteren Vorläufern wie Fieber, Kopf- und Kreuzweh, Appetitlosigkeit, das Stadium diffuser entzündlicher Schwellungen und Rötungen der Mundschleimhaut, oft mit Ödem der Zunge, der Lippen, ja gedunsenen Wangen, schmerzhaftem Speichelfluß und Erschwerung von Sprechen, Kauen, Schlucken. Auch Schwellung regionärer Lymphdrüsen (Hals, Nacken) und begleitende Verdauungsstörungen. Kein Milztumor. Rasch einsetzendes Stadium der Blasenentwicklung, gelegentlich auch in Umgebung des Mundes. Nach Platzen der Blasen Stadium der Geschwürsbildung mit dem üblichen Bilde aphthöser Stomatitis. Abgesehen von Lippenrot, Naseneingang und Rachenschleimhaut mitunter auch Blasenbildung an Fingern (bei Melkern), an Zehen, Brüsten, Genitalapparat. Abheilung nach etwa 14 Tagen; in schweren Fällen, bes. bei widerstandslosen Säuglingen, bedrohliche Magendarmerscheinungen, septische Bilder, auch masernähnliche Exantheme, Zeichen hämorrhagischer Diathese. Ausnahmsweise schwere Nagelbettentzündungen und starke ödematöse Zungenschwellungen (Atemhindernis) mit späteren Gewebsschrumpfungen.

**Diagnostisch** bedeutsam sind: Kuhmilchernährung im Säuglingsalter, Beruf des Erwachsenen (Stallbedienstete), etwaige Gruppenerkrankungen, vor allem gleichzeitige Fälle mit Bläschenbildung auch an den Händen, die geschilderten Prodromalien und begleitenden Darmerscheinungen sowie die Entwicklung der Aphthen nach einer diffuseren entzündlichen Stomatitis aus Blasen — im Gegensatz zu den gewöhnlichen Aphthen.

**Prognose** gewöhnlich günstig. Jedoch Gefährdung durch schwere Magen-, Darm- und septische Störungen, vor allem bei schwächlichen Säuglingen.

**Vorbeugung.** Beseitigung der Ansteckungsmöglichkeit durch veterinärpolizeiliche Bekämpfung der tierischen Maul- und Klauenseuche. Schutzimpfung nach Löffler-Uhlenhuth. Beim Menschen: Vernichtung des gegen Hitze sehr empfindlichen Virus durch Abkochen der Milch in gefährdeten Gegenden. Desinfektionsmaßnahmen, namentlich aber Wundschutz beim Personal in infizierten Ställen. Womöglich Isolierung Erkrankter; Geschirrsterilisation; Desinfektionsmaßnahmen, wie bei anderen Infektionskrankheiten.

**Behandlung.** Noch keine verläßliche, spezifische Therapie beim Menschen, also rein symptomatisches Vorgehen! Jedoch versuchsweise Serumanwendung in schweren Fällen? Bei Stomatitis: flüssige Ernährung (kühl, auch Eisstückchen), Gurgelungen bzw. Mundausspülungen mit 1—3 proz. Wasserstoffsuperoxyd, 1—3 proz. Borsäurelösungen, Borax (1 Teel. auf $^1/_4$ l Wasser), Kali chloricum (3 %, nicht bei kleinen Kindern wegen der Gefahr des Schluckens; von Siegel auch innerliche Darreichung empfohlen z. B. 5,0 : 100,0 3mal täglich 1 Eßl.). Bei Erwachsenen Mundspülungen mit Pfefferminztee, Natrium bicarb. namentlich zur Schleimbeseitigung (1 Teel. auf 1 Glas Wasser) und örtliche Anwendung von Adstringentien, wie Betupfen der Aphthen mit 2,5—5 proz. Höllensteinlösung, $^1/_2$ proz. Lösung von übermangansaurem Kali, vor allem aber konzentrierter (5 proz.) wäßriger Tanninlösung mit Zusatz von 1 % Methylenblau offic., mit Boraxglycerin (B. 5,0, Gl. 25,0). Beliebt sind bei Kindern Zahnfleisch- und Lippenpinselungen mit 5 proz. Boraxlösung, sowie mit Mel boraxatum, evtl. mit Glycerinzusatz. In schweren, bes. hämorrhagischen Fällen versuchsweise innerlich Calcium lacticum, Calcium chloratum pur., besser noch Calciuminjektionen, Neosalvarsan- auch Silbersalvarsaneinspritzungen, Chinin, kolloidale Silberpräparate. Bei Hautblasen (primär bei Wundinfektionen an blasenbefallenem Euter, metastatisch durch hämatogene Keimverschleppung, auch Selbstinfektion nach anfänglicher Stomatitis), Umschläge, Verbände mit desinfizierenden Flüssigkeiten, namentlich essigsaurer Tonerde, auch mit der gen. Tannin-Methylenblaulösung, Salicyl- (1 %), Borsäure- (5 %) Lösung. *Eduard Müller†-Marburg.*

## Lyssa (Hundswut, Rabies, Wasserscheu, Hydrophobie).

**Vorbemerkungen.** Akute Wundinfektionskrankheit, vor allem der Hunde und Wölfe, die durch Speichel infizierter Tiere bei Bißverletzungen, ausnahmsweise auch beim Lecken von Wunden und bei tierärztlichen Autopsien auf den für Lyssa an sich wenig empfänglichen Menschen übertragen wird. Gelegentlich werden auch Katzen, Rinder, Pferde, Schafe befallen. Bes. gefährdet ist bei der Nachbarschaft stark verseuchter Länder der Osten Deutschlands. Der uns noch unbekannte Erreger hat eine besondere Affinität zum Zentralnervensystem. Er erreicht dasselbe auf dem Nervenweg (Nervenfasern bzw. Lymphapparat des peripherischen Nerven), vielleicht auch durch andere Lymph- und Blutbahnen.

**Krankheitsbild.** Bei Hunden nach durchschnittlicher Inkubationsdauer von 3—6 Wochen (selten kürzer) die meist in 5—6 Tagen zum Tode führende „rasende Wut" mit auffälliger Veränderung des Benehmens im Krankheitsbeginn, Drang zum Herumschweifen, Verschlingen unverdaulicher Substanzen, sowie mit Neigung zu Bissigkeit, Wutanfällen und reflektorischen Schlingkrämpfen. Baldige an Hinterfüßen und Kinnladen beginnende Lähmung, Abmagerung. Nur mitunter „stille Wut" mit rasch einsetzender vorherrschender Paralyse, mit flüchtigem oder fehlendem Erregungsstadium. Gelegentliche abortive Formen scheinen auch bei Hunden vorzukommen. Die Kaninchenlyssa — etwa 3—5 Tage dauernd — ist eine fieberlos paralytische. Lähmungsbeginn meist in den Hinterbeinen; zuvor kurze Prodromalien mit Unruhe und erhöhter Reflexerregbarkeit, bes. auf Geräusche. Abmagerung.

Beim Menschen fast regelmäßig nur nach Hundebissen (keine Übertragung durch Zwischenträger!) ein- oder mehrtägiges subfebriles Vorläuferstadium d. h. Stadium melancholicum: psychische und motorische Unruhe, Verstimmung und Ängstlichkeit, Schlafstörung durch schreckhafte Träume, Anorexie, Kopfweh; evtl. Parästhesien und Schmerzen an der Bißstelle, die sich zentralwärts ausbreiten; Übererregbarkeit gegen Geräusche; Beginn starker Speichelsekretion. Übergang zum etwa 2 tägigen Stadium convulsivum sive hydrophobicum mit höherem Fieber, ungemein gesteigerter Reflexerregbarkeit für sensible und sensorische Reize, Herumlaufen, Schreien und Toben, vor allem aber quälende reflektorische Schlundkrämpfe beim Essen und Trinken, ja schon beim Anblick von Speisen und Getränken und beim Denken an Mahlzeiten und an Flüssigkeitsgenuß. Inspiratorische Dyspnoë, ja Krampfanfälle, schon bei leichteren Hautreizen, beim lauten Auftreten des Wartepersonales, beim „Anknipsen" des Lichtes. Hierzu treten große Unruhe, Delirien, Bewußtseinsstörungen während der Anfälle, ängstliche Depressionen in den Zwischenpausen, quälende Salivation, abnormes Schwitzen. Schließlich vor dem Exitus das kurze meist nur mehrstündige Stadium paralyticum mit meist aufsteigenden Lähmungen, Erbrechen, profusem Speichelfluß, allgemeinen Konvulsionen und prämortaler Hyperpyrexie. Selten von vornherein paralytische Wut nach Art der Landryschen Paralyse und von etwas längerer Krankheitsdauer.

**Verwechslungsmöglichkeiten.** Tetanus. Hierbei echter Trismus Muskelrigidität; bei Lyssa anderseits der Biß, die verdächtigen Parästhesien an der Bißstelle, die Schlingkrämpfe. Delirium tremens (Alkoholismus; keine Schlingkrämpfe). Hysterie bzw. Nervosität. Seelische Qualen durch den ersten Schrecken beim Hundebiß; während der langen Inkubationsdauer entsetzliche Angst vor einer allgemein gefürchteten, rasch tödlichen Erkrankung; psychisch erregende Notwendigkeit einer langen Behandlung mit fast täglichen Impfungen; quälende Scheu der Umgebung vor dem Gebissenen oder gar Nachrichten, daß ein anderer vom gleichen Hund Verletzter an Wut gestorben ist. Dadurch kann bei neuropathischer Veranlagung der Grund zu funktionell-nervösen Lyssaphobien, **hysterischen Imitationen** des Krankheitsbildes gelegt werden, auch zu psychogenen sensiblen Reizerscheinungen, ähnlich den begründeten Sensibilitätsstörungen, die sich als wichtige Alarmsymptome im Bereich der sonst wieder reizlosen Bißstelle, bzw. des zuständigen peripherischen Nerven bei späterer Lyssa entwickeln können. (Evtl. mit regionären Lymphdrüsenschwellungen.) Diese funktionellen Störungen ahmen die rasende, kaum die paralytische Wut nach. Sie sind psychotherapeutisch beeinflußbar; beachte gleichzeitig die Nichtinnehaltung der üblichen Inkubationszeit. Beruhigender Hinweis, daß der Mensch für das Virus nur wenig empfänglich ist, daß nur ein kleinerer Teil der Gebissenen erkrankt (höchstens etwa $1/5$), daß schleunige sachverständige Impfung weitgehenden Schutz gewährt, daß die Wahrscheinlichkeit und Gefährlichkeit etwaiger Erkrankung nach etwa 1 Monat mit zunehmender Zeit nach der Bißverletzung rasch abnehme.

**Vorbeugung.** Die durch Reichsviehseuchengesetz vorgeschriebenen sanitätspolizeilichen Maßnahmen, vor allem langdauernde Hundesperre, Tötung aller gebissenen Tiere! Versuchsweise Immunisierung der Hunde? Überhaupt auch in seuchenfreien Zeiten Bekämpfung der Hundeplage durch entsprechende Steuern, Tötung herrenloser Tiere, Verbot des freien Herumlaufens, zumindest Maulkorbzwang usw.

**Behandlung. Verhalten bei frischen verdächtigen Verletzungen bzw. Hundebissen.** a) Rasche energische **Wundversorgung**, womöglich mit örtlicher Verschorfung, bzw. Verätzung. b) **Feststellung, ob das schuldige Tier tatsächlich an Lyssa litt** und c) **schleunigste Überweisung des Verletzten zur vorbeugenden Wutschutzimpfung an das Institut für Infektionskrankheiten — Berlin, bzw. hygienisches Institut — Breslau.**

Beachte Eigenart und Sitz der Verletzung. Bes. bedenklich sind tiefe, große zerklüftete Bisse, sowie solche an unbedeckten Körperteilen (Gesicht, Hände). Schützende Kleidungsstücke mildern die gefährliche Einspeichelung der Wunde! Kopfverletzungen durchschnittlich ungünstiger als Ober- und Unterarm- sowie Beinwunden: größere Nähe bzw. leichtere durch die Schutzkräfte des Körpers weniger beeinflußbare Erreichbarkeit des Zentralnervensystems auf dem kurzen Blut-, Nerven- sowie Lymphweg.

Ausbrennen mit „Paquelin" oder tiefgreifende Ätzung mit rauchender Salpetersäure (Höllenstein wegen der oberflächlichen Wirkung weniger zweckmäßig!). Versuchsweise **Bier**sche Stauungen im Anschluß daran? Solche Methoden können bei sofortiger Anwendung nach dem Biß zumindest den Ausbruch der Erkrankung verzögern und mildern. Man darf sich aber keineswegs darauf verlassen. Evtl. Excision frischer Wunden, auch der Narben und etwa geschwollener Lymphdrüsen?

Rücksprache mit dem Kreistierarzt: Tötung bzw. Sektion des Tieres (evtl. nach vorangehender kurzer tierärztlicher Beobachtung im Käfig). Kopf und Hals evtl. als eingeschriebene Eilsendung, im Sommer mit Eis verpackt, an Institute schicken (kein Härtungsmittel, keine Desinfizienzien hinzufügen; evtl. auch des aseptisch herausgenommenen Zentralnervensystems, vor allem der Medulla oblongata, in Glycerin aufbewahrt). Dort vorläufige Lyssadiagnose, evtl. schon nach einigen Stunden, durch positiven **Befund von Negrischen Körperchen:**

Schnelleinbettung von Gehirnteilen, vor allem vom Ammonshorn oder auch nur Objektträgeraustrich- und Abklatschpräparate mit Äthylalkoholhärtung und Giemsa- bzw. Eosin-Methylenblaufärbung; fast regelmäßig und wohl nur bei Lyssa innerhalb der Ganglienzellen eigenartige Gebilde von verschiedener Größe und Gestalt, die bes. in Pyramidenzellen des Ammonshorns, des Stirnhirns und der Zentralwindungen liegen und ein oder mehrere kleine bei Doppelfärbungen sich differenzierende Körperchen enthalten. (Protozoen? Zelldegenerationen?) Bei dem nur ausnahmsweisen Fehlen von Negrischen Körperchen, auch zur Ergänzung dieses Befundes mikroskopische Kontrolle auf sog. „Tollwutknötchen" (Babes), kleine pericelluläre Lymphzellenanhäufungen um die degenerierenden Nervenzellen. Sicherstellung der Diagnose durch Verimpfung des verdächtigen Zentralnervensystems auf Kaninchen.

Die Wutschutzimpfung stellt eine aktive Immunisierung mit abgeschwächtem Lyssavirus dar, die in der relativ langen Inkubationszeit bei infizierten Verletzten ausgeführt wird und mit hoher Wahrscheinlichkeit den Ausbruch der Wundinfektionskrankheit verhindert, mitunter vielleicht auch abschwächt. Als Impfstoff dient gewöhnlich das Rückenmark von mit „Virus fixe" subdural geimpften und nach Eintritt des paralytischen Stadiums getöteten Kaninchen. Unter „Virus fixe" versteht man ein durch Tierpassage zu maximaler Giftigkeit getriebenes, von einem lyssaverendeten Hunde stammendes „Straßenvirus". In den beiden Wutschutzinstituten Deutschlands geschieht die Behandlung kostenlos, auch ambulant. Vollkommene Durchführung dauert etwa 3 Wochen; völliger Impfschutz erst nach weiteren 2—2½ Wochen; bei schweren Fällen evtl. noch eine 2. Impfserie nach 1 Monat Pause. Sicherste Wirkung also in Fällen von längerer Inkubationsdauer und damit — eine Fehlerquelle der therapeutischen Bewertung — gerade in den an sich prognostisch günstigeren Fällen (durchschnittliche Inkubationsdauer etwa $\frac{1}{2}$—2 Monate; in schwersten Fällen sogar kürzer, in leichteren mehrere Monate; nach $\frac{1}{2}$ Jahr jedoch nur noch ausnahmsweise Erkrankung!).

Verhalten bei ausgebrochener Wutkrankheit des Menschen. Wer durch Straßenvirus ausgeprägte echt hydrophobische Lyssa — das Analogon der rasenden Wut des Hundes — bekommt, stirbt wohl rettungslos in Kürze daran. Nur ausnahmsweise gibt es gutartige paralytische Formen nach Wutschutzimpfungen („Kaninchenlyssa" beim Menschen?). Demgemäß liegt die Aufgabe der Behandlung in typischen Fällen fast nur in der Milderung der Krankheitsqualen. Allgemeinbehandlung wie bei Tetanus (s. daselbst). Strengste Fernhaltung aller stärkeren und rascher einsetzenden, sensiblen Reize, vor allem sachtes Auftreten des Personals, Filzschuhe, leise Unterhaltung, geräuschloser Türverschluß, gedämpfte Beleuchtung, schonendste Untersuchung. Als Linderungsmittel: Morphium, Chloralhydrat evtl. als Klysma, zeitweise Chloroformnarkose; versuchsweise Luminal innerlich oder subcutan als Luminalnatrium (20proz wäßrige Lösung; mehrmals 1—2 ccm). Kurarebehandlung nach Penzoldt (beachte jedoch inkonstante Präparate, bedenkliche Atemmuskellähmungen; etwa 0,1—0,3 mehrmals?). Dreiste Narcoticadarreichung nur bei den „agitierten", nicht bei den paralytischen Formen. Bei Schlingkrämpfen Wasserzufuhr durch Einläufe; Nährklistiere nur bei längerer Krankheitsdauer, versuchsweise Neosalvarsan?

Eduard Müller†-Marburg.

## Malleus (Rotz).

**Vorbemerkung.** Spezifische, Immunität hinterlassende, Infektionskrankheit, die vornehmlich Pferde befällt (auch Esel und Maultiere) und von Tier zu Mensch, sowie von Mensch zu Mensch weiter übertragbar ist. Wichtigste Eingangspforten des Virus, das beim kranken Tiere meist

an Nasensekret und Geschwürseiter haftet, bilden beim Menschen, der trotz größerer Infektionsgefahr nur selten zu erkranken scheint, Haut und Schleimhäute (kleine Hautwunden, Nasenschleimhaut, auch Augenbindehaut, mitunter auch Inhalation, z. B. von infiziertem Stallstaub).
**Klinisches Bild.** Akute und chronische Verlaufsformen. Die ersteren selten und gewöhnlich letal, die letzteren häufiger und mit etwa 50 % Mortalität.

Akuter Rotz der Haut oder Nase. Nach 3—5 Tagen unter zunächst noch leichten Allgemeinerscheinungen Rotzpusteln mit anschließender schmerzhafter Lymphangitis (mitunter namentlich im Gesicht an Erysipel erinnernd): Entwicklung des speckigen Rotzgeschwürs mit ausgefressenen Rändern und ödematöser Umgebung. Rasches Hinzutreten schwerer fieberhafter Allgemeininfektionen mit typischem als Metastasen aufzufassendem Hautausschlag auf Haut und Schleimhäuten; rote, sich in Eiterpusteln umwandelnde z. B. geschwürige, gangräneszierende Papeln und akuter sekundärer Nasenrotz, d. h. schwere eitrig-geschwürige Rhinitis mit übelriechendem Sekret (Nasenschleimhaut mit tiefen zackigen Geschwüren, mit Knorpel- und Knocheneinschmelzung, erisypelatöser Anschwellung der äußeren Haut an Naseneingang). Abgesehen von den Hautrotzgeschwüren auch schmerzhafte Rotzknoten in der Muskulatur mit späterer Abscessbildung. Zu den schweren Allgemeinerscheinungen treten septische Diarrhöen, Beteiligung von Mundhöhle, Rachen, sowie der Luftwege (auch schwere Bronchitiden und Bronchpneumonien), Gelenkveränderungen, so daß Verwechslungen mit typhösen und septischen Erkrankungen, sogar mit schwerer „Polyarthritis", auch mit tuberkulösen Abcessen entstehen können. Schließlich toxische Gehirnerscheinungen auch eitrige Meningitis. Tod wohl durchschnittlich in $^1/_2$—1 Monat.

Chronischer Rotz. Leichte „occulte" Fälle, wohl erst nach Ausbau der serologischen Untersuchungsmethoden auch beim Menschen besser erkennbar. (Bei Pferden gerne in Form verkappten Lungenrotzes.) Eintrittspforte meist nicht mehr festzustellen. Schleichende Entwicklung nach viel längerer Inkubationszeit und langer, selbst jahrelanger Verlauf mit Remissionen und Exacerbationen, d. h. „sekundärem akutem Rotz". Muskuläre und subcutane schmerzhafte Rotzknoten, die zur Erweichung bzw. Abscedierung, auch Bildung kraterförmiger Geschwüre („Wurm") neigen; chronischer Nasenrotz, mit Syphilis zu verwechseln („Wassermann"), auch mit Tuberkulose (Herdreaktion, mikroskopischer Bacillennachweis in excedierten Stücken). Sowohl chronischer Haut- wie Nasenrotz sind leider noch prognostisch sehr ernste Erkrankungen, namentlich der letztere.

**Besondere diagnostische Merkmale.** Berücksichtigung des Berufs (Stallknechte, Kutscher, Abdecker, Kavalleristen, Tierärzte, Tierwärter). Tiefgreifende Ulcerationen in Nasenschleimhaut, Knoten in Haut und Muskeln, pustulöse Hautaffektionen; Sicherstellung der Diagnose durch direkten oder indirekten Erregernachweis (Virus in Ausstrichpräparaten des Eiters, vor allem zuvor uneröffneter Abscesse, im Gewebsdetritus meist sehr spärlich, deshalb Züchtungsversuch und Identifizierung durch Wachstumseigentümlichkeiten und Agglutinationsreaktionen erforderlich). Im Zentrum ausgeschnittener frischer, aus epithelialen Zellen bestehender Knötchen reichlicherer Bacillengehalt, d. h. gramnegative, den Tuberkelbacillen ähnliche, bes. leicht mit Löfflers Methylenblau sich färbende, sehr resistente Stäbchen ohne Sporenbildung. (Löffler-Schütz 1882.) Anstellung der Straußschen Reaktion: Intraperitoneale Verimpfung von Rotzmaterial bei männlichen Meerschweinchen; nach 2 Tagen nicht absolut beweisende, aber äußerst verdächtige reaktive Entzündung der Tunica vaginalis mit Hodenanschwellung, eitriger Einschmelzung und Durchbruch nach außen. Malleinprobe, nach dem Prinzip der Tuberculinreaktion (auch in Form einer Conjunctivalreaktion); kranke Tiere reagieren auf Injektionen geringster Mengen, gesunde nicht. Schließlich noch die zur Erkennung verkappter, chronischer Rotzerkrankungen äußerst wichtige Komplement-Ablenkungsmethode auf Rotz (nach Art der „Wassermannschen"; vollständige Hämolysehemmung noch mit 0,1 Serum spricht bei Pferden für Rotz!). Hierzu kommt noch ein 3. Verfahren; die Agglutinationsreaktion (fragliches Serum + aufgeschwemmte, getrocknete und zerriebene Rotzbacillen). Womöglich gleichzeitige Anwendung aller 3 Methoden!

**Vorbeugung.** Veterinärpolizeiliche Bekämpfung des tierischen Rotzes. Meldepflicht für rotzkranke und rotzverdächtige Pferde. Bei Wundinfektionen mit rotzverdächtigem Material ausbrennen (Paquelin, Glüheisen, tiefes Ausätzen, nicht mit dem oberflächlich wirkenden Höllensteinstift, sondern mit Ätzkalk, Calcium causticum fusum, Chlorzink, konzentrierter Salpetersäure, konzentrierter Karbolsäure). Wundschutz beim Menschen, die mit verdächtigen und kranken Tieren zu tun haben. — Absonderung des Kranken und des Pflegepersonals: Desinfektionsmaßnahmen.

**Behandlung.** Bisher noch keine wirksame, spezifische Therapie. Sorge für guten Ernährungszustand, versuchsweise Quecksilberschmierkuren wie bei Lues, innerlich höhere Jodkalidosen (auch Arsen- und Salicylpräparate). Örtliche: Ätzmittel (Chlorzink, Argentum nitricum, auch „Paquelin"), Exstirpation von Knoten, Spaltung von Abscessen, desinfizierende Spülungen, Jodtinkturpinselungen. Im Krankenhaus versuchsweise Röntgentherapie, Lichtbehandlung.

Eduard Müller†-Marburg.

## Trichinosis (nebst Bemerkungen über parasitäre Muskelerkrankungen).

Bei ursächlich unklaren Erkrankungen der Muskulatur denke auch an Parasiten!

Ausnahmsweise entwickeln sich fluktuierende, „elastische" Echinococcusblasen, vor allem in Rumpf- und Oberschenkelmuskulatur. Im Gegensatz zu soliden Geschwülsten, wie Lipomen, werden sie bei Muskelerschlaffung weicher und evtl. durch Probepunktion, sowie durch die begleitende verdächtige Eosinophilie, vor allem serodiagnostisch (Komplementbindungsreaktion) sichergestellt. Behandlung bei besonderer Größe oder Druck, z. B. auf Nerven: Exstirpation. Die oft multiplen Finnen können Gummen oder Atherome vortäuschen. Gleichzeitige Hautfinnen, positive Röntgenbefunde bei verkalktem Cysticercen, führen auf die richtige Fährte. Dank unserer veterinärpolizeilichen Maßnahmen, vor allem der Fleischbeschau, sind Fälle mit klinisch bedeutsamer **Trichinose** solche Seltenheiten, daß die wenigsten Kollegen darüber persönliche Erfahrungen besitzen und Gefahr laufen, gelegentliche Einzelfälle und Endemien zu verkennen.

**Kennzeichen frischer Trichinose.**

Auftreten meist in kleineren oder größeren Endemien, früher wohl oft unter den Bildern von Wurstvergiftung, nach Genuß von trichinenhaltigem Schweinefleisch, selten: Hunde, Katzen, Füchse, Bären (Schinken). Evtl. Trichinennachweis in noch vorhandenen Fleischresten. Zur Untersuchung bes. geeignet: Sehnennähe von Zwerchfell, Intercostales,

Kaumuskulatur. Kleine Muskelstücke zwischen Glasplatten platt drücken; 30—40fache Vergrößerung.

Gastro-intestinales Vorstadium der Erkrankung. Die Trichinae spirales im Schweinefleisch werden nach Kapselauflösung durch menschlichen Magensaft zu geschlechtsreifen Trichinen, die sich im Darm begatten (Darmtrichinen). Das befruchtete Weibchen dringt vermutlich in die Darmwand ein und gebärt unmittelbar in die Chylusgefäße schon nach 5—7 Tagen hunderte junger Trichinen. Der klinische Ausdruck dieses Vorganges ist eine Magendarmstörung mit Übelkeit, Erbrechen, meist Durchfall, mitunter auch Verstopfung, Druckgefühl im Leibe, Mattigkeit und mit auffälliger, wohl „toxischer" Muskelschwäche schon vor Einwanderung der Trichinen.

Das etwa 1$\frac{1}{2}$ Wochen nach der Infektion einsetzende, mitunter 1 Monat und länger dauernde Stadium der Blutüberschwemmungen mit jungen Trichinen und der Trichinenansiedlung in der quergestreiften Muskulatur. Durch den Lymphapparat gelangen die Trichinen nach Passage des Ductus thoracicus in den Blutkreislauf; sie überschwemmen den ganzen Körper — oft wohl Millionen an der Zahl — und siedeln sich infolge einer noch unaufgeklärten „Affinität" in den Primitivbündeln der quergestreiften Muskulatur an. Rasches Wachstum der jungen Parasiten in der Muskulatur mit allmählicher spiraliger Aufrollung ohne daselbst vorläufig gröbere makroskopische Veränderungen zu setzen. Die klinische Folge dieses Vorganges ist zunächst ein hoher Fieberanstieg bis 40° und darüber ohne ausgesprochene Schüttelfröste, aber mit anschließender „Kontinua". Als Allgemeinsymptome des infektiösen Prozesses ferner: auffällige Schweiße, Schlaflosigkeit, langdauernde stark-positive Diazoreaktion, Ödem des Augenlides und des Gesichts, mitunter sogar Milztumoren. Charakteristisch: auffällige Schmerzhaftigkeit hartgespannter Muskelgruppen, bes. bei Druck und aktiven Bewegungen. Deshalb ängstliche Vermeidung jeder Bewegung, gezwungene Haltung. Lieblingssitz: Beugemuskulatur, bes. Biceps; Beugekontrakturen. Mitbeteiligung der Augenmuskulatur setzt Augenschmerzen und Erschwerung der Augenbewegung; der Kaumuskulatur: Trismus und Schluckbeschwerden; der Atemmuskulatur: Heiserkeit und gefahrdrohende Dyspnoe (häufig Bronchitis; überhaupt gefährliche Mitbeteiligung der Respirationsorgane). Begleitsymptome sind: Reiz- und Ausfallserscheinungen von seiten der peripherischen Nerven, wie neuralgische Schmerzen, Paresen, vorübergehender Verlust von Sehnenreflexen, auch Kernigsches Symptom; ferner Hautaffektionen, wie Jucken, Urticaria, Herpes, Ekchymosen, Milliaria; schließlich noch starke Beinödeme, hauptsächlich eine Folge der allgemeinen Zirkulationsstörung. Nur gelegentlich tastbare Milzschwellungen; leichtere Nierensymptome. Graduelle Verschiedenheiten dieser Phase, vom leichteren „Rheumatismus" bis zu lebensgefährlichen „typhösen" Zustandsbildern! Prognostisch ernste Fälle beruhen vornehmlich auf Massenhaftigkeit der Infektion. Tödlicher Ausgang gewöhnlich gegen Ende des ersten, bzw. Anfang des zweiten Krankheitsmonats (bis 20% Mortalität und mehr, je nach Schwere der Endemie). Die Rekonvaleszenz oft lange dauernd; Einkapselung der eingedrungenen Trichinen zunächst bindegewebig, dann mit Kalkeinlagerung. Genesung unter Nachlassen des Fiebers, der Schweiße usw.; als Restbilder gerne Muskelschwäche, Bewegungsstörungen, „Muskelrheumatismus"; auch Störungen der elektrischen Muskelerregbarkeit (dann evtl. auch positive Röntgenbilder).

Die fast regelmäßige, ausgesprochen eosinophile Leukocytose, bes. vom Zeitpunkt der Blutüberschwemmung mit Trichinellen an. (Ver-

schwinden der Eosinophilie bei Mischinfektionen und „sub finem" möglich!).
Meist nur mäßige Leukocytose, aber hochgradige relative Zunahme der
Eosinophilen auf 20—60% und mehr gegenüber 2 und 4% (meist geringere
Zunahme u. a. bei Helmintiasis, auch Oxyuren und Ascariden, Echinokokkus; bei Hautleiden, wie Urticaria, Psoriasis; bei exsudativer Diathese des
Kindesalters; nach Einspritzung artfremden Serums z. B. Diphtherie-Heilserum, sowie in der Rekonvaleszenz nach Infektionskrankheiten, insbes.
nach Scharlach; hochgradige Eosinophilie höchstens noch beim Lymphogranulom, mäßige auch beim gewöhnlichen Muskelrheumatismus).
Nachweis der im Blute kreisenden Trichinellen nach
Stäubli: Entnahme von 5 ccm Blut durch Venenpunktion; Einfließen in
mehrfaches Volumen 1 proz. Essigsäure bis zur Auflösung der roten Blutkörperchen; scharfes Zentrifugieren; Sediment mit Pipette auf Objektträger,
evtl. Fixierung mit absolutem Methylalkohol und Färbung nach Giemsa.
— Trichinennachweis im Stuhl mißlingt; evtl. Probeexcision eines
befallenen Muskelstückes mit sachverständiger mikroskopischer
Untersuchung. Die spezifische Serodiagnostik befindet sich noch im Ausbau.
**Verwechslungsmöglichkeiten.** Muskelrheumatismus (dagegen sprechen u. a.: die gastrointestinalen Vorläufer, Befallensein zahlreicher Muskelgruppen, insbes. der Beuger-, schwere Allgemeinerscheinungen, Diazoreaktion, hochgradige Eosinophilie). Gelenkrheumatismus (günstige Reaktion auf Salicyl; Gelenke bei Trichinosis frei, nur Schmerzen in Gelenknähe durch Vorliebe der Trichinen für Gegend der Sehnenansätze). Brechdurchfall (dagegen das 2. Stadium mit schweren Muskelerscheinungen,
Eosinophilie), Typhus und Paratyphus (oft schwierige Unterscheidung!
Bei typhösen Erkrankungen jedoch die bekannten bakteriologisch-serologischen Blutbefunde — erschwerte Deutung bei Typhusgeimpften! —,
Leukocytenverminderung mit Zurücktreten der Eosinophilen, sowie Roseolen auch deutlich palpable Milztumoren. Bei Trichinosis auffällige Schweiße
starke Schlaflosigkeit, Lid- und Gesichtsödem, hochgradige Eosinophilie
mit Leukocytose, Trichinennachweis im Blut). Dysenterie (auch bei
Trichinosis mitunter blutigschleimige Entleerungen, aber charakteristisches
2. Stadium; beachte die bakteriologischen Ergebnisse der Stuhluntersuchung bei Dysenterie, sowie den Tenesmus und das Fehlen starker Eosinophilie). Cholera (bei beiden Erkrankungen stürmische Magen-Darmerscheinungen im Beginn mit anschließenden Muskelschmerzen; rasches
positives Ergebnis der Stuhluntersuchungen bei der Cholera). Epidemische Kinderlähmung (auch hier gastrointestinales Vorstadium mit
trügerischer Hyperästhesie; jedoch keine grobe Eosinophilie, rasch anschließende schlaffe Paralysen), sog. Dermato-Myositis (Pseudotrichinosis: ursächlich unklare, vielleicht ebenfalls parasitäre Erkrankung mit
schmerzhafter Steifigkeit der Muskulatur und hartem, derbem, kaum eindrückbarem Hautödem, namentlich über den befallenen Muskelgruppen.
Freibleiben der Gelenke, gleichzeitig mitunter Milztumor und Albuminurie.
Gefahrdrohende Mitbeteiligung der Schling-, Kehlkopf- und Atemmuskulatur wie bei Trichinosis; bei letzterer jedoch evtl. Endemien, anfängliche
Magen-Darmstörungen, hochgradige Eosinophilie, Möglichkeit des Parasitennachweises im Blute, sowie durch Excision von Muskelstückchen, bes.
vom Biceps).
**Prophylaxe.** Allgemeine. Fleischbeschau (30—40fache Vergrößerung
zwischen Glasplatten plattgedrückter Muskelstücke aus den Lieblingsorten:
Zwerchfell, Zunge, Kehlkopfmuskulatur in Sehnen- bzw. Knochenansatznähe). Beachte Trichinenmerkblatt des Reichsgesundheitsamtes! Vernichtung trichinösen Fleisches; nicht verfüttern; keine Schweinemästung
in Abdeckereien; Bekämpfung der Rattenplage in Stallungen.

**Persönliche Vorbeugung.** Vermeide den Genuß rohen und halbrohen Schweinefleisches. Durchbraten und Garkochen! Letzteres bis zur ausgesprochenen Graufärbung auch der mittleren Partien. Räucherung, Gefrieren des Fleisches schützt kaum, Einpökeln unsicher und erst nach längerer Zeit, mit Sicherheit aber starkes Erhitzen!

**Behandlung.** Anzeigepflicht bei Erkrankungen und Todesfällen! Anfängliches Erbrechen und Durchfall, möglichst nicht beseitigen (Abwehrmaßnahmen des Organismus zur Herausbeförderung noch vorhandener Darmtrichinen). Im Krankheitsbeginn, bes. bei Obstipation, mehrere Tage reichlich Laxantien, auch große Ricinusdosen, Kalomel und hohe Klistiere. Aussicht auf Herausbeförderung der Darmtrichinen allerdings gering (Eindringen derselben in die Darmwand; Stühle gewöhnlich trichinenfrei!). Medikamente. „Wurmmittel" ohne Erfolg. Versuchsweise große Alkoholdosen bis $1/4$ l Cognac täglich (Trichinenschädigung schon durch verdünnten Alkohol!). Innerlich Glycerin(?) bis 150 g täglich; eßlöffelweise; Benzol? 1 Woche und länger 4—6 g (am besten mit Olivenöl $\overline{aa}$); in Gelatinekapseln zu 0,5 nach dem Essen oder: Benzol 6,0 Muc. gumm. arab. 25,0; Succ. liquir. 8,0; Aqua menth. pip. ad 120,0. Umschütteln; 1—2 stündlich 1 Eßl. Auch Thymol? (vgl. Abschnitt Anchylostoma). Besser Palmitinsäure Thymolaester (Ellinger; Firma E. Merck-Darmstadt). Morgens nüchtern und vor jeder Mahlzeit 2 Teel. voll in Milch, Kaffee, Kognak (in verspätet erkannten Fällen neben per os auch intramuskuläre Einspritzungen von 3—5 ccm, 2 mal täglich?). Intravenöse Salvarsanbehandlung? Während des 2. Stadiums sorgfältigste Allgemeinpflege mit besonderer Berücksichtigung des Ernährungszustandes und des Herzens. Gegen die Schmerzen Morphium, protrahierte warme Bäder, Einreibungen mit Chloroformöl; „Schröpfen". Bei Schluckstörungen evtl. Schlundsonde. Gegen die Schweiße kühle Waschungen, Abreibungen mit Essigwasser, Veronal, Agarizin. Gegen die Schlaflosigkeit: Hypnotica wie Luminal, Mischpulver von Veronal 0,3; Aspirin 0,5; Pantopon 0,01 bis 0,025.

**Nachbehandlung.** In der Rekonvaleszenz mit Bädern (Solbäder, Badekuren), Gymnastik, Massage, Arsen, Eisen.

Eduard Müller†-Marburg.

## Psittakose (Papageienkrankheit).

**Definition.** Akute, meist ähnlich einer Grippepneumonie verlaufende Infektionskrankheit, die oft mehrere Mitglieder des gleichen Haushaltes gleichzeitig befällt. Sie wird von spezifisch erkrankten oder infizierten Papageien, seltener von Mensch zu Mensch übertragen.

**Vorbemerkung.** Papageien erkranken in Südamerika oder auf dem Transport von dort zuweilen mit schweren, oft blutigen, schleimigen oder grünlichen Diarrhöen. Apathie, Freßunlust, gesträubtes, mit Exkrementen beschmutztes Gefieder, im zweiten Stadium Dyspnoë und röchelnde Atmung charakterisieren die fast stets tödliche Erkrankung der Vögel. Außer Papageien erkranken auch Sittiche. Ob wild lebende Papageien an Psittakose erkranken, ist ungewiß. Jedenfalls fördert das enge Zusammenhausen in Transportkäfigen die Ausbreitung der Seuche unter den Tieren. Es gibt eine Reihe von Papageienseuchen, von denen jedoch nur eine auf Menschen übertragbar zu sein scheint.

**Geschichte.** 1879 erste durch frisch importierte Papageien verursachte Psittakosehausepidemie beobachtet (Ritter). 1891 größere Epidemie in Paris. Aus kranken Papageien züchtete Nocard einen dem Bacterium enteritidis Gärtner nahestehenden Keim, der jedoch nur einmal bei psittakosekranken Menschen gefunden wurde. 1930 Auftreten zahlreicher kleiner

Epidemieherde in Deutschland infolge Imports psittakosekranker Papageien. Bei diesen Krankheitsherden blieben überall die Versuche, Paratyphusstämme als Erreger zu finden, ergebnislos. Es kann vielmehr als sicher gelten, daß der Erreger ein filtrierbares Virus ist, mit dem die Übertragung der Seuche von Tier zu Tier per os oder per injectionem unschwer gelingt. Möglicherweise sind die Erreger allerkleinste, filtrierbare Keime, wie sie Levinthal in der Perikardflüssigkeit kranker Papageien fand.

Die Übertragung der Erreger auf den Menschen erfolgt durch Kot, Sputum, Speichel der kranken Tiere, und zwar nicht nur durch Kontakt, sondern auch durch Zerstäubung des Virus, möglicherweise auch durch Insekten.

**Klinische Erscheinungen.** Das Krankheitsbild beim Menschen gleicht dem einer schweren Grippepneumonie und ist von dieser weder klinisch noch bakteriologisch unterscheidbar. Diagnose nur möglich bei gehäuftem Auftreten und bei Nachweis eines kranken oder verdächtigen Papageis in der Umgebung des Patienten.

**Inkubation.** Ca. 8—12 Tage. Beginn mit Mattigkeit, Kopfschmerz, Übelkeit, zuweilen Erbrechen, Rückenschmerzen. Langsam ansteigendes unregelmäßiges Fieber. Über den Lungen bei geringer Dämpfung reichliche klingende feuchte Geräusche. Auffallend selten Auswurf, dabei starker quälender Hustenreiz, Brustschmerzen, zuweilen trockene Pleuritis. Im Mund oft membranöse oder ulceröse Veränderungen. Im Gegensatz zur Erkrankung der Papageien spielen Durchfälle keine Rolle. Ungewöhnliche Muskelschwäche. Häufig tiefe Benommenheit, Schlafsucht, Delirien. Unter zunehmender Kreislaufschwäche tritt bei einem Drittel der Fälle in der 2.—3. Woche der Tod ein, bei den übrigen langsame Rekonvaleszenz. In der Regel ergibt das Blutbild Leukopenie mit Linksverschiebung, relative Lymphopenie. Im Harn Eiweiß und vermehrtes Urobilinogen. Diazoreaktion nur bei schweren Fällen.

**Pathologische Anatomie.** Große Ähnlichkeit des autoptischen Gesamtbildes mit dem nach schweren Grippeerkrankungen: Lobulärpneumonische Herde und degenerative Veränderungen in Leber, Milz, Nieren. Am Zentralnervensystem wurden teils keine Veränderungen gefunden, teils multiple Erweichungsherde.

**Differentialdiagnose.** Verwechslung mit Grippepneumonie oder Pneumotyphus unvermeidlich, solange Zusammenhang der Fälle mit erkrankten Papageien nicht nachgewiesen.

**Prognose.** Letalität ca. 30%. Schwere Beteiligung des Zentralnervensystems und schnelle Ausbreitung der pneumonischen Prozesse trüben die Prognose besonders.

**Prophylaxe.** Sperrung der Papageieneinfuhr aus infizierten Ländern, mindestens Quarantäne für alle frisch importierten Papageien und Sittiche. Meldung und Isolierung aller kranken Papageien. Überwachung des Schmuggel- und Hausierhandels mit Papageien. Belehrung des Publikums. Niemals sollten Papageien vom Munde gefüttert werden, um so mehr als Tiere, die schon 1—2 Jahre in derselben Familie waren, angeblich infektiös geworden sind.

**Therapie.** Stützung des Kreislaufes mit Coffein, Campher, Kardiazol. Gegen die Lungenerscheinungen 2 mal täglich eine Ampulle Transpulmin intramuskulär. P. Neukirch-Düsseldorf.

# Allergie, Anaphylaxie, Idiosynkrasie.
Von Professor Dr. **H. Schmidt-Schleicher**-Marburg.

Unter **Allergie** verstehen wir eine spezifische von der Norm in zeitlicher, qualitativer und quantitativer Weise abweichende Reaktionsfähigkeit eines Organismus gegenüber der enteralen oder parenteralen Zufuhr einer Substanz, wobei die Art der Reaktion nicht durch die besonderen chemischen oder pharmakologischen Eigenschaften der die Reaktion auslösenden Substanz, sondern stets nur durch den reagierenden Organismus bedingt ist. Die Allergie ist an das Vorhandensein von Antikörpern oder Reaginen in weiterem Sinne gebunden. Es können also nur Stoffe eine Allergie erzeugen, die die Zellen zur Bildung von Reaginen veranlassen können, weswegen man solche Stoffe allgemein als Allergene bezeichnet.

Bei den Allergenen können wir die eigentlichen Antigene im Sinne der Immunitätslehre von den Nichtantigenen unterscheiden. Antigene sind kolloide Stoffe, die als blut- und zellfremde Elemente bei parenteraler Einverleibung die Zellen zur Bildung von Antikörpern anregen. Da die Zellwand für diese kolloiden Antigene nicht durchlässig ist, so kann man annehmen, daß die Antigen-Antikörperreaktion an der Zellwand stattfindet und die Antikörper auch teilweise in die Blutbahn abgestoßen werden. Antigene in diesem Sinne sind alle Eiweißkörper und deren oberste Abbaustufen, soweit die Zellwand für ihre Molekülgröße nicht durchgängig ist. Es steht fest, daß auch chemisch wohl definierte Stoffe, wie z. B. Aspirin, Jodoform, gewisse Farbstoffe wie Ursol, ferner Chinin, Schwermetallsalze wie Nickelsulfat usw. eine spezifische Allergie hervorrufen können. Wir müssen annehmen, daß auch diese Nicht-Antigene Antikörper oder allgemeiner Reagine in den Zellen bilden können, dies aber in der Regel nur bei dazu disponierten Personen tun, während die parenterale Zufuhr echter Antigene stets Antikörperbildung veranlaßt. Die Reagine gegen Nichtantigene sind in der Regel zellständig; die Allergie entsprechend eine rein celluläre. Sie können aber auch gelegentlich in der Blutbahn vorübergehend vorkommen und somit passiv übertragbar sein. Wir kennen aber auch nicht antigene Stoffe, die dadurch auch echte Antikörperbildung hervorrufen, daß sie sich mit Eiweißstoffen fest verbinden und nun als blutfremde Eiweißstoffe entsprechende Antikörperbildung veranlassen (z. B. Jodallergie). Andererseits kann aber das Eiweiß nur lose (adsorptiv) an den betreffenden Stoff gebunden sein und diesem dadurch Antigencharakter verleihen, daß die Zellwand für ihn impermeabel wird und die Abwehr nicht durch den inneren Zellmechanismus möglich ist, sondern nur durch Wandständige oder in das Blut abgegebene Antikörper. Für solche Antigene, unter die wir bes. die Lipoide zu rechnen haben, dient das Eiweiß nur als Schlepper. Man bezeichnet sie als Haptene, denn sie vermögen allein, ohne Eiweiß, keine Antikörper zu bilden, wohl aber können sie diejenigen

Antikörper binden, deren Bildung sie in Form der Eiweißverbindung veranlaßt haben. Von den echten Antigenen führt über die Haptene zu den nicht antigenen Stoffen ein kontinuierlicher Weg und dementsprechend werden wir sehen, daß es zwischen der Allergie im allgemeinen Sinne und der Anaphylaxie und Idiosynkrasie in engerem Sinne keine scharfe Grenze gibt.

Als **Idiosynkrasie** in engerem Sinne bezeichnet man die Allergie gegen Nichtantigene, in weiterem Sinne auch eine extrem hochgradige Allergie gegen echte Antigene. Beispiele für die ersten sind: Idiosynkrasie gegen Jodoform, gegen Ursol bei Pelzfärbern, gegen Primeln, gegen Aspirin; für die zweite: Idiosynkrasie gegen Pferdeeiweiß, Heufieber. Die Allergie gegenüber echten Antigenen läßt sich experimentell bei Tieren leicht herstellen und kommt auch beim Menschen zustande. Man bezeichnet sie als **Anaphylaxie.** Sie läßt sich durch erneute Zufuhr des Antigens leicht nachweisen. Je nach Art und Menge des reinjizierten Antigens lassen sich Shock und andere allgemeine Reaktionen, wie auch lokale Reaktionen hervorrufen. Übersteht das Tier den Shock, so ist es desensibilisiert oder antianaphylaktisch und kann in diesem Zustande eine erneute Antigenzufuhr reaktionslos vertragen. Nun braucht der die Reaktion auslösende Stoff nicht notwendig der gleiche Stoff zu sein, der die Allergie bedingt hat. Die Allergie ist oft nicht gegen den Gesamtkomplex des Antigens gerichtet, sondern nur gegen bestimmte Molekülgruppen (Receptoren) in demselben, so daß andere Stoffe mit gleichem Receptor trotz verschiedenster Gesamtstruktur doch die allergische Reaktion auslösen können. Das wesentliche ist stets das Stattfinden einer Antigen-Antikörperreaktion und dazu genügt, daß das Antigen einen dem vorhandenen Antikörper entsprechenden Receptor im Sinne Ehrlichs hat. Daher vermag auch ein Hapten eine allergische Reaktion auszulösen und den Organismus zu desensibilisieren.

Bei der eigentlichen Idiosynkrasie sind die Reaktion auslösenden Stoffmengen ganz außerordentlich klein und gerade darin und in dem Umstand, daß es sich vielfach um Stoffe handelt, die in sehr viel größeren Dosen bei normalen Menschen ohne jede nachweisbare allergisierende und krankheitsauslösende Wirkung gegeben werden können, lag das Rätselhafte der Idiosynkrasie. Wir kennen heute mit der Sicherheit eines Experimentes auftretende Gewerbeidiosynkrasien (gegen Mehl bei Bäckern, gegen Ipecacuanha bei Apothekern, gegen Ursol bei Pelzfärbern) bei vorher normalen Menschen und man hat experimentell gegen Primel eine Idiosynkrasie (Dermatitis) bei fast allen Versuchspersonen erzeugen können. Nur bedarf es dazu eines viel längeren, intensiveren Kontaktes mit dem betreffenden Allergen, als sich anamnestisch bei vielen an Idiosynkrasie leidenden Menschen feststellen läßt. Die spontan in die Erscheinung tretende Idiosynkrasie ist fast in der Hälfte der Fälle erblich bedingt. Vererbt wird in der Regel die Anlage, gegen gewisse Stoffe bei der ersten Berührung mit ihnen, spezifische Antikörper zu bilden. Vielleicht kommt dazu eine gesteigerte Durchlässigkeit der Haut und Schleimhäute für Stoffe, die normalerweise nicht parenteral dahin gelangen. Bei sonst normalen Menschen kann dies nur vorübergehend bei Entzündungsvorgängen vorkommen oder bei ganz excessivem Genuß z. B. von rohen Eiern, Kaviar usw., wodurch dann eine Idiosynkrasie entstehen kann. Bei maximal disponierten Menschen genügt wahrscheinlich ein einmaliger Reiz von äußerst geringer Stoffmenge, um die spezifische Sensibilisierung zu erzeugen und es ist anamnestisch meist nicht möglich, darüber etwas zu erfahren, zumal die biologische Spezifität gegen gewisse Receptoren es bedingen kann, daß der reaktionsauslösende Stoff nicht der gleiche zu sein braucht, wie der sensibilisierende. Damit steht im Zusammenhang, daß die Idiosynkrasie bei einem Menschen sehr oft gegen mehrere recht verschiedenartige Stoffe gerichtet sein kann (z. B. Hühnereiweiß, Erdbeeren, Pferdehautschuppen usw.). Wie sich bei der Anaphylaxie eine Desensibilisierung durchführen läßt, so kann dies auch bei der menschlichen Idiosynkrasie (z. B. Heufieber) erreicht werden, wenngleich dies im allgemeinen sehr viel schwieriger ist wegen der Berücksichtigung des individuellen Grades der Allergie und der zeitlichen und resorptiv verschiedenartigen Eigenschaften des Allergens.

Es ist also berechtigt, bei allen Erscheinungsformen der Allergie im allgemeinen, sowie der Anaphylaxie und Idiosynkrasie im besonderen, klinisch eine an sich symptomlose Krankheitsbereitschaft und eine erst durch eine Antigen-Antikörperreaktion ursächlich hervorgerufene Krankheit zu unterscheiden. Es ist also das Antigen an und für sich unschädlich und erst die Reaktion mit dem spezifischen Antikörper verursacht die Erkrankung oder mit anderen Worten: Ein Organismus ist genau genommen nicht überempfindlich gegen z. B. Pferdeeiweiß, sondern gegen die erneute Zufuhr von Pferdeeiweiß. Nach der Desensibilisierung kann das Eiweiß ja wieder glatt vertragen werden. Wie kommen nun durch eine Antigen-Antikörperreaktion die mannigfachen klinischen Erscheinungen der allergischen Reaktion zustande?

Die bei der Reinjektion der Substanz, die die Allergie hervorgerufen hat, auftretenden Erscheinungen sind cellulärer Natur. Das Antigen schädigt die Zellen wahrscheinlich erst dadurch, daß es der Zellmembran die dort sitzenden Antikörper entreißt. Dagegen schützen die frei im Serum befindlichen Antikörper nicht, denn das Antigen vermag eine große Vielheit von Antikörpern an sich zu reißen. Daher ist der Ablauf der klinischen Erscheinungen bei der allergischen Reaktion ganz unabhängig von der jeweiligen chemischen Natur des Allergens, sondern nur abhängig von den beteiligten Zellgruppen. Bes. betroffen sind die Endothelzellen und die glatte Muskulatur. Erstere wohl direkt und letztere indirekt auf dem Wege des autonomen Nervensystems. Bei Menschen sind verschiedene Zellkomplexe beteiligt, wie wir bei der Idiosynkrasie sehen werden. Neben den maximal empfindlichen Endothelien ist doch zweifellos der größte Teil der Zellen des Gesamtorganismus antikörperhaltig. So auch die Hautzellen. Wird das Allergen subcutan reinjiziert, so kann es zu Ödem, Infiltration mit evtl. Hämorrhagie und schließlich zu einer scharf abgegrenzten Nekrose kommen (Phänomen von Arthus). Desgleichen sind die Quaddelbildung bei der intracutanen Reinjektion des Allergens bei allergischen Menschen, ebenso wie die bei Nahrungsmittelidiosynkrasien oder bei der Serumkrankheit auftretenden urticariellen Hauterscheinungen nur Ausdruck einer lokalen durch Antigen-Antikörperreaktion hervorgerufenen Zellschädigung.

## Die Idiosynkrasien.

Nach dem oben Gesagten können wir definieren: Idiosynkrasie ist eine meist auf ererbter Grundlage aktiv erworbene extrem gesteigerte Überempfindlichkeit gegenüber kleinsten Mengen verschiedenartigster, für andere Menschen selbst in größeren Mengen unschädlicher Stoffe, deren Symptomenkomplex ein charakteristischer und unabhängig von der pharmakologischen Wirkung und chemischen Natur des betreffenden Stoffes ist.

Es ist kaum möglich, die Stoffe namentlich anzuführen, die als Allergene für die Idiosynkrasie in Betracht kommen, da es kaum einen Stoff gibt, der nicht gelegentlich bei dazu disponierten Menschen als Allergen zu wirken imstande wäre. Es sollen hier nur solche Stoffe erwähnt werden, gegen die relativ häufig Idiosynkrasie beobachtet wird.

Nahrungsmittel. Erdbeeren, Pilze, Miesmuscheln, Krebse, Austern, Kaviar, Fische, Eier, Honig, Mehl, Reis, Buchweizen, Spargel usw.
Organische Stoffe von Tieren. Roßhaare, Pferdehautschuppen, Kaninchen- und Meerschweinchenhaare und Hautschuppen, Federn usw.
Pflanzliche Stoffe. Pollen, Primeln, Rhus toxicodendron (Giftefeu), Humulus Lupulus (Hopfen), Kapok u. a.
Arzneimittel. Chinin, Jod, Veronal, Sulfonal, Aspirin, Luminal, Antipyrin, Arsen (Salvarsan), Chrysarobin u. a.
Gewerbliche Stoffe. Ipecacuanha (bei Apothekern), Mahagoni, Teak, Santal-, Satinholz (bei Schreinern); Opiumderivate (in Alkaloidfabriken); Phaseolus vulgaris (Bohnenkrätze in Konservenfabriken); Terpentin (bei Polierern); Nickelsulfatdermatitis, Zinkfieber in Gießereien; Ursol (bei Pelzfärbern) usw.

Klimaallergene (abiurete Stoffe unbekannter Art in der Luft). Der allergische Symptomenkomplex umfaßt neben Allgemeinsymptomen wie Kollaps, Shock, cerebrale Krämpfe, Asthma, Erbrechen, Durchfall, bes. Symptome der Haut und Schleimhäute wie Juckreiz, Urticaria, Ödem, Hämorrhagien, Ekzem, Nießreiz, Schnupfen, Conjunctivitis usw. Daneben ist auch das Blut- und Gefäßsystem beteiligt mit Blutdrucksenkung, Vasomotorenlähmungen allgemeiner und lokaler Natur, Exsudationen usw. Im Blute kommt es zu Leukopenie und Eosinophilie und zu Erscheinungen, die man als kolloidoklasische Krise zusammengefaßt hat, um damit auszudrücken, daß Störungen im kolloidchemischen Gleichgewichtszustand der Blutkolloide eintreten. Dieser ganze Komplex kann in mehr oder weniger deutlicher Form auftreten. Meist kommt es aber nur zur Entwicklung von bevorzugten Symptomgruppen. Dies hängt einmal mit der Natur des Allergens insofern zusammen, als sich z. B. die Symptome der Arzneimittelidiosynkrasie bevorzugt auf der Haut abspielen, dann aber auch mit der Art der Aufnahme des betreffenden Stoffes (Atmung, Nahrung, Berührung mit der Haut) und bes. mit der individuellen Konstitution, insofern bei verschiedenen Menschen das gleiche Allergen eine allergische Reaktion ganz verschiedener Zellgruppen hervorrufen kann. Es lassen sich daher die Symptombilder der allergischen Reaktionen in drei voneinander nicht scharf abgrenzbare Typen einteilen:

Der asthmatische Typus. Dieser ist der häufigste, aber auch am schwersten therapeutisch beeinflußbare. Hier steht im Vordergrund des Symptombildes das „Bronchialasthma", welches auch allein vorkommen kann und neuerdings in vielen Fällen als allergisch bedingt angesehen wird. Vielfach besteht außerdem Schnupfen, Conjunctivitis, und bei ganz akut verlaufendem Reaktionsablauf können Kreislaufstörungen, cerebrale Symptome bis zum Kollaps vorkommen und eine allgemeine Urticaria sich anschließen. Dem Bronchialasthma kann eine Überempfindlichkeit gegen sehr verschiedene Stoffe zugrunde liegen. Neben Arznei- und Nahrungsmitteln sind es vorwiegend tierische Stoffe in Pferdehautschuppen, tierischen Haaren und Federn, ferner Pflanzenpollen (Heufieber) und sog. Klimaallergene.

Fast sämtliche Asthmatiker geben eine positive Hautreaktion nach cutaner oder intracutaner Anwendung von Extrakt aus menschlichen Kopfhautschuppen (1 g frische Schuppen + 100 ccm NaCl-Lösung; nach 24 Stunden Zusatz von 0,5 % Phenol und keimfreie Filtration). 0,05 ccm intracutan auf Beugeseite des Unterarms und Kontrolle mit dem reinen Lösungsmittel am andern Arm. Ist nach $^{1}/_{2}$ Stunde die Quaddel stärker als die Kontrolle, so spricht dies ganz allgemein für eine allergische Diathese; denn die Kopfschuppen scheinen eine unspezifische Substanz zu erhalten, die allgemein bei Allergischen eine Reaktion verursacht. Die eigentliche Causa nocens des Asthmas zu finden ist selten möglich. Manchmal führt eine anamnestische Ausforschung zur Verdächtigung einer Reihe von Stoffen, deren ätiologische Rolle man dann durch cutane oder intracutane Einspritzungen von Extrakten derselben klarstellen könnte, wenn nicht die Zahl dieser Stoffe sehr groß wäre. Dazu kommt, daß die Haut eines Asthmatikers meist auf sehr viele und sehr verschiedenartige Stoffe positiv anspricht. Findet man aber einen bestimmten als Allergen für das Asthma in Betracht kommenden Stoff in der Nahrung oder der Umgebung des Kranken, so ist systematische Fernhaltung desselben die geeignetste Therapie; daneben kann eine Desensibilisierung versucht werden (s. u.).

Nach Storm van Leeuwens Miasmentheorie des Asthmas enthält die Luft sog. Klimaallergene in minimalen Spuren und Aufenthalt in einem miasmenfreien Zimmer, in das durch geeignete Maßnahmen nur allergenfreie Luft eindringen kann, läßt typische Klimaasthmatiker beschwerdefrei sein. Vielfach treten Asthmaanfälle nur nachts auf. Es ist dann u. a. an das Füllmaterial des Bettzeuges zu denken (Seegras, Kapokfasern mit Schimmelpilzen, Roßhaar).

**Die gastro-intestinale Form.** Hier stehen Symptome des Magen-Darmkanals im Vordergrund, die durch dessen tonische Kontraktionen mit begleitenden Exsudationen aus den stark erweiterten Darmcapillaren bedingt sind. Klinisch kommt es zu Erbrechen, Durchfällen, die hämorrhagischer Natur sein können mit und ohne Kolik, ferner zu Kollaps mit evtl. Koma. Bei Fällen hochgradigster Allergie können Ödeme der Lippen, Zunge, des Schlundes und der Glottis eintreten, die bedrohlichen Charakter annehmen können. Außerdem können Erythem und Urticaria der Haut hinzukommen. Diese Form beobachtet man öfters bei hochgradiger Allergie gegen gewisse Nahrungsmittel.

**Die dermatogene Form.** Hier kann mitunter die Haut ausschließlich beteiligt sein, während bei den beiden anderen Formen die Haut oft mitbeteiligt ist. Das typischste Symptom ist die Urticaria, die alle Formen bis zur Blasenbildung annehmen kann; dann aber auch das Ekzem, sowie Pruritus. Diese Symptome können sowohl im Anschluß an die Aufnahme gewisser Nahrungsmittel und Arzneien auftreten, aber auch durch Berührung mit pflanzlichen und mancherlei gewerblichen Stoffen. Bei der als Serumkrankheit bezeichneten allergischen Reaktion gegen parenteral einverleibtes artfremdes Eiweiß ist die Urticaria das häufigste Symptom.

**Diagnose.** Ist der Krankheitszustand als eine allergische Reaktion erkannt, so gilt es durch sorgfältige Anamnese und evtl. durch Hautproben die Causa nocens ausfindig zu machen. Für die Hautprobe kommt nur das cutane Verfahren mit dem Pirquetschen Bohrer in Frage. Am besten eignet sich dazu die Haut des Oberarms. Die intracutane Einspritzung kann bereits schwere Allgemeinreaktionen auslösen. Aus den betreffenden Stoffen werden Extrakte hergestellt, wobei das wesentliche ist, die Fettstoffe zu entfernen und die Allergene durch Wasser mit mehr oder weniger Alkali in Lösung zu bekommen. Sie können daraus durch Säure gefällt und in Trockenform gebracht werden[1]. Bei allen diagnostischen Hautproben ist die Kontrollreaktion am andern Arm unerläßlich. Ekzemauslösende Stoffe können auch in Form von lokalen Umschlägen benutzt werden, wobei die Reaktion nach 24 Stunden zu beobachten ist. Allergische Cutanreaktionen treten meist sofort innerhalb der ersten Stunden auf, zu einer Zeit in der die traumatische Kontrollreaktion (bes. bei Personen mit Dermographie) noch auf der Höhe ist. Daher ist Vorsicht in der Deutung einer

---

[1] Solche „Diagnostic Protein Extracts" liefern Parke, Davis & Co., London; Pollenextrakte liefern Schimmel & Co., Miltitz bei Leipzig; Brunnengräber, Rostock, und W. Natterer, München.

positiven Reaktion geboten. Eine solche muß erheblich die Kontrollreaktion übertreffen. Wir wissen heute, daß schon geringste Hautläsionen, sicher aber bereits vorhandene ekzematöse Prozesse zu einer Erhöhung des parasympathischen Tonus führen und damit zu einer gesteigerten Reaktionsfähigkeit der Haut. Eine solche findet sich auch bei tuberkulösen, sowie bei neuropathischen Personen („Neurasthenie" und „Basedow") und kann auch konstitutionell bedingt sein. Andererseits ist die Ansprechbarkeit der Haut im Stadium der Desensibilisierung unmittelbar nach einer allgemeinen allergischen Reaktion herabgesetzt, ebenso allgemein bei kleinen Kindern im Vergleich zu Erwachsenen und im Anschluß an manche Infektionskrankheiten (bes. Masern, Grippe). Dazu kommt noch, daß selbst bei starker Organallergie die Haut nicht lokal zu reagieren braucht, daß allgemein zwischen cutaner und universaler Organallergie keine Parallelität besteht. Reagiert aber die Haut, dann ist die häufig vorhandene Polyreaktibilität zu beachten (z. B. reagieren Heufieberkranke meist auf Pollen der verschiedensten Pflanzen). Es ist also ganz allgemein große Zurückhaltung in der Deutung positiver Reaktionen geboten. Oft führt erst die therapeutisch erfolgreiche Entfernung der fraglichen Substanz aus der Nahrung oder dem Milieu des Kranken oder eine damit glücklich durchgeführte Desensibilisierung zur nachträglichen Feststellung der Spezifität des betreffenden Allergens.

**Desensibilisierung.** Die Desensibilisierung hat zweckmäßig im Anschluß an eine stärkere allgemeine Reaktion stattzufinden. Sie ist dem jeweiligen Reaktionstyp anzupassen, indem man entweder oral oder parenteral mit der Einverleibung sehr geringer Allergenmengen beginnt und in Intervallen langsam und vorsichtig steigert. Die Desensibilisierung bei Heufieber wird häufiger vorgenommen (bei Arteriosklerose kontraindiziert). Dazu werden zunächst Cutanreaktionen zweckmäßig mit den „multivalenten" Pollenvaccinen nach Eskuchen[1] gemacht und zwar mit Konzentrationen, bei denen 1 ccm 25,50, 100 usw. bis 5000 Einheiten enthält, wobei die Einheit $=$ 1 milliontel Gramm Pollen entspricht. Man geht schrittweise mit Intracutanproben unter gleichzeitiger Kontrolle vor bis man 500 Einheiten in 0,1 ccm hat. Es muß, um für den Grad der Allergie und für die therapeutische Anfangsdosis einen Anhalt zu bekommen, der Grenzwert festgestellt werden, bei dem noch deutliche Reaktion auftritt. Dann beginnt die Behandlung bei hochgradiger Allergie zweckmäßig schon im Januar, sonst aber nicht später als März. Man beginnt mit dem halben intracutan ermittelten Grenzwert und fährt mit subcutanen Injektionen zunächst alle 3 Tage, später alle 4—8 Tage fort bis 500 Einheiten. Diese letzte Dosis soll bis Mitte Mai erreicht sein. Dann fährt man mit wöchentlichen Injektionen während der Saisonzeit fort. Da die Desensibilisierung nicht lange vorhält, ist es zweckmäßig jedes Jahr erneut damit zu beginnen.

Das souveräne Mittel bei schweren idiosynkratischen Reaktionen jedweder Art sind subcutane Injektionen von 0,5 ccm einer Adrenalinlösung 1 : 1000 oder auch 0,0005 g Atropin.

## Spezielle spezifische Hautreaktionen.

Die Allergie gegenüber Toxinen äußert sich in einer Unterempfindlichkeit gegenüber der spezifischen Toxinwirkung. Sie entspricht einer antitoxischen Immunität. Der Nachweis dieser Unterempfindlichkeit kann dazu dienen, das Bestehen einer antitoxischen Immunität zu erkennen, wie das bei der cutanen Probe nach Schick mit Diphtheriegift geschieht[2].

---
[1] Fabrik W. Natterer, München.
[2] I. G. Farbenindustrie, A. G. Abteilung Behring-Werke, Marburg.

## Die Diphtherietoxinhautprobe nach Schick.

Die Schick-Probe besteht darin, daß eine bestimmte Menge Diphtheriegift in die Haut gespritzt, dort eine Reaktion verursacht, die jedoch ausbleibt, wenn der Körper über genügend Antitoxin verfügt. Als Kontrolle muß das gleiche aber durch Erhitzen ungiftig gemachte Diphtheriegift in genau der gleichen Art und Menge eingespritzt werden. Kommt es bei der Kontrolle zu einer Reaktion, so kann diese bei der eigentlichen Schick-Probe die Toxinreaktion als sog. Pseudoreaktion entweder überlagern, was sich aber durch den verschiedenen zeitlichen Ablauf erkennen läßt, oder aber bei sonst negativem Ausfall allein in die Erscheinung treten. Die Pseudoreaktion ist zwar im wesentlichen als Ausdruck einer Allergie der Hautzellen gegenüber Diphtheriebacilleneiweiß anzusehen, jedoch spielt auch die Reaktionsfähigkeit gegenüber unspezifischen Reizstoffen dabei eine gewisse noch nicht aufgeklärte Rolle.

Bei negativem Ausfall der Schick-Probe ist in der Praxis Immunität gegen Diphtherieerkrankung anzunehmen. Positiv Reagierende sind als diphtherieempfänglich je nach Umständen aktiv oder passiv zu immunisieren.

## Die Scharlachtoxinhautprobe nach Dick.

Eine der Schick-Probe bei Diphtherie analog gedachte Hautprobe ist die Dicksche Probe für Scharlach. Das sog. Scharlachtoxin ist das keimfreie Filtrat einer mehrtägigen Bouillonkultur bestimmter hämolysierender Streptokokken, denen insofern beim Scharlach eine pathogenetische (nicht ätiologische) Rolle zukommt, als das Exanthem des Scharlachs als Ausdruck einer Reaktion des Organismus auf das Toxin dieser Streptokokken aufzufassen ist. Da eine Reaktion auf dieses Toxin eine gewisse Empfindlichkeit gegenüber demselben voraussetzt und dasselbe primär nicht toxisch ist, so bezeichnet man das Dick-Toxin auch als Toxallergen und da eine Allergie gegen dieses Toxin Bedingung für die Möglichkeit einer exanthematischen Scharlacherkrankung ist, so soll der negative Ausfall der Dick-Probe eine Unempfindlichkeit gegen Scharlach ausdrücken und umgekehrt. Auch hier muß eine Kontrollprobe mit dem durch Hitze unwirksam gemachten Dick-Toxin stattfinden, um eine Pseudoreaktion, die auf Streptokokkeneiweißallergie beruht, erkennen zu können. Diese Pseudoreaktion spielt bei der Dick-Probe eine ungleich größere Rolle, wie die analoge gegen Diphtheriebacilleneiweiß bei der Schick-Probe. Auch wird zu häufig Scharlach bei Dick-Negativen und scheinbare Immunität bei Dick-Positiven beobachtet, um der Dick-Probe den Grad der Zuverlässigkeit beilegen zu können, wie der Schick-Probe.

## Die Tuberkulinüberempfindlichkeit.

Ein tuberkulöser Organismus ist zum Unterschied gegen einen gesunden gegenüber dem Tuberkelbacillus als solchem, aber auch gegenüber dessen Bestandteilen, Stoffwechselprodukten oder Extrakten z. B. Tuberkulin allergisch. Das Tuberkulin ist primär (beim Gesunden) nicht toxisch, wohl aber sekundär beim allergischen Organismus.

Das Alttuberkulin Koch ist das auf ein Zehntel des ursprünglichen Volumens eingeengte Filtrat von durch Hitze abgetöteten alten Glycerinbouillonkulturen von humanen und bovinen Tuberkelbacillen. Das Tuberkulin ist in strengem Sinne kein Antigen, erzeugt demnach auch nicht spezifische Antikörper. Die Allergie gegen Tuberkulin ist nicht humoral bedingt, also auch nicht passiv übertragbar, sondern ein celluläres Phänomen, dessen Wesen im einzelnen aber heute noch nicht geklärt ist. Wir wissen nur, daß in spezifischem Sinne Tuberkulin nur am sensibilisierten Organismus angreift, wobei der Sensibilisierung keine fortschreitende Infektion zugrunde zu liegen braucht, sondern es genügt schon das Vorhandensein von virulenten Tuberkelbacillen im Körper, auch wenn keine anatomischen Veränderungen im Sinne eines tuberkulösen Herdes vorliegen. Die Allergie ist selbst mit totem Bacillenmaterial erreichbar, aber während das Vorhandensein lebender Tuberkelbacillen im Körper eine gewisse Schutzwirkung bedingt, steht der Beweis dafür bei totem Material noch aus. Tuberkulin allein ist in einem sonst gesunden Organismus nicht imstande, eine Allergie gegen Tuberkulin hervorzurufen. Von dem Grade der Infektion bzw. Masse und Virulenz, hängt das frühzeitige Auftreten der Tuberkulinempfindlichkeit ab. Aber diese Empfindlichkeit des tuberkulösen Organismus ist gegen alle möglichen biologischen Reize vorhanden und nur quantitativ gegen Tuberkulin am größten. Auch qualitativ besteht kein völliger Parallelismus zwischen spezifischen und unspezifischen Reizen, denn letztere erreichen in der Regel schon nach 24 Stunden ihren Höhepunkt und haben eine schnellere Rückbildung als die spezifischen Reaktionen, die meist erst nach 48 Stunden voll in die Erscheinung treten und längere Zeit bestehen bleiben. Trotzdem kann die Unterscheidung oft unmöglich sein. Die Hautentzündung selbst ist ein unspezifischer Vorgang. Spezifisch ist das Auftreten derselben nach minimalsten Tuberkulinmengen beim tuberkulösen allergischen Organismus und nur darin besteht das eigentlich spezifische des Tuberkulins.

Die Tuberkulinprobe kann auf verschiedene Weise ausgeführt werden
**Die Pirquetsche Cutanprobe,** wobei das unverdünnte Alttuberkulin Koch auf eine oberflächliche, nicht blutende Hauterosion gebracht wird. Bei der Ponndorfschen Tuberkulinimpfung wird am Oberarm eine Fläche von etwa 5-Markstückgröße mit dicht aneinanderliegenden leichten Schnitten bedeckt, die bis zur leichten Blutung durch die Stachelschicht der Haut gelegt werden, und in diese Schnitte werden 1—2 Tropf. Alttuberkulin verrieben. Das Ganze ist eine wesentlich verstärkt angelegte Pirquetsche Probe, die aber auch in therapeutischem Sinne gedacht ist, aber dabei den Nachteil unkontrollierbarer Dosierung und Resorption hat.

Fällt die Pirquetsche Reaktion negativ aus, so kann man nach Hamburger eine Stichreaktion folgen lassen. 1 mg Tuberkulin subcutan auf der Streckseite des Unterarms. Diese soll möglichst 24 Stunden später erfolgen, damit sich nicht eine gesteigerte Reaktionsfähigkeit im Anschluß an die Pirquetsche Probe entwickelt hat. Denn es kommt bei der Stichreaktion darauf an, eine evtl. Allgemeinreaktion zu vermeiden.

**Die Intracutanprobe (Intradermoreaktion von Mantoux).** Auch diese Probe soll nur dann gemacht werden, wenn die Reaktion nach Pirquet negativ ausgefallen ist. Sie ist viel empfindlicher und kann leicht quantitativ gestaltet werden.

Auf der Streckseite des Unterarms werden intracutane Quaddeln mit je 0,1 ccm einer Tuberkulinverdünnung von $1/10000$, $1/1000$ und $1/100$ angelegt. Bleibt auch letztere nach 24 Stunden negativ im Vergleich zu einer Kontrollquaddel mit $1/10$ eingeengter Glycerinbouillon, so kann man 48 Stunden später noch eine Quaddel mit 0,1 ccm einer $1/10$ Tuberkulinlösung anlegen.

**Percutanprobe (Moro).** Bei dieser Probe wird ein erbsengroßes Stück einer Lanolin-Alttuberkulin-āā-Salbe auf einer etwa 5 cm Durchmesser betragenden Fläche der Brusthaut 1 Minute lang verrieben. Die Methode hat den gleichen diagnostischen Wert als die Pirquetsche Cutanprobe.

Die Conjunctival- oder Ophthalmoreaktion von Wolff-Eisner und Calmette wird heute nur noch in der Veterinärmedizin angewendet, da die Probe große Belästigung des Patienten bedingt und auch nicht ohne Gefahr für das Auge ist.

**Klinische Bedeutung der Tuberkulinprobe.** Eine positive Reaktion im Säuglingsalter spricht mit Sicherheit für einen aktiven Prozeß, während eine negative Reaktion mit großer Wahrscheinlichkeit den tuberkulösen Charakter einer Affektion (z. B. der Gelenke) ausschließt. Je älter das Kind wird, um so weniger Beweiskraft hat die positive Reaktion, die schließlich bei Erwachsenen nur noch anzeigt, daß eine Infektion mit Tuberkelbacillen stattgehabt hat und die Allergie noch vorhanden ist.

Manche Infektionskrankheiten, bes. Masern, dann aber auch Scharlach, Varicellen, Keuchhusten, Grippe verursachen durch unspezifische Vorgänge in der Haut eine vorübergehende Tuberkulinanergie, so daß auch bei bestehender Tuberkulinallergie die Tuberkulinprobe negativ ausfallen kann.

**Partialantigene nach Deycke-Much.** Die Diagnostik und Therapie mit Partialantigenen setzt voraus, daß der Organismus, um einer tuberkulösen Infektion Herr zu werden, gegen die verschiedensten Bestandteile des Tuberkelbacillus Antikörper bilden muß, vor allem aber gegen die Fettstoffe und Lipoide, da gerade letztere die Säurefestigkeit und schwere Angreifbarkeit des Tuberkelbacillus bedingen. Ist der Organismus nicht fähig, den einen oder andern Partialantikörper zu bilden oder nicht in genügender Menge, dann erfolgt keine Heilung. Die Diagnose mit den Partialantigenen bezweckt Feststellung des fehlenden oder ungenügenden Antikörpers, so daß dann therapeutisch das betreffende Partialantigen zur aktiven Immunisierung benutzt werden kann.

Wenn auch die theoretischen Grundlagen experimentell als sichergestellt betrachtet werden dürfen und das Verfahren auch in der Hand vieler Praktiker gute Erfolge zeitigte, so steht einer Verallgemeinerung auch hier der Einwand entgegen, daß die Allergie der Haut nicht immer als Maßstab für die Immunitätsverhältnisse des gesamten Organismus angesehen werden darf.

## Die diagnostischen Hautproben bei Syphilis.

Auch bei der Lues haben wir eine durch den Infektionsablauf erworbene Überempfindlichkeit gegen den Erreger und dessen Derivate, so daß es mit verschiedenen Präparaten, die Spirochaeta pallida enthielten, gelang, mehr oder weniger für das Vorhandensein einer luetischen Infektion spezifische Hautreaktionen zu erhalten. Wegen der bisherigen Schwierigkeiten die Spirochaeta pallida rein und befreit von allem Material des Nährbodens in einem neutralen Medium zu erhalten, haftet allen früheren Präparaten (Luetin, Syphilin, Treponomin u. a.) der Nachteil an, leicht zu unspezifischen Reaktionen Anlaß zu geben, um so mehr als wie bei der Tuberkulose auch bei Lues die Allergie sich auch gegenüber unspezifischen Reizen äußert. Immerhin hat die Luetinreaktion im Tertiärstadium und bei hereditärer Lues eine gewisse Bedeutung. Bes. im tertiären Stadium kann sie noch positiv ausfallen, wenn die Wassermannsche Reaktion negativ ist. Das Luetin (Busson) wird vom staatlichen serotherapeutischen Institut in Wien IX hergestellt. Neuerdings wurde von Kroo eine Aufschwemmung reiner kulturell gezüchteter Pallida-Spirochäten in NaCl-Lösung hergestellt. Es gelang ihm damit den ersten einwandfreien Nachweis zu erbringen, daß der menschliche Organismus auf Einführung von Syphilisspirochäten mit Bildung von Antikörpern antwortet, die streng gegen die Pallida gerichtet sind. Die Hautreaktion mit diesem reinen Pallidaantigen (Spirotest) geht vermutlich mit der Bildung von Antikörpern, die mit reinem Pallidaextrakt (nicht mit den sonst üblichen Wassermann-Extrakten) Komplementbindung geben, parallel. Es scheint aber in der allergischen Reaktionsweise der Haut auf Pallidaantigen ein periodisches Verhalten vorzuliegen, das noch näherer Untersuchung bedarf, bevor die Cutanprobe bei Lues ihren vollen diagnostischen Wert erhält.

### Die Trichophytinüberempfindlichkeit.

Man unterscheidet klinisch bei der Trichophytie eine superficialis von einer profunda. So wie aus einer oberflächlichen Form eine Tiefe wird, kommt es zu einer Allgemeinreaktion des Organismus, die sich in Immunisierung und Allergie bes. der Haut äußert. Natürlich gibt es Übergänge, aber während die cutane Trichophytinprobe fast stets bei der tiefen Form positiv ausfällt, ist das bei der oberflächlichen Form in weitaus geringerem Maße der Fall und oft nur, wenn man die empfindlichere intracutane Prüfungsweise wählt. Die Allergie erlischt vorübergehend bei Masern und bei Varicellen, bleibt aber jahrelang bestehen auch nach Abheilung der Trichophytieerkrankung. Die gebräuchlichen Trichophytinpräparate zu diagnostischen Zwecken sind u. a. das Trichon (Schering) und das Trichophytin (Höchst).

Am meisten zu empfehlen ist die intracutane Probe mit 0,1—0,2 ccm derjenigen Verdünnung, die eben noch bei Gesunden und andern Hautkranken keine Reaktion auslöst. Da das Trichophytin, wahrscheinlich durch eine primär toxische Substanz, auch bei Gesunden zu einer lokalen Hautentzündung führt, so ist die Spezifität der Trichophytinprobe eine Sache der Quantität, wobei man auch hier zu beachten hat, daß die Hauterkrankung bereits eine Umstellung des autonomen Nervensystems im Sinne einer gesteigerten Empfänglichkeit gegenüber unspezifischen Reizen bewirkt. Bei einem positiven Ausfall der Probe zeigt sich eine entzündliche Papel, die bei starkem Ausfall sich zu einem Infiltrat mit Pustelbildung mit einem Entzündungshof bis Handtellergröße entwickeln kann. Das Maximum der Trichophytinreaktion tritt zwischen 24 und 48 Stunden auf.

### Die unspezifische und die spezifische Therapie
(einschließlich Serumtherapie, aktive Immunisierung und Vaccinetherapie).

Die unspezifische Therapie ist die Therapie mit „Reizen" in weitestem Sinne, also Therapie mit elektrischen, aktinischen, thermischen, hydrotherapeutischen Maßnahmen, sowie auch Therapie mit parenteraler und oraler Einverleibung der verschiedenartigsten Stoffe. Im folgenden wird nur die parenterale Einverleibung gewisser Stoffe berücksichtigt. Es ist zweifellos auch orale Reiztherapie möglich, aber wohl nur, soweit zellreizende Stoffe auch auf diesem Wege parenteral gelangen. Unter den für die unspezifische Therapie in Betracht kommenden Stoffen, scheiden wir die eigentlichen Arzneimittel aus, insofern diese vielfach elektiv auf bestimmte Zellen und Organe einwirken und ihre Wirkung im allgemeinen mit dem Ausscheiden des Arzneimittels reversibel ist. Die nun bleibenden Stoffe als Proteinkörper zu bezeichnen ist zu einschränkend, denn wenn auch Proteine zu den wirksamsten Mitteln gehören, bleiben doch andere Stoffe, wie Terpentin, Schwefel, Yatren usw. die in gleicher Weise wirken. Man kann nichtspezifische von spezifischen Stoffen meist bakterieller Natur unterscheiden. Der vorhandene

Unterschied ist meist nur ein quantitativer durch die in der Regel geringere Dosis der spezifisch wirkenden bedingt.

Die Folgen einer einmaligen parenteralen Einverleibung von Eiweiß und andern typischen Reizstoffen sind u. a.: evtl. Temperatursteigerung, Steigerung des Eiweißabbaus und Erhöhung der N-Ausscheidung, aber dabei kein vermehrter Sauerstoffverbrauch; ferner Änderung des Blutbildes, der Blutsenkungsgeschwindigkeit, der Blutgerinnung. Beim Tier läßt sich Resistenzvermehrung gegenüber manchen bakteriellen Infektionen feststellen. Bei wiederholten Gaben wirkt die zweite Verabreichung gewöhnlich schwächer als die erste, wenn es sich nicht um Allergene handelt, wo das Umgekehrte der Fall sein kann je nach dem Zeitpunkt der Reinjektion. Bei Kranken findet sich zunächst oft eine allgemein gesteigerte Reizbereitschaft, dann aber sind erfahrungsgemäß kranke Zellen empfindlicher als normale, so daß bei richtiger Dosierung des Reizes eine Herdreaktion am Sitze der Erkrankung ausgelöst werden kann. Alle bei der unspezifischen Therapie beobachteten Erscheinungen bilden einen im ganzen charakteristischen Komplex, dessen Unspezifität nur darin begründet liegt, daß er durch verschiedenartigste Einwirkungen hervorgerufen werden kann, aber auch als Folge echter spezifischer Antigen-Antikörperreaktionen auftritt. Auch die Infektion, die Wirkung einer Infektion auf eine andere (z. B. Malariatherapie der Lues), ferner die allergischen Erkrankungen und ihre spezifische oder unspezifische Desensibilisierung müssen unter die unspezifischen Reaktionen gerechnet werden, da ja ein großer Teil ihrer Symptome unspezifischer Art ist.

Die **Symptome** kann man nicht alle in therapeutischem Sinne gutheißen und somit von unspezifischer ,,Therapie'' sprechen, denn der Symptomenkomplex umfaßt auch pathologische Zustände.

Eigentümlich und wesentlich ist die Doppelphasigkeit der einzelnen Symptome und ihre zeitliche Zuordnung. So lassen sich zwei mehr oder weniger ausgeprägte Phasen unterscheiden: 1. Senkungshemmung, Leukocytensturz, keine lokale Reaktion; 2. Senkungsbeschleunigung, Leukocytose, lokale Entzündung. Auch bezüglich der Körpertemperatur, dem Tonus des autonomen Nervensystems, den Erscheinungen am Krankheitsherd folgen sich positive und negative Phasen. Wir sehen, wie der Gesamtorganismus sich an den Äußerungen und Folgen der Reaktion beteiligt und verstehen daher den individuellen Faktor, der bei der unspezifischen Therapie eine so große Rolle spielt.

Was nun die Symptome im Organismus auslöst, wissen wir heute noch nicht bestimmt. Sicher ist nur, daß die Wirkung der parenteralen Reiztherapie auf den Körper eine indirekte ist. Nicht der Eingriff selbst, sondern die im Körper ausgelöste Veränderung ist Ursache der beobachteten Wirkung, wobei, wie bei der allergischen Reaktion, das autonome Nervensystem beteiligt ist. Eine Bezeichnung wie ,,Protoplasmaaktivierung'', die zu einer Leistungssteigerung führt, ist noch keine Erklärung.

In der Praxis der unspezifischen Reiztherapie muß man unterscheiden zwischen der lokalen Reaktion, die für die therapeutische Wirkung ohne Belang ist, der allgemeinen Reaktion, die sich in Fieber, Schüttelfrost, Erbrechen, Benommenheit, Kopfschmerzen und großem Schlafbedürfnis äußert und die unbedingt zu vermeiden ist, und der eigentlichen Herdreaktion, auf die es ankommt. Letztere besteht in vorübergehender Verschlimmerung der Entzündung und in vermehrten Schmerzen an der erkrankten Stelle (z. B. Gelenken). Diejenige Reizdosis, die dieses optimal erreicht, ohne gleichzeitige Allgemeinreaktion auszulösen, ist der sog. Schwellenreiz (A. Zimmer). Er ist zahlenmäßig nicht festzulegen, sondern je nach der individuell verschieden großen Reizbarkeit des erkrankten

Zellgewebes in jedem Falle bes. zu ermitteln. Bei der weiteren Therapie sind immer stärkere Dosen nötig, um stets Schwellenreizwirkung zu erhalten. Nur eine steigende Empfindlichkeit verlangt abfallende Dosen. Die Tuberkulintherapie ist eine typische Schwellenreiztherapie. Die Regel von Arndt-Schulz: „Schwache Reize fachen die Lebenstätigkeit an, mittelstarke fördern sie, starke hemmen sie und stärkste heben sie auf", kann auf Gesetzmäßigkeit keinen Anspruch haben, gibt aber eine brauchbare Richtschnur für die unspezifische Therapie. Die in der Reiztherapie üblichen Präparate sind, wenn man von der Bluttherapie mit tierischem oder arteigenem Blut absieht, sowie von der Serum- und Vaccinetherapie u. a. folgende: Milch (enthält 3—4% Eiweiß), Aolan, Caseosan, Casein, Sanarthrit (Tierknorpelextrakt), Omnadin (enthält Galle, Fett und saprophytische Bakterien), Saprovitan (enthält lebende Saprophyten), Pepton, Yatren (Jodoxychinolinsulfosäure), Yatren-Casein, Terpentin, Schwefel, Ameisensäure, Kollargol u. a. Von diesen Präparaten hat das Yatren den Vorzug exakter Dosierbarkeit, da es chemisch einheitlich ist, und geringster lokaler und allgemeiner Reizwirkung bei deutlicher Herdwirkung.

Das Hauptindikationsgebiet für die unspezifische Reiztherapie stellen die Gelenkerkrankungen dar, sowie die rheumatisch bedingten Muskel- und Nervenschmerzen. Aber eine Heilung nur durch Reizkörpertherapie ist im allgemeinen nicht möglich. Man wird der Unterstützung durch physikalische und medikamentöse Maßnahmen nicht entraten können. Aber auch bei erfolgreicher Behandlung kann die Progredienz meist nicht verhindert werden. Die Neigung zu Rückfällen bleibt und damit die Notwendigkeit, die Behandlung zu wiederholen.

Asthma wird in einer Reihe von Fällen durch Reiztherapie zum Verschwinden gebracht, aber die auf spezifischer Allergie beruhenden Fälle verhalten sich refraktär. Bei Magen-Darmgeschwüren wird öfters Schmerzstillung als Folge der Reiztherapie beobachtet, aber keine sichere Heilung. Dabei gebietet die bei der Herdreaktion auftretende Hyperämie Vorsicht in der Dosierung wegen der Gefahr, eine Blutung hervorzurufen. Bei akuten Infektionskrankheiten, z. B. Grippe, hat bisher die Reiztherapie (Omnadin) keine überzeugenden Erfolge gezeigt. Auch bei Entzündungsherden an der Haut läßt sich mit physikalisch-therapeutischen Maßnahmen mehr erreichen als mit der unspezifischen Therapie und bei den früher bes. für die Reiztherapie günstig erachteten Adnexerkrankungen ist das Verhalten spezifischer (Tuberkulin, Gonargin) und unspezifischer (Caseosan) Mittel gegenüber tuberkulösen und gonorrhoischen Erkrankungsformen wechselnd und regellos und schließt eine streng spezifische Behandlung aus (Pankow).

**Die spezifische Therapie.** Im Grunde genommen gibt es keine spezifische Therapie, der nicht auch unspezifische Wirkung innewohnt, wohl aber umgekehrt. Bei der Serumtherapie tritt die Spezifität der Wirkung ganz bes. in die Erscheinung, während die Schutz- und noch weniger die Heilwirkung einer Vaccine diesen hohen Grad der Spezifität nicht hat.

**Serumtherapie.** Das Serum enthält die spezifischen Antikörper, die sich im Organismus aktiv durch Überstehen einer Infektionskrankheit gegen den Erreger oder dessen Giftstoffe gebildet haben (Rekonvaleszentenserum) oder deren Bildung man im Organismus geeigneter Tiere durch deren aktive Immunisierung mit dem betreffenden Erreger oder dessen Giftstoffe veranlaßt hat. Je nach der Natur der Antikörper unterscheidet man antitoxische Sera (z. B. Sera gegen Diphtherie, Tetanus, Shiga-Ruhr, Cholera, Botulismus, Gasbrand, Scharlach, Schlangengift usw.) und antiinfektiöse Sera, deren Antikörper man zu den bactericiden und bakteriotropen Schutzstoffen rechnet (z. B. die Sera gegen Strepto-, Pneumo-, Meningokokken, Milzbrand-, Rotlauf-, Gasbrand-, Colibacillen usw.). Manche dieser Sera

Die unspezifische und die spezifische Therapie. 191

haben auch antitoxische Eigenschaften, doch sind diese heute noch nicht so scharf definierbar, wie die Antitoxine der zuerst genannten Gruppe.

Die meisten Sera werden heute von Pferden gewonnen, weil Pferde sich viel besser als Zweihufer hoch immunisieren lassen, mehr Serum liefern können und schließlich das Serum von Pferden relativ besser als das anderer Tiere vertragen wird. Auch von Rindern und Hammeln werden bes. für Zwecke der Diphtherie- und Tetanusprophylaxe antitoxische Sera gewonnen. Die Sera werden durch 0,5 % Phenol konserviert.

Bei Diphtherie ist 1 Antitoxineinheit (AE) diejenige Menge Antitoxin, die mit 1 Gifteinheit = 100 mindesttödliche Meerschweinchen Giftdosen kombiniert, ein Meerschweinchen in 4 Tagen tötet. Ein Serum ist n-fach, wenn es n AE in 1 ccm hat.

Bei Tetanus wurde bis 1. Januar 1928 in Deutschland ein Serum als 1 fach bezeichnet, wenn 1 AE in 1 ccm war. Eine AE entspricht 1 Gifteinheit, d. h. der Giftmenge, die 40 000 000 Grammgewicht Mäuse tötet. Seit 1. Januar 1928 gilt:

1 alte deutsche Einheit = 125 neue internationale = 63 amerikanische Einheiten.

Die für den praktischen Arzt wichtigsten Sera sind das Diphtherie- und das Tetanusserum, die nach standardisierten Einheiten bewertet werden.

Das Diphtherieserum von Pferden wird meist als 400- und 500 faches Serum erhalten. Es ist aber auch solches im Handel, das 1000- und selbst 2000 AE in 1 ccm hat. Das meist für die Prophylaxe benutzte Diphtherieserum vom Rind oder Hammel ist nur 100 fach.

Das Tetanusserum von Pferden ist meist 500- oder 800 fach, kann aber auch 2000 fach geliefert werden. Für die Prophylaxe, deren übliche Dosis 2500 AE beträgt, kann auch Rinderserum verwendet werden mit 500 AE in 1 ccm.

Wenn es auch bisher nicht möglich war, das Antitoxin vom Eiweiß zu trennen, so gelingt es doch durch Entfernung der nicht antitoxinhaltigen Eiweiße (Euglobulin und Albumin) aus dem Serum letzteres zu reinigen und auch höherwertiger zu machen, ohne den normalen Eiweißgehalt des Serums zu vermehren. Solche gereinigte Sera haben den Vorteil größerer Haltbarkeit, da sie beim Aufbewahren keine spätere Trübung und Ausflockung erfahren, wie das bei nativen Sera die Regel ist.

Die Technik der Seruminjektion. Das Serum kann subcutan, intramuskulär, intraperitoneal und intravenös gegeben werden. In der gleichen Reihenfolge steigt die Resorptionsgeschwindigkeit und damit die Verteilung der Immunstoffe auf den Gesamtorganismus. Daher soll man Serum im allgemeinen intramuskulär und intravenös geben. (Unter Umständen ist die intralumbale, intraventrikuläre oder suboccipitale Einspritzung erforderlich.)

Die geeignetsten Stellen für die intramuskuläre Injektion sind die Glutäalmuskeln, die linken Pectoralismuskeln und die Muskeln des linken Schulterblattes. Man vermeide in die Nähe größerer Nerven oder des Periostes zu spritzen. Jede Einspritzung hat langsam zu geschehen, um stärkere Gewebszerreißungen zu vermeiden. Für die intravenöse Einspritzung kommen in erster Linie die Cubitalvenen in Betracht. Unter zwingenden Umständen und wenn diese Venen nicht aufzufinden sind, kann man an deren Präparierung unter Lokalanästhesie denken, oder die oberflächliche Jugularvene am Halse benutzen. Nur klares Serum (Ampulle nicht schütteln!) darf eingespritzt werden und die Einspritzung hat sehr langsam zu erfolgen unter Benutzung engster Kanülen. Etwa 1 ccm in 30 Sekunden (s. weiter unten bei Desensibilisierung). Bei sehr kleinen Kindern, bei denen eine intravenöse Einspritzung auf Schwierigkeiten stoßen kann, und andererseits eine möglichst schnelle Resorption von Antitoxin erstrebt wird, kann man unter Umständen intraperitoneal einspritzen. Die Resorptionsgeschwindigkeit des Antitoxins aus dem Peritoneum übertrifft die bei intramuskulärer Einspritzung um ein Vielfaches. Die intralumbale wie auch die intraventrikuläre Einspritzung kommen in erster Linie bei der durch den Weichselbaumschen Diplococcus veranlaßten Cerebrospinalmeningitis in Betracht, dann aber auch bei Pneumokokkenmeningitis sowie mitunter bei Tetanus. Man macht zunächst eine Lumbalpunktion. Meistens wird der Liquor sich unter Druck befinden. Man läßt dann im allgemeinen soviel ab, als man Serum einzuspritzen beabsichtigt. Bei starkem Überdruck kann man auch mehr ablassen. Sonst gilt im allgemeinen 20 ccm beim Kind und 30 ccm beim Erwachsenen als zulässige Höchstmenge. Die folgende Serumeinspritzung hat langsam mit vorgewärmtem Serum zu erfolgen und ist in der Weise vorzunehmen, daß man entweder den Rekordansatz der Spritze in die Lumbalkanüle einfügt oder besser ein dazwischen geschaltetes kurzes Gummischlauchstück verwendet. Nach der Einspritzung ist der Kranke für 2 Stunden mit Kopf und Oberkörper tief zu lagern, damit das Serum schneller nach oben an den Herd der Erkrankung diffundieren kann.

Die intraventrikuläre Einspritzung wird bei ganz kleinen Kindern unmittelbar in der Weise ausgeführt, daß man im Scheitel des äußeren Winkels der großen Fontanelle etwa 2,5 cm von der Medianlinie entfernt, etwa 2—4 cm tief unter einem Winkel von $20^0$ von oben nach unten sowie von außen nach innen mit einer Punktionsnadel vordringt, worauf man 30 bis 50 ccm Flüssigkeit abläßt und langsam 20—30 ccm Serum nachinjiziert. Bei älteren Kindern und Erwachsenen bedarf es einer vorausgehenden Trepanation. Auch die Suboccipitalpunktion der Zisterne kommt für eine subdurale Serumeinspritzung in Betracht, um so mehr als die Technik in der Hand des Geübten nicht schwierig ist.

**Die Serumkrankheit (Erscheinungen).** Wenn man unter der Serumkrankheit im allgemeinen Sinne alle Erscheinungen verstehen will, die im Anschluß an Einspritzungen eines artfremden Serums auftreten können, dann ergibt sich für die Beschreibung dieser Erscheinungen die zwanglose Einteilung in solche, die unmittelbar nach der Einspritzung und in solche, die nach einer mehr oder weniger längeren Inkubation auftreten und die man gewöhnlich als die eigentliche Serumkrankheit im engeren Sinne bezeichnet.

Die Reaktionen, die sofort oder bald nach einer Serumeinspritzung auftreten können, sind zwar in der Intensität, dem zeitlichen Eintreten und Verschwinden der Erscheinungen recht verschieden, entsprechen aber im allgemeinen dem Bilde eines Shocks, das mit Kollaps verbunden sein kann. Das wesentlichste Symptom, das alle weiteren im Gefolge hat, ist eine plötzlich einsetzende Kreislaufschwäche, die ebenso plötzlich nach einigen Minuten entweder spontan oder unter Adrenalineinfluß verschwindet. Die Erscheinungen (Blässe, kalter Schweiß, kaum fühlbarer Puls, kurze Atmung, Erbrechen, Durchfall usw.) können zwar für den Augenblick sehr bedrohlich aussehen, doch schwinden sie regelmäßig schnell ohne weitere Folgen zu hinterlassen. Im ganzen sind solche Reaktionen sehr selten und noch viel seltener sind Fälle, wo ein sofort einsetzender Kollaps mit tödlichem Ausgang endigte. Insgesamt sind etwa nur 20 solcher Fälle bekannt geworden, gegenüber vielen Hunderttausenden von Serumeinspritzungen, in denen das Serum lebensrettend wirkte.

Die eigentliche Serumkrankheit in engerem Sinne pflegt nach etwa 8—9 Tagen manchmal nach einigen prodromalen Erscheinungen, wie Röte und Jucken an der Einspritzstelle und Schwellung der regionären

Lymphdrüsen, meistens aber plötzlich mit einem mehr oder weniger juckenden Hautausschlag einzusetzen, der meistens einer Urticaria manchmal aber Scharlach oder Masern ähnlich ist. Die Schleimhäute sind selten angegriffen, Glottisödem ist sehr selten. Dagegen besteht meist Fieber, das hohe Grade erreichen kann, aber keinen regelmäßigen Typus aufweist. Der Blutdruck ist erniedrigt, der Puls beschleunigt. Die Lymphdrüsen sind geschwollen. Erbrechen und Durchfall können vorkommen. Kopfschmerzen sind die Regel. Oft besteht Oligurie, in seltenen Fällen mit Blut und Eiweiß im Urin. Manchmal geht das Exanthem mit Ödem einher, dessen Verteilung ähnlich wie bei der akuten Nephritis ist. Ein gelegentliches aber bes. unangenehmes Symptom sind Myalgien und Gelenkschmerzen. Sie kommen mehr bei Erwachsenen vor, befallen häufiger die Gelenke des Oberkörpers als der Beine, wobei die Gelenke durch seröse Synovitis den Eindruck wie bei akuter Polyarthritis machen können. Außer diesem voll entwickelten Symptomenkomplex kommen aber auch vielfach „formes frustes" der Serumkrankheit vor, bei denen nur vereinzelte Symptome auftreten. In ganz seltenen vereinzelten Fällen sind als atypische Erscheinungen resp. komplizierende Folgezustände Lähmungen, hauptsächlich im Gebiet des Plexus brachialis (Ödem der Nervenscheiden), Splenomegalie mit allgemeiner Schwellung des ganzen lymphatischen Apparates, Auftreten von beiderseitiger Orchitis in der Literatur beschrieben worden.

Die **Inkubation der Serumkrankheit** in engerem Sinne kann recht verschieden lang sein. Bei Menschen, die schon einmal mit Serum der gleichen Tierart behandelt waren, kommt es in der Regel zu einer beschleunigten Serumreaktion in 4—7 Tagen, wenn die letzte Einspritzung nicht viel länger als $1/2$ Jahr zurückliegt. In der Regel beträgt die Inkubation 8—9 Tage bei Ersteinspritzungen und kann bis 13 Tage betragen. Es können auch verlangsamte Reaktionen auftreten, wobei Inkubation bis zu 25 Tagen beobachtet wurde. Die Dauer der eigentlichen Serumkrankheit beträgt meistens nur wenige Tage (2—5), kann aber in vereinzelten Fällen länger dauern, auch können gelegentlich Rezidive auftreten. Die **Häufigkeit der Serumkrankheit** hängt von einer Reihe von Umständen ab.

1. Zunächst ist **die Art der Einspritzung** von Einfluß. Während shockartige Symptome unmittelbar nach der Einspritzung relativ häufiger nach intravenöser Einverleibung auftreten können, sind solche bei subcutaner oder intramuskulärer Einspritzung äußerst selten. Umgekehrt ist die eigentliche Serumkrankheit um so häufiger, je mehr die Resorption des Serums verlangsamt ist, also bei subcutaner Einverleibung häufiger als bei intramuskulärer oder intravenöser.

2. Die Häufigkeit steigt, wenn es sich um **Reinjektionen** handelt, d. h. wenn mindestens 10—14 Tage nach der 1. Einspritzung verstrichen sind. Dies gilt auch, wenn bei Erwachsenen die 1. Einspritzung in der Kindheit geschah. Eine gewisse Allergie der Zellen bleibt zeitlebens bestehen, so daß solche Personen leichter zu Serumkrankheit neigen, ohne daß deswegen die Symptome im einzelnen schwerer zu sein brauchen.

3. Die Häufigkeit steigt mit **der Größe der Serumdosis**. Nach von Pirquet und Schick (1905) kamen Exantheme in 5% nach 3—15 ccm Serum, in 32% nach 20—60 ccm und in 85% nach 100—200 ccm Serumdosen zur Beobachtung.

4. Einen beträchtlichen Einfluß auf die Häufigkeit der Serumkrankheit haben **Alter und Individualität der Patienten**. Die Erfahrung lehrt, daß Erwachsene etwa doppelt so häufig an Serumkrankheit erkranken, wie Kinder, die im allgemeinen Serum um so besser zu vertragen scheinen,

je jünger sie sind. Kommt dazu bei Erwachsenen noch eine subcutane Serumeinspritzung, dann erklärt sich die besondere Häufigkeit von Serumerkrankungen nach prophylaktischen Tetanusserumeinspritzungen in der allgemeinen Praxis. Ferner ist die steigende Zahl von Menschen zu berücksichtigen, die schon einmal eine Einspritzung von Pferdeserum bekommen haben, die oft weit zurückliegen und vergessen sein kann (Einführung der Serumtherapie 1894). Außerdem ist zu berücksichtigen, daß während und nach dem Kriege von Erwachsenen und Kindern Pferdefleisch in wesentlich größerem Umfange konsumiert wurde, wie vor dem Kriege. Schließlich gibt es eine kleine Gruppe von Menschen, unter denen man solche findet, die an Asthma, häufiger alimentärer Urticaria, Quinckeschem Ödem, Idiosynkrasie usw. leiden, deren Konstitution ein bes. instabiles Gleichgewicht der Blut- und Zellkolloide bedingt. Solche Menschen vertragen allgemein Einspritzungen und bes. Serumeinspritzungen schlecht.

**Ursache der Reaktionen nach Serumeinspritzungen.** Für die Besprechung der Ursache der Reaktionen nach Serumeinspritzung müssen wir wieder unterscheiden zwischen sofort und später eintretenden Reaktionen.

1. Reaktionen, die in unmittelbarem Anschluß an eine meist intravenöse Serumeinspritzung auftreten. Es ist nicht nötig, bei dieser Art von Reaktionen stets einen Zustand spezifischer Sensibilisierung vorauszusetzen. Besteht aber ein solcher, dann ist der Ablauf der Reaktion nach Serumeinspritzung klinisch meist der gleiche, wie der beim Menschen mit konstitutionell bedingter Labilität.

2. Die eigentliche Serumkrankheit im engeren Sinne. Dieser Erscheinungskomplex hat eine Inkubation von mindestens 2—3 Tagen und ist klinisch von den unter 1 beschriebenen Symptomen verschieden. Handelt es sich um Reinjektionen bei mit dem betreffenden Serumeiweiß vorbehandelten Menschen, dann löst die Reinjektion eine Antigen-Antikörperreaktion aus. Diese Reaktionen bei der Reinjektion (beschleunigte Serumkrankheit) entsprechen also gewissen anaphylaktischen Vorgängen. Auch die Serumkrankheit nach erstmaliger Einspritzung muß auf ähnlichen Vorgängen beruhen.

**Prophylaxe der Serumkrankheit.** Man hat sorgfältigst nach früheren Serumeinspritzungen zu forschen, zu erfragen, ob früher gehäuftes Auftreten von Urticaria (Nesselsucht), ob gelegentlich Asthma vorliegt, ob die Haut Dermographie zeigt. In allen solchen Fällen ist es ratsam, eine intracutane Probe mit einem Zehntel verdünntem Pferdeserum vorzunehmen.

**Desensibilisierung.** Muß man eine Reinjektion machen oder handelt es sich um konstitutionell labile Patienten, dann wird die desensibilisierend gedachte Serumeinspritzung nach Besredka empfohlen: Man gibt subcutan oder intramuskulär 1—2 ccm Serum 3—4 Stunden vor der therapeutischen Einspritzung. Besser noch ist es, wenn man jede Stunde eine Einspritzung macht, beginnend mit 0,25 ccm, dann 0,5, 1, 2 ccm und 4 Stunden nach der 1. Einspritzung gibt man den Rest; oder 0,25 ccm, nach 1 Stunde 1 ccm und nach 4 Stunden den Rest. Will man den Rest intravenös geben, ist es nötig, nach der subcutan gemachten Desensibilisierung mindestens 4 Stunden zu warten. In eiligen Fällen verdünne man das Serum 1 : 10 mit physiologischer NaCl-Lösung und spritze alle 5 oder 10 Minuten intramuskulär (wobei die Nadel liegenbleiben kann) 1, 3, 10, 25 ccm, dann 1 ccm verdünntes Serum und dann nach weiteren 15 Minuten den verdünnten Rest langsam intravenös. Es ist jedoch zu empfehlen, bei allen intravenösen Injektionen das Serum mit 0,9% NaCl-Lösung zu verdünnen.

**Behandlung der Serumkrankheit.** Bei schweren sofort einsetzenden Reaktionen ist neben andern Stimulantien wie Coffein, Campher, das Adrenalin das wirksamste Mittel: 1 ccm 1 : 1000 subcutan, oder noch wirksamer 0,25—0,1 ccm der Lösung 1 : 1000 in 250 ccm warmer NaCl.-Lösung langsam intravenös. Bei dem Ausbruch der eigentlichen Serumkrankheit, bei der die Patienten bes. unter dem unerträglichen Juckreiz zu leiden haben, wird geraten, möglichst im Beginn 5—10 ccm 10 % $CaCl_2$-Lösung intravenös (!) zu geben. Auch empfiehlt sich eine möglichst sofortige Eigenblutinjektion: 20 ccm Blut mit 6—8 ccm Aqua dest. verdünnt, intramuskulär. Es soll unter Umständen möglich sein, damit die weitere Entwicklung der Serumkrankheit zu verhindern.

Gegen die Gelenkschmerzen sind Analgetica und Antipyretica symptomatisch zu verwenden.

Diese Gefahren der Serumtherapie dürfen den praktischen Arzt nicht überängstlich machen; er muß sich stets gegenwärtig halten, daß schließlich der Schaden, der durch Unterlassung der Serumtherapie oder selbst durch zu zaghafte Ausführung derselben angerichtet wird, so groß sein kann, daß demgegenüber das Risiko einer Serumkrankheit nicht in Betracht kommen darf.

Da das Serum fertiggebildete Antikörper enthält, kommt ihm neben der Heilwirkung bei schon ausgebrochener Krankheit eine erhebliche Rolle in der **Prophylaxe** zu und zwar überall da, wo es gilt, gesunden Personen einen sofort einsetzenden Schutz vor Erkrankung zu erteilen, z. B. bei Diphtherie, Scharlach, Masern oder Personen, bei denen man Verdacht auf eine Infektion hat, vor Erkrankung zu schützen, z. B. bei Tetanus, Gasbrand. Wenn man nicht, wie bei Tetanusverdacht, zweckmäßig das Serum in die Nähe der betreffenden Verletzung injiziert, so gilt im allgemeinen, daß die intramuskuläre Einspritzung am besten ist. Bei der Diphtherieprophylaxe nehme man Rinder- oder Hammeldiphtherieserum um den Organismus nicht unnötig gegen Pferdeeiweiß zu sensibilisieren. Intravenöse Einspritzungen sollten nur zu Heilzwecken gemacht werden, wobei evtl. entsprechende desensibilisierende Maßnahmen vorauszugehen haben. Bei dem Gebrauch von Elternserum oder Rekonvaleszentenserum gegenüber Scharlach oder Masern ist die intravenöse Einspritzung größerer Mengen 100 ccm auf einmal zu widerraten. Trotz artgleichem Serum können Shocksymptome auftreten (Hämagglutination). Daher, wenn überhaupt i. v., mit einer kleinen Menge beginnen.

Bei jeder Serumtherapie und Serumprophylaxe ist zu beachten, daß erfahrungsgemäß eine passiv vermittelte Immunität die Ausbildung einer aktiven Immunität und somit eines bleibenden Schutzes mehr oder weniger hindert. Daher soll man nicht wahllos gegen Masern prophylaktisch mit Serum immunisieren, mit Ausnahme von geschlossenen Anstalten, sondern nur wirklich gefährdete Kinder im Alter bis zu 4—5 Jahren. Später ist es unter Umständen vorteilhafter, den Verlauf der Masern mit Rekonvaleszenten- oder Elternserum zu mitigieren.

Die passiv erworbene Immunität dauert nicht länger als etwa 3 Wochen. Diese kurze Dauer der im Serum passiv einverleibten Antitoxine im Blute läßt sich nicht durch größere Mengen des prophylaktisch gegebenen Serums, noch durch wiederholte Einspritzungen wesentlich verlängern. Höchstens könnte man gegen Diphtherie nach erfolgter passiver Immunisierung mit Rinderserum erneut mit Hammelserum immunisieren. Es ist daher, wenn die Verhältnisse nicht zur Verleihung eines sofort in Kraft tretenden Schutzes zwingen, einer **aktiven Immunisierung** der Vorzug zu geben.

Eine aktive Schutzimpfung kennt man heute gegen Diphtherie, Scharlach, Tetanus, Tuberkulose, ferner gegen Pocken, Typhus, Ruhr, Cholera u. a. Um gegen letztere zu immunisieren, bedient man sich der Vaccinen (s. weiter unten). Eine wirksame Schutzimpfung gegen Tuberkulose ist bisherigen Erfahrungen nach wohl nur mit lebendem Tuberkelbacillenmaterial möglich; sie ist aber für die allgemeine Praxis noch nicht sicher genug fundiert. Am gründlichsten durchgearbeitet und in größtem Maße ausgeführt ist nur die Schutzimpfung gegen Diphtherie und ferner auch gegen Scharlach.

Die für die Schutzimpfung gegen Diphtherie gebräuchlichen Mittel sind:

1. Die Toxin-Antitoxin- (T.-A.-) Mischungen (v. Behring) Diese sind entweder neutral oder haben einen Überschuß von Gift oder von Serum. Am wirksamsten erwiesen sich die unterneutralen, deren Zusammensetzung der Formel entspricht 1 ccm = $^1/_{10}$ ($L_t$ + 0,9 AE). Da die, wenn auch geringe Anwesenheit von Pferdeserum in diesen Mischungen unter Umständen eine Überempfindlichkeit gegen evtl. später nötige Pferdeseruminjektionen bewirken kann und andererseits bei bereits Überempfindlichen die Injektion solcher T.-A.-Mischungen in seltenen Fällen starke lokale Erscheinungen gezeitigt hat, so wird statt des Antitoxins vom Pferd solches von Rindern für die Herstellung benutzt. Ein T.-A. mit Rinderserum ist im Handel erhältlich. Mit diesen T.-A.-Präparaten sind mindestens 2 bis 3 subcutane Einspritzungen in Intervallen von ca. 8—10 Tagen zu machen.

2. Die aus einer neutralen T.-A.-Bindung sich bildenden Flocken, die nach gründlicher Waschung in NaCl-Lösung suspendiert werden. T.-A.-F. (H. Schmidt). Dieses Präparat verursacht fast gar keine lokalen Beschwerden, wirkt aber langsamer als das T.-A. Bei Erwachsenen genügt meist 1 Injektion. Bei Kindern werden 2 Injektionen empfohlen in einem Intervall von 3—4 Wochen.

3. Das durch kombinierte Einwirkung von 0,4 % Formol und Wärme ungiftig gemachte Toxin, das aber seine Bindungsfähigkeit und seine antigene Wirkung noch behält (Toxoid oder besser Anatoxin [Ramon]). Dieses Präparat wirkt noch schneller als T.-A. Es sind 3 Einspritzungen nötig in Abständen von 10 und 20 Tagen. Ältere Kinder und Erwachsene zeigen nicht selten stärkere lokale Reaktionen, während kleine Kinder das Anatoxin gut zu vertragen pflegen.

Alle Präparate zur aktiven Immunisierung gegen Diphtherie, welche Diphtheriegift enthalten, unterliegen der staatlichen Kontrolle auf Unschädlichkeit. Eine genaue Dosierungsvorschrift ist den Präparaten beigefügt. Bei der Diphtherieschutzimpfung ist zu beachten, daß die T.-A.-Präparate oft, das T.-A.-F. stets Pferdeserumeiweiß enthält. Ist aber ein Organismus gegen Pferdeeiweiß sensibilisiert, sei es durch vorausgegangene therapeutische Heilserumbehandlung oder durch prophylaktische Behandlung mit Diphtherieantitoxin von Pferden, so hat die Erfahrung gezeigt, daß eine folgende aktive Schutzimpfung mit T.-A. in dem Maße in ihrer Auswirkung beeinträchtigt wird, je mehr der Körper noch gegen Pferdeeiweißzufuhr empfindlich ist. Dies gilt in erster Linie für das T.-A., welches bedeutend mehr Eiweiß im Verhältnis zum Toxin hat, wie das T.-A.-F. Es ist daher unzweckmäßig, eine aktive Schutzimpfung mit T.-A. bei einem mit antitoxischem Pferdeserum geheilten Fall von Diphtherie, der aber noch nach Schick positiv reagiert vorzunehmen, bevor nicht einige Monate verstrichen sind. Es ist aus den gleichen Gründen ganz bes. wichtig, wenn man einer Serumprophylaxe eine aktive Schutzimpfung folgen lassen will, die erstere mit Rinder- oder Hammelserum vorzunehmen.

Nicht alle Menschen lassen sich gegen Diphtherie aktiv immunisieren. Es gibt (vielleicht 3%) refraktäre Fälle, die aus konstitutionellen Gründen zur Antitoxinbildung unfähig sind. Kinder von 1—3 Jahren lassen sich im allgemeinen schwer immunisieren. Die Empfänglichkeit gegenüber einer Diphtherieerkrankung ist viel größer, wie das Vermögen, Antikörper zu bilden. Dieses wird mit der Zeit erworben (serologische Reifung). Vom Beginn der Schulzeit nimmt die relative Häufigkeit Schick-Negativer in der Bevölkerung zu, die bei 15jährigen in der Pubertät etwa 80% beträgt. Es kommt demnach die Zeit zwischen dem 1. Jahr und dem Beginn der Schule für eine aktive Immunisierung bes. in Betracht. Die Dauer der aktiv erworbenen Immunität ist mindestens 10 Jahre, wahrscheinlich aber lebenslang, da eine Allergie der Zellen gegenüber Di-Gift wohl zeitlebens bestehen bleibt.

Für die Schutzimpfung gegen Scharlach benutzt man entweder das Dick-Toxin oder ein aus diesem hergestelltes Anatoxin oder eine Kombination von Anatoxin mit abgetöteten Scharlachstreptokokken (Scharlachschutzimpfstoff der Behringwerke, Marburg). Mit diesen Mitteln sind mehrere Einspritzungen nötig. Vielleicht gelingt von den mit Anatoxin hergestellten Präparaten nur eine einzige Einspritzung, jedoch liegt darüber nicht genügend Erfahrung vor.

Für die Erkennung einer Empfänglichkeit für Scharlach und einer durch die Schutzimpfung erworbenen Immunität ist der Dick-Probe nicht der gleiche Wert beizulegen, wie der Schick-Probe bei der Diphtherie.

Für die Tetanusprophylaxe scheint sich das Anatoxin zu bewähren, doch kommt eine systematische Schutzimpfung gegen Tetanus nur im Kriegsfalle in Betracht.

**Die Vaccinetherapie.** Die Vaccinetherapie gründet sich auf die Erfahrung, daß ein Organismus, der, wie z.B. bei Furunkulose oder noch mehr bei Typhus, von Bakterien in Massen durchdrungen ist, und chronisch nur mit geringer Tendenz zur kritischen Heilung krank ist, durch eine parenterale Einspritzung einer sehr geringen Menge der gleichen (jedoch meist in vitro gezüchteten) Bakterien eine oft schlagartig einsetzende Reaktion durchmacht, die eine sehr viel schnellere Heilung ermöglicht. Wir sind heute noch nicht in der Lage, den ursächlichen Zusammenhang dieses scheinbar paradoxen Phänomens zu erklären.

Neben einer unspezifischen Wirkung im Sinne einer allgemeinen Reizwirkung übt die parenterale Einspritzung einer Vaccine auch eine spezifische Wirkung aus, die im Einzelfalle so abgestimmt sein kann, daß eine von den jeweiligen Krankheitserregern hergestellte „Autovaccine" in der therapeutischen Wirksamkeit aller anderen Vaccinen übertrifft. Wir müssen uns die Wirkung einer Vaccine so vorstellen, daß der durch die parenterale Einspritzung ausgelöste Zellreiz nicht so sehr eine gesteigerte Antikörperbildung bewirkt (diese Wirkung ist sogar recht zweifelhaft), sondern in erster Linie eine allergische Reaktion gerade solcher Zellkomplexe auslöst, die durch unmittelbare Einwirkung der krankmachenden Ursache in einem bes. allergischen Zustande sich befinden. Daher die Herdreaktion, die sich zwar auch auf unspezifischem Wege auslösen läßt, weil erkrankte Zellen im allgemeinen in erhöhtem Maße reizbar sind, aber bei der spezifischen Reizung bes. ausgeprägt ist. Also zwischen der spezifischen Vaccinetherapie und einer unspezifischen Reiztherapie besteht im wesentlichen nur ein quantitativer Unterschied. Auch enthält eine Bakterienvaccine je nach ihrer Herstellung solche Stoffe der Bakterienautolyse in stärkerer Konzentration, die sich im Organismus bei chronischen Erkrankungen zwar gleichfalls aber nicht auf einmal in der gleichen Menge bilden. Daher wirken erfahrungsgemäß Vaccinen, bei deren Herstellung spontanes Absterben oder schonende Tötung der Bakterien erstrebt wird, kräftiger als solche, in denen die Bakterien durch Hitze abgetötet sind und jede fermentative Autolyse unterbunden ist.

Bei der Anwendung von Vaccinen müssen wir unterscheiden zwischen Prophylaxe und Therapie. Spezifische Vaccinen benutzt man bei der Schutzimpfung gegen Typhus, Bacillenruhr, Cholera, Pest u. a., neuerdings auch vielfach gegen Scharlach und Keuchhusten. Die Impfstoffe werden in der Regel subcutan eingespritzt. Speziell zum Schutz gegen Typhus werden auch bakterielle Vaccinen mit Galle zu Tabletten verarbeitet und oral gegeben. Über die Wirkung der oralen Vaccineprophylaxe bei Typhus und Cholera liegt jedoch noch nicht genügend Erfahrung vor. Die Schutzimpfung mit Vaccinen bezweckt eine allergische Einstellung derjenigen Zellgruppen, die in erster Linie der spezifischen Krankheitsabwehr dienen, also eine aktive Immunität. Dieses muß man sich in erster Linie cellulär bedingt vorstellen. Die Unmöglichkeit humorale Antikörper (komplementbindende, bakteriotropische usw.) nachzuweisen, ist kein Beweis für das Fehlen einer aktiven Immunität. Für die Vaccinetherapie gelten im ganzen die gleichen Richtlinien wie für die unspezifische Reiztherapie.

Man wird im Beginn einer Vaccinebehandlung, bes. bei chronischen Erkrankungen, mit sehr geringen Dosen beginnen (ca. 5. Millionen Keime in 1 ccm, bei sehr empfindlichen eher noch weniger). Dann wird man allmählich steigern. Nur muß man dem Körper zwischen 2 Einspritzungen Zeit lassen sich auf den neuen Reiz einzustellen, denn im Anschluß an eine Einspritzung pflegt ein Stadium geringerer Reizbarkeit zu folgen (negative Phase); eine in diesem Stadium einverleibte Vaccine löst keine für die Heilwirkung wichtige Herdreaktion aus, sondern bedeutet eine in therapeutischem Sinne ungünstige Belastung. Es sind im Anfang bei geringen Dosen mindestens 3—4, später 8—10 Tage Zwischenzeit einzufügen. Was die Art der Einspritzung betrifft, so wird man von Fall zu Fall verschieden vorgehen müssen. Im allgemeinen empfehlen sich subcutane oder intramuskuläre Einspritzungen, so bei Streptokokken- und Staphylokokkenvaccin. Typhus- und bes. Ruhrvaccin pflegen erhebliche lokale Beschwerden zu machen, weswegen man bes. die intramuskuläre Einspritzung an den Extremitäten vermeiden soll. Intravenöse Einspritzungen sind z. B. für Gonokokkenvaccinen das Gewiesene, während es bei Colivaccinen zu stürmischen Reaktionen kommen kann.

Anhang: Das Antivirus nach Besredka gründet sich auf der Beobachtung, daß beim Wachstum von Bakterien, z. B. auf Bouillon, sich Stoffe bilden, die spezifisch das Weiterwachsen der gleichen Keime auf dem gleichen Nährboden hemmen. Die Stoffe sind hitzebeständig und können in dem keimfreien und erhitzten Filtrat von Bouillonkulturen vorhanden sein. Ein so erhaltenes Filtrat bezeichnet Besredka als Antivirus. Es soll durch bloßes Aufbringen auf die Haut oder Schleimhaut in Form von Umschlägen, Kompressen, Tampons, Spülungen, Pinselungen usw. lokale Entzündungsprozesse (Furunkel, Angina) in therapeutischem Sinne günstig beeinflussen, vor allem schmerzlindernd wirken.

Über den klinischen Wert läßt sich noch nicht abschließend urteilen, nur scheinen manche Erfahrungen dafür zu sprechen, daß die Wirkung der verschiedenen Antivirusarten, soweit es sich um Staphylo- und Streptokokken handelt, weniger streng spezifisch ist, und daß ein Teil der Wirkung eine unspezifische im Sinne eines feuchtwarmen Umschlages ist.

# Erkrankungen der Atmungsorgane.

Von Professor Dr. **A. Bittorf**-Breslau
(nebst Beiträgen von Professor Dr. **E. Frank**-Breslau,
Direktor Dr. **Ch. Harms**-Mannheim und
Professor Dr. **Eduard Müller†**-Marburg).

## Bronchitis.

Begriffsbestimmung. Unter Bronchitis verstehen wir den Katarrh bzw. Entzündung der Bronchialschleimhaut, die mit Schwellung, Rötung und Sekretion verläuft. Man unterscheidet am zweckmäßigsten:
1. Akute Bronchitis; 2. chronische und rezidivierende Bronchitis; hierzu gehört auch die Bronchoblennorrhöe und der pituitöse Katarrh (Asthma humidum); 3. fötide Bronchitis; 4. fibrinöse Bronchitis.

### Akute Bronchitis.

Der akute Katarrh und Entzündung der Luftwege kann sich in den Luftwegen sehr verschieden lokalisieren: Nasen-Rachenraum-Larynx-Trachea (Laryngo-Tracheitis), Trachea — größere Bronchien (Tracheo-Bronchitis), mittlere und kleine Bronchien (Bronchitis) und kleinste Bronchien (capilläre Bronchitis).

Die **Ursachen** und prädisponierenden Momente sind recht verschieden:
1. Infektion vom Nasen-Rachenraum aus und durch Inhalation von Bakterien, oder hämatogene Infektion. 2. Staubinhalation, bes. bakterienhaltiger Staub. 3. Erkältung (Durchnässung, Abkühlung) mit evtl. sekundärer Infektion. 4. Inhalation von Gasen (Narkose, gewerbliche Inhalation). 5. Konstitutionskrankheiten, Infektionskrankheiten (Typhus, Influenza, Masern, Keuchhusten usw.), Alter, Intoxikationen (Alkoholabusus), Anomalien des Thoraxbaues (Skoliose) und der Pleura (Pleuraschwarten), Nieren-Hautkrankheiten, Lähmungen usw.

**Symptome.** Sie können nach Lokalisation und Ausbreitung, sowie individuellen und ätiologischen Momenten recht verschieden sein, wenn es sich auch meist nur um Intensitäts- oder Verlaufsverschiedenheiten handelt.

Beginn gewöhnlich im Nasen-Rachenraum. Von dort wandert die Erkrankung abwärts: also Schnupfen, Rachenkatarrh, anginöse Beschwerden, dann vielfach Heiserkeit. Meist bestehen anfänglich Allgemeinerscheinungen Mattigkeit, Kopfschmerz, Gliederschmerzen, Brustschmerzen, wechselnd hohes, meist nur kurzdauerndes Fieber, doch können bei capillären Katarrhen längere Fiebersteigerungen bestehen. Herpes labialis und nasalis ist nicht selten.

Husten ist regelmäßig vorhanden, anfangs meist trocken. Oft ist er schmerzhaft (Brustschmerzen, Schmerzen im Verlaufe der Trachea). Bei längerem Bestande treten auch Schmerzen am Ansatz der Bauchmuskeln, (Überanstrengung) auf. Der Auswurf anfangs zäh-schleimig, spärlich, wird später reichlicher lockerer, auch schleimig-eitrig oder eitrig, geballt. Bei kapillärer Bronchitis (z. B. Influenza) ist der gröbere Ballen oft zusammengesetzt aus zehn und mehr feinsten Bällchen. Mitunter ist das Sputum auch mehr fädig oder spiralförmig. Die Atmung ist meist stark beschleunigt, oberflächlich, da tieferes Atmen Hustenreiz veranlaßt. Der Puls ist meist beschleunigt. Bei Kyphoskoliose, bei reizbarem, schwachem Herzen kann die Beschleunigung sehr erheblich sein und selbst wochenlang die Krankheit überdauern.

Die Untersuchung der Lunge ergibt bei der Tracheitis meist keinen Befund oder hin und wieder etwas fortgeleitetes Schnurren über beiden Lungen gleichlaut. Auch bei der Tracheo-Bronchitis sind gewöhnlich die Erscheinungen gering, etwas rauhes Bläschenatmen, mitunter auf einer Seite (Sitz) etwas Schnurren. Wandert der Prozeß in die tieferen Bronchien, so hört man neben meist verschärftem Vesiculäratmen schnurrende und brummende Geräusche, auch wohl Pfeifen über beiden Lungen, oder bei einseitiger Lokalisation einseitig lauter. Bei stärkerer Sekretion treten feuchte, mittelblasige, nicht klingende Rasselgeräusche auf, bes. hinten unten, von wechselnder Reichlichkeit, vielfach erst beim oder nach dem Husten. Bei der capillären Bronchitis finden sich oft Lungenblähung, Inspirationsstellung des Brustkorbs inspiratorische Einziehungen (bes. Epigastrium) tympanitischer Schall oder Schachtelton und zahlreiche feuchte kleinblasige Rasselgeräusche, die das Atemgeräusch ganz verdecken können. Oder man findet abgeschwächtes, fleckförmig aufgehobenes Atmen, das nach Husten wiederkehrt. Einseitige Lokalisation weist fast immer auf bestimmte prädisponierende Momente (Pleuraverwachsung, Kyphoskoliose, Bronchostenosen aller Art usw.) oder bestimmte Infecte (z. B. Influenza) hin.

Die capilläre Bronchitis, bes. der Kinder, Greise und bei Influenza, stellt ein oft schweres Krankheitsbild dar: Cyanose, Dyspnoe (oft Orthopnoe), höheres Fieber, starke Pulsbeschleunigung, stärkere Mattigkeit, Hinfälligkeit, Appetitlosigkeit. Bei Kindern und älteren Leuten entwickelt sich nach anfänglicher Unruhe vielfach Somnolenz. Die Lungenerscheinungen sind die oben geschilderten. Infolge Herzschwäche kann sie schnell tödlich verlaufen. Die Prognose ist stets ernst. Man beobachtet mitunter auch eine mehrfach rekurrierende Bronchiolitis.

Bei jeder Bronchitis besteht die Gefahr einer Komplikation mit Bronchopneumonie. Sonstige Komplikationen: Otitis media, Nebenhöhlenkatarrhe, Pleuritis (bes. sicca), Gastro-Enteritis, rheumatische Erscheinungen, Erythema nodosum, Bronchialdrüsenschwellung, die nun ihrerseits zum Fortbestand der Bronchitis oder zu Rezidiven Veranlassung geben kann, Hämatom der Bauchmuskeln, Nasenbluten, Haut- und Bindehautblutungen.

Als Folge der capillären Bronchitis, speziell Influenzabronchitis, sind noch Bronchiektasie und Bronchitis obliterans zu nennen. Die letztere kann bei diffuser Entwicklung zu schweren Störungen (Dyspnoe, rezidivierenden Bronchitiden und Lungenblähung, Fieber, hochgradige Cyanose), selbst zum Tode führen. Es bestehen hier offenbar auch Übergänge zur chronischen Pneumonie.

**Therapie.** Die **Prophylaxe** kommt hierbei insofern in Betracht, als durch Schonung das Fortschreiten von Katarrhen des Nasen-Rachenraums, des Kehlkopfs gehindert werden kann. Verbot des Rauchens, Alkohols, des Aufenthalts in staubigen Räumen usw. Bei zu Bronchitis neigenden Patienten sind klimatische Kuren (Hochgebirge, Waldluft, Seeluft), Solbäder (bes. bei Kindern der Seeluft vielfach überlegen) anzuraten. Abhärtung durch Waschungen, Bäder, bes. Luftbäder, sind sehr wichtig (nicht

Beginn in kalter Jahreszeit, schrittweises Vorgehen), nicht zu warme Kleidung! Auch Atemgymnastik bei schwächlichen Individuen mit flacher Brust und schwacher Muskulatur treiben!

Bei akuter Bronchitis ist bei Allgemeinerscheinungen oder bei bestehender Influenzainfektion strenge Bettruhe anzuordnen. Hierdurch wird am besten schweren Komplikationen vorgebeugt.

Bei „Erkältungsbronchitis" sind ferner Schwitzprozeduren (heiße Bäder mit Nachschwitzen, kalte Ganzpackungen mit fester warmer Einwicklung und Trinken von heißem Tee, evtl. Wärmeflaschen) sehr wirksam. Auch sonst feuchte Wickel, Abreibungen empfehlenswert. Hier ist zweifellos eines der Hauptwirkungsfelder der Hydrotherapie.

Von medikamentösen Verordnungen sind die für den Husten (s. d.) angegebenen Richtlinien maßgebend: Bei zäher, spärlicher Sekretion die lösenden Mittel (Inhalation, Salina, Ipecacuanha, Brusttee usw.), bei starker, lockerer Sekretion sind mehr die Balsamica angezeigt, ebenso bei stärker entzündlichen Prozessen (Supersan, Transpulmin, Chinin), bei denen sich auch die Kreosotpräparate und das Kalium sulfogujacolicum (in 10% Lösung, tee-eßlöffelweise, Guakalin, Sirolin usw.) sehr bewährt. Bes. sei es bei Influenzabronchitis, bei Bronchitis der Kinder mit Beteiligung von Bronchialdrüsen, bei capillärer Bronchitis empfohlen. Bei sehr reichlicher Sekretion können auch Kalksalze (Calc. chlorat., C. lacticum) gereicht werden.

Bei stark quälendem Hustenreiz (bes. bei Tracheobronchitis) wirkt oft Codein (Dicodid, Dilaudid, Heroin, Paraeovin) direkt heilend (Ruhigstellung). Auch sonst kann es wohl gegeben werden, doch ist es — ebenso wie Morphium — bei capillärer Bronchitis streng kontraindiziert (sonst schwere Erstickungsanfälle durch Sekretanhäufung!). Hier sind bes. die hustenanregenden Mittel (warme Bäder mit kühlen Übergießungen, Abklatschungen) und Senega, Apomorphin, Ipecacuanha, Tartarus stibatus usw. angezeigt.

Bei infektiösem Katarrh (Influenza usw.) sind Salicylate, bes. Aspirin, Salipyrin, Salol zu verordnen.

Auf das Verhalten des Herzens ist zu achten und bes. bei schwächlichen Individuen rechtzeitig Digitalis, Strophantus, Coffëin usw. zu geben. Bei der Cyanose der capillaren Bronchitis sind Aderlaß und vor allem Sauerstoffinhalationen angezeigt.

## Chronische Bronchitis.

**Ursachen.** Sie ist eine Erkrankung vorwiegend des mittleren und höheren Alters, bei Männern häufiger. Die chronische Bronchitis entwickelt sich mitunter aus der akuten (rezidivierenden), oder tritt auf als Folge chronischer Nasen-Rachenkatarrhe, als Folge von Staubinhalation (s. Pneumokoniosen, Bäcker-, Tischlerbronchitis usw.), bei sonstigen Schädigungen (Alkohol, Tabak), Brustkorbanomalien (Kyphoskoliosen, Pleuraschwarten usw.), bei Konstitutionskrankheiten (bes. Gicht, exsudativer Diathese), Nierenkrankheiten, Arteriosklerose, Rachitis, Skrophulose (bes. Bronchialdrüsenschwellung), chronischem Asthma bronchiale. Als besondere Form ist die Stauungsbronchitis bei Zirkulationsstörungen zu betrachten.

Die **Symptome** sind die der Bronchitis überhaupt (bzw. auch der Tracheobronchitis). Husten besteht stets. Der Auswurf ist meist schleimig-eitrig, wechselnd reichlich. Die verschiedenen physikalischen Erscheinungen sind die oben geschilderten. Häufig treten — bes. anfänglich — Remissionen auf, so daß im Frühjahr, Herbst, Winter Verschlimmerungen auftreten, während in der trockenen, warmen Jahreszeit die Kranken sich wohlfühlen.

Der Husten ist sehr wechselnd; bei den Formen mit geringem Auswurf (Catarrhe sec.) oft sehr quälend, angestrengt. Da die kleineren Bronchien dabei verstopft sein können, so ist das Atmungsgeräusch stellenweise gar nicht, stellenweise nur leise hörbar. Hier ist auch der bei chronischer Bronchitis gewöhnlich nur früh und abends stärkere Hustenreiz fast dauernd und auch nachts vorhanden, oder er tritt in schweren Attacken auf, denen große Ermattung folgt.

Von besonderen Formen ist noch der pituitöse Katarrh (Asthma humidum) mit der Expektoration eines reichlichen, farblosen, schaumigen, zäh-gummiartigen Auswurf zu nennen. Im Auswurf finden sich nur wenig Zellen; das spezifische Gewicht ist niedrig; der Eiweißgehalt sehr gering, so daß es dadurch von Lungenödem leicht zu trennen ist. Es handelt sich um eine reichliche Sekretion, keine Exsudation. Der Husten tritt dabei vielfach anfallsweise auf. Man findet diese Form bei verschiedenen Krankheitszuständen z. B. bei Vagusneuritis, Druck auf den Vagus durch Tumoren, bei veraltetem Asthma bronchiale usw.

Zu trennen ist die Bronchoblennorrhöe. Bei ihr handelt es sich um die Sekretion eines abnorm reichlichen, dünnflüssigen (konfluierenden) eitrigen Auswurfs. Es ist meist ein sehr chronischer, jahrelang andauernder Zustand (bei dem sich anatomisch eine Atrophie der Bronchialwand zu entwickeln pflegt). Zeitweise kann der Auswurf stinkend werden, auch Übergänge in putride Bronchitis bzw. Bronchiektasie kommen vor. Häufig beobachtet man wenigstens Perioden hektischen Fiebers (Bronchopneumonie). Die Erscheinungen sind doppelseitig und man findet auskultatorisch bes. über den Unterlappen reichlich feuchte Rasselgeräusche.

Der eosinophile Katarrh (vgl. S. 208) zeichnet sich durch zähes Sputum mit reichlich eosinophilen Zellen aus (Übergang zu Asthma aber auch zu Tuberkulose).

Schließlich ist bei jeder chronischen Bronchitis an die Möglichkeit einer Stauungsbronchitis zu denken. Genaue Herz-Pulsuntersuchung! Auftreten von Herzfehlerzellen! Oder Kombination von chronischer Bronchitis bei Emphysem mit Stauungskatarrh. Sehr verdächtig ist das Auftreten feuchter, kleinblasiger Geräusche über den Unterlappen bei sonstigen Zeichen trocknen Katarrhs!

Die sehr häufigen Folgen der chronischen Bronchitis sind: Lungenblähung (Emphysem) und rechtsseitige Herzhypertrophie mit sekundärer Insuffizienz. Verwechslungsmöglichkeit bes. mit Tuberkulose.

**Therapie.** Hier gilt sowohl für Prophylaxe, als Behandlung das oben Gesagte (s. auch unter Husten). Individualisieren ist wichtig! Für manche Fälle eignet sich Höhenluft und trockene Luft (bes. für die mit reichlicher Sekretion), für andere Seeluft, Trink-Inhalationskuren (in Ems, Salzbrunn, Reichenhall u. a., Solbädern, bes. bei zähem, trockenem Auswurf).

Während man bei spärlicher zäher Bronchitis durch Trinkkuren (Salina), Verabreichung von Jodpräparaten usw., Brusttees eine Vermehrung und Verflüssigung des Sekrets zu erreichen sucht, wird man bei Bronchoblennorrhöe durch Trockendiät, Durstkuren, durch Atropin, Kreosotpräparate, Balsamica, Supersan, Calcium chloratum, lacticum usw. eine Verminderung anstreben. Hier ist auch die mechanische Entleerung durch Quinckesche Schieflage (s. Bronchiektasie) angezeigt, während Morphium, Codein verboten sind, die man in den andern Fällen mitunter zu geben gezwungen ist.

Bei Stauungsbronchitis sind Herzmittel indiziert, ebenso bei sekundärer Herzschwäche chronischer Bronchitiker.

Jeweils ist das etwa zugrunde liegende primäre Leiden zu behandeln. Verbot von Tabak und Alkohol ist nicht zu vergessen! Auch ist auf Reglung der Kost und der Verdauung zu achten! Atemgymnastik (evtl. pneumatische Kuren) ist wichtig zur Vorbeugung des Lungenemphysems.

### Fötide Bronchitis.

Bei der fötiden (putriden) Bronchitis handelt es sich nur um einen besonderen Zustand von (bakterieller) Zersetzung des Sekrets, die bes. bei chronischer Bronchitis, jedoch auch bei andern Lungenerkrankungen eintreten kann. Wenn erst ein fötide Bronchitis besteht, muß sie als etwas Besonderes gewertet werden. Recht häufig ist sie bei Bronchiektasie, während sie mit Tuberkulose in einem gewissen Ausschlußverhältnis steht. Sie kann sich ferner an ulcerative (syphilitische, carcinomatöse) Prozesse anschließen, ebenso an Perforationen von Carcinomen oder Divertikeln des Oesophagus in die Lungen. Mit Gangrän kann sie zusammen auftreten oder in Gangrän übergehen.

**Symptome.** Charakteristisch der übelriechende, meist sehr reichliche (200—500 ccm pro die) Auswurf. Meist ist die Atmungsluft noch stinkender als der Auswurf. Dreischichtigkeit des Auswurfs besteht fast regelmäßig. Dittrichsche Pfröpfe aus Fettsäurenadeln und Bakterien finden sich fast regelmäßig, in seltenen Fällen Monaden im Auswurf. Der Husten ist häufig, dabei leicht. Fieber besteht vielfach und ist oft hoch. Das Allgemeinbefinden leidet meist durch Resorption von Fäulnisprodukten (Abmagerung, Hinfälligkeit). Häufig bilden sich Trommelschlegelfinger.

Der Verlauf ist recht verschieden. Der Zustand kann selbst jahrelang bestehen, jedoch auch in wenigen Wochen zum Tode führen. Aber auch völliges Verschwinden (bes. bei kräftigen Individuen) ist möglich, doch besteht Neigung zu Rezidiven. Als Todesursache kommt fortschreitende Schwäche, Lungengangrän, Bronchopneumonie, metastatische Abscesse (z. B. Gehirn), Pleuritis und Empyem in Betracht. Von Komplikationen werden noch Gelenkrheumatismus erwähnt.

Die **Differentialdiagnose** hat vor allem Lungengangrän und Bronchiektasie zu berücksichtigen.

**Therapie.** Zur Beseitigung der fötiden Zersetzung dienen vor allem Inhalationen von Terpentin, Eucalyptus, Myrtol, Kreosot, Carbolsäure. Man kann sie entweder verdampfen lassen (Wasserpfeife, Auftropfen auf kochendes Wasser oder in Inhalationsapparaten [Schreiber], Sprayapparate) oder Curschmannsche Maske, vorgehaltene Schwämme, gebrauchen lassen (s. Lungengangrän). Auch Sauerstoffinhalationen können versucht werden.

Innerlich werden dieselben Mittel gegeben. Die subcutane Injektion von Supersan (1—4 ccm) ist empfehlenswert. Neosalvarsan (0,15—0,45 evtl. mehrmals in 5—8 Tagen) wirkt mitunter sehr günstig, ebenso wird Trypaflavin gerühmt. Quinckesche Schieflage bei Bronchiektasie oder sehr starker Sekretion! (s. Bronchiektasie und Gangrän). In diesen Fällen Beschränkung der Flüssigkeitszufuhr.

Die Allgemeinbehandlung hat vor allem gute Ernährung anzustreben. Zum Desodorisieren des Auswurfs und Mundes ist am besten Wasserstoffsuperoxyd zu nehmen.

### Fibrinöse (plastische oder pseudomembranöse) Bronchitis.

Wir verstehen darunter Bildung und Aushusten von Ausgüssen der Bronchien, die teils aus Fibrin, teils aus Mucin (z. T. entzündlich-nekrotischen Produkten bei symptomatischen Formen) bestehen.

Man hat eine idiopathische Form von den symptomatischen, ätiologisch bekannten Formen abzutrennen. Die ätiologisch bekannten Formen: diphtherische Tracheobronchitis croupöse Pneumonie (selten), vor allem Grippepneumonie (Strepto-, Staphylokokken) mitunter auch andere Infektionskrankheiten (Typhus), Variola, Tuberkulose (oft hämorrhagisch), Einatmung schädlicher Gase (Ammoniak), Herzkrankheiten, Hautkrankheiten (Pemphigus), Urämie.

**Symptome.** Hier soll nur die idiopathische (primäre) Form unbekannter Ätiologie behandelt werden. Sie verläuft in bald selteneren bald häufigeren Anfällen von Husten und Dyspnoe, die mit der Expektoration der Ausgüsse wieder schwinden. Die derben, gelblich-weißen Bronchialausgüsse, die oft Aufteilung bis in die feinsten Bronchien zeigen (Aufschütteln in Wasser!), enthalten meist Charcot-Leydensche Kristalle wie überhaupt die Krankheit mit Asthma bronchiale in engen Beziehungen steht. Den Anfall begleitet mitunter leichtes Fieber. Über den Lungen hört man dann oft lokal aufgehobenes oder abgeschwächtes Atmen, Schnurren, mitunter ein lautes (fühlbares) schnarrendes Geräusch („Flattergeräusch" bei teilweise abgelösten Membranen). Nach dem Anfall kann noch ein schleimiges bronchitisches, selten leicht blutiges Sputum entleert werden. Die Anfälle können am Tage sich mehrmals wiederholen, nach einigen Tagen aufhören. Das Allgemeinbefinden (Cyanose, Dyspnoe) im Anfall kann sehr verschieden schwer gestört sein, mitunter auffallend wenig. Nach jahr(zehnte)langem Bestand kann sich Emphysem mit seinen Folgen für das Herz entwickeln.

Es gibt auch eine seltene akute Form oder ein akutes Stadium der chronischen Verlaufsform, das mit hohem Fieber, schweren Allgemeinerscheinungen einhergeht. Das Fieber kann dabei Tage bis Wochen anhalten, kritisch enden. Häufig (ca. 50%) erfolgt unter starker Pulsbeschleunigung, Herzschwäche, Somnolenz der tödliche Ausgang.

**Therapie.** Im Anfall wird Inhalation von warmem Wasser oder Kalkwasser gerühmt. Auch Terpentininhalation und Jodkalium, sowie Apomorphin sind zu versuchen. In der Zwischenzeit wird Arsenmedikation empfohlen. Bei den akuten Fällen ist der Zustand des Herzens vor allem zu beachten! A. Bittorf-Breslau.

## Bronchiektasie.

**Begriffsbestimmung und Einteilung:** Unter Bronchiektasien versteht man angeborene (sehr selten) oder erworbene Erweiterungen der Bronchien, die mit bestimmten Störungen einhergehen.

Man unterscheidet bei den erworbenen, die hier nur in Betracht kommen, nicht entzündliche vikariierende und entzündliche Bronchialerweiterungen. Letztere kann man in akute und chronische teilen. Anatomisch kommen sackförmige und spindelige, zylindrische Formen vor. Nach der Ausbreitung kann man ferner diffuse und circumscripte Bronchiektasie unterscheiden.

Die wichtigste Form ist die entzündliche.

**Ätiologische** Momente sind: Pneumonien und Bronchopneumonien (bes. der Kinder, Grippepneumonien, Fremdkörper- und atypische Pneumonien), Bronchostenosen, chronisch indurierende und schrumpfende Prozesse der Lungen und Pleura, durchgebrochene Empyeme, schwere chronische Bronchitis (selten gangräneszierende Bronchitis).

**Symptome und Verlauf.** Ein großer Teil entsteht bereits im Kindesalter, wenn auch die typischen Erscheinungen erst später auftreten können. Das jugendliche bzw. mittlere Alter ist am häufigsten befallen (20 bis

35 Jahre), und zwar das männliche Geschlecht häufiger als das weibliche. Meist sind die Unterlappen, häufig anfänglich einseitig, befallen.

Das Aussehen und Allgemeinbefinden kann lange Zeit blühend sein. Erst im späteren Verlauf tritt Kachexie oder Anämie mit Akrocyanose auf. Dyspnoe tritt erst im späteren Verlauf auf, ebenso flüchtige Ödeme.

Der Thorax zeigt häufig Deformitäten: Schrumpfung, Skoliosen, Nachschleppen einer Seite, evtl. Verlagerung von Herz- und Mediastinum (wegen der häufigen gleichzeitig bestehenden Pleuraschwarten oder Lungenschrumpfung). Recht häufig und diagnostisch wichtig, wenn auch nicht spezifisch, sind die Trommelschlegelfinger. Selten Osteo-Arthopathie hypertrophiante pneum. (P. Marie).

Husten und Auswurf sind meist dauernd vorhanden, wenn auch Zeiten relativer Heilung, bes. anfangs, recht häufig sind. Der Husten tritt gern früh und abends auf und kann sich dann zu Paroxysmen steigern, oder er tritt auf bei Lagewechsel, beim Bücken, Hinlegen oder Aufrichten. In Zeiten stärkerer Sekretion zeigt sich bei Quinckescher Schieflage sofort Hustenreiz.

Der Auswurf wechselt nach Menge und Form zwischen spärlichen, einfach bronchitischen und typisch reichlichen, schleimig-eitrigen Expektorationen. In Zeiten stärkerer Sekretion findet man den charakteristischen dreischichtigen Auswurf (oben schleimig-eitrig-schaumige Schicht, deren Fasern in die 2., trüb serös-wäßrige Schicht herabhängen, als 3. Schicht fein verteilter Eiter). Es werden bis zu 1 l täglich entleert. In der Eiterschicht finden sich Dittrichsche Pfröpfe (bis erbsengroße, gelbliche, stinkende Ballen von Fettsäurenadeln und Bakterien). Elastische Fasern fehlen fast stets. Nicht selten sind mikroskopische oder makroskopische Blutbeimengungen, oft innig gemischt „Himbeergelee-Sputum", zeitweise treten auch reine, mitunter sogar schwerste Hämoptysen auf. Nicht selten ist wenigstens zeitweise der Auswurf fötid (süßlich widerlich) riechend. Oft ist dann die Atmungsluft stärker riechend als der Auswurf.

Perkutorisch findet man entweder Zeichen von Pleuraschwarte oder von Emphysem oder umschriebene Schallverkürzung, tympanitischen oder tympanitisch gedämpften Schall. Auscultatorisch Vesiculär- oder unbestimmtes Atmen mit reichlich und auffallend großblasigen und feuchten, dabei meist klingenden Geräuschen, nur selten sind Bronchialatmen (zur Zeit peripneumonischer Infiltration) oder gar Hohlraumsymptome nachweisbar. Abhängig ist natürlich der Befund von der Zeit der Auscultation (vor oder nach Abhusten, zu Zeiten von Remissionen usw.).

Das **Röntgenbild** kann entweder verdickte Bronchien usw. oder Pleuraschwarten zeigen. In neuerer Zeit sind durch Lipoiodol- oder Jodipinfüllung der Bronchien wesentliche Fortschritte der Röntgendiagnostik erzielt worden.

Der **Beginn** ist entweder akut im Anschluß an Pneumonie, die nicht kritisch entfiebert und sich frühzeitig durch starke eitrige Absonderung auszeichnet, oder allmählich. Meist ist der Verlauf lange Zeit fieberfrei, doch kommen sowohl leichtere Fieberzacken als auch schwerere Fieberperioden (Pneumonien) vor. Gegen Lebensende besteht oft unregelmäßiges Fieber mit Schweißen.

Rheumatische und pleuritische Beschwerden sind nicht selten. Zeichen weitgehender Besserung und (starker) Verschlechterung wechseln anfangs, später schreitet das Leiden mehr kontinuierlich fort. Appetitverlust, Abmagerung treten ein. Ein vikariierendes Emphysem entwickelt sich häufig. Gelenkentzündungen, Darmkatarrhe, Empyeme, Pleuritiden, Pyopneumothorax, Perikarditis, stärkere gangräneszierende und putride Prozesse in den Lungen können hinzutreten. Schließlich können diese oder Herzschwäche.

metastatische Hirnabscesse, Pneumonien oder schwere Blutungen, Amyloid, Endokarditis nach jahrzehntelangem Bestande den Tod herbeiführen.

**Differentialdiagnose.** Am wichtigsten Tuberkulose, mit der sich Bronchiektasien aber auch kombinieren können!

**Therapie.** Prophylaxe gegen chronische Bronchitiden, Bronchopneumonien. Sorgfältige Behandlung der Pneumonien, bes. der Kinderpneumonien und frühzeitiges Bekämpfen dabei auftretender, starker eitriger Sekretion oder Empyeme und Pleuritiden!

Allgemeine Therapie spielt eine wichtige Rolle: Ernährung, Verhütung neuer katarrhalischer Nachschübe, klimatische und berufliche Beratung.

Entleerung des Sekrets und Hemmung der Sekretion, Behandlung bzw. Verhütung putrider Zersetzung ist im späteren Verlaufe sehr wichtig!

Quinckesche Schieflage, d. h. stets so, daß das Sekret spontan in größere Bronchien ablaufen kann, täglich, wochenlang früh und abends (evtl. 3 mal) ca. 5 Minuten genügen meist zur völligen Entleerung. Kontraindikation ist blutiges Sputum! Atemgymnastik mit Stärkung der Exspiration und der exspiratorischen Kräfte! Beschränkung der Sekretion: Terpentin-, Ol. pin. pumil., Eucalyptusinhalation, innerlich und Supersan intramuskulär (s. Lungenabsceß und Gangrän), Transpulmin. Bei putriden Prozessen ist auch $O_2$-Inhalation empfohlen, Versuch mit Neosalvarsan ist angezeigt, auch Caseosan wirkt gelegentlich (nach eigner Beobachtung) stark sekretionsbeschränkend. Zur Desodorierung der Mundhöhle Wasserstoffsuperoxydgurgelungen!

Codein, Heroin, Morphium sind kondraindiziert, da sonst Sekretstauung eintritt, die Säcke noch weiter werden und sich akut schwere Dyspnoeanfälle entwickeln können. Expektorantien können zur Erleichterung gegeben werden (vor allem Kreosotpräparate, Guajacol usw.). Jodkali ist nicht angezeigt; dagegen wird mitunter Atropin gerühmt! Zur Sekretbeschränkung ist Trockendiät mit Erfolg heranzuziehen (s. Lungenabsceß und Gangrän).

Die **chirurgische Therapie** ist bisher recht wenig erfolgreich gewesen! Anlegung des künstlichen Pneumothorax bei den allerdings seltenen geeigneten Fällen (einseitige Fälle ohne Pleuraverwachsungen) kann versucht werden.

Pneumotomie usw. ist relativ gefährlich und wenig aussichtsreich. Thoraxplastiken können, bes. wenn sie genügend ausgedehnt werden, recht befriedigende Erfolge erzielen. Phrenicotomie scheint höchstens im Beginn leichter Fälle in Frage zu kommen.

Dagegen sind alle die Fälle, die sich an alte Empyemdurchbrüche anschließen, durch Rippenresektion zu heilen, bzw. wesentlich zu bessern.

A. Bittorf-Breslau.

# Bronchostenose.

Die Bronchostenose der großen Bronchien, die sich bis zu Bronchialverschluß steigern kann, entsteht

I. durch **intrabronchiale** Ursachen, vor allem Fremdkörper, die in die Bronchien gelangen, Blutmassen;

II. durch **Erkrankungen der Bronchialwand** selbst. Narben, bes. syphilitische, Tumoren, entzündliche Verdickungen (diphtherische Membranen, Schleimpfröpfe, aspirierte Blutmassen), peribronchitische (tuberkulöse und syphilitische) Prozesse, Abscesse;

III. durch **extrabronchiale** Ursachen (Druck von außen). Mediastinaltumoren und Abscesse, Aneurysmen, Lymphdrüsenerkrankungen, spondylitische Abscesse, Lungen- und Oesophagusgeschwülste, Erweiterungen des Herzens und Perikardialexsudate.

**Symptomatologie.** Akute Verlegung eines Hauptbronchus kann unter schwerster Atemnot, Allgemeinerscheinungen und Lungenödem tödlich verlaufen. Oft tritt dabei Somnolenz auf. Dieser Anfall kann aber auch überstanden werden, es entwickelt sich dann das Bild der **subakuten** oder **chronischen Bronchostenose**: mäßige, bes. bei Anstrengung auftretende Atemnot und Beschleunigung. Diese ist nur größer, wenn die Bifurkation oder beiderseits die Hauptbronchien befallen sind, dann kann es auch einmal zu einem weithin hörbaren Stenosengeräusch (ähnlich wie Stridor) bei der Atmung kommen. Die befallene Seite schleppt bei der Atmung nach, bzw. zeigt inspiratorische Einziehungen. Das Atemgeräusch ist abgeschwächt oder aufgehoben oder man hört Stenosenatmen. Der Klopfschall ist tympanitisch oder gedämpft (bei Komplikationen, Pneumonien usw.). Das Zwerchfell bewegt sich nicht, bzw. zeigt im Röntgenbild paradoxe Bewegung (Höhertreten im Inspirium). Herz und Mediastinum sind nach der Seite der Verengerung (bzw. Verschlusses) verlagert und können inspiratorisch noch weiter dahin wandern.

Die **Stimme** kann einen meckernden Klang bekommen (Polichinellstimme). Auch fühlt man mitunter ein Schwirren über der stenotischen Stelle. **Schmerzen** können vorhanden sein, geringer oder stärker, je nach der Ursache, und werden oft außerordentlich genau lokalisiert. **Husten** kann fehlen, jedoch auch vorhanden sein, oft in starken Paroxysmen auftreten bes. bei Kompression durch Drüsen, Aneurysmen und Tumoren. Der **Auswurf** kann ganz fehlen, oder je nach der Ursache schleimig, schleimig-eiterig, eiterig-blutig, himbeergeleeartig usw. sein. Bluthusten kann auftreten. Membranen, Schleimröhren, Tumorenpartikel, Pigmentmassen (Durchbruch anthrakotischer Drüsen), Steine, Fremdkörper (z. B. Ähren usw.) können expektoriert werden. Trommelschlegelfinger können sich entwickeln. Gute Dienste kann Röntgenuntersuchung und Bronchoskopie (Facharzt!) leisten.

**Verlauf und Komplikationen** hängen ganz von der Grundkrankheit ab.

**Therapie** muß möglichst kausal sein. Fremdkörper und gutartige Tumoren können bronchoskopisch entfernt werden. Syphilitische Erkrankung bedarf spezifischer Therapie, Tumoren können durch Röntgentherapie günstig beeinflußt werden. Aneurysmen, Herzkrankheiten (s. d.) sind entsprechend zu behandeln. Bei entzündlichen Drüsenschwellungen, die zur Bronchostenose bes. bei Kindern führen, sind neben hydrotherapeutischen Eingriffen (Prießnitz) oft Kreosot- und Guajacolpräparate (Sirolin, Guacalin, Kalium sulfo-guajacolicum 10proz. Lösung 3 mal 1 Tee- bis Eßl., Sol. solveol. 0,5/150 3mal täglich 1 Eßl.) von günstiger Wirkung neben allgemeiner roborierender Diät (Lebertran!).

Starke Hustenanfälle sind durch Inhalation von Ol. pin., Eucalyptus, Terpentin oft recht günstig zu beeinflussen, ebenso komplizierende Bronchiektasien usw. In manchen Fällen schwerster Hustenparoxysmen wird man zu Codein, Dicodid, Dilaudid, Paracodin u. a., selbst Morphium greifen müssen.

In Fällen von Narbenstenosen ist fachärztliche Dilatationsbehandlung mitunter von Erfolg. A. Bittorf-Breslau.

## Asthma bronchiale.

Als Asthma bronchiale werden mit starkem Lufthungergefühl einhergehende Anfälle von Atemnot bezeichnet, bei welchen ersichtlich die Ausatmung sehr erschwert ist und nicht wie gewöhnlich mit Hilfe der elastischen Kräfte des Thorax, sondern unter Heranziehung einer Reihe von Hilfsmuskeln (Bauchpresse) sich vollzieht.

**Entstehung.** Die Ursache des Anfalls ist zu suchen in einer Verengerung des Lumens der kleineren Luftröhrenäste, die ihrerseits sich zurückführen läßt auf die Kombination dreier Momente: 1. eines tonischen Krampfes der glatten Muskulatur der Bronchiolen, 2. einer plötzlich (nach Art eines flüchtigen Ödems) auftretenden Schwellung der Schleimhaut, 3. einer gleichfalls raumbeengenden Absonderung zähen Sekrets.

Die Schwellung ist Teilerscheinung einer rasch sich entwickelnden und häufig ebenso rasch wieder abklingenden Entzündung (Catarrhus acutissimus), die durch Epitheldesquamation und Schleimbildung, vor allem aber durch den Übertritt von eosinophilen Zellen ins Bronchiallumen gekennzeichnet ist. Ein klinisch latent bleibender Reizzustand der Schleimhaut (Infiltration mit eosinophilen Zellen) besteht wohl auch zwischen den Attacken. Zuweilen treten letztere überhaupt zurück. Es dominiert dann ein chronischer eosinophiler Katarrh mit einer manchmal an Keuchhusten erinnernden Tussis convulsiva.

Das Asthma bronchiale wurde bis in die jüngste Zeit vielfach als Neurose betrachtet; doch mehren sich die Zeichen, daß es zu den **allergischen** Krankheiten (vgl. S. 179) zu rechnen ist. Eine Reihe von Asthmaformen hat man schon lange so zu erklären versucht (Asthma als idiosynkrasische Reaktion gegen die aus platzenden Gräserpollen der Einatmungsluft sich beimischenden Stoffe (Heuasthma), gegen Haare, Schuppen, Federn, gegen Nahrungsmittel (Fisch, Fleisch), gegen Arzneistoffe z. B. Ipecacuanha. Neu ist der Gedanke **Storm van Leeuwens**, daß auch das gewöhnliche Asthma auf einer Sensibilisierung durch Verunreinigungen der umgebenden Atmosphäre beruht, die er als Klimaallergene bezeichnet, eine Auffassung, die es verständlich machen würde, daß der Aufenthalt in der reinen Luft des Hochgebirges das Asthma mit einem Schlage schwinden läßt. Der Zusammenhang zwischen Klima und Klimaallergenen ist nach **Storm van Leeuwen** so zu verstehen, daß in feuchten Klimaten mit Lehm- und Moorboden und hohem Grundwasserspiegel innerhalb und außerhalb der Wohnungen viele Schimmelpilze, Bakterien, Hefen, Schwämme wachsen, die Produkte bilden, welche in die Luft übergehen und bei Berührung der Schleimhäute von disponierten Personen Krankheitserscheinungen hervorrufen. Ein Teil der Asthmafälle ist wohl aufzufassen als Folgeerscheinung von infektiösen Prozessen (Bronchitiden, Pneumonien) in dem Sinne, daß die Leibessubstanzen oder Stoffwechselprodukte der in den Bronchien weiter vegetierenden Bakterien eine Sensibilisierung des Bronchialbaums herbeiführen. Mit der Auffassung des Asthmas als einer erworbenen Überempfindlichkeitsreaktion steht die Tatsache seiner nicht ganz seltenen Vererblichkeit durchaus nicht in unüberwindlichem Widerspruch.

Für die **Auslösung des Anfalls** reicht die Anwesenheit des Allergens nicht immer aus. Es muß, um dessen Effekt überschwellig zu machen, noch etwas hinzukommen. Hier spielen sicherlich **nervöse und psychische** Momente, die für die Entstehung der asthmatischen Diathese nicht in Betracht kommen, eine große Rolle.

**Kennzeichen des Anfalls.** Exspiratorische Dyspnoë, Tiefstand und schlechte Verschieblichkeit der Lungengrenzen, weithin hörbares Giemen, diffus verteilte trockne Rasselgeräusche, Entleerung eines glasigen, zähschleimigen Sputums im Anschluß an den Anfall. Im Auswurf finden sich die Curschmannschen Spiralen und vor allem massenhaft die bereits erwähnten eosinophilen Zellen, bei deren Zerfall die Charcot-Leydenschen Krystalle entstehen. Das Blut zeigt auch zwischen den Anfällen Eosinophilie.

**Verwechslungen** des Asthmas sind möglich mit rein **psychogenen Zuständen** von Dyspnoë: kein Begleitkatarrh, keine akute Lungenblähung, kein charakteristisches Sputum; mit **sekundär-asthmatischen Zuständen** bei chronischer Bronchitis und Emphysem: Auswurf schleimig-eitrig, frei von eosinophilen Zellen; mit dem **Asthma cardiale** bei Erlahmen der linken Herzkammer in Fällen von Hypertonie (Hypertrophie und Dilatation des linken Ventrikels, akzentuierter zweiter Aortenton, gespannter Puls) und **Coronarsklerose** (anginöse Zustände, systolische Geräusche an der Aorta, klingender zweiter Aortenton).

Die **Therapie** dient einerseits der Coupierung des einzelnen Anfalls, sucht andererseits der Wiederkehr der oft genug in kurzen Intervallen sich folgenden Paroxysmen vorzubeugen oder den in manchen Fällen bestehenden Zustand einer leichteren chronischen Dyspnoë zu beseitigen.

Im **Anfalle**. Für den schweren Anfall ist in der subcutanen Injektion von **Adrenalin** (Suprarenin Höchst) ein wunderbar wirkendes, auch bei häufigem Gebrauch fast nie versagendes Mittel gefunden, welches auf die Bronchiolenmuskulatur entspannend wirkt und die Schleimhaut zur Abschwellung bringt. Die Verabreichung von Narcoticis (Morphin, Chloralhydrat) ist damit entbehrlich geworden. In jedem Falle ist die zum optimalen Erfolge nötige Minimalquantität zu ermitteln: häufig ist 0,3 ccm der Stammlösung 1 : 1000,0 ausreichend; fast stets genügt 0,5 ccm, selten ist 1,0 notwendig. Bei rasch aufeinanderfolgenden Attacken (Status asthmaticus) scheuen wir uns nicht, tagelang 3—4 stündlich 0,3—0,5 ccm Adrenalin zu verabreichen (neuerdings wegen der länger andauernden Wirkung häufig auch Ephedralin [s. u.]). Die als Asthmolysin in den Handel kommende Mischung mit Hypophysenextrakt dürfte kaum mehr leisten als Adrenalin allein.

Als therapeutischer Fortschritt ist zu begrüßen, daß man in dem **Ephedrin**, einem in der Pflanze Ephedra vulgaris enthaltenen Alkaloid, einen dem Adrenalin chemisch nahestehenden und pharmacodynamisch ähnlichen Körper gefunden hat, der den Vorzug besitzt, bei oraler Verabreichung seine Wirksamkeit nicht einzubüßen. Der Effekt eines vom Darm her in den Körper eindringenden Mittels kann naturgemäß nicht so prompt sein wie der einer Injektion. Es empfiehlt sich deshalb, das Ephedrin beim nahenden Anfall, wenn die ersten Anzeichen seiner Entwicklung sich melden, zu nehmen. An Stelle des natürlichen Ephedrins kommt neuerdings das synthetisch hergestellte racemische Produkt in den Handel (Ephetonin Merck, Racedrin Höchst); doch ziehen manche den Naturstoff vor. Was die Dosierung betrifft, so wird man im Beginn des Anfalls im allgemeinen mit 1 Tabl. von 0,05 auskommen, bei voll entwickelter Attacke 1 $^1/_2$ Tabletten benötigen, die aber bereits starke sympathische Reizerscheinungen (Herzklopfen, Unruhe) machen können und doch die Injektion nicht in jedem Falle ersetzen werden. Bes. nützlich wird das Ephedrin, wenn sich die Anfälle in kurzen Intervallen wiederholen, also im sog. status asthmaticus; hier dürfte der Gebrauch von 3—4mal täglich $^1/_2$ Tabl. ausreichen, um einen erträglichen Zustand zu schaffen. In den schwersten Zuständen ist allerdings, wie bereits erwähnt, die wiederholte Einspritzung von Ephedralin (1 Ampulle = 0,03 Ephetonin + 0,0003 Paranephrin) notwendig. Sehr erfreulich ist, daß der Patient bei nächtlichen Anfällen nicht mehr unbedingt auf die Spritze angewiesen ist.

Das **Atropin** hat im Anfalle nicht die zauberhafte Wirkung des Adrenalins, auch sein von Trousseau inaugurierter prophylaktischer Gebrauch in Form von Belladonnapillen (mehrere Wochen lang 3mal täglich 0,025 Extr. oder Folia Belladonnae oder Bellafolin) wird heute weniger geübt. Dagegen spielt es eine große Rolle in den Inhalationsgemischen, von denen viele Asthmaleidende immer noch bei herannahendem Anfall gern Gebrauch machen.

Die wichtigsten Kombinationen sind das Tuckersche Geheimmittel, dessen Zusammensetzung Einhorn aufgeklärt hat, das Stäublische Mittel, das Tulisan von Goldschmidt. Nach Einhorn ist die Zusammensetzung des Tuckerschen Mittels die folgende:

Atropinnitrit 0,581; Cocainnitrit 1,028; Glycerin 32,16; Wasser 6,23

(der Tucker-Apparat mit 28 ccm Flüssigkeit kostet etwa 6mal so viel als der Einhornsche Zerstäuber mit Lösung, der von der Einhornapotheke Berlin C zu beziehen ist). — Goldschmidts Inhalat Tulisan setzt sich folgendermaßen zusammen:

Perubalsam 73,59; Alypin 0,94; Eumydrin 0,47; Adrenalin 5,0 (1:1000,0); Glycerin 20

(zu beziehen mit Apparat von dem Chem. Inst. Dr. L. Östreicher, Berlin W 30). — Stäublis Lösung besteht aus:

Adrenalin (1:1000) 9,0; Sol. Atrop. sulf. 0,1% 10; Sol. Cocain muriat 0,25% 1,0; Aqua dest. 10,0

(mit Zerstäuber zu beziehen von Hausmann, Sanitätsges., St. Gallen). Die Anwendung dieser Mittel geschieht so, daß der Patient das Ansatzrohr des Zerstäubers in ein Nasenloch einführt und nun, indem er das andere zuhält, während zehn tiefer Inspirationen den Gummiball viermal auspreßt.

Bei leichteren Anfällen sind noch immer die Räucherpulver, Räucherpapiere (Charta nitrata) und Räucherzigaretten im Schwange. Sie enthalten meist Belladonna, Strammonium, Salpeter. Die Zusammensetzung der Espiczigaretten (nach einem Rezept von Trousseau) ist die folgende:

Pulv.fol.Belladonna 0,36; Pulv. Hyoscyami 0,18; Pulv.Strammon. 0,18; Phellandr. aquat. 0,06 Ext. opii gtt III.

Das Pulver kommt in Zigarettenpapier, das vorher mit Aqua Laurocerasi getränkt wurde.

Papaverin ist weder in Pulverform, noch bei parenteraler, nicht einmal bei intravenöser Einverleibung sicher wirksam, auch auf Benzylbenzoat und das verwandte Spasmyl ist kein Verlaß. — Manche brauchen mit Nutzen zur Linderung des Anfalls: Diuretin (auch in Zäpfchenform als Spasmopurin); sie nehmen z. B.:

Diuretin 1,0; Antipyrin 0,8. 2mal in kurzen Zwischenräumen. Euphyllin (0,24—0,48 g) intravenös (ganz langsam injiziert) scheint ein stark wirksames Mittel zur Unterbrechung des Anfalls zu sein.

Außerhalb der Anfälle. Jeder Asthmatiker ist zunächst lange Zeit mit Jodsalzen (nicht mit organischen Jodpräparaten!) zu behandeln: 1—3 g Kal. oder Natr. jodat. pro die (mit gelegentlich eingeschobenen Pausen), mit Antipyrin (0,4 pro dosi). Bei gehäuften Anfällen wird neuerdings die Einnahme von Kalksalzen empfohlen:

Calc. chlorat. (CaCl$_2$) 20,0; Sirup. simpl. 40,0; Aquae dest. ad 400,0. 2stündlich 1 Eßl. in Milch (2mal zu erneuern).

Besser nimmt sich gluconsaures Calcium (Calcium Sandoz, mindestens 10 g pro die, mehrere Wochen lang). — Ratsamer ist es Calcium- oder Strontiumsalze intravenös zu applizieren: 10—12 Einspritzungen von Afenil oder Calcium Sandoz (letzteres ist auch intramuskulär anwendbar) oder Stronthiuran.

Weiter wende man Schwitzprozeduren an, am besten in Form einer Serie von 10—20 Glühlichtbädern.

Sind von fachmännischer Seite greifbare Erkrankungen der Nase festgestellt (Polypen, Muschelverdickungen, hyperplastische Entzündung der Siebbeinschleimhaut), darf bei hartnäckigem Asthma der Versuch einer lokalen operativen Therapie gemacht werden; doch sei man mit solchen Eingriffen sehr zuückhaltend.

Bei Kindern ist das Asthma häufig die Teilerscheinung einer exsudativen Diathese und auch therapeutisch als solche zu werten.

Wichtig ist, daß der Kranke lerne, möglichst langgedehnt zu exspirieren, so daß er schließlich auch im Anfall seine Ausatmung meistert. Er soll außerhalb der Anfallzeiten planmäßig Übungen machen, die eine langdauernde Exspiration erheischen (Deklamation, Singen, Flöte- oder Trompeteblasen). Mit Vorteil kann er sich auch der Sängerschen Methode bedienen, die darin besteht, daß gezählt wird, und zwar kommt auf jede Sekunde durch Hinziehen der Vokale eine Zahl; erst nach einer Reihe von Zahlen wird eine weggelassen und durch eine Inspiration ersetzt (die ebenfalls 1 Sekunde dauert); im Anfall wird der Patient etwa 4 oder 5 zu zählen suchen, ehe er kurz inspiriert. Nicht minder wichtig ist es, daß der Kranke seine Inspiration zu beherrschen lernt. In der Angstsituation des Anfalls macht er möglichst tiefe Inspirationen und füllt dadurch die Alveolen mit immer größeren Luftquanten, die er dann nicht herausbefördern kann.

In den Mittelpunkt der intervallären Behandlung rückt immer mehr das Bestreben aus der Auffassung des Asthmas als einer allergischen Krankheit die therapeutischen Konsequenzen zu ziehen. Man kann entweder versuchen die Allergene vom Kranken ganz fernzuhalten oder aber seinen Körper gegen ihre Einwirkung abzustumpfen, zu desensibilisieren. Das erstere suchte man früher instinktiv durch die unsichere Luftveränderung ganz allgemein oder durch den sehr sicher wirkenden Aufenthalt im Hochgebirge, neuerdings durch die Verbringung in allergenfreie Kammern zu erreichen. Storm van Leeuwen, der zuerst den Gedanken der allergenfreien Kammern gehegt und verwirklicht hat, unterscheidet 2 Typen, eine solche, in welcher der Patient von den Hausallergenen, und eine andere, in welcher er auch noch vor den Allergenen der Außenluft geschützt ist. Die luftdicht abgeschlossene Kammer wird aus einem Material (Metall, Asbest), errichtet, in dessen Wänden ein Wachstum von Mikroorganismen nicht möglich ist; sie enthält ein eisernes Bett, einen eisernen Bettschrank, sterilisierte wollene Bettdecken, Matratzen und Kissen, in denen weder Haare noch Federn verwendet sind; sie wird ventiliert, indem Luft aus einem das Haus um mindestens 10 m überragenden Ansatzrohr durch das Zimmer gesaugt wird; falls auch noch die Allergene der Außenluft beseitigt werden sollen, muß die Luft an einer Kühlmaschine vorbeistreichen, wobei sie ihr Wasser und zugleich die in ihr suspendierten kolloidalen Bestandteile abscheidet. Die Anlage eines Zimmers von dem eben genannten 2. Typus ist so kostspielig, daß sie nur in einzelnen Kliniken und Kurorten sich dürfte verwirklichen lassen; nach Storm van Leeuwen genügt aber für die meisten Asthmatischen die Fernhaltung der Hausallergene, und da nach Storm van Leeuwen die Einrichtung eines für diesen Zweck ausreichenden Raumes samt Ventilationsanlage nicht allzu teuer ist, dürfte es sich in der Tat empfehlen, daß versuchsweise Krankenhäuser mit dieser Anlage ausgerüstet werden.

Die spezifische Desensibilisierung basiert darauf, daß der Patient gegen das mit der Luft an die Schleimhaut des Respirationstraktes (oder seltener mit der Nahrung enteral) aufgenommene Allergen schließlich unempfindlich wird, wenn man lange Zeit kleinste Mengen des Allergens parenteral zuführt. Beim Heufieber wird diese Art der Behandlung, die Injektion von Pollenextrakten, in den Monaten, die der Gräserblüte vorhergehen, schon lange geübt. Um die Allergene, die im einzelnen Falle in Frage kommen, zu erkennen, wendet man auch die Cutanreaktion an. Es hat sich nämlich herausgestellt, das Asthmatische auf epidermoidale Einbringung des spezifischen Allergens nach Art der Pirquetschen Hautimpfung oder auf intracutane Einbringung sehr rasch mit einer Quaddelbildung reagieren. Das Sächsische Serumwerk bringt 5 Gruppen von Allergiediagnostica in den Handel.

1. **Pollenallergene** (Extrakte aus gemischten Gräsern und gemischten Getreiden).
2. **Tierhautschuppen** (Extrakte aus Schuppen von Pferd, Rind, Hund, Katze).
3. **Klima- und Hausallergene** (Extrakte aus Menschenhautschuppen, Schimmelpilzen, Bettfedern, Milbengetreide).
4. **Nahrungsmittelallergene** (Extrakte aus Fleischsorten, Fischarten, Vegetabilien).
5. **Bakterienallergene** (Extrakte aus Bakterien, die auf der Bronchialschleimhaut bei Asthmabronchitis gefunden werden).

Gelingt es auf Grund des bes. starken Ausfalls der Cutanreaktion mit einem dieser Diagnostica (zumal in Verbindung mit einer sorgfältig erhobenen Anamnese) die Zugehörigkeit des Asthmatischen zu einer dieser Gruppen wahrscheinlich zu machen, so wird das entsprechende Allergietherapeuticum in subcutaner Applikation zur Behandlung herangezogen. Man beginnt mit der schwächsten Konzentration der Handelspräparate, injiziert zunächst 2—3 wöchentlich, dann seltener und sucht allmählich zu stärkerer Dosierung zu gelangen.

Nach den Erfahrungen Storm van Leeuwens führt auch die unspezifische Reizkörpertherapie in kleinsten Mengen häufig zu einer Desensibilisierung. Die Asthmatischen sind gegen Proteinkörper aller Art sehr empfindlich, und man darf z. B. aus einer fieberhaften Tuberkulininjektion noch bei stärkster Verdünnung keineswegs auf eine aktive Tuberkulose schließen. Das Tuberkulin eignet sich zur unspezifischen Desensibilisierung recht gut. Man muß die Anfangsdosis, die manchmal nicht mehr als 1 ccm einer Lösung 1 : 10000000 betragen darf, vorsichtig ertasten, in andern Fällen wieder kann mit 1 ccm einer Verdünnung 1 : 100000 begonnen werden; einen Anhaltspunkt für die zu wählende Anfangsverdünnung hat man an der Stärke der Pirquetschen Hautreaktion; ist diese sehr schwach, so kann mit relativ hoher Dosis begonnen werden. Man steigt ganz allmählich jeden 3—4 Tag bis zu einer Dosis, die eine starke lokale oder eine deutliche Allgemeinreaktion macht und verharrt dann fernerhin bei dieser Dosis. Die Tuberkulinbehandlung soll durch viele Monate mit 8—14 tägigen Intervallen fortgesetzt werden. Kämmerer empfiehlt als unspezifischen Reizkörper das Hypertherman (Milcheiweiß + Eiweiß eines saprophytischen Colistammes). Er beginnt mit $^1/_2$ ccm und steigert jeden 2 oder 3. Tag um die gleiche Menge bis zu $^3/_4$ oder 1 ccm; es scheint ihm wichtig eine ausgeprägte, wenn auch nicht übermäßig starke Allgemeinreaktion zu erzielen und er verharrt bei derjenigen Dosis, die das zuwege bringt. — Von intravenösen Injektionen auch sehr kleiner Mengen differenter Proteine oder Peptone wird angesichts der hohen Empfindlichkeit der Asthmatischen besser Abstand genommen. — Die von manchen empfohlene Röntgenbehandlung des Brustkorbs ist wohl auch nichts anderes als eine auf einer milden Form des Zellzerfalls beruhende Autoproteinkörpertherapie.

Über der körperlichen Behandlung des Asthmas darf die seelische nicht vergessen werden; nicht nur im Sinne einer Lenkung und Aufrichtung dieser vielfach an sich labilen oder durch ihr Leiden neurasthenischen und niedergedrückten Naturen, sondern auch im Sinne einer Durchdringung der psychischen Gesamtpersönlichkeit und ihrer Lebensschicksale. Es ließe sich eine kontinuierliche Reihe konstruieren von Fällen, die rein körperlich bedingt sind bis zu solchen, bei welchen die asthmatische Disposition nur das somatische Entgegenkommen Freuds ist, dessen sich die psychischen Mechanismen auf dem Wege des vegetativen Nervensystems bedienen. Hier bedarf es unter Umständen des geschulten Psychotherapeuten, um die seelischen Konflikte bloßzulegen, die gerade in diesem Symptom der Atemberaubung ihren körperlichen Ausdruck finden.

Die in jüngster Zeit vorgeschlagene und ausgeführte chirurgische Behandlung des Asthmas (Kappis durchschnitt einen Vagus, Kümmel den Halssympathicus mit Ausrottung der Ganglions stellatum) scheint mir weder hinreichend physiologisch begründet noch in ihren Auswirkungen übersehbar.

Über die Behandlung der Folgeerscheinungen des Asthmas (chron. Bronchitis, Emphysem) in pneumatischen Kammern, mit Unterdruckapparaten, der Kuhnschen Saugmaske, Inhalationen feinst vernebelter konzentrierter Calciumlösungen s. diese Krankheitszustände.

E. Frank-Breslau.

## Atelektase.

Die Atelektase ist kein Krankheits-, sondern nur ein Zustandsbild. Man versteht unter Atelektase völliges oder fast völliges Fehlen von Luft in den Alveolen. Man spricht von Kollaps, wenn die Alveolen früher mit Luft gefüllt waren. Man teilt ein in angeborene, bzw. bei Geburt auftretende und erworbene Atelektase. Die erworbenen können nach der Entstehung geteilt werden in solche, die durch ungenügende Atmung, Verlegung des zuführenden Luftweges oder durch Kompression von außen entstehen. Experimentell (und therapeutisch) ist außerdem festgestellt, daß Unterbindung des zuführenden Astes der Pulmonalarterie zur Atelektase des zugehörigen Lungenabschnittes führt.

Ursache der erworbenen Atelektasen bei Neugeborenen ist teils Verlegung der Luftwege durch Meconium usw., teils Lebensschwäche und ungenügende Atmung (asphyktische Geburt, Geburtstraumen des Schädels usw.). Die erworbene Atelektase im höheren Alter tritt auf: bei allgemeiner Schwäche und Schwäche der Atmung (alte Leute, schwere Krankheiten, Bewußtlosigkeit, Störung im Atemzentrum), Verlegung oder Verengerung der Bronchien (Stenosen durch Tumoren, Fremdkörper, Aneurysmen, Drüsen, starke Bronchitis, diphtheritische Membranen), Druck von außen (Pleuraexsudate, Pneumothorax, Tumoren, Kyphoskoliose, Zwerchfellhochdrängung usw.).

Folgen. Atelektasen führen zu Bindegewebsneubildung, Schrumpfung, Induration des Lungenabschnittes, bes. bei Atelektasen durch Kompression, Verlegung der Pulmonalarterie und Atemschwäche. Bei Obstruktion können sich hinter derselben Entzündungen und entzündliche Bronchiektasien mit ihren Folgen entwickeln, während bei angeborenen Atelektasen Bronchiektasien und Cystenbildungen resultieren sollen.

Symptome. Bei Neugeborenen sind sie natürlich von der Größe der Ausdehnung abhängig, kleine können symptomlos verlaufen, große sehr schwere Störungen hervorrufen. Cyanose ist mehr oder weniger deutlich, die Atmung beschleunigt etwas oberflächlich oder angestrengt (inspiratorische Dyspnoë). Die atelektatische Seite bzw. Lappen bleibt bei der Atmung zurück, bzw. sinkt inspiratorisch ein. Der Klopfschall ist tympanitisch oder gedämpft, das Atemgeräusch abgeschwächt oder bei großen Herden bronchial, evtl. hört man Stenosenatmen, der Puls ist wechselnd, öfters klein. Je nach dem Ausgang steigern sich die Symptome. Stauungserscheinungen von seiten des überfüllten rechten Herzens treten auf, Fieber durch komplizierende Pneumonie tritt hinzu und es kann der Tod erfolgen. Oder es entwickeln sich kompensatorische Blähungen anderer Lungenabschnitte, oder schließlich tritt Besserung und Heilung ein. Als Komplikationen bzw. Folgen werden genannt: Offenbleiben von Foramen ovale und Ductus Botalli, Herzhypertrophie rechts, Thrombose, Wespentaillenform des Thorax im späteren Leben (vgl. Abschnitt: Asphyxie des Neugeborenen!).

Bei Erwachsenen sind sie im allgemeinen von Grundkrankheiten abhängig (z. B. Bronchostenose usw.). Sie sind im wesentlichen die oben geschilderten, vielfach aber nicht so schwer. Man findet Nachschleppen des Lungenabschnittes, tympanitischen oder später gedämpften Klopfschall, Knistern oder abgeschwächtes bzw. aufgehobenes Atemgeräusch und Stimmschwirren, oder auch Bronchophonie und Bronchialatmen, schlechte bzw. fehlende Zwerchfellverschiebung. In leichten Fällen verschwindet Tympanie und Knistern schon nach einigen tiefen Atemzügen, bzw. nach Husten und tiefem Atmen tritt normaler Klopfschall und normales Atmen an Stellen auf, die vorher bei tympanitischem Schall aufgehobenes Atemgeräusch und Stimmschwirren zeigten.

**Therapie** (bei Neugeborenen vgl. Abschnitt Erkrankungen des Neugeborenen in Teil II). Bei Erwachsenen sind die Grundkrankheiten zu behandeln. Bei schwächlichen, benommenen, fiebernden Kranken sind kühle Umschläge, Abwaschungen, Abklatschungen, Senfwickel und Bäder das beste und wichtigste Heilmittel. Richtige Lage im Bett, Lagewechsel und Aufsetzen, tonisierende und atmung- bzw. expektorationanregende Mittel (Wein, Chinin, Lobelininjektionen, Expektorantien, Herz- und Gefäßmittel) sind angezeigt. Für leichten Stuhlgang ist zu sorgen, die Entstehung von Meteorismus (evtl. durch Darmwaschungen usw.) zu verhindern.    A. Bittorf-Breslau.

## Lungenemphysem.

Das substantive (genuine, essentielle) Lungenemphysem besteht in einer chronischen (dauernden) vesicularen (alveolären) Lungenblähung, die zu einer Ausdehnung der Alveolen, Infundibula und selbst der Bronchien und zu einer Atrophie bes. der Alveolen, aber auch Capillaren führt. Die Elastizität der Lunge nimmt ab.

Vom essentiellen (substantiven) Emphysem trennen wir das vikariierende (komplementäre) Emphysem ab. Letzteres entwickelt sich durch Überdehnung lufthaltiger Lungenabschnitte bei Schrumpfung usw. anderer Abschnitte. Das senile Emphysem beruht auf senilem Gewebsschwund und wird, wie das vorige, als klinisch nicht hierher gehörig, nicht behandelt.

Als **Ursachen** des Emphysems gelten:
1. am häufigsten chronische Bronchitiden und Asthma bronchiale;
2. in seltenen Fällen primäre Thoraxerkrankung (starre Dilatation).

Durch die Beziehung zur chronischen Bronchitis wird erstens die Häufigkeit überhaupt, dann das Vorwiegen des männlichen Geschlechts und des mittleren bis höheren Alters verständlich.

Ob eine angeborene oder erworbene Schwäche des Lungengewebes (elastischen Gewebes) eine Rolle spielt, ist ebenso wie die Heredität noch umstritten. In den Arbeiten über die Pathogenese spielt die Frage, ob primäre Störungen der Atmung das Emphysem erzeugen können, eine große Rolle. Auf dieser Unklarheit baut die Freundsche Lehre von primärem starrdilatierten Thorax als Ursache des Emphysems auf, die aber zweifellos nur für gewisse seltene Fälle bei jugendlichen Individuen in Frage kommt. Sicher sind aber in- und exspiratorische Hindernisse in der Atmung und Husten die häufigsten Ursachen, wie sie eben durch chronische Bronchitis und chronisches Asthma gegeben sind.

## Lungenemphysem.

**Symptome.** Der Thorax ist meist in Inspirationsstellung dilatiert; meist Faßform (nur selten paralytischer Brustkorb). Häufig sieht man polsterförmige Spitzenblähung. Er ist gewöhnlich wenig elastisch, oft sehr starr, und bewegt sich auch bei der Atmung wenig, daher oft deutliche abdominale Atmung. Gelegentlich findet man auch einen stark kyphotischen, tiefen aber schmalen, starren Thorax (vorwiegend bei älteren Frauen ?).

Die Atmung ist mehr oder weniger dyspnoisch, anfänglich nur bei Bewegungen und Anstrengungen, später auch in Ruhe (vertieft oder beschleunigt). Es beteiligen sich die Hilfsatemmuskeln (inspiratorische und häufig auch exspiratorische). In den schwersten Fällen bestehen hochgradigste Dyspnoe, bes. gegen Lebensende, wenn sich noch dazu eine Herzschwäche entwickelt.

Die Lungengrenzen stehen tief, sind wenig respiratorisch verschieblich. Der Klopfschall ist vielfach laut und tief, Schachtelton. Die absolute Herzdämpfung ist überlagert oder klein. Auch die relative kann oft schwer bestimmbar sein. Findet man dagegen eine deutliche Herzdämpfung, so ist an eine Hypertrophie des Herzens zu denken. Die Leber ist nach unten gedrängt. Es entsteht oft eine quere Bauchfalte oberhalb des Nabels. Die Auscultation ergibt lautes, oder vielfach sehr leises Bläschenatmen mit verlängertem Exspirium und je nach der jeweiligen Stärke der begleitenden Bronchitis in- und exspiratorisch Giemen, Schnurren und Pfeifen, selten, dann hauptsächlich über dem Unterlappen, klein- oder mittelblasige, nicht klingende Rasselgeräusche. — Der Auswurf wechselt, ist im allgemeinen zäh-schleimig-eitrig, bei etwaigen Komplikationen von diesen abhängig.

Die Herzuntersuchung (leise Perkussion), oft sehr schwierig, ergibt vielfach eine Verbreiterung der relativen Dämpfung nach rechts, häufig (bei komplizierender Arteriosklerose, Schrumpfniere) auch nach links. Die Herztöne sind meist normal oder leise, der 2. Pulmonalton ist mitunter verstärkt hörbar (bei Komplikation mit Arteriosklerose 2. klingender und akzentuierter Aortenton). Die Verbreiterung nach rechts ist Folge der im späteren Verlauf sich fast regelmäßig entwickelnden rechtsseitigen Herzhypertrophie, die dann in Dilatation übergehen und einen Stauungskatarrh der Lunge erzeugen kann. Sehr wichtig ist diese Kenntnis für die Behandlung, da dieser Katarrh nur durch gleichzeitige Herzmittel gebessert werden kann. Gewöhnlich ist er charakterisiert durch feinblasigen Katarrh der unteren Lungenabschnitte und evtl. Befund roter Blutkörperchen und Herzfehlerzellen im Auswurf. Die Diagnose kann oft gesichert werden durch gleichzeitige Stauungsleber, leichte Knöchelödeme, Nykturie oder verminderte Harnmenge, stärkere Cyanose, Schwäche usw. des Pulses.

In den letzten Stadien beherrscht die Herzinsuffizienz das ganze Bild (Ödeme, Hydrothorax usw.), die auch die häufigste Todesursache darstellt.

Das Röntgenbild des Emphysems (Durchleuchtung oft wichtig zur genauen Feststellung des Herzbefundes und Zustandes) zeigt große, sehr helle Lungenfelder, Tiefstand, Abflachung, oft schlechte Beweglichkeit des Zwerchfells.

Der **Verlauf** ist ein langsam fortschreitender, öfter unterbrochen durch stärkere Bronchitiden. Mitunter entwickeln sich zylindrische Bronchiektasien, Bronchopneumonien, selten Pneumothorax (Ruptur von Emphysemblasen). Häufiger Kopfdruck, Schwindel, selten treten Hirnhämorrhagien als Komplikationen hinzu. Abmagerung in späteren Stadien wird beobachtet. Nicht ganz selten entwickeln sich bei Emphysematikern im späteren Verlauf auch Spitzentuberkulosen, worauf zu achten ist.

**Therapie.** Prophylaxe gegen gewerbliche Schädigungen (Glasbläser, Trompeter, Redner, Sänger), die zu Überdehnung der Lunge führen!

Prophylaxe gegen chronische Bronchitis (gewerbliche Schädigungen (z. B. Staubinhalation) und klimatische Schädigungen)! Allgemeine Hygiene, Abhärtung, Hydrotherapie, Mäßigkeit, vernünftiges Leben, passende Kleider. Frühzeitige Behandlung jeder Bronchitis und jedes Rückfalls, sowie sorgfältige Behandlung der Asthma bronchiale-Kranken (s. Asthma)!

Bei bestehender Lungenblähung sind sorgfältig alle Bronchitiden zu behandeln, die eine weitere Zunahme des Emphysems erzeugen (s. auch Bronchitistherapie). Sehr wichtig sind neben allgemeiner Behandlung hydrotherapeutische Maßnahmen, und zwar Abwaschungen, Brustwickel, Heißluft- (Teil-) Bäder. Alkohol, Tabakrauchen sind streng zu verbieten! Unter den Medikamenten sind die Jodpräparate (Sol. kal. oder natri jodat. 5,0—20,0 : 300,0), nächstdem die Balsamica angezeigt (Inhalation von Terpentin, Eucalyptus oder Ol. pin. pumil., evtl. auch innerlich). Schließlich wird auch Atropin empfohlen. Der Hustenreiz ist zu bekämpfen. Hier ist also Codein, Dionin, Morphium stets frühzeitig innerlich zu geben, während in späteren Stadien, bei erst entwickelter Atmungs- und Herzinsuffizienz Morphium kontraindiziert ist.

Wichtig ist frühzeitig die Reglung der Atmung. Hierzu dient systematische Erziehung zu ruhiger Ausatmung. Die Kranken suchen fälschlich die Ausatmung gewaltsam zu unterstützen. Es muß der Kranke also nach Zählen ruhig und tief einatmen, und die Ausatmung hat ebenso langsam und ruhig (nicht gewaltsam) zu erfolgen. Unterstützen kann man diese Disziplinierung durch inspiratorisches Aufrichten und Armeausbreiten, exspiratorisches langsames Rumpfbeugen und Armvorwärtsführen, z. B. in langsamem Tempo 1 Einatmung, 2, 3, 4 Ausatmung und Pause.

Weiter kann man die Übung dadurch steigern, daß der Kranke dabei 1-Pfund-Hanteln nimmt. Anfangs muß man mit 2—3 solcher Atembewegungen beginnen und allmählich steigern (6—8), dann Pause, mehrmals am Tage. Es werden so die Atemmuskeln, vor allem auch die exspiratorischen, gekräftigt. Ebenso wirkt Massagebehandlung!

Auch durch maschinelle Kompression des Thorax wird die Ausatmung unterstützt. Das sind vor allem der Roßbachsche Atemstuhl und die sehr einfachen Strümpellschen Atembretter zu nennen. [2 flache (armlange) ca. 15—20 ccm breite Bretter durch einen Gurt, am höchsten die Länge der Rückenbreite hat, verbunden, werden seitlich (je eins) angelegt, beim Inspirium seitlich geführt. Im Exspirium werden die Bretterspitzen unter gleichzeitiger langsamer Kompression des Thorax (möglichst unter gleichzeitiger Rumpfbeugung) einander genähert.] Solche Atemübungen wirken oft recht günstig. Sie mobilisieren auch den Thorax. In neuerer Zeit hat Hofbauer einen Atemapparat angegeben, der hauptsächlich das Exspirium unterstützt.

Daneben haben die pneumatischen Kuren (pneumatische Kammer von Vivenot und Waldenburgsche Kammer) früher eine große Rolle gespielt. In neuerer Zeit sind vor allem die Kuhnsche Lungensaugmaske (Erschwerung der Inspiration, dadurch Kräftigung der Atmungsmuskeln, Lockerung des Brustkorbs, Erleichterung der Zirkulation im kleinen Kreislauf) und der Brunssche Unterdruckatmungsapparat, wobei In- und Exspirium gegen Unterdruck erfolgt (Inhabad, Charlottenburg) empfohlen worden. Zweifellos kann mit beiden Methoden eine Erleichterung und günstige Einwirkung erzielt werden, sowohl durch Erleichterung der Zirkulation, als zur Kräftigung der Atemmuskulatur und Disziplinierung der Atmung.

Schließlich sind alle Komplikationen, bes. eintretende Herzinsuffizienz, und zwar diese möglichst frühzeitig (s. Therapie der Herzinsuffizienz) zu behandeln.

**Klimatotherapie** (bei Wohlhabenden). Mäßige Höhenkurorte mit trocknem, mildem Klima oder Kur in Ems, Salzbrunn, Reichenhall (hier auch Atemkammern) u. a.

Die chirurgische Therapie kommt wohl allein für den primär starr dilatierten Thorax in Betracht (Entfernung der Rippenknorpel) und kann hier gute Erfolge zeitigen (Facharzt, sog. Freundsche Operation). Kontraindikation Herzschwäche, Arteriosklerose, Bronchitis.

A. Bittorf-Breslau.

## Lungenödem.

Unter Lungenödem verstehen wir den (länger dauernden) Übertritt von reichlicherer (Blut) Flüssigkeit aus den Lungengefäßen in die Alveolen. Dieses Ödem kann nach außen durch Husten entleert werden.

Die **Ursachen** sind Stauung im Lungenkreislauf, verbunden mit Gefäßschädigungen. In einer Reihe von Fällen steht die Stauung (Herzkrankheiten), in andern Fällen die entzündliche (seltener toxische) Schädigung der Capillaren im Vordergrund (Pneumonie, Grippe, Nephritis, Äther, Muscarin usw.). Ob ein neurotisches Lungenödem vorkommt, ist sehr zweifelhaft.

Unter den häufigsten Ursachen kardialer Natur stehen Herzfehler (Mitralstenose, aber auch Aorteninsuffizienz, Myokarditis, Herzschwäche bei Schrumpfniere, Kyphoskoliose, Lungenemphysem und chronisches Asthma bronchiale) obenan.

Die nach ausgiebigen Pleurapunktionen auftretende „albuminöse Expektoration" ist wohl auch als Lungenödem zu betrachten. Ferner tritt bei Nierenkranken (nicht nur bei Schrumpfniere) ein offenbar toxisch-entzündliches Lungenödem nicht zu selten auf, das die Neigung hat, anfallsweise zu rezidivieren. Ein toxisches Lungenödem findet man bei Einführung von Gift in die Blutbahn (selten, z. B. Chloralhydrat) und in die Luftwege Äther, Nitrosegase, Phosgen. Schließlich sind vorwiegend entzündliche Lungenödeme häufig bei Pneumonie, bei Erkältungen und stärkeren Abkühlungen (z. B. bei Selbstmordversuch durch Ertränken usw.).

**Diagnose.** Heftige Dyspnoë, Cyanose, kalter Schweiß, lautes Rasseln (Trachealrasseln), Husten, Expektoration einer albuminösen oder mehr oder weniger hämorrhagischen oder pflaumenbrühartigen, dünnen, feinschaumigen, mehr oder weniger reichlichen Flüssigkeit. Diese Flüssigkeit ist stark klebrig, eiweißreich.

Über den Lungen findet man (bei nicht komplizierten Fällen) tympanitischen oder tympanitisch verkürzten Schall, oft abgeschwächtes oder lautes und unreines Atemgeräusch und außerordentlich reichlich kleinmittelblasiges feuchtes Rasseln (anfangs in den abhängigen Partien, später diffus). — Der Puls, von der Grundkrankheit abhängig, ist meist schlecht gefüllt, beschleunigt, auch unregelmäßig, mitunter aber auch voll, dann meist sehr weich. — Das Bewußtsein kann bes. in schweren Fällen terminal schwinden. Schließlich wird die Atmung unregelmäßig, schnappend, aussetzend, und kann aufhören, während Puls oder Herztöne mitunter noch nachweisbar bleiben.

Das Ödem kann ganz akut einsetzen und akut tödlich verlaufen oder auch vorübergehen, oder mehr oder weniger langsam eintreten. Dann geht dem eigentlichen Ödem ein Stadium von Atemnot, Angst vorher, das mehr und mehr in das Bild des typischen Lungenödems übergeht. Hier

sind dann gewöhnlich die ersten Zeichen (Rasseln) über den Unterlappen, evtl. eine akute Lungenblähung feststellbar.
Der Anfall kann in Tod oder Heilung ausgehen. Selbst nach mehrtägigem Bestande (bes. bei Pneumonie) ist noch Heilung möglich. Entsprechend der Besserung gehen nun alle Erscheinungen langsam zurück. Rezidivierende akute oder chronische (bis Wochen dauernde) Formen des Lungenödems sehen wir bes. bei Schrumpfniere und Herzkranken.
Die **Therapie** muß möglichst früh einsetzen. Man achte daher bes. auf die charakteristische Atemnot, das verdächtige Rasseln über Unterlappen und den charakteristischen Auswurf! Rechtzeitige (evtl. prophylaktische) Anwendung aller Herzmittel beim kardialen, aber auch entzündlichen Lungenödem (z. B. Pneumonie): also Digitalis, Strophanthin, Coffein, Cardiazol, Hexeton, Kampher (s. Herzinsuffizienz) in selbst sehr großen Dosen (auch intravenös!) sind notwendig.

Der Aderlaß ist ein wichtiges und oft recht wirksames Heilmittel bei tiefer Cyanose und leidlichem oder gutem Pulse. Er wird an der Vena mediana cubiti am besten durch Schnitt vorgenommen; durch Venaepunktion erfolgt die Entleerung meist zu langsam. Er muß reichlich sein, mindestens 200—300 ccm Blut, bei kräftigen Individuen 400—600 ccm (selbst mehr!).

Abbinden der Glieder, so daß der venöse Abfluß gehemmt der arterielle Zufluß nicht aufgehoben wird (Puls muß also fühlbar bleiben) kann im Notfall den Aderlaß ersetzen. Doch ist dann sehr vorsichtig die Stauung wieder zu lösen, damit nicht wieder eine plötzliche Überfüllung des rechten Herzens erfolgt: Also Binden Glied nach Glied in Zwischenräumen langsam abnehmen, nachdem sie erst gelockert worden sind!

Plumbum aceticum, 0,05—0,1 stündlich innerlich, Atropin 0,0005 bis 0,001 steigend subcutan sind empfohlen. Man kann auch durch Injektion von 10% steriler Kochsalzlösung intravenös (5—10 ccm) oder Gelatine subcutan eine Dichtung der Gefäße bei entzündlichem Lungenödem versuchen. Ich glaube damit manchmal einen günstigen Einfluß erzielt zu haben. Innerlich wird man Calcium chloratum (Solutio 20,0 : 300,0) 3—10 Eßl. aus demselben Grunde (recht gut) versuchen oder Afenil intravenös, sowie Calcium-Sandoz!

Bei starken Erstickungserscheinungen lasse man Sauerstoff inhalieren!

Ableitende Prozeduren [laue Senfumschläge (bzw. Bäder) auf Brust, Bauch, Hände und Füße] sind empfohlen. Und zwar wird Senfmehl 1 bis 3 Pfd. direkt nach Verrühren mit lauwarmem Wasser auf die Haut gebracht und ein gut abschließendes Wolltuch übergebreitet (um reizende Senföldünste abzuhalten) oder zwischen 2 dünne Tücher gestrichen aufgelegt. Nach $^1/_4$—$^1/_2$ Stunde wird es mit lauem Wasser abgewaschen.

Wichtig ist bei Herz- und Nierenkranken eine ableitende Behandlung auf den Darm (Salina, Senna, Ricinus). Bei toxischen Ödemen ist natürlich Beseitigung der Noxe notwendig.

Zur leichteren Expektoration sind Radix Ipecacuanhae (1 : 150,0) Liq. amon. anisat. (10 Tropf. stündlich) empfohlen. Brechmittel sind bei bestehender Herzschwäche kontraindiziert. Ebenso ist Morphium kontraindiziert! Beim Nachlassen der Atmung Strychnin, Lobelin (bis 1 ccm intramuskulär, selbst intravenös). A. Bittorf-Breslau.

## Lungenembolie.

Die Lungenembolie beruht auf Verstopfung eines oder mehrerer größerer oder kleinerer Äste der Pulmonalarterie durch Blutgerinnsel oder ihres Stammes selbst. Die Fettembolie (nach Knochenbrüchen,

Leberzerreißungen usw.), sowie die **Luftembolie** (nach Verletzung größerer Venen in der Nähe der Thoraxapertur) treten dagegen ganz zurück. Die Zellembolien (Leberzellen, Geschwulstzellen) machen an sich klinisch keine Erscheinungen.

Die **Ursache** der Embolie im engeren Sinne beruht auf Losreißungen von Gerinnseln aus dem rechten Vorhof (selten Ventrikel) bei schwerer Myokarditis, Endokarditis, Mitralfehlern mit Herzschwäche, aus den Beinvenen (infolge Krampfaderphlebitis oder nach Infektionskrankheiten, z. B. Typhus, Pneumonie, Grippe, Scharlach usw.), aus den Beckenvenen, bzw. Bauchvenen (nach Geburten, Beckenbrüchen, Prostatitis, Operationen der Beckenorgane und Appendicitis, auch nach Magenoperationen).

Von Bedeutung für den Verlauf ist es, ob es sich um einen **aseptischen** oder **infizierten** Thrombus handelt. Die Folgen der Embolie sind natürlich auch davon abhängig, ob es sich um die Verlegung des Stammes, eines Hauptastes oder kleinerer Äste der Pulmonalarterie handelt, und ob die Embolie bei einem schon vorher schwer geschädigten Herzen eintritt oder nicht.

**Symptome.** Embolien des **Stammes** der Pulmonalarterien sind sofort tödlich (plötzlicher Todesfall beim Aufrichten, Aufstehen usw.).

Embolien eines **Hauptastes** oder **größere Äste** sind bes. bei schon vorher geschwächtem Herzen ebenfalls vielfach schnell tödlich. Es tritt plötzlich Atemnot, schmerzhafter Stich oder Riß in der Brust ein. Die Kranken werden meist blaß, die Atmung angestrengt, der Puls klein und stark beschleunigt, unregelmäßig. Es tritt starker Schweißausbruch, Todesangst, Pupillenerweiterung, Somnolenz und nach Minuten bis Stunden der Tod ein. Mitunter treten auch **mehrere Embolien** nacheinander ein, so daß nach scheinbarer vorübergehender Besserung plötzlich wieder Verschlechterung oder der Tod erfolgt. Bei Embolie **mittlerer** oder **kleinerer** Äste und bes. bei kräftigeren Herzen entwickelt sich das Bild des **Lungeninfarktes**.

Die **Symptome** sind: plötzlicher Schmerz in der Brust mit mehr oder weniger Atemnot. Alle diese Erscheinungen können aber auch fehlen bzw. zurücktreten. Es tritt Seitenstechen, bald Husten und blutiger Auswurf — gewöhnlich zähe, gleichmäßig rotbraune Ballen — auf. Mitunter erfolgen aber auch stärkere Blutungen oder es hat der Auswurf mehr den Charakter des hämorrhagischen Lungenödems. Dieser Blutauswurf, wobei allmählich immer dunkleres, zuletzt schwarzes Blut ausgehustet wird, kann tage-, selbst wochenlang anhalten.

Die **Untersuchung der Lunge** ergibt anfangs Tympanie, später mehr oder weniger große und deutliche, umschriebene Dämpfung, vesiculäres, später meist bronchiales Atmen, Knistern und Rasseln, pleuritisches Reiben. Meist ist der Sitz der Unterlappen, rechts häufiger als links. — Bestehen multiple Infarkte, so findet man evtl. mehrere solche Herde.

Der weitere **Verlauf** hängt von vielerlei Umständen ab: Sind die Thromben nicht infiziert, so kann langsam die Dämpfung verschwinden, die Erscheinungen ganz zurückgehen. Es kann sich aber auch zunächst noch unter mäßigem Fieber eine Pleuritis exsudativa entwickeln, die ebenfalls zurückgehen kann.

Ist der Infarkt infiziert (infizierter Embolus oder sekundäre Infektion), so können unter hohem Fieber sich Pneumonien, Lungenabscesse oder Gangrän (s. d.) entwickeln oder eitrige Pleuritis, Pneumo- (sero-pyo) Thorax hinzutreten.

Handelt es sich um kleinste multiple Embolien (z. B. nach Abdominaloperationen), so kann die ganze Erkrankung unter dem Bilde einer Pneumonie verlaufen. Treten sehr zahlreiche feinste Embolien (Gas, Fett) ein, so entsteht infolge Verlegung sehr zahlreicher feinster Äste ein schweres Krankheitsbild (tiefe Cyanose, Dyspnoë usw.), das dem der Verlegung des Hauptstammes gleichen kann.

Jede schon vorher bestehende Kreislaufinsuffizienz wird natürlich durch eine Embolie noch stärker und schwerer, und bei sehr schwachem Herzen können auch kleinere Embolien schnell tödlich verlaufen.

Gelegentlich Kombination mit „paradoxen Embolien" bei offnem Foramen ovale.

Die **Therapie** muß vor allem prophylaktisch einsetzen! Es muß soweit als möglich der Entstehung von Thromben entgegengearbeitet werden (bei Infektionskrankheiten, Operationen usw.). Bei bestehenden Thrombosen muß möglichst lange Schonung, absolute Ruhe der Kranken, Erleichterung der Stuhlentleerung usw. durchgeführt werden. Hier ist bes. wichtig das Beachten prämonitorischer Symptome bei okkulter Thrombenbildung nach Operationen, speziell Entbindung. Wenn diese Zeichen auch nicht absolut sicher sind bzw. auch bei bestehender Thrombose fehlen können, so sind sie doch praktisch wichtig. Sie bestehen in leichten Temperaturzacken und leichter Beschleunigung des Pulses. Diese Beschleunigung kann von Tag zu Tag zunehmen. In solchen Fällen oder bei Druckempfindlichkeit, leichten Ödemen in der Schenkelbeuge ist besondere Vorsicht geboten.

Bei eingetretener Embolie ist für strengste Bettruhe (z. B. bei Fällen, die vorher umherliefen), Vermeidung aller Bewegung, Erleichterung des Stuhlgangs usw. zu sorgen. Bei großen Embolien mit starker Atemnot tut oft die Inhalation von Sauerstoff gut. In vereinzelten Fällen von großen Embolien, die im chirurgischen Krankenhause sich ereignen, kann die Trendelenburgsche Operation (Entfernung des Pfropfes aus der Pulmonalarterie) versucht werden.

Bei bestehender Herzschwäche wird man trotz der Gefahr der Losreißung neuer Gerinnsel Herzmittel (Digitalis, Coffein, Campher usw.) weitergeben müssen, ebenso bei marantischer peripherer Thrombenbildung.

Die Bekämpfung der Einzelsymptome ist die übliche: Gegen die Brustschmerzen Brustwickel, Alkoholumschläge, Senfpflaster, Jodanstriche, Einreibungen. Gegen den Husten Codein oder Morphium, das bes. bei großer Erregung und Unruhe, sowie starkem Angstgefühl gegeben werden muß.

Sekundäre Pneumonie, Lungenabscesse, Gangrän, Pleuritis und Empyem usw. bedürfen der dabei angegebenen Behandlung. Über operative Behandlung vgl. Abschnitt Chirurgie in Teil II.    A. Bittorf-Breslau.

## Pneumonie (Lungenentzündung).

Unter Lungenentzündung versteht man die entzündlichen Erkrankungen des Lungengewebes, bei denen die Alveolen (Infundibula usw.) durch ein entzündliches Exsudat in größerer oder geringerer Ausdehnung erfüllt werden.

Man teilt sie entweder nach der Ausbreitung in lobäre, lobuläre, konfluierende, wandernde Pneumonien oder nach der Art des Exsudats in croupöse, (bronchopneumonisch) katarrhalische, eitrige und interstitielle Pneumonien ein. Nach dem Verlauf trennt man akute und chronische, nach den Erregern Pneumokokken-, Streptokokken-, Staphylokokken-, Friedländersche Pneumobacillen- und Influenzabacillenpneumonien. Es können wohl auch Typhus-, Diphtherie-, Colibacillen oder Streptococcus viridans (bei Endokarditis lenta) Pneumonien erzeugen.

Die häufigste Form ist die **croupöse Pneumonie**, die meist durch den Pneumococcus (man unterscheidet jetzt 4 Arten, mit verschiedener prognostischer Bedeutung), aber auch durch den Friedländerschen Bacillus, durch Streptokokken hervorgerufen wird.

Neben der bakteriellen Infektion spielen andere Ursachen hier eine wichtige Rolle. Da sind Disposition, klimatische Einflüsse (Jahreskurven mit Höhepunkt März bis Juni), Erkältungen, Durchnässungen, Alter zu nennen. Männer erkranken häufiger als Frauen, im Freien beschäftigte Menschen häufiger als die in geschlossenen Räumen. In neuerer Zeit wird Trauma oft als Ursache gefunden, und zwar handelt es sich meist um Brustkontusionen, denen Pneumonien nach Stunden bis einigen Tagen (6) folgen können. Einatmung giftiger Gase, Aspiration von Staub oder Fremdkörpern seien als Ursache genannt. Postoperative oder sonstige multiple kleine Embolien können zu croupösen Pneumonien führen.

Die alte Einteilung in Stadien: Anschoppung, grau-rote Hepatisation und Lösung entspricht nicht nur dem anatomischen Befund, sondern dient auch den klinischen Bedürfnissen.

**Symptome.** Beginn meist akut ohne Prodrome, jedoch mitunter (leichtes) katarrhalisches Vorstadium.

Schüttelfrost mit schnellem Temperaturanstieg, Hustenreiz und mehr oder weniger Brust-Seitenschmerzen sind meist die ersten Erscheinungen. Schon früh gewöhnlich allgemein schwere Erscheinungen. Die Atmung ist beschleunigt (Nasenflügelatmen), gerötetes, oft cyanotisches Aussehen. Herpes labialis oder nasalis ist sehr häufig. In den ersten Tagen tritt gewöhnlich schon der rostfarbene Auswurf (Sputum croceum) auf. Mitunter fehlt jeder Auswurf, oder es wird uncharakteristischer eitriger Auswurf entleert. Seltener ist hämorrhagisches Sputum (Trinker, Streptokokken-Influenzapneumonie). Mitunter sieht man Hämoptysen (häufig dann Streptokokken!) oder hämorrhagisch-fibrinöse Bronchialausgüsse, oder auch frühzeitig Lungenödemauswurf (mitunter dann schmutzig pflaumbrühartig).

Die Lungenuntersuchung ergibt zunächst tympanitischen Schall, meist mit Knisterrasseln, oft nur an umschriebener Stelle, später Dämpfung und Bronchialatmen.

Der Puls ist beschleunigt, oft zwar weich, aber gut gefüllt, oder auch frühzeitig klein und unregelmäßig. Selten ist initiale Pulsverlangsamung. Der Harn ist hochgestellt, „Ziegelmehlsediment", häufig stark urobilinhaltig, nicht selten finden sich Spuren Eiweiß.

Nach 6—10 Tagen (selten später), mitunter schon nach 1—4 Tagen, tritt meist unter starken Schweißen kritische Entfieberung ein, oft auf subnormale Temperaturen. Nicht zu selten sind Pseudokrisen oder lytischer Temperaturabfall. Mit der Entfieberung erscheint gewöhnlich gleichzeitig feuchtes reichliches Lösungsrasseln (Crepitatio redux) über den erkrankten Partien, die Dämpfung geht zurück. Oft ist nach einigen Tagen nur noch etwas Schnurren oder Tympanie feststellbar.

Die Allgemeinerscheinungen sind sehr wechselnd, bald Kopfschmerzen, Schlaflosigkeit, bald mehr oder weniger Benommenheit, Verwirrtheit oder starke Unruhe, Delirien, Erregungszustände, bes. vor der Krise (Perturbatio critica) depressive Verstimmungen (meist infolge von Halluzinationen des Gehörs oder Gesichts), die zu Selbstmordversuchen Veranlassung geben können. Meningismus (vermehrter, klarer, steriler Liquor) im Anfang oder (eitrige) Meningitis im späteren Verlauf. Cerebrale Kinderpneumonie (Meningismus).

Die Temperatur ist während des ganzen Verlaufs meist hoch mit geringen Remissionen, doch kommen auch niedrigere Temperaturen, bes. bei schwächlichen und alten Leuten vor (asthenische Pneumonie); tiefe Temperaturstürze als Kollapsfolge oder als Pseudokrisen. Seltner ist ein stark remittierender Fiebertypus, bes. am Anfang oder gegen Ende. Bei Wanderpneumonien tritt vielfach nach oder bei beginnender Entfieberung oft mit neuem Schüttelfrost eine neue Temperatursteigerung auf. Auch rezidivierende, rekurrierende Pneumonie mit entsprechendem Temperaturverlauf werden beobachtet. Nachfieber ist nicht selten. Leichte vereinzelte Zacken sind nicht bes. bedeutungsvoll, können schon durch zu frühzeitige Bewegung, Verstopfung usw. veranlaßt werden. Stärkeres Fieber oder erneutes Auftreten abendlicher höherer Temperaturzacken mit ansteigender Frühtemperatur, wobei der Kranke gleichzeitig schwach und hinfällig bleibt, deuten auf schwere Komplikationen: Pleuritis, bes. Empyem, restierende zentrale pneumonische Herde, Lungenabsceßbildung, (okkulte) Thrombosen, metastatische Eiterungen oder Infektionen (Nephritis, Pyelitis, Otitis) hin.

Die physikalischen Lungensymptome bedürfen keiner weiteren Beschreibung. Nur sei hingewiesen auf den oft anfänglich negativen Befund bei zentraler Pneumonie, wobei dann vielfach die ersten Geräusche in seitlichen Partien (Achselhöhle) auftreten, auf das nicht seltene stunden- und tageweise Fehlen des Atemgeräusches über pneumonischen Infiltraten [Verlegung der Bronchien (Hustenlassen), Cave Verwechslung mit Pleuritis], und auf die sehr häufige Komplikation mit Pleuritis sicca oder (serosa) exsudativa schon im Beginn, die aber mit der Krise abzuheilen pflegt.

Der Auswurf (s. o.) wird mit Eintritt der Krise eitrig. Von besonderen Arten sei das „grasgrüne" Sputum oder das gelb-rote Sputum, das beim Stehen grün werden kann, bei biliöser Pneumonie erwähnt. Von Herzerscheinungen ist bes. die Herzschwäche zu fürchten, und zwar in Form von akuten Kollapsen (im Beginn, Verlauf oder bes. während und nach der Krise) oder chronischer Insuffizienz. Lungenödem mit Trachealrasseln kann zu jeder Zeit auftreten, bes. aber als terminale Erscheinung. Die nervösen Erscheinungen sind oben geschildert. Nicht selten sieht man bei Potatoren Delirium tremens. Auch nach der Krise können noch längere Zeit psychische Störungen auftreten, bzw. bestehen bleiben, wenn auch gewöhnlich mit der Krise die nervösen und psychischen Störungen schwinden und ruhiger, tiefer Schlaf eintritt. — Die Sehnenreflexe sind bei der Pneumonie gewöhnlich schwach und schwinden bes. bei jugendlichen Individuen nicht selten ganz. — Die Schmerzen können anfänglich nicht in der Brust, sondern im Leibe lokalisiert werden, dann kann eine Cholelithiasis oder Appendicitis vorgetäuscht werden (Pseudoappendicitis), bes. da häufig gleichzeitig Bauchdeckenspannung besteht. — Stets findet sich eine erhebliche Leukocytose. Oft entwickelt sich, bes. bei der biliösen Pneumonie, eine deutliche Anämie im Verlaufe der Lungenentzündung. — Durchfälle, Meteorismus, gelegentlich Darmlähmung (Blasenlähmung) bes. in schweren Fällen, Appetitlosigkeit und Erbrechen sind häufig, ebenso leichte Albuminurie, Urobilinurie, auch Bilirubinurie bei biliöser Pneumonie. Nicht ganz selten sieht man hämorrhagische, gewöhnlich gutartig verlaufende Nephritis (durch metastatische Pneumokokkeninfektion der Niere) meist ohne Ödem. Milzschwellung und Leberschwellung kann man oft feststellen. Hartnäckiger Singultus kann bei Oberlappenpneumonien auftreten (Phrenicusreizung). — Von Hautexanthemen sind roseolaartige und offenbar embolische, kleine rote Eruptionen, die zentral vereitern können, zu erwähnen. Halbseitige Gesichtsrötung (Sympathicus) tritt auf der Seite der Erkrankung gelegentlich auf. — Nicht allein bei den Influenzapneumonien sieht man mitunter eitrige Otitis media.

Die Mortalität der Pneumonien schwankt nach Alter, Konstitution, Epidemie und Erreger in weitesten Grenzen. Als durchschnittliche Mortalität kann man wohl 10—20 % rechnen. Höheres Alter, Alkoholismus, Streptokokken als Erreger trüben die Prognose. Die in Heilung ausgehenden Pneumonien zeigen gewöhnlich eine rasche Rekonvaleszenz, Abweichungen sind meist auf Komplikationen oder Marasmus zu beziehen.

Der **Verlauf** ist sehr wechselnd. Abnorm kurze oder lange Dauer, Wanderpneumonie, Mehrlappenpneumonie, Rezidiv (auch im gleichen Lappen). Ausgang in Abszeß und Gangrän, Übergang in putride Bronchitis, Bronchiektasie, Ausgang in Induration.

Metapneumonische Pleuritis, Empyem, eitrige Meningitis, Encephalitis, Endokarditis, Perikarditis, Myokarditis, Myositis, Muskelabscesse (Influenzapneumonie), Phlebitis, Extremitätengangrän (durch arter. Thrombose oder Embolie), Peritonitis können sich anschließen, oder im Verlaufe auftreten.

Eitrige Gelenkmetastasen, leichtere rheumatische Schwellungen und Schmerzen, Eiterungen an den Knochen, in Schleimbeuteln, Iritis, Ulcus corneae, Glossitis, Cholangitis und allgemeine (Pneumokokken-) Sepsis werden beobachtet.

**Therapie.** Die Hydrotherapie spielt eine große Rolle. Bei Kindern Bäder evtl. mit kühlen Übergießungen, während für Erwachsene von der Bäderbehandlung (Liebermeister) jetzt fast kein Gebrauch mehr gemacht wird, sondern Brustwickel und Packungen bevorzugt werden. Bald werden sich lauwarme, bei kräftigen Individuen kalte Wickel mehr empfehlen. Man läßt sie 2—3 Stunden liegen (achte auf Erwärmung als gute Reaktion bei kalten Wickeln), erneuere sie dann und lasse sie bes. bei kräftigen Individuen den ganzen Tag und Nacht (evtl. ohne Wechsel) liegen. Bei schwachen Individuen nur stundenweise Wickel oder kühle Brusttücher vorn auflegen (um Aufsetzen zu vermeiden). Diese Maßnahmen wirken vielfach recht günstig auf Atmung, Schmerzen, Dyspnoë, Herz und Nervensystem.

Die Überwachung des Herzens ist sehr wichtig. Als spezifisches Mittel ist die Digitalis, und zwar in Dosen von 3—4 g, ja sogar 8 g pro die (mehrere Tage lang) empfohlen worden. Die Erfahrungen darüber sind nicht abgeschlossen, doch werden im allgemeinen in Deutschland die exzessiven Dosen gescheut! Dagegen empfiehlt es sich stets bei schon vorher Herzkranken, bei Arteriosklerotikern usw. sofort mit Digitalisbehandlung 0,3 bis 0,5 pro die einzusetzen. Bei allen anderen empfiehlt es sich, bei den geringsten Zeichen der Herzschwäche (schlechter Puls, Steigen der Pulszahl, Irregularität usw.) Digitalis, evtl. Digalen, Verodigen, Kardiazol oder Strophanthin (0,0005) intravenös zu geben (s. Behandlung der Herzschwäche). Immer ist die Kombination mit Coffein (innerlich oder subcutan) 0,2 bis zu 3—10mal täglich erwünscht, bei Kollapszuständen und Lungenödem notwendig. Auch starker Kaffee, Alkohol in kleinen Mengen (Mixtura Stokesii, Sekt) kann gegeben werden. Campheröl, dem auch eine spezifische Heilkraft zugesprochen wird, ist bei Herzschwächezuständen, schlechter Atmung, Lungenödem, stets angezeigt, evtl. abwechselnd mit Coffein. Es kann als Ol. camph. forte (20%) 10—12mal, ja noch häufiger, tagelang ohne Schaden oder als Hexeton gegeben werden. In Kollapszuständen wird auch Adrenalin (bis 1 ccm der Lösung 1 : 1000) intramuskulär gegeben. Nach der Krise ist noch das Herz zu überwachen. (Als günstiges Zeichen ist die postinfektiöse Bradykardie anzusehen.)

Sonstige symptomatische Behandlung. Die Schmerzen werden, wie gesagt, durch Brustwickel (mitunter auch heiße Umschläge usw.) oft günstig beeinflußt. Senfwickel, Senfpflaster, Jodanstriche, auch das Setzen unblutiger Schröpfköpfe wirken günstig. Von inneren Mitteln können Aspirin oder Natrium salicyl. (bes. bei komplizierender exsudativer Früh-Pleuritis) gegeben werden. Den Meningismus, heftige initiale Kopfschmerzen, Somnolenz, hysteriforme Zustände, sah ich wiederholt sehr günstig beeinflußt durch ausgiebige Liquorentleerung durch Lumbalpunktion.

Der Husten kann Behandlung bedürfen. Sehr quälender Husten, bes. nachts oder starke Schmerzhaftigkeit, muß mitunter durch Codein, Dicodid, Paracodin, wenigstens stundenweise bekämpft werden. Morphium halte ich wegen seiner starken Wirkung auf das Atemzentrum für kontraindiziert. Sicher sind Morphiuminjektionen bei starker Dyspnoë und Cyanose streng verboten (Atemlähmung)! Bei trockenem Husten sind Expektorantien empfohlen worden. Inhalationen (Salz, Terpentin) sind noch am wirkungsvollsten, nächstdem Benzoe, Pulvis Doweri, Brusttee oder Mixtura solvens. Supersan (intramuskulär) 1 bis 4 ccm pro die wird bes. bei Streptokokken-(Influenza-) Pneumonie gerühmt. Hier wirken auch Guajacolpräparate günstig! Bei starker Cyanose, Neigung oder bestehendem Lungenödem, sind Aderlässe (evtl. wiederholt) von günstigem Einfluß und in letzterem Falle unbedingt angezeigt. Lebensrettend wirken oft Sauerstoffinhalationen, bei schlechter Atmung, weit verbreiteten Pneumonien, Neigung zu Lungenödem, Cyanose und Dyspnoë. Bei Ateminsuffizienz sind Strychnin- und bes. Lobelin- (Ingelheim) Injektionen (evtl. intravenös-langsam einspritzen!) angezeigt, gelegentlich lebensrettend.

Die Ernährung ist sorgfältig zu überwachen, der Stuhlgang zu regeln! Meteorismus — ungünstige Bedeutung — ist durch hohe Einläufe, Tierkohle (1—3 Eßlöffel in etwas Tee angerührt) zu bekämpfen. Bei Appetitlosigkeit ist Salzsäure oder Tinct. chinae usw., bei Durchfällen Diät (Haferschleim usw.), Tierkohle zu geben. Daß strengste Bettruhe und sorgfältige Pflege gerade bei der Pneumonie notwendig ist, bedarf keiner Erwähnung. Bei dem bestehenden Durst reichlich Getränke.

Die Behandlung der Komplikationen bes. der Pleuritis und des Empyems (zeitige Entleerung durch (wiederholte) Punktion, Bülausche Drainage, Rippenresektion) — s. d.

**Spezifische Therapie.** Pneumokokken-Serum (Neufeld-Händel) und polyvalentes Serum (Römer) 40—80 ccm (subcutan) sollen günstig wirken. Jedenfalls kann man aber von durchschlagenden Erfolgen bisher nicht reden, wenn auch in neuester Zeit wieder günstigere Erfolge (Krehl) erzielt wurden. Auch Streptokokkenserum (polyvalente Sera) werden bei Streptokokkenpneumonien frühzeitig versucht in Einzeldosen bis 60 ccm (intravenös), evtl. wiederholt. Erfolge sind vielfach berichtet, aber nicht einwandfrei erwiesen.

Chemotherapie. Campher und Digitalis (früher auch Pilokarpin, jetzt ganz verlassen), denen eine spezifische Wirkung zukommen soll, wurden oben erwähnt. In neuerer Zeit ist durch Morgenroth das Äthylhydrokuprein-Optochin eingeführt worden. Es wird als Optochinum basicum (und hydrochlor.) in Dosen von 5 mal 0,1—0,2 in 24 Stunden (regelmäßige Intervalle tags und nachts) bei Schleimsuppen und Milchdiät 2 Tage, evtl. bis zur Entfieberung gegeben. Doch besteht Gefahr von Sehstörungen (Erblindungen!) und Hörstörungen! Daher bei den geringsten Anzeichen aussetzen. Die Erfolge sind sehr bestritten! Jedenfalls sollte es nur bei ganz frischen Fällen (1.—2. Tag) versucht werden!

Das Chinin (schon früher von Aufrecht empfohlen) wird neuerdings bei parenteraler Anwendung als Chinin-Urethan oder als Solvochin (intravenös oder intramuskulär, 2 ccm = 0,5 Chinin. bihydrochloricum) oder als Transpulmin (Chinin-Campher-Eucalyptol) gerühmt, z. B. Solvochin 3—4 Tage lang je 2 ccm, evtl. anfangs intravenös.

Schließlich sei die Eigenblutbehandlung (nach Vorschütz) und parenterale Eiweißkörpertherapie (Caseosan, 0,5—2 ccm steigend, bei verzögerter Lösung sah ich gute Erfolge) erwähnt.

## Pneumonie (Lungenentzündung).

**Bronchopneumonie** (katarrhalische Pneumonie). **Begriffsbestimmung und Ursachen.** Pneumonie mit Befallen kleinerer Läppchen in einzelnen Herden, die allerdings konfluieren können.

Sie schließt sich meist an einen akuten, auch subakuten und chronischen Katarrh der Bronchien an, bes. bei Kindern, Schwächlichen und Greisen. Die hypostatische Pneumonie ist meist eine katarrhalische Pneumonie. Ebenso sind es die meisten sekundären Pneumonien, z. B. bei Scharlach, Masern, Keuchhusten, Typhus, Ruhr, Diphtherie, Fleckfieber, Malaria, vielfach bei Influenza. Sie folgt ferner auf Inhalation reizender Dämpfe, auf Aspiration von Fremdkörpern, Speiseteilen, perforierten Drüsen oder Perforation von Carcinom des Oesophagus usw., auf Traumen, auf septisch metastatische Embolien (Appendicitis usw.).

**Symptomatologie.** Verlauf und Erscheinungen wechselnd, vielfach von der Grundkrankheit beeinflußt. Beginn meist schleichend. Fieber unregelmäßig, gewöhnlich langsam ansteigend und abfallend, wechselnd hoch, tage-, wochen-, gelegentlich monatelang. Atmung stets beschleunigt, vielfach, bes. bei Kindern, inspiratorische Einziehung der unteren Brustkorbabschnitte und des Epigastriums. Lokale Symptome, entweder die einer starken, bes. umschriebenen, capillären, feuchten Bronchitis oder auch herdförmige (paravertebrale oder im Unterlappen lokalisierte) Dämpfung mit Bronchialatmen und mehr oder weniger reichlichen klingenden Rasselgeräuschen. Der Auswurf ist schleimigeitrig, mitunter geballt, bald mehr oder weniger reichlich, wohl auch mitunter leicht blutig. Der Puls ist beschleunigt, oft (bes. bei Alten und Schwächlichen) wird er unregelmäßig oder klein und weich. Albuminurie nicht selten. Bei Aspirations- und Schluckpneumonien sieht man öfters fötiden Auswurf (Übergang in putride Bronchitis, Gangrän usw.), evtl. werden Fremdkörper ausgehustet. Wie gesagt sind je nach Ursache, Lebensalter die Erscheinungen sehr wechselnd!

**Therapie, Prophylaxe.** Sorgfältige Pflege Schwerkranker (hüten vor Verschlucken, häufig Lagewechsel, Aufsetzen usw.), Anregung von Expektoration. Abwaschungen, Wickel usw., evtl. kühle bis lauwarme Bäder ($25^0$—$33^0$ C), Senfmehlumschläge usw.

Bei stockender Expektoration bei Bronchitis capillaris oder chronischer Bronchitis alter Leute kein Morphium und Codein, sondern Balsamica, Senega, Benzoë, Ipecacuanha (z. B. Ipec. 2,0, Oxymel. scyl. 30,0 Aq. dest. 60,0 $^1/_4$stündlich 1 Kinderlöffel bis Brechneigung auftritt). Auch Tartarus stibiatus (0,05—0,1 auf 150,0, 1—2stündlich 1 Kaffeel.) sind zu geben. Inhalation von Salzlösungen wirkt bes. bei Kindern sehr günstig. Schwächliche Individuen sind gut zu ernähren!

Die entwickelte Pneumonie ist nach den obenerwähnten Grundsätzen zu behandeln.

**Chronische Pneumonien** sind meist Folge akuter Pneumonien (verzögerter Lösungen und Übergang in Induration) oder sehr selten selbständige Erkrankungen.

Bei den an akute Pneumonien sich anschließenden chronischen Pneumonien tritt zuerst keine völlige Entfieberung ein, die Erscheinungen der Lösung fehlen. Es kann nun entweder unter starkem Fieber der Tod eintreten, oder es entwickelt sich unter mäßigem Fieber nach und nach doch eine Lösung mit völliger Restitution, oder schließlich eine Schrumpfung der Lunge und des Brustkorbes, Schallverkürzung und abgeschwächtes Atmen mit Neigung zu Bronchitiden (Lungencirrhose).

Die primär chronischen Pneumonien zeigen von vornherein schleichenden Verlauf, können dann aber das Bild einer croupösen Pneumonie vortäuschen und führen vielfach unter allmählichem Fortschreiten in Wochen oder Monaten zum Tode. Auch sie können zur Lungencirrhose führen.

Immer ist an Mischinfektion mit Tuberkulose zu denken („käsige" Pneumonie!), oder Komplikation mit abgesacktem Empyem!

Die **Therapie** bietet nichts bes. Hydrotherapeutische Maßnahmen sind bei verzögerter Lösung energisch anzuwenden. Parenterale Eiweißkörpertherapie (jeden 3. Tag Caseosan usw. steigend), Supersan, Transpulmin, Solvochin.

**Asthenische Pneumonien** sind Verlaufsformen der croupösen Pneumonie, die bes. bei schwächlichen, alten Individuen auftreten und mit vielfach starken Allgemeinsymptomen, niedrigem Fieber, frühzeitiger Schwäche und Herzschwäche verlaufen. Die **Prognose** ist ernst.

**Biliöse Pneumonie.** Ausgezeichnet durch starke Gelbsucht. Vielfach schwere Pneumonien, die epidemie- oder endemieartig auftreten können. **Prognose** ernst.

**Nervöse (cerebrale) Pneumonie.** Oft mit Meningismus und cerebralen Erscheinungen einsetzend, während die Erscheinungen der Pneumonie zunächst ganz fehlen, bzw. zurücktreten können, bes. bei Kindern und jugendlichen Individuen. Hier wirkt oft frühzeitige Lumbalpunktion sehr günstig auf die cerebralen Erscheinungen (Liquor klar, steril!).

**Abdominale** (pseudoappendicitische) Form s. S. 222.

**Käsige Pneumonie,** s. Tuberkulose S. 229.      A. Bittorf-Breslau.

## Lungenabsceß.

Beim Lungenabsceß entsteht durch eitrige Einschmelzung von Lungengewebe eine Höhlenbildung in der Lunge. Der Lungenabsceß ist eine relativ seltene Erkrankung. Die häufigste **Ursache** ist croupöse Pneumonie. Dabei ist wohl anzunehmen, daß Thrombosen in den (kleinen Lungen-) Gefäßen eine eitrige Einschmelzung bei beginnender Lösung begünstigen, bzw. verursachen. Vielfach findet er sich darum bes. bei Pneumonikern mit bereits vorher veränderter Lunge (Emphysem, Bronchitis). Ferner können atypische (z. B. Grippe-, Streptokokken-) Pneumonien, Bronchiektasien die Ursache sein.

Die nächst häufige Ursache sind Lungenembolien (septisch infizierte) Infarkte. Ferner kommen von der Umgebung übergreifende eitrige Prozesse als Ursache vor (Empyem, subphrenische, Leberabscesse, Abscesse im Mediastinum, Bronchialdrüsen). Vereiterte Echinokokken (s. d.), inhalierte Fremdkörper (bes. Ähren, Zähne, Gräten) und Traumen (Lungenschüsse, Stiche usw.) sind weitere Ursachen. Selten metastatische Abscesse z. B. nach Angina, Furunkel. Er ist bei Männern häufiger als bei Frauen, im Oberlappen scheinbar häufiger als im Unterlappen.

Die **Symptome des Lungenabscesses** sind weitgehend von der Grundkrankheit, seiner Größe und Lokalisation abhängig.

Subpleural sich entwickelnde Abscesse führen zu Schmerzen, damit zur Schonung der Seite beim Atmen. Man findet Dämpfung, Bronchialatmen, Rasseln und Reiben oder aufgehobenes Atmen, so daß die Unterscheidung von abgesacktem Exsudat (Empyem) schwierig, bzw. unmöglich sein kann.

Bei zentralem Sitz können diese Erscheinungen alle fehlen.

Dyspnoë ist vielfach vorhanden, kann fehlen. Husten ist bald weniger oder stärker vorhanden. Der Auswurf kann spärlich sein. Bricht ein Absceß nach dem Bronchus durch, und kann er entleert werden, so handelt es sich meist um einen charakteristischen, dünn-eitrigen, rahmartigen, sehr reichlichen (200—800 ccm) geruchlosen Auswurf. Bes. auffällig ist stets die nach längerer oder kürzerer Krankheitsdauer erfolgende plötzliche (1mal) Entleerung großer Eitermengen. Recht typisch ist auch dann der Ausfall der Quinckeschen Schieflage, wobei oft große Massen dünnen Eiters meist ohne Husten (im Gegensatz zu Bronchiektasie) durch Mund oder Mund und Nase herausstürzen, doch sieht man dasselbe auch bei durchgebrochenem Empyem ohne (größere) Lungenabsceßbildung. Mitunter enthält der Auswurf blutige Beimengung oder er ist semmelfarbig, gelblichbraun durch veränderten Blutfarbstoff (dann Hämatoidinkrystalle nachweisbar) oder selten grasgrün, jedoch kommt diese Färbung auch bei biliöser Pneumonie vor. Nicht zu selten findet man Fetzen von Lungengewebe, elastische Fasern, doch können diese gerade völlig fehlen! Fettsäurenadeln, Cholestearintafeln findet man bes. bei chronischen Abscessen, dann mitunter auch Dittrichsche Pfröpfe (s. Bronchiektasie).

Im Anschluß an diese großen (periodischen) Expektorationen können Kayernensymptome auftreten, die wieder bei Füllung des Abscesses schwinden, bei neuer Entleerung wieder nachweisbar werden können.

Gewöhnlich besteht Fieber, das in seinem Verlauf recht unregelmäßig zu sein pflegt, starke Remissionen zeigen kann. Schüttelfröste können auftreten. Bei Entwicklung von metapneumonischen Abscessen sinkt gewöhnlich die Temperatur am Ende der Pneumonie nicht kritisch ab, sondern nach Senkung oder Pseudokrise schließt sich neues intermittierendes Fieber an.

Der Allgemeinzustand kann relativ lange günstig sein, aber auch schnelle Abmagerung, sowie allgemeine Schwäche und Schwäche des Herzens können auftreten. Recht häufig sind starke Schweiße, die eine akute Tuberkulose vortäuschen können. Sehr oft entwickeln sich frühzeitig Trommelschlegelfinger. — Leichte Albuminurie ist häufig, Leukocytose (meist erheblich) stets vorhanden. — Übergang in Gangrän (s. d.) und putriden Absceß (Quincke) ist nicht zu selten. — Das Röntgenbild (sehr wichtig) gibt Aufschluß über die Lokalisation und über evtl. Multiplizität. Es ist sehr charakteristisch: umschriebene Schatten, bei Entleerung Bild einer Kaverne, die bald mehr oder weniger gefüllt ist.

**Verlauf.** Bei metapneumonischen Abscessen ist Spontanheilung nicht zu selten. Die Entleerung von Eiter wird geringer, das Fieber sinkt, die Höhle bzw. Dämpfung wird kleiner und das Allgemeinbefinden hebt sich. Doch kann hier, wie bei den übrigen Abscessen, ein Übergang in ein chronisches Stadium erfolgen, so daß dann auf eine Spontanheilung nicht mehr zu rechnen ist.

**Komplikationen.** Empyem, Pyo-Pneumothorax, Perikarditis, Mediastinitis, Durchbruch nach außen können auftreten. Amyloiddegeneration ist beobachtet. Metastatische Hirnabscesse kommen wie bei Bronchiektasie vor. Ebenso kann sich eine Endokarditis und Sepsis anschließen.

**Differentialdiagnose.** Durchgebrochnes Empyem [dauernder Husten und Auswurf — nicht periodisch schwankend — keine Beimengung von Lungenbestandteilen (elastische Fasern usw.)], tuberkulöse Kavernen (Tuberkelbacillennachweis), vereiterter Lungentumor (Kachexie, Geschwulstpartikel, Anamnese), Bronchiektasie.

**Therapie. Prophylaxe.** Fremdkörperextraktion (Facharzt, Bronchoskopie), Empyem: frühzeitige Entleerung. Beim metapneumonischen Absceß kann man öfter abwarten, ob Spontanheilung eintritt. Bessert sich der Zustand aber noch nach 2—4 Wochen nicht, ist chirurgische Therapie anzuraten.

Die innere Therapie hat einerseits Entleerung des Abscesses, dann die Verhütung des Putridwerdens des Eiters und möglichst die Einschränkung der Eiterung zu versuchen, den Allgemeinzustand günstig zu erhalten.

**Entleerung.** Vor allem Quinckesche Schieflage; d. h. der Kranke wird so gelagert, daß der Inhalt des Abscesses in die Bronchien der Schwere nach ablaufen kann. Außerdem sind alle Mittel, die den Hustenreiz beseitigen, verboten, da dadurch nur Sekretstauung eintritt. Es ist also Morphium, Codein usw. kontraindiziert. Nur wenn sehr starker und unablässiger Husten ohne genügende Expektoration, bes. auch nachts, auftritt, ist durch kleine Gaben Codein die Erregbarkeit herabzusetzen, um den Allgemeinzustand zu halten.

Von sekretionshemmenden, zugleich putride Umwandlung bekämpfenden oder bessernden Mitteln ist vor allem das Terpentin zu nennen. Sei es nun in Form von Terpentininhalationen in Curschmannschen Masken oder mit Schreiberschem Inhalationsapparat oder in Terpentinpfeifen oder Terpentinheißwasserdämpfen. Auch innerlich gegeben wird Terpentin (à 0,2—0,3) in Gelatine- bzw. Geloduratkapseln (2—4 mal täglich), man achte auf den Harn (Nephritis!). Statt Terpentin kann man Eucalyptusöl, Ol. pin. pumilionis, Kreosot, auch Carbolsäure mit Spir. rect. und Glyc. $\overline{aa}$ (Curschmann) inhalieren lassen. Zur intramuskulären Injektion wäre Supersan (im wesentlichen Eucalyptusöl und Menthol) 1—4 ccm täglich, steigend zu verwenden. Neosalvarsan ist [bes. bei putriden Abscessen und Gangrän (s.d.)] unbedingt zu versuchen. Bei schweren Blutungen intravenös 10 ccm 10 % Kochsalzlösung, Afenil (langsam injizieren), Clauden, Gelatine (subcutan). Auf Bettruhe (bes. bei Fiebernden), gute Ernährung unter Beschränkung der Flüssigkeit (evtl. Trockendiät) ist zu achten.

Die **chirurgische Therapie** (Facharzt im Krankenhause) kommt bes. bei den nicht Heilungstendenz zeigenden akuten, bei chronischen und subakuten Fällen, bei Umwandlung zu Gangrän, bei großen, oberflächlich gelegenen Höhlen, bei Eintritt oder Drohen von Komplikationen (Empyem usw.), oder bei schlechtem Allgemeinzustand, Diabetes mellitus in Frage. Die Prognose hat sich durch Einführung der chirurgischen Therapie weiter gebessert, bes. in Fällen, wo Verwachsungen der Pleura bestehen und die Höhle leicht zugänglich ist. Anlegung von künstlichem Pneumothorax wird empfohlen, doch auch davor gewarnt. Es kommen nur zentralgelegene Abscesse in Frage (bei peripherer Gefahr des Durchbruchs in die Pleura!).

A. Bittorf-Breslau.

## Lungengangrän.

Die Lungengangrän steht durch Übergänge in enger Beziehung zum Lungenabsceß. Man unterscheidet putride Lungenabscesse und primären Brand. Dieser kann umschrieben oder diffus auftreten. Er ist bei Männern häufiger als bei Frauen.

**Ätiologisch** kommen dieselben Faktoren wie bei Absceß in Frage. 1. Aspiration von Fremdkörpern und Speiseteilen (z. B. bei Geistesgestörten, Epileptikern usw.); 2. Pneumonien (bes. bei Alkoholikern und Typhuskranken); 3. Infarkt; 4. Trauma; 5. Bronchiektasien mit putrider Zersetzung; 6. Verjauchung in der Umgebung und Durchbruch in die Lungen (Oesophaguscarcinom, Kehlkopfcarcinom); 7. Diabetes mellitus.

Die **Symptome.** Decken sich vielfach mit denen des Lungenabscesses. Jedoch ist hier das Allgemeinbefinden sehr viel früher und stärker in Mitleidenschaft gezogen. Die Herztätigkeit ist meist beschleunigt, der Puls oft schon früh klein und regelmäßig. Das Sensorium kann (putride Intoxikation) bald getrübt sein, Unruhe, Delirien können auftreten. Zunge und Lippen sind oft fuliginös belegt. Die Atmung ist beschleunigt. Das Fieber ist meist hoch, unregelmäßig. Schüttelfröste können auftreten. Die Atmungsluft stinkt oft aashaft.

Die Lungenerscheinungen siehe bei Lungenabsceß (s. d.); vielfach sind die Kavernensymptome noch deutlicher. Der Husten ist stark und der Auswurf ist (neben den bei Lungenabsceß geschilderten Eigenschaften) charakterisiert durch den fötiden, widerlichen, aashaften Geruch. Er ist meist sehr reichlich, dünn, schmutzig-grünlich, meist dreischichtig. Dittrichsche Pfröpfe, Gewebsfetzen finden sich fast regelmäßig, elastische Fasern dagegen fehlen häufig, aber nicht regelmäßig. Blutungen in geringem Umfange sind häufig, stärkere Blutungen selten. Sehr reichlich Bakterien aller Art, oft auch Fettsäurenadeln sind nachweisbar.

Es können dieselben Komplikationen wie beim Absceß auftreten. Die Empyeme sind dann aber vielfach jauchig.

Die **Prognose** ist recht ungünstig. Häufig ist der Verlauf ein akuttödlicher, doch kann selbst nach wochenlanger Krankheit noch Besserung eintreten. Sie ist natürlich auch von der Grundkrankheit abhängig.

**Therapie.** Auch hier ist die Prophylaxe wichtig, bes. bei Bronchiektasien und bei Fütterung Geisteskranker, Gelähmter und geschwächter Individuen.

Die interne Therapie kann versucht werden, denn es kommen auch dabei Heilungen vor. Sie sind aber viel seltener als beim Absceß. Neben Allgemeinbehandlung, Herzbehandlung usw. Inhalation von Terpentin oder reiner Carbolsäure mit Alkohol $\overline{aa}$ aus Curschmannscher Maske, mehrmals am Tage, möglichst lange (stundenlang). Innerlich kann ebenfalls Terpentin gegeben werden (s. Lungenabsceß), Supersan 2—4 ccm täglich subcutan. Ebenso ist Neosalvarsan intravenös (0,15—0,45) vielfach empfohlen, umstritten, aber gelegentlich zweifellos sehr wertvoll. Trockendiät (allmählich herabgehend auf täglich höchstens 200 ccm Flüssigkeit) bei ausreichender Kostmenge ist mitunter von sehr gutem Erfolge.

Recht erfolgreich ist die chirurgische Therapie (Facharzt, im Krankenhause), und zwar soll sie möglichst frühzeitig einsetzen. Die Heilungsaussichten (natürlich kommen Fälle von durchgebrochenem Oesophaguscarcinom u. a. hier nicht in Betracht) sind dann recht günstig.

A. Bittorf-Breslau.

# Tuberculosis pulmonum.

## Fingerzeige für Diagnose und Prognose

(unter vorherrschender Berücksichtigung des Erwachsenen; vgl. außerdem Abschnitt: Kinderkrankheiten in Teil II).

Im Gesamtverlauf der Tuberkulosekrankheit unterschied Ranke 3 Etappen, zunächst als Ausdruck der 1. Ansiedlung des Erregers den Primärherd, auch Primäraffekt genannt. Er entwickelt sich gewöhnlich schon in der Kindheit. Fast immer soll er sich in der Lunge finden, und zwar im Gefolge aërogener Infektion. Kommt es dann zur Miterkrankung, späteren Verhärtung und Verkalkung der zuständigen Bronchialdrüsenlager (Hilus- und Perihilusdrüsen), entsteht der sog. Primärkomplex — ein uns bei der Röntgenuntersuchung Erwachsener und Kinder im vorgeschrittenen Alter (Harms) geläufiges Bild. Die 2. Etappe Rankes bildete das Sekundärstadium mit Neigung zur Tuberkelbacillenansiedlung in anderen Organen, zur sog. Generalisation. Es kommt namentlich vom Primärkomplex, also auch den zunächst beteiligten Lymphdrüsen aus und mit Vorliebe auf dem Wege hämatogener Keimverschleppung zur Sekundärerkrankung von Knochen und Gelenken, Bauchfell, Augen, Meningen usw. Schließlich entwickelt sich als 3. Stadium die Lungentuberkulose des Erwachsenen. Bei diesem Rankeschen Schema handelt es sich freilich keineswegs um 3 streng aufeinanderfolgende Stadien. Es gibt hier fließende Übergänge, auch das Bild sekundärer Tuberkulosen innerhalb der tertiären Organphthise des Erwachsenen. Es ist sogar fraglich, ob die der Rankeschen Einteilung zugrunde liegenden immuno-biologischen Anschauungen richtig sind. Im Einzelfall liegt eben ein wechselndes und außerordentlich kompliziertes Spiel zwischen angreifender Noxe und allgemeinen, sowie örtlichen Abwehrvorrichtungen des Körpers, auch Rückwirkungen von Behandlungsmaßnahmen vor.

Die vorherrschenden Auffassungen über die Entwicklung dieser isolierten Organphthise haben nun im Laufe der Zeit tiefgreifende Wandlungen durchgemacht, strenggenommen aber mehr nach ihrer klinischen Deutung als nach ihren pathologisch-anatomischen Grundlagen. Man nahm gewöhnlich an, daß die Lungentuberkulose des Erwachsenen meist als ein „Spitzenkatarrh" beginnt, allmählich apico-caudal fortschreitet und schließlich in die ausgedehnte offene Lungentuberkulose übergeht. Es stellte sich nun mehr und mehr heraus, das dieser „Spitzenkatarrh", genauer eine mehr herdförmige Spitzeninfiltration (also das Stadium I nach der Turban-Einteilung), nur in der Minderzahl der Fälle von oben nach unten fortschreitet und in schwere Lungentuberkulose übergeht. Die tuberkulösen Lungenspitzenerkrankungen sind gewöhnlich sogar durchaus gutartig, wenn sie nicht mit den sog. infraclaviculären Herden einhergehen. Diese namentlich von Aßmann, Redeker u. a. am Röntgenbild der Kranken studierte Frühinfiltrate sind gewiß von größter klinischer Bedeutung. Sie besagen freilich wenig hinsichtlich der pathologisch-anatomischen Erstlokalisation der Tuberkulose im Oberlappengebiet. Spitzenveränderungen gehen nämlich diesen infraclaviculären Frühinfiltraten gewöhnlich voraus, wenn sie auch nicht immer klinisch und röntgenologisch nachweisbar sind. Trotz der hochentwickelten Technik ist eben das Röntgenbild nicht imstande die pathologisch-anatomischen Veränderungen quantitativ, aber auch nach ihrer Eigenart restlos zu erfassen. Man muß sich also hüten, aus klinisch-röntgenologischen Analysen des Krankheitsbildes einigermaßen sichere Rückschlüsse auf die Pathogenese der pathologisch-anatomischen Veränderungen zu machen. Allzu voreilig sprach man davon, daß das Dogma von dem „Lungenspitzenbeginn" der Erwachsenen-Phthise gestürzt sei. Dies gilt keinesfalls hinsichtlich der pathologisch-anatomischen Veränderungen und nur mit großen Einschränkungen hinsichtlich der Klinik. Diese „Frühinfiltrate", oft infraclavicular, aber auch an anderen Stellen gelagert, entsprechen eben einer im Röntgenbild bes. gut greifbaren Phase und Form der Krankheitsentwicklung. Von besonderem praktischen Wert ist aber die Erkenntnis, daß sich die gefährlichen Formen der Lungentuberkulose des Erwachsenen meist·nicht langsam entwickeln und allmählich fortschreiten. Sie neigen — oft freilich nach tatsächlich schleichend einsetzenden unbestimmteren Vorläufern, die in den Vorgeschichten gerne übersehen werden, zu akut-grippeartigem Beginn und akut-grippeartigen Verschlimmerungen. Dies mahnt uns in der Praxis bei grippeartigen Erkrankungen bes. außerhalb von Influenzaepidemien und bei solchen Fällen, die auch nur kleine Blutbeimengungen im Auswurf haben, stets an die Möglichkeit einer frischeren oder akut sich verschärfenden Tuberkulose des Erwachsenen zu denken. Man muß von vornherein, nicht erst dann, wenn der Erreger im Auswurf wieder verschwunden ist, sorgfältige Sputumuntersuchungen machen und röntgenologisch sowohl durch Durchleuchtungen wie photographisch auf die häufiger ungefähr infraclavicular im Oberlappen gelegenen, physikalisch sonst schwer zugänglichen Frühinfiltrate fahnden. Wenn irgendmöglich, wird man nach Abflauen solcher fieberhafter Grippen auf alle Fälle vor Abschluß der Behandlung eine röntgenologische Schlußuntersuchung veranlassen. Diese infraclaviculären Herde können sich oft merkwürdig rasch, für die klinische und röntgenologische Feststellung sogar restlos zurückbilden. In anderen Fällen aber kommt es zu Bacillengehalt des Auswurfs, vor allem aber zu rascher Gewebseinschmelzung und Bildung von Hohlräumen (sog. Frühcavernen). Es scheint uns nur, daß man gegenüber diesen infraclaviculären Herden die Bedeutung anderer Formen schubweiser Verschlimmerungen chronischer Tuberkuloseerkrankungen des Erwachsenen unterschätzt, vor allem aber das relativ häufige und praktisch wichtige Einsetzen in den zentralen Lungenpartien.

Wir müssen uns also vor der früheren Überschätzung tatsächlicher Spitzentuberkulosen des Erwachsenen hüten. Finden sie sich bei gleichzeitig nervösen, asthenischen Menschen, werden sie leicht zur Quelle einer durch Arzt, Umgebung, vornehmlich aber durch den Kranken selbst überschätzten, mit hypochondrischer Überbewertung einhergehenden, aber doch relativ harmlosen Tuberkulose und damit auch zur Quelle einer vermeidbaren sozialen Unbrauchbarkeit, sowie unnötigen Geldopfern von Familie und Versicherungsträgern.

An den Praktiker treten im Einzelfall meist zwei Hauptfragen heran. Liegt überhaupt eine tuberkulöse Erkrankung der Lungen vor? Handelt es sich im positiven Fall um eine ruhende („inaktive") oder fortschreitende, einer besonderen Behandlung bedürftige Tuberkulose?

**Tuberkuloseinfektion** ist bekanntlich nicht identisch mit Tuberkulosekrankheit. Mit Tuberkelbacillen infiziert ist oder war wohl fast jeder Erwachsene, selbst aus sog. besser situierten Kreisen. Die 1. Ansteckung geschieht gewöhnlich in der Kindheit und meist durch erwachsene Bacillenhuster. Häufige Masseninfektionen mit dem Typus humanus — der Typus bovinus ist weniger bedeutsam — kann im Verein mit angeborener oder erworbener verminderter Widerstandsfähigkeit Lungenschwindsucht schon im Kindesalter zur Folge haben (bes. Arbeiter- und kleinbäuerliche Bevölkerung!). Enges Zusammenleben mit tuberkulösen Erwachsenen, die Sputumverseuchung von Wohnung und Gebrauchsgegenständen, schaffen gerade in der „Schmierfinkenzeit" des Kindesalters mannigfachste, durch ungenügende oder fehlerhafte Ernährungsweise, durch Wohnungselend, Unsauberkeit und Unverstand gesteigerte Möglichkeiten zu täglicher massenhafter Bacillenaufnahme. Ansteckung teils durch Tröpfcheninfektion, meistens im Bronchialbaum und Lungen, teils durch Bacillenaufnahme meistens durch Mund- und Rachenhöhle, Schleimhaut des Darmkanals, selbst äußere Haut und spätere metastatische Keimverschleppung in die Lungen (mit Vorliebe nach Primärerkrankungen, von Lymphdrüsen, auch durch Vermittlung des Ductus thoracicus). Gewöhnlich heilt nicht allzu ausgiebige Tuberkuloseinfektion des Kindesalters, wohl unter Erwerbung einer gewissen Immunität relativ aus und bleibt fast nur für die Tuberkulindiagnostik erkennbar. In anderen Fällen äußert sie sich durch nachweisbare tuberkulöse bzw. „skrofulöse" Erkrankungen des Drüsenapparates, vor allem der Bronchialdrüsen, der Knochen, von Ohr, Auge und Haut.

Ob die Lungenschwindsucht des Erwachsenen mehr durch einfaches Aufflackern einer noch aus dem Kindesalter stammenden ruhenden Tuberkulose oder durch Reinfektionen zustande kommt, ist noch strittig. Unseres Ermessens sind für die Schwindsucht des Erwachsenen gewöhnlich die schon in der Kindheit aufgenommenen Tuberkelbacillen verantwortlich.

Die Voraussetzung für eine zielbewußte Tuberkulosetherapie ist die rechtzeitige Krankheitserkennung. Diese Frühdiagnose gelingt weniger durch einzelne Methoden und Proben, als in der verständnisvollen, restlosen Auswertung des klinischen Gesamtbildes, das sich aus sorgfältigster Vorgeschichte, guter Krankenbeobachtung und Anwendung aller praktisch brauchbaren, klinischen Untersuchungsmethoden aufbaut. Die angebliche „Verfeinerung" mancher Methoden, z. B. der Perkussion, ist hierzu kaum erforderlich. Mit der Verfeinerung wachsen die Fehlerquellen! Selbst die Tuberkulindiagnostik spielt bei der Tuberkulose der Erwachsenen nur eine untergeordnete Rolle. Von besonderem Wert ist das Röntgenverfahren, jedoch nur im Rahmen des klinischen Gesamtbildes! **Personenwaage, Fieberthermometer, häufige physikalische Krankenuntersuchung, vor allem Auscultation, sorgfältige und evtl.** oft wiederholte **Sputumprüfung auf Tuberkelbacillen und elastische Fasern sind unentbehrliche Hilfsmittel für die noch rechtzeitige Erkennung des Leidens.** Abgesehen von Frühstadien drohen Verwechslungen, namentlich bei atypischen Formen und bei der Kombination andersartiger Lungenerkrankungen, z. B. Emphysem, chronischer Bronchitis, Asthma bronchiale, Staubinhalationskrankheiten mit Tuberkulose.

**Zur Vorgeschichte.** Tuberkulöse Erkrankungen in Aszendenz, auch Seitenlinie, Geschwistern, Deszendenz. Früheres enges Zusammenleben bzw. Zusammenarbeiten mit nichtverwandten Tuberkulösen. Eigene tuberkulöse oder auch „skrofulöse" Erkrankungen in der Kindheit. Die Lungentuberkulose des Erwachsenen nimmt freilich nach Abheilung solcher extrapulmonärer Tuberkulosen — wohl durch Erlangung der erwähnten relativen Immunität— in der weitüberwiegenden Mehrzahl der Fälle einen gutartigeren Verlauf. (Produktive Formen.) Frühere ausgeprägte, aber schließlich doch glücklich abgeheilte Drüsenknochentuberkulose im Kindesalter disponiert also keineswegs zu späterer Lungentuberkulose. Es sind dann im Gegenteil bösartige, exsudative Formen relativ selten (Ausnahmen finden sich jedoch bei früheren Pleuritiden!). Jetzige auf Tuberkulose verdächtige Klagen: Allgemein: Abmagerung, Mattigkeit, Fiebersteigerung, schlechtes Aussehen, Nachtschweiße[1], Appetitlosigkeit. Örtlich. Brustschmerzen, Husten, Auswurf, Schweratmigkeit, Neigung zu Heiserkeit, „Anfälligkeit der Lunge", vor allem aber das Alarmsignal aktiver Lungentuberkulose, die Hämoptoë, ferner das so häufige Manifestwerden der Tuberkulose unter dem Trugbild akut-grippeartiger Erkrankungen.

Wichtigste Verwechslungsmöglichkeiten des **Bluthustens** Tuberkulöser (vgl. S. 275). 1. Blutbeimengung aus oberen Luftwegen, Nase, Mund, Rachenhöhle, auch durch kleine Gefäßrupturen bei angestrengtem Husten. 2. Nichttuberkulöse Erkrankungen des Bronchialbaums und des Lungengewebes wie Bronchiektasie, Pneumonien, Lungengeschwülste, Lungensyphilis, Pneumokoniosen, Gangrän und Absceß. 3. Primärerkrankungen des Herzens (Infarkt, Stauungen) und Aortenaneurysmen, 4. Hämorrhagische Diathesen. 5. Artefakte, namentlich bei „Hysterischen".

Beachte den häufigen larvierten Beginn mit scheinbar reiner Nervosität, Dyspepsie, Anämie, bzw. Chlorose.

**Zum Befund.** Methodische Körpergewichtswägungen (gleiche, gutgehende Waage; gleiche Tageszeit; am besten „Nettogewicht" (zumindest gleiche Kleidung) und fortlaufende Temperaturmessung) und Beachte hierbei: zuverlässiges Thermometer, gewissenhafte Messung, evtl. einige

---

[1] Solche Nachtschweiße finden sich mit Vorliebe, aber keineswegs ausschließlich bei Tuberkulose, wie sie bald toxisch, bald durch spontanen Temperaturabfall, bald durch Fiebermittel, auch durch Kohlensäureüberladung des Blutes bedingt sind. Wir finden diese Schweiße auch bei nervösen Menschen, vor allem bei solchen mit nervösen Herzbeschwerden, ferner in der Rekonvaleszenz von grippeartigen Erkrankungen oder sonstigen Infektionen, beim Lymphogranulom, auch bei septischen und typhösen Prozessen; schließlich noch bei Stoffwechselstörungen, bei Hyperthyreoidismus und starker Fettleibigkeit.

Tage Bettruhe mit 2 stündiger, mindestens 3—4 stündiger Mastdarmmessung (höchste Rectum-Abendtemperatur beim ruhenden gesunden Erwachsenen etwa $37,5^0$); beachte ferner individuelle Eigentümlichkeiten der Körpertemperatur (manche sonst Gesunde haben relativ niedrige, andere relativ hohe), etwaiges Bewegungsfieber (Penzoldt) durch längeres Laufen z. B. zur Sprechstunde (hierbei womöglich vergleichende After- und Achselhöhlenmessungen, sowie Feststellung auffällig langer oder besonderer Höhe und Dauer des Bewegungsfiebers; flüchtige, geringere rektale Erhöhung auch nach körperlicher Anstrengung sonst Lungengesunder, bes. Fettleibiger! Vorsicht bei der Verwertung vorübergehender geringer Steigerungen! Verwechslungsmöglichkeiten mit Fieber nach andersartigen körperlichen Erkrankungen, wie Rheumatismus, Anämie, Nebenhöhlenaffektionen, Tonsillenerkrankungen, Bakteriurie, verkappter Sepsis, Genitalerkrankungen, mit nervöser Labilität der Körpertemperatur, mit geringen Erhöhungen zur Zeit der Menses und nach reichlichen Mahlzeiten, mit „normalen" Temperaturen bis $38^0$ im Kindesalter. Beachte auch die Fiebersteigerung bei nichttuberkulösen Lungenerkrankungen, insbes. bei Bronchiektasien, chronischer Bronchitis und chronischer Pneumonie. Am besten verwertbar sind längere Kurven; deshalb sorgfältige Eintragung von Temperaturen und Gewichtszahlen.

**Inspektion.** Allgemein. Konstitutionsanomalien; Magerkeit, Blässe (Blutbefunde, Senkungsgeschwindigkeit); frühere Haut- und Knochenerkrankungen.

Örtlich. Kopf. Sog. hektische Röte, Cyanose, bes. bei Anstrengungen; tuberkulöse bzw. skrofulöse Augen-Ohrenaffektionen. Pupillendifferenzen ohne Starre, auch im Gefolge von Lungenspitzenerkrankungen vorkommend. Hals. Drüsen, Heiserkeit (bei jeder Lungentuberkulose auch ohne Kehlkopfbeschwerden laryngoskopieren!), Schilddrüse (achte auf begleitenden leichten Thyreoidismus im Krankheitsbeginn; oft außerordentlich schwierige Unterscheidung zwischen beginnender Tuberkulose und Hyperthyreoidismus incipiens). Brustkorb. Sichtliche Schweratmigkeit; Engbrüstigkeit, paralytischer Thorax (Beziehungen desselben zur Phthise keineswegs so eng, wie vielfach angenommen wird!). Wirbelsäulenverbiegungen. Thoraxasymmetrien, einseitige Abflachungen und Schrumpfungen; Nachschleppen, Ungleichheit und Einsenkungen der oberen Schlüsselbeingruben; erregte Herzaktion.

**Palpation.** Halsdrüsen; fühlbares Nachschleppen, örtliche Druckempfindlichkeit, Stimmfremitus, fühlbare Lungen-Nebengeräusche, fühlbares Reiben.

**Perkussion.** Finger-Fingerperkussion, auch an der Spitze, schon zur Ausnützung der gleichzeitigen Tastempfindungen des beklopften Fingers. Abgestuftes vergleichendes Perkutieren von ganz leise bis laut. Beklopfung auch in Axillarlinie, ferner bei ruhiger Atmung (Nase + leicht geöffneter Mund!), im Moment tiefster Ein- und Ausatmung. Vorsicht bei dem häufigen scheinbaren Tieferstehen normaler rechter Spitzen, bei Bewertung geringer Schalldifferenzen (bes. bei gleichzeitigen Strumen, großen Halsdrüsen, bei Brustkorbasymmetrien, Skoliosen). Beachte etwaige Clavicular- und Rippenveränderungen, vor allem aber Körperhaltungsanomalien, sowie Verschiedenheiten im Spannungs- und Entwicklungszustand der Muskulatur beiderseits. Echte Lungenspitzendämpfungen beruhen gewöhnlich, aber nicht regelmäßig auf Tuberkulose (u. a. Oberlappenpneumonien!).

Bei zweifelhaftem Ergebnis häufig perkutieren und Röntgenkontrolle heranziehen. Methodik der Spitzenperkussion, z. B. nach Goldscheider oder Krönig, weniger wichtig als das „Sich-Einpauken" an möglichst zahlreichen auch Lungengesunden mit stets gleicher Technik zur Gewinnung von Äquivalenten, die der normalen Spitzenbegrenzung vielleicht gar nicht entsprechen, aber praktisch vergleichbare Eigenerfahrungen darstellen. Bei Beklopfung der rechten Spitze z. B. linken Zeigefinger als Plessimeter parallel über das Schlüsselbein legen; allmählich in kleinen Abständen und mit absinkender Klopfstärke nach oben perkutieren bis zur Dämpfung, d. h. Spitzenhöhe; dann linken Zeigefinger um 90⁰ drehen und nach außen seitlich Spitzenbreite feststellen.

Leider ist die direkte Perkussionsmethode Auenbruggers (er beklopfte merkwürdigerweise freilich entweder die mit dem Hemd bedeckte Brust oder mit den einen Lederhandschuh tragenden Fingern) seit Einführung der indirekten Form (durch Piorry) zunehmend außer Gebrauch gekommen. Zur physikalischen Untersuchung benutze ich selbst stets beide Methoden die direkte namentlich zu einem vorläufig orientierenden Vergleich ausgedehnter Lungenbezirke, vor allem aber zu der so außerordentlich wichtigen Resistenzbestimmung. Ergüsse lassen sich z. B. durch dieses gleichzeitige Widerstandsgefühl (es entsteht hier gewissermaßen eine psychische Synthese von Schall- und Tastempfindungen) bei der direkten Perkussion oft viel rascher und besser abgrenzen als bei der indirekten. Auch geringe Verdichtungen grenzen sich hierbei ausgezeichnet ab. Eine Klopfintensität, die empfindliche Patienten stört oder Schmerzempfindungen auslöst, ist bei einiger Übung keineswegs erforderlich.

**Auscultation.** Praktisch weitaus am wichtigsten! Horche häufig, bei kombinierter Nasen-Mundatmung, bei oberflächlicher und tiefer Atmung, am frühen Morgen (nächtliche Sekretanhäufung), an der verdächtigen Stelle beim ersten tiefen Atemzug, sowie beim ersten Atemzug nach spontanem oder befehlsgemäßem Husten. Achte vor allem auf crepitierende und feuchte Rasselgeräusche als Ausdruck für „aktive" Erkrankungen bzw. Katarrh. Verlängertes, verschärftes, rauhes, „sakkadiertes" Vesiculäratmen vornehmlich bei Verdichtung (vorsichtigste Verwertung jedoch rechts hinten oben!).

**Auswurf.** Das diagnostisch wichtige Sammeln und Messen desselben zwingt auch zur Sputumhygiene! Nur positive, nichtnegative Tuberkelbacillenbefunde sind entscheidend. Häufige, immer wiederholte Untersuchungen, auch mit Antiforminverfahren in zweifelhaften Fällen. Achte auf elastische Fasern als Indicator für Zerfallsprozesse in der Lunge und auf Eiweißgehalt des Sputums (s. bei Löning). Größerer Eiweißgehalt spricht für Tuberkulose! Cave-Bezeichnung: geschlossene Tuberkulose bei bacillenfreiem Auswurf. Heute mikroskopisch bacillenfreies Sputum kann morgen bacillenhaltig und selbst bei negativem mikroskopischen Befund im Tierexperiment infektiös sein. Kinder haben Bacillen fast nur bei fortschreitenden ungünstigen Tuberkulosen, wo sie sich nur ausnahmsweise wieder verlieren. Bes. sorgfältige Sputumuntersuchungen nach Hämoptysen, subcutanen Tuberkulineinspritzungen mit Lungen-Herdreaktionen, bei vorübergehend stärkeren Fiebersteigerungen. Erleichterung der Sputumgewinnung evtl. durch künstlichen Jodkatarrh (versuchsweise innerliche Jodkaliumdarreichung, jedoch nicht bei sichtlich aktiven Prozessen und bei Neigungen zu Bluthusten).

**Röntgenuntersuchung** (ausführlicher vgl. S. 236). Womöglich Durchleuchtung und Photographie. Vorsicht bei negativen Röntgenbefunden in Fällen frischer klinisch sonst begründeter Tuberkulose!

**Ruhende oder fortschreitende Tuberkulose?** Die besten Anhaltspunkte für „Aktivität" und damit für Prognose des Einzelfalls sind: Alter (kindliche Lungenphthise ungünstig, Altersphthisen andererseits oft chronisch), Körpergewichtsabnahme; schwerere namentlich tuberkulotoxische Allgemeinerscheinungen, vor allem beim Fehlen von Komplikationen; hartnäckige, häufige oder hohe, gegen Ruhekur, Hydrotherapie und antifebrile Mittel widerstandsfähige Fiebersteigerungen (Typus inversus ungünstig; ausgenommen vielleicht von Bronchialdrüsentuberkulose); reichlicher Auswurf (steter Bacillengehalt, elastische Fasern, Neigung zur Hämoptoë); fortschreitende Infiltration, feuchte Rasselgeräusche, evtl. eine oft positive Diazoreaktion (bei fehlender Darreichung der hier oft trügerischen Kreosotpräparate), ferner der gleichfalls prognostisch ungünstige niedrige Blutdruck (vor allem unter 100 beim Erwachsenen mit Riva-Rocci), auffällige Pulsbeschleunigung. Bei der Prognosenstellung kommt es aber stets auf den Gesamteindruck, weniger auf dieses oder jenes Einzelsymptom an; nicht zuletzt auch auf die Möglichkeit sachgemäßer Behandlung (wirtschaftliche Lage des Kranken!) und auf etwa komplizierende Erkrankungen.

Wenn auch die Kavernenbildung gewissermaßen als Teilerscheinung eines spontanen Heilungsvorganges, als ein Versuch des Körpers, den tuberkulösen Herd zu eliminieren, aufgefaßt werden kann, so bedeutet doch der Nachweis solcher Hohlräume gewöhnlich eine ernste Phthise. Bei der Feststellung solcher Kavernen treten die altbekannten physikalischen Symptome, vor allem die verschiedenen Formen des perkussorischen Schallwechsels, gegenüber der röntgenologischen Erfassung — vielleicht allzu sehr in den Hintergrund. Infolge ringförmiger Infiltrationen oder eines dickeren Bindegewebswalles entstehenden dann Ringschatten mit zentralen Aufhellungen, freilich auch mit in den Hohlraum hinein projizierten Infiltraten, die vielleicht vor und hinter der Kaverne liegen. Trotz des prognostisch ernsten Charakters können solche Kavernen, vor allem anscheinend nach infraclaviculären Frühinfiltraten, für die klinische Beurteilung ausheilen. Es kann sich zunächst unter Verschwinden der Höhleneiterungen ein derber dicht abschließender Bindegewebswall entwickeln; unter Schrumpfung der Kavernenwandung können sich die Höhlräume spontan verkleinern, auch septieren. Sie sind sogar therapeutischer Beeinflussung zugänglich, z. B. durch Druck und Zug auf die Hohlräume bei Pneumothorax und Plastik. Dies gilt freilich in erster Linie für kleinere Hohlräume, die sich dann anscheinend auch in solide bindegewebige und verkalkte Herde wenigstens auf dem Röntgenfilm umwandeln können.

Ein praktisch wirklich brauchbares Einteilungsprinzip der Lungentuberkulose gibt es noch nicht. Das alte Turbansche Schema berücksichtigt zu einseitig die Quantität, nur ungenügend die Qualität des Prozesses (vorherrschend exsudative oder produktive, seröse, knotige, kavernöse, pneumonische Formen). Die Einteilungsprinzipien der Pathologen (z. B. Aschoffs) eignen sich nicht recht für die Klinik und über diejenigen der Kliniker streitet man sich noch. Sie sind zudem für Allgemeinpraxis und Nichtfacharzt viel zu kompliziert. Für den Praktiker empfiehlt es sich deshalb, den Gesamtbefund in seinem Vorgutachten kurz zusammenzufassen, in knappen Sätzen, die alles enthalten, was für die diagnostische, prognostische, und therapeutische Beurteilung des Einzelfalles — auch für jeden überprüfenden Arzt — unerläßlich ist.

Beispiel: 58jährig, abgesehen von linksseitiger exsudativer Pleuritis (vor 2 Jahren) stets gesunder Maurer, der seit einigen Monaten nach grippeartigem Beginn an ziemlich rasch fortschreitender, zur Zeit hochfieberhafter, offener Tuberkulose des linken Oberlappens von ganz vorwiegend exsudativem Charakter leidet. Erhebliche örtliche Beschwerden (auch Dyspnoë, sowie reichlicher eitrig geballter Auswurf mit viel Tuberkulosebacillen, auch elastischen Fasern). Starke Störungen des Allgemeinbefindens (auch Blutdrucksenkung und Pulsbeschleunigung). Als Komplikation: Kehlkopfbeteiligung (Ulcera!), gelegentlich Durchfälle. **Infektionsquelle:** Vater an Phthise gestorben! **Infektionsgefahr:** 3 kleine Kinder! (unhygienische, schlechte Wohnung).

Auch bei Erwachsenen stellen wir regelmäßig Lokalreaktionen an (meist die Salbenprobe), und zwar aus prognostischen Gründen. Positive Cutanreaktion heißt ja Abwehrbereitschaft des Tuberkulose-Infizierten gegenüber weiteren Angriffen des tuberkulösen Prozesses. Wo diese Abwehrbereitschaft fehlt, auch später und bei wiederholten Proben nicht wiederkehrt, wo sie trotz sicher tuberkulösen Prozesses verdächtig schwach bleibt, haben wir hier ein — natürlich nur im Rahmen des Gesamtbildes zu bewertendes — Zeichen, daß die Prognose „ad malam partem" neigt. Drei Fehlerquellen sind freilich hier zu beachten! die Möglichkeit einer künstlichen Tuberkulinimmunität durch frühere spezifische Tuberkulinbehandlung, vorangehende Änderungen des immuno-biologischen Zustandes, z. B. durch Masern, auch durch Schwangerschaft, sowie die Abhängigkeit der Reaktionsstärke vom Zustand der Haut.

## Röntgendiagnostik und Form der Tuberkulose.

Das Röntgenverfahren ist in der Lungendiagnostik von außerordentlicher, vielfach ausschlaggebender Bedeutung. Als diagnostisches Hilfsmittel tritt das Tuberkulin, vor allem in seiner subcutanen Verwendung als der einzigen, dabei keineswegs harmlosen Form relativer Verwertbarkeit, hinter das Röntgenogramm weit zurück. Subcutane Tuberkulininjektionen zu diagnostischen Zwecken vor Benutzung des Röntgenapparates sind zu vermeiden. Voraussetzung zuverlässiger Plattendiagnostik ist die **Anfertigung technisch einwandfreier Aufnahmen.** Einfache Durchleuchtungen orientieren sehr gut über das Verhältnis der einzelnen Brustorgane zueinander, über das Verhalten des Zwerchfells, Perikards, der Pleura, des Herzens usw., sie können aber niemals die **Übersichtsaufnahme ersetzen. Vor einseitiger Röntgendurchleuchtung zur Sicherung der Diagnose kann nicht dringend genug gewarnt werden** Aber auch schlechte Filme, mangelhafte Differenzierung, doppelte Konturen des Zwerchfells und der Rippen mit Verschleierung usw. können zu verhängnisvollen diagnostischen Irrtümern führen. **Bei negativem Durchleuchtungsbefund, aber klinischem Tuberkuloseverdacht stets eine Röntgenphotographie!**

Auf guten Filmen läßt sich dagegen fast jede kleinere Verdichtung des Lungengewebes deutlich erkennen, tiefsitzende den gewöhnlichen Untersuchungsmethoden noch nicht zugängliche Herde, — Hilusprozesse — und Kavernen werden an das Tageslicht gezogen. Chronische Bronchitiker, seit Jahren mit dem Stempel des „Tuberkuloseverdachtes" versehen, Zeit und Geld durch häufige Sanatorienbehandlung, persönliches und familiäres Glück durch wirtschaftliche und seelische Schädigung zwecklos geopfert, werden **durch eine Röntgenaufnahme** häufig genug von ihrem Albdruck befreit. Das Fehlen jeglicher Verdichtungsherde auf der Platte bei jahrelangen chronischen Lungenerscheinungen spricht gegen eine tuberkulöse Ätiologie, hieran würde auch eine eventuell positive subcutane Tuberkulinreaktion nichts ändern. Umgekehrt wird manche für harmlose Bronchitis gehaltene Lungenerkrankung, dies gilt bes. bei Emphysem mit Neigung zu Bronchialkatarrhen, sowie bei den Katarrhen im vorgeschrittenen Alter, durch das Röntgenbild als tuberkulösen Ursprungs aufgedeckt. Die Unterlassung einer frühzeitigen Röntgenkontrolle führt in diesen Fällen zu falschen therapeutischen Maßnahmen und bei den unerkannten Altersphthisen zu einer kontinuierlichen Infektionsquelle für die in der Regel dem Kranken zur Überwachung anvertrauten Enkelkinder!

Praktisch wichtig ist ferner die Tatsache, daß manche Tuberkulosen, namentlich ältere, im Röntgenbilde meist ausgesprochener sind als bei der üblichen physikalischen Diagnostik, und daß bei Kombinationen des tuberkulösen Prozesses mit nicht-tuberkulösen Lungenerkrankungen, vor allem Begleitkatarrhen, die erheblich überschätzte Ausdehnung durch das Röntgenbild richtiggestellt wird und ein Rückgang dieses Katarrhs vor Verwechslung mit günstigem Einfluß auf den spezifischen Herd schützt — dieser Selbsttäuschung begegnet man nicht selten bei Durchführung einer spezifischen Therapie.

Allerdings soll nicht verkannt werden, daß gerade bei beginnenden Spitzen-Erkrankungen das Röntgenverfahren im Stich lassen kann. Derartige Fälle sind zwar relativ selten, besondere Spitzenaufnahmen mit Abblendung führen häufig noch zum positiven Ergebnis, evtl. die Wiederholung der Aufnahme nach einiger Zeit. Häufig werden leichte Verschleierungen der Spitzenfelder, namentlich rechts beobachtet, die nicht als Folge krankhafter Veränderungen anzusprechen sind. Sie können bedingt sein durch stärkere Entwicklung der Schultermuskulatur der einen Seite, durch unwillkürliche Kontraktion der Schultermuskulatur einer Seite während der Aufnahme, evtl. durch unsymmetrische Lage des Patienten oder falsche Centrierung der Röntgenröhre; auch bei korpulenten Personen und Leuten mit niedrigem Thorax erscheinen die Spitzen immer dunkel. Die Trübung einer oder beider Spitzen ist nur dann als sicher pathologisch anzusehen, wenn bei absoluter Schärfe des Bildes die Verdichtung mit kleinsten krümelförmigen Schatten durchsetzt ist, oder die Zwischenräume der betreffenden Seite deutlich verengt sind, oder die Rippen stärker abfallen. In letzteren beiden Fällen muß aber die Trübung sowohl bei ventro-dorsaler, als bei dorso-ventraler Aufnahme an derselben Spitze vorhanden sein.

Bei der Beurteilung von Hilusschatten und Strängen ohne gleichzeitige Fleckungen oder flächenhafte Schattenbildungen im Lungengewebe ist Vorsicht am Platze — anthrakotische, fibrös-indurierte Lymphdrüsen; perlschnurartiger vom Hilus meist zur Spitze ziehender Schattenstrang ist charakteristisch für peribronchiale Herde.

Doch der gewaltige Fortschritt der Thoraxaufnahme liegt nicht allein in der frühzeitigen Erkennung und Ausschließung, sowie in dem objektiven Nachweis der Ausdehnung einer tuberkulösen Erkrankung, sondern ganz bes. auch in der Möglichkeit, in Verbindung mit den klinischen Symptomen den anatomisch-pathologischen Charakter der Tuberkulose-Erkrankungen annähernd zu bestimmen.

Die bei Einweisung in Heilstätten vielfach noch übliche Stadieneinteilung nach Turban richtet sich in erster Linie nach dem Grade der Ausdehnung der Prozesse, **quantitatives Einteilungsprinzip!** Stad. I. umfaßt leichte, auf kleinere Bezirke eines Lappens beschränkte Erkrankung, z. B. an der Lungenspitze bei Doppelseitigkeit bis Schulterblattgräte und Schlüsselbein, bei Einseitigkeit nicht über die 2. Rippe hinausreichend. Stad. II, leichte, weiter als I., aber höchstens auf das Volumen eines Lappens oder solche, höchstens auf das Volumen eines halben Lappens ausgedehnte Erkrankung. Stad. III, alle über II hinausgehenden Erkrankungen und alle mit erheblicher Höhlenbildung.

Diese schematische, die anatomische Pathologie wenig berücksichtigende Einteilung ist kaum geeignet, in der Mannigfaltigkeit tuberkulöser Prozesse und ihrer klinischen Erscheinungen sich zurecht zu finden und ganz unbrauchbar, um allgemeine Richtlinien für die Indikation zur Anwendung der verschiedenen phthiseo-therapeutischen Mittel zu gewinnen. Nicht der **quantitative Maßstab**, sondern der **qualitative Charakter** einer tuberkulösen Erkrankung gibt den Ausschlag für Therapie und Prognose.

Erst bei klinischer Einteilung der Lungenprozesse nach anatomisch-pathologischen Vorgängen besteht die Möglichkeit, aus dem Chaos widerstreitender Meinungen über die Wirkungen der einzelnen Heilfaktoren herauszukommen und allmählich auch in der Therapie zu einem System zu gelangen, das frei von subjektivem Ermessen und unabhängig von eigenen Einzelerfahrungen auf objektiver, weil dem Krankheitsprozeß selbst entnommen, und auf zuverlässiger Basis beruht. Man unterscheidet **anatomisch-pathologisch 3 Formen**:

1. Die proliferative oder produktive Form; tuberkulöse Knötchen mit bindegewebiger Umgrenzung.

2. Die cirrhotische Form — starke Bindegewebsentwicklung mit Neigung zur Schrumpfung.

3. Die exsudative Form — herdförmig oder rasch verkäsende Bronchopneumonie oder Pneumonie mit der Neigung zu schneller Entwicklung großer Kavernen ohne scharfe Begrenzung. Am günstigsten sind die mit Fibrose einhergehenden, am ungünstigsten die exsudativ-pneumonischen. Häufig **Mischformen**, ihre Prognose richtet sich nach dem Vorwiegen der unter 1 bis 3 angeführten Prozesse. **Kavernen** können bei allen 3 Formen auftreten, ausschlaggebend für ihre prognostische Beurteilung ist, auf welchem tuberkulös-veränderten Substrat die Destruktion sich abspielt, am günstigsten verlaufen auch hier wieder die fibrös-kavernösen Prozesse mit der Tendenz zur starkwandigen Abkapselung. Zur Erkennung dieser 3 verschiedenen Typen ist neben der klinischen Beobachtung und den physikalischen Untersuchungsmethoden in hervorragendem Maße das Röntgenbild berufen. 1. **Bei den cirrhotischen Formen**: streifige Veränderung der Lunge, in der Regel im oberen vom Hilus ausgehenden Abschnitte, starke Einziehung des Brustkorbes, enge Rippenzwischenräume, Verziehung des Mittelschattens nach der kranken Seite. 2. Die **knotige Form**: kleine, fleckige, teilweise zusammenfließende Schatten, chronische Knötchenbildungen erscheinen etwas heller mit scharfer Abgrenzung von der Umgebung, frische akute und subakute Knötchen dagegen sind unscharf begrenzt und geben weiche, weniger stark sich abhebende Schatten. 3. Die **pneumonische Form** ist durch große flächenhafte massive Schattenbildungen charakterisiert. Die bei allen 3 Tuberkulosearten vorkommenden **Kavernen** sind als rundliche oder ovale Aufhellungen mit aufgehobener Lungenzeichnung unverkennbar, in größerer Ausdehnung bei der 3. Form.

Die klinischen Merkmale der 3 Formen sind kurz folgende: **Form 1.** Häufig subakuter Beginn, Dämpfung, verstärkter Stimmfremitus, broncho-vesiculäres bis bronchiales Atmen, Nachschleppen der erkrankten Brustabschnitte. **Form 2.** Älteres Leiden, Schallverkürzung, verschärftes Bläschenatmen, abgeschwächter Stimmfremitus, Einziehung der erkrankten Abschnitte. **Form 3.** Akuter Beginn, Dämpfung größerer Bezirke, verstärkter Stimmfremitus, Bronchialatmen und Nachschleppen der erkrankten Seite.

Die schwere offene Lungentuberkulose beginnt im Gegensatz zu den in der Spitze einsetzenden, schleichend verlaufenden Erkrankungen nicht selten akuter, und zwar mit entzündlichen Verdichtungen — Frühinfiltrate. Diese Frühinfiltrate finden sich entweder unterhalb des Schlüsselbeins oder in der Hilusgegend, aber auch in den unteren Abschnitten der Lunge. Dieselben gehen meist im Laufe von Wochen oder auch Monaten allmählich zurück, röntgenologisch gekennzeichnet durch isolierte, diffuse Verschattung und im Stadium der Rückbildung durch Schattenstränge oder auch Kalkherde. In manchen Fällen kommt es zur fortschreitenden Entzündung mit rapider Einschmelzung, Kavernen, die dann den Ausgangspunkt bilden zur chronischen, mehr oder weniger akut verlaufenden Lungentuberkulose mit allen Zeichen der Tertiärtuberkulose. Da die klinischen Symptome anfangs gering und die physikalischen Methoden zum Nachweis dieser isolierten Infiltrate unsicher sind, ist bei Verdacht dieser Erkrankung, namentlich aber auch dann, wenn eine Infektionsmöglichkeit vorhanden ist, eine röntgenologische Untersuchung unerläßlich. Frühinfiltrate mit Gewebszerfall bilden eine Indikation zur Anlegung des künstlichen Pneumothorax. Jede Reiztherapie (Röntgen- oder Höhensonnenbestrahlungen, Tuberkulin usw.) ist kontraindiziert. Chr. Harms-Mannheim.

## Hausärztliche Behandlung.

Trotz Heilstätten, Fürsorgestellen und ähnlicher Einrichtungen liegt der Schwerpunkt der Tuberkulosebekämpfung noch immer in der prophylaktischen und therapeutischen Tätigkeit der praktischen Ärzte. Nicht alle vorläufig noch behandlungsbedürftigen Tuberkulösen und nur ein geringer Bruchteil der gefährlichen chronischen Bacillenträger kann in Heilstätten und Krankenhäusern Aufnahme finden. Leider liegt die sachgemäße Unterbringung „offener" aber prognostisch ungünstigerer Tuberkulöser noch sehr im argen! Gerade bei der Tuberkulose hat also der Praktiker trotz viel schlechterer Arbeitsbedingungen die diagnostisch schwierigste (Früherkennung des Leidens!) und die therapeutisch vielfach undankbarste Aufgabe (Versorgung chronischer Bacillenhuster).

Von ganz besonderer Bedeutung ist die prophylaktische Tätigkeit des Hausarztes bei Verhütung der Ansteckung von Kindern aus tuberkulösen Familien, sowie bei vorbeugender Beratung aller gefährdeten Personen. Durch stets persönliche Belehrung kann jeder einzelne Arzt noch Ersprießlicheres und Nachhaltigeres als die „Propaganda" durch Flugschriften, Zeitungen usw. leisten und dadurch zu einem wichtigen Gliede der modernen Tuberkulosebekämpfung werden. Eine zweckmäßige Anleitung für solche prophylaktischen Ratschläge. Wer sie erteilt, soll sich allerdings bei seinem nächsten Krankenbesuch davon überzeugen, daß der Patient es auch gelesen und befolgt hat.

Zu den wichtigsten Aufgaben des praktischen Arztes gehört zunächst die rechtzeitige Erkennung des Leidens, sowie die sachgemäße Vorwahl der zum Heilverfahren geeigneten Fälle. Die Zukunftsaussichten der meisten Patienten hängen eben, abgesehen von der oft überraschenden, aber im Einzelfall kaum im Voraus abschätzbaren Kraft der vielfach unterschätzten Spontanheilung, von der rechtzeitigen Feststellung und sachgemäßen Behandlung seines Leidens ab. Durch Heilstättenbehandlung im Krankheitsbeginn werden zahlreiche Patienten vor der „Phthise" bewahrt; schon dadurch verringert sich die Zahl der gefährlichen „Bacillenträger". Zu den Aufgaben des Arztes gehören aber auch, evtl. im Verein mit der zuständigen Lungenfürsorgestelle, die Nachbehandlung und spätere periodische Kontrolle der aus der Heilstätte Entlassenen. Nicht minder wichtig ist die ärztliche Beratung aller Fälle, die nicht oder nicht mehr in Heilstätten Aufnahme finden können. Hierzu gehören nicht nur die fortgeschritteneren Phthisen, sondern auch die meisten Grenzfälle, bei denen eine einigermaßen sichere Diagnose noch nicht möglich ist, aber eine vorbeugende Behandlung erforderlich scheint.

Die moderne Heilstättenbewegung hat bei aller Anerkennung ihrer Bedeutung für die Tuberkulosebekämpfung zur Folge gehabt, daß zahlreiche

Ärzte die Leistungsfähigkeit sachgemäßer häuslicher Therapie unterschätzen vielleicht sogar die allerdings mühsame, aber doch dankbare Technik derselben nicht zur Genüge beherrschen. Eine leistungsfähige häusliche Behandlung hat abgesehen von der Beherrschung der Materie durch den Arzt, zur Voraussetzung: Einsicht, Geduld und Zuverlässigkeit des Patienten und seiner Umgebung, sowie nicht allzu mißliche und unhygienische äußere Verhältnisse. Selbst unter ungünstigeren Bedingungen läßt sich aber mitunter durch teilweise Assanierung der Wohnung und des häuslichen Lebens, vor allem mit Hilfe einer verständigen „Schwester" oder Fürsorgerin noch Ersprießliches leisten.

Die Behandlung der Tuberkulose kann in der Allgemeinpraxis teils in der Sprechstunde, teils durch häusliche Besuche erfolgen. Die Sprechstundenbehandlung ist nur bei fieberfreien Patienten statthaft. Vielfach löst schon der Gang zur Sprechstunde bei Tuberkulosekranken Bewegungsfieber aus.

Die hausärztliche Behandlung sucht alle günstigen Heilfaktoren, die in Anstalten in Frage kommen, in einer den gegebenen Verhältnissen angepaßten Form der Therapie dienstbar zu machen. Am wichtigsten ist die **hygienisch-diätetische Behandlung.** Sie wird unterstützt durch medikamentöse oder auch spezifische Therapie; nur gelegentlich kommen operative Eingriffe in Frage (Pneumothorax, Plastik, künstliche Zwerchfellausschaltung). Die hygienisch-diätetische Behandlung beginnt mit möglichster Assanierung der Lebensgewohnheiten des Patienten (Bekämpfung des Alkoholismus, Nikotinismus, schädlichen Sports usw.); sie setzt sich im wesentlichen zusammen aus Liegekur, Freiluftkur, Mastkur sowie vorsichtigen hydrotherapeutischen Maßnahmen. Die Liegekur (sorge auch für psychische Ruhe und möglichste Fernhaltung aller Aufregungen!) ist bei allen Fiebernden erforderlich, sowie jeder durch Beeinträchtigung des Allgemeinbefindens oder ungünstigen Veränderung des objektiven Befundes erkennbaren „Aktivität" der Tuberkulose. Die Rückwirkung der mangelnden Bewegung auf die Muskulatur und Blutzirkulation kann man durch Massage, energisches Abfrottieren (evtl. mit der Bürste), auch kürzeres Aufstehen bekämpfen. Das Maß der erlaubten Bewegung, z. B. kurze bequeme Spaziergänge oder auch Umhergehen im Zimmer, soll an der Hand der Temperaturkurve „dosiert" werden (kurz vor und nach der Bewegung messen!). Bewegungsfieber ist zu vermeiden. Bei arbeitenden Tuberkulösen, bei Prophylaktikern sowie bei der Nachbehandlung der aus den Heilstätten Entlassenen muß man die Liegekur vielfach auf die arbeitsfreie Zeit beschränken. Die Liegekur wird am besten mit Freiluftkur verbunden. Zur Freiluftbehandlung können die „gute Stube", „Loggien", der Garten am Hause benützt werden. Vielfach kann man im Garten eine windgeschützte Laube oder eine improvisierte Lieghalle verwerten (vermeide feuchten Boden, evtl. Belegen mit geruchlosen Decken, Teppichen oder hölzernen Unterlagen!). Mitunter muß ein Wohnungswechsel versucht werden. Durch Hinweise auf die Bedeutung einer hygienischen Wohnung sind viele Familien zu einem zeitweisen Mehraufwand von Kosten gerne bereit, evtl. Beihilfen der Wohlfahrtsämter. Der mit seinem Wirkungsort vertraute Arzt kann hierbei ein guter Berater sein. Vielfach müßte in größeren Städten ein Haus in der Peripherie gewählt werden, das genügend Luft und Sonne hat; auch die Nähe von Wald, Parkanlagen usw. ist zu berücksichtigen (denke an gute Fahrverbindungen zur Arbeitsstätte!). Bei „Prophylaktikern" und bei der Nachbehandlung der aus den Heilstätten Entlassenen rät man mitunter auch zum zeitweisen Mieten eines von der Wohnung bequem erreichbaren „Schrebergartens". In der

Wohnung achte man auf genügende Größe, zweckmäßige Lage und richtige Ausstattung des Schlafzimmers. Unhygienische Betten sind womöglich umzugestalten; alle unnötigen Einrichtungsgegenstände und „Staubfänger", wie Kleider und Wäsche, gefüllte Schränke, unnötige Möbelstücke usw. sind zu entfernen; täglich wird der Fußboden feucht aufgewischt. Zur Liege- und Freiluftkur kann man am Tage evtl. die ungeheizte „gute Stube" benützen (Fensterplatz!). Zum Liegen dienen bequeme Klappstühle mit Fußstützen (weniger die sog. Triumphstühle!), bei leidlichen materiellen Verhältnissen und überall da, wo Ausrüstungsgegenstände für Kranke gemietet oder von Fürsorgestellen auch Vereinen unentgeltlich zur Verfügung gestellt werden, die in Heilstätten üblichen Modelle von Liegestühlen; auch Chaiselongues können brauchbar sein. Beim Liegen im Garten, auf Loggien und am offenen Fenster wird bei kühler und kalter Temperatur der Patient in Decken gehüllt; auch Fußsack „Sweater" und Rodelmütze können nützlich sein. Die Freiluftkur übt zunächst auf das Allgemeinbefinden, z. B. auf Appetit und Schlaf, vor allem aber auf die erhöhte Temperatur und die „Begleitkatarrhe" des tuberkulösen Prozesses den günstigsten Einfluß aus.

Das schematische Verordnen von Mastkuren ist zu verwerfen. Beim Laienpublikum, mitunter auch bei Ärzten wird die Bedeutung der Körpergewichtszunahme überschätzt. Erstrebenswert ist Körpergewichtszunahme meist nur im Verein mit gleichzeitiger Besserung des Lungenbefundes (dies geht nicht immer Hand in Hand!) und bei Patienten, die von vornherein einen ungenügenden Ernährungszustand haben oder in ihren „Fettdepots" durch die „aktive" Tuberkulose sichtlich bedroht werden. Der Hausarzt muß eindringlich auf die Wichtigkeit eines genügenden, ja etwas reichlichen Ernährungszustandes und damit auf die außerordentliche Bedeutung der Diätetik bei tuberkulösen Erkrankungen hinweisen. Körpergewichtszunahme läßt sich auch bei Tuberkulösen auf dreierlei Weise erreichen, durch einen geringeren Energieverbrauch, wie ihn schon die Liegekur möglich macht, durch gesteigerte Nahrungszufuhr und — dies trifft für die meisten Fälle zu — durch eine Kombination dieser beiden Möglichkeiten. Die Mästung durch gesteigerte Nahrungszufuhr hat einen normalen Verdauungsapparat, genügende materielle Mittel, sowie einen entsprechenden Appetit zur Voraussetzung. In der Allgemeinpraxis muß man sich vielfach mit einfachen calorienreichen Zulagen zur Normalkost begnügen. In ernsteren Fällen wird die Zahl der Mahlzeiten vermehrt und ihre qualitative Zusammensetzung geändert. An Stelle von drei treten durch reichliche Zwischenmahlzeiten mindestens 5, die regelmäßig innezuhalten sind. Möglichste Abwechslung ist anzustreben. Gesteigerte Nahrungsmittelzufuhr und qualitative Koständerung sind niemals brüske, sondern allmählich durchzuführen. Sonst sind Magendarmstörungen die erste Folge der verordneten Mastkur! Als Mastmittel kommen Kohlenhydrate, Fette und Eiweißkörper in Frage. Sehr praktisch ist Sahnedarreichung teils als Zusatz zu Kaffee und Kakao, teils rein als Beimengung zu Gemüsen und Salaten, weiterhin reichlich Butter und andere Fette („fett kochen" „fette Gemüse", Bratkartoffeln an Stelle von Quellkartoffeln u. dgl.), schließlich bei Breie, dicke Suppen, wie Mehlsuppen (auch mit Butterzusatz, „gebrannte" Mehlsuppen). Auch Obst z. B. Nüsse, Bananen können zweckmäßig sein. Die in neuester Zeit empfohlene Gerson-Diät (salzarm, fettreich, vitaminreich, fleischarm mit Zulage Mineralogen und von Phosphor-Lebertran) leistet offenbar zur Behandlung der Lungentuberkulose nichts Besonderes, stört aber häufig den Appetit.

Durch marktschreierische, ja gewissenlose Zeitungsreklamen mit Anpreisung von Nähr- und Stärkungsmitteln werden gerade Tuberkulöse aus materiell schlechter situierten Bevölkerungsschichten ausgebeutet. Der Preis fast aller Nährpräparate steht im Mißverhältnis zu ihrem tatsächlichen Werte bei Magendarmgesunden! Der Arzt hat die Pflicht, die Tuberkulösen dahin aufzuklären, daß sie den Schwerpunkt der diätetischen Behandlung nicht in Nährpräparaten, sondern in der reichlichen Zufuhr einwandsfreier, geeigneter Nahrungsmittel suchen. Alkoholische Getränke soll man, wenn sie sichtlich gut vertragen werden, im allgemeinen nur gestatten, nicht verordnen. Manchmal ist der Genuß eines Glases „echten" Bieres am Abend von bester Wirkung, auch auf den Schlaf. Vor den meisten Medizinalweinen ist dringend zu warnen. Zweckmäßig kann jedoch die Verordnung der sehr zuckerhaltigen, aber fast alkoholfreien Traubensäfte sein.

Ein Teil der hygienischen Behandlung ist die Hydrotherapie: kurze Abwaschungen, Abklatschungen, Brustwickel, noch besser die Kreuzbinde (auch schottischer Umschlag genannt). Die Technik muß genau erläutert und die Ausführung gelegentlich kontrolliert werden. Sonst ist der Schaden größer als der Nutzen. Vorsicht mit kalten Prozeduren; sie eignen sich mehr für „Prophylaktiker" und leichtere Fälle. Kühle Abreibungen oder Packungen sind namentlich bei Nachtschweißen und Fieber am Platze (nachträgliches Frottieren, evtl. mit angewärmtem Tuch). Zur Kreuzbinde, die auch die Lungenspitze deckt und nicht, wie in der Praxis meist der Wickel, „rutscht", benützt man eine 2—3 m lange, 20—40 cm breite Leinwandbinde bzw. mehrere zusammengenähte, gefaltete Handtücher. Eintauchen in kaltes bzw. zimmerwarmes Wasser, auswringen, bei tiefer Inspiration anlegen (sonst zu festes, beengendes Sitzen). Zunächst rechte Achselhöhle, über linke Schulter zum Rücken, zur rechten Achselhöhle zurück, quer über Brust zur linken Achselhöhle, schräg über Rücken zur rechten Schulter, Ende auf der Brust, unter dem quer verlaufenden Bindenteil glatt durchziehen, mit Sicherheitsnadeln oder angenähten Bändern befestigen. Über die nasse Binde — sie ganz bedeckend — eine trockene aus Wolle bzw. Flanell.

Besondere Beachtung verdient bei jeder Tuberkulosebehandlung das Verhalten des Kehlkopfes. Leider wird mit der Behandlung komplizierender Larynxtuberkulose vielfach erst dann begonnen, wenn es zu spät ist! — Schon im Hinblick auf die häufigen Komplikationen der Tuberkulose mit neuropathischer Anlage und funktionell-nervösen Störungen ist geschickte Psychotherapie sehr bedeutsam. Der klare Hinweis des Arztes, daß eine beginnende, bei sachgemäßer Therapie durchaus heilbare tuberkulöse Lungenaffektion vorliegt, ist meist viel besser als die übliche Verschleierung des Befundes. Der nervengesunde Patient muß den Ernst der Situation kennen, wenn man ihn zu langdauernder, genügend langer und häufig auch kostspieliger Heilstättenbehandlung und zu weitgehendster aktiver Unterstützung der ärztlichen Maßnahmen bringen will. Andererseits ist die allzu hypochondrische Bewertung von Spitzenaffektionen durch Nervöse zu bekämpfen. Bei solchen Patienten muß man oft auch zunächst aus einer ausgesprochenen Oberlappentuberkulose einen diagnostisch noch zweifelhaften Spitzenkatarrh machen! Die Verschleierung des Befundes darf jedoch bei heilbaren Formen niemals so weit gehen, daß die Einleitung einer sachgemäßen Heilstättentherapie oder hausärztlichen Behandlung dadurch gefährdet wird. Die bekannte Euphorie der Phthisiker wird man nicht schmälern, wenn es sich um verlorene, rasch progrediente Fälle handelt. Falls aber unter diesem „Optimismus" die sorgfältige Durchführung der Kur leidet und durch diese Unterschätzung des Leidens Schäden drohen, ist er mit Nachdruck zu bekämpfen. Der Tuberkulöse muß wissen, daß er an einer infektiösen Erkrankung leidet. Das verlangt schon die Rücksicht auf Familie und Allgemeinheit. Nur das Bewußtsein, daß sein Leiden ansteckend ist, weckt bei den Tuberkulösen das unerläßliche Verantwortlichkeitsgefühl gegenüber seiner Umgebung und zwingt ihn insbesondere zu steter Sputumprophylaxe. Bei lässigen, unverständigen Tuberkulösen mildert man die Sputumgefahr durch eindringlichen ärztlichen Hinweis, daß zur Krankenbehandlung sorgfältige tägliche Messungen der Auswurfsmenge in den bekannten graduierten Spuckflaschen erforderlich sind. Viele sammeln dann eifrig und vermeiden Ausspucken auf den Boden, in Taschentücher usw.

Die **Überweisung selbstzahlender Patienten in Kurorte und Sanatorien** hat in der Praxis mannigfache Schwierigkeiten. Man muß z. B. bei der Auswahl den Vermögensverhältnissen möglichst Rechnung tragen. Mitunter führen teure, lange Kuren geradezu zu materiellen Notlagen und späterer ungünstiger Verschlechterung der äußeren Lebensbedingungen. Ausführlichere Krankenberichte sind bei Überweisung den dortigen Kollegen mitzugeben und Schlußberichte nach Beendigung der Kur einzuverlangen. In Fällen, wo sehr lange Kuren nicht möglich sind, beachte man, daß die klimatischen Bedingungen des Kurortes sich häufig nicht allzu weit von denjenigen der Heimat des früheren und späteren Wirkungskreises unterscheiden sollen. Wir ziehen in solchen Fällen Kuren in den Anstalten des deutschen Mittelgebirges vor. Häufig sahen wir z. B., daß nach günstigen Kurerfolgen die notwendige unvermittelte Rückkehr in die Heimat den ganzen Kurerfolg in Frage stellte. Hier soll man möglichst vor der Rückkehr aus dem Hochgebirge eine Zwischenstation im deutschen Mittelgebirge einschalten. Wenn Kranke, vor allem Frauen, sehr schwer sich von den Ihrigen trennen und vor dem Heimweh fürchten, wählen wir lieber weit entfernte Anstalten. Sie machen die Abreise schwerer, schützen aber besser vor allzu frühzeitiger Unterbrechung der Kur, die sonst bei der kurzen Rückreise vor allem im Anschluß an die gelegentlichen Besuche droht. Die Gefahren der internationalen Lungenkurorte sind nicht zu unterschätzen. Ein wahrer Kern steckt eben doch im „Zauberberg" von Thomas Mann! Auch sonst treibt die „Lungen-Großindustrie" in einzelnen Kurorten bedenkliche Blüten.

Hat man bei **versicherungspflichtigen Patienten** ein Heilverfahren beantragt, so muß eine möglichst sachgemäße Vorbehandlung vor der Einberufung des Patienten in die Anstalt durchgeführt werden. Der mitunter betrübend lange Zeitraum zwischen Eingabe und Einberufung ist für viele Patienten recht gefährlich. Der Arzt ist leicht versucht, sich um solche Patienten weniger zu kümmern und der Patient wartet ohne weitere Verhaltungsmaßregeln oft noch wochen- ja monatelang auf die Einberufung. Bei ungünstigen äußeren Bedingungen und erheblicher „Aktivität" des Prozesses soll der Arzt durch besondere Bemerkungen im Attest die Einberufung des Patienten möglichst beschleunigen oder eine vorangehende Überweisung an ein Krankenhaus, eine Walderholungsstätte, Tuberkulose-Fürsorgestelle in Vorschlag bringen. Im Falle wiederholter Heilverfahren sind die früheren guten oder schlechten Erfahrungen des Patienten mit der Heilstätte möglichst zu berücksichtigen. In eine Anstalt, wo „man ihn das erste Mal gesund gemacht hat", geht der Patient mit besonderem Vertrauen. Die Vorteile der Heilstättenbehandlung liegen auch in Fällen, wo der Endzweck, die Ausheilung, nicht erzielt wird, gerade bei Kassenpatienten in der Einschulung sachgemäßer, hygienischer Lebensweise (Sputum-Gefahr usw.).

Die Landesversicherungsanstalten knüpfen an die Bewilligung einer Heilstättenkur die Bedingung, daß durch die Übernahme der Krankenfürsorge mit Sicherheit oder wenigstens mit an Sicherheit grenzender Wahrscheinlichkeit der Eintritt der Invalidität für eine Reihe vor. Jahren — mindestens 2—3 Jahre — verhütet wird. Bald aus falschem Mitgefühl, bald aus Unkenntnis wird bei der Auswahl der Fälle durch den behandelnden Arzt diese Bestimmung vielfach nicht oder nur ungenügend berücksichtigt. Enttäuschungen der Kranken, unnötige Kosten und Reisen sind die Folge.

Unendlich wichtiger als die Heilstätte in ihrer heutigen Form wäre im Kampfe gegen die Tuberkulose die bessere Versorgung der chronischen ,,Bacillenhuster". Leider scheiterte die allgemeinere Einrichtung sog. Abteilungen für Schwerkranke an den Lungenheilstätten bisher an den großen hierzu erforderlichen finanziellen Aufwendungen, an dem Widerstand der Heilstätten selbst (auch Befürchtung, durch solche Abteilungen, an ihrem Rufe in der Bevölkerung einzubüßen), vor allem aber an den Schwierigkeiten, die oft optimistischen Schwerkranken längerdauernd aus ihrer Familie herauszunehmen. Trotzdem wäre auch die vorübergehende Unterbringung der chronischen Bacillenhuster in solchen Abteilungen von größter Bedeutung für die Vorbeugung weiterer Ansteckungen (Assanierung der Lebensweise, Einschulung in der Bekämpfung der Sputumgefahr usw.). Wir brauchen unbedingt Tuberkulose-Krankenhäuser, in die alle Stadien der Lungentuberkulose, und zwar möglichst sofort nach ihrer diagnostischen Erfassung und ohne Rücksicht auf spätere Arbeitsfähigkeit, aufgenommen werden können!

Bei der häuslichen Versorgung unbemittelter ,,Bacillenhuster" sind von größter Bedeutung: die Gewährung von Zuschüssen zur Nahrungsmittelbeschaffung, sowie zum Mieten einer hygienisch besseren Wohnung mit einem besonderen Raum, zumindest einem besonderen Bett für den Tuberkulösen, fortlaufende Kontrolle der häuslichen Verhältnisse und des Gesundheitszustandes der ganzen Familie, Krankenschwester, die Gewährung aller Hilfsmittel zur Bekämpfung der Auswurfsgefahr und zur Krankenpflege, die Einschulung im Sammeln und Vernichten des Sputums, in den fortlaufenden Desinfektionsmaßnahmen am Krankenbett. Hierzu braucht der Arzt unbedingt die Unterstützung von Fürsorgestellen. Jeder ,,aktive" Tuberkulosefall muß eben mit allen dem Hausarzt direkt oder durch die Fürsorgeeinrichtungen indirekt gebotenen Hilfsmitteln genau so wie jede andere übertragbare Infektionskrankheit als Seuchenherd behandelt werden. Also: auch Nachforschung nach der Infektionsquelle und sorgfältige Untersuchung der Familienmitglieder, ja von Hausgenossen (selbst bei angeblich subjektivem Wohlbefinden, auch unter Anwendung von Tuberkulinreaktionen bei den Kindern, sowie des Röntgenverfahrens). Stets ist bei der Behandlung die möglichste Kontinuität vom Krankheitsbeginn bis zum Ende anzustreben; sonst reißt allzu häufig mit der Therapie auch die Prophylaxe ab. Ein offenkundiger Behandlungsverzicht bei verlorenen Fällen treibt die Kranken gern in die Hände der Kurpfuscherei. Vor Anwendung besonderer Heilmethoden, z. B. Tuberkulinkuren, Anlegung von Pneumothorax ist zu prüfen, ob auch die äußeren Voraussetzungen für die lückenlose, sachkundige Durchführung einer evtl. langmonatlichen Behandlung gegeben sind.

Die viel umstrittene Tuberkulintherapie (ausführlicher S. 249) hat gerade für die allgemeine Praxis den außerordentlichen indirekten Vorteil, daß sie bei geschickter Durchführung den Kranken auf lange Zeit an unsere Sprechstunde fesselt und dadurch die Möglichkeit fortlaufender Beobachtung, auch sonstiger therapeutischer Beeinflussung gewährleistet. Ein weiterer Vorteil liegt darin, daß sie tiefere Einblicke in den immunobiologischen Zustand des einzelnen Falles gewähren, sowie Fälle erkennen lassen, die fälschlich als Lungentuberkulose gedeutet wurden. (Aus dem stets negativen Ausfall der Reaktion trotz noch guten Ernährungs- und Kräftezustandes.) Jeder schwört auf seine Methode, noch wichtiger aber als die Methode scheint fast ihre technische Beherrschung, sowohl hinsichtlich der Auswahl der Fälle, wie der optimalen Durchführung. Wer die Tuberkulinbehandlung nur Krankenhäusern und Heilstätten überlassen will, verzichtet wegen ihrer oft viel längeren Dauer von vornherein auf diese optimale Durchführung. Leider liegt noch das Zusammenwirken von Heilanstalten und Fürsorgestellen einerseits und zuständigen praktischen Ärzten andererseits vielfach im argen. Überall da, wo genügende Beherrschung der Subcutanmethode fehlt oder wo sie an äußeren Schwierigkeiten scheitert, ist am besten die Tuberkulinsalbenkur. Das „Spritzen" mit Tuberkulin ist eben viel schwieriger als das beliebte „Schmieren" damit. Trotzalledem liegt bei solchen Einreibungen keine reine Tuberkulin-Scheintherapie vor (auch hierbei Allgemein- und Herdreaktionen, sowie Wiederaufflackern alter Stellen nach neuen Einreibungen usw.). Die Ponndorf-Impfung ist an manchen Stellen zu einem richtigen Ponndorf-Unfug ausgeartet; brauchbarer ist sie nur in ihren individuellen Anwendungsformen, vor allem hinsichtlich Impfstoffmenge und Größe des Impffeldes. Herstellung der zu dieser spezifischen Hautimpfung dienenden Cutanimpfstoffe durch Sächs. Serumwerke, Dresden, in Capillaren, für eine Impfung ausreichend, mit technischer Anleitung erhältlich. Es gibt einen Tuberkulosehautimpfstoff A und einen Mischimpfstoff B, angereichert durch Antigene der bei der sog. Mischinfektion bedeutsamen Mikroorganismen, wie Strepto-Pneumo-Staphylokokken, also angezeigt bei Mischinfektionen auf tuberkulöser Grundlage. Nach kleineren Versuchsfeldern, 15—20 eng benachbarte, fingerlange Impfschnitte (cave stärkere Blutung) an Oberarmen oder Schenkeln. Darauf mit Lanzette gleichmäßig den Inhalt der Capillare verteilen, auch damit mehrere Minuten einreiben. Dann 5 Minuten eintrocknen lassen. Die erste Nachimpfung nach 1—2 Wochen die 2. nach 3—4 Wochen, dann in immer größeren Abständen. Im ganzen etwa während 2 Jahren. Oft starke, auch hoch fieberhafte, freilich meist bald abklingende Lokalreaktionen. Mitunter unberechenbare Herdreaktionen.

Zur Einführung in die Tuberkulosebekämpfung und zur „Propaganda" benützt der Praktiker am besten die vom Zentralkomitee für Tuberkulosebekämpfung herausgegebenen Flugschriften (Berlin W. 9, Augustastraße 7).

Eduard Müller†-Marburg.

## Die medikamentöse Therapie der Lungentuberkulose (mit Bemerkungen zur „Chemotherapie" und Strahlentherapie).

Allgemeines: Die medikamentöse Behandlung bildet leider immer noch vielfach den alleinigen Teil der Tuberkulosetherapie. Da jedoch die sämtlichen antituberkulösen Medikamente nur symptomatische Wirkung besitzen, so erwachsen aus ihrer Anwendung häufig genug insofern Nachteile, als durch vorübergehende Beseitigung subjektiver Beschwerden der Glaube geweckt wird, mit Bekämpfung der Symptome auch den Krankheitsherd günstig beeinflußt zu haben. Aus dem beginnenden, anfangs gutartigen Herde hat sich dann trotz Behandlung und ihres scheinbaren Erfolges allmählich ein für die Heilstättentherapie und chirurgische Eingriffe weniger günstiges Stadium der Erkrankung entwickelt, ein Schaden, der häufig genug irreparabel ist! Es muß also davor gewarnt werden, aus einem an sich günstigen Fall durch symptomatische Behandlung, also unter der Kontrolle des Arztes, eine verschleppte Tuberkulose mit ihren Folgen entstehen zu lassen. Grundsätzlich ist zu beachten, daß es in der Phthiseotherapie spezifisch wirkende Medikamente nicht gibt. Ganz bes. gilt dieses auch für das noch häufig als spezifisch geltende Kreosot und seine Derivate. Die Kreosotpräparate (Kreosot, Duotal, Guajacol, Sirolin, Siran usw. sind symptomatische Mittel, vor allem als Stomachicum und Expectorans anzusehen). Aber auch in den zur Anwendung arzneilicher Mittel an sich geeigneten Fällen ist ein genau individualisiertes Vorgehen angezeigt. Eine symptomatische Therapie nach strengen Indikationen, die sich in erster Linie auf dem Untersuchungsbefund aufbauen, bestimmt Wahl und Dosis der Mittel, sichert am ehesten noch die arzneiliche Unterstützung der allgemeinen hygienischdiätetischen Behandlung.

Hierfür einige Beispiele. Bei aussichtsloser Phthise ist manches Medikament (Morphium usw.) geboten, was bei besserungsfähiger Tuberkulose kontraindiziert ist. Störung des Allgemeinbefindens wie Mattigkeit ist entweder Ausdruck einer Schwächung durch die Tuberkulose, die ohne Arznei mit der Dauer der Allgemeinbehandlung abnimmt, oder auch Folge neurasthenischer Veranlagung. Bei den häufigen Klagen über Stiche in Brust und Rücken muß durch genaue Untersuchung die Ätiologie sichergestellt und das richtige Mittel ausgewählt werden; in Betracht kommen Muskelschmerzen, ,,Neuralgien" der Intercostalnerven, Reizungen des Rippenfells, pleuritische Adhäsionen. In der Fieberbehandlung besteht zwischen den einzelnen Stadien in prinzipieller Unterschied. Temperatursteigerungen des 1. und 2. Stadiums sind nur selten Gegenstand medikamentöser Therapie, da Allgemeinbehandlung mit konsequenter Bettruhe und späterer genauer Abwägung von Ruhe und Bewegung in der Regel zur Entfieberung führt, während in den chronischen und letalen Fällen des 3. Stadiums die antifebrilen Mittel von Nutzen sein können. Auch die richtige Behandlung der Lungenblutung setzt eine individuelle klinische Beurteilung des Einzelfalles voraus (vgl. S. 277).

Behandlung der **allgemeinen Schwäche.** Wenn durch Tuberkulose bedingt, reicht meist allgemein hygienisch-diätetische Kur aus, evtl. noch verbunden mit Darreichung von Lebertran. Erst bei bettlägerigen und magendarmkranken Patienten mit schlechtem Appetit und daniederliegender Verdauung auch Nähr- und Kräftigungsmittel (Plasmon, Tropon, Somatose, Eatan, Ovomaltine, Soluga, Promonta usw.), sowie als Stomachicum Derivate des Kreosots: Kreosoti carbonici 20,0 D. S. 3mal 8—10 Tropf. in 1 Eßl. Milch nach dem Essen, oder Duotal (Guajacol. carbonicum) Tabl. 0,5. ,,Heyden" Originalpackung 3mal täglich 1 Tabl. Tinctura Chinae composita 3mal 20 Tropfen vor dem Essen.

Bei neurasthenischer Schwäche zunächst psychische und hydro-therapeutische Behandlung. Antinervöse medikamentöse Therapie meist überflüssig. In Betracht kommen Brompräparate. Wenn Brom Magen-Darmbeschwerden auslöst, Adalin oder Neuronal. Bei Anämien Eisen-Arsen in Pillenform, als Compretten Ferr. c. acid. arsen. comp. Bei Magen-Darmstörungen versuchsweise organische Verbindungen, wie Arsentriferrol, Arsen-Metaferrin-Tabletten oder auch Arsen-Metaferrose. Zweckmäßig öfters: Dürkheimer Maxquelle.

**Behandlung der Schmerzen.** Mit medikamentösen Verordnungen zurückhalten! Aufklärung über Ursprung der Schmerzen, heiße Brustpackungen, Pflaster, Senfpapier, Ruhigstellung der schmerzhaften Seite durch Heftpflasterstreifen, Bepinselung mit Jodtinktur, Einreiben mit Jothionsalbe: Jothion 5,0 Adip. lanae anhydr. Vaselin. flav. $\overline{aa}$ ad 25,0 M. f. ungt. D. S. morgens und abends ein erbsengroßes Stück einreiben, innerlich Gelonida antineuralgica 0,5; Salicylpräparate bei gleichzeitiger

Dyspnoë Ephetonintabletten 0,05. Von lokaler und allgemeiner Wirkung zugleich ist die Schmierseifenbehandlung: am besten die nach Vorschrift des deutschen Arzneibuches hergestellte Schmierseife: Sapo kalinus oder auch das von Nebenwirkung angeblich freiere Sudian (Sapo kalinus compositus). Es werden 2—3 mal wöchentlich 25—40 g mittels Schwammes oder der flachen Hand abends vom Nacken ab über den Rücken, Brustseite, die Oberschenkel und Kniekehlen eingerieben, dann nach $1/2$ Stunde mit warmem Wasser wieder abgewaschen, ferner Massage, faradischer Strom, Fön, Diathermie, Rot- auch Blaulichtbestrahlung.

**Behandlung des Hustens** (Ausführlicheres s. S. 272—275): Hustendisziplin! Bei trockenem Reizhusten heiße Getränke, heiße Milch oder Tee mit Honig, Brustwickel, lokale Behandlung begleitender Pharyngitis und Laryngitis! Narkotische Mittel gewöhnlich erst dann anwenden, wenn der Husten unproduktiv ist und wenn mit dem Husten Erbrechen und gestörter Schlaf auftreten; z. B. Sol. Heroin. mur. 0,1 : 20,0; abends 10 Tropf. in 1 Eßl. Wasser, evtl. tags $1/2$ Stunde vor dem Essen; Cod. phosphor. 1,0 : 20,0, pro dosi 10—20 Tropf, Tabl. Cod. phosphor. à 0,05 (ein Originalglas ,,Knoll'' 20 St.), eine $1/2$ Tabl. entspricht 10 Tropf. der 5% Lösung. In hartnäckigen Fällen Pantopon, 20 Tropf. der 2proz. Lösung oder auch subcutan als Ersatz des Morphiums in Endstadien bes. mit Diarrhöen. Versuchsweise Paracodintabletten; mehrmals 2—3 täglich; Tabletten zu 0,01. Dicodid (3 mal täglich 1 Tabl.), ebenso auch Dilaudid.

**Behandlung des Auswurfes.** Der Auswurf gehört zum Krankheitsprozeß und ist an sich nicht Gegenstand besonderer Behandlung, erst Störungen in der Entleerung können unser Eingreifen notwendig machen. Als sog. Expektorantien kommen in Betracht: eine Verflüssigung des Schleimes bewirkend, Mixtura solv. (milde Wirkung), ferner Sol. Kal. (Natr.) jodat. 6,0 : 200. D. S. 3mal täglich 1 Eßl. voll, in Milch nach dem Essen! Vorsicht am Platze — nicht bei Neigung zu Hämoptysen —, oft schlecht vertragen, Jodismus. Eine vermehrte Absonderung der Bronchialschleimhaut und Anregung der Bronchialperistaltik bewirkt Infus. rad. Ipecac. 06, : 200, D. S. 3 stündlich 1 Eßl. voll. Inhalationsbehandlung ohne Komplikation mit Kehlkopferkrankung im allgemeinen wirkungslos. Intramuskuläre Injektion von Eucalyptus- und Mentholöl ohne Erfolg und nicht immer harmlos, Absceßbildung!

Kresival oder Junicosan 3mal täglich 1 Eßl., letzteres von Kindern gern genommen. Zur Herabsetzung der für den Kranken mitunter höchst qualvollen großen Auswurfsmengen wird Calc. Chloratum 10proz. intravenös alle 2 Tage 5 ccm empfohlen. Vorsicht bei der Technik, da das 10proz Calc. bei subcutaner Injektion zu heftigen Schmerzen und Nekrose führt. Ist in das Gewebe injiziert, sofort die Injektionen abbrechen und eine größere Menge 20proz. physiologischer Kochsalzlösung in die schmerzhafte Umgebung spritzen (Ulrici). Besser vielleicht Calc. Sandoz (auch zur intramuskulären Injektion geeignet).

**Behandlung der Nachtschweiße.** In der Regel genügen hygienische Maßnahmen, evtl. Abwaschungen der ganzen Körperfläche mit Essig- oder citronensaurem Wasser oder Franzbranntwein. In hartnäckigen Fällen Atropin. sulf. 0,01, Pulv. et Extract. Gentian. q. s. ut f. pilul. Nr. 30, M D S. abends 1 Pille, oder Agaricin 0,1 Pulv. Doveri 1,5 Succ. Liqu. q. s. ut f. pilul. Nr. XV. M. D. S. abends 1—2 Pillen, Wirkung erst nach 6 Stunden, daher namentlich bei Schweißausbruch gegen Morgen, bei Verdauungsstörungen kontraindiziert; auch als Pulver: Pulver Doveri 0,3; Agarzini 0,03. Ferner Acidum camphoricum 1,0; abends 1 Pille oder Veronal 0,5 an 3 aufeinanderfolgenden Abenden, dann 3 Abende die Hälfte, oft prompte Wirkung!

Versuchsweise auch Kombinationen von Agarizin, Acid. camphor., sowie Veronal; ferner Salbeitee, auch Salvysat „Bürger" als Tabletten oder Tropfen.

**Behandlung des Fiebers.** Fieber nur ein Symptom der Krankheit, Kampf und Reaktion des Körpers werden durch Temperatursteigerungen angezeigt. Es ist daher oft zwecklos und schädlich, chronische Temperaturerhöhungen, die keine besonderen Beschwerden machen, durch stärkere Medikamente zu unterdrücken. Allgemeine hygienische-diätetische Maßnahmen verbunden mit absoluter Bettruhe bewirken günstige Beeinflussung der Krankheit selbst und dadurch auch Herabsetzung der Temperatur. Bei langdauernden, subfebrilen Temperaturen, namentlich bei noch leichteren Fällen, empfiehlt sich ein Versuch mit Elbon (Cinnamoyl-p-Oxyphenylharnstoff; langdauernde Darreichung; zunächst 3 mal täglich 1—2 Tabletten), noch mehr vielleicht mit Aspirin-Arsenpillen (ten Cate; acid. acetylosalicyl. 10,0; acid. arsenic. — nur! 0,01; auf 100 Pill.; langsam steigend (von 3 mal täglich 1 unter Umständen 8—10 Pill. nach dem Essen). Erst bei Störungen des Allgemeinbefindens meist in vorgeschrittenen Fällen mit langanhaltendem und hohem Fieber ist stets medikamentöse Therapie indiziert. Beschränkung auf kleine Dosen, erreichbar durch Kombination verschiedener Mittel, die nach dem Bürgischen Gesetz sich in ihrer Wirkung potenzieren. Bacmeister empfiehlt folgende Kombinationstherapie: 0,05 Pyramidon und 0,25 Lactophenin (zur schonendsten Herabsetzung des Fiebers); 0,25 Lactophenin und 0,25 Aspirin (bes. bei akuten Komplikationen mit hohem Fieber, bei pneumonischen Affektionen und allen mit Schmerzen einhergehenden Erkrankungsformen); 0,25 Lactophenin und 0,25 Diplosal (wenn Aspirin zu Schweißausbruch führt); 0,05—0,1 Chinin und 0,25 Lactophenin oder 0,25 Aspirin, um die ganze Kurve zu drücken, bes. bei hektischem Fieber und starken Schwankungen. Alle Kombinationen 2—4 mal am Tage. Besonders günstig wirken zur Senkung des Fiebers und Hebung des Allgemeinzustandes (Herztätigkeit!) Injektionen von Hexeton (Campherpräparat), intramuskulär jeden Tag 2 ccm der 10 proz. Lösung oder intravenös 1 ccm der 1 proz. Lösung oder per os Hexetonperlen 3 mal tägl. 2 Perlen während des Essens.

Die **Behandlung der Lungenblutung** ist in einem späteren Kapitel geschildert. Als letztes Mittel bei abundanten Blutungen und bekanntem Lungenbefund kann Anlegung eines künstlichen Pneumothorax noch lebensrettend wirken.

Die Anwendung der Kuhnschen Lungensaugmaske kommt bei bestehender Lungentuberkulose nicht in Betracht, dagegen kann sie vorbeugend in den Entwicklungsjahren zu besserer Ausdehnung flacher Thoraxe Gutes leisten.

**Spezifische Chemotherapie der Lungentuberkulose.** 1. Das Finklersche Heilverfahren. Jod-Methylenblau und Kupfer-Lecithin. Bisherige Nachprüfungen bei Lungentuberkulose sind über „günstigen Eindruck" nicht hinausgekommen, auf Grund eigener Erfahrungen ist die Anwendung dieser Präparate nicht zu empfehlen; dabei Injektionen oft schmerzhaft, auch Abscesse beobachtet. 2. Goldpräparate. Bevorzugt Solganal 0,001—0,05 intravenös, steigend 1—2 mal wöchentlich je nach Reaktion, insbes. bei Komplikationen mit Kehlkopftuberkulose, ferner Triphal (Höchst) 0,001—0,1 intravenös, allmählich steigend wöchentlich 1 Injektion. Milde allgemeine Reaktionen, Hebung des Allgemeinbefindens und Besserung des lokalen Befundes. Es scheint berechtigt zu sein, „die Chemotherapie in die unspezifische Reiztherapie einzubeziehen".

**Strahlentherapie der Lungentuberkulose.** Die glänzenden Erfolge der natürlichen zum Teil auch der künstlichen Höhensonne sowie der Röntgenstrahlen bei der chirurgischen und Drüsentuberkulose haben auch zu einer Anwendung dieser Therapie bei der Lungentuberkulose geführt. Leider nicht mit demselben Erfolg! Da die Röntgenstrahlen nicht auf die Tuberkelbacillen selbst einwirken, sondern den Prozeß der Narbenbildung aus proliferierenden Geweben in günstigem Sinne beeinflussen, ist auch die Röntgentiefenbestrahlung nur als ein die Heilung unterstützendes Hilfsmittel analog den Tuberkulinen zu werten. Wie bei den Tuberkulinen so auch bei der Röntgenbestrahlung bestimmte Indikationen. Geeignet sind die an sich schon günstigen cirrhotischen Prozesse; auszuschließen alle progredienten mit Exsudation und Verkäsung einhergehenden Formen. Da die Anwendung der Röntgentherapie strengste Indikationsstellung, richtige Technik und eine allgemeine diätetische Kur zur Voraussetzung hat, sollte dieselbe ausschließlich der Anstaltsbehandlung vorbehalten bleiben. Dagegen lassen sich Bestrahlungen mit der künstlichen Höhensonne auch ambulant durchführen. Auch die Wirkung des Quarzlichtes ist keine spezifische auf die Lungentuberkulose. Günstige Beeinflussung des Allgemeinzustandes (durch Steigerung der immunisatorischen Kräfte?) und subjektiver Beschwerden. Indikation dieselbe wie bei Röntgentiefenbestrahlung. Beginn der Bestrahlung womöglich mit 2 Höhensonnen von vorne und hinten mit 5 Minuten und je 110 cm Entfernung und steigen um je 2 Minuten auf höchstens 15 Minuten bei Verringerung des Abstandes um je 10 cm bis 70 cm (Bacmeister).

Dieselbe Vorsicht in Indikation und Dosierung ist bei der Anwendung von Sonnenbädern geboten! Schon manche Tuberkulose ist durch stundenlanges Liegen in der Sonne verschlimmert; schwere Schädigungen, wie frische Aussaaten, Blutungen, längere Temperatursteigerungen sind beobachtet worden. Vor kritikloser Anwendung der Strahlentherapie bei Lungentuberkulose kann nicht eindringlich genug gewarnt werden! Chr. Harms-Mannheim.

## Tuberkulintherapie.

Allgemeines. Eine spezifische Behandlung kann durch aktive und passive Immunisierung erfolgen. Die aktive Immunisierung setzt eine Reaktionsfähigkeit des kranken Organismus zur Entwickelung von Antikörpern voraus, um sowohl die eingeführten, als auch die von den Infektionserregern gebildeten Antigene unschädlich zu machen. Die passive Immunisierung — Behandlung mit Heilserum — hat bisher zu befriedigenden Erfolgen nicht geführt.

Aktive Immunisierung wird durch das Tuberkulin Koch erstrebt, das im Laufe der Zeit durch eine Reihe von Präparaten ersetzt ist, die sich aber nach Zusammensetzung und Wirkung weniger prinzipiell, als graduell, d. h. vornehmlich in bezug auf Konzentration und Resorbierbarkeit unterscheiden. Die therapeutische Wirkung des Tuberkulins ist in 2facher Richtung möglich: Auslösung 1. heilsamer Herdreaktion, 2. einer Anzahl von immunbiologischen Reaktionen (Antitoxine, Agglutinine, Opsonine, Leukocytose), deren letztere Bedeutung zwar noch umstritten, aber ebenfalls in der Förderung der Immunisierung liegt; dagegen keine direkte Wirkung auf die Tuberkelbacillen, die weder angegriffen, noch in ihrem Wachstum gehindert werden. Die Tuberkuline sind daher keine Heil-, sondern Unterstützungsmittel der hygienisch-diätetischen Behandlung.

In der Anwendung der Tuberkulin-Therapie sind zur Zeit 2 Methoden üblich, gegründet auf die verschiedenen Absichten, die mit der Tuberkulintherapie verfolgt werden, a) **die immunisierende, richtiger tuberkulinisierende**; fortgesetzte Steigerung der Dosen zur Überwindung der Überempfindlichkeit gegen Tuberkulin bis zur Giftfestigkeit, Beginn mit 0,001 mg, bei Fieber und großer Schwäche 0,0001 resp. 0,00001 mg, Enddosis 1000 mg = 1 ccm des reinen Tuberkulins, geringste Endgabe 1 mg, wöchentlich 2 Einspritzungen, von 10 mg aufwärts wöchentlich 1 mal, über 100 mg alle 2—3 Wochen, b) die anaphylaktisierende; Erhalten der Überempfindlichkeit als Zeichen erhöhter Widerstandsfähigkeit zum Schutz für den Organismus; Injektion derselben Dosen, solange sie wirken, erst dann steigern, Beginn wie a, Enddosis höchstens 0,02 mg. Zeitraum zwischen den einzelnen Injektionen mindestens 10 Tage. Diese letztere, **einschleichende** Methode scheint im allgemeinen jetzt bevorzugt zu werden; dazwischen gibt es zahlreiche Übergänge.

Die Tuberkuline lassen sich in 3 Gruppen einteilen: 1. Solche welche die Stoffwechselprodukte des Tuberkelbacillus enthalten, Tuberkulin Koch (A. T.) Endotin, Tuberkulin Denys, albumosenfreies Tuberkulin Koch (A. F.) Tuberkulin Rosenbach.

2. Solche, welche seine Leibessubstanzen (Endotoxine) enthalten, Kochs Bacillenemulsion (B. E.) Tuberkulol B. (Landmann), sensibilisierte Bacillen-Emulsion (S. B. E. Meyer).

3. Solche, welche beides enthalten, Tuberkulol A. (Landmann), Tuberkulin Béraneck, Wolff Eisners Mischtuberkulin.

Gruppe 1 erstrebt Giftimmunität, Herdreaktion stärker,
„ 2 bakterielle Immunität, Herdreaktion geringer,
„ 3 erstrebt beide Immunitäten.

Klinische Wirkung bei allen Präparaten qualitativ die gleiche. Daher spielt **die Wahl** der Präparate eine geringere Rolle als die angewandte Methode und ihre Beherrschung. Es empfiehlt sich deshalb auch sich vorwiegend an 1 oder 2 **bestimmte Präparate zu halten**; bei Versagern kann Wechsel der Präparate noch von Nutzen sein, wobei zu beachten ist, daß nach Injektion albumosenfreien Tuberkulins Alttuberkulin kontraindiziert ist, weil das albumosenfreie Tuberkulin starke Überempfindlichkeit gegen Alttuberkulin erzeugt. Im allgemeinen werden die unter 1 angeführten Tuberkuline bei leichteren torpiden Fällen — Ausgang der Heilungsvorgänge durch Herdreaktionen —, die unter 2 bezeichneten Tuberkuline in erster Linie bei ausgedehnteren und allen fieberhaften Fällen verwendet, wo Herdreaktionen unerwünscht sind. **Ausdrücklich sei betont, daß häufig genug praktisch ein Unterschied in der Wirkungsweise der verschiedenen Tuberkuline nicht zu erkennen ist.**

Eine Sonderstellung nehmen die Muchschen Partialantigene ein. Einzelheiten darüber im Abschnitt: Schmidt-Schleicher (s. S. 187).

Das Friedmannsche Tuberkulosemittel (avirulente und atoxische natürliche Schildkrötentuberkelbacillen) hat eine weitgehende Ablehnung erfahren. An sich liegt diesem Verfahren eine vielleicht richtige, aber nicht von Friedmann stammende Leitidee zugrunde, nämlich der aktive Immunisierungsversuch mit lebenden Tuberkelbacillenstämmen.

Die künstliche Hervorrufung einer genügenden Schutzwirkung **gegen Tuberkulose** kann — auch nach experimentellen Untersuchungen, vor allem P. Römers — wohl nur durch lebende, nicht durch abgetötete Bacillen erreicht werden. Diese lebenden Bacillen dürfen auch nur abgeschwächt, kaum avirulent sein. Unter den neueren vielfachen Bestrebungen einer solchen aktiven Immunisierung steht augenblicklich bes. die Schutzimpfung nach Calmette mit lebenden Bacillen eines abgeschwächten Typus bovinus zur Disskussion. Calmette hat diese in

Frankreich freigegebene Schutzimpfung auch auf den Menschen übertragen. Säuglinge erhalten dreimal hintereinander 0,01 g der fein emulgierten Kartoffelkultur dieses Stammes per os, und zwar der Milch zugesetzt, während Kälber subcutan geimpft werden. Das Verfahren soll unschädlich und wirksam (?) sein. Ein sicheres Urteil darüber ist noch nicht möglich, auch nicht darüber, ob dieser modifizierte Tuberkelbacillenstamm im Organismus nicht etwa seine ursprüngliche Virulenz wieder erwerben könnte. Die etwa so erworbene Immunität ist auch kaum eine dauernde. Calmette schätzt sie auf etwa 4 Jahre; er empfiehlt dann eine subcutane Revaccination. Für den praktischen Arzt und somit für allgemeine Anwendung eignet sich das Verfahren noch nicht[1].

Allgemeine Richtlinien bei der Durchführung einer Tuberkulinkur.

1. Erster Grundsatz nil nocere! Jede Tuberkulinkur muß eine streng individualisierende sein, Möglichkeit ihrer Durchführung und Höhe der Tuberkulingaben richten sich ganz nach dem Einzelfall mit seiner individuell verschiedenen Reaktionsbreite. Ein Schema der Behandlung, das für alle Fälle ausreicht, gibt es nicht. 2. Vor Beginn Feststellung der Normaltemperatur, nach einer Injektion völliges Abklingen einer etwaigen Reaktion abwarten. Man achte auf Herdreaktion — Untersuchung, vermehrter Husten und Auswurf, blutige Beimengungen im Sputum — auf Allgemeinbefinden (Gewichtskontrolle! Abnahme des Gewichtes nicht selten einziges objektives Symptom einer Allgemeinreaktion), auf Lokalreaktion und Körpertemperatur; Steigerung der Temperatur schon um einige Zehntelgrade gilt als Reaktion. 3. Nach Abklingen einer Reaktion Wiederholung der gleichen Dosis, bei starken Reaktionen und schweren Fällen Zurückgehen auf die vorhergehende, reaktionslose Gabe. Unter keinen Umständen Steigerung der Gabe, bevor nicht die vorhergehende reaktionslos vertragen wird. 4. Besteht „Überempfindlichkeit" schon bei kleinsten Dosen, Pause von 6—8 Wochen; dann erneuter Versuch, beginnend mit Gaben, die bei Abbruch der Kur noch reaktionslos vertragen werden. Nach jeder Reaktion körperliche und geistige Ruhe, 2 Tage Bettruhe. 5. Bei Auftreten von Allgemeinreaktionen — Kopfschmerzen, Appetitlosigkeit usw. — sind Übertreibungen ängstlicher Patienten, Folgen von Tuberkulinfurcht zu berücksichtigen und dementsprechend zu verwerten. Bei Fieberreaktion sind absichtliche Fiebertäuschungen auszuschließen; evtl. Injectio vacua! 6. Bei der Steigerung der Tuberkulindosen muß als Regel gelten, Steigerungen über 100% zu vermeiden, z. B. Erhöhung der Dosis von 0,1 auf 0,2 = 100%, von 0,8 auf 1 = 25%. Im allgemeinen empfiehlt sich, abgesehen von den ganz kleinen Dosen, folgende Steigerung: 1, 2, 3, 5, 7,5, 10 Teilstriche einer 10fach graduierten Spritze von 1 ccm. Die 1. Injektion einer neuen stärkeren Lösung beginne stets mit 0,1 ccm, weil man die Wirkung derselben noch nicht kennt. 7. Eine Tuberkulinkur ist gewöhnlich nur dann erfolgreich, wenn sie mindestens $^{1}/_{4}$ Jahr lang durchzuführen ist, je länger die Kur, desto aussichtsreicher. Wiederholungskuren. 8. Eine ambulante Tuberkulintherapie hat den indirekten Vorteil der guten laufenden Kontrolle durch den Hausarzt, da erfahrungsgemäß chronisch Lungenkranke in der Regel die Sprechstunde nur selten aufsuchen.

**Indikationen und Kontraindikationen.** Geeignet für die Tuberkulintherapie sind in erster Linie alle fieberfreien Fälle mit relativ gutem All-

---

[1] Ausführliches in der soeben erschienenen Übersetzung des Calmetteschen Werkes „Die Schutzimpfung gegen Tuberkulose" mit B.C.G., Verlag F.C.W. Vogel, Leipzig 1928 (Anm. d. Herausgebers).

gemeinbefinden und wenig ausgedehnten Lungenprozessen, also Erkrankungen ersten und zweiten Stadiums, anatomisch pathologisch gesprochen die mit Fibrose einhergehenden chronischen Prozesse, in 2. Linie erst die vorgeschritteneren, klinisch noch nicht hoffnungslosen Fälle des Stadiums III mit Bildung von Infiltrationen und Neigung zum Zerfall; bei Fiebernden kann der Versuch einer Tuberkulinkur gemacht werden, wenn die Allgemeinbehandlung nicht zur Entfieberung geführt hat. Beginn mit kleinsten Dosen, etwa 0,00001 mg Herdreaktion und Zunahme des Fiebers über die gewöhnliche Höhe hinaus beachten, langsame Steigerung der Dosen unter Vermeidung von Herdreaktionen, Erfolg bleibt häufiger aus.

Als Kontraindikationen gelten die für eine subcutane Tuberkulindiagnostik ungeeigneten Krankheitszustände (vgl. Tuberkulin-Diagnostik). Eine Kur ist abzubrechen bei dauernder Gewichtsabnahme, Verschlechterung des Allgemeinbefindens, Pulsbeschleunigung, länger dauernden Fieberbewegungen und vor allen Dingen beim Fortschreiten des tuberkulösen Lungenprozesses und Auftreten metastatischer Herde. Kehlkopftuberkulose bildet vielfach keine Gegenanzeige. Herstellung der Lösungen: Die sicherste Wirkung bei den selbst hergestellten Lösungen. Fertige aus den Apotheken beziehbare Lösungen in zugeschmolzenen Glasröhren sollten eigentlich nur dann verwendet werden, wenn sie mit dem Datum der Herstellung versehen sind. Das reine Tuberkulin ist unbegrenzt haltbar. Lösungen von 1 : 10 und vielleicht auch noch von 1 : 100 halten sich etwa 3—4 Wochen, sind kühl aufzubewahren; cave trübe Lösungen! Schwächere Lösungen müssen stets frisch hergestellt werden. Zur Bereitung der Tuberkulinverdünnungen gebraucht man: Tuberkulin, $^1/_2$proz. Karbolsäurelösung als Verdünnungsflüssigkeit, sterilisierte, dunkle, weithalsige Fläschchen und eine genau graduierte 1 ccm Spritze, die Liebergsche Tuberkulinspritze mit Platiniridiumkanüle nach Roepke, zu beziehen bei Alfred Wolters-Kassel. Dieselbe besteht ganz aus Glas und wird nach einmaliger Sterilisation in verdünntem Karbolwasser aufbewahrt, die Kanüle vor dem Gebrauch in der Flamme ausgeglüht. Das Verfahren ist folgendes: Man zieht in die Spritze einen Teilstrich — 0,1 Tuberkulin, dazu 9 Teile Verdünnungsflüssigkeit, spritzt den Inhalt der Spritze in ein Fläschchen und bezeichnet dasselbe als Sol. I, von welcher ein Teilstrich 0,01 ccm = 10 mg Tuberkulin enthält. Die Sol. II wird in der Weise hergestellt, daß ein Teilstrich von der Sol. I und 9 Teilstriche von der Verdünnungsflüssigkeit in ein 2. Fläschchen gebracht werden, 1 Teilstrich enthält 0,001 ccm = 1 mg Tuberkulin. Aus der II. Sol. gewinnt man die III. Sol. nach demselben Verfahren usw. Injektionsstellen: Rückenhaut unterhalb der Schulterblätter, die vorher mit Äther oder Alkohol durchfeuchtetem Wattebausch abgerieben wird.

Zur Frage der ambulanten Tuberkulinkuren. Die Ansichten über eine Tuberkulinbehandlung in der Allgemeinpraxis gehen noch auseinander, manche Autoren erblicken jedoch in der ambulanten Anwendung des Tuberkulins einen großen Fortschritt im Kampf gegen die Tuberkulose. Wenn die oben angeführten Voraussetzungen zur richtigen Durchführung einer Tuberkulinkur in der Praxis annähernd gegeben sind, bestehen wohl keine Bedenken für den praktischen Arzt, auch seinerseits gelegentlich von dem Tuberkulin therapeutisch Gebrauch zu machen.

Der bessere Erfolg der Tuberkulintherapie in der Anstalt ist sicherlich größtenteils auf die gleichzeitig durchgeführte physikalisch-diätetische Behandlung mit Freiluftliegekur, wie individueller Abmessung von Ruhe und Bewegung zurückzuführen. Die Einleitung oder auch Fortsetzung einer in einer Anstalt bereits begonnenen Tuberkulinbehandlung in der Praxis scheidet ferner für die große Zahl von Kranken aus, die körperlich oder geistig in angestrengter Berufsarbeit stehen, deren Anforderungen an die Kräfte des Körpers so groß sind, daß eine Tuberkulinkur nur Schaden bringen würde. Es wird sich daher nur selten in der Praxis „ohne Unterbrechung" des Berufes eine Tuberkulintherapie mit Erfolg durchführen lassen. Schon die notwendige Forderung der Bettruhe für mindestens 2 Tage nach aufgetretener Reaktion muß unerfüllt bleiben. Am ehesten lassen sich noch Tuberkulinkuren bei den sozial gehobeneren Schichten der Bevölkerung namentlich weiblichen Geschlechts durchführen, das sich mit seinen häuslichen Arbeiten einrichten und die nötige Schonung auferlegen kann. In der Regel wird es sich für den Praktiker um die Fortsetzung einer in der Anstalt begonnenen und nicht zum Abschluß gebrachten Tuberkulinkur handeln, deren Durchführung durch Mitteilung des Anstaltsarztes über Tuberkulinempfindlichkeit und Charakter der Erkrankung und des Kranken sowie von zweckentsprechenden Ratschlägen wesentlich erleichtert werden kann. Zusammenfassend kann gesagt werden, daß für die Indikation zur ambulanten Tuberkulin- und Injektionsbehandlung neben der Individualisierung des Einzelfalles sowie Beherrschung der Technik das soziale Moment meist von ausschlaggebender Bedeutung ist. Es hat den Anschein, daß die Tuberkulinbehandlung der Lungentuberkulose in den letzten Jahren immer mehr an Bedeutung verliert.

Bei der Behandlung der Kindertuberkulose mit Ektebin nach Moro handelt es sich um eine Tuberkulinsalbe, die neben Alttuberkulin abgetötete und zerriebene humane und bovine Tuberkelbacillen enthält sowie eine „keratolytische Substanz", welche das Eindringen der wirksamen Bestandteile in die tieferen Hautschichten ermöglicht. Neben der beabsichtigten Lokalreaktion oft ungewollte Allgemein- und Herdreaktion, daher nicht absolut ungefährlich. Technik. Einreibungen auf der Brust; reinigen der Hautstelle mit Wasser; trocken werden lassen. Einreiben — auf etwa talergroßen Hautbezirk — eines 5 mm hohen Salbencylinders aus einer 10 g Tube — etwa 1 Minute lang, zählen bis hundert. — Wiederholung der Einreibung nach 2—4 Wochen, jedenfalls nicht früher als die Lokalreaktion völlig abgeklungen, 6 Einreibungen eine Kur, evtl. Wiederholung derselben nach einem $1/2$ Jahr. Chr. Harms-Mannheim.

## Fürsorgestellen für Lungenkranke.

Die Familienfürsorgebestrebungen nehmen zur Zeit in Deutschland den wichtigsten Teil der Tuberkulosebekämpfung ein. In rascher Folge entstanden auf Initiative des deutschen Zentralkomitees zur Bekämpfung der Tuberkulose in Berlin im ganzen Deutschen Reiche die Auskunft- und Fürsorgestellen für Lungenkranke. Staat, Kommune, Wohltätigkeitsvereine, Landesversicherungen, Krankenkassen haben bisher in gemeinsamer Arbeit und auch einzeln diesen wichtigsten Zweig praktischer Tuberkulosebekämpfung ins Leben gerufen oder durch Bewilligung von Mitteln unterstützt. So verschiedenartig auch die Organisation der einzelnen Auskunfts- und Fürsorgestellen noch sein mag, im allgemeinen kann man doch sagen, daß dank der Tätigkeit der Kommission des deutschen Zentralkomitees für den Ausbau des Auskunfts- und Fürsorgestellenwesens allgemeingültige Richtlinien bei Gründung und weiterer Ausgestaltung der Fürsorgestellen jetzt überall befolgt werden. Folgende Bedingungen müssen bei der Einrichtung einer Fürsorgestelle erfüllt sein: 1. Schaffung einer administrativen Zentralstelle. 2. Mitarbeit eines Facharztes in leitender Stellung. 3. Anstellung einer geschulten Fürsorgeschwester. 4. Eigene Räume für Verwaltungs-, Untersuchungs- und Beratungszwecke.

Die Tätigkeit des Arztes erstreckt sich hier in erster Linie auf die Untersuchung (auch Familienuntersuchung), Festlegung des Heilplanes sowie die Anordnung hygienischer Schutzmaßnahmen. Der Fürsorgearzt hat bei unsicherem physikalischem Befund nach Möglichkeit alle diagnostischen Hilfsmittel zur Sicherstellung der Diagnose heranzuziehen, Temperaturmessungen, Sputumuntersuchungen, Röntgenaufnahmen usw. (möglichst eigener Röntgenapparat). Die Kosten der Röntgenaufnahmen sind, wenn Landesversicherung, Kassen, Armenverwaltung oder andere Organisationen für Rückvergütung nicht in Betracht kommen, von der Fürsorgestelle zu tragen. Jeder vom ärztlichen Standpunkte aus sicher geklärte Fall (hierzu gehört eben unbedingt das Röntgenverfahren!), erleichtert ganz erheblich die allgemeine Fürsorgetätigkeit und schließt die Möglichkeit unzweckmäßiger Anordnungen sowie unnötiger geldlicher Aufwendungen aus. Wie viele Gelder sind schon zwecklos verpulvert worden durch Überweisung von ungeeigneten Fällen in Heilstätten und Sanatorien, in denen auch dem in der Lungendiagnostik und Prognose weniger geübten Arzt eine Röntgenaufnahme zweifellos auf den richtigen therapeutischen Weg gelenkt hätte. Man begegnet immer wieder resp. immer noch in der Praxis Fällen, die nach ärztlicher Begutachtung aus privaten Mitteln in ein Sanatorium geschickt und nach einigen Wochen wegen Aussichtslosigkeit wieder entlassen werden müssen. Eine bittere Enttäuschung für den Kranken, ein testimonium paupertatis für den ärztlichen Berater und eine finanzielle Schädigung des unterstützenden Vereins! Ruf und Erfolg jeder Fürsorgestelle hängen in erster Linie von der gründlichen Untersuchung sowie dem Können und Geschick des Arztes ab, die richtige Wahl des ärztlichen Beraters ist für die gedeihliche Entwicklung der Familienfürsorgebestrebungen von ausschlaggebender Bedeutung!

Das Arbeitsfeld der Fürsorgeschwester liegt hauptsächlich in der Fürsorgestelle und in der Behausung des Kranken. Die äußere Tätigkeit der Fürsorgeschwester erstreckt sich zunächst auf die Wohnungsbesuche, Anlegung eines übersichtlichen Buches über Wohnungsbesuche erforderlich, letztere keine Krankenbesuche im gewöhnlichen Sinne; rein pflegerische Maßnahmen sollen daher nicht getroffen werden, die Krankenschwester wird durch die Fürsorgeschwester nicht ersetzt, ausgenommen in kleinen Landgemeinden, wo die einzige Krankenschwester zugleich „Fürsorgeschwester" sein kann. Besonderes Augenmerk ist darauf zu richten, in welchem Zustande der Kranke sich befindet, ob weitere Hauspflege oder Anstaltspflege in Betracht kommt, ob die Umgebung vor Ansteckung möglichst geschützt ist, ob der Kranke Zimmer oder gar Bett mit einem anderen teilt, wie der Auswurf beseitigt, der Fliegengefahr entgegengetreten wird, ob eigenes Geschirr, eigene Wäsche benutzt wird, ob die Kinder von dem Kranken zurückgehalten werden, Aussehen der Kinder, ihre Untersuchung in der Fürsorgestelle veranlassen (Umgebungsuntersuchungen). Prüfung der Wohnungsverhältnisse, Lage, Größe und Zahl der Räume, Feuchtigkeit, Abstellen unzweckmäßiger Wohnungseinteilung, Schlafzimmer stets nach der Sonnenrichtung, Reinlichkeit, feuchtes Aufnehmen der Fußböden usw., schwerkranke unreinliche Patienten sind nach Möglichkeit einer Anstaltspflege zu überweisen. Der Außendienst der Fürsorgeschwester ist von eminenter Bedeutung für die Bekämpfung der Tuberkulose!

Die weitere Entwicklung der Tuberkulosebekämpfung in Deutschland wird immer mehr dahin gehen, daß innerhalb größerer Bezirke neben kleineren Fürsorgestellen eine Zentralfürsorgestelle als Beratungsstelle für Ärzte und Lungenkranke errichtet wird, die unter fachärztlicher Leitung neben fürsorglicher Arbeit diagnostische Tätigkeit treibt und denjenigen Fürsorgestellen, die — wie z. B. in Landkreisen — instrumentell und personell höchsten Anforderungen augenblicklich noch nicht entsprechen können sowie den praktischen Ärzten spezialärztliche Kenntnisse und Erfahrungen zum Wohle der Kranken vermittelt. Der Vorteil dieser Einrichtung liegt vor allem darin, daß dem Arzte das weitere Behandlungsrecht seines Patienten gesichert und andererseits dem Kranken die Anwendung aller diagnostischen Hilfsmittel unentgeltlich gewährleistet ist. In der Organisation derartiger Fürsorgestellen ist das Mittel gefunden, die gesamte Ärzteschaft zu erfolgreicher Mitarbeit an dem Kampfe gegen die Tuberkulose zu gewinnen. Nur durch aktive Mitarbeit der praktischen Ärzte werden Fürsorgestellen wahrhaft leistungsfähig.

Es ist erfreulich, daß durch beiderseitiges Entgegenkommen und Verständnis der praktische Arzt in den letzten Jahren ein größeres Vertrauen zu den Tuberkulosefürsorgestellen und ihren ärztlichen Leitern gewonnen hat. Chr. Harms-Mannheim.

# Anhang.

## Miliartuberkulose (akute, allgemeine).

**Vorbemerkung.** Verkäste tuberkulöse Herde geben mannigfach Gelegenheit zum Tuberkelbacilleneinbruch in den Gefäßapparat. Solche Einbrüche führen aber nur unter besonderen Bedingungen zur sog. Miliartuberkulose mit massenhafter Entwicklung kleinster „Tuberkel" in den verschiedensten Körperorganen. Es geben meist nur Bacillenmassen (vor allem haftend an organischen Partikelchen) wiederholte stärkere Einbrüche und das Erlahmen der Widerstandsfähigkeit des Körpers zu fast universeller Entwicklung miliarer Herde, also zu letaler Miliartuberkulose Anlaß.

**Kennzeichen.** Krankheitsbeginn bald „spontan" bei klinisch aktiver Tuberkulose anderer Organe, aber auch (bei zuvor scheinbar gesunden, in pathologisch-anatomischer Hinsicht freilich schon tuberkulosekranken Menschen) bald im Anschluß an auslösende Ursachen, bes. interkurrente Infektionskrankheiten, Erkältungskrankheiten, auch operative Eingriffe an tuberkulösen Herden. Bald brüskes hochfieberhaftes Einsetzen selbst unter Schüttelfrost, bald allmähliches, ja fast unmerkliches Einschleichen, bes. bei fortschreitender Lungenphthise (selten!), häufiger nach hartnäckigen tuberkulösen Pleuraexsudaten, tuberkulösen Knochen- und Lymphdrüsenerkrankungen, sowie nach Urogenitaltuberkulose.

3 Symptomengruppen, die bald einzeln das klinische Bild beherrschen, bald mannigfach sich miteinander vergesellschaften. „Typhöse" Allgemeinsymptome als Folge der Bacillen- bzw. Giftüberladung des Gesamtkörpers, Lungenerscheinungen und meningeale Reizsymptome, teils toxischer Art, teils durch tuberkulöse Miterkrankung der weichen Hirnrückenmarkshäute. Oft ist die tuberkulöse Meningitis nur die Teilerscheinung allgemeiner Miliartuberkulose! Wichtigste Allgemeinsymptome: hartnäckiges, gegen Antipyretika und Hydrotherapie resistentes Fieber; bald kontinuierlich, bald re- ja intermittierend; von wechselndem Typus selbst während des Krankheitsverlaufes. Puls auffällig beschleunigt, klein, weich; Anorexie; psychische Unruhe und Bewußtseinstrübung; positive Diazoreaktion, öfters Albuminurie. Lungensymptome: Starker Reizhusten, tiefe und gleichzeitig beschleunigte, oft geräuschvolle Atmung, häufig schroffes Mißverhältnis zwischen Dyspnoe (Cyanose, hohe Atemfrequenz, Nasenflügelatmen) und objektivem physikalischen Lungenbefund bei den meist blaß-cyanotischen Kranken. Per-

kussorisch gewöhnlich zwar keine Dämpfungen, aber doch kein reiner Lungenschall. Auskultatorisch oft nur ein feines Knistern, eine „Bronchitis" insbes. mit Oberlappenbeteiligung. Andererseits mitunter Durchsetzung der Lungen mit massenhaft kleinfleckigen Schatten im Röntgenbild, zunächst ohne besondere Atembeschwerden und ohne andere subjektive Lungenerscheinungen. Deshalb bei tuberkulöser Meningitis, bei ursächlich unklaren, hoch fieberhaften Erkrankungen, wo ausführbar, stets Röntgenphotographie! Auch der Pneumonie ähnliche Krankheitsentwicklung. Meningitische Zeichen (mindestens in der Hälfte der Fälle in der Praxis meist nur als tuberkulöse Hirnhautentzündung, nicht als Miliartuberkulose diagnostiziert): Bewußtseinstrübungen, Kopfweh, Erbrechen, schmerzhafte Nacken- und Wirbelsäulensteifigkeit, charakteristische Hyperästhesie, bes. bei Druck auf Waden- und Oberschenkelmuskulatur, die Spielarten des Kernigschen Symptoms.

Wichtigere Begleitsymptome. Hinzutreten tuberkulöser Pleuritis, Perikarditis, vor allem Peritonitis; akute disseminierte Hauttuberkulose; akute hämorrh. Nephritis. Die meist begleitende Miliartuberkulose anderer Organe, z. B. der Leber, kann zwar Allgemeinerscheinungen und Fieber verstärken, aber sonst symptomlos bleiben.

Anhaltspunkte für die tuberkulöse Natur des Leidens. Familiärhereditäres Vorkommen von Tuberkulose, gleichzeitige oder frühere tuberkulöse bzw. skrofulöse Erkrankungen (denke auch an Bronchialdrüsentuberkulose), positiver Ausfall der Kutanreaktion in den ersten Lebensjahren, ausschlaggebender Nachweis von Knötchen und Bacillen: Chorioidealtuberkel bei Augenspiegeluntersuchung (mitunter auch Neuritis optica), disseminierte, knötchenartige Schatten auf Röntgenbildern (cave Verwechslung mit miliarer Carcinose!), Tuberkelbacillenbefunde im meist spärlichen Sputum, im Zentrifugat bei Meningitis, auch im Harn als Ausscheidungsvorgang, in Hauttuberkeln (?). Im strömenden Blute annähernd normale, aber auch verminderte, selbst etwas erhöhte Leukocytenzahlen mit relativer Vermehrung der gelapptkernigen. Der Tuberkelbacillennachweis im Blute gelingt mitunter. Er ist aber unsicher, schwierig, jedenfalls für die Allgemeinpraxis kaum brauchbar (verschiedene Methoden, insbes. nach Jessen-Rabinowitsch und Stäubli; auch nach Jousset).

**Verwechslungsmöglichkeiten,** bes. mit typhösen und septischen Erkrankungen, mit Malaria, mit zentralen Pneumonien und schweren akuten Bronchitiden, bes. des Kindes- und Greisenalters. Typhöse Erkrankung und Miliartuberkulose können sich selbst nach Art ihres Beginns derart gleichen, daß auch dem Erfahrenen ohne serologisch oder bakteriologisch positive Ergebnisse Fehldiagnosen unterlaufen; zudem kommen Kombinationen beider Erkrankungen, ausnahmsweise sogar Miliartuberkulose bei Bacillenträgern vor. Mit den Leukocytenzahlen ist zur Krankheitsunterscheidung wenig anzufangen. Stärkere Leukocytose pflegt ja sowohl bei Typhus wie Miliartuberkulose zu fehlen.

Es soll sogar eine „Typhobacillose" (Landouzy; auch Gougerot), eine unter dem Bilde des Abdominaltyphus verlaufende akute Tuberkelbacillensepsis vorkommen mit spärlicher Knötchenbildung, auch ohne makroskopisch erkennbare Tuberkel, ja ohne jede Bildung von Knötchen und Verkäsungen. Es entwickeln sich auch gelegentlich unter fieberhaften Allgemeinerscheinungen Tuberkelbacilleneinbrüche in die Blutbahn, die wenigstens zunächst — klinisch zur Ausheilung kommen und anscheinend auch mit Metastasen einhergehen, z. B. in Haut, in Leber, sowie in Chorioidea. Die Begriffsbestimmung einer solchen Tuberkelbacillensepsis, ihre klinischen Erfassungsmöglichkeiten, ihre Deutung in pathogenetischer Hinsicht sind freilich derart umstrittene Dinge, daß man in der Allgemeinpraxis an solche Möglichkeiten denken, die Analyse der Krankheitsbilder aber Krankenhaus und Fachmann überlassen muß. Eine verkappte Bronchial- und Mesenterialdrüsentuberkulose, auch retroperitoneale Drüsentuberkulose kann vor allem im Kindesalter und durch tuberkulotoxische Wirkungen, einen Typhus auch ohne „Tuberkelbacillen" täuschend kopieren.

Für Typhus sprechen vor allem: relative Pulsverlangsamung, deutlich fühlbare, erheblich vergrößerte Milz (Milztumoren jedoch durch begleitende Miliartuberkulose des Organs), erbsenfarbene Stühle, starke Darmblutungen, aufschießende Roseolen in der 2. Krankheitswoche (nur ausnahmsweise ähnliche Flecke bei Miliartuberkulose!), Typhusbacillennachweis im strömenden Blute, im Urin, mitunter auch in Faeces, positiver „Gruber-Widal" ohne vorausgegangene Typhusschutzimpfung. Für Miliartuberkulose hingegen positiver Nachweis eines Chorioidealtuberkels (stets Augenspiegeluntersuchung), auffällig hohe Pulsfrequenz der Erwachsenen ohne Herzfehler, stärkere Cyanose und hohe Atemfrequenz ohne gröberen perkussorischen und auscultatorischen Lungenbefund, gleichzeitige namentlich schon ältere Oberlappenerkrankungen, sowie der Tuberkelbacillennachweis. Feststellung eines Ausgangspunktes, häufige Schüttelfröste, Auftreten metastatischer Herde, septische Netzhautblutungen sichern im Verein mit der „Laboratoriumsdiagnose", die Unterscheidung von Sepsis. Bei Malariaverdacht bringen meist Blutpräparat und Chininbehandlung rasche Entscheidung.

**Verwechslungsmöglichkeiten** bieten bes. jene atypischen Fälle von Miliartuberkulose, die einen protrahierten, sich auf Wochen, ja Monate erstreckenden Krankheitsverlauf mit unbestimmteren Symptomen, ja mit zeitweise freieren Perioden zeigen.

Die **Behandlung** des prognostisch ganz ungünstigen Leidens (Heilungen sind Raritäten) muß sich leider auf möglichste Erhaltung des Kräftezustandes, auf sorgsame Krankenpflege und rein symptomatische Therapie beschränken. Vgl. S. 239 ff. Bei der Meningitis Lumbalpunktionen!

Eduard Müller†-Marburg.

## Lungensyphilis.

Die sekundär-syphilitische Erkrankung der Luftwege tritt gegenüber der Häufigkeit der Erkrankung der Mundhöhle und des Kehlkopfs zurück. Doch kommen auch hier papulöse Ausschläge und Roseolen vor, die das Bild einer vorübergehenden Tracheitis, bzw. Tracheo-Bronchitis hervorrufen können.

Die erworbene tertiäre Syphilis kann die Trachea und Bronchien oder das Lungengewebe befallen.

Bei der Syphilis der **Trachea und Bronchien** handelt es sich um gummöse Infiltration bes. in der Nähe der Bifurkation, die zu Zerfall und bei Ausheilung zu Narbenstenose führen kann. Sie ist häufig kombiniert mit andern syphilitischen Erkrankungen, bes. der Leber, Hoden, Rachen, Larynx.

**Symptome.** Schleichender Beginn mit Husten, öfters Krampfhusten, langsam zunehmend, oft bellend. Häufig frühzeitig Blutbeimengung zum Auswurf. Schmerzen, Druck hinter dem Brustbein. Mit eintretendem Zerfall können Gewebsfetzchen, elastische Fasern, Knorpelstückchen expektoriert werden. Mit Auftreten reichlichen Auswurfs häufig vorübergehende Besserung, dann wieder weniger Auswurf und Verschlechterung. Langsamer oder schneller Stenoseerscheinungen (s. Bronchostenose) und mitunter Anfälle von starker, selbst akut tödlicher Dyspnoë.

Die **Diagnose** wird erleichtert durch gleichzeitige andere tertiäre syphilitische Affektionen und positive Wassermannsche Reaktion! Bronchoskopie wichtig! Gerhardt unterscheidet 3 Stadien: 1. irridatives ($^1/_2$—1 Jahr); 2. Stenose (Dyspnoë; Kranken werden elender, evtl. hektisches Fieber (Phthisis syphilitica), evtl. Tod durch Komplikationen, oder rel. Heilung); 3. suffokatorisches: schwere Erstickungsanfälle, die in wenigen Tagen meist tödlich verlaufen.

**Komplikationen.** Fortschreiten des gummösen Prozesses auf Nachbarorgane (Oesophagus, Gefäße, Mediastinum), Lungengangrän, Aspirationspneumonie.

**Prognose.** Bes. im 2. und 3. Stadium sehr ernst.

**Therapie.** Möglichst frühzeitig energische antiluetische Kur mit Salvarsan, Quecksilber, Jod. Bei Narbenstenose (Facharzt) Bronchoskopie mit Sondenbehandlung. Bei hochsitzenden Stenosen evtl. Tracheotomie.

**Lungensyphilis** (im engeren Sinne). Gummöse, kavernöse, chronisch pneumonische, indurative und bronchiektatische Formen sind als anatomische Grundlagen beschrieben.

**Symptome.** Meist schleichender Beginn mit Husten, schleimigem Auswurf. Fieber, Abmagerung, Schweiße fehlen! Dyspnoë kann vorhanden sein. Allmählich tritt eitriger, oft reichlich geballter oder blutiger, mitunter fötider Auswurf auf, mitunter findet man elastische Fasern, doch keine Tuberkelbacillen. Man findet jetzt entweder die Zeichen eines umschriebenen Katarrhs, evtl. mit Bronchiektasie (s. d.) oder umschriebener Verdichtung und indurativer Pneumonie (Schallverkürzung bzw. Dämpfung, abgeschwächtes oder bronchiales Atmen, evtl. Rasselgeräusche) oder auch Zerfalls- und Kavernensymptome. Jetzt tritt vielfach Fieber und Abmagerung auf. Die Kranken werden hinfälliger.

Es besteht nun das Bild der „Phthisis syphilitica". Auch Pleuritiden, meist umschrieben, sicca adhaesiva oder exsudativa, die bes. bei gleichzeitiger syphilitisch-gummöser Pleuraerkrankung, hämorrhagisch sein kann, treten auf. Röntgenologisch findet man evtl. intensive, vom Hilus ausgehende Schatten oder Erscheinungen eines interlobulären Exsudats. Die Wassermannsche Reaktion ist (stets?) stark positiv.

Im weiteren Verlauf können Amyloiddegeneration, Pneumonien, Gangrän, Herzschwäche sich hinzugesellen. Nicht selten ist Kombination von Lungensyphilis mit Syphilis von Trachea und Leber, gelegentlich mit Phlebitis syphilitica (Thrombose) der oberen Hohlvene.

Der **Verlauf** ist vielfach tödlich, doch sind durch frühzeitige antiluetische Kuren völlige Heilungen möglich.

Verwechslungsmöglichkeit hauptsächlich Tuberkulose (wichtig das Fehlen von Bacillen und (anfänglich) Fieber und positive Wassermannsche Reaktion!), Tumor.

**Therapie.** Möglichst frühzeitig energische antiluetische Kur mit Salvarsan, Quecksilber, Jodkali.

Bei hereditärer Lues der Lungen werden die Kinder meist tot geboren oder sterben in den ersten Lebenstagen bzw. Wochen unter Erscheinungen von Dyspnoë und Cyanose. Doch kann bei geringer Ausbreitung wohl auch selten ein höheres Alter erreicht werden, meist mit klinischen Erscheinungen von Bronchiektasie oder chronischer Lungenschrumpfung. T h e r a p i e. Auch hier energische antiluetische Behandlung.

A. Bittorf-Breslau.

## Pneumokoniosen.

Man versteht unter Pneumokoniosen die durch Inhalation von Staub in den Lungen hervorgerufenen Veränderungen und unterscheidet Siderosen (Eisenstaub), Anthrakosen (Kohlenstaub), Chalikosen (Quarz-, Sandsteinusw. Staub). Inhalation von gewissen andern Staubsorten bes. bei Müllern, Drechslern, Holzarbeitern und ihre Folgen (Berufsbronchitis) gehören nicht zu den eigentlichen Pneumokoniosen.

**Symptome.** Meist sind es unspezifische Erscheinungen: chronischrezidivierende Bronchitis, Emphysem, Bronchiektasien. Doch können dazu spezifische Symptome treten. Wichtig das sehr typische Röntgenbild!

Anthrakose. Auswurf von Kohlepigmentteilen, die zum Teil in Zellen eingeschlossen, zum Teil frei ausgehustet werden. Es kann dadurch der ganze, mitunter reichliche Auswurf schwärzlich werden. Auftreten bes. bei Kohlenbergleuten, Kohlenarbeitern (Heizern usw.).

Siderosis. Ockerfarbiger Auswurf oder schwärzlicher Auswurf, der die Berlinerblaureaktion (Salzsäure und Ferrocyankaliumzusatz) oder Schwefeleisenreaktion (Zusatz von Schwefelammoniak) gibt. Auftreten bes. bei Feilenhauern, Glasschleifern, Metallschleifern usw.

Chalicosis. Es kann bei Zerfall chalicotisch veränderten Lungengewebes zum Aushusten von Steinchen und Steinbröckeln kommen. Auftreten bes. bei Steinhauern, Steinbrechern, Glas-, Kalk-, Gipsarbeitern, Mühlsteinarbeitern, Ton-, Porzellanarbeitern usw.

Anfänglich kann die Bronchitis durch Aussetzen der Arbeit und Schädigung zum Schwinden gebracht werden, später vielfach nicht mehr. Es entwickeln sich als Folgezustände: Arbeitsdyspnoë, Emphysem, chronisch indurative Veränderungen (chronische Pneumonie), Lungenzerfall (Kavernen) und Bronchiektasien sowie fötide Bronchitis. Dabei sind die oberen Lungenabschnitte meist doppelseitig befallen.

Sehr häufig kombiniert sich bes. die Chalicosis (ca. 20%) im weiteren Verlaufe mit Tuberkulose. Bei Zerfall gelegentlich Aushusten von „Lungensteinen".

Auch asthmaähnliche Zustände können sich entwickeln, bes. wenn stärkere Beteiligung der Lymphdrüsen der Lungenwurzel vorliegt. Diese selbst können erweichen und nach dem Bronchus durchbrechen und nun zur plötzlichen Expektoration größerer Pigmentmassen oder kalkiger Massen führen. Damit kann Heilung eintreten. Es können sich aber auch Aspirationspneumonien und Gangrän an den Durchbruch anschließen. Die Narbe kann zu Bronchostenose (Bronchitis deformans) oder auch zu Traktionsdivertikeln des Oesophagus führen. Auch Durchbruch in den Herzbeutel usw. ist beobachtet.

Der Verlauf ist anfänglich günstig, wenn der Kranke die Arbeit ändern kann oder genügend Vorsichtsmaßregeln gegen die Inhalation getroffen werden. Sind aber erst sekundäre Veränderungen da, so ist die Prognose quoad sanationem recht ungünstig.

**Therapie. Prophylaxe.** Wechsel des Berufs, soziale Gesetzgebung verbesserte Staubabsaugung usw. Bes. Vorsicht bei jugendlichen Arbeitern, Schutzmasken.

Bei bestehender Bronchitis, Emphysem, Bronchiektasie entsprechende Behandlung.

A. Bittorf-Breslau.

## Bronchialtumoren (Lungentumoren).

Primäre Bronchialtumoren galten früher als verhältnismäßig selten; doch sind sie in dem letzten Jahrzehnt häufiger geworden (nicht nur durch bessere Diagnosenstellung). Meist sind sie krebsiger Natur (5—10% aller Carcinome!) Viel seltener sind gutartige Geschwülste (z. B. vor allem Chondrome, Osteome, Papillome). Andererseits können sekundäre Geschwülste in die Bronchien einbrechen und die Erscheinungen von Bronchialtumoren hervorrufen.

Die eigentlichen Geschwülste der Lunge, die ja vielfach von (kleineren) Bronchien ausgehen, können von den eigentlichen malignen Bronchialtumoren, die ebenfalls auf das Lungengewebe überzugreifen pflegen (per continuitatem, lympho- oder hämatogen) nicht getrennt werden (Alveolarepithelcarcinome sehr selten, Aschoff). Relativ häufig sind metastatische Lungentumoren.

**Symptome.** Für die gutartigen und bösartigen primären Bronchialtumoren gilt zunächst alles für Bronchiostenose Gesagte. Dazu können bei den Krebsen noch die Erscheinungen der Lungengeschwülste hinzutreten.

Mattigkeit, oft aber erst auffallend spät stärkere Anämie oder Kachexie. Frühzeitig quälender oder anfallsweiser Husten mit Druckgefühl auf der Brust, das oft bestimmt an eine Stelle lokalisiert wird; Heiserkeit, Recurrenslähmungen, Dyspnoe, anfänglich nur bei Anstrengung. Recht häufig sind Pleuraexsudate, die öfters (nicht immer) hämorrhagisch sind. Sie treten mitunter schon frühzeitig und hartnäckig auf, anfangs serös, immer sich neu ersetzend, später stärker hämorrhagisch. Man findet mikroskopisch im Exsudat oft auffallend große, vakuolenhaltige Zellen, deren Kern an die Wand gedrückt ist (Siegelringformen und Riesenvakuolenzellen), mitunter auch Geschwulstpartikel. Außerdem kommen seröse, auch eitrige (Durchbruch-) Exsudate vor. Oder es findet sich eine trockene fibrinöse Pleuritis.

Der Auswurf kann recht charakteristisch sein: himbeergeleeartig (innige Mischung von Blut-Schleim-Eiter), doch kommt auch rein blutiger oder rein katarrhalisch-bronchitischer Auswurf vor. Mitunter fehlt der Auswurf ganz. Zerfällt der Tumor, so kann der Auswurf fötid werden und bronchiektatischen oder gangränösen Charakter bekommen. Mitunter findet man Geschwulstpartikel im Auswurf, als charakteristisch werden auch große Fettkörnchenzellen beschrieben.

Unregelmäßiges, meist niedriges Fieber ist bes. im späteren Verlauf (bei Zerfall und Sekundärinfektion) nicht selten, anfangs fehlt es wohl regelmäßig.

Die Inspektion ergibt das für Bronchostenose Gesagte, ebenso Auscultation und Perkussion. Hierbei können aber Zeichen diffuser Infiltration und Katarrhe (Dämpfung, Bronchialatem), recht häufig Fehlen des Atemgeräusches über der Dämpfung (Bronchialverschluß), feuchte Rasselgeräusche evtl. Hohlraumbildung hinzutreten. Häufig Sitz im Oberlappen, bez. Hilusgegend.

Frühzeitig findet man oft harte, kleine, metastatische Drüsen, gewöhnlich in derselben Supraclaviculargrube oder Achselhöhle, die sehr wichtig für die Früh- und Differentialdiagnose sind. Oft, gelegentlich frühzeitig Metastasen in Leber, Knochen, Gehirn mit entsprechenden Symptomen, die auch scheinbar die Krankheit einleiten können.

Kommt es mit Ausdehnung der Tumoren zu starken Kompressionserscheinungen der Vena cava sup. oder ihrer Äste, so können Ödeme (oft nur einer Gesichtsseite) eines oder beider Arme und der Brusthaut auftreten. Mitunter entwickeln sich ausgedehnte kollaterale Venenerweiterungen der Brusthaut, die mit der Vena cava inferior durch die erweiterten Bauchhautvenen (Epigastr. sup. und inf.) kommunizieren und das Blut nach den unteren Hohlvenen ableiten (eigene Erfahrung).

Hier kann die Bronchioskopie und vor allem die Röntgenuntersuchung recht wichtige Resultate ergeben und die Frühdiagnose erleichtern.

Die **Differentialdiagnose** hat vor allem Tuberkulose (mitunter recht schwierig: Fieber, Bacillenbefunde), rezidivierende Pleuritis, Syphilis und Aktinomykose, Mediastinaltumoren, Echinococcus (s. d.) zu erwägen.

**Therapie.** Gutartige Geschwülste der Bronchien können oft mit gutem Erfolg unter Zuhilfenahme des Bronchoskops entfernt werden (Facharzt!). Die chirurgische Therapie bösartiger ist wenig aussichtsreich und nur unter seltenen Umständen möglich (isolierter Knoten).

Die Röntgentherapie ist jedenfalls zu versuchen. Freilich besteht die Gefahr, daß mit Zerfall des Tumors Aspiration und fötide Prozesse in den Lungen und Fieber auftreten. Vorübergehende Besserungen sind aber vielfach zu erzielen (bes. Schmerzen, Reizhusten, Dyspnoe). Auch Arsen: Sol. Fowleri und Acid. arsenicosum (längere Zeit hindurch) sollten (evtl. gleichzeitig mit der Röntgentherapie) versucht werden.

Im übrigen ist die Therapie völlig symptomatisch (Husten-, Schmerzbekämpfung, Pleurapunktion usw.). A. Bittorf-Breslau.

## Lungenechinococcus.

Der Echinococcus der Lunge (im ganzen selten) tritt meist allein (bei Einwanderung in die Vena cava oder in die Lymphbahn) auf, oder seltener zusammen mit anderer Lokalisation (z. B. Leberechinococcus, der auch in die Lungen und Pleura perforieren kann). Relativ am häufigsten ist er in (Vor-) Pommern, Mecklenburg, Westfalen. Meist handelt es sich um sog. unilokulären Echinococcus (oft ein sehr große Blasen).

**Symptome.** Anfänglich bestehen entweder gar keine oder uncharakteristische Erscheinungen: Husten, Auswurf, mitunter blutig oder reichlich eosinophile Zellen enthaltend, zeitweise Fieber, Abmagerung, evtl. Brustschmerzen.

Später mit stärkerem Wachstum können die Erscheinungen eines Lungentumors (umschriebene Dämpfung, abgeschwächtes Atmen und Stimmschwirren), evtl. Verdrängungserscheinungen des Herzens usw. auftreten; oder es erfolgt Perforation nach außen oder in die Pleura mit Entstehung sekundärer Pleuritis. Die Punktion derselben kann dann entweder ein klares oder eitriges, oft steriles Exsudat ergeben, in dem sich Teile der charakteristisch geschichteten Blasenwand oder Haken der Skolizes finden können. Bei Punktion einer Blase selbst eiweißfreie, klare Flüssigkeit. Der Nachweis dieser beiden Elemente ist der sicherste Beweis eines Echinococcus der Lunge.

Die Perforation in die Luftwege leitet sich durch starken Husten ein und es erfolgt entweder die Expektoration von großen oder kleinen Teilen des Echinococcus (Haken!), oder es wird wäßrige klare oder eitrige Flüssigkeit (bei Vereiterung des Echinococcus) entleert. Auch mit stärkerer Blutung (arrodierte Gefäße) kann die Expektoration einhergehen, so daß durch diese oder Erstickung (Verlegung der Luftwege) der Tod eintreten kann. Nach dem Aushusten kann völlige Heilung oder (seltener) Vereiterung der entstandenen Höhle eintreten (s. Lungenabsceß). Bei Perforation oder bei (versehentlicher) Punktion können (anaphylaktische) Vergiftungserscheinungen auftreten (Urticaria, Kollaps, Singultus, Erbrechen, schlechter Puls).

Sehr charakteristische Bilder gibt die für die Stellung der Diagnose sehr wichtige Röntgenuntersuchung, die einen mehr oder weniger großen, meist kreisrunden, sehr scharfen Schatten ergibt, der nicht mit den Gefäßen usw. zusammenhängt, nicht pulsiert.

Schließlich kann die Untersuchung des Blutes eine Eosinophilie zeigen. In einzelnen Fällen findet man auch Präcipitin- und Komplementbindungsreaktion mit Hydatidenflüssigkeit (Untersuchung des eingeschickten (20 ccm) Blutes in hygienischem oder Fachinstitut notwendig!).

Für die Diagnose ist vor allem wichtig: 1. Röntgenuntersuchung, 2. Blutuntersuchung, 3. evtl. Nachweis von Haken usw. in expektorierter oder punktierter Flüssigkeit.

**Differentialdiagnose.** Lungencysticercose (multiple, gleichgroße [ca. 2 cm Durchmesser], runde, nicht wachsende, nicht verkalkende Schatten im Röntgenbild, keine Bluteosinophilie), Lungentumoren (z. B. Dermoidgeschwülste).

Die **Therapie** ist bei einigermaßen leicht zugänglicher Blase chirurgisch, ebenso bei Perforation in die Pleura. Bei Expektoration nach außen ist Lungenblutung und Hustenreiz zu bekämpfen. Inhalation von Terpentinöl usw. kann zur Vorbeugung oder bei eintretender Vereiterung verordnet werden. Cave Probepunktion bei gesicherter oder wahrscheinlicher Diagnose wegen Anaphylaxiegefahr! A. Bittorf-Breslau.

## Pleuritis.

**Begriffsbestimmung.** Unter Pleuritis versteht man die Entzündung des Rippenfells. Sie kann umschrieben oder diffus auftreten.

Man unterscheidet eine trockne Pleuritis (sicca) von der exsudativen Form. Bei dieser trennt man nach der Art des Ergusses: die seröse (bzw. sero-fibrinöse), die hämorrhagische, die eitrige (purulente oder jauchige) Form (Empyem).

Abzusondern sind die serösen Transsudate nicht entzündlichen Ursprungs (Stauungstranssudate), während die nephritischen Ergüsse vielfach doch entzündlichen Charakter haben.

**Häufigkeit.** Die Pleuritis ist eine der häufigsten Erkrankungen, bei Männern häufiger als bei Frauen.

**Pathogenese.** Nur selten liegt eine primäre Erkrankung vor, meist schließt sie sich einer Erkrankung der Lungen an. Fast immer liegt eine infektiöse Ätiologie vor, doch gibt es auch aseptische Pleuritiden, z. B. traumatische (meist Pleuritis sicca circumscripta) und carcinomatöse.

Man unterscheidet 4 Infektionswege:

1. per continuitatem (Pneumonie, Tuberkulose, Lungenabscesse usw.);
2. lymphogen von den Lungen aus (bei Prozessen, in denen nicht direkte Kontinuität vorliegt), vom Mediastinum, Perikard, Oesophagus, Abdomen, bes. bei Peritonitis jeder Art (subphrenischen Abscessen) von Appendicitis und Halslymphbahnen aus;
3. hämatogen (Angina, Gelenkrheumatismus, metastatische, z. B. Osteomyelitis);
4. bei perforierenden Pleuraverletzungen.

Die **Ätiologie.** Bei weitem am häufigsten ist die tuberkulöse Pleuritis, und zwar vielfach bei initialer Lungentuberkulose und Bronchialdrüsentuberkulose. Sie kann aber auch in jedem Falle im späteren Verlauf auftreten, am häufigsten als trockene oder seröse, selten hämorrhagische (Pleuratuberkulose) und eitrige.

Nächstdem ist die pneumonische und metapneumonische (trockne, seröse und bes. häufig eitrige) Pleuritis zu nennen (meist Pneumokokken).

Die Influenzapleuritis, bes. nach und bei Influenzapneumonien, meist Strepto- und Staphylokokken (oder beide evtl. mit Pneumokokken). Gewöhnlich ist diese Pleuritis (trotz reichlicher Bakterien) anfangs serös, mitunter serös-hämorrhagisch und wird in den meisten Fällen erst später eitrig.

Dieselben Erreger findet man auch bei der meist eitrigen Pleuritis im Verlaufe von Lungenabsceß, Gangrän, Bronchiektasie u. a. Bronchialerkrankungen.

Rheumatische Pleuritis, trocken oder serös, öfters mit Endo- oder Perikarditis kombiniert.

Traumatische, trockene oder seröse Pleuritis, sowohl bei stumpfer Gewalteinwirkung (mit oder ohne Knochenbruch) und uneröffneter Pleura, als bei perforierenden Verletzungen (dann oft hämorrhagisch oder eitrigjauchig).

Pleuritis bei Mediastinitis, Peritonitis (subphrenischem Absceß, Pericolitis und Appendicitis (vielfach steril, serös, anfangs trockene Entzündung).

Bei primären oder metastatischen Tumoren der Pleura und Lungen serös-hämorrhagisch oder rein hämorrhagisch (s. auch Lungentumor). Mitunter trockene umschriebene Pleuritis, auch diaphragmatica, bei großen Tumoren des Abdomens (Milz-, Leber-, Nierentumoren).

Pleuritis bei Echinococcus, Aktinomykose, Syphilis.

Metastatische Pleuritis bei Typhus, Sepsis, Scharlach, Diphtherie u. a.

Pleuritis bei Lungeninfarkt, Kyphoskoliose, Blutkrankheiten (perniziöse Anämie, Skorbut u. a.) und Nephritis (acuta und chronica) (trocken, serös, hämorrhagisch).

Auslösend und prädisponierend wirkt vielfach Erkältung (tuberkulöse und rheumatische Form).

## Die trockene Rippenfellentzündung (Pleuritis sicca).

**Ätiologie** (s. o.).

**Symptome.** Schmerzen, gewöhnlich heftig, plötzlich einsetzend streng lokalisiert auf die Stelle des Sitzes; Dyspnoe nur bei größerer Ausdehnung. Atmung oft abgehackt, die Seite des Sitzes schleppt nach, wird geschont. Bei Pleuritis diaphragmatica costale Atmung oder einseitiger Stillstand bzw. Hemmung der Zwerchfellbewegung. Schmerzen (sehr stark) hier oftmals im Epigastrium, Hypochondrium, Rücken, Schulter, Nacken. Beim Husten, Niesen, Tiefatmen, Schlucken oder Erbrechen verstärkt. Druckempfindlichkeit der Brustwand ist bei trockener Pleuritis selten, dagegen ist oft Reiben fühlbar.

Perkutorisch höchstens geringe Schallverkürzung, verminderte Zwerchfellbeweglichkeit.

Auscultatorisch trockenes Reiben, in älteren Fällen oft Knarren (Lederknarren).

Meist besteht wohl leichtes Fieber. Hustenreiz kann bestehen.

Die Pleuritis sicca kann in einigen Tagen heilen oder wochen-, selbst monatelang bestehen. Dann erfolgt meist Abheilung unter Bildung von Verwachsungen. Sie kann aber auch als Vorläufer von seröser, hämorrhagischer, eitriger Rippenfellentzündung oder als deren Folge auftreten.

Natürlich ist vielfach die Grundkrankheit für den Verlauf und die sonstigen Symptome ausschlaggebend.

**Therapie** (der unkomplizierten Fälle). Ruhe, mindestens Schonung. Zur Beseitigung der Schmerzen, zum Teil direkt heilend wirken: Brustwickel (feuchte, kalte, aber auch heiße), Heißluftapplikationen, Schwitzprozeduren, Senfpflaster, Senfmehlaufschläge, Jodtinkturanstriche. Oft wirken unblutige Schröpfköpfe günstig. Auch Ruhigstellung der Seite durch zirkuläre feste Heftpflasterverbände können angewendet werden. Jedoch soll die Seite keinesfalls zu lange ruhiggestellt werden wegen der Gefahr von Verwachsung und Schrumpfung. Daher nach jeder Pleuritis Atemgymnastik (s. u.). Intern sind vor allem: Natrium salicylicum (20,0 bis 300,0, 2mal täglich 1—2 Eßl.), Melubrin, Diplosal, Gelonida antineuralgica und Aspirin u. a. zu empfehlen, gelegentlich Morphium notwendig.

## Die exsudative Pleuritis.

**Ätiologie** (s. o.).

Seröse (sero-fibrinöse, serös-hämorrhagische) Form. Auch hierbei bestehen Brust-, Kreuz-, Rücken-, Schulterschmerzen, die oft sehr heftig, in andern Fällen (fast) gänzlich fehlen, so daß die Atemnot allein die Patienten zum Arzt führt. Nicht selten auch Leibschmerzen.

Die Atemnot ist in ihrer Stärke im wesentlichen abhängig von der Größe des Exsudates, dem Zustande des Herzens. Aber auch individuelle Unterschiede spielen eine große Rolle.

Husten besteht wohl meist, doch auch von wechselnder Stärke und Häufigkeit. Der Auswurf ist von den ursächlichen Umständen abhängig.

Der Appetit ist vielfach gering, es besteht öfters Völle und Drücken nach Nahrungsaufnahme.

Fieber ist in den meisten Fällen vorhanden. Es kommen alle möglichen Fiebertypen vor. Kurzdauerndes, mitunter mit Schüttelfrost einsetzendes Fieber, langsamer Fieberanstieg und länger dauerndes hohes Fieber oder stark remittierende Fieberkurven, die sich über Wochen hinziehen und meist lytisch abklingen. Aber auch ganz geringfügige Temperatursteigerungen sind nicht selten. Dagegen ist bei chronisch exsudativer (bes. serös-hämorrhagischer) Pleuritis dauernd normale Temperatur stets sehr verdächtig auf Tumorpleuritis. Umgekehrt ist pyämisch-intermittierendes und hohes Fieber auf eitrigen Erguß (s. d.) verdächtig.

Der Allgemeinzustand ist wechselnd beteiligt. Es sprechen da Fieberdauer, Appetitlosigkeit, Schlaflosigkeit, aber auch die ätiologischen Momente mit. Jedenfalls tritt öfters erhebliche Schwäche, Abmagerung, Anämie im Verlauf einer exsudativen Pleuritis auf.

Die **lokalen Symptome** sind Vorwölbung mit Nachschleppen der erkrankten Seite in wechselnder Stärke, oft einseitig aufgehobene Zwerchfellatmung (Fehlen des Littenschen Phänomens, sichtbare Abrollung des Zwerchfells von der seitlichen Brustwand). Die Haut der Seite kann gerötet sein, auch leicht geschwollen (Lymphstauung?). Die Atmung selbst ist mehr oder weniger beschleunigt, angestrengt, bei großen Exsudaten besteht mitunter Orthopnoe mit direkt bedrohlicher Atemnot.

Im Bereich des Exsudats besteht Dämpfung mit stark vermehrtem Resistenzgefühl. Die obere Dämpfungsgrenze ist eine horizontale, d. h. in den meisten Fällen hinten höher als vorn, nur bei Kranken, die während der Entwicklung umherliefen, vorn und hinten gleich hoch. Vielfach steigt die hintere Dämpfungsgrenze von innen unten nach oben außen konvex an (Ellis-Damoiseausche Kurve) um seitlich und nach vorn abzufallen. Bei ganz großen Exsudaten gibt die ganze Seite gedämpften Schall. In diesen Fällen findet man (bes. bei jugendlichen Individuen) auch paravertebral auf der andern Seite ein Dämpfungsdreieck an der unteren Lungengrenze (Rauchfußsches Dreieck). Die Verschieblichkeit der Exsudatgrenzen ist bei Lagewechsel und tiefer Respiration meist sehr gering, bzw. fehlt. Oberhalb der Dämpfung besteht oft eine Zone tympanitischen Schalls (durch Relaxation des Lungengewebes).

Das Stimmschwirren ist aufgehoben oder mindestens stark abgeschwächt (Prüfung mit lauter, tiefer Stimme!), an der oberen Grenze mitunter verstärkt.

Das Atemgeräusch fehlt im Bereich der Dämpfung meist ganz, oder ist bei kleinem Exsudat stark abgeschwächt. An der oberen Grenze, bes. über der tympanitischen Zone, hört man meist Bronchialatmen mit besonderem Klangcharakter (Kompressionsatmen). Dieses Atemgeräusch kann aber in nicht zu seltenen Fällen auch (wenigstens) über (Teilen) der Dämpfung, d. h. dem Exsudat zu hören sein. Ebenso hört man nicht ganz selten auch Reiben an umschriebenen Stellen (Oberrand, vordere Grenze des Exsudats) und fortgeleitete Rasselgeräusche. Über den übrigen Teilen des Brustkorbs ist meist das Atemgeräusch etwas schwächer als auf der gesunden Seite. Bronchophonie ist mitunter deutlich, mitunter von eigenartigem meckernden Beiklang (Ägophonie).

Wichtig für die Diagnose sind die sog. Verdrängungserscheinungen (bei denen aber auch Änderungen des negativen Druckes mitwirken). Sie sind bereits bei mäßig großen Exsudaten vorhanden. Das Zwerchfell der betreffenden Seite wird nach unten gedrängt: daher rechts Lebertiefstand, links Aufhebung oder Verkleinerung des hellen Schalles des Traubeschen Raumes (sehr wichtig gegenüber Infiltrationen!).

Das Herz ist nach der gesunden Seite verlagert, je nach Größe des Exsudats natürlich verschieden stark. Oft ist auch das Mediastinum, mitunter auch Trachea und Larynx gleichsinnig verschoben. Als Ausdruck der Raumbeengung und Atemerschwerung sind einseitige Erweiterungen der Brusthaut- und Jugularvenen zu betrachten,

Halssympathicusreiz- oder -lähmungserscheinungen treten mitunter auf: gleichseitige Lidspalten-Pupillenerweiterung oder -verengerung, gleichseitige stärkere Wangenrötung, Schweißsekretionsstörung.

Wichtig für die Diagnose ist die Probepunktion.

Sie hat zu beachten: 1. Das Aussehen: seröse (verschiedene Intensität der Gelbfärbung, Neigung zum Gerinnen usw.), hämorrhagische, eitrige, (selten auch chyliforme) Ergüsse. 2. Das spezifische Gewicht: 1016 und mehr spricht unbedingt für entzündlichen Erguß, darunter, bes. sehr niedriges spezifisches Gewicht, für Stauung, 1013—1015 spricht mehr für Exsudat. 3. Eiweißgehalt (Esbach: 5—10fach verdünnt aufzustellen): 2% und mehr für Entzündung, niedriger für Stauung. 4. Rivaltasche Probe (1—2 Tropf. der Flüssigkeit tropft man in ein hohes, durchsichtiges Standgefäß, das mit Essigsäure leicht angesäuertes Wasser enthält. Bildet sich eine zigarettenrauchähnliche feine, sich senkende Trübung, so ist die Reaktion positiv): positive Reaktion spricht für entzündliches Exsudat. 5. Die cytologische Untersuchung des Zentrifugats (ist sehr wichtig): starker Gehalt an Lymphocyten und relativ reichlich Erythrocyten, sowie Pleuraendothelien, findet man vor allem bei chronischer und tuberkulöser Pleuritis, während reichliche polynucleäre Elemente mehr bei akut entzündlichen Exsudaten sich finden [bes. Pneumokokken, Streptokokken (hier allerdings mitunter anfangs sehr zellarmes Exsudat), aber auch bei akuter tuberkulöser Pleuritis]. Reichlich Endothelien, zum Teil degeneriert (Siegelringform, Riesenvacuolenzellen) gewöhnlich bei Tumoren meist mit reichlich roten Blutkörperchen.

Starke Eosinophilie des Exsudats selten und nicht ätiologisch zu verwerten. Ich sah es mehrmals bei gutartigen serös-leicht hämorrhagischen Exsudaten nach Grippe (gleichzeitig Eosinophilie des Blutes).

Starker Endothelgehalt und spärlich sonstige Zellen bei Stauungstranssudat. Gelegentlich reichlich Cholesterintafeln (eigentümlich beim Schütteln flimmerndes Exsudat bes. bei chronischer Pleuritis).

Röntgenuntersuchung oft wichtig für Differentialdiagnose, bes. gegenüber dicken Schwarten und abgesackten Exsudaten!

Abgesackte Exsudate, interlobuläre Exsudate bilden sich bes. bei akut entzündlichen Prozessen. Die Diagnose muß sich auf umschriebene (topographisch bedingte) Dämpfungen, umschriebene Aufhebung des Stimmschwirrens, Atemgeräusches, Probepunktion stützen. Bes. oft werden meiner Erfahrung nach abgesackte Exsudate in seitlichen Partien (Achselhöhle bis Zwerchfell reichend) übersehen.

Pleuritis pulsans beruht auf Fortleitung der Herzgefäßbewegung durch das Exsudat auf die Brustwand.

Das Vorkommen doppelseitiger Pleuritis, Pleuritis bei Perikarditis und Polyserositis brauchen nur erwähnt zu werden, doch können große Perikardialexsudate linksseitige Pleuraexsudate vortäuschen!

**Komplikationen** (abgesehen von den Grundkrankheiten) bes. Herzschwäche, plötzliche Todesfälle — Abknickung der Hohlvene, Ateminsuffizienz? — Thrombosen an den Extremitäten, selten Stimmbandlähmungen, Herpes zoster, Erythema nodosum.

**Differentialdiagnose.** Vor allem Pneumonie (wichtig Verdrängungserscheinungen!), häufig Kombination von Pneumonie mit Exsudat. Tumor und Tumorpleuritis.

**Verlauf** sehr wechselnd, tödlicher Verlauf (abgesehen von solchen durch Grundkrankheit) selten. Mitunter langsame oder schnelle Resorption völlig ohne Residuen (relativ selten), meist bleiben bes. nach längerem Bestande Verwachsungen (Pleuraschwarten, adhäsive Pleuritis). Ausgang in Bronchiektasie, Lungencirrhose. In etwa 50% späteres Auftreten manifester Lungentuberkulose.

Schließlich kann sich ein seröses Exsudat in ein eitriges (bei Pneumonie) oder hämorrhagisches (bei Tumor) umwandeln.

Die häufigste Folge. Die **Pleuraverwachsung** bedarf noch einiger diagnostischer Hinweise: Subjektiv häufig jahrelang, bes. bei Witterungswechsel, Schmerzen auf der betreffenden Seite oder Stelle. Die Brustseite ist mehr oder weniger geschrumpft, mitunter aber nur eben sichtbar am schrägeren Verlauf der Rippen, engeren Intercostalräumen. Von hinten oft deutlicher sichtbar als von vorn. Nachschleppen bei der Atmung. Die Nachbarorgane können nach der erkrankten Seite verzogen sein, bes. Herz, Mediastinum, Trachea (Larynxschiefstand). Die andere Lunge zeigt oft vikariierende Blähung. Mitunter hochgradige Herzverlagerung (Pseudodextrokardie bei rechtsseitigen Schwarten).

Das Zwerchfell bewegt sich nicht oder weniger als die gesunde Hälfte. Der Klopfschall ist vielfach leicht; mitunter stark verkürzt, nach unten nimmt die Verkürzung meist an Intensität zu. Das Atemgeräusch ist mehr oder weniger abgeschwächt, ebenso das Stimmschwirren. Häufig isolierte Bronchialkatarrhe entsprechend den Verwachsungen (mitunter das einzige Zeichen bei leichter Schwartenbildung).

Zirkulationsstörungen, bes. bei ausgedehnten oder doppelseitigen Verwachsungen: Dyspnoë, Cyanose, schließlich rechtsseitige Herzhypertrophie und Insuffizienz (oft zeitig Stauungsleber). Erweiterungen der Brusthautvenen als Zeichen lokaler Abflußerschwerung.

Bei Spitzenverwachsungen sehr häufig Sympathicus- (Pupillen-) Symptome.

Mitunter ist die Entscheidung, ob neben dicker Schwarte noch Exsudat besteht, nur durch Probepunktion möglich.

**Therapie der Pleuritis.** Bettruhe ist unbedingt notwendig! Entsprechende gute Ernährung! Häufige, kleine Mahlzeiten! Gute Pflege und Lagerung ist wichtig. Die Kranken nehmen selbst häufig gewisse Lage ein, in der die Schmerzen oder Atemnot am geringsten ist.

Hydrotherapie. Im akut entzündlichen Stadium wirken meist feuchte (kühle oder warme) Wickel. Eis und sehr große Kälte wird nur selten gut vertragen. Die Wickel sind stundenlang liegenzulassen. Sie lindern die Schmerzen, wirken offenbar entzündungswidrig und die Resorption anregend. Lokale Hitzeanwendung kann bes. im späteren Verlauf die Resorption mächtig anregen, ebenso künstliche Höhensonnenbestrahlungen.

Medikamentöse Therapie. Hier steht das Natrium salicylicum bei weitem obenan. Man gebe es in großen Dosen, am besten 2—3 mal täglich je 2—3 g. Frühzeitig angewendet wirkt es oft besser, als bei verspäteter Anwendung. Es regt die Resorption bes. durch Diaphorese (und Diurese) an. (Wichtig für Erkennung der Resorption ist die Beachtung der täglichen Harnausscheidung!) Nach Natrium salicylicum kann man zur Abwechslung auch Aspirin und andere Salicylate Melubrin u. a. geben.

Sonstige Mittel. Jodanstriche (zur Schmerzstillung), Einreibung mit Schmierseife (wirkt günstig auf Resorption), Diuretica (zur Anregung der Diurese und Resorption, mitunter in älteren Fällen günstig!), Abführmittel (Ableitung auf den Darm), Schwitzprozeduren (nur bei kräftigen Menschen und gutem Herzen angezeigt). Bei starkem Husten und Schmerzen sind Kodein, auch wohl Morphium gestattet, letzteres bei großen Exsudaten, schlechtem Herzen und Ateminsuffizienz streng verboten! Bei großer Schlaflosigkeit sind Schlafmittel erlaubt (Adalin, Veronal).

Besondere Diätkuren. Durstkuren in strengem Sinne (Schrothsche Kur) sind bes. bei Fieber nicht indiziert. Eine gewisse Flüssigkeitsbeschränkung ist aber anzustreben. (Karell-Kur für einige Tage kann versucht werden.) Kochsalzarme Diät ist empfohlen, entbehrt aber der Begründung.

Die Probepunktion (wichtig zeitig zur Unterscheidung vom Empyem) und Punktionsbehandlung der Pleuritis s. unter Bruststich. Als Indikation zur Punktion gelten: Starke Verdrängungserscheinungen, verzögerte Resorption (damit Gefahr größerer Schwartenbildung, mitunter nach Punktion auch Absinken des Fiebers), sehr große Exsudate mit bedrohlichen Erscheinungen (bei Herzinsuffizienz). Vor der Punktion: Kodein, Morphium. Gute Asepsis. Punktion mit Nachfüllen von $O_2$ oder Luft, wie es neuerdings empfohlen wurde, bietet keine Vorteile.

Autoserotherapie. Durch Probepunktion 1—3 ccm entnehmen und beim Zurückziehen Entleerung unter die Haut ist empfohlen, scheint aber ohne Wirkung, Königer behauptet bei tuberkulöser Pleuritis ungünstige Wirkung auf die Tuberkulose!

Nach Resorption des Pleuraexsudats ist die Atemgymnastik wichtig. Hier kann durch Kuhnsche Lungensauge, oder durch Atmung im Unterdruck (Brunsscher Apparat) oder gegen Überdruck (pneumatische Kammer, Aufblasenlassen von Luftringen) viel erreicht werden. Auch einfache Atemübungen (tiefes Atmen mit Rumpfbeugen im Inspirium nach der gesunden Seite und Erhebung des Armes der kranken Seite (evtl. mit Hantel) sind empfehlenswert. Bei starker Schrumpfungsneigung hat v. Criegern einen sehr günstig wirkenden Verband angegeben, der die kranke Seite zu tiefer Atmung zwingt. Später kommen Rudern, Schwimmen in Betracht. Natürlich ist auch hierbei überall die Grundkrankheit zu beachten.

### Eitrige Pleuritis (Empyem).

**Ätiologie** (s. o.) bes. Pneumokokken und Streptokokken oder Staphylokokken (Influenza).

**Symptomatologie.** Im wesentlichen dieselbe wie bei serösen Ergüssen. Nur sind die Allgemeinerscheinungen meist schwerer und stürmischer. Das Fieber meist hoch und stark remittierend, doch können auch (bes. abgesackte und chronische) Empyeme lange Zeit ohne Fieber (bes. bei älteren und heruntergekommenen Patienten) verlaufen. Stets leidet das Allgemeinbefinden sehr: Auffallende Blässe, Abmagerung, Neigung zu Schweißen. Meist entwickeln sich die eitrigen Exsudate bei der Pneumonie erst nach Krise oder Lyse, selten und prognostisch günstiger — außer bei Influenzapneumonie — sind die parapneumonischen, d. h. schon im Beginn bzw. Verlauf der Pneumonie auftretenden serös-eitrigen Ergüsse.

Das tuberkulöse Empyem (Rippenkaries, kavernöse Lungentuberkulose usw.) entwickelt sich viel schleichender und der Verlauf ist viel weniger stürmisch.

Doppelseitige Empyeme, namentlich bei Influenzapneumonien nicht zu selten. Abgesackte und interlobuläre Empyeme sind relativ häufig. Diagnostisch oft recht schwierig!

Sehr wichtig ist hierbei, wie überhaupt, die frühzeitige Probepunktion. Man soll sie öfters wiederholen, wenn sie nicht gleich von Erfolg begleitet ist. Empfehlenswert weite Kanüle (Verstopfungsgefahr!) und Einstich beim Empyem nicht an der tiefsten Stelle des Exsudats (somit näher oberer Grenze), um Verstopfung mit Eiterflocken usw. zu vermeiden.

**Verlauf.** Spontane Resorption selten, am häufigsten noch bei parapneumonischen Pneumokokkenempyemen! Wird ein Empyem nicht entleert, so kann ein langes Siechtum folgen (Fieber, Abmagerung, Anämie, Gewichtsabnahme). Schließlich kann es sich aber doch noch absacken und unter dicken Schwarten relativ heilen. Oder es tritt der Tod an Entkräftung oder Amyloidosis ein, der ferner unter schweren septischen Erscheinungen erfolgen kann. Perikarditis und Endokarditis, Hirnabsceß, Meningitis, sonstige metastatische Eiterungen (Gelenke) können hinzutreten.

Vielfach tritt aber auch Spontanentleerung durch die Lungen ein. Meist erfolgt plötzlich unter starkem Husten die Entleerung reichlichen Eiters (Erstickungsgefahr). Die Entleerung kann 1 l und mehr betragen. In den nächsten Tagen wird Husten und Eiterentleerung geringer, und es kann so völlige Heilung eintreten, oder es sammelt sich ein neues Exsudat unter Fieber an bis erneute Entleerung erfolgt. Schließlich kann der Auswurf auch stinkend (putrid) werden. Mitunter bleibt eine Kommunikation zwischen Lunge und Empyem und es entwickelt sich ein Krankheitsbild, das der Bronchiektasie ähnelt. Auch Bronchiektasie selbst kann entstehen. Selten tritt bei der Perforation ein Pneumothorax (bzw. Pyopneumothorax) auf.

Der Durchbruch kann auch in andre Organe oder nach außen (Empyema necessitatis) erfolgen. Hierbei tritt eine spontane Heilung gewöhnlich nicht ein.

**Therapie.** Beim Empyem kommt nur baldige Entleerung in Betracht! Methoden:

Rippenresektion (Facharzt!).

Bülausche Heberdrainage, wohl nur im Krankenhaus durchführbar, jedenfalls gute Pflege (Facharzt).

Wiederholte ausgiebige Punktionen.

Die Indikationen für 1. oder 2. sind vielfach strittig.

Jedenfalls kommt wiederholt fortgesetzte (geschlossene) Pleurapunktion (mit Aspiration) zunächst bei allen doppelseitigen Empyemen in Frage. Weiter hat sie (alle 1—5 Tage wiederholt) sich sehr bewährt bei der Behandlung der Influenzaempyeme. Tritt nach 2—6maliger Punktion hier keine Besserung (Entfieberung, Hebung des Allgemeinbefindens) ein, so ist Rippenresektion anzuschließen. Bei elenden Patienten (mit akutem Empyem, bes. nach Pneumonie) empfiehlt es sich ganz allgemein zunächst eine ausgiebige Entleerung durch Punktion vorzunehmen und dann erst nach (gewisser) Erholung die Rippenresektion anzuschließen! Gefahr des totalen Pneumothorax geringer. Bes. zu berücksichtigen (bei Stellung der Indikation) ist der Zustand des Herzens. Das Setzen eines Pneumothorax bedeutet für dasselbe eine sehr erhebliche Belastung!

Alte, abgesackte Empyeme und Fistelempyeme (Lungen- oder Brustwandfistel) sind unbedingt mit Rippenresektion zu behandeln.

Bei tuberkulösen Empyemen nur Punktionsbehandlung (Facharzt).

**Das jauchige (putride) Empyem. Ätiologie.** Vor allem gangräneszierende und putride Prozesse der Lungen, perforierte Oesophagustumoren und -divertikel, perforierende Verletzungen (Schußverletzung) der Brustwand. Sekundärer Übergang eitriger Exsudate bei Perforation nach außen oder in die Lunge in putride. Bes. leicht werden auch primär hämorrhagische Exsudate (z. B. nach nicht völlig aseptischer Entleerung) putrid. Ursache der Putreszenz: Bakterien, vielfach Anaerobier.

**Symptome.** Der bei der Probepunktion des Empyems gefundene Eiter ist stinkend, meist dünnflüssig (durch Autolyse des Eiters, wenig erhaltene Zellen), mitunter von schmutziger (grau-gelb-bräunlicher) Farbe. Öfters tritt Sedimentierung im Exsudat ein, so daß die oberen Schichten fast serös erscheinen können — nur der Geruch ist charakteristisch! —

Der Verlauf ist bes. bösartig: Fieber unregelmäßig, soll auch mitunter ganz fehlen, doch treten auch Schüttelfröste auf. Nachtschweiße, rascher Verfall, Abmagerung, schlechter Appetit, Neigung zu Durchfällen, Herzschwäche. Wichtig Feststellung durch Probepunktion (Geruch).

**Prognose.** Nicht operativ sehr ungünstig, operativ günstiger.

**Therapie.** Nur Rippenresektion (oder Heberdrainage).

A. Bittorf-Breslau.

# Der Pneumothorax (Sero- und Pyopneumothorax).

**Begriffsbestimmung.** Unter Pneumothorax versteht man Luftansammlung im Brustfellraum. Tritt dazu ein seröser oder eitriger Erguß, so spricht man von Sero- oder Pyopneumothorax.

Anatomisch unterscheidet man einen geschlossenen, offenen und Ventilpneumothorax je nachdem die Öffnung geschlossen, offen oder nur bei einer Respirationsphase offen ist. Nach der Ausdehnung unterscheidet man totalen oder partiellen (abgesackten) Pneumothorax.

**Ätiologie.** Äußerer Pneumothorax entsteht durch eine perforierende (offene) Thoraxwunde (Schuß, Stich, Zerstörung der Brustwand usw.); artifiziell nach Pleurapunktion, Rippenresektion und therapeutischer Pneumothorax (s. Tuberkulose).

Innerer Pneumothorax entsteht a) weitaus am häufigsten (80—90%) bei Lungentuberkulose (initiale, vor allem fortgeschrittene). Hier entwickelt sich dann häufig ein Sero- oder auch Pyopneumothorax;

b) bei Lungenabsceß, Gangrän, Bronchiektasie, Lungeninfarkt, Influenzapneumonie, nach Durchbruch eines Empyems oder Echinococcus (meist Sero- bzw. Pyopneumothorax);

c) Emphysem, stärkeren Hustenanfällen bei Keuchhusten, Asthma (selten);

d) sehr seltene Fälle bei (scheinbar) gesunder Lunge;
e) traumatische Fälle — ohne äußere Fistel — durch Rippenbrüche usw. mit Verletzung der Lunge;
f) von Nachbarorganen aus (Magen (sehr selten), Oesophagus — Carcinom und Divertikel — Pyopneumothorax).

## Pneumothorax.

**Symptome.** Die Entstehung erfolgt meist plötzlich, dann gewöhnlich im Anschluß an einen starken Hustenanfall mit heftigen Schmerzen und Atemnot. Bei allmählicher Entwicklung sind die Störungen oft gering, ebenso im weiteren Verlauf. Öfters klagen die Patienten nur über Druck und Spannung in der erkrankten Seite oder im Epigastrium. Die Atmung ist in Ruhe später oft gar nicht gestört, dagegen besteht (fast) stets Dyspnoë bei Bewegung oder Anstrengung. Sie kann beschleunigt, mitunter normal oder verlangsamt, vertieft sein. Die Stimme ist mitunter leise, mitunter erfolgt das Sprechen abgesetzt.

Die erkrankte Brustseite ist vorgewölbt und bleibt bei der Atmung zurück, bzw. steht still. Die Nachbarorgane sind nach der gesunden Seite verdrängt (Herz-, Kehlkopf-, Mediastinalverlagerung, Zwerchfell- und Lebertiefstand). Das Littensche Zwerchfellphänomen (s. o.) fehlt. Tritt nur partieller Pneumothorax oder Pneumothorax in einer geschrumpften Brustseite ein, so können natürlich diese Erscheinungen ganz oder teilweise fehlen (seltener). Der Stimmfremitus fehlt auf der erkrankten Seite, bzw. ist stark abgeschwächt. Mitunter besteht Haut- oder sehr selten Mediastinalemphysem, bes. bei traumatischem Pneumothorax.

Die Perkussion ergibt entweder abnorm lauten oder tympanitischen Schall, aber auch normaler Schall ist oft vorhanden (abhängig von der Spannung im Pneumothorax). Nicht selten sind metallische Phänomene. Bei Stäbchenplessimeterperkussion hört man mit Stethoskop einen metallischen Schall, jedoch meist nur an umschriebenen Stellen. Mitunter bei starker Perkussion „Münzenklirren" und „Geräusch des gesprungenen Topfes". Über Schallwechsel siehe unter Seropneumothorax. Die Zwerchfellgrenzen stehen tief, sind unverschieblich. Herz und Mediastinum sind verlagert. Diese Verlagerung ist oft ganz erheblich, so daß z. B. bei linksseitigem Sitz das Herz ganz in der rechten Brustseite liegen kann. Die untere Lebergrenze (bei r. Pneumothorax) findet man sehr tief (bis Nabelhöhe).

Auscultation ergibt entweder völlig aufgehobenes, oder abgeschwächtes Atmen. Nicht selten hört man auch (zum Teil leise) amphorisches Atemgeräusch. Mitunter treten auch (entfernte) Rasselgeräusche mit metallischem Beiklang auf.

Die Venen der Jugulargrube und am Hals sind vielfach einseitig gestaut (bes. bei längerem Bestehen), ebenso wie die Brusthautvenen. Einseitige Störungen des Halssympathicus (Pupillen-Lidspaltdifferenzen, Schweißstörungen usw.) treten öfters auf. Cyanose oder Blässe mit Cyanose findet man bes. beim plötzlichen Beginn oder bei längerem Bestehen infolge eintretender rechtsseitiger Herzhypertrophie und Insuffizienz. Der Puls kann normal, aber auch beschleunigt, gut gefüllt oder auch klein sein.

Beim partiellen Pneumothorax können je nach der Größe und Lage die Symptome sehr geringfügig und verschieden sein. Am häufigsten ist hier Verwechslung mit großen Kavernen.

Wichtig ist stets die Röntgendurchleuchtung, die sehr charakteristische Bilder gibt: Lungenfeld hell, Lunge mehr oder weniger kollabiert oder partiell adhärent der Brustwand (meist Spitze). Tiefstand des Zwerchfells. Verschiebung der Mediastinalorgane mit inspiratorischem Wandern derselben gewöhnlich nach der kranken Seite. Paradoxe Zwerchfellbewegung (inspiratorisches Höhertreten), weite Intercostalräume.

Verwechslungsmöglichkeit beim linksseitigen Pneumothorax mit Eventratio (Hernia) diaphragmatica (Röntgenbild!).

**Verlauf.** Stürmisches oder allmähliches Einsetzen, dementsprechend mehr oder weniger schwere subjektive und objektive Erscheinungen. Mitunter jahre- (jahrzehnte-) langer Bestand ohne stärkere Beschwerden und ohne Komplikationen. Meist jedoch sekundärer seröser oder eitriger Erguß. Spontanresorption (mit oder ohne Exsudat) nicht selten. Bei langem Bestand sekundäre Herzhypertrophie. Doppelseitiger Pneumothorax (sehr selten) im allgemeinen (akut) tödlich. Der einseitige Pneumothorax kann ebenfalls tödlich verlaufen. Bes. gefährlich ist der Ventilpneumothorax durch Zunahme der Spannung (Herzatmungsinsuffizienz) und offene Pneumothorax wegen Infektionsgefahr der Pleurahöhle. Daneben ist natürlich die Grundkrankheit von wesentlicher Bedeutung.

**Therapie.** Beim akuten Eintritt Ruhe (Bettruhe), Senfwickel, evtl. Morphiuminjektion und Herzmittel.

Bei starkem Überdruck mit starker Verdrängung und schweren Erscheinungen ohne Neigung zur Spontanresorption Punktion! Beim Ventilpneumothorax dadurch nur vorübergehende Besserung, daher ist hier entweder dauernde Aspiration mit Perthesscher Pumpe oder Wasserstrahlpumpe notwendig (Facharzt, Krankenhaus) oder nach dem Sahlischen Vorschlag Einlegung eines Hahntroikarts, dessen Hahn soweit geöffnet bleibt, daß die relativ freieste Atmung eintritt. Im ganzen empfiehlt sich abwartendes Verhalten! Anfangs Bettruhe, bei unkompliziertem Verlauf später umhergehen lassen. Tritt Resorption gar nicht ein, so kann man durch vorsichtige Aspiration die Luft (bei geschlossenem Pneumothorax) abzusaugen suchen, dabei ist geringer Saugdruck notwendig, damit die Fistel sich nicht wieder öffnet.

### Seropneumothorax.

**Symptome.** Tritt zu einem Pneumothorax ein seröses Exsudat (Pleuritis), so treten meist leichte Temperatursteigerungen auf. Sie können aber auch ganz fehlen. Die Schmerzen und das Spannungsgefühl können zunehmen. Neben den obengenannten Symptomen des Pneumothorax findet man nun noch in den unteren Teilen des Pneumothorax eine nach der Menge wechselnd hohe Dämpfung, die stets völlig horizontale obere Grenze — also bei Lagewechsel hochgradige Verschiebung — zeigt (im Stehen vorn und hinten gleich hoch, im Liegen vorn tief, hinten hoch). Bei Lagewechsel tritt Biermerscher Schallwechsel auf (im Sitzen höherer, im Liegen tieferer Schall; mitunter allerdings auch umgekehrt). Sehr charakteristisch ist die Succussio Hippocratis (das Plätschergeräusch beim Schütteln oft weithin hörbar! Cave Verwechslung mit Plätschern im Magen-Darm).

Ferner hört man bei der Auscultation oft eigenartige metallische Geräusche „Wasserpfeifengeräusch", „Geräusch des fallenden Tropfens", „Fistelgeräusche".

Röntgendurchleuchtung ergibt neben den Symptomen des Pneumothorax einen stets horizontalen Flüssigkeitsspiegel, der außer den beim Schütteln des Kranken auftretenden Wellen, bei linksseitigem Seropneumothorax vom Herzen mitgeteilte Wellen und schließlich respiratorische Bewegungen zeigen kann.

Probepunktion wichtig zur Unterscheidung mit Pyopneumothorax.
**Prognose.** Wie beim Pneumothorax. Mitunter Übergang in Pyopneumothorax.
**Therapie.** Im wesentlichen dieselbe wie beim Pneumothorax. Bei größerem Exsudat strengere Ruhe, Salicylate und bei schweren Erscheinungen (ohne Neigung zur Resorption) Entleerung desselben (wie bei Pleuritis) durch Punktion.

## Pyopneumothorax.

Es kann hierbei ein eitriges oder auch jauchiges Exsudat vorliegen
**Symptome.** Wie beim Seropneumothorax, nur sind gewöhnlich die Allgemeinerscheinungen schwerer (ähnlich eitriger oder putrider Pleuritis). Nur beim tuberkulösen Pyopneumothorax sind die allgemeinen Erscheinungen, wenn nicht Mischinfektion hinzutritt, oft sehr gering oder fehlen ganz.

Die **Diagnose** wird wesentlich gesichert durch das Ergebnis der Probepunktion (Eiter, bakteriologische Untersuchung!).

**Differentialdiagnose.** Pyopneumothorax subphrenicus (gashaltiger subphrenischer Absceß), bes. nach Perforation vom Magen oder Darm (peritonitische Erscheinungen, lokales Ödem und Druckempfindlichkeit der Rippenbogengegend, Hochdrängung des Zwerchfells bei — wenn auch gering — erhaltener Beweglichkeit, Tiefstand der empfindlichen Leber, Röntgendurchleuchtung, Probepunktion; evtl. fäkulent riechende Flüssigkeit).

**Prognose,** ernster. Nur ein tuberkulöser Pyopneumothorax kann (jahrelang) ohne wesentliche Schädigung bestehen.

**Therapie.** Beim tuberkulösen, nicht mischinfizierten Pyopneumothorax konservative Therapie! Bei hohem Druck nur Punktion.

Bei Mischinfektion, sowie beim (eitrigen oder jauchigen) Pyopneumothorax Rippenresektion (Facharzt!) empfehlenswerter als Versuch mit Aspiration oder Heberdrainage.

A. Bittorf-Breslau.

## Anhang.

## Husten und Bluthusten.

### Husten.

Der Husten stellt einen **Schutzmechanismus** für die Luftwege dar. **Mechanismus:** Sprengung des Glottisschlusses nach vorausgegangener tiefer Inspiration durch einen kräftigen Exspirationsstoß.

Die **zentrale Innervation** aller beim Husten tätigen Respirationsmuskeln liegt wahrscheinlich in einem Hustenzentrum, das in der Gegend der Ala cinerea zu suchen ist.

Der **Husten kann ausgelöst werden. Zentral:** z. B. willkürlicher, hysterischer Husten, ferner **peripher** von verschiedenen Stellen des Respirationstraktus aus: Kehlkopf unterhalb der Stimmbänder, Fossa interarytaenoidea, Bifurkation, Trachea, Bronchien. Reizung der Alveolen und des eigentlichen Lungenparenchyms löst keinen Husten aus. Dagegen ist er wieder von der Pleura costalis, vom Pharynx, Gehörgang und von der Nase aus (bes. bei entzündlichen Veränderungen), ebenso von der äußeren Haut (Kältereiz) auslösbar. Selbst Reizung der Speiseröhre, der (vergrößerten) Leber, Milz, des Herzens (Extrasystolen) können zu Husten führen, während das Bestehen eines Magen-Uterushustens bestritten wird.

Die auslösenden peripheren Reize sind entweder thermische, chemische oder mechanische; vielfach sind es entzündliche Prozesse, doch können auch nervöse Reize (Larynxkrisen der Tabiker) den Husten verursachen. Schließlich sei an den Husten bei Stauung im kleinen Kreislauf (Stauungsbronchitis) erinnert.

Man unterscheidet nach der **Intensität** der Hustenbewegungen: Husten und Hüsteln.

Nach der **Art des Hustens. Trockenen Husten** bes. bei Reizzuständen der feineren Bronchien (initiale Tuberkulose), Mediastinaldrüsen und -tumoren, Pharyngitis, Pleuritis, **feuchten Husten** bei stärkerer Sekretion. Nach dem Klange spricht man von **hohlem**, meist trockenem Husten, von **aphonischem**, heiserem Husten (bei Ulzerationen am Kehlkopf, bei Stimmbandlähmung und Stenosen des Kehlkopfs (Diphtherie), Kompression der Trachea [substernale Struma usw.]). **Bellender** Husten kann ebenfalls bei Kehlkopfstenose, bei Katarrhen des Kehlkopfes oder der Trachea auftreten. Man beobachtet ihn aber gerade bei nervösen und bei hysterischen Personen.

Neben der Klangfarbe ist wichtig die **zeitliche Art des Auftretens und die Häufigkeit des Hustens.** Nachts ist vielfach der Husten geringer, fehlt ganz oder ist nur zeitlich begrenzt vorhanden, z. B. vor dem Einschlafen bei Nervösen, bei Tracheitis, Laryngitis, leichten Bronchitiden. Umgekehrt tritt er bei anderen Krankheiten vorwiegend nachts auf, oder ist in dieser Zeit (störend) vermehrt (Asthma bronchiale und kardiale, Lungentuberkulose u. a.). Oder er tritt früh und abends stark, tags und nachts weniger auf, z. B. bei Pharyngitis, Tracheo-Bronchitis, beginnender Tuberkulose, Bronchiektasien. Er kann ferner anfallsweise auftreten: Pertussis, Bronchialdrüsentuberkulose, bei Aneurysmen der Aorta, Mediastinalerkrankungen, Lungensyphilis.

Schließlich sieht man plötzlich schwere Hustenanfälle bei Perforation von Empyemen in die Luftwege, bei durchbrechenden Lungenabscessen, Drüsen, Echinokokken und bei Carcinomdurchbrüchen!

Ebenso begleiten Entstehen eines Pneumothorax häufig, ausgiebige Pleurapunktionen mitunter schwere Hustenparoxysmen (albuminöse Expektoration). Geringen Husten sehen wir bei herabgesetzter Reizbarkeit: 1. der Schleimhäute (mitunter bei Bronchiektasien, Tuberkulosen und chronischen Bronchitiden), 2. des nervösen Apparates (Benommenheit), oder bei schmerzhaften Affektionen (wobei der Hustenreiz willkürlich unterdrückt wird), und bei allgemeiner Schwäche und Lähmungen.

Während der Husten im allgemeinen eine **günstige Schutzeinrichtung** ist, um Fremdkörper, Schleim usw. aus den Luftwegen zu entfernen, so kann er doch in anderen Fällen **ungünstig** wirken. Er kann einmal durch große Häufigkeit den Schlaf rauben, dann aber vor allem bei chronischen Bronchitiden die Überdehnung des Lungengewebes und Entstehung der Lungenblähung (Emphysem) begünstigen, Lungengewebe zum Platzen bringen (Pneumothorax, interstitiells und Hautemphysem), Auftreten von Lungenblutungen, aber auch von Haut-, Schleimhaut- (Bindehaut-, Uterus-) und Hirnblutungen begünstigen und schließlich durch Erhöhung der Widerstände im kleinen Kreislauf die Arbeit des rechten Herzens vermehren und so Hypertrophie und später Insuffizienz des rechten Herzens herbeiführen.

Die **Therapie** des Hustens wird nach der jeweils vorliegenden Grundkrankheit und dem zu erreichenden Zwecke sehr verschieden sein. Es lassen sich daher höchstens einige allgemeine Gesichtspunkte geben.

**Herabsetzung der peripheren und zentralen Erregbarkeit:** Hier kommen vor allem die Morphiumderivate in Betracht. Das

Morphium selbst wirkt zwar schon in kleinen Dosen (0,001—0,003), doch ist stets seine stark lähmende Wirkung auf das Atemzentrum und die leichte Angewöhnung zu berücksichtigen! Bei bestehender Ateminsuffizienz und Neigung zu Morphiumgebrauch streng verboten! Daher auch für chronischen Gebrauch ungeeignet! Viel wirksamer beim Husten und weniger gefährlich wirkt vor allem das Kodein. Ähnlich sind Dionin, Heroin, Dicodid, Dilaudid, Paracodin. Im jugendlichen Alter kommen bes. die Blausäurederivate, Aq. Laurocerasi und Aq. amygdalarum in kleinen Dosen in Betracht. Schleimige Mittel (Decoctum Althaeae, Succus liquiritiae), Inhalation von Kochsalzlösung, Hydrotherapie (feuchtwarme Wickel) wirken peripher herabsetzend. Willkürliche Beschränkung ist oft anzuziehen!

Steigerung der peripheren und zentralen Erregbarkeit. Apomorphin, Tartarus stibiatus, Ipecacuanha (Wirkung auf Brechzentrum), Strychnin; Äther (Spir. aethereus), Ammoniak (Liq. ammon.). Lokal vorwiegend reizend: Benzoe, Senega. Peripher kalte Abwaschungen, kühle Bäder, Übergießungen. Das Atemzentrum erregend noch Atropin, Coffein, Campher.

Sekretionshemmende Mittel. Atropin und Trockendiät stehen obenan. Dazu kommen (gleichzeitig entzündungswidrig) die Balsamica (Terpentin, Eucalyptus, Supersan, Transpulmin, Ol. pin. pumil.), Adrenalin, Cocain (Inhalation usw.).

Sekretionssteigernde und verflüssigende Mittel. Neben den Brechmitteln und Pilocarpin sind vor allem die Alkalien, Salina (Trinkkuren und Inhalation) und die Jodpräparate zu nennen. In gewisser Beziehung gehören auch die Balsamica hierher, insofern sie auf eine wenig sezernierende, stark entzündete Schleimhaut bessernd einwirken, so daß ein Stadium vermehrter Sekretion folgt. Liq. ammonii anisati, wichtig auch Spec. pectorales (Radix pimpinellae, Fructus anisi, Althaea usw.).

Entzündungswidrige Mittel. Kreosot und ähnliche Präparate, Solveol, Guajakol, Pyrenol usw., Balsamica, Chinin (Solvochin, Transpulmin), Salzinhalationen und Trinkkuren (Kochsalz, alkalische Wässer), hydrotherapeutische Maßnahmen (Heißluft-Glühlichtbäder, Wickel, Abreibungen). Klimatische Mittel (Seeluft, trockenes, mildes Klima, Staubfreiheit); Soolbäder, Schwefelbäder.

Antispasmodische Mittel. Amylnitrit, Nitroglycerin, Nitrite, Stramonium, Adrenalin, Ephedrin, Ephetonin, Asthmolysin, Atropin.

Herztonica bei Stauungsbronchitis (s. Herzschwäche).

Hier einige Rezeptbeispiele:

Sol. Kodein. phosphor. 0,8 : 30,0. 3mal täglich 15—20 Tropf.
Kodein, phosphor. 0,6; Elix. pectoral. ad 25,0. D. S. 3mal täglich 15—20 Tropf.
Dionin 0,15; Sir. spl. 20,0; Aq. ad 100,0. M. d. s. 3mal täglich 1 Teel.
Peroninum 0,2; Sir. Althaeae 30,0; Aq. dest. ad 150,0. D. S. 3mal täglich 1 Eßl.
Morph. mur. 0,1—0,2; Aq. amygd. am. ad 20,0. D. S. 3—4mal täglich 10—20 Tropf.
Parakodin à 0,01. 1 Röhrchen à 20 St. Täglich 2—3 Tabl.
Dicodid à 0,005. Originalpackung zu 5, 10 u. 20 Tabl. Täglich 2—3 Tabl.
Decoct. rad. Seneg. 10,0 : 170,0; Liq. Ammon. anisat. 5,0; Sir. spl. ad 200,0. M. d. s. 3stündlich 1 Eßl.
Acid. benzoic. 0,2—0,4; (mit oder ohne Elaeosacch. menth. pip.) 1,0; d. tal. dos. Nr. XX in chart. cerat. S. 3—4 Pulv. täglich.
Decoct. cort. Quillaiae 5,0 : 180,0; Sir. cort. Aurantii ad 200,0. M. d. s. 2stündlich 1 Eßl.
Sol. Kalii (oder Na) jodati 5,0—10,0 : 200,0 (Amm. jodat. 2,0—5,0 : 200,0). S. 3mal täglich 1 Eßl.
Ammon. chlorat.; Succ. Liquirit. aa 10,0; Aq. dest. ad 200,0 oder (idem) Mixt. solvent. 200,0. M. d. s. 2stündlich 1 Eßl.
Emser Salz zur Inhalation. Emser Salz mit heißer Milch.
Apomorph. hydrochl. 0,01—0,03; Acid. hydrochlor. pur. 0,5; Sir. Althaeae 30,0; Aq. dest. ad 150,0. M. d. in vitro nigro S. 2—3stündlich 1 Eßl.
Inf. rad. Ipecac. 0,6 : 175,0; Liq. Ammon. anisat. 5,0; Sir. spl. ad 200,0.
Sol. Pilocarpin. hydrochlor. 0,01 : 10,0. D. zu Händen des Arztes. S. $^1/_2$—1 (!) ccm subcutan

**Kalium-sulfo-guajacol.**; Spir. vin.; Sir. sp . āā 30,0; Aq. ad 300,0. M. D. S. 3mal täglich 1 Eßl.
**Guajacol.** 2,5; Kalii carbonic. 0,5; Pulv. radic. Liquir. 5,0; Glycerin q. s. ut fiant pilul. (saccharo obducto) Nr. 50. S. Guajacolpillen 3mal 1—2 St. täglich.
**Guajacol** 6,0; Tinct. Gentian. ad 30,0. M. d. s. 3mal täglich 5 Tropf.
**Guakalin II.** 2—3mal täglich 1 Teel.
**Pilul. Kreosoti** Sommerbrod à 0,1 Nr. 100. 3mal täglich 1—2 Pill.
**Kreosotal.**; Ol. jecor. asell. āā 20,0. D. S. 3—4mal täglich 25 Tropf.
**Ol. Terebinthinae** depurat. (oder Ol. pini pumilionis) 30,0. S. 15 Tropf. auf kochendes Wasser zum Inhalieren.
**Menthol.** 10,0; Eucalyptol; Ol. dericini āā 20,0. M. d. s. 1—3mal täglich 1 ccm intramuskulär (= Supersan).
**Ol. Terebinthinae** rectifivat. Mehrmals täglich 10—15 Tropf. in Schleimsuppen usw. oder in Geloduratkapseln (0,3). (Harn kontrollieren, Nierenreizung).
**Myrrhae** 10,0; Stib. sulfurat. aurant. 1,0; Pulv. bulbi Scillae; Extr. Dulcamar. q. s. ut fiant pil. Nr. 100; Consp. pulv. rhiz. Irid. florent. D. S. 3mal täglich 3—5 Pill.

A. Bittorf-Breslau.

## Bluthusten (Hämoptoe; Hämoptysis; bei starker Blutung „Blutsturz").

Bluthusten ist gewöhnlich das Alarmsignal ernsterer, vor allem tuberkulöser Lungenerkrankungen. Unmittelbar zum Tode — sei es durch die Massenhaftigkeit der Blutung, sei es durch ausgedehnte Blutaspiration — führt er nur ausnahmsweise. Jeder Einzelfall — auch eine scheinbar geringfügige, flüchtige Hämoptoe — verlangt möglichst rasche Klarstellung des Sitzes der Blutung und des verantwortlichen Krankheitsprozesses mit allen diagnostischen Hilfsmitteln.

Ortsdiagnose der Blutung und Artdiagnose des Krankheitsprozesses vereinfachen sich bei Wiederholung früherer Blutungen aus gleichen Ursachen, bei hausärztlicher Beobachtung der Art der Herausbeförderung des Blutes, bei eindeutiger, z. B. auf Lungentuberkulose hinweisender Anamnese, sowie bei einem klaren, objektiven Befund an den Brustorganen. Deutungsschwierigkeiten entstehen aber schon dadurch, daß die Rücksicht auf den Kranken eine eingehende Anamnese und sorgfältige Lungenuntersuchung zunächst ausschließt. Man ergänzt dann die Vorgeschichte durch Befragen von Angehörigen und beschränkt sich, bis die Blutung steht, unter bes. genauer Inspektion und Palpation auf leises Perkutieren der vorderen und seitlichen Lungenpartien, des Herzens und der Aortengegend sowie auf Auskultation ohne Aufforderung zur Vertiefung der Atmung. Wichtig ist auch die Feststellung, ob der Bluthusten spontan oder nach äußeren Ursachen, wie psychischen und körperlichen Traumen eintrat. Körperliche Überanstrengungen, Heben, Pressen, forciertes Husten u. dgl. gehören zu den Hilfsursachen einer Blutung bei zuvor krankem Organ; sie sind aber kaum jemals, von schwereren äußeren Traumen abgesehen, die Grundursache von Blutungen aus zuvor gesunden Lungen. Mit Vorliebe überrascht die Lungenblutung den Tuberkulösen in Ruhe nicht bei der Arbeit.

Die Untersuchung befaßt sich mit den **Hauptursachen einer Hämoptoe**: Lungenaffektionen, vor allem Tuberkulose, ferner Herzfehler mit ihren Folgeerscheinungen (Infarkte, Stauungslunge), Venenthrombosen mit nachträglichen Lungenembolien und schließlich noch Aortenaneurysmen. Vor Verwechslungen mit Lungenödem (blutig-seröses, pflaumenbrühartiges Sputum) muß man sich hüten. Natürlich berücksichtigt man die Möglichkeit einer hämorrhagischen Diathese. Bei Albuminurien und chronischen Nierenerkrankungen denkt man an Kombinationen mit Tuberkulose, an Stauungsblutungen und Lungenembolien infolge begleitender Herzmuskelinsuffizienz, schließlich auch an urämische Blutungen und Hämoptysen, die bei hoher Blutdrucksteigerung, vielleicht nach Art des hierbei häufigen Nasenblutens, entstehen. Echte Lungenblutungen sind — bes. bei Tuberkulose — zur Zeit der Menses keine Seltenheit; sie kommen sogar zur Zeit einer ausfallenden Menstruation vor. Eine echte vikariierende Menstruation bei gesunder Lunge ist zumindest eine Rarität, mit der man in der Praxis kaum rechnen soll. Gewöhnlich handelt es sich um Auslösung von Blutungen aus anderen Ursachen durch die bei der Menstruation einsetzende Veränderung des Gesamtorganismus, auch vasomotorischer Natur, oder um hysterische Artefakte. Negative klinische und selbst röntgenphotographische Befunde beweisen noch keineswegs mit voller Sicherheit organische Lungengesundheit! Beim „hysterischen" Bluthusten handelt es sich gleichfalls fast stets um zum Teil ganz „raffinierte" Artefakte. Gewöhnlich stammt hier das Blut aus dem Mund, Nase oder Rachen. Kleine streifenförmige Blutbeimengungen werden allzuoft überängstlich bewertet; manchmal sind sie zwar Vorläufer stärkerer Blutungen, auch Folgen akut-exsudativer Prozesse, häufig aber unbedenklich.

Im Zweifelsfall prüft man zunächst, ob die Quelle der Blutung die Lunge ist oder nicht. Irrtümer entstehen schon dadurch, daß erbrochenes Blut oder solches aus den oberen Luft- und Speisewegen, vor allem aus Nasen-Rachenraum, aspiriert, nachträglich ausgehustet und durch ein vieldeutiges Ausspeien, angebliches „Räuspern", auch zusammen mit Auswurf nach außen befördert wird. Ohne genaue Besichtigung von Mundhöhle und Rachen, evtl. sogar ohne fachärztliche Untersuchung von Nasen-Rachenraum, Kehlkopf, ja Trachea, auch ohne sorgfältige Magenuntersuchung ist eine sichere Unterscheidung mitunter unmöglich. Selbstverständlich werden aufgehoben und untersucht das herausbeförderte Blut mit seinen Beimengungen, etwaiger Auswurf während der nächsten Zeit. Es werden die Stuhlentleerungen während der nächsten Tage besichtigt und die Temperaturen sorfältig gemessen. Schließlich wird, wenn es eine schonende Untersuchung zuläßt, auf nachträgliche Änderungen des Lungenbefundes, vor allem während der nächsten Krankheitstage und Wochen genau geachtet.

Man schätzt annähernd die entleerte Blutmenge (Menge wird oft — namentlich von Umgebung und dem Kranken selbst — sehr überschätzt). Weitere Fehlerquellen: Beimengungen, bes. von Auswurf und Mageninhalt. Man achtet auf Luftgehalt des Blutes (gerne schaumig bei echtem Bluthusten), auf Art der Blutgerinnung (oft auffällig lange flüssig bei Tuberkulose; klumpig bes. bei Magenblutungen), auf Farbe (hellrot, bes. bei Tuberkulose, dunkler, wie gerne beim Kavernenblut — hier aber auch kleine Aneurysmen von Ästen der Pulmonalarterie — bei hämorrhagischen Infarkten; schwärzlich, Kaffeesatz ähnlich, schokoladenfarben bei Magenblutungen), auf Reaktion des eben entleerten Blutes (alkalisch bei Lungenblutung, sauer oder neutral bei Magenblutungen), schließlich noch auf makroskopische und mikroskopische Beimengungen von Speiseteilen, Tuberkelbacillen, elastischen Fasern usw. Bei Mangel an Zeit, an technischer Schulung und apparativen Hilfsmitteln Einsendung des entleerten Blutes an Untersuchungsamt oder Krankenhaus! Tuberkelbacillenbefunde, Gehalt von Herzfehlerzellen, an elastischen Fasern können rasch die Sachlage klären.

Bei Lungenblutungen — auch im Gegensatz zur Hämatemesis — häufig noch tagelang Auswurf mit abnehmenden Blutbeimengungen, oft in Form älterer, dunklerer Gerinnsel.

Nach Magen- und Duodenalblutungen oft Teerstühle, falls Blutmengen nicht zu gering und nicht alles erbrochen wird. Seltene Fehlerquelle: reichliches Verschlucken von Blut.

Häufig vorübergehende Temperatursteigerungen bei Lungenblutungen (angeblich Resorptionsfieber; häufig aber akut-grippeartige Verschlimmerungen einer exsudativen Tuberkulose mit hämorrhagischem Auswurf). Auch längerdauernde Anstiege durch Entwicklung akuter disseminierter Unterlappentuberkulose infolge Aspiration von Blut mit Bacillen und Kaverneninhalt.

Bei Lungenblutungen oft Rasseln im Bronchialbaum, rasche Entwicklung von Dämpfungen bei Infarkten; Ergänzung des physikalischen Befundes bei „stehender" Blutung durch Röntgendurchleuchtung und Photographie; unter allen Umständen in diagnostisch zweifelhaften Fällen.

In solchen zweifelhaften Fällen gelangt man oft ans Ziel, wenn man an der Hand eines Schemas die verschiedenen Möglichkeiten des Bluthustens durchdenkt und das „Für" und „Wider" erörtert!

Man überlegt, ob der Bluthusten unter Ausschluß von Lungenödem auf primärer Lungenblutung beruht oder ob Trugbilder durch Blutungen aus Magen, aus oberen Luft- und Speisewegen, durch hysterische Artefakte oder gar Allgemeinerkrankungen, wie hämorrhagische Diathesen, in Frage kommen. Sichere Lungenblutungen können auf Primärerkrankungen der Lunge oder auf sekundären Veränderungen des Organes durch Herz- und Gefäßerkrankungen beruhen. Unter den Primärerkrankungen der Lungen und des Bronchialbaumes steht obenan die Tuberkulose. Hier kommt der Hämoptyse in allen Krankheitsphasen, vor allem aber im Krankheitsbeginn und in den Endstadien vor. Weitere Primärerkrankungen der Lungen mit gelegentlichem Bluthusten sind: andersartige lobuläre und lobäre Pneumonien, z. B. bei epidemischer Grippe, Lungenemphysem und eine Reihe seltenerer Lungenaffektionen, wie traumatische Lungenschädigungen, Fremdkörper (bes. spitze), Abscesse, Gangrän, Geschwülste, Parasiten, Actinomyces und Syphilis. Die wichtigsten Erkrankungen des Bronchialbaumes, die mitunter zu Hämoptysen Anlaß geben, sind: Varicenbildungen daselbst (auch bei Lebercirrhose!), Bronchiektasien, chronische Bronchitis mit stark hyperämischer Schleimhaut, die fibrinöse Bronchitis, Tumoren. Die praktisch in Betracht kommenden Sekundärveränderungen der Lunge infolge Herz- und Aortenerkrankungen, sowie Venenthrombosen sind: hämorrhagische Infarkte bei Herzfehlern, Venenthrombosen z. B. am Bein, in den weiblichen Unterleibsorganen, Stauungen im kleinen Kreislauf, bes. bei Mitralstenose und Myokarditis, schließlich noch Aortenaneurysmen mit Durchbruch in Bronchien und Lungengewebe (auch hier mitunter zunächst kleine Hämoptysen, wie bei Tuberkulose, vor allem beim Durchsickern durch die verdickte, mit Fibrinniederschlägen ausgekleidete Aneurysmawand!).

Bei der Unterscheidung von Lungen- und Magenblutungen hält man sich an das S. 279 stehende in Anlehnung an frühere Vorbilder bearbeitete Schema, aber unter Beachtung der Möglichkeit des gelegentlichen Zusammentreffens von Lungen- und Magenleiden. Schwierigkeiten entstehen in der Allgemeinpraxis gerne durch unzulängliche Anamnesen!

**Behandlung.** Psychische und körperliche Ruhe — auch bei geringfügiger Lungenblutung — schon im Hinblick auf die gelegentliche überraschende Verschlimmerung. Die begreifliche psychische Erregung des Kranken mildert sich schon durch klare, bestimmte Anordnungen des Arztes, durch den beruhigenden Zuspruch, daß die Hämopoe an sich nur ausnahmsweise lebensgefährlich ist. Die eigene Ruhe gewinnt der Arzt durch die sichere Beherrschung aller Maßnahmen bei solchen bedrohlichen akuten Störungen!

Eine verständige, ruhige Pflegeperson wird bestimmt und unterwiesen, das Herumstehen einer mit Hausmitteln vielgeschäftigen, geängstigten Umgebung um das Krankenbett, jeder Besuch, jedes laute Sprechen, vor allem des Kranken selbst wird untersagt, nur ein gelegentliches Flüstern, eine Verständigung durch einfache Zeichen erlaubt. **Dem Kranken wird eingeschärft, daß er durch Ruhe, durch Unterdrückung unproduktiven oder zu starken Hustenreizes, allzu kräftiger Hustenbewegungen bei der Blutstillung mithelfen muß. Kein langes Befragen des Kranken, keine angreifende Untersuchung!**

Die Lagerung sei dem Kranken bequem, meist mit erhöhtem Oberkörper. Mit der neuerdings vielfach empfohlenen ,,Außer-Bett-Behandlung" sei man in der Allgemeinpraxis vorsichtig. Etwaige Verschlimmerungen werden allzu leicht dieser ,,freieren" Behandlung zur Last gelegt. Anderseits nicht immer Zwang zur Bettruhe oder gar horizontalen Lage mit ihrer Erschwerung der Auswurfherausbeförderung. Oft ist Sitzen auf dem Bettrand mit herabhängenden Beinen, im Rücken gut unterstützt, oder auf bequemem Stuhl zweckmäßiger. Bei Bettruhe auf vermutlich kranke Seite, im Zweifelsfalle auf Brustmitte oder bei Erregten auch auf Herzgegend kommt ein nicht drückender Eisbeutel, ein kühler Umschlag — ein Zwang für den Kranken zu gleichmäßiger ruhiger Lage. Auch die **Atmung** sei ruhig, zwanglos, von normaler Tiefe. Alle hastigen, anstrengenden **aktiven Bewegungen**, auch Lage- und Wäschewechsel, ,,drücken" bei der Defäkation, sind zunächst verboten; für etwaige Stuhl- und Urinentleerungen womöglich ein Stechbecken. Anfänglich auch **Nahrungs- und Flüssigkeitsabstinenz** bis auf tee- höchstens eßlöffelweise kühle Milch, Saft, Gelatinepudding, Eispillen. Kein Alkohol, kein Kaffee oder Tee. Bei ,,Durchbruchsblutungen" z. B. aus Kavernen, wird man überhaupt auf ,,Herzmittel" möglichst verzichten, sie aber anwenden bei begleitender Herzschwäche und Verdacht auf die an Häufigkeit wohl unterschätzten Stauungsblutungen gerade bei Tuberkulose.

Bei starkem Blutsturz raten viele zu Bindenwicklungen aller vier Extremitäten, etwa Mitte von Oberarm und Oberschenkel derart, daß der arterielle Puls erhalten bleibt und eine stärkere venöse Stauung entsteht; allmähliche vorsichtige Bindenlösung, etwa nach einer $^1/_2$ Stunde.

Als medikamentöse Behandlung: Morphium (0,01)[1] bes. bei Erregten, bei allzu starkem Hustenreiz, bei zu heftigen Hustenstößen. Bildung und Haften der blutstillenden Thromben werden so erleichtert. Vermeide aber möglichst Morphium bei Leuten, die nach früheren Erfahrungen das Alkaloid schlecht vertragen und nachträglich erbrechen, ferner eine stärkere narkotische Morphinwirkung, da der Husten auch hier eine wichtige Abwehrmaßregel des Organismus zur Vermeidung von Aspiration und Bronchienverstopfung darstellt. Sog. blutstillende Mittel, ausnahmslos von höchst unsicherer, höchstens gelegentlicher Wirkung, schon aus psychotherapeutischen Gründen in Allgemeinpraxis aber oft unentbehrlich. Zwei Hauptgruppen: **Mittel, die die Blutgerinnung fördern und solche, die durch Gefäßverengerung, leider aber am wenigsten auf pathologisch veränderte Wandungen des blutenden Gefäßes wirken.** Innerlich Kochsalz, ein gehäufter Eßlöffel (etwa 20—25 g) auf 1 Glas Wasser, langsam schluckweise — ein altes unschädliches, mitunter nützliches Volksmittel. Innerlich versucht man ferner größere Mengen Gelatine. (Etwa Gelatine alba, ca. 50 g, also ungefähr 30 ,,Blatt", auf-

---

[1] Wer auf die Gesamtalkaloide des Opiums Wert legt, kann zur Vermeidung des teuren Pantopons das Opium concentratum versuchen (die mit Morphium hydrochloricum auf ein Gehalt von 48—50% Morphium eingestellten salzsauren Gesamtalkaloide); größte Einzelgabe 0,03; größte Tagesgabe 0,1 (Deutsches Arzneibuch 6. Ausg., S. 501, 1926).

|  | | Lungenblutung (Hämoptoe) | Magenblutung (Hämatemesis) |
|---|---|---|---|
| | Art der Herausbeförderung | Ausgehustet! Fehlerquelle: Aspiration von erbrochenem Blut | Erbrechen! Fehlerquelle: Verschlucken v. Lungenblut mit nachträglichem Erbrechen desselben; Erbrechen nach starken Hustenstößen |
| | Geschmacksempfindung während der Blutung | Oft süßlich | Oft unangenehm säuerlich, bitter |
| Verhalten des entleerten Blutes | Aussehen | Hellrot, schaumig, oft lange flüssig. Ausnahmen: Dunkles bis schwärzliches Blut oft bei Infarkten, Kavernenblutungen, nachträgliche Blutherausbeförderung | Dunkel, schwärzlich, klumpig, kaffeesatzähnlich, schokoladenfarbig. Ausnahmen: Hellrot bei abundanten Blutungen, bes. aus arrodierten Arterien, bei rasch erbrochenen starken Blutungen in leeren Magen; Fehldeutungen durch sekundäre Veränderungen von zwar hellrotem, aber verschlucktem Lungenblut |
| | Reaktion | Alkalisch | Meist sauer oder neutral (Ausnahmen wie bei „Aussehen") |
| | Beimengungen | Keine Nahrungs- aber evtl. andere Sputumbestandteile | Oft Nahrungsreste! Ausnahmen wie bei „Aussehen" |
| Ergebnis der Krankenuntersuchung | Vorgeschichte | Anhaltspunkte für Tuberkulose oder andere Lungenkrankheiten. Fehlerquelle: Initialblutungen bei scheinbar voller Gesundheit | Anhaltspunkte für Magenleiden. Fehlerquellen: Magenblutungen bei zuvor scheinbar Gesunden, Blutungen bei Lebercirrhose, Kombinationen von Magenleiden und Tuberkulose; scheinbares Magenleiden, wie Dyspepsie bei beginnender Tuberkulose |
| | Befund | Lungenveränderungen, vor allem Rasseln. Herz-, Aorta- sowie Venenerkrankungen | Gesunde Lungen, falls nicht begleitende Tuberkulose vorliegt. Objektive Magensymptome |
| | Weitere Beobachtung in den nächsten Krankheitstagen | Auswurf auch später noch vorhanden, noch bluthaltig; noch tägliche Fiebersteigerungen und Veränderungen des Lungenbefunds, bes. über Unterlappen infolge Aspiration. Kein Teerstuhl! | Oft Teerstühle: Fehlerquelle bei geringer Blutmenge, bei fast restlosem Erbrechen des Blutes, sowie andererseits bei reichlichem Verschlucken von Lungenblut |

gelöst in $1/4$ l Wasser, mit Zusatz von Sir. Cortic. Aurant., Himbeer- oder Citronensaft.) Andere bevorzugen das Calcium, z. B. Sol. Calc. chlorat. crist. 20,0; Aqu. Cinnamonii ad 200,0; 3 mal täglich $1/2$ Eßl.; oder Sol. Calci. lact. 10,0 : 150,0; mehrmals 1 Eßl. Bei stärkeren, hartnäckigen Blutungen intravenös 10 ccm einer hypertonischen 10% Kochsalzlösung (nach St. ev. zu wiederholen) oder die gleiche Menge Calcium-Sandoz (letzteres auch intramuskulär), auch die Mercksche Gelatine subcutan. Auch das Adrenalin soll die Gerinnungsfähigkeit erhöhen. Man spritzt evtl. mehrmals am Tage, 1 ccm subcutan, bes. in Fällen gleichzeitiger Herzschwäche (per os — hier zwecklos). Gewöhnlich nur medikamentöse Scheinerfolge (vgl. Darmblutungen bei Typhus S. 161).

Einige Beispiele für die beliebte, aber in ihrer Wirkung höchst zweifelhafte Darreichung von Ergotin, Hydrastis, Styptizin, Plumbum aceticum! 1. Extract. Sec. cornut. fluid.; 3 mal täglich 20 Tropf. 2. Sekakornin; subcutan bzw. intramuskulär $1/2$—1 ccm; Secacornin, auch als

Tabletten und in Tropfen. 3. Extract. Hydrast. canad. fluid. 10,0 3 mal täglich 20—30 Tropf., evtl. mit Extract. Viburni prunifolii āā. 4. Hydrastinum hydrochloricum, entweder Liquor hydrast., Orig. Flac. 10,0; 3 mal täglich 20 Topf. oder Tabletten hydrast. 15; 3—4 mal in 1 stündigen Pausen 1 Tabl. 5. Styptizintabletten zu 0,05; 20; 5—6 Stück pro die. 6. Plumbi acetici 0,025; Morphini muriatici 0,005, Sacch. 0,5; X; 1—2 stündlich 1 Pulv.

Gewöhnlich kommen schwere Blutungen auch durch die begleitende Blutdrucksenkung zum Stillstand. In ernsten Fällen kann man eine solche günstige Hypotension durch Auftropfen von 3 Tropfen Amylnitrit (etwa 2 ccm aufschreiben) auf ein Taschentuch und Einatmung des leicht flüchtigen Medikamentes erzielen. Nützlich ist mitunter auch Atropin (0,01 zu 10 aqu. dest. et steril., $1/_4$—$3/_4$ Spritze subcutan). Mit Herzmitteln, wie Campher, Strychnin, Coffein sei man sparsam. Andererseits kann Digitalis selbst bei „tuberkulösen" Lungenblutungen gelegentlich wirken, falls Stauungen im kleinen Kreislauf oder zumindest in den erkrankten Lungenpartien mitspielen. Sog. Kochsalzinfusionen werden am besten durch Tropfklystiere ersetzt; die Voraussetzung hierfür liegt bei Lungenblutungen, deren örtliche Beherrschung ausgeschlossen ist, ganz anders als bei Gefäßblutungen, die man durch Kompression und Unterbindung stillen kann. Bei bedrohlichen Blutungen Tuberkulöser mit topisch bekannter Quelle evtl. Pneumothorax.         Eduard Müller†-Marburg.

# Erkrankungen der Kreislauforgane.

Von Professor Dr. **A. Bittorf**-Breslau und Professor Dr. **F. Rosenthal**-Hamburg (nebst Beiträgen von Professor Dr. **E. Frank**-Breslau, Professor Dr. **G. von Bergmann**-Berlin und Professor Dr. **Eduard Müller †**-Marburg).

Mit 10 Abbildungen.

## Einführung.

### Funktionsprüfungen des Herzens.

Die Funktionsprüfung des Herzens soll zur Erkennung und Beurteilung der Leistungskraft des Herzens bei den verschiedenen Herzerkrankungen dienen und soll darüber Aufschluß geben, ob und inwieweit ein Herz unter gesteigerten Anforderungen ausreichend zu arbeiten vermag. Sie kommt naturgemäß nur in Betracht bei Krankheitszuständen des Herzens, bei welchen bei körperlicher Schonung ausgesprochene Insuffizienzerscheinungen fehlen, bzw. für die Fälle mit Klagen über Herzbeschwerden, bei denen Zweifel über nervöse oder organische Natur der Störungen bestehen.

Eine exakt aufgenommene Anamnese über die Art der Beschwerden, die kritische Erfassung der Gesamtpersönlichkeit, der objektive Befund am Herzen, wird zweifellos bereits für den erfahrenen Arzt wertvolle Einblicke in die Leistungsgrenzen des Herzens vermitteln. Man frage daher nach Beruf und Gewohnheiten, nach Empfindungen beim Treppensteigen, nach Kurzatmigkeit beim raschen Gehen, Tragen von Lasten usw., nicht zuletzt nach Nykturie.

Alle Methoden der Herzfunktionsprüfung, die einfachen wie die mit komplizierterer Apparatur auszuführenden, haben den Mangel, daß sie nur über die momentane Leistungskraft des Herzens gegenüber gesteigerten körperlichen Anforderungen einen begrenzten Aufschluß gewähren, und daß sie keine Antwort darüber geben, welchen Anforderungen ein Herz für längere Zeit gewachsen bleibt. Ein normaler Ausfall der Herzfunktionsprüfung beweist also nur die rasche Mobilisierung von Reservekräften, nicht aber eine völlige Intaktheit der Herzfunktion. Bei einem abnormen Ausfall der Funktionsprüfung darf aber wiederum nicht außer acht bleiben, daß die meisten Symptome, die als Zeichen einer unzulänglichen Herzkraft angesprochen werden können, auch unter dem Einfluß nervöser Begleitfaktoren bei einem praktisch leistungstüchtigen Herzen auftreten können.

Angesichts dieser allen Methoden anhaftenden Schwierigkeiten ist die älteste Methode der Zählung der Puls- und Atemfrequenz nach dosierter körperlicher Arbeit immer noch die für die Praxis einfachste und beste. Wesentlich ist folgendes: Man läßt den Patienten 10—20 Kniebeugen ausführen bzw. 2—3 Treppen rasch steigen, bis eine deutliche Steigerung der Pulsfrequenz und raschere und vertiefte Atmung eintritt. Nach ungefähr 1 Minute kehren dann beim Gesunden während anschließender Ruhe Puls und Atmung zur normalen Ausgangszahl zurück. Das Ausmaß der körperlichen Mehrarbeit muß hierbei Alter, Konstitution, Lebensweise individuell angepaßt werden. Es empfiehlt sich, diese Prüfung unter gleichzeitigem Vergleich mit einem sicher Herzgesunden von entsprechender Beschaffenheit, z. B. etwa an sich selbst, auszuführen.

**Symptome nach dosierter Muskelarbeit bei organischen Erkrankungen des Herzens:** 1. Oft schon bei geringer Muskelarbeit anormale Erhöhung der Pulsfrequenz. 2. Verzögerte Rückkehr der Pulsschläge zur Ausgangszahl nach länger als 1 Minute.

**Symptome nach dosierter Muskelarbeit bei nervösen Erkrankungen des Herzens:** 1. Häufig keine stärkere Frequenzvermehrung als beim Herzgesunden; manchmal fällt sogar die Steigerung der Pulszahl geringer aus als bei der gesunden Vergleichsperson. 2. Paradoxer Ausfall der Funktionsprüfung, indem sich eine starke Steigerung der Pulszahl oft vorzugsweise bei geringer Arbeitsleistung findet, während bei stärkerer Muskelarbeit die Pulsbeschleunigung der des Herzgesunden entspricht. 3. Oft rasche Rückkehr der Pulsschläge zur Ausgangszahl.

Man achte gleichzeitig auf Allgemeinzustand bei und nach Ausführungen der Bewegungen: Auffallende Atemnot, Cyanose, starke Blässe sprechen für organische Beeinträchtigung der Herzkraft. Gegenüber der kardialen Dyspnoe ist die psychogene Dyspnoe durch ihren ostentativen Charakter gekennzeichnet, wobei trotz der angeblichen Atemnot z. B. das Nachsprechen zusammenhängender Sätze im Gegensatz zur kardialen Dyspnoe meist unbehindert ist. Bestimmung des Blutdruckes leistet praktisch nicht mehr als die einfache Zählung und Betastung des Pulses mit gleichzeitiger Bestimmung der Atmung und Beobachtung des ganzen Menschen.

Da für die Gutachtertätigkeit eine systematische, einfache Funktionsprüfung des Herzens wünschenswert sein kann, sei in folgendem der **Gang einer praktisch verwertbaren Methode mittels dosierter Muskelarbeit** wiedergegeben:

1. Nach wiederholter Zählung des Pulses bei vollständiger Muskelruhe des Patienten läßt man den Patienten 50 Schritte in raschem Tempo zurücklegen. Man stellt sofort nachher die Pulsfrequenz fest und verfolgt sie bis zur Rückkehr zur normalen Zahl. Beim Gesunden in der Regel gar keine Beschleunigung, nur bei schwereren Herzkranken oft erhebliche, langsam (über 1—2 Minuten hinaus) abklingende Herzbeschleunigung. Beim Fehlen einer deutlichen Differenz gegenüber der Norm

2. stärkere Muskelarbeit durch rasch ausgeführte 10 tiefe Kniebeugen. Beim Herzgesunden ist der Ruhewert nach $1-1^1/_2$ Minuten wieder erreicht. Pulsbeschleunigungen, die erheblich mehr als $1^1/_2$ Minuten anhalten, sprechen für Beeinträchtigungen der Herzkraft. Ist das Resultat nicht übersichtlich oder der Versuch aus äußeren Gründen nicht möglich (Frauen, höheres Alter),

3. Funktionsprüfung durch Steigarbeit: Man geht mit dem Patienten zusammen ein oder mehrere Male rasch eine Treppe hinauf und herunter und zählt sowohl beim Kranken als bei sich selbst unmittelbar nachher den Puls und stellt die Zeit fest, bis die Pulszahl zu normalen Ausgangswerten zurückkehrt. Bei starkem Emporschnellen der Pulszahl nach dem Aufhören des Steigens sowie bei deutlicher Verzögerung der Rückkehr der Pulszahl zum Ausgangswert im Vergleich zur gesunden Versuchsperson ist mit einer organischen Schwäche zu rechnen.

Im Zusammenhang mit den übrigen Ergebnissen der klinischen Untersuchung kann auch für die Beurteilung des Myokardzustandes der Carotisdruckversuch von Wenkebach-Hering im Zweifelsfalle herangezogen werden. Versuchsperson in Rückenlage, Kopf zurückgeneigt oder bei kurzem bzw. fettem Hals etwas seitwärts gedreht, um die Gegend zwischen dem Innenrande des rechten Sternocleidomastoideus und dem Larynx frei zu bekommen. Man drücke, indem man den Hals mit der Hand umgreift, mit der Daumenkuppe die Stelle, wo man die rechte Carotis klopfen fühlt, in der Richtung der Wirbelsäule. Gleichzeitig wird das Herz auscultiert. Schon bei ganz leichter Kompression, in anderen Fällen bei zunehmendem, starkem bis sogar schmerzhaftem Druck, können vorübergehende Herzstillstände ausgelöst werden. Es handelt sich hierbei nach Hering um einen von der Carotisteilungsstelle ausgehenden Reflex, der durch den sog. Sinusnerven, einen Ast des N. glossopharyngeus, verläuft und eine reflektorische Vaguserregung auslöst. Der Druckversuch fällt relativ häufig bei Herzmuskelerkrankungen positiv aus und kann infolge längeren Herzstillstandes und Hirnanämie sogar bis zum vorübergehenden Bewußtseinsverlust führen. Er kann auch manchmal beim Herzgesunden zu beträchtlicher Bradykardie führen, so daß sein positiver Ausfall nur zusammen mit dem übrigen klinischen Befund maßgebend verwertet werden kann.

Im Elektrokardiogramm kann für die Beurteilung der Herzkraft das Verhalten der sog. T-Zacke, der Nachschwankung, herangezogen werden. Bei schwereren Myokardveränderungen ist sie öfters im Gegensatz zur Norm auch bei Körperruhe nach abwärts gerichtet. Sie kann in anderen Fällen bei genügender Körperruhe wie in der Norm nach oben gerichtet sein und wird erst bei erheblicherer körperlicher Anstrengung abgeflacht oder negativ.

Auf andere Methoden zur Untersuchung der Herzfunktion braucht hier nicht eingegangen zu werden, da sie wegen ihrer technischen Schwierigkeiten und der auch gegen sie bestehenden methodischen Einwände bisher keine praktische Bedeutung erlangt haben.   F. Rosenthal-Hamburg.

## Röntgenuntersuchung des Herzens.

Die übliche Durchleuchtung des Thorax in einem Abstande der Röntgenröhre 50—70 cm entfernt vom Brustbein gibt zwar eine hinreichende Aufklärung über die Lage und die Gestaltsveränderungen der Brustorgane, doch erhält man hierbei keinen exakten Aufschluß über die wahre Größe des Herzens. Der Grund hierfür liegt darin, daß die von der Antikathode ausgesendeten Röntgenstrahlen stark divergieren, und daß infolgedessen die Umrisse des Herzschattens vergrößert und verzerrt werden. Will man daher ein annähernd genaues, in Zahlenwerten ausdrückbares Bild von der wahren Herzgröße gewinnen, so muß man die Methoden der Orthodiagraphie und der Teleröntgenographie heranziehen:

Die von Moritz ausgearbeitete Orthodiagraphie beruht darauf, daß durch eine weitgehende Abblendung die divergierenden Strahlen möglichst ausgeschaltet werden und durch die enge Blendenöffnung nur das von der Röntgenröhre ausgeschickte zentrale Strahlenbündel hindurchgelassen wird. Dieses zentrale Strahlenbündel, auch Normalstrahl genannt, das aus fast parallelen Strahlen besteht und senkrecht auf die Schirmebene auftrifft, ruft keine Verzerrungen der Herzfigur hervor. Bei der orthodiagraphischen Aufnahme führt man den Normalstrahl am Rande des Herzschattens entlang und registriert mit einem Stift, der mit der Röhre zwangsläufig mitgeht, die Stelle, bei welcher der Herzrand in der Blendenöffnung, d. h. im Bereich des Normalstrahls, liegt. Durch entsprechendes Verschieben der Röhre werden auf diese Weise die wirklichen Größenverhältnisse der Herzfigur fortlaufend aufgezeichnet.

Einfacher und schneller ausführbar ist die in der Praxis hauptsächlich angewendete Methode der Teleröntgenographie (Köhler), die in der photographischen Aufnahme des Herzens bei 2 m Entfernung von der Röhre in Atemstillstand und Exspiration erfolgt. Die in dieser Entfernung auf die Platte oder den Leuchtschirm auffallenden Strahlenbündel treffen unter fast gleichem Winkel auf, so daß die Verzerrungen des Herzschattens als unbedeutend vernachlässigt werden können. Das so gefundene Orthodiagramm entspricht der relativen Herzdämpfung.

Für die Feststellung der Formveränderungen des Herzschattens reicht im allgemeinen die dorsoventrale Durchleuchtung des Thorax aus, wobei sich der Leuchtschirm bzw. die Platte an der vorderen Brustwand und die Antikathode etwa 60 cm dahinter befindet. Man sieht hierbei zu beiden Seiten des Herzschattens streifige und rundliche Schattenflecke, den sog. Hilusschatten. Der Hilusschatten wird von den Lymphdrüsen, den Blutgefäßen der Lunge und daneben wohl auch von den stärkeren Bronchialästen hervorgerufen. An den seitlichen Begrenzungslinien lassen sich bogenförmige Ausbuchtungen, bes. deutlich auf der linken Seite, erkennen. Man kann . links im wesentlichen 3 Bogen unterscheiden: Der oberste Bogen entspricht dem sog. Aortenknopf, der Umbiegungsstelle des Aortenbogens in die absteigende Aorta, und erstreckt sich etwa von der 1. bis zur 2. Rippe. Hieran schließt sich abwärts ein flacherer, etwa bis zur 3. Rippe reichender Bogen an, der im oberen Teil von Pulmonalarterie, im unteren vom linken Herzohr gebildet wird. Durch eine deutliche Einbuchtung abgesetzt und stark bogenförmig nach außen verlaufend, zieht sich bis zur 7. Rippe der 3. linke Bogen hin, der dem linken Ventrikel entspricht. Die rechte Grenze des Herzschattens zeigt 2 flache bogenförmige Ausbuchtungen, von denen die obere dem rechten Rande der V. cava sup. entspricht und die untere von der 3. Rippe abwärts der Begrenzungslinie des rechten Vorhofs entspricht. Weiter ist auf der rechten Seite auf den Herzzwerchfellwinkel zu achten, der in Norm spitzwinklig ist und unter pathologischen Verhältnissen, insbes. bei perikardialen Exsudaten, zu einem stumpfen Winkel abgeändert werden kann.

Die Röntgenuntersuchung hat auf Lage, Form und Größe des Herzens zu achten:

Die Lage des Herzens kann sowohl kongenital wie durch erworbene Krankheitsprozesse verändert sein. Bei der angeborenen Lageveränderung, die in der Regel mit einem allgemeinen Situs inversus aller inneren Organe verbunden ist, bei der sog. Dextrokardie handelt es sich um ein Spiegelbild des normalen Herzschattens, und zwar liegt das Herz mit seiner größten Masse im rechten Brustraum mit der Spitze nach rechts. Die isolierte Dextrokardie mit normaler Lage der übrigen Eingeweide ist seltener.

Bei der erworbenen Rechtsverlagerung des Herzens, der Dextroposition, wird das Herz entweder durch Narbenzug oder durch Verdrängung infolge raumbeengender Prozesse nach der rechten Seite verlagert. Hierbei bleibt die Herzspitze wie in der Norm nach links gerichtet. Die häufigsten Ursachen der Dextroposition sind pleuritische Schwarten, Schrumpfungen des Parenchyms im Bereich des rechten Lungenfeldes und Exsudate und Tumoren im linken Brustraum, die das Herz nach rechts verdrängen. Ferner kann das Herz nach der rechten Seite bei angeborener (Eventratio diaphragmatica) und erworbener linksseitiger Zwerchfellparese verschoben sein: Auch hierbei liegt die Herzspitze stets nach links gerichtet. Aus den gleichen Ursachen kann es auch zu einer Verziehung oder Verdrängung des Herzens nach links kommen. Bei Kyphoskoliotikern finden sich entsprechend der Deformation des Thorax oft bes. starke Verlagerungen des Herzens.

Was die Größenverhältnisse des Herzens betrifft, deren exaktes Maß die Orthodiagraphie ist, so können sich abweichend von der Norm sowohl Verkleinerungen als auch Vergrößerungen des Herzschattens finden. Zu den verkleinerten Herzen gehört das sog. Tropfenherz, das sich bei asthenischen Menschen mit schmalem langem Brustkorb findet und nach allen Richtungen geringere Maße als das normale Herz aufweist. Die Herzbögen treten bei dem Tropfenherz nur schwach ausgeprägt in die Erscheinung, es hängt wie ein langgezogener Tropfen an dem schmalen Gefäßband, das häufig auf eine konstitutionelle Unterentwicklung der Aorta zurückzuführen ist. Trotz der geringeren Maße dieses Herzens ist es keineswegs ohne weiteres als funktionell minderwertig zu betrachten.

Vergrößerungen des Herzschattens können bei schweren akuten und chronischen Insuffizienzerscheinungen des Herzens, bei Klappenfehlern des Herzens und bei großen perikardialen Ergüssen in die Erscheinung treten.

Wesentlich größere Bedeutung wie die einfachen Größenveränderungen des Herzens besitzen für die klinische Diagnostik die Gestaltsveränderungen des Herzens, die durch Vergrößerung einzelner Herzabschnitte hervorgerufen werden. Die für die wichtigsten Herzerkrankungen charakteristischen röntgenologischen Formveränderungen des Herzschattens sind:

### Die mitrale Konfiguration des Herzschattens.

Das charakteristische Symptom des mitralkonfigurierten Herzens, d. h. von Herzen, die einen Mitralfehler aufweisen, ist im Röntgenbild die Ausweitung des linken mittleren Bogens.

Mitralstenose. Reicht bei leichteren Mitralstenosen der linke Vorhof zur Kompensation des Klappenfehlers aus, so tritt der dilatierte und hypertrophierte linke Vorhof als deutlich pulsierender Bogen an der linken Herzkontur hervor. Da der linke Ventrikel bei der Mitralstenose oft atrophisch ist, so macht sich die Vorwölbung des 2. linken Bogens um so deutlicher bemerkbar. Reicht der linke Vorhof zur Kompensation des Klappenfehlers nicht aus, so kommt es infolge Hypertrophie und Dilatation des rechten Herzens auch zu einer Verbreiterung des Herzschattens nach rechts.

Mitralklappeninsuffizienz. Die Dilatation des linken Vorhofs tritt auch hier durch eine stärkere Ausprägung des 2. linken Bogens in die Erscheinung. Hierzu tritt infolge Dilatation und Hypertrophie des linken Ventrikels eine Verbreiterung und stärkere Rundung des 3. linken Bogens und, wenn das linke Herz zur Kompensation zu schwach wird, die Vergrößerung des rechten Herzens hinzu, die in zunehmender Verbreiterung des 2. rechten Bogens zum Ausdruck kommt. Es entsteht eine kugelförmige Vergrößerung des Herzschattens.

Kombinierte Mitralfehler. Sie sind bei erhaltener Kompensation im Röntgenbild ähnlich wie die vorgeschrittene Mitralklappeninsuffizienz erkenntlich durch den ausgeprägten 2. linken Bogen und die Verbreiterung des Herzschattens nach beiden Seiten. Hierbei nimmt die Herzsilhouette eine deutliche Kugelform an.

Im Stadium der Dekompensation kann es durch Dilatation des rechten Herzens zu beträchtlichen Größenzunahmen des Herzschattens kommen.

### Die Aortenkonfiguration des Herzens, das Aortenherz.

Das charakteristische röntgenologische Symptom ist bes. die Verbreiterung des linken 3. Bogens, die auf eine starke Hypertrophie und Dilatation der linken Kammer zurückzuführen ist.

Aortenklappeninsuffizienz. Durch das vergrößerte Schlagvolumen der linken Kammer wird der Anfangsteil der Aorta stark erweitert;

hierdurch springt der Aortenbogen bei der Durchleuchtung stärker hervor. Die Verbreiterung des Aortenschattens ist ganz bes. deutlich bei der durch Wandzerstörungen entstehenden syphilitischen Aortenklappeninsuffizienz. Die Kombination von stark vergrößerter linker Kammer mit starker Verbreiterung des 3. linken Bogens zusammen mit der Erweiterung des Aortenschattens sind für den röntgenologischen Begriff des Aortenherzens typisch.

Aortenstenose. Der 3. linke Bogen ist entsprechend der Erweiterung der linken Kammer deutlich verbreitert. Eine erheblichere Verbreiterung des Gefäßschattens im Bereich der Aorta braucht nicht aufzutreten.

Herzform bei Hypertonie. Bei chronischen Nierenentzündungen und arteriellem Hochdruck kann infolge beträchtlicher Vergrößerung der linken Kammer die Verbreiterung des 3. linken Bogens bes. hohe Grade erreichen. Auch der Aortenschatten zeigt bei chronischen Fällen eine ausgeprägte Verbreiterung.

Röntgenbild der perikardialen Ergüsse. Mit zunehmender Flüssigkeitsansammlung innerhalb der Perikardialhöhle nimmt der Herzgefäßschatten immer mehr eine Dreiecksfigur an mit nach oben abgestumpfter Spitze. Der in der Norm spitze Winkel zwischen rechter Herzgrenze und rechtem Zwerchfell, der Herzzwerchfellwinkel, wird durch die Exsudatmassen frühzeitig ausgefüllt und allmählich zu einem stumpfen Winkel verwandelt.

Röntgenbild der großen Gefäßstämme. Bei sagittaler Durchleuchtung sieht man von der Brustaorta in der Norm nur den Arcus aortae und den Anfangsteil der absteigenden Aorta, welche in Form des vorspringenden sog. Aortenknopfes den 1. linken Herzbogen bilden. Neben den diffusen Verbreiterungen des Aortenschattens kommt bes. den aneurysmatischen Erweiterungen der Brustaorta ein außerordentlich charakteristisches Röntgenbild zu. Die Aneurysmen der Aorta stellen dunkle, meist deutlich pulsierende Schattenmassen dar, die meist scharf mit pulsierenden kreisförmigen Rändern gegen die Umgebung abgesetzt sind und je nach ihrer anatomischen Lage bald rechts, bald links, bald oben dem Herzschatten sich aufsetzen. Da die aneurysmatische Erweiterung der Aorta sich manchmal in die Tiefe nach hinten erstreckt, so genügt es nicht, die Aorta ausschließlich sagittal zu durchleuchten, sondern es ist auch erforderlich, sie in den schrägen Durchmessern zu betrachten. Hierfür kommt bes. der 1. schräge Durchmesser in Betracht, wobei die linke Schulter des Patienten sich in der Nähe der Röntgenröhre, die rechte Schulter dem Röntgenschirm angelehnt befindet. Hierbei tritt der Holzknechtsche Raum zwischen Wirbelsäule und Herzschatten deutlich in die Erscheinung. In diesen Raum kann eine aneurysmatische Erweiterung der Aorta sich weit bis zur Berührung mit der Wirbelsäule vorwölben.

Im knappen Rahmen dieses Abschnittes kann natürlich nur eine orientierende Übersicht gegeben werden. Wegen weiterer Einzelheiten muß auf die einschlägigen Handbücher der Röntgenkunde verwiesen werden. F. Rosenthal-Hamburg.

## Elektrokardiographie.

Wie bei der Erregung des Skeletmuskels, treten auch bei der Tätigkeit des Herzmuskels elektrische Ströme auf, die sog. Aktionsströme, die vom Herzen aus sich über den ganzen Körper verbreiten und von der Haut in einen Stromkreis abgeleitet werden können, in dem sie mittels hochempfindlicher Apparaturen registriert werden können. Wie beim willkürlichen Muskel die erregte Stelle gegenüber den nicht erregten Gewebsbezirken elektronegativ ist, so ist im Beginn der Herztätigkeit die Herzbasis gegenüber der Herzspitze elektronegativ, während mit dem Fortschreiten der Erregung auf die Kammern schließlich die Herzspitze sich gegenüber der ruhenden Herzbasis elektronegativ und die Herzbasis elektropositiv verhält. Die hierbei entstehenden Potentialschwankungen führen zu Spannungsunterschieden auch der benachbarten Körpergebiete, wobei entsprechend der Lage des Herzens die Potentialschwankungen von der Herzbasis mehr der rechten oberen Rumpfseite und dem rechten Arm, von der Herzspitze mehr der linken Rumpfhälfte und dem linken Arm und den Beinen mitgeteilt werden. Zur Registrierung der Aktionsströme dient

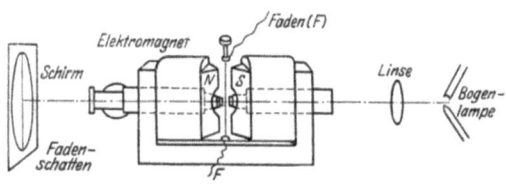

Abb. 1. Saitengalvanometer nach Einthoven. (Schema.)

der Elektrokardiograph, dessen gebräuchlichster Typ das Saitengalvanometer nach Einthoven ist (vgl. Abb. 1).

Als Leiter der zu verzeichnenden Aktionsströme des Herzens dient ein äußerst dünner, nur bei starker Beleuchtung mit bloßem Auge wahrnehmbarer Draht aus Platin, Aluminium oder ein versilberter Quarzfaden ($F$), der zwischen den sehr stark genäherten Polschuhen ($N$ und $S$) eines starken Elektromagneten ausgespannt ist. Durch eine Durchbohrung der Eisenkerne des Magneten wird von einer Bogenlampe der Faden von der einen Seite hell beleuchtet und der Schatten des Fadens durch ein Mikroskop vergrößert auf einen Schirm bzw. einen vorbeirollenden Rollstreifen von Bromsilberpapier projiziert. Beim Hindurchfließen des Aktionsstromes durch den Faden wird der Faden quer zu den Kraftlinien des elektromagnetischen Feldes aus seiner Ruhelage herausgedrängt: Die photographierten seitlichen Bewegungen des gespannten Fadens stellen das Elektrokardiogramm dar. Folgende Ablenkungen der Aktionsströme des Herzens haben sich eingebürgert:

Ableitung I: Vom rechten und linken Arm.
Ableitung II: Vom rechten und linken Bein.
Ableitung III: Vom linken Arm und linken Bein.

Am Elektrokardiogramm des gesunden Menschen (Abb. 2) unterscheidet man 3 Hauptzacken bzw. Zackengruppen, deren

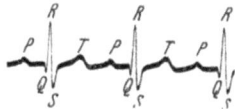

Abb. 2. Elektrokardiogramm des gesunden Menschen.

1. $P$ nach Einthoven dem Beginn der Erregungsvorgänge in den Vorhöfen, deren 2. $QRS$, insbes. $R$ dem Beginn der Erregungsvorgänge in den Kammern und deren 3. $T$ dem Ende derselben entspricht. Die Strecke zwischen $P$ und $Q$ entspricht der Zeit, während welcher der Reiz von den Vorhöfen auf die Kammern übergeleitet wird.

Ein näherer Zusammenhang zwischen der Höhe der Elektrokardiogrammzacken und der Herzkraft besteht jedoch nicht. Eine starke Abflachung der $T$-Zacke in Ableitung I und II, ein Fehlen der $T$-Zacke oder ihre Umkehr zur sog. negativen $T$-Zacke darf zumeist im Sinne einer schwereren Myokardschädigung gedeutet werden. Man findet sie im Anschluß an schwere Infektionskrankheiten als Zeichen toxischer Myokardschädigung, bei Coronarsklerose, in den Endstadien von Hypertension und Aortenfehlern (Abb. 3).

Als charakteristische Beispiele für typische und leicht erkennbare Formveränderungen des Elektrokardiogramms seien folgende Kurven in skizzenhafter Wiedergabe zur Veranschaulichung angeführt:

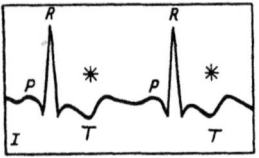

Abb. 3. Negative $T$-Zacke bei schwerer Herzmuskelerkrankung.

Die Kurve (Abb. 4) zeigt das Elektrokardiogramm bei einem partiellen Herzblock infolge Schädigung des Hisschen Bündels. Auf die Vorhofszacke $P$ folgt zunächst die Ventrikelzacke $R$ und die Finalzacke $T$, nach jeder 2. $P$-Zacke fehlt jedoch die zugehörige $R$-Zacke als Zeichen, daß infolge einer Überleitungsstörung jede 2. Ventrikelsystole ausfällt.

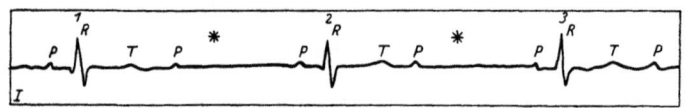

Abb. 4. Partieller Herzblock: Nach jeder 2. $P$-Zacke fehlt die zugehörige $R$-Zacke als Zeichen der gestörten Überleitung von den Vorhöfen auf die Kammern. Nur eine Vorhofssystole von zweien wird somit von einer Kammersystole gefolgt.

Bei der Arrhythmia perpetua, dem Vorhofsflimmern (Abb. 5), treten in unregelmäßigen Abständen Kammerkomplexe auf, die in der wiedergegebenen Kurve die normale Form der $R$-Zacke aufweisen. Es fehlt aber in dem Elektrokardiogramm die typische Vorhofszacke $P$, an deren Stelle man zwischen den Ventrikelzacken $R$ ein wellenförmiges, meist geringes Vibrieren der Saite erkennt, das auf die elektrischen Ströme der flimmernden Vorhöfe zu beziehen ist.

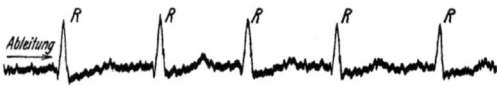

Abb. 5. Vorhofsflimmern: Die normale $P$-Zacke ist aufgelöst in eine Reihe kleiner Wellen, zwischen die in unregelmäßigen zeitlichen Abständen sich die $R$-Zacken einschieben.

Durch das Elektrokardiogramm kann auch ziemlich genau der Ursprungsort einer Extrasystole analysiert werden. So sieht man bei den aurikulären oder Vorhofsextrasystolen (Abb. 6), bei denen der Reizursprung im Vorhof gelegen ist, im Elektrokardiogramm eine vorzeitige $P$-Zacke, der ein normaler Ventrikelkomplex folgt.

Wesentlich seltener sind die atrioventrikulären Extrasystolen, deren Ursprungsstelle der an der Vorhofkammergrenze gelegene Atrioventrikularknoten ist. Der Reiz verbreitet sich sowohl nach aufwärts nach dem Vorhof wie abwärts nach dem Ventrikel, und Vorhöfe und Kammern schlagen dann ungefähr gleichzeitig. Dementsprechend verschmilzt die Vorhofszacke $P$ mit dem Kammerkomplex, oder man erkennt dicht vor der $R$-Zacke oder gar in ihrem aufsteigenden Schenkel die P-Zacke, oder die P-Zacke folgt sogar hinter der R-Zacke (vgl. Abb. 7).

Die ventrikulären Extrasystolen entstehen im noch ungeteilten Hisschen Bündel oder im linken oder rechten Kammerschenkel des Reizleitungssystems. Vor der der Kammerextrasystole entsprechenden R-Zacke fehlt dementsprechend die der Vorhofserregung entsprechende P-Zacke.

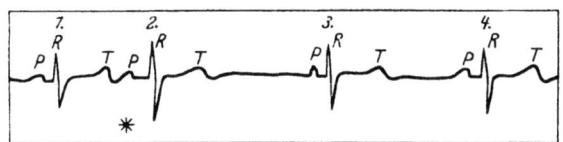

Abb. 6. Bei 2 Vorhofsextrasystole. Die vorzeitig einsetzende Vorhofszacke P ist von einem normalen Ventrikelkomplex mit R- und T-Zacke gefolgt.

Außerdem sind die ventrikulären Extrasystolen fast immer leicht durch die starke Veränderung des Zackenkomplexes der Kammersystole zu erkennen. Auf Grund tierexperimenteller Ergebnisse hat man einen Typ von

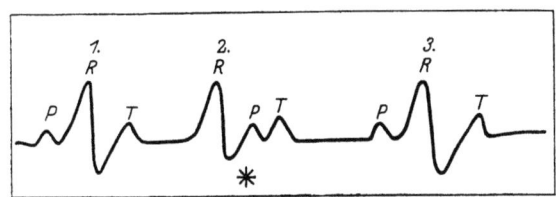

Abb. 7. Bei 2 atrioventrikuläre Extrasystole. Die P-Zacke folgt der R-Zacke nach, während sie bei 1 und 3 entsprechend der Norm der R-Zacke vorangeht.

Extrasystole „von der Mitte", von „rechts" und von „links" unterschieden je nachdem der Reizursprung im Hauptstamm des Hisschen Bündels oder nach der Teilung des Kammerbündels in der rechten oder in der linken Kammer gelegen ist (Abb. 8).
Für die praktische Diagnostik sind diese Zackentypen deswegen nicht bedeutungsvoll, weil je nach der Ableitung sie in ihrer Form wechseln können. So zeigt die folgende Kurve (Abb. 9) Kammerextrasystolen, die in der Ableitung I den Typus von „links", in der Ableitung II den Typus von „rechts" aufweisen. Neben der Formveränderung der

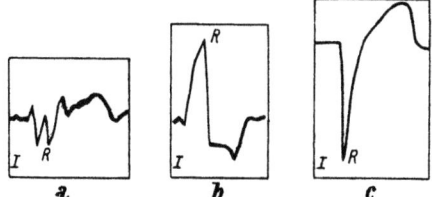

Abb. 8. Experimentelle, ventrikuläre Extrasystolen in Ableitung I. Die P-Zacke fehlt. a) Vom Hisschen Bündel an seiner Teilungsstelle. b) Vom rechten Kammerschenkel. c) Vom linken Kammerschenkel.

R-Zacke und dem Fehlen der P-Zacke im Elektrokardiogramm ist für die ventrikuläre Extrasystole die langgezogene kompensatorische Pause charakteristisch, d. h. die Zeit zwischen der vorangehenden, normalen Systole + Extrasystole + kompensatorischer Pause ist genau so lang wie die einer doppelten normalen Pulsperiode.

Die hier wiedergegebenen Kurvenskizzen veranschaulichen nur sehr typische, in der Praxis häufiger vorkommende Formen der im Elektrokardiogramm leicht erkennbaren Herzarrhythmien. Wegen der häufig sehr

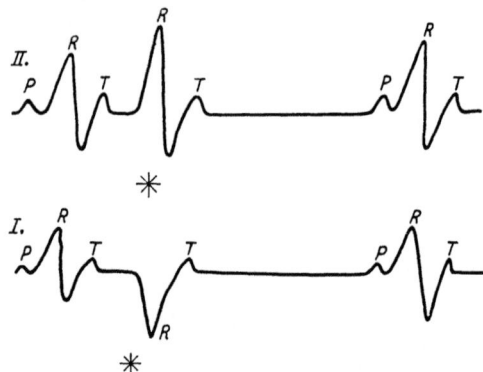

Abb. 9. Kammerextrasystole bei * mit anschließender kompensatorischer Pause. Die *P*-Zacke fehlt. In Ableitung *II* hat die ventrikuläre Extrasystole den Typus der Extrasystole vom rechten Kammerschenkel (vgl. hierzu Abb. 8b), in Ableitung *I* den Typus der Extrasystole vom linken Kammerschenkel (vgl. hierzu Abb. 8c).

komplizierten, oft schwer zu deutenden elektrokardiographischen Bilder der verschiedenen Rhythmusstörungen des Herzens muß auf die monographischen Bearbeitungen im einzelnen verwiesen werden.

F. Rosenthal-Hamburg.

## Herzbeschwerden.

**Einleitung.** Unmittelbare und mittelbare Herzbeschwerden, die ersteren ungewöhnliche Empfindungen in der Herzgegend, wie Herzklopfen, Herzdruck, Herzschmerzen mit ihren Rückwirkungen auf Psyche, auf Schlaf und Allgemeinbefinden, die letzteren Folgen der Kreislaufstörung, wie Schweratmigkeit, Schmerzen in Stauungsorganen (Leberkapselschmerzen bei Insuffizienz des rechten Herzens), Klagen über wassersüchtige Anschwellungen im Unterhautzellgewebe, z. B. abendliche Knöchelödeme, auch Husten (Stauungsbronchitis).

**Herzklopfen.** Die subjektive Wahrnehmung der Herzmuskeltätigkeit fehlt bei körperlicher und seelischer Ruhe des Gesunden; sie setzt jedoch schon in der Norm ein bei besonderer auf die eigene Herztätigkeit gerichteter Aufmerksamkeit, bei psychischer Erregung, bei körperlicher Anstrengung. **Krankhaftes Herzklopfen** kommt häufiger mit als ohne stärker erregte Herztätigkeit vor; es ist eher ein Zeichen funktionell-nervöser als grob-organischer Herzstörungen.

Klagen über häufiges Herzklopfen erfordern deshalb neben eingehender Herzuntersuchung und Berücksichtigung des Gesamtbefundes sorgfältige Prüfung des Nervensystems. Handelt es sich um sog. „Herzneurasthenie", nur um Furcht vor einem Herzfehler und um primär ängstliche Gemütserregungen mit sekundärer Pulsbeschleunigung, um einfache nervöse Überempfindlichkeit für normale Organempfindungen? Liegen verkappte sexuelle Anomalien vor, wie Masturbation, Coitus interruptus, unbefriedigter Sexualtrieb oder sexueller Abusus, eine ,,Flucht der Seele" in die scheinbar körperliche Erkrankung, ein ,,Abreagieren psychischer Komplexe"? Wenn das Herzklopfen als **Folge- und Teilerscheinung allgemeiner Nervosität** kaum zu erklären ist, forscht man nach **Intoxikationen**, auch nach Genuß- und Arzneimittelmißbrauch, wie Alkohol-, Nicotin-, Tee- und Kaffeeabusus, nicht zuletzt auch nach **Schilddrüsenerkrankungen** (Struma, Basedow), nach anderen endokrinen Störungen, nach **Tuberkulose**, natürlich auch nach **Fieber**. Bildet eine **primäre Herzstörung** die eigentliche Krankheitsursache, so kann eine sog. **echte Herzneurose**, z. B. auch paroxysmale Tachykardie, oder eine organische Herzerkrankung vorliegen.

Richtige Deutung des Herzklopfens verlangt **eingehende Fragen an den Patienten**. Tritt das Herzklopfen bes. oder nur in Ruhe auf, bessert es sich sogar bei Bewegungen (vornehmlich bei funktionell-nervösen Störungen!)? Setzt es von selbst oder nach bestimmten äußeren Anlässen ein (z. B. Herzklopfen im Gefolge von Klappenfehlern beim Treppensteigen, Herzklopfen der Neuropathen nach psychischer Erregung, Herzklopfen nach Genuß von Wein oder Tee?). Zeigt es sich anfallsweise, stört es den Schlaf, wie beim Herzklopfen im Gefolge ängstlicher Träume der Nervösen?

Zielbewußte **Psychotherapie** ist meist das beste Heil- und Linderungsmittel gegen das Herzklopfen, einer wichtigen Quelle von zahlreichen weiteren seelischen und körperlichen Klagen. Gerade beim sichtlich Nervösen muß man durch bes. eingehende Untersuchung des Gesamtkörpers und des angeblich kranken Herzens sich selbst die sichere Überzeugung von der funktionell-nervösen Natur der Beschwerden verschaffen und schon durch die Gründlichkeit der Untersuchung das Vertrauen des Patienten zum Urteil des Arztes stärken. Hierauf folgt die feste Versicherung, daß ein organischer Herzfehler nicht vorhanden ist, und eine dem Verständnis des Kranken angemessene Aufklärung über die Entstehung solcher Herzstörungen. Der Kranke verwechselt gerne Ursache und Wirkung; er erregt sich, weil er Herzklopfen hat; er hat aber Herzklopfen, weil er erregt ist! Der Kranke weiß oft nicht, daß das Herzklopfen bei Gemütserregungen eine physiologische Erscheinung ist, die nur infolge seiner Nervosität stärker auftritt und unangenehmer empfunden wird. Die **gleiche psychische Therapie** ist auch bei **echten Herzneurosen**, selbst bei **organischen Herzleiden**, insbes. **Klappenfehlern**, erforderlich. Diese Erkrankungen verknüpfen sich gerne mit Nervosität und damit die subjektiven Beschwerden mit einem starken ,,seelischen Plus", das durch psychische Beeinflussung gemildert werden kann. Teils Hilfsmittel indirekter seelischer Beeinflussung, teils körperlich wirksame Maßnahmen sind: örtliche Kälteanwendungen, z. B. nichtdrückende Eisblase mit kaltem, kühlem Wasser gefüllt, kühle Umschläge auf die Herzgegend, Einreibungen daselbst, innerliche Darreichung von Baldrianpräparaten, von Beruhigungsmitteln, bes. Brom, Kodein, Dionin, auch Adalin, Corydalon, Neurocardin (stärker wirkende Medikamente aber erst beim Versagen anderweitiger Behandlung!).

**Subjektive Empfindungen von Herzunregelmäßigkeit,** vor allem rascherer Änderung der Herztätigkeit. Schon die Anamnese läßt vielfach auf **Extrasystolen** schließen (S. 299). Solche Extrasystolen sind zwar noch kein Beweis für eine organische Erkrankung, sie mahnen aber bes. bei Hartnäckigkeit, bei steter Auslösung durch Bewegungen, durch Atemanhalten, bei Fortdauer in psychischer und körperlicher Ruhe, im Schlafe und nach versuchsweiser Belladonnadarreichung — an das Vorhandensein einer Herzmuskel- oder Herzgefäßerkrankung zu denken. Obwohl der zu früh kommende extrasystolische Puls an der Radialis oft schwächer fühlbar ist als der vorangehende Normalpuls (wohl infolge Verkleinerung des Schlagvolumens), empfinden die Kranken die zweite, rascher ablaufende abnorme Ventrikelkontraktion, mitunter aber auch die auf die kompensatorische Pause folgende, bes. kräftige normale Zusammenziehung als eine beängstigende, quälende, ruck- und stoßartige, zuckende Sensation. Die sekundäre, oft mit Luftschnappen, mitunter auch mit merkwürdigem Hustenreiz einhergehende Angst wird noch gesteigert durch die quälende Empfindung der kompensatorischen Pause als Stillstehen des Herzens, als Aussetzen des Pulses. — Schwache Herztätigkeit kann als Flackern, Schwirren empfunden werden. Mitunter wird nicht verstärkte, sondern „verminderte" Herzaktion als beängstigend, ja quälend empfunden („ein totes Gefühl", „das Herz schlägt zu schwach", „überhaupt nicht mehr" u. dgl.).

**Herzangst.** Bald Lokalisation der Angstempfindung in der Herzgegend bei primär seelischen Erregungen, wie Angstaffekten, beginnenden Psychosen, vor allem Depressionszuständen, Psychoneurosen, bald Folge- und Begleiterscheinung primärer Herzstörungen, z. B. bei subjektiv empfundenen Extrasystolen, bei beginnendem Lungenödem, plötzlich sich verstärkender Stauungsbronchitis, bei Angina pectoris, bei sog. Asthma cardiale, d. h. brüsk einsetzende, aber langsam abflauende, meist nächtliche Anfälle quälender Atemnot, die leicht mit Asthma bronchiale verwechselt werden, aber schon durch ihr Auftreten in späteren Jahren, durch die Herzstörungen in der Zwischenzeit auf kardiale, in ihren Einzelheiten allerdings noch strittige Entstehungsbedingungen hindeuten.

**„Organische" Schmerzen in der Herzgegend** können auch durch Aortenveränderungen, nicht nur durch Herzerkrankungen (hier gewöhnlich wiederum des linken Ventrikels) bedingt sein. Diese **Aortenschmerzen** oder Aortalgien sind dem Praktiker noch wenig geläufig. Gewöhnlich entstehen sie durch entzündlich-degenerative Veränderungen der Aortenwand mit oder ohne allgemeine oder örtliche Ausbuchtungen. Die Reizung, ja neuritische Miterkrankung des Gefäßnervenapparates, vor allem der eingestreuten reichen sympathischen Geflechte durch die Aortitis an sich, die dauernde oder vorübergehende Aortenüberdehnung, der aneurysmatische Druck auf die Nachbarorgane machen örtliche Sensationen verständlich. Schwierig zu deuten sind nur die Neigung zum paroxysmalen Auftreten der Aortalgien und das häufige Mißverhältnis zwischen Schwere der Aortenerkrankung und Grad der sensiblen Reizerscheinungen. Gleichzeitige funktionelle Momente, auch Schwankungen im Spannungszustande der Gefäßmuskulatur, sind bedeutsam. Qualität der Aortalgien, die Art ihrer Auslösung, ihrer Ausstrahlungen und Begleiterscheinungen können durchaus der echten Angina pectoris gleichen. Die Unterscheidungsschwierigkeiten erhöhen sich noch durch die Möglichkeit einer Kombination von Aorten- und Coronar- bzw. Herzmuskelerkrankung. Nicht das einzelne Merkmal, nur das klinische Gesamtbild und auch der weitere Verlauf sind für die Differentialdiagnose ausschlaggebend. Der Unterscheidungsversuch ist aber schon für die Prognose wichtig: trübe Aussichten quoad vitam für die als sog. Herzschlag oft plötzlich tödliche Angina pectoris vera, öfters jedoch Besserung, ja jahrelange Milderung, selbst langdauerndes Verschwinden bei entzündlich-degenerativen Aortenerkrankungen.

Für Aortalgien können unter vorsichtiger Bewertung aller Einzelerscheinungen sprechen: Keine wesentlichen Herzstörungen im Intervall und im Anfall (aber auch echte Herzbräune ohne greifbare Herzmuskelstörung). — Die klinischen Zeichen einer Aortenerkrankung, wie Hypertonie, akzentuierter, klingender 2. Aortenton, evtl. frühere Syphilis mit gleichzeitiger, meist abortiver Tabes, Elongatio und Ausbuchtungen im Röntgenbild, klinische Aneurysmasymptome, ferner andauernde örtliche Beschwerden, mitunter an Stelle der aneurysmatischen Ausweitung, also retrosternale Schmerzen oft in Höhe eines bestimmten Aortenabschnittes, z. B. retrosternal am oberen Sternum.

„Organische" Herzschmerzen können durch Perikarditis, namentlich frische Kranzarterienerkrankungen, bes. beim anfallsweisen Auftreten in Form der Herzbräune, sowie auf schwereren Herzmuskelveränderungen beruhen. Funktioneller Art sind sie bei psychogenen Herzstörungen, bei der Pseudoangina pectoris der Nervösen. Die sichere Abgrenzung funktioneller und grob-anatomischer Störungen scheitert oft an ihrem Zusammentreffen im gleichen Fall, auch daran, daß klinisch negativer Herz- und Aortenbefund noch kein vollgültiger Beweis für organische Gesundheit ist. Beginnende Herz-Gefäßerkrankungen können oft schon frühzeitig subjektive (dann gern als psychogen gedeutete), erst nach langen Jahren greifbare objektive Erscheinungen machen. Oft werden die durch verkappte oder schon nachweisbare Aorten-Herzgefäß- und Herzmuskelerkrankungen, auch durch „essentielle Hypertensionen" verursachten Störungen erst durch Hilfsursachen, wie Nicotin- und Alkoholabusus, Adipositas, Magendarmaffektionen in die klinische Erscheinung gerufen und durch Beseitigung dieser Hilfsursachen wieder latent.

Die „anginösen", „stenokardischen", „präkardialen" Beschwerden zeigen hinsichtlich Qualität, Intensität, Art des Auftretens, ihrer Ausstrahlungen und Begleiterscheinungen große trügerische Mannigfaltigkeit. Fehlen in Ruhe, stete Auslösung durch Körperbewegung, sprechen für organische Natur namentlich, wenn Fettleibigkeit und gastrokardialer Symptomenkomplex, d. h. Auslösung von Herzbeschwerden durch stärkeren Füllungszustand des Magens fehlen (Aortalgie, „intermittierendes Hinken des Herzens" bei Coronarsklerose und schwerer Muskelinsuffizienz). Auslösend wirken ferner: Schwankungen des Zwerchfellstandes, vor allem Hochdrängung durch Meteorismus, Koprostasen, reichliche Mahlzeiten, dann Änderungen der Körperlage (linke häufiger bei funktionellen Störungen, aber auch bei organischen; rechte bes. bei starken Herzvergrößerungen), psychische Erregungen bes. gepaart mit körperlichen Anstrengungen (z. B. Coitus), schließlich noch rasche Druckschwankungen durch Husten, Pressen, Niesen.

Qualität und Intensität der Empfindungen! Alle Übergänge von leichten Parästhesien bis zu quälendem, unerträglichem Herz- bzw. Aortenschmerz. Gefühl von Druck, Engigkeit, Beklemmung, Zusammenschnüren; bohrende, stechende, nagende, drückende Schmerzen.

Lokalisation und Ausstrahlung! Schmerzen in Herzgegend selbst, retrosternal in unterer und oberer Brustbeingegend, in Gegend der Herzspitze, Epigastrium. Ausstrahlung einseitig, dann bes. linksseitig, aber auch doppelseitig in Gefäß- und Nervengebiete von Schulter, Arm, Hals und Hinterkopf, sogar Kiefergegend. Am bekanntesten die Ausstrahlungen im linken Arm bei Angina pectoris, aber auch bei Aortalgien. Achte auf den trügerischen Schulter- oder Handgelenksschmerz, auf Ulnarisschmerz, begleitende Druckempfindlichkeit des Plexus in der oberen Schlüsselbeingrube und der großen Arterien, z. B. bei tiefer Austastung des Jugulums, schließlich noch auf gleichzeitige Hyperästhesien in Herzgegend, namentlich in Mamillarhöhe.

Wichtige Begleiterscheinungen von Herzschmerzen sind: Angstempfindungen bis zur Todesangst, zum Vernichtungsgefühl sich steigernd; Atemstörungen, wie Lufthunger, rasche oberflächliche oder auch abnorm tiefe Atmung, Vasomotorenparalyse mit Kollaps, auch Stuhl- und

Urindrang und ein „signum mali ominis" — mit starker Übelkeit und Brechreiz.

Auch in der Art des Auftretens gibt es alle Übergänge zwischen mehr kontinuierlichen Beschwerden und typischen, mitunter zum „Status anginosus" sich häufenden Anfällen!

Eduard Müller†-Marburg.

## Herzhypertrophie.

Wie die Hypertrophie der willkürlichen Muskulatur, so ist auch die Hypertrophie der Herzmuskulatur nur durch eine Verdickung, nicht durch Vermehrung der Muskelfasern, gekennzeichnet. Die Vergrößerung der Muskelfasern betrifft in gleicher Weise die Muskelfibrillen, das Sarcoplasma und die Muskelkerne, so daß hypertrophische und normale Herzmuskelzellen sich im wesentlichen nur durch ihre Ausmaße unterscheiden dürften. Die Herzhypertrophie besteht somit in einer Massenzunahme des Herzmuskels über das durchschnittliche Dickenmaß hinaus, bzw. in einer Zunahme des Herzgewichtes, bezogen auf das Körpergewicht.

**Krankheitsursachen.** Die Hypertrophie kann als Reaktion auf mechanisch bedingte Kreislaufstörungen im Sinne eines Ausgleichsvorganges bei jedem Herzabschnitt sich ausbilden, der auf einen Dehnungsreiz mit einer verstärkten Kontraktionsarbeit antwortet. So dürfte sich die Hypertrophie bei Klappenfehlern, bei chronischen Blutdrucksteigerungen, bei chronischen Erkrankungen der Atmungsorgane und vielleicht auch bei der Arbeitshypertrophie nach lange bestehender schwerer Muskelarbeit jeder Art erklären. Der Reiz für das Wachstum der Muskelmasse wird in der Dehnung des Herzmuskels mit anschließender vermehrter Kontraktionsleistung gesehen. Die Herzhypertrophien bei starken Trinkern und Schlemmern, die sog. idiopathischen Herzhypertrophien (Münchner Bierherz, Tübinger Herz, Cor bovinum), die bei starker Ausprägung stets auch mit starken Herzdilatationen verbunden sind, können in ähnlicher Richtung so erklärt werden, daß durch toxische Schädigung des Herzmuskels eine stärkere diastolische Füllung der Herzkammern infolge unvollkommener Entleerung eintritt und daß nach Möglichkeit diese dauernden Dehnungsreize mit Hypertrophie der Muskelmasse beantwortet werden. Herzhypertrophie muß somit stets mit einer klinisch allerdings nicht immer deutlich nachweisbaren Vergrößerung der Herzhöhlen, mit Herzdilatation einhergehen. Je beträchtlicher die Verbreiterung der Herzgrenzen, desto mehr tritt die Dilatation neben der Hypertrophie in den Vordergrund.

**Klinische Kennzeichen.** Die Herzhypertrophie allein ist nur durch Palpation festzustellen: Die Hypertrophie der linken Kammer zeigt einen hebenden, stark an die Brustwand andrängenden Spitzenstoß; bei Hypertrophie der rechten Kammer findet sich eine verstärkte Pulsation über dem größeren Teile der Herzgegend bis ins Epigastrium. Bei der Perkussion und der Röntgendurchleuchtung ist nur die Herzdilatation, nicht die Hypertrophie, erkennbar. Wird der hebende Charakter des Spitzenstoßes, z. B. durch Nachlassen der Herzkraft, durch Überlagerung der Lunge verdeckt, so ist die Hypertrophie nur indirekt durch die die Herzarbeit dauernd steigernden Grundleiden, wie Klappenfehler, Hochdruck, Lungenemphysem, zu erschließen.

F. Rosenthal-Hamburg.

## Herzdilatation.

Herzdilatation im klinischen Sprachgebrauch bedeutet Erweiterung des Herzens als Ganzes oder einzelner Abschnitte in einer Ausprägung, die durch Verlagerung des Spitzenstoßes, durch perkutorische Verbreiterung der Herzgrenzen und im Röntgenbild durch Verbreiterung des Herzschattens nachweisbar wird.

Man hat früher versucht, die Herzerweiterung auf rein mechanische Ursachen zurückzuführen, nämlich auf das Überwiegen des Zuflusses zum Herzen über den Abfluß. Sicherlich reicht aber die rein mechanische Erklärung der Herzerweiterung nicht aus, sondern es kommt auch auf den Zustand des Herzmuskels an. Man unterscheidet heute mit Moritz die kompensatorische „tonogene" Dilatation von der myogenen oder Stauungsdilatation. Die erstere findet man bei Klappenfehlern, die eine vermehrte Füllung bestimmter Herzabteilungen zur Folge haben. Um sich dieser anzupassen, erweitert sich der betroffene Herzteil, der durch die vergrößerte Anfangsspannung sich des vermehrten Inhaltes zu entledigen versucht und ein vergrößertes Schlagvolumen hinauswirft. Hier ist also die Dilatation ein kompensatorischer Vorgang. Bei der myogenen Dilatation, z. B. im Verlaufe schwerer Infektionskrankheiten handelt es sich nicht allein um ein Nachlassen der Kontraktionskraft der Herzmuskulatur, sondern auch um Abnahme der Elastizitätskräfte des Herzens und um Veränderungen auf dem sehr komplizierten und wenig geklärten Gebiete des Herztonus.

Die myogenen Dilatationen des Herzmuskels treten teils im Verlaufe lang bestehender Herz- und Gefäßkrankheiten, teils als akute Dilatationen auf, bei denen innerhalb weniger Tage die stärksten Grade von nachweisbarer Herzerweiterung erreicht werden können.

**Krankheitsursachen.** Schädigung des Herzmuskels auf infektiöser, toxischer und arteriosklerotischer Grundlage, durch degenerative Prozesse im Herzmuskel, im Verlauf von lang bestehenden Hypertonien und Klappenfehlern. Besonders bedrohlich sind die schweren akuten Dilatationen im Gefolge akuter Infektionskrankheiten, bes. Diphtherie, Sepsis, Typhus, Polyarthritis rheumatica. Ferner sind akute Dilatationen bei Leuchtgasvergiftung, Alkohol- und Nicotinvergiftung, nach Chloroformnarkose beobachtet worden. Akute Dilatationen des gesunden Herzens nach körperlichen Anstrengungen sind selten, kommen aber zweifellos vor.

Die Krankheitssymptome sind im wesentlichen die der schweren Herzinsuffizienz mit perkutorisch nachweisbarer und evtl. rasch wachsender Vergrößerung der Herzdämpfung.

Die **Therapie** deckt sich mit der der akuten Kreislaufinsuffizienz und der Behandlung der Grundleiden.

F. Rosenthal-Hamburg.

## Die unregelmäßige Herztätigkeit, die Herzarrhythmien.

Unregelmäßigkeiten der Herzaktion werden durch Störungen der rhythmischen Impulse hervorgerufen, die normalerweise vom Sinusknoten aus durch das Reizleitungssystem den verschiedenen Teilen des Herzens zufließen. Für das Verständnis des Entstehungsmechanismus müssen folgende, kurz skizzierte Grundtatsachen der Herzanatomie und Herzphysiologie vorausgeschickt werden:

Die Verbindung zwischen den in verschiedensten Richtungen sich durchkreuzenden Muskelschichten der Vorhöfe und der Kammern wird durch das sog. spezifische Muskelsystem, das Reizleitungssystem, hergestellt, das — wahrscheinlich ein Rest des embryonalen Herzschlauches — vor allem den Zwecken der Reizbildung und Reizleitung dient. Der proximale Rest des ursprünglichen Herzschlauches, der von Keith und Flack entdeckte und nach ihnen benannte Sinusknoten, hat die Rolle des sog. Schrittmachers (pace-maker), des den normalen Rhythmus beherrschenden Reizbildungszentrums bewahrt. Er liegt an der Einmündungsstelle der Vena cava sup. in den rechten Vorhof und hat nach seiner mikroskopischen Ausbreitung etwa die Gestalt einer unregelmäßigen Spindel. Er besteht aus fibrillenarmen, sehr schmalen Muskelfasern, die mit der gewöhnlichen Vorhofsmuskulatur in inniger Verbindung stehen. Die Reiz-

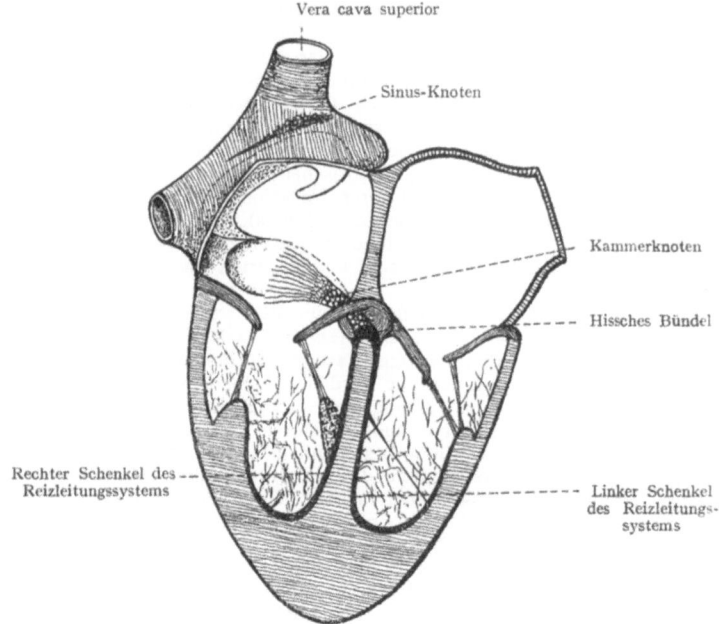

Abb. 10. Schematische Darstellung des Reizleitungssymstems im menschlichen Herzen. (Nach Aschoff-Koch.)

Übertragung von den Vorhöfen auf die Kammern erfolgt durch das Atrioventrikularsystem. Es besteht aus dem Aschoff-Tawaraschen Atrioventrikularknoten, dem Hisschen Bündel, das sich weiter abwärts in einen linken und rechten Reizleitungsschenkel für beide Kammern teilt. Die spezifischen Fasern der Schenkel teilen sich schließlich in die Purkinjeschen Fäden auf, die sich netzförmig am Endokard beider Kammern auflösen und in innige Verbindung mit der eigentlichen Ventrikelmuskulatur treten. Bis zu seiner Auflösung in die Purkinjeschen Netze ist das Reizleitungssystem durch eine dünne, bindegewebige Hülle — die Curransche Scheide — von der übrigen Muskulatur getrennt.

Beim im normalen Rhythmus schlagenden Herzen sendet der Sinusknoten als Schrittmacher Kontraktionsreize von einer Durchschnittszahl von 72 in der Minute aus, die das Reizleitungssystem durcheilen und nacheinander Vorhöfe und Kammern in nahezu regelmäßigen Abständen zur Kontraktion bringen.

Man unterscheidet folgende klinische Formen der Rhythmusstörungen des Herzens:
1. Sinusarrhythmien, Störungen des Sinusrhythmus. 2. Überleitungsstörungen mit partiellem und komplettem Herzblock. 3. Vorzeitige Kontraktionen oder Extrasystolen. 4. Paroxysmale Tachykardien. 5. Flimmern und Flattern des Herzens. 6. Pulsus alternans. 7. Pulsus paradoxus.

## Störungen des Sinusrhythmus, Sinusarrhythmie.

Sie werden durch Beeinflussung der Reizbildungsvorgänge im Sinusknoten hervorgerufen, wobei die Regelmäßigkeit der Reizproduktion im Sinusknoten gestört werden kann. Bei einer Sinusarrhythmie ist somit das ganze Herz betroffen, so daß jeder Kammerkontraktion eine Vorhofsystole im gewöhnlichen Intervall vorausgeht. Das charakteristischste Beispiel der Sinusarrhythmie ist die sog. respiratorische Arrhythmie. Der Puls bzw. die Herzaktion erfährt bei der Inspiration eine Beschleunigung und eine Verlangsamung bei der Exspiration. Ihre Ursache sind Schwankungen der herzverlangsamenden Wirkung des Vagus, dessen Einfluß bei Inspiration reflektorisch herabgesetzt wird, wodurch eine Beschleunigung der Herzaktion ausgelöst wird. Dementsprechend kann sie nach subcutaner Atropininjektion von 1 mg vorübergehend beseitigt werden. Sie ist bei Kindern und auch in der Pubertätsperiode häufig zu finden (juvenile Arrhythmie). Eine größere klinische Bedeutung kommt ihr nicht zu.

Sinusarrhythmien ohne Abhängigkeit von der Atmung können manchmal bei gesunden, jugendlichen, oft nervösen Menschen und bei Rekonvaleszenten nach Infektionskrankheiten beobachtet werden. Sie äußern sich in Perioden von Bradykardie, die sich schubweise in die oft beschleunigte Herztätigkeit einschieben. Ihnen liegt eine Hemmungswirkung des Vagus zugrunde. Kommt es hierbei zu einer stärkeren Verlangsamung der Herzaktion, so können hieraus auch bei sonst gesunden Individuen Schwindelanfälle, selbst Ohnmachtszustände, resultieren.

Die Erkennung der Sinusunregelmäßigkeiten ist auch ohne Elektrokardiogramm meist leicht möglich. Fast alle Pulsirregularitäten, die beim Fehlen organischer Herzfehler bis zur Pubertätsperiode auftreten und in Abhängigkeit von der Atmung stehen, gehören hierher. Da der Sinusarrhythmie normal ablaufende Kontraktionen des ganzen Herzens entsprechen, so stimmt die Pulszahl des gut gefüllten Gefäßrohrs mit der Schlagzahl des Herzspitzenstoßes und dem Rhythmus der Herztöne völlig überein. Therapeutische Maßnahmen sind in der Regel nicht erforderlich.
— Über Sinustachykardie und Sinusbradykardien vgl. auch den Abschnitt Tachykardien und Bradykardien.

## Überleitungsstörungen.

Bei den Überleitungsstörungen ist die Fortpflanzung des Kontraktionsreizes zu den verschiedenen Herzabschnitten gestört, wodurch der Rhythmus und die Frequenz der Kammerkontraktionen eine Änderung erfährt. Der Sitz der Reizleitungsstörung kann jede Stelle des spezifischen Reizleitungssystems sein. Die eigentliche Prädilektionsstelle der klinisch ausgeprägten Überleitungsstörungen ist das Hissche Bündel, in dem ein kleiner Krankheitsherd bereits schwere und auch vollständige Leitungsunterbrechungen bewirken kann.

Bei leichteren Schädigungen des Hisschen Bündels, die unter den gewöhnlichen Bedingungen der Praxis dem Nachweis leicht entgehen können, besteht nur eine Verlängerung des Intervalls zwischen dem Beginn der Vorhofssystole und der Ventrikelsystole, die sich in einer periodischen Vergrößerung des Intervalls zwischen den einzelnen Herzkontraktionen bzw. Pulsschlägen äußern kann. Bei Überleitungsstörungen höheren Grades vermag das Hissche Bündel nicht alle Vorhofsimpulse auf die Kammern überzuleiten: Einzelne Kammersystolen fallen aus, es kommt zum partiellen Herzblock. Oft setzt regelmäßig jeder 2., 3. oder 4. Kammerschlag aus. Man spricht dann vom Herzblock 2 : 1, 3 : 1 und 4 : 1.

Beim höchsten Grad von Überleitungsstörung, beim kompletten Herzblock, wird kein Kontraktionsreiz mehr von den Vorhöfen zu den Kammern übergeleitet. Während die Vorhöfe weiter der Herrschaft des Sinusknotens unterstehen und die normale Schlagzahl von etwa 70 in der Minute aufweisen, schlagen die Kammern in einem Eigenrhythmus, der sog. Kammerautomatie, die gewöhnlich um 30—40 Herzschläge beträgt, aber bis 16, 10 und weniger Herzschlägen pro Minute absinken kann. Immerhin kann auch ein vollständiger atrioventrikulärer Block, eine komplette A-V-Dissoziation auch bei einer Kammerfrequenz von 60 Schlägen und sogar mehr manchmal vorhanden sein. Die mit verschiedener Schlagzahl arbeitenden Vorhöfe und Kammern schlagen mit ihrem an sich regelmäßigen Eigenrhythmus völlig unabhängig voneinander.

**Krankheitsursachen.** Entzündliche und toxische Schädigungen des Stammbündels im Verlaufe von Infektionskrankheiten, unter denen bes. die Diphtherie, der akute Gelenkrheumatismus mit den Aschoffschen rheumatischen Knötchen im Reizleitungssystem, Influenza, seltener Scharlach, Anginen zu nennen sind. Eine bes. wichtige Ursache des Herzblocks stellt die Syphilis dar (Gummen des Hisschen Bündels, syphilitische Endarteriitis der Herzgefäße mit degenerativen Veränderungen im Hisschen Bündel). In anderen Fällen sind Überleitungsstörungen Folgezustand von Coronarsklerose mit Schwielenbildung im Hisschen Bündel, von benignen und metastatischen malignen Tumoren, die sich im Stammbündel entwickeln. Bei schon geschädigtem Reizleitungssystem kann es im Verlaufe der Digitalistherapie auch zu schwereren Graden des Herzblocks kommen.

**Erkennung des Herzblocks.** Auch ohne die klinischen Registriermethoden kann der totale Herzblock meist diagnostiziert werden. Leichtere Überleitungsstörungen mit Vergrößerung des Intervalls zwischen Atrium- und Ventrikelsystole ($A_SV_S$-Intervall) bedürfen freilich meist der genauen Analyse durch das Elektrokardiogramm. Manchmal können sie daran erkannt werden, daß der normalerweise nicht hörbare Ton der Vorhofssystole wahrnehmbar wird, wenn Vorhofs- und Ventrikelsystolen genügend weit voneinander getrennt sind. Es kann dann zu einer Verdoppelung des 1. Herztones kommen, bei stärkerer Überleitungsverzögerung kann eine Verdoppelung des 2. Tones eintreten, wenn eine Vorhofssystole an eine stark verzögerte Ventrikelsystole sich anschließt. Stärkere Grade von Überleitungsstörungen führen zum Pulsus intermittens, zum gleichzeitigen vorübergehenden Aufhören von Puls und Herzschlag. Während des Ausfalles des Pulsschlages sind weder Herztöne noch Herzspitzenstoß nachweisbar.

Verdacht auf Herzblock entsteht bereits bei einer Verlangsamung der Herz- und Pulsfrequenz von 60 Kontraktionen pro Minute. Bei Schlagzahlen unter 40 handelt es sich fast immer um kompletten Herzblock. Die Schlagzahl ist dabei nur selten durch körperliche Anstrengungen beeinflußbar. In den langen diastolischen Pausen zwischen den im Rhythmus der Kammerautonomie schlagenden Ventrikeln hört man oft die leisen Töne der schneller erfolgenden Vorhofssystolen. Die schnellere Folge der vom Sinusknoten beherrschten Vorhofskontraktionen ist auch am Jugularvenenpuls zu erkennen, der regelmäßige und weit häufigere Erhebungen aufweist als den Carotisschlägen und der Schlagzahl der Herzkammern entspricht. Selbst totaler Herzblock mit einer Schlagzahl um 40 braucht außer leichtem Schwächegefühl keine erheblicheren klinischen Erscheinungen zu machen. Sinkt die Pulszahl erheblich unter diesen Wert (z. B. auf 8—20 Schläge pro Minute), so kann es zu Ohnmachtszuständen infolge Ernährungsstörungen im Gehirn kommen. Näheres hierüber findet sich im Abschnitt des Adams-Stokesschen Symptomenkomplexes. — Bei Ausschaltung nur eines Schenkels des Reizleitungssystems ist die von der direkten Reizleitung ausgeschaltete Kammer völlig auf die Reizzuleitung von der anderen Kammer angewiesen, von der sie die Sinusreize durch die Kammerscheidewand erhält. An die Stelle der normalen fast gleichzeitigen Kontraktion beider Kammern tritt eine sukzessive Kontraktion der beiden Kammern (Schenkelblock). Die Diagnose der Schenkelblockierung ist nur durch das Elektrokardiogramm möglich.

**Behandlung der Reizleitungsstörungen.** Bei Zerstörung des Stammbündels ist jede Therapie fast erfolglos. Trotzdem Digitalis die Reizleitung und Reizbildung erschweren kann, wird bei schwer kranken Herzen eine vorsichtige Digitalistherapie nicht zu umgehen sein. Die Besserung des Kreislaufes und die damit einhergehende bessere Durchblutung des Herzens kann auch eine Besserung der Funktion des Bündels herbeiführen. Bei totalem Herzblock mit sehr langsamer Kammerfrequenz kann sogar Digitalis wegen seiner die Kammerautomatie steigernden Wirkung indiziert sein. Aus den gleichen Gründen ist Chlorbarium 3—4mal täglich 30 mg per os für längere Zeit oder intermittierend empfohlen worden, die zweckmäßig mit Adrenalin oder 3 mal täglich $1/_2$ Tablette Ephetonin zu kombinieren ist. Auch mehrfache subcutane Adrenalininjektionen ($1/_2$—1 ccm 1 : 1000), manchmal auch Atropin sulf. (2 mal täglich 0,3—0,5 mg per os), können bei Überleitungsstörungen zur Besserung der Überleitung beitragen. Wenkebach empfiehlt beim Eintritt von schweren Kreislaufstörungen die Kombination von Coffein (3 mal täglich 0,2 g) mit Strychnin nitr. (3 mal täglich 2 mg) z. B. in Pulverform oder in Pillen. —

Immer muß an die Möglichkeit einer syphilitischen Ätiologie gedacht werden und bei hinreichendem Verdacht eine antiluetische Behandlung eingeleitet werden.

**Prognose.** Bei hochgradiger Verlangsamung der Herzfrequenz akut ernst wegen der Kreislaufstörungen im Gehirn. Bei allen anderen Fällen hängt die vitale Prognose wesentlich von dem Grade der allgemeinen Myokardschädigung ab.

## Vorzeitige Kontraktionen oder Extrasystolen.

Extrasystolen sind vorzeitig einsetzende Kontraktionen des ganzen Herzens oder der Herzkammern, die sich zeitweilig in den regelmäßigen Herzrhythmus einschieben. Entsprechend der verkürzten, vorausgehenden Diastole treiben sie nur eine geringere Blutmenge in das periphere Gefäßsystem und rufen daher eine kleinere, an der Radialis bisweilen kaum fühlbare Pulswelle hervor (frustrane Kontraktion). Je nach dem Herzabschnitt, von dem eine Extrasystole ausgeht, unterscheidet man: Sinus-, Vorhof-, atrioventrikuläre und Kammer- (ventrikuläre) Extrasystolen. Zur exakten Analyse muß das Elektrokardiogramm herangezogen werden.

An die einzelne Extrasystole schließt sich meist eine längere Pause an, die sich daraus erklärt, daß der durch die Extrasystole kontrahierte Ventrikel eine gewisse Zeit in ein refraktäres Stadium eintritt, in dem er auf weitere vom Sinusknoten kommende Impulse nicht reagiert. Gehäufte Extrasystolen, die zu mehreren hintereinander folgen, gehen am häufigsten von den Vorhöfen aus. Manche Formen der Extrasystolen entstehen durch eine rhythmische Tätigkeit eines langsamer als der Sinusknoten arbeitenden untergeordneten Reizbildungszentrums. (Parasystolie von Kaufmann und Rothberger.)

**Vorkommen und Ursachen der Extrasystolen.** Der Entstehungsmechanismus der Extrasystolen beim Menschen ist noch nicht hinreichend geklärt. Sie können bei sonst völlig gesunden, leistungsfähigen Menschen auftreten, gestatten mithin an sich keinerlei Rückschlüsse auf organische Veränderungen des Herzmuskels. Sie kommen auf rein nervöser Basis bei stark erregbaren Menschen als Teilkomplex neurotischer Zustände im Sinne einer funktionellen, extrasystolischen Arrhythmie vor, weiter bei Lageveränderungen des Herzens infolge Zwerchfellhochstand (Fettsucht, Bauchtumoren, Stuhlverstopfung, Meteorismus) und Zwerchfelltiefstand (Enteroptose), nach stärkeren körperlichen Anstrengungen. Auch als inkonstantes Begleitsymptom organischer Herzerkrankungen, bei Hypertonie, nach Nicotin-, Alkohol- und Kaffeeabusus, nach Digitalisüberdosierung können sich Extrasystolen finden. (Digitalis-Bigeminie.)

**Klinische Kennzeichen.** Die Extrasystole mit der anschließenden Pause wird in manchen Fällen gar nicht, in anderen als plötzlicher Stoß, als plötzlicher Herzstillstand oder Aussetzen der Herzaktion empfunden, die mit Schwindelgefühl einhergehen kann. Die nach der Pause auftretende verstärkte Systole wird durch die vermehrte Blutwelle oft hinter dem Brustbein und in die Halsgegend hinein als Wallung gefühlt.

**Richtlinien für die Behandlung.** Psychische Beruhigung durch Aufklärung, daß Extrasystolen durchaus nichts über den Zustand des Herzmuskels auszusagen vermögen; beim Fehlen organischer Herzveränderungen keine die Lebensweise unnötig beschränkenden Vorschriften. Beseitigung von möglicherweise auslösenden Faktoren (Zwerchfellhochstand, Nicotinabusus usw. s. o.). Badekuren bei nervösen Ursachen, doch Vorsicht bei der Überweisung nach Herzbädern wegen der Gefahr der Fixation einer Herzneurose.

**Medikamentöse Therapie.** Brompräparate zur psychischen Beruhigung. Von gewisser spezifischer Wirkung sind: Strychnin nitr. 0,003 g + 0,3—0,5 g Chinin mur. als Tagesdosis in 3 mal täglich 2 Pillen verteilt (z. B. Strychnin nitr. 0,02, Chinin mur. 3—5 g Mass. pil. q. s. ad Nr. 60. Hiervon 10 Tage 3 mal täglich 2 Pillen. Dann 8—10 Tage Pause, dann wieder nehmen. Mehrfache Wiederholung dieses Turnus). Ferner kleine Digitalisdosen in Tagesmengen von 0,05—0,1 des Pulv. fol. Digit. Bei schlecht beeinflußbaren Fällen kann eine tägliche Dosis von 0,2—0,3 Chinidin (2—3 mal täglich 2 Tabletten Chinidin à 0,05) nach Bedarf bis zu einigen Wochen fortgesetzt oder nur bei Beschwerden verabreicht, Extrasystolen noch zum Schwinden bringen.

## Die paroxysmale Tachykardie.

In ihrer reinen Form (Maladie de Bouveret) stellt die paroxysmale Tachykardie einen Zustand von hochgradiger Herzbeschleunigung dar, die anfallsweise plötzlich einsetzt, gewöhnlich ebenso plötzlich endet und durch einen regelmäßigen Rhythmus bei einer Schlagfrequenz zwischen 150—250, meist 180—200 Herzschlägen charakterisiert ist. Die Dauer der

Anfälle kann von Minuten und Stunden bis zu Tagen und Wochen schwanken.

Die paroxysmale Tachykardie entspringt aus der Tätigkeit untergeordneter Reizbildungsstellen, die aus ungeklärten Gründen plötzlich außerordentlich hohe Frequenzen entwickeln und aus ebenso unklaren Ursachen plötzlich wieder in den früheren Ruhezustand zurückkehren. Entwickelt also ein solches Reizzentrum im Bereich des Vorhofs, der Vorhofskammergrenze oder der Kammern eine gesteigerte Tätigkeit, wobei die gebildeten Reize den normalen Rhythmus des Sinusknotens übertreffen, so beherrscht dieses Zentrum während der Dauer seiner Existenz die Schlagzahl des Herzens. Je nach den Entstehungsstätten der neuen Rhythmen unterscheidet man entsprechend den Ergebnissen der Elektrokardiographie: paroxysmale Vorhof-, atrio-ventrikuläre und Kammertachykardien. Der Anfall kann durch vereinzelte, allmählich sich häufende Extrasystolen vom gleichem Ursprungsort wie die spätere paroxysmale Tachycardie eingeleitet werden.

**Krankheitsursachen.** Der paroxysmalen Tachykardie entsprechen keine bestimmten anatomischen Herzveränderungen. Sie kann ohne nachweisbare organische Herzveränderungen, auch familiär, auftreten, sie kann auch bei schweren Myokardschädigungen im Verlaufe der Coronarsklerose und der Hypertonie vorkommen, ohne daß das Wesen der Veränderung bekannt ist, welche die Paroxysmen herbeiführen. Gelegenheitsursachen mannigfaltiger Art können Anfälle auslösen.

**Klinisches Bild der paroxysmalen Tachykardie.** In den rein ausgeprägten Fällen treten plötzlich ohne erkennbare äußere Ursache Anfälle von hochgradiger Herzbeschleunigung auf, gewöhnlich mit einer Minutenfrequenz von 150—250, selten höher. Diese Frequenz, zusammen mit der Regelmäßigkeit der beschleunigten Herzaktion, dem unberechenbaren Kommen und Schwinden der Anfälle sind charakteristische klinische Zeichen. Die Dauer der Anfälle schwankt zwischen wenigen Minuten bis Stunden, Tagen, auch Wochen. Lang anhaltende Anfälle können manchmal nur dadurch abgegrenzt werden, daß anamnestisch kürzere Anfälle vorausgegangen sind. Im Anfall Kurzatmigkeit, Druckgefühl, Blässe, oft Kühle der Extremitäten, niedriger Blutdruck, auffällig hohe pulsatorische Erhebungen der Jugularvenen entsprechend der Herzfrequenz. Dieser starke Venenpuls kommt durch sog. Vorhofspfropfung zustande, indem infolge der hohen Frequenz Vorhof- und Kammersystolen zusammenfallen und hierdurch die Vorhöfe an ihrer normalen Entleerung in den Ventrikel verhindert sind. Bei der Auskultation sind die Herztöne in beiden Herzphasen gleich stark zu hören, es besteht Embryokardie. Puls klein, weich, bei hoher Schlagzahl kaum fühlbar. Beginn und Ende des Anfalles ist häufig mit starkem Schmerzgefühl in der Herzgegend verbunden. Bei hoher Schlagfrequenz und langer Dauer des Anfalles kann es schließlich zu schweren Insuffizienzerscheinungen des Herzens kommen. Tödlicher Verlauf des Anfalles ist jedoch selten.

**Behandlung.** Im Anfall: Oft sind nach rein empirischer Erfahrung tiefe Atmung, starkes Pressen bei geschlossener Glottis (Valsalvascher Versuch), Würgbewegungen durch Rachenkitzel, bei Zwerchfellhochstand auch Darmeinläufe von günstiger Wirkung. Sehr wirksam ist oft zur Coupierung des Anfalles der Vagusdruckversuch: Patient in Rückenlage, Kopf etwas nach innen gedreht, um die Gegend zwischen dem inneren Rande des Kopfnickers und dem Larynx frei zu bekommen. Unter Umgreifen der rechten oder linken Halsseite mit der Hand wird mit dem Daumen die fühlbare Carotis nach der Wirbelsäule zu mit sehr kräftigem Druck komprimiert. Meist ist der Druck auf die rechte

Carotisgegend erfolgreicher. An Stelle des Druckversuches am Halse kommt auch der sog. Bulbusdruck (sehr kräftiger Druck auf die geschlossenen Augen) in Betracht.

**Medikamentöse Therapie.** Das souveräne Mittel bei länger dauernden Anfällen über 4—5 Stunden und Versagen der einfachen manuellen Methoden ist die intravenöse Chininbehandlung (z. B. 0,5 g Chininurethan intravenös). Wegen der toxischen Wirkung des Chinins auf den erkrankten Herzmuskel kommt diese Behandlung im allgemeinen nur bei Ausschluß schwererer organischer Herzkrankheiten in Betracht. Wenkebach empfiehlt Chininbihydrochl. carbamidat. (Merck) (0,2—0,5—0,7 g in 10 ccm Wasser gelöst intravenös). Als 1. Dosis 0,2—0,3 g mit mittlerer Schnelligkeit zu injizieren. Bleibt ein Erfolg aus, kann nach 3—4 Stunden noch am gleichen Tage die Injektion mit einer höheren Dosis wiederholt werden, vorausgesetzt, daß die 1. Injektion keine toxischen Erscheinungen, wie Übelkeit, Ohrensausen, ausgelöst hat. So kann die auch für spätere Anfälle wirksame Dosis festgelegt werden. Versager der Therapie kommen vor. Bei kürzeren und häufiger auftretenden Anfällen empfiehlt sich eine längere Behandlung mit 2 mal täglich 0,1—0,2 g Chinidin. Bei hinzutretender Herzschwäche Digitalisbehandlung. Bei schweren, durch Chinin unbeeinflußbaren Fällen empfiehlt Stepp 0,5 ccm der 0,5 % Cholin-chlorat. Merck intravenös. Sehr langsame Injektion während mehrerer Minuten!

## Flimmern und Flattern des Herzens.

a) **Das Vorhofsflimmern** ist klinisch scharf charakterisiert durch die absolute Unregelmäßigkeit der Kammerkontraktionen und des Pulses und durch das Aufhören einer regelrechten Vorhofskontraktion: Vorhofsflimmern ist Arrhythmia absoluta. Statt der normalen regelmäßigen und koordinierten Kontraktionen der Vorhöfe besteht scheinbar völlige diastolische Ruhe der Muskelwandungen. Schon bei Lupenbetrachtung flimmernder Vorhöfe kann man jedoch eine extreme, unaufhörliche Tätigkeit, bestehend in kleinsten fibrillären Zuckungen der Vorhofsmuskulatur, beobachten. Bei diesem Wirrwarr von schwachen, sehr zahlreichen Vorhofsreizen kommt es zu ganz unregelmäßigen Erregungen der Kammermuskulatur, deren Kontraktionen sich dadurch noch unregelmäßiger gestalten, daß infolge Erschöpfung bzw. Schädigung des Reizleitungssystems verschiedene Grade von Überleitungsstörungen hinzutreten. Bei ungestörter Überleitung der Reizwellen tritt die rasche Form der Arrhythmia absoluta auf mit 100—150 völlig unregelmäßigen Kammerschlagzahlen pro Minute. Bei stärkerer Schädigung des Reizleitungssystems kann die langsame Form der Arrhythmia absoluta entstehen mit unregelmäßigen Herzschlägen von normaler und selbst unternormaler Zahl in der Minute. Die schnelle Form des Vorhofsflimmern ist mit dem alten klinischen Begriffe des Delirium cordis identisch. Gemessen im Elektrokardiogramm können sich beim Menschen an den flimmernden Vorhöfen zwischen 400—600 Flimmerkontraktionen pro Minute abspielen.

**Vorkommen des Vorhofsflimmern.** Bei kompensierten und dekompensierten Herzfehlern, aber auch ohne nachweisbare Schädigung des Herzens. Am häufigsten bei vorgeschrittenen Fällen von Mitralstenose, ferner bei älteren Hypertonien, Aortensklerose, luetischer Aortitis. Häufig kommt Vorhofsflimmern auch beim ausgeprägten Basedow und bei leichteren thyreotoxischen Störungen vor. In 70% aller kardialen Dekompensationen besteht Vorhofsflimmern in Form des Delirium cordis.

**Einfluß auf den Kreislauf.** Das Fehlen von ausgiebigen Vorhofskontraktionen und der unregelmäßige Kammerschlag kann für sich allein Ursache schwerer Kreislaufstörungen werden. Bei der langsamen Form der Arrhythmia perpetua und bei klinisch gesundem Herzen braucht Vorhofsflimmern keine erheblichen Allgemeinerscheinungen zu machen.

Die klinische **Diagnose** des Vorhofsflimmerns gründet sich, abgesehen von dem sehr charakteristischen Elektrokardiogramm, in welchem die typische Vorhofszacke in ein feines Vibrieren der Kurven aufgelöst erscheint, auf die völlige Aufhebung eines regelmäßigen Herzrhythmus. Die totale Irregularität ermöglicht auch in vielen Fällen schon klinisch die Abgrenzung des anfallsweisen Vorhofsflimmerns mit schneller Kammerfrequenz von der paroxysmalen regelmäßigen Tachykardie.

Die **Prognose** hängt von der Schwere der organischen Herzerkrankung ab, mit der das Vorhofsflimmern sich verknüpft, sowie von der Schlagzahl der Ventrikel und dem Erfolg der Therapie. Je mehr die schnelle Form der Arrhythmia perpetua über 120 Kammerkontraktionen pro Minute hinausgeht und je länger sie trotz der Behandlung anhält bzw. je schneller sie rezidiviert, desto ernster sind die Aussichten zu bewerten.

**Behandlung.** Die schnelle Form der Arrhythmia perpetua, des Vorhofsflimmerns bei organischen Herzerkrankungen, aber auch bei klinisch sonst gesundem Herzen ist eine Domäne der Digitalistherapie. Sie bewirkt eine Verlangsamung der Kammertätigkeit dadurch, daß durch Digitalis die Überleitung der Reize durch das Hissche Bündel erschwert wird. 3mal täglich 0,1 g Pulv. fol. Digit. titrat, viele Tage fortgesetzt, oder andere Digitalispräparate in entsprechender Dosierung. Bleibt der Erfolg aus, stärkere Digitalisierung bis 3mal täglich 0,2 g Pulv. fol. Dig. bis zum Eintreten von Erbrechen, 3—5 Tage meist ausreichend.

Neben der Digitalistherapie ist die Chininbehandlung von großem Nutzen. Statt des früher gebräuchlichen Chinins (3—5mal 0,3 pro die) wird jetzt Chinidin meist angewendet. Schema nach Wenkebach: Bettruhe. Am 1. Tage 2mal 0,25 g Chinidin, am 2. Tage 1 g = 4mal täglich 0,25 g. Bei ausbleibender Wirkung am 3. Tage 5mal 0,25 g, allmählich von Tag zu Tag steigend bis zur Tagesmenge von 2 g, insgesamt bis 8 Tage. Nach Aufhören des Vorhofsflimmerns kleine Tagesdosen zwischen 0,25 bis 0,5 g noch längere Zeit. Unerwünschte Nebenwirkungen, wie Schwindelgefühl, Herzklopfen, Urticaria, juckendes Ekzem können die Chinidinanwendung manchmal einschränken. Der Mechanismus der Chinidinwirkung beruht zum wesentlichen Teil auf einer Herabsetzung der zum Vorhofsflimmern führenden Reizbildungsvorgänge in den Vorhöfen und in einer Verlangsamung der Reizüberleitung von Vorhöfen zu Kammern. Von der Chinin- oder Chinidintherapie sollen schwere organische vorgeschrittene Herzleiden mit stark erweiterten Vorhöfen nach Möglichkeit ausgeschlossen werden. Durch die Beseitigung des Vorhofsflimmerns bei chronischen Herzkranken kann es außerdem mit dem Eintritt einer normalen Vorhoftätigkeit zu Embolien in den großen Kreislauf und den Lungenkreislauf aus Vorhofsthromben kommen. Nach der Regularisierung empfiehlt sich eine längere Chinidin-Behandlung von 2 mal täglich 2 Tabl. à 0,05 unter Einschiebung gelegentlicher mehrtägiger Pausen.

b) **Vorhofsflattern.** Gegenüber dem Vorhofsflimmern, das durch die totale Unregelmäßigkeit des Herzrhythmus scharf charakterisiert ist, ist das Vorhofsflattern klinisch nicht so scharf gekennzeichnet, um die Diagnose ohne weitere elektrokardiographische Untersuchungen zu ermöglichen. Gegenüber der Vorhofsfrequenz von über 400 beim Vorhofsflimmern beträgt die Vorhofsfrequenz beim Flattern ungefähr 300 pro Minute.

Infolge der fast stets vorhandenen Verbindung mit partiellem Herzblock (2 : 1) beträgt die Schlagzahl der Kammern meist 130—160 in der Minute, genau die Hälfte der Vorhofsschlagzahl. Bei unregelmäßiger Überleitung der Vorhofsreize kann Arythmia absoluta der Kammern auch bei Vorhofsflattern auftreten. Bei Kammerflimmern kommt es zum sog. Sekundenherztod.

Flattern kommt hauptsächlich bei älteren Leuten vor. Diagnostisch ist wichtig, daß Anfälle von Flattern selten sind und daß die Tachykardie des Vorhofsflatterns, im Gegensatz zur paroxysmalen Tachykardie, Monate und Jahre anhalten kann. Die Herztätigkeit ist hierbei meist regelmäßig.

Die Behandlung ist die gleiche wie beim Vorhofsflimmern.

### Pulsus alternans.

Der Wechselpuls ist eine regelmäßige Aufeinanderfolge einer hohen und einer niedrigeren Pulswelle, hervorgerufen durch abwechselnd erfolgende, stärkere und schwächere Kontraktionsleistung des linken Ventrikels. Der palpatorische Nachweis setzt erhebliche Unterschiede der Pulsgröße voraus, meist ist es erforderlich, die Registrierung durch die Pulskurve heranzuziehen. Man nimmt an, daß bei den verschiedenen Systolen sich eine verschiedene Anzahl von Ventrikelfasern kontrahiert. Er findet sich nur bei organischen Störungen, bes. bei Hypertonien, sklerotischen Herzerkrankungen, bes. bei rascher Herztätigkeit. Er ist stets ein Zeichen hochgradiger Herzschwäche und nicht eigentlich eine Störung des Herzrhythmus, sondern der contractilen Gesamtleistung des Herzens. Von ihm ist der Pseudoalternans bigeminus abzugrenzen, bei dem die zur kleineren Pulswelle führende Ventrikelkontraktion als Extrasystole vorzeitig einsetzt und eine kompensatorische Pause sich anschließt. Ohne graphische Registrierung ist die Unterscheidung des echten Alternans vom Pseudoalternans oft schwierig. Der Nachweis des echten Alternans ist ein prognostisch ungünstiges klinisches Zeichen.

### Der Pulsus paradoxus.

Beim Pulsus paradoxus handelt es sich um ein Pulsphänomen, bei welchem während der tiefen Inspiration der Radialpuls auffällig kleiner wird, ja sogar kaum fühlbar werden kann, während in der Ausatmungsphase wieder größere Pulswellen auftreten. Wenkebach unterscheidet nach der Entstehungsweise folgende Formen:

1. Der extrathorakal verursachte P. paradoxus: Er entsteht durch Kompression der V. subclavia zwischen 1. Rippe und Schlüsselbein infolge anatomischer Besonderheiten (Halsrippe, Thoraxdeformität, Tumor). Seine Diagnose stützt sich darauf, daß Abheben des Schultergürtels von der 1. Rippe das Symptom zum Verschwinden bringt und daß trotz des inspiratorischen Verschwindens des Radialpulses die Herzaktion ungestört weitergeht.

2. Der dynamisch verursachte Pulsus paradoxus: Durch den größeren negativen Druck im Thorax während des Inspiriums wird in den stark erweiterungsfähigen Lungengefäßen viel Blut zurückgehalten, so daß eine geringere Füllung des linken Herzens und des arteriellen Systems entsteht. Gleichzeitig wirkt der gesteigerte negative Druck während der Einatmungsphase hemmend der Kontraktion der Kammern entgegen. Daher tritt der dynamisch bedingte Pulsus paradoxus bei Stenosen der Luftwege, bei Muskelschwäche der linken Kammer, bei forzierter Einatmung auf.

3. Der mechanisch verursachte Pulsus paradoxus findet sich bei Mediastinoperikarditis, wenn das Herz durch Schwarten mit den Lungen, mit dem Zwerchfell, mit der vorderen Brustwand oder mit der Wirbelsäule verlötet ist. Die Verwachsungen verhindern durch Zerrungen an Herz- und Aortenwand eine ausgiebige Systole und ein ungehemmtes Einströmen des arteriellen Blutes in die Peripherie (vgl. Erkrankungen des Herzbeutels).

Bei geringerer Ausprägung ist der P. paradoxus oft exakt nur mit den graphischen Registriermethoden (Pulskurve, Spitzenstoßkurve, Jugularvenenpuls und Atemkurve) festzustellen.　　F. Rosenthal-Hamburg.

## Die Bradykardien (Allgemeines).

Eine Verlangsamung des Arterienpulses ist nicht ohne weiteres gleich, bedeutend mit einer Verlangsamung der Tätigkeit des ganzen Herzens der Bradykardie totale. Zur Feststellung der verschiedenen Ursachen herabgesetzter Pulsfrequenz ist ein Vergleich der Pulszahl mit der Zahl der Herzkontraktionen und des Jugularvenenpulses erforderlich. Man findet dann 1. Fälle, in denen Vorhöfe und Kammern gleichsinnig in verlangsamtem Tempo schlagen (totale Bradykardie); 2. Fälle, in denen die Verringerung der Pulszahl auf einer Kontraktionsschwäche der Kammern beruht und die ausgelöste Kontraktionswelle zu schwach ist, um bis in das periphere Arterienrohr vorzudringen (frustrane Kontraktionen); 3. Fälle, in denen infolge Überleitungsstörungen die Kammern langsamer als die Vorhöfe schlagen. — In diesem Abschnitt soll, ähnlich wie bei den Tachykardien, eine Übersicht über die totalen Bradykardien gegeben werden, bei denen die Verlangsamung der Frequenz alle Herzabschnitte umfaßt und die Verringerung der Schlagzahl des Herzens auf einer verlangsamten Reizbildung im Sinusknoten beruht (Nomotope Reizbildungsstörungen). Man bezeichnet daher diese Formen der Bradykardie als Sinusbradykardien. Das Reizbildungstempo des Sinusknotens ist hier aus den verschiedensten Ursachen unter die normale Schlagzahl des Herzens bis herab auf 50 Schläge pro Minute, herabgesetzt. Entsprechend der angeborenen Tachykardie gibt es auch seltene Formen von angeborener, auch familiärer Sinusbradykardie, bei denen das Auftreten von respiratorischer Arrhythmie gleichfalls auf die Entstehung im Sinusknoten hinweist. Die Leistungsfähigkeit solcher Herzen ist gewöhnlich durchaus gut.

Physiologische vorübergehende Sinusbradykardien können durch seelische Einwirkungen ähnlich wie bei Tachykardien ausgelöst werden. Die Bradykardie des Vagus- bzw. Carotisdruckversuches ist bei den Funktionsprüfungen des Herzens eingehend behandelt (S. 283).

Unter krankhaften Bedingungen werden Sinusbradykardien im Anschluß an chronische Inanition (Hungerbradykardie), bei gesteigertem Hirndruck, im Verlaufe ausgiebiger Digitalisbehandlung, in der Rekonvaleszenz nach schweren Infektionskrankheiten (Rekonvaleszentenbradykardie), bei schwerem Ikterus und als relative Bradykardie bes. während des Abdominaltyphus beobachtet.

**Diagnose.** Herabsetzungen der Minutenfrequenz unter 50 Herzschläge sind weniger für Sinusbradykardie als Überleitungsstörungen verdächtig. Die einfache Feststellung der Pulszahl ist für die Diagnose der Form der Bradykardie völlig unzureichend: Bei der Auscultation muß die Schlagzahl des Herzens mit dem langsamen Puls übereinstimmen, und durch Feststellung der pulsatorischen Erhebungen der sichtbaren Halsvenen muß weiter gesichert werden, daß der durch die Tätigkeit des rechten Vorhofes ausgelöste Jugularvenenpuls an Zahl mit der Puls- und Herzfrequenz übereinstimmt. Eine weitere Sicherung der Diagnose kann das Vorhandensein von respiratorischer Arrhythmie und besonders das Elektrokardiogramm liefern, dessen Kurve, abgesehen von der Verlangsamung des Erregungsablaufes, keine prinzipiellen Abweichungen von der Norm aufweist.

Einer speziellen **Behandlung** bedarf die Sinusbradykardie nicht. Durch Atropin ($1/2$—1 mg) subcutan kann häufig die Frequenz gehoben werden und hieran zugleich die Beteiligung des Vagus an der Entstehung der Sinusbradykardie erkannt werden.

F. Rosenthal-Hamburg.

## Die Tachykardien (Allgemeines).

In diesem Abschnitt soll nur eine Übersicht über die Beschleunigungen der Herzaktion gegeben werden, bei denen die zur gesteigerten Herzfrequenz führenden Reizbildungsvorgänge sich wie beim normalen Herzschlag (als nomotope Reizbildungsstörungen) am Sinusknoten des Herzens abspielen, bei denen also die Beschleunigung sich an allen Herzabschnitten in gleicher Weise vollzieht. Man kann daher diese Formen unter dem Sammelbegriff Sinustachykardien zusammenfassen. Die paroxysmale Tachykardie, bei der die zur anfallsweise auftretenden Herzbeschleunigung führenden Reizbildungsorte gewöhnlich außerhalb des Sinusknotens liegen, ebenso die schnelle Form der Arrhythmia absoluta des Herzens werden gesondert besprochen (vgl. Abschnitt: Die unregelmäßige Herztätigkeit).

Schon die normale Frequenz der Herztätigkeit schwankt je nach dem Lebensalter und individuellen Eigentümlichkeiten sehr erheblich. Der Neugeborene hat 130—140 Pulsschläge in der Minute, mit 20 Jahren beträgt die Herzfrequenz 74, von 30 bis Mitte der 50er Jahre 66—76, dann nimmt die Frequenz häufig wieder allmählich zu. Abweichend von diesem durchschnittlichen Verhalten gibt es seltene angeborene konstitutionelle Tachykardien, bei denen die Reizbildung im Sinusknoten schneller — beim Erwachsenen zwischen 90—100 Herzschläge — als in der Norm erfolgt. Ein familiäres Vorkommen ermöglicht hier zumeist nur die Diagnose.

Vorübergehende Tachykardien infolge gesteigerter Reizbildung im Sinusknoten treten nach psychischen Erregungen, starker körperlicher Arbeit, im Verlauf und während der Rekonvaleszenz von Infektionskrankheiten, nach toxischen Einwirkungen auf den Sinusknoten (Nicotin, Alkohol, Coffein, Atropin), bei nervösen und organischen Herzkrankheiten auf. Mehr als Dauerzustand erscheint im Verlauf der Basedowschen Krankheit die thyreotoxische Sinus-Tachykardie. Herzbeschleunigung kann auch zu den Frühsymptomen beginnender Tuberkulose gehören (tuberkulotoxische Tachykardie).

Die nervöse Tachykardie und die Pulsbeschleunigung bei stärkerer körperlicher Arbeit (Arbeitstachykardie) entstehen in der Hauptsache durch eine Erregung der Nn. accelerantes des N. sympaticus. Durch ihre Erregung wird die Reizbildung im Sinusknoten beschleunigt (chronotrope Wirkung), daneben spielen andere komplexe Vorgänge, u. a. ein Nachlassen der herzverlangsamenden Wirkung des N. vagus, eine gewisse Rolle. Der Angriffspunkt der Gifte bei den toxischen Sinustachykardien durch bakterielle oder chemisch bestimmbare Gifte ist nicht einheitlich. Die Atropintachykardie ist eine Sinusbeschleunigung durch Lähmung der herzhemmenden peripheren Vagusendigungen. Die Nicotintachykardie beruht auf einem Wegfall der zentralen Vagusimpulse, die Alkoholtachykardie wird reflektorisch durch die lokal reizende Alkoholwirkung auf Mund- und Magenschleimhaut verursacht. Die Coffeintachykardie kommt durch direkte Reizung des neuromuskulären Gewebes des Sinusknoten zustande, während die Erregbarkeit der Nn. accelerantes durch Coffein herabgesetzt wird. Der Mechanismus der Sinustachykardie bei Herzkranken, insbes. Herzmuskelschwäche, ist sehr komplexer Natur und noch nicht hinreichend geklärt.

**Diagnose der Sinustachykardien.** Die Pulsfrequenz geht gewöhnlich nicht über 120—130 Schläge in der Minute hinaus. Nur in seltenen Fällen kommen auch Sinustachykardien mit 180—200 Schlägen vor. Bei mäßiger Tachykardie (90—120) spricht ein regelmäßiger Puls mit Wahrscheinlichkeit für eine vom Sinusknoten ausgehende Herzbeschleunigung. Ändert sich die Pulszahl in Abhängigkeit von In- und Exspiration im Sinne der respiratorischen Arrhythmie, so handelt es sich fast sicher um eine Sinustachykardie, da die respiratorische Arrhythmie nur durch eine Beeinflussung des Sinusknotens zustande kommt. Die klinische Diagnose der Sinustachykardie wird durch das Elektrokardiogramm gesichert: Man findet sämtliche charakteristische Zacken ohne prinzipielle Abweichungen von der normalen Elektrodiagrammkurve wieder.

**Behandlung der Sinustachykardie.** Bei nervösen Formen sorgfältige Analyse der hineinspielenden seelischen Faktoren. Die tuberkulotoxische, die thyreotoxische, die Tachykardie bei Herzfehlern setzt vor allem die sachgemäße Behandlung des Grundleidens voraus. Für die symptomatische Behandlung kommt neben Brom und Baldrianpräparaten Chinin 0,3 bis 0,5 g pro die in Verbindung mit kleinen Strychnindosen in Betracht. Physostigmin $1/2$—1 mg pro dosi vermag durch Erhöhung der Vaguserregbarkeit manchmal die Tachykardie zu verringern, doch versagt es häufig völlig. Ergotamin (im Handel als Gynergen Sandoz = weinsaures Ergotamin) leistet durch Herabsetzung der Sympathicuswirkung bei der thyreotoxischen Tachykardie manchmal Nützliches (bis 3 mal täglich 1 Tabl. zu 1 mg oder 1—2 mal täglich Ampullen à 0,5 mg subcutan oder intramuskulär). Für die Prognose bleibt die Grundkrankheit maßgebend.

F. Rosenthal-Hamburg.

# Krankheitsbilder.

## Perikarditis.

Trotz fließender Übergänge kann man entsprechend den pathologisch anatomischen Vorgängen verschiedene klinische Formen der entzündlichen Erkrankungen des Herzbeutels unterscheiden:

I. Die trockene Perikarditis, die Perikarditis fibrinosa sicca.

II. Die feuchte Perikarditis, die Perikarditis exsudativa. — Nach der Beschaffenheit des Exsudates ergeben sich folgende Untergruppen:

a) Die Perikarditis purulenta bzw. putrida; b) die Perikarditis hämorrhagica (selten); c) die Perikarditis serofibrinosa.

### Die fibrinöse Perikarditis.

**Krankheitsursachen.** In etwa der Hälfte der Fälle von Herzbeutelentzündung ist Gelenkrheumatismus die Ursache. In zweiter Linie kommt Tuberkulose in Betracht (nicht ganz selten im Anschluß an Traumen der Herzgegend), ferner Pneumonie, Sepsis, seltener die übrigen Infektionskrankheiten. Auch im Verlauf schwerer, chronischer Nierenkrankheiten kann es zu fibrinösen Auflagerungen im Herzbeutel — wahrscheinlich infolge aseptischer, entzündlicher Reizung durch retinierte, toxische Substanzen — kommen, ferner bei Herzinfarkten, Blutungen in die Perikardialhöhle.

**Krankheitserscheinungen.** Häufig Fieberanstieg, aber nicht konstant. Starkes Schmerzgefühl in der Herzgegend, Beklemmungsgefühl, Kurzatmigkeit. Objektiv oberflächliche, dem Ohr nahe schabende Reibegeräusche, bes. am linken Sternalrande, die nicht eng einer bestimmten Herzphase angehören, sondern sich über Systole und Diastole hinziehen (Lokomotivgeräusch). Sie können oft durch tiefe Inspiration und äußeren Druck auf die Brustwand verstärkt werden. Sie wechseln in ihrem Klangcharakter und sind an umschriebener Stelle — ohne Beziehung zu den Auskultationsstellen der Klappen — hörbar.

### Die Perikarditis epistenocardica.

Sie kommt durch einen Herzinfarkt infolge Thrombose oder Embolie der Coronargefäße zustande. Im Anschluß an einen meist schweren stenokardischen Anfall, der Beklemmungsgefühl und Präkordialschmerz zurückläßt, kommt es 1—4 Tage später zu vorübergehendem Fieberanstieg mit umschriebenen Reibegeräuschen. Noch während der Perikarditis epistenocardica kann der Tod eintreten, in anderen Fällen Abklingen der stenokardischen Anfälle oder Fortbestehen chronischer Herzinsuffizienz mit Stenokardien. Pathologisch-anatomisch kann der Herzinfarkt mit Muskelwandschwiele ausheilen, bei deren Nachgiebigkeit ein umschriebenes Herzaneurysma entstehen kann. Der Herzinfarkt wird somit durch das Auftreten von vorübergehendem Fieber und umschriebenem Herzreiben im Anschluß an einen oft ersten stenokardischen Anfall mit akuter Herzschwäche klinisch nahegelegt. Das Elektrokardiagramm zeigt charakteristische Veränderungen des $R$-$T$-Komplexes.

### Die exsudative Perikarditis.

Als **Krankheitsursachen** spielen Gelenkrheumatismus, Tuberkulose die Hauptrolle, seltener Pneumokokkeninfektionen und auch andere Infektionskrankheiten, ähnlich wie bei der fibrinösen Perikarditis, ferner Verletzungen des Herzens, Blutkrankheiten mit hämorrhagischer Diathese. Manchmal ist die exsudative Perikarditis nur Teilsymptom einer Polyserositis.

**Krankheitserscheinungen.** Zunehmendes Beklemmungsgefühl, entsprechend der Größe des Exsudates. Beim Übergang einer trockenen in eine feuchte Perikarditis kann das Schmerzgefühl in der Herzgegend sich verringern. Die wichtigsten objektiven Zeichen des perikardialen Ergusses sind: 1. Zunahme und Verbreiterung der Herzdämpfung, wobei absolute und relative Herzdämpfung wegen Verdrängung der Lunge immer mehr zusammenfallen; 2. Dämpfungsfigur der Herzgegend gewöhnlich Dreieckform mit schornsteinartigem Aufsatz über dem oberen Sternalabschnitt; 3. der Spitzenstoß wird innerhalb der Herzdämpfung schwach fühlbar und verschwindet bei zunehmendem Exsudat; 4. Ausfüllung des Herz-Leberwinkels, d. h. bei großen Exsudaten geht die rechte Herzgrenze mit einem stumpfen Winkel in die Lungen-Lebergrenze über (nicht absolut beweisend, Ähnliches findet sich auch bei starken Herzdilatationen nach rechts); 5. röntgenologisches Bild: Dem Zwerchfell breit aufsitzender, dichter Schatten, der sich dreieckförmig nach oben verjüngt.

Große Herzbeutelergüsse können sich bis zur hinteren linken Thoraxwand ausdehnen und zur Fehldiagnose einer exsudativen Pleuritis Veranlassung geben. Bei Kompression der großen Gefäße durch das Exsudat Cyanose. Beim kindlichen, noch nachgiebigen Thorax kann es zur Vorwölbung der Herzgegend, zur Voussure, zum sog. Herzbuckel, kommen. Über die Art des Ergusses kann nur die Probepunktion des Herzbeutels entscheiden. Gewöhnlich ist das klinische Bild der eitrigen bzw. fötiden Perikarditis hochfieberhaft und von vornherein sehr bedrohlich.

**Verlauf der trocknen und feuchten Perikarditis.** Eine anatomische Ausheilung ist bes. bei der exsudativen Form selten. Meist kommt es zur Verwachsung beider Perikardialblätter mit und ohne Erscheinungen der Concretio pericardii. Durch Fortschreiten des Prozesses in der Tiefe kann es zur Myokarditis und Endokarditis, d. h. zur Pankarditis, kommen. Weitere Komplikationen, bes. bei der rheumatischen Perikarditis, sind Pleuraergüsse, die zu weiterer schwerer Beeinträchtigung des Kreislaufes führen können.

Die **Prognose** hängt von dem Zustand des Herzens, der Größe des perikardialen Ergusses, von den Komplikationen ab. Die rheumatische Perikarditis hat eine relativ günstige Prognose. Für das spätere Schicksal der Patienten bleibt der Zustand des Herzens und der Umfang der zurückbleibenden Verwachsungen maßgebend.

**Verwechslungsmöglichkeiten.** Bei Perikarditis fibrinosa: Endokarditische Geräusche, pleuroperikardiale Geräusche (Lokalisation an der Grenze der relativen Herzdämpfung, bei tiefer Einatmung öfters verschwindend). Bei Perikarditis exsudativa ist an akute Herzdilatation zu denken. Dämpfungen links hinten unten brauchen nicht durch pleuritische Ergüsse hervorgerufen zu sein, sondern können auch durch große perikardiale Exsudate bewirkt sein, die sich bis hinten an die Thoraxwand ausdehnen, bzw. das Lungengewebe durch Kompression atelektatisch machen.

**Richtlinien bei der Behandlung.** Behandlung wie bei der akuten Kreislaufinsuffizienz. Bei starken Schmerzempfindungen ist Morphium oft unentbehrlich. Anwendung von lokalen Kälteapplikationen. Bei größeren Exsudaten Versuch mit Diureticis, z. B. 3—4 mal täglich 1,0 Calciumdiuretin, Euphylinsuppositorien, evtl. 1—2 ccm Salyrgan intramuskulär oder besser intravenös, unter Kontrolle des Urins, 2 mal wöchentlich wiederholt. Aufstehen erst bei Rückkehr der Herzdämpfung zu normalen Größenverhältnissen bzw. bis zu guter Kompensation des Herzens. Bei wachsender Atemnot und sich verschlechternder Herzkraft muß durch Punktion das Exsudat entleert werden. Auch bei sehr verzögerter Rückresorption perikardialer Ergüsse im Rekonvaleszenzstadium kann die Herzbeutelpunktion zur Abkürzung des Krankheitsverlaufes wünschenswert sein. Besteht kein Verdacht auf eitrige Perikarditis, so kann man bei leidlicher Herzkraft die Parazentese hinausschieben, da meist spontane Resorption erfolgt.

**Die Parazentese des Herzbeutels.** Methode nach H. Curschmann: Erhöhte Bettlage des Patienten, Desinfektion der Haut, Lokalanästhesie mit Chloräthylspray oder Novocain! Die Einstichstelle wird gewählt dicht innerhalb der äußeren Grenze der Exsudatdämpfung und etwas außerhalb der vermuteten Lage des Spitzenstoßes im V.—VI. linken Intercostalraum. Einstechen der Probepunktionsspritze mit langer Kanüle schräg nach der Mittellinie. Bei positivem Ergebnis Absaugen mit einer größeren Rekordspritze oder Einführung eines Troikarts in der gleichen Richtung mit nachfolgender vorsichtiger Ansaugung des Exsudates.

Epigastrische Punktion nach Marfan: Halbsitzende Lage. Nach Desinfektion und Anästhesie der Haut Einstechen einer Lumbalpunktionskanüle dicht unter dem freien Ende des Proc. xiphoidens. Die Hohlnadel wird möglichst steil nach oben an der Rückwand des Schwertfortsatzes aufwärts vorgeschoben. In einer Tiefe von 4—6 cm gelangt man ins Perikard, aus welchem die Flüssigkeit beim Zurückziehen des Stiletts abströmt. Hält man sich genau an die Mittellinie und die Hinterwand des Schwertfortsatzes, ist eine Peritonealverletzung und eine Eingeweideverletzung ausgeschlossen.

Bei großen bis an die Thoraxhinterwand reichenden Exsudaten Punktion von der hinteren Thoraxwand. Ferner vorherige Entleerung von gleichzeitigen Pleuraexsudaten. Bei eitriger Perikarditis baldige breite chirurgische Eröffnung des Herzbeutels (Perikardiotomie).

F. Rosenthal-Hamburg.

## Die Verwachsungen des Herzbeutels (Perikarditis adhaesiva, Concretio perikardii).

Bei den Herzbeutelverwachsungen, die als Endausgang sowohl der fibrinösen wie der exsudativen Perikarditis sich entwickeln können, muß man wegen der Verschiedenheit der klinischen Erscheinungen die Perikarditis adhaesiva interna, die Verwachsung des parietalen und visceralen Blattes des Herzbeutels, gegenüber der Perikarditis adhaesiva externa oder Mediastinoperikarditis abgrenzen, bei der nicht nur eine Verwachsung der Perikardialblätter miteinander besteht, sondern auch eine Verwachsung des äußeren Perikards mit der Rückwand des vorderen Thorax bis zur Umschlagstelle des Perikards an den großen Gefäßen besteht.

### Perikarditis adhaesiva interna.

Sie kann sehr häufig völlig symptomlos bleiben und wird oft als Nebenbefund bei Sektionen erst aufgedeckt. Dies gilt auch für die sekundären Verkalkungsprozesse innerhalb der verlöteten Herzblätter, das sog. Panzerherz, das erst bei der Röntgendurchleuchtung in Form von Kalkplatten im Bereich des Herzschattens entdeckt zu werden braucht. Bei zunehmenden Schrumpfungsprozessen in den Perikardialschwarten kann es zu dem von Volhard umschriebenen Bilde der Umklammerung des Herzens, zur cirrhotischen Perikarditis kommen. Das klinische Bild ist dann durch das auffallende Mißverhältnis zwischen schweren kardialen Stauungserscheinungen mit hochgradiger Überfüllung der gestauten Halsvenen und dem fast normalen objektiven Herzbefund charakterisiert. Das Fehlen der rechtsseitigen Herzerweiterung, ein kleines Herz bei hochgradiger Stauung der Halsvenen (bei Ausschluß anderer Krankheitsprozesse im Thorax), legt die schwielige Herzumklammerung sehr nahe. Besteht neben starken Herzbeschwerden eine sehr harte Leber mit Ascites, so ist an die perikarditische Pseudolebercirrhose, Cirrhose cardiaque, die Zuckergußleber, zu denken.

Die Therapie kann nur in der Perikardektomie, in der chirurgischen Entfernung des Schwielenpanzers bestehen, durch den nicht nur Systole, sondern auch Diastole schwer gehemmt werden.

### Perikarditis adhaesiva externa.

**Krankheitserscheinungen.** Zunehmende Cyanose, Dyspnoe, Venenstauung wie bei raumbeengenden Prozessen des Thoraxinnern. Systolische Einziehung der linken Herzgegend, kombiniert mit diastolischem Vorschleudern der Brustwand im Bereich des Herzens, bes. beweiskräftig bei linker Seitenlage. Es kann infolge der systolischen Einziehung und der diastolischen Vorschleuderung der Herzgegend zum „Schaukeln" der Herzgegend kommen. Auffälligere Befunde bei der Perkussion und Auscultation können fehlen. Oft Pulsus paradoxus: Bei tiefer Inspiration verkleinert sich oder verschwindet fast der Radialpuls — infolge Zerrung der Adhäsionen an der Aortenwurzel bei inspiratorischer Ausdehnung des Thorax. Auf der gleichen Ursache beruht das inspiratorische Anschwellen der Halsvenen.

Die **Therapie** ist, abgesehen von der Behandlung der Kreislaufstörungen, im wesentlichen chirurgisch. Es kommen in Betracht: Kardiolyse nach Brauer. Fortnahme der das Herz bedeckenden knöchernen Thoraxpartien bei Fällen mit ausgesprochener systolischer Einziehung und diastolischer Vorschleuderung der Brustwand. Bei gleichzeitigen schweren Schwielenbildungen an den inneren Perikardblättern muß der Entknochung der Brustwand die Ausschälung des Herzens, die Perikardektomie, angeschlossen werden. F. Rosenthal-Hamburg.

## Endokarditis.

Die Endokarditis ist eine an den Herzklappen lokalisierte, bakteriell verursachte Erkrankung des Endokards. Neben dieser häufigsten Klappenendokarditis (E. valvularis) kann es manchmal auch ohne Klappenbeteiligung zu entzündlichen Prozessen am Wandendokard, zur E. parietalis kommen. Die anatomische Unterscheidung in eine gutartigere verruköse, mit Auflagerungen an den Klappen einhergehende Endokarditis und eine schwere, ulceröse, von Klappenzerstörungen begleitete Endokarditis ist am Krankenbette schwer durchführbar, weil für die klinischen Bilder nicht allein der morphologische Herzbefund maßgebend ist. Je nachdem es sich bei der Endokarditis um einen im wesentlichen auf das Endokard sich begrenzenden, infektiösen Krankheitsprozeß handelt oder die Endokarditis nur Teilsymptom einer schweren, das klinische Bild beherrschenden septischen Allgemeininfektion ist, kann man die Endokarditis in die klinischen Formen der E. simplex und der septischen Endokarditis gruppieren. Innerhalb der Gruppe der septischen Endokarditisfälle stellt die Endokarditis lenta eine klinisch selbständige Krankheitsform dar.

Eine rein ätiologische Einteilung der Endokarditis nach dem sie auslösenden Infektionserreger ist nicht möglich, weil die verschiedenen Krankheitserreger zu ähnlichen klinischen Bildern führen können.

### Die Endokarditis simplex.

Die einfache Endokarditis findet sich bes. häufig im Verlaufe de akuten Gelenkrheumatismus, auch der Chorea minor, ferner als metastatische Klappenerkrankung im Anschluß an Anginen, Eiterungen, gelegentlich im Verlaufe von Infektionskrankheiten jeder Ätiologie.

Subjektive Krankheitszeichen können fehlen, so daß die Endokarditis nicht selten erst bei der objektiven Untersuchung festgestellt wird. Sie können sich im Gefühl des Herzklopfens, der Kurzatmigkeit, in Beklemmungsgefühl, unangenehmen Sensationen in der Herzgegend äußern.

Objektive Krankheitszeichen können beim Eintritt einer Endokarditis anfänglich fehlen. Öfters zeigt sich ihre Entwicklung in einem Anstieg der Temperatur und Beschleunigung des Pulses an, der schneller ist als dem vorhandenen Temperaturgrade entspricht. Die Dämpfungsfigur des Herzens ist mit Beginn nicht verändert. Erst mit der Ausbildung des Klappenfehlers kommt es, je nach dem Sitz der Klappenläsion, zu den perkutorischen und auscultatorischen Erscheinungen des Mitral- oder Aortenfehlers, bzw. des kombinierten Herzfehlers, evtl. tritt bei gleichzeitiger schwererer Myokardschädigung frühzeitig eine gleichmäßige Erweiterung der Herzgrenzen als Zeichen der Erschlaffungsdilatation des Herzmuskels auf. Nicht ganz selten können verruköse Auflagerungen geringeren Grades auf dem Endokard aber auch ohne Herzgeräusche bestehen. Durch Ablösung von Gerinnseln an den Herzklappen kann es im Verlauf der Endokarditis zu Embolien nach allen Körperregionen kommen. Milz- und Niereninfarkte zeigen sich durch plötzliche Schmerzen im Organbereich an, der Niereninfarkt durch Hämaturie, herdförmige Nephritis, die Gehirnembolien durch die Erscheinungen des apoplektischen Insultes.

**Prognose.** Vollständige Heilungen sind möglich, doch geht ein sehr großer Teil der einfachen Endokarditiden in bleibende Herzfehler über. Etwa die Hälfte aller erworbenen Herzklappenfehler geht auf eine überstandene sog. rheumatische Endokarditis zurück.

## Die Endokarditis lenta.

Gegenüber der akuten septischen Endokarditis, die nur lokalisierte Teilerscheinung einer schweren, das klinische Bild beherrschenden frischen Allgemeininfektion ist, muß die schleichende septische Herzklappenerkrankung als ein hinreichend charakterisiertes eigenes Krankheitsbild abgegrenzt werden, das nach Schottmüller als Endokarditis lenta bezeichnet wird.

**Krankheitsursachen.** Als Erreger der Endokarditis lenta ist in der überwiegenden Mehrzahl der Streptococcus mitior seu viridans Schottmüller anzusehen. Sein Name rührt daher, daß er auf Blutagarnährböden in Form dunkelgrüner Kolonien wächst, ohne wesentliche Hämolyse des zugesetzten Blutes hervorzurufen. Die Sonderstellung des Strept. virid. gegenüber dem hämolytischen Streptococcus ist noch nicht gesichert. Experimentell ist es gelungen, virulente hämolytische Streptokokken in avirulente grüne Streptokokken vom Typus des Strept. virid. und umgekehrt Stämme vom Strept. virid. aus dem Blute von Lentakranken zu hämolytischen Streptokokken umzuwandeln. Vieles spricht dafür, daß solche Umwandlungen auch im menschlichen Körper unter noch unklaren immunobiologischen Bedingungen vor sich gehen können. Auch andere pathogene Bakterien außerhalb der Streptokokkengruppe (Staphylokokken, Influenzabacillen) sollen gelegentlich zu schleichend verlaufender Endokarditis führen können. Als Eintrittspforte des Erregers gelten die lymphatischen Gewebe der Mund- und Rachenhöhle, aber auch beliebige andere infizierte Körperbezirke sind in Betracht zu ziehen, was für die Gutachtertätigkeit bedeutungsvoll sein kann. In der Anamnese öfters Gelenkrheumatismus mit überstandener Endokarditis.

**Klinische Kennzeichen.** Männer zwischen 20 und 50 Jahren werden häufiger als Frauen befallen. Beginn schleichend und uncharakteristisch mit influenzaähnlichen Erscheinungen. Allmählich zunehmende Blässe mit unregelmäßigen Temperatursteigerungen und Abnahme des Kräftezustandes. Diese unbestimmten Beschwerden, seltener wirkliche Herzbeschwerden, führen den Kranken zuerst zum Arzt. Bei der Untersuchung des Herzens sehr häufig diastolische und systolische Geräusche über den Aortenklappen und Mitralklappen. Erscheinungen ausgesprochener Herzinsuffizienz können längere Zeit fehlen. Als Zeichen der Allgemeininfektion Milz fast stets fühlbar, auch die Leber bereits im Frühstadium häufig deutlich vergrößert. Ein sehr charakteristisches, diagnostisch wichtiges Symptom ist die mehr oder minder starke Blässe, der eine deutliche, zunehmende Anämie entspricht. Leukocyten meist zwischen 6000—8000, oft auch Leukopenie, selten Leukocytosen. Im Urin Eiweiß, Erythrocyten, Zylinder als Ausdruck der hämorrhagischen Herdnephritis, durch multiple, kleine bakterielle Embolien ausgelöst. Diagnostisch bedeutungsvoll ist ferner das Vorhandensein von Trommelschlägerfingern, die gerade bei der Endokarditis lenta häufig anzutreffen sind. Die Wassermannsche Reaktion im Blut kann auch bei fehlender Lues nicht selten positiv ausfallen.

Embolien durch Losreißen von Klappenthromben sind häufig und stellen ein diagnostisch hochwertiges Symptom dar (Milz- und Niereninfarkte, Haut- und Netzhautembolien, embolische, öfters tödliche Hirnprozesse).

Zur Sicherung der Diagnose bakteriologische Untersuchung von Blut und steril gewonnenem Urin, die wegen des häufig negativen Züchtungsergebnisses von sachverständiger Seite oft wiederholt werden muß. Sofortige Einsendung des Materials an die Untersuchungsstelle wegen der starken Labilität des Strept. viridans.

**Prognose.** Die Endokarditis lenta endet fast immer innerhalb mehrerer Monate und länger tödlich.

**Verwechslungsmöglichkeiten.** Im Beginn der Krankheit mit ihren anfänglichen unbestimmten Allgemeinerscheinungen kann an Influenza, an eine beginnende Tuberkulose gedacht werden. Zur Abgrenzung gegenüber der luetischen Aortitis kann die Wassermannsche Reaktion nicht entscheidend wegen ihres manchmal positiven Ausfalles bei der Endokarditis lenta herangezogen werden. Fieber, Milztumor, Anämie, Nephritis und Trommelschlägerfinger weisen auf den besonderen septischen Krankheitscharakter hin. Differentialdiagnostisch kann manchmal die abdominelle sog. larvierte Form der Hodgkinschen Krankheit in Betracht kommen. Die vorhandene Endokarditis spricht gegen Hodgkin, ferner die hämorrhagische Nephritis und das Fehlen der Diazo-Reaktion im Harn (vgl. hierzu das Kapitel Lymphogranulomatose). Steht die Anämie klinisch im Vordergrund, so ist an die Möglichkeit der perniziösen Anämie zu denken, deren Abgrenzung die Untersuchung des Blutbildes (Fehler der Hyperchromie, der Megalocytose) leicht gestattet.

## Die akute septische Endokarditis.

Sie kann metastatische Lokalisation einer bereits bestehenden Sepsis sein, bzw. bei unscheinbarer Eintrittspforte der Infektion zum Sepsiszentrum werden, von dem aus der septische Prozeß durch dauernde Bakterieneinschwemmung in den Kreislauf aus den infizierten Klappen unterhalten wird. Neben den fibrinösen Auflagerungen kommt es bei schweren Fällen auch zu ulcerösen Zerstörungen der Klappen (Endocarditis ulcerosa).

**Klinische Zeichen.** Beherrscht wird das klinische Bild von der schweren septischen Allgemeininfektion. Die Erscheinungen am Herzen sind die gleichen wie bei den anderen Endokarditisformen. Nicht selten treten musikalische, quietschende Geräusche als Zeichen flottierender Klappenauflagerungen oder zum Teil zerstörter Klappenteile auf. Im übrigen Milztumor, Hautblutungen, Herdnephritis, Schüttelfröste; remittierendes Fieber, Embolien in verschiedene Körperbezirke. Als Erreger können alle pathogenen Bakterien in Betracht kommen.

## Therapie der Endocarditis.

Therapie. Für die Behandlung der Herzmuskelschwäche gelten die gleichen Prinzipien wie bei der medikamentösen und diätetischen Behandlung der Herzinsuffizienz. Bei leidlich erhaltener Kompensation soll man mit Digitalispräparaten wegen der hierdurch erhöhten Emboliegefahr zurückhaltend sein. Die Expression der Tonsillen, evtl. ihre Enukleation, die Beseitigung verdächtiger Eintrittspforten, wie cariöser Zähne, Wunden, infektiöser Höhlenprozesse, ist ein wichtiger therapeutischer Weg; bei der Endokarditis lenta sind hierdurch keine überzeugenden Erfolge erzielt worden. Auch die chemotherapeutischen Mittel leisten wenig: In Betracht kommen neben Salicylpräparaten und Chinin (3—4mal täglich 0,25 g in Geloduratkapseln), Optochin bas. (alle 4 Stunden 0,2 g in Oblaten mit reichlich Milch, höchstens $2^{1}/_{2}$ Tage verabfolgt, bei gleichzeitiger einfacher Kontrolle des Sehvermögens, z. B. durch Fingerzählen oder 3 mal täglich 0,2 g Optochin bas. durch längere Zeit), Eucupin bas. (3 mal täglich 0,5 g einige Tage hindurch), ferner Rivanol (3 mal täglich 0,1 g in Kapseln) mit reichlich Milch. Elektrokollargol täglich 1—2 mal 1 Ampulle von 5 ccm intravenös 2%. Dispargen 5—10 ccm täglich intravenös. Trypaflavin, Argoflavin (Silberpräparat des Trypaflavins) 20—40 ccm 4—6 Tage täglich einmal intravenös, Argochrom, Pregelsche Jodlösung 100 ccm intravenös, öfters wiederholt, Rivanol 1 : 400—1 : 200 bis 20 ccm intravenös. (Langsame Injektion!)

Die Behandlung mit spezifischem Immunserum ist bisher nutzlos gewesen. Nur bei der Gonokokken- und Meningokokkenendokarditis sind mit der Serumtherapie Erfolge beobachtet worden. Auch die therapeutischen Resultate mit Autovaccinebehandlung sind sehr unsicher, ebenso mit unspezifischen Proteinkörpern, wie Caseosan, Yatren-Casein. Bei leidlicher Herzkraft kann auch ein Versuch mit wiederholten intravenösen Blutinfusionen (von passender Blutgruppe ca. 300 ccm und mehr) schon mit Rücksicht auf die Anämie angezeigt sein.

Neuerdings berichtet Bier über Erfolge mittels Glüheisenbehandlung („Brennen am Orte der Wahl"): Ein doppelt handgroßer Hautlappen mit einem Teil der darunter liegenden Muskulatur wird zurückgeklappt, die Unterlage kräftig mit dem Thermokauter ausgedehnt verschorft, ebenso leicht die Mundfläche des emporgeschlagenen Lappens. Hierauf wird der Lappen wieder dicht vernäht. In der Regel heilt die Wunde primär. Nach vorübergehenden Schweißausbrüchen soll die Temperatur bald absinken. Evtl. muß nach einiger Zeit die alte Stelle von neuem in gleicher Weise gebrannt werden. Die bisherigen Nachprüfungen dieser Methode sind nicht ermutigend. F. Rosenthal-Hamburg.

## Herzklappenfehler.

**Aorteninsuffizienz.** Schlußunfähigkeit der Semilunarklappen der Aorta entsteht vornehmlich durch rheumatische, arteriosklerotische und spätsyphilitische Prozesse, ausnahmsweise auch traumatisch. Sie verursacht ein teilweises diastolisches Zurückströmen der von der linken Kammer in die Aorta geschleuderten Blutmenge und teils durch Klappenschwingungen teils durch Wirbelbewegungen infolge der beiden in der linken Kammer aufeinanderprallenden Blutwellen ein diastolisches, vielfach langgezogenes und gießendes Rückströmungsgeräusch an der Aorta. Nach der Kontraktion der linken Kammer müssen sich die Aortenklappen „diastolisch", d. h. während der erneuten Erweiterung des Ventrikels schließen, um eine Rückströmung des Blutes zu verhindern. Jede Insuffizienz der Aortenklappen hat demgemäß eine Blutüberfüllung des linken Ventrikels zur Folge: die Kammer erhält von zwei Seiten Blut, vom linken Vorhof her (wie in der Norm), und „rückläufiges" aus der Aorta infolge der Klappeninsuffizienz. Dies führt zu abnormer Ausweitung, zu Vergrößerung des Schlagvolumens des linken Ventrikels; der erweiterte Ventrikel kann mit diesem Blutvolumen nur durch größeren Kräfteaufwand und damit durch reaktive Hypertrophie fertig werden. Das kraftvolle Schleudern einer abnorm großen Blutmenge in die Schlagadern durch den hypertrophischen linken Ventrikel und das Abströmen von Blut aus den Schlagadern nicht nur nach der Peripherie, sondern auch rückläufig durch die insuffizienten Klappen in die weite linke Kammer bedingen natürlich bei jedem Pulsschlag jähe Schwankungen der Arterienweite und damit den bekannten Pulsus celer und altus.

Die **Zeichen der Aorteninsuffizienz** sind also:

Palpatorisch ein hebender, sehr resistenter, massiger sowie nach unten und außen verlagerter Spitzenstoß als Ausdruck der Hypertrophie und Dilatation des linken Ventrikels (nur selten ein diastolisches Schwirren an der Herzbasis).

Perkussorisch eine Verbreiterung der Herzdämpfung nach links und unten und schließlich:

Auskultatorisch das diastolische Aortengeräusch (gewöhnlich am oberen Sternum, vielfach jedoch am besten am Ansatzpunkt der 2.—3. Rippe links, mitunter sogar nur im Liegen hörbar). Gleichzeitig verschwindet gewöhnlich der 2. Aortenton.

Endlich zeigen sich oft schon bei der Inspektion eine Vorwölbung der ganzen Herzgegend infolge der starken exzentrischen Hypertrophie der linken Kammer, auch die bereits erwähnte Verbreiterung, Verstärkung und Verlagerung des Spitzenstoßes, sowie noch ein auffälliges Pulsieren der Arterien, beobachte namentlich Carotiden und Brachiales; suche nach Capillarpuls an Fingernägeln und Stirn, evtl. auch am Augenhintergrund, sowie nach den durch abgestuften Stethoskopdruck hörbaren Gefäßgeräuschen, z. B. kurzes und rauhes systolisches Carotisgeräusch, systolisch-diastolisches Duroziezsches Doppelgeräusch an der Femoralis. Diagnostisch wichtig sind noch: die Neigung zum Pulsus frequens, celer („schnellend, hüpfend"), die allgemeine Blässe der Patienten, schließlich die „Schuhform" des Herzens bei der Röntgenuntersuchung und die häufig auffallend große Blutdruckamplitude bei der Blutdruckmessung (hoher systolischer, niedriger Minimaldruck).

**Aortenstenose.** Mit Aorteninsuffizienz verbindet sich gerne eine mäßige Stenose. Eine hochgradige Verengerung ist hingegen selten. Durch die Stenose wird die systolische Entleerung der linken Kammer in die Aorta erschwert. Das mühsame Hindurchzwängen des Blutes durch das verengte Aortenloch geht mit einem systolischen Geräusch, häufig auch mit einem fühlbaren Schwirren einher. Die erschwerte Entleerung erhöht dauernd die Arbeitsleistung des linken Ventrikels; der Ventrikel hypertrophiert demgemäß. Wenn diese Hypertrophie zur Kompensation nicht mehr genügt, bleibt am Schlusse der Systole noch ein Teil des Kammerblutes im linken Ventrikel zurück; die Folge davon ist eine Überfüllung und Ausweitung der linken Kammer.

Das charakteristische Zeichen einer schon dekompensierten Aortenstenose ist das schroffe Mißverhältnis zwischen sichtlicher Leistungsfähigkeit des hypertrophischen und dilatierten linken Ventrikels einerseits und langsamer schlechter Füllung der Arterienrohre (Pulsus tardus) andererseits. Trotz Hypertrophie vermag der linke Ventrikel das abnorm große Blutvolumen nur langsam und teilweise in die Aorta hineinzupressen. Palpatorisch fühlt man einen hebenden nach links und unten verlagerten Spitzenstoß sowie ein systolisches „Fremissement". Bei der Perkussion ist das Herz nach links und unten verbreitert und bei der Auskultation hört man am oberen Sternum das nach den großen Gefäßen sich fortpflanzende typische gern langgezogene, laute, sägende systolische Aortengeräusch. Bei der Röntgendurchleuchtung findet man kräftige, aber auffällig langsame Kontraktionen des Ventrikels und eine typische Winkelbildung zwischen ausgeweiteter linker Kammer und Aortenbogen. Wenn die Verkalkungen, Verdickungen und Verwachsungen der Aortenklappen das Ostium sehr stark verengern, sinkt gerne die Pulsfrequenz, evtl. sogar mit anfallsweisen Ohnmachten und epileptiformen Zuckungen, wohl infolge von Hirnanämien. Die kompensatorische Verlangsamung der Systole erklärt wohl auch, daß trotz starker, ja noch leistungsfähiger Hypertrophie des linken Ventrikels der Spitzenstoß wider Erwarten schwach zu fühlen ist.

**Mitralinsuffizienz.** Bei echter Mitralinsuffizienz, dem im jugendlichen und mittleren Alter wohl häufigsten postrheumatischen „Vitium", strömt während der Zusammenziehung der linken Kammer infolge des mangelhaften Klappenverschlusses ein Teil des Blutes statt in die Aorta rückläufig wiederum in den linken Vorhof. Der letztere hat sich während der Kammersystole erweitert und aus den Lungenvenen mit Blut gefüllt. Der Vorhof erhält nun während seiner Diastole von 2 Seiten Blut, dasjenige aus den Lungenvenen und „rückläufiges" aus dem linken Ventrikel. Die funktionelle Folge davon ist Blutüberfüllung und Drucksteigerung in dem linken Vorhof. Anatomisch macht sich dies zunächst in einer Dilatation geltend und bei dem Bestreben des Vorhofs, den vergrößerten Blutgehalt durch erhöhte Kraftleistung zu bewältigen, durch geringe reaktive, klinisch schwer nachweisbare Hypertrophie. Blutüberfüllung und Drucksteigerung in der linken Vorkammer üben weiterhin eine Rückwirkung sowohl auf den linken Ventrikel wie auf den kleinen Kreislauf und damit auch auf das rechte Herz aus. Aus dem überfüllten linken Vorhof strömt in den sich diastolisch ausweitenden gleichseitigen Ventrikel teils infolge der erhöhten Druckdifferenz zwischen Vorkammer und Kammer, teils durch kräftige, am Ende der Diastole einsetzende Mitwirkung der hypertrophierenden Vorkammermuskulatur in die linke Kammer eine abnorm große Blutmenge. Dadurch wird dem Ventrikel auch mehr Arbeit zugemutet. Dilatation und Hypertrophie der linken Kammer sind die Folgen dieser diastolischen Blutüberfüllung. Die Drucksteigerung im linken Vorhof erschwert andererseits auch die Arbeit des rechten Ventrikels; sie pflanzt sich nämlich vom linken Vorhof aus auf die in ihn einströmenden Lungenvenen und durch Vermittlung der Lungencapillaren auch auf die große Lungenarterie fort. Wenn die gleichfalls hypertrophierende rechte Kammer der Aufgabe, das durch die Drucksteigerung in den Lungenvenen bedrohte Stromgefälle im kleinen Kreislauf durch verstärkte Arbeitsleistung und reaktive Steigerung auch des Druckes in der Arteria pulmonalis nicht mehr genügen kann, kommt es — schon ein Zeichen der Dekompensation — zur Ausweitung der rechten Kammer.

Die **auskultatorischen Kennzeichen der echten Mitralinsuffizienz** infolge Schrumpfung der freien Klappenränder oder Verkürzung der Sehnenfäden sind also: 1. ein blasendes systolisches oft rauhes und sich häufig im Liegen verstärkendes Geräusch an der Herzspitze infolge der Rückströmung von Blut während der Kammerkontraktion durch die schlußunfähige Klappe hindurch in den linken Vorhof. Die rückläufige Welle zwängt sich durch den infolge der Klappeninsuffizienz offenbleibenden Mitralspalt hindurch, bringt die gespannten Klappenzipfel zur Schwingung und verursacht durch Aufeinanderprallen auf das Vorhofsblut Wirbelbewegungen. Häufig ist das systolische Geräusch an der Herzspitze gleich laut, mitunter sogar besser in der Richtung des linken Herzohres, ungefähr am sternalen Ansatzpunkt der 2.—3. Rippe links, hörbar, gar nicht selten auch am Rücken (bes. links). Während der 2. Ton an der Herzspitze durch das langgezogene Geräusch gern verdeckt wird, ist der 1. Herzton neben dem Geräusch oft noch zu hören. 2. Als Ausdruck der Hypertrophie des rechten Herzens und der damit einhergehenden Drucksteigerung in der Arteria pulmonalis und des gleichfalls unter erhöhtem Druck erfolgenden diastolischen „Zuschlagens" der Pulmonalklappen eine Akzentuation des 2. Pulmonaltons. Wenn aber die erlahmende rechte Ventrikel die Stauung im kleinen Kreislauf nicht mehr überwinden kann und sich stärker dilatiert, kommt es zur Cyanose zu Stauungsorganen (Lunge, Leber, Niere usw.). Zu diesen auskultatorischen Zeichen treten die **perkussorischen** von seiten des **linken** und auch des **rechten Herzens**, namentlich bei beginnender Dekompensation. Die Hypertrophie des linken Ventrikels äußert sich durch den hebenden Spitzenstoß, die Dilatation durch Verbreiterung und Verlängerung der Herzdämpfung, nach links die Ausweitung des rechten Herzens vornehmlich durch Vergrößerung der Dämpfung nach oben und zum Teil über die rechte Sternallinie hinaus. Der Radialpuls verändert sich hingegen bei reiner, kompensierter Mitralinsuffizienz kaum. Der zwar blutüberfüllte, aber noch leistungsfähige linke Ventrikel wirft infolge des teilweise systolischen Zurückströmens seines Kammerinhalts in den Vorhof ja annähernd normale Blutmengen in die Aorta.

Entwickelt sich die Mitralinsuffizienz bei noch Jugendlichen mit nachgiebigem Brustkorb, kommt es leicht zu späteren örtlichen Vorwölbungen. Sonst sieht man bei der Inspektion nur ein auffälliges Pulsieren der Herzgegend, den nach links unten verlagerten, verbreiterten kräftigen Spitzenstoß und bei sekundärer Mitbeteiligung des rechten Herzens auch die Zeichen der Venenstauung und epigastrische Pulsationen. Die abnormen Pulsationen der Herzgegend und im Epigastrium, auch die Spitzenstoßveränderungen sind natürlich auch der Palpation zugänglich, oft auch das Geräusch in Form eines systolischen „Schwirrens".

Mit der Insuffizienz, die bei der Röntgenuntersuchung gern zur „Kugelform" des Herzens führt, geht häufig, namentlich bei längerem Bestehen des Klappenfehlers, eine stärkere Stenose einher. Bei dieser **Mitralstenose,** die vielfach ganz vorherrscht, wird das diastolische Überfließen des Blutes aus dem prall gefüllten linken Vorhof in die sich ausweitende linke Kammer erschwert. Die Arbeitslast des sich nur ungenügend füllenden linken Ventrikels wird durch eine solche reinere Mitralstenose eher vermindert als vermehrt. Die Kammer wird infolgedessen eher atrophisch als hypertrophisch. Andererseits kommt es zur Blutstauung und Drucksteigerung im linken Vorhof und damit auch zur Blutstauung und Drucksteigerung im kleinen Kreislauf mit reaktiver Hypertrophie und Dilatation des rechten Herzens.

Die **Kennzeichen einer reineren Mitralstenose** sind also a) palpatorisch. 1. Ein diastolisch-präsystolisches Schwirren (Fremissement) an der Herzspitze; es ist nicht selten auch bei leisem, ja fehlendem Mitralgeräusch zu tasten; 2. ein deutlich fühlbarer Pulmonalklappenschluß sowie 3. kräftige Pulsation in der Gegend des rechten Ventrikels, d. h. unmittelbar links neben dem unteren Sternum. b) Auskultatorisch. 1. Das charakteristische diastolische, oft rollend-rieselnde Geräusch an der Herzspitze. Es ist, wie vielfach auch Insuffizienzgeräusche, am besten links außen, ja links hinten hörbar und pflanzt sich kaum nach Aorta und Pulmonalis fort. Es entsteht durch das ventrikel-diastolische Hindurchzwängen des Blutes durch das verengte Mitralloch während der Entleerung und Kontraktion des blutüberfüllten und hypertrophischen linken Vorhofs (abnorme Wirbelbewegungen im Blutstrom und Schwingungen der Mitralklappe). Dieses Stenosengeräusch zeigt verschiedene Spielarten. Es kann am Ende der Diastole, d. h. präsystolisch ein Crescendo zeigen oder nur präsystolisch hörbar sein (angeblich infolge der Verstärkung des Geräusches durch die am Ende der Diastole einsetzende Beschleunigung des Blutstroms). Das Vorhofsblut fließt nämlich im Beginn der Diastole mehr infolge der Druckdifferenz zwischen gefülltem Vorhof und sich ausweitender Kammer und erst am Ende der Diastole mehr durch stärkere aktive Mitbeteiligung der Vorhofsmuskulatur in die Kammer hinüber. Das Vorhofsgeräusch kann schließlich derart kurz sein, daß man nur eine Spaltung des 2. Tones hört. 2. Ein auffällig lauter, klappender 1. Mitralton, 3. ein akzentuierter 2. Pulmonalton evtl. mit fühlbarem Klappenverschluß als Ausdruck der Drucksteigerung im Lungenkreislauf bzw. der Hypertrophie des rechten Ventrikels. Schließlich perkussorisch. Die gewöhnliche Vergrößerung der Herzdämpfung nach oben und nach rechts (nach oben vornehmlich durch Dilatation des auch hypertrophierenden Conus arteriosus dexter, nach rechts durch Ausweitung der rechten Kammer, vor allem aber durch sehr starke Dilatation der rechten, oft weit über die rechte Sternallinie herausragenden Vorkammer). Das hypertrophische und dilatierte rechte Herz drängt dann vielfach den linken Ventrikel nach links und hinten, so daß der „Spitzenstoß" durch das rechte, nicht durch das linke Herz entsteht.

Bei der Inspektion evtl. Vorwölbung der Herzgegend bei Jugendlichen und in der Kindheit erworbenen Mitralfehlern, dann auffällig starke Pulsation in der Gegend des rechten Ventrikels, dazu die Zeichen venöser Stauung, bes. an der Jugularis. — Im Röntgenbild fällt namentlich der verbreiterte linke Vorhofsbogen auf (vgl. S. 285).

Weitere Zeichen der Mitralstenose sind: 1. das „subikterische Aussehen" der chronisch cyanotischen Patienten (leicht gelbliche Bindehaut!); es gestattet vielfach schon auf den ersten Blick eine richtige Diagnose; die Kleinheit des oft unregelmäßigen Pulses bei der Dekompensation infolge der verschlechterten Füllung des linken Ventrikels; 2. oft auch Arrhythmien infolge begleitender funktioneller oder organischer Störungen des in seiner arteriellen Blutzufuhr gleichfalls bedrohten Herzmuskels, auch des Herznervensystems; sogar Arrhythmia perpetua, namentlich bei starker Überdehnung des rechten Vorhofs; 3. oft auffällig starke Dyspnoe der Kranken, vielfach auf der Basis der gerade bei Mitralstenosen sich ausprägenden schweren braunen Induration der Lunge.

Die **Diagnose der gleichzeitigen Mitralinsuffizienz** stützt sich 1. ganz allgemein auf die Erfahrung, daß reine Fälle von Mitralstenose rel. selten sind und gewöhnlich ein kombinierter Klappenfehler (Insuffizienz-Stenose) vorliegt; 2. auf den palpatorischen Nachweis eines hebenden durch Hypertrophie des linken Ventrikels bedingten Spitzenstoßes; 3. perkussorisch auf den Nachweis einer Dilatation des linken Ventrikels und schließlich 4. auskultatorisch auf ein gleichzeitiges systolisches Mitralgeräusch, auf das Fehlen eines lauten klappenden 1. Mitraltons, sowie auf ein präsystolisch sich nicht verstärkendes, mehr im Beginn der Diastole hörbares diastolisches Mitralgeräusch.

Für **reine Mitralstenose** sprechen demgemäß: das Fehlen aller Zeichen einer Hypertrophie und Dilatation des linken Herzens, der auffällig klappende 1. Mitralton, ein präsystolisch sich verstärkendes oder nur präsystolisch hörbares Mitralgeräusch mit oder ohne deutliches Fremissement. Die Ausprägung des Stenosengeräusches läßt kaum Rückschlüsse auf den Grad der Mitralverengerung zu. Im Gegenteil! Gerade bei hochgradigen Stenosen, vor allem aber beschleunigtem unregelmäßigem Puls kann das Geräusch sich abschwächen, ja fehlen — nicht nur im Stehen, auch im Liegen, wo es sich sonst öfters verstärkt. Die Kraft des Blutstroms reicht eben dann zur Geräuschbildung am Klappenapparat nicht mehr aus.

Unter den erworbenen Klappenfehlern des rechten Herzens spielt fast nur die Tricuspidalinsuffizienz eine Rolle. Der mangelnde Klappenverschluß ist hier gewöhnlich nur die Folge chronischer Mitralfehler oder angeborener Pulmonalstenosen mit starker sekundärer Dilatation des rechten Herzens. Die **Tricuspidalinsuffizienz** ist charakterisiert a) durch ein dem Carotispuls gleichzeitigen, aber nicht durch die benachbarte Arterie „mitgeteilten" systolischen Jugularispuls, d. h. durch echte ventrikel-systolische Venenanschwellung infolge des Zurückströmens von Blut durch die schlußunfähige Tricuspidalklappe aus dem rechten Ventrikel in den rechten Vorhof und weiter in die einmündenden Venen (anfänglich — bes. rechts — nur „Bulbuspuls", evtl. mit hörbarem Venenklappenton, dann nach Insuffizienz des Klappenapparates oberhalb des Bulbus längs der ganzen Vena jugularis). Normal kommt es während der Systole der Ventrikel infolge des Ansaugens von Venenblut durch den während der Ventrikelsystole diastolisch erweiterten rechten Vorhof zu einer herzsystolischen Venenabschwellung. Der echte Venenpuls (im Gegensatz zum falschen mitgeteilten durch die benachbarte Carotis) ist also in der Norm negativ (herzsystolischer Venenkollaps), bei der Tricuspidalinsuffizienz jedoch positiv (herzsystolische Venenanschwellung). Dieser echte positive Venenpuls ist freilich kein untrügliches Zeichen der Tricuspidalinsuffizienz. Er findet sich auch bei einer Hypertrophie des rechten Herzens! Öfters ist er auch an der Leber nachweisbar (mit der auf Vorder- und Hinterfläche der gewöhnlich vergrößerten Leber aufgelegten Hand palpieren!). 2. Eine deutliche Pulsation in Höhe der absoluten Herzdämpfung rechts neben dem Sternum, d. h. in der Gegend des stark dilatierten rechten Herzens, vor allem des exzentrisch-hypertrophischen rechten Ventrikels, evtl. mit einem besonderen, von den anderen Klappen her nicht fortgeleiteten systolischen Geräusch daselbst. Abschwächung bei Mitralfehlern zuvor vorhandener Akzentuationen des 2. Pulmonaltons.

Keine praktisch bedeutsame Rolle spielt die Tricuspidalstenose, sie ist ungemein selten und dann fast stets Teilerscheinung angeborener Herzfehler. In neuester Zeit wird ihr häufigeres erworbenes Vorkommen behauptet.

Zu den sehr häufigen kombinierten Klappenfehlern im weiteren Sinne gehören die Fälle mit Schlußunfähigkeit und Verengerung an ein und derselben Klappe, im engeren Sinne nur gleichzeitige Erkrankungen mehrerer Ostien, sei es durch Miterkrankung oder Übergreifen von den Aorten- auf die Mitralklappen oder umgekehrt, sei es durch sekundäre Entwicklung muskulärer Insuffizienzen im Gefolge reaktiver Herzdilatationen, z. B. Tricuspidalinsuffizienzen bei Mitralfehlern, oft herrscht auch dann pathologisch-anatomisch und klinisch ein Klappenfehler vor.

**Allgemeine Richtlinien für die Bewertung und Behandlung von Herzklappenfehlern.** Man erstrebt eine topische und eine ätiologische Diagnose. Das fast ausschließliche Befallensein des linken Herzens im Gefolge äußerer Schädlichkeiten, die vorherrschende Lokalisation der Geräusche, ihre Bindung an Systole oder Diastole genügen meist schon zur Unterscheidung zwischen Aorten- und Mitralfehlern, zwischen Schlußunfähigkeit und Verengerung. In ursächlicher Hinsicht berücksichtigt man zunächst bei der zweifellos bestehenden Neigung mancher Familien zu Vitien die Möglichkeit einer familiär-hereditären Anlage, sowohl zu Herzleiden an sich (vielleicht durch eine besondere Organdisposition wie zu den ätiologisch so bedeutsamen rheumatischen Erkrankungen). Freilich könnte eine solche Familienanlage, vor allem die Häufung von Rheumatismen, auch durch gleiche ungünstige äußere Lebensbedingungen (Wohnung, Beruf usw.) vorgetäuscht werden. Unter den äußeren Schädlichkeiten kommen neben echtem Gelenkrheumatismus zweifellos auch Muskelrheumatismus, Angina und Veitstanz des Kindesalters in Frage, also Störungen, die gleichfalls durch das Virus des akuten Gelenkrheumatismus bedingt sein können. Ferner fahndet man — namentlich beim Fehlen von Gelenkrheumatismus — noch nach anderen Infektionskrankheiten, vor allem Scharlach und Typhus. Nicht immer gelingt es, die Herzklappenfehler, die mit Vorliebe nach der Pubertät — etwa im 3. und 4. Jahrzehnt — in die klinische Erscheinung treten, als klare Folgen einer akuten Endokarditis durch bestimmte Infektionen zu erfassen. Die akute Phase kann eben geringfügig sein, anders gedeutet, ja ganz übersehen werden. In anderen Fällen entwickelt sich das Leiden, wenigstens für die klinische Betrachtungsweise, von vornherein schleichend wie chronische Endokarditis. Dann kommt die Frage, ob der Herzfehler dekompensiert oder kompensiert ist, also augenblicklich der Behandlung oder nur der weiteren periodischen Überwachung bedürftig ist. Bekanntlich sind Kompensationsvorgänge, in erster Linie am Herzen selbst, aber auch am ganzen Gefäßapparat, wie an andern Organen imstande, die durch die Klappenerkrankung bedingten Störungen zu verhindern. So kann nicht nur Herzhypertrophie, auch Dilatation ein zweckmäßiger Ausgleichmechanismus sein. Diese Kompensation ist mitunter fast absolut, so daß Menschen mit ausgeprägten Klappenfehlern zu gleichen körperlichen Leistungen, wie Herzgesunde lange Zeit befähigt sind. Gewöhnlich findet man bei genauerem Zusehen aber doch Zeichen ungenügender Kompensation. Geringere Grade dieser Dekompensation machen sich erst bei Anforderungen an größere Herzleistungen, also beim Laufen, Treppensteigen, bei schwerer Arbeit u. dgl. geltend; stärkere Grade (es kann dann auch eine an sich kompensatorische Dilatation über das zweckmäßige Maß weit hinausgehen) zeigen sich dann auch bei körperlicher und seelischer Ruhe. Für jene Kreislaufinsuffizienz, die wir Dekompensation nennen, gibt es klare subjektive und objektive Zeichen. Zu den ersteren gehören neben dem Gefühl verminderter körperlicher Leistungsfähigkeit und Erschöpfbarkeit zunächst örtliche Herzbeschwerden, vor allem „Druck", „Engigkeit", abnormes Klopfen, Schmerzen. Hierzu kommen die Klagen, die sekundär durch Zirkulationsstörungen in den verschiedensten Körperorganen bedingt werden, zunächst als Ausdruck der Lungenstauung (schließlich sogar Herzfehlerlunge), die oft ganz vorherrschende Kurzluftigkeit mit Notwendigkeit des Sichhöherlegens im Bett bald schon als Ruhe-, bald als Bewegungsdyspnoe, dann Hustenreiz, Auswurf und Gefühl von Rasseln auf der Brust infolge der Stauungsbronchitis. Dazu kommen als Folge der Pfortaderstauung epigastrische und Leberkapselschmerzen, Magendarmbeschwerden, auch Appetitlosigkeit und Meteorismus; der spärliche und konzentrierte Urin bei Nierenstauung, Klagen über Kopfweh, Schwindel u. dgl. infolge der cerebralen Zirkulationsstörung, Muskelschmerzen (öfters wohl „Pseudorheumatismus" aus gleichen Gründen), schließlich die Angabe, daß der Patient im Gegensatz zu früher nicht mehr auf der linken Seite liegen kann, daß das Körpergewicht trotz des schlechten Befindens zugenommen habe (Wasserretention!) und daß des Abends die Knöchelgegend anschwillt, die Schuhe sich schlechter ausziehen lassen und die Maschen der Strümpfe sich auffallend stark auf der Haut abzeichnen. Auch Klagen über Schlafstörung durch nächtlich verstärkte Urinabsonderung (Nykturie) sind von Bedeutung. Natürlich wird man hier die individuell so verschieden genaue Selbstbeobachtung und Empfindlichkeit, nicht zuletzt auch die Einflüsse einer Gewöhnung an Herzbeschwerden in Rechnung ziehen. Die objektiven Zeichen der Dekompensation können pathologisch-anatomisch durch jene Herzmuskelveränderungen begründet sein, die sich, wie z. B. bei rheumatischer Infektion, als koordinierte Myokarditis auf der

Basis der gleichen Schädlichkeit entwickeln, zum Teil aber auch Folgen des Klappenfehlers sind („Stauungsherz", auch Störungen in der arteriellen Blutzufuhr; Herzmuskelüberdehnung und Übermüdung). Ein Parallelismus zwischen Funktionsstörungen und nachweisbarer Herzmuskelerkrankung (z. B. Myokarditis; ältere, schwielige und bindegewebige Herde, fettige Degenerationen usw.) besteht hingegen nicht. Hartnäckige Arrhythmien sind hier jedoch auf begleitende chronische Myokarditis verdächtig. Zum objektiven Nachweis von Dekompensationen fahnden wir zunächst am Herzen auf ungünstige Veränderungen der uns vielleicht zuvor bekannten Herzbefunde, vor allem auf stärkere Dilatation und auf Pulsstörungen (wie auffällige Beschleunigungen, Weicher- und Kleinerwerden sowie Unregelmäßigkeiten), am übrigen Körper nach der Cyanose im Gesicht, auch an Fingern und Zehen, nach Venenstauungen am Halse sowie nach Stauungen in Lunge, Leber, Milz und Niere. Im Fall der Dekompensation prüfen wir auch regelmäßig, ob sie nicht Folge von Komplikationen darstellt, z. B. wie des Hinzutretens von Perikarditis, wie dies gelegentlich — namentlich bei Aortenfehlern — vorkommt, ferner von echter Nephritis, Thoraxstarre, Lungenemphysem, von Stauungen unabhängigen Magendarmerkrankungen usw. Gerade solche verschlimmernden Komplikationen können, abgesehen von der Bekämpfung der versagenden Herzmuskeltätigkeit, einen günstigen therapeutischen Angriffspunkt bei dekompensierten Herzklappenfehlern geben.

Auch methodische Temperaturmessungen können zur Feststellung solcher Komplikationen dienen. Bei sonst afebrilen chronischen Herzklappenfehlern können freilich „Fieberzacken" auch durch Aufflackern der Endokarditis, durch erneute Gelenkerkrankungen und Embolien bedingt sein.

**Prognose.** Praktisch müssen wir, wenn auch ausnahmsweise, bes. im Kindesalter, die klinischen Symptome der Klappenerkrankung verschwinden mögen, Unheilbarkeit annehmen. Die Zukunftsaussichten quoad vitam und sozialer Brauchbarkeit können aber günstig sein, vor allem bei Aortenfehlern, die sich sogar mit jahrzehntelanger verblüffender Leistungsfähigkeit vertragen können; dann oft freilich genug durch rasche Insuffizienzen zum Tode führen. Relativ günstig sind auch Mitralinsuffizienzen, zumindest gegenüber stärkeren Mitralstenosen. Im Einzelfall sind die Zukunftsaussichten schwer zu berechnen. In erster Linie hängen sie ja weniger von Eigenart und selbst Grad des Klappenfehlers ab, als von dem Erhaltenbleiben genügender Herzmuskelleistungsfähigkeit, ferner von Schonungs- und Behandlungsmöglichkeit des Falles, von der Verhütungs- und Beeinflussungsmöglichkeit weiterer Schädigungen, vor allem von Nicotin, Alkohol, Coffeinmißbrauch, weiterer rheumatischer Attacken und komplizierender Erkrankungen. Auch günstige Berechnungen werden allzuleicht zunichte durch interkurrente Herzmuskelinsuffizienzen, auch durch die launenhaften Embolien, sei es in die Lungen, sei es arteriell in die größeren und kleineren Gefäße, vor allem des Gehirns.

Mit der **Prophylaxe** der Herzklappenfehler steht es, selbst beim Gelenkrheumatismus, gewöhnlich schlecht, viel besser aber mit der Verhütungsmöglichkeit sonst vielleicht häufigerer und bedrohlicher Dekompensationen. Die Behandlung der einmal eingetretenen Kreislaufinsuffizienz deckt sich mit den (S. 355 ff.) gegebenen Richtlinien. Wir müssen aber allen solchen Kranken von vornherein klar machen, daß Herzklappenfehler, auch wenn sie augenblicklich keine wesentlichen Störungen machen, periodischer ärztlicher Überwachung bedürfen. Oft genug ist die beginnende Dekompensation objektiv schon ausgesprochener als subjektiv erkennbar. Wir brauchen hier häufig methodische Körpergewichtswägungen, ja Urinmengenmessungen zur rechtzeitigen Erfassung von Wasserretentionen. Periodische Digitaliskuren halten oft lange Jahre drohende Dekompensationen fern. Auf richtigen, nicht zu reichlichen Ernährungszustand ist zu achten, auf möglichste Vermeidung äußerer Gifte, auf sorgfältige Frühbehandlung selbst scheinbar noch leichter interkurrenter Erkrankungen, auf periodische Kontrollen während Schwangerschaft und Wochenbett. Jede Überladung des Magendarmkanals durch Speise, Kot- und Gasfüllung ist von Übel, oft auch jede „körperliche Spitzenleistung". Häufig genug ist schon das rasche Laufen zur Bahn, das Tragen von Gepäck, das viele Treppensteigen von Übel. Einschieben einer längeren Mittagsruhe, viel Bettruhe an freien Tagen, Ruhekuren während der Ferien, gelegentliche Badekuren sind zweckmäßig. Nicht immer gibt das subjektive Empfinden für das Maß der Leistungsfähigkeit, vor allem beim Bergsteigen und Sport, den richtigen Maßstab für Ungefährlichkeit und dauernde Verträglichkeit. Wenn wir auch jedes Zuviel, ja im Verhältnis zum Gesunden vielleicht weit geringeres Bewegungsmaß, das der Kranke nach unserer Abschätzung und sachgemäßen Funktionsprüfung nicht mehr zu leisten vermag, ausschalten müssen, brauchen wir doch andererseits in vielen Fällen auch richtig dosierte, vorsichtig gesteigerte Übungen von Herzmuskel und Körpermuskulatur (methodische Geh- und Steigübungen, Heilgymnastik, nicht zuletzt die oft sehr günstigen Atemübungen). Auch die Psychotherapie hat bei der gewöhnlichen Überlagerung von Herzklappenfehlern mit psychogenen Störungen und bei den engen Wechselbeziehungen zwischen Psyche und Herz oft außerordentlich günstige Angriffspunkte. Das richtige Mittelmaß zwischen Beruhigung und Mahnung zur Vorsicht ist oft schwer zu finden.

## Anhang.

### Die angeborenen Herzfehler.

Fast regelmäßig befallen sie das rechte Herz[1], mit Vorliebe als Pulmonalstenose mit Verengerung bald des Ostiums, bald mehr in der Gegend des Conus arteriosus. Damit verbinden sich gern Offenbleiben des Foramen ovale und Septumdefekte, Dinge, die freilich auch ohne jede Pulmonalstenose vorkommen. Hierzu kommt noch das Offenbleiben des Ductus Botalli mit dauerndem Überströmen von Aortenblut in die sich dann ausweitende Pulmonalarterie. Es kommen die mannigfachsten Kombinationen dieser Veränderungen vor, so daß im Einzelfall auch der Fachmann, selbst mit Hilfe des Röntgenverfahrens und des Elektrokardiographen, nur zu Vermutungsdiagnosen kommt. Als Krankheitsursachen beschuldigt man bald fehlerhafte Organanlage, bald fetale Endokarditis. Auch postnatale Infektionen können an Stelle angeborener Defekte und Mißbildungen entzündliche Veränderungen und Endokarditis setzen.

Die klinischen Kennzeichen dieser Herzfehler sind folgende: 1. Feststellung unmittelbar bei oder bald nach der Geburt. In andern Fällen wird erst im Spielalter, z. B. gelegentlich operativer Eingriffe oder interkurrenter Erkrankungen, der Herzfehler entdeckt. 2. Das anfängliche völlige Zurücktreten subjektiver Störungen gegenüber dem deutlichen objektiven

---

[1] Unter den angeborenen Störungen des linken Herzens spielen höchstens noch jene seltenen Stenosen am Aortenisthmus eine Rolle, die sich infolge kompensatorischer Erweiterungen der Intercostalarterien, der Mammaria interna vor allem aber der Rückenarterien mit längerem Leben vertragen. Durch ein systolisches, auch fühlbares Geräusch am oberen Sternum (ohne Zeichen von Pulmonalstenose), vor allem aber durch merkwürdig dicke pulsierende Arterien am Rücken, auch durch auffällig schwache Pulse der unteren, gegenüber der oberen Körperhälfte kann man auf solche Isthmusstenosen aufmerksam werden.

Befund. 3. Die merkwürdige Cyanose, der Morbus coeruleus mit der Blausucht im Gesicht (bes. bei Hautabkühlungen und Anstrengungen), auch an Nägeln und Zehen. Hierbei die sekundäre Hyperglobulie mit Steigerung der roten Blutkörperchenzahlen, wenigstens im Venenblut, auf das Doppelte und mehr; schließlich noch die Trommelschlegelfinger. 4. Das laute systolische, oft auch als Schwirren fühlbare Pulmonalgeräusch, bes. am oberen Sternum links. Hierzu Hyperthrophie und Dilatation des rechten Herzens, evtl. auch negative Ventrikelzacken im Elektrokardiogramm (s. S. 288). 5. Das Zurückbleiben in der weiteren körperlichen Entwicklung, auch in Verzögerung der Pubertät, wenn die letztere überhaupt erreicht wird. Mitunter Zusammentreffen solcher Herzfehler mit anderen Entwicklungsanomalien und schon angeborener abnormer Kleinheit des Gesamtkörpers.

An den offenen Ductus Botalli wird man namentlich denken, wenn das systolische Pulmonalgeräusch mit Verbreiterung der Herzdämpfung nach links oben und mit auch röntgenologisch feststellbarer Ausweitung der Pulmonalis einhergeht, ferner mit deutlichem Schwirren des Aortenbogens im Jugulum und mit gleichzeitiger stärkerer Akzentuation des 2. Pulmonaltons.

Leider ist die **Prognose** ungünstig, um so schlechter, je frühzeitiger sich stärkere Herzdilatationen und sonstige Kompensationsstörungen entwickeln. Viel besser freilich bei reinen, nicht allzu großen Septumdefekten und selbst größerem offenem Foramen ovale. Nur ein kleiner Teil der Kinder kommt über die Pubertätszeit hinaus (ausnahmsweise dann noch 1—2 Jahrzehnte).

Die Therapie kann nur die Aufgabe haben, die spätere Dekompensation möglichst lange hinauszuschieben und die solchen Kindern gefährlichen interkurrenten Erkrankungen, vor allem die Tuberkulose möglichst fernzuhalten und frühzeitig sachgemäß zu behandeln. Körperliche Überanstrengungen, kaltes Baden, stärkeres Pressen bei Stuhlentleerungen, starke Hustenstöße sind womöglich auszuschalten. Von vornherein wird man auf entsprechenden, nicht zu reichlichen Ernährungszustand und Regelung der Magendarmfunktion achten.

Eduard Müller†-Marburg.

## Myokarditis.

Die Definition der Myokarditis als entzündliche Erkrankung des Herzmuskels stellt weder klinisch noch pathologisch-anatomisch einen scharf umgrenzten Begriff dar. Die Myokarditis kombiniert sich öfters mit Endo- und Perikarditis, sodaß die Myokarditis in diesen Fällen dem Begriff der Pankarditis untergeordnet ist. Sie ist zu erschließen aus dem im Verlaufe von schweren Infektionskrankheiten auftretenden Bilde der Kreislaufschwäche, für die schwere mechanische Behinderungen des Lungenkreislaufes ausgeschlossen werden können. Die Abgrenzung der Myokarditis gegenüber der Kreislaufschwäche infolge toxischer Gefäßlähmung kann oft großen Schwierigkeiten begegnen.

Das histologische Bild kann weitgehende Ähnlichkeiten mit den degenerativen Veränderungen des Herzmuskels und den interstitiellen Bindegewebswucherungen bei der Myodegeneratio cordis aufweisen. Bei schwereren Schädigungen des Herzmuskels kann es zum Verlust der Querstreifung (hyaline Degeneration) und bis zum scholligen Zerfall der Muskelelemente kommen. Die Ansiedlung von Eitererregern im Herzmuskel kann zu eitriger Myokarditis, d. h. zu multiplen Abscessen im Herzfleisch führen, die ihrerseits weitere Komplikationen, wie Herzaneurysma, eitrige

Perikarditis, schwere Klappeninsuffizienz bei Absceß in einem Papillarmuskel, bes. der linken Kammer, auslösen können. Bei der rheumatischen Endo- und Myokarditis treten die Aschoffschen rheumatischen Zellknötchen auf, die beim Sitz im Reizleitungssystem Reizleitungsstörungen bewirken können. Sie bestehen aus großen Bindegewebszellen, gemischt mit Lymphozyten und Eosinophilen.

**Krankheitsursachen.** Fortgeleitete Infektion vom Endo- oder Perikard oder mehr selbständige Erkrankung als Folge einer bakteriellen bzw. bakteriell-toxischen Schädigung des Herzmuskels. Die Myokarditis tritt im Verlaufe schwerer Infektionen auf, wie Diphtherie, Gelenkrheumatismus, Scharlach, Fleckfieber, Angina, Influenza u. a., und zwar sowohl während der Fieberperiode wie als Nachkrankheit in der Rekonvaleszenz.

## Die akute Myokarditis.

**Krankheitszeichen.** Subjektiv wird häufig über Beklemmungsgefühl, Herzklopfen, Schwindelgefühl, zunehmende Unruhe geklagt. Objektiv finden sich zumeist über den Temperaturgrad auffällig hinausgehende Pulsbeschleunigungen (Kreuzung zwischen Temperatur- und Pulskurve) und Zeichen der versagenden Herzkraft: Kleiner, weicher, manchmal unregelmäßiger Puls, Verbreiterung der Herzgrenzen mit schlecht fühlbarem Spitzenstoß, leiser werdende Herztöne, Auftreten von systolischen Geräuschen über der Spitze durch relative Mitralinsuffizienz, Cyanose, Abnahme des Hautturgors. Stärkere Stauungserscheinungen von seiten innerer Organe brauchen erst in Fällen schwerster Myokardschädigung aufzutreten.

Die **Prognose** der akuten Myokarditis ist immer ernst. In etwa der Hälfte der Fälle von postdiphtherischer Myokarditis ist der Ausgang letal.

**Behandlung.** Strenge Bettruhe bis tief in die Rekonvaleszenz hinein — auch prophylaktisch — bei allen schweren Infektionskrankheiten, in deren Verlauf mit dem Auftreten von Myokarditis zu rechnen ist (bes. Diphtherie, Scharlach, Typhus). Bei bestehender Myokarditis selbst Aufsetzen möglichst vermeiden. Dosiertes Aufstehen erst nach Rückkehr zur normalen Pulsbeschaffenheit, die bei allmählich zunehmenden körperlichen Leistungen zu prüfen ist. Während der akuten Herzschwäche keine Bädertherapie. Kohlensaure Bäder und klimatische Kuren kommen erst für die weit vorgeschrittene Rekonvaleszenz in Betracht.

Die medikamentöse Behandlung entspricht der Therapie der Herzmuskelinsuffizienz: Neben Eisbeutel ausgiebige Digitalisbehandlung in Kombination mit anderen Herzanaleptica, bei Besserung Fortführung der Digitaliszufuhr in kleineren Dosen. Zur Bekämpfung der oft begleitenden Vasomotorenlähmung wiederholte subcutane Injektionen von $1/2$—1 ccm Suprarenin, auch Ephetonin-Ampullen zu 0,05 g in 1 ccm, ferner Ephedralin. Bei starker Herzschwäche intravenöse Injektion von Strophantin oder Strophantin-Cardiazol, $1/4$—$1/2$ ccm in 10 ccm 20 $^0/_0$ Traubenzucker. Bei kurz vorausgegangener Digitalisbehandlung darf die Anfangsdosis von 0,2—0,25 ccm Strophantin nicht überschritten werden, wobei ein Zwischenraum von 1—2 Tagen nach der letzten Digitaliszufuhr wünschenswert ist. Die Strophantininjektion kann erforderlichenfalls täglich unter allmählicher Steigerung bis 0,5 ccm wiederholt werden bei Unterlassung jeder gleichzeitigen Digitalismedikation. In Fällen mit schlechter Ansprechbarkeit auf Digitalis Versuch der Kombination mit Bulbus scill., z. B. in folgender Form: Adonis vernalis 6,0, Bulb. Scillae 4,0, Fol. Dig. titr. 2,0, Aq-dest ad 200,0. M. f. infus. S. 3mal täglich 1 Eßlöffel. Auch Scillaren (evtl. kombiniert mit Verodigen) bis 4 Tabl. täglich. Weitere Einzelheiten vgl. Behandlung der Herzinsuffizienz.

Bei der diphtherischen Myokarditis wendet man große Serumdosen an: Bei Kindern bis zu 10000 I.E., bei Erwachsenen 40000 I.E. und mehr. Hat der Patient Serum bereits erhalten, so muß zur Desensibilisierung zunächst 0,1—0,2 ccm Serum intramuskulär vorinjiziert werden. Frühestens nach 6 Stunden kann dann die große Serummenge intramuskulär nachinjiziert werden.

### Die chronische Myokarditis.

Sie kann aus einer überstandenen akuten Myokarditis hervorgehen, kann aber auch im Verlaufe chronischer Infektionskrankheiten, wie Tuberkulose und Lues, chronischen Eiterungen zur allmählichen Ausbildung gelangen. Bei der Myokarditis im Verlaufe tuberkulöser Erkrankungen handelt es sich gewöhnlich um toxische Myokardschädigungen infolge der begleitenden Mischinfektionen; die tuberkulöse Myokarditis durch Ansiedlung von Tuberkelbacillen im Herzmuskel ist selten.

Die syphilitische Myokarditis ist klinisch meist sehr schwer von den degenerativen Herzmuskelveränderungen bei syphilitischer Erkrankung der Coronargefäße und der Aorta abzugrenzen. Sie kann als diffuse entzündliche Erkrankung des Myokards oder in Form gummöser Prozesse im Herzfleisch auftreten, die im Hisschen Bündel lokalisiert sein können. Bei unklaren Fällen von chronischer Herzinsuffizienz, insbes. bei jugendlichen Individuen und im mittleren Lebensalter bei Überleitungsstörungen, muß daher zur Klärung der Ätiologie auch die Wassermannsche Reaktion herangezogen werden, die allerdings trotz luetischer Ätiologie auch negativ ausfallen kann. Die spezifische antiluetische Behandlung kann die Erscheinungen der Herzinsuffizienz auch beim Versagen der sonstigen Herztherapie zum Schwinden bringen.

Die klinischen Erscheinungen sind die gleichen wie die der chronischen Herzinsuffizienz.

**Behandlung.** Deckt sich mit der Behandlung der infektiösen Grundkrankheiten und mit der Therapie der Kreislaufinsuffizienz.

Die Behandlung der syphilitischen Herzmuskelerkrankung entspricht den Methoden der üblichen antisyphilitischen Behandlung. Man leitet sie zunächst mit Jodnatrium und Bismogenol bzw. Quecksilberinjektionen ein und fügt nach ca. 1—2 Wochen die Salvarsanbehandlung mit kleinen Dosen hinzu (in Abständen von 5 Tagen Neosalvarsan, angefangen mit 0,075, allmählich steigend bis auf 0,3, insgesamt ca. 4,5 g Neosalvarsan, zweckmäßig in 10 ccm 20 % Traubenzucker; auch Myosalvarsan in gleicher Dosierung intramuskulär).

F. Rosenthal-Hamburg.

### Herzinsuffizienz (Herzschwäche).

**Symptome.** Sachgemäße Behandlung der Herzschwäche setzt die genaue Kenntnis ihrer klinischen Erscheinungen voraus. Die ausgesprochenen Symptome der Herzschwäche sind jedem Praktiker geläufig. Es genügt aber keinesfalls, die Erscheinungen schwerer Veränderungen, die bereits in Ödemen usw. sich äußern, zu kennen. Viel wichtiger und dankbarer ist Vorbeugung und die Erkennung und Behandlung der Frühstadien der Herzinsuffizienz. Wie oft ist eine Bronchitis bei chronischem Lungenemphysem, bei Kyphoskoliosen, bei Fettleibigen oder chronischen Nephritikern nur der Ausdruck des ersten Versagens des Herzens. Wie schwierig ist aber gerade hier die Unterscheidung von andersartigen Bronchitiden. Genauestes Berücksichtigen der Anamnese und des übrigen Befundes:

Nachweis minimaler Stauungserscheinungen an den Organen (Nykturie[1] usw.), Veränderungen am Herzen oder an den Herztönen, bes. am 2. Aorten- und Pulmonalton, Störung der Herztätigkeit (auch ohne Arhythmien), des Blutdruckes, Nachweis selbst spärlicher Herzfehlerzellen im Sputum usw., können die Sachlage klären.

Häufig ist Kopfdruck, der in der Nacht zunimmt und bes. früh beim Erwachen lästig empfunden wird und bei Bewegungen sich steigert oder schwindet, nur ein Frühsymptom von Herzinsuffizienz, namentlich bei schlechter Lungenventilation, z. B. Kyphoskoliose. Auch andere cerebrale Erscheinungen: unruhiger Schlaf, nächtliches Aufschrecken, Erregtheit, Neigung zu leichtem Schwindel können ihre Prodromale sein. Appetitlosigkeit, Magendruck, Völle, Atemnot nach dem Essen, leichte Brustbeklemmungen digestiver Natur, auch Obstipation sind nicht selten kardialer Natur.

Bekanntere Erscheinungen der Herzinsuffizienz sind: Arbeitsdyspnoë, ausgesprochene Cyanosen, Stauungskatarrhe, Leber-, Magen-, Darm-, Nierenstauung, Herzklopfen, Allorhythmien, Herzdilatation, Martiusscher Gegensatz zwischen starker, erregter Herztätigkeit, lautem 1. Ton und kleinem Puls, Änderung der Töne, resp. Geräusche und Blutdrucksenkung. Nicht zu vergessen ist aber, daß trotz Herzinsuffizienz der Blutdruck auch noch hoch, resp. erhöht sein kann (seltenere „Hochdruckstauung" bei Herzklappenfehlern oder relative Senkung des vorher noch stärker erhöhten Blutdruckes bei Schrumpfnieren). Schließlich die charakteristischen kardialen Ödeme und Ergüsse in die serösen Höhlen. Ich erinnere noch an die mitunter zunächst rätselhaften Formen von Ascites, die bes. bei Frauen mit schlaffen Bauchdecken auftreten und die schließlich nur auffallend frühe Erscheinungen von Herzinsuffizienz darstellen. Hierher gehören schließlich auch die Fälle von perikarditischer Pseudoleberzirrhose.

Kurz sei noch an die asthmatischen, leichteren und schwereren anginösen und tachy- oder bradykardischen Anfälle kardialen Ursprunges erinnert. Das Asthma „uraemicum" ist im wesentlichen ebenfalls ein Asthma cardiale, das ebenso wie das nephritische, öfters rezidivierende Lungenödem durch Herzmittel am besten bekämpft wird. Cheyne-Stokessches Atmen zeigt häufig, namentlich bei Arteriosklerose und Nephritis, schwerere Zirkulationsstörungen an.

Die Störung der Blutverteilung im weitesten Sinne ist die Folge und die Erscheinungsform der Herzinsuffizienz. Wir unterscheiden eine absolute und relative Insuffizienz, je nachdem das Herz wenigstens noch in der Ruhe die genügende Blutversorgung der einzelnen Organe leisten kann oder nicht.

Weiter unterscheiden wir eine akute (Kollaps, Folge plötzlicher Blutverluste, Shockwirkung) und chronische (eigentliche) Herzschwäche, die uns hier beschäftigt.

Die subjektiven Störungen derselben sind also kurz: Kopfschmerz oder Kopfdruck, Hitzegefühl, Blutandrang nach dem Kopf oder Blutleere mit Schwindelanfällen (bes. bei Aortenstenose und Arteriosklerose), Schlaflosigkeit, schlechte Träume, Gefühl von Druck im Hals, Atemnot bei Anstrengungen oder in schweren Fällen auch in Ruhe, Anfälle von Atemnot (Asthma cardiale) nachts oder auch am Tage in Ruhe, Druck auf der Brust, schwere Anfälle von Herzschmerz und Beklemmung (Angina pectoris bei

---

[1] Unter Nykturie versteht man Vermehrung der Nachtharnmenge bei verminderter Tagesharnmenge. Gegenüber dem umgekehrten Verhalten Herzgesunder zeigt ihr Auftreten bei Herzkranken leichter Art an, daß am Tag die Herzkraft nicht genügt zur Harnproduktion, während nachts bei Muskelruhe usw. die Herzkraft noch ausreicht resp. sich erholt.

Sklerose der Coronargefäße), Schmerzen in der Herzgegend sind sonst bei organisch Herzkranken und Herzschwäche selten, am häufigsten noch bei Erkrankung der Aorta (Coronargefäße s. o.), Aortenklappen und Perikard. Die häufigen lebhaften Klagen über Herzschmerzen, Stiche in der Herzgegend und Herzkrämpfe finden sich nicht bei organisch Herzleidenden, sondern nervösen Herzbeschwerden und Habitus asthenicus sowie Tropfenherz. Völle im Magen und Schmerzen in der Lebergegend werden bei Stauungsleber geklagt. Oft bestehen Appetitlosigkeit, Druckgefühl, Schwere, Schmerzen in den Beinen, Störungen der Stuhl- und Harnentleerung, schließlich Mattigkeit, Leistungunfähigkeit.

**Objektive Symptome.** Cyanose in den verschiedensten Graden, Überfüllung der Hautvenen (Hände, Beine), Dyspnoë bei Arbeit oder Ruhe, Asthmaanfälle, Cheyne-Stokessches Atmen, Ödeme, Erweiterung der Herzgrenzen, evtl. Änderung der Herztöne, dumpfe, unreine oder leise Töne, Auftreten von Geräuschen bzw. Schwinden vorher vorhandener Geräusche, Abschwächung früher verstärkter Herztöne, Störungen der Herzschlagfolge: Beschleunigung, Allorhythmien, Störungen der Reizleitung (sog. Adams-Stokesscher Symptomenkomplex), Kleinheit, Weichheit, Ungleichmäßigkeit, Beschleunigung oder Unregelmäßigkeit des Pulses, Auftreten von Stauungsorganen, Bronchitis, Lungenödem, Stauungsleber, Stauungsnieren, Magen-Darmstörungen, Höhlenwassersucht' (bes. gern Pleurahöhle, gewöhnlich links stärker wie rechts), Störungen des Zentralnervensystems (Kopfdruck, Unruhe, Ohnmachtsanfälle, Schwindel, Somnolenz, Verwirrtheit). Stauungsmilz nur bei Pfortaderstauung (kardiale Cirrhose, perikarditische Pseudolebercirrhose).

A. Bittorf-Breslau.

## Herzmuskelinsuffizienz der Fettleibigen, das sog. Fettherz.

Man hat früher in der vom Perikard ausgehenden Fettumwachsung und -durchwachsung des Herzmuskels eine wesentliche Ursache für die Erscheinungen von Herzschwäche bei Fettleibigen gesehen. Gegen eine erheblichere Bedeutung der Fettauflagerungen am Herzen spricht: 1. daß, obwohl sie am rechten Ventrikel viel stärker zu sein pflegt als am linken, trotzdem gewöhnlich bei Fettsüchtigen eine Insuffizienz der linken Kammer auftritt; 2. daß bei Fettleibigen Erscheinungen von Herzinsuffizienz auch ohne perikardiale Fettpolster häufig zu beobachten sind und 3. daß selbst beträchtliche Fettauflagerungen am Herzen ohne jede klinischen Erscheinungen vertragen werden. Der Begriff des Fettherzens ist heute weder pathologisch-anatomisch noch klinisch ein scharf umrissener Krankheitsbegriff. Es ist heute ein Sammelname für die mannigfaltigen Herzbeschwerden, die bei Fettleibigkeit aus den verschiedensten Ursachen beobachtet werden.

**Krankheitsursachen.** Ein wesentlicher Grund für die Herzmuskelinsuffizienz Fettleibiger ist das Mißverhältnis zwischen Körpermasse und Herzmuskelmasse bzw. Herzkraft. Daher kann ein Fettsüchtiger auch mit normalem Herzen kurzatmig, bes. bei Bewegungen, sein. Hochdrängung des Zwerchfells durch Meteorismus, Gärungsdyspepsie, Fettleber, ferner Emphysem, die bei Fettleibigen nicht seltenen Bronchialkatarrhe, beeinträchtigen die Atemfähigkeit und beanspruchen eine gesteigerte Herzarbeit der proportionell zu geringen Herzmuskelmasse. Das Mißverhältnis zwischen Körper- und Herzmuskelmasse wächst naturgemäß bei den die Fettsucht oft begleitenden organischen Schädigungen des Herzmuskels: Coronar-

sklerose, Hypertonie mit Angiospasmen, thyreotoxische Störungen, Myokardschädigung durch interkurrente Infektionen, chron. Alkoholabusus.
**Krankheitserscheinungen.** Häufiger bei Männern als bei Frauen, zum Teil wohl infolge gesteigerter beruflicher Anforderung an die Herzkraft. Bei ausgeprägter Herzschwäche entwickelt sich das klinische Bild der Herzmuskelinsuffizienz. Nicht alle sog. Herzbeschwerden beim Fettleibigen sind ohne weiteres als vom Herzen ausgehend zu deuten. Die Dyspnoe kann durch Zwerchfellhochstand, Bronchialkatarrhe, Schwäche der Atemmuskulatur, Emphysem mit Thoraxstarre bewirkt sein. Durch Hochdrängung des Zwerchfells können ähnlich wie im Intervallstadium der echten Angina pectoris lästige Sensationen in der Herzgegend, ausstrahlend nach dem linken Arm, entstehen, ebenso können die häufigen rheumatischen Beschwerden im Bereich der Intercostalmuskeln zu Beengungsgefühl führen. Der Zwerchfellhochstand kann, ohne daß schwerere Herzmuskelschädigungen bestehen, Extrasystolien, auch in Form der paroxysmalen Tachykardie, auslösen. Die Feststellung der wirklichen Herzgröße begegnet bei fetten Menschen großen Schwierigkeiten: Infolge Hochdrängung des Zwerchfells kann auch bei normaler Herzgröße die Herzdämpfung verbreitert erscheinen, obwohl es sich nur um Verlagerungen handelt. Ferner erschwert die Fettschicht des Thorax Perkussion und Auscultation. Orthodiagraphische Röntgenuntersuchungen müssen oft erst die Entscheidung über die wirkliche Herzgröße liefern. Begleitende Arteriosklerose, der häufig mit der Fettsucht verbundene Hochdruck schaffen viele klinische Varianten: So kommt es auch zu den Symptomen des echten kardialen Asthmas mit Lungenödem, in anderen Fällen zu meist nächtlichen Anfällen von Atemnot, bedingt durch cerebrale Atemstörungen, vielleicht infolge Angiospasmen im Bereich des Atmungszentrums.
**Richtlinien für die Behandlung.** Bei Herzbeschwerden entsprechende körperliche Schonung, da die Entscheidung zwischen einer organischen Schädigung des Herzens und Herzstörungen infolge Mißverhältnis zwischen Herzkraft und Körpermasse schwierig sein kann und ein Herz mit beginnenden Insuffizienzerscheinungen durch vermehrte Bewegungen geschädigt wird. Außerdem trägt zur Entfettung gesteigerte körperliche Arbeit nicht wesentlich bei (v. Romberg). Ferner Beschränkung der täglichen Flüssigkeitszufuhr auf ca. $1^1/_2$ l. Bei nächtlichen Attacken von Asthma cardiale bei Hypertonie Einschränkung der Flüssigkeitsmenge nachmittags von 4 Uhr ab auf $^1/_4$ l sowie Digitalisbehandlung. Die sehr wichtige Entfettung soll bei ausgiebiger Körperruhe durch calorienarme Diät entsprechend dem Diätregime bei Fettsucht vorgenommen werden. Einschiebung von Obsttagen (1 kg Obst) und Milchtagen (bis 1 l pro Tag). Die Einfügung von 3—4 aufeinanderfolgenden salzarmen Tagen führt oft zu einer gesteigerten Wasserausfuhr, kombiniert mit Digitalis und Diuretika, besonders Salyrgan. Brunnenkuren sind wegen der gesteigerten Wasser- und Salzzufuhr nicht zu empfehlen. Keine Kuren in klimatischen Höhenorten über 1000 m wegen des ungünstigen Einflusses der Höhenlage auf bestehende Herzinsuffizienz. Thyreoidinanwendung erfordert sorgfältige Überwachung wegen des Eintrittes thyreotoxischer Herzstörungen. Romberg empfiehlt statt der protrahierten Thyreoidinzufuhr beim Fettherz mehr den Thyreoidinstoß: 1 Tag 3—4mal 0,3 Thyreoidin, dann einige Tage warten bei gleichzeitiger Gewichtskontrolle. Wiederholung des Thyreoidinstoßes bei Gewichtsstillstand. Bei nervösen Allgemeinerscheinungen Vorsicht bei Entfettungskuren, da stärkere Gewichtsabnahme Steigerung der Beschwerden bewirken kann. Bei leichteren Herzbeschwerden auch Kohlensäurebäder nützlich.

F. Rosenthal-Hamburg.

## Herzmuskelinsuffizienz bei Kyphoskoliose.

Bei allen Kyphoskoliotikern höheren Grades ist im Verlaufe des Lebens, oft frühzeitig mit dem Auftreten von Herzmuskelinsuffizienz zu rechnen. Das Durchschnittsalter der hochgradigen Kyphoskoliotiker ist beträchtlich verkürzt. **Krankheitsursachen.** Die Ursache der chronischen Herzmuskelinsuffizienz bei starken Rückgratsverkrümmungen ist eine Überbelastung der an sich schon relativ muskelschwachen rechten Kammer. Die Gründe hierfür sind mannigfacher Art: Infolge der Thoraxdeformation kommt es teils zu Atelektasen, teils zum kompensatorischen Emphysem der Lungen, wodurch das Capillargebiet der Lungen beträchtlich eingeengt wird. Die teils durch Thoraxstarre, teils durch den pathologischen Ansatz der zumeist schwächlichen Atmungsmuskulatur behinderte Atmung bewirkt eine weitere Behinderung des Lungenkreislaufes. Die Verlagerung des Herzens und der Gefäße bedingt eine weitere Erhöhung der Widerstände im kleinen Kreislauf. Dazu kommt, daß in dem mangelhaft durchbluteten und durchlüfteten Lungengewebe interkurrente, leicht chronisch werdende Erkrankungen der Atmungsorgane (Bronchitiden, Bronchopneumonien, Pleuraergüsse) Platz greifen können, die ihrerseits zu einer weiteren erhöhten Belastung des rechten Ventrikels führen. So entwickelt sich die Hypertrophie und Dilatation der rechten Kammer mit ihrem schließlichen Übergang in die Insuffizienz des rechten Ventrikels. Eine längere Zeit bestehende Schwäche der rechten Kammer kann durch den ungenügenden Blutzufluß zum linken Herzen zu einer auch anatomisch deutlichen Atrophie und Schwäche der linken Kammer führen, wodurch der Druck im Lungenkreislauf noch weiter gesteigert wird.

**Krankheitserscheinungen und Krankheitsverlauf.** Infolge der abnormen Lagerung der Brustorgane innerhalb des deformierten Thorax ist die Beurteilung der Herzlage und Herzgröße oft recht schwierig. Die Hypertrophie der rechten Kammer wird dann durch die Akzentuation des II. Pulmonaltones, durch die kräftige, diffuse Pulsation des dem rechten Herzen benachbarten Thoraxabschnittes nahegelegt. Bei zunehmender Hypertrophie der rechten Kammer kann der Spitzenstoß im wesentlichen vom rechten Ventrikel bestritten werden, manchmal erkennbar an der deutlichen Fortsetzung der Pulsation nach rechts. Mit der zunehmenden Insuffizienz und Stauungsdilatation der rechten Kammer kommt es zu Stauungserscheinungen im venösen Kreislauf (Cyanose, Stauungsleber, Stauungsalbuminurie, Ödeme, zunehmende Dyspnoe). Durch die ungenügende Lungendurchblutung werden chronische Katarrhe verstärkt und damit rückwirkend die Herzschwäche wiederum gesteigert. Manchmal kommt es zu akuten bedrohlichen, rasch vorübergehenden oder tödlich endenden Schwächezuständen der rechten Kammer mit hochgradiger Dyspnoe und Cyanose, Lungenödem. Lungeninfarkte durch Thromben im rechten Herzohr oder im dilatierten rechten Vorhof komplizieren weiter das klinische Bild. Der Tod der Kyphoskoliotiker kann auf diese Weise manchmal ganz plötzlich eintreten, in anderen Fällen führen Pneumonien ein akutes Ende herbei.

**Therapie.** Körperliche Schonung auch im Hinblick auf die Berufsauswahl. Manchmal soll das Tragen eines Stützkorsetts durch Behinderung der costalen und abdominellen Atmung zu einer Insuffizienz der rechten Kammer führen können, die durch Weglassen des Korsetts behoben werden kann. Die übrige Therapie muß der Kreislaufinsuffizienz und den begleitenden Komplikationen von seiten der Atmungsorgane gerecht werden.

F. Rosenthal-Hamburg.

## Herzinsuffizienz der Nierenkranken.

Chronische Herzinsuffizienzen beruhen häufig auf verkappter Schrumpfniere und hohen Hypertensionen! Namentlich „interstitielle Nephritiden", die mit Arteriosklerose und Blutdrucksteigerung einhergehen, führen leicht zu scheinbar primärem Versagen des stark hypertrophierenden, vielfach auch durch Coronarsklerose, Myokarditis oder andere Prozesse geschädigten Herzens. Die ursächlich bedeutsame Nierenerkrankung wird um so leichter übersehen, wenn Ödeme fehlen und ein ganz oder fast eiweiß- und sedimentfreier Urin abgesondert wird. Es ist ein weit verbreiteter Irrtum, daß Eiweißmenge und Schwere der Nierenerkrankung annähernd parallelgehen und Freisein von Eiweiß renale Intaktheit beweist. Dauernde Blutdrucksteigerungen über 175 mm Quecksilber (gemessen mit der von Recklinghausenschen Modifikation des Riva-Roccischen Apparates an der Brachialis) weisen namentlich bei älteren Personen ohne greifbare andere Krankheitsursachen mit Wahrscheinlichkeit und solche über 190—200 mit ziemlicher Sicherheit auf begleitende Nierengefäßveränderungen hin. Auf die chemische Untersuchung an einer einzelnen Harnprobe darf sich der Arzt nie verlassen. Im Zweifelsfall stets auch zentrifugieren bzw. sedimentieren und mehrmals untersuchen (vor allem eine Probe des 24stündigen Sammelurins mit Hilfe der Sulfosalicylreaktion, s. daselbst).

An **renale Primär- oder Miterkrankung** ist bei chronischen Herzstörungen stets zu denken: bei auffälliger Hypertrophie des linken Ventrikels ohne Mitral- und Aortenklappenfehler (infolge sekundärer Herzdilatation muskuläre Insuffizienzen und Vortäuschung echter Mitralklappenfehler!), bei stark akzentuiertem, ja klingendem 2. Aortenton, bei hoher Pulsspannung und sehr gesteigertem Blutdruck trotz etwaiger Herzinsuffizienz, bei stärkeren Ödemen im Gesicht, beim Fehlen gröberer Cyanose und erheblicher Lungenveränderungen, bei quälender Schweratmigkeit mit tieferen Atemzügen, bei gleichzeitigen urämischen Störungen, wie langdauernder heftiger Kopfschmerz, Brechneigung, Hautjucken, Appetitlosigkeit mit Durstgefühl und nicht zuletzt beim Nachweis einer Retinitis albuminurica. Positive Augenspiegelbefunde sind hier von höchster, nicht nur diagnostischer, sondern auch prognostischer Bedeutung. Patienten mit ausgeprägter Retinitis albuminurica bei sog. „Schrumpfniere" leben nur selten noch länger als 2 Jahre. Besonders düster ist die Prognose, wenn trotz sachgemäßer Behandlung die Augenhintergrundsveränderungen zunehmen. Wiederholt haben wir eine Retinitis albuminurica als Frühsymptom bei noch fehlendem Eiweißgehalt gesehen. Die Blutdrucksmessung kann hier für die Diagnose entscheidend sein. Eduard Müller†-Marburg.

## Herzerkrankungen nach Trauma.

Für das klinische Bild der direkten Herzverletzungen am Anschluß an penetrierende Verletzungen der Herzgegend durch Hieb-, Schuß- und Stichwunden und tiefgehende Zerreißungen ist von maßgebender Bedeutung, ob die Verletzung zu einer Eröffnung der Herzhöhlen durch Kontinuitätstrennung der Herzwand geführt hat. Eine Durchreißung der Herzwand kann durch schwere Blutung in den Herzbeutel oder nach außen in kürzester Zeit unter dem Bilde schwerer akuter Anämie und Erstickungserscheinungen zum Tode führen. Bei Stichverletzungen des Herzens kann der Wundkanal durch Muskelkontraktion geschlossen und dadurch die Verblutung verhindert werden; Verletzungen der Herzwand ohne Kontinuitätstrennungen können spontan zur Ausheilung gelangen. Durch die starke Muskelkontraktion um die Verletzungsstelle der Herzwand wird häufig das Tempo der Blutung in den Herzbeutel verlangsamt, bzw. kann es auch in späteren Tagen noch zu schweren und tödlichen Spätblutungen kommen. Das klinische Bild dieser langsamer verlaufenden Fälle wechselt zwischen schweren Kollapszuständen, hochgradiger Unruhe und Oppressionsgefühl in der Herzgegend bis zu scheinbar nicht allzu schweren Allgemeinsymptomen. Je nach dem Anfang des perikardialen Blutergusses kann eine Verbreiterung der Herzdämpfung (Vorsicht vor zu starker Perkussion wegen Nachblutungsgefahr!) nachweisbar sein oder fehlen. Durch Eindringen von Luft durch die Thoraxwände kann es zum gleichzeitigen Pneumothorax und zum Hämopneumoperikard kommen: Verschieblichkeit der Dämpfung beim Aufsitzen durch Verschieblichkeit des Flüssigkeitsspiegels, tympanischer Schall in der Herzgegend, metallisches Klingen der Herztöne. Bei Verdacht einer schweren Herzverletzung ist die Freilegung des Herzens und die Herznaht zur Beseitigung der Gefahr der unberechenbaren Nachblutungen geboten. Bei exspektativer Behandlung Kälteapplikationen, Morphium zur Beseitigung von Husten und Schmerzen.

Auch durch stumpfe Gewalteinwirkung auf die Herzgegend kann es selbst ohne schwere Verletzungen der äußeren Bedeckungen zu Einrissen der Herzwand kommen. Meist handelt es sich um Thoraxquetschungen, bei denen infolge Annäherung der Brustwand an die Wirbelsäule eine Kompression des Herzens mit Sprengwirkung verursacht wird. Weit häufiger als die Kontinuitätstrennungen der Herzwand entwickeln sich nach Thoraxquetschungen chronische Herzprozesse unter dem Bilde der chronischen Myokardschwäche: Blutungen in dem Herzmuskel, Zerreißungen des Myokards mit sekundärer Schwielenbildung; Ansiedlung von Bakterien in den verletzten Herzpartien bilden die Ursache zur Entwicklung chronisch-entzündlicher Herzprozesse.

Mit ähnlichen Folgezuständen am Herzen muß auch gerechnet werden, wenn die äußere Gewalteinwirkung nicht unmittelbar die Herzgegend trifft, sondern indirekt bei schweren Erschütterungen des Körpers durch Contre-coup-Wirkung auch das Herz geschädigt wird. Hierbei können auch übertrieben starke Körperbewegungen, die zwangsläufig während des Unfalls ausgeführt werden, durch plötzliche Drucksteigerung im Brustraum eine Kompression des Herzens und der intrathorakalen großen Gefäße auslösen und hierdurch Herzschädigungen bewirken.

Auch zu Klappenfehlern kann es im Anschluß an Unfälle kommen. Kommt es zu einer Zerreißung einer Klappe (hauptsächlich des Aorta- und Mitralostiums), zur Zerreißung eines Capillarmuskels oder Sehnenfadens, so kann das Bild des Klappenfehlers sich plötzlich entwickeln. In anderen Fällen kann sich das Bild des traumatisch entstandenen Klappenfehlers langsam entwickeln. Dies trifft zu für leichte Klappenrisse, die allmählich größer werden, für sekundäre Schrumpfungsprozesse an den Klappen, in die hinein Blutungen erfolgt sind, für endokarditische Prozesse, die sich sekundär auf verletzten Klappen entwickeln können. Naturgemäß sind bereits vor dem Unfall krankhaft veränderte Herzklappen leichter durch Traumen verletzbar.

Schließlich können im Anschluß an Unfälle auch nervöse Herzstörungen ausgelöst werden, für die die Schwere und der Ort des Traumas nicht maßgebend zu sein braucht. Meist sind sie nur Teilerscheinung einer allgemeinen traumatischen Neurose. Ihre Erscheinungen decken sich im wesentlichen mit dem klinischen Bilde der Herzneurosen.

Die Begutachtung der Zusammenhänge zwischen Unfall und Herzerkrankung kann in der Praxis, wenn man von den schwersten, akut tödlich verlaufenden Herzverletzungen absieht, oft erheblichen Schwierigkeiten begegnen. Es bleibt die Frage zu entscheiden, wie der Zustand des Herzens vor dem Unfalle war, ob das schlechtere Befinden nach dem Unfall auf eine spontane Verschlimmerung eines schon vorher bestehenden Leidens (Herzfehler, Coronarsklerose) oder auf die Einwirkung des Unfalles unmittelbar oder mittelbar zurückzuführen ist. Hierbei besteht noch die weitere Schwierigkeit der exakten Unterscheidung zwischen organischen Myokardschädigungen und nervösen Herzstörungen. Außerdem ist bei den letzteren wiederum zu berücksichtigen, daß unter den seelischen Einflüssen eines Traumas thyreotoxische Störungen ausgelöst werden können, deren Abgrenzung bei abortiven Formen sich sehr schwierig gestalten kann. Die Bestimmung des Grundumsatzes, der bei den Thyreotoxikosen meist erhöht ist, kann hier zur Klärung beitragen.

Besondere Schwierigkeiten können im Einzelfalle mit der Anwendung des Begriffes der „Überanstrengung" sich ergeben, die im Sinne des Gesetzes als Unfall betrachtet werden kann, wenn eine körperliche Arbeit im Rahmen der Berufsarbeit das Maß der gewöhnlichen Arbeitsleistung um ein bedeutendes übersteigt. Die Relativität dieses Begriffes, seine nach Körperbeschaffenheit und Herzzustand wechselnde Größe ist durch manche Entscheidungen des Reichsversicherungsamtes anerkannt (Stern).

Eine bes. genaue Klärung des Unfallsvorganges, des Herzzustandes und des allgemeinen Gesundheitszustandes vor dem Unfall, des zeitlichen Auftretens der Herzerscheinungen nach dem Unfall bleibt für die gutachtliche Entscheidung über den Zusammenhang von Herzerkrankungen mit einem Unfallvorgange notwendige Voraussetzung.

F. Rosenthal-Hamburg.

## Die Herzsymptome der Neurosen, die allgemeinen Herzneurosen.

Für die Herzbeschwerden bei Neurosen ist vor allem charakteristisch der Widerspruch zwischen der Intensität der subjektiven Beschwerden und der Geringfügigkeit des objektiven Herzbefundes. Bald stehen die Klagen über die Herzbeschwerden im Vordergrunde des klinischen Bildes, bald treten sie hinter anderen funktionellen Störungen zurück. So treten die Herzbeschwerden als Teilerscheinungen allgemeiner Neurosen im Verlaufe konstitutioneller Neurasthenie und psychopathischer Veranlagung in den depressiven Stadien der zyklischen Geistesstörungen und ihren fließenden Übergängen zwischen leichteren und schwereren Formen auf. Dazu kommt die Gruppe der allgemeinen Herz- und Gefäßneurosen, denen möglicherweise zum Teil reflektorische oder inkretorische Einflüsse anderer Organbezirke auf Herz und Gefäße zugrunde liegen dürften. Hierzu rechnet man die Herzneurosen bei Magen- und Darmerkrankungen, bei Zwerchfellhochstand, bei Einflüssen von seiten der Genitalien (Pubertät, Menses, Schwangerschaft, Entbindung, Klimakterium).

**Symptome.** Die subjektiven Beschwerden wechseln in ihrer Stärke zu verschiedenen Zeiten sehr beträchtlich. Bald Wohlbefinden, bald wieder abnorme Sensationen in der Herzgegend, wie Herzklopfen, Druckgefühl und Stechen in der Herzgegend, bes. im Bereich der Herzspitze. Bei anfallsweiser Steigerung der Beschwerden kann es zum Bilde der sog. nervösen Angina pectoris kommen mit Angstgefühl, das sich jedoch nicht zu dem schweren Vernichtungsgefühl der echten Angina pectoris steigert. Auslösende Ursachen solcher Anfälle sind ausgesprochene, bei Befragen oft unschwer zu ermittelnde Unlustgefühle der mannigfaltigsten und unberechenbarsten Art. Objektiv können Puls und Herztätigkeit völlig normal sein. In vielen anderen Fällen besteht respiratorische Arrhythmie, Tachykardie und seltener auch Extrasystolen, von denen die letzteren mit bes. starken subjektiven Empfindungen (Schwindelgefühl, Blutandrang nach dem Kopfe) einhergehen können. Gelegentlich akzidentelle systolische Geräusche, manchmal stark paukender 1. Ton über der Mitralis. Zuweilen Spaltung des 1. Tones infolge nicht völliger Koinzidenz der beiden Ventrikelkontraktionen. Blutdrucksteigerungen bei Herzneurosen sind selten (v. Romberg) und deuten auf komplizierende Begleitprozesse (Hypertonie, Nephrosklerose) hin. Zu diesen funktionellen Herzstörungen treten häufig Störungen der Gefäßinnervation hinzu: Hitzegefühl, Schwindel, Blutandrang, Klopfen der Arterien beim Liegen oder nach dem Essen, Vertaubungsgefühl an den distalen Extremitätsabschnitten (vasoconstrictorische Neurose von Curschmann). Bei der Disposition der Neurotiker zu frühzeitiger Arteriosklerose können sich der anfänglichen Herz- und Gefäßneurose auch organische Herz- und Gefäßveränderungen hinzugesellen.

Zwerchfellhochstand, auch einseitiger Zwerchfellhochstand infolge Zwerchfellparese und Muskelschwäche des Magens, kann infolge Hochdrängung des Herzens zum gastro-kardialen Symptomenkomplex von Roemhild-Wenkebach führen: Beengungsgefühl in der linken Brustgegend, Kurzatmigkeit, Extrasystolen oder Tachykardien, bei vollem Magen zunehmend. Die Abgrenzung gegenüber organischen Herzerkrankungen bedarf sorgfältiger Gesamtuntersuchung, einschließlich Röntgenuntersuchung. Das Auftreten im jugendlichen und mittleren Lebensalter weist häufig schon auf den funktionellen Charakter der Beschwerden hin.

Über die Phrenokardie von Herz vgl. Anhang S. 334.

**Verwechslungsmöglichkeiten.** Intercostalneuralgie, Knochen- und Muskelerkrankungen, die sich zufällig in der Herzgegend lokalisieren, Syphilis des Herzens, Formes frustes des Morbus Basedowii. Eine Steigerung des Grundumsatzes spricht für die thyreotoxische Entstehung der Beschwerden. Am schwierigsten Abgrenzung der Neurosis cordis gegenüber organischen Herzmuskelerkrankungen (Myodegeneratio cordis, chronische Myokarditis) bei Leuten im mittleren Lebensalter. Zu achten ist gleichzeitig bes. auf beginnende Lungenspitzenerkrankungen, Aneurysmen, Mediastinaltumoren, die in den ersten Anfängen unter dem Bilde „nervöser" Herzstörungen auftreten können.

**Richtlinien für die Behandlung.** Bei sicher rein nervösen Herzstörungen gelten die Gesichtspunkte für die Allgemeinbehandlung der Neurosen. Regelung der diätetischen Lebensweise zur Beseitigung von Magen-Darmstörungen und Überladungen des Magens. Nicht streng indizierte Entfettungskuren können die nervösen Herzbeschwerden steigern! Zunächst körperliche Ruhe, später zunehmende und dosierte körperliche Arbeit, evtl. Terrainkuren in mittlerer Höhe bis zu 1200 m (Johannisbad, Wiesbaden, Kudowa, Schlangenbad usw.) oder Sanatoriumsaufenthalt, zugleich als Ablenkung durch neue Eindrücke! Ausreichender Schlaf, evtl. durch Beruhigungsmittel, wie Bromsalze, Bromural, Abasin, Adalin, evtl. Luminaltabletten, Baldrianpräparate. Ferner Tonica in Form von Eisen-Strychnin-Arsenpräparaten, evtl. in Spritzkuren, Chinin. mur. (3 mal täglich 0,1—0,25 g in Geloduratkapseln). Milde Hydrotherapie in Form von prolongierten indifferenten Bädern (ca. 35° 30 Minuten), Halb- und Vollbäder mit Zusätzen, wie Kamillen, Fichtennadelextrakt, Kleie. Hiernach völlige Ruhe für ca. 1 Stunde, Wechselstrombäder. Lokale Abreibungen der Herzgegend, z. B. mit Recorsan, Eisbeutel. Bei Blutandrang nach dem Kopfe lauwarme Fußbäder und kühle Umschläge auf den Kopf. Schließlich psychotherapeutische Beruhigung.

## Anhang.

**Die sexuelle psychogene Herzneurose (Phrenokardie nach Herz).**

Nach den Beschreibungen handelt es sich hierbei um einen hysteriformen Symptomenkomplex, bestehend aus Herzbeschwerden, Abweichungen vom normalen Atmungstypus und Herzklopfen, angeblich ausgelöst durch ungenügende Befriedigung eines lebhaften Geschlechtstriebes. Am häufigsten bei Frauen, von Herz als Zwerchfell-Herzneurose, Phrenokardie, angesprochen. Die Selbständigkeit des Symptomenkomplexes ist recht fraglich. Nach Treupel ist der Symptomenkomplex auch Ausdruck eines auch aus anderen Gründen unbefriedigten Lebens.

**Klinische Kennzeichen.** Schmerzhafte Beschwerden in der Gegend der Herzspitze. Gefühl der Kurzatmigkeit bei oberflächlicher Atmung, die zeitweilig von tiefen Inspirationsbewegungen und rascher Ausatmung unterbrochen wird (Seufzerkrampf). Gefühl des Herzklopfens. Kommt es anfallsweise zu einer Steigerung der Beschwerden, so kann ein der nervösen Angina pectoris gleichendes Bild entstehen (phrenokardische Anfälle nach Herz). Objektiv ist oft kein krankhafter Befund zu erheben, manchmal besteht eine leichte nervöse Tachykardie, vereinzelt auch Extrasystolen.

**Richtlinien für die Behandlung.** Nach Möglichkeit Ermittlung des auslösenden Vorganges und Versuch seiner psychotherapeutischen Beseitigung. Im übrigen die gleiche Behandlung wie bei den allgemeinen Herzneurosen.   F. Rosenthal-Hamburg.

## Asthma cardiale.

Unter Asthma cardiale versteht man Anfälle von Atemnot kardialer Natur. Es ist hierher auch das nephritische, dyspeptisch-toxische Asthma zu rechnen. F. A. Hoffmann sucht zu unterscheiden das Asthma cardiale als echte Herzneurose von der paroxysmalen Dyspnoe myokarditisch-valvulären, arteriosklerotischen und renalen Ursprungs. Jedenfalls bilden in den meisten Fällen anatomische Veränderungen des Herzens (Arteriosklerose der mittleren und kleineren Arterien?) die Grundlage der Anfälle. Dabei dürfte eine Schwäche des linken Ventrikels Vorbedingung sein, mag diese nur im Anfall auftreten, oder schon vorher bestehen und im Anfall zunehmen. Doch gehören noch zum Auftreten des Anfalls weitere Momente, die es z. B. erklären, daß gerade nachts die Anfälle sehr häufig sind. Anstrengungsdyspnoe ist streng zu trennen. Es muß eben das nächtliche Sinken der Körperfunktion, Verflachung der Atmung im Schlafe, die $CO_2$-Ansammlung durch ungenügende Ventilation, Blutdrucksenkung, Gefäßkrämpfe usw. hinzukommen. Dadurch tritt neben der Schwäche der Herztätigkeit eine Reizung des Atemzentrums ein, die nun den Anfall auslöst. Vielleicht spielen aber noch andere Momente, die an die Nacht gebunden sind, eine Rolle, wie ja die Nacht überhaupt zum Auftreten aller möglichen krampfhaften Anfälle disponiert. In den Anfällen dyspeptischen Ursprungs sind es wohl vorwiegend Reflexe vom Magen-Darm auf das Herz, während rein mechanische Momente, Hochdrängung des Zwerchfells, zurücktreten dürften.

Am häufigsten begegnen wir dem Asthma cardiale bei Arteriosklerose, Schrumpfniere, Aortitis syphilitica und Myokarditis mit oder ohne Klappenfehlern, Hypertonien, Emphysem. Häufig Fettleibigkeit.

**Verlauf und Symptome.** Man begegnet Fällen (bes. reflektorisch-toxischen), die nur einen Anfall, anderen die wenige durchmachen. Bei anderen Patienten wieder tritt, bes. zu Zeiten beginnender Dekompensation des Herzens, täglich bzw. nächtlich ein Anfall auf. Das kann sich Tage, Wochen, selbst Monate wiederholen. Das Asthma cardiale ist in solchen Fällen von sehr übler Vorbedeutung.

Der Anfall, häufig nachts einsetzend, kann entweder aus scheinbar voller Gesundheit erfolgen, oder bei schon längere Zeit Leidenden auftreten. Er beginnt plötzlich mit Dyspnoe. Sie weckt den Schlafenden auf, zwingt ihn, sich aufrecht zu setzen oder gar das Bett zu verlassen. Meist ist sie nicht exspiratorisch, wie beim Asthma bronchiale, sondern entweder gemischt oder inspiratorisch, auch Cheyne-Stokessches Atmen kann auftreten. Die Atmung erfolgt mit Anspannung aller Hilfsatemmuskeln. Die Kranken sind ängstlich, haben aber keine Schmerzen, nur das Gefühl größten Lufthungers. Das Gesicht ist häufig cyanotisch, schweißbedeckt. Es besteht Husten und mehr oder weniger zäher, oft schleimig-schaumiger oder seltner blutig gefärbter Auswurf. Die Menge wechselt, oft ist er spärlich, dann wieder reichlich und kann in Lungenödem übergehen. Gelegentlich Kombination mit Angina pectoris.

Über den Lungen hört man Schnurren und Rasseln. Es kann auch eine gewisse Lungenblähung sich entwickeln. Der Puls ist meist beschleunigt, oft unregelmäßig. Die Herztöne können leise sein, der 2. Ton verstärkt, auch Verdoppelung der Töne kommt vor.

Der Blutdruck kann im Anfall sinken, aber auch steigen und erhöht sein. Man hat ein Prodromalasthma mit steigendem Blutdruck, vom echten Asthma (in das es übergehen kann) mit sinkendem Blutdruck getrennt.

Stauungserscheinungen von seiten des Herzens können, wenn sie vorher fehlten, im Anfall auftreten. Von sonstigen Erscheinungen sind Ructus, Singultus, Erbrechen, Abgang von Flatus, Kot und Urin und Harndrang zu erwähnen. Die Pupillen sind oft erweitert.

Der Anfall kann nach $1/2$ Stunde oder erst nach Stunden abklingen. Gewöhnlich bleibt große Mattigkeit zurück, aber auch ruhiger Schlaf kann darauf eintreten. Andererseits können die Erscheinungen von Herzschwäche bestehen bleiben. Mitunter verläuft ein solcher Anfall unter Eintritt von Bewußtlosigkeit und völliger Herzschwäche tödlich.

**Therapie.** Prophylaxe gegen alle Schädlichkeiten, namentlich toxischer und dyspeptischer Art. Vermeiden größerer Abendmahlzeiten, Vermeiden reizender und blähender Speisen und Getränke, gründliche Darmentleerungen sind wichtig.

Im Anfall ist Beruhigung sehr wichtig: also Morphium subcutan 0,01—0,02 (höchstens) in schweren Fällen, wo beruhigende Zusprache, Einreibung, kalte Herzumschläge usw. nichts nützen. Prophylaktisch kann abends bei bedrohten Leuten Heroin oder Dionin, Papaverin, Pantopon gegeben werden. Auch Nitroglycerin, Natrium nitrosum (s. Angina pectoris) werden mitunter gegeben. Aderlaß bes. bei zutretendem Lungenödem, Sauerstoffinhalation.

Weiter sind im Anfall bei bestehender Herzschwäche subcutane bzw. intravenöse Injektionen von Digalen, Digipuratum, Kardiazol, Strophantin (0,3—0,5 mg intravenös) usw., sowie Coffein, Campher, Hexeton angezeigt.

Im übrigen sind die Komplikationen und Grundleiden nach den dort gegebenen therapeutischen Vorschriften zu behandeln. In der Zwischenzeit sind diätetische, hydratische Maßnahmen, Behandlung der Herzschwäche (s. d.) angezeigt.

Unter der diätetischen Behandlung, als Vorbeugungsmittel, steht die vorwiegend lacto-cereale (evtl. fetthaltige) Kost, Kostbeschränkung und Vermeidung der starken Reizmittel, sowie

Beschränkung der Flüssigkeitszufuhr (Carellkur) oben an. Regelung der Darmtätigkeit (Salina, Tierkohlepräparate, evtl. Kur in Kissingen, Marienbad usw.) ist sehr wichtig.

Unter den physikalischen sind Abwaschungen, lauwarme Bäder und $O_2$-Bäder zu nennen.  A. Bittorf-Breslau.

## Angina pectoris.

Begriffsbestimmung: Unter Angina pectoris (Stenokardie) versteht man Anfälle von schmerzhafter Herzbeklemmung mit Angst- und in schweren Fällen von Vernichtungsgefühl. Es gibt alle möglichen Übergänge von leichten bis zu schwersten Anfällen. Plötzliche Todesfälle sind häufig Folge eines solchen Anfalls.

Nach den **Ursachen** sind 2 Gruppen zu unterscheiden:
1. die Angina pectoris vera und
2. die Angina pectoris vasomotorica.

Der ersten Gruppe, zweifellos der häufigeren, liegt eine organische Veränderung der Coronararterien zugrunde, und zwar handelt es sich meist um Verengung (bis Verschluß), bes. am Abgang des Kranzgefäßes oder der großen Äste (und zwar häufig nur an umschriebener Stelle), auch Thrombosen und Embolien. Als Ursache sind vor allem syphilitische Aortenerkrankungen, Arteriosklerose mit oder ohne Veränderung an den Aortenklappen, Aneurysmen, Hypertonien, Schrumpfniere, seltener Myokarditis nach Herzfehlern, Tabakabusus (bes. Zigaretten und Importen), Alkoholabusus zu nennen. Am häufigsten, bes. bei Männern, etwa im 45.—50. Jahr.

Bei der 2. Form handelt es sich um Anfälle auf Grund vasomotorischer (konstriktorischer) Störungen. Häufiger jugendlichere Individuen befallen.

Als auslösende Ursachen für den Eintritt des Anfalls kommen in Betracht: psychische Erregung, körperliche Anstrengungen, Tabakmißbrauch, Alkoholexcesse, Coitus, Diätfehler (Überladung des Magens und starke Gasauftreibung des Magens bzw. Darmes).

**Symptome und Verlauf.** Die schweren stenokardischen Anfälle setzen oft plötzlich mit schweren Beklemmungen, völligem Vernichtungsgefühl vielfach nachts oder abends ein. Die Schmerzen, ursprünglich hinter dem Brustbein oder Herzgegend lokalisiert, strahlen über die linke Brustseite nach der linken Halsseite (Kiefer), oft auch in den linken Arm (und zwar Vertaubung oder Kribbeln und Schwäche bes. im Ulnarisgebiet), seltener nach Rücken, Bauch, Hoden und rechtem Arm und Beinen aus. Mitunter ist Hauptsitz der Schmerzen die Oberbauchgegend.

Der Kranke sieht blaß, verfallen aus, oft bedeckt ihn kalter Schweiß. Der Puls ist meist klein, beschleunigt, unregelmäßig, seltener ist er voll oder verlangsamt. Die Atmung ist unverändert, oder der Atem angehalten, um möglichst ruhigzuliegen, mitunter kombiniert sich freilich der stenokardische Anfall mit dem Asthma cardiale (s. d.) oder führt zu Lungenödem. Schwere periphere Cyanose, lokale Asphyxie, selbst Gangrän (eines Beines eign. Beob.) kann im Anfall auftreten. Harn-Stuhldrang, Ructus, Übelkeiten.

Am Herzen finden sich Zeichen der obenerwähnten Grundkrankheiten, mitunter auch nur eine leichte Dilatation, gelegentlich aber keine sicher krankhaften Veränderungen außer vielleicht einem sehr leisen, verwaschenen 1. Herzton an der Spitze und vor allem an der Basis (prognostisch ernst!), evtl. Irregularität.

Das Bewußtsein bleibt meist ungetrübt, nur selten setzt der Anfall mit Ohnmacht ein oder geht in Ohnmacht über. Häufig große Unruhe,

Ängstlichkeit, Vernichtungsgefühl. Die Pupillen sind weit. Oft tritt Harndrang und unwillkürliche Entleerung von Harn und Stuhl auf. Diese Anfälle können entweder zu plötzlichen Todesfällen führen oder sie enden nach einigen Minuten bis etwa 1 Stunde (oder selbst nach Tagen) tödlich, oder es wiederholen sich in kurzen Zwischenräumen kurze Anfälle, bis dann ein tödlicher Anfall auftritt. Aber auch der schwerste Anfall kann völlig abklingen. Oft besteht dann längere Zeit lähmungsartige Schwäche und Schmerzhaftigkeit im linken Arm fort, während sich die übrigen Erscheinungen schnell zurückbilden. In selteneren Fällen tritt der Tod plötzlich aus scheinbar voller Gesundheit gleich im Beginn des 1. oder 2. Anfalles ein.

Meist ist der Verlauf der Krankheit so, daß lange Zeit vorher schon leichte Anfälle den Kranken mahnen und warnen. Die leichten Anfälle sind daher weit häufiger als die schweren. Bei Thrombose der Coronargefäße kann sich ein chronischer, anginöser Zustand mit typischem Elektrocardiogramm und ernster Prognose entwickeln.

Vereinzelte Anfälle bei sonst völligem Wohlsein können bes. dann auftreten, wenn es sich um ein toxisches auslösendes Moment handelt.

Die Angina pectoris vasomotorica (Pseudoangina) soll man nur diagnostizieren, wenn eine organische Grundlage fehlt, also bes. bei jugendlichen Individuen (aber auch bei diesem kommt echte Angina-Lues! — vor) oder bei nachweisbaren Vasomotorikern und bei Anschluß des Herzanfalls an periphere Gefäßkrämpfe.

Trennen von der echten Angina pectoris möchte ich die Fälle, die ihre anginösen Beschwerden nur im Anschluß an Anstrengungen bekommen (schnelles Laufen, plötzliche Anstrengung, wobei psychische Erregung, gefüllter Magen, kalter Wind begünstigend wirken können), ohne Änderungen von Aussehen, Puls usw. Auch in diesen Fällen handelt es sich um ältere Arteriosklerotiker und Hypertoniker. Es sind aber pronostisch viel günstiger zu bewertende Fälle, wo offenbar nur ein Zustand von arteriosklerotischer Unterernährung (paradoxe Coronarspasmen) des Herzens gegenüber vermehrten Anforderungen vorliegt (also ein Gegenstück zum intermittierenden Hinken), Dyspragia cordis intermittens.

**Therapie.** Die wichtigste Behandlung ist die vorbeugende. Seelische Aufregungen, Coitus, körperliche Anstrengungen sind streng zu verbieten. Die (sonstigen) Grundkrankheiten sind sorgfältig zu behandeln. Liegt Lues vor, so ist eine antiluetische Kur, ähnlich wie bei Aneurysma (s. d.) angezeigt. Jodkali oder Jodnatrium ist längere Zeit fortzugebrauchen, und zwar bei diesen Formen, aber auch bei Arteriosklerose. Oft wird man gute Erfahrung bei Zusatz von Diuretin (5,0 : 300,0), Euphyllin oder Ergotin sehen

Jodkali 5,0—20,0; Ergot. dialys. 1,0; (oder Extr. sec. corn.); Aq. ad 300,0.

Auch Brom, Papaverin oder Morphiumzusatz wirken günstig. Bei toxischen (Tabak — Alkohol —), bei digestiven Anfällen sind die Noxen zu beseitigen (Zwerchfellhochstand, Luftfüllung des Magens, Meteorismus).

Im schweren Anfall selbst ist die Morphiuminjektion das beste Mittel. Wenn auch einige Autoren davor warnen, so wird es doch von vielen Autoren gebraucht und im schweren Anfall ist es nach meiner Erfahrung nicht zu entbehren, und zwar Dosen von 0,01—0,02. Statt Morphium wird auch Dionin innerlich 0,02 gerühmt oder Papaverin subcutan 0,02 ebenso Dilaudid, Pantopon, Atropin, intravenöse Traubenzuckerinjektionen (10—20 ccm 10—25% Lösung) können versucht werden evtl. mit Zusatz von 0,1 Euphyllin (auch als Suppositorium) oder Strophan-

**338** Erkrankungen der Kreislauforgane.

tin (0,2—0,5 mg). Daneben muß bei schlechter Herztätigkeit ein Herzstimulans (Campher, Coffein, Digalen u. a.) subcutan gegeben werden. Auch 20—30 Tropf. Spiritus aethereus, starker Kaffee, Kognak usw. können verabreicht werden. Senfteigumschläge oder heiße Umschläge, heiße Fußbäder (s. Lungenödem) wirken oft belebend.

Bei Herannahen eines Anfalles oder im Anfall kann durch Nitroglycerin (1% alkoholische Lösung 1 Tropf., allmählich steigend auf 5 bis 10 Tropfen) derselbe häufig coupiert werden. Man wird solchen Kranken empfehlen, in einem dunklen Fläschchen 1—10 Tropf. (der 1% Lösung) in etwa 20—30 Tropf. Wasser bei sich zu führen, das sie bei Herannahen des Anfalles trinken. Auch in Tabletten und Pillen kann das Nitroglycerin oder als Nitrolingual verordnet werden.

Eine ähnliche Wirkung hat das Natr. nitrosum, das sich ebenfalls zum Bekämpfen leichter Anfälle empfiehlt, z. B. in folgender Form:

Kal. nitric. 29,7; Natr. nitros. 0,3

als Pulver gemischt 1 Messerspitze in Wasser gelöst zu nehmen. Das Pulver kann auch vom Patienten längere Zeit hindurch abends regelmäßig genommen werden, bes. von Patienten, die einen Anfall überstanden haben und zu Anfällen neigen. Große Diuretindosen (4 g täglich), Diathermiebehandlung werden prophylaktisch empfohlen.

Schließlich wird Inhalation von 2—3 Tropf. Amylnitrit im Beginn des Anfalls gerühmt. Bestehen sonst Zeichen einer Herzinsuffizienz, so ist diese entsprechend (s. Herzschwäche) zu behandeln. Für nervöse Beruhigung, guten Schlaf, ist zu sorgen. Die operative Behandlung (Halssympathicus-Vagus-Resektion, paravertebrale Injektion) hat bisher keine überzeugenden Erfolge gebracht (Facharzt!).

Vasomotoriker sind wie nervöse Herzkranke zu behandeln (Beschäftigung, hydriatische Maßnahmen, Kohlensäurebäder) Brom, Baldrian, Tct. ferri chlorat. aeth.  A. Bittorf-Breslau.

### Der Morgagni-Adams-Stokessche Symptomenkomplex.

Das klinische Bild wird beherrscht von Anfällen mit Bewußtlosigkeit und Krämpfen, die mit hochgradigster Pulsverlangsamung bzw. Aufhören der Herztätigkeit einhergehen und zum Tode führen können. Die Symptome dieser Anfälle sind experimentell durch Abklemmung sämtlicher Hirnarterien nachzuahmen. Sie sind die unmittelbare Folge einer plötzlich einsetzenden und einige Zeit anhaltenden Anämie des Gehirns und seiner nervösen Zentren, die durch Auftreten plötzlicher wieder vorübergehender Kammerstillstände zumeist verursacht wird. Die Ohnmachtsanfälle setzen mit dem Aufhören des Kreislaufes ein; sie schwinden wieder mit dem Eintritt ausreichender Kammertätigkeit.

Abgesehen von einigen seltenen Beobachtungen dürften die Adams-Stokesschen Anfälle nach dem Stande unserer heutigen Kenntnisse auf im Herzen selbst gelegene Ursachen zurückzuführen sein. Praktisch ist mithin fast ausschließlich zu rechnen mit der

**Kardialen Form des Adams-Stokesschen Syndroms.** Der Stillstand der Kammern erfolgt fast immer im Anschluß an schwere Störungen der Reizleitung an der Überleitungsstelle des Reizvorganges, manchmal vom Sinusknoten auf die Vorhöfe, meist von den Vorhöfen auf die Kammern. Nur in seltenen Fällen werden die Anfälle durch gehäufte Salven von Kammerextrasystolen oder Kammerflimmern hervorgerufen.

Die Entstehung der Anfälle beim partiellen Herzblock. Wird im Experiment die Leitfähigkeit des Hisschen Bündels durch Druck oder Schnitt aufgehoben, so dauert es einige Zeit, ehe die Kammern im

Rhythmus der Kammerautomatie zu schlagen beginnen. Das Intervall zwischen Kammerstillstand nach plötzlicher Leitungsunterbrechung im atrioventrikulären Bündel bis zum Erwachen der Kammerautonomie wird als präautomatische Pause bezeichnet. Die Adams-Stokesschen Anfälle beim partiellen Herzblock sind als unmittelbare Folge eines solchen präautomatischen Kammerstillstandes aufzufassen, wenn nämlich unvollständige Überleitungsstörungen, ein sog. partieller Herzblock, in eine Aufhebung der Überleitung, in einen totalen Herzblock übergehen. Als wesentliche Ursachen sind hierbei in Betracht zu ziehen:

Übergang des partiellen in kompletten Herzblock durch fortschreitende Zerstörung des Hisschen Bündels oder durch vorübergehende Verschlechterung der Überleitung durch Zirkulationsstörungen, infektiöse Prozesse im Bereich des Atrioventrikularseptums.

Vorübergehende Erschöpfung der Leitfähigkeit des schon geschädigten Hisschen Bündels bei Steigerung der Vorhofsfrequenz, z. B. durch körperliche Überanstrengungen. Infolge vermehrter Reizübergänge von den schneller schlagenden Vorhöfen auf die Kammern wird das Hissche Bündel schließlich undurchgängig, und präautomatischer Kammerstillstand wird ausgelöst.

Verstärkte Leitungshemmung durch Vagus-Erregung.

Die Entstehung der Anfälle beim totalen Herzblock. Die Ohnmachtsanfälle bei schon bestehendem totalem Herzblock bedürfen noch einer weiteren Aufklärung. Folgende Gründe lassen sich für die Unterbrechung der regelmäßigen Kammerkontraktionen bei schon vorhandener totaler Leitungsunterbrechung im Hisschen Bündel und bestehende Kammerautomatie anführen:

Bei totalem Herzblock besteht oft eine erhöhte Neigung zu ventrikulären Extrasystolien. Bei starker anfallsweise erscheinender Häufung solcher Extrasystolen kommt die geringe mechanische Leistung der Kammern praktisch einem Kammerstillstande nahe.

Reizt man im Experiment nach Durchschneidung des Hisschen Bündels und eingetretener Kammerautomatie die Ventrikelmuskulatur durch häufige künstliche Reize, so tritt nach Aufhören der ausgelösten Extrasystolen vorübergehend Kammerstillstand auf, an den sich nach einem verschiedenen Intervall wieder die Kammerautomatie anschließt. Der gleiche Mechanismus kommt für die Entstehung Adams-Stokesscher Anfälle bei schon vorhandenem komplettem Herzblock in Betracht: Anfälle von Kammerextrasystolien können vorübergehend zu einer Erschöpfung bzw. Hemmung der die Kammerautomatie erhaltenden Reizbildung führen und damit Kammerstillstand bewirken.

Es kann auch zum vorübergehenden Kammerstillstand dadurch kommen, daß zwar die Reizbildung im Hisschen Bündel für die Kammerautomatie fortbesteht, daß aber die Ausbreitung des Reizes auf den Ventrikel blockiert ist. („Block im Block.")

Die neurogene Form des Morgagni-Adams-Stokesschen Symptomenkomplexes. Hierher müßten diejenigen Anfälle gerechnet werden, bei denen der die Ohnmacht und die Krampfanfälle auslösende Herzstillstand extrakardial durch Einflüsse des Nervensystems bedingt ist. Sicherlich sind die neurogen bedingten Fälle gegenüber dem kardial bedingten Typus des Syndroms recht selten. Man führt in den wenigen hierher gehörigen Beobachtungen die Ohnmachtsattacken auf Vagusreizung am peripheren Stamm oder am Vaguszentrum zurück. Gegenüber der Abgrenzung von cerebralen Gefäßspasmen mit sekundärer Pulsverlangsamung ist bei der Diagnose der neurogenen Typen zu verlangen, daß Herzstillstand und Zirkulationsunterbrechung den Symptomen der Ohnmacht vorangehen, nicht nachfolgen.

**Therapie.** Jeder Anfall kann tödlich enden. Beim kompletten Block auftretende Anfälle haben eine schlechte Prognose. Im Ohnmachtszustand sind zur Anregung der Kammertätigkeit geeignet: Mechanische Erschütterungen der Herzgegend durch starke Faustschläge, intrakardiale Injektion von $1/4$—$1/2$ ccm Suprarenin, künstliche Atmung, intramuskuläre Injektionen von 1 ccm Suprarenin, Ephetonin, Ephedralin. Anwendung von Digitalis, auch intravenös, da Digitalis lebensgefährliche Stillstände der Herzkammern zu verkürzen vermag. Ferner aus gleichen Gründen zur Verhütung der Anfälle 3—4 mal täglich 30 mg Chlorbarium per os, kombiniert mit Ephetonin 3 mal täglich $1/2$ Tabl. Für die chronische Behandlung wird eine verteilte Tagesdosis von 50 mgr Chlorbarium empfohlen. — Vermeidung körperlicher Anstrengungen, Sauerstoffinhalationen, Beseitigung von Verdauungsstörungen, die eine unklare, aber wichtige auslösende Ursache der Anfälle bilden können. Evtl. Entfernung von den Vagusstamm komprimierenden Krankheitsherden. F. Rosenthal-Hamburg.

## Das Aneurysma, spez. Aortenaneurysma.

Das Aneurysma stellt eine **umschriebene Erweiterung der Arterien** an einer Stelle dar, an der die **Gefäßwand mehr oder weniger zerstört und durch anderes Gewebe ersetzt ist**. Man teilt es nach der Form in **spindelförmige und zylindrische und sackförmige** ein. Die spindelförmigen sind mehr langgestreckte, die sackförmigen Aneurysmen einer umschriebene Gefäßerweiterungen.

Durch Ruptur der Gefäßwand und Blutung zwischen ihre Schichten entsteht das **Aneurysma dissecans**, durch Verletzung (bes. Schußverletzung) das **Aneurysma traumaticum**, bes. **arterio-venosum**. Als Seltenheit ist das **Rankenaneurysma, Aneurysma cirsoideum**, zu erwähnen.

Hier soll nur vom Aneurysma im engeren Sinne gehandelt werden.

**Ursache.** Die weitaus häufigste Ursache des Aneurysmas ist die Syphilis (Mesaortitis syphilitica Heller-Döhle), bes. die Aneurysmen der Aorta sind fast ausschließlich syphilitischen Ursprunges (85 % und mehr). Andere Ursachen treten ganz zurück: z. B. Arteriosklerose (Aorta thoracica, abdominalis, Anonyma, Hirngefäße, periphere Gefäße), Trauma (vorwiegend periphere Gefäße), Traktionsaneurysmen (bes. Gegend des Ductus Botalli), septisch-mykotische Embolien (bes. bei Endocarditis lenta), Tuberkulose (Lungenarterie), Rheumatismus.

**Sitz.** Der häufigste Sitz ist die Aorta ascendens, Bogen, sowie descendens thoracalis, die übrigen Teile der Aorta, die peripheren Gefäße sind sehr viel weniger häufig befallen (meist traumatisch oder septisch-embolisch).

**Größe.** Die Größe wechselt sehr stark, von Haselnußgröße bis zu selbst über Kopfgröße.

Die **Häufigkeit** beträgt nach einzelnen Statistiken 1—2 % aller Obduktionen.

Sie verteilen sich auf die verschiedensten Lebensalter, doch ist etwa das Alter von 35—45 Jahren weitaus am häufigsten betroffen, auch im 25.—35. Jahre ist es schon häufig, ebenso (bes. die rein arteriosklerotischen Formen) in höherem Alter. Die Männer werden viel mehr betroffen als Frauen. Auch gewisse Berufe (Reisende, Schwerarbeiter, Seeleute) sind bes. prädisponiert.

**Symptome.** Die subjektiven Symptome sind nach dem Sitz sehr verschieden und aus den objektiven Veränderungen leicht verständlich. Die objektiven Erscheinungen gehen zum Teil vom Herz und Gefäßen selbst aus und zum Teil sind es sog. Nachbarschaftssymptome (Kompressions- und Verdrängungserscheinungen).

Das Aneurysma der Brustaorta sei als die wichtigste und häufigste Form etwas eingehender geschildert.

**Herz- und Gefäßsymptome.** Das Herz kann nach links hypertrophisch sein, bes. wenn eine Insuffizienz der Aortenklappen (oder Stenose mit Insuffizienz) besteht, es kann aber auch bei größeren Aneurysmen ganz normale Größe zeigen.

Eine Verlagerung des Herzens nach links kommt mitunter bei Aszendensaneurysmen, nach rechts bei Deszendensaneurysmen vor. Die Herztöne können rein sein, der 2. Aortenton klingend, doch kommen häufig systolische Geräusche über dem Aneurysma (Aorta) oder systolische und diastolische Geräusche vor, dann als Zeichen gleichzeitiger Insuffizienz der Klappen. Die im Aneurysma entstehenden systolischen Geräusche hört man häufig über oberem Brustbein oder rechts und links davon oder fortgeleitet am Rücken usw. Mitunter hört man auch über dem Aneurysma einen reinen systolischen Ton.

Die Massenzunahme der Aorta macht sich in Verbreiterung der Aortendämpfung kenntlich, und zwar je nach dem Sitz — meist über dem oberen Brustbein bzw. rechts oder links daneben im 2—3. Intercostalraum — mitunter auch rechts vorn unten neben dem Herzen (Aneurysma der Aortenwurzel) oder links hinten neben der Wirbelsäule im Interscapularraum (Aorta descendens bzw. thoracica). Diese Dämpfung geht meist in die Herzdämpfung über. Bei ganz großen Aneurysmen kann schließlich eine Brustseite völlig gedämpften Schall geben. Häufig sind in dem Bereich der Dämpfung Pulsationen sichtbar oder fühlbar, Pulsation im Jugulum, einseitige Erhebung der Arteria subclavia. Eventuell sieht man auch deutliche pulsierende Vorwölbung, oder nach Usur der Brustwand (s. u.) mehr oder weniger große und wechselnd deutlich pulsierende und schwirrende Geschwülste. Die Pulsation kann sich auch auf die Umgebung (Brustseite), Clavicula, Trachea, Kehlkopf, Schulter mit Arm, Kopf fortsetzen oder am Rücken sichtbar werden.

Der Puls kann nach Zahl und Form ganz normal sein, oder man findet Pulsus frequens oder Pulsus celer und Capillarpuls (bes. bei komplizierender Aorteninsuffizienz) oder bei Sitz am Abgang oder in der Nähe eines großen Gefäßes Pulsus differens: der Puls der einen Seite ist kleiner oder verspätet fühlbar. Der Blutdruck kann normal oder erhöht sein.

**Nachbarschaftssymptome** (Compression, Arrosion). Der knöcherne und muskuläre Brustkorb kann Deformitäten zeigen (lokale Vorwölbungen), Nachschleppen beim Atmen usw. Oder es treten Zerstörungen desselben auf, so können Rippen, Brustbein, Clavicula und Wirbelsäule durch Druck usuriert und durchbrochen werden. Die Wirbelsäule kann schließlich zusammenbrechen (Gibbusbildung).

Die Luftwege und Lungen können in mancherlei Beziehungen geschädigt werden. Verlagerungen der Trachea nach rechts und links je nach Sitz, nach vorn und hinten mit sichtbarem Schiefstand von Kehlkopf und Trachea sind recht häufig.

Die Trachea kann frühzeitig (selbst von kleinen Aneurysmen) komprimiert werden (Stridor!). Weiter kommen Kompressionen der Hauptbronchien, bes. des linken Hauptbronchus, vor: evtl. frühzeitig Reizhusten, Sensationen im Hals, Stridor, Nachschleppen der betreffenden Seite, abgeschwächtes Atmen, mitunter nur über einem Lungenlappen, tympanitischer Klopfschall, verschlechterter Stimmfremitus und Zwerchfellbewegung, einseitige Bronchitis, eitriger, eitrig-blutiger Auswurf usw., pulsatorischer Zug an der Trachea, bes. wenn das Aneurysma auf dem linken Hauptbronchus reitet (Olliver-Cardarellisches Symptom: bei hintenüber gebeugtem Kopf fühlt man den mit Daumen und Zeigefinger fixierten und leicht nach oben gedrängten Kehlkopf systolisch herabrücken), herzsystolische (kardio-tracheale und pulmonale) Geräusche sind nicht zu selten hörbar.

Die Atmung kann durch große Aneurysmen mit starker Kompression der Trachea oder größerer Lungenabschnitte dyspnoisch werden, bes. bei Anstrengung.

Die Nerven der Brusthöhle sind infolge Drucks oft in Mitleidenschaft gezogen, bes. der Nervus recurrens vagi. Es besteht oft sehr frühzeitig Heiserkeit, deren Ursache einseitige Lähmung des Stimmbades, bes. links, ist.

Selten kommt es zu Phrenicus-(Zwerchfell-) Lähmung. Häufig sind Druckerscheinungen auf den Sympathicus (Lidspalten-Pupillendifferenz, einseitige Schweißsekretionsstörung) und bes. bei Deszendensaneurysmen Druckneuritis der Intercostalnerven mit Intercostalneuralgien. Auch der Armplexus, bes. linker Ulnaris, kann gedrückt werden (Neuralgien, Lähmungserscheinungen). Selbst das Rückenmark kann Kompressionserscheinungen bei diesen Aneurysmen nach Usur der Wirbelsäule zeigen. In seltenen Fällen kann ein solches Aneurysma mit den Erscheinungen einer Kompressionsmyelitis (Spasmen, Reflexsteigerung, Babinski, Sensibilitätsstörungen) klinisch einsetzen.

Durch Druck auf die Venen (Anonyma, Cava sup. usw.) sehen wir Cyanose, einseitige Füllung von Arm- oder Jugularvenen, Kollateralvenenerweiterung der Brusthaut. Ödeme (Arm, Gesicht) durch Venenabflußbehinderung sind ungewöhnlich und sprechen viel mehr für Mediastinaltumor. Druck auf die Pulmonalarterie kann zu einem verstärkten 2. Pulmonalton, stärkerer Cyanose und Dyspnoe führen.

Schließlich kann Druck auf den Oesophagus Schling- und Schluckbeschwerden herbeiführen und eine Oesophagusstenose vortäuschen.

Nur selten bieten die Unterleibsorgane, bes. Leber, Verdrängungserscheinungen.

Wichtig für die Diagnose ist oft der positive Ausfall der Wassermannschen Reaktion, und bes. bei Aneurysmen der Deszendens, die Röntgenuntersuchung, die einen mit der Aorta zusammenhängenden, meist allseitig pulsierenden runden Schatten ergibt.

Der Verlauf ist (je nach der Größe mehr oder weniger) ungünstig. Der Tod kann durch Herzschwäche (s. d.) oder Lungenkomplikationen (Bronchitis, Pneumonie), durch Embolien oder am häufigsten durch Perforation des Sackes eintreten. Meist erfolgt diese in die Pleurahöhle, in Trachea oder Bronchus, Vena cava, Herzbeutel, Oesophagus oder nach außen, seltener Pulmonalarterie, Herz selbst oder Mediastinum.

Das Aneurysma der **Bauchaorta** (selten) kann am Stamm, aber auch an ihren Ästen sitzen. Die subjektiven Symptome spielen hier eine wichtige Rolle, und zwar sind es 1. mehr dauernde Schmerzen und Druckgefühl im Magen und Rückengegend und 2. anfallsweise heftige, kolikartige Leibschmerzen, oft mit Obstipation und Meteorismus oder Aufstoßen und Erbrechen verbunden, die sowohl nach Ruhe als Anstrengung auftreten. Objektiv findet man von direkten Symptomen mitunter einen allseitig pulsierenden Tumor im Leibe, etwa in Nabelhöhe. Er darf nicht mit der häufig bei Nervösen, bei Enteroptose, oder der bei älteren

Leuten fühlbaren und sichtbaren, stark pulsierenden, in letzterem Falle vielfach sklerotischen Abdominalaorta verwechselt werden. Man hüte sich auch, die fortgeleiteten Pulsationen, z. B. bei Magencarcinomen, auf ein Aneurysma zu beziehen. Selten tritt der Tumor am Rücken neben der Wirbelsäule zutage. Über dem Tumor sind häufig Geräusche hörbar. Am Herzen finden sich häufig gleichzeitig Erscheinungen der Aortitis syphilitica (s. d.) mit ihren Folgen (Kombination mit Aneurysmen der Brustaorta ist öfters beobachtet). Von Nachbarschaftssymptomen sind Verlagerung des Magens, der Leber, evtl. Ikterus, Kompression des Duodenums mit sekundärer motorischer Mageninsuffizienz, Kompression der Milzvene (Milztumor), der Vena cava inf. mit Stauungserscheinungen, Druck auf Lumbalnervenwurzeln, Arrosion der Wirbelsäule mit spinalen Lähmungserscheinungen beobachtet.

Auch hier ist die Ursache meist Lues. Ausgang meist tödlich durch Perforation unter Kollaps und heftigen Leibschmerzen. Aus dem Gesagten ergibt sich auch die Diagnose für die anderen selteneren Formen, sowie die Differentialdiagnose, die vor allem bei okkulten Aneurysmen nervöse Beschwerden usw. und den Mediastinaltumor (s. d.) auszuschließen hat.

**Therapie.** Seitdem wir wissen, daß die Ursache des Aneurysmas meist die syphilitische Mesaortitis ist, und daß in der Mehrzahl der Fälle ein positiver Wassermann sich findet, ist eine antiluetische Kur (s. d.) die kausale Therapie. Energische Quecksilberschmierkur und längerer Gebrauch großer Dosen von Jodkali werden schon lange befürwortet. Da wir aber wissen, daß in solchen Fällen die Wassermannsche Ra. bes. hartnäckig zu sein pflegt, so empfiehlt sich auch die Kombination, oder alleinige Behandlung mit intravenöser Neosalvarsanbehandlung. Diese muß aber vorsichtig eingeleitet werden. Ich gebe zunächst nur 0,075 bis höchstens 0,15 Neosalvarsan. Wird dieses gut vertragen, so gebe ich 3—4 mal in 8—10 tägigen Intervallen 0,15, steige dann auf 0,3, das ebenfalls mehrmals (3—4 mal) gegeben wird, um dann gewöhnlich höchstens bis zu 0,45 zu steigen. Eine gewisse kurzdauernde Steigerung der subjektiven Beschwerden nach der Injektion ist häufig. Wird aber eine Dosis nicht vertragen, d. h. treten stärkere Beklemmungen, anginöse Beschwerden usw. auf, so sind längere Pausen und kleinere Dosen angezeigt. Man kann so leicht 3—5 g Neosalvarsan geben. Wiederholung der Kur nach 3—4 Monaten Pause. Wird Neosalvarsan nicht vertragen, oder will man bes. vorsichtig beginnen, so ist ein Wismuthpräparat (Bismogenol 0,5—1,0 intramuskulär alle 5 Tage, Embial, Spirobismol) anzuraten. Die Behandlung und Beobachtung des Kranken ist so mehrere Jahre (später nur 1 bis 2 Kuren im Jahre) fortzusetzen.

Gelegentlich, bes. bei gleichzeitiger Herzschwäche ist auch das Salyrgan (weniger toxisch als Novasurol) von günstiger Wirkung.

Die 2. Aufgabe der Therapie ist, der weiteren Ausdehnung des Sackes vorzubeugen, bzw. Schrumpfungsvorgänge zu erzeugen.

Dazu gehört in erster Linie Regelung der Lebensweise, möglichst geistige und körperliche Ruhe, zu Zeiten stärkerer Beschwerden und Erscheinungen sogar strenge Bettruhe. Vermeidung von Anstrengungen, Heben, Pressen usw. Es ist daher auch für leichten Stuhlgang zu sorgen.

Der Überlastung der Blutgefäße ist durch Einschränkung der Flüssigkeitszufuhr (zeitweise Durstkur), öftere kleine Mahlzeiten, leichte Speisen zur Vermeidung von Blähung des Magens und Darms mit ihrem nachteiligen Einfluß auf Blutdruck und Zwerchfellstand entgegenzuarbeiten.

Schon spontan kann mitunter durch Gerinnselbildung im Aneurysmasack es zu Schrumpfung und Spontanheilung kommen. Durch Akupunktur, Galvanopunktur (Anode wird eingestochen) oder Einführung von Spiraldraht in den Sack sucht man diesen Vorgang zu unterstützen und zu beschleunigen. Diese Methoden sind aber höchstens in einem Krankenhause vom Facharzt durchführbar, sie sind unsicher in ihren Wirkungen und nur anwendbar bei nach außen vortretenden Aneurysmen.

Mehr Erfolg versprechen bei leichterer Durchführbarkeit durch den praktischen Arzt die Anwendung von Mitteln, die die Gerinnungsfähigkeit des Blutes erhöhen. So vor allem die subcutane Anwendung gut sterilisierter Gelatine (das Mercksche Präparat 20% Gelatine in Glasampullen, sonst Gefahr der Tetanusinfektion!). Man gibt alle 5—10 Tage etwa 30 bis 40 ccm der leicht erwärmten Gelatine in den Oberschenkel (große Spritze und weite Kanüle, cave Einstich in Hautvenen!). Auch lang fortgesetzte innerliche Anwendung von Gelatine (täglich 100 g Himbeer- usw. Gelatine mit ca. 20% Gehalt von Gelatine) kann nützlich wirken. Ob Koagulen intravenös als gerinnungsförderndes Mittel hier etwas leistet, scheint noch nicht erprobt, ebensowenig das sicher ungefährliche 10proz. NaCl (10 ccm steril), das jedenfalls versucht werden sollte.

Auch durch Erregung von Entzündungen in der Umgebung, bes. bei drohender Perforation, wird ein günstiger Einfluß berichtet. So z. B. empfiehlt Külbs Injektionen 10proz. Jodoformglycerins. Ähnliches gilt von Jodsalben u. a.

Um die Kompressionserscheinungen bes. der Trachea und des Oesophagus zu mildern, ist von Minkowski der Vorschlag gemacht worden, bei nicht nach außen vortretenden Aneurysmen das Sternum bzw. Rippen teilweise zu resezieren. In den bisher operierten Fällen schwanden danach die starken subjektiven Beschwerden.

Umgekehrt wird man stark nach außen vorspringende Aneurysmen, bes. wenn die Haut dünn ist, durch Polstern mit Watte, Mooskissen oder einer passend gearbeiteten und gepolsterten Kappe vor Insulten, der Möglichkeit von Verletzungen und Perforationen schützen. Die Haut muß sorgfältig gepflegt, eingefettet werden.

Im übrigen ist die Therapie eine symptomatische. Gegen Herzschwächeerscheinungen, Angina pectoris oder Asthma cardiale sind die dort angegebenen Mittel angezeigt. Ableitende Umschläge, heiße Fußbäder, Senfpackungen der Beine wirken hierbei oft recht günstig. Nervina (Brom, Baldrian, Adalin) und Schlafmittel wird man öfters geben müssen.

Gegen die Schmerzen sind Papaverin, bes. bei den Leibschmerzen der Bauchaneurysmen, in schweren Fällen aber auch Morphium angezeigt.

Bei stärkerem Hustenreiz Kodein. Jede Bronchitis ist sorgfältig zu behandeln zur Verhütung einer Perforation (in die Lunge, Pleura) oder einer Pneumonie.

Die chirurgische Therapie, bes. der traumatischen und peripheren Aneurysmen, die so gute Erfolge erzielt, gehört in die Hand des Facharztes.

A. Bittorf-Breslau.

## Arteriosklerose (Atherosklerose) und syphilitische Arteriitis (Aortitis).

Die Arteriosklerose ist eine Schlagadererkrankung, die zu einer Abnahme der Elastizität — anfangs mit vermehrter, später mit verminderter Weitbarkeit — führt. Daraus folgt wieder eine Erschwerung der Zirkulation, die (bei stärkeren Graden) eine Abnahme der Leistungsfähigkeit

Arteriosklerose (Atherosklerose) und syphilitische Arteriitis (Aortitis). 345

der Organe allgemein oder lokal hervorruft. Die anatomische Änderung der Gefäßwand selbst kann örtliche Schädigungen im Gefolge haben. Bei bestimmten Lokalisationen oder großer Ausbreitung des Prozesses tritt eine Rückwirkung auf das Herz ein.

Die Arteriosklerose beruht auf einer primären Erkrankung des Endothels, der Intima und Elastica (fettige, lipoide Degeneration) Atherosklerose-Marchand). Dazu gesellt sich dann eine Vermehrung des Bindegewebes. Auch in der Tiefe der Muskulatur können solche Degenerationsvorgänge eintreten. Durch ihren Zerfall entstehen die sog. atheromatösen Geschwüre. Es bilden sich lokale Verkalkungen. Parietalthromben können sich an der erkrankten Wand auflagern.

Die **Ursachen** können chemische und mechanische sein. Jedenfalls führt schon die physiologische Abnutzung im höheren Alter fast stets zu arteriosklerotischen Veränderungen. Alle Schädigungen, die eine vermehrte Abnutzung bedingen, sind als Ursachen der Arteriosklerose zu betrachten: also starke körperliche Beanspruchung (das hat auch Mönckeberg wieder an Kriegsteilnehmern zeigen können!); heftige, langdauernde nervöse und seelische Erregungen, Infektionskrankheiten und Intoxikationen (Blei, Lues s. u.), Mißbrauch von Genußmitteln (Tabak, Alkohol, Kaffee), angeblich Diathesen (Gicht) und wohl auch übermäßige einseitige Ernährung (Hypercholesterinämie). Erblichkeitsverhältnisse spielen zweifellos eine erhebliche Rolle.

Die Lues führt recht häufig zu einer eigenartigen Erkrankung der Arterien (Endarteriitis luetica, Endaortitis luetica) entzündlicher Natur mit schwerer Schädigung der Gefäßwand. Obwohl die Gefäßsyphilis prinzipiell von der Arteriosklerose zu trennen ist, so sind doch Symptome und Folgeerscheinungen vielfach so ähnlich, daß diese Erkrankung aus praktischen Gründen hier mit abgehandelt werden soll (unter jeweiligem Hinweis auf Besonderheiten).

Lokalisation. Die Arteriosklerose kann entweder über größere Gebiete des Arteriensystems oder nur lokal begrenzt auftreten, und zwar in mehr diffuser oder in nodöser Form. Am häufigsten befallen sind etwa in folgender Reihenfolge: die Aorta ascendens, descendens und Arcus aortae, Coronargefäße, Arteriae renales, Aorta thoracica und abdominalis, Arteria carotis, bes. ihre Hirngefäße, Arteria iliaca, subclavia und periphere Arterien, Arteria mesenterica, lienalis und pancreatica, bronchiales, uterina, sehr selten Arteriae pulmonales. Dabei weichen die verschiedenen Statistiken etwas voneinander ab, zumal gewisse geringe Differenzen bei Trennung der nodösen und diffusen Formen bestehen. Auch die luetische Endarteriitis beteiligt sich etwa in derselben Reihenfolge an der Erkrankung.

Das Alter. Wenn auch die Arteriosklerose am verbreitetsten im höheren Alter ist, so liegen doch die Anfänge meist schon im mittleren Lebensalter. In selteneren Fällen sind schon jugendliche (kindliche) Patienten befallen. Vom 40.—45. Lebensjahre an nimmt jedenfalls die Häufigkeit schnell zu. Bei den syphilogenen Gefäßerkrankungen tritt die Erkrankung gewöhnlich noch früher auf (und zwar durchschnittlich bei Erkrankung der Brustaorta um etwa 10 Jahre). Das männliche Geschlecht ist bes. in den jüngeren Jahren viel häufiger befallen als das weibliche. Im hohen Alter (65—80 Jahre) finden wir sie dagegen auch beim weiblichen Geschlecht häufig.

**Symptome.** Die Symptome teilt man am besten nach dem Hauptsitz der Erkrankung ein, deren Kombination dann die Symptome einer ausgebreiteten Sklerose darstellen. Immer ist Unterfunktion (bzw. Unterernährung) — anfangs nur bei gesteigerten Ansprüchen — das Kardinalsymptom, schließlich folgt Atrophie (Sklerose), ja selbst Nekrobiose des befallenen Organes.

Aortensklerose. Subjektive Beschwerden wechselnd: Druck auf der Brust, schmerzhafte Sensationen, Atemnot bei Anstrengungen oder nach großen Mahlzeiten, Herzklopfen, ausstrahlende Schmerzen nach Leib, Hals, Arm, bes. linkem Ulnarisgebiet (sog. Headsche Zone), mit Vertaubungsgefühl, Ermüdbarkeit, verminderter Leistungsfähigkeit, Schwindelgefühl.

Herz. Meist mehr oder weniger deutlich (etwas) nach links hypertrophisch bzw. dilatiert. 1. Ton an der Spitze dumpf, über Aorta leise, unrein oder leises sytolisches Geräusch. 2. Aortenton mehr oder weniger musikalisch klingend, vielfach akzentuiert. Bei bestehenden Komplikationen mit Aorteninsuffizienz (bei Lues sehr häufig!) systolische und bes. diastolische Geräusche, mitunter mit (erhaltenem, aber kurzem) 2. klingendem Aortenton. Bei Aortenstenose (Arteriosklerose) scharfes, systolisches Geräusch und fehlender 2. Aortenton.

Die Aortendämpfung ist evtl. verbreitert (rechts neben oder auf dem oberen Brustbein), Pulsation im Jugulum, Erhebung der Subclavien, starke Pulsation derselben und Carotis; evtl. periphere Arteriosklerose. Der Puls ist vielfach schnellend, auch ohne Insuffizienz der Aortenklappen, mitunter bei starker peripherer Sklerose tardus (oder rotundus). Die Schlagfolge ist meist regelmäßig, vielfach etwas verlangsamt, aber auch mitunter beschleunigt, unregelmäßig, bes. Extrasystolen. Mitunter besteht — auch ohne Aneurysma — Pulsdifferenz (bes. bei Endoartitis syphilitica).

Der systolische Blutdruck ist häufig erhöht, jedoch meist nur in Grenzen von 140—180 mm Hg. Höhere Drucke weisen gewöhnlich auf Komplikationen von seiten der Nieren (Schrumpfniere) hin, ebenso starke linksseitige Herzhypertrophie (oder Aorteninsuffizienz). Die Amplitude (Differenz zwischen systolischem und diastolischem Blutdruck) ist auch ohne Aortenklappeninsuffizienz oft erhöht. Bei syphilitischer Aortitis fehlt die Blutdruckerhöhung häufiger.

Röntgenbild. Aorta hochstehend, vorspringend nach rechts und links, geschlängelt, Herz oft hypertrophisch nach links, mitunter auch etwas nach rechts, oft quergelagert, schlaff („Cordatonie"). Bei luetischer Aortensklerose häufig bes. plumpe und breite Aorta (auch descendens) ohne erheblichen Hochstand derselben.

Bei der syphilitischen Aortenerkrankung ist die Wassermannsche Reaktion im Blut meist positiv! Gleichzeitig bestehen nicht zu selten Aneurysmen, Tabes dorsalis, Paralyse oder sonstige luetische Organerkrankungen.

Als Komplikationen sind häufig Coronarsklerose (bei Lues wohl häufiger), Hirn- und Nierengefäßsklerose.

Im weiteren Verlauf können alle möglichen Erscheinungen der Herzinsuffizienz (s. d.) auftreten. Die Prognose der luetischen Aortitis ist zweifellos ungünstiger als der arteriosklerotischen.

Coronarsklerose. Dyspragia angiosclerotica cordis: nur im Anschluß an Arbeitsleistung verminderte Leistungsfähigkeit des Herzens mit Schmerzen in der Herzgegend, ausstrahlend oft nach Hals, Leib, linkem, seltner rechtem Arm, die nach Ausruhen verschwinden; Angina pectoris (s. d.) und Asthma cardiale (s. d.); Herzschwäche (s. d.) und plötzlicher Herztod („Herzschlag"); Herzinfarkt, Herzruptur und Herzwandaneurysmen sind Folge der Coronarerkrankung.

Hirngefäßsklerose. Vgl. Abschnitt Nervenkrankheiten in Teil II.

Nierensklerose. Kann sich in Form der arteriosklerotischen Schrumpfniere oder auch der echten genuinen Schrumpfniere (arterio-capillary-fibrosis, Arteriolosklerose) mit allen Folgen zeigen (s. d.).

V. Splanchnicusgefäßsklerose. Oft in Form anfallsweise auftretender (Tabakmißbrauch!) Störungen (Dyspragia intermittens angiosclerotica

(Ortner) 3—6 Stunden nach reichlicher Mahlzeit plötzliche, heftige Leibschmerzen (Nabel-Colongegend), Darmblähung, keinerlei Peristaltik; Leib druckempfindlich, Stuhl angehalten. Nach einigen Stunden klingt der Anfall ab. Meist ist Sitz der Erkrankung die Arteria mesent. sup. Die Anfälle können sich öfters (täglich) wiederholen.

Ferner können stärkere Blutdrucksteigerung und Herzhypertrophie Folge ausgedehnter Splanchnicussklerose sein (C. Hirsch).

Thrombosen und Embolien sind sehr selten. (Abdominelle) **Gefäßkrisen** (Pal) führen zu anfallsweisen Blutdrucksteigerungen (seltener Senkung). **Pankreasgefäßsklerose** kann Diabetes mellitus und Pankreasatrophie (Hoppe-Seyler) zur Folge haben.

**Periphere Sklerose der Gefäße.** Schwere periphere Sklerose („Gänsegurgel") kann völlig symptomlos verlaufen, doch kann sie auch zu mehr oder weniger erheblichen Störungen führen. Gefühl verminderter Leistungsfähigkeit (Ermüdungsgefühl) in Armen und Beinen bei Anstrengungen oder krisenartige Zustände werden beobachtet; so vor allem das **intermittierende Hinken.**

Die Alters- (arteriosklerotische) Gangrän, bes. der Zehen, Füße, Unterschenkel ist Folge schwerster Ernährungsstörung durch ungenügende Ernährung bei Verschluß der peripheren Gefäße (häufig Komplikation mit Diabetes mell.).

**Pulmonalsklerose** (isoliert selten). Schmerzen an der Herzbasis, mäßige Dyspnoe, Cyanose stark, rechtsseitige Herzhypertrophie, Lungenblutung, Erweiterung der Pulmonalis im Röntgenbild.

Schließlich ist noch die bei alten Leuten auffallende **Hautblässe** und Abnahme der Turgescenz auf arteriosklerotische Veränderungen der **Hautgefäße** zurückzuführen. In vielen Fällen erfolgt eine Reduzierung des gesamten Körperzustandes; Abmagerung, gelegentlich Fettansatz, häufig Involutionsvorgänge an endokrinen Drüsen (bes. Geschlechtsdrüsen Schilddrüse).

**Therapie.** Die **Prophylaxe und die Therapie der beginnenden Sklerosis** sind sehr wichtig, aussichtsreicher und wesentlich dankbarer als der entwickelten Krankheit. Durch die angegebenen ätiologischen Momente ist der Fingerzeig für die einzuschlagende **Prophylaxe** und **Therapie** gegeben.

Richtiger Wechsel zwischen **Arbeit und Ruhe**, umgekehrt bei körperlich wenig tätigen Menschen mit viel geistiger Tätigkeit und Anspannung die Verordnung täglicher dosierter Muskelarbeit (täglich 1 Stunde gehen, sonstige leichte Körperarbeit, die alle Muskeln in Tätigkeit setzt, Turnen usw.)! Regelung der **Nachtruhe.** Vermeiden aller Gifte oder deren Mißbrauch, bes. wo hereditäre Momente mitspielen, ist notwendig — also Tabak, Alkohol, starker Kaffee und Tee ist in den kritischen Jahren zu verbieten oder stark einzuschränken.

Regelung der **Ernährung** (Einschränkung der Überernährung, bes. bei Fettleibigen, der schweren, reizenden Speisen, Salze, Gewürze usw.), lactovegetabile Kost, Früchte, Yoghurt. Vermeiden von blähenden Speisen und Getränken. Regelung des Stuhlganges. Evtl. bei Fettleibigen eingeschobene Tage mit Karellkur (s. Herzins.).

**Hydrotherapie** in Form von lauen, allmählich kalten Abwaschungen, „Bürstenbäder", körperwarmen Bädern, die ebenfalls langsam bis 32—34° C. heruntergehen können (10—15 Minuten Dauer, Nachfrottieren und anschließende Ruhe). Sauerstoff-, Kohlensäure-, Sol-, auch elektrische (sinusoidale) und Fichtennadelbäder wirken günstig. Wassertreten oder wechselwarme Fußbäder bei Neigung zu peripheren Gefäßkrämpfen (kalte Füße). Bei der noch ohne nachweisbare Veränderungen auftretenden (präsklerotischen) Hypertonie kann man sehr oft durch solche Maßnahmen ein völliges Schwinden der Hypertonie erzielen, damit einer frühen Abnutzung entgegenwirken!

Natürlich sind alle diese Vorschriften erst recht bei schon entwickelter Sklerose zu beachten! Stets ist das Individuum zu behandeln. Wie sehr differieren doch eben Beruf, Lebensgewohnheiten, Charakteranlagen! Das Mögliche muß angestrebt werden, damit dem Fortschreiten des Prozesses Einhalt geboten wird.

Bei bestehender Arteriosklerose ist noch folgendes zu berücksichtigen: Der Alkohol ist höchstens als leichtes Bier oder leichter Mosel- oder Rheinwein in geringer Quantität gelegentlich zu erlauben. Schwere Weine sind ganz zu verbieten. Ebenso ist starker Kaffee oder Tee verboten. Die Flüssigkeitsmenge ist einzuschränken (1—1$^1/_2$ l pro Tag). Wenn Herzschwächeerscheinungen, Asthma cardiale usw. auftreten, sind noch weitere Einschränkungen angezeigt. Die Milchmenge kann dabei 1 l betragen, doch kann bei Milchkuren, die vielfach von Zeit zu Zeit für 8—10 Tage empfohlen werden, auf 2—3 l gestiegen werden. Tabak ist bes. in Fällen von Gefäßkrisen, intermittierendem Hinken, Angina pectoris ganz zu verbieten. Importen und Zigaretten sind auch sonst nicht erlaubt, während man in anderen Fällen einige leichte Zigarren oder nikotinfreie Zigaretten und Zigarren gestatten darf.

Für die Nahrungszufuhr und Auswahl gilt das Obengesagte. Magere Arteriosklerotiker sind natürlich reichlicher zu ernähren als fettleibige, bei denen Massage oft recht günstig wirkt. Für Erholungsreisen kommen vor allem ruhige Orte im Mittelgebirge in Betracht, vielfach wirken Höhenlagen von 700—1000 m gut. Es muß für geeignete Spaziergänge mit mäßiger Steigung gesorgt sein, auf allmähliche Übung ist zu achten. Dagegen werden große Höhen, heiße Niederungen, Nordseeklima meist nicht gut vertragen.

In der **medikamentösen Therapie** steht das Jod obenan. Es ist wohl kein Heilmittel der Arteriosklerose, doch genießt es — auch abgesehen von der syphilitischen Endarteriitis — mit Recht großer Beliebtheit. Seine Wirkungsweise ist noch unbekannt. Man gibt Jodnatrium oder Jodkalium in Tagesdosen von 1—3 g nach dem Essen, stets längere Zeit, 1—2 Monate, fügt dann eine Pause von 14 Tagen bis 1 Monat ein, um es von neuem nehmen zu lassen. Am besten wird es nach dem Essen in Milch oder in etwas Natronwasser gegeben. Bei empfindlichen Patienten wird es oft in Geloduratkapseln besser vertragen, die sich erst im Darm lösen. Die Jodersatzpräparate (Sajodin, Jodglidin, Dijodyl usw.) sind meist nur deshalb bekömmlicher, weil sie viel geringere Jodmengen enthalten, jedoch sind sie entsprechend weniger wirksam. Für subcutane, nicht intramuskuläre Injektion kann Jodipin (10 und 25%) verwendet werden in Dosen von 10—25 ccm täglich, bis 20 Tage lang. Cave (bei allen Jodpräparaten), Jodismus und Jodthyreoidismus! Vorsicht bei Tuberkulose! Mit gutem Erfolg werden von Arteriosklerotikern auch Kuren in Badeorten, vor allem in Jodbädern (Tölz, Wiesee, Hall bei Innsbruck und andere), radioaktiven Quellen (Brambach, Gastein) oder (bei drohender Herzinsuffizienz) Kohlensäurequellen (Nauheim, Altheide, Kudowa, Kissingen, Marienbad (bes. Fettleibige) gebraucht.

Dem Jod setzt man je nach der vorliegenden Form der Arteriosklerose oft verschiedene Mittel zu. Von Rosenbach ist das Ergotin bes. bei präsklerotischen Zuständen empfohlen. Aber auch bei beginnenden Coronarerkrankungen, beim Schwindel Arteriosklerotischer, bei leichten peripheren sklerotischen Zirkulationsstörungen gebe ich es gern: Kal. jodat. 5,0—20,0, Ergotin 1,0, Aqua dest. ad 300,0. In diesen Fällen kann man dem Diuretin (Euphyllin) in Dosen von 5,0 : 300,0 g zusetzen. Vielfach bewährt sich auch die Kombination von Jod, Brom und Diuretin oder Jodcalciumdiuretin,

Rodancalcium usw. Mitunter gibt man zur Beseitigung subjektiver Beschwerden etwas Antipyrin zum Joddiuretin. Auch Aspirin wirkt vielfach bei arteriosklerotischen Schmerzen günstig, ebenso Jod- oder Salicyleinreibungen. Von spezifischen Mitteln (aus Gefäßwand gewonnen) seien Heilners Telatuten und Animasa erwähnt, die gelegentlich zweifellos subjektiv und objektiv günstig wirken.

Die syphilitischen Gefäßerkrankungen bedürfen energischer antiluetischer Behandlung. Schmierkuren und Jod, aber auch Neosalvarsan sind anzuwenden. Das Neosalvarsan intravenös sollte man stets zuerst in kleinen Dosen (0,075—0,15) geben, dann langsam steigen bis 0,45 in 8—14tägigen Intervallen (s. Aneurysma), evtl. mit Quecksilber oder Jodbehandlung kombiniert. Bei solch vorsichtiger Neosalvarsananwendung wird es selbst von schweren Aortenerkrankungen mit Beteiligung der Coronargefäße fast ausnahmslos gut vertragen und führt vielfach schnell zu erheblicher (subjektiver) Besserung. Oft muß man recht erhebliche und lange Kuren durchführen, um die positive Wassermannsche Reaktion in eine negative zu verwandeln. Wismutpräparate, bes. Bismogenol, Embial, Spirobismol, Bismosalvan sowie Quecksilberpräparate (Novasurol, Salyrgan) können bei schlechter Verträglichkeit des Salvarsans oder als Vorbehandlung gute Dienste leisten (s. Aortenaneurysma.

Herzinsuffizienz der Arteriosklerotiker ist in allen Fällen nach den dort gegebenen Gesichtspunkten zu behandeln.

Noch einige Einzelheiten betreffend der beschriebenen Formen.

Bei Aorten- und Coronarsklerose: Jod, Jod mit Brom, Ergotin oder Diuretin, Euphyllin, bei Herzinsuffizienz: Digitalis mit Diuretin, Coffein oder etwas Papaverin, Morphium; Chinin, evtl. mit Strychnin ist mitunter von günstiger Wirkung (bes. bei Extrasystolen). Kalium nitricum, Natrium nitrosum (s. Angina pectoris) wirken auch bei Dyspragia cordis günstig.

Nierensklerose, s. Schrumpfniere.

Splanchnicussklerose und Gefäßkrisen. Hier wirken neben Massage Regelung der Diät und des Stuhlganges, Ausschaltung der Schädlichkeiten (Tabak, Kaffee usw.) recht günstig heiße Kompressen, Atropin bzw. Belladonnasupositorien und Papaverin.

Periphere Sklerose. Schonung der Extremitäten, Verbot von Alkohol, Kaffee, Tabak, hydrotherapeutische Maßnahmen (wechselwarme Fußbäder, heiße Fußbäder, Wassertreten, Heißluft, lokale Lichtbäder), Massage und Jod mit Diuretin oder ein Versuch mit Jod und Ergotin. Natr. nitros. (0,01—0,02) täglich subcutan 10—14 Tage.

Bei Gangrän trockene Behandlung und Facharzt.

Blutdrucksenkung s. auch Behandlung der Blutdrucksteigerung.

A. Bittorf-Breslau.

# Essentielle Hypertonie (Hypertension).

Ein Instrument zur Messung des arteriellen Blutdruckes gehört zum diagnostischen Rüstzeug des praktischen Arztes (Quecksilbermanometer oder Federmanometer mit der breiten Manschette nach von Recklinghausen); nur so kann er zahlenmäßig Aufschluß über die Höhe des Druckes und seine Schwankungen gewinnen, kann den Erfolg seiner therapeutischen Maßnahmen messend verfolgen; vor allem ist er unabhängig von dem durch die Blutdrucksteigerung bedingten Symptomenkomplex, der selbst bei starker Erhöhung nicht immer deutlich ausgeprägt zu sein braucht. Auch in der auscultatorischen Messung des diastolischen Druckes sollte sich jeder Arzt üben, da gerade bei hohem Blutdruck die Differenz zwischen dem gewöhnlich gemessenen systolischen oder maximalen und dem diastolischen oder minimalen Blutdruck, die sog. Amplitude, diagnostische und prognostische Bedeutung gewinnt. In vielen Fällen allerdings dient übrigens der Apparat im wesentlichen zur erwünschten Bestätigung der aus den klassischen Zeichen gestellten Diagnose: Hypertrophie des linken Ventrikels, erkennbar an dem resistenten, schwer unterdrückbaren Spitzenstoß (häufig auch Dilatation nach links), Umkehr des Rhythmus der Töne an der Herzspitze, Akzentuation des 2. Aortentones, Spannung und Verhärtung der Arterienwand. Die Messung des systolischen Blutdruckes zeigt Werte von 180 mm Hg aufwärts bis zu 250 mm Hg und darüber. Dieser Symptomenkomplex verbindet sich bekanntlich häufig mit den Zeichen der Schrumpfniere: Absonderung eines reichlichen, blassen, schwach eiweißhaltigen Harnes von erniedrigtem und in relativ engen Grenzen schwankendem in den schwersten Fällen auf 1010 fixiertem spezifischem Gewicht. Nicht selten ist aber Harnfarbe, Harnmenge und spezifisches Gewicht ganz normal, selbst Eiweiß findet sich nur in Spuren oder wird auch bei wiederholter Untersuchung stets vermißt. Auch die Prüfung der Nierenfunktion mit Hilfe des Wasser- und Konzentrationsversuches fällt sehr befriedigend aus; die Bestimmung des Reststickstoffes und die Belastung mit Harnstoff zeigt nichts von der Retention harnpflichtiger Substanzen. Für diese Fälle, die an Häufigkeit die Schrumpfniere bei weitem übertreffen und einen der wichtigsten dem Arzte vorkommenden pathologischen Typen bilden, hat sich der von mir geprägte Terminus „essentielle Hypertonie" eingebürgert. Es kommt in dieser Bezeichnung zum Ausdruck, daß der Blutdrucksteigerung ein erhöhter Tonus der Arteriolen, nicht eine organische Veränderung derselben, zugrunde liegt, sowie daß diese Tonuserhöhung nicht Folge einer primären Nieren- oder Nierengefäßerkrankung ist. Dabei sind die Capillaren, mindestens der Haut, erweitert, so daß diese Patienten im Gegensatz zu den blassen und anämischen Schrumpfnierenkranken rot aussehen (Volhards roter und blasser Hochdruck!); diese Röte resultiert zum Teil auch aus einer Vermehrung der Erythrocythen in der Raumeinheit (s. Polycythämia hypertonica).

Die Krankheit findet sich schon bei jüngeren Individuen vom Ausgang des vierten Jahrzehnts ab (gelegentlich sogar bei Jugendlichen), ist aber auch im höheren Alter nicht selten. Je nach dem Alter des Patienten wird noch immer vielfach eine genuine oder arteriosklerotische „Schrumpfniere" angenommen, die wohl einen Ausgang des Leidens bilden kann, aber, wie bereits betont, durchaus nicht ausgebildet zu sein braucht und nicht auf eine Spur Albumen, ein paar rote Blutkörperchen und vereinzelte Zylinder hin, sondern nur dann diagnostiziert werden sollte, wenn die Funktionsprüfung eine Einschränkung der Verdünnungs- und Konzentrationsbreite ergibt. Makroskopisch unverdächtige Nieren, in denen lediglich die kleinen Arterien eine Hyperplasie der Elastica interna und die Arteriolen, insbes. die Vasa afferentia, eine hyaline Degeneration und Verfettung ihrer Wandung erkennen lassen, sind das kennzeichnende Attribut der unkomplizierten Hypertonie. Nur wenige Autoren nehmen jetzt noch an, daß diese Gefäßveränderungen ursächlich für die Hypertonie verantwortlich zu machen sind; die meisten sehen in ihnen Folgen des permanenten Hochdrucks, der wohl schon viele Jahre, selbst Jahrzehnte bestanden hat, wenn man die Fälle auf dem Sektionstische sieht. Richtig ist, daß die kleinen Nierengefäße zuerst und am häufigsten die als „Arteriolosklerose" bezeichnete Wandschädigung aufweisen, aber man findet diese auch ziemlich

## Essentielle Hypertonie (Hypertension).

häufig in den Arteriolen des Pankreas, insbes. den die Langerhansschen Inseln versorgenden (daher rührt wahrscheinlich die wohlbekannte Kombination von Hypertonie und Diabetes), sowie in den kleinen Gehirnarterien. Zu erwägen bleibt allerdings, ob nicht, wie vielfach angenommen wird, die Arteriolosklerose der kleinen Nierengefäße sich im klinischen Bilde durch die Stabilisierung und Fixierung des Hochdruckes, vielleicht auch die relativ hohe Lage des diastolischen Druckes zu erkennen gibt.

Die **Ursache** der essentiellen Hypertonie bleibt häufig unbekannt; zweifellos ist, daß sie in manchen Familien erblich ist und dann bei einigen Mitgliedern schon frühzeitig auftritt, sie kann die Folge chronischer Alkohol- und Bleiintoxikation sein; auch dauerndes Übermaß der Ernährung, vielleicht zu starke Bevorzugung animalischer Kost, führt wohl allmählich zur Hypertonie, wenigstens verbindet sie sich auffallend häufig mit der echten Gicht, schließlich spielt auch die Lues eine wichtige ätiologische Rolle. Über den intimen Mechanismus, der die veränderte Tonuslage der Arteriolen herbeiführt, wissen wir fast gar nichts, so viel ist sicher, daß vermehrte Adrenalinproduktion als verursachender Faktor nicht in Betracht kommt; dagegen ist das natürliche oder künstliche Erlöschen der Ovarialtätigkeit von nicht zu unterschätzender Bedeutung; bei Frauen, die ins Klimakterium treten, ist eine Hypertonie, nicht ganz selten hohen Grades, eine sehr zu beachtende Erscheinung, die sich mit den Zeichen des Hyperthyreoidismus (Tachykardie, Zittern, Angstzuständen, erhöhtem Grundumsatz), seltener mit denen des Myxödems, verbinden kann.

Die erheblichen Tagesschwankungen, denen man bei der essentiellen Hypertonie begegnet, die Tatsache, daß der Blutdruck des Nachts in ruhigem Schlaf sich dem Tagesdruck des Normalen annähern kann (C. Müller) sprechen entschieden gegen eine teleologische Auffassung, gegen die ,,Notwendigkeit" des Hochdruckes. Der Versuch der Herabsetzung der Hypertension scheint um so mehr geboten, als andauernde übermäßige Erhöhung des Druckes erhebliche Gefahren in sich birgt.

1. Blutung in wertvolle oder gar lebenswichtige Organe (Retinalhämorrhagie, Apoplexie).
2. Erlahmen der linken Kammer (starkes Oppressionsgefühl, Asthma cardiale, Dauerdyspnoë, manifeste Herzinsuffizienz). Deshalb sollte auch eine symptomlos oder nur mit relativ geringen Beschwerden (Kopfschmerzen, Schwindel, Oppression auf der Brust) verlaufende Hypertonie von 190 mm Hg aufwärts, ein Objekt der Therapie bilden. Sicherlich wäre es am besten, den hohen Blutdruck durch Beseitigung seiner Ursachen zu bekämpfen, doch selbst wo sie uns bekannt sind (Alkohol, Blei, Surmenage, Lues), haben sie meist, wenn der Patient in die Behandlung tritt, schon so lange gewirkt, daß durch ihre Ausschaltung ein radikales Resultat nicht mehr erreicht werden kann.

Die **Behandlung** hat zunächst die Ausschaltung einer Reihe physiologischer blutdrucksteigernder Faktoren anzustreben.

Vermeidung schwerer körperlicher Anstrengung (Turnen, Märsche, viele Arten des Sports, Feldarbeit), Fernhaltung affektiver Erregungen (Ausspannung von aufregender geschäftlicher, politischer, militärischer, künstlerischer Tätigkeit), Maßhalten in sexualibus; zu meiden sind heiße Wasserbäder, römisch-irische Bäder, ebenso kühle Bäder, Duschen, Baden in der See; doch können $CO_2$-Bäder ruhig genommen werden, da sie, selbst bei Temperaturen unter dem Indifferenzpunkt von 34°, den Blutdruck nicht zu erhöhen, gelegentlich sogar zu erniedrigen pflegen; auch Wechselstrombäder werden empfohlen.

Ein sehr wirksames Mittel, übermäßig hohen Druck herabzusetzen, ist körperliche Ruhe, in schweren Fällen tage- und wochenlang fortgesetzte Bettruhe, sonst Verlängerung der Nachtruhe mit eingeschobenen Ruhepausen am Tage, 1—2 Ruhetage in der Woche, Liegekuren in klimatischen Kurorten in mittlerer Höhe. Bei intakter Herzkraft kann ein vorsichtiger Übergang in Höhen von 1600—1800 m angeraten werden, da der Hochgebirgsaufenthalt ebenfalls blutdruckerniedrigend wirkt.

Die Regelung der Ernährung ist ein wesentlicher Teil des therapeutischen Programms: bes. bei Fettleibigen und gewohnheitsmäßigen Vielessern knappe, kalorisch eben ausreichende Kost, die reich an Gemüsen und Obst, arm an Fleisch und dessen Extraktivstoffen ist. Der Alkohol-, Nikotin-, Kaffeegenuß (coffeinfreier Kaffee!) ist weitgehend einzuschränken.

Zu berücksichtigen ist auch, daß Ableitung auf den Darm (Erweiterung des Splanchnicusgebietes) zur Druckerniedrigung mit beitragen kann und daß daher wohlgenährten Hypertonischen der Gebrauch abführender Wässer (Kuren in Marienbad, Kissingen, Homburg) empfohlen werden kann. Sorge für mühelose Stuhlentleerung ist in jedem Falle von Wichtigkeit (Gefahr der Apoplexie bei Anstrengung der Bauchpresse). Bei Vollblütigen, insbes. auch bei der klimakterischen Form der Hypertonie, kann von Zeit zu Zeit ein ausgiebiger Aderlaß (300—500 ccm) sehr wohltuend sein.

Von der Möglichkeit einer medikamentösen Herabsetzung des allgemeinen Blutdrucks darf man sich nicht allzuviel versprechen; aber die Erfahrung lehrt, daß viele derjenigen Mittel, die zu diesem Zwecke empfohlen werden, die Beschwerden des Patienten wesentlich lindern (Kopfdruck, Sausen im Kopf, Schwindel, Oppressionsgefühl auf der Brust, leichtere Grade von Angina pectoris ambulatoria, Rückenschmerzen), und sich dadurch sehr nützlich erweisen. Die am meisten verwendeten Medikamente sind die Jodsalze und organische Jodpräparate, das Papaverin und die aus der Erkenntnis seiner wirksamen Gruppe sich herleitenden synthetischen Produkte (Benzylbenzoat, Spasmyl, Desencin), das Theobromin (Diuretin, Calcium-Diuretin, Jodcalcium-Diuretin und Theophyllin (Euphyllin) sowie die Nitrite. Im Laufe des Jahres mehrfach wiederholte mehrwöchige Kuren mit dem gleichen oder dem Präparat einer anderen Reihe kennzeichnen die Art und Weise des therapeutischen Vorgehens.

Nach dem Vorgange von Westphal bedient man sich neuerdings häufig der Rhodansalze in kleinen Mengen (1. Woche 3—4 mal 0,1; 2. Woche 2 mal 0,1; 3. Woche 1 mal 0,1 pro die, am besten in Kombination mit Coffein (Rhodapurin) oder Theobromin, (Rhodancalciumdiuretin) die beide pro Tablette 0,1 Rhodansalz enthalten.

Vom Benzylbenzoat gibt man 3—4 mal täglich 20—40 Tropf. der Stammlösung, vom Desencin, in welchem außer einem jodierten Benzylester der Benzoesäure noch eine organische Verbindung der Stickstoffwasserstoffsäure enthalten ist 3—4 mal täglich 0,25 (d. h. $^1/_2$ Tabl.).

Für eine längere Behandlung mit Nitriten eignet sich die alte Vorschrift von Lauder Brunton: 1,8 Kal. bicarbon; 1,2 Kal. nitr., 0,03 Natr. nitros. in $^1/_2$ l Wasser früh nüchtern oder das Erythroltetranitrat (2—3 Compretten täglich zu 0,005 oder zu 0,025).

Besonders empfehlen möchte ich die intravenöse Injektion hypertonischer Traubenzuckerlösung in Verbindung mit Euphyllin: 3 mal wöchentlich 1 Injektion — im ganzen 8—10 — von 10—20 ccm 20% Traubenzuckerlösung mit 0,24 Euphyllin.

Neuestens ist das Pacyl (3 mal täglich 2 Tabl. à 5 mg), ein Cholinderivat eingeführt worden, über dessen Nutzen wohl noch weitere Erfahrungen gesammelt werden müssen.

Sehr wertvoll ist auch die Kombination mit Sedativa, insbesondere mit kleinen Mengen von Luminal (3—4 mal täglich 0,015—0,03), etwa

## Essentielle Hypertonie (Hypertension).

in Form des Theominals (0,5 g Theobrom. natr. salycil und 0,03 Luminal in der Tablette oder einer Mischung mit Papaverin und Nitriten.

Guggenheimer empfiehlt die Vereinigung von Chloralhydrat mit kleinen Jod- und Bromdosen: Kal. jodat.; Kal. bromat. āā 0,1; Chloralhydrat 5,0: 240,0; Mucil. gummiarab. 30,0; Sirup. simpl. ad 300,0; 3 mal täglich 1 Eßlöffel.

Von der Erfahrung ausgehend, daß im Fieber der hohe Blutdruck sinkt, hat man empfohlen von fiebererregenden Mitteln (Proteinkörpern, Schwefelsuspensionen) Gebrauch zu machen; es handelt sich um ein zweifellos wirksames, aber doch wohl etwas heroisches Verfahren, bei dem man brüske Reaktionen wegen der nicht immer berechenbaren Rückwirkungen auf Herz und Kreislauf vermeiden sollte.

Bei der klimakterischen Form wird man gelegentlich von Eierstockpräparaten (Ovowop 3 mal täglich 1—3 Tabl., Progynon täglich 1 Tabl.) Gebrauch machen.

Einer besonderen Besprechung bedarf die Behandlung des Asthma cardiale, jener meist nachts unerwartet auftretenden Anfälle schwerer Dyspnoe (gelegentlich bis zum Lungenödem sich steigernd), welche nach der Ansicht vieler der erste Ausdruck des Erlahmens der linken Kammer gegen den hohen Druck sind. Unmittelbar handelt es sich wohl um die Reaktion des Atemzentrums auf Sauerstoffmangel, der gegeben sein dürfte durch Spasmen in den sklerotischen Gefäßen in der Umgebung des Zentrums im Verein mit dem beginnenden Nachlassen der arteriellen Versorgung überhaupt. Zur Beruhigung des übermäßig erregten Zentrums ist das souveräne Mittel das Morphin (0,015—0,02), das in solchen Fällen erstaunlich rasch hilft. (Aber cave Morphin bei Cheyne-Stockesschem Atmen!) Sehr Gutes leistet auch eine intravenöse Injektion von Papaverin (0,04), das man schon deshalb heranziehen sollte, um den Patienten nicht an das Morphin zu gewöhnen. Erscheint im Anfalle selbst die Herzschwäche hochgradig, bestehen vor allem die Zeichen beginnenden oder ausgeprägten Lungenödems, so ist (neben ausgiebigem Aderlaß) eine Injektion von $1/2$ mg Strophantin in 10 ccm 10 % Traubenzuckerlösung intravenös vorzunehmen (evtl. 2—3 mal zu wiederholen, in Abständen von 12 bis 24 Stunden). In jedem Falle schließe man an die Coupierung der Anfälle eine chronische Digitaliskur: Zunächst 2 mal täglich 1 ccm Liquitalis in Traubenzuckerlösung intravenös, dann früh und abends erst 1, später $1/2$ Tabl. Verodigen. Als sehr wirksames Mittel, um der Wiederkehr der Anfälle vorzubeugen, erweist sich die strenge Durchführung einer Trockendiät (in Fällen, bei denen die Nierenfunktion intakt ist); man läßt zunächst nach Carell 3 Tage lang nur ca. 4—5 mal 200 ccm Milch nehmen (dazu Kompott, einige Keks, ein Ei) und führt dann für längere Zeit mit Hilfe einer salzarmen Kost Flüssigkeitsbeschränkung auf ca. 1000 bis 1200 ccm durch. (Flüssigkeitszufuhr nur in Form von Obst und Rohkost.)

Hat sich eine manifeste Herzinsuffizienz mit dauernder Dyspnoe, Ödemen, Herabsetzung der Harnmenge ausgebildet (bei sinkendem, aber immer noch erheblich erhöhtem Druck: Hochdruckstauung), so bildet die Höhe des Blutdrucks keine Kontraindikation gegen die Anwendung der Digitalis in den zur Behandlung der Herzschwäche notwendigen Dosen. Auch hier ist die intravenöse Verabreichung in Traubenzuckerlösung die bei weitem vorzuziehende; sie kann durch Kombination mit Euphyllin (bei Lungenödem auch Salyrgan) noch wirksamer gemacht werden.

Bei der Beratung von Kranken mit Hypertonie erwächst dem Arzte heutzutage noch eine bes. wichtige Aufgabe. Viele Patienten leiden weniger an dem Blutdruck als an dem Wissen um den Blutdruck. Sie kennen die Normalwerte und sind ängstlich erregt, wenn sie erfahren, daß ihr

Blutdruck auch nur um ein Weniges von der Norm abweicht. Der Arzt sollte, wenn es irgend angeht, dem Patienten überhaupt keine Zahlen nennen; kommt dieser aber bereits mit einem Wert, auf den er sich psychisch eingestellt hat, so muß man diesen vorsichtig zu erkunden suchen, um nicht durch Nennung einer höheren Zahl den Kranken zu erschrecken. Im übrigen ist eine fromme Lüge nirgends angebrachter als hier. Kranken mit bes. hohem Druck, die auf eine zahlenmäßige Auskunft drängen, wird man im allgemeinen einen wesentlich niedrigeren Druck nennen, es sei denn, daß man ihre Mentalität ganz genau zu kennen glaubt. Man wird den Kranken aufklären, ihm sagen, daß ein erhöhter Druck noch nicht Krankheit und schlimme Folgen bedeutet, daß er bei Innehaltung der vorgeschriebenen Maßnahmen sich bald der Norm wieder annähern kann. Ganz verschweigen wird man das Bestehen einer Hypertonie schon deswegen nicht können, weil man sonst die therapeutischen Maßnahmen (die man als wichtiges Prophylaktikum hinstellen wird) nicht durchsetzen kann.

E. Frank-Breslau.

## Essentielle Hypotonie.

Abnorm niedriger Blutdruck von langer Dauer findet sich bei Infektionskrankheiten (von akuten in stärkster Ausprägung beim Flecktyphus, von chronischen bei der Tuberkulose), ferner bei Störungen der inneren Sekretion, vor allem bei der Addisonschen Krankheit und multiglandulären Insuffizienzen, endlich bei kachektisierenden Krankheitsprozessen.

Neuerdings wird als essentielle Hypotonie (Hypotension) ein Symptomenkomplex abgegrenzt, der neben dem permanent niedrigen systolischen Druck (nach Martini und Pierach bei Männern Werten unter 105, bei Frauen unter 100 mm Hg) durch leichte Ermüdbarkeit, Schwindel, Hinterkopfschmerz, Herzklopfen, Druck auf der Brust, Ptose der Eingeweide Störungen des Magendarmkanals (Colitis mucosa, spastische Obstipation, mangelnde Geschlechtstüchtigkeit bei Männern, bei Frauen Oligomenorrhoe) gekennzeichnet ist. Die Patienten sind meist mager, haben schlaffe Muskulatur, doch gibt es zweifellos eine Gruppe fettleibiger Frauen, die einen auffällig niedrigen Blutdruck aufweisen.

Es ist im Grunde derselbe Symptomenkomplex, der als asthenischer Habitus, juvenile viscerale Ptosis, hypoplastische Konstitution, Vagotonie beschrieben worden ist und der ebensowenig wie sämtliche anderen der genannten Symptome das des niedrigen Blutdruckes aufzuweisen braucht.

Es mag sein, daß im Rahmen der konstitutionellen Abartung mangelhafte Funktion innersekretorischer Drüsen eine wichtige Rolle spielt, etwa eine Minderfunktion der Nebennieren (vielleicht eine Hypoplasie des chromaffinen Systems) sowie eine ungenügende Keimdrüsentätigkeit. Für den niedrigen Blutdruck speziell ist wohl nicht immer ein zu geringer Tonus der Arteriolen, sondern oftmals die Ptosis der Eingeweide samt der Schlaffheit der Bauchmuskulatur verantwortlich, welche die Anhäufung von Blut im Splanchnicusgebiet begünstigt resp. die Entleerung aus diesem Reservoir erschwert.

Zur Behebung der Symptome dürfte vor allem eine Allgemeinbehandlung vonnöten sein, hydrotherapeutische Prozeduren, Kohlensäurebäder, Hochgebirgs- und Seeklima, sowie eine Übungstherapie, welche die Muskulatur und das Herz erstarken läßt. Sichere Wirkungen endocriner Stoffe dürfen nicht erwartet werden; doch ist bei Frauen ein Versuch mit ausgewerteten Ovarialpräparaten, bei Männern mit angeblich wirksamen Hodenpräparaten (Testifortan, Testogan) statthaft. Will man speziell das Symptom des niedrigen Blutdruckes bekämpfen, so wird man sich des

Ephedrins (Ephetonins) bedienen, welches ja adrenalinähnlich wirkt, aber stomachal verabreicht werden kann: 3 mal täglich $^1/_2$—1 Tabl.; mitunter wird eine gutsitzende Leibbinde sich als blutdruckregulierendes Mittel erweisen.

Manche Autoren meinen, daß nicht sowohl der niedrige Druck als vielmehr die vasomotorische Ataxie, das fortwährende Schwanken der Gefäßweite und Blutfüllung die Symptome macht und empfehlen deshalb die Gefäße, wenn auch in Weitstellung, ruhig zu stellen, also ähnlich zu behandeln wie bei Hypertonie z. B. mit Papaverin und Luminal.

E. Frank-Breslau.

## Therapie der Herzkrankheiten, insbes. der Herzschwäche.

### Allgemeine Behandlung.

Die Behandlung der Herzkrankheiten deckt sich in der Praxis gewöhnlich mit der Bekämpfung der Herzschwäche. Genaueste Kenntnis der klinischen Erscheinungsweisen dieser Herzinsuffizienz sowie sorgfältige individuelle Anpassung des gesamten Kurplans an den Einzelfall sind unerläßlich.

Jede Therapie der Herzschwäche baut sich auf den allgemeinen Prinzipien der Schonung und Übung auf (F. A. Hoffmann). Nach diesen Gesichtspunkten sind darum auch die verschiedenen Hilfs- und Heilmittel der Herzschwäche zu beurteilen und therapeutisch anzuwenden. Bekämpfungsversuche der ätiologischen Momente (der Grundkrankheit) sind selbstverständlich (Rheumatismus, Arteriosklerose, Syphilis, Fettsucht, Nicotin-Alkoholabusus usw.).

**Schonung und Arbeitsleistung.** Da organische Herzkrankheiten — jedenfalls in praktischer Hinsicht — mit einer Verminderung der Reservekräfte des Herzens einhergehen, ist der Herzkranke mehr als der Normale gezwungen, mit seinen Kräften hauszuhalten. Hierbei spielt die Verminderung der körperlichen — bes. der schweren Muskelarbeiten eine wichtige Rolle. Es ist aber das nicht so zu verstehen, als ob ein Herzkranker an sich „invalide" sei. Er soll nur, um seine Kräfte möglichst günstig für sich und seine Arbeitsleistung auszunutzen, vernünftig damit wirtschaften. Natürlich gibt es auch einzelne Herzkranke, die Gesunden gleichzusetzen sind. Das sind die Ausnahmen.

Es erwachsen also dem Arzt bes. wichtige **prophylaktische** Aufgaben. Er soll bei jugendlichen Individuen soweit möglich die Wahl des Berufes usw. beeinflussen unter Berücksichtigung auch evtl. klimatischer schädlicher Faktoren. Die Stärkung der allgemeinen Körperkonstitution ist eine wesentliche Aufgabe.

Beim Erwachsenen ist dieser Einfluß natürlich viel geringer, da Alter, Gewohnheit, Familienrücksichten und Pflichten meist nicht erlauben, den eingeschlagenen, selbst ungünstigen Beruf zu ändern, wenn nicht ein anderer, sicherer Weg dafür geboten werden kann. Immerhin läßt sich auch hier durch Belehrung vieles erzielen. Schweres Heben, ungeschickte plötzliche Muskelanstrengungen und ähnliche Arbeiten sind dadurch, daß sie maximale Leistungen des Herzmuskels beanspruchen, sehr schädlich und doch viel öfter vermeidlich als es zunächst scheint. Auch manche langdauernde körperliche Anstrengung kann durch rationelle Einteilung der Arbeit gemindert werden.

Viel mehr läßt sich im außerberuflichen Leben erreichen, in dem gerade oft dem Herzen schwere Schädigungen zugemutet werden. Übertriebener Sport, hastige und unnötige schnelle Bewegungen, schnelles Laufen, Radfahren, Schwimmen usw., ungenügende Schlaf- und Ruhezeiten, Mißbrauch von Genußmitteln, Nicotin (s. u.) spielen da eine große Rolle. Hier kann der Arzt belehrend und helfend eingreifen und selbst „Entsagung" vom Patienten verlangen. Natürlich ist nicht jede Bewegung zu verbieten, mäßige leichte Muskelarbeit kann vielmehr umgekehrt solchen, bes. jugendlichen oder fettleibigen Herzkranken empfohlen werden, die zu sitzender Lebensweise und zu geistiger Arbeit gezwungen sind (s. u.). Hierher gehört auch die Regelung des Stuhlganges (starkes Pressen!), Obstipation, Flatulenz sind zu bekämpfen.

Neben körperlicher ist bes. die geistige und seelische Ruhe notwendig. Auch hier ist natürlich mit den gegebenen Verhältnissen weitgehend zu rechnen, aber durch Belehrung und Erziehung kann doch manches Gute erzielt werden. — Die Einwirkung muß sich auch auf die Umgebung erstrecken. Nicht für alle Herzfehler und Herzleiden haben psychische Erregungen die gleiche bedrohliche Bedeutung, am gefährlichsten sind sie für Kranke mit Blutdrucksteigerungen (Hypertonien bei Schrumpfniere usw.), mit Arteriosklerose und Lues der Aorta, mit Coronargefäßerkrankungen. Hier kann eine mit der Erregung einhergehende Blutdrucksteigerung, ein Vasomotorenkrampf usw. die schwersten Zustände auslösen. Erfahrungsgemäß wirkt auch Coitus bei derartigen Zuständen sehr ungünstig, kann zu plötzlichen Todesfällen führen.

Da auf Reisen, und zwar nicht nur in Kurorten (s. u.), leichter seelische und körperliche Ruhe zu erzielen ist, ist der günstige Einfluß derselben verständlich. In der Wahl der Orte sei man auf möglichste Ruhe, schöne Lage, Möglichkeit bequemer, schattiger Spaziergänge bedacht. Hier lassen sich dann systematische Terrainkuren (s. S. 372) zur Kräftigung des Herzmuskels in geeigneten Fällen durchführen. Auch Massagen usw. können hier angewendet werden. Die Höhenlage der Orte ist ebenfalls zu berücksichtigen, bei jugendlichen Individuen sollte man nicht über 1500 m gehen, bei älteren Individuen nicht über 800—1200 m, da sich in dieser Höhe die Mehransprüche an Zirkulation und Atmung bes. bei Bewegungen geltend machen.

Seebäder sind im allgemeinen wohl weniger empfehlenswert, am ehesten noch wohl die Ostsee, Adria — natürlich nur für kompensierte Kranke. Seebäder entsprechen kräftigen, kalten Solbädern.

Auf die Notwendigkeit genügenden Schlafes ist schon oben hingewiesen worden. Er ist evtl. durch lauwarme, abendliche Abwaschungen oder Bäder (35—37° C 10 Minuten) zu erzielen. In hartnäckigen Fällen können Baldriantee, Tinct. valerian. aeth., Bromsalze oder Schlafmittel, vor allem Veronal 0,5, Phanodorm, Somnifen, Amylenhydrat oder Adalin 0,5—1,0 notwendig werden. Morphium ist nur unter gewissen Bedingungen erlaubt (s. u.).

Sobald sich aber Herzinsuffizienzerscheinungen bemerkbar machen, muß unbedingte Ruhe gefordert und durchgeführt werden, und zwar möglichst schon bei leichteren Kompensationsstörungen. Am besten ist die Bettruhe. Wenn aber die Bettruhe von Nutzen sein soll, muß das Bett auch bequem sein. Es ist auf erhöhte Rückenlage zu achten. Bei schweren Fällen ist eine mehr sitzende Stellung im Bett oft angezeigt. Handgriffe zum Erleichtern des Aufsetzens. Dies kann durch steile Rückenlage erreicht werden, wenn gleichzeitig Keilkissen unter die Oberschenkel und Knie geschoben werden. Es ist dabei das Kissen mit dem flacheren Teile nach dem Gesäß zu, mit dem höheren Teile unter die Mitte des Ober-

## Allgemeine Behandlung.

schenkels zu legen. Orthopnoische Kranke können freilich oft nicht im Bett gehalten werden. Hier sind bequeme Lehnstühle mit Stützen unter den Armen und Füßen angezeigt. Möglichst bald sind aber auch solche Kranke mit eintretender Besserung ins Bett zu bringen. Es kommt darauf an, die gesamte Körpermuskulatur möglichst zu entlasten und zu entspannen und die Atmungsmuskulatur unter die günstigsten Arbeitsbedingungen zu versetzen. Nur wenn das durch die Lagerung erreicht wird, kann sie erfolgreich wirken. Der Kranke ist darum auch anzuhalten, sich ruhig zu verhalten. Die von manchen Kranken gewählten „Zwangslagen" (z. B. Knieellenbogenlage) sind zu beachten, nicht zu korrigieren.

Die Nahrung ist ihm zu reichen, und zwar in einer Form, die an die Aufnahme die geringsten Kraftansprüche stellt. Bei Dyspnoischen gebe man nur flüssige Nahrung mit Schnabeltasse oder Löffel in kleinen Schlucken, damit keine Aspiration von Nahrung erfolgt. Auch bei Somnolenz ist die Ernährung genau zu überwachen. Die Nahrungsart und Menge ist zu regeln; die Flüssigkeitsmenge vorzuschreiben (Karellkur) (vgl. S. 368ff.).

Die Entleerungen von Harn und Stuhl, auf deren Leichtigkeit zu achten ist, haben im Bette (Unterschieber, Bettflasche) zu erfolgen.

Bei (längerer) Bettruhe ist durch Hautpflege (Abwaschung evtl. mit spirituöser Flüssigkeit, Einfetten, Pudern) evtl. Lagewechsel Decubitusbildung zu verhüten. Wasserkissen, Luftringe können notwendig werden. Namentlich ödematöse, unbesinnliche ältere, kachektische oder unsaubere Kranke stellen große Anforderungen an Geduld und Liebe des Pflegepersonals.

Wenn strenge Bettruhe bei schweren Herzkranken meist leicht zu erreichen ist, so ist es bei leichter Insuffizienz oft schwierig, und doch ist sie auch hier zur Erlangung einer guten und schnellen Heilung durchaus notwendig. Mitunter wird man sich aber hier mit anderen Ruhekuren (Sofa, Liegestühle) behelfen müssen, da der Patient nicht zu weiteren Konzessionen zu bewegen ist.

Die Dauer der Bettruhe muß von Fall zu Fall entschieden werden. Oft dringen solche Kranke darauf, aus dem Bett herauszukommen. Es kann nicht genug davor gewarnt werden, diesem Drängen frühzeitig nachzugeben! Man erlebt dann oft einen schwereren Rückfall, bei dem Patient nur noch schwer in das Bett zurückzubringen ist und nur zu verlängerter Bettruhe gezwungen wird.

Das Aufstehen darf erst erfolgen, nachdem schon längere Zeit völlige Kompensation in der Ruhe erreicht ist. Nur so können Reservekräfte für das Herz gewonnen werden. Die Angaben und Klagen der Patienten über Schwächung durch Bettruhe sind nicht stichhaltig; Muskelmassage im Bett können sie zum Schweigen bringen.

Verläßt der Kranke das Bett, so darf es anfänglich nur auf kurze Zeit ($1/_2$ Stunde) geschehen (Liegestuhl) und allmählich ist unter steter Kontrolle die Zeit zu verlängern. Nun erst kommen auch die Behandlungsmethoden, die eine Übung und Stärkung des Herzmuskels bezwecken, in Betracht (dosierte Arbeit, Bäder, Massage, Gymnastik usw.).

Entsprechend der schweren Herzinsuffizienz ist natürlich auch die akute Herzinsuffizienz oder die Insuffizienz bei akuter Herzerkrankung (Endokarditis usw.) zu behandeln, und die Ruhekur ist hier ebenfalls möglichst lang auszudehnen.

Ein wichtiger Punkt sei hier nur kurz gestreift: Ehe und Gravidität. Bei der Frage der Eheerlaubnis von Herzkranken sind zu viel individuelle Verschiedenheiten zu berücksichtigen, um sie allgemein zu beantworten. Jedoch wird man im gut kompensierten Herzfehler (bes. Mitralfehler) bei jugendlichen Patienten an sich keinen Ehehinderungsgrund erblicken dürfen.

In der Gravidität wird aber von dem Herzen unzweifelhaft eine Mehrarbeit verlangt. Herzinsuffizienz, die sich in der Gravidität fortschreitend entwickelt, kann demgemäß im Notfall zur Beseitigung der Mehrleistung, d. h. zur Einleitung der Frühgeburt resp. des Aborts zwingen. Hier sind aber jedenfalls die Indikationen sehr eng zu stellen, alle anderen Mittel vorher zu erschöpfen. Die Art des Herzfehlers ist dabei übrigens nicht ganz gleicher Bedeutung (stärkere Mitralstenosen ungünstig). Sicher sind Kranke mit Herzinsuffizienz infolge (resp. bei gleichzeitiger) Atmungsinsuffizienz (kyphoskoliotische, emphysematöse, asthmatische Patienten) bes. ungünstig gestellt.

Umgekehrt wissen wir, daß zahlreiche —wohl die Mehrzahl — der Herzfehlerleidenden die Graviditäten gut überstehen. So kann auch aus dem Bestehen eines Herzfehlers nicht ohne weiteres die Berechtigung zur unbedingten Verhütung der Konzeption hergeleitet werden.

A. Bittorf-Breslau.

## Arzneibehandlung
(mit Ausnahme der Digitalis- und Digitalisersatzpräparate).

**Mittel bei akuter Herzschwäche. Campher, Cadechol, Hexeton, Cardiazol, Coramin, Äther, Moschus.** Die Wirkung des Camphers erstreckt sich vor allem auf das Gehirn (Atemzentrum) und Vasomotoren. Eine Herzwirkung des Camphers war lange strittig, ist aber auf das erkrankte Herz sicher vorhanden. Die Wirkung erfolgt relativ schnell.

Seine Anwendung ist damit gegeben. Man braucht ihn mit gutem Erfolge bei akuten Kreislaufschwächen, bes. bei akuten Infektionen und bei Vasomotoreninsuffizienz. Ferner ist es ein sehr gutwirkendes Mittel bei Asthma cardiale, Oedema pulmonum und bei Herzflimmern. In allen diesen Fällen wird es häufig mit Coffein oder Diuretin (s. u.) zusammen gegeben werden. Schließlich ist er recht gut wirksam in Fällen von Herzinsuffizienz infolge Ateminsuffizienz (Kyphoskoliose, Emphysem, chronische Lungenerkrankungen, Pneumonie).

Toxische Wirkungen sind selbst bei erheblichen Camphermengen, die man stündlich evtl. bei Bedarf noch schneller wiederholen kann, oder in Depots (5—10 ccm) gibt, nicht zu befürchten. Alkohol (s. u.), Äther (subcutan, schmerzhaft 1 ccm) oder Spiritus aethereus (Hoffmanns Tropfen) werden nur selten gegeben. Ihre Wirkung ist zum Teil (Alkohol) nicht günstig oder wohl nur eine indirekte. Moschus, das diesen Mitteln analog erregend wirkt, ist nicht mehr gebräuchlich. Neuere darmlösliche, darum für innerlichen Gebrauch geeignete Campherpräparate sind Cadechol und Perichol (kombiniert mit Papaverin z. B. bei Angina pectoris). Ein intramuskulär und intravenös verwendbares, in akuten Fällen gut wirksames, wasserlösliches Campherpräparat stellt das Hexeton dar (intramuskulär 2 ccm 10 %, intravenös 1 ccm 1 % Lösung), ebenso Camphogen. Schließlich seien die Campher-Gelatinetten (3—9 pro die) erwähnt für innerlichen Gebrauch des Camphers; jedoch ist ihre Anwendung ebenso wie die von Cadechol und Perichol sehr beschränkt.

Das Cardiazol mit campherähnlicher (aber auch sicherer Herz-) Wirkung ist intravenös (bei Kollaps), subcutan (sehr wenig schmerzhaft) und innerlich verabreicht, bes. bei akuten Herzinsuffizienzen und bei Infektionskrankheiten empfehlenswert (Krehl).

Das Coramin steht in seiner Wirkung zwischen Campher und Coffein, kann innerlich und subcutan (1ccm 2—3mal täglich) evtl. mit Digitalis kombiniert gegeben werden.

Arzneibehandlung. 359

**Die vasomotorischen, diuretischen Mittel und das Adrenalin.** Die wichtigsten Mittel dieser Gruppe, die neben ihrer diuretischen Wirkung zum Teil auch durch ihre Vasomotorenwirkung als Herzmittel gelten können, sind das **Coffein** und das **Theobromin**.

Coffein vor allem wirkt vorwiegend zentral ansetzend stark erregend auf die Vasomotoren und Atemzentren. Durch die Verengerung großer (abdominaler) Gefäßgebiete und die (peripher bedingte) Erweiterung anderer (speziell der Nieren-, Coronargefäße) wirkt es blutdrucksteigernd und gleichzeitig verbessert es die Ernährung des Herzmuskels, indem es ihm mehr Blut zuführt. Das Theobromin führt zu einer noch stärkeren Erweiterung der Nierengefäße und hat entschieden weniger die evtl. ungünstigen Nebenwirkungen des Coffein (Herzklopfen, Herzbeschleunigung, Übelkeit). Andererseits ist dieses als Vasomotorenmittel überlegen. So kommt ihnen beiden, resp. ihren Salzen, doch je wieder eine bes. Indikation zu. Vielfach werden diese Mittel mit Digitalis kombiniert gegeben.

**Coffeinum**, resp. Coffein. natrio-benzoicum oder natrio-salicyl. zu 0,2—0,3 kann 3—5mal täglich innerlich oder subcutan (leicht schmerzhaft!) gegeben werden. Es wird hauptsächlich bei Vasomotoreninsuffizienz, bei Infektionskrankheiten (Typhus, Pneumonie), im Kollaps, bei Blutungen, Vergiftungen (Chloral-Narcotica), bei Oedema pulmonum oder — wegen der diuretischen Wirkung bei — Ödemen (kardialer-nephritischer Natur) angewandt. Auch in Form starken Kaffees kann es gegeben werden.

**Theobromin**, resp. Theobr. natrio-aceticum oder salicyl. (Diuretin) wird in Einzeldosen von 0,5 mehrmals am Tage oder auch mit gutem Erfolge als Diureticum gehäuft (nachmittags) stündlich je 1,0 bis zu 4,0 bis 5,0 gegeben.

Es wirkt einmal stark diuretisch, darum wird es neben Digitalis bei hydropischen Herzkranken oft mit ausgezeichnetem Erfolg gegeben. Wegen seiner erweiternden Wirkung auf die Coronargefäße ist es umgekehrt bei Coronarsklerosen, Angina pectoris, bei luetischer und arteriosklerotischer Aorteninsuffizienz, Asthma cardiale von hervorragender Wirkung. In diesen Fällen sollte man stets die Digitalis (s. u.) mit Diuretin zusammen geben, und zwar in Pulvern (oder Caps. gelodurat. — etwas groß! —). Etwa in folgender Form:

Pulv. fol. digit. titr. 0,1 (oder 0,05); Theobr. natr. salic. 0,5. M. D. S. 3—6mal täglich 1 Pulv. In kleineren Dosen evtl. lange Zeit.

Manche Autoren geben die Digitalis überhaupt nur noch in Kombination mit Diuretin. Auch bei cerebralen Zirkulationsstörungen bewährt sich das Theobrom. natr. salicyl. (Diuretin) oft gut.

Mitunter versagen nach einiger Zeit der Wirksamkeit diese Mittel als Diuretica. Dann kann man durch Wechsel mitunter wieder Erfolge erzielen. Es kommen dabei das Theocin, Theophyllin (0,2—0,3 3—4mal täglich resp. seine Salze), Euphyllin, das auch rectal oder intramuskulär, intravenös wirksam ist, in Betracht. Diese Mittel sind sehr starke Diuretica, denen auch eine spezifische, erregende Wirkung auf die Nierenelemente selbst zukommt. Ihre Anwendung ist also vorwiegend auf hydropische Kranke beschränkt. Sie rufen aber häufig Magen-Darmstörungen hervor, angeblich mitunter bei disponierten Kranken epileptiforme Anfälle.

Die älteren Diuretica (s. o.) sind durch die eben genannten Mittel stark zurückgedrängt worden: Kalium aceticum, die verschiedenen Species diureticae. Die letzteren möchte ich doch empfehlen, da sie meist gern genommen werden und oft von recht guter Wirkung sind. In neuerer Zeit ist wieder Bulbus scillae mehr empfohlen worden bei Behandlung hy-

dropischer Herzkranker. (Acet. scillae 10—20 Tropf., Extract. scillae 0,025
bis 0,7; erhältlich auch in Geloduratkapseln (s. u. Scillaren).)
Auch der Harnstoff (Urea pura) in Lösung 10,0 : 200,0 eßlöffelweise
kann mitunter als gutes Diureticum verwendet werden. Die Salina
(Glaubersalze), sogar Kochsalz (s. u.) wirken mitunter diuretisch. Schließlich ist das Kalomel (s. u.), 3mal 0,2 (evtl. mehrere Tage lang hindurch)
empfohlen worden. Seiner Anwendung stehen aber manche Bedenken entgegen (Darmreizung, Durchfälle, Geschwürsbildung im Darme, evtl. Stomatitis). Es ist daher nur im Notfalle (dazu Tinct. opii) anzuwenden. Sehr
wirksam sind die (intravenös) Quecksilberpräparate Novasurol, weniger
toxisch Salyrgan ($^1/_2$—2 ccm); doch ist für ihre Anwendung Fehlen
schwerer, vor allem parenchymatöser Nierenkrankheiten notwendig.

**Suprarenin** (Adrenalin). Wegen seiner starken vasoconstrictorischen
Eigenschaften kommt das Suprarenin neben dem Coffein (s. o.) bei den
Fällen von Herzinsuffizienz, die auf Versagen der Vasomotoren beruhen (Kollaps, postoperativ, Blutungen, Addisonscher Krankheit,
Typhus, Narkose), zur Anwendung. Seine intravenöse Anwendung
(0,5—1,0 ccm der Lösung 1 : 1000) ist wegen der starken vasoconstrictorischen Wirkung bei schlechtem Herzmuskel nicht ungefährlich (vorher Digitalis s. o.!). Besser ist die subcutane Anwendung — 0,5 bis
1,0 ccm der käuflichen Lösung 1,0 : 1000,0 — in den obengenannten Fällen.
Ähnlich in ihrer pharmakologischen Wirkung sind Ephedrin 0,025—0,1
und Ephetonin (synth. Ephedrin), die auch peroral und längere Zeit
wirksam sind.

Schließlich sei an dieser Stelle auch der (intravenösen) Kochsalzinfusion (mit oder ohne Adrenalin) in Fällen von Vasomotoreninsuffizienz
als eines guten Mittels gedacht.

**Das Morphium.** Ein gutes Herzmittel — allerdings in ganz anderem
Sinne als die vorher genannten — ist mitunter das Morphium. Durch
seine beruhigende Wirkung ist es bei allen erregten, motorisch unruhigen, infolgedessen ängstlichen und abgearbeiteten Herzkranken bes. bei Erkrankungen des linken Herzens, ein ausgezeichnetes
Beruhigungsmittel. Gleichzeitig wird durch vasodilatatorische Wirkung die
Durchblutung des Herzens gesteigert und dadurch auch die Arbeitsleistung
des Herzens erhöht und die Widerstände herabgesetzt. Diese Wirkung zusammen mit Bettruhe zeigt sich häufig bei vorher noch tätigen Patienten
in geradezu überraschenden Erfolgen. Es wird gewöhnlich in Dosen zu 0,01
subcutan gegeben. Bei den Anfällen von Angina pectoris wirkt es oft
geradezu wunderbar, ähnlich gelegentlich bei Lungenödem und Asthma
cardiale. Man muß dann freilich eine Behandlung mit Digitalis und Diuretin
oder Nitriten (s. u.) anschließen oder gleichzeitig anwenden.

In einem Falle aber ist das Morphium bei der Herzinsuffizienz bei
starker Atemnot, Schmerzen, Ängstlichkeit usw. streng verboten. Das
sind die Herzinsuffizienzen infolge Ateminsuffizienz, d. h. bes. bei
chronischem Emphysem, Kyphoskoliose, doppelseitigen oder schweren
einseitigen Pneumonien. In diesen Fällen tritt seine ungünstige Wirkung
auf das hier an sich schon erschöpfte Atemzentrum um so stärker hervor.
Dadurch werden die an sich ungünstigen Bedingungen für das Herz und den
kleinen Kreislauf noch verschlechtert. Es können dann selbst kleinste Gaben
(0,003!) tödlich wirken.

Auch bei Kranken mit Erschöpfung des Atemzentrums (z. B.
bei Neigung zum Cheyne-Stokesschen Atmen) ist Morphium verboten,
da es die periodische Atmung verstärkt. Emphysematikern und Arteriosklerotikern mit Herzinsuffizienz gebe man darum gegen zu heftigen Husten,

der ja auf das Herz schädlich wirkt, Kodein oder Dionin, und als Schlafmittel Adalin, Veronal (s. o.), Phanodorm.

**Ergotin, Jod, Nitrite.** Das Ergotin (in Lösung Extr. secal. cornuti 1,0 : 200,0), evtl. in Verbindung mit Jodkali:

Ergotin 1,0; Kal. jod. 5,0—20,0; Aq. dest. ad 300,0; 3mal täglich 1 Eßl.

ist ein verhältnismäßig wenig gebrauchtes, aber bes. bei leichtesten anginösen Beschwerden, bei eben beginnenden relativen Insuffizienzen des Herzens, infolge Arteriosklerose, auch bei arteriosklerotischem Schwindel gut wirksames Mittel. Diese Wirkung beruht wohl auf einer besseren Durchblutung der Herz- (Coronar-) und Hirngefäße.

Die Indikationen des Jods, bes. bei arteriosklerotischen und luetischen Herzgefäßleiden muß hier als bekannt vorausgesetzt werden. Seine prophylaktische Bedeutung sei nur erwähnt. Aber auch bei bestehender Herzinsuffizienz, z. B. bei anginösen Beschwerden oder bei Emphysem mit Bronchitis ist es (neben Digitalis) indiziert. Am besten sind die Jodsalze (Jodkali oder Jodnatron) in Dosen von 0,5—1,5 pro die. Bei empfindlichen Kranken kann man es zweckmäßig in Geloduratkapseln (Pohl) geben (häufiger kleinere Dosen [0,2], da bei größeren Dosen zu große Kapseln notwendig sind).

Die Ersatzpräparate des Jods: Dijodyl, Jodglidine, Jodival, Jodomenin, Jodfortan, Sajodin, Lipojodin u. a. enthalten meist weniger Jod, sind darum entweder in größeren Mengen zu geben oder weniger wirksam. Zu subcutaner Injektion (langsame Resorption), die möglichst vermieden werden sollte, ist das Jodipin zu verwenden.

Die Nitrite werden wegen ihrer vasodilatatorischen Wirkung angewandt. Ihr Indikationsgebiet sind hauptsächlich Zustände hypertonischer oder vasoconstrictorischer Art, speziell die Angina pectoris. Im Anfall selbst kann man Amylnitrit 5 Tropf. auf 1 Tuch geträufelt inhalieren lassen oder man gibt Nitroglycerin (0,0005—0,001 pro dosi) in Tabletten oder alkoholischer Lösung.

Von ähnlicher Wirkung ist das folgende Pulver:

Kalii nitrici 29,8; Natrii nitrosi 0,2,

das messerspitzenweise längere Zeit hindurch gegeben werden kann (ebenso Nitroglycerin). Es ist auch bei den leichteren subjektiven Beschwerden und bei Aortensklerose (Druck auf der Brust, Schmerz im linken Arm usw.) meist gut wirksam.

Das Vasotonin (Johimbin mit Urethan) ist nach den vorliegenden Erfahrungen anscheinend bei hypertonischen Zuständen nicht zu empfehlen, da seine blutdrucksenkende Wirkung unsicher ist.

**Atropin.** Das Atropin kommt wohl nur als Herzmittel in einzelnen Fällen von Adams-Stokesscher Krankheit (Herzblock) in Betracht. In Fällen von Dissoziation der Herztätigkeit, die auf Vagusreizung beruhen, ist manchmal durch Atropin die Störung beseitigt worden. Auch im stenokardischen (vasomotorischen) Anfall kann es neben Morphium versucht werden.

**Tinctura valerianae.** Baldriantee, Valyl, Valydol.

**Chinin** ist bes. von Wenkebach zur Behandlung von Extrasystolen empfohlen (0,3—0,6 pro die). Das Chinidinum sulfuricum in Compretten zu 0,2 innerlich ist bei der Arrythmia perpetua oft von ausgezeichnetem Erfolg (nach vorheriger Digitalisanwendung). Man gibt, um seine Verträglichkeit zu prüfen, 1 × 0,2 (Vergiftungserscheinungen: Ohrensausen), wird es gut vertragen, dann 2—3 Tage 3mal täglich 1—2 Compretten.

Die Kur kann nach einigen Tagen wiederholt werden (bei Unwirksamkeit führt auch längerer Gebrauch nicht zum Erfolg).

**Strychnin** leistet mitunter (bei Überleitungsstörungen, Arteriosklerose u. a.) gute Dienste. (Pillen zu 0,3 mg 2—3 mal täglich; steigende Dosen!)

A. Bittorf-Breslau.

## Digitalistherapie.

Das eigentliche Herzmittel bei Insuffizienz des Kreislaufs ist die Digitalis (Folia Digitalis). Die Wirkung der Digitalis auf den Kreislauf ist kurz folgende. Sie verstärkt die Systole, verlangsamt die Diastole, dadurch wird die Herztätigkeit so reguliert, daß bei möglichst geringster Arbeitsleistung größter Nutzeffekt erreicht wird. Toxische Dosen (beim Tier) verlangsamen die Herztätigkeit immer mehr, dieselbe wird unregelmäßig, schließlich erfolgt systolischer Herzstillstand. Die Wirkung der Digitalis setzt vorwiegend am Herzmuskel an, jedoch kommt ihr auch ein Einfluß auf die Gefäße zu (verengernd). Durch die im ersten Stadium (therapeutische Dosen) erreichte Erhöhung des Schlagvolums und kräftigere Herzentleerung erfolgt meist eine Erhöhung des Blutdrucks resp. eine Besserung der Blutversorgung aller Organe (auch des Herzens). Zu große Dosen (toxische Gaben) bewirken Irregularität (häufig extrasystolische Bigeminie), evtl. starke Verlangsamung des Pulses (Dissoziation der Vorhof- und Ventrikeltätigkeit), Harnverminderung. Meist geht warnend Übelkeit, Brechneigung vorher. Bei diesen Erscheinungen ist das Medikament sofort abzusetzen, sie gehen dann meist von selbst zurück. Mitunter sieht man, bes. bei hydropischen Herzkranken unter dem Digitalisgebrauch Delirien oder Verwirrtheit auftreten. Auch diese Erscheinungen werden als Digitaliswirkung betrachtet. Das ist aber wohl nicht immer der Fall. Mitunter sind es Erschöpfungsdelirien, in anderen Fällen können die Erscheinungen auf Resorption toxischer Produkte aus den Ödemen zurückgeführt werden. Unter diesen Umständen wäre dann die Digitalis weiter zu geben. Das Verhalten des Pulses und der Harnabsonderung sind für die Beurteilung ausschlaggebend.

Eine erfolgreiche Digitalistherapie ist abhängig von richtiger Indikationsstellung, sachgemäßer Anwendung und Verabreichung guter Drogen. Die vielfältigen Klagen über schlecht wirksame Digitalisblätter sind wohl häufiger durch falsche Anwendung als durch schlechte Präparate verursacht. Schließlich gibt es eben auch Fälle, in denen auch die Digitalis nicht mehr wirken kann. Eine gewisse Reservekraft des Herzens ist auch für eine erfolgreiche Digitalistherapie noch notwendig. Daneben sind gewisse Formen der Herzerkrankung (z. B. Überleitungsstörungen) ungeeignet für Digitalistherapie. Den teilweise berechtigten Klagen über wenig wirksame Digitalisdrogen ist durch die Einführung der **Folia digital. titrata** abgeholfen. Titrierte Digitalisblätter oder daraus hergestellte Tabletten sind jetzt überall in Apotheken erhältlich. Es handelt sich um Präparate eines bestimmten Valors ($V$), der unter gewissen Kautelen entspricht: $\frac{X}{X \cdot Z}$, wobei $X$ = g Frosch, $Y$ = Zahl der Kubikzentimeter eines 10 proz. Digitalisinfuses, $Z$ = Zeit bis zum systolischen Herzstillstand darstellt. Eine andere Art der Titrierung ist so, daß 0,04 g 100 g Froscheinheiten in 2 Stunden zum systolischen Herzstillstand führen.

Die Indikation für die Anwendung der Digitalis bildet jede Form der Herzinsuffizienz, die zu einer Störung der Blutverteilung oder des Blutumlaufs führt, mag sie nun mit einer Störung des Rhythmus einhergehen oder nur mit Beschleunigung oder Verkleinerung des Pulses. Erhöhter

Blutdruck bildet unter den oben genannten Bedingungen keine Kontraindikation, ja erhöhter Blutdruck kann sogar unter Umständen unter Digitalistherapie sinken (Hochdruckstauung). Auch in Fällen leichter relativer Insuffizienz ist die Digitalis sehr gut wirksam. Akute Myokarditis und Herzschwäche bei Endokarditis oder Infektionskrankheiten (Pneumonie, hier oft Prophylaktikum gegen eine drohende Insuffizienz u. a.) geben weitere Indikationen für die Digitalisbehandlung ab.

Kontraindikationen stellen unter Umständen Fälle von Überleitungsstörungen (Herzblock Adams-Stokes) dar und gewisse Herzerscheinungen bei Thyreotoxikosen bes. postoperativer und tachykardischer Natur, während auch hier alle wirklichen Insuffizienzen mit Digitalis — oft allerdings mit geringerem Erfolg — zu behandeln sind. Alle Herzstörungen nervöser und vasculärer Art sind nicht der Digitalistherapie zugänglich.

Gewisser Vorsicht bei der Digitalisbehandlung bedürfen die Anfälle von Angina pectoris und die Erkrankungen des Herzmuskels, bei denen Veränderungen der Kranzgefäße sicher oder wahrscheinlich (bes. luetische Aortenfehler) sind. Ebenso ist eine gewisse Vorsicht bei Emboliegefahr oder bereits eingetretener Embolie und Hirnhämorrhagie notwendig. Es entscheidet dann die Dringlichkeit des Zustandes allein über das Geben oder Nichtgeben der Digitalis.

Auch starke Magen-Darmstörungen machen eine gewisse Vorsicht bei der Anwendung der Digitalis notwendig.

Nutzlos und sinnwidrig ist nach vorstehendem die Anwendung der Digitalis bei nervösem Herzleiden oder bei gut kompensiertem Herzfehler.

Bei der therapeutischen Anwendung ist schließlich die kumulierende Wirkung der Digitalis, ihre Speicherung, zu berücksichtigen, die namentlich nach größeren Dosen eintritt und zu den oben geschilderten toxischen Wirkungen führt. Vielfach werden diese Gefahren weit überschätzt und viel zu kleine Dosen gegeben.

Die Folia digitalis titrata sind das Mittel des (praktischen) Arztes. Man gebe es entweder in Form von Pulvern zu 0,1 Pulvis fol. digit. titr. oder in Pillen zu 0,1 Digit. oder eßlöffelweise vom Inf. fol. digit. titr. 1,0—1,5/150,0. Das Infus gibt man dann gern, wenn man eine etwas schnellere Wirkung erzielen will, da die Wirkung der Digitalis relativ langsam (jedenfalls erst nach mehreren Stunden) erfolgt; jedoch ist beim Infus auf dessen Frische zu achten. Es verdirbt leicht, daher ist es kühl aufzubewahren

Die Größe der Dosis richtet sich nach dem Zustande des Herzens, der Gefäße, der Art des Herzfehlers. Im allgemeinen lasse man bei schwerer Herzinsuffizienz namentlich anfänglich größere Dosen, also etwa 2—3-stündlich — also 4—6 Pulver oder 2 stündlich 1 Eßlöffel des Infuses bis 0,5—0,8 (—1,0! g) des Digitalisinfuses in den ersten 24 Stunden nehmen. Nach der erzielten Wirkung richtet sich die weitere Medikation. Auch am 2. Tage wird man noch oft 0,3—0,5 des Pulvers, 0,4—0,8 des Infuses geben. Steigt die Diurese, nimmt die Dyspnoë, Pulsfrequenz usw. ab, so kann man in der Dosis herabgehen. Viele Autoren geben an, daß man jetzt etwa am 3. Tage das Mittel absetzen soll, um Kumulation und evtl. Gewöhnung zu vermeiden. In seltenen Fällen wird man damit auskommen. Ich habe aber vielfach gesehen, daß mit dem Aussetzen der Mittel auch die erreichte Besserung nachläßt. Es empfiehlt sich darum, absteigend nun zu kleineren Dosen (0,2—0,3 täglich) unter steter Kontrolle des Pulses überzugehen. Erst wenn eine befriedigende dauernde Diurese, ruhige Atmung auch bei leichten Bewegungen, gute Verlangsamung und evtl. Regularität des Pulses — die Irregularität wird durchaus nicht immer durch Digitalis beseitigt!

— Schwund der Stauungsorgane erreicht ist, setze man aus. Die Diurese scheint neben der Atemfrequenz das feinste Reagens auf die gute Digitaliswirkung zu sein.

Im allgemeinen soll man eine Digitaliskur nicht eher als nach 10 bis 14 Tagen wiederholen. Auch hier gibt es Ausnahmen. Überhaupt spielt gerade das Individualisieren, das Abwägen, oft ein gewisses intuitives Erfassen bei der Digitalistherapie eine große Rolle. Die Vorschrift vieler Autoren, nicht mehr als 1,0—1,5 g Digitalis bei einer Kur zu verabreichen, ist zu schematisch, die Dosis meist zu klein. Man wird oft ohne Schaden auf 3,0—6,0 g und mehr steigen können und müssen, um eine gute Wirkung zu erzielen. (In einem besonderen Falle gab ich erst kürzlich 8 g in 8 Tagen mit bestem Erfolge.)

In einer Anzahl von Fällen, namentlich bei leichteren Zuständen mit Hypertension, bei Aortenfehlern, anginösen Beschwerden (s. o.) usw. wird man oft anfänglich mit 0,3 g Digitalis pro die auskommen. Auch bei empfindlichem Magen wird man Digitalis in kleineren Mengen geben. Hier kann, wie auch sonst, die Verabreichung der Digitalis in gehärteten Gelatinekapseln = Geloduratkapseln (Pohl) versucht werden, doch wird mitunter über Störung durch verlangsamte Lösung usw. geklagt.

Bei relativer Herzinsuffizienz schließlich wird man oft nur 0,2 bis 0,3 g Digitalis pro die mehrere Tage lang zu geben brauchen.

In einzelnen Fällen leichtester Insuffizienz, die mehr in subjektiven Beschwerden kardialer, cerebraler, digestiver Natur sich äußern oder zur Nachbehandlung schwerer Insuffizienzen, kann man oft mit Erfolg protrahierte Digitaliskuren über Wochen, selbst Monate anwenden. Hierbei wird 0,1—0,3 Pulv.fol. Digitalis täglich in einer Gabe (früh) oder in 2 Gaben 0,05 (früh und abends) verabreicht.

Bei sehr empfindlichen Verdauungsorganen (Brechneigung) kann man die Digitalis per clysma reichen. Am besten gibt man vom Infus. fol. digitalis. 0,2—0,3 auf ca. 50 Wasser pro dosi oder die gut wirksamen Digitalisdispert oder Digitalisexkludsuppositorien.

A. Bittorf-Breslau.

## Digitalisersatzmittel.

**Neuere Digitalispräparate.** Die aus den Digitalisblättern isolierbaren Alkaloide (Digitoxin, Digitalin, Digitalein) sind verschieden, zum Teil einzeln, zum Teil in Gemischen in den Handel gebracht worden. Sie sollten wegen besserer (exakterer) Dosierbarkeit, größerer Haltbarkeit, subcutaner, intramuskulöser und intravenöser Anwendbarkeit, Befreiung von giftigen Nebenbestandteilen (Saponinen usw.) die Digitalisdroge ersetzen. Für die Praktiker kommt jedenfalls die subcutane, intramuskuläre und vor allem die intravenöse Therapie aus leicht begreiflichen Gründen als reguläre Therapie weniger in Betracht. Abgesehen davon, daß sie dem Patienten oft unnötige Schmerzen und Beschwerden bereitet, vielfach öfteren Besuch des Arztes verlangt, führt sie noch mitunter zu Komplikationen, ohne im allgemeinen erhebliche Vorteile zu bieten. In einzelnen Fällen kann sie freilich zur Erzielung schnellerer Wirkung geboten oder wünschenswert sein (bes. bei akuter Herzschwäche, Pneumonie usw.).

Einige dieser zahlreichen Ersatzpräparate seien erwähnt, ohne daß etwa die nicht aufgeführten nun alle weniger oder unbrauchbar sein müßten.

Digitoxin, Digitalin (Merck) werden wohl kaum noch angewendet.

Die Dialysate: Digitalysat (Bürger) und Digitalysat-(Golaz), von denen etwa je 20 Tropf. = 1,0 = 0,1 Digitalis entsprechen, werden häufiger gebraucht. Sie sind auch zu intravenöser und intramuskulärer resp. subcutaner Injektion gut geeignet.

Das Digipuratum (Knoll) ist jetzt vielfach empfohlen. Es soll den Magen weniger reizen. Es kommt in Tabletten (entsprechend 0,1 Digitalis), in Tropfen, Ampullen in den Handel, und kann ebenfalls intravenös und intramuskulär gegeben werden.

Am meisten hat sich wohl das Digalen (Cloetta) eingebürgert. Es wird täglich 3 mal 1 ccm (entsprechend 3 mal 0,1 Digitalis) innerlich gegeben. Meist begegnet man gerade hier vielfach der Anwendung zu kleiner Dosen. Da die Resorption schnell erfolgt, ist es schneller wirksam. Es kann auch intramuskulär (subcutan schmerzhaft!) und intravenös gegeben werden. Auch das Liquitalis ist ein bes. für intravenöse Injektion sehr geeignetes Präparat.

In neuerer Zeit sind noch eine Reihe anderer Digitalispräparate empfohlen worden, so das Digifolin, das Digitoxin und Digitalein enthält. Auch dieses Präparat kommt für innerlichen intravenösen und bes. subcutanen Gebrauch in den Handel, und zwar die Einzeldosis = 1 ccm. Die Wirkung dieses Mittels wird bes. bei subcutaner Anwendung gerühmt, die aber mitunter auch zu Rötung und Schmerzhaftigkeit der Injektionsstelle führen kann. Das Verodigen (das Gitalin der Fol. digit.) in Dosen von 2—4 mal 1 Tabl. (= 0,1 Digitalis) hat große Verbreitung gewonnen. Es ist ein gut verträgliches, sehr wirksames Präparat, das gelegentlich noch nützt, wenn andere Digitalismedikation versagt. Es kann auch längere Zeit hindurch in kleineren Dosen oder als Verodigen-Milchzucker (0,1) in Suppositorien gegeben werden.

Trotzdem gilt auch heute noch, daß alle diese Präparate nicht den Anspruch erheben können, der Folia digit. überlegen zu sein.

Gelegentlich muß man mit dem Präparat auch wechseln, da die Wirkung eines jeden etwas anders ist (z. B. stärker vasoconstrictorisch Digitoxin, Digitalein, Digitalin, weniger Digipurat, am wenigsten Verodigen, Digalen, Digifolin), und ein Präparat noch wirkt, während die anderen versagen.

**Ersatzmittel der Digitalis.** Die Wirkung des Strophantus ist der der Digitalis analog. Die Tinctura strophanti ist relativ wenig gebräuchlich, da sie sich vielfach als unzuverlässig erwiesen haben soll. Da auch von ihr jetzt titrierte Tinkturen hergestellt werden, empfiehlt sich deren Anwendung wieder mehr. Namentlich wenn man etwas schnellere Wirkungen erzielen will, ist die Tinct. strophanti angezeigt, von der man 3 mal 8—10 Tropf. zu geben pflegt. Eine Digitaliskur kann sie nicht ersetzen, doch kann man sie mit Vorteil bei vorübergehenden Zuständen von Herzschwäche oder einleitend bei einer Digitalistherapie geben.

Das Strophantin (Böhringer) ist zur intravenösen Therapie sehr empfohlen worden. Die Bedenken gegen eine intravenöse Therapie bestehen auch hier für den Praktiker. Daher ist die allgemeine Anwendung schon stark eingeschränkt, dazu kommt, daß das Mittel nicht ganz ungefährlich ist und nur unter bestimmten Bedingungen gegeben werden kann. Der Vorteil ist der einer fast momentanen kräftigen Wirkung (nach 1—2 Minuten) und guter Nachhaltigkeit.

Von Schädigungen hat man Schüttelfröste (bei den neueren Präparaten nicht mehr zu befürchten), Übelkeit, Kollaps, selbst noch schwerere Störungen gesehen. Bes. bei Aortenfehlern und Coronarerkrankungen scheint mir Vorsicht geboten. Ferner soll es nicht gegeben werden, wenn bereits andere Digitalispräparate kurz vorher gegeben wurden. Versehentliche subcutane oder perivenöse Injektionen sind sehr schmerzhaft, können wohl zu Thrombose der Venen führen.

Die Anwendung des Strophantins, in Ampullen (zu 0,5 und 1 mg) ist also relativ beschränkt. Alle Formen der Herzinsuffizienz bei Klappenfehlern (s. o), Sklerose und Nephrosklerose kommen in Betracht, bes. solche mit starken abdominalen Stauungen. Gibt man bei sehr geschwächtem Herzen diese starke „Peitsche" in zu großer Dosis, kann plötzliches Versagen eintreten. Günstig ist die Wirkung auch bei den Herzschwächezuständen bei akuten Infektionen (Pneumonie, Grippe u. a. bei Lungenödem).

Ist eine Digitalistherapie vorausgegangen, so soll man 1—2 Tage warten (Kumulationsgefahr) oder mit ganz kleinen Dosen (0,2 mg) beginnen. Es empfiehlt sich überhaupt zuerst 0,2—0,3 mg (evtl. dann 2 mal am Tage) zu geben und vorsichtig auf 0,5 mg zu steigen. Nur ausnahmsweise gehe ich langsam noch bis 0,7—0,8 mg pro die. Mitunter sind die Erfolge einer solchen Kur überraschend.

Man kann 0,5 mg 3—5 Tage täglich injizieren, dann alle 2—3 Tage, schließlich noch wöchentlich 1 Injektion geben; oder nach 2—5 Strophantinspritzen eine Digitaliskur anschließen.

Die Injektionstechnik (bei intravenöser Anwendung aller dieser Präparate ganz allgemein) ist folgende: Durch ein um den Oberarm gelegtes Gummiband, das leicht abnehmbar durch eine Klemme geschlossen sein muß oder durch ein leicht umgeknotetes Tuch oder durch einfache Kompression durch Assistenz werden die Venen der Ellenbeuge gestaut (Vena mediana cubiti), nachdem die Gegend mit Alkoholäther desinfiziert war. In eine sterile Pravazspritze mit leicht gehendem Stempel wird das Strophantin usw. aufgesaugt, die Luftbläschen aus der Spritze entfernt, die Kanüle von anhaftenden Tröpfchen des Strophantins sorgfältig (mit steriler Watte oder Gaze) gesäubert. Nach dem Einstich in die Vene zieht man den Stempel der Spritze so lange zurück, bis etwas Blut in die Spritze eintritt, um sicher zu sein, daß man sich in der Vene befindet. Kommt kein Blut, so muß man weiter suchen, die Vene zu treffen. Ist die Kanüle in der Vene, so injiziert man nach Lockerung der Abschnürung ganz langsam das Strophantin und wartet nach Injektion noch eine bis einige Sekunden, ehe man die Spritze herauszieht. Die Wunde wird mit etwas Watte und Leukoplast verschlossen. Arm ruhig halten lassen! Schon nach einigen Minuten tritt die Besserung, kräftigerer, langsamerer Puls, Abnahme der Cyanose usw. ein. Gern gibt man das Strophantin in 10 ccm 10(—25%) Traubenzuckerlösung. Bei Fiebernden ist oft statt 0,3 mg Strophantin erst 0,5 mg wirksam!

Von sonstigen digitalisartig wirkenden Körpern ist neuerdings das Cymarin aus dem indischen Hanf, der früher schon in Form des Extr. fluid. apocyn. cannab. indic. (3 mal täglich 10—15 Tropfen) gebraucht wurde, sehr empfohlen. Auch das Cymarin — in Dosen von $1/2$ mg — wird zur intravenösen und inneren Therapie (s. o.) verwandt. Es wird wegen seiner relativ großen Differenz zwischen wirksamer und toxischer Dose gerühmt. Es besitzt aber anscheinend auch kumulierende Wirkung. Nach einer eigenen Beobachtung möchte ich es ebenfalls nicht für absolut ungefährlich halten. In geeigneten Fällen ist es sicher ein gut und schnell — auch diuretisch — wirkendes Mittel. Neuerdings ist wieder mehr die Meerzwiebel in die Herztherapie aufgenommen, seitdem das chemisch reine Glykosid Scillaren als pharmakologisch stark digitalisartig wirksam isoliert ist. Es kann intravenös oder in Tabletten zu 0,5 mg (Kinder die Hälfte) bei Herzinsuffizienz bes. bei Myokarditis und Aortenfehlern gegeben werden (geringe Kumulation oder unangenehme Nebenwirkung).

Die übrigen digitalisähnlich wirkenden Mittel: Spartein, Flores convallariae majalis, Baryumchlorat (0,02—0,05), Adonis vernalis u. a.

sind wenig im Gebrauch. Nach Isolierung der Glykoside aus Adonis vernalis kommen sie als „Adovern" in Anwendung (intravenös und peroral). Kontraindiziert bei Herzblock und Vorsicht bei Aortenfehlern, starke diuretische Wirkung. Kardiazol (s. o.).

Die endokardiale Injektion von Herzmitteln bei Herzstillstand (Strophantin, Adrenalin) hat wohl gelegentlich Erfolg, gehört aber bisher nicht zu den Behandlungsmethoden des praktischen Arztes.

Kardiotonin (Coffein und Convall. maj.) wird bei leichten Insuffizienzen gerühmt, Corydalon (Phenacetin, Coffein natriobenz., Extr. bellad.) bei Herzneurose empfohlen.

A. Bittorf-Breslau.

## Diätetische Behandlung.

Dem kompensierten Herzkranken bestimmte Diät vorzuschreiben, ist im allgemeinen unnötig und nicht ratsam, da doch dieses ärztliche Gebot nicht beachtet wird. Doch sind gewisse allgemeine Vorschriften ratsam und notwendig. So ist eine übermäßige oder unmäßige Ernährung nicht wünschenswert, bes. wenn körperliche Bewegung fehlt oder schon Neigung zu Fettleibigkeit besteht. Fettleibige Herzkranke sind vielmehr sehr schonend etwas unterzuernähren (Einschränkung der Fette, vgl. Fettsucht). Alle übermäßige Flüssigkeitszufuhr, bes. in Alcoholicis, ist zu verbieten. Mäßige Mengen Alkohol sind den meisten zu gestatten (Einschränkung s. u.). Bei vielen Herzkranken wird auch starker Kaffee zu verbieten sein. Die Nahrungsaufnahme soll möglichst in kleineren Portionen öfters am Tage (5—6mal) erfolgen, scharfe Gewürze sind bei manchen Herzleiden möglichst zu vermeiden.

Bei einer Reihe von Krankheitszuständen infolge Arteriosklerose, Lues aortae oder Schrumpfniere, Aortenklappenfehlern und Coronarerkrankung ist auch in Zeiten nicht nachweisbarer Dekompensation die Diät strenger zu regulieren. Hier sind sehr häufig digestive kardiale Störungen nachweisbar, die meist leicht durch gewisse Diätvorschriften zu beseitigen sind. Überladung des Magens ist zu vermeiden, scharfe, pikante Speisen sind auszuschließen, ebenso Genuß scharfer, herber und stark kohlensäurehaltiger — auch alkoholfreier — Getränke. Kaffee und Alkohol ist hier möglichst zu beschränken. Weiter sind alle Speisen zu vermeiden, die stopfend oder blähend wirken (Bohnen, Linsen, Krautsorten usw.), da auch dadurch Störungen ausgelöst werden können. Gerade auf die Ernährung solcher Kranken ist großer Wert zu legen, da hier der Arzt vorbeugend sehr viel erreichen kann. Mag dabei eine mechanische oder reflektorische Einwirkung der Speisen, Getränke, des Darminhalts auf das Herz in Frage kommen (oder, wie ich glauben möchte, die Kombination beider Arten von Schädigungen). Darum ist auch vielfach die Abendmahlzeit einzuschränken oder zeitig zu geben, um eine gute Nachtruhe zu ermöglichen.

Nicotinabusus ist bei allen Herzkranken verboten. Am meisten zu beschränken ist das Rauchen bei Coronarerkrankungen und Arteriosklerose.

Andererseits begegnet man mitunter der Unterernährung bei Herzkranken. Auch das ist natürlich zu vermeiden. Es sind genügende Calorienmengen zuzuführen.

Der dekompensierte Herzkranke soll im allgemeinen ebenfalls genügend ernährt werden. Die Speisen seien leicht verdaulich, abwechslungsreich, wenig voluminös. Gewürze, Reizmittel sollen ganz vermieden werden. Auch die oben gegebenen Vorschriften sollen strenger durchgeführt werden. Alkohol ist zu vermeiden, höchstens als Medikament zu verordnen. Blähende, stopfende Speisen müssen vermieden werden, für leichten, täglichen Stuhlgang ist zu sorgen. Die Flüssigkeitsmenge ist zu beschränken, $1^1/_2$ l Flüssigkeit sind reichlich genügend. Bei Plethora, fettreichen oder hydropischen Kranken ist oft eine weitere Einschränkung der Flüssigkeit bis auf $^3/_4$—1 l vorübergehend gut. Mitunter sind hier Unterernährungskuren (Milchkuren), bes. in Form der sehr empfehlenswerten Carellkur allein zusammen mit Bettruhe von ganz überraschendem Erfolg (Diurese steigt). Die Carellkur, wie sie wieder in neuerer Zeit bes. gern verordnet wird, besteht in alleiniger Darreichung von 800—1000 ccm Milch, die in 4—5 Portionen gegeben wird. Ob man die Milch gekocht oder ungekocht gibt, ist wohl gleichgültig, mehr von den Gewohnheiten des Patienten abhängig. Bei starkem Widerwillen kann sie auch in Form von Kefir, Sauermilch, Joghurt usw. gegeben werden. In einzelnen Fällen (stark unterernährte Individuen) kann man noch einige Keks (bis 5 St.) zulegen. Evtl. kann man auch anstatt 200 ccm Milch 200 ccm einer Hafermehlsuppe (50 g Hafermehl, 10 g Butter, 500 ccm Wasser) geben. Diese Diät kann im allgemeinen nicht länger als 2 bis 4 Tage durchführen. Man wird dann, um eine stärkere Unterernährung zu vermeiden, Zulagen gewähren. Entweder steigert man die Milchmenge, die Zahl der Keks oder man gibt neben geringer Vermehrung der Flüssigkeit Zulagen von Reisbrei, Kartoffelbrei, weiche Eier, Butter. Die Einleitung der Kur begegnet bei dem vielfach darniederliegenden Appetit meist keiner Schwierigkeit. Mehrfache Wiederholungen kürzerer Carellkuren sind möglich.

Öfters muß man freilich auch umgekehrt bei unterernährten Kranken, um eine genügende Ernährung zu erreichen, zu Stomachicis greifen. Dazu gehören dann wohl auch kleinere Mengen Alkohol (früher sehr beliebt die nahrhafte Mixtura Stockesii).

Ähnliche diätetische Vorschriften gelten auch für die Kranken mit Angina pectoris, Asthma cardiale und uraemicum, Anfällen von Lungenödem usw. Betont sei für alle diese Zustände nochmals die Beschränkung voluminöser und reizender Speisen, da sie reflektorisch und vielleicht mechanisch die Anfälle auszulösen vermögen. Auch kohlensäurehaltige Mineralwasser sind hier verboten!

Nach Wiederherstellung solcher Patienten ist nur allmählich und vorsichtig in die gewöhnliche Lebensweise zurückzukehren.

Einige Worte verdient noch die Bedeutung des Kochsalzes in der Ernährung Herzkranker. Namentlich von französischen Autoren ist seine Schädlichkeit betont. Ich glaube, daß man hier viel zu weit gegangen ist. Unnütze Quälereien kompensierter Herzkranker (namentlich Hypertoniker) mit dauernd strenger Kochsalzbeschränkung sind zu vermeiden. Ebenso ist eine unnötige Belastung der Nierenarbeit durch reichliches Salzen der Speisen natürlich leicht vermeidlich. Die Angaben, daß reichlich Salz Asthma cardiale und ähnliche Zustände auslösen kann, sind noch nicht einwandfrei geklärt. Jedenfalls gehören wohl größere Kochsalzmengen dazu, als sie durchschnittlich genommen werden. Es wirkt dabei aber sicher nicht nur das Kochsalz, sondern es spielen die oben erwähnten anderen Reizmittel infolge reflektorischer Einflüsse dieselbe Rolle. Alle diese sind eben zu vermeiden!

Beim dekompensierten Herzkranken mit Hydrops wird schon durch die Art der oben angegebenen Speisen die Kochsalzmenge so eingeschränkt, daß ihr keine besondere Bedeutung mehr zukommt. Eine kochsalzarme Nahrung mit 3—5 g NaCl täglich ist leicht zu erreichen. Eine Karellkur von ca. 1 l Milch und einigen Keks enthält höchstens 2 g Kochsalz. Daß dem Kochsalz überhaupt bei der Entstehung kardialer Ödeme eine Bedeutung zukommt, ist für die große Mehrzahl nicht anzunehmen. Umgekehrt ist auch beobachtet worden, daß Kochsalzzugaben kochsalz- und harntreibend wirkten. Im Interesse der Schonung aller unter dem Einfluß der Stauung stehenden Organe (also auch der Niere) wird man selbstverständlich das Kochsalz in solchen Fällen einschränken.

Eine wichtige Aufgabe, auf die bereits wiederholt hingewiesen wurde, ist die Regelung der Verdauung sowohl durch diätetische als medikamentöse Maßnahmen. Man gebe Obst, Kompott bei dekompensierten, Gemüse, Honig, evtl. Schrotbrot bei kompensierten Kranken. Von den Abführmitteln sind Kissinger oder Karlsbader Wasser (evtl. Trinkkuren in den Kurorten) oder ihre Salze oft von guter Wirksamkeit, bes. bei Fettleibigen und Arteriosklerotikern. Im übrigen kommen Pulv. liquir. compos., Sennesblättertee, Purgen, Rheum, Aloe, Regulin, Magnesiumperhydrol, Normacol, Agarol, Eucarbon, Goldhammerpillen (bei Blähsucht), oder Eingüsse und Darmwaschungen am meisten in Frage. Kalomel, wegen seiner gleichzeitig diuretischen Wirkung, ist früher viel gegeben worden (0,2 mehrmals täglich). Im ganzen wird es wohl jetzt weniger gern gegeben, da wir einerseits bessere Diuretica haben, andererseits das Kalomel leicht recht unangenehme Nebenwirkung hat, stärkere Katarrhe des Darmes, selbst Geschwüre herbeiführen kann. Ich glaube, daß man am besten es möglichst vermeidet. Bei spastischen Zuständen wird man mit Erfolg Atropin resp. Extract. belladonnae, Bellafolin, evtl. in Suppositorien, anwenden.

Erwähnt sei schließlich, daß auch der Kleidung Herzkranker eine gewisse Aufmerksamkeit zu schenken ist. Sie darf nirgends beengen, den Blutzu- und -abfluß, die Atmung nicht erschweren (Halskragen weit, Korsett gut passend oder evtl. korsettlose Kleidung). A. Bittorf-Breslau.

## Physikalische Heilmethoden (im engeren Sinne).

Sie sind alle ihrem Wesen nach Übungsmethoden des Herzens und kommen daher keinesfalls bei Behandlung absoluter oder auch nur ausgesprochen relativer Herzinsuffizienz in Betracht. Am besten werden sie als prophylaktische Maßnahmen oder auch zur Wiederherstellung einer Kompensation (durch die oben beschriebenen Mittel) angewandt. Daß gerade diesen Methoden ein mehr oder weniger erheblicher psychischer Heilfaktor zukommt, wurde oben schon erwähnt.

Auch diese Methoden verlangen liebevolles Eingehen auf jeden einzelnen Fall, genaue Dosierung und gute Beobachtung. Am besten werden sie wohl in Krankenhäusern oder in geeigneten Kurorten durchgeführt. Jedoch läßt sich auch ohne diese strenge Überwachung bei genauer Anordnung ärztlicherseits zu Hause mancherlei erreichen. Der praktische Arzt kann in dieser Beziehung vielfach mehr leisten, als er bisher wohl angenommen und getan hat.

**Die hydrotherapeutischen Methoden** sind Reizmethoden, wobei vorwiegend die sensibel-thermischen Reize auf die Gefäße in Betracht kommen.

Lange bekannt und viel angewendet — auch von den Herzkranken selbst als beruhigend ausprobiert — sind die lokalen Kälteanwendungen auf die Herzgegend. In vielen Fällen stark erregter und beschleunigter Herzaktion, bei Präkordialangst wirkt ein Eisbeutel, Kühlschlauch, evtl. auch (eis)gekühlte feuchte Kompressen oft auffallend psychisch beruhigend, die Herzaktion verlangsamend. Ersetzt werden kann dieser Hautreiz evtl. durch Senfteige oder Senfpapiere.

Als Wärmeanwendung wird die Diathermie bei Behandlung der Angina pectoris gerühmt.

Bei kompensierten Kranken können Teilwaschungen mit allmählich immer kühlerem Wasser mit Erfolg angewendet werden.

**Vollbäder** wirken durch ihre **Temperaturen**. Das heiße Bad ($37^0$ und mehr) hat eine Erweiterung der peripheren Gefäße zur Folge, das kalte Bad eine Verengerung. Zahlreiche Untersuchungen haben nun ergeben, daß heiße Bäder (bes. $40^0$ und darüber) für das Herz jedenfalls eine erhebliche Arbeitsleistung und Belastung bedeuten. Viel weniger belastend zugleich „übend und schonend" (blutdrucksteigernd) sind lauwarme Bäder unterhalb des Indifferenzpunktes der Haut, der bei ca. $35^0$ C liegt. Kalte Bäder stellen, ebenso wie heiße, starke Ansprüche ans Herz.

Man wird bei der Verordnung lauwarmer Voll- resp. Halbbäder etwa so vorgehen: Man beginnt mit $35^0$ 10—15 Minuten, geht zu $34^0$ C 10 Minuten, später 15 Minuten, $33^0$ 8—10 Minuten, 10—15 Minuten, $32^0$ 8 Minuten usw. bis vielleicht $31^0$ 15 Minuten herab. Nach dem Bad ist Ruhe zu empfehlen.

Heiße Bäder aller Art werden bei Herzkranken am besten vermieden.

Wirksamer, „übender" als diese Bäder sind jedenfalls Sol- **und Kohlensäurebäder**, wobei neben der Temperatur noch andere Reize auf Haut und Gefäße eine Rolle spielen. Deshalb sind insuffiziente Herzleidende von dieser Behandlung auszuschließen. Dagegen wird viel verstoßen! Bes. wirksam und in ihrer Wirkung erprobt sind aus mancherlei Gründen die natürlichen Kohlensäurebäder, deren wichtigste in Deutschland: Nauheim, Oeynhausen, Brückenau, Kudowa, Altheide, Kissingen u. a. sind. Nauheim und Oeynhausen z. B. haben verschiedene Kohlensäure-Thermalquellen von differenten Temperaturen und Salzgehalt, durch deren Mischung die verschiedensten Reiz- und Übungsstufen erreicht werden können, die im wesentlichen den Puls verlangsamen, den Blutdruck erhöhen, evtl. auch herabsetzen; vgl. S. 326 u. 347.

Durch die Herstellung **künstlicher Kohlensäurebäder** (in größeren Städten noch daneben in Badeanstalten, Kliniken usw.) ist es auch dem praktischen Arzt ermöglicht, bei Minderbemittelten diese Behandlung anzuwenden. Die künstlichen Kohlensäurebäder können entweder durch Zuleitung von komprimierter Kohlensäure aus Stahlzylindern zu den entsprechend erwärmten Bädern (sehr praktisch ist der „Non plus ultra"-Apparat) oder durch Mischung von Natron bicarb. mit (irgend) einer Säure hergestellt werden (Metallwannen werden angegriffen! $CO_2$-Entwicklung weniger feinblasig! schneller entweichend). So gibt es Sandows Kohlensäurebäder, Feo, Formicabäder u. a. Durch mehr oder weniger reichlichen Zusatz der Chemikalien kann man auch hier bei gleichzeitiger Variation der Temperaturen alle möglichen Stufen erreichen. Auch hier soll der Arzt genaue Verordnungen geben! Man beginne z. B. mit halber Dosis $CO_2$ $35^0$ 8 Minuten, das 2. Bad $35^0$ 12 Minuten, das 3. $35^0$ volle Dosis 10 Minuten, 4. $34^0$ volle (halbe) Dosis 8 Minuten. 5. $34^0$, 10 Minuten. 6. $34^0$, 15 Minuten usw., bis etwa $31^0$ 15(—20) Minuten. Im Bade ruhig liegen! Nach dem Bad ist der Kranke (am besten durch Hilfspersonen) gut abzutrocknen und möglichst bald zu Bett zu bringen. Evtl. ist vom Bade nach Hause zu fahren. 1—2 Stunden Ruhe (möglichst Schlaf) soll nach dem Bade innegehalten werden. Es ist darum am besten, vormittags (8—10 Uhr) oder am späteren Nachmittag (4—5 Uhr) zu baden. Im ganzen werden (in den meisten Kurorten) etwa 20—25 Bäder gegeben, und zwar anfangs jeden 2. Tag, später 2 Tage nacheinander, am 3. Tage Ruhe.

Der Badeerfolg ist zu überwachen. Werden die Patienten nach dem Bad erregt, schlaflos, haben sie stärkere subjektive Beschwerden, so sind die Bäder entweder kürzer, milder, wärmer zu geben oder vorübergehend ganz auszusetzen. Besondere Vorsicht verdienen Kranke mit **anginösen** Herzbeschwerden. Hypertension an sich stellt keine Kontraindikation dar. Die durch diese Behandlung erzielten objektiven Erfolge sind oft recht günstige. Viele der Patienten fühlen sich bes. auch subjektiv gehoben und freudiger, leistungsfähiger.

In derselben Richtung liegen auch die Erfolge sonstiger Bäder. **Solbäder, Fichtennadelbäder** und vor allem der **Sauerstoffbäder**! Letztere kommen als „Ozet"bäder in den Handel. Sie können aber auch durch Einströmen von $O_2$ aus Stahlzylindern in das Badewasser („Non plus ultra"-Apparat) hergestellt werden. Die Wirkung dieser Bäder scheint etwa in der Mitte zwischen Wasser- und $CO_2$-Bädern zu stehen. Die Sauerstoffbäder haben den Vorteil, daß die starke $CO_2$-Atmosphäre, die auf Kohlensäurebädern liegt, hier wegfällt. Die Verordnungen sind den obigen entsprechend. In neuerer Zeit werden auch **Stahlbäder** bes. bei anämischen Herzkranken gegeben, z. B. in Bad Franzensbad, Elster, Kudowa u. a. **Seebäder** entsprechen am meisten **sehr kalten Solbädern** (wozu noch Wellenschlag usw. kommt). Sie sind im allgemeinen wegen ihrer starken Wirkung nicht indiziert.

**Die elektrischen** Heilmethoden, bes. elektrische Bäder, spielen diesen gegenüber für den praktischen Arzt jedenfalls eine geringere Rolle. Auch hier ist der sensible Reiz auf die Gefäße das wirksame Moment. Durch Dosierung der Stromstärke und Stromart (galvanischer, faradischer — sinusoidalstrom), der Badetemperatur und Dauer können zahlreiche Abstufungen erzielt werden. Neuerdings bevorzugt man den Sinusoidalstrom. Stets soll man mit schwachen Strömen beginnen! Man gibt Teil- (Vierzellenbad) und Vollbäder. Die Wirkung ist etwa die der $CO_2$-Bäder, anscheinend weniger anstrengend. Sehr gerühmt werden auch Kombinationen von $O_2$ ($CO_2$) und elektrischen Bädern. Schließlich können noch eine Reihe von anderen Badeorten bei Herzkranken mit Erfolg verordnet werden.

Kranken mit **digestiven Störungen, Obstipation, Flatulenz, Fettleibigkeit, Arteriosklerotikern,** Patienten mit digestiven **anginösen** Beschwerden können Brunnenkuren, vor allem in Kissingen, Marienbad, Mergentheim, Neuenahr, evtl. Homburg, weniger Karlsbad empfohlen werden. Man sieht in diesen Fällen unter mäßiger Diät, Brunnenkur, evtl. kombiniert mit Bade- oder Terrainkur mitunter überraschende Resultate. Man kann natürlich entsprechende Trinkkuren auch zu Hause vornehmen lassen.

Die **Massage** wird entweder allgemein oder lokal (Herzmassage) angewandt. Die allgemeine ist bei muskelschwachen Individuen angezeigt zur allgemeinen Kräftigung. Die lokale („Herzmassage") wird nach verschiedenen Methoden ausgeübt. Sie erfordert gute Ausbildung unter sachgemäßer Leitung, um nicht zu schaden. Ob ihr ein erheblicher Nutzen zuzusprechen ist, ist fraglich. Mitunter hat man wohl diesen Eindruck. Vielleicht wirkt sie aber mehr durch die Kräftigung der Atemmuskulatur, die dabei erreicht wird. Die Herzmassage kommt nur für kompensierte Fälle in Betracht.

Bei Kyphoskoliosen möchte ich Massage bes. frühzeitig empfehlen, da durch Kräftigung der Rückenstrecker und Atemmuskeln einer stärkeren Verkrümmung, einer frühzeitigen Ateminsuffizienz am besten entgegengearbeitet wird. Es muß auch die Notwendigkeit guter Stützkorsette für Skoliosen ausdrücklich betont werden. Bei chronischen Ödemen der Beine, die einer Resorption trotz guter Herzkraft nicht zugänglich waren, hat sich mir (als Ersatz für Punktion s. u.) das Wickeln der Beine mit elastischen Binden gelegentlich sehr wirksam erwiesen.

**Gymnastik,** aktive und passive, dosierte Muskelarbeit sind Übungsmittel des Herzens. Auch hier kommt es mehr auf die richtige Dosierung — die Arbeit muß allmählich, von geringen Anforderungen ausgehend, wachsen — als auf die Methode an.

Als Übungsmethode kommt sie nur bei kompensierten, namentlich jugendlichen Kranken in Betracht. Bei Herzkranken, die sonst sitzende Lebensweise führen müssen, zu Adipositas neigen (s. o.), ist sie bes. indiziert. Coronarsklerose, schwerere Arteriosklerosen, Aortenfehler, starke Hypertensionen, gelten als Kontraindikationen! Ebenso sind akute Prozesse Kontraindikationen (Endokarditis usw.!).

Man kann die aktive Gymnastik — aktive Muskelübungen mit oder ohne Hantel usw. — durch Steigerung der Zahl, Erschweren der Übung, durch Einbeziehen von immer mehr Muskelgruppen leicht ebenfalls zu einer genauen Methode gestalten, die sich zu Hause vornehmen läßt. Genaue Vorschriften über Zahl und Art der Übung und deren Steigerung sind notwendig! Ebenso natürlich fortlaufende ärztliche Kontrolle! Ruhe soll der Übung folgen!

Die passive Gymnastik wird vor allem auf Sanatorien, Herzambulatorien usw. beschränkt bleiben. Hierbei handelt es sich wesentlich um Widerstandsbewegungen manuell oder an Apparaten verschiedenster Konstruktion, wobei durch Variation der Widerstände, Belastung usw. ebenfalls eine wechselnde Dosierung erzielt werden kann. Auch der Bergoniésche Apparat ist hierbei geeignet (bes. bei Fettleibigen).

Bei allen diesen Übungen ist auf richtige **Atemtechnik** Wert zu legen. Für bestimmte Erkrankungen des Herzens (bei Emphysem, Kyphoskoliose) ist sogar eine systematische Atemgymnastik von großer Bedeutung (s. o.). Sie kann mit Atembrettern oder im Atemstuhl ausgeführt werden. Am einfachsten ist eine nach Kommando geregelte, tiefe langsame (8—10 in der Minute) Atmung mit inspiratorischem (2 Sekunden) ,,Armausbreiten'' und ,,Körperaufrichten'', exspiratorischem (3—5 Sekunden) ,,Rumpf nach vorn beugen'' und ,,Arm nach vorn führen''! Man übt etwa 2—3 Minuten und läßt dann 10 Minuten ruhen, um dasselbe nochmals zu wiederholen. Später kann man auf 5 Minuten Übung steigern.

**Terrainkuren** (Örtel u. a.) stellen nichts anderes als eine dosierte Muskelarbeit dar, die in der Ebene auf bequemen schattigen Wegen oder auch auf leicht ansteigendem bergigen Gelände durchgeführt werden kann (täglich abgemessene, zunehmend lange und zunehmend steile Wege unter Einschaltung von bestimmten Ruhepausen, Beobachtung von Puls und Atmung, Ruhe nach dem Wege). Indiziert sind sie bei kompensierten, jugendlichen, fettleibigen Kranken, aber auch bei Hypertonien (s. o.). Sie sind in ihrer Wirkung der oben geschilderten gymnastischen Behandlung gleichartig.

Von nicht zu unterschätzender Bedeutung ist auch bei allen diesen Prozeduren der psychische Faktor, indem dem Patienten Lebensmut und Selbstvertrauen wiederkehrt. Sieht er doch bei richtig geleiteter Kur, daß die anfangs anstrengenden Übungen ihm immer leichter erscheinen!

A. Bittorf-Breslau.

## Pneumatotherapie.

Diese Behandlungsmethode — an den Besitz teurer Apparate gebunden — ist fast nur in Krankenhäusern, Sanatorien und Kurorten sowie bei Fachärzten in Gebrauch; sie ist im allgemeinen entbehrlich. Wichtiger als der körperliche ist oft der psychische Effekt! Neuerdings wurden die alten Waldenburg-Geigelschen pneumatotherapeutischen Apparate verbessert und vielfach empfohlen (Dräger-Werke, Unterdruckapparate nach O. Bruns). Es handelt sich im wesentlichen um **Unterdruckatmungsapparate** für die Behandlung relativer Herzinsuffizienzen, bes. des rechten Herzens. Ihre Wirkung beruht auf einer Erleichterung des Blutzuflusses zum Thorax resp. zum rechten Herzen und einer Förderung des kleinen Kreislaufs.

Ähnliches leistet vielleicht schon die auch dem Praktiker zugängliche **Kuhnsche Lungensaugmaske**, wie sie zur Behandlung der Tuberkulose angegeben worden ist. A. Bittorf-Breslau.

## Sauerstoffinhalationen bei Herzinsuffizienz[1].

Die Bedeutung der **Sauerstoffinhalation bei schwerer Herzinsuffizienz** kann nur der recht ermessen, der seine oft verblüffende Wirkung gesehen hat. Angezeigt ist ihre Anwendung bei **hochgradiger Dyspnoë und Cyanose**, vor allem in Fällen mit primärer Ateminsuffizienz: **Kyphoskoliose, Emphysem, capillarer Bronchitis, Pleurasynechien und Hydrothorax** usw. Die vorher unruhigen, völlig schlaflosen, nach Atem ringenden, tief blaßcyanotischen Patienten — Gefäßkrampf durch Kohlensäureintoxikation — werden schon nach einigen Zügen ruhiger, atmen langsamer, die Herzaktion wird mitunter weniger stürmisch, der Puls besser. Kopfdruck und Cyanose nehmen ab. Nach einigen Minuten ist die Cyanose einer hellen Röte gewichen, oft schlafen die Patienten nun ein, und es stellt sich ein wohltuend empfundener Schweiß ein (Nachlaß des Gefäßkrampfes). Diese Inhalationen 10—30 Minuten lang können beliebig oft wiederholt werden, anscheinend ohne Schädigung. Da aber keine Sauerstoffspeicherung im Körper eintritt, entwickelt sich nach einiger Zeit immer wieder der frühere Zustand. Jedoch können inzwischen die übrigen kausalen therapeutischen Eingriffe wirksam werden. Es kommt der **Inhalation** also vorwiegend ein allerdings großer, symptomatischer Wert zu, wenn auch durch die **Beruhigung, Schlaf, Einfluß auf die Gefäße**, eine gewisse indirekte Herzwirkung nicht fehlt. Die Inhalation erfolgt aus einer Sauerstoffbombe, an der durch ein Reduzierventil der Druck des ausströmenden Gases auf 1 Atmosphäre erniedrigt wird. Darauf wird der Sauerstoff durch ein am Apparat angebrachtes teilweise mit Wasser gefülltes Rohr geleitet, um ihn mit Feuchtigkeit zu sättigen. Nun kann er entweder direkt oder nach Zwischenschaltung eines Luftsackes durch eine Gesichtsmaske (am besten mit Exspirationsventil) eingeatmet werden. A. Bittorf-Breslau.

## Punktionsbehandlung (bei schwerer Herzinsuffizienz).

**Aderlaß** (Venaepunctio). Ein Aderlaß soll vor allem bei starker Überlastung des rechten Herzens und vorhandenem Lungenödem versucht werden. Beim Aderlaß — am besten Schnitt in die Vena mediana cubiti — sollen mindestens 300 ccm Blut entleert werden. In neuerer Zeit wird für den Aderlaß vielfach das **Abbinden der Glieder** durch Umlegen elastischer Binden am proximalen Gliedabschnitt angewendet. Es hat so zu erfolgen, daß der arterielle Zufluß erhalten, d. h. der Puls fühlbar bleibt, dagegen der venöse Abfluß wegfällt. Es kann dadurch das rechte Herz erheblich entlastet werden. Die Lösung der Binden (evtl. nach Stunden) muß langsam

---

[1] Sauerstoffapparate sind für den praktischen Arzt (zum mindesten in größeren Orten) relativ leicht, vor allem in Apotheken, Feuerwehr und Fabriken, zu beschaffen.

nacheinander geschehen, damit nicht eine plötzliche Überlastung des Kreislaufs erfolgt.

Einzelheiten über Venaepunktionen!

Indikationen: Autointoxikationen, wie Urämie, Eklampsie, Coma diabeticum; venöse Stauung bei dekompensierten Herzfehlern und Pneumonien, Lungenödem. Blutdruckerhöhung bei Nephritis, Polyzythämie (hier sind wiederholte Aderlässe, etwa 3—4 zu 250 ccm, erforderlich). Hitzschlag und Apoplexie, falls stärkere Cyanose vorhanden.

Ausführung am liegenden Patienten. Kompression des Oberarmes (durch Gummibinde, Mullbinde, einfaches Tuch, manuell) bis zum Anschwellen der Venen ohne Unterdrückung des arteriellen Zuflusses (Kontrolle des Radialpulses); Desinfektion des Operationsgebietes und der Hände des Operateurs. Sterilität des Instrumente. Einstich, gewöhnlich in die Vena mediana basilica der Ellenbeuge, mit einem feinen Skalpell oder einer Lanzette oder auch Venenpunktion mit einer Kanüle, die aber, um prompten Abfluß zu sichern und Gerinnung zu verhüten, kurz und weit sein muß. Unterstützung der Blutentleerung durch aktives und passives wechselndes Schließen und Öffnen der Hand des Kranken. Messung des Blutes in graduiertem Glasgefäß. Nach Abfluß genügender Blutmengen, bei Erwachsenen 200—400 ccm, bei Kindern entsprechend weniger, Entfernung der Kompression, Erheben des Armes oder forcierte Beugung im Ellenbogengelenk. Darauf steht die Blutung meist nach kürzester Zeit. Heftpflasterverband, evtl. Kompressionsverband.

**Punktion der Brust- und Bauchhöhle.** Daß **Punktionen** des Hydrothorax oder Ascites bei schwerer Herzinsuffizienz notwendig werden können, ist leicht verständlich. Man soll die Punktionen, namentlich der Pleurahöhlen, wenn die Insuffizienz nicht bald anderen Mitteln weicht, möglichst frühzeitig vornehmen, da man damit oft eine günstige Beeinflussung der gesamten Zirkulation erreichen kann. Die Entleerung der Pleurahöhle soll langsam erfolgen, nicht zu ausgiebig (bis $1^1/_2$ l maximal). Stärkere Pleurareizsymptome, Husten und reichliche Expektoration sind sofort durch Campher (nicht Morphium!) zu bekämpfen, da sie die Symptome albuminöser Expektoration (Lungenödem) sind oder sein können. Vor der Punktion gibt man zweckmäßig etwas Morphium oder Kodein, um die sonst häufig auftretenden leichteren Pleurareflexe, trockenen Reizhusten, zu verhüten oder abzuschwächen.

A. Bittorf-Breslau.

Die **Punktion der Ödeme** (am besten wohl mit Curschmannschen Nadeln: flachen, stilettartigen Troikarts) kann in seltenen Fällen hochgradiger, chronischer Hautödeme (mit Ergüssen in die serösen Höhlen) zuletzt versucht werden.

Technik: Man sticht etwa 4 (auf jeder Seite 2) sterilisierte Kanülen in die gut desinfizierte Haut der Außenseite der tiefgelagerten Unterschenkel flach ein. Die Hülsen der Nadeln bleiben liegen und werden mit einem passenden sterilisierten Gummischlauch verbunden, der die hervorquellende Flüssigkeit in Flaschen usw. ableitet. Die Hülse fixiert man durch Leukoplast und die Einstichstelle schützt man durch sterilen Verband vor Infektion, zu der das ödematöse Gewebe neigt. Die Kanülen kann man bis zu 3 Tagen liegen lassen. Oft kann man so erhebliche Mengen (5—6 l und mehr in 24 Stunden) ablassen und die Ödeme, ja sogar die Ergüsse in die Höhlen beseitigen oder bessern. Die sonstigen operativen Eingriffe bei Herzkranken (Kardiolyse bei Perikarditis adhaesiva, Rippenresektion zur Behandlung des Emphysems infolge starrer Dilatation (nicht zur Zeit der Herzinsuffizienz — besser prophylaktisch) sind dem Chirurgen vorbehalten. A. Bittorf-Breslau.

**Herzbeutelpunktion.** Herztamponade droht im Gefolge exsudativer Perikarditis bei zunehmender Atemnot, Cyanose, weiterer Abschwächung der Herztöne sowie bei kleinem, schnellem Puls. Die Entleerung des raumbeengenden Exsudats — ein mitunter lebensrettender Eingriff — kann durch Punktion oder noch besser durch die technisch fast einfachere und ungefährlichere Perikardiotomie mit Rippenresektion unter Lokalanästhesie geschehen.

Die Gefahr der Punktion liegt zunächst in der niemals mit Sicherheit auszuschließenden Möglichkeit gleichzeitiger Herzverletzung, andererseits ist diese Gefahr gewöhnlich geringer als diejenige durch die Herztamponade! Die Kanülenstichverletzungen des Herzens pflegen gewöhnlich harmloser zu sein, als man in der Praxis allgemein glaubt. Es ist z. B. sehr merkwürdig, wie gut Tiere, z. B. Meerschweinchen, auch häufiger wiederholte intrakardiale Einspritzungen vertragen. Andere Bedenken der Punktion liegen in der Möglichkeit einer Mitverletzung der Mammaria interna sowie in allzu rascher Druckentlastung beim Ablassen des Exsudats. Verletzungen der Arterie sollen sich am leichtesten vermeiden lassen bei Punktionen direkt am linken Sternalrand; hier wächst aber die Gefahr einer Herzverletzung. Allzu rasche Druckentlastung ist besonders auch bei Perikardiotomie strengstens zu vermeiden. Bei der Punktion soll man auch nicht aspirieren, sondern die Hebekraft eines dünneren Gummischlauches zum langsamen Absaugen benutzen.

Eine für alle Fälle gültige Punktionsstelle gibt es nicht. Man muß möglichst versuchen, die Hauptlage des Exsudats evtl. unter Kontrolle des Röntgenverfahrens festzustellen. Reicht eine sehr rasch wachsende Dämpfung weit nach links oder ist gar ein dumpfer Spitzenstoß mehrere Querfinger breit noch innerhalb dieser Dämpfung fühlbar, dann punktiert man am besten im 5.—6. Interkostalraum seitlich von der Mamillarlinie. Reicht die rasch wachsende Dämpfung weit nach rechts, so kann man auch im 5. Interkostalraum dicht rechts oder links vom Sternalrand punktieren. Bei sehr großen Exsudaten kann sogar links hinten unten eine scheinbar pleuritische Dämpfung auftreten und das Exsudat von hinten her mit langer Nadel erreichbar werden. Es empfiehlt sich, um brüskes In-die-Tiefe-dringen der Nadel zu vermeiden, unter Lokalanästhesie einen kleinen Hautschnitt zu machen und beim Durchstoßen der Weichteile die Stoßkraft durch Aufstützen der freien Finger der punktierenden Hand zu bremsen. Wenn nicht eine Notpunktion vorliegt, wird man in Fällen, wo man nicht außerhalb der linken Mamillarlinie punktieren kann, besser zuvor unter Lokalanästhesie eine kleine Rippenresektion machen.

Als Punktionsnadel empfiehlt sich unseres Erachtens die sog. Fiedlersche, weil die durchbohrende Spitze nach dem Eindringen in das Exsudat gesichert werden kann. Eduard Müller†-Marburg.

# Anhang.

## Mediastinum.

Das Mediastinum ist gewissermaßen negativ zu definieren als jener Teil des Thoraxraumes, der nicht von den durch die Lungen gefüllten Pleurasäcken eingenommen wird. So ist es seitlich nur abgegrenzt durch Teile der Pleura parietalis, die sog. Pleurae medistianales, nach unten vom Zwerchfell abgeschlossen, nach vorne durch Sternum und Rippen, nach hinten durch die Wirbelsäule und die Rippenanfänge bezüglich die Thoraxwand begrenzt, nur nach oben hin zum Halse ist es frei. Das Mediastinum ist der Sammelarm, in den die Organisation alles gelegt hat, was nicht Lunge ist und doch im Thorax Unterkommen finden mußte, es enthält lebenswichtigste Organe, das Herz im Perikard, die Aorta, die Anfänge anderer großer Gefäße, den Oesophagus. Durch das Mediastinum zieht der Vagus, neben der Wirbelsäule, verläuft der Grenzstrang des Sympathicus, der Beginn der Intercostalnerven liegt hier, die Thymus und endlich außer der Trachea mit ihrer Bifurkation zahlreiche Lymphdrüsen, tracheale, bronchiale wie Hilusdrüsen.

Die Klinik pflegt die Krankheiten des Herzens und des Perikards, der Aorta, des Oesophagus, des Hilus nicht bei den Krankheiten des Mediastinums abzuhandeln, man wird sie auch in diesem Buche bei den einzelnen Organen nachzuschlagen haben.

Dennoch bleiben eine Reihe von Erkrankungen übrig, die als **mediastinale Erkrankungen im engeren Wortsinn** gelten.

Betrachten wir diese unter dem Gesichtspunkt **funktioneller Pathologie**, so kann man von 3 Funktionen des Mediastinum sprechen:

1. **Das Mediastinum als Scheidewand zwischen den Lungen**, hier interessiert für die Pathologie der Verlagerung des Mediastinum durch Druck oder Zug im Sinne **totaler Verlagerungen und partieller Ausbuchtungen.**

2. Raumbeengende Prozesse im Mediastinum, im Sinne einer **Störung des Mediastinum als der freien Bahn**, des freien Raums, in dem zahlreiche Organe untergebracht sind, hier werden die **Kompressionssymptome** das Wichtigste sein, so alle raumbeengenden Prozesse, die namentlich durch Beachtung der alten Methoden physikalischer Diagnostik (Inspektion, Perkussion, Auskultation) und die neuere Methodik des Röntgens wahrnehmbar sind.

3. **Das Mediastinum als Lymphraum**, besser als Spaltensystem, in dem chronische wie akute Entzündungen verlaufen, Luft, Blut, Eiter sich ansammeln können.

Folgen wir diesem funktionellen Einteilungsprinzip, so läßt sich ihm lokalistisch noch hinzufügen: die unscharfe Abgrenzung in oberes, und unteres Mediastinum, in vorderes und hinteres Mediastinum, diese Trennungen sind mehr ordnend als anatomisch präformiert vorgenommen. Zum „Mediastinum posticum" gehören der Oesophagus, die Aorta descendens, die Vena azygos und hemiazygos, die Nervi vagi, der Grenzstrang des Sympathicus und der Ductus thoracicus. Zum „Mediastinum anticum" die Aorta ascendens, der Arcus aortae, die Arteria pulmonalis, die Vena cava superior, die Trachea und großen Bronchien, die Nervi phrenici, die Thymus oder die Thymusreste.

**Die Verlagerung des Mediastinum durch Druck oder Zug von außen** spielen bei allen schrumpfenden Prozessen innerhalb der Pleurasäcke eine Rolle und ebenso bei jeder Mehrung des Pleurainhaltes, dahin gehören einerseits ebensowohl die schwieligen schrumpfenden Pleuraprozesse, Schwarten, die ja auch den Thorax zur Einziehung bringen, wie die Schrumpfungen in der Lunge selbst, bei phthisischer Induration, carnificierender Pneumonie, Bronchostenose mit Atelektase. Andererseits als Raum mehrende Prozesse nicht am Mediastinum ziehend, sondern es nach der anderen Seite herüberdrückend die Luft und Flüssigkeitsansammlungen im Pleuraraum (spontaner und artifiziell-therapeutischer Pneumothorax, Pleuraexsudat, Transudat, evtl. auch große Lungentumoren, die freilich auch schrumpfend einwirken können). Endlich Zwerchfellähmungen, auch Eventratio diaphragmatica, die das Mediastinum zur gesunden Seite herüberdrücken kann.

Es gibt sog. „schwache Stellen" am Mediastinum: In der Gegend der Thymusnische die vordere schwache Stelle und eine 2. im hinteren unteren Abschnitt, dort speziell kann es zu sog. „Überblähung" kommen. Liegt ein abgesacktes pleuritisches Exsudat oder ein abgesackter Pneumothorax zwischen Pleura pulmonalis und Pleura mediastinalis, spricht man von mediastinaler Pleuritis" und „mediastinalem Pneumothorax". Beides sind insofern unpräzise Ausdrücke als die Abläufe außerhalb des eigentlichen Mediastinum spielen. Es ist klar, daß all diese pathologischen Verhältnisse sich am deutlichsten bei der Röntgenbetrachtung dokumentieren werden, ja man sieht vor dem Röntgenschirm bei der Atmung das Hineinziehen des Mediastinum oder sein Hinübergedrücktwerden, dem speziell auch das Herz folgt. Auch werden die perkutorischen Verhältnisse der Herzdämpfung oder andere Perkussionsergebnisse oben neben dem Sternum auf diese mediastinalen Verlagerungen hinweisen. Es kann, da die entzündete Pleura mediastinalis bes. nachgiebig wird, zu lebensbedrohenden Verdrängungserscheinungen kommen, Beängstigung, Atemnot, Pulsbeschleunigung, Cyanose, Abflußbehinderung der Halsvenen, Verlagerung der Trachea, des Herzens.

**Therapie.** Nach der Schwere der Symptome besteht gelegentlich sogar vitale Indikation ein Exsudat oder Transudat abzulassen, die Luft des Pneumothorax abzusaugen, wenn der Druck ein zu hoher geworden ist, usw.

**Die Raum beengenden Prozesse im Mediastinum:** Im Vordergrunde stehen die Tumoren im weitesten Wortsinne. Als Raum beengend ist auch ein Aneurysma, ein perikardiales Exsudat, quasi ein Tumor.

Von Kompressionssymptomen achtet man auf die Venen, Hautvenen am Thorax können vereinzelt, können generell angeschwollen sein, ein Ödem des Halses und Kopfes entwickelt sich als „Kragen von Stokes" durch Kompression der Cava superior, Ödem der Arme, Schwellung der Jugularvenen, Cyanose, Ausbildung von Kollateralen. Kompression der Azygos kann zu Transsudaten führen, der Lungenvenen zu Stauungserscheinungen im kleinen Kreislauf.

Die Kompression der Arterien spielt eine geringere Rolle (Pulsus differens), das Herz selbst kann lebensgefährlich komprimiert werden. Die Kompression der Luftwege führt an der Trachea zur Säbelscheidenform, zum Stridor, zu Erstickungsanfällen; die eines Hauptbronchus zu einseitiger Atelektase der Lunge, bei Hauptbronchien zur Neigung lobärer Pneumonien mit entsprechender Verdunklung des Lungenfeldes. Die Lunge selbst kann Kompressionserscheinungen zeigen, man achte auf die Gegend zwischen den Schulterblättern. Die Kompression des Oesophagus führt zu Schlingbeschwerden, Dysphagie, die auch im Röntgenbilde demonstrierbar werden kann. Die Kompression der Nerven äußert sich am Vagus durch Recurrenslähmung, gelegentlich Spasmus glottidis, beim Aneurysma meist linksseitige Recurrenslähmung (Laryngoskopie erforderlich). Auch der Reizhusten ist Vagussymptom, ebenso manchmal Bradykardie als Vagusdruck, bei Vaguslähmung Tachykardie, Nausea und Erbrechen können auf den Vagus weisen, auch vom Sympathicus aus namentlich Reizerscheinungen, der Hornersche Symptomenkomplex: weite Lidspalte, enge Pupille, halbseitiges Schwitzen derselben Seite. Kompression des Nervus phrenicus bes. als Singultus, auch als Schulterschmerz sich äußernd, weitere Schmerzirradiationen durch Kompression der Intercostalnerven (Cave Diagnose „Intercostalneuralgie").

Neben diesen Kompressionszeichen sind Vorwölbungen zu beachten, irgendwelche Dämpfungen, auch relative, in den Mediastinalpartien und stets, wenn so der Verdacht auf einen Mediastinalprozeß gegeben ist, das Röntgenverfahren heranzuziehen.

An Raum beengenden Prozessen unterscheidet man die großen Mediastinaltumoren, sie gehen von den Lymphdrüsen aus oder den Thymusresten, nicht selten sind es auch bronchogene Lungencarcinome nahe am Hilus, die so in das Mediastinum hineinwachsen, daß auch ein extramediastinaler Ursprung klinisch nicht mehr erkennbar ist. Alle Arten von Lymphosarkomen kommen vor, ferner als bes. Form das sog. Kundratsche Lymphosarkom, das kaum metastasiert, aber, etwa vom Halse ausgehend, per continuitatem schnell weiterwachsend sich auch über das Perikard ausdehnen kann und das Herz umklammernd es zusammendrückt, ferner die Lymphadenosen mit leukämischem und aleukämischem Blutbilde, die Lymphogranulomatose mit riesigen Drüsenpaketen gerade in der Form des Hodgkinschen Lymphogranuloms (Blutbild und Temperaturverlauf entscheiden hier oft). Nicht selten handelt es sich auch um metastatische Tumoren.

Der Praktiker wird meist die Scheidung, soweit sie eine histologische ist, nicht treffen können und wird sich neben der Feststellung des großen Mediastinaltumors darauf beschränken müssen zu entscheiden, ob ein leukämisches Blutbild vorliegt oder ob klinische Zeichen einer Lymphogranulomatose vorliegen (s. S. 452).

Das Röntgenbild wird ihm über Größe und Ausdehnung — man vergesse die schrägen Durchleuchtungsrichtungen nicht — die klarste Vorstellung geben: Man sieht das Mediastinum durch den Schatten gebenden Tumor oft gewaltig verändert, die Lungenfelder beträchtlich eingeschränkt, den Tumor scharf abgegrenzt oder mit Füßen wie bei einem Taschenkrebs weit in die Lungenfelder hineinragen. Gelegentlich ist die Abgrenzung vom Aneurysma sehr schwierig, selbst Pulsationen können mitgeteilt am soliden Tumor erscheinen (s. Aneurysma).

Neben den großen Mediastinaltumoren kommt im oberen Mediastinum die retrosternale Struma in Frage, man sieht im Röntgenbild nicht immer entscheidend das Hüpfen des Schattens abhängig vom Schluckakt. Die Hyperplasie der Thymus muß erheblich sein, um eine deutliche Schattengebung zu veranlassen, eine Rarität sind Dermoidcysten oder gar Lungenechinokokken.

Kleinere Mediastinaltumoren sind bes. solche der Lymphdrüsen, isoliert vorkommemd (bei Verkalkungen im Röntgenbilde bes. deutlich) auch kleinere Drüsenpakete. Man halte nicht jeden Hilusschatten, der etwas vermehrt scheint, gleich für Hilusdrüsen. Diese Drüsen am häufigsten tuberkulöser Natur können auch Teile generalisierter Lymphdrüsenschwellungen sein, bei den Leukämien als Lymphadenosen, weiter Lymphogranulome namentlich bei der Lymphogranulomatose. Sie werden seltener Kompressionserscheinungen machen, sind perkutorisch fast nie, bei der Röntgenuntersuchung regelmäßig erkennbar.

**Therapie.** Die großen Mediastinaltumoren sind mit energischer Röntgentiefentherapie, Kreuzfeuerbestrahlung oder mit Radium zu behandeln, nur von ganz fachkundiger Seite, gleichzeitig mit großen Arsendosen (Arsacetin 10% 15 Spritzen in 15 Tagen, nach 14 tägiger Pause Erneuerung, auch Arsacetin per os). Es gelingt nicht selten die Tumoren erheblich zurückzubringen, die Kompressionserscheinungen und Schmerzen verschwinden, eine Dauerheilung kommt nicht vor. Auch an die Möglichkeit von Syphilis soll stets gedacht werden, selten wird sie sich für diese Fälle bestätigen. Retrosternale Strumen können operiert werden, vorher Versuch etwa einer Jodtherapie (cave bei Basedow). Symptomatische Therapie Opiate und bei intercostalen Schmerzen paravertebrale Anästhesie auch

Durchscheidung der hinteren Wurzeln. Große Mediastinaltumoren können selbst Jahre bestehen und durch therapeutische Eingriffe zurückgehen, so kann der Kranke wieder längere Zeit zur Arbeits- und Genußfähigkeit gebracht werden. Nicht alle mediastinalen Tumoren sind im Sinne der Pathologie maligner Art.

**Krankheiten im Mediastinum als Lymphspaltraum.** Man unterscheidet die chronische Mediastinitis, die akuten Entzündungen, Luftansammlungen im Mediastinum und daneben noch etwa Blut im Mediastinum und „kalter Eiter" im Sinne von Senkungsabscessen. Die chronische Mediastinitis ist oft nur Teilerscheinung einer Polyserositis, weshalb sie sich auch auf das Perikard als Mediastino-Perikarditis erstreckt. Als Concretio perikardii (Synechie des Perikards) gehört sie hier ebensowenig her wie etwa die Zuckergußleber und die perikarditische Pseudolebercirrhose. Man denke an die häufige tuberkulöse Ätiologie. Durch die Schrumpfungen der chronischen Mediastinitis können Zerrungen und Verlagerungen vorkommen, so der Pulsus inspiratione intermittens (paradoxus) auch ohne Perikardbeteiligung. Stränge klemmen bei der Einatmung Gefäße ab, analog das inspiratorische Anschwellen der großen Halsvenen, Erschwerung des Lufteintritts in die Lungen, nicht zu verwechseln mit Larynxstenosen. Man überschätze diagnostisch den Pulsus paradoxus nicht, der auch als Reflexsymptom entstehen kann.

Die sog. mediastinale Pleuritis wie der mediastinale Pneumothorax liegen extramediastinal abgesackt zwischen Pleura pulmonalis und dem Teil der Pleura parietalis, welche als mediastinale Pleura bezeichnet wird (s. o.). Die Röntgenzeichen sowohl dieser extramediastinalen, wie der intramediastinalen Prozesse werden sich meist deutlich zur Anschauung bringen lassen. Man vernachlässige die schrägen Durchmesser nie bei der Durchleuchtung und Aufnahme, erkennt Stränge im sog. hellen Mittelfeld der schrägen Durchmesser zwischen Wirbelsäule und Herz mit Gefäßband, sieht die Verzerrungen, Verlagerungen, wie die abgesackten extramediastinalen Luft- oder Flüssigkeitsansammlungen, die zeltförmige Herzfigur mit Verstrichensein der verschiedenen Herzbögen, die Adhäsionen und Zacken am Zwerchfell, die zum großen Teil freilich wieder extramediastinal liegen.

**Therapie.** Sie richtet sich als Allgemeinbehandlung gegen die Tuberkulose oder den echten Rheumatismus (große Salicyldosen!, gegen die Concretio (s. diese) kommt die chirurgische Kardiolyse in Frage).

**Die akute Mediastinitis** entsteht bei Durchbrüchen aus der Umgebung z. B. Oesophaguscarcinom, Fortsetzung aus der Umgebung, z. B. Halsphlegmone oder aus der Ferne metastatisierend als eitrig mediastinaler Prozeß, oft schnellster deletärer Verlauf, rasch um sich greifende septisch pyämische Erkrankung mit Schüttelfrost, Schweißausbrüchen, Verfall, evtl. Schmerz, namentlich hinter dem Sternum, ausstrahlend wie bei Angina pectoris oder auch am Rücken vom Mediastinum posticum her. Nur manchmal circumscriptes Ödem der Haut, Kompression der Venen, supraclaviculäres Ödem, gelegentlich alle Drucksymptome, so auch schwere Cyanose des Kopfes, Tachykardie, akut sich verbreiternde Dämpfung. Eiterungen können zum Durchbruch kommen, am Jugulum, Intercostalräumen, Trachea, Oesophagus, Pleuren, selbst Perikard.

**Therapie.** Schleunige chirurgische Hilfe kann einmal retten, so machtlos sie meist bei diffusen phlegmonösen Prozessen ist.

**Der chronische Senkungsabsceß** (tuberkulöser „kalter" Eiter) geht von der Caries eines Wirbelkörpers aus, hat manchmal nicht die Tendenz zur Senkung, sondern zum Ansteigen, bes. beim liegenden Kranken. Schleichender Verlauf, höchstens subfebrile Temperaturen, Perkussion wie Röntgenbefund zeigen die Ausbreitung neben der Wirbelsäule.

**Therapie.** Absceßpunktierung, Einspritzungen wie in andere Senkungsabscesse, Ruhigstellung des Wirbels, Allgemeinbehandlung.

**Das mediastinale Emphysem** zu scheiden vom unechten subfascialen, das bei der Pneumothoraxtherapie häufig als Mißerfolg vorkommt, kann sich zuerst durch Hautemphysem der Halsgegend äußern, Knistern synchron mit der Herzaktion, Verschwinden der Herzdämpfung, mediastinale Drucksymptome, Dyspnoë bis zur Lebensbedrohung, häufiger sind die Druckerscheinungen gering. Die Luft dringt ein durch Risse in den Luftwegen, Bronchien, auch Tracheotomiewunden. Seit der Pandemie 1918 öfter bei Grippe beobachtet. Auch von Kavernen, Lungenabscessen kann nach Verklebung der mediastinalen Pleura Luft ins Mediastinum eindringen. Die Luftansammlung in Begleitung von Phlegmonen entsteht durch Gasbildung im Eiter (Gasphlegmone). So verheerend diese ist, wird die gewöhnliche Luftansammlung nur dann gefährlich, wenn ventilartig mit jeder Atemexkursion sich Luft einpreßt, dann sind Aspirationen von Luft, evtl. selbst chirurgische Eingriffe indiziert. Auch beim Pneumoperitoneum kann einmal mediastinales Emphysem entstehen, hinaufgewandert durch die Zwerchfellschenkel. Bei Preßatmung auch beim Spannungspneumothorax kommt durch Risse Luft ins Mediastinum, das schwere Bild des akut entstehenden Mediastinaldruckes resultiert; schwerste Dyspnoe, Cyanose, ,,Preßatmung" sind Charakteristica. Tympanie über dem Herzen, auch ,,Mühlengeräusch", Kompression des Herzens.

**Therapie.** Mediastinotomie am Halse zur Entlastung, selbst Freilegung des Mediastinum mit Unterdruckatmung nach Sauerbruch, nur bei schwerer Lebensgefahr indiziert.

G. von Bergmann-Berlin.

# Stoffwechselkrankheiten und endokrine Störungen.

Von Professor Dr. **E. Frank**-Breslau und
Professor Dr. **Eduard Müller**†-Marburg.

## Erkrankungen des Stoffwechsels.

### Adipositas (Fettsucht).

Fettsucht ist letzten Endes immer das Ergebnis einer Bilanzstörung, des Überwiegens der in den Calorienträgern der Nahrung enthaltenen über die in den stofflichen Umsetzungen ausgegebenen Energiemengen. Es sei damit aber keineswegs gesagt, daß Fettsucht unter allen Umständen und in erster Linie ein energetisches Problem sein muß. Sie kann auch ein Formbildungsproblem sein, eine ins Exzessive gehende physiologische oder abnorme Fettverteilung, an welche sich die Energieproduktion irgendwie anpassen muß. Das wird am deutlichsten an der endokrinen Fettsucht sensu strictiori, sowohl bei der mit mangelhafter Entwicklung oder Rückbildung der primären oder sekundären Sexualcharaktere einhergehenden hypophysären Form (Dystrophia adiposo-genitalis), als auch der umgekehrt mit vorzeitiger Geschlechtsentwicklung sich paarenden, die bei Tumoren der Zirbeldrüse und der Nebennierenrinde beobachtet wird.

Man spricht von **exogener Fettsucht**, wenn zu geringe körperliche Arbeitsleistung, mangelnde affektiv-motorische Regsamkeit oder übermäßige Nahrungszufuhr (Alkoholica!) für den Fettansatz verantwortlich gemacht werden können (Trägheits- und Mastfettsucht). Nicht selten dürften an sich geringe, aber dauernde Verschiebungen im Sinne einer Minderarbeit (Wohnung in niedrigerem Stockwerk, kürzerer Weg zur Arbeitsstätte, otium cum dignitate) oder eines Nahrungsüberschusses (reichlichere Mahlzeiten in der Ehe, Gewöhnung an Süßigkeiten) im Laufe eines längeren Zeitraumes zu ansehnlicher Vermehrung des Fettpolsters führen. Dieser Art der Fettsucht steht als **endogene** gegenüber eine erbliche, familiäre, häufig schon in jungen Jahren auftretende, bei Frauen oft mit Anomalien der Ovarialtätigkeit (Amenorrhöe, seltener Menorrhagie) verbundene konstitutionelle Form, bei welcher, wie es v. Noorden ausdrückt, eine durchschnittlich normale Ernährung bei durchschnittlich normaler Muskelbetätigung Fettansatz bedingt. Beide Formen verbinden sich häufig; schon ein mangelhafter Bewegungstrieb oder eine zu geringe Gestikulation und Mimik kann endogenen Ursprungs sein, ebenso eine Anwandlung von körperlicher Schwäche und geistiger Ermüdung, die sich bei manchen Menschen einige Zeit nach der Nahrungsaufnahme einstellt und gebieterisch Nahrungszufuhr fordert.

Man hat früher vielfach endogene = thyreogene Fettsucht gesetzt, d. h. sie auf einen infolge mangelhafter Schilddrüsentätigkeit abnorm geringen Grundumsatz beziehen wollen; doch haben zahlreiche Untersuchungen gelehrt, daß der Ruhestoffwechsel dieser Fettleibigen keineswegs niedrig ist, sich höchstens der unteren Grenze der Norm nähert. Man hat ferner behauptet, daß in diesen Fällen die spezifisch-dynamische Wirkung der Nahrungsaufnahme, d. h. die Steigerung des Grundumsatzes durch einen chemischen Reiz, der von den Nährstoffen, insbes. vom Eiweiß, ausgeht, nicht zustande komme; doch ist dies durchaus nicht unbestritten. Man hat endlich den alten Begriff der Luxuskonsumption neu belebt, d. h. man ist geneigt zuzugeben, daß die Größe der Stoffzersetzung sich bis zu einem gewissen Grade an einen Nahrungsüberschuß anpassen kann. Manche Menschen, bes. in der Jugend, scheinen große Nahrungsmengen verzehren zu können, ohne ihre Schlankheit einzubüßen, während anderen „alles ins Fett geht", so daß die Überschreitung eines ziemlich knappen Kostmaßes mit rascher Gewichtszunahme beantwortet wird. Grafe vermutet auf Grund tierexperimenteller Erfahrungen, daß die Güte der Schilddrüsenfunktion das Ausmaß der „Luxuskonsumption" bestimmt. Man hätte sich etwa vorzustellen, daß bei endogener Fettsucht eine relative Insuffizienz der Schilddrüsenkretion vorliegt, welche zwar den Ruheumsatz noch nicht beeinflußt, eine Anpassung der Oxydationen an die Größe der Nahrungszufuhr aber nicht mehr zustande kommen läßt.

Fettleibigkeit wird Objekt der Therapie, wenn sie entstellend wirkt, wenn schädliche Folgewirkungen der Fettmassen sich bemerkbar machen (Plattfuß, Kniegelenksbeschwerden, Neuralgien, unmittelbare Erschwerung der Tätigkeit des Herzens und der Atmungsmuskulatur), wenn die Fortbewegung des schweren Körpers, bes. auf steigender Fläche, übermäßige Ansprüche an die Zirkulation stellt, wenn endlich der Fettpanzer die Entwärmung erschwert (außerordentliche Schweißproduktion mit Bildung von intertriginösem Ekzem, Furunkulose, Neigung zu Hyperthermie, Hitzschlaggefährdung).

Bei manifesten Erkrankungen des Herzens, der Atmungsorgane, bei Diabetes melitus, bei motorischer Schwäche und Gelenkaffektionen indizieren schon geringere Grade von Fettsucht die Einleitung einer Entfettungskur.

**Therapie.** Das Prinzip jeder Entfettungskur: Steigerung des Energieverbrauchs durch Muskelarbeit oder durch Erhöhung des Grundumsatzes, kombiniert mit zweifelloser Unterernährung für das bei Ruhe oder Arbeit gegebene Calorienbedürfnis.

Das Tempo der Entfettung ist abhängig von der Konstitution des zu Entfettenden: Rasches Vorgehen, etwa 8—10 kg in 4—6 Wochen, nur bei kräftigen, plethorischen, psychisch ausgeglichenen Persönlichkeiten; langsames: 10—12 kg in $^1/_2$—1 Jahr bei Anämischen, bei Menschen mit labilem oder krankem Herzen und neuro-psychopathischen Individuen. Die starke Gewichtsabnahme, die man nicht selten im Beginne einer Entfettungskur beobachtet, beruht nicht sowohl auf Fettabschmelzung als auf Entwässerung. Fettleibige, nicht nur die pastösen, aufgeschwemmten Typen, retinieren oft sehr viel Wasser in ihren Geweben bis zu ausgesprochener Ödembildung, und es gelingt unschwer durch Schwitzprozeduren, diätetische oder pharmakodynamische Maßnahmen, diese Flüssigkeitsmengen zur Ausschwemmung zu bringen und so im Laufe der ersten 14 Tage Gewichtsstürze von 4—5 kg zu erzielen. Umgekehrt wird gelegentlich in den vom Fette geleerten Zellen des Unterhautgewebes Wasser gespeichert, so daß trotz schärfster Unterernährung auch nach mehreren Wochen das Gewicht sich kaum ändert (auf Grund solcher Beobachtungen hat man früher wohl häufig auf einen abnorm niedrigen Grundumsatz geschlossen).

Je nach der Leistungsfähigkeit des Fettleibigen wird man die verschiedensten Arten körperlicher Anstrengung heranziehen, häufig vor-

## Adipositas (Fettsucht). 383

sichtig dosierend und langsam steigernd (Turnen, Schwimmen, Reiten, Tennis, Radfahren, Gartenarbeit, Holzhacken, Wanderungen im Gebirge).

Die elektrische Reizung der Muskulatur im Apparat von Bergonié bedeutet an sich nur geringen Energieverbrauch, doch löst sie ebenso wie Massage, passive Bewegungen und die Anwendung kühler Bäder und Duschen einen lebhaften Bewegungsdrang aus.

Die Grundlage der Therapie der Fettsucht soll immer die diätetische Kur sein. Da sie unter allen Umständen eine Unterernährung ist, muß so verfahren werden, daß der Körper lediglich seine Fettdepots, nicht seine Protoplasmamasse, angreift. Es ist deshalb stets für eine angemessene Eiweißzufuhr (100—120 g pro die) zu sorgen. Muskelarbeit schützt die lebendige Muskelmasse, ja trägt selbst bei knapper Ernährung zu ihrer Vermehrung bei, ist deshalb schon vom Gesichtspunkt rationeller Ernährungstherapie ein wichtiger Faktor der Kur. Bei der Einschränkung des Nahrungsquantums geht man bei mäßigen Graden exogener Fettleibigkeit am besten von der gewohnten Kost aus. Mitunter genügt Korrektur einzelner Fehler (übermäßiger Biergenuß, zu großer Brot- oder Fettkonsum, zu viel Süßigkeiten). Man reduziert vor allem den Fettgehalt der Kost (keine Milch, möglichst dünner Brotaufstrich, magere Bouillon, keine fetten Saucen, keine oder nur wenig Butter in Gemüse oder Kartoffeln, Salat mit Citrone anstatt mit Öl angemacht). In den hochgradigeren Fällen von Überfütterungsfettsucht sowie bei der konstitutionellen resp. endokrinen Form (die ja manchmal excessive Grade erreicht) kommt man ohne eine bis ins einzelne gehende Regelung des Tagesmenus nicht aus. Das Kostmaß darf für längere Zeitperioden nicht mehr als 60—70 % (2. Stufe der Entfettungsdiät von Noordens), in bes. hartnäckigen nicht mehr als 40—50 % (3. Stufe) des aus Ruheumsatz und Leistungszuwachs zu errechnenden individuellen Calorienbedürfnisses betragen. Die Hauptcharakteristica eines solchen Regimes sind der das Protoplasma schützende Eiweißreichtum, verbunden mit außerordentlicher Fettarmut und reichlichem Gehalt an calorisch wenig ins Gewicht fallenden, aber stark sättigenden und Vitamine im Überfluß bietenden Früchten, Gemüsen, Salaten. Als ein im Einzelfalle zu modifizierendes Schema empfiehlt sich die Kostordnung, die v. Noorden vorschlägt. Sie rechnet mit einer mittleren Arbeitsleistung, bei welcher der Tagesumsatz auf ungefähr 2500 Calorien sich belaufen würde (s. S. 384).

Bei starker Muskelleistung (z. B. Bergsteigen), welche 3000 Calorien Tagesumsatz erfordern würde, hätte man beiden Kostformen 200—400 Calorien, d. h. 50—100 g Brot + 10—20 g Butter, hinzuzufügen.

Man wird in der Mehrzahl der Fälle kombinieren, indem man 4 mal in der Woche das reichlichere, 3 mal das knappere Regime gewährt und, falls es notwendig erscheint, letzteres einmal wöchentlich oder einmal alle 14 Tage durch einen bes. strengen Tag ersetzt, der nicht mehr als 600—800 Calorien zuführt und zugleich stark entwässert. Man wählt für diese starke Unterernährung, die nur bei körperlicher Ruhe durchgeführt werden sollte, einen der Carell-Kur entsprechenden Milchtag (1000—1200 g Milch, 2 Zwiebäcke, 1 Ei, ungesüßtes Kompott oder besser, da viele an einem solchen Milchtag sich recht schlaff fühlen, nach dem Vorgange von Noorden den Reis-Obsttag mit 75 g rohgewogenem Reis [als Reisbrei in Wasser gekocht] und 750 g Kompott [ohne Zucker], resp. die entsprechende Menge rohen Obstes [500—800 g Äpfel]; daneben wird nur Kaffee, Tee, Fleischbrühe verabfolgt; höchstens, wenn Schwächegefühle oder lästiger Hunger sich einstellen, ein hartgekochtes Ei oder ein kleines Quantum [15 g] Kognak). Die Kochsalzfreiheit der Nahrung

## 2. Stufe der Entfettungsdiät.

| | Eiweiß | Fett | Kohlehydrate | Calorien |
|---|---|---|---|---|
| **Morgens:** | | | | |
| Tee oder Kaffee | — | — | — | — |
| 100 g mageres Fleisch | 20,0 | 1,5 | 0,2 | 96 |
| 50 g Gurke oder Tomate oder Radieschen, Obst | 0,5 | — | 1,1 | 7 |
| **2. Frühstück:** | | | | |
| 200 g frisches Obst | 1,4 | — | 16,0 | 70 |
| **Mittags:** | | | | |
| 200 g Bouillon | 1,2 | 1,0 | — | 14 |
| 150 g mageres Fleisch[1] | 30,0 | 2,2 | — | 144 |
| 200 g Gemüse | 4,0 | 0,4 | 9,0 | 57 |
| 200 g Kartoffel | 4,0 | 0,2 | 40,0 | 180 |
| 10 g Butter zu Fleisch und Gemüse | — | 8,2 | — | 76 |
| 200 g Obst mit Saccharin | 1,4 | — | 16,0 | 70 |
| 100 g frisches Obst | 0,7 | — | 8,0 | 35 |
| **Vesper:** | | | | |
| Tee nach Belieben | — | — | — | — |
| 1 Ei | 5,9 | 5,2 | — | 72 |
| **Abends:** | | | | |
| 2 Eier oder 150 g Fleisch | 11,8 | 10,4 | — | 145 |
| 200 g Gemüse | 4,0 | 0,4 | 9,0 | 57 |
| 200 g Kartoffel | 4,0 | 0,2 | 40,0 | 180 |
| 50 g Radieschen | 0,6 | — | 2,0 | 11 |
| 100 g frisches Obst (roh oder gekocht) | 0,7 | — | 8,0 | 35 |
| 50 g Magerkäse | 17,8 | 6,1 | 2,1 | 136 |
| 10 g Butter zur Speisenbereitung | — | 8,2 | — | 76 |
| **Für den ganzen Tag:** | | | | |
| 100 g Schrotbrot | 8,1 | 0,7 | 47,6 | 234 |
| rund | 116 | 45 | 200 | 1600 |

## 3. Stufe der Entfettungsdiät.

| | Eiweiß | Fett | Kohlehydrate | Calorien |
|---|---|---|---|---|
| **Morgens:** | | | | |
| Tee | — | — | — | — |
| 2 Eier | 11,8 | 10,4 | — | 145 |
| 25 g Schrotbrot | 2,0 | 0,2 | 12,0 | 59 |
| **Mittags:** | | | | |
| 200 g Fleischbrühe | 1,2 | 1,0 | — | 14 |
| 200 g mageres Fleisch (Rohgewicht) | 40,0 | 3,0 | 0,4 | 194 |
| 100 g Kartoffeln | 2,0 | 0,3 | 20,0 | 93 |
| 200 g Gemüse (Rohgewicht) | 4,0 | 0,4 | 9,0 | 57 |
| 100 g Gurke | 1,1 | 0,1 | 2,2 | 14 |
| 200 g zuckerarmes Obst | 1,0 | — | 13,0 | 57 |
| Kaffee | — | — | — | — |
| **Nachmittags:** | | | | |
| Tee mit Citronensaft | — | — | — | — |
| **Abends:** | | | | |
| Tee | — | — | — | — |
| 200 g Fleisch wie mittags | 40,0 | 3,0 | 0,4 | 194 |
| 100 g Kartoffeln | 2,0 | 0,3 | 20,0 | 93 |
| 200 g Sauerkraut | 2,4 | 1,0 | 5,4 | 34 |
| 100 g Tomaten oder Radieschen, Salat | 0,9 | 0,2 | 4,0 | 22 |
| 200 g Äpfel | 0,8 | — | 24,0 | 131 |
| **Für den ganzen Tag:** | | | | |
| 20 g Butter | — | 16,4 | — | 153 |
| rund | 109,2 | 37,0 | 110,0 | 1260 |

---

[1] Das Fleisch ist entweder gekocht zu verabreichen oder im eigenen Saft geröstet oder gedünstet.

ist ein wichtiges Kennzeichen dieser strengen, in mannigfaltiger Weise variierbaren Tage.

Mit 2 solchen „Entlastungstagen" pflegt man bei hochgradiger Fettsucht auch häufig die Behandlung zu eröffnen; sie führen durch ihre Kochsalzarmut zu einer erheblichen Wasserausschwemmung, und des damit verbundene Gewichtssturz ist schon vom psychologischen Standpunkt sehr zu begrüßen, da er dem Patienten das Vertrauen in die Kurverordnung stärkt. Zur Entwässerung bedient man sich jetzt auch gern des stark diuretisch wirkenden Quecksilberpräparates, Salyrgan (3—4 Injektionen von 1—2 ccm tief intramuskulär in den äußeren oberen Quadranten des Nates oder auch intravenös in Abständen von 2—3 Tagen). Auch die Schilddrüsenmedikation führt zu einer Mobilisation des aufgespeicherten Wassers und zeitigt deshalb im Anfange der Kur oft beträchtliche Gewichtsreduktionen.

Die Kostordnung, die oben vorgeschlagen wurde, täuscht in sehr geschickter Weise die Menschen über die notorische Unterernährung hinweg; sie glauben sogar meist mehr zu genießen als früher und fühlen keinen Nahrungsmangel. Sollte aber das Sättigungsgefühl doch nicht befriedigt sein, so muß auf Herabsetzung des Appetits hingearbeitet werden, z. B. durch Einführung des stark sättigenden Kakaos als Getränk oder durch Verordnung von Decorpa, eines dem Normacol entsprechenden, in Körnchenform gebrachten Pflanzenschleims, der $^1/_2$ Stunde vor der Mahlzeit genommen, im Magen stark quillt und die Appetenz herabsetzt. Man kann natürlich auch die gestatteten Obstmengen, anstatt zu den Mahlzeiten, lieber dann, wenn Hunger sich meldet, verzehren lassen.

Einseitige Entfettungskuren (Milchkur von Moritz, Kartoffelkur nach Rosenfeld, rein vegetarische Diät) können wohl einmal vorübergehend eingeschaltet werden, als Dauerdiäten bieten sie keine Vorzüge, die ihre Monotonie oder ihre Nachteile (zu geringe Eiweißzufuhr bei streng vegetarischem Regime) aufwögen.

Die Zufuhr von Getränken ohne Nährwert ist entgegen älteren Vorstellungen durchaus gestattet, einzuschränken nur, wenn durch Weglassen des Tafelgetränks nachweislich die Eßlust herabgesetzt wird. Mineralwasserkuren wirken weniger durch Entfernung wertvoller Nahrungskomponenten mit dem Stuhl als durch die mit der Kur in den Badeorten (Marienbad, Kissingen) verbundene Unterernährung samt reichlicher körperlicher Bewegung und der oft sehr nötigen Regulierung des Stuhlganges und Behebung des Meteorismus und damit des die Herzaktion behindernden Zwerchfellhochstandes.

Die rein diätetische Behandlung scheitert, wenn man nicht eine weitgetriebene Unterernährung forcieren will, bei der konstitutionellen Adipositas gar nicht so selten; sie befriedigt auch nicht bei den zu exzessiver Fettablagerung (zu Gewichten von 220—270 Pfd.) führenden Mischformen, bei welchen Eßgier und Bewegungsarmut zweifellos eine wichtige Rolle spielen, aber vielleicht selber schon durch ein Zuviel oder ein Zuwenig endokriner Antriebe bedingt sind. Unter solchen Umständen tritt die Schilddrüsen- und Proteïnkörpertherapie in ihr Recht, die bei vorsichtiger Handhabung übrigens auch bei minder strenger Indikation versucht werden darf. Aus einem Erfolge der Schilddrüsenstoffe darf nicht auf die thyreogene Bedingtheit des Falles geschlossen werden; beiden — dem Inkret und dem Reizkörper — ist vielmehr die Fähigkeit eigen, den Ruheumsatz zu steigern, vielleicht auch die Thesaurierung im Übermaße zugeführter Nahrung durch Steigerung der Oxydationen, durch „Luxuskonsumption" zu verhüten. Am meisten leistet die Kombination von Schilddrüseninkret und Protein, wie sie zuerst von R. Schmidt und Lorant empfohlen wurde.

Verbindet man diese Reiztherapie mit dem oben geschilderten diätetischen Vorgehen, so dürfte man wohl die große Mehrzahl auch der sehr schwer zu beeinflussenden Fälle von Adipositas beherrschen.

Von gut wirksamen **Schilddrüsenpräparaten** steht eine große Anzahl zur Verfügung, z. B. Thyreoidin sicc. Merck, Incretan, Thyreoiddispert; sie werden neuerdings meist durch Bestimmung des spezifisch gebundenen Jods oder biologisch (durch den Gaswechselversuch bei schilddrüsenlosen Tieren, durch die Aufhebung der Acetonitrilvergiftung der Maus) geeicht; wir verfügen jetzt auch über das isolierte, in seiner chemischen Konstitution aufgeklärte und synthetisch darstellbare Inkret, das Thyroxin (den Dijodphenyläther des Dijodthyrosins).

Die Anfangsdosis (3mal täglich 0,1 Thyreoid. sicc. oder 2 Pastillen Incretan oder 4—6 mg Thyroxin Roche) wird jeweils nach 1 Woche gesteigert bis zu einem Maximum von 6mal 0,1 Thyreoid. sicc. oder 4 Pastillen Incretan oder 6—8 mg Thyroxin. Bei der Kombination mit der Proteïnkörpertherapie wird man nur in Ausnahmefällen noch höher zu gehen brauchen (bis zu 0,9 Thyreoid. sicc. resp. 6 Pastillen Incretan). Über Gesamtdauer der Darreichung und über Häufigkeit und Länge einzuschiebender Pausen entscheidet die individuelle Toleranz; im allgemeinen wird man danach streben, die Kur 10 Wochen lang mit einer Caesur von 14 Tagen durchzuführen. Die Schilddrüsentherapie ist zu unterbrechen, wenn sehr starkes Zittern und auffällige körperliche Unrast oder heftiges Herzklopfen und Beschleunigung des Pulses über 96 Schläge in der Minute oder auch Ausscheidung von Zucker sich einstellen. Eine Dauerschädigung ist nach Fortlassen der Schilddrüsenstoffe nicht zu befürchten. Lichtwitz geht so vor, daß er immer nach 4—5 Tagen der Schilddrüsenzufuhr 3 freie Tage folgen läßt. Einer ein- oder mehrmaligen Wiederholung mehrwöchiger Schilddrüsenkuren nach längerer Pause steht nichts im Wege.

Gleichzeitig mit der Schilddrüsenmedikation erfolgt die parenterale Proteïnkörpereinverleibung; wir wählen nach dem Vorgange von R. Schmidt das Hypertherman der Sächsischen Serumwerke, ein Milcheiweißpräparat, welches außerdem noch Eiweiß eines saprophytären Bact. coli enthält (alle 3—4 Tage eine intramuskuläre Injektion, anfangs 2 ccm, ziemlich schnell Ansteigen auf 4—5 ccm). Das Tempo der Dosissteigerung richtet sich nach dem Grade der fieberhaften Reaktion, die übrigens bei Fettleibigen im allgemeinen sehr gering ausfällt; Dauer der Kur 10 bis 12 Wochen. Durch die Proteïnkörperzufuhr kann man, wie gesagt, an Schilddrüsenmaterial sparen.

Von sicherer Wirkung anderer endokriner Stoffe auf die Fettzersetzung ist nichts bekannt; eine einwandsfreie Wirkung von Hypophysenvorder- oder -hinterlappenextrakt ist bis jetzt nicht erwiesen (ihr Zusatz zur Schilddrüse im Incretan ist wahrscheinlich ebenso überflüssig wie die Bromierung des Schilddrüseneiweißes. Vielleicht werden in Zukunft die biologisch geprüften Ovarialpräparate Bedeutung gewinnen, etwa das stomachal wirksame und sehr konzentrierte Progynon Schering.

E. Frank - Breslau.

## Adipositas dolorosa (Dercumsche Krankheit).

Der Name Adipositas dolorosa gibt die wichtigsten Kennzeichen dieses seltenen, aber dann gern verkannten Leidens wieder: abnorme Fettwucherungen und Druckschmerzhaftigkeit der Fettwülste. Von dieser Krankheit werden vornehmlich Frauen, die schon früher an rheumatischen

Beschwerden litten, nach der Menopause befallen. Die **Pathogenese** ist noch unklar: eine Art neuro-endokrine Erkrankung (familiäre Anlage zu Fettleibigkeit und neuropathische Disposition von Bedeutung). Pathologisch-anatomisch finden sich meist Degenerationszustände der gewöhnlich kleinen Schilddrüse, öfters auch begleitende Hypophysenveränderungen. Teils mechanisch, teils zirkulatorisch bedingte Sekundärschädigungen der peripherischen Nervenenden durch neugebildetes Fettgewebe kommen in Frage.

Vielfach liegt starke allgemeine Adipositas mit speckig-teigiger Konsistenz der Fettmassen vor. Die relativ stärkste Fettentwicklung am Rumpf und proximal an den Extremitäten; Gesicht, Hände, Füße bleiben relativ frei. Von dieser mehr diffusen Form unterscheiden sich Fälle mit meist symmetrischer, regionärer Wucherung schmerzhaften Fettgewebes und solche mit lipomartigen Fettneubildungen. Es bestehen also Beziehungen zur symmetrischen Lipomatose. Während sensible Ausfallerscheinungen fehlen, gehen mit der Fettwucherung schon frühzeitig auffällige Druckempfindlichkeit, auch Spontanschmerzen, starke Parästhesien, schmerzhafte Druckpunkte an Plexus und sensiblen bzw. gemischten Nerven einher, sowie in den Beinen, namentlich beim Stehen und Gehen sich steigernde Schmerzen, die bald mehr in der Haut, bald mehr in der Tiefe lokalisiert sind und selbst jahrelang ausgesprochener Adipositas vorauseilen können. Die Deutung dieser Schmerzen wird durch Verwechslungsmöglichkeit mit „Hysterie", wirklichem Rheumatismus, gleichzeitigen Plattfüßen, begleitenden Venektasien und peripherischer Neuritis erschwert. **Begleitsymptome:** Verminderung der Schweißsekretion, abnorme Ermüdbarkeit und Schwäche der meist schlecht entwickelten bzw. atrophischen Muskulatur, leichtere psychische, vor allem depressive Störungen.

Die **Prognose** quoad vitam bei umschriebenen schmerzhaften Fettwucherungen günstig, bei diffuser aber ernster. Weitgehende Besserungen erzielt Behandlung mit Schilddrüsensubstanz, jedoch keineswegs regelmäßig. Versuchsweise gleichzeitig oder zur Abwechslung Hypophysenpräparate, evtl. Incretan, ferner Eierstockstabletten, Jod, Phosphorlebertran. Diät wie bei Fettleibigkeit. Ferner: Massage, Schwitzprozeduren, Elektrotherapie, Röntgenbestrahlungen, womöglich auch Badekuren, z. B. Kissingen, Wildbad, Homburg v. d. H. Auch häusliche Solbäder, Fango.              Eduard Müller †-Marburg.

## Diabetes mellitus.

Durch die Darstellung des Insulins aus der Bauchspeicheldrüse, welche wir den canadischen Forschern Banting und Best verdanken, hat die große Entdeckung von Minkowski und von Mering, daß nach Ausrottung der Bauchspeicheldrüse beim Tiere ein schwerer Diabetes mellitus entsteht, nach mehr als 30 Jahren ihre für Theorie und Therapie der menschlichen Zuckerkrankheit gleich wichtigen Früchte getragen. Der Diabetes melitus, d. h. die Herabsetzung der Fähigkeit des Organismus, den in den Säften kreisenden Traubenzucker zu verwerten, beruht nicht auf einer allgemeinen cellulären, sondern auf einer humoralen Mangelhaftigkeit, auf dem Ausfall eines von den sog. Langerhansschen Zellhaufen der Bauchspeicheldrüse gelieferten Inkretes, welches für die Speicherung und Spaltung des Traubenzuckers unerläßlich ist. Bei dem reinen Diabetes Naunyns, der Zuckerharnruhr der Kinder und Jugendlichen, liegt wohl eine absolute Minderleistung des Inselapparates vor, während der Diabetes älterer Menschen (für eine längere Zeitspanne wenigstens) auf einer relativen Insuffizienz beruhen könnte. Letzteres würde besagen, daß der Inselapparat einem primär hyperglykämisierenden Einfluß (z. B. zentral-nervöser oder endokriner Natur) nicht restlos mit vermehrter Insulinproduktion nachzukommen vermag, sei es, daß jener Einfluß zu stark ist, sei es, daß die Inseln durch Sklerose ihrer Arteriolen nicht voll arbeitstüchtig sind.

**Kennzeichen.** Den Zuckerkranken führen zum Arzt nicht immer die bekannten Symptome des **Heißhungers**, des gesteigerten **Durstgefühls**, der **Polyurie** sowie einer immer zunehmenden **Abmagerung und körperlichen Schwäche**. Zumal in leichteren Fällen treten diese Erscheinungen zurück und Zeichen der Überladung der Säfte mit Zucker dominieren: Lokaler Genitalpruritus oder allgemeines Hautjucken, Furunculose, Alveolarpyorrhöe, Gingivitis und Lockerwerden der Zähne, Pharyngitis, Linsentrübungen, Netzhauterkrankungen, Neuralgien und Neuritiden, Impotenz, Symptome peripherer Arteriosklerose (intermittierendes Hinken, Fersen- und Sohlenschmerzen, beginnende Gangrän). Nur die Untersuchung des Harns auf Zucker (bei negativem Ausfall die Feststellung des Blutzuckergehaltes!) als selbstverständlicher Teilvorgang jeder allgemeinen Untersuchung schützt vor dem Übersehen der Grundkrankheit.

Man unterscheidet landläufig einen **leichten** und einen **schweren Diabetes**. Diese Ausdrücke werden in doppeltem Sinne gebraucht; sie dienen nämlich sowohl dazu die augenblickliche Stoffwechsellage als auch die Progressionstendenz eines Falles zu kennzeichnen. Da diese beiden Dinge nicht zusammenfallen, ist es ratsamer, die Bezeichnungen „levis" und „gravis" für die Charakteristik der Stoffwechsellage zu reservieren, den wahrscheinlichen Verlauf der Erkrankung durch die Beziehung, die er zu dem Lebensalter hat, in welchem die Krankheit bemerkbar wird, zu verdeutlichen, also von einem juvenilen Typ einerseits, von dem Typus des Diabetes der älteren Leute andererseits zu sprechen.

Wir wollen vom **leichten** Diabetes sprechen, wenn bei einer Zufuhr von etwa 75 g Reinkohlenhydrat in Form von Brot und Kartoffeln nicht mehr als ein Drittel im Harn erscheint, alle anderen Fälle als **beträchtlichen** Diabetes zusammenfassen. Als Diabetes **gravis** sondern wir aus dem Rahmen dieser Fälle diejenige Gruppe, bei welcher mindestens das Gesamtquantum der genossenen Kohlehydrate im Harn wiedergefunden wird, als Extrem des Diabetes **gravissimus** diejenige Form, bei welcher nicht nur das eingeführte Kohlehydrat, sondern der gesamte aus dem umgesetzten Eiweiß gebildete Zucker (58% des Eiweißes) sowie der aus der Glycerinkomponente des Fettes hervorgehende ($1/_{10}$ des Neutralfettes) ungenutzt ausgeschieden wird.

Bei schwerem Diabetes werden im Harn außer dem Zucker noch pathologische Säuren (Acetessigsäure und $\beta$-Oxybuttersäure) ausgeschieden, und man darf sagen, daß, wenn bei **freigewählter**, also kohlenhydratreicher Kost die Acetonreaktion (Legalsche Probe) vorhanden ist, der Fall sicherlich nicht als leicht, wenn auch die Eisenchloridreaktion auf Acetessigsäure positiv ausfällt, unbedingt als schwer angesehen werden darf. Andererseits sollte nicht jede Spur von Aceton Arzt und Patienten erschrecken. Acidosekörper treten immer dann auf, wenn dem Organismus relativ zu wenig Kohlehydrate zu Gebote stehen, sei es, daß ihm zu wenig zugeführt wird, sei es, daß er sie nicht verwertet. Die Menge Kohlehydrat, die notwendig ist, um die Acetonausscheidung beim Gesunden vollständig zu unterdrücken, ist individuell verschieden; sie kann 50—75 g betragen; ein Diabetiker, der nur 50—60 g Kohlehydrat in der Kost erhält und diese restlos verwertet, kann also sehr wohl Spuren von Aceton ausscheiden (erst recht, wenn vielleicht 15—20 g Zucker im Harn zu Verlust gehen), ohne daß die positive Acetonreaktion eine besondere Bedeutung hätte.

Der Diabetes der Jugendlichen hat, wenn auf die Art der Ernährung keine Rücksicht genommen wird, die Tendenz rasch progressiv zu werden, ist aber in der ersten Zeit seines Bestehens leicht zu beeinflussen, auch wenn er schon einen schweren Grad der Stoffwechselstörung repräsentiert, offenbar, weil der durch Überlastung erschöpfte Inselapparat sich weitgehend wieder erholen kann, wenn er geschont wird. Dauert der Diabetes bei ungeregelter Kost schon $1^1/_2$ Jahre und länger, so wird allmählich die Schädigung der Inseln irreparabel, und vor der Entdeckung des Insulins konnte das Leben solcher Individuen nur um den Preis großer Entbehrungen mühsam gefristet werden; jetzt wird ihnen das fehlende Eigeninkret durch künstliche Zufuhr ersetzt, und sie werden rasch wieder in blühende Menschenkinder umgewandelt, ein Status, der aber nur durch permanente Insulinzufuhr aufrechterhalten werden kann. Für eine Regeneration von Inselgewebe, welches allmählich die Funktion des bereits vernichteten Anteils übernehmen würde, haben wir bis jetzt keine Anhaltspunkte gewinnen können.

Der Diabetes der älteren Menschen, der aber manchmal schon in relativ jungen Jahren beginnt, macht nur sehr langsam Fortschritte, ja ist oft lange Zeit stationär. Wird er diätetisch vernachlässigt (und zeitweilige Befolgung diätetischer Ratschläge mit nachfolgender Lockerung der Zügel oder eine einmalige jährliche Badereise als Surrogat zielbewußter Behandlung ist im Grunde identisch mit diätetischer Vernachlässigung), so wird er allmählich zum beträchtlichen Diabetes und reicht an die Grenze der schweren Form. Ein Infekt (ein Karbunkel, eine Pneumonie) oder eine Narkose kann dann die Stoffwechselstörung so verschlimmern, daß ganz plötzlich eine schwere Acidose entsteht.

Die Gefahr, die dem jugendlichen Diabetiker droht, ist die Säurevergiftung, gegen welche die Therapie früher so gut wie machtlos war, während jetzt die Errettung aus dem Koma eine der großen therapeutischen Leistungen der inneren Medizin ist.

Die Gefahr für die älteren Diabetiker ist die Komplikation durch den Infekt oder durch die arteriosklerotische Ernährungsstörung, die zur Gangrän führt. Zur Gangrän kann sich leicht der Infekt, zu diesem, wie gesagt, eine schwere Acidose gesellen, so daß schließlich schwere septische Krankheitsbilder mit präkomatösen Zuständen zustande kommen, welche auch mit Hilfe der Insulintherapie nicht mehr überwunden werden können.

Zur Beurteilung der Zuckerausscheidung kommt es nicht auf den Prozentgehalt einer willkürlich herausgegriffenen oder dem 24 stündigen Sammelurin entnommenen Probe an, sondern stets auf die Zuckermenge in Gramm, welche im Laufe von 24 Stunden im Harn erscheint, bei genauer Kenntnis der in der Nahrung eingeführten Kohlehydratmenge. Die Harnmenge muß also gemessen werden, bevor ihr die Probe zur Ermittlung des Prozentgehaltes entnommen wird, damit die absolute Zuckermenge errechnet werden kann. Zum Nachweis in der Sprechstunde ist am bequemsten die Probe von Haines oder Benedict[1]; die quantitative Bestimmung ist innerhalb weniger Minuten ausgeführt mit Hilfe eines Polarisationsapparates, der jetzt für praktische Zwecke in handlichster Form zu relativ billigem Preise zur Verfügung steht (das Taschenpolarimeter von Goerz mit 3 teiligem Gesichtsfeld für Tageslicht resp. Nitralampe

---

[1] Haines Reagens (vgl. Abschnitt: Löning). Benedicts Reagens: 173 g cupr. sulfur., 173 g Natr. citric., 100 g Natr. carbon. sicc. auf 1 l Wasser. 4 ccm des Reagens werden erwärmt, dann 10—12 Tropfen des Harnes zugesetzt; man kocht 2 Minuten. Zucker ist nachgewiesen, wenn ein roter, rotgelber oder grüner Niederschlag auftritt.

als Lichtquelle kostet 135 M.). Kommt es nicht auf rasche Bestimmungen an, so empfiehlt sich das Lohnsteinsche Gärungssaccharometer. — Stets ist festzustellen, ob Zusatz von ein paar Tropfen Eisenchloridlösung zum Harn Burgunderrotfärbung gibt (Gerhardsche Probe auf Acetessigsäure; cave Salicylsäure!); am besten wird auch noch die Legalsche Acetonreaktion ausgeführt[1].

**Therapie.** Die sukzessiven Ziele der Diabetestherapie lassen sich in folgende Schlagworte zusammenfassen: Entzuckerung, d. h. Befreiung von der Überladung der Säfte mit Zucker und im gegebenen Falle Beseitigung der Acidosis, temporäre maximale Schonung der noch funktionsfähigen Inselparenchyms und Wiederherstellung der Herrschaft über das Zuckermolekül in einem die ursprünglich gegebene Stoffwechsellage möglichst weit überragenden Maße.

Zur Durchführung dieses Programms stehen 3 Wege zur Verfügung: die Regelung der Diät, die Substitutionstherapie mit dem nur auf parenteralem Wege zur Wirksamkeit gelangenden Insulin und die stomachale medikamentöse Behandlung mit dem Guanidinderivat Synthalin.

Es ist nicht mehr üblich, den Zuckerkranken auf eine strenge Kost im alten Sinne, d. h. auf eine eiweiß- und fettreiche Nahrung, die Kohlehydrate ganz ausschloß, zu setzen. Wir wählen vielmehr zu Beginn der Behandlung eine im ganzen relativ knappe, ziemlich eiweißarme Diät, die noch etwa 30 g Kohlehydrat, zur Hälfte in Gemüse, zur anderen Hälfte in Früchten und Sahne enthält. Als Schema einer nach diesem Prinzip ausgearbeiteten, ziemlich abwechslungsreichen Grundkost, das sich mir sehr bewährt hat, gebe ich das von dem Amerikaner Joslin aufgestellte Wochenmenu (mit einigen Abänderungen für deutsche Verhältnisse), zusamt einer Tabelle, welche über Calorien-, Eiweiß-, Fett- und Kohlehydratgehalt der wichtigsten Nahrungsmittel, insbes. auch über die Kohlehydrate der Vegetabilien und Früchte, orientiert.

Zusammensetzung und Caloriengehalt wichtiger Nahrungsmittel.

| | Kohlehydrate g | Protein g | Fett g | Calorien |
|---|---|---|---|---|
| 30 g | | | | |
| Hafermehl | 20 | 5 | 2 | 120 |
| Sahne 40% | 1 | 1 | 12 | 120 |
| ,,   20% | 1 | 1 | 6 | 60 |
| Milch | 1,5 | 1 | 1 | 20 |
| Austern (sechs) | 4 | 6 | 1 | 50 |
| Fleisch (ungekocht, mager) | 0 | 6 | 5 | 50 |
| ,,   (gekocht, mager) | 0 | 8 | 5 | 75 |
| Speck (Schweinebauch) | 0 | 5 | 15 | 155 |
| Käse (Holländer, Emmenthaler, Roquefort, Camembert) | 0 | 8 | 9—11 | 135 |
| Ei (eins) | 0 | 6 | 6 | 75 |
| Gemüse 5%-Gruppe | 1 | 0,5 | 0 | 6 |
| ,,   10%-Gruppe | 2 | 0,5 | 0 | 10 |
| Kartoffeln | 6 | 1 | 0 | 30 |
| Semmel (Weißbrot) | 16,5 | 2 | 0 | 90 |
| Roggenbrot | 15,0 | 2 | 0 | — |
| Grahambrot (Weizenschrotbrot), Pumpernickel | 13,5 | 2 | 0 | — |

[1] Langesche Modifikation der Legalschen Probe: Man versetzt einige Kubikzentimeter Harn mit einer (jedesmal frisch hergestellten) Lösung von Nitroprussidnatrium, fügt einen Schuß Eisessig hinzu und schichtet mit Ammoniak. An der Grenze von Harn und Ammoniak tritt ein violetter Ring auf.

## Zusammensetzung und Caloriengehalt wichtiger Nahrungsmittel (Fortsetzung).

| | Kohlehydrate g | Protein g | Fett g | Calorien |
|---|---|---|---|---|
| Aleuronatbrot | 12—13,5 | 6,0 | 0 | — |
| Primärbrot (Berlin, Simonsapotheke) | 5,0 | 3,6 | — | — |
| Butter | 0 | 0 | 25 | 225 |
| Öl | 0 | 0 | 30 | 270 |
| Fisch, Kabeljau, Schellfisch (gekocht) | 0 | 6 | 0 | 25 |
| Fleischbrühe | 0 | 0,7 | 0 | 3 |
| Kleine Apfelsine | 10 | 0 | 0 | 40 |
| Theinhardts Diabetikerkompott (v. Noorden u. Isaac) (zuckerarme Früchte unter Wahrung des natürlichen Aromas): je 240 g Birnen, 200 g Erdbeeren, 190 g Pfirsiche, 160 g Aprikosen, 200 g Fruchtmark (zur Eisbereitung) = 20 g Weißbrötchen | | | | |

### Vegetabilien, nach ihrem KH-Gehalt geordnet.

Gemüse: frisch oder Konserven.

| 1—3% | 3—5% (nur mit 3% zu rechnen[2]) | 10% (nur mit 6% zu rechnen[2]) | 15% | 20% |
|---|---|---|---|---|
| Salat | Tomaten | Grüne Bohnen (frisch[3]) | Grüne Erbsen | Kartoffeln |
| Gurken | Rosenkohl | Kohlrabi | Artischocken | Bohnen |
| Pilze[1] | Blumenkohl | Weiße Rüben | | Gekochter Reis |
| Spinat | Rettich | Mohrrüben | | Gekochte Makkaroni |
| Spargel | Radieschen | Erbsen (ganz jung) | | |
| Rhabarber | Kohl | | | |
| Endivien | Grüne Bohnen (Konserven) | | | |
| Kürbis | | | | |
| Sauerampfer | | | | |
| Sauerkraut | | | | |
| Sellerie | | | | |

Obst.

| 1—3% | 5—7% | 8—12% | 15—20% |
|---|---|---|---|
| Pampelmusen | Apfelsinen | Äpfel | Pflaumen |
| Citronen | Preißelbeeren | Birnen | Bananen |
| unreife Stachelbeeren | Erdbeeren | Aprikosen | Weintrauben |
| Rhabarberstengel | Brombeeren | Pfirsiche | |
| | Stachelbeeren | Ananas | |
| | Johannisbeeren | Kirschen | |
| | Blaubeeren | Himbeeren | |
| | Wassermelone | | |

Nüsse.

| | | 40% |
|---|---|---|
| Walnüsse Haselnüsse | Mandeln | Kastanien |

[1] Enthalten fast gar kein assimilierbares KH und Protein; darum als „Sättigungszulage" sehr brauchbar.
[2] Weil Cellulosen und Pentosane mitbestimmt sind, die entweder nicht verdaut werden oder nicht als KH im Stoffwechsel auftreten.
[3] Je reifer, desto richtiger mit dem vollen Werte einzusetzen.

## Detaillierte „Grundkost" nach Joslin und Miß Kenseth.

### Montag: Totaldiät für den Tag.

|  | Gramm | Kohlehydrate | Protein | Fett |
|---|---|---|---|---|
| Leicht durchwachsener Speck .... | 30 | 0 | 5 | 15 |
| 1 Ei | — | 0 | 6 | 6 |
| Hühnchen | 45 | 0 | 12 | 5 |
| Fleisch | 45 | 0 | 12 | 8 |
| 10% Sahne (Schlagsahne) | 75 | 2,5 | 2,5 | 30,0 |
| 40% Sahne (Kaffeesahne) | 75 | 2,5 | 2,5 | 7,5 |
| 10% Obst | 100 | 10 | 0 | 0 |
| Blattsalat | 50 | 1 | 1 | 0 |
| 5% Gemüse | 500 | 15 | 7 | 0 |
| Butter | 60 | 0 | 0 | 50 |
|  |  | 31 | 48 | 121,5 |

**Frühstück:** 1 Ei, 5 g Butter, 30 g durchw. Speck. Bohnenkaffee mit 50 ccm 10% Sahne. 70 g Orange oder Apfel.

**Mittagessen:** Bouillon. Gefüllte gebackene Tomaten: 150 g Tomaten, 20 g Butter, Pfeffer. Salz, Zwiebel, 45 g Hühnchen. 150 g Sellerie- und Blattsalat. Bohnenkaffee mit 25 ccm 10% Sahne. 35 ccm Schlagsahne (40%).

**Abendbrot:** Fleischroulade: 45 g Fleisch, Zwiebel, 15 g Butter, 20 ccm Sahne 10% (zur Sauce). 250 g Gemüse mit 10 g Butter. Kaffee-Sahneneis mit 40 ccm Schlagsahne. 30 g Orange.

### Dienstag: Totaldiät für den Tag.

|  | Gramm | Kohlehydrate | Protein | Fett |
|---|---|---|---|---|
| 2 Eier | — | 0 | 12 | 12 |
| 10% Obst | 50 | 5 | 0 | 0 |
| Erdbeeren | 50 | 5 | 0 | 0 |
| Durchwachsener Speck | 30 | 0 | 5 | 15 |
| Käse | 15 | 0 | 4 | 6 |
| Fleisch | 60 | 0 | 16 | 10 |
| 40% Sahne | 60 | 2 | 2 | 24 |
| 10% Sahne | 60 | 2 | 2 | 6 |
| Butter | 55 | 0 | 0 | 47 |
| Blattsalat | 100 | 2 | 1 | 0 |
| Gemüse | 500 | 15 | 8 | 0 |
|  |  | 31 | 50 | 120 |

**Frühstück:** Kaffee mit 40 ccm 10% Sahne. 1 Ei mit 10 g Butter. 30 g durchwachsener Speck. 50 g Obst.

**Mittagessen:** Bouillon. Käse-Omelett: 15 g Weißkäse, 1 Ei, 5 g Butter, dazu 250 g Steinpilze mit 10 g Butter. 150 g Gurken-Tomaten-Blattsalat + 5 g Butter. Kaffee mit 30 ccm Schlagsahne.

**Abendbrot:** 60 g Fleisch-Croquettes + 10 g Butter mit Tomatensauce: 50 g Tomate, 20 ccm 10% Sahne. 100 g Blumenkohl mit 10 g Butter. 50 g Blattsalat mit 5 g Butter. 50 g Erdbeeren mit 30 ccm 40% Sahne.

### Mittwoch: Totaldiät für den Tag.

|  | Gramm | Kohlehydrate | Protein | Fett |
|---|---|---|---|---|
| Leicht durchwachsener Speck .... | 30 | 0 | 5 | 15 |
| Blattsalat | 100 | 2 | 1 | 0 |
| 2 Eier | — | 0 | 12 | 12 |
| Hafermehl | 10 | 7 | 2 | 1 |
| Olivenöl | 10 | 0 | 0 | 10 |
| Butter | 45 | 0 | 0 | 35 |
| 40% Sahne | 60 | 2 | 2 | 24 |
| 10% Sahne | 60 | 2 | 2 | 6 |
| Fleisch | 90 | 0 | 24 | 15 |
| Gemüse | 400 | 12 | 6 | 0 |
| 10% Obst | 70 | 7 | 0 | 0 |
|  |  | 32 | 54 | 121 |

## Diabetes mellitus.

**Frühstück:** Kaffee mit 40 ccm 10% Sahne. 1 Ei mit 10 g Butter. 30 g durchwachsener Speck. 70 g Obst.
**Mittagessen:** Suppe: Spargelwasser, 10 g Hafermehl, 20 ccm 10% Sahne, einige Spargelköpfe. 45 g Kalbsschnitzel mit 10 g Butter und 20 ccm 40% Sahne. 100 g Blattsalat mit 10 g Öl. 200 g Spargel mit 10 g Butter. Kaffee mit 20 ccm Schlagsahne.
**Abendbrot:** 45 g Kalbsgulasch mit 5 g Butter. 150 g Welschkraut mit 10 g Butter. Gurkensalat mit 20 ccm 40% Sahne. Citronenauflauf von 1 Ei mit Saccharin gesüßt.

### Donnerstag: Totaldiät für den Tag.

|  | Gramm | Kohlehydrate | Protein | Fett |
|---|---|---|---|---|
| Hühnchen | 40 | 0 | 10 | 5 |
| Camembert | 40 | 0 | 11 | 12 |
| 1 Ei | — | 0 | 6 | 6 |
| Leber | 30 | 0 | 6 | 2 |
| Durchwachsener Speck | 30 | 0 | 5 | 15 |
| Gemüse | 500 | 15 | 8 | 0 |
| 40% Sahne | 40 | 1,0 | 1,0 | 16 |
| 10% Sahne | 75 | 2,5 | 2,5 | 7,5 |
| Butter | 70 | 0 | 0 | 59,5 |
| 10% Obst | 120 | 12 | 0 | 0 |
|  |  | 30,5 | 49,5 | 123,0 |

**Frühstück:** Kaffee mit 30 ccm 10% Sahne. 25 g durchwachsener Speck. 30 g Leber in 20 g Butter. 70 g Orange.
**Mittagessen:** Bouillon. 40 g Huhn in 15 g Butter und 20 ccm 40%/₀ Sahne, dazu 150 g Champignons mit 15 g Butter und 100 g Krautsalat mit 5 g Speck. 50 g Kompott (Apfelscheiben). Kaffee mit 20 ccm Sahne (10%).
**Abendbrot:** Bouillon. 240 g Spinat mit 15 g Butter. 1 Setzei mit 5 g Butter. 40 g Camembert. Tee mit 20 ccm 10% Sahne und 25 ccm Schlagsahne.

### Freitag: Totaldiät für den Tag.

|  | Gramm | Kohlehydrate | Protein | Fett |
|---|---|---|---|---|
| Durchwachsener Speck | 30 | 0 | 5 | 15 |
| 10% Obst | 90 | 9 | 0 | 0 |
| Erdbeeren oder Ananas | 75 | 5 | 0 | 0 |
| Gemüse | 400 | 12 | 6 | 0 |
| Blattsalat | 100 | 2 | 1 | 0 |
| Olivenöl | 10 | 0 | 0 | 10 |
| 40% Sahne | 60 | 2 | 2 | 24 |
| 10% Sahne | 60 | 2 | 2 | 6 |
| Butter | 60 | 0 | 0 | 51 |
| Fetter Fisch | 80 | 0 | 16 | 8 |
| Magerer Schinken | 60 | 0 | 13 | 6 |
| 1 Ei | — | 0 | 6 | 6 |
|  |  | 32 | 51 | 126 |

**Frühstück:** Kaffee mit 40 ccm 10% Sahne. 30 g Speck. 90 g Orange.
**Mittagessen:** Bouillon. 80 g Schleie (blau) mit 25 g Butter und 20 ccm 40% Sahne. 200 g Blumenkohl mit 10 g Butter. 100 g Gurken- oder Blattsalat mit 10 g Öl. Kaffee mit 20 ccm 10% Sahne und 20 ccm Schlagsahne.
**Abendbrot:** 60 g magerer Schinken und 1 Rührei dazu 5 g Butter. 200 g Spargel mit 20 g Butter. 75 g Erdbeeren oder Ananas mit 40 ccm Schlagsahne.

### Sonnabend: Totaldiät für den Tag.

|  | Gramm | Kohlehydrate | Protein | Fett |
|---|---|---|---|---|
| 2 Eier | — | 0 | 12 | 12 |
| Fleisch | 60 | 0 | 16 | 10 |
| Durchwachsener Speck | 30 | 0 | 5 | 15 |
| Sardinen | 30 | 0 | 7 | 6 |
| 40% Sahne | 60 | 2 | 2 | 24 |
| 10% Sahne | 60 | 2 | 2 | 6 |
| Butter | 60 | 0 | 0 | 51 |
| Gemüse | 500 | 15 | 7 | 0 |
| Erdbeeren | 75 | 5 | 0 | 0 |
| 10% Obst | 80 | 8 | 0 | 0 |
|  |  | 32 | 51 | 124 |

Frühstück: Kaffee mit 20 ccm 10% Sahne. 1 Ei mit 15 g Butter. 25 g Speck. 80 g Obst.
Mittagessen: Bouillon. 60 g Filetschnitte mit 150 g Schwarzwurzel und 15 g Butter. 100 g grüner Bohnensalat mit 5 g Speck. 75 g Erdbeeren mit 40 ccm Schlagsahne.
Abendbrot: Tomatensuppe mit 100 g Tomaten und 40 ccm 10% Sahne. 150 g Pilze, 1 Ei, 30 g Butter. 30 g Sardinen mit 3 Pfeffergurken. 15 g Kakao mit 20 ccm 10% Sahne.

Sonntag: Totaldiät für den Tag.

|  | Gramm | Kohle-hydrate | Protein | Fett |
| --- | --- | --- | --- | --- |
| 1 Ei | — | 0 | 6 | 6 |
| 6 Austern | — | 4 | 6 | 1 |
| Fleisch | 90 | 0 | 24 | 15 |
| Öl | 5 | 0 | 0 | 5 |
| 5% Gemüse | 450 | 14 | 6 | 0 |
| 40% Sahne | 60 | 2 | 2 | 24 |
| 10% Sahne | 60 | 2 | 2 | 6 |
| Butter | 65 | 0 | 0 | 55 |
| Durchwachsener Speck | 20 | 0 | 3 | 10 |
| 10% Obst | 80 | 8 | 0 | 0 |
|  |  | 30 | 52 | 122 |

Frühstück: Kaffee mit 40 ccm 10% Sahne. 1 Ei mit 20 g Butter. 20 g durchwachsener Speck.
Mittagessen: Bouillon. 60 g Rebhuhn mit Sauce: 15 g Butter, 20 ccm 40% Sahne. 200 g Rotkraut mit 15 g Butter. 50 g geschnittene Gurke. Kaffee mit 20 ccm 10% Sahne.
Abendbrot: 6 Austern. 30 g Corned beef mit 5 g Butter. 200 g Spargel mit 10 g Butter, 50 g Blattsalat mit 5 g Öl. Sahneneis aus 40 ccm 40% Sahne.

Über den Nährstoffgehalt der Nahrungsmittel, Kostformen, Speisenbereitungen und Kochrezepte siehe auch den Diätetischen Leitfaden von v. Noorden und Isaac (Berlin: Julius Springer 1927).

Diese Grundkost eignet sich ganz generell als Ausgangsdiät, nur muß sie in schweren Fällen mit Acidose sogleich mit Insulininjektionen kombiniert werden. In den Fällen von beträchtlichem Diabetes wird, sobald der Patient zuckerfrei geworden ist, die Eiweißration von 50 auf 75—80 g erhöht (Verdopplung der Mittagsfleischportion, Zulage von 60 g Käse oder 2 Eiern zum Abendessen); bei leichterem Diabetes darf das Eiweißquantum von Anfang an auf diesen Wert bemessen werden, ja auf einen noch höheren, wenn er mit Fettleibigkeit verbunden ist und man den sehr rationellen Plan verfolgt, durch eine diätetische Entfettungskur (s. Kapitel Fettsucht) die Toleranz für Kohlehydrate zu erhöhen (der Zucker verschwindet dann infolge der Unterernährung trotz des nicht ganz geringen Kohlenhydratgehalts der Entfettungskost).

Auf dem Prinzip der knappen Ernährung beruht meines Erachtens auch die in letzter Zeit von Porges und Adlersberg empfohlene Diät, die sehr reichlich Eiweiß, etwa 100 g Kohlehydrat, aber sehr wenig Fett (30—40 g) gewährt; sie eignet sich für übergewichtige Diabetiker der leichten Form, insbesondere auch in Verbindung mit Synthalin, sehr gut.

Im weiteren Vorgehen erstrebt man, den Patienten allmählich auf ein Gesamtmaß von etwa 100 g (einschließlich der Gemüse 110 g) Kohlehydrat zu bringen (100 g Brot, 100 g Kartoffeln oder gekochten Reis, 200 g frisches Obst oder Kompott, $^1/_8$ l Milch, 500 g Gemüse). Will man dies auf rein diätetischem Wege erreichen, so müssen die Zulagen sehr langsam gewährt werden, in Mengen von jeweils 15 g Kohlehydrat alle 4—5 Tage, sonst muß man Insulin oder Synthalin zu Hilfe nehmen. Das Glykoseäquivalent des Insulins beträgt bei frischem Diabetes der Jugendlichen etwa 1,5—2 g (bei Kindern ist es manchmal noch höher), beim Diabetes der älteren Menschen oft nicht mehr als 1 g Kohlehydrat pro Einheit Insulin. Mit Hilfe des Synthalins lassen sich 30—40 g Kohlehydrat zur Verwertung bringen. Da durch die rein diätetische Vorbehandlung von 5—7 Tagen die Toleranz sich oftmals um 25—30 g hebt, wird man in vielen Fällen mit Synthalin auskommen und die lästige Injektion vermeiden können.

Bei dem chronischen Diabetes gravis der jüngeren Menschen mit erheblicher Acidose und bei schwereren Infektionen älterer Menschen, die mit einem Schlage die Stoffwechsellage sehr ungünstig gestalten, beträgt das Glykoseäquivalent selten mehr als 1 g Kohlehydrat pro Einheit Insulin (der Infekt schafft häufig eine Insulinresistenz, die das Glykoseäquivalent bis auf $^1/_2$ g Kohlehydrat pro Einheit und noch weiter herabsetzt). Im Falle der Infektion geht man am besten so vor, daß man früh und abends je 25—30 Einheiten injiziert und auf diese jeweils die gleiche Menge Reinkohlehydrat rechnet (früh etwa 15 g Hafermehl und 100 g Obst, abends 25 g Reis und 100 g Milch oder Sahne, im übrigen die leicht verdaulichen Nichtkohlehydrate der Grundkost in mäßigen Mengen reicht.

Die diätetischen Mittel zur Bekämpfung der Acidosis, extreme Unterernährung oder eiweißärmste Kost, sind durch das Insulin in die 2. Reihe gerückt. Der Hungertag (erträglich gemacht durch Kaffee und Kognak), der selbst eine physiologische Acidosis erzeugt, ist doch eine sehr scharfe Waffe, um eine pathologisch hohe Acidosis zu bekämpfen. Bei großer Eiweißarmut der Kost entwickelt sich eine „virtuelle Toleranzsteigerung", d. h. der Organismus auch des schwer diabetischen Menschen erlangt unter diesen Umständen plötzlich die Fähigkeit, wieder so viel Kohlehydrate zu verwerten, daß die Acidosis zurückgedrängt wird. Auf dieser Tatsache beruhen die sog. Kohlehydratkuren, von denen die reine Haferkur v. Noordens heute veraltet ist, während ein von Petrén erprobtes Regime, welches Kohlehydrate nur in Form von Gemüsen und Früchten zuführt, noch von manchen angewendet wird.

Petréns Kost setzt sich zusammen:

1. aus Gemüsen: Grünkohl, Weißkohl, Spinat, Blumenkohl, verschiedenen Arten grüner Bohnen, Erbsenschoten, Gurken, Rhabarber, jeden 3. Tag kleine Mengen Topinambur;

aus Früchten: Äpfel, Erdbeeren (keine Zahlenangabe!) und bes Preißelbeeren bis zu 500 g;

Menge der verzehrten Gemüse und Früchte mindestens 1 kg;

2. aus Fett in Form von Butter und Speck, 200—250 g;

3. aus kleinen Zulagen von Sahne 30% Fettgehaltes, höchstens 150 ccm;

4. aus reiner Fleischbrühe, Kaffee, Tee, gelegentlich $^1/_2$ Flasche Bordeaux.

Wäre nicht das Insulin, so würden wahrscheinlich auch der caramelisierte Zucker resp. die in ihm enthaltenen Polymerisationsprodukte der Anhydride des Trauben- und Fruchtzuckers, welche vom Diabetiker verwertet werden und dadurch acidosehemmend wirken, eine größere Bedeutung erlangt haben. Ein von den Chemischen Werken Grenzach unter dem Namen „Salabrose" in den Handel gebrachter Zucker kann gelegentlich, um mäßige Grade von Acidose zu beeinflussen, in Mengen bis zu 50 g verabfolgt werden; solche Zucker können dem Patienten auch in gewissem Maße Süßigkeiten ersetzen, z. B. die ebenfalls ein polymerisiertes Kohlehydrat enthaltende Diasanaschokolade, von welcher 20—50 g täglich genommen werden können. Neuerdings ist der Alkohol der Glykose, der Sorbit, unter dem Namen Sionon als ein von dem Zuckerkranken vertragener Süßstoff, mit dem man Cremes, Omelettes, Puddings bereiten kann, eingeführt worden; 30—40 g davon machen keine Glykosurie und werden als Energiespender verwertet.

Von der Legion der sog. Nährmittel für Zuckerkranke macht der erfahrene Diabetestherapeut kaum Gebrauch; die Gefahr dieser Produkte besteht darin, daß der Patient glaubt, er könne von ihnen unbeschränkte Mengen genießen, während in Wirklichkeit das quantitative Plus zu dem qualitativen Minus, d. h. zu der mangelhaften Schmackhaftigkeit im Vergleich mit den üblichen Nahrungsmitteln in gar keinem Verhältnis steht. Aus der kleinen Tabelle, welche den Kohlehydratgehalt wichtiger Nahrungsmittel angibt, ist zu ersehen, wie gering im Grunde die Differenz im Kohlenhydratgehalte zwischen Weiß- und Schwarzbrot einerseits, Graham- und Aleuronatbrot andererseits ist. Brotähnliche Gebäcke, die wirklich viel weniger Kohlehydrat enthalten als Brot, nämlich 16—18%, sind das Primärbrot (Berlin, Simonsapotheke) und Artonbrot (Goldscheider, Karlsbad). Wenn sie gut zubereitet sind und ihr Eiweißreichtum die diätetischen Absichten nicht stört, können sie von denen, die durchaus möglichst viel Brot genießen wollen, eine Zeitlang genossen werden (das Primärbrot kann aus dem käuflichen Primärmehl leicht im Haushalt bereitet werden); auch im Anfang der Behandlung sind sie als Brotersatz sehr brauchbar.

Was die Behandlung des Diabetes mit Brunnenkuren (in Karlsbad, Neuenahr, Mergentheim) betrifft, so dürfte die Entfernung aus einem Milieu des Hastens und des Hetzens, die Entlastung von täglichen Sorgen und geschäftlichen Aufregungen, nicht minder die Beratung durch die in den Kurorten ansässigen sachverständigen Ärzte mehr Anteil an dem während solcher Kuraufenthalte bemerkten Rückgang der Zuckerausscheidung haben als die Heilquelle selbst. Der Wert des „Brunnens" ist wohl im wesentlichen ein indirekter; sein Genuß zwingt im allgemeinen zu einer Regelung, d. h. Beschränkung des Gesamtkostmaßes (auch führt der Patient im Kurort eine Diät eher durch als zu Hause, weil er sie als einen integrierenden Bestandteil der Kur betrachtet); ferner werden Affektionen der Leber und der Gallenwege, Katarrhe des Magen-Darmkanals günstig beeinflußt, was wiederum ein wenig auf die Zuckerkrankheit zurückwirkt. Eine planmäßige Erziehung des Zuckerkranken zu permanenter Befolgung der ihm gegebenen diätetischen Vorschriften ist viel wichtiger als der vorübergehende Aufenthalt im Kurorte, durch den er sich Indemnität für Sünden im übrigen Teil des Jahres zu erringen hofft.

**Insulin.** Das Insulin, das mit saurem Alkohol aus der Bauchspeicheldrüse der Schlachttiere extrahiert und sodann weitgehend gereinigt wird, ist in seiner chemischen Struktur noch völlig unbekannt; es muß deshalb biologisch geeicht werden. Man benutzt dazu seine Eigenschaft, den Blutzucker des gesunden Individuums so weit zu senken, daß die nervösen Zentren an dem kostbaren Nährstoff notleiden und mit einer Krampfreaktion antworten, die durch subcutane oder intravenöse Traubenzuckerzufuhr sofort zu beheben ist (hypoglykämischer Symptomenkomplex). Aus der Definition der Einheit ist neuerdings das manifeste Auftreten von Krämpfen weggelassen worden; es ist aber der Blutzuckerwert beibehalten, bei dem man — anfänglich wenigstens — in der Mehrzahl der Fälle Krämpfe sich entwickeln sah.

Eine internationale „Einheit" ist die Hälfte (genauer $7/_{15}$) derjenigen Insulinmenge (in Milligramm eines festen oder Kubikzentimeter eines gelösten Präparates), welche bei mindestens 75% vorher mit Hafer und Heu gefütterter Kaninchen von 2 kg Gewicht nach 24 stündigem Hungern den Blutzuckergehalt innerhalb 4—5 Stunden auf 0,045% erniedrigt. Das Glykoseäquivalent der Insulineinheit beim diabetischen Menschen ist, wie bereits betont, sehr verschieden.

Das Insulin ist nur wirksam, wenn es subcutan einverleibt wird; im Magen-Darmkanal wird es durch die Fermente und die alkalische Reaktion des Pankreassaftes erst inaktiviert, später zerstört. Es gibt bis jetzt keine rationelle Methode, um einem Insulin bei innerlicher Darreichung die Aktivität zu erhalten. Von den Insulinpillen Fornets haben sachverständige Untersucher auch bei Anwendung größter Dosen keine Einwirkung auf den Zuckerhaushalt gesehen, ebensowenig von dem Cholosulin Stephans. Durch Überdosierung des Insulins kann auch beim Menschen eine hypoglykämische Reaktion erzeugt werden. Plötzlicher Heißhunger, Schwächeanwandlung, Zittern, Herzklopfen, Schweißausbruch sind die Initialsymptome; werden diese übersehen, so kann Schwindel, Doppeltsehen, Ataxie, Bewußtseinstrübung mit Verwirrungszuständen, schließlich völlige Bewußtlosigkeit (bei Kindern auch ein epileptischer Krampfstatus) sich geltend machen. Die einzelnen Stadien werden im allgemeinen langsam durchlaufen, drängen sich aber bei Kindern, stark unterernährten Erwachsenen, wohl auch bei Schädigung des Gehirns durch Arteriosklerose oder Toxine enger zusammen. Zucker (Fruchtsaft) ist in allen Stadien ein fast augenblicklich wirkendes Antidot; sind die Erscheinungen bereits ernsterer Natur, so muß er in konzentrierter Form intravenös injiziert werden; auch Adrenalin und Pituglandol können sich, wenn bereits Bewußtseinstörungen da sind, zur Mobilisierung von Zucker aus der Leber nützlich erweisen.

Bei der Insulinbehandlung wird heute vielfach Senkung des Blutzuckers bis zur Norm erstrebt; dies gelingt meist nur vorübergehend, ist aber auch nicht dringend erforderlich; wünschenswert ist, daß der Blutzucker bis auf 150—160 mg% zurückgehe; bei älteren Diabetikern mit Arteriosklerose, insbes. mit Zeichen von Coronarsklerose, sollte sogar eine stärkere Senkung vermieden werden, da solche Herzen viel Zucker brauchen, wahrscheinlich auf eine mäßige Erhöhung des Blutzuckergehaltes eingestellt sind und bei brüsker Senkung mit akuten Schwächezuständen reagieren können.

Die temporäre Anwendung des Insulins aus vitaler Indikation muß stattfinden beim Ausbruch des diabetischen Komas (s. den bes. Abschnitt) und bei jeder ernstlicheren Infektion, die sich akzidentell oder als Folge des Diabetes zu diesem gesellt. Es ist schon betont worden, daß der Infekt die Wirkungsgröße des Insulins außerordentlich beeinträchtigt, so daß zur Erzielung von Zuckerfreiheit und annähernd normalem Blutzuckergehalt selbst bei relativ geringer Kohlehydratzufuhr sehr viel Insulin verwendet werden muß.

Eine zwingende Indikation für permanente Anwendung des Insulins bildet der Diabetes der Kinder und Jugendlichen, wenn er in jenes Stadium getreten ist, in welchem auf eine Erholung des hochgradig insuffizienten Inselapparates nicht mehr zu rechnen ist. Soll die gewährte Kohlenhydratmenge den Patienten einigermaßen befriedigen, so werden 40—60 Einheiten täglich in 2—3 Einzelinjektionen benötigt werden. Der Erfolg der Insulintherapie bei diesen meist stark abgemagerten Individuen ist ein geradezu erstaunlicher; selbst bei relativ knapper Kost füllt sich das Fettpolster, regeneriert sich die Muskulatur, strafft und spannt sich die anfangs welke und schlaffe Haut durch Wiedergewinnung ihres Turgors.

Diese Ansatzförderung und Gewebsrekonstruktion ist eine so wichtige Eigenschaft des Insulins, daß jeder untergewichtige und unterernährte Diabetiker zunächst einmal so lange mit Insulin behandelt werden sollte, bis er das seinem Alter und seiner Körperlänge entsprechende Normalgewicht wieder erreicht hat.

Die erste Folge der Insulinanwendung bei schwer unterernährten Zuckerkranken ist eine **erhebliche Wasserretention**, die bis zu **deutlichem Hydrops** fortschreiten kann. Diese **Insulinödeme** sind ein spezieller Fall der allgemeinen Gesetzmäßigkeit, daß der Organismus des schwer diabetischen Menschen wie der eines jeden in seinem Ernährungszustande stark beeinträchtigten Individuums ödembereit ist und diese Ödemtendenz manifest werden läßt, wenn durch irgendwelche Heilmaßnahme die Stoffwechselstörung beherrscht wird; diese Ödeme entstehen im Verlaufe der Kohlenhydratkuren, wenn infolge der Eiweißarmut der Kost plötzlich sehr viel Kohlenhydrat verwertet wird (Haferödeme) und selbst während mehrerer „Hungertage" nimmt der Diabetiker womöglich an Gewicht zu, weil die Verwertung des in den Säften kreisenden Zuckerüberschusses zur Wasserretention führt. **Am stärksten werden diese Ödeme, wenn gleichzeitig Natr. bicarbon. zugeführt wird.**

Jene schwer und schwerst Diabetischen, die ohne Insulin über kurz oder lang verloren sind, dürfen, wenn sie einmal eine Zeitlang mit Insulin behandelt worden sind, das Insulin nicht mehr fortlassen, da erfahrungsgemäß schon wenige Tage, manchmal schon 24 Stunden nach Aussetzen des Mittels das Koma sich meldet; selbst strengste Unterernährung, sogar Fasten, ist unter diesen Umständen außerstande, den Ausbruch der Katastrophe abzuwenden, die dann nur durch rascheste Zufuhr großer Mengen Insulins wieder gebannt werden kann.

**Synthalin.** Das Synthalin ist das Ergebnis experimenteller Bemühungen, die hypoglykämisierende Kraft des Guanidins ($C\begin{smallmatrix}\nearrow NH_2\\ =NH\\ \searrow NH_2\end{smallmatrix}$) von seinen toxischen Eigenschaften zu trennen. Es ist Dekamethylendiguanid, d. h. ein chemischer Körper, der 2 Guanidinradikale durch eine 10gliedrige $CH_2$-Kette zusammenbindet. Es hat die Fähigkeit, nicht nur bei subcutaner, sondern auch bei oraler Verabreichung beim Hungerkaninchen eine dem Insulineffekt ähnliche hypoglykämische Krampfreaktion hervorzurufen, welche durch Traubenzuckerzufuhr sofort zu beheben ist; es ist ferner möglich, mit seiner Hilfe Hyperglykämie und Glykosurie des pankreasdiabetischen Hundes zu beseitigen. Diese Wirkungen sind allerdings nur mit Dosen erzielbar, die noch als sehr toxisch bezeichnet werden müssen. Es bestand deshalb ursprünglich lediglich die Erwartung, daß man mit kleinen, beim Menschen anwendbaren Quantitäten den wissenschaftlich interessanten Nachweis einer Glykosuriebeschränkung überhaupt werde erbringen können, der aber für praktische Zwecke zu geringfügig sein würde. Es stellte sich jedoch bald heraus, daß der diabetische Mensch auf die innerliche Darreichung dieser kleinen Dosen weit über unsere Erwartung ansprach und daß aus dem Gift sich ein brauchbares Pharmakon machen ließ.

Die ursprüngliche Dosierung (125 mg in 4 Tagen), gewählt in dem verständlichen Bestreben soviel Kohlehydrat als möglich zur Verwertung zu bringen, war noch zu hoch gegriffen; im allgemeinen wird man über 90—100 mg in 4 Tagen, am besten in kleiner Einzeldosis, nicht hinausgelangen, höchstens zeitweilig unter dem Schutze gewisser, den unangenehmen Nebenwirkungen vorbeugender Mittel, einen Vorstoß auf 120 mg wagen.

Das übliche Schema der Behandlung ist jetzt:

| | |
|---|---|
| 1. Tag: 2 × 10 mg | 5. Tag: 3 × 10 mg |
| 2. Tag: 2 × 10 ,, | 6. Tag: 3 × 10 ,, |
| 3. Tag: 3 × 10 ,, | 7. Tag: 3 × 10 ,, |
| 4. Tag: Pause | 8. Tag: Pause usf. |

Die Pause darf eintreten, weil die Wirkung des Synthalins langsamer einsetzt als die des Insulins, dafür aber wesentlich länger vorhält; sie muß eingeschaltet werden, um eine Kumulation und damit das Auftreten von unerwünschten Nebenwirkungen zu vermeiden. Ferner lege ich den größten Wert darauf, daß alle 3—4 Wochen ein synthalinfreies Intervall von 8—10 Tagen eingeschaltet wird, das am besten mit Insulininjektionen ausgefüllt wird, wenn man nicht die Diät knapper gestalten will.

Mit Hilfe der genannten Synthalindosen gelingt es im allgemeinen 25—40 g Zucker aus dem Harn zu beseitigen. Man kann therapeutisch so vorgehen, daß man durch diätetische Beschränkung die Ausscheidung bis auf diesen Wert heruntergedrückt oder aber daß man den Patienten zunächst einmal zuckerfrei macht und unter dem Schutze des Synthalins nun Kohlehydrate in steigender Menge zulegt. Der beste, aber nicht der schnellste Weg wäre der, nach einem Intervall kohlehydratarmer Ernährung mit dem Regime von Joslin Kohlehydrate langsam zuzugeben, bis die Grenze der Toleranz erreicht ist und nun mit Hilfe des Synthalins eine weitere Zulage von 30—40 g Reinkohlehydrat (60—70 g Brot) der Verwertung zuführen kann.

Das Synthalin eignet sich allein nicht zur Behandlung des Diabetes gravis; insbes. darf man in solchen Fällen nicht brüsk das Insulin fortlassen, um es durch Synthalin zu ersetzen; man würde sonst dieselbe rasche Verschlimmerung erleben, die wir oben als Folge plötzlichen Abbruchs der Insulintherapie geschildert haben. Wohl aber kann man vorsichtig versuchen, durch ganz langsamen Abbau des Insulins eine Injektion allmählich durch Synthalin zu ersetzen oder durch Hinzufügen von Synthalin zum Insulin die Kost etwas reichhaltiger zu gestalten.

Die Domäne des Synthalins bilden jene Fälle, die ich als den erheblichen eingewurzelten Diabetes älterer Menschen bezeichnen möchte. Ich verstehe darunter eine in Kliniken und Krankenhäusern nicht eben häufige, in der Praxis um so mehr hervorstechende Gruppe von Zuckerkranken, die im Laufe von Jahren und Jahrzehnten allmählich so viel an Toleranz eingebüßt haben, daß sie 75—100% des eingeführten Kohlehydrats wieder ausscheiden und meist an der Grenze der Acidose stehen. Es bedarf sehr langer Perioden strenger Diät, um ihre Toleranz in bescheidenem Maße zu heben, während sie nach kurzer diätetischer Vorbehandlung mit Hilfe des Synthalins zu einer Verwertung von 60—100 g Kohlenhydrat gelangen.

Bei leichterem Diabetes kommt man mit rein diätetischer Behandlung aus, doch kann hier das Synthalin entweder dazu dienen, den trotz Zuckerfreiheit des Harns noch allzu hohen Blutzucker zu senken oder irgendein schwer entbehrtes Nahrungs- oder Genußmittel überhaupt oder in größerer Menge als zuvor zuzuführen.

Unerwünschte Nebenwirkungen des Synthalins bestehen in Nachlassen des Appetits, Unbehagen, Druck im Epigastrium, seltener Durchfall; bei sehr empfindlichen Patienten auch in Nausea und Erbrechen. Es gibt wenig Mittel, bei denen die Verträglichkeit so sehr von Mensch zu Mensch wechselt; hochempfindlichen Individuen, die schon nach einer Dosis von 10 mg große Übelkeit verspüren, stehen solche gegenüber, die 50 mg pro die ohne Beschwerden vertragen. Es ist für mich kein Zweifel, daß die von Adler empfohlene Dehydrocholsäure (Decholin) oder auch andere Gallensäurepräparate, z. B. Bilival, sehr wertvolle Antidote gegen die Magen-Darmbeschwerden sind, welche es vielen Patienten erst ermöglichen, eine wirksame Kur ohne nennenswerte Mißempfindungen durchzuführen.

400  Stoffwechselkrankheiten und endokrine Störungen.

Durch die chemische Weiterbildung des Synthalinmoleküls, nämlich durch die Einführung von noch 2 $CH_2$-Gruppen, ist es ebenfalls gelungen, ein das Synthalin an Bekömmlichkeit und Verträglichkeit deutlich übertreffendes Mittel zu schaffen. Dieses Dodekamethylendiguanid, das unter dem Namen Synthalin B eingeführt worden ist, wird jetzt fast ausschließlich von uns benutzt; wir dosieren es im allgemeinen ganz ebenso, wie wir es oben für das Synthalin angegeben haben: die übliche Anfangsdosis ist $2 \times 10$ mg, die stets rasch zu erstrebende Dosis $3 \times 10$ mg 3 Tage lang mit nachfolgender 1 tägiger Pause; gelegentlich geben wir die Tagesdosis von 30 mg auch 4 Tage lang mit nachfolgender zweitägiger Pause. Auch hier ist ein medikamentfreies Intervall von 8—10 Tagen nach 4 wöchigem Gebrauch nicht zu vergessen. Um eine Neigung zu Durchfällen, die sich im Anfange der Kur bei diesen Patienten mitunter bemerkbar macht, zu bekämpfen, geben wir beim 1. oder 2. Turnus öfter etwas Opium (3 mal 10 Tropf. der Tinktur, 2 mal täglich 0,01 Pantopon), das außerdem noch ein wenig zur Verminderung der Zuckerausscheidung beitragen mag. Die Wirkung des Synthalin B setzt langsamer ein als die des Synthalins und ist oft erst beim 2., manchmal sogar beim 3. Turnus voll ausgeprägt.

Von der Synthalinbehandlung sind Zuckerkranke, die zugleich an einer Leber- oder Nierenaffektion leiden, auszunehmen. Die „essentielle Hypertonie" ist aber nicht zu den Kontraindikationen zu rechnen.

Solange der Patient Synthalin nimmt, ist der Harn nicht nur auf Zucker, sondern auch von Zeit zu Zeit auf Urobilin resp. Urobilinogen zu untersuchen. Findet sich (was nach meinen Erfahrungen recht selten ist) mehrere Tage hintereinander eine deutliche positive Reaktion mit Schlesingers oder Ehrlichs Reagens, so wird am besten für längere Zeit vom Synthalingebrauch Abstand zu nehmen sein, um nicht durch fortgesetzte Darreichung eine Leberschädigung zu setzen. Das Synthalin ist ebensowenig wie das Insulin ein Heilmittel der Zuckerkrankheit; wird es fortgelassen, so tritt allmählich der Zucker wieder auf. Es wird deshalb mit den nötigen Pausen lange Zeit genommen werden müssen. Bei vernünftiger Anwendung und Innehaltung der oben gegebenen Regeln sind Dauerschädigungen nicht zu erwarten.

### Coma diabeticum.

Unter Coma diabeticum versteht man nicht oder nicht nur im Wortsinne das Finale der tiefsten Bewußtlosigkeit; Koma als eingebürgerter Terminus technicus bezeichnet vielmehr jenen Zustand, in welchem der Kranke die klassische große Atmung darbietet, so manches Mal noch bei klarem Bewußtsein sie als schwere Dyspnoe empfindend, meist aber schon umnebelt, in irgendeinem Grade der Somnolenz, die sich sehr wohl mit deliranten Zügen und Jactationen verbinden kann und auch, wenn sie allmählich in tieferen Sopor übergeht, die subcorticalen Reflexe, etwa das Schlucken, noch nicht ausschaltet. Den Verdacht auf beginnendes Koma muß vor allem der ominöse heftige Schmerz in der Oberbauchgegend, ferner ein merkliches Nachlassen der Spannung der Augäpfel sowie die sich vertiefende Atmung schüren. Wird der abdominelle Schmerz verkannt und mit Morphin zu betäuben gesucht, so wird die Katastrophe beschleunigt, da ja die herabgesetzte Erregbarkeit das Atemzentrum die Abatmung der Kohlensäure und damit den Kampf des Organismus gegen die Säurevergiftung erschwert.

Dem ausgebildeten Koma stand der Arzt früher nicht tatenlos, aber machtlos gegenüber. Man gab große Mengen von Natr. bicarbon., bis zu

200 g pro die, oder infundierte sterilisierte 3—5proz. Natr. bicarbonicum-Lösungen in die Vene, führte große Mengen von Alkohol zu, spülte den Darm und ließ alle Nahrung fort, versprach sich höchstens von intravenöser Lävulosegabe eine Einwirkung auf die Acidose. Alle diese Maßnahmen, deren Erfolg immer zweifelhaft war, sind durch die Entdeckung des Insulins mit einem Schlage überflüssig geworden. Die Alkalitherapie der Acidose überhaupt und speziell des Komas gehört heute der Geschichte an, höchstens daß man nach Beseitigung der gefahrdrohenden Symptome ein paar Tage 10 g Natr. bicarbon. per os zuführt, um die physiologische Bicarbonatkonzentration des Plasmas, die sog. Alkalireserve, wiederherzustellen.

Zur Überwindung des Komas braucht man **sehr große Insulinmengen**; der Organismus scheint in diesem Augenblicke temporär insulinresistent geworden zu sein und muß mit dem Inkret geradezu überschwemmt werden. Wir geben auf einmal oder in kurzen Abständen 100 Einheiten, zur Hälfte intravenös, verabfolgen nach 3—4 Stunden weitere 50 Einheiten und wiederholen nach dem gleichen Zeitintervall nochmals die nämliche Dosis. Von diesem Zeitpunkt an sind dann kleinere Mengen ausreichend, so daß ein Gesamtquantum von 250 Einheiten in 24 Stunden selten überschritten wird. Trotz der gewaltigen Dosen pflegt geraume Zeit zu vergehen, ehe ihr Einfluß auf den Organismus merklich wird. Nach 4 bis 6 Stunden beginnt die Umnachtung von dem Kranken zu weichen und nach 10—15 Stunden ist er wieder bei vollem Bewußtsein, und die ungestüme Atmung hat sich fast ganz verflacht.

Die Säurebildung ist dann durch Wiederherstellung eines genügend großen Kohlenhydratumsatzes beseitigt, aber nicht alle Patienten werden gerettet, da Herz und Kreislauf im Verlauf der Säureintoxikation irreparabel geschädigt worden sind. Je früher die Behandlung einsetzt, desto größer ist die Chance der Überwindung des lebensbedrohenden Vorganges.

Die Zufuhr von Zucker, insbesondere die von manchen Autoren geforderte intravenöse Infusion großer Zuckermengen, zugleich mit der Insulininjektion ist nicht erforderlich, da Blut und Säfte mit Traubenzucker überschwemmt sind; doch ist nichts dagegen einzuwenden, daß Zucker oder Himbeersaft gereicht wird, wenn der Kranke schluckt. Zuckerdarreichung (10—30 g per os) ist geboten, sobald der Kranke erwacht ist, um Hypoglykämien zu vermeiden.

Das drohende Koma wird am besten so behandelt, daß man die vorher gegebene Nahrung entzieht, 3—4mal täglich 20 Einheiten Insulin injiziert, jedesmal mit 20 g Kohlehydrat in Form von Hafermehl, Reis, Obst, Fruchtsäften, Milch. Ähnlich ist im Anschluß an die Überwindung des manifesten Komas am nächsten und übernächsten Tage zu verfahren; dann kann man zu der „Grundkost" von Joslin mit 30—40 Einheiten Insulin pro die übergehen.

Als bes. wichtig sei schließlich noch die Sorge für Flüssigkeitszufuhr während des Komas betont; wenn nicht mehr geschluckt werden kann, müssen durch Tropfklistier oder subcutane Infusion von Normosallösung in 24 Stunden 500—750 ccm Wasser beigebracht werden.

## Blutzuckeruntersuchung und Diabetes renalis.

Die Ermittlung des Nüchtern-Blutzuckergehaltes, heute infolge der Vereinfachung der nur kleinste Blutmengen benötigenden Methodik viel geübt, kommt für den praktischen Arzt unter folgenden Umständen in Betracht:

1. Entzuckerung ist nicht identisch mit Zuckerfreiheit des Harns, da aus diesem der Zucker schon verschwindet, wenn der Blutzucker, der

normalweise etwa 0,1 % beträgt, auf 0,2 % gesunken ist. Es kommt aber, bes. bei älteren Menschen, nicht selten vor, daß der Harn bereits bei Werten zwischen 0,2 und 0,26 % zuckerfrei ist. Es kann, insbes. wenn eine lästige oder gefährliche Komplikation des Diabetes besteht, wichtig sein, nicht nur Zuckerfreiheit zu erzielen, sondern auch den Blutzuckergehalt der Säfte möglichst der Norm anzunähern. Ferner ist bei jugendlichem Diabetes, je schwerer die Stoffwechselstörung, der Blutzuckergehalt um so höher, in Fällen, die sich dem Koma nähern, häufig auf Werte von 0,5—0,7 % steigend. Auch wenn schwere Fälle, mit Insulin behandelt, zuckerfrei sind, steigt über Nacht der Blutzucker wieder stark an und kann früh nüchtern bis zu 0,3 % betragen, ohne daß Zucker im Harne erscheint. Die Behandlung des Komas gewinnt erheblich an Sicherheit, wenn man den Blutzucker verfolgt; insbesondere erkennt man viel schärfer das Abklingen, den Zeitpunkt, in dem unbedingt Kohlehydrat zugeführt werden muß, um das unter Umständen unvermittelte Umschlagen der hyperglykämischen Bewußtseinstrübung in die hypoglykämische zu verhüten.

2. Es gibt Fälle von Diabetes, bei denen infolge besonderer ,,Nierendichtigkeit" trotz hohen Blutzuckergehaltes kein Zucker in den Harn übertritt; man weiß z. B. schon lange, daß der Zucker aus dem Harn verschwindet, wenn sich die Zeichen einer Schrumpfniere zum Diabetes gesellen; auch bei ,,essentieller Hypertonie" kann man die gleichen Verhältnisse finden, ohne daß die Nierenfunktion bereits beeinträchtigt ist. Solche Fälle von verkapptem Diabetes sind bes. gern mit Ekzem, Furunkulose, Neuralgien verbunden, und die Beseitigung dieser Symptome macht ohne Bekämpfung des hohen Blutzuckerspiegels große Schwierigkeiten.

3. Es gibt eine pseudodiabetische Zuckerausscheidung, d. h. eine solche, die trotz der Unversehrtheit sämtlicher am Schicksal der Kohlehydrate im Organismus beteiligten Apparate zustande kommt. Sie wird als renale ,,Glykosurie" oder renaler Diabetes gekennzeichnet, manche ziehen den Ausdruck ,,Diabetes innocens" vor.

## Diabetes renalis.

Der Traubenzucker gehört zu denjenigen Bestandteilen des Blutes, welche eine Schwelle haben, d. h. von den Nieren nicht unter allen Umständen, sondern erst dann ausgeschieden werden, wenn ein vom Normalwert ziemlich weit entfernter Grenzwert überschritten wird. Es existiert eine ziemlich breite Zone von Hyperglykämie, welche für die Niere noch keinen Sekretionsreiz bedeutet; sie reicht mindestens bis zu 0,18 %. Verfolgt man nach oraler Traubenzuckerdarreichung den Blutzucker in viertelstündlichen Intervallen, so findet man, daß Werte zwischen 0,18 und 0,2 % — allerdings nur ganz transitorisch — nicht ganz selten erreicht werden, ohne daß — auch für unsere schärfsten Reagenzien — Zucker im Harne nachweisbar würde.

Der renale Diabetes ist zu definieren als intermittierende oder dauernde Absonderung traubenzuckerhaltigen Harns, welche von sich geht bei einem unterhalb des Schwellenwertes sich bewegenden Zuckergehalt des Blutplasmas. In den klassischen Fällen erscheint der Zucker bereits bei einem Plasmazuckergehalte von 0,06—0,12 %, also auch bei strenger Diät, mitunter selbst, wenn der Patient fastet. Bei den geringeren Graden der Störung muß der Zuckerspiegel erst durch Amylaceenbelastung bis zu der individuellen Schwelle — 0,14—0,16 % — gehoben werden. Manche zeigen überhaupt keine Glycosuria ex amylo, sondern nur e saccharo. Das Wesentliche ist, daß wir die Zuckerausscheidung finden bei einem Verlauf der Blutzuckerkurve, die nach der Form des Anstieges, der Lage des Gipfelpunktes, der Dauer des Abklingens absolut der eines Gesunden gleicht (Glycosuria ex hyperglycaemia physiologica).

Die renale Form der Glykosurie tritt bei jüngeren Menschen auf, meist als Diabetes levis mit nicht mehr als 0,5—1% Harnzucker. Sie ist nicht selten heredo-familiär, und man kann dann in einer Familie alle Abstufungen, von der klassischen bis zu der nur durch Traubenzucker provozierbaren Form, finden. Die häufigste Spielart der renalen Glykosurie ist die Zuckerausscheidung der Schwangeren, als spontanes Ereignis ziemlich selten, durch reichliche Verabfolgung von Amylaceen bei vielen, durch Einverleibung von 100 g Traubenzucker bei fast allen Frauen in den ersten 2 Monaten der Gravidität auslösbar.

Die renale Glykosurie ist absolut harmlos; sie entwickelt sich niemals zu einem echten Diabetes, und eine diätetische Beschränkung ist daher überflüssig, erst recht eine Insulinbehandlung, die im übrigen meist erfolglos ist, ein Umstand, der zur Diagnose herangezogen werden kann. Manche Autoren glauben, daß der Diabetes der Jugendlichen, der nachher eine schlimme Wendung nimmt, sich in seinen ersten Anfängen als geringfügige Glykosurie ohne Hyperglykämie präsentieren könne. Diese Auffassung beruht meines Erachtens auf einer nicht genügend gründlichen Untersuchung der Fälle: es ist sehr wohl möglich, daß der Nüchtern-Blutzucker in den Anfängen eines Diabetes gravis der Norm entspricht, aber es ist nicht bewiesen, daß er auch unter dem Schwellenwerte bleibt, wenn Kohlehydrate verzehrt werden und der Harn zuckerhaltig wird. Gerade dies — ein unter 0,18% bleibender Blutzucker zur Zeit der Absonderung des Zuckerharns — muß zur Diagnose des renalen Diabetes gefordert werden.

E. Frank-Breslau.

## Diabetes insipidus.

**Begriffsbestimmung.** Andauernde von stärkstem Durstgefühl begleitete Ausscheidung großer Harnmengen von sehr niedrigem spezifischen Gewicht, in welchen abnorme Bestandteile nicht vorhanden sind, wird als Diabetes insipidus (Wasserharnruhr) bezeichnet. Wesentlich ist, daß auch Vorenthaltung des Wassers an der Sachlage wenig ändert. Die Polyurie bleibt bestehen, die Konzentration der gelösten Stoffe nimmt nur nennenswert zu. Wird der Durstversuch nicht rechtzeitig abgebrochen, so wird der Zustand nicht nur subjektiv unerträglich, sondern es melden sich die (manchmal mit Urämie verwechselten) Zeichen des Verdurstens (absolute Trockenheit der Zunge, Versiegen der Speichelsekretion, Brechneigung, Tachykardie, Fieberanstieg, bis zu deliranter Verwirrtheit sich steigernde Unruhe).

**Ätiologie.** Eine sehr große klinisch-anatomische Kasuistik beweist, daß krankhafte Prozesse in der Regio infundibularis (teils von der Hypophyse zu Stil und Trichter vordringend, teils im Infundibulum selbst lokalisiert, teils von außen auf das Infundibulum übergreifend) den Symptomenkomplex der Wasserharnruhr hervorrufen. Der Diabetes insipidus nach Schädeltraumen, bei basaler luetischer Meningitis, nach Encephalitis epidemica, beruht zweifellos auf einer Affektion der Infundibularregion; für die idiopathischen Formen wird eine funktionelle Alteration der in Betracht kommenden Strukturen in Anspruch genommen werden müssen. Die Alternative, ob Schädigung eines nervösen Zentrums am Boden des 3. Ventrikels oder der Hypophyse resp. der durch Gewebsspalten des Stils in das Lumen des Ventrikels führenden Abflußwege ihres Inkretes für die Entstehung der Harnflut verantwortlich zu machen sei, wird von den meisten Autoren durch die Kompromißformel auszugleichen gesucht, daß ein Zwischenhirnhypophysensystem existiere, das in jedem seiner Glieder getroffen sein könne. Sicher ist so viel, daß durch Zufuhr ausreichender Mengen von Hypophysenhinterlappenextrakt die stärkste Polyurie unter Ansteigen des spezifischen Gewichts auf 1020—1025 fast momentan beseitigt und ein Durstversuch spielend vertragen wird, eine Tatsache, die meines Erachtens (im Verein mit den genannten Befunden) zur Anerkennung der Hypophyse als eines den Wasserhaushalt regulierenden Organs zwingt, während die Argumente, die für die Existenz eines die Wasserbewegung regelnden Zentrums im Tuber cinereum angeführt werden, sich eine scharfe Kritik gefallen lassen müssen, ja durch die neuesten Experimentaluntersuchungen ihrer Beweiskraft völlig beraubt zu sein scheinen.

**Kennzeichen.** Im Harne findet sich kein Eiweiß, ferner vermißt man Herzhypertrophie und Blutdrucksteigerung: dadurch Verwechslung mit den Polyurien bei Schrumpfnieren und Erschwerungen des Harnabflusses (Steinniere, Prostatahypertrophie, Phimose) nicht möglich. Im Harn ist kein Zucker nachweisbar: daher (übrigens schon durch das niedrige spezifische Gewicht) Zuckerharnruhr ausgeschlossen. Das spezifische Gewicht der Tages- und Einzelportionen bleibt bei wechselnder Harnmenge konstant, steigt auch nicht nach Kochsalzzulage, zum Unterschiede von den auf neuro-psychopathischer Grundlage entstehenden primären Polydipsien. Röntgenbild des Schädels (Sella turcica), Untersuchung auf bitemporale Hemianopsie, Wassermannsche Reaktion gehört zur genauen Untersuchung eines jeden Falles von Diabetes insipidus, um nicht intra- oder extrasellare Tumoren oder luetische basale Meningitis zu übersehen.

**Therapie.** Häufig wird noch viel mehr Flüssigkeit zugeführt, als zur Ausscheidung der harnfähigen Stoffe nötig ist: es gelingt daher meist durch vorsichtige Flüssigkeitsbeschränkung ganz abnorm hohe Harnmengen, etwa 10—12 l, auf 6—8 l herunterzudrücken. Durch Kochsalzarmut der Kost kann in vielen Fällen eine Verminderung des Durstgefühls und eine weitere Herabsetzung der Harnmenge auf 4—6 l herbeigeführt werden. Doch läßt sich strengste kochsalzarme Diät auf die Dauer schwer durchführen; in jedem Falle sollte abends eine salzarme Nahrung genommen werden, damit die Nachtruhe nicht zu häufig gestört wird.

Von der früher empfohlenen medikamentösen Behandlung (Opium, Strychnin) ist ein sicherer Erfolg nicht zu erwarten; dagegen besitzen wir in dem wäßrigen Extrakt des Hinterlappens der Hypophyse ein Mittel, welches in der übergroßen Mehrzahl der Fälle von Diabetes insipidus die Störung des Wasserwechsels mit eben der Sicherheit in Ordnung bringt wie das Insulin die Störung des Kohlehydratstoffwechsels. Ebenso wie der Zuckerkranke durch Insulin ist der an Wasserharnruhr Leidende durch Pituitrin temporär geheilt. Nach Fortlassen des Mittels tritt beidemal die Störung rasch wieder in die Erscheinung.

Mit dem Insulin teilt das Hypophysenextrakt den Nachteil, daß der Erfolg bei stomachaler Verabreichung ausbleibt. Es ist aber nicht recht einzusehen, warum man sich bei einem so quälenden Zustande, wie es der Diabetes insipidus ist, weniger leicht zur Injektionstherapie entschließen sollte wie beim Diabetes melitus; zum mindesten sollte der Kranke am Abend eine Injektion von $1^1/_2$—2 ccm eines gut wirkenden Präparates empfangen resp. lernen sie sich selbst zu applizieren, um vor der häufigen Unterbrechung der Nachtruhe durch den Harndrang gesichert zu sein. Soll die Polyurie auch tagsüber gedämpft werden, so müßte am Vormittage nochmals die gleiche Dosis injiziert werden. Durch Kombination mit einer ziemlich salzarmen Kost dürften dann die Unannehmlichkeiten des Leidens sich wesentlich erleichtern lassen. Neuerdings ist von mehreren

Seiten betont worden, daß die Hypophysenextrakte auch von der Nasenschleimhaut gut resorbiert werden und in Form von Schnupfpulvern therapeutische Anwendung finden können.

Fällt die Wassermannsche Reaktion positiv aus, so ist, auch wenn sonstige Zeichen der basalen Meningitis fehlen, jedenfalls ein Versuch mit der spezifischen Therapie (JK. Hg, Salvarsan) zu machen.

E. Frank-Breslau.

## Gicht (Podagra).

Als Arthritis urica bezeichnet man periodisch auftretende heftige Entzündungen in Gelenken, Sehnenscheiden, Schleimbeuteln, Subcutangewebe, kombiniert mit einer von Anfall zu Anfall zunehmenden, häufig genug aber auch völlig schmerzlos sich vollziehenden Ablagerung von saurem, harnsaurem Natrium in den gleichen Gebilden. Die Erkrankung ist exquisit erblich; ihr Ausbruch wird begünstigt, vielfach aber auch ohne erbliche Anlage hervorgerufen durch ein Übermaß der Ernährung, bes. animalischer Kost, durch chronischen Alkoholismus und chronische Bleiintoxikation.

Ob die in den Säften resp. Gelenkflüssigkeiten angereicherte oder die auskrystallisierende Harnsäure unmittelbar für die Genese des Gichtanfalls verantwortlich gemacht werden kann, ist ganz unsicher; es ist sogar wahrscheinlich, daß Gelenkentzündung und Harnsäureretention koordinierte Manifestationen des gleichen noch schwer zu definierenden pathologischen Grundprozesses sind, und es ist interessant, in diesem Zusammenhang darauf hinzuweisen, daß die sog. Antineuralgica und Antiphlogistica wie Salicylsäure und Atophan zugleich auch die Harnsäureelimination aus dem Körper befördern, also gewissermaßen antagonistisch zu der Gichtnoxe wirken. Manche sind jetzt geneigt, in der Gichtattacke ein allergisches Phänomen zu sehen wie in dem Asthmaparoxysmus, der Migräne, der Urticaria und dem Ekzem. Wie dem auch sei, daran ist kein Zweifel, daß der Gichtkranke gegen chemische Reize, insbes. Proteinkörper, enorm überempfindlich ist: man kann mit $^1/_2$—1 ccm einer Caseosanverdünnung 1 : 20000—1 : 40000 bereits einen Anfall oder wenigstens schmerzhafte Sensationen in den bevorzugten Gelenken auslösen; schon Minkowski hat übrigens die so rapide sich entwickelnde Gelenkentzündung mit der Reaktion des tuberkulösen Organismus auf Tuberkulin in Parallele gesetzt.

**Kennzeichen.** Urplötzlich eintretende enorme Schmerzhaftigkeit des Gelenks mit starkem Ödem des Subcutangewebes und erysipelatöser Rötung der Haut (cave die irrtümliche Annahme einer phlegmonösen Entzündung!). Befallen ist meist das Tarso-Metatarsalgelenk der großen Zehe, nicht selten aber auch andere Gelenke (nach der Häufigkeit des Vorkommens geordnet): Fußwurzel-, Sprung-, Knie-, Fingergelenke. Allmählich entwickeln sich dauernde Deformationen: bes. charakteristisch sind die auf paraartikulären Uratablagerungen beruhenden unförmigen Auftreibungen um die Finger- oder die Zehengelenke.

Man fahndet bes. auf die stecknadelkopf- bis erbsengroßen Tophi an den Ohrknorpeln, auf die mit Uratmassen erfüllten Schleimbeutel am Olecranon, unter dem Ligamentum patellae.

Auf der Röntgenplatte sind sehr charakteristisch (bes. an den Phalangen) die kleinen dunklen Halb- oder Dreiviertelkreise in dem hellen Knochengewebe (Ersatz des resorbierten Knochens durch die viel lichtdurchlässigeren Urate).

Bei irregulärem Verlauf der Gicht ohne typische Anfälle muß zur Unterscheidung von primär chronischem Gelenkrheumatismus der Nachweis des erhöhten Harnsäurespiegels im Blute bei fleischfreier Kost erbracht werden. Im Blute des Gesunden finden sich, wenn die Harnsäurebildner aus der Nahrung ausgeschlossen sind, im allgemeinen nicht mehr als 3—4 mg% Harnsäure, bei der Gicht während des Anfalls etwa 9 mg%, zwischen den Attacken durchschnittlich 6—7 mg%. Hohe Werte findet man auch bei Schrumpfniere, Leukämie, Schwangerschaftstoxikosen, chronischer Bleivergiftung, Lungenentzündungen vor der Krisis; doch wird die Unterscheidung von diesen Zuständen nur sehr selten Schwierigkeiten machen. Kombiniert sich die Gicht mit essentiellem Hochdruck, so wird, wenn durch die Arteriolosklerose der Nieren deren Funktion mangelhaft zu werden beginnt, die Harnsäurekonzentration des Blutes wahrscheinlich höher sein als bei unkomplizierter Gicht.

Goldscheider glaubt sich berechtigt, „atypische" Gicht rein klinisch zu diagnostizieren, auch wenn weder der chemische Nachweis abgelagerter Harnsäure noch der Vermehrung im Blute erbracht werden kann. Er bezeichnet chronische Muskel-, Gelenk- und Nervenschmerzen bei fettleibigen Menschen mit Leberschwellungen, bei Patienten mit Hypertonie, muskulärer Herzerkrankung oder Symptomen einer chronischen Nierenerkrankung als gichtisch, wenn sie mit der Bildung kleiner, rundlicher „Tophi" am Olecranon, in den Schleimbeuteln am Knie oder am Kreuzbein und mit feinem Knirschen in den Kniegelenken (einem bei der klassischen Gicht als diagnostisch wertvoll geltenden Symptom) einhergeht; es erscheint mir schwierig, ihm in diesem Gedankengange zu folgen, da meines Erachtens die Beziehung zur Arthritis „urica" in der Luft schwebt, wenn die genannten Tophi frei von Mononatriumurat sind und die Harnsäurewerte im Blute die Norm nicht übersteigen.

Nie verabsäume man die sorgfältige Untersuchung von Herz, Gefäßapparat und Niere (häufige Kombination, zumal der chronischen Gicht, mit „essentieller Hypertonie" und Schrumpfniere).

**Therapie: Im Anfall.** Das souveräne Mittel zu raschester Beseitigung von Schmerz und Schwellung ist das Atophan (Phenylchinolincarbonsäure): $1^{1}/_{2}$ stündlich 1,0 g; 4 g pro die, 3—5 Tage lang. Macht das Originalpräparat Magenbeschwerden, dann verabreiche man es in Geloduratkapseln oder gebe seine (geschmackfreien) Derivate Acitrin, Novatophan, Hexophan. Neuerdings ist auch das Artosin empfohlen worden, das schon in kleinerer Dosis wirkt und von dem nicht mehr als 3—5 mal täglich 0,3 g gegeben werden. Bei heftigsten Schmerzen injiziert man zunächst Atophanyl (Atophannatrium 0,5, Natr. salicyl 0,5) intravenös. Erst wenn Atophan versagen sollte, erprobe man das Colchicin: Colchicin Merck à 0,0005 g, 4—5 mal $^{1}/_{2}$ stündlich 1 mg am 2. und 3. Tage etwas weniger; Liqueur Laville: 1—3 Teel. in 24 Stunden.

Lokal. Ruhigstellung evtl. Hochlagerung des in Watte zu packenden, mit Rheumasan, Spirosal, Jodvasogen einzureibenden Gelenkes; Beginn der Bewegung, sobald die Beschwerden nachlassen. Bei Residualbeschwerden in den Gelenken oder bleibenden Verdickungen und Deformationen: Heißluftbäder, Fangopackungen; Diathermie, Radiumkompressen, Biersche Stauung, Massage, Gebrauch der Thermalbäder von Ragaz, Wildbad, Wiesbaden, Warmbrunn, Aachen, Pistyan, Teplitz-Trenzsin oder der Radiumbäder in Gastein, Brambach, Joachimsthal.

Im Intervall. Regelung der Lebensweise: Vermeidung jedes Übermaßes der Nahrungszufuhr mit starker Beschränkung animalischer Kost und lacto-vegetabilischem Zuschnitt, Verzicht auf Alkoholgenuß, intensive Betätigung der Muskulatur durch Sport, Gartenarbeit usw.

Bei Häufung von Gichtattacken oder ständigen Beschwerden Streichung der Harnsäurebildner aus der Nahrung, d. h. Durchführung einer sog. purinarmen Diät für mindestens 3 Monate, in leichteren Fällen wenigstens mehrerer Fleischfasttage in der Woche (s. das unten wiedergegebene Ernährungsschema); bei bes. schwerer Gicht neben der Purinarmut auch Zurückführung des Calorienbedarfs und der Gesamteiweißmenge an die untere Grenze des Statthaften (40—50 g Eiweiß pro die bei etwa 1800 Calorien). Die Ernährung gewinnt dann einen stark vegetarischen Charakter, und es empfiehlt sich sogar, mitunter zu ,,Rohkost"perioden überzugehen.

Befreiung des Organismus von der Harnsäureüberladung durch eine chronisch intermittierende Atophankur; in schweren Fällen würde sich ein 4wöchiger Gebrauch des Mittels mit gleichlanger Pause, zunächst als 2maliger Turnus, empfehlen (durch 8 Tage 6mal 0,5, die übrigen 3 Wochen 4mal 0,5 Atophan oder eines seiner Ersatzpräparate). Bei solcher langdauernden Verwendung des Atophans ist sorgfältig auf die Funktion der Leber zu achten, da mehrfach leichtere und schwerere Formen von Ikterus beobachtet worden sind: Auftreten einer stark ausgeprägten Urobilinogenreaktion im Harn oder einer Vermehrung des Bilirubins im Serum läßt das Aussetzen der Atophanmedikation ratsam erscheinen. Will man sich in weniger schweren Fällen zum kontinuierlichen Gebrauch des Mittels nicht entschließen, so wähle man die mildere Form der chronisch intermittierenden Darreichung, bei welcher der Patient alle 14 Tage 2—3 Tage lang 3 g Atophan über den Tag verteilt, einnimmt.

Von alters her in Übung ist das Trinken alkalisch-erdiger oder alkalischsulfatischer Wässer (Fachinger, Biliner, Salzbrunner); bei Komplikation mit Uratsteindiathese (Wildunger, Vichy), mit Leberstörungen (Karlsbader) und Magen-Darmbeschwerden (Marienbader, Kissinger, Homburger). Neuerdings bürgert sich der Gebrauch radium- oder thorium-X-haltigen Wassers ein, der mindestens das gleiche leistet wie die Inhalation der Emanation. Gerade während der Atophanmedikation und der Atophankur ist es sehr nützlich, ein leicht alkalisches Wasser in größeren Mengen trinken zu lassen, um die reichlich ausgeschiedene Harnsäure in Nierenbecken und Harnwegen in Lösung zu halten.

Faßt man die Gicht als allergische Erkrankung auf, so wird man den Versuch einer ,,Desensibilisierung" machen. Man ermittelt die kleinste Menge eines Proteinkörpers, z. B. des Caseosans, Hyperthermans oder Novoprotins, mit der man eben noch eine Schmerzreaktion in einem oder mehreren Gelenken erhält und bleibt bei den in mehrtägigen Abständen zu wiederholenden Injektionen ein wenig unterhalb dieser Grenze. Wie bereits erwähnt, ist die deutlich reizende Dosis bei der Gicht außerordentlich klein. Auch von Injektionen von Bienengift (Apicosan der Firma A. Wolff, Bielefeld) kann man Gebrauch machen.

Schema einer strengen, purinarmen Kost nach Brugsch.
Morgens: Coffeinfreier Kaffee (eigentlich nicht nötig, da Coffein kein Harnsäurebildner ist) mit 50 g Sahne oder 100 g Milch, 150 g Weißbrot, 25—50 g Butter, 25—50 g Honig, Fruchtgelee, Marmelade.

2. Frühstück: 2 Eier oder 80—100 g Käse (Emmenthaler, Quark, Limburger, Holländer, Fromage de Brie, Sahnenkäse, Roquefort, Kuhkäse, Edamer Käse usw.), 25 g Butter, Weißbrötchen 70—75 g.

Mittags: 300 g einer sämigen Suppe (Grieß, Graupen, Reis, Tapioka, Sago, Hafermehl, Fruchtsuppe; Cave Bouillon!), 150 g Kartoffeln, evtl. als Kartoffelmus, 150 g grüne Gemüse, durchs Sieb geschlagen, evtl. Salate, 200 g Pudding (Grieß, Reis, Mondamin), 50—100 g Butter.

Nachmittags: Coffeinfreier Kaffee mit Milch oder Sahne, 50—100 g gerösteten Zwieback mit Butter (25—50 g) oder Marmelade.

Abends: Omelette mit Marmelade oder Rührei oder Eier in sonstiger Form (evtl. eine Mehl-, Grieß-, Reisspeise mit Fruchtsaucen), 100 g Brot mit 25 g Butter, 50 g Käse und 100 g Obst.

E. Frank-Breslau.

## Ödemkrankheit

(vgl. Abschnitt: Erkrankungen der Harnorgane).

Als Ödemkrankheit wird eine bei fehlender Herz- oder Nierenaffektion hervortretende Neigung zu hydropischen Schwellungen bezeichnet, die sich während des Krieges bei Insassen von Gefangenenlagern, später auch bei der Zivilbevölkerung bemerkbar machte. Die Krankheit trat bei schwer arbeitenden Gefangenen auf, ferner bei solchen, die in der Rekonvaleszenz von einer Recurrens-, Ruhr-, Malaria, Fleckfieberinfektion begriffen waren (oder auch noch Krankheitserscheinungen darboten).

**Kennzeichen.** Schwellungen der unteren Extremitäten, aber auch Scrotal-, Gesichtsödeme, selbst Höhlenhydrops, dabei ausgesprochene Verwässerung des Blutes (hydrämische Plethora). Auffallende Bradykardie (50—60 Schläge in der Minute), niedriger Blutdruck, Dikrotie des Pulses. Körpertemperatur subnormal. Absonderung eines reichlichen Harnes von sehr niedrigem spezifischen Gewicht. In schwersten Fällen (die oft genug nur geringe Ödeme aufweisen) plötzlich komatöser Zustand, der tödlich endigen kann, in leichteren Fällen Kopfschmerzen, Schwindelgefühle, Apathie, Muskelschwäche.

**Ätiologie.** Das Krankheitsbild ist auch sonst nicht unbekannt: es findet sich in gleicher Weise bei schweren Schädigungen des Ernährungszustandes, z. B. Diabetes mellitus gravis, Inanition bei Speiseröhrenverengerungen, Carcinomkachexie. Es handelt sich zweifellos um einen Symptomenkomplex, welcher der hochgradigen Unterernährung eigentümlich ist (mangelhafte Ernährung bei Rekonvaleszenten von mit stark erhöhtem Stoffumsatz einhergehenden Infektionskrankheiten, Mißverhältnis der in der Nahrung dargebotenen Calorienmenge zu der bei schwerer körperlicher Arbeit benötigten oder endlich ganz bes. niedrige Nahrungszufuhr auch bei nicht übermäßig schwer arbeitenden Menschen (Kohlrübenwinter 1916/17). Beziehungen zu den auf einer unzweckmäßig zusammengesetzten einseitigen Nahrung beruhenden Krankheitszuständen (Avitaminosen, z. B. Beri-Beri, Skorbut) dürften kaum bestehen.

**Therapie.** Bei Bettruhe und reichlicher Ernährung (bes. Fettzulagen) bilden sich die Krankheitserscheinungen ohne jedes Medikament meist rasch zurück.

E. Frank-Breslau.

## Anhang.

## Abderhaldensche Reaktion.

**Theoretische Grundlagen.** Nach Abderhalden treten bei der Schädigung von Parenchymzellen eines Organs oder bei der Entwicklung von Fremdgebilden im Körper (Carcinom, Placenta) Fermente im Blutplasma auf, welche auf den Abbau der Eiweißkörper jener Organe, des Carcinoms, der Placenta, spezifisch eingestellt sind, d. h. nicht beliebige Eiweißsubstanzen verdauen, sondern nur gerade das Organeiweiß, das zu ihrer Bildung Veranlassung gegeben hat. Es ist einleuchtend, daß an eine Entdeckung von so hervorragender biologischer Bedeutung sich auch ein großes praktisches Interesse für die Carcinom- und Schwangerschaftsdiagnose sowie für die Erkennung unklarer Organerkrankungen knüpft.

Methode. Das von Abderhalden zur praktisch-klinischen Verwendung angegebene Dialysierverfahren ist an sich recht einfach. Man bringt Stückchen des gekochten, vollständig blutfrei gemachten Organs in einer Pergamenthülse mit dem zu prüfenden Serum bei Bluttemperatur zusammen und untersucht nach einiger Zeit in der Außenflüssigkeit mit Hilfe einer Farbreaktion (Ninhydrin = Triketo-Hydrindenhydrat) auf Eiweißabbauprodukte, welche ja im Gegensatz zu den kolloidalen Eiweißkörpern durch Membranen passieren.

Lüttge und v. Mertz glauben das Originalverfahren dadurch verbessert zu haben, daß sie aus dem Gemisch von Organsubstrat und Serum nach 24stündigem Aufenthalt im Brutschrank das Eiweiß mit 96proz. Alkohol und Auskochen ausfällen und dann im Filtrat die Ninhydrinreaktion anstellen. Im Fortgange ihrer Untersuchungen haben sie Organextrakt verwendet und sind zu einer einfachen „Trübungsreaktion" gelangt. Diese wird so angestellt, daß das zur Trockne eingedampfte Organextrakt durch das zugesetzte Serum gelöst wird und daß man nach Ausfällung des Eiweißes mit absolutem Alkohol in der Kälte dem Filtrat n/40-Salzsäure tropfenweise bis zur Trübung zusetzt. Diese Reaktion soll dasselbe leisten wie die Abderhaldensche (selbst imstande sein, das Geschlecht des Fetus in utero anzuzeigen), sie scheint aber, was die reagierenden Stoffe und die Reaktionsprodukte anlangt, nach den genannten Autoren nicht mehr wesensgleich mit dem ursprünglichen Verfahren.

P. Hirsch bedient sich zum Nachweis der „Abwehrfermente" der Interferometrie, welche die sich ändernde Lichtbrechung in einer Lösung durch das Wandern von Interferenzstreifen verfolgt. Eine solche Änderung der Lichtbrechung tritt aber dann ein, wenn Abbauprodukte auftreten und die Konzentration der ursprünglich gegebenen Lösung erhöhen.

Praktische Bewertung. Leider haben sich bei den natürlich von vielen Seiten in Angriff genommenen Nachprüfungen große Unstimmigkeiten auch zwischen kompetenten Untersuchern herausgestellt. Selbst bei Berücksichtigung aller der von Abderhalden fortlaufend neu angegebenen Modifikationen und Kautelen will es zahlreichen Untersuchern nicht gelingen, z. B. bei der Tumordiagnose, auch nur einigermaßen verläßliche Resultate zu erzielen, indem nicht nur Sera von sicher Carcinomkranken das gewählte Substrat nicht abbauen, sondern — was viel bedeutsamer ist — auch umgekehrt Sera von sicher tumorfreien Menschen zu positiver Ninhydrinreaktion in der Außenflüssigkeit führen.

Ebenso sind alle Schlüsse, die aus dem Abbau bestimmter Organe für die Ätiologie und Pathogenese von Krankheiten gezogen worden sind (Abbau der Keimdrüsen bei Dementia praecox, der Schilddrüse bei Fettsucht), mit größter Vorsicht zu beurteilen. Es kann daher zur Zeit dem Dialysierverfahren, dessen biologische Grundlage — die Existenz spezifischer Organfermente — wahrscheinlich zu Recht besteht, sowie seinen Abwandlungen, eine praktische Bedeutung noch nicht mit Sicherheit zuerkannt werden.

E. Frank-Breslau.

## Krankheitszustände und Bildungsanomalien auf innersekretorischer Grundlage.

## Erkrankungen der Schilddrüse.

### Morbus Basedowii (Thyreotoxikose)[1].

Allgemeine Verbesserung der Heilerfolge bei Basedowscher Krankheit hat rechtzeitigere Erkennung des Leidens in der ärztlichen Praxis zur Voraussetzung. Nicht immer kommen die Patienten wegen der klassischen Symptome (Volumzunahme der Schilddrüse, Pulsbeschleunigung und Glotzauge) in die Sprechstunde! Die Frühfälle verlaufen gern unter dem trügerischen Bilde der Nervosität, Hysterie, des Cor nervosum, der Anämie, beginnender Tuberkulose, Menstruations- und Magen-Darmstörungen.

Das Leiden bevorzugt jugendliches Alter (18—30 Jahre) und leicht erregbare, zu vasomotorischen Störungen geneigte weibliche Personen mit von vornherein mäßigem Ernährungszustand, oft grazilem Knochenbau und erblicher Veranlagung zu nervösen und Stoffwechselstörungen. In Kropfgegenden sind schwere Basedowformen sicher seltener! Seine **wichtigsten Symptome,** größtenteils durch einen erhöhten Erregungszustand des vegetativen Nervensystems bedingt, sind: die meist kolloid- und jodarme Basedowstruma. Kennzeichen: Anfänglich weichere, dann derbere Konsistenz; meist symmetrisch und diffus; oft druckempfindlich und — als Ausdruck der Mehrleistung — blutreich (Schwirren bei der Betastung, Sausen und Blasen bei der Behorchung). Größe häufig im Mißverhältnis zur Stärke des Hyperthyreoidismus; Cervicaldrüsen oft palpabel. Mitunter rasche Schilddrüsenschwellungen, auch erhebliche, bei der Therapie trügerische spontane Volumschwankungen!

Denke an abnorm gelagerte Kröpfe (akzessorische Schilddrüsen von Zungenwurzel bis Aortengegend, also längs des ganzen Weges, den die Schilddrüsenanlage mit dem Herzen nach abwärts wandert), vor allem an Zungenkröpfe und retrosternale Struma (Dämpfung über oberem Sternum, Schatten im Röntgenbild; Verwechslungsmöglichkeit mit persistierender Thymus, die sich namentlich in schweren Fällen findet, für Fälle von postoperativem „Basedow-Tod" von vielen verantwortlich gemacht wird, aber keine ausschlaggebende Kontraindikation gegen die chirurgische Behandlung darstellt).

Herzstörungen, insbes. dauernde, bei psychischen Erregungen sich auffällig steigernde Tachykardien (Acceleransreizung?). Mit Herzpalpitation einhergehende, erregte labile Tätigkeit mit angedeutetem Pulsus celer und starken, subjektiv störenden Gefäßpulsationen (Carotiden).

Oft Extrasystolien, mitunter Arrhythmia perpetua. Trotz lebhafter Herztätigkeit und starker Carotidenpulsation meist kaum Blutdruckerhöhung und oft weicher, kleiner Radialispuls (geringer Tonus der peripherischen Gefäße durch Vasodilatatorenreizung?).

Oft systolische Herzgeräusche an Mitralis (auch Ansatzpunkt der 3. und 4. Rippe links); namentlich später Dilatationen. Auch Kombinationen mit organischen Klappen- und Muskelfehlern.

Augenstörungen, vor allem das häufig frühzeitige Klaffen der Lidspalten und das als Exophthalmus bezeichnete Hervortreten der Bulbi (mitunter einseitig stärker, wohl verursacht durch abnorme

---

[1] Beschreibung durch von Basedow, 1840, Physikus in Merseburg.

retrobulbäre Gefäßfüllung bzw. Ödem, in Spätfällen auch Vermehrung retrobulbären Fettpolsters); bedeutsam vielleicht auch Reizzustand des sympathisch innervierten, den Bulbus nach vorn ziehenden Musculus palpebralis (Landström?). Mitunter einseitiger Exophthalmus.

Weniger wichtig sind: Seltenheit und Unvollständigkeit des Lidschlages (Stellwagsches Symptom), ungenügende Mitbewegung des Oberlides nach unten bei Abwärtsbewegung der Bulbi (Gräfesches Symptom), die seltene und mehrdeutige Insuffizienz der Konvergenzbewegung (Möbius-Symptom). Bedeutsamer ein ungewöhnliches Glänzen der Augen, unmotiviertes Tränenträufeln, später auch abnorme Trockenheit.

Nervöse Störungen, in Form von Händezittern (sehr rascher, kleinschlägiger Tremor; mitunter auch an anderen Körperstellen, wie Zunge und Augenlider); gleichzeitig oft Sehnenreflexsteigerungen und „Nervosität" (hastiges, unruhiges, reizbares Wesen, Stimmungsschwankungen und Schlafstörungen). Gelegentlich ausgesprochene Psychosen, vor allem manisch-depressive Zustände.

Abmagerung, auch trotz reichlicher Nahrungszufuhr und ungestörter Verdauung infolge krankhafter Steigerung aller Verbrennungsprozesse (die Schilddrüse — ein „Blasebalg"). Mitunter hartnäckiges, auch paroxysmales Erbrechen und krisenähnliche Diarrhöen (auch Fettstühle, vorherrschend infolge von Resorptionsstörungen?, auch funktioneller Pankreasbeteiligung). Öfters Speichelfluß. Gelegentliches geringes Fieber im Krankheitsbeginn; auch Menstruationsstörungen, alimentäre Glykosurie; manchmal auch spontaner Zuckergehalt und Albuminurie.

Hautveränderungen. Neigung zum Schwitzen (infolge der Schweißdurchtränkung und Magerkeit, auch Abnahme des Hautwiderstandes beim Elektrisieren), Haarausfall und chloasmaähnliche Pigmentierungen (z. B. am oberen Augenlid).

Frühzeitige als objektives Kennzeichen wertvolle Veränderungen des weißen Blutbildes, bei akuten und schweren Formen. Verminderung der Gesamtzahl der weißen Blutkörperchen im Kubikmillimeter und starke relative Vermehrung der Lymphocyten (Mononucleose! herabgesetzte Gerinnungsfähigkeit). Hämoglobin, Zahl der roten Blutkörperchen im wesentlichen normal; Abnahme jedoch in Spätfällen und bei Komplikationen mit Anämien.

Hierzu kommen als weitere Krankheitserscheinungen: Reizhusten (öfters ein Frühsymptom), Atemstörungen (wie Frequenzsteigerung und Lufthunger), rheumatoide Schmerzen, auffällige Muskelschwäche, Hyperplasien des lymphatischen Apparates (abgesehen von Thymus auch Lymphdrüsen, Milz).

**Praktisch wichtige Spielarten** sind: geringfügiger, anscheinend gutartiger oder noch beginnender Hyperthyreoidismus (forme fruste, Basedowoid), die, namentlich in Kropfgegenden vorkommende, zu leichterem Hyperthyreoidismus führende „Kropfform" mit auffällig großer, zu Trachealstenose neigender Volumzunahme, z. B. im Anschluß an Schwangerschaft, Wechseljahre, Infektionskrankheiten (akute Thyreoiditis nach Typhus, Grippe, Pneumonie usw.), der sog. Jodbasedow und das „Kropfherz".

Das echte Kropfherz entsteht durch umschriebene nach Grad und Ausdehnung oft nur röntgenologisch nachweisbare Trachealstenosen im Gefolge von Strumen (auch retrosternale!). Solche Erschwerungen der Luftpassage können auch Herzstörungen, insbes. rechtsseitige Dilatationen, auslösen („dyspnoische Form" des Kropfherzens). Herzstörungen bei Strumen kommen allerdings durch Wechselwirkung zahlreicher Momente zustande. Strumen können ein zuvor gesundes Herz teils mechanisch durch Druck auf Luftröhre, auf zu- und ableitende Blutgefäße und auf herzregulierende Nerven („neurotisches" Kropfherz), teils chemisch durch den sog. Hyperthyreoidismus in Mitleidenschaft ziehen („thyreotoxisches" Kropfherz). Strumen können aber auch zu zuvor vorhandenen Herzstörungen, wie Wachstumsherz, angeborenen und erworbenen Herzklappenfehlern, Myokarditis hinzutreten und durch die genannten Momente ungünstig beeinflussen. Jodzufuhr kann gerade bei solchen Strumen nicht nur Jodismus mit Schnupfen, Bronchitis, Kopfweh, Acne und Magen-Darmstörungen, sondern auch **sekundäre Schilddrüsenveränderungen** setzen, die histologisch und klinisch einem „Basedow" gleichen können.

Zahlreiche, vielfarbige **Komplikationen der Basedowschen Krankheit** entstehen teils zufällig, teils infolge Miterkrankung anderer mit der Schilddrüse in Arbeitsgemeinschaft stehender Drüsen und gleichzeitiger Nervenleiden (z. B. Diabetes mellitus, Akromegalie, „Addison", Osteomalacie, „Hysterie", Epilepsie usw.).

Wenn schließlich auch jedes Körpergewebe eine gewisse „innere Sekretion" besitzt, insofern es Stoffe an die Körpersäfte abgibt, die andere Organe oder gar den Gesamtorganismus beeinflussen, so verlangt doch die klinische Betrachtungsweise eine engere **Begriffsbestimmung der „innersekretorischen Störungen"** und damit eine Beschränkung auf die Funktionsstörungen der sog. Blut- oder Inkretdrüsen: Hypophyse, Epiphyse, Schilddrüse, Epithelkörperchen, Thymus, Nebennieren, Bauchspeichel- und Geschlechtsdrüsen. Diesen Inkretdrüsen schreiben wir ja „spezifische" Leistungen, insbes. Absonderungen von Hormonen zu (wie Thyroxin, Adrenalin, Insulin). Freilich werden die klinischen Folgen der Funktionsstörung einer Inkretdrüse modifiziert durch sekundäre Funktionsänderungen jener Drüsen, auch anderer Körperorgane, mit denen die primär erkrankte Drüse in Arbeitsgemeinschaft steht, ferner durch koordinierte Erkrankungen mehrerer, ja fast aller Blutdrüsen (sog. **polyglanduläre innersekretorische Störungen**). Alle Stoffwechselvorgänge werden nun in letzter Linie durch besondere vegetative Zentren beherrscht, vor allem solche, die im Zwischenhirn (Hypothalamus) gelegen sind. Inwieweit funktionelle oder organische Veränderungen dieser Zwischenhirnzentren unter dem klinischen Bilde scheinbar primärer Blutdrüsenerkrankungen, gerade auch eines „Basedow" oder eines pankreatogenen Diabetes erscheinen können, bedarf noch der Klärung. Bei allen Drüsenstörungen aber müssen wir quantitativ mit Steigerungen und Versiegen der Absonderungen, aber auch qualitativ mit Änderungen der Inkrete rechnen. Zwischen Masse des Drüsengewebes, abgesonderter Inkretmenge und Grad der klinisch nachweisbaren Über- oder Unterfunktion besteht jedoch keineswegs ein starrer Parallelismus. Für den Grad einer „Autointoxikation" ist neben der Intensität und Qualität der Sekretionsstörung auch die individuell verschiedene Möglichkeit zur „Kompensation" sowie die besondere Giftempfänglichkeit des Organismus bedeutsam. Von vornherein „disponierte", z. B. nervöse und „vegetativstigmatisierte" Menschen mögen gerade auf Steigerung der Schilddrüsenfunktion schärfer und anders reagieren. Kleine Drüsenmengen können übrigens unter Umständen reichlich Sekret bilden und umgekehrt. Ein annähernd normales oder kleines Schilddrüsenvolumen beweist deshalb noch keineswegs das Fehlen eines Hyperthyreoidismus. Oft besteht ein auffälliges Mißverhältnis zwischen den einzelnen Teilerscheinungen des Hyperthyreoidismus, z. B. frühzeitige und intensive Ausprägung des Exophthalmus bei gleichzeitigem Zurücktreten anderer Krankheitssymptome. Die Annahme, daß dem Basedow ein Hyperthyreoidismus zugrunde liegt, wird gestützt durch die unzweifelhaften therapeutischen Erfolge künstlicher Beschränkungen des sezernierenden Parenchyms (Operationen, Röntgenbestrahlungen). Durchaus zweifelhaft bleibt freilich die Grundursache dieses Hyperthyreoidismus. Wir wissen z. B. noch nicht, ob Primärschädigungen vegetativer Zentren (s. o.) eine Rolle spielen oder primäre Störungen des Sekretstapelungsvermögens in der Schilddrüse.

**Therapie.** Die spontanen großen Verlaufsschwankungen des „Basedow" erschweren die Beurteilung therapeutischer Maßnahmen. Es kommen selbst nach Jahren überraschende spontane Besserungen vor, freilich auch ebenso überraschende Rezidive! Die Zukunftsaussichten bei Basedowscher Krankheit hängen dennoch, abgesehen von der rechtzeitigen Erkennung des Leidens, von der Einleitung zielbewußter Therapie ab.

Zunächst, ganz bes. bei Jugendlichen, interne Behandlung. Entweder dauernd oder als Vor- und Nachbehandlung der Operation. Rechtzeitige Operation ist geboten, falls stenosierende Kröpfe vorliegen (selten!) und falls richtig durchgeführte interne Behandlung (Notwendigkeit rascher Wiederherstellung der Berufsfähigkeit) unmöglich ist, nur ungenügende Erfolge zeitigt oder gar erhebliche Verschlimmerungen nicht verhindern kann.

Die interne Behandlung ist langwieriger und hinsichtlich optimaler Dauererfolge, insbes. bei schwereren „aktiven" Fällen, unsicherer, als rechtzeitige Operationen durch geschulten Facharzt. Bei wenig erfolgreicher interner Therapie soll man im allgemeinen nicht allzu lange bis zur Operation warten (also eher Früh- als Spätoperationen!). Gröbere Herzveränderungen, gelegentliche Albuminurie und Glykosurie sind keine zwingenden Gegenanzeigen; zu den Kontraindikationen des schweren Marasmus und bedrohlicher Herzinsuffizienz soll es während ärztlicher Behandlung gar nicht kommen. Bei der Indikationsstellung berücksichtigt man, daß das Kindesalter — ganz im Gegensatz zu Männern — zu leichteren Formen der Basedowschen Krankheit mit relativ geringfügiger Tachykardie neigt.

Die interne Behandlung verlangt viel Geduld und Geschick; ihr Schwerpunkt liegt oft weniger in medikamentösen Verordnungen als in sachgemäßer Allgemeinbehandlung. Also: kein einzelnes Heilmittel, sondern stets ein dem Einzelfall angepaßter Kurplan.

**Allgemeinbehandlung.** Psychische und körperliche Ruhe mit anfänglicher Bettbehandlung und Fürsorge für guten, ausreichenden Schlaf. Dadurch günstige Beeinflussung von Nervosität, Abmagerung und Herzstörung. Als unterstützende Mittel hier Brompräparate, Kodein, Belladonna sowie Schlafmittel. In schwereren Fällen Herausnahme des Kranken aus Familie, also Krankenhausbehandlung (Heilverfahren beantragen!). Zur Vermeidung körperlicher Anstrengungen bequem gelegene Wohnung (Erdgeschoß), beruhigende seelische Beeinflussung durch den Arzt. Cave Sport und sexuelle Anomalien, wie Abusus, Coitus interruptus, Masturbation. Schwangerschaft wird oft (keineswegs immer) gut vertragen; Unterbrechungen fast nur in der 1. Hälfte. Häufigere Verschlimmerungen jedoch bei Klimakterium und Röntgenkastration.

Unterstützung der anfänglichen Liegekur durch Freiluftbehandlung (sehr zweckmäßig: waldreiches Mittelgebirge (Tatra), mitunter auch Seestrand ohne Seebäder), durch Massagen, spirituöse Abreibungen, lauwarme Abwaschungen und Packungen; $1/4$—$1/2$ stündige Vollbäder von etwa 32⁰ C. Auch Kohlensäure- und Solebäder, letztere bes. in Rekonvaleszenz.

Mastkuren bei Körpergewichtsabnahmen und von vornherein mäßigem Ernährungszustand. Gewöhnlich am besten gewürz- und salzarme, vorherrschend lacto-vegetabilische Kost, Milch, bes. als saure Milchsuppen, auch Joghurt; versuchsweise auch Rohkost. Möglichst Ausschaltung aller Gifte, vor allem Tee, Kaffee, Alkohol und Nicotin, falls Entziehung auch kleinerer Mengen Stimmung und Lebensfreudigkeit nicht allzu sehr beeinträchtigen.

Unterstützung dieser Allgemeinbehandlung durch örtliche Einwirkungen auf die Schilddrüse. 1. Hydrotherapie: Kalte Umschläge, Eispackungen, auch Kühlschlangen auf Schilddrüsengegend, kalte Blase auf das Herz. 2. Elektrotherapie: Galvanisation des Halssympathicus und Quergalvanisation der Schilddrüse: Kathode auf Rücken an Grenze zwischen Hals- und Brustwirbelsäule; kleinere Anode annähernd in der Regio carotidea; Ein- und Ausschleichen von etwa 2 M.A. oder mittelgroße Elektroden zu beiden Seiten der Schilddrüse; 5—15 Minuten; 1—3 M.A.; Stromrichtung während Sitzung einmal wenden. 3. Arzneiliche Einwirkungen am Halse: Trotz aller theoretischer Bedenken mitunter auch Jodvasogen und Jodsalben. 4. Vor allem die oft recht leistungsfähige Röntgentherapie, zweckmäßig häufig gepaart mit gleichzeitiger Jodbehandlung. Deutliche Volumabnahme und Besserung des Hyperthyreoidismus hierbei; Erfolge freilich oft nur vorübergehend, nicht selten sogar Verschlimmerungen im Anschluß an Bestrahlungen, falls sich nicht sorgfältige Nachbehandlung, vor allem auch mit Allgemeintherapie, Antithyreoidin, Jod, anschließt. Die krankhaft gesteigerte Schilddrüsensekretion wird anscheinend therapeutisch unter Schrumpfung von Gefäßen und hyperplastischem Drüsenepithel abgeschwächt. Entstehung von Verwachsungen, die später operative Eingriffe erschweren, im Gefolge der Bestrahlungen vielleicht möglich; ihre Bedeutung freilich stark überschätzt.

**Arzneipräparate.** Nur im Rahmen eines ausgedehnteren Kurplanes anzuwenden! Ganz sicher wirkende, die Hyperfunktion der Schilddrüse aufhebende oder neutralisierende Gegenmittel gibt es noch kaum. 1. Organotherapie. Keine Schilddrüsenpräparate, aber versuchsweise Antithyreoidin, mitunter auch Rodagen, Thymussubstanz, Hypophysenpräparate und Ovarialtabletten, bes. bei klimakterischem „Basedow".

Das aus dem Serum entkropfter, d. h. myxödemartig erkrankter Hammel gewonnene Antithyreoidin wird angewandt: 1. Flüssig: Gläschen mit 10 ccm; 3 mal täglich 10 Tropf.: alle 2 Tage um je 5 Tropf. steigern, bis zu 30 Tropf.; dann ebenso abwärts. Nach Verbrauch von 50 ccm 8 Tage Pause; dann auf kürzere Zeit nochmal 3 mal täglich 10 bis 20 Tropf.; 2. Tabletten: die gewöhnlichen — Röhrchen zu 20 Stück — mit 0,05 g Antithyreoidin-Trockensubstanz. Am 1. und 2. Tage 3—4 mal 1 Tabl.; jeden 2. Tag steigern bis 5 mal 2 Tabl. pro die. Nach 2 tägiger Pause dann wieder abwärts. Neuerdings die anscheinend wirksameren Antithyreoidintabletten „starke Dosierung": 0,5, also die 10 fache Menge der einfachen Tabletten enthaltend und einer Menge von 5 ccm flüssigem Serum entsprechend. Röhrchen zu 10 St.; sehr teuer! Gleich anfänglich 2—4 St. täglich; Darreichung einige Zeit hindurch mit Intervallen fortsetzen. Neuerdings scheint ein experimenteller Beweis für antithyreoide Wirkung des Präparates durch biologische Versuche erbracht (Geßner; Gürbersches pharmakologisches Institut-Marburg).

Das Rodagen wird hergestellt aus Milch schilddrüsenloser Ziegen. Etwa 3 mal täglich 2—6 g (Tabletten zu 2,0) während mehrerer Wochen.

Mitunter Klagen über schlechten Geschmack und Einwirkungen auf das Herz. — Nach anfänglicher vorübergehender Steigerung der Beschwerden Medikation zunächst versuchsweise fortsetzen.

Neuerdings Versuche mit Insulin! Beginn mit 2mal täglich 5 Einheiten; 1—2 Monate lang; evtl. bis 2mal täglich 20 Einheiten.

Medikamente. Am meisten empfehlenswert Belladonnadarreichung (Lähmung des autonomen Systems und bes. günstige Beeinflussung der Schweiße, der vasomotorischen und Magen-Darmstörungen). Darreichung in allmählich steigenden Dosen als Tropfen, z. B. Extr. Bellad. 0,5; aqua dest. ad 30,0; 3mal täglich 10—30 (!) Tropf.; achte auf Vergiftungssymptome, wie weite Pupillen, Trockenheit im Munde, oder als Belladonnapillen: Extr. Bellad. 0,3; evtl. mit Fol. Bellad. $\bar{a}\bar{a}$; auf 30 Pill.; auch Kombinationen mit Extr. cannabis indic. $\bar{a}\bar{a}$, sowie — namentlich bei stärkeren nervösen Störungen — noch mit Codein. phosph. $\bar{a}\bar{a}$; 3mal täglich 1—2, höchstens 3 Pill. An Stelle von Belladonna auch Atrop. sulf. (als Tropfen oder Pillen z. B. Sol. atrop. sulf. 0,01 zu 10,0 aqua dest.; 3mal täglich 5—10 Tropf. und mehr oder Atrop. sulf. 0,015; mass. pill. qu. s. ad pill. 30 S. 3mal täglich 1 Pille). Andere reichen Belladonnatinktur mit Arsen und Salzsäure 3mal täglich $1/2$—1 Teel. (z. B. Tct. Bell. 10,0; Sol. Fowl. 5,0 Acid. muriat. dilut. 2,0 M. D. S. 3mal täglich 5—10 Tropf. und mehr). Bei den oft hartnäckigen, gegen Stopfmittel resistenten Diarrhöen werden auch Klysmen mit $1/4$ l warmen Wassers und 20—30 Tropf. der Suprareninlösung 1 : 1000 empfohlen, ferner Calc. chloratum crist. (sol. 20,0: aqu. cinnamomi ad 200,0; mehrmals täglich 1 Teel. oder auch Orphol 5,0 Calc. carbon., Calc. phosphor. aa 25,0; 3mal täglich $1/2$—1 Teel.), Pancreon (Pankreasdispert oder Exclud).

Jodbehandlung eines ,,Basedow" ist durchaus kein Kunstfehler, im Gegenteil oft recht wirksam, namentlich in Verbindung mit guter Allgemein- und Röntgentherapie, u. a. Jodkalium, Lugolsche Lösung, Dijodyl, Calc. jodat (letzteres 1 auf 30 Wasser, 3mal täglich 5 Tropf., auch mehr). Sorgfältige fortlaufende Krankenbeobachtung vorausgesetzt, empfiehlt sich damit durchaus ein Versuch, der auch nach anfänglicher Verschlimmerung nicht immer abgebrochen werden muß. Nach der Geburt enthält ja die Schilddrüse im Gegensatz zum Embryo zwar individuell, zeitlich und namentlich örtlich wechselnde, bei der Gebirgsbevölkerung im Verhältnis zu Meeresküstenbewohnern z. B. durchschnittlich geringere, aber doch auffällig hohe Jodmengen. Dieses Jod ist in erster Linie gebunden an eine überaus jodhaltige Substanz, das sog. Thyroxin, das an Schilddrüsenwirkung alle früheren jodhaltigen Eiweißkörper übertrifft. Bei Darreichung von anorganischem Jod scheidet der Gesunde den Überschuß aus; bei Kolloidstrumen findet häufig jedoch Jodstapelung in der kranken Schilddrüse statt. In vielen Fällen verkleinert sich die Struma durch Jod ohne unangenehme Folgen. In einzelnen Fällen kommt es freilich zum ,,Jod-Basedow" infolge einer unberechenbaren erhöhten Empfindlichkeit, schon gegen kleine Joddosen. Jod kann also ,,Basedow" machen, insbes. bei älteren Leuten mit von vornherein abnormer Schilddrüse, aber auch — an das Similia similibus curantur erinnernd — den ,,Basedow" heilen. Anfangs wagte man nur kleinere, neuerdings zweifellos mit Erfolg größere Dosen. Diese Besserung mit Jod überdauert freilich oft nur wenig die Zeit der Joddarreichung; deshalb bevorzugen wir die Jodbehandlung mit gleichzeitiger Röntgentherapie oder zur Vorbehandlung für die Operation und reichen — die dauernden Jodgaben nach 8—14 Tagen aussetzend — das Jod unter Zwischenschaltung von Kodein-Belladonna — Cannabis indic.-Pillen oder Antithyreoidin ,,stark" gewissermaßen intermittierend lange Zeit weiter, z. B. nur an 2 Tagen wöchentlich. Wir geben von der S. 415 erwähnten wäßrigen Jodlösung täglich 5—20 Tropf (täglich um je 1 Tropf. steigend). Vorsicht bei Jodbehandlung geboten! Früher hat man auch das Ergotin gerühmt, selbst in die Struma eingespritzt (gewissermaßen „Antagonist" des Thyroxins, das „Atropin des sympathischen Nervensystems"). Namentlich bei Tachykardien empfiehlt sich ein Versuch mit 2—4 Tabl. täglich oder 2 mal täglich $^1/_2$ Ampulle. Bei Pulsbeschleunigungen versucht man auch das Chinin, vor allem als Chinin hydrobromicum, 3 mal täglich $^1/_4$ g. Bei stärkerer Herzschwäche am besten Strophantineinspritzungen, evtl. per os Kombinationen von Chinin und Digitalis, auch von Digitalis und Belladonna (z. B. Pulv. fol. digit. 1,5 extr. bellad. 0,25; mass. pill. l. qu. s. ad pil. 30. S. 3 mal täglich 1—2 Pill. nach dem Essen).

Kocher empfahl gegen „Basedow" phosphorsaures Natrium (z. B. 10 : 180; 3 mal täglich 1—2 Eßl.). Andere empfehlen das Recresal und die Calciumsalze, die ja die Erregbarkeit des Nervensystems herabsetzen (evtl. auch Afenil, noch besser Calcium Sandoz zur Einspritzung). Sehr wirksam oft Calcium bromat mit Calcium glycerin. phosph. (längere Zeit)! Eisenpräparate reicht man am besten bei begleitender Anämie, dann aber am besten mit Arsen. Letzteres verschreiben wir gewöhnlich in der Rekonvaleszenz. Hier evtl. auch die Phosphorpräparate Tonophosphan, Phytin, Protylin usw.

**Chirurgische Therapie.** Strenggenommen heilen ausgesprochene Basedowfälle auch durch Operation restlos überhaupt nicht. Bei genauerer Nachuntersuchung findet man nahezu regelmäßig residuäre Symptome, z. B. den schwer rückbildungsfähigen Exophthalmus und sekundäre Herzerweiterungen. Es ist deshalb Pflicht, solche Dauerfolgen durch frühzeitigere sachgemäße Behandlung zu verhüten. Alle operativen Behandlungsmethoden erstreben dasselbe wie die moderne Röntgentherapie, also eine Reduktion des übermäßig sezernierenden Schilddrüsengewebes auf das notwendige Mindestmaß, teils durch Herausnahme von Drüsenteilen, teils (namentlich wenn man den größten Eingriff geschwächten Kranken vorläufig nicht zumuten kann) durch Gefäßunterbindungen (vor allem sog. Hemithyreoektomien mit oder ohne Ligatur auf der anderen Seite; ein- oder mehrzeitig). Die unmittelbaren Operationserfolge sind oft überraschend: zunächst sehr günstige Beeinflussung des Allgemeinbefindens mit dem Gefühl wiederkehrender Leistungsfähigkeit, Körpergewichtszunahme, Abflauen der nervösen Störungen, Wiederauftreten der Menses usw.

Interne, wenn auch im Erfolg nicht ausreichende Vorbehandlung, evtl. auch mit Jod, z. B. durch 3—4 mal täglich 10 Tropf. Lugolscher Lösung per os (Mayo-Klinik), kann schon durch Hebung des Ernährungszustandes, Verringerung der psychischen Übererregbarkeit und durch Milderung der Herzstörungen die Operationschancen verbessern. Vor jedem Eingriff verlangen vor allem Herz und Thymus genaueste Berücksichtigung. Womöglich lokale Anästhesie; Ätherrausch. Die Operationsresultate werden verbessert durch die unerläßliche, aber oft versäumte sachkundige interne Nachbehandlung, vor allem Mastkuren, Liege- und Freiluftkuren, Hydrotherapie, evtl. auch nachträgliche Röntgentherapie.

Die Gefahren der Operation — sie drohen bes. bei akuten, mehr toxischen Basedowformen sowie bei Jugendlichen — liegen bes. im postoperativen „Basedow"- und „Thymustod", in ganz akuten Verschlimmerungen der Krankheitserscheinungen, vor allem der Herzstörungen, in abundanten Blutungen aus gefäßreicher morscher Struma und in der Wundinfektion. Möglichste Vermeidung des „Operationsshocks" durch

psychische und körperliche Vorbereitung des Kranken! Die Mortalität scheint durchschnittlich etwa 5% zu betragen.
Rezidive kommen trotz scheinbar ausgiebiger Resektionen häufig genug vor. Zeitweise Nachuntersuchungen während längerer Jahre sind deshalb auch in erfolgreich behandelten Fällen am Platze, bei Frauen zur Zeit des Klimakteriums.
Sog. ,,Basedowoide" bei degenerativ-neuropathischer Anlage werden zwar nur selten gefährlich, aber auch ebenso selten geheilt. — Bei schwerem Exophthalmus kommt vielleicht Halssympathicusresektion (mit oberen und mittleren Ganglien) in Betracht? Eduard Müller†-Marburg.

## Myxödem (Kachexia strumipriva; ,,sporadischer" Kretinismus).

Der Ausfall der Schilddrüsenfunktion (A- bzw. Hypothyreosen) verursacht tiefgreifende Störungen im Gesamtorganismus, die vor allem mit Veränderungen der Geistestätigkeit, der Haut, sowie des Skelets einhergehen und Myxödem genannt werden. Wir unterscheiden zwischen einer angeborenen und zwei erworbenen Formen. Die angeborene beruht wohl auf ursächlich unklarer Mißbildung (angeborene Thyreoaplasie bzw. Hypoplasie). Dieses kongenitale Myxödem entwickelt sich — ohne familiär-hereditäre Belastung mit Kropf und Kretinismus — bei zuvor scheinbar gesunden Säuglingen gegen Mitte und Ende des 1. Lebensjahres. Das erworbene Myxödem ist bald ein postoperatives (Totalexstirpation der Schilddrüse; experimentelle Entkropfung des Tieres; bald ein idiopathisches infolge späterer Funktionsuntüchtigkeit zuvor vorhandenen, aber vielleicht von vornherein wenig leistungsfähigen Schilddrüsengewebes (also einer sog. Thyreoatrophie). Werden Kinder in den ersten Lebensjahren, aber nach dem Säuglingsalter, von einer erworbenen Form befallen, so spricht man von infantilem Myxödem. Ebenso wie die Basedowsche Krankheit bevorzugt die idiopathische Form das weibliche Geschlecht und die 3. Lebensdekade, oder klimakterisches Myxödem, ihre Häufigkeit zeigt auch ähnliche geographische Unterschiede.

Die klinischen Zeichen dieses erworbenen ,,Hypothyreoidismus" sind natürlich denjenigen der Basedowschen Krankheit im großen und ganzen entgegengesetzt (vgl. Tabelle, zum Teil nach Kocher).

| | Myxödem | Basedowsche Krankheit |
|---|---|---|
| Psyche: | Hemmung der geistigen Funktionen; schwerfällige Sprache | Erregtes, unruhiges Wesen, hastige Sprache |
| Körper: | | |
| Schilddrüse: | Fehlend, verkleinert, funktionsuntüchtig | Vergrößert, blutreich, übermäßige Funktion |
| Herz: | Langsamer Puls | Pulsbeschleunigung |
| Auge: | Enge Lidspalte | Weite Lidspalte |
| Haut: | Anhidrosis (trocken), abnorme Pigmentierungen selten | Hyperhidrosis. Abnorme Pigmentierungen häufig |
| Knochensystem beim Kinde: | Hemmungen aller Verknöcherungsprozesse. Verzögerung des Epiphysenschlusses und des Längenwachstums. Plumpe Finger | Beschleunigtes Knochenwachstum. Verfrühter Epiphysenschluß. Schlanke Finger |
| Darm: | Hartnäckige Verstopfung | Neigung zu Durchfällen |
| Blut: | Gesteigerte Gerinnungsfähigkeit | Herabgesetzte Gerinnungsfähigkeit |
| Urin: | Stark erhöhte Toleranz für Zucker | Verminderte Toleranz (alimentäre Glykosurie) |
| Temperatur: | Subnormal | An oberer Grenze der Norm |
| Gesamtstoffwechsel: | Hochgradige Herabsetzung, auch der Erregbarkeit des vegetativen Nervensystems | Starke Steigerung. Abmagerung; Erregbarkeitssteigerung auch des vegetativen Nervensystems |

Die **Kennzeichen des Myxödems** sind 1. Schilddrüsenhypoplasie bzw. Atrophie bei erhaltenen Epithelkörperchen. Die an sich schwierige Schilddrüsenpalpation wird hier durch Hautveränderungen erschwert. Gelegentlich auch Kropf.

2. Psychische Störungen. Träges, schläfriges, vergeßliches, energieloses Wesen mit blödem Gesichtsausdruck; Faltengesicht; schwerfällige Sprache, große Zunge, breite Nase, eingesunkene Nasenwurzel. Geistige Unterentwicklung bis zur Idiotie.

3. Hautveränderungen. Eigenartige, meist im Antlitz beginnende sulzige, „pseudoödematöse", d. h. durch Fingerdruck nicht einzudellende Schwellung mit Falten und Wulstbildung, bes. an Gesicht und Hals. Tatzenförmige Glieder; dicke, plumpe Finger. Haut gleichzeitig durch Anhidrosis trocken, kalt, rissig, stark abschilfernd. Haar brüchig, glanzlos, struppig, ausfallend. Die trophischen Störungen im Gefolge des Myxödems bevorzugen gerade die „ektodermalen" Gebilde. Die myxödematösen Schwellungen befallen auch Schleimhäute (Mundhöhle, Zunge, Kehlkopf, weibliche Genitalien usw.).

4. Verzögerung aller Verknöcherungsprozesse bei kindlichem und jugendlichem Myxödem. Verspätung der Zahnentwicklung, des Fontanellen- und Epiphysenschlusses mit Verminderung des physiologischen Längenwachstums. Kleine, plumpe Gestalten; im Röntgenbild bes. auffällig die mangelhafte Entwicklung des Handskelets.

Häufige Begleitsymptome sind noch: Kleinbleiben der äußeren Genitalien und mangelhafte Entwicklung der sekundären Geschlechtscharaktere, z. B. der Behaarung, Amenorrhöe und Impotenz, hartnäckige Verstopfung, Nabelbruch bei Kindern, Achylie, Neigung zu leichterer Anämie, zu Mononucleose und Eosinophilie. Achte auf gleichzeitige Hypophysenveränderungen (evtl. Röntgenphotographie des Türkensattels). Verwechslungsmöglichkeit fast nur im Krankheitsbeginn, bei rudimentären Formen und beim infantilen Myxödem (hier evtl. mit Mongolismus und Chondrodystrophie). Gar nicht selten finden sich unvollkommene, gutartige Formen des Hypothyreoidismus, insbes. beim weiblichen Geschlecht.

**Behandlung.** Ausreichende Dauererfolge vornehmlich bei erworbenem, idiopathischem Myxödem. Sachgemäße Schilddrüsenbehandlung stellt infolge ihrer — bes. bei leichterer — Schilddrüseninsuffizienz oft überraschenden Wirkung geradezu eine diagnostische Kur dar. Man benutzt entweder die Schilddrüsenpräparate oder frische Hammelschilddrüse. Empfehlenswert Beginn mit anfänglich kleinen, stark steigenden Dosen, z. B. 1—3mal täglich Mercksche Tabletten zu 0,1, bis 2—3mal 0,3. Lang fortgesetzte Darreichung unter steter Kontrolle etwaigen „Hyperthyreoidismus" (achte auf Körpergewichtswägungen, etwaige Abmagerung, Erregungszustände, Pulsbeschleunigung, Magen-Darmstörungen, auch Glykosurie). Dieser medikamentöse Hyperthyreoidismus ist freilich, zumindest großenteils, durch unreine Präparate (auch Zersetzungsprodukte dargereichter Schilddrüsensubstanzen) mitbedingt. Unterstützung der Organotherapie durch Allgemeinbehandlung (vegetarische, auch Rohkost, Freiluft und Sonne, Bäder, Massage, Abreibungen, leichte Gymnastik). Die handelsüblichen Schilddrüsenpräparate sind leider noch ungleichwertig (Auswertungsversuche bes. durch Einsetzen und Grad der Stoffwechselsteigerung im Gaswechselversuch). Empfehlenswert vielleicht das Thyroxin (von Kendall rein dargestelltes Schilddrüsenhormon mit 65proz. Jod), ferner u. a. Thyreoiddispert, Thyreoglandol, Thyreototal. Evtl. sogar lebenslängliche, periodische Darreichung solcher Präparate.

Transplantation von Schilddrüsengewebe ist entbehrlich, durch sachkundige Darreichung von Schilddrüsensubstanz zu ersetzen, schließlich nichts weiteres als parenterale, d. h. außerhalb des Verdauungstractus erfolgende Darreichung von frischer Schilddrüsensubstanz. Auch das artgleiche, in vordere Bauchwand, Milz oder Knochen verpflanzte Gewebe wird allmählich abgebaut. Eduard Müller†-Marburg.

# Erkrankungen der Epithelkörperchen (Parathyreoideae).

## Tetanie. Epithelkörpercheninsuffizienz.

Die sog. Epithelkörperchen (ein oberes und unteres Paar, meist von der Arteria thyreoidea inf. versorgt) stellen Nebenschilddrüsen dar, die entwicklungsgeschichtlich, histologisch und auch funktionell von der Glandula thyreoidea verschieden, ihr aber eng angelagert, ja in ihren Buchten gelegen sind. Auf eine Funktionsuntüchtigkeit dieser Drüsengebilde führt man nun neuerdings den durch abnormen Erregungszustand im somatischen, aber auch vegetativen Nervensystem beherrschten **Symptomenkomplex der Tetanie** zurück: Dys- oder Hypofunktion der Epithelkörperchen. Das **führende klinische Symptom** bildet im Intervall die erhöhte Erregbarkeit der motorischen Nervenfasern, insbes. auf elektrische und mechanische Reizung hin, im manifesten Stadium aber die Neigung zu Krämpfen (s. u.). Diese Erregbarkeitsänderung des Nervensystems versucht man neuerdings mehr chemisch-physikalisch durch von den Epithelkörperchen abhängige Gleichgewichtsstörungen im Calcium- und Säurebasenhaushalt des Organismus zu erklären. Bei den auf einer Funktionsstörung der Epithelkörperchen beruhenden Tetanieformen finden wir stets eine Erniedrigung des Calciumgehaltes des Blutplasmas (auf 8 bis 5 mg%; Normalwert 10—11 mg%). Vorläufig sind wir jedoch noch nicht imstande, alle Tetanieformen von einem einheitlichen Gesichtspunkt aus zu erklären.

Den klinischen Bedürfnissen trägt vielleicht noch am besten Rechnung das nachfolgende **Einteilungsprinzip der verschiedenen Tetanieformen**:

Die Tetanie des Kindes- und Jugendalters. Sie stellt das Hauptkontingent der Fälle. Im Abschnitt Kinderkrankheiten (Teil II) ist sie berücksichtigt. Vielleicht reichen manche dieser Fälle als „latente" Tetanien in das spätere Alter hinüber und manifestieren sich dann als tetanische Anfälle infolge auslösender Hilfsursachen.

Die Tetanie der späteren Jahre (sog. Alterstetanie). Es ist dies die Form, die erst vom 3. Jahrzehnt ab, insbes. jenseits des 35. Lebensjahres entsteht, zumindest zum ersten Male manifest wird. Diese 2. Gruppe teilen wir in a) die gastro-intestinale Form, b) die postoperative Tetanie, c) die Tetanie in der Maternität, d) die primär endokrine Tetanie ohne erkennbare besondere Hilfsursachen, e) die toxisch-infektiöse Form, f) die Tetanie als Begleiterkrankung anderer Nervenkrankheiten. Hierzu kommen noch die sog. experimentellen Tetanien (die Überventilations- und die Guanidin- sowie die Adrenalintetanie).

**Allgemeine klinische Kennzeichen der Tetanieformen.** Wir unterscheiden hier zwischen den Symptomen des Tetanieanfalles und den Merkmalen im Intervall. Die sog. **manifeste Tetanie** äußert sich in vorherrschend motorischen, gelegentlich auch in sensiblen Reizerscheinungen.

Motorische Störungen. Meist anfallsweise, schmerzhafte, bei freiem Bewußtsein auftretende, ausgesprochen tonische Krämpfe von oft großer Intensität und langer Dauer. Bevorzugung der Arme, hier wiederum der vom N. ulnaris versorgten Muskeln mit charakteristischen Handhaltungen (Geburtshelferhand, Schreib- und Pfötchenstellung) auch Laryngospasmus. Während ausgedehnterer Anfälle Dyspnoë mit Spasmen der Atemmuskulatur, beschleunigte Herzaktion, Schweißausbruch. Mitunter klonische und epileptiforme Krämpfe. Mitbeteiligung der Beine leicht übersehen (ziemlich häufig!), der Rumpf-, Gesichts-, Zungen-, Kau-, Rachen-, selbst der Augenmuskulatur gewöhnlich nur in schweren Fällen.

Sensible Störungen. Lebhafte Parästhesien (zum Teil nur Folge der Spasmen, wie krampfhaftes Ziehen in den Armen).

Merkmale im Intervall (sowie bei abortiver Erkrankung):

Dauernde Veränderungen. Frühzeitige Starbildungen (Cataracta perinuclearis), Zahnschmelzdefekte (gleichzeitige Rachitis), trophische Veränderungen an der meist blassen Haut, sowie an Haaren und Nägeln: Ödematöse Schwellungen, insbes. an Händen, Haarausfall, Brüchigwerden und Abstoßung der Nägel. Leichtere psychische Veränderungen, wie gesteigerte Erregbarkeit, Ängstlichkeit, Vergeßlichkeit, gern mit ,,vasomotorischer Neurose" (bes. zur Anfallszeit). Mitunter ausgesprochene Psychosen, mitunter Fieber im Krankheitsbeginn. Auch Polyglobulie, bes. im akuten Stadium der ,,Magentetanie" (nicht selten auch ohne Magentetanie Magen-Darmbeschwerden). Leukocytenzahl meist normal.

Vorübergehende experimentell auslösbare Störungen in Form mechanischer und elektrischer Übererregbarkeit der peripherischen Nerven, bes. am Arm (noch am besten nachweisbar am N. ulnaris des Erwachsenen und dem N. peronaeus des Kindes mit der sog. Stintzingschen Normalelektrode von 3 qcm).

Chvosteksches Phänomen. Mechanische Übererregbarkeit motorischer Nerven, bes. des Facialis. Beklopfen des Gesichtsnervenstammes mit dem Perkussionshammer vor dem Ohre, oft auch einfaches Streichen mit dem Hammerstiel in dieser Gegend verursacht ausgedehnte blitzartige Zuckungen im Facialisgebiet, am stärksten und häufigsten im Mundwinkel (beobachte Nasenflügel). Analoges beim Beklopfen des N. peronaeus unterhalb des Fibulaköpfchens. b) Trousseausches Phänomen. Künstliche Auslösung typischer Vorderarmkrämpfe durch langen Fingerdruck auf Nervenstämme und Gefäße im Sulcus bicipitalis internus des Oberarms oder besser durch festere, minutenlang dauernde Kompression dieser Stelle mit Gummibinde (Puls muß verschwinden). c) Schlesingersches Zeichen am Bein. Streckkrampf mit starker Fußsupination infolge Ischiadicusdehnung bei passiver starker Hüftbeugung des im Kniegelenk gestreckten Beines; Technik der Auslösung wie beim Lasègueschen Phänomen. Mit Poolschem Phänomen bezeichnet man das Einsetzen eines tetanischen Krampfes nach starkem Zug am senkrecht in die Höhe gehaltenen Arm. d) Elektrische Übererregbarkeit der peripherischen Nerven, bes. des N. ulnaris, medianus, peronaeus (Umschlagstelle um Capitulum fibulae). Dieses Erbsche Symptom der deutlichen Herabsetzung der Reizschwelle beim Galvanisieren fehlt fast nie, erfordert aber zum Nachweis genügende Übung (Schwellenwerte in den sog. Stintzingschen Tabellen; bei Tetanie die abnorm frühzeitige K.S.Z. am Ram. ment. nervi facialis schon bei 0,2 bis 0,3 M.A., am Ulnaris bei 0,3 gegen zumindest 0,6 normal; K.O.Z. unter 5 M.A.!). Mitunter, bes. zur Anfallszeit, auch mechanische und elektrische Übererregbarkeit sensibler und sensorischer Nerven (z. B. Schmerzen im Ausbreitungsgebiet beim Beklopfen). Es kommt übrigens auch eine thermische Übererregbarkeit der peripherischen Nerven vor (Parästhesien und Krämpfe nach Kälte- oder Wärmereizen). Gelegentliche Steigerungen, aber auch Abschwächungen von Sehnenreflexen.

Besprechung der besonderen Tetanieformen des Erwachsenen. Bei der gastrointestinalen Form wird bes. die akute und chronische Dilatatio ventriculi als auslösende Ursache genannt (Pylorusstenose nach Ulcus, Tumoren). Die Tetanieanfälle bevorzugen auch hier die Tetaniemonate (Januar bis März). Die postoperative Form entwickelt sich namentlich im Gefolge von Kropfoperationen (Strumektomien mit Läsionen der Epithelkörperchen). Jede exstirpierte Struma soll deshalb auf das Vorhandensein von Epithelkörperchen untersucht werden. Es gibt hier ,,Frühtetanien", sofort oder höchstens einige Wochen nach der Operation, und ,,Spättetanien", mitunter erst nach Monaten, ja vielen Jahren (postoperative Narbenschädigungen der Epithelkörperchen, aber auch andere Sekundärschädigungen und Hilfsursachen). Mitunter auch Tetanien nach sog. kropffernen Operationen. Die nach chirurgischen Eingriffen scheinbar recht häufige galvanische Übererregbarkeit sollte man jedoch nicht einfach als Tetanie bezeichnen. Hierzu gehört eben der Symptomenkomplex der Tetanie, der — abgesehen von der galvanischen Übererregbarkeit — sich noch zusammensetzt aus dem Trousseauschen Phänomen und der mechanischen Übererregbarkeit (Chvostek), sowie aus der Bereitschaft zu typischen Krampfzuständen, sei es mit spontaner Entstehung oder ausgelöst durch Hilfsursachen, z. B. Einflüsse der Jahreszeit, interkurrenter Magen-Darmstörungen usw. Die Tetanie der Maternität, also der Schwangeren, Gebärenden und Stillenden, ist wohl die älteste aller bekannten Tetanieformen, auch die häufigste im mittleren Alter (Einzelheiten im Abschnitt Geburtshilfe in Teil II). Bei der primär-endokrinen Tetanie ohne erkennbare Hilfsursachen scheint gewöhnlich eine allgemeinere polyglanduläre Insuffizienz mit besonderer Beteiligung der Epithelkörperchen vorzuliegen (gleichzeitig z. B. ,,Basedow" oder Myxödem). Die toxisch-infektiöse Form ist wohl die seltenste und dabei am meisten strittige (Zusammentreffen von Tetanie und akuten Infektionskrankheiten, bes. während der ,,Tetaniemonate"; Auftreten nach arzneilichen Giften, bei chronischer Secalevergiftung?). Als Begleiterscheinung anderer Nervenkrankheiten kommt Tetanie ausnahmsweise bei Hirn-Rückenmarkskrankheiten vor, bei Epilepsie, vielleicht auch bei epidemische Encephalitis (hier mitunter auch myotonieartige Symptome). Die sog. Arbeitertetanie (gewisse Städte, wie Wien; gewisse Berufe, insbes. Schuster und Schneider, epidemieartig in den ,,Tetaniemonaten") wird neuerdings kaum mehr beobachtet. Natürlich muß man sich auch aus therapeutischen Gründen vor diagnostischen Verwechslungen, vor allem Tetanus, Hysterie, Eklampsie, Epilepsie hüten.

**Therapie.** Nachforschung nach auslösenden Ursachen und möglichste Beseitigung derselben: Fehlerhafte Ernährung im Kindesalter, unhygienische Verhältnisse, Magen-Darmkrankheiten, vor allem Magenektasien (evtl. baldige operative Behandlung der Stenose, rectale Wasserzufuhr durch Tropfeneinlauf, Kochsalzinfusion, abendliche Magenspülung mit $1^0/_{00}$ Salzsäurelösung zur Entlastung des Magens und Entfernung stagnierender Speisereste).

**Allgemeinbehandlung.** Verbringung der Kranken in bessere hygienisch-diätetische Verhältnisse (Krankenhaus, Heilstätte), zweckmäßige Ernährung (fleischarm, frische Gemüse, überhaupt lacto-vegetabilisch, auch Rohkost); Zufuhr von Vitamin D (Phosphorlebertran, Vigantol, Bestrahlung mit künstlicher Höhensonne); zunächst Bettruhe, Sorge für tägliche Stuhlentleerung (überhaupt mildes Laxieren!), Thermotherapie, warme protrahierte Bäder, heiße Einpackungen, vorsichtige Schwitz-

prozeduren. Cave Gravidität; falls Schwangerschaft, erst Unterbrechung nach Versagen sachverständiger Therapie. Frühgeburt droht; erhöhte Disposition des lebenden Kindes zur gleichen Erkrankung; von vornherein sorgfältige Behandlung und lange Überwachung desselben.
**Medikamentöse Therapie.** An die Stelle der unsicher wirkenden Parathyreoidintabletten ist seit einigen Jahren das von dem canadischen Forscher Collip aus den Epithelkörperchen dargestellte Hormon getreten, das in England und Amerika unter dem Namen Parathormon in den Handel kommt (zu beziehen von Allen und Hanbury, London E., Bethnal Green). Das nur auf parenteralem Wege wirksame Präparat ist bei der akuten schweren postoperativen Tetanie das Mittel der Wahl; es hebt den niedrigen Kalkspiegel des Blutes zur Norm und beseitigt die klinischen Erscheinungen. Man injiziert in den ersten Tagen 2—3mal täglich 20—30 Einheiten intramuskulär, später einmal 25 Einheiten (die Ampulle enthält 100 Einheiten in 5 ccm).

Von sicherem Erfolg, auch gegenüber schwersten Erscheinungen, ist die intravenöse Kalkzufuhr (10—20 ccm Afenil oder Calcium Sandoz); letzteres darf auch intramuskulär gegeben werden; evtl. mehrmals täglich; innerliche Kalkdarreichung verspricht nur bei hoher Dosierung Erfolg (15 g Calcium lacticum pro die). Sehr wertvoll hat sich ferner die Säuretherapie erwiesen, d. h. die Zufuhr von Salmiak ($NH_4Cl$), das im Körper Salzsäure, oder von saurem, phosphorsaurem Ammoniak, das im Körper Phosphorsäure abspaltet. Vom Salmiak sind etwa 10 g pro die (5mal 2,0 in Oblaten), von dem phosphorsauren Salze 15—20 g erforderlich. Hypnotica (Luminal) und Narcotica spielen neben dieser modernen Therapie nur noch eine geringe Rolle.

Beim Versagen interner Behandlung evtl. Versuch mit Transplantation artgleicher Epithelkörperchen (männliche Kropfkranke als Spender; keine Dauererfolge; verpflanzte Organe verfallen später der Resorption).

Belehrung der Angehörigen, daß die Tetanie stets eine recht ernste Erkrankung darstellt, die zu chronisch-exacerbierendem Verlauf neigt, die zukünftige Entwicklung, auch der Psyche und Sprache, bei Jugendlichen ungünstig beeinflussen kann und auf viele Jahre hinaus eine periodische ärztliche Überwachung erfordert. Bei der Bewertung therapeutischer Erfolge rechne mit der Möglichkeit spontaner weitgehender Besserung auch schwerer Fälle. Eduard Müller†-Marburg.

## Überfunktion der Epithelkörperchen.

Mit einem Übermaß der Epithelkörperchenfunktion wird neuerdings die seit den Studien v. Recklinghausens bekannte **Ostitis fibrosa generalisata** in Zusammenhang gebracht. Anatomisch handelt es sich um eine fibröse Umwandlung des Fettmarkes der Diaphysen und eine bindegewebige Ersetzung der Knochensubstanz der sich immer mehr verdünnenden Corticalis mit Bildung von im Röntgenbild erkennbaren Cysten und multiplen bräunlichen Tumoren, die früher als Sarkome aufgefaßt wurden, neuerdings meist als Anhäufungen von Osteoclasten gedeutet werden. Wahrscheinlich ist bei weiter Ausdehnung im Skeletsystem mancher dieser Fälle als Osteomalacie beschrieben worden. Klinisch ist das Krankheitsbild charakterisiert durch sich häufende Spontanfrakturen, heftige Knochenschmerzen und muskuläre Schwäche. Man hat in solchen Fällen mehrfach eines der Epithelkörperchen tumorhaft vergrößert gefunden und in neuester Zeit nach Exstirpation dieses einer Struma parenchymatosa parathyreoidalis entsprechenden Gebildes wesentliche Besserungen eintreten sehen. Bes. bemerkenswert ist, daß in diesen Fällen — umgekehrt wie bei der Tetanie und ähnlich wie nach Einspritzung des Collipschen Hormons beim Gesunden — der Calciumgehalt des Blutes abnorm erhöht ist (in einem Falle Snappers bis auf 25 mg%) und nach der Operation stark absank, ebenso wie die vorher auffällig vermehrte Calciumausscheidung im Harn nachließ. Es ist danach nicht unwahrscheinlich, daß ein Zuviel des Parathyreoidhormons eine Kalkmobilisierung mit konsekutiver Kalkverarmung des Skelets herbeiführt. E. Frank-Breslau.

## Thymuserkrankungen.

**Vorbemerkungen.** Die beim Kalb ,,Milch'' oder ,,Bries'' genannte Thymus, ein ,,branchiogenes'' Organ, stellt eine im Kindesalter wohl lebenswichtige, im Verhältnis zu Lymphdrüsen auffällig nucleinreiche Drüse dar, die vornehmlich im vorderen oberen Mediastinalraum gelegen ist. Die relativ stärkste Entwicklung zeigt die Drüse mit ihren charakteristischen Virchow-Hassalschen Körperchen (d. h. konzentrisch geschichteten Perlkugeln) am Ende des 2. Lebensjahres. Nach der Pubertät verfällt sie einer ,,Altersinvolution''. Sie bleibt jedoch als sog. retrosternaler thymischer Fettkörper auch im späteren Alter erhalten.

Unsere Kenntnisse über Physiologie und Pathologie der Thymusdrüse sind überaus lückenhaft. Wir wissen nichts Sicheres über quantitative Steigerungen und qualitative Veränderungen ihrer Funktion (u. a. bedeutsame ,,Epithelisierung'' beim ,,Basedow''). Auch über die Folgen experimenteller Thymusentfernung, vor allem über ihre Deutung, bestehen Unstimmigkeiten. Einige Wochen nach Thymektomien sollen ganz junge Hunde im Wachstum zurückbleiben, anfänglich unter relativer Vermehrung des Körperfettes, später unter zu Tode führender Kachexie. Infolge mangelhafter Verkalkung des Knochengewebes neigt dann das hypoplastische Skelet unter Störungen der Kiefer- und Zahnentwicklung zur ,,Erweichung'' und Deformierung (einer Art thymektogener ,,Rachitis''); gleichzeitig wird die geistige Entwicklung ungünstig beeinflußt (,,Idiotia thymica''), und das Nervensystem zeigt tetanieähnliche Störungen. Schließlich hypertrophieren noch andere Drüsen, vor allem die Milz, die Glandula thyreoidea und die Geschlechtsdrüsen. Für Wechselbeziehungen zwischen letzteren und Thymusdrüse sprechen auch die Angaben von Thymuspersistenz bei Eunuchen, von hypoplastischen Genitalien bei Thymushypertrophien und von Thymuspersistenz bei Müttern mit Neigung zu Tot- und Fehlgeburten.

Die praktisch wichtigsten Thymuserkrankungen sind: a) die Thymushypertrophie und die ,,krankhafte Thymuspersistenz''. Bald handelt es sich um wirkliche Zunahme des Drüsengewebes, bald um vorübergehende lebensbedrohende Schwellungszustände, vielleicht infolge von Zirkulationsstörungen (reiche arterielle Versorgung, namentlich aus der Mammaria interna, jedoch dürftiger venöser Abfluß), bald um ein im Verhältnis zum jeweiligen Lebensalter abnorm großes Drüsenvolumen infolge verzögerter oder ausbleibender ,,physiologischer Altersinvolution''. Die Thymusdrüse kann sich dann zwischen Manubrium sterni und Wirbelkörper einkeilen und in der oberen, relativ starren Thoraxapertur Druckwirkungen auf die benachbarten Organe, vor allem auf die im frühen Kindesalter recht enge Luftröhre entfalten. Wahrscheinlich kann die krankhaft veränderte Drüse durch Störungen ihrer inneren Sekretion sowie durch Sekundärschädigungen von ,,Blutdrüsen'', die mit ihr in Arbeitsgemeinschaft stehen, neben dem örtlichen Druck auch toxische Allgemeinwirkungen entfalten (toxisch-thymogene Herzstörungen?; teils mechanisch,

teils toxisch bedingtes „Asthma thymicum"?; relative und absolute Vermehrung der Blutlymphocyten; mangelhaftes Knochenwachstum).
Auf solche Thymusvergrößerungen achte vor allem: 1. Bei jeder ursächlich noch unklaren Trachealstenose: „Stridoröse", vornehmlich während der Exspiration geräuschvolle Atemnot der Kinder mit plötzlich einsetzenden bedrohlichen Erstickungsanfällen bei stillgehaltenem, aber freiem Kehlkopf! Verwechslungsmöglichkeit: Laryngospasmus (auch Kombinationen mit Thymushyperplasien), ferner Bronchialdrüsentuberkulose. 2. Bei allen Konstitutionsanomalien des Kindesalters, bes. exsudativer Diathese, allgemeineren Drüsenschwellungen, „pastösem" Habitus. 3. Bei allen Blutdrüsenerkrankungen; abgesehen von Akromegalie, Eunuchoidismus, Dystrophia adiposo-genitalis u. dgl., bes. bei „Basedow". Es soll sogar thymogene Basedowfälle geben! Auf Mitbeteiligung der Drüse fahnde jedenfalls stets in schwereren Basedowfällen und überall da, wo operative Eingriffe in Aussicht genommen sind oder sternale Dämpfungen (Verwechslung mit substernalen Strumen und Aortenaneurysmen) sowie myasthenische und bulbäre Erscheinungen vorhanden sind. 4. Überhaupt bei allen Zeichen von Myasthenie (vgl. dort).
Weniger wichtig, auch hinsichtlich der Ausfallerscheinungen noch unklar, sind die seltenen Aplasien der Thymusdrüse (bes. im Verein mit anderen Mißbildungen), die vielleicht viel häufigeren Hypoplasien und die Folgen von Thymusschädigungen bei Kindern, die wegen tiefer Trachealstenosen operiert wurden (Verzögerung der Ossification mit Störung des Längenwachstums?). Frühzeitige Involution der Thymusdrüse scheint die Hodenentwicklung zu hemmen (Leupold).
Geschwülste der Thymusdrüse. Gutartige Cysten (im oberen Thymuspol meist von den Epithelkörperchen ausgehend, Dermoide, cystisch degenerierende Tumoren, wie Fibrome und Angiome, Blutungen in solche Cysten, d. h. „Apoplexien" der Thymusdrüse, die sog. Duboisschen Abscesse bei kongenitaler Syphilis mit eitrigem, spirochätenhaltigem Cysteninhalt). Als bösartige Tumoren: Sarkome und Carcinome. Chronische „degenerative" Thymusveränderungen kommen als Teil- und Folgeerscheinung bei schwereren Allgemeinerkrankungen des Kindesalters vor; tuberkulöse Prozesse finden sich jedoch nur ausnahmsweise. Über akute Thymitis fehlen noch ausreichende Erfahrungen.
Klinische Kennzeichen dieser Thymusvergrößerungen. 1. Nachweis eines raumbeengenden Prozesses im oberen vorderen Mediastinalraum, vor allem einer Druckwirkung auf die Luftröhre (Tracheostenosis thymica) sowie auf die Speiseröhre (Schluckbeschwerden). 2. Verdächtige Dämpfung über dem Manubrium sterni, die den Sternalrand beiderseits, namentlich nach links, überschreitet und nach unten mit der Herzdämpfung in Beziehung steht. Perkutiere im Stehen (auch bei vorgebeugtem Körper) sowie im Liegen (auch am herunterhängenden Kopf)! 3. Exspiratorische Geschwulstbildung im Jugulum, z. B. beim Schreien des Kindes. 4. Im Röntgenbild ein deutlich begrenzter, dem Arcus aortae aufsitzender, respiratorisch verschieblicher Schatten, der inspiratorisch hinabsteigt und exspiratorisch nach oben gepreßt wird; vornehmlich linksseitige Verbreiterung des oberen Mediastinalschattens ohne Zeichen eines Aneurysmas. Hierzu treten als fachärztliche Untersuchungsmethoden 5. der Nachweis der Kompressionsstelle durch Tracheoskopie und positiver Ausfall der hier vielleicht einmal wichtigen Abderhaldenschen „Abwehrfermentreaktion".

**Behandlung** der Thymusvergrößerungen (Hypertrophie, „Persistenz", Geschwulstbildung). Konservativ: Berücksichtigung der begleitenden Konstitutionsanomalien und Stoffwechselstörungen. Als Medikament

Jod, bei Kindern vor allem Sirupus ferri jodati. Als fachärztliche Methode: Röntgenbestrahlung. Die Thymusdrüse besitzt hohe „Radiosensibilität". Die hohe Regenerationsfähigkeit der Thymus und die Möglichkeit akuter Verschlimmerung nach Bestrahlung sind zu beachten. Chirurgische Behandlung bei „stenosierender" Thymus: Als Noteingriff Intubation mit langen Röhren, Tracheotomie bei gleichzeitigem Glottisspasmus. Als prognostisch günstiger Eingriff teilweise Excision bzw. Enucleation des Organs, bes. des linken Lappens, vom Jugulum aus, möglichst ohne Resektion und Spaltung des Sternums. Im Anschluß an Operation mitunter hohes aseptisches „Thymusfieber". Bei Thymusvergrößerungen im Gefolge Basedowscher Krankheit evtl. Thymusresektion vor Schilddrüsenoperation? Eduard Müller †-Marburg.

## Erkrankungen der Nebennieren 1. Hyperfunktion der Rinde; 2. chronische Insuffizienz des Gesamtorgans (Addisonsche Krankheit).

Die kappenförmig dem oberen Nierenpol als paarige Organe aufsitzenden Nebennieren zerfallen in zwei entwicklungsgeschichtlich und funktionell verschiedene Abschnitte: Rindenteil und Marksubstanz. Die letztere ist auffällig stark durchblutet, reich an Ganglienzellen und Nervenfasern sowie an Zellnestern, die sich in Chromsäure bräunen. Solch „chromaffines Gewebe" gibt es auch außerhalb der Glandulae suprarenales in den gelegentlichen akzessorischen Nebennieren, vor allem aber in Zellhaufen, die sich an den verschiedensten Stellen des sympathischen Nervensystems finden. Dieses gesamte chromaffine System hat sich entwicklungsgeschichtlich aus dem N. sympathicus differenziert und besitzt gemeinsame physiologische Aufgaben, in erster Linie die Bildung des Adrenalins, gewissermaßen eines Sympathicushormons sowie vielgestaltige wie wichtigen physiologische Aufgaben (Einwirkungen auf Blutdruck, Gefäßtonus, Blutzuckergehalt, Erweiterung der Coronargefäße, starker Adrenalinverbrauch in Muskulatur und Darm usw.). Abgesehen von dieser Adrenalinabsonderung der Marksubstanz wissen wir wenig über die zweifellos lebenswichtige Funktion der Nebennieren.

Auf krankhaft gesteigerte Nebennierenrindenfunktion wurde bei Kindern mit „Rindenadenomen" die außergewöhnlich beschleunigte Entwicklung des Gesamtkörpers, bes. der Genitalien, zurückgeführt. Solche überfunktionierende Rindentumoren können sogar bei schon älteren Individuen die Sexualsphäre tiefgreifend beeinflussen (bei Frauen z. B. neben Aussetzen der Menses abnorme Behaarungen, insbes. von „virilem" Typus, bei Männern Vergrößerungen der Brüste, Verlust der Libido). Diese Rindentumoren haben überhaupt eine viel größere klinische Bedeutung als die äußerst seltenen Geschwülste, die vom chromaffinen System ausgehen.

Genauer bekannt als die Überfunktionen sind uns die Folgen langdauernder Nebenniereninsuffizienz. Durch allmähliche, doppelseitige Ausschaltung der Nebennierenrinden- und Marksubstanz entsteht das ausgesprochene Bild der

### Addisonsche Krankheit[1].

Wir unterscheiden nach Bittorf primäre und sekundäre Formen. Angeboren minderwertige Nebennieren können — namentlich in mittleren Jahren — „primär" der Atrophie bzw. Sklerose oder „sekundär" Er-

---
[1] Th. Addison 1855.

krankungen, vor allem Tuberkulose, jedoch auch Syphilis und Geschwülsten anheimfallen. In neun Zehntel der Fälle bildet doppelseitige Nebennierentuberkulose die pathologisch-anatomische Grundlage der Addisonschen Krankheit.

**Kennzeichen.** Flächenhafte, streifige und fleckige Haut- und Schleimhautpigmentierungen (Melanodermie; Enstehung eines eisenfreien Hautpigmentes im Rete Malpigii). In allen verdächtigen Fällen ist genaueste Betrachtung der ganzen Körperhaut und der sichtbaren Schleimhäute, vor allem des Mundes, erforderlich. Die Pigmentanhäufung geschieht namentlich an Stellen, die schon normal pigmentreich oder äußeren Reizen, wie Sonnenbestrahlung, Pflasterwirkungen, Kleiderdruck, Reiben und Kratzen ausgesetzt sind. Achte vor allem auf Braunfärbung der Hohlhandlinien, der Linien an der Beugeseite der Fingergelenke, von Warzenhof, Achselfalte, Linea alba, Scrotum, Umgebung des Afters, Streckseite an Knie und Ellenbogen sowie auf Pigmentstreifen an Lidrändern. Die Schleimhautpigmentationen sind fast stets fleckig-streifig, schwärzlichblau, bes. an Lippen- und Zungenrand, Wangenschleimhaut und weichem Gaumen; Augenhintergrund abnorm dunkel.

Krankheitsentwicklung meist im 3. und 4. Jahrzehnt (sehr selten im Kindes- und Greisenalter) bei oft schwächlichen, auch hinsichtlich Tuberkulose „belasteten" Menschen mit schleichend beginnender, allmählich fortschreitender, zunächst unerklärlicher, geistiger und körperlicher Asthenie: Unlust zur Arbeit, abnorme Ermüdbarkeit, Energielosigkeit, Gedächtnisschwäche, seelische Depression, Schlaflosigkeit, Neigung zu Kopfweh, Schwindel und Ohnmachten; Schlappheit der Glieder, Bewegungsdyspnoë. Bei allen „Adynamien" unklaren Ursprungs denke an die Möglichkeit chronischer Nebenniereninsuffizienz!

Anfänglich vieldeutige Magen-Darmstörungen mit allmählicher Abmagerung. Trügerische „Magen-Darmkatarrhe", Verwechslung mit Carcinomen der Verdauungsorgane, Appetitlosigkeit, unbestimmte Leibschmerzen, Gefühl von Druck und Fülle, Sodbrennen, Erbrechen — auch unabhängig von der Mahlzeit —, Verstopfung, oft abwechselnd mit Durchfall, Achylia gastrica.

Bei Blutdruckmessung ausgesprochene Blutdrucksenkung. Kleiner, weicher Puls. Sog. anämischer Blutbefund meist erst im Endstadium oder bei gleichzeitigen tuberkulösen und krebsigen Erkrankungen; jedoch Lymphocytose, Mononucleose, evtl. Vermehrung der Eosinophilen. Im Blute die Nüchtern-Blutzuckerwerte oft herabgesetzt (Hypoglykämie).

Beachte außerdem: Örtliche Schmerzen, wie Kreuzweh bei Nebennierentumoren (abortive Formen der Addisonschen Krankheit auch bei einseitigen Nebennierenerkrankungen!); gleichzeitiger Status thymolymphaticus, etwaige Amenorrhöe und Impotenz, Nieren gewöhnlich gesund; nur Spätalbuminurien.

In dem fast stets kachektischen Endstadium mischen sich oft die Symptome schwerster Nebenniereninsuffizienz mit den Zeichen der ursächlichen Primärerkrankung, vor allem der Tuberkulose auch anderer Organe (vor allem Knochen-, Urogenital-, selten Lungentuberkulose). Infolge schwerster Nebenniereninsuffizienz kann es unter Fieber zu Erregungszuständen, Delirien und Krämpfen kommen, zu unstillbarem Erbrechen, Diarrhöen, peritonitischen und meningitischen Erscheinungen — ja schließlich zu „Nebennierenkoma". Große Widerstandsunfähigkeit gegen akzessorische Schädigungen und nicht selten plötzlicher Exitus.

Die differentialdiagnostischen Schwierigkeiten sind im Frühstadium außerordentlich groß: 1. Chronische Hauterkrankungen mit starken Pigmentierungen, wie „Vagantenhaut" mit dauernd vernachlässigter, verschmutzter und verlauster, schon durch starkes Kratzen abnorm pigmentierter Cutis (jedoch Fehlen der Schleimhautflecke); Pigmentanomalien bei Melanosarkom der Haut (evtl Probeexcision und histologische Untersuchung); Xeroderma pigmentosum (s. daselbst). 2. **Chronische Intoxikationen und Infektionen** (Arsen, Silber, Malaria; kachektische Tuberkulose; Pellagra). 3. **Bluterkrankungen**. Leukämien mit Pigmentationen, auch nach Arsenbehandlung. 4. **Geschwülste der Bauchorgane** (einschließlich Pankreas und Leber; Magenkrebs). 5. **Stoffwechselkrankheiten.** „Basedow" mit Pigmentationen (nur ausnahmsweise Kombinationen mit „Addison"), Bronzediabetes (doch hier Hautfarbe mehr bleigrau). 6. **Veränderungen der weiblichen Geschlechtsorgane** (Chloasma gravidarum). In Schwangerschaft häufig Hyperplasien der Nebennierenrinde; bei Frauen mit viriler Behaarung auffällig hohes Nebennierengewicht (nach Berblinger). Beachte die Möglichkeit funktioneller oder anatomischer Mitbeteiligung der Nebennieren bei solchen Prozessen (z. B. Krebsmetastasen daselbst!). Ausnahmsweise ein „Addison" bei scheinbar intakten Nebennieren (Ergriffensein anderer Abschnitte des chromaffinen Systems?, funktionelle Insuffizienz?); andererseits auch schwere, namentlich frische Erkrankungen beider Nebennieren ohne „Addison".

Einen günstigeren Angriffspunkt findet die chirurgische Therapie zur Zeit höchstens bei abortivem „Addison" im Gefolge einseitiger Nebennierenerkrankungen (Geschwülste, ausnahmsweise auch Tuberkulose). Operative Heilungen hierbei freilich schwer verständlich (nach Bittorf Schädigungen der gesunden Nebenniere durch abnorme Stoffwechselprodukte der kranken oder auch reflektorische Beeinflussung der gesunden durch das kranke Organ). Die doppelseitige schwere Drüsenerkrankung endet trotz oft sehr langer Dauer schließlich doch letal (Heilungsmöglichkeit aber bei syphilitischer Grundlage; deshalb stets „Wassermann"). Die Organotherapie versagt gewöhnlich (versuchsweise solche Nebennierentabletten, die aus Rinden- und Marksubstanz hergestellt sind). Die naheliegende, lang fortgesetzte Darreichung von Adrenalin (am besten subcutan, 1—3 Spritzen der Suprareninlösung 1 : 1000 täglich) kann nicht alle Folgeerscheinungen der Nebenniereninsuffizienz mildern. Sie hat zudem ihre Bedenken (u. a. Kollapse, Erregungszustände). Adrenalingaben per os von sehr zweifelhafter Wirkung, per rectum, namentlich bei gleichzeitigen Diarrhöen wirksamer, subcutan immerhin versuchsweise angezeigt. Besser vielleicht Ephetonintabletten! Erforderlich ist sorgfältigste Allgemeinbehandlung nach den bei Tuberkulose allgemein gültigen Regeln mit versuchsweiser Mastkur, evtl. auch Tuberkulintherapie. Empfehlenswert: Arsendarreichung, Lebertran. Täuschungen über die Wirksamkeit von Medikamenten durch die Neigung des an sich chronischen „Addison" auch zu spontanen Remissionen, selbst zu Rückbildungen von Pigmentationen.                           Eduard Müller †-Marburg.

## Hypophysäre Krankheitsbilder (Akromegalie und Riesenwuchs: Hyperpituitarismus. Kachexia hypophyseopriva [Simmonds]; Zwergwuchs).

Die **Akromegalie** ist eine seltene, lange — mitunter Jahrzehnte — dauernde Erkrankung, die fast regelmäßig mit adenomatösen Veränderungen des Vorderlappens der Hypophyse, d. h. ihres glandulären Teiles, einhergeht und wahrscheinlich auf krankhafter Funktionssteigerung dieser Drüse beruht. Bevorzugung des 3. und 4. Jahrzehnts.

**Kennzeichen.** Ganz allmähliche Massenzunahme vornehmlich distal gelegener Knochen und Weichteile (ἄκρος = spitz, äußerst; μέγας = groß). Hyperplastische Knochenveränderungen des Hand- und Fußskelets: plumpe, große, tatzenförmige Hände, wurstförmige Finger (meist nur breiter und dicker, mit relativ kleinen unveränderten Nägeln und annähernd normalem Röntgenbild); Nußknackergesicht infolge symmetrischer Knochenhypertrophie des Gesichtsschädels, bes. des Unterkiefers, starker Prognatie, Auseinanderrücken der Zähne, monströser Nase, breiter, dicker Zunge, großer Ohren. Also auffallend grobe Gesichtszüge mit fliehender Stirn und abnormem Hervortreten der Augenbogengegend, dabei hypertrophische Hinterhauptschuppe sowie Volumzunahme der pneumatischen Höhlen.

Zeichen einer intercraniellen Erkrankung, vor allem der Hypophysengegend. Oft Tumor-Allgemeinsymptome, wie Kopfweh, Erbrechen, Gedächtnisschwäche, Depression, epileptiforme Krämpfe. Dabei als Allgemeinerscheinung Mattigkeit, Blässe, psychische und physische Asthenie — ganz im Mißverhältnis zur Körpermasse, ferner rheumatoide Schmerzen und Parästhesien. Die Lokalsymptome deuten gern auf einen Prozeß in der Sella turcica: bitemporale Hemianopsie infolge Chiasmadruck, auch Neuritis optica und Opticusatrophie, leichter Exophthalmus. Vergrößerung des Türkensattels im Röntgenbild (negative Befunde nichts beweisend).

Fast regelmäßig frühzeitige Beteiligung der Keimdrüsen sowie der Schilddrüse. Als erstes Krankheitszeichen bei Frauen gewöhnlich Amenorrhöe, bei beiden Geschlechtern sexuelle Ausfallserscheinungen, wie Sterilität und Frigidität, mitunter nach anfänglicher Steigerung der Libido. Ovarien, Uterus, Testes klein; Penis und äußere Geschlechtsorgane beim Weibe hingegen vergrößert. Sehr häufig Strumen, auch Schilddrüsenatrophie.

Beachte außerdem die Kyphose der oberen Brustwirbelsäule mit Verdickung der Dornfortsätze, den abnorm tiefen und breiten Brustkorb mit mächtigen Schlüsselbeinen, großem Schwertfortsatz und verdicktem Sternum. Ferner etwaige Thymuspersistenz, Glykosurien (auch Polyphagie und Polydypsie), schließlich Herzvergrößerungen — auch als Teilerscheinung einer Splanchnomegalie, d. h. Riesenwuchses der Eingeweide sowie allgemeinen Riesenwuchs. Riesen werden später mitunter akromegalisch, umgekehrt Akromegalische abnorm groß bei Krankheitsentwicklung in den Wachstumsjahren, gewöhnlich in Form eines eunuchoiden Riesenwuchses. Man beachte auch die Verdickung sowie Falten- und Runzelbildung der meist weichen, schlaffen Haut, eine allgemeinere Vermehrung des Fettpolsters und Anomalien der Behaarung (sowohl Ausfall, aber auch Hypertrichosis bei Frauen von virilem Typus). Bemerkenswert abnorme Rauhigkeit und Tiefe der Stimme (Kehlkopf- bzw. Stimmbänderhyperplasie?). In Spätfällen kommt es gern zu Marasmus, Atrophien der Extremitätenmuskulatur, zu schweren Herzstörungen, auch komplizierender Schwindsucht. Im Blutbild Neigung zu Mononucleose, mitunter auch zur Eosinophilie. Bei unkomplizierter Akromegalie ist der Gasstoffwechsel kaum erhöht, in Spätstadien eher erniedrigt; dagegen oft auffällig hohe Werte für die endogene Harnsäureausscheidung (gesteigerte Einschmelzung kernreichen Gewebes? Thannhauser).

Verwechslungsmöglichkeit mit normalem Riesenwuchs, d. h. mit abundantem, gleichmäßigem Wachstum des ganzen Skelets in der Kindheit ohne Hypophysentumor; Elephantiasis, Myxödem (keine Knochenhypertrophie, keine Hirntumorsymptome), Pagetsche Krankheit (reines Knochenleiden), Osteoarthropathie hypertrophiante pneumique, d. h. akromegalieähnliche Veränderungen, bes. an Händen und Fingern, bei schweren, meist eitrigen Erkrankungen der Brustorgane. Hier keine Hypophysensymptome und unveränderter Unterkiefer, aber Trommelschlegelfinger und ausgesprochene Nagelveränderungen. Es kommt auch als einfache Konstitutionsanomalie ein nicht progressiver, gutartiger, mitunter familiärer akromegaloider Typus vor, ferner „Formes frustes" bei der Gravidität, die ja schon an sich zu mäßiger Hypophysenzunahme neigt. Cave die Fehldiagnose: Syringomyelie mit „Cheiromegalie" (s. d.).

**Behandlung.** Veranlasse klinische Beobachtung bei derart seltenen und interessanten Erkrankungen schon zu Studien- und Unterrichtszwecken.

Sorge für periodische Messungen der sich verändernden Körperteile (womöglich nach den Vorschriften der Anthropologie), ferner für periodische Röntgenkontrolle der Hypophysengegend, womöglich auch der akromegalischen Körperteile. Gewöhnlich sieht man die erwähnten Ausweitungen und Vertiefungen des Türkensattels; mitunter auch beim Wachstum mehr nach oben — Zerstörung der Processus clinoidei. An Stelle der anfänglichen Knochenverdickungen mit Größenzunahme der Extremitäten können im Spätstadium Knochenatrophien, vor allem der Spongiosa, treten.

Die **Therapie** ist nicht ganz machtlos (zumindest Stillstände sowie Besserung von Einzelsymptomen, auch der Allgemeinerscheinungen). Die Erfolge können freilich durch Spontanremissionen vorgetäuscht werden. Die operative Entfernung des Hypophysentumors kommt gewöhnlich erst beim Versagen sachgemäßer interner Behandlung, auch der Röntgentherapie und vielleicht noch der Radiumbestrahlung in Frage. Die verschiedenen operativen Wege (hauptsächlich nasal oder endonasal mit Herunterklappen der Nase und ihrer Scheidewand oder mit Resektion der Scheidewand und der oberen Muschel) sind schwierig; die Operationsgefahr ist groß, genügende Erfahrungen über Dauerwirkungen fehlen noch. Der Entschluß zur Operation wird allerdings erleichtert bei schwerer Sehnervenbedrohung, sowie bei starken Hirndruckerscheinungen (hier freilich auch Palliativtrepanationen an anderer Stelle). Bei der Indikationsstellung ist zu beachten, daß für Akromegalie verantwortliche Tumoren gewöhnlich gutartig sind (strumöse Veränderungen, seltener maligne Adenome und adeno-carcinomatöse Tumoren, die auch den Türkensattel, sogar das Keilbein — wie auch Röntgenphotographien beweisen — usurieren können. Sonstige Carcinome und Sarkome der Hypophyse bedingen kaum jemals Akromegalien.

Zur **internen Behandlung** dienen zunächst sachverständige, evtl. zu wiederholende, therapeutische Röntgenbestrahlung. Beim Versagen der gleiche Versuch mit Radium. Medikamentös empfiehlt sich zunächst — auch beim Fehlen der wohl meist nur zufällig und ausnahmsweise einmal komplizierenden Syphilis — das Jod, am besten in größeren Dosen (z. B. periodisch unter fortlaufender ärztlicher Kontrolle 3 mal täglich 2 Dijodylkapseln oder Jodkaliumlösungen). Die Störungen der Arbeitsgemeinschaft zwischen den Drüsen mit innerer Absonderung durch primäre Überfunktion des hypophysen Vorderlappens rechtfertigen therapeutische Versuche mit periodischen Darreichungen von Schilddrüsen und Eierstockstabletten. Eine Eigenbeobachtung von Akromegalie besserte sich außerordentlich durch jahrelang durchgeführte, wochenweise abwechselnde Darreichung von Jod, Schilddrüsen- und Eierstockstabletten.

Die Akromegalie ist nur eines von mehreren Krankheitsbildern, die mit der Hypophyse in Zusammenhang stehen.

**Hypophysäre Kachexie und hypophysärer Zwergwuchs.** Mit schweren Läsionen des Hypophysenvorderlappens wird die sog. hypophysäre

Kachexie in Zusammenhang gebracht. Allmählich entwickelt sich hier eine hochgradige Abmagerung mit blasser, gelblich-fahler, runzliger Haut, Ausfall der Kopfhaare, der Augenbrauen, auch der Achsel- und Schamhaare sowie der Zähne, ferner mit greisenhaftem Aussehen, mit hochgradiger Atrophie innerer Organe (sog. Splanchnomikrie), vor allem aber mit Rückbildungsvorgängen im Sexualapparat (Amenorrhöe, Uterusatrophie, Impotenz und Hodenatrophie usw.). Bei Frauen mitunter Krankheitsentwicklung nach Schwangerschaften (Embolien im Hypophysenvorderlappen?); Tod — von Komplikationen abgesehen — bald plötzlich im Koma, bald durch die besonderen pathologisch-anatomischen Krankheitsursachen, neben Atrophie des Drüsenabschnittes, neben Nekrosen, schwieligen Veränderungen, Entzündungen, Embolien, auch Hypophysentuberkulose, Syphilis, Traumen und Tumoren (gelegentlich hier Opticusatrophie). Akromegalie und hypophysäre Kachexie verhalten sich also zueinander etwa wie der „Basedow" zum Myxödem. Bei der Akromegalie Funktionssteigerung, bei der „hypophysären Kachexie" Funktionsausfall des Hypophysenvorderlappens! Therapeutisch wird man beim Funktionsausfall Hypophysenvorderlappenpräparate (gerühmt wird das Präphyson) versuchen, zunächst freilich auch Lues fahnden und evtl. „spezifisch" behandeln. Mit Hypophysenveränderungen im Sinne einer Hypoplasie der Drüse geht ferner der sog. hypophysäre Zwergwuchs einher (bei frühzeitigem Funktionsausfall des Vorderlappens nicht sowohl Kachexie als vielmehr Hypoplasie des Genitalapparates und beträchtliche Wachstumshemmungen). Siehe ferner die Abschnitte: Dystrophia adiposo-genitalis (S. 431) und Diabetes insipidus (S. 403).

Eduard Müller †-Marburg.

## Störungen der inneren Sekretion der männlichen Keimdrüse. Hypergenitalismus; Eunuchismus (Agenitalismus); Eunuchoidismus (Hypogenitalismus).

Die Keimdrüsen enthalten zwei funktionell verschiedene Abschnitte, einen samenzellenbildenden germinativen und einen innersekretorischen (die sog. Leydigschen Zellen, denjenigen der Nebennierenrinde ähnlich). Hauptsächlich auf diese „interstitielle Hodendrüse" wird die Entwicklung der sekundären Geschlechtscharaktere, die formative Beeinflussung des Körpers, zurückgeführt.

Auch bei den Keimdrüsen müssen wir mit Steigerung und Abschwächung ihrer Funktion rechnen. Mit **Hypergenitalismus** bezeichnen wir Fälle von vorzeitiger und exzessiver Geschlechtsentwicklung, die nicht mit Nebennierenrinden- und Zirbeldrüsen-, sondern mit Keimdrüsentumoren einhergehen (beim weiblichen Geschlecht gern unter dem Bilde der Menstruatio praecox; evtl. Operation des Tumors; versuchsweise Röntgentherapie).

Mit **Eunuchismus** bezeichnet man den „Agenitalismus", d. h. das vollständige Fehlen der Keimdrüsen. Zur klinischen Beobachtung kommt er fast nur als Folge der schon im Altertum viel geübten Verschneidung (auch noch in der Neuzeit bei Haremswächtern, der russischen Sekte der Skopzen, bei italienischen Sängern). Je nach dem Zeitpunkt der Kastration sind ihre Folgen verschieden: Bei Verschneidung von Kindern Hypoplasien des Genitalapparates, Ausbleiben späterer Libido und von Erektionen, Hochwuchs (etwa zur „Pubertätszeit" sich ausprägend und mit besonderem, mit verzögertem Epiphysenschluß einhergehendem Längenwachstum der gracilen Extremitäten), Fettverteilung von femininem Typus, mangelhafte Entwicklung der sekundären Geschlechtscharaktere und der physiologischen männlichen Behaarung, unmännlicher Charakter

Störungen der inneren Sekretion der männlichen Keimdrüse.

bei erhaltener Intelligenz. Bei der sog. Spätkastration, die vornehmlich wegen schwerster Hodenverletzungen, doppelseitiger Hodentuberkulose, aber auch zur Sterilisation, insbes. von Verbrechern und Geisteskranken, ausgeführt wird, können sich — vornehmlich im mittleren Lebensalter — Rückbildungen am Sexualapparat (auch Prostata) und an sekundären Geschlechtsmerkmalen, vor allem der normalen Behaarung, geltend machen. Nicht selten findet sich eine Art Kastratentypus, den man ganz oder teilweise auf angeborene Minderwertigkeit oder sekundäre Erkrankungen der Keimdrüsen (Orchitis nach Mumps, Typhus u. a.) zurückführen muß (**Eunuchoidismus**). Es gibt auch Späteunuchoiden mit nachträglicher Atrophie vielleicht minderwertig angelegter Genitalorgane und Rückbildung bereits entwickelter sekundärer Geschlechtscharaktere.

Wesentlichste **Kennzeichen des Eunuchoidismus**: 1. Unterentwicklung der Geschlechtsorgane (Penis, Testes, Prostata); geringe oder fehlende geschlechtliche Erregbarkeit. Erektionen, Ejaculationen fehlen gewöhnlich; Sterilität auch beim weiblichen Geschlecht. 2. Schlanke, oft hochwüchsige Gestalt mit auffällig langen Extremitäten und abnorm verzögertem Epiphysenschluß. 3. Oft auffällige Fettentwicklung bei meist blasser Haut. Abnormer Fettansatz bald im ganzen, bald mehr regionär (bei den Knaben z. B. namentlich an Brustdrüsen, Außenseite des Oberschenkels, Gesäßbacken, Mons veneris, also Entwicklung eines weiblichen Typus). 4. Anomalien der Behaarung. Zwar dichtes Haupthaar, aber fehlendes Barthaar, geringe Behaarung an Achselhöhle und Mons veneris (dürftige Behaarung daselbst, querabschneidend, gleichfalls vom weiblichen Typus). Hierzu kommen mehr oder minder ausgeprägte psychische Veränderungen, die zum Teil freilich durch die individuell verschiedene seelische Einstellung zu dem körperlichen Defekt bedingt sind.

Sehr unscharfe Abgrenzung des gewöhnlich auf kongenitaler, mitunter freilich auf leichterer und vorübergehender, zur Pubertätszeit sich fast ausgleichender Entwicklungs- und Funktionshemmung beruhenden Eunuchoidismus gegenüber der gemeinhin mit Hypophysenveränderung einhergehenden Dystrophia adiposo-genitalis (beachte Veränderungen des Türkensattels im Röntgenbild sowie etwaige bitemporale Hemianopsie; stets Augenspiegeluntersuchung und Gesichtsfeldprüfung!).

Wenn sich bei zuvor „Ausgereiften" durch spätere hochgradige Keimdrüsendystrophie ein Späteunuchoidismus (Falta) entwickelt, kann man — wie überhaupt in Fällen von Keimdrüseninsuffizienz — die zuständigen, in ihrer Wirkung freilich unsicheren Organpräparate versuchen (z. B. Ovarialpräparate bei Frauen, bei Männern Testogan, evtl. gleichzeitig Schilddrüsen- und Hypophysensubstanz). Die sog. Hodenüberpflanzungen (vor allem in die Muskulatur der Leistengegend) laufen schließlich sicherlich auch hier auf eine Art parenteraler Organotherapie mit Hodensubstanz hinaus. Eduard Müller†-Marburg.

# Erkrankungen des Blutes und der blutbildenden Organe.

Von Professor Dr. **E. Frank**-Breslau und Professor Dr. **Eduard Müller†**-Marburg (nebst einem Beitrag von Professor Dr. **H. Schmidt-Schleicher**-Marburg).

Mit 1 Abbildung.

### Anämie (Pathologie und Therapie).

Anämie ist herabgesetzte Blutfarbstoffmenge in der Raumeinheit, hervorgerufen entweder durch Verringerung der Zahl der roten Blutzellen oder durch Verminderung des Hämoglobingehaltes resp. des Volumens jedes einzelnen Blutkörperchens. Sie ist nicht zu verwechseln mit einer auf mangelhafter Durchblutung beruhenden (angiospastischen) Blässe und kann, falls sie nicht hohe Grade erreicht, lediglich durch direkte Vergleichung mit der Färbekraft sicher normalen Blutes erkannt werden (Hämometer von Sahli). Die Anämie entsteht

1. durch akute und chronische Blutverluste infolge der Auffüllung des fehlenden Blutquantums durch Gewebswasser und Ersatz der Blutkörperchen durch kleinere und farbstoffärmere Exemplare (posthämorrhagische Anämie),

2. durch mangelhafte Blutbildung infolge gestörter Funktion oder Vernichtung des hämatopoetischen Systems (myelopathische Anämie),

3. durch übermäßige Blutzerstörung im Blute oder in den blutabbauenden Organen (hämolytische Anämie).

Die Anämien sind entweder Begleiterscheinungen bestimmter Krankheiten (sekundäre Anämie bei akuten und chronischen Infektionskrankheiten, chronischen Intoxikationen, z. B. mit Blei!, malignen Tumoren, Nephritis, Unterernährung) oder sie imponieren klinisch als Krankheiten eigener Art (perniziöse Anämie, Chlorose, Milztumoren mit Anämie: hämolytischer Ikterus, Bantische Krankheit).

Für die **Therapie der Anämien** kommen folgende Maßnahmen in Betracht:

1. Bekämpfung der Ursache der Anämien (Stillung von Blutungen, Behandlung von Ulcerationen im Magen-Darmkanal, von Hämorrhoiden, Entfernung aus einem Giftmilieu (chronische Bleiintoxikation), Abtreibung von Würmern (Botriocephalus, Anchylostoma), Behandlung der zugrunde liegenden Krankheit (Tuberkulose, Lues, Nephritis), Milzexstirpation (hämolytischer Ikterus, Morbus Banti).

2. Diätetische Behandlung. Reichliche, bes. eiweißreiche Ernährung, überreiche Zufuhr von Vitaminen in grünen Gemüsen, Salaten, Fruchtsäften, Eigelb, Lebertran, Verfütterung von Leber und Leberextrakten.

3. Zufuhr der charakteristischen chemischen Gruppen des Hämoglobins (Blutpräparate wie Hämatogen, Sanguinal oder das Chloro-

phyllpräparat Chlorosan. Der Blattfarbstoff hat eine dem Blutfarbstoff gleiche chemische Konstitution, nur daß an Stelle des Eisens Magnesium sich befindet).

4. **Anregung der Blutregeneration:**
a) **Aufenthalt im Hochgebirge**, in Höhen von 1500—1800 m;
b) **Eisenpräparate**, vor allem bei Chlorose (s. d.), aber auch bei anderen sekundären, insbesondere den posthämorrhagischen Anämien, **nutzlos** bei perniziöser Anämie;
c) **Arsen**, allein oder mit Eisen kombiniert;
α) Arsenquellen (Levico, Roncegno, als reines Arsenwasser die Dürkheimer Maxquelle mit ca. 18 mg arseniger Säure im Liter,
β) Sol. Fowleri, Tinct. ferri pomata āā 10,0, 3 mal 4 bis 3 mal 20 Tropf. aufwärts und abwärts in mehrmaliger Wiederholung,
γ) Arsenpillen (pro Pille 0,001 Arsen) mit Strychnin und Chinin, z. B. Acid. arsenicos. 0,05; Extr. Strychni 0,5; Chinin. mur. 1,5. pil. Nr. L 3 mal täglich 1—3 Pill.

Von organischen Arsenpräparaten üben eine gute Arsenwirkung aus:
α) Eisenelarson: 3 mal 1—3 Tabl. (Verbrauch von 150 Tabl.),
β) als Injektionspräparat: Solarson (in Ampullen à 1 und 2 ccm = 0,003 und 0,006 As. in Cyclen von je 12 Einspritzungen; Astonin; Arsylen (1 ccm = 0,05 Allylarsinsäure).
γ) Salvarsan cf. perniziöse Anämie.
d) Thorium X als Trinkkur, pro die 50—100 E.S.E. („Doramad" in Trinkfläschchen von der Auergesellschaft Berlin).
e) Intramuskuläre Injektion von 10—20 ccm defibrinierten Blutes, mehrmals zu wiederholen.
f) Mehrfach wiederholte kleine Aderlässe, die jedesmal zu einem den Verlust übersteigenden Ersatz führen sollen. E. Frank-Breslau.

**Hydrämie.** Verwässerung des Blutes (Hydrämie) ist gegeben, wenn die Trockensubstanz, d. h. der Eiweißgehalt des Serums herabgesetzt ist. Dies kann offenbar dadurch geschehen, daß die Serumeiweißkörper an Menge abnehmen (Hypalbuminose bei Unterernährung, chronischen Infektionen, malignen Tumoren, Anämien, heftigen Blutverlusten, starken Eiweißverlusten durch die Nieren) oder aber das Blut reichert sich mit Wasser resp. Salzlösung an (hydrämische resp. seröse Plethora, „Ödem des Blutes": bei Nephritis, manchen Formen von Kreislaufinsuffizienz, Kachexien, Diabetes mellitus gravis, schweren Anämien, Hypothyreosis, Ödemkrankheit, nach Aderlässen). Erkannt wird die hydrämische Plethora an dem Hand-in-Hand-Gehen einer Abnahme der Erythrocytenzahl und einer Verminderung der Gesamteiweißkonzentration des Serums.

Die Hydrämie geht in vielen der genannten Fälle mit Ödembildung oder durch die Wage erkennbarer Wasserretention in den Geweben einher. Einer gesonderten Behandlung bedarf sie nicht; sie schwindet mit der Besserung des Grundleidens resp. der Beseitigung der Wasserretention im Organismus. E. Frank-Breslau.

## Anaemia perniciosa.

**Begriffsbestimmung.** Als **perniziöse** (Biermer-Ehrlichsche, Addison-Huntersche) Anämie ist zu bezeichnen ein scharf umschriebenes (gar nicht bes. seltenes) Krankheitsbild, welches gegeben ist durch die Kombination dreier einander koordinierter Symptomreihen:
1. durch typischen **Blutbefund** („myelopathisch-hämolytische Anämie", s. u.!),

2. durch **charakteristische Erscheinungen seitens des Magen-Darmkanals** (Zungenveränderungen, Achylia gastrica, Diarrhöen),

3. durch den in der Minderzahl der Fälle deutlich ausgeprägten, aber häufig rudimentär nachzuweisenden Symptomenkomplex der **kombinierten Hinter-Seitenstrangsklerose des Rückenmarks.**

**Ätiologie.** Die Ursache der Erkrankung ist nicht ermittelt, doch weist vieles auf eine Giftquelle im Magen-Darmkanal, einmal das Vorkommen des typischen Blutbildes bei Trägern des breiten Bandwurms (Botriocephalus) und bei chronischen Darmstricturen, sodann die regelmäßige Besiedelung des physiologischerweise keimfreien Dünndarms bis hinauf ins Duodenum mit Mikroben (Bacterium coli, Streptokokken, Bacillus Welchii). Experimentell werden perniziös-anämische Blutbilder erzeugt durch chemische Stoffe, welche eine NHOH-Gruppe enthalten und F. Rosenthal, der neuerdings wieder die Aufmerksamkeit darauf lenkte und vor allem mit Benzylhydroxylamin ($C_6H_5$NHOH) und Oxyharnstoff (CO$\begin{smallmatrix}NH_2\\NHOH\end{smallmatrix}$) experimentierte, ist geneigt anzunehmen, daß normale Eiweißabbauprodukte in der abnorm funktionierenden Leber in schwere Blutgifte umgewandelt werden können.

Die erfolgreiche Behandlung der perniziösen Anämie mit Lebersubstanz läßt daran denken, daß dem Darmkanal entstammende Gifte einen in der Leber gebildeten Stoff zerstören, der für die Ausreifung der roten Blutkörperchen im Knochenmark unentbehrlich ist. Aron möchte diesen Stoff zu den Vitaminen stellen, da die Leber ein Vitaminspeicher ist und viele Anämien im Säuglings- und Kleinkindesalter, die, wie die Jaksch-Hayemsche Form, zahlreiche Züge mit der Perniziose gemein haben, durch eine vitaminreiche Kost günstig beeinflußt werden.

**Kennzeichen. Blutbild.** Es entwickelt sich eine Anaemia gravis, die dadurch gekennzeichnet ist, daß die Zahl der roten Blutkörperchen stärker vermindert ist als der Hämoglobingehalt, z. B. Erythrocyten: 1 000 000, Hämoglobin 30 % (Färbeindex > 1). In den schwersten Fällen sinkt die Zahl der roten Blutkörperchen bis auf 500 000 im Kubikmillimeter und darunter; andererseits gibt es sehr viele Fälle, in denen die Anämie sehr lange Zeit mittlere Grade nicht überschreitet. Bes. in denjenigen Fällen, in denen die spinalen Symptome vorherrschen, imponiert die Blutarmut, zumal wenn man nur den Hämoglobingehalt berücksichtigt, oft nicht; man findet etwa 70 % Hämoglobin; doch lehrt dann die Zählung, daß nur 2—2,5 Millionen rote Blutzellen vorhanden sind (F.I. = 1,4—1,7). Die Ursache für den relativ erhöhten Farbstoffgehalt ist zu sehen in dem Auftreten großer, abnorm farbstoffreicher Blutzellen (Makrocyten). **Erhöhter Färbeindex und Makrocytose** sind für die Diagnose ausschlaggebend, sie gestatten die **Frühdiagnose** und die Erkennung in der Remission und lehren die Häufigkeit der Erkrankung kennen! Viel weniger wichtig ist es, ob kernhaltige rote Blutkörperchen (Normoblasten und Megaloblasten) vorhanden sind. Fast stets findet man (die aber auch anderen schweren Bluterkrankungen zukommende) **Poikilocytose**, ferner Polychromatophilie und basophile Punktierung (vgl. Abschnitt: Löning, Blut- und Harndiagnostik). Die **weißen Blutkörperchen** sind an Zahl vermindert (2000—4000), es besteht starke relative Lymphocytose; die Blutplättchen sind stark vermindert. Die „hämolytische" Komponente ist zu erkennen an der starken (aber nicht in jeder Phase des Krankheitsverlaufs ausgeprägten) Urobilin- resp. Urobilinogenreaktion im Harn und an der dunkelgelben Farbe des Serums, die auf einem erhöhten Bilirubingehalt beruht. Im Gegensatz zu dem Blutbilirubin bei

Stauungsikterus gibt dieses Bilirubin, wie Hymans van den Bergh gezeigt hat, mit dem Diazoreagens die sog. indirekte Reaktion, d. h. es reagiert erst nach Vorbehandlung des Serums mit Alkohol. Die eigentümliche gelbe Hautfarbe der Kranken mit perniziöser Anämie ist als Subikterus aufzufassen. Die Milz ist nicht oder nur wenig vergrößert.

Achylia gastrica. Bei der Magenaushebung oder im Erbrochenen findet man stets die freie Salzsäure fehlend, die Gesamtacidität sehr niedrig (freie HCl = O, Gesamtacidität 5—10). Häufig sind heftige, schwer zu bekämpfende Diarrhöen.

Ein sehr wichtiges Frühsymptom ist die meist erst auf Befragen zu ermittelnde Schmerzhaftigkeit der Zunge (Brennen beim Genuß heißer und gewürzter Speisen); objektiv findet sich umschriebene Rötung der Zungenpapillenspitzen, Bläschen, aphthöse Flecke und Erosionen an den Zungenrändern.

Rückenmarkssymptome. Häufig wird über Parästhesien in Händen und Füßen geklagt. Wenn man darauf achtet, findet man nicht selten das Babinskische Zeichen oder Aufhebung der Gelenkempfindung der großen Zehe, seltener besteht schwere Ataxie mit Gleichgewichtsstörungen (tabeto-zerebellare Ataxie): dabei gesteigerte Sehnenreflexe oder der spastische Symptomenkomplex, kombiniert mit Störungen der Tiefensensibilität.

**Differentialdiagnose.** Die perniziöse Anämie kann verwechselt werden mit anderen schweren Anämien, z. B. der Chlorose oder schweren Carcinomanämien: bei diesen Farbstoffgehalt stets viel stärker vermindert als Zahl der Erythrocyten (Färbeindex < 1), oder mit solchen Anämien, die andere Blutkrankheiten begleiten, z. B. Leukämien, hämolytischem Ikterus: bei diesen kann die rote Blutbild ähnlich sein, aber das weiße Blutbild zeigt die leukämische Blutbeschaffenheit; beim hämolytischen Ikterus: keine Leukopenie, dagegen großer Milztumor; vor allem: osmotische Resistenz der roten Blutkörperchen gegen Kochsalzlösungen ist herabgesetzt. Von der perniziösen Anämie völlig abzutrennen und nicht mit ihr zu verwechseln ist ferner das früher als aplastische oder aregenerative Anämie bezeichnete Krankheitsbild, für das ich die Bezeichnung „Aleukia hämorrhagica" geprägt habe (s. S. 456).

**Prognose.** Die Prognose hat sich durch die von Minot und Murphy im Jahre 1926 inaugurierte Lebertherapie von Grund auf geändert. Wir dürfen jetzt mit großer Wahrscheinlichkeit die perniziöse Anämie zu den heilbaren Krankheiten rechnen. Schon vorher trug das Leiden den Namen „perniziös" nicht ganz zu recht. Eine Dauerheilung war zwar — abgesehen von den durch den breiten Bandwurm verursachten Formen, die nach Abtreibung des Wurmes ausheilten — nicht möglich, aber selbst bei schwerster Anämie —manchmal sozusagen kurz ante finem — konnte spontan eine langanhaltende Remission einsetzen. Deren Eintritt konnte man durch Arsentherapie und wohl auch durch Bluttransfusion sehr wesentlich begünstigen, und so konnte die Erkrankung bei ganz leidlichem Befinden sich jahrelang hinziehen, zumal dann, wenn man, sobald die Anämie wieder Fortschritte zu machen drohte, von neuem zu Transfusionen und protrahierter Arsenbehandlung überging. Viele Kranke haben sich von 2, 3, 4 Rückfällen immer wieder gut erholt; schließlich aber war die Katastrophe nicht abzuwenden. Immerhin ist – vom Zeitpunkt der Erkennung des Leidens gerechnet — eine Lebensdauer von 4 Jahren nicht selten, gelegentlich selbst eine solche von 6—12 Jahren beobachtet worden.

Auch die weitgehendste Remission bedeutete aber fast nie eine Heilung; denn bis auf verschwindende Ausnahmen wies selbst bei hoher Erythrocytenzahl der erhöhte Färbeindex und die Makrocytose darauf hin, daß die Blutbildung fehlerhaft blieb.

**Therapie.** Die bis vor kurzem geübte Therapie war im wesentlichen die folgende. Für körperliche Ruhe (die Kranken halten sich oft mit erstaunlich niedrigen Blutkörperchenzahlen noch für leistungsfähig!), gute Krankenpflege und reichliche Ernährung (eiweißreiche Kost, grüne Gemüse) war vor allem zu sorgen.

Wegen der Achylia gastrica gab man Salzsäure mit Pepsin, z. B. Acidolpepsin kurz vor den Mahlzeiten; bald nach der Mahlzeit, da häufig auch die Bauchspeichelsekretion daniederliegt, Pankreon (2—3 Tabletten).

Da vielleicht mit einer enterogenen Autointoxikation zu rechnen ist, pflegte man bei nicht allzu geschwächten Personen Darmspülungen zu verordnen, auch Tierkohle (Carbo animalis Merck 3—4 mal täglich 5,0). Letztere ist nicht nur als Adsorbens für Gifte gedacht, sondern sollte auch zur Bekämpfung der die Kranken sehr schwächenden Diarrhöen dienen; gegen diese empfahl sich auch

Calc. carbonic.; Calc. phosphor. ãã 10,0; Dermatol (oder Orphol) 5,0. 2 stündlich $^1/_2$ Teelöffel, dazu manchmal kleine Pantopondosen (0,02—0,03 pro die).

Das bewährteste Mittel, um den Eintritt einer nachhaltigen Remission zu beschleunigen, war das Arsen in kleinen und mittleren Dosen, welche einen Reiz auf das Knochenmark ausüben und, ohne Intoxikationserscheinungen zu machen, möglichst lange fort gegeben werden können. Man verordnete für 2—3 Monate die Sol. Fowleri, je nach der Lage des Falles und der Verträglichkeit des Medikamentes, bald längere Zeit bei der in langsamem Ansteigen erreichten Höchstdosis von 3 mal 15 Tropf. der mit einem Stomachicum zu gleichen Teilen verdünnten Solution verharrend, bald in mehrfachem Auf- und Abstieg das notwendige Gesamtquantum einführend. War die Remission erreicht, so konnte eine milde Arsenwirkung durch den Gebrauch eines arsenhaltigen Wassers, etwa der Dürkheimer Maxquelle, unterhalten werden. Bei den ersten Anzeichen einer Verschlechterung des Blutbildes wurde wieder mit der systematischen Arsenkur begonnen. Nägeli bevorzugte als internes Arsenpräparat Arsacetin (0,05 3—4 mal täglich). Wurde Arsen per os nicht vertragen, so mußte man zu subcutanen Injektionen übergehen: zu Acid. arsenicos. MBK. im An- und Absteigen von 1—10 mg pro die, zu Solarson (mehrere Cyclen von 12 Injektionen à 1—2 ccm); oder zu Astonin (Merk) (Arsen-Phosphor-Strychninlösung in steril. Ampullen; Cyclen von 20 Amp.).

Neuerdings ist auch das Salvarsan in kleinen Mengen mit Erfolg angewendet worden (2 mal wöchentlich 0,075—0,15 g Neosalvarsan bis zu einer Gesamtdosis von 3,6 g). Eisen ist bei der perniziösen Anämie völlig nutzlos, ebenso habe ich von intramuskulären Blutinjektionen keine Erfolge gesehen. Größere intravenöse Bluttransfusionen hatten sich in letzter Zeit wieder sehr eingebürgert. Man infundiert 300—400 ccm Citratblut (von einem Universalspender oder einem Individuum der gleichen Blutgruppe) und wiederholt die Blutzuführung in Intervallen von 1 Woche noch 2—3 mal. Das fremde Blut sollte zunächst als Ersatz dienen, bis die Remission einsetzte, sodann auch eine Schonung für das Knochenmark darstellen, von dem man nach einer Ruhepause eine fruchtbringendere Leistung erwartete, endlich einen milden Anreiz zur Blutneubildung ausüben.

Verhielt sich ein Fall gegen Arsen und Salvarsan völlig refraktär oder drohte die Anämie zu extremen Graden fortzuschreiten, so war die Milzexstirpation in Erwägung zu ziehen. Sie führte keine Dauerheilung herbei, pflegte aber selbst in scheinbar verlorenen Fällen eine rasch eintretende weitgehende und lang andauernde Remission im Gefolge zu haben.

Bei Fällen, bei denen die Anamnese oder die Seroreaktion auf eine komplizierende, vielleicht ätiologisch in Betracht kommende Lues hinweist, ist außer der milden Salvarsantherapie von einer spezifischen Behandlung mit Quecksilber und Wismut abzusehen, da diese erfahrungsgemäß den Zustand nur verschlechtert.

Die gesamte eben geschilderte Therapie ist durch die Einführung der Leberdiät resp. der das heilsame Prinzip enthaltenden Leberextrakte mit einem Schlag in die zweite Reihe gerückt worden. Sie hat eine Daseinsberechtigung noch insofern, als die ständige Zufuhr von Leber auch in der abwechslungsreichsten Form allmählich auf starken Widerwillen stoßen kann und der vollständige Ersatz durch geschmackfreie Extrakte vorläufig noch häufig an deren ziemlich hohen Kosten scheitern dürfte, so daß man zur Ausfüllung von leberfreien Intervallen gelegentlich noch auf die älteren Methoden, insbes. die Arsenkur, zurückkommen wird. Auch sind ein oder zwei initiale Bluttransfusionen bei Anaemia gravissima oft nicht zu umgehen (je 400—500 ccm). Zum Erfolge der neuen diätetischen Behandlung ist weder die Ausgleichung der Achylia gastrica und pancreatica durch Salzsäure, Pepsin und Pankreon, noch die vorherige Entfernung eines notorischen Schädlings wie des breiten Bandwurmes erforderlich. Es ist bereits aus Finnland berichtet — und ich selbst habe mich in einem eigenen Falle davon überzeugen können —, daß die Blutregeneration trotz der Anwesenheit des Wurmes in kräftigster Weise vor sich geht, so daß die angreifende Prozedur der Wurmabtreibung nicht dem geschwächten Organismus des schwer Anämischen zugemutet werden muß, sondern bei dem bereits gekräftigten und der Genesung entgegengehenden Patienten ausgeführt werden kann.

Der Umschwung in dem Befinden der Kranken tritt unmittelbar nach dem Beginn der Leberdarreichung in die Erscheinung; schon nach wenigen Tagen, noch bevor Zahl der roten Zellen und Farbstoffgehalt sich deutlich ändern, sind die Patienten nicht mehr apathisch; Erbrechen und Durchfälle hören auf, der Appetit wird auffällig gesteigert; Ödeme schwinden; ein sanftes Rot färbt die Wangen, deren subikterisches Colorit sehr bald — Hand-in-Hand mit dem Schwinden des Urobilins im Harn — zurücktritt.

Die erste Veränderung im Blutbilde ist nicht eine Blutkrise, d. h. das Auftreten kernhaltiger roter Blutkörperchen, sondern das gehäufte Erscheinen sog. vital granulierter oder retikulierter, d. h. mit Vitalfarbstoffen Körnchen und Netzwerk zeigender Zellen, die als jugendliche Elemente anzusprechen sind und vorübergehend bis zu 15% aller Erythrocyten ausmachen können.

Was die Leistung der Lebertherapie so weit über das bis jetzt Erreichbare hinaushebt, ist, daß sie nicht eine Remission im alten Sinne, sondern eine Restitutio ad integrum herbeiführt. Auch bei der weitgehendsten Remission blieb der Blutbildungstypus pathologisch; es vermehrten sich die Makrocyten, so daß der Färbeindex höher als 1 blieb und der Geübte auch bei hohen Farbstoffwerten durch einen Blick ins Mikroskop das abnorme Verhalten des roten Blutes erkannte. Unter dem Einflusse der Leberdiät wird die Ausreifung der roten Zellen wieder in normale Bahnen gelenkt; an Stelle des embryonalen Typus (Megaloblast — Megalocyt) tritt die Reihe Normoblast — Normocyt, und nach 2—3 Monaten ist auch der gewiegteste Hämatologe oft nicht mehr imstande, aus dem Blutbilde eine Perniciosa zu erschließen. Im Beginn kann allerdings die Zunahme des Hämoglobins der Zunahme der Zellzahl vorauseilen, allmählich aber werden die Makrocyten durch normale Elemente ersetzt und der Färbeindex ist 1 oder leicht unter 1.

Es war von vornherein nicht anzunehmen, daß spinale Symptome, die bereits auf schwerer Degeneration der Hinter- und Seitenstränge beruhen (hochgradige cerebellare Ataxie, Aufhebung der Gelenkempfindung in größeren Gelenken, wie Fuß- oder Kniegelenk, schwere Spasmen), einer Rückbildung fähig seien; doch war zu hoffen, daß leichtere Störungen, wie Parästhesien, beginnende Gleichgewichtsstörungen, schwinden könnten, vor allem, daß dem Fortschreiten des spinalen Prozesses Einhalt geboten würde. Es kann aber bis jetzt nicht mit Sicherheit gesagt werden, ob die Lebertherapie überhaupt auf die Rückenmarkaffektion einwirkt. Die verneinenden und bejahenden Stimmen halten sich zum mindesten die Waage. Soviel ist sicher, daß sich unter ausreichender Leberzufuhr spinale Symptome manchmal überhaupt erst entwickeln oder erhebliche Fortschritte machen.

Die Achylia gastrica bleibt unbeeinflußt. Die Zungenbeschwerden schwinden oft sehr rasch.

Nach Aussetzen der Lebertherapie scheint früher oder später ein Rückfall einzutreten, so daß die Zufuhr von Leber, wenn auch in wesentlich geringeren Mengen als zu Anfang, kontinuierlich erfolgen muß wie bei einer hormonalen Substitutionsbehandlung. Bei erneuter Zufuhr nach längerer Pause, in welcher sich ein Rezidiv ausgebildet hatte, war der Erfolg der gleiche wie bei der Erstdarreichung; und nach der nunmehr auf 5 Jahre sich erstreckenden Erfahrung mit der Lebertherapie haben wir bis jetzt keinen Anlaß anzunehmen, daß die Wirkung der Leber sich bei kontinuierlichem Gebrauche erschöpft.

Was die Durchführung der Diät im einzelnen angeht, so soll die Tagesration der (gekocht gewogenen) Leber 150—200 g betragen (entsprechend einem Frischgewicht von 300 g). Es ist Sache der Küchentechnik, die sehr bald als monoton empfundene Leberspeise zu variieren und zu kaschieren. Man kann die gekochte Leber, gröber oder feiner gewiegt, mit Reis oder Kartoffelbrei vermischen, als Füllung von Tomaten, grünen Pfefferschoten, hart gekochten Eiern verwenden; man kann sie in einen Teig einhüllen, mit einer pikanten Sauce oder in Aspik servieren. Viele ziehen es vor, die fein pürierte Leber roh (eine Form, in der sie nach Minot und Murphy auch noch wirksamer ist) in Bouillon oder in Orangen- oder Citronensaft mehrmals am Tage in Einzelportionen von etwa 30 g zu nehmen (s. Leberzubereitungsrezepte in dem Leberkochbuch von Dr. E. Weiss, Verlag der Ärztlichen Rundschau Otto Gmelin, München).

Es ist bis jetzt nicht gelungen, den wirksamen Stoff zu isolieren, aber man hat ein fast eiweiß- und eisenfreies Extrakt bereiten können, das ihn enthält. Die besten solcher Extrakte sind fast ohne Beigeschmack und lassen sich in flüssiger Form oder als Pulver in Limonaden sehr gut nehmen. Von deutschen Präparaten sind zu nennen: das Hepatrat (Nordmarkwerke), das Hepatopson (Promonta), sowie das Hepracton (Merck); letzteres, von dem nach der Deklaration $5 g = 250 g$ Frischleber entsprechen, scheint mir besonders wirksam zu sein. Ganz allgemein gilt wohl, daß man von den Extrakten wesentlich mehr geben muß als die von der Firma angegebene Frischlebermenge, mit der sie gleichwertig sein sollen. Wir beginnen z. B. in schweren Fällen die Behandlung oft mit 20 g Hepracton = 1000 g Frischleber pro die und gehen mit fortschreitender Besserung auf 10 g zurück. Nach Annäherung an das normale Blutbild genügen zur Erhaltung des erreichten Resultates etwa 5 g jeden oder einen um den anderen Tag. Mehrere Autoren stehen auf dem Standpunkte, daß die Frischlebertherapie der mit Extrakten weit überlegen sei und glauben, daß Versager nur bei Verzicht auf die Naturleber vorkämen. Meines Erachtens hat erst die Darstellung der ohne Schwierigkeiten einzunehmenden trockenen oder flüssigen Extrakte die Leberbehandlung der perniziösen Anämie zur Therapie der

Wahl gemacht. Wenn es irgend angeht, wird man stets die Behandlung mit Frischleber beginnen, aber man wird die Lebertherapie in den meisten Fällen als Dauerbehandlung nur fortführen können, wenn man wenigstens mehrmals in der Woche an die Stelle der Leberspeise den Extrakt setzt. Ob wirklich bei Anwendung von Frischleber keine Versager vorkommen, ist mir zweifelhaft; ich bin davon überzeugt, daß es leberrefraktäre Fälle gibt, halte es aber für möglich, daß in diesen Fällen eine komplizierende Infektion, die in verschiedenen Formen, z. B. als Coli-Cystopyelitis, bei der perniziösen Anämie nicht ganz selten anzutreffen ist, den Leberstoff schädigt oder nicht zur Wirkung kommen läßt.

In neuester Zeit wird von amerikanischen Autoren und europäischen Nachprüfern behauptet, daß auch getrockneter und pulverisierter Schweinemagen oder Extrakte aus diesem — Venträmon (Degewop) in Mengen von 30 g pro Tag — dasselbe leisten sollen wie die Leber. Die Untersuchungen hierüber sind noch nicht abgeschlossen. Sollten sie, wie es bereits jetzt den Anschein hat, zu allgemeiner Anerkennung des Magenpulvers führen, so wäre dies sehr zu begrüßen, da die Magenpräparate viel billiger sind als die Leberextrakte.   E. Frank-Breslau.

## Anaemia splenica (Bantische Krankheit).

Die „Anaemia splenica" ist nur ein Symptomenkomplex, keine ätiologische Einheit. Das Krankheitsbild setzt sich zusammen aus Splenomegalie und Blässe ohne leukämischen Blutbefund. Mit der ebenso vagen wie bequemen Diagnose „Anämia splenica" sollte man aber auch in der Allgemeinpraxis äußerst sparsam sein, sie jedenfalls höchstens vorläufig und niemals ohne genauere histologische Blutuntersuchung stellen. Es drohen namentlich Verwechslungen mit Leukämien (auch aleukämischen Myelosen) sowie ausnahmsweise auch mit Lymphogranulomatose (sog. lienale Form). Vielfach mißlingt selbst dem Facharzt die weitere sichere Differenzierung.

Banti beschrieb eine scheinbar primäre, durch Exstirpation des kranken Organs heilbare Milzerkrankung, die namentlich im mittleren Lebensalter vorkommt, bei uns jedoch nur selten beobachtet ist. In typischen Fällen 3 Stadien:

1. Vorstadium unter dem Bilde der „Anaemia splenica" ohne Zusammenhang mit Malaria und Lues: ursächlich unklare, allmähliche Milzvergrößerung (großer, harter, glatter Tumor) mit gleichzeitiger geringer Anämie, (häufig Herabsetzung des Hg-Gehaltes, Leukopenie mit relativer Lymphcytose).

2. Kurzes Übergangsstadium mit zunehmender Gelbsucht und dyspeptischen Erscheinungen.

3. Kachektisches Endstadium mit Ascites und Entwicklung einer scheinbar sekundären atrophischen Lebercirrhose mäßigen Grades. Autoptisch soll sich hier neben dieser Lebercirrhose eine mit starker Sklerose der Venen einhergehende, fibröse Verhärtung der Milzpulpa mit Follikelatrophie finden.

Die Möglichkeit einer operativen Heilung durch Milzexstirpationen verlangt in allen auf „Bantische Krankheit" verdächtigen Fällen Beratung durch Facharzt.

Dieser Bantischen Krankheit mag vielleicht in Italien, auf dem Balkan und in den Mittelmeerländern eine Sonderstellung zukommen, bei uns entspricht das Leiden nur einem Symptomkomplex, der auf einer Lebercirrhose mit frühzeitigem, auffällig starkem Milztumor zu beruhen pflegt. Ähnliche Krankheitsbilder: myeloische Leukämie (starke Leukocytenvermehrung; jedoch auch aleukämische Formen; Milzpunktion?); chro-

440 Erkrankungen des Blutes und der blutbildenden Organe.

nischer familiärer Ikterus (gleichfalls großer Milztumor, geringe Lebervergrößerung, jedoch familiär). Splenomegalie „Typ Gauscher" (äußerst selten; ähnlicher Milz-Leber-Befund, mäßige Anämie; kein Ikterus, aber Hautverfärbung ähnlich wie beim Addison). Diese Hautpigmentationen, hereditäres Vorkommen sowie fast stationärer Charakter des Leidens unterscheiden das sonst so ähnliche Krankheitsbild vom „Banti". Es soll sich um eine eigentümliche Systemerkrankung der blutbildenden Apparate handeln (in der Milz Haufen merkwürdiger, großer, anscheinend lipoidreicher Zellen; Abstammung dieser „Gauscher-Zellen" von rediculo-endothelialen?). Syphilis der Milz (bes. bei hereditärer Lues; andere Zeichen der Syphilis an Zähnen, Augen usw.; positiver „Wassermann!" Behandlungserfolg mit Quecksilber-Jodkalium); Pseudoleukämien (s. d.; gleichzeitige Lymphdrüsenschwellungen), Lymphosarkom und Lymphogranulom der Milz (selten), Protozoenkrankheiten (wie Kala Azar), Tuberkulose der Milz (Mitbeteiligung bei Miliartuberkulose ohne wesentliche klinische Bedeutung; grobe Milztuberkulose gewöhnlich nur bei ausgebreiteter Drüsentuberkulose; äußerst selten scheinbar isoliert; achte auf tuberkulöse Belastung, frühere „Skrofulose", Miterkrankung der Lungen; Ausfall der Tuberkulinreaktionen), schließlich noch Geschwülste und Cysten der Milz (Raritäten; kein gleichmäßiger glatter Tumor)!

Eduard Müller †-Marburg.

## Hämoglobinämie und Hämoglobinurie.

Reichliche Auflösung roter Blutkörperchen im strömenden Blute verursacht Hämoglobinämie, d. h. Auftreten von freiem Blutfarbstoff im Plasma. Bei spontaner Gerinnung einer Blutprobe (cave: Schütteln, Schlagen) zeigt dann das frische Serum rötliche Farbe. Die anschwellende Milz (spodogener Tumor von σποδός — die Schlacke) nimmt die Erythrocytentrümmer auf und in der Leber häuft sich Eisenpigment. Als Abbauprodukt des Blutfarbstoffes kann Urobilin entstehen und zu Ikterus und Urobilinurie führen. Die Hämoglobinämie ist meist die Folge hämolytischer Gifte: Serumhämolysine (artfremdes Serum löst rote Blutkörperchen auf); ferner tierische und pflanzliche Gifte, wie Schlangengift (Kobra, Brillenschlange), Saponine (pflanzliche Hämolysine), die Helvellasäure (das Morchelgift), schließlich schwere Infektionskrankheiten, wie Sepsis, Gasbrand, Typhus, Scharlach, Schwarzwasserfieber, endlich arzneiliche Gifte, wie Arsenwasserstoff, Extrakt. filicis maris (selten), chlorsaures Kali, Antifebrin, Phenacetin, Anilin, Nitrobenol, Phenylhydracin, Sesamöl (Verunreinigungen desselben?). Auch thermische Schädigungen, z. B. Kälteeinwirkungen und ausgedehnte Verbrennungen, kommen in Frage als auslösendes Moment, ausnahmsweise auch Schwangerschaft. — Der sog. „Kreuzdrehl" (Methämoglobinurie und Muskelschmerzen bei Pferden) ähnelt dem freilich rascher vorübergehenden, als „Haffkrankheit" bezeichneten, Vergiftungszustand, der bei Fischern des „frischen Haffs" (Königsberg), Sommer 1924, beobachtet wurde; meist noch während der Arbeit bei klarem Bewußtsein und ohne Fieber große Schwäche, heftige Schmerzen (bes. in den Extremitäten und Nierengegend) und einige Stunden später kaffeebrauner Urin (Methämoglobin und Blut). Akute Phase nach $1/2$—1 Tag abflauend; fast stets Genesung; mitunter mehrere Paroxysmen, Krankheitsursache noch strittig (komplizierte gasförmige Arsenverbindung durch arsenhaltige, ins Haff abgeleitete Abwässer?).

Jede stärkere Hämoglobinämie hat Hämoglobinurie zur Folge: der frisch gelassene, von roten Blutkörperchen fast freie Urin ist dann hellrötlich, fleischwasserähnlich (reichlich Oxyhämoglobin) oder mehr dunkelbraunrötlich (vornehmlich Methämoglobin!).

Ein eigenartiges typisches Krankheitsbild ist die sog. **paroxysmale Form**: anfallsweise Hämoglobinurie, die mittleres Lebensalter bevorzugt und meist im unmittelbaren Anschluß an örtliche Kälteeinwirkungen, wie kaltes Hand- oder Fußbad, unter Schüttelfrost, plötzlicher Fiebersteigerung, Kreuzweh und Parästhesien überraschend einsetzt. Das Blutserum ist rot gefärbt, der Urin gleichfalls rötlich oder dunkelbräunlich; im Zentrifugat nur vereinzelte Erythrocyten bzw. Stromata und Blutzylinder (öfters jedoch in der anfallsfreien Zeit Albuminurie!). Nach einigen Stunden meist spontanes Verschwinden des Anfalls mit rascher Erholung, auch des objektiven Blutbefundes. Mitunter nachträgliche Gelbfärbung der Haut mit geringer Milz- und Lebervergrößerung. Abgesehen von Kälte kann die Auslösung solcher Anfälle auch durch andere Schädlichkeiten, z. B. anstrengende Muskeltätigkeit erfolgen (Marschhämoglobinurie). Entstehung der Paroxysmen noch unklar (meist Lues als Grundursache; eigentümliche Hämolysinbildung?).

Die **Behandlung** bekämpft die Grundkrankheit und das auslösende Moment. Also etwaige Syphilis bei der paroxysmalen Form (Serumreaktion! fahnde auch nach früherer Malaria und Arzneivergiftung, z. B. mit Kalium chloricum). Prophylaxe des Anfalls durch Ausschaltung örtlicher und allgemeiner Kälteeinwirkungen, körperlicher Anstrengungen. Behandlung des Anfalls mit Bettruhe, Wärme, guter Pflege; Wirkung von Medikamenten fraglich. Chinadekokt? Calciumtherapie? Einspritzungen von 10—20 ccm steriler 5 proz. Witte-Peptonlösung? Injektionen von Normalserum vielleicht zweckmäßiger. Spezifische Behandlung gewöhnlich kaum von unmittelbarem Erfolg. Eduard Müller †-Marburg.

## Hämophilie.

Wir bezeichnen mit Hämophilie eine **angeborene dauernde Bereitschaft des Gesamtkörpers zu unverhältnismäßig schweren, ja unstillbaren Blutungen** — (teils scheinbar spontanen, teils traumatischen). Das Zustandekommen dieser Bluterkrankheit, einer echten „Diathese", ist noch unbekannt (Verlust der normalen Gerinnungsfähigkeit des Blutes (Antiprothrombinüberschuß?), histologisch noch nicht nachweisbare Veränderungen der kleinsten Gefäße?).

**Kennzeichen.** Familiär-hereditäres Vorkommen. Bluterfamilien! Fast nur die männliche Nachkommenschaft (jedoch davon nur ein Teil!) der scheinbar gesunden Frauen aus hämophilen Familien befallen. Übertragung evtl. auch vom hämophilem Großvater über scheinbar gesunde weibliche Nachkommenschaft — sog. Konduktoren — auf Enkel!

Einsetzen der überaus hartnäckigen, nicht selten lebensbedrohenden Blutungen schon im Kindesalter, namentlich infolge geringfügiger Traumen und kleinerer Gefäßverletzungen (mitunter schon gefährliche Nabelschnurblutungen; Verblutungsgefahr, z. B. bei der Beschneidung, bei kleineren Eingriffen, insbes. Zähneziehen). Gefährlicher als Hautverletzungen meist Schleimhautwunden; vor allem abundantes Nasenbluten.. Subcutane und intramuskuläre Blutergüsse nach Stoß, Schlag, Fall. Scheinbar spontane Blutungen, namentlich ins Kniegelenk (Hämarthros!), auch Nierenblutungen?

Normaler klinischer Befund in der Zwischenzeit, meist ohne wesentliche histologische Blutveränderungen. Oft jedoch zarte Konstitution und blasses Aussehen. Die **Prognose** ist von der Intensität der Diathese und von der Sorgfalt der Prophylaxe abhängig. In schweren Fällen dubiös, in anderen mitunter höheres Alter mit spontaner Abschwächung der Blutungsbereitschaft. — **Differentialdiagnose** fast nur in den seltenen, strittigen Fällen von „lokaler Hämophilie", d. h. Blutungen nur aus einem bestimmten Organ schwierig (ausnahmsweise auch in Grenzfällen von Thrombopenie und Hämophilie).

**Vorbeugung. Allgemeines.** Ehe- bzw. Kinderlosigkeit der scheinbar gesunden Mädchen aus Bluterfamilien. Gleiches gilt für Männer überall da, wo das unerläßliche Studium des Familienstammbaumes die Übertragung auch durch männliche Mitglieder sicherstellt.

Persönliches. Ärztliche Überwachung der Bluterfamilien und Belehrung des Kranken, der Angehörigen, der Lehrer und Mitschüler. Cave Traumen, körperliche Überanstrengungen, Geräteturnen, Sport, starke thermische Reize, ferner operative Eingriffe auch leichter Art, wie Vaccination, Tonsillotomie, Zähneziehen. Zur späteren Vermeidung von Zahnextraktionen von vornherein sorgfältige Zahnpflege und periodische zahnärztliche Kontrolle. Bei unvermeidlichen Eingriffen möglichst keine ambulante Therapie. Notwendig ist mehrtägige Vorbehandlung, vor allem mit Calcium, Normalserum und Peptonlösungen (s. u.). Bes. sorgfältige Blutstillung, Bereitstellung aller hierzu etwa notwendig werdenden Hilfsmittel. Vorsicht bei der Berufswahl, z. B. kein Handwerk mit größerer Verletzungsgefahr. Mädchen und Frauen mit ihrer gelegentlichen leichteren Diathese sind durch Menses und Geburt bes. gefährdet (evtl. vorbeugende Behandlung wie bei Operationen). Chronisch intermittierende Calciumdarreichung? gelegentliche Badekuren ? Technisch einwandsfreie Venenpunktion anscheinend ungefährlich. Womöglich Alkoholabstinenz, überhaupt Giftenthaltung!

**Behandlung der Blutung. Örtliche Blutstillung.** Womöglich Hochlagerung, Kompression, Umstechung, sorgfältge Tamponade mit Eisenchloridwatte oder mit Gaze, die mit Suprareninlösung $1^0/_{00}$, flüssiger Gelatine oder Normalserum durchtränkt ist. Verätzung bzw. Verschorfung der blutenden Stelle, z. B. mit Platinbrenner. Bei Blutungen aus der Mundhöhle auch Vermeidung von Kauen, Sprechen, überhaupt von Kieferbewegungen. Völlige Abstinenz von Nahrung und Flüssigkeit scheint ganz allgemein ein gutes „Haemostypticum" zu sein. (Versuch mit Trockenkost) ? Bei Hämarthros Vermeidung operativer Eingriffe und von Punktionen: Ruhigstellung, Kälteanwendung, elastische Kompressen, nach einigen Tagen vorsichtige Massage und leichte aktiv-passive Bewegungen.

Günstige Rückwirkung wird durch allgemeine Verbesserung der mangelhaften Blutgerinnungsfähigkeit versucht: Anwendung von Calciumsalzen, Gelatine, Kochsalz und Normalserum. Den Calciumpräparaten schreibt man, abgesehen von Begünstigung der Blutgerinnung, auch eine transsudat- und exsudathemmende Wirkung zu (10proz. Lösung von Calcium chloratum crystallisatum 150,0; 3mal täglich 1, im Notfall 2 Eßl. nüchtern, etwa 1 Stunde vor den Mahlzeiten). Für die gerinnungsbeschleunigende Wirkung der Gelatine fehlt noch der bündige experimentelle Beweis. Verschreibe schon wegen der Tetanusgefahr die 10proz. keim-toxinfreie Gelatina sterilisata pro injektione Merck. Innerliche Kochsalzdarreichung (5—10 g) wird zumindest nicht schaden; die intravenöse Verabfolgung (3—5 ccm der 10proz. sterilen Lösung) ist von zweifelhafter Wirkung. Die Begründung für die örtliche und subcutane bzw. intravenöse Zufuhr von normalem menschlichem und tierischem Blutserum liegt schon in dem Laboratoriumsbefund starker Verlangsamung der Blutgerinnung bei Hämophilie. Das Blut der Hämophilen soll ungenügend Thrombogen, nach Morawitz u. a. zu wenig Thrombokinase, nach v. Falkenhausen zuviel Antiprothrombin enthalten. Die örtliche Anwendung gerinnungsfördernder Substanzen ist also wissenschaftlich begründet. Deshalb Versuch mit dem aus Blut und blutbildenden Organen extrahierten Koagulen oder Clauden? Normales menschliches, vom sicher Gesunden gewonnenes Serum oder vielleicht noch zweckmäßiger ganz frisches, noch nicht geronnenes menschliches Normalblut in örtlicher Anwendung; als Notersatz möglichst frisches Heilserum. Angeblich wichtiger als die örtliche die subcutane bzw. intravenöse Serumanwendung nach E. Weil: etwa 10 ccm frisches menschliches Normalserum, als Ersatz etwas größere Mengen Heilserum, z. B. 25 ccm Antistreptokokkenserum. Nur vorübergehende Wirkung; bei Wiederholung der Einspritzung Möglichkeit stürmischer Reaktionserscheinungen. Wegen dieser Anaphylaxiegefahr werden subcutane Einspritzungen von 10—20 ccm steriler 5proz. Witte-Peptonlösungen empfohlen. Selbstbereitung von „Thrombokinase" nach Morawitz durch Schütteln von etwas fein zerhackter Kalbsleber mit Kochsalzlösung und örtliche Anwendung des kolierten, nicht filtrierten, trüben Extraktes? Bei Magen- und Darmblutungen Darreichung von frischem Fleischpreßsaft oder gar von geschabtem frischen Fleisch wegen des Gehalts an gerinnungsbefördernden Substanzen? Milzbestrahlungen nach Stephan? Periodische Darreichung von Eierstockspräparaten bei männlichen Individuen (im Hinblick auf das auffällige Freibleiben der weiblichen von Hämophilie)? Versuch mit Euphylin (1 Ampulle langsam intravenös); am besten mit 40proz. Traubenzuckerlösung auf 20 ccm verdünnt; nach Nonnenbruch (dadurch Verkürzung der Gerinnungszeit). In Notfällen Bluttransfusion (Morawitz) evtl. nur in Form des Citratblutes und frischen Venenblutes intramuskulär. In neuerer Zeit wird das Nateina (Llopis-Madrid, angeblich Vitaminpräparat) sehr gerühmt, während der Blutungen 20—36 Tabl., in der Zwischenzeit 8—10 Tabl. täglich.

Sehr zweckmäßig Rohkost (Vitamingehalt?) Hierzu noch Luft — vorsichtige Sonnenbäder, tägliches trockenes Abfrottieren des Körpers.

Eduard Müller†-Marburg.

## Hämorrhagische Diathesen.

Mit hämorrhagischer Diathese bezeichnen wir eine auffällige Bereitschaft des Körpers zu multiplen, spontanen und abundanten traumatischen Blutungen „per diapedesin", namentlich in Haut und Unterhautzellgewebe, wohl infolge mangelhafter Gerinnbarkeit des Blutes, gestörter Thrombusbildung und abnormer Beschaffenheit der Gefäßwände. Vom praktischen Standpunkt aus unterscheiden wir zwischen angeborenen (Hämophilie!) und erworbenen Formen und unter den letzteren zwischen sekundären, die Folgeerscheinungen greifbarer schwerer innerer Erkrankungen wie Sepsis, auch Fleckfieber, Typhus abdominalis und Variola, schwere Anämien und Leberleiden, Leukämie (bes. akuten), „Pseudoleukämie", Phosphorvergiftung darstellen und primären, bei denen die erworbene hämorrhagische Diathese von vornherein das klinische Bild beherrscht. Diese erworbenen primären Formen zerfallen wiederum in 2 große Gruppen, in die skorbutischen Erkrankungen mit frühzeitiger, hochgradiger Zahnfleischbeteiligung und die als Morbus maculosus Werlhofii oder Purpura haemorrhagica bezeichnete Blutfleckenkrankheit. Vielleicht stellt die letztere nur einen Sammelnamen für ursächlich verschiedene Prozesse dar; ihre bisher beschriebenen Spielarten sind weniger durch ätiologische als durch klinische Merkmale, vor allem durch graduelle Unterschiede im Symptomenbild und Verlauf, voneinander abgegrenzt. Fälle von Blutfleckenkrankheit, die sich durch anfängliche Anginen und begleitende Gelenkaffektionen auszeichnen, nennt man meist Peliosis rheumatica. Endokarditis ist hierbei recht selten und die scheinbar rheumatische Gelenk- und Muskelerkrankung könnte auch die Teil- und Folgeerscheinung der hämorrhagischen Diathese sein, z. B. bei Blutungen in die Muskulatur, in Synovia und Nervenscheiden. Ödeme sind z. B. an den Beinen, als Ausdruck der supponierten Gefäßschädigung auch beim Morbus maculosus recht häufig. Man begnügt sich deshalb am besten bei diesen Prozessen mit der Bezeichnung Purpura haemorrhagica (Blutfleckenkrankheit) und fahndet unter den möglichen Krankheitsursachen vor allem auf rheumatische und infektiöse Ätiologie sowie auf gastro-intestinale Intoxikationen. Erworbene hämorrhagische Diathesen können mit hochgradiger Verminderung der Blutplättchen einhergehen, also jenen Elementen, die für eine geregelte Blutgerinnung unerläßlich sind („Thrombopenie" nach E. Frank).

Zwischen Blutungsbereitschaft und Gerinnungsfähigkeit besteht kein Parallelismus, auch nicht zwischen letzterer und der Blutungszeit nach Gefäßverletzungen. Von entscheidender Bedeutung sind gewöhnlich Störungen in dem noch wenig bekannten Blutstillungsmechanismus des Gefäßapparates. Zur klinischen Prüfung dieser Gefäßfunktion kann man das sog. Rumpel-Leedesche Phänomen benützen: Auftreten von Petechien nach 5—10 Minuten langer stärkster Stauung durch Stauungsbinde um Oberarm (negativ bei Hämophilie, positiv — jedoch nicht immer bei erworbenen hämorrhagischen Diathesen, insbes. beim Skorbut).

**Purpura haemorrhagica (Morbus maculosus Werlhofii). Kennzeichen der Blutfleckenkrankheit.** Rasche hinsichtlich Intensität und Lokalisation sehr verschiedene Entwicklung von Hautblutungen, vorwiegend um die Haarfollikel herum; mitunter in mehreren Schüben auftretend, aber ohne grobe Zahnfleisch- und Gelenkbeteiligung. Kleinere Petechien, größere Ekchymosen, streifenförmige Vibices! Oft vorwiegende Beteiligung der unteren Extremitäten (statische Einflüsse; körperliche Anstrengungen). Das Gesicht relativ frei, mitunter jedoch Augenhintergrundsveränderungen. Größere Blutergüsse in subcutanes Gewebe und in Muskulatur, namentlich infolge stumpfer äußerer Gewalteinwirkungen und Muskelzerrungen. Fälle mit einfachen Hautblutungen ohne gröbere Störungen des Allgemeinbefindens und ohne wesentliche Beteiligung der Schleimhäute werden Purpura simplex genannt. Gleichzeitige Blutungen in Schleimhäute, seröse Höhlen und innere Organe treten an Intensität meist zurück; achte aber auf subconjunctivale Blutungen Nasen- und Darmblutungen. Stärkere Darmblutungen mit heftigen Leibschmerzen finden sich bes. bei der als Purpura abdominalis bezeichneten Form des Kindesalters (ausnahmsweise auch noch beim Erwachsenen; hierbei sogar „essentielle" Nierenblutungen!). Rascher, bösartiger Verlauf ohne wesentliche Schleimhaut-, aber mit stärksten Hautblutungen — Purpura fulminans.

Trotz ausgebreiteter Hautblutungen ist das Allgemeinbefinden gewöhnlich gut. Selbst mäßiges Fieber, Hinfälligkeit, rheumatische Schmerzen finden sich keineswegs regelmäßig. Begleitsymptome sind: Beinödeme, Milzschwellungen, Eiweißausscheidungen, insbes. auch als Nachkrankheit (mikroskopisch nachweisbare Hämaturie sehr selten!), sekundäre Anämie, neutrophile Leukocytose, Schwund der Eosinophilen, bes. in schweren Fällen; unter Umständen hochgradige Verminderung der Blutplättchen (s. u.); akzidentelle Herzgeräusche. Länger dauerndes hohes Fieber deutet auf Komplikationen (denke an Sepsis).

Verwechslungsmöglichkeiten. Hämophilie (angeborener, familiärhereditärer Zustand!), vor allem aber Sepsis und spezifische Infektionskrankheiten mit hämorrhagischer Diathese, mitunter auch akute „Leukämien" und „Pseudoleukämien", Purpura senilis (wohl durch Altersveränderungen der Hautgefäße ?), purpuraähnliches Exanthem bei akuter hämorrhagischer Miliartuberkulose der Haut.

Fälle mit auffällig wenig Blutplättchen werden neuerdings gern als „essentielle Thrombopenie" aufgefaßt (im Gegensatz zu der „anaphylaktoiden" mehr unter dem Bilde einer Infektionskrankheit und gewissermaßen der Serumkrankheit ähnlich verlaufenden Purpura). Ein ausschlaggebender Indicator für die Purpuraform ist freilich der Blutplättchengehalt kaum. Abgesehen von der thrombopenischen und „athrombopenischen" (anaphylaktoiden Schoenlein-Henochschen) Purpura wird noch die plurifocale infektiöse Purpura unterschieden (v. Pfaundler; weniger allgemeine Gefäß- und Blutschädigung als multiple, lokalisierte Herde!). Eine ganz befriedigende diagnostische Aufspaltung aller Purpurafälle gibt es freilich noch nicht!

Mitunter kommt auch „konstitutionell" ohne Heredität und ohne besondere histologische Blutveränderungen — namentlich bei fettleibigen Frauen — eine an sich prognostisch gutartige Neigung zu spontanen und traumatischen größeren Hautblutungen vor. Bei der sehr seltenen sog. „aplastischen Anämie" (trotz schwerster Anämie mit oft enormer Erythrocytenabnahme keine Zeichen einer Regenerationsfähigkeit des Knochenmarks, also keine kernhaltigen, auch keine Megalocyten) besteht gleichfalls starke Verminderung der Blutplättchen und ausgesprochene Neigung zu hämorrhagischer Diathese. Bei diesem ursächlich gleichfalls noch unklaren Krankheitsbild scheint das Knochenmark unter Verlust seiner Regenerationsfähigkeit zu atrophieren. Möglicherweise bestehen ätiologische Beziehungen zur „essentiellen Thrombopenie" (Frank).

Die thrombopenische Form der Purpura (Morbus maculosus Werlhofii) beginnt nicht wie eine akute Infektionskrankheit, sondern schleichend und ohne Fieber; sie verläuft auch mit Vorliebe ausgesprochen chronisch (selbst Jahre und sogar Jahrzehnte lange Krankheitsdauer unter Remissionen und Exacerbationen). Vielleicht infolge einer ursächlich unklaren Knochenmarkserkrankung kommt es — vornehmlich bei Jugendlichen — neben morphologischen Veränderungen der Blutplättchen zu einer hochgradigen Verminderung in der Raumeinheit (etwa unter 30000 im Kubikmillimeter!; normale Gerinnungs-, aber verlängerte Blutungszeit). Ähnliche Formen mehr flüchtiger Purpura kommen freilich auch bei Infektionskrankheiten vor, bei Vergiftungen (wie Benzol, Chinin, Kohlenoxyd, Salvarsan), bei schweren Bluterkrankungen und endokrinen Störungen (Praemenstruum).

Die häufige anaphylaktoide, Schoenlein-Henochsche Purpura, deren Grundursachen gleichfalls noch unbekannt sind, neigt gleichfalls zu Schüben. Das Allgemeinbefinden bleibt — trotz oft reichlichster Blutungen, bes. an den Streckseiten der Beine — häufig ungestört (mitunter freilich rheumatoide Schmerzen, leichtes Fieber; Gelenkschmerzen, auch ausgedehnte Hautblutungen und —wohl infolge Gefäßwandschädigungen — Ödeme; gleichzeitig Neigung zu Zahnfleischblutungen (beim Zähnereinigen). Hierbei — abgesehen von etwaigen Zeichen sekundärer Anämie — kein typisches Blutbild.

Namentlich hinsichtlich Krankheitsdauer und Rezidivgefahr muß die **Prognose** vorsichtig gestellt werden; in schweren Fällen sogar „quoad vitam" (s. u.).

Wenn schon die Schoenlein-Henochsche an eine subakute Infektionskrankheit erinnert, so müssen wir einen infektiösen Prozeß wohl sicherlich bei den freilich seltenen kleineren Purpuraepidemien annehmen.

Erkrankungen des Blutes und der blutbildenden Organe.

**Behandlung.** Auch bei gutem Allgemeinbefinden verlangt der mitunter unberechenbare Verlauf fortlaufende ärztliche Überwachung. Gewöhnlich heilt die meist gutartige Krankheit restlos. Es kommen jedoch Rezidive, Nachkrankheiten, vor allem sekundäre Anämien, gelegentlich auch chronische Blutfleckenkrankheit vor. Erworbene Nährschäden, unhygienische Verhältnisse spielen beim Morbus maculosus eine geringere Rolle als beim Skorbut. Trotzdem empfiehlt sich die Anpassung der Allgemeinbehandlung an die beim Skorbut geschilderten Gesichtspunkte: qualitativ einwandsfreie, frische Nahrungsmittel, vor allem auch Obst, Gemüse, Citronensaft, Versuch mit Rohkost; Vermeidung von Alkohol, starkem Kaffee und Tee. In frischen Fällen womöglich sonnige, luftige Räume, Abhaltung mechanischer Insulte, evtl. Schutz der Glieder durch Watteeinpackungen, Bettbehandlung, Wärme, Abhaltung psychischer Erregungen und körperlicher Anstrengungen. Milde Laxantien! Bei der relativ häufigen Entwicklung im Anschluß an Anginen, bei Fieber und rheumatischen Schmerzen: Salicylpräparate, Atophanyl, auch Chinadekokt, evtl. Tonsillektomie. Versuchsweise Calciumsalze, auch Afenil; Calcium Sandoz, bes. bei Schleimhautblutungen, Clauden, Coagulen. Zweckmäßig: Pferde-Normalserum (10—20 ccm; intramuskulär, evtl. wiederholt); Eigenblut-Einspritzungen? Bluttransfusionen. Nachbehandlung: Eisen, Arsen, milde Massage, warme Bäder, Hochgebirge? Luft- und Sonnenbäder (mit vorsichtigem Beginn), Freiluft, auch weiter vorherrschend vegetarische Kost mit „Rohkost". Bei hartnäckiger „Thrombopenie" evtl. Milzexstirpation! Versuch mit Reizbestrahlung der Knochen, auch Milzbestrahlungen? Eduard Müller †-Marburg.

**Skorbut.** Zu endemischem Auftreten neigende, erworbene Form der hämorrhagischen Diathese mit auffälliger Zahnfleischbeteiligung. Vorkommen in jedem Lebensalter. Wahrscheinlich ist der Skorbut eine Avitaminose (Fehlen eines antiskorbutischen Stoffes, des sog. „Vitamin C"). Dieses, namentlich in grünen Vegetabilien vorhandene Vitamin wird durch starkes Erhitzen, wie dies in der Konservenindustrie geschieht, auch durch Trocknen stark geschädigt. Infektionen sind kaum von primärer Bedeutung, mitunter vielleicht aber wichtige Hilfsursachen. Von größerer Bedeutung aber unhygienische, psychisch-deprimierende Lebensverhältnisse, sowie quantitativ ungenügende Ernährungsweise mit qualitativ minderwertigen, insbes. konservierten Nahrungsmitteln ohne frische Vegetabilien. Gefährdet sind bes. belagerte Festungen sowie Strafanstalten. Heutzutage in Kulturländern seltene Friedenskrankheit; als Kriegsseuche, bes. früher, sehr gefürchtet. „Traumatische" Blutungen treten beim Skorbut gegenüber spontanen in den Hintergrund (z. B. auch nach Zahnextraktionen, operativen Eingriffen). Zweifellos ist der Skorbut eine schwere Allgemeinerkrankung des Körpers; bei der Auslösung der Blutungen spielen aber lokale Gewebs- und Gefäßschädigungen eine besondere Rolle. Zwischen zeitlich schärfer abgrenzbaren, akuten Formen und „chronischem Skorbutismus" gibt es alle möglichen Übergänge. Auf dem türkischen Kriegsschauplatz verriet sich „skorbutische Diathese" auch durch auffällig schlechte Wundheilung, die nicht etwa durch verkappte Syphilis oder Malaria bedingt war.

**Kennzeichen.** Nach Vorläufererscheinungen (psychische Depression, Mattigkeit, Abmagerung, schlechtes, fahles Aussehen, rheumatische Schmerzen; auch sog. Tibialgien) verdächtige Hemeralopie (d. h. Nachtblindheit), „zunehmende hämorrhagische Diathese"; Zahnfleischschwellung, bes. am äußeren Kieferrand. Häufig erschöpfen sich leichtere Krankheitsbilder in diesem Prodromalstadium.

Entwicklung der mitunter qualvollen skorbutischen Gingivitis namentlich zwischen den Zähnen (Zahnlücken verschont!): blaurotes geschwollenes, aufgelockertes, schwammiges, ungemein leicht blutendes Zahnfleisch mit Neigung zu nekrotischer, geschwüriger Abstoßung; Fetor ex ore; Lockerung der Zähne; starke mit Blut untermischte Speichelabsonderung. Freilich kann die Stomatitis skorbutica fehlen oder sich erst nachträglich entwickeln. Evtl. Auslösung des Rumpel-Leedeschen Phänomens in verdächtigen Frühfällen!

Blutungen in Haut, Unterhautzellgewebe, Muskulatur und Periost. Hautblutungen an den Beinen, bes. an den Unterschenkeln sind oft das erste Alarmsignal! Weniger bedeutsam die Hämorrhagien in Schleimhäute, Gelenke, seröse Höhlen und innere Organe, insbes. Magen-Darmkanal (meist nur in schweren Fällen). Hautblutungen von der Umgebung der Haarbälge ausgehend; schmerzhafte größere Blutergüsse, z. B. an den Waden.

Begleitsymptome. Schwere Störungen des Allgemeinbefindens, Abmagerung; zunehmende, oft im Mißverhältnis zu den Blutungen stehende Anämie mit Verminderung der roten Blutkörperchen, aber gleichzeitiger jedoch keineswegs regelmäßiger Vermehrung der weißen. Fieber inkonstant, atypisch, meist gering (denke an Sekundärinfektionen; z. B. ausgehend von Gingivitis!). Skorbutkranke haben oft gleichzeitig jene Infektionen, die sich unter den auslösenden ungünstigen Lebensbedingungen gleichfalls häufig finden (z. B. Ruhr), zumal ihre Widerstandskraft stark leidet. Als Komplikationen entwickeln sich häufig torpide Geschwüre bes. an den Unterschenkeln.

Verwechslungsmöglichkeit fast nur in abortiven sowie in sporadischen Fällen, z. B. mit Hämophilie (hier angeborener Zustand, Nachweis des hereditär-familiären Vorkommens, Blutungen gewöhnlich örtlich, selten spontan, meist nach geringfügigen Verletzungen oder Operationen) ferner mit anderen Formen der erworbenen hämorrhagischen Diathese wie Blutfleckenkrankheit mit Zahnfleischblutungen und Sepsis (ausnahmsweise auch „orale", mit hämorrhagischer Diathese).

Hygienische Unterbringung sowie zweckmäßige Ernährung sind die besten Vorbeugungsmittel. Sie führen auch bei einmal ausgebrochener Erkrankung meist zu günstigem Umschwung. Bei endemischer Ausbreitung hängt die **Prognose** ganz von den Behandlungs-, d. h. den Unterbringungs- und Verpflegungsmöglichkeiten ab.

**Behandlung.** Zweckmäßige Diät genügt im Verein mit guter allgemeiner Pflege und örtlicher Behandlung der Stomatitis meist zum Erfolg. Medikamentöse Beeinflussung durch Gelatine, Nebennierenpräparate usw. ist unsicher und meist überflüssig (versuchsweise Calciumtherapie, Chinadekokt). Diät: rasche Änderung der bisherigen Ernährungsweise; quantitativ ausreichende gemischte Kost mit qualitativ einwandsfreien, möglichst frischen Nahrungsmitteln, vor allem Gemüsen, Obst und Fruchtsäften. Zunächst flüssig-breiige, weiche Konsistenz der Nahrungsmittel zur Vermeidung schmerzhaften Beißens und zur Schonung der entzündeten Mundschleimhaut. Fleischverbot unnötig. Cave jedoch Fleischkonserven, auch Gepökeltes und Gesalzenes. Frischer Fleischpreßsaft zweckmäßig. Bevorzuge die kalireichen frischen Gemüse, wie Salat, Spinat, Kohl; weiterhin frische Milch, frische Eier und ungekochtes Obst. Als Getränk Fruchtsäfte, frischer Preßsaft von Citronen; als Notersatz künstliche Citronenlimonade, z. B. Acidi citrici 10,0; Eleosacch. citri. 5,0; Saccharum ad 100,0 1 Teel. auf 1 Glas Wasser oder einfach 1 Messerspitze Citronensäure auf $1/2$ l Zuckerwasser.

**Allgemeinbehandlung.** Anfänglich Bettruhe; luftiges, sonniges Krankenzimmer; möglichste Ausschaltung psychischer Erregung; vermeide Traumen sowie Punktionen größerer Blutergüsse. Örtliche **Behandlung** der **Stomatitis**. Keine mechanischen Insulte, auch durch harte Zahnbürste (besser weiche Gaze zur Reinigung). Richtige Konsistenz der Nahrungsmittel s. o.; häufige Mundspülungen mit Kamillen- oder Salbeitee. Zusatz von Kali chloricum, Alaun, Myrrhen- bzw. Ratanhiatinktur. Pinselungen mit den genannten Tinkturen (evtl. noch Zusatz von Tinctura aromatica āā;), Zahnfleischätzungen mit 5—10proz. Höllensteinlösung. Pinselungen mit gesättigter wäßriger Gerbsäurelösung, die Zusatz von 1—2 % Methylenblau offic. enthält. Mehrmals täglich Einblasungen von fein pulverisiertem gewöhnlichem Zucker ?

**Nachbehandlung** während der oft langdauernden Rekonvaleszenz. Schonung, womöglich Gebirgs- oder Seeaufenthalt; Eisen und Arsen. Vorherrschend vegetarische Kost; Rohkost! Freiluft! Sonne!

Eduard Müller†-Marburg.

## Leukämien.

Als Leukämie bezeichnen wir heutzutage eine durch funktionelle Reize nicht erklärbare mächtige Hyperplasie eines der beiden Systeme (des myeloischen oder des lymphatischen), welche die weißen Zellen des Blutes liefern. Diese abnormen Gewebswucherungen gehen meist einher mit einer erheblichen Vermehrung der Blutleukocyten (von diesem zunächst in die Augen springenden Befunde bei der Blutuntersuchung stammt ja der Name Leukämie); doch können die quantitativen Verschiebungen im Blute gering sein oder fehlen. Wichtiger sind die qualitativen Veränderungen, die sich entweder in dem Auftreten unreifer, dem gesunden Blute fremder Zellelemente kundgeben (bei der myeloischen Leukämie) oder sich in einer völligen Umkehr der Mischungsverhältnisse der wichtigsten Leukocytenformen darstellen (starkes Überwiegen der Lymphocyten über die neutrophilen und eosinophilen Leukocyten bei der lymphatischen Leukämie).

Das myeloische Gewebe setzt sich zusammen aus den Vorstufen der neutrophilen und eosinophilen Leukocyten des Blutes; seine Zellen haben die gleichen Granula wie die reifen Formen, sind aber wesentlich größer und besitzen einen noch nicht differenzierten, höchstens deformierten grobbalkigen runden Kern (neutrophile und eosinophile Markzellen oder Myelocyten). Das myeloische Gewebe findet sich manifest im Mark der platten Knochen, der Rippen und der Epiphysen der Röhrenknochen; entwickelt sich die myeloidleukämische Wucherung, dann entsteht es unter dem Einflusse des pathologischen Reizes, vor allem auch aus den Venensinusendothelien der Milz resp. deren Abkömmlingen, den Pulpazellen, den intraacinösen Capillarwandendothelien der Leber, den Wandzellen der Knochenmarkscapillaren im Fettmark der langen Knochen, den Lymphsinusendothelien, sowie an ganz ungewöhnlichen Orten, z. B. Niere, Periost, Fettgewebe. Die Myelocyten treten wohl bei jeder myeloischen Leukämie ins Blut über, brauchen aber nicht, wie allerdings in der Mehrzahl der Fälle, zu einer Gesamtvermehrung der Leukocyten über die obere Grenze des Normalwertes zu führen; man spricht dann von Aleukämie (vgl. den Abschnitt: Pseudoleukämie).

Bei der lymphatischen Leukämie wuchern die Zellen der Follikel in Lymphdrüsen und Milz, die Lymphocytenhäufchen im Knochenmark, das follikuläre Gewebe der Tonsillen, der Darmwand, der Thymus und die sonst allenthalben zerstreuten Lymphocytenaggregate und entsenden Lymphocytenmassen ins Blut, die mindestens zu einer sehr starken relativen

Lymphocytose führen (lymphatische Aleukämie) oder aber das Blut so überschwemmen, daß das weiße Blutbild fast nur aus einer bis in die Hunderttausende gesteigerten Lymphocytenmenge zusammengesetzt erscheint.

## Chronische myeloische Leukämie.

**Kennzeichen.** Schleichender Beginn, zunehmende Schwäche, Anämie und Abmagerung, Gefühl von Druck und Völle durch den sich allmählich immer stärker vergrößernden, nicht selten bis ins kleine Becken und nach rechts weit über die Mittellinie reichenden Milztumor (während Schwellungen der Lymphdrüsen fehlen!).

Gelegentlich macht sich das Leiden für den Patienten zuerst bemerkbar durch heftiges Nasenbluten, Priapismus (meist durch Druck des Milztumors auf Beckenvenen), einseitige Ertaubung und heftige Gleichgewichtsstörungen (durch leukämische Infiltrate oder Blutungen ins Ohrlabyrinth). Mitunter tritt es im Anschluß an ein heftiges Trauma der Milzgegend deutlich in die Erscheinung.

**Diagnose:** Ein Blick ins ungefärbte Blutpräparat zeigt die ungeheure Vermehrung der weißen Zellen, die dann bei der Auszählung meist 300000 bis 400000 im Kubikmillimeter betragen. Im gefärbten Präparat fallen neben zahlreichen, vielfach durch unsegmentierten Kernstab ihre mangelnde Reife bekundenden polymorphkernigen neutrophilen Leukocyten die fast stets stark vermehrten Eosinophilen und die mit basophilen Granula ausgestatteten Mastzellen auf, sowie die stets vorhandenen kernhaltigen roten Blutkörperchen. Die für die Diagnose ausschlaggebende Zellart aber sind die überaus reichlichen, teils neutrophil, teils eosinophil gekörnten Markzellen (Myelocyten), die durch ihre abnorme Größe und den runden, häufig an einer Seite abgeplatteten, schlechter färbbaren Kern unverkennbar sind. Vereinzelt sind diese großen Zellen auch ungranuliert und zeigen ein ausgesprochen blau gefärbtes, d. h. basophiles Protoplasma, das den großen Kern als schmaler Hof umgibt (Myeloblasten, Stammzellen).

**Prognose.** Die Krankheit ist letzten Endes unheilbar und endet schließlich entweder durch interkurrente Infekte, Blutungen oder durch Übergang in die akute Form tödlich (stärkeres Hervortreten der Myeloblasten prognostisch ungünstig!). Doch lassen sich durch die Therapie fast gesetzmäßig weitgehende Remissionen erzielen mit Wiederherstellung der körperlichen Leistungsfähigkeit, die dem Kranken auf Jahre hinaus den Schein der Gesundung vortäuschen.

**Therapie.** Isolierte Röntgenbestrahlung der Milz pflegt bei unbehandelten, auch weit vorgeschrittenen Fällen einen raschen Umschwung herbeizuführen: Die Kranken blühen wieder auf, die Anämie schwindet, der Milztumor verkleinert sich allmählich bis zur Untastbarkeit, die hohen Leukocytenwerte sinken ab, die Myelocyten treten im Blutbilde zurück. Bei Rezidiven, die über kurz oder lang nicht ausbleiben, kann der Erfolg ähnlich sein, ist schließlich aber immer schwerer zu erzielen und länger als 4—6 Jahre sind die Kranken auch durch die Strahlenbehandlung kaum am Leben zu erhalten, haben aber oft für lange Zeit ihre volle Arbeitsfähigkeit wieder erlangt.

**Technik der Bestrahlung.** Die Milz wird von vorn, seitlich, hinten, in einem oder mehreren Feldern (je nach der Größe des Tumors) rasch hintereinander bestrahlt: Jedes Feld erhält von einer harten Strahlung unter 3 mm Aluminium $1/3$—$1/2$ HED. Unter steter Kontrolle des Blutbildes Wiederholung der Behandlung in Abständen von etwa 4 Wochen, bis nahezu normale Leukocytenwerte erreicht sind. Dann ist die Bestrahlung auszusetzen, auch wenn die Milz palpabel bleibt (häufig noch Rückbildung des

450   Erkrankungen des Blutes und der blutbildenden Organe.

Organs durch die langandauernde Nachwirkung der Strahlen). Manche brechen auch die Bestrahlung schon bei Leukocytenwerten von 20000 bis 40000 im Kubikmillimeter ab, weil sie infolge der eben erwähnten Nachwirkung auf Grund vereinzelter tatsächlicher Beobachtungen fürchten, daß über das Ziel hinausgeschossen werden könnte, daß aus der Leukämie — mindestens vorübergehend — eine Aleukie mit deren unter Umständen gefahrbringenden Folgeerscheinungen (Blutungen und tiefgreifenden Entzündungen) werden könnte.

Bei Wiederansteigen der Leukocyten über 50000 hat die Bestrahlung von neuem einzusetzen. Mitunter muß die Dosierung allmählich stärker gewählt werden: $^2/_3$—$^3/_4$ HED pro Feld. Allzu häufig und allzu lange fortgesetzte Röntgenbehandlung kann plötzliches Umschlagen in die akute Form (Myeloblastenleukämie) zur Folge haben. Nägeli rät neuerdings, nicht so sehr die Zahl der Leukocyten, als vielmehr das Allgemeinbefinden, den Grad der Anämie als Indicator einer neuen Bestrahlung zu wählen. Er zieht übrigens das Arsen, das in seiner Wirkung als unsicher galt, sehr stark zur Vorbereitung für die Röntgenbehandlung heran und behauptet, daß er oft mit intensiven Arsenkuren (cf. Pseudoleukämie) den Zeitpunkt der ersten Bestrahlung weit hinausschieben könne, indem er durch Arsen allein zunächst gute Remissionen erziele. Versagt die Milzbestrahlung von vornherein oder bei Rezidiven oder kann der Kranke einer Strahlenbehandlung nicht zugeführt werden, dann ist ein Versuch mit der Injektion von Thorium X oder mit der Benzolbehandlung anzuraten. Thorium X (unter der Marke Doramad in Ampullen von 1 ccm à 1000 elektrostatischen Einheiten [E-S. E.] von der Auergesellschaft Berlin zu beziehen) kann intravenös oder auf 3—4 ccm verdünnt auch intramuskulär gegeben werden. Man beginnt nach Falta mit 300 E-S.E. und geht bei mangelnden Nebenwirkungen nach einigen Tagen erst auf 500, dann auf 700 E-S.E., die man dann in 3 tägigen Intervallen injiziert. Nach 12 Injektionen ist eine Pause von mindestens 3 Wochen einzuschieben (zu beachten ist, daß in etwa $3^1/_2$ Tagen das Thorium X die Hälfte seiner Strahlungsenergie einbüßt!)

Das Benzol (in Gelatinekapseln à 0,5 mit Ol. Oliv. āā) wird in Dosen von 3—5 g täglich längere Zeit fortgegeben, bis eine kräftige Senkung der Leukocytenwerte erreicht ist. (Man schiebe lieber bei noch in mäßigem Grade erhöhten Werten, etwa 25000—35000, eine längere Pause ein, da die gehäuften Benzolgaben totale Knochenmarkatrophie als unberechenbare Nachwirkung haben können.)

### Chronische lymphatische Leukämie.

**Kennzeichen.** Allmählich sich entwickelnde, ziemlich gleichzeitig vor sich gehende schmerzlose Schwellung der Lymphdrüsen in den verschiedensten Regionen des Körpers, vor allem der Cervical-Axillar-Inguinaldrüsen (Mediastinale Drüsen im Röntgenbilde erkennbar!); die Drüsen, bohnen- bis kleinapfelgroß, sind auf der Unterlage und gegeneinander gut verschiebbar; sehr häufig starke Hypertrophie der Tonsillen, seltener multiple lymphatische Tumorbildungen in der Haut. Die Milz fast stets deutlich vergrößert, aber lange nicht so erheblich wie bei der myeloischen Leukämie, überragt meist 3—4 Querfinger den Rippenbogen.

**Diagnose.** Im Blute sind die kleinen ungranulierten rundkernigen Zellen, die Lymphocyten, außerordentlich vermehrt (bis zu 90% aller Blutzellen), während die neutrophilen und eosinophilen Zellen fast ganz zurücktreten. Auch unreifere große Vorstufen der Lymphocyten treten auf. Die Anämie kann sehr geringfügig sein oder fehlen, in anderen Fällen ist sie so hochgradig, daß ohne genauere Blutuntersuchung zunächst an perniziöse Anämie gedacht werden könnte.

**Prognose.** Der Verlauf des Leidens ist sehr verschieden; es führt manchmal unter zunehmender Anämie ziemlich rasch zum Tode, in anderen Fällen kann Allgemeinbefinden und Ernährungszustand sehr lange ziemlich unbeeinträchtigt bleiben und erst nach Jahren nimmt die Krankheit eine schlimme Wendung. Vielfach verlaufen banale Infekte sehr schwer, werden nur mit Mühe überwunden oder führen durch allgemeine Sepsis den Tod herbei. Auch auf Verlauf und Dauer der lymphatischen Leukämie hat die Therapie starken Einfluß.

**Therapie.** Für die Behandlung der lymphatischen Leukämie gilt das bereits bei der myeloiden Form Gesagte; nur genügt es nicht, lediglich die Milz zu bestrahlen: auch die Leber und vor allem sämtliche Lymphdrüsentumoren (Mediastinaldrüsen und Retroperitonealdrüsen nicht vergessen!) sind der Strahlenbehandlung zu unterwerfen.

## Akute Leukämien.

**Begriffsbestimmung.** Unter akuter Leukämie versteht man eine ganz überstürzte Wucherung der Stammzellen des myeloischen oder des lymphatischen Gewebes (Myeloblasten- und Lymphoblastenleukämie). Im Blute finden sich dann fast ausschließlich diese großen primitivsten Zellformen, die sich zu den typischen Zellen der myeloischen oder lymphatischen Reihe nicht mehr differenzieren. Die Gesamtzahl der weißen Zellen im Blute kann dabei sogar vermindert sein, ist aber meist erheblich vermehrt oder steigt während der Beobachtung plötzlich steil an.

Die Krankheit entwickelt sich aus unbekannter Ursache, manchmal ist sie das Finale einer chronischen Leukämie oder entsteht bei dieser im Anschluß an sehr häufig wiederholte und lange fortgesetzte Röntgenbestrahlungen.

**Kennzeichen.** Die Krankheit verläuft unter dem Bilde einer hochfieberhaften Sepsis. Fast gesetzmäßig findet sich einerseits eine hämorrhagische Diathese mit Haut- und Schleimhautblutungen, andererseits eine Neigung zu rasch in die Tiefe des Gewebes greifenden Entzündungen in der Mundhöhle (Stomatitis ulcerosa, nekrotisierende Angina, gangränöse Kieferperiostitis). Milz und Lymphdrüsen sind häufig nicht nachweisbar geschwollen, sonst nur wenig vergrößert.

**Diagnose.** In jedem Falle von ulceröser Entzündung der Mundhöhle und hämorrhagischer Diathese ist das Blut zu untersuchen! Man findet bei akuter Leukämie fast ausschließlich auffällig große, völlig ungranulierte Zellen mit intensiv basisch gefärbtem Protoplasma, das als schmaler Saum den kreisrunden, mehrere Kernkörperchen enthaltenden Kern umgibt. Manchmal haben die Zellen auch bizarr eingebuchtete und eingerollte Kerne („Riederformen"). Alle anderen Zellformen sind stark zurückgedrängt. Fast stets besteht hochgradige Anämie.

Die Krankheit wird häufig für eine schwere Sepsis, für einen Morbus maculosus Werlhofii oder für einen Skorbut gehalten. Die Blutuntersuchung entscheidet.

Die **Prognose** ist ganz infaust, die **Therapie** (auch die Strahlenbehandlung) ist völlig machtlos; Thorium X kann versucht werden. Gegen die Prozesse in der Mundhöhle, die der lokalen Therapie häufig trotzen, erweisen sich Neo-Salvarsaninjektionen als wirksam.

## Pseudoleukämien.

Die **Diagnose** Pseudoleukämie sollte heutzutage nichts anderes sein als eine erste vorläufige Feststellung, welche lediglich besagt, daß in einem Falle mit multiplen Lymphdrüsenschwellungen oder einem großen

Milztumor das erwartete Blutbild der Leukämie sich nicht findet. Der Fall ist dann möglichst dahin zu klären, ob vorliegt:

1. eine sog. Aleukämie, d. h. eine Gewebserkrankung nach dem Typus der myeloischen oder lymphatischen Leukämie, bei welcher aber die Zelleinschwemmung ins Blut fehlt (die myeloische Aleukämie ist aber meist kenntlich durch die Anwesenheit von Myelocyten bei normaler Leukocytenzahl, die lymphatische Aleukämie durch die erhebliche relative Lymphocytose); oder

2. eine Lymphogranulomatose (Hodgkinsche Krankheit), d. h. die Entwicklung einer Art von Granulationsgewebe mit epitheloiden Zellen, Riesenzellen, Fibroblasten, Eosinophilen unter Erdrückung der Lymphocyten.

**Lymphogranulomatose.** Die hauptsächlichsten Formen sind die folgenden:

a) die meist mit lokalisierter Drüsenschwellung am Halse beginnende, sich später auf alle der Inspektion zugänglichen Drüsen und die Milz erstreckende,

b) der primäre Mediastinaltumor, zu dem sich dann äußere Drüsenschwellungen am Halse gesellen,

c) die primär in den Mesenterial- und Retroperitonealdrüsen auftretende Granulomatose, die sich durch einen mitunter sehr erheblichen Milztumor charakterisiert.

Im Blutbild charakteristisch ist die relative oder absolute Polynucleose, häufig Eosinophilie und Monocytose (bei Form c nicht selten Leukopenie). Im Harn oft positive Diazoreaktion; die Temperaturkurve zeigt häufig Perioden hohen Fiebers, langsam an- und absteigend, mit mehrtägigen fieberfreien Intervallen (chronisches Rückfallfieber). Pirquetsche Hautimpfung negativ, ein bes. wichtiges Kriterium zur Unterscheidung von tuberkulösen Lymphomen. Durch Excision einer kleinen Drüse kann die Diagnose gesichert werden.

Die Lymphogranulomatose der inneren Organe, sowohl die mediastinale als die abdominale Form, wird sehr oft verkannt. Jede über längere Zeit sich hinziehende unklare fieberhafte Erkrankung sollte an Lymphogranulomatose denken lassen. Die Röntgendurchleuchtung des Brustkorbes, die entweder einen großen Tumor des Mittelfellraumes oder eine Anzahl dichter runder Drüsenschatten im Hilusgebiet nachweist, klärt oft die Sachlage. Ein sehr wichtiger Fingerzeig ist in vielen Fällen ein hartnäckiger Pruritus resp. ein stark juckendes pruriginöses Exanthem, insbes. auch für das abdominale Granulom, das sich hinter den mannigfachsten Bildern verstecken kann. Der Fiebertypus kann eine Typhuskurve mit Rezidiven nachahmen, Diazoreaktion und Leukopenie den Verdacht scheinbar bestätigen. Fällt in solchen Fällen die Widalsche Reaktion negativ aus, will der Bacillennachweis im Blute nicht glücken, so kann die Entdeckung einer kleinen supraclaviculären Drüse auf die rechte Fährte führen. Diese Feststellung äußerer palpabler Drüsen, resp. von Hilusdrüsen bei der Durchleuchtung, kann auch bei anderen Spielarten, etwa einem durch Drüsenpakete an der Leberpforte bedingten Ikterus oder bei großem Milztumor mit sicher nicht leukämischem oder aleukämischem, sondern rein leukocytotischem oder leukopenischem Blutbild von größter Bedeutung sein.

Die Kombination von Splenomegalie und Leukopenie lenkt oft die diagnostische Erwägung auf eine bantiartige Erkrankung (splenomegale Form der Lebercirrhose); hier ist neben dem Nachweis cervicaler oder axillärer Drüsen, die sehr geringfügig sein können, das ständige Fieber, das nicht ganz selten den bereits erwähnten Typus einer Febris recurrens aufweist, von besonderer diagnostischer Wichtigkeit.

Die Ätiologie ist noch nicht sicher ermittelt; die einst von Sternberg als „eigenartige Form der Tuberkulose des lymphatischen Apparates" bezeichnete Erkrankung hat meines Erachtens vom klinischen Standpunkte aus mit Tuberkulose nichts zu tun, und keines der bis jetzt zugunsten dieser Auffassung angeführten Beweisstücke hält, soviel ich sehe, einer strengen Kritik stand.

**Therapie.** Symptomatisch sind große Arsendosen und die Bestrahlungen der Drüsentumoren sehr wirksam; doch gelingt es nicht, das Übergreifen der Affektion auf neue Drüsengebiete zu verhindern, so daß zwar einzelne Drüsenpakete, der Mediastinaltumor, die Milzvergrößerung rasch schwinden können, die Krankheit aber doch nach kurzem Stadium scheinbarer Besserung weiterschreitet und schließlich als Kachexie tödlich endet. Die längsten Intervalle scheinbarer Gesundheit sieht man bei den auf die Drüsen des Halses beschränkten Formen.

Die Technik der Röntgenbestrahlung ist ähnlich wie bei der Leukämie; sämtliche Drüsenpakete (Abdominalbestrahlungen!) sind einzeln evtl. wiederholt zu bestrahlen ($1/_3$—$1/_2$ HED bei 3 mm Aluminium pro Feld), der Mediastinaltumor evtl. durch „Kreuzfeuer". In Kombination mit der Röntgenbehandlung gibt man Arsen, am besten tief subcutan, nach der alten Vorschrift:

Acid. arsenicos 1,0; Normal-Natronlauge 2,5; Aqua dest. 100,0.

Durch langes dauerndes Kochen zu lösen, durch Zusatz von Salzsäure sorgfältigst neutralisieren, beginnend mit 0,1 ccm = 1 mg; täglich um 0,05 steigend bis zu 2 mal täglich 1 ccm = 0,02 g pro die. **Sehr gut verwendbar sind die MBK Amphiolen von Natr. arsenicos zu 0,002; 0,005 und 0,01 im Kubikzentimeter.** Dauer der Behandlung mehrere Monate, mit öfters eingeschobenen Pausen von 1 bis 2 Wochen. Versucht werden kann auch Arsacetin per os 4 mal täglich 0,05 bis zu einem Gesamtverbrauch von 12 g. Völlig kontraindiziert ist die operative Therapie (auch bei lokalisierten Tumoren).

E. Frank-Breslau.

## Leukocytose und Leukopenie.

Die Normalzahl der weißen Zellen im Blute beträgt im Kubikmillimeter 5000—7000, der Anteil der einzelnen Formen: 70 % Neutrophile, 20—22 % Lymphocyten, 1—3 % Eosinophile, 5—8 % Monocyten (Übergangsformen).

Man spricht von einer Leukocytose, wenn die Gesamtzahl der Leukocyten die obere Grenze der Norm überschreitet. Dies kommt im allgemeinen dadurch zustande, daß eine Zellart auf einen funktionellen Reiz hin eine Vermehrung erfährt. Man unterscheidet demnach eine neutrophile und eosinophile Leukocytose, eine Monocytose, eine Lymphocytose. Ist die Vermehrung der einzelnen Zellformen nicht so erheblich, daß daraus eine übernormale Gesamtleukocytenzahl resultiert, so äußert sich die Veränderung nur in einer Verschiebung des prozentischen Mischungsverhältnisses: man spricht dann von relativer Polynucleose, Eosinophilie, Lymphocytose. Eine solche relative Vermehrung einer Zellart, z. B. der Lymphocyten, ist aber nicht nur durch Vermehrung der absoluten Zahl, sondern auch dadurch denkbar, daß eine oder mehrere andere Zellarten sich vermindern.

Als Leukopenie wird die Verminderung der Gesamtzahl der Leukocyten, als Neutro-, Eosino-, Lymphopenie das Absinken der betreffenden Zellart bezeichnet.

**Die wichtigsten neutrophilen Leukocytosen.** 1. Bei Infektionskrankheiten (Verfolgung der Leukocytenkurve zur Diagnose von Abscessen im Körperinnern, z. B. des perityphlitischen Abscesses, des Leberabscesses); aber Leukopenie (oder niedrig normale Leukocytenzahlen) bei Typhus abdominalis, Paratyphus, Influenza, Masern, schwersten septischen Infekten, Malaria.

2. Bei Carcinomanämien und posthämorrhagischen Anämien: dagegen Leukopenie bei perniziöser Anämie.

3. Durch chemische Reizwirkungen (Collargol, Nucleinsäure, Proteinkörper).

**Die wichtigsten Eosinophilien.** 1. Beim Abklingen von Infekten.

2. Bei der Lymphogranulomatose (Hodgkinsche Krankheit).

3. Bei anaphylaktischen Prozessen (Serumkrankheit) und beim Asthma bronchiale.

4. Bei Wurmkrankheiten (Trichinosis [bis zu 50%], Echinococcus); Eosinopenie bei fast allen Infektionskrankheiten (Fehlen der Eosinophilen beim Typhus!), aber Steigen der Eosinophilen bei Scarlatina schon vom 2. Tage an.

**Lymphocytose (physiologisch bei Kindern bis zu 10 Jahren).** 1. Bei Erkrankungen der Drüsen mit innerer Sekretion, z. B. Morbus Basedowii, Addisonii.

2. Nach dem Abklingen von Infekten; sehr zeitig, von der 3. Woche an, beim Typhus.

3. Hochgradige Lymphocytose bei der Infektion mit Bacillus abortus Bang.

**Monocytose.** Nach Schilling schiebt sich in den Verlauf einer jeden akuten Infektionskrankheit zwischen das Kampfstadium der Neutrophilie und die postinfektiöse Lymphocytose eine oft nur kurze Zeit andauernde Phase einer Monocytose.

Die klinisch wichtigste Monocytose ist die beim Abklingen des Malariafalls auftretende, zwischen den Attacken und auch nach Aufhören des Fiebers noch lange persistierende, die 15—30% betragen kann.

Auch auf die im 1. Stadium der Lypmhogranulomatose auftretende Vermehrung der Monocyten ist diagnostisch Gewicht zu legen.

## Akute Lymphomonocytose.

(Lymphoidzellenangina — Lymphatische Reaktion.)

In den letzten Jahren sind von mehreren Seiten akut fieberhafte Krankheitsformen mit universeller Drüsenschwellung und Milzvergrößerung beschrieben worden, die mit einem sehr ungewöhnlichen Blutbilde einhergehen. Meist sind sie mit einer durch Beläge und oberflächliche Nekrose an Diphtherie erinnernden Angina verbunden, die aber sicher nicht durch Diphtheriebacillen verursacht ist, angesichts des Befundes von Spirillen und fusiformen Bacillen eher zur Plaut-Vincentschen Angina gerechnet werden muß.

Im Blut ist die Gesamtzahl der weißen Zellen auf 10000—30000 vermehrt, die der Neutrophilen aber prozentisch, zum Teil sehr erheblich, vermindert; dagegen finden sich neben zahlreichen kleinen Lymphocyten eine Reihe auffällig großer Formen mit tief basophilem Protoplasma, die zum Teil an Plasmazellen erinnern, zum Teil wie große pathologische Monocyten aussehen. Infolge der sehr ungewöhnlichen Zellformen, die für Lympho- oder Myeloblasten gehalten werden können, liegt eine Verwechslung mit akuter Leukämie nahe. Die Krankheit hat aber im Gegensatz zu dieser eine durchaus günstige Prognose, wenn auch Fieber, Drüsenschwellung und erhebliche Störung des Allgemeinbefindens durch Wochen sich hinziehen können. Bis jetzt ist noch kein tödlicher Ausgang beobachtet worden. Wahrscheinlich handelt es sich nicht, wie früher geglaubt wurde (oder wenigstens meistens nicht), um eine eigenartige Reaktion lymphatischer Individuen auf einen banalen Infekt, sondern um eine eigene Infektionskrankheit, die auch in kleinen Epidemien auftreten kann (vgl. das nicht ganz unähnliche Blutbild der Rubeolen). Später können die gleichen Individuen auf eine Angina, eine Otitis mit typischer neutrophiler Leukocytose antworten.

## Aleukie.

Als Aleukie bezeichnen wir einen wohl charakterisierten Symptomenkomplex, der bedingt ist durch eine progressive (bis jetzt nur in einer kleinen Minderzahl von Fällen reversible) toxische Schädigung der Mutterzellen der neutrophilen Leukocyten im Knochenmark. Betrifft der bis zur Vernichtung fortgehende Prozeß nur das myeloblastische Gewebe, so sprechen wir von einer Aleukie sensu strictissimo oder nach W. Schultz von einer Agranulocytose. Erstreckt sich die Giftwirkung auf das gesamte myeloische Gewebe, auf die Mutterzellen sämtlicher dem Knochenmark entstammenden Komponenten des zelligen Blutes (Erythroblasten, Myeloblasten, Megacaryocyten), so sprechen wir von einer Panmylophtisie oder Aleukia hämorrhagica. (Dieses Krankheitsbild wurde früher vielfach als aplastische Anämie bezeichnet und für eine besondere „aregenerative" Verlaufsform der perniziösen Anämie gehalten, ist aber von dieser streng zu trennen.)

Der Symptomenkomplex der Aleukie ist gegeben durch die Entwicklung diphtheritischer Schleimhautprozesse im anatomischen Sinne im Verein mit einer hochgradigen Leukopenie, die auf dem Schwinden der granulierten Elemente beruht, so daß stärkste relative Lymphocytosen resultieren (z. B. Gesamtzahl der weißen Zellen 1500, polymorphkernige Leukocyten 15%, Lymphocyten 85%). In den extremen Fällen findet man kaum mehr einen neutrophilen oder eosinophilen Leukocyten im strömenden Blute.

Die nekrotisierenden Entzündungen können sich an den verschiedensten Schleimhautterritorien entwickeln (Darm, Nierenbecken und Blase, Uterus, Lungen); sie scheinen aber mit Vorliebe die Mundhöhle zu betreffen und sind jedenfalls hier am leichtesten wahrnehmbar. Sie erscheinen hier unter dem Bilde einer nekrotisierenden Angina, einer ulcerösen, gangränescierenden Stomatitis. Bei hochfieberhaftem Verlaufe wird das Krankheitsbild oft für eine Sepsis gehalten, zumal wenn man noch Bakterien aus dem Blute züchtet. Die Sepsis ist aber sekundär, nicht Ursache, sondern Folge des Granulocytenschwundes (Sepsis e neutropenia).

Diagnostisch und pathogenetisch wichtig ist es, daß man durch leukotaktische Stoffe (Caseosan, Adrenalin) keine polymorphkernige Zellen mehr ins Blut locken kann. Nach Adrenalininjektionen kann z. B. die erste Phase, die Vermehrung der Lymphocyten eintreten, die zweite dagegen, die Zunahme der neutrophilen Zellen, bleibt aus.

Die Aleukie des Menschen ist im allgemeinen „kryptogenetisch"; wir vermuten aber, daß eine toxische Schädigung vorliegt, weil wir aus Experiment und Klinik Gifte kennen, welche eine typische Aleukie hervorrufen (Benzol, Nirvanol, Salvarsan, die vom Thorium X abgegebene strahlende Materie).

Was die Genese der klinischen Erscheinungen angeht, so ist zu bedenken, daß der Ausfall des leukoblastischen Knochenmarkapparates den Körper eines seiner wichtigsten Abwehrmechanismen beraubt. Dringen Mikroparasiten irgendwo ins Gewebe, dann eilen keine neutrophilen Zellen herbei, bereit die Bakterien auf sich abzulenken und so durch ihr eigenes Opfer die Zerstörung der Gewebsstruktur zu verhindern; es bildet sich kein Leukocytenwall, der die Infektion auf einen „Herd" beschränkt. Es bleibt also nicht bei einer Oberflächenentzündung, bei einem umschriebenen Infiltrat, einem Absceß, sondern hemmungslos durchsetzt der Infekt alle Schichten des Gewebes in Breite und Tiefe und frißt sich immer weiter. So entwickelt sich das Bild der diphtheritischen Entzündung mit mißfarbenen Belägen, tiefgreifenden Ulcerationen, Umsichgreifen bis auf die Knochen. Alle Lokalisationen, in denen sich stets oder gelegentlich pathogene Keime aufhalten (Haut, Nasenhöhle, Bronchialbaum, Dickdarm, Harnwege, Vagina), können so zum Sitze dieser destruierenden Affektionen werden, bes. leicht scheint aber den Symbionten der Mundhöhle, Spirillen und fusiformen Bacillen der Weg ins Gerüst der Schleimhaut zu werden. Es darf auch nicht vergessen werden, daß das myeloische Gewebe nicht nur morphologische Elemente, sondern wahrscheinlich auch wichtige antitoxische und antibakterielle Schutzkräfte produziert.

### Agranulocytose.

Die Krankheit betrifft vorwiegend Frauen mittleren Alters (seltener Männer), die meistens aus voller Gesundheit mit hohem Fieber und zunächst harmlos aussehenden, sehr rasch aber ihren bösartigen Charakter verratenden Anginen und Gingivitiden erkranken. Die nekrotisierenden Schleimhautpartien zeigen keine Blutungsneigung. In manchen Fällen sitzt die „diphtheritische" Entzündung an verborgenerer Stelle, gelegentlich macht sich die Tendenz zu Nekrosen vor allem an der Haut bemerkbar. Sehr oft endet das Leiden, das die Befallenen schnell zu schwerkranken Menschen stempelt, in wenigen Tagen tödlich. Im Blute fällt die hochgradige Reduktion der weißen Zellen (von denen man oft nicht mehr als einige 100 zählt), vor allem aber das Schwinden der neutrophilen Elemente auf. Die Zahl der roten Blutkörperchen, der Farbstoffgehalt, die Blutplättchenmenge bleibt hoch. Nach W. Schultz, der dieses Krankheitsbild zuerst herausgehoben hat, ist Milz und Leber in einem Teil der Fälle vergrößert, und die Kranken werden häufig ikterisch.

Die Prognose ist, wie aus der Darstellung hervorgeht, infaust; doch sind im Schrifttum vereinzelte Beobachtungen niedergelegt, welche eine Genesung in seltenen Ausnahmefällen als möglich erscheinen lassen.

Die Therapie schien bis vor kurzem ganz machtlos zu sein; weder Bluttransfusionen noch Injektionen leukotaktischer Stoffe vermochten eine Wendung zum Besseren herbeizuführen. Neuerdings berichtet aber Friedemann, daß es ihm gelungen sei, durch vorsichtige Bestrahlung der Knochen mit kleinen Dosen eine Rettung des Kranken herbeizuführen. Er gibt $1/_{20}$ HED einer harten Strahlung auf die langen Röhrenknochen, auch zu wiederholten Malen. Vielleicht wäre es ratsam, auch die platten Knochen mit in die Bestrahlung einzubeziehen.

### Aleukia hämorrhagica.

Die hämorrhagische Aleukie stellt ein viel komplexeres Krankheitsbild dar als die Agranulocytose. Zu den Folgen des toxischen Granulocytenschwundes gesellt sich hier als Konsequenz der Vernichtung der Knochenmarksriesenzellen der Blutplättchenmangel und die auf ihn zu beziehende hämorrhagische Diathese; dazu kommt die Anämie, die infolge der fehlenden Regenerationskraft des Knochenmarks im Gefolge der durch die hämorrhagische Diathese bedingten abundanten Schleimhautblutungen rasch zu exzessiven Graden fortschreiten kann. Meist sind alle Komponenten des Krankheitsbildes nachweisbar, je nachdem aber die eine oder die andere stärker ausgeprägt ist oder früher hervortritt, präsentiert sich die Krankheit als eine skorbutoide Gingivitis oder diphtheroide Angina mit konsekutiver Sepsis oder als eine bes. schwere Form des Morbus maculosus Werlhofii oder als eine progressive, an die Perniciosa erinnernde Anämie.

Die Blutformel ist sehr charakteristisch. Für das weiße Blutbild ist sie bereits bei der Agranulocytose beschrieben: extreme Neutropenie mit relativer Lymphocytose; dazu die außerordentlich starke Reduktion der Blutplättchen; an Stelle des Normalwertes von 200000 findet man höchstens 1000—20000. Die Anämie geht so weit, daß nicht selten Werte unter 1 Million gefunden werden; aber Hämoglobin und Zellzahl nehmen in gleichem Maße ab, so daß kein erhöhter Färbeindex gefunden wird; kernhaltige rote Zellen, vital granulierte Formen (das sicherste Zeichen der Regeneration) fehlen ganz.

**Differentialdiagnose.** Die Krankheit ist klinisch sehr ähnlich der akuten Leukämie, vor der sie sich dadurch unterscheidet, daß an Stelle der schwindenden neutrophilen Leukocyten bei der Leukämie die ganz unreifen Formen, die „Stammzellen", treten. Von der perniziösen Anämie unterscheidet sie sich dadurch, daß bei letzterer eine hämorrhagische Diathese nennenswerten Grades ebensowenig eine Rolle spielt wie ulceröse Schleimhautentzündungen; dazu kommt, daß die Serumfarbe ganz hell ist, keine Urobilinurie besteht und die Salzsäuresekretion meist erhalten ist. Auch zeigt das genauere Studium des Blutbildes die großen Unterschiede der hämatologischen Formel. Beim Skorbut ist ebenfalls das Blutbild ein ganz anderes (sekundäre Anämie mit Leukocytose und normaler Plättchenzahl); dazu kommt, daß der skorbutische Prozeß niemals, wie es bei der Aleukie so oft der Fall ist, auf die Tonsillen übergreift. Bei der „essentiellen Thrombopenie" fehlen die nekrotisierenden Entzündungen; bei ihr handelt es sich um reine unkomplizierte Hämorrhagien (also reine Zahnfleischblutung, nicht hämorrhagische gangräneszierende Gingivitis!), und das Blutbild ist das einer sekundären Anämie mit posthämorrhagischer Leukocytose. Was endlich die Verwechslung mit Sepsis betrifft, so haben wir bereits darauf hingewiesen, daß die Sepsis hier sekundär ist, eine Sepsis e neutropenia, während bei der primär bakteriellen Allgemeininfektion die Linksverschiebung des Blutbildes, auch wenn, wie bei den schwersten Formen, die Gesamtzahl der weißen Zellen nicht erhöht ist, immer deutlich hervortritt.

Das klassische Krankheitsbild der Aleukia hämorrhagica kann hervorgerufen werden durch lange fortgesetzte Einatmung von Benzoldämpfen, und man hat auf diese wichtige Form der gewerblichen Benzolvergiftung in neuester Zeit ein besonderes Augenmerk gerichtet. In sehr seltenen Fällen kann auch die Salvarsanbehandlung einer Syphilis als ätiologischer Faktor in Frage kommen. Gelegentlich ist die Krankheit auch bei Menschen, die, mangelhaft geschützt, sehr oft und sehr lange der Einwirkung von Röntgen- und Radiumstrahlung ausgesetzt waren, beobachtet worden. Die Mehrzahl der Fälle bleibt ätiologisch unaufgeklärt.

Die **Prognose** ist infaust; insbes. ist von der bei essentieller Thrombopenie so segensreichen Entfernung der Milz (die übrigens ganz klein und atrophisch ist) wenig Heil zu erwarten, doch wird man in Fällen, in denen eine sekundäre Sepsis sich noch nicht etabliert hat oder lange ausbleibt, zunächst große Transfusionen vornehmen und dann doch sehr ernstlich an die Entfernung der Milz denken. Ob die Schwachbestrahlung mit harten Strahlen nach Friedemann in diesen Fällen nützlich sein kann, bleibt abzuwarten. Nur in den Fällen, in denen die Ätiologie bekannt ist, kann rechtzeitige Ausschaltung der Giftquelle zu einer Erholung des Knochenmarkes und dadurch zur Heilung führen. E. Frank-Breslau.

## Milzerkrankungen. Splenomegalien.

**Vorbemerkungen.** Für die Blutzellen ist die Milz Grab- und Geburtstätte zugleich — ein zerstörendes (hämolytische aktiv blutzerstörende Funktion!), reinigendes Filter für das verbrauchte Zellmaterial, vor allem für Hämoglobin und Stroma der Erythrocyten (übrigens auch für im Blute kreisende corpusculäre Elemente, vor allem für Bakterien (Phagocytose durch Pulpazellen), aber auch ein Ort der Bildung von kleinen Lymphocyten in den Keimzentren, den sog. Malpighischen Follikeln. Die Milz besitzt innige, in ihrer Eigenart wenig bekannte vielleicht sogar hormonale Beziehungen zu anderen Drüsen, bes. zur Leber und große Bedeutung für den Eisen- und Lipoidstoffwechsel. Ein unmittelbar lebenswichtiges Organ ist sie weder beim wachsenden noch beim fertigen Organismus — trotz ihrer sicherlich außerordentlich vielseitigen Funktion (übrigens auch Blutstillungsmechanismus). Bei operativer Entfernung kommt es u. a. zu „vicariierenden" Lymphdrüsenschwellungen, zu Hypertrophie von sog. Nebenmilzen, sowie zu meist flüchtigen Blutveränderungen, insbes. Erythrocytenvermehrung. Eine praktisch brauchbare Funktionsprüfung der Milz gibt es noch nicht.

Die uns bekannten Milzerkrankungen äußern sich durch Milzvergrößerungen (teils infolge stärkeren Flüssigkeits- bzw. Blutgehalts, teils infolge Hypertrophie des Milzgewebes). Rasche Volumzunahmen mit Kapselspannung, Kapseleinrissen, sowie Kapselentzündungen verraten sich häufig durch örtliche Schmerzen, z. B. bei Milzinfarkten im Gefolge septischer Endokarditis, Malaria und typhöser Erkrankungen. Objektiv können sich „Riesenmilzen" bes. bei myeloischer Leukämie schon bei Inspektion durch örtliche Vorwölbung der linken Oberbauchgegend, mitunter auch durch Erweiterung der linken unteren Thoraxapertur verraten. Bei Perisplenitis ergibt die Auscultation mitunter schabende, knarrende Geräusche. Die Sicherstellung der Milzvergrößerung gelingt durch palpatorischen Nachweis des vorderen Milzpoles unter dem Rippenbogen. Die Milzperkussion braucht der in der Palpation geübte Praktiker fast nur zur genaueren Größenbestimmung tastbarer Milzen. Wesentlichste Fehlerquellen der Beklopfung (am besten noch „leise" und in rechter Seitenlage bei ruhiger Atmung): Hochdrängung des Zwerchfells durch Meteorismus und Ascites, wechselnder Füllungszustand von Magen und Colon; Überlagerung durch geblähte Lungen; Unmöglichkeit das hintere Drittel der Milzdämpfung gegen Nieren und dicke Rückenmuskeln abzugrenzen. Auch richtige Palpation kann versagen! Palpiere häufig und sorgfältig, bei möglichst entspannten Bauchdecken und ruhiger tiefer Einatmung, sowohl in Rücken- wie in rechter Halbseitenlage. Zweckmäßig ist das Umgreifen der Milz von oben her (Untersucher oben an linker Bettseite). Achte auf Größe, ferner auf Einkerbungen am meist ziemlich scharfen Rande, auf Beschaffenheit der Oberfläche (glatt; unregelmäßig, cystisch, höckrig, überhaupt fühlbare Unebenheiten, narbige Einziehungen und örtliche Vorwölbungen), fühlbares Reiben: „Lederknarren" durch Perisplenitis, ausnahmsweise „pulsieren" bei Aorteninsuffizienz ferner auf Konsistenz (abhängig von Blutfülle, sowie von Parenchymveränderungen; frische Schwellungen z. B. bei akuten Infektionskrankheiten meist weich, ältere derb) sowie auf Gleichmäßigkeit oder Ungleichmäßigkeiten der Volumzunahme (herdförmige Erkrankungen z. B. bei den äußerst seltenen Tumoren). Vergrößerungen können scheinbare und wirkliche sein. Scheinbar sind die Folge von Lageveränderungen der Milz (linksseitiger Zwerchfelltiefstand, z. B. durch große Exsudate; Senkungen der Milz infolge Lockerung der Aufhängebänder; meist nur als Teilerscheinung der Enteroptose — nur ausnahmsweise Wandermilz —; Verdrängung der Milz durch dahinterliegende Geschwülste, z. B. der Nieren und Nebennieren). Die Verwechslung mit renalen Tumoren meist leicht vermeidbar durch Nachweis der Einkerbungen am scharfen, oberflächlich gelegenen Milzrand, erheblicher respiratorischer Milzverschieblichkeit, Lage des Colon unter dem Milztumor (evtl. Luftaufblähung vom Rectum aus!), mit dem linken Leberlappen anderseits durch Aufblähung des Magens (Auseinanderweichen von Leber und Milz). Die diagnostische Probepunktion (nur im Krankenhaus) kommt höchstens einmal in chronischen Fällen in Frage. Protozoennachweis bei Kala Azar; Differentialdiagnose zwischen „Banti" und aleukämischer Leukämie. Mit dünner Nadel in Atempause und Inspirationsstellung punktieren; nachher Kompressionsverband und sorgfältigste Krankenkontrolle; bei etwaiger starker Blutung Operation; sonst sogar Verblutungsgefahr!

Echte Milzvergrößerungen sind die häufige Folge- und Begleiterscheinung von

sog. Bluterkrankungen: mächtige Tumoren bei myeloischer Leukämie, Hodgkinscher Krankheit, Bantischem Symptomenkomplexe, „Anämia splenica" (S. 439); meist kleinere bei lymphadenoider Leukämie, „Pseudoleukämie", Polycytämie, hämorrhagische Diathesen. Veranlasse histologische Blutuntersuchung bei jeder ursächlich unklaren Milzgeschwulst! Bei myeloischer Leukämie genügt für den Praktiker die vorläufig orientierende mikroskopische Betrachtung eines ungefärbten Tröpfchens.

Beachte den sog. spodogenen Milztumor bei hämolytischen Giften, die zu Hämoglobinämie und zu Hämoglobinurie führen.

Akuten und chronischen Infektionskrankheiten: akute: typhöse Erkrankungen (auch Typhusschutzimpfung!), Malaria, Sepsis, septische Endokarditis, infektiöse Cholangitis, Weilsche Krankheit, Miliartuberkulose, Recurrens, Maltafieber, mitunter auch bei den akuten Exanthemen und bei Pneumonie. Chronische: Syphilis (nur ausnahmsweise Gummen, meist diffuse interstitielle Splenitis, Milzschwellungen bei tertiärer und okkulter Lues recht häufig!), Tuberkulose des Kindesalters, langdauernde zu Amyloid führende Infektionen, darunter auch Lungen- und Darmtuberkulose (achte hier auf gleichzeitige Amyloidniere mit massenhafter Eiweißausscheidung); chronische Malaria.

Allgemeinen Kreislauf- und örtlichen Pfortaderstauungen, Herzfehlern, vor allem Mitralstenosen; achte auf „Stauungsindurationen" auch anderer Organe, gleichzeitigen Ascites; Lebererkrankungen, bes. Lebercirrhosen.

Erleichtert wird die Differentialdiagnose durch die Dauer der Milzgeschwulst: akuter meist „weicher" Milztumor in erster Linie durch Infektionskrankheiten, aber auch durch brüsken Blutzerfall, wie bei Vergiftungen, vorwiegend wohl durch Hyperämien bedingt, bei längerem Bestand auch durch Wucherungen der Milzpulpazellen, gelegentlich auch durch Entzündungsprozesse, Infarkte und Nekrosen. Hartnäckige und chronische Milztumoren bei Malaria auch in der anfallsfreien Zeit; ziemlich hart und oft groß bei Kala Azar (s. d.); oft enorme Größe; tropische Gegenden; Fieber; Anämie; Leishmansche Parasiten im Blute bzw. bei der Milzpunktion, bei uns aber sehr viel häufiger bei den Leukämien, bei Syphilis, bei chronisch-septischen Erkrankungen („Endocarditis lenta"), überhaupt als Folgen früherer Infektionskrankheiten, beim Symptomenkomplex der „Anämia splenica" und des „Banti" (S. 439), bei chronischem familiärem Icterus, bei Tuberkulose und Amyloid der Milz, sowie bes. bei „Stauungsmilz". Man denke auch an Seltenheiten, an Geschwülste und Cysten der Milz (letztere parasitärer Art durch Echinokokken, auch nicht parasitäre vor allem durch Traumen), an Milztumoren durch Thrombosen von Pfortaderästen mit Beteiligung der Vena lienalis. Die meist „anämischen", keilförmigen Infarkte sitzen als Folgen von Embolien gerne in den peripherischen Milzpartien (gewöhnlich nur Sektionsbefunde; Entstehung oft unter plötzlichem, heftigem „Milzstechen" und Neigung zu spontaner Ausheilung). Milzabscesse sind gewöhnlich Emboliefolgen, mitunter auch durch Infektionskrankheiten, vor allem durch Rückfallfieber, auch Typhus bedingt. In unklaren Fällen denke man stets auch an Milzsenkung (Enteroptose) und „Wandermilz" (häufig hierbei Druck- und Zerrungserscheinungen, auch Schmerzattacken, vor allem durch Achsendrehung). Trotz sorgfältigster klinischer Analyse bleiben Milztumoren gar nicht selten ursächlich unklar!

Behandlung chronischer Milzvergrößerungen mittelbar durch Beeinflussung des Grundleidens (denke stets auch an Malaria, Lues und Kreislaufstörungen), unmittelbar durch Röntgenstrahlen und Arsen (Leukämien), auch durch Milzexstirpationen vor allem beim „Banti", beim familiären Icterus, bei den Cysten, sowie bei Wandermilzen. Incision bei Milzabscessen! Eduard Müller†-Marburg.

## Polycythämie.

**Begriffsbestimmung.** Als Polycythämia rubra (Erythrämie) wird eine aus unbekannter Ursache („idiopathisch") sich entwickelnde Vermehrung der roten Blutkörperchen in der Raumeinheit bezeichnet; dadurch wird die Gesamtblutmenge mächtig erhöht, selbst dann, wenn die Gesamtplasmamenge, wie es nach Seyderhelm in der Mehrzahl der Fälle zu geschehen pflegt, sich eher vermindert. In den klassischen Fällen verbindet sich mit der Blutveränderung ein bald nur mäßiger, häufig aber ungewöhnlich großer Milztumor.

Dieser Krankheit „Polycythämie" stehen gegenüber die symptomatischen Erythrocytosen, welche bei ungenügender Sauerstoffversorgung des Organismus sich ausbilden (Aufenthalt in Höhen über 2000 m, CO-Vergiftung, chronische Erkrankungen des Respirationsapparates, wie Asthma bronchiale, Emphysem, Pneumothorax, Bronchiektasien und hochgradige Stauungen bei Erkrankungen des Kreislaufapparates, z. B. schweren Mitral- und Trikuspidalfehlern); sie erreichen höhere Grade im allgemeinen nur bei den kongenitalen Vitien, bes. den Pulmonalstenosen (Blausucht, Morbus coeruleus).

**Ätiologie.** Die Krankheit entsteht mitunter bei Milztuberkulose oder nach Milzexstirpation; in der Mehrzahl der Fälle bleibt die Ursache der gewaltigen Hyperplasie des erythropoetischen Gewebes im Knochenmark unbekannt.

Geringe Grade von Erythrämie ohne Milztumor ($5^1/_2$—$6^1/_2$ Millionen rote Blutkörperchen) finden sich nicht selten bei der „essentiellen Hypertonie"

(„Gaisböcksche Form") nach Seyderhelm stets mit einer erheblichen Vermehrung der Plasmamenge verknüpft, so daß diese Fälle von „rotem" Hochdruck die „Plethora vera" repräsentieren.

**Kennzeichen.** Auffallende Röte mit bläulichem Farbenton (daher oft mit Cyanose verwechselt) an den Händen, den Ohren, den Lippen, im Gesicht (bes. beim Bücken, bei Erregungen), sattrote Verfärbung der Zunge, des weichen Gaumens, des Rachens, der Bindehäute; die Auszählung der roten Blutzellen ergibt Werte von 7—12 Millionen, auch die Zahl der weißen ist meist vermehrt (neutrophile Leukocytose von 12 bis 20000), der Hämoglobingehalt bleibt meist hinter der zahlenmäßigen Vermehrung zurück (nach Sahli 90—140%). Das Blut ist außerordentlich dickflüssig, setzt beim Zentrifugieren nur eine geringe Plasmaschicht ab. Die Milz ist, wie erwähnt, als harter Tumor meist sehr deutlich palpabel, sie reicht mitunter bis zur Nabelhorizontale, selbst noch einige Querfinger unter den Nabel. Im Harn finden sich häufig Albumen, Erythrocyten und hyaline und granulierte Cylinder.

Subjektive Beschwerden. Die Patienten klagen meist über Kopfschmerzen, Kongestionen, vor allem über eigenartige Schwindelzustände, die sehr lästig werden können, nicht selten den Kranken unfähig machen, sich allein zu bewegen. Blutungen aus der Nase, dem Rachen, den tieferen Luftwegen sind nicht ungewöhnlich.

**Prognose.** Der Verlauf des Leidens ist ungemein chronisch. Die Kranken sind gefährdet, vor allem durch Blutungen, bes. Apoplexien oder Hämorrhagien aus dem Magendarmkanal; bei älteren Personen versagt schließlich, zumal bei der nicht seltenen Komplikation durch Atherosklerose und Emphysem, das Herz.

**Therapie.** Symptomatisch leisten Vorzügliches (bes. gegen die Schwindelzustände) große Aderlässe (600—800 ccm durch Venae sectio); für 2—4 Monate sind dann oft die Beschwerden wesentlich gemildert. Ähnliche Besserungen sahen wir nach isolierter Röntgenbestrahlung der sich dabei nicht unerheblich verkleinernden Milz. Im Gefolge der Milzbestrahlung tritt wohl auch vorübergehend eine mittlere Herabsetzung der Erythrocytenzahl ein; doch ist die Beurteilung dadurch erschwert, daß die Werte auch spontan in kurzer Zeit nicht unerheblich schwanken. Die wirksamste eher einen Dauererfolg versprechende Therapie scheint gegeben durch systematische, evtl. wiederholte Bestrahlungen der Knochen (Wirbel, Becken, Scapula, Rippen und Röhrenknochen), durch welche bereits in mehreren Fällen ein Erythrocytensturz auf normale oder gar leicht unternormale Werte herbeigeführt werden konnte. Es gelingt dabei zweifellos, das hyperplastische erythropoetische Gewebe zu reduzieren resp. seine Wucherungstendenz aufzuhalten; doch ist sorgfältigste Kontrolle des Blutes unerläßlich, damit nicht über das Ziel hinausgeschossen wird und irreparable Zerstörungen, vor allem auch des leukocytären Apparates, angerichtet werden. Forschbach und Brieger sahen bei einem sehr lange, anscheinend mit ausgezeichnetem Erfolge bestrahlten Falle schließlich den Übergang in eine akute Myeloblastenleukämie; diese Umwandlung in ein leukämoides Blutbild ist aber auch ohne vorangehende Bestrahlung mehrmals beobachtet worden.

Die Anwendung des Blutgiftes Phenylhydrazin, die auf eine Empfehlung von Eppinger gelegentlich versucht wurde, scheint mir in der Praxis nicht nützlich. Zu versuchen ist auch die in letzter Zeit von mehreren Seiten empfohlene Behandlung mit Milz oder Milzextrakten (Splenotrat, Splenoglandol); doch darf man die Erwartungen bei dieser Therapie nicht zu hoch spannen.   E. Frank-Breslau.

## Chlorose.

Die Chlorose (Bleichsucht) ist eine im allgemeinen nur bei jungen Mädchen im Anschluß an die Entwicklung zur sexuellen Reife sich ausbildende Blutarmut, welche dadurch gekennzeichnet ist, daß der Farbstoffgehalt des einzelnen Blutkörperchens sich stark vermindert.

Die sachkundigen Beobachter aller Kulturnationen stimmen darin überein, daß die echte Chlorose im Laufe der letzten zwanzig Jahre immer mehr zur Rarität geworden ist: die Krankheit ist im Verschwinden. Es ist kaum angängig, einen solchen Wandel allein mit der Verfeinerung der Diagnostik zu erklären, die vieles ausscheidet, was früher zur Chlorose gerechnet wurde. Wahrscheinlich ist es, daß die Ursache in der geänderten Lebensweise der jungen Mädchen gesucht werden muß, die viel weniger domestiziert sind als früher, die, frei von beengenden Kleidungsstücken, sich körperlich ganz anders rühren und ihren Leib den Einflüssen von Luft, Licht und Sonne viel stärker aussetzen als vor dem Zeitalter des Sportes und der körperlichen Ertüchtigung.

Die inneren Ursachen der charakteristischen Blutveränderung beruhen wahrscheinlich auf einer Störung der inneren Sekretion der Keimdrüsen resp. der Korrelation dieser Organe zu anderen endokrinen Drüsen.

**Kennzeichen.** In leichteren Fällen ist lediglich der Hämoglobingehalt herabgesetzt (bis auf die Hälfte der Norm), die Zahl der Erythrocyten aber normal, in schweren Fällen auch Abnahme der Zahl, aber stets wesentlich stärkere Reduktion des Farbstoffgehaltes, z. B. Zahl der roten Blutkörperchen 3500000, Hämoglobingehalt 30%: Färbeindex 0,4. Im Blutpräparat sind die Erythrocyten blaß, haben häufig nur einen schmalen Randsaum von Hämoglobin mit breiter, ungefähr zentraler Delle. Mit diesem Blutbefunde verbindet sich eine große Zahl teils subjektiver Beschwerden, teils objektiver Veränderungen, die aber zum guten Teil nicht lediglich Folgen der Anämie, sondern koordinierte Symptome sind. Von Klagen der Chlorotischen wären zu nennen: Kopfschmerzen, Schwindelgefühle, abnorme Ermüdbarkeit, Wechsel zwischen hochgradiger Erschlaffung und großer Agilität, Magenbeschwerden (durch Völle im Epigastrium, Schmerzen nach den Mahlzeiten, Sodbrennen), Herzklopfen, kalte Hände und Füße. Objektiv finden sich: blasse, ins Grünliche spielende Hautfarbe, Nonnensausen, geringe Herzdilatation, systolische Geräusche, leichte Knöchelödeme (in schweren Fällen mitunter Venen- und Hirnsinusthrombosen), Superacidität, Obstipation, Amenorrhöe, seltener Menorrhagie, Fluor albus, erhöhter Spinaldruck.

Bei höheren Graden von Chloroanämie ist Chlorose nur dann zu diagnostizieren, wenn chronische Blutverluste, z. B. durch überstarke Periodenblutungen, bes. auch aus einem nur nach dem Darm blutenden Ulcus pylori (das übrigens nicht selten gerade bei Chlorotischen sich findet), auszuschließen sind (Teerstühle, chemischer Nachweis okkulter Blutungen!). Hinter dem Bilde der Chlorose kann sich eine beginnende Lungentuberkulose verstecken! (Denke auch an beginnende Gravidität!)

Es gibt aber auch stark ausgesprochene sekundäre Anämien mit herabgesetzter Färbekraft der roten Blutkörperchen, bei denen klare Ursachen (chronische Blutverluste, maligne Tumoren, Infekte, Nephritis) nicht nachzuweisen sind und die doch nicht als Chlorose bezeichnet werden können. So ist in neuerer Zeit betont worden, daß bei Achylia gastrica nicht nur das Bild der perniziösen Anämie, sondern auch das einer schweren sekundären (auf Eisen sehr gut ansprechenden) Anämie entstehen kann.

**Therapie.** In schweren Fällen absolute Bettruhe, Freiluftliegekuren, in leichteren, zumindest in der ersten Zeit der Behandlung auch am Tage mehrstündige körperliche Ruhe, vor allem aber ausgiebiger Schlaf (keine abendlichen Tanzvergnügungen!), höchstens leichte Gymnastik. Am Platze sind ferner milde hydrotherapeutische Maßnahmen (anfangs vielleicht nur spirituöse Waschungen, dann kühle Abreibungen, kohlensaure Bäder). Schwitzprozeduren (Glühlichtbäder 2—3 mal wöchentlich) kommen in Betracht, wenn die medikamentöse Therapie versagt.

Als wichtigstes Medikament gilt das Eisen, das durch die Kombination mit Arsen noch wirksamer gemacht werden kann.

Beispiele: Acid. Arsen 0,1; Ferr. reduct. 10,0; Chinin. hydrochl. 2,5; Extract. Strychni 0,5; Mass. pilul. quant. satis ad pilul. 100. S. 3 mal tägl. 1—2 Pillen nach dem Essen.

Ferri lactici 10,0; Acidi arsenic. 0,1; Pulv. et Succi Liquirit. quant. satis ad pilul 100; Consp. Cinnamomi. S. 3 mal tägl. 1—2 Pillen nach dem Essen.

Compretten Ferrum cum acido Arsenici comp.; Packungen zu 50 und 100 Compr. S. 3 mal tägl. 1—2 Compr. nach dem Essen.

Ferri lactici (aut reducti) 10,0; Acidi arsenic. 0,1; Chinin hydrochl. Pulv. folior. Digital. titr. aa 2,5; Mass. pilul. ad pilul. 100; Consperge Cinnamomi. S. 3 mal tägl. 1—2 Pillen nach dem Essen (bei Anämien mit Herzgeräuschen. Herzdilatation).

In welcher Form man das Eisen gibt, das stets auf vollen Magen genommen werden soll und nicht mit gerbsauren Präparaten zu verbinden ist, wurde bis vor kurzem als ziemlich gleichgültig betrachtet. Neuerdings bahnt sich darin sowie in der Frage nach der Größe der Tagesdosis ein deutlicher Wandel an. Die tägliche Dosis sollte nach Quincke etwa 0,1 g metallisches Eisen betragen.

Jetzt werden, z. B. von Nägeli, wesentlich größere Dosen von Eisen empfohlen, insbes. in Form von Ferrum reductum (1,0—3,0 g pro die). Der Erfolg soll dann bei sekundären Anämien und auch bei der Chlorose viel deutlicher und rascher hervortreten. Eine geeignete Form der Verordnung ist auch die der Suspendierung der Eisenteilchen in Kakaobutter (Fermettae).

Nach Starkenstein sind Ferrisalze (Ferrum oxyd. sacchar., Ferrum hydrooxyd. dialys.) völlig unwirksam; vom pharmakodynamischen Standpunkte kommen nur Ferrosalze resp. das metallische Eisen, das durch die Salzsäure des Magens in Ferrochlorid umgewandelt wird, in Frage. Von offizinellen Eisenpräparaten sind demnach zu empfehlen: die Blaudschen Pillen, Syrupus ferri jodati, Ferrum lacticum, die ferrohaltige Ferrichloridlösung, die als Tinctura nervino-tonica Bestuscheffii bekannt ist. Starkenstein hat das Ferrochlorid unter dem Namen Ferrostabil eingeführt, das in Dosen von 3—4 mal 2 Tabl. täglich eine intensiv blutbildende Wirkung zu entfalten scheint.

Ferroverbindungen sind ferner die Eisenwässer, aber nur an Ort und Stelle getrunken (in Kudowa, Elster, Franzensbad, Schwalbach, Liebenstein, Pyrmont); Baudisch und Welo glauben nachgewiesen zu haben, daß das Eisen in den Quellen in einer eigentümlichen aktiven Form vorhanden sei, die schon nach wenigen Minuten verlorengehe. Darauf baut sich die neueste Therapie mit Siderac (Ferronovin) auf, welches dieses aktive Eisen in Form des Magnetits enthalten soll. Starkenstein sagt, daß die Inaktivierung der Wässer nichts anderes sei als die Umwandlung der nativen Ferrobicarbonatverbindungen beim Entweichen von Kohlensäure in unlösliche Ferrocarbonatverbindungen, die sich dann rasch zu Ferricarbonat und Ferrihydroxyd oxydieren. Auch das Siderac ist nach Starkenstein nur wirksam, sofern es Ferroverbindungen enthält.

Die komplexen Eisensalze, in denen das Eisen Bestandteil eines Anions ist (Chininum ferrocitricum, Tinct. ferri pomata), haben nach Starkenstein nicht die den Ferroverbindungen eigentümlichen Wirkungen. Die sog. organischen Eisenpräparate, Ferratin, Triferrin, Triferrol sind, insofern das Eisen durch die Salzsäure langsam abgespalten wird, den anorganischen gleichzusetzen.

Hämoglobin und seine Derivate enthalten kein ionisiertes Eisen und können nur als Aufbaumaterial für eisenhaltige Komponenten der Zellen Verwendung finden, nicht als Reizstoffe für die Blutbildung oder als Tonica.

Als Heilmittel leichter, höchstens mittelschwerer Chlorose wäre schließlich noch die Ehe anzusehen, insofern von erfahrenen Ärzten behauptet wird, daß mit dem Einsetzen der Gravidität die Krankheitssymptome schwinden. E. Frank-Breslau.

## Anhang.

### Blutgruppen.

Die Erfahrungen bei der Bluttransfusion haben nicht nur die Unverträglichkeit von tierischem Blut, sondern auch die gelegentliche Unverträglichkeit von arteigenem Blut gezeigt. Die Ursache der gelegentlichen Unverträglichkeit von Blut verschiedener Menschen ist in erster Linie die Hämagglutination, die zu Störungen sehr ernster Art Veranlassung geben und oft sogar den Tod zur Folge haben kann. Es muß daher ohne Ausnahme jeder Bluttransfusion von Mensch zu Mensch eine Prüfung auf Verträglichkeit vorhergehen, und zwar durch Feststellung der Hämagglutination.

Je nachdem das Serum eines Menschen die Blutzellen eines anderen agglutiniert oder die Zellen des einen von dem Serum anderer agglutiniert werden, unterscheidet man 4 Gruppen, wie sie die folgende Tabelle zeigt, wobei + Hämagglutination und — Fehlen derselben bedeutet.

Serum der Gruppen.

|  |  |  |  | $AB_0$ / I / 4 | $A_\beta$ / II / 2 | $B_\alpha$ / III / 3 | $O_{\alpha\beta}$ / IV / 1 | |
|---|---|---|---|---|---|---|---|---|
| Blutzellen der Gruppen | $AB^0$ | I | 4 | — | + | + | + | jetzt übliche Bezeichnung |
|  | $A_\beta$ | II | 2 | — | — | + | + | Bezeichnung nach Moss |
|  | $B_\alpha$ | III | 3 | — | + | — | + | ,, ,, Jansky |
|  | $O_{\alpha\beta}$ | IV | 1 | — | — | — | — |  |

Die Einteilung wird verständlich, wenn man nach v. Dungern und Hirschfeld in den roten Blutzellen zwei voneinander unabhängige agglutinable Substanzen A und B und in dem Serum 2 entsprechende Hämagglutinine $\alpha$ und $\beta$ annimmt, so daß bei Vorhandensein von einem Agglutinogen stets das dem fehlenden Agglutinogen entsprechende Agglutinin vorhanden ist. Gruppe $O\alpha\beta$ enthält kein Agglutinogen; die Blutzellen von $O\alpha\beta$ können demnach nicht agglutiniert werden, während die Blutzellen der Gruppe AB von dem Serum aller anderen Gruppen agglutiniert werden können, jedoch das Serum der Gruppe AB keine agglutinierende Fähigkeit hat. Das Fehlen der beiden Agglutinogene A und B bezeichnet man entweder als O oder nach Bernstein als R, da es ein bestimmtes Merkmal darstellt, das sich bei der Vererbung der Blutgruppeneigenschaft, die den Mendelschen Gesetzen folgt, recessiv verhält im Gegensatz zu den dominanten Erbmerkmalen A und B. Da die Agglutinogene erbeigentümlich sind, so bleiben sie als konstitutionelles Merkmal das ganze Leben hindurch bestehen. Die Agglutinine entstehen in der Ontogenese später und haben einen mehr konditionellen Charakter. Sie können daher auch einmal schwach entwickelt sein oder sogar fehlen. So erklärt sich das Vorkommen von Untergruppen: $A_0$, $B_0$, $O\alpha$, $O\beta$. Ferner ist zu beachten, daß bei gleichzeitigem Vorkommen von $\alpha$ und $\beta$ die verschiedenen Agglutinine quantitativ sehr verschieden entwickelt sein können.

Bei der Transfusion hat die Erfahrung gezeigt, daß es in erster Linie darauf ankommt, daß **das Blut des Spenders vom Blut des Empfängers vertragen wird**, wobei es wiederum wesentlich ist, daß das Empfängerblut keine Agglutinine gegen die Spenderblutzellen hat, während dies umgekehrt nicht so schwer wiegt wegen der bei der Transfusion stattfindenden Verdünnung des Spenderblutes. Deswegen werden Menschen der Gruppe $O\alpha\beta$ als **Universalspender** und solche der Gruppe $AB_0$ als **Universalempfänger** bezeichnet, erstere weil sie kein Agglutinogen und letztere weil sie kein Agglutinin besitzen. —
Die Pfeile in der nebenstehenden Abb. geben die Möglichkeit der Transfusion an.

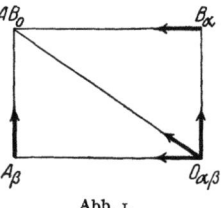

Abb. 1.

In Deutschland kommen die Gruppen O und A zu etwa je 40%, B zu 15% und AB zu 5% vor. Wenn irgend möglich sollten aber **Transfusionen nur bei Menschen gleicher Gruppe gemacht werden**. Es ist also vor jeder Bluttransfusion eine serologische Prüfung auf „Verträglickeit" geboten. Dies gilt auch bei **nächsten Blutverwandten**, da sich bei der Vererbung der Blutsgruppen ergeben kann, daß ein Kind einer anderen Gruppe, z. B. $A\beta$ angehören kann als die Mutter (z. B. $B\alpha$), so daß unter Umständen sogar maximale Unverträglichkeit besteht. Bei der Vererbung der Blutgruppen gilt allgemein, daß, wenn das Kind ein Merkmal hat, das dem einen der Eltern fehlt, dieses Merkmal notwendig bei dem andern vorhanden sein muß (worauf sich die forensische Anwendung bei der Ermittlung der Vaterschaft gründet). —

Die serologische Untersuchung vor einer Bluttransfusion besteht aus:

1. Feststellung der Blutgruppen durch Testsera. Es genügen Testsera der Gruppe $A\beta$ und $B\alpha$, die jedoch hochwirksame Agglutinine enthalten müssen, da sonst ein evtl. nur schwach entwickeltes Agglutinogen sich dem Nachweise entziehen kann.

**Technik.** Auf je einen Objektträger wird ein großer Tropfen des Testserums gebracht. Dann wird ein Blutstropfen aus dem Ohrläppchen mit je einer Ecke eines anderen Objektträgers aufgefangen, in das Testserum gebracht und leicht verteilt. Bei leichtem Hin- und Herschaukeln des Objektträgers am besten auf weißem Grunde beobachtet man die Hämagglutination, die in etwa 5 Minuten stattgefunden haben muß, wobei einer der folgenden 4 Befunde eintritt:

| fragliches Blut + Testserum $B_\alpha$: | + | — | — | + |
|---|---|---|---|---|
| ,,      ,,    + ,,    $A_\beta$: | — | + | — | + |
| Daher die Blutgruppe: | $A_\alpha$ | $B_\beta$ | $O_{\alpha\beta}$ | $AB_0$ |

2. Hat man auf Grund der Blutgruppenfeststellung einen geeigneten Spender gewählt, dann ist es zweckmäßig, vor der Transfusion noch eine besondere Probe auf Verträglichkeit anzustellen, und zwar in vitro wie in vivo.

1. **In vitro** (Probe nach Rous): In 2 Röhrchen bringt man je 4 Tropf. einer physiologischen NaCl-Lösung, die 5% Na-Zitrat enthält. In das 1. Röhrchen kommt 1 Tropf. Spenderblut und 9 Tropf. Empfängerblut und in das 2. Röhrchen 1 Tropf. Empfängerblut und 9 Tropf. Spenderblut. Nach 15 Minuten stehen lassen im Zimmer, besser bei 37°, wird aus jedem Röhrchen 1 Tropf. auf einen Objektträger gebracht mit 1 Tropf. NaCl-Lösung ohne zu mischen versetzt und bei mittlerer Vergrößerung auf Agglutination untersucht.

2. **In vivo** (biologische Vorprobe): Man injiziert zunächst intravenös 10—20 ccm des Spenderblutes und wartet einige Zeit, um festzustellen, ob das eingespritzte Blut symptomlos vertragen wird.

Nur die sorgfältige Ausführung dieser serologischen Untersuchungen schützt bei der Vornahme einer Bluttransfusion vor Zwischenfällen.

H. Schmidt-Schleicher-Marburg.

# Erkrankungen der Leber und Gallenwege.
Von Professor Dr. **Eduard Müller†**-Marburg.

## Einführung.
### Leberuntersuchung (einschl. Funktionsprüfung).

Sachverständige Vorgeschichten sind gerade bei Erkrankungen der Gallenwege unerläßlich. Stets müssen bei den Anamnesen auch die vielseitigen, engen Beziehungen der Leber zu anderen Organen berücksichtigt werden. Aus gleichen Gründen ist immer eine erschöpfende Untersuchung des Gesamtkörpers erforderlich. Man fahnde in erster Linie nach Erkrankungen des Stoffwechsels (wie Fettleibigkeit, Zuckerkrankheit), des Herzens (Insuffizienzen, bes. des rechten; schwielige Mediastinoperikarditis) und des Blutes, vor allem Leukämie, aber auch Lymphogranulomatose. Auf chronische Infektionskrankheiten, insbes. Lues, ist gleichfalls zu achten. Daß schließlich die Nachbarorgane der Leber, in erster Linie Magen und Zwölffingerdarm, und jene Organe, die mit der Leber in engerer Arbeitsgemeinschaft stehen, wie Bauchspeicheldrüse und Milz, besondere Berücksichtigung verdienen, ist selbstverständlich.

**Subjektive Beschwerden.** Örtlich: Dumpfe, drückende oder kolikartige Schmerzen, meist nur bei akuten, vornehmlich mechanisch bedingten oder entzündlichen Erkrankungen der Gallenwege, sowie bei Mitbeteiligung der Leberkapsel und des Bandapparates, vielfach verstärkt durch Kleidungsdruck und Zwerchfellbewegungen. Schmerzhafte Kapselspannungen bes. bei rascher Volumzunahme der Drüse, wie bei Blutstauungen infolge von Herzfehlern, auch bei akuter Hepatitis. Aus gleichen Gründen wie bei Gallenkolik auch hier rechtsseitige Schulterschmerzen: Kapselversorgung durch Phrenicusäste; der Nerv kommt vom gleichen Cervikalsegment (4.), aus dem auch sensible Äste für die Schultergegend entspringen. Gewöhnlich sind sie eine Begleiterscheinung entzündlicher Prozese, evtl. mit Ausstrahlungen in Oberarm und rechte Halsseite, vor allem aber in Rücken, selten Brust-Herz-Gegend bis Hals.

Langsam sich entwickelnde, chronisch-entzündliche Erkrankungen, wie Cirrhose, Lebersyphilis, Echinococcus, auch Abscesse, vor allem aber Geschwülste, neigen zu schmerzlosem Krankheitsbeginn. An sich ist das Leberparenchym nicht schmerzempfindlich, jedoch Serosa und Gallengangapparat! Beseitigung solcher Schmerzen durch paravertebrale Anästhesien in Höhe des 9. und 10. Dornfortsatzes kann topisch-diagnostischen und differentialdiagnostischen Wert besitzen.

Das weiche Lebergewebe mit seinen klappenlosen Venen antwortet auf Störungen im rechten Vorhof, die sich durch Vermittlung der unteren Hohlvene auf die Drüse fortpflanzen, frühzeitig und leicht durch Volumvergrößerung (anfänglich mehr Stauungshyperämie, später mehr Stauungsinduration). Die bei rascher ausgiebiger Kapselspannung ein-

setzenden Leberbeschwerden können das erste subjektive Zeichen der Leberschwellung und damit auch einer Herzinsuffizienz sein.
**Objektive Veränderungen.** Allgemeines: Gewichtsabnahme, körperliche, auch nervöse Schwächezustände, psychische Verstimmungen, dazu Appetitmangel, insbes. Widerwille gegen Fette, Hautjucken. Subjektive Symptome von seiten der Nachbarschafts- und anderer Organe: Magen-Darmbeschwerden, Stuhlverstopfung, Meteorismus, belegte Zunge mit bitterem Geschmack, Erbrechen, Übelkeit, Magenschmerzen durch begleitenden Pylorospasmus.

Physikalische Leberuntersuchung (Grundlagen und Technik hier vorausgesetzt). Inspektion. Am Gesamtkörper gelbe Hautverfärbung (Conjunctiven); am Leibe die Zeichen des Kollateralkreislaufes. Etwaige Ausweitung oder örtliche Vorwölbung der rechten Oberbauchseite bzw. der rechten Unterbrustgegend. Sichtbarer unterer Leberrand und sichtbare respiratorische Verschieblichkeit.

Palpation. Achte auf heiße Haut (Fieber, bes. bei infektiöser Cholangitis, Cholecystitis sowie bei Abscessen). Palpatorische Auslösung oder Verstärkung von Leber- und Gallenblasenschmerzen; Aufsuchen besonderer Druckpunkte, lokal vermehrter Bauchdeckenspannung; palpable Reibegeräusche. Palpatorische Schmerzauslösung nicht nur durch oberflächlichen und tiefen Druck, auch durch passives „Abziehen" des unteren Rippenbogens von der darunterliegenden Leber und Gallenblase; hierbei, bes. bei Verwachsungen und Pericholecystitis, oft ausgesprochene Zugschmerzhaftigkeit, selbst bei fehlendem Druck- und Spontanschmerz. Hierauf Abtastung der Gallenblasengegend (normale Gallenblase neben dem seitlichen Rectusrand kaum palpabel). Palpatorische Feststellung des unteren Leberrandes (in Norm Leberrand kaum tastbar) mit Prüfung seiner respiratorischen Verschieblichkeit, seiner Form und seiner Konsistenz (hart, weich, scharf, stumpf, verdickt, glatt, eingekerbt, höckerig). Fühlbare Verunstaltung durch Schnürleber; Überlagerung evtl. entzündlich geschwollener Gallenblase durch ausgezogenen Riedelschen Lappen. Sorgfältige Abtastung der Leberoberfläche (auch bei Gegendruck vom Rücken her und bei ausgiebigeren Atembewegungen). Grobe Knollen-Höcker- und Buckelbildung bei Syphilis, Carcinom (hier bes. am Leberrand) sowie bei Echinococcus. Weichere Konsistenz einer großen Leber = Fettleber, festere bei glatter Oberfläche und schärferem Rand = Stauungsleber bei kleinhöckeriger Oberfläche und unscharfem Rand = Lebercirrhose. Vermehrte Konsistenz auch bei Hepatitis, Amyloid; Abnahme bei akuter gelber Atrophie; Fluktuation evtl. bei Echinococcus und Absceß. Man achte auch auf echten systolischen Leberpuls infolge Tricuspidalklappeninsuffizienz und mitgeteilte Pulsationen vergrößerter Lebern durch die hinten angelagerten Gefäße.

Beachte die Erschwerung der Organbetastung durch Fettleibigkeit, Ödem der Bauchhaut, bewußte oder reflektorische Muskelspannung, Meteorismus. Erleichtere die Untersuchung durch warme Hand, durch zuvor heiße Kataplasmen, warmes Vollbad, durch Morphiuminjektionen, Narkose, evtl. durch Ablassen von Ascites sowie durch gründliche Magen-Darmentleerung.

Perkussion. Nur nach Ausschaltung zahlreicher Fehlerquellen sind aus Stand der oberen und unteren Lebergrenze Schlüsse auf die wirkliche Organgröße möglich (in Brustwarzenlinie obere Grenze = untere 6 R.; untere am Rippenbogen, hintere etwa 11. Brustwirbel). Vergrößerungen werden u. a. vorgetäuscht: a) bei allen Prozessen, die das Zwerchfell und damit die Leber nach unten verdrängen (wie Emphysem, Pneumothorax, erkennbar am gleichzeitigen Tiefertreten der vorderen und hinteren unteren

Lungengrenze), oder subphrenischem Absceß (Zwerchfellhochdrängung und Lebertiefdrängung, b) bei Überlagerung der oberen Lebergrenze durch pleuritische und pneumonische Dämpfungen über dem rechten Unter- und Mittellappen, vor allem durch gleichzeitige Pleuraexsudate bei Leberleiden; auch mit einer Leberptosis bzw. Wanderleber ist zu rechnen. Fehldiagnosen einer Verkleinerung der Leber entstehen andererseits bei Hochstand der rechten Zwerchfellhälfte (Schwangerschaft, Meteorismus, Ascites, großen Geschwülsten), bei teilweiser Abdrängung der wandständigen Leberpartien — oben durch emphysematöse Lungen, unten durch geblähtes Kolon sowie Meteorismus — oder gar freien Luftgehalt der Bauchhöhle bei Perforativperitonitis.

Wirkliche starke Volumverminderungen der Drüse sieht man fast nur im Endstadium der Cirrhose, der Leberlues, der Phosphorvergiftung und akuten, gelben Leberatrophie. Gleichmäßige Organvergrößerungen entstehen meist durch Vermehrung des Säfte-, vor allem des Blutgehaltes (Stauungsleber!), durch Fettansammlung (Fettleber) sowie durch diffuse Wucherungen des interstitiellen Gewebes (Cirrhose, auch Syphilis und Carcinose).

Bei jeder physikalischen Leberuntersuchung sind Veränderungen der Leberlage, sowohl nach oben und unten, wie in Form von Kantenstellungen, selbst seitlicher Verschiebungen zu berücksichtigen, ebenso auch pathologische Veränderungen von Nachbarorganen und abnorme Überlagerungen, wie durch geblähte Kolonabschnitte.

Auscultation. Reibegeräusche (Leberkapsel und Parietalblatt des Bauchfells; gewöhnlich von untergeordneter Bedeutung!). Gelegentlich palpables „Schneeballknirschen" unter den gleichen physikalischen Bedingungen (d. h. peritonealen Adhäsionen zwischen Leberkapsel und Bauchwand).

Röntgenuntersuchung. Stand, Form, respiratorische Verschieblichkeit der rechten Zwerchfellhälfte; etwaige gleichzeitige Ergüsse im rechten Rippenfellraum. Verbesserungsversuche der röntgenologischen Ergebnisse durch zwei freilich für die allgemeine Praxis wenig geeignete, auch nicht ganz unbedenkliche Verfahren. 1. Durch Lufteinblasung in den Bauchfellraum (Rautenberg u. a.); noch am harmlosesten vielleicht nach Ablassen von Ascites. Im großen und ganzen keine besonderen Vorteile dieses „Pneumoperitoneums"; jedenfalls stehen die Unannehmlichkeiten, ja Gefahren im Mißverhältnis zu dem Wert der Methode. Zu der gelegentlich möglichen, unmittelbaren röntgenologischen Erfassung von Gallensteinen, vor allem sehr kalkreicher, auch von verdickten und vergrößerten Gallenblasen und dem viel häufigeren, auch wichtigeren Nachweis von Veränderungen der Nachbarorgane durch kranke Gallenblasen (z. B. von Verziehungen des Magens und Zwölffingerdarms), ist neuerdings die Cholecystographie getreten. Hier handelt es sich um röntgenologische Darstellungen der Gallenblase mit Hilfe eines Kontrastmittels, das dem Körper durch intravenöse oder auf unbedenklichere Weise auch enteral einverleibt und durch die Leber wiederum in die Galle ausgeschieden wird (vgl. Abschnitt Magen- und Darmkrankheiten, Kapitel v. Bergmann). Einseitige röntgenologische Beurteilung kann freilich oft mehr verwirren als klären. Auch diese Methode verlangt ein Urteil nur im Rahmen des klinischen Gesamtbildes. Zur Einführung in dieses Sondergebiet eignet sich das Büchlein von G. Lepehne: Fortschritt der Diagnostik und Therapie usw. Carl Marhold-Halle, 1927. Dieselbe Vorsicht in der praktisch-klinischen Auswertung erfordert auch die gleichfalls für die ambulante Krankenbehandlung noch wenig geeignete Duodenalsondierung. Man kann hier zunächst den Duodenalsaft, die in der Norm goldgelbe und klare „Lebergalle" und durch Auslösung von „Gallenblasenreflexen", vor allem nach Einspritzungen von Pituitrin, nach Eingießungen von Witte-Peptonlösungen (30 ccm; 10%; körperwarm; nach Stepp), auch von Bittersalzlösungen (20 ccm; 30%), von Öl usw., schließlich auch eingedickte, dunkle „Blasengalle" gewinnen. Sehr dunkles Sekret ist freilich für „Blasengalle" noch nicht beweisend. Es scheint nämlich bei kranken Gallenblasen auch Eindickung in den Gallengängen vorzukommen. Bei den „Gallenblasenreflexen" studiert man die Latenzzeit bis zum Einströmen der Blasengalle in den Zwölffingerdarm, dann die chemischen und physikalischen, unter Umständen auch die mikroskopisch-bakteriologischen Eigentümlichkeiten des Sekrets, vor allem aber den in der Norm recht hohen Bilirubingehalt sowie etwaige, evtl. sogar eitrige Trübungen. Freilich können Eiterkörperchen und Bakterienmassen auch aus anderen Quellen stammen, so von gleichzeitigen Magen-Darmkatarrhen, Magengeschwüren. Das Ausbleiben dieser „Gallenblasenreflexe" ist vieldeutig und höchstens nach wiederholter Prüfung mit mehreren chemischen und hormonalen Reizmitteln, vor allem aber mit Pituitrin, differentialdiagnostisch einigermaßen sicher zu verwerten. Bevor man aber die Ursachen in den Gallenwegen sucht, muß man durch möglichst erschöpfende Leberuntersuchungen etwaige Störungen der Gallenproduktion, die als Fehlerquelle hier in Frage kommen und z. B. beim katarrhalischen Ikterus gefunden sind, möglichst auszuschalten versuchen.

Zur Feststellung von Erkrankungen der Gallengänge besitzen wir also in solchen Duodenalsondierungen mit Auslösungsversuchen der Gallenblasenreflexe ein weiteres diagnostisches Hilfsmittel, das im Rahmen aller üblichen Untersuchungsmethoden, auch der modernen Leber- und Gallenblasen-Röntgendiagnostik bei positivem Ausfall zur Sicherstellung solcher Veränderungen der Gallengänge dienen und damit auch die Therapie mitbestimmen kann. Negativer Ausfall auch dieser Untersuchungsmethode schließt andererseits selbst ausgesprochene Erkrankungen der Gallenwege, insbes. der Gallenblase, mit hinreichender Sicherheit nicht aus.

**Folgen der Gallenstauung.** Ausführliches S. 484.

**Folgen der Pfortaderstauung.** Die Venen des Digestionstractus, einschließlich des Pankreas, der Milz, gehören im wesentlichen zum Wurzelgebiet der Pfortader. Pfortaderstauungen, durch Klappenlosigkeit ihrer Gefäßbezirke begünstigt, äußern sich demgemäß in subjektiven und objektiven Magen-Darmstörungen (unregelmäßiger Stuhlgang, Durchfälle, Meteorismus, Stauungsblutungen aus Speiseröhre und Magen-Darmkanal, aus oberen sowie infolge von Venenanastomosen auch unteren Mastdarmvenen), in Entwicklung von Ascites sowie von Milztumor und schließlich infolge kompensatorischer Ausgleichsversuche der Pfortaderstauung durch das Auftreten eines Kollateralkreislaufes auf der Vorderbauchgegend (Caput medusae; Venenkranz um Nabel infolge der Pfortaderblutableitung durch den sonst obliterierten Nabelstrang und anschließende Bauchhautvenen — im Gegensatz zu der mehr längs verlaufenden Venenerweiterung in der seitlichen Bauchgegend bei Callateralkreislauf zwischen oberer und unterer Hohlvene bzw. Vena hypogastrica und Mammaria). Die Milztumoren, die sich mit Vorliebe bei Cirrhosen, aber auch bei fieberhaftem und infektiösem Ikterus, bei Leberlues, Phosphorvergiftung, akuter gelber Leberatrophie, sogar bei Echinococcus und Amyloid finden, sind allerdings nur zum Teil Folgen reiner Pfortaderstauung. Oft spielen koordinierte Organerkrankungen, entzündliche Einflüsse und noch nicht näher bekannte funktionelle Wechselbeziehungen zwischen Leber und Milz bei ihren Volumenvergrößerungen im Gefolge solcher Leberleiden die bedeutsamere Rolle. Auch bei der Ascitesbildung muß man, abgesehen von der Pfortaderstauung, nebenbei an toxische, insbes. autotoxische, Gefäßwandschädigungen denken.

**Leberfunktionsprüfung.** Hierzu gehört schon der Nachweis von Gelbsucht, Pfortaderstauungen (Ascites, auch Milztumor) und Kollateralkreislaufbildungen. Gelbfärbung der Haut ist eigentlich noch kein einwandfreier Beweis für echten Icterus. Es kommen ja z. B. Verfärbungen mit gelben Farbstoffen, wie Pikrinsäure, vor. Ausschlaggebend ist eigentlich nur der vermehrte Gallenfarbstoffgehalt im Urin, vor allem aber im Blute, der vermehrter Urinausscheidung vorangehen kann und schon vor deutlicher Gewebsverfärbung auftritt (in der Klinik evtl. quantitative Bilirubinbestimmungen im Serum nach Hijmans van den Bergh bzw. Thannhauser-Andersen, unter Berücksichtigung der sog. direkten Bilirubinreaktion beim mechanischen Ikterus und der indirekten beim sog. hämolytischen; vgl. Abschnitt Löning). Trotz der vielseitigen, lebenswichtigen Leistungen der Leber, der größten Drüse unseres Organismus, besitzen wir keine für die Praxis gut brauchbaren Prüfungsmethoden ihrer Einzelfunktionen. Kleinere Aufschlüsse geben nur die alimentäre Lävulosurie und die Urobilinurie. Eindeutige Ergebnisse erhalten wir nicht einmal durch die schwierigen zeitraubenden Stoffwechseluntersuchungen im Krankenhaus.

Alimentäre Lävulosurie — die alimentäre Galaktoseausscheidung ist viel unsicherer — deutet ganz allgemein auf Leberschädigung, jedoch nicht auf eine bestimmte Erkrankung hin. Alimentäre Traubenzuckerausscheidung kann trotz schwerster Lebererkrankung fehlen; sie ist im Hinblick auf die innigen Wechselbeziehungen von Leber, Pankreas, Nebennieren und Nervensystem zu vieldeutig. Das Urobilin entsteht ganz vorwiegend, wenn nicht ausschließlich, enterogen, und zwar durch Reduktion von im Darmkanal vorhandenem Bilirubin (Näheres im Abschnitt Löning). Vermehrter Urobilin- bzw. Urobilinogengehalt im Urin beweist also zunächst, daß sich noch Galle in den Darm ergießt, weiterhin aber, daß die Leber infolge einer diffusen Schädigung nicht mehr imstande ist, das aus dem Darm resorbierte Urobilin wieder zu eliminieren, oder daß sie ein übergroßes Angebot von Urobilin infolge krankhaft vermehrten Blutzerfalls erhält.

Die nervöse Drüsenregulation geschieht bei der Leber durch den Vagus und Sympathicus; für das Krankenbett geeignete Funktionsprüfungen derselben gibt es noch nicht. Auch dem von Widal beschriebenen sog. digestiven Leukocytensturz „Crise hémoclasique" d. h. vor allem die praktisch ausreichende Leukopenie, aber auch Blutdrucksenkung und erhöhte Blutgerinnbarkeit an Stelle der nomalen Verdauungsleukocytose nach Genuß von 200 g Milch nüchtern, kommt vorläufig eine erhebliche Bedeutung nicht zu. Man streitet sich noch darüber, ob nicht auch Begleiterkrankungen diesen alimentären Leukocytensturz beeinflussen können und ob dieser Nahrungsreiz mehr auf die Lebernerven, insbes. den Vagus, oder mehr unmittelbar auf die Leberzellen wirkt.

# Krankheitsbilder.

## Choledochuserkrankungen.

Vorherrschende klinische Erscheinungsweise. Der „organische" Choledochusverschluß. Hauptursachen desselben:

1. Verstopfung des Lumens durch Steine mit oder ohne stärkere entzündliche Mitbeteiligung des großen Gallenganges. Fast stets ein Gallenstein, der im großen Gallengang, bes. im Diverticulum Vateri liegen geblieben und evtl. weitergewachsen ist.

2. Carcinome. Primärer Choledochuskrebs sehr selten, bes. von Gallengangdrüsen ausgehend; Prädilektionsstellen: Papillengegend, Ver-

einigungsstelle von Hepaticus-Cysticus, Choledochus. Gewöhnlich **Mitbeteiligung des großen Gallenganges bei metastatischen und primären Krebsen des Pankreas, sowie bei Carcinomen der Gallenblase** (gewöhnlich Zylinderepithelkrebse, relativ oft mit Cholelithiasis vergesellschaftet; wohl auf der gemeinsamen Basis angeborener Gallenblasenanomalien, zum Teil auch infolge der chronisch mechanischen Reizung durch die Steine). Der Gallenblasenprimärtumor ist oft derart klein, daß das klinische, ja oft das pathologisch-anatomische Bild ganz von den Metastasen beherrscht wird. Die Gallengänge leiden bald durch portalen Druck krebsig erkrankter Lymphdrüsen, bald durch unmittelbares und metastatisches Übergreifen der Geschwulst. Achte auf höckerige harte Gallenblasentumoren sowie auf etwaigen sekundären Hydrops beim Tumorsitz in Nähe des Gallenblasenhalses. Für Carcinom können ferner Ascites infolge krebsiger Miterkrankungen des Bauchfells und portaler Drüsenentwicklung, sowie das Fehlen eines Milztumors sprechen.

3. **Stenosierende Entzündungen der großen Gallengänge** als Teilerscheinung der Cholangitis. Chronische Tuberkulose der Gallengänge durch Ausscheidung von Tuberkelbacillen in Galle kommt nur ausnahmsweise vor. Parasitäre Miterkrankung ist bei Echinococcen und Leberegeln möglich. Spulwürmer können wohl nur bei primären Verschlußstörungen des duodenalen Choledochusendes, z. B. bei Erschlaffung und Erkrankung des Sphincters, vor allem aber postmortal in den großen Gallengang eindringen. In der Praxis empfiehlt sich bei ursächlich unklarem Ikterus auch das Fahnden auf Parasiteneier im Stuhl.

## Gallensteine; Cholelithiasis.

### Vorbemerkung.

Für Steinbildung und weiteres Steinwachstum sind Gallenstauungen und klinisch bedeutsame Gallenblasenerkrankungen die wesentlichsten Ursachen. Nur beim Zusammentreffen mit diesen Hauptursachen scheinen auch primäre Stoffwechselstörungen, vor allem Cholestearinanreicherungen in Blut und Galle, eine bedeutsamere Rolle zu spielen.

Die Gallenblase ist kein einfacher Behälter für das äußere Leberzellensekret! Es wird täglich zwanzig- und mehrmal davon abgesondert als in die Gallenblase hineingeht. Die Gallenblase ist imstande, die „Lebergalle" zur dunkleren „Blasengalle" zu konzentrieren; den Druck im Gallengangsystem zu regeln und dadurch auch die Gallensekretion durch die Leberzellen zu beeinflussen. Daß der Mensch die Gallenblasenentfernung beschwerdelos ertragen kann, liegt nur an den überaus sinnreichen Kompensationseinrichtungen unseres Körpers. **Gallenstauungen sind gern Teil- und Folgeerscheinungen chronischer Obstipationen.** Nur die normale Magen-Darmfunktion gewährleistet den geregelten, von dem kleinen, aber kräftigen Schließmuskel am Duodenalende des Choledochus beherrschten Abfluß in den Dünndarm und damit auch bei der Gallenblase die rechtzeitige Entleerung und Wiederansammlung des Sekrets. Das Muskelspiel dieses Sphincter Oddi steht in funktioneller Arbeitsgemeinschaft mit der Gallenblasenmuskulatur. Öffnung des Schließmuskels (es kommen auch ähnlich wirkende Muskelzüge am Choledochus, insbes. an seiner Pars duodenalis, vor) und gleichzeitige Kontraktionen der Vessica fellea lassen das Sekret in den Zwölffingerdarm einströmen, gleichzeitige Kontraktionen müssen Druckerhöhungen in den Gallengängen machen, unter Umständen die weitere Gallenabsonderung hemmen und bei krankhaften Spasmen vielleicht Schmerzen und spastische Gelbsucht auslösen. Zu Gallenstauungen disponieren u. a. gewisse ungünstige mechanische Bedingungen noch normaler Gallenblasen hinsichtlich ihrer Strömungsverhältnisse (auch geknickter, gewundener Verlauf des Anfangsteils des Cysticus, Klappenbildung daselbst), die unmittelbare Nachbarschaft zahlreicher und oft erkrankender Organe (Pylorus, Duodenum, Kolon), neurogene Dysfunktionen der Gallenwege (vor allem ihrer Muskulatur), angeborene und erworbene Gestaltsanomalien der großen Gallengänge, vor allem der Gallenblase selbst, unmittelbarer Druck, z. B. durch „Taillenbänder", intraabdominelle Raumbeengungen und raschere Volumschwankungen, z. B. durch Schwangerschaft (sie ist weniger für die Entstehung als für das Wachstum der Steine, vor allem aber für die Auslösung der Koliken bedeutsam), ferner ungenügende Körperbewegungen und mangelhafte Zwerchfellatmung, nicht zuletzt auch unregelmäßige, vor allem zu seltene, zu üppige, sehr fettreiche Nahrungsaufnahme. Das auffallend häufige familiär-hereditäre Vorkommen der Gallensteine mag zum Teil auf angeborenen Anomalien des Stoffwechsels und des Gallengangsystems, zum Teil auf der Gleichartigkeit fehlerhafter Ernährung, Bekleidung usw. beruhen. Gleichzeitige Stoffwechselkrankheiten, bes. Fettleibigkeit, sind bedeutsam. Frauen, namentlich solche, die geboren haben, werden viel häufiger als Männer befallen. Mittleres Lebensalter überwiegt, jedoch bleiben auch Kinder und Greise nicht verschont. Große regionäre Verschiedenheiten im Vorkommen von Gallensteinen (auffällige Häufigkeit z. B. in Hessen, insbes. bei der Bauernbevölkerung, vielleicht unter den ungünstigen Rückwirkung steten und starken Genusses nicht emulgierter Fette, wie Speck, Schweinefleisch usw., auch zu fester Taillen- und Rockbänder mit Schnürfurchenbildung an der Leber). Nur in einem Teil der Fälle führt die Konkrementbildung zu wesentlichen klinischen Störungen. Nach Umber ist jeder 10. Erwachsene und etwa jeder 4. Greis, von Frauen über 60 Jahren etwa jede 2. — ein Gallensteinträger. Bei der Hessen-Nassauischen Landbevölkerung ist dieses Zahlenverhältnis wohl noch ungünstiger. Die Konkremente bestehen vornehmlich aus Cholestearin und kohlensaurem Kalk, Färbungen großenteils aus Bilirubin, das an Kalk gebunden ist. Meist handelt es sich um gemischte Steine, deren Kerne aus Cholestearin, deren Schalen aber aus Kalk bestehen. Reine Kalk- und reine Cholestearinsteine — die letzteren radiär oder geschichtet — sind selten. Den schuldigen kohlensauren Kalk — er weist eigentlich immer auf Entzündungsprozesse hin — liefern wohl indirekt schleimabsondernde Becherzellen, die in die beim Erwachsenen meist stärker gefältelte Schleimhaut eingestreut sind, sowie die gleichfalls echtes Mucin liefernden Schleimdrüsen, die sich vornehmlich am Gallenblasenhals finden. Dieser Schleim scheint Kalkausfällungen hervorzurufen. Physiologische Abschilferungen können sich bei Gallenstauungen krankhaft verstärken und abgestoßene mit Cholestearin imprägnierte Zellkomplexe zur Steinbildung Anlaß geben. Selbst autochtone Ausfällungen in steriler gestauter Galle kommen in Frage. Zu klinisch bedeutsamen Konkrementen kommt es zwar vornehmlich in der Gallenblase, zur Bildung kleiner und kleinster Steinchen aber überall im Gallengangsystem, selbst in den intrahepatischen Gängen. Das Baumaterial aller Gallensteine besteht neben Cholestearin und Bilirubinkalk in ihren oft sich umbildenden Kernen, den Bildungszentren, abgesehen von Cholestearinausfällungen auch aus anderem organischen Material, wie abgestoßenen Epithelzellenverbänden, Fremdkörpern, Bakterienleitern u. dgl. (sog. Magma!). Es mag wohl in jeder Gallenblase gelegentlich zu solchen kleineren, noch weichen „Sedimenten" kommen. Sie werden aber nur haften, erhärten und wachsen in abnorm gebauten, krankhaft veränderten und in ihrer physiologischen

Funktion auch durch nervöse Ursachen irgendwie gestörten Gallenblasen, ganz bes. aber bei den schon die Ausschwemmung verhindernden Gallenstauungen. Die Cholestearinquelle bilden wohl in erster Linie die Epithelien der Gallenwege, aber auch die Galle selbst. Es mögen deshalb auch primäre Cholestearinanreicherungen im Blute — vielleicht weniger die alimentären als die endogenen im Gefolge von Fettleibigkeit, Schwangerschaft usw. — bei der Gallensteinbildung mitspielen.
— Zahl, Form und Größe der Gallensteine wechseln außerordentlich, Sie können sich zu Hunderten finden, aber auch einzeln und als Riesensteine, fast die ganze Gallenblase füllen. Ihre ursprüngliche Gestalt ist wohl kugelig, spätere Facettierung entsteht weniger durch Schliff als durch Druck auf die anfänglich noch weichere Masse. Alle diese Dinge, auch die späteren sekundären, oft so vielfarbigen Schichtungen, vornehmlich durch Cholestearinanlagerungen, hat namentlich Naunyn in vielen bewunderungswürdigen Untersuchungen festgelegt.

Durch mannigfache wechselseitige Beeinflussung fortdauernder, ja sich verstärkender Gallenstauung, schon vorhandener Steinbildung, chronischentzündlicher und degenerativer Veränderungen der Gallenblasenwandungen mit oder ohne bakterielle Infektion der Galle, von Heilungs- und vor allem Auspressungsversuchen der Konkremente durch die glatte Gallenblasenmuskulatur entsteht dann jener bedenkliche Circulus vitiosus, der für die klinische Aktivität der Steinerkrankungen verantwortlich ist. Mechanische Reizungen durch die Steine unterhalten die Entzündung der Gallenblasenwand und veranlassen Drucknekrosen und Geschwüre. Entzündungsprodukte der erkrankten Schleimhaut und bakterielle Zersetzungen der Galle verursachen neue Niederschläge. Die verminderte Widerstandsfähigkeit und erhöhte Erregbarkeit einer kranken Gallenblasenwandung antwortet auf mechanische Konkrementreize, die eine noch gesunde bakterienfreie Schleimhaut ohne Schaden erträgt, mit neuen bedrohlichen Entzündungen und übertriebener unproduktiver schmerzhafter Peristaltik der glatten Muskulatur. Die häufige Fortpflanzung der Entzündung der Gallenblasenschleimhaut durch Muskelschicht und fibröse Haut auf dem peritonealen Überzug setzt u. a. Verwachsungen, die die Gallenstauung noch verschlimmern und die Spasmen der Muskelschicht noch schmerzhafter gestalten können. Die schuldigen Keime gehören meist zur Koli-, mitunter auch zur Typhus- Paratyphusgruppe. Bedenklicher ist die Infektion der Galle und kranken Gallenblase mit den üblichen Eitererregern. Bakterien können die Blase hauptsächlich durch das primär infizierte Sekret (Keimausscheidung aus Blut in Galle, Einwanderung vom Darm aus bei Gallenstauung) oder hämatogen erreichen. Bleibende Keimnester in der kranken Blasenwand, vor allem in den durch die Luschkaschen Gänge gebildeten Schlupfwinkeln (epithelbekleidete, spaltförmige Einsenkungen der gefälteten Gallenblasenschleimhaut), bilden die stete Quelle neuer Entzündungen. Man bezeichnet diese Gänge auch als „Schlamm- und Bakterienfänger" der Gallenblase. Sie werden jedenfalls häufiger zum Ausgangspunkt einer gefährlichen, ulcerösen Cholecystitis.

## Klinische Kennzeichen.

Gallenkoliken häufiger ohne, als mit Gelbsucht! Teils vorherrschend entzündliche, d. h. cholecystische Anfälle, teils mehr Steinkoliken mit produktiven, d. h. erfolgreichen oder unproduktiven Auspressungsversuchen der Konkremente. Selbst bei kleinen Steinen sind heftige peristaltische Wehen zum Durchtransport erforderlich. Hauptursache der Kolikschmerzen sind intensive Spasmen der glatten Muskulatur von

Gallenblase und großen Gallengängen, ausgelöst durch Entzündungsprozesse, sowie mechanisch durch die Steine, vermutlich auch durch primär nervöse Reize. Eine „Hypermotilitätsneurose" der Gallenwege (Westphal) begleitet nicht selten — anscheinend als vagotonische Störung — die Steinerkrankung. Solche Spasmen mit Innendruckerhöhung im Gallengangsystem scheinen freilich auch bei sonst gesunden Gallenwegen vorzukommen und rein neurogene Koliken zu verursachen. Sorgfältige Vorgeschichte zur Diagnose oft wichtiger als der objektive Befund.

**Zur Vorgeschichte.** Einsetzen der Anfälle spontan oder Auslösung, z. B. durch größere Mahlzeiten (namentlich bei späteren Verwachsungen der Gallenblase mit Magenausgang und Zwölffingerdarm), durch Diätfehler, Schwangerschaft, auch psychische Erregungen, brüske körperliche Anstrengungen und Erschütterungen. Ungestümer Beginn mit quälenden, meist kolikartigen, auch dumpfbohrenden, nagenden, schnürenden Schmerzen, mit Frösteln, Erbrechen, Übelkeit, Meteorismus, Angstschweißen und Kollapserscheinungen, anfänglich bes. spät nachmittags und nachts. Gerade die ersten Attacken lieben die Mitternachtszeit (Naunyn). Schmerzen, oft schier unerträglich, den Wehenschmerz an Heftigkeit übertreffend. Intensität derselben weniger von Größe als von Oberflächengestaltung und Härte der Steine, sowie vom Grad der Entzündung, Intensität der Spasmen der glatten Muskulatur und der Mitbeteiligung des Bauchfells abhängig. Gewöhnlicher Schmerzsitz: Rechte Oberbauchgegend mit Ausstrahlung in Rücken und Schultern, bes. rechts. Oft nur „Magenkrampf". Verschwinden der Schmerzen meist durch Abklingen der Spasmen und des Entzündungszustandes, glückliche Choledochuspassage des Steines oder Zurücktreten desselben in Gallenblasenlumen — mitunter ebenso schlagartig, wie die Kolik gekommen ist, nach einer von Minuten bis zu Stunden schwankenden Dauer, oft mit vorübergehenden Abschwächungen und Verstärkungen durch Nachlassen und Neu-Einsetzen peristaltischer Wehen oder andersartiger Spasmen der Gallenwege. Auch die physiologischen Engen der Gallenwege, die Cysticus- und Papillengegend, mögen bei zeitweisen Schmerzverstärkungen im Gefolge lithogener Koliken eine Rolle spielen. Häufig eine den Gallensteinkranken genau bekannte Aura des Anfalls (wie Übelkeit, unangenehme Sensationen im Leibe). Kenntnis dieser Aura in jedem Einzelfall wichtig zur rechtzeitigen Anwendung von Linderungsmitteln.

**Zum Befund.** Verstärkte Muskelspannung in rechter oberer Bauchgegend mit Abschwächung, ja Verlust des rechten oberen Bauchdeckenreflexes. Druckempfindlichkeit der oft vergrößerten Leber, besondere Schmerzempfindlichkeit der Gallenblasengegend bei vorsichtiger, langsamer, möglichst tiefer Betastung mit warmer Hand, evtl. erst nach einer Morphiumspritze. Glatter, birnförmiger, respiratorisch verschieblicher Gallenblasentumor nur gelegentlich palpabel (Verwechslung mit dem deckenden Riedelschen Lappen). Ikterus bei gleichzeitiger infektiöser Cholangitis oder bei Steinverschluß des Choledochus, vielleicht auch durch reflektorische Spasmen des Choledochussphinkters am Duodenalende. Palpable Milzschwellungen fast nur bei veralteten Fällen und Komplikationen.

Bei jedem verdächtigen Anfall. Womöglich täglich, unter Umständen sogar mehrmalige Besuche mit sorgfältiger Beobachtung des Gesamtzustandes, mit Prüfung auf spontane Schmerzen (evtl. bei tiefer Atmung, beim Husten, sowie beim Aufsetzen im Bett ohne Unterstützung der Hände), ferner mit Kontrolle auf örtliche Muskelspannung, auf Verschwinden des rechten oberen Bauchdeckenreflexes, auf palpatorische Schmerzhaftigkeit und etwaige intraabdominelle Resistenzen in der Gallenblasengegend. Stets Temperaturmessen, auf Pulszahl achten, Stühle (4 bis 5 Tage lang) und Urin aufbewahren, zumindest besichtigen lassen! Sorgfältige am besten rectale Temperaturmessung mindestens 3—4 mal täglich. Frösteln kann zwar reflektorisch sein. Es ist aber auf begleitenden Infekt verdächtig. Flüchtiges Fieber beim Anfall ist ohne ernstere Bedeutung, für die Annahme eines Infekts vielleicht nicht einmal entscheidend. Anders hartnäckigeres, höheres, nachträgliches Fieber oder gar Schüttelfröste! Stühle auf Steinabgang untersuchen (vermeide hierbei Verwechslung mit dem beliebten, aber nur als Rarität vorkommenden „Gallengrieß" (meist Pseudogallengrieß, d. h. kleine Fruchtkerne und verholzte Pflanzenzellen), sowie mit „Pseudogallensteinen", d. h. Seifenklumpen, bes. nach Kurpfuschermitteln. Beachte andererseits den Konkrementzerfall während der Darmpassage. Untersuche ferner das Erbrochene (gallig ? ausnahmsweise sogar Steine), sowie Urin (Gallenfarbstoffreaktion!). Bei atypischem, länger sich hinziehendem hochfieberhaftem, mit häufigen Schüttelfrösten einhergehendem, bes. schwerem Verlauf rechne mit **Komplikationen.** Am wichtigsten sind hier: schwere ulceröse und phlegmonöse Cholecystitis, intramurale Absceßbildung der Gallenblasenwand, multiple Absceßbildung in Leber und Umgebung der Gallengänge, vor allem aber Empyem der Gallenblase und eitrige Cholangitis, gelegentlich auch subphrenische Abscesse, umschriebene Peritonitis, Mitbeteiligung des Pankreas, gleichzeitige Carcinomentwicklung. Namentlich bei Kokkengehalt kann eine eitrige Cholangitis allgemeine Sepsis und schließlich überall Metastasen hervorrufen — abgesehen von der viel häufigeren und leicht verständlichen Ausbreitung per continuitatem auf Leber, Bauchspeicheldrüse, subphrenischen Raum und Pleura. Gewöhnlich sind Koliarten, die wahrscheinlich häufig hämatogen eingeschleppt werden, aber in gesunden Gallenwegen schwer haften, die Erreger solcher eitrigen Cholangitis. Häufige Folgezustände der chronischen rezidivierenden Cholecystitis sind u. a.: Narbige Schrumpfung und Verdickung der Gallenblase, hydropische Blase mit und ohne Steine im Gallenblasenhals und Cysticus. Spontanheilung fast nur bei kleineren Konkrementen durch glückliche Choledochuspassagen, evtl. mit relativ harmloser Fistelbildung zwischen Diverticulum Vateri und Zwölffingerdarmlumen. Gefährlicher sind die Heilbestrebungen des Körpers durch Fistelbildungen zwischen Gallenblase einerseits und Colon oder Duodenum andererseits. Denke hieran bei Abgang größerer Konkremente, die sicher Bilirubin oder Cholestearin enthalten. Auch Bauchdeckengallenfisteln kommen vor allem nach verkannten Empymen noch vor.

## Praktisch wichtige Fehldiagnosen.

Heftige „Kardialgien", d. h. nervöse Magenkrämpfe. Gewöhnlich handelt es sich um verkappte Gallensteine mit oder ohne begleitenden Pylorospasmus. Verwechslungen mit Magendarmerkrankungen, bes. Ulcus, liegen vor allem in Gallensteinfällen nahe, wo der Schmerz vornehmlich epigastrisch — selbst unter den linken Rippenbogen verlegt wird, nicht kolikartig und nicht ausgesprochen paroxysmal ist (mehr ein schmerzhaftes dumpfes Druckgefühl), wo ferner dyspeptische Störungen wie Brechneigung, Aufstoßen, Empfindlichkeit des Magens, Stuhlverstopfung die Steinerkrankung begleiten. Besondere Schwierigkeiten bereitet mitunter die Unterscheidung von Magengeschwüren (gleichzeitige Sekretionsstörungen bei Cholelithiasis, Verwachsungen zwischen Gallenwegen und Pylorus, bzw. Duodenum). Man achte hierbei auf Blutungen, auch okkulte, auf regelmäßige zeitliche Bindung der Schmerzen an Nahrungsaufnahme, etwaige Besserung durch bestimmte Körperlagen und Erbrechen. Ausschlaggebend kann hier die Röntgen- und Duodenalsondendiagnostik sein (S. 470). Fehldiagnosen drohen um so mehr, als gerade bei Gallenkranken im Intervall oft ganz vorherrschende, ja isolierte Magendarmstörungen bestehen, anfänglich ganz bes. Supersekretionen und spastische Obstipationen — möglicherweise als Teilerscheinung einer allgemeineren vegetativ-nervösen Störung der Bauchorgane. Selbst gleichzeitige Nervosität ist bei Gallensteinkranken auffallend häufig, in der konstitutionellen Anlage schon vorhanden und durch die Rückwirkungen der Steinerkrankung noch verstärkt. Vielleicht gibt es auch rein funktionelle, den nervösen Darmspasmen analoge Krampfzustände der glatten Muskulatur der Gallenwege und dadurch Vortäuschungen ,,organischer" Gallenkoliken.

Lebercirrhose mit Cholangitis cirrhotica. Ursächlich hat die Lebercirrhose mit primärer Cholelithiasis kaum etwas zu tun. In Hessen-Nassau ist z. B. die Gallensteinerkrankung außerordentlich häufig, die Lebercirrhose auffallend selten.

Appendicitis, bes. bei hochgeschlagenem Wurmfortsatz. Sorgfältige Vorgeschichte, genaue Bestimmung des anfänglich vorherrschenden Schmerzpunktes (evtl. nach Belladonna- und Morphiumdarreichung), Untersuchung per rectum und vaginam. Möglicherweise gewinnt bei solchen Differentialdiagnosen im Krankenhaus auch der Nachweis von Bilirubinvermehrungen im Blute wesentliche Bedeutung. Solche Hyperbilirubinämien scheinen bei Gallenkoliken viel häufiger als der nachweisbare Ikterus zu sein.

Rechtsseitige Adnexerkrankung; gynäkologische Untersuchung. Auch bei Gallenblasenschmerzen. Gelegentlich menstruelles oder prämenstruelles Aufflackern.

Rechtsseitige schmerzhafte Nierenerkrankung, wie Nierensteine, Wanderniere, Pyelitis, Nephritis colica, bzw. dolorosa. Beachte vor allem das Ergebnis der Urinuntersuchung (stets zentrifugieren), das Einstrahlen der Nierenkolikschmerzen in Ureter, Blase und Harnröhre, die Hodendruckempfindlichkeit bei Nephrolithiasis, das Verschwinden von Nierentumoren durch Darmaufblähung (im Gegensatz zum Deutlicherwerden von Gallenblasentumoren). Möglichkeit von Kombinationen! Gallenblasenschmerzen irradiieren kaum jemals in Blase und Harnleiter, eher noch in die Beine (dort selbst Crampi auslösend!). Eiweißspuren findet man aber auch nach Gallenkoliken. Besondere differentialdiagnostische Schwierigkeiten in der Gravidität und bei Wandernierenkoliken. Röntgenologische Darstellung des Nierenbeckens kann die Sachlage klären.

Ileus mit Koterbrechen bei Entwicklung von Gallenblasen-Darmfistel und Durchtritt großer Steine ins Darmlumen. Vorgeschichte! Gewöhnlich erst operative Sicherstellung der Diagnose. In einer Eigenbeobachtung wurde ein Riesengallenstein nach Durchbruch in das Kolon und Weiterwanderung zunächst im S-Romanum zur Ursache eines rezidivierenden Ileus und vom Frauenarzt anfänglich als inoperabler Adnextumor gedeutet. Später wurde er nach einem Laxans unter heftigen wehenartigen Schmerzen in den Nachttopf entleert.

Bei atypischen Schmerzlokalisationen zahlreiche andere Verwechslungsmöglichkeiten, z. B. bei linksseitigem Sitz mit tatsächlichen Erkrankungen im linken Hypochondrium, bei Ausstrahlung in Herzgegend mit Angina pectoris; mitunter sogar Ausstrahlungen ins rechte Bein, also scheinbare Ischias bei Gallenkolik!

Carcinom der Gallenwege. Besondere Unterscheidungsschwierigkeiten von chronischem kalkulösem Choledochusverschluß. Kleinere oder schon größere, aber in Ausbuchtungen liegende Gallengangsteine verlegen oft das Lumen nicht völlig und kommen demgemäß auch ohne Ikterus vor; jedoch ist sekundäres Weiterwachstum des Choledochuskonkrementes möglich. Bei allmählicher, stetig fortschreitender, von groben Intensitätsschwankungen freier Gelbsucht ohne ursächlichen Schmerzanfall und ohne Fieber besteht dringender Carcinomverdacht, bes. bei gleichzeitiger Appetitlosigkeit und sinnfälliger Körpergewichtsabnahme, bei sekundärer Ektasie der Gallenblase (häufig palpieren!) und beim Fehlen von Milztumor. Klinische Sicherstellung der Diagnose gelingt leider oft erst bei Spätsymptomen der Geschwulsterkrankung, also beim Auftreten von Ascites, bei fühlbarem höckerigem, hartem Gallenblasentumor, bei metastatischen Knoten in der Leber. Rechtzeitiger operativer Eingriff beim kalkulösen Choledochusverschluß!

Pankreaserkrankungen. Glykosurien auch bei Gallensteinen nicht selten, gewöhnlich aber auf der Basis eines begleitenden Diabetes ohne gröbere Herderkrankung der Bauchspeicheldrüse. Namentlich bei langjähriger Cholecystitis und Cholelithiasis häufig entzündliche, auch nach Herausnahme der kranken Gallenblase oft noch fortbestehende Miterkrankung des Pankreas, gelegentlich sogar die bedrohliche Pankreas- und Fettgewebsnekrose (vgl. S. 506). Pankreaskoliken können Gallenkoliken völlig gleichen.

Herzerkrankungen mit rascheren Leberstauungen und schmerzhaften Kapselspannungen, sowie — bes. bei atypischen Schmerzlokalisationen — mit Angina pectoris. — Verwechslungen gar nicht selten.

Mitunter mag die Infektion der Gallenblase, die ja bald durch Vermittlung der Lymphgefäße erfolgt, bald absteigend, auch aufsteigend durch die Galle selbst (im letzteren Fall vielleicht begünstigt durch Sekretionsschwächen des Magens), bald hämatogen, wie bei manchen Infektionskrankheiten (Typhus, Paratyphus), auch durch vorausgehende Periduodenitis zustande kommen. Hier ist freilich immer schwer zu unterscheiden, ob die Gallenblasen- oder die Zwölffingerdarmerkrankung das Primäre ist. Gar nicht selten wird diese Periduodenitis dann zur Hauptquelle der Beschwerden (vor allem scheinbare Belastungsschmerzen des Magens, ähnlich wie bei Perigastritis, ganz unabhängig von der Qualität der Nahrung). — Die selteneren Gallenblasenbefunde, wie Divertikel, Einknickungen, Einschnürungen durch Spasmen, auch Torsionen sind vorläufig mehr autoptische und operative, als klinische Befunde.

## Ziel der internen Behandlung.

Bekämpfung des Anfalls und Erzielung klinischer Latenz des Gallensteinleidens, vor allem durch möglichste Beseitigung der ursächlich mitbedeutsamen Gallenstauung und Gallenblasenentzündung.

Im Anfall: Viele Kranke kennen genau die Vorläufer ihrer Koliken, z. B. ein verdächtiges schmerzhaftes Ziehen in der Lebergegend. Schon in dieser „Aura" sofort Bettruhe, heiße Umschläge auf die rechte Oberbauchseite und Einführung des für wiederkehrende Anfälle verschriebenen, bereit zu haltenden, evtl. auf Reisen, Märsche mitzunehmenden Suppositoriums mit einer ausreichenden Belladonnadosis (bei Erwachsenen 0,02 bis 0,05 mit oder ohne Morphium, Pantopon, Codeinum phosph. bzw. Extractum opii; evtl. Zusatz von Papaverin). Beispiel! Extract. Belladonn., Pantoponi ā ā 0,025; Papaverini hydrochl. 0,05 auf 2,0 Kakaobutter zum Suppositorium; 5 Zäpfchen mit Stanniolumhüllung zur besseren Konservierung.

## Gallensteine; Cholelithiasis.

Im vollentwickelten Anfall zur rascheren Schmerzbekämpfung eine kräftige Morphiumdosis, am besten subcutan 0,015 auch ein zuvor bei wiederholten Koliken verordnetes Suppositorium mit Belladonna (Tropfen, Pulver oft erbrochen!). Versuch mit paravertebraler Leitungsanästhesie (Laewen). Injektion von etwa 10 ccm einer 2 proz. Novocain-Suprareninlösung rechts von der Spitze des 9. Brustwirbeldornfortsatzes. Dadurch vorübergehende Unterbrechung der sensiblen Nervenversorgung der Gallenblase. Zur rascheren Linderung der schmerzhaften Spasmen der glatten Muskulatur der Gallenwege an Stelle der Belladonna-Suppositorien auch Zusatz von $1/3$—$1/2$ mg Atropinum sulfuricum zur Morphiumspritze, dadurch gleichzeitig Verhütung störender Nebenwirkungen der letzteren, insbes. des Erbrechens, Darmatonie. Die Morphiumspritze darf dem Kranken, auch der Umgebung kaum in die Hand gegeben werden. Bei Neigung zu nächtlichen Anfällen, bei größeren räumlichen Entfernungen, auch schlechten Verkehrsverhältnissen deshalb zur Anfallsbekämpfung die erwähnten Belladonna-Morphinsuppositorien. Hierbei kaum jemals Morphinmißbrauch! Die Belladonnawirkung scheint komplexer als diejenige des Atropins zu sein. Mitunter jedoch Nebenwirkungen, wie Sehstörungen, Appetitlosigkeit, Trockenheit im Mund, ja Verwirrtheits- und Erregungszustände (letztere bes. bei sehr geschwächten Kranken).

Nach dieser Schmerzlinderung sorge für Stuhlentleerung (Cave Drastica, am besten warme Wasser-, auch Kamillentee-Eingießungen, evtl. mit angewärmtem Karlsbader Mühlbrunnen. Im Krankenhaus auch hohe, recht warme, literweise Darmeingießungen zur Darmentleerung und Spasmusbekämpfung. Als Laxans auch $1/4$ l heißes Wasser mit 1 Teel. Karlsbader Salz, ja $1/2$—1 Eßl. Glauber- oder Bittersalz. Falls der Magen es verträgt, auch reichliches Trinken heißer Flüssigkeiten, z. B. von Pfefferminztee; versuchsweise warme Bäder.

Auch nach dem Anfall noch Bettruhe, womöglich bis zum Verschwinden der spontanen und palpatorischen Druckschmerzhaftigkeit, sowie etwaiger, auch kleiner Fiebersteigerungen (womöglich Mastdarmmessungen!) und häufig noch 2—3 wöchentliche Fortsetzung der Belladonnabehandlung: zunächst noch täglich abends, evtl. auch früh ein Suppositorium mit etwa 0,025, dann jeden 2. Tag. Belladonna mildert die schmerzhaften Spasmen der Gallenblasenmuskulatur und stellt das meist entzündete, zumindest reizbare Organ ruhiger. Gleichzeitig bekämpft es eine begleitende spastische Obstipation und etwaige Spasmen des Choledochussphinkters am Duodenum, ein Strömungshindernis für die Galle. Solche längeren Belladonnakuren wirken bei zahlreichen Gallensteinkranken ganz vortrefflich. Vornehmlich im Anschluß an lithogene Anfälle zur Erzielung von Steinabgang Duodenalsondierungen mit Ablaufenlassen der Lebergalle, dann Eingießungen von Bittersalzlösungen (nach Allard etwa 45 g auf 300 körperwarmen Wassers, durchschnittlich vielleicht besser die Hälfte, ja $1/4$!) und nachträglicher Aushebung der später kommenden dunkleren Blasengalle. Solche Magnesiumsulfatlösungen bedingen — wohl reflektorisch — Öffnungen des vielleicht sogar krankhaft spatisch kontrahierten Sphincters am duodenalen Choledochusende und ein Abströmen von Blasengalle. Als Ersatz hierfür muß in der Allgemeinpraxis der Versuch dienen, den Patienten früh nüchtern noch etwas konzentriertere Bittersalzlösung (vielleicht 100 ccm von etwa 25%) trinken und dann auf der rechten Seite liegen zu lassen. Vielleicht Verbindung dieses Versuches — einer unblutigen Drainage der Gallenwege — mit einer Gallenblasenkontraktionen auslösenden Pituitrineinspritzung (vgl. S. 469). Bei duodenalen Magnesiumsulfateinspritzungen soll es gelingen, Steinverschlüsse des Choledochus zu beheben und selbst größere Konkremente abzutreiben. In der Allgemeinpraxis freilich empfiehlt sich an Stelle solcher „aktiven Therapie", die auch vorübergehende stärkere Verschlimmerungen — vor allem neue Kolikschmerzen — verursachen kann, in unmittelbarem Anschluß an die Anfälle eher die erwähnte Belladonnabehandlung zur „Ruhigstellung" evtl. in Gemeinschaft mit mildem Laxieren, mit warmen Kamillentee-Einläufen, abendlichen Saloldarreichungen, vor allem auch mit Atophanyl-Einspritzungen. Man sollte jedoch bei vermutlichem oder tatsächlichem Choledochusverschluß vor einem operativen Eingriff, namentlich, wenn es sich um geschwächte und ältere Personen und solche mit Komplikationen handelt, einen solchen Versuch mit intraduodenalen Bittersalzinstillationen machen und etwa ausgelöste Schmerzanfälle im Gefolge produktiver Koliken durch Einspritzungen von Atropin (etwa $1/2$ bis $3/4$ mg), auch von Papaverinum sulfuricum (0,04) evtl. sogar von Scopolamin (etwa $1/3$—$1/2$ mg) mildern, aber Morphium, Pantopon, überhaupt Opiate dabei vermeiden (Allard u. a.). Vorsicht hiermit ist aber geboten, wenn — auch an der Hand der Temperatur- und Pulskurve — Anhaltspunkte für schwere Wandererkrankungen der Gallenblase, auch für Empyem, ja für frühere Perforation und schwerere Pericholecystitis bestehen. Es handelt sich eben auch hier leider um eine im wesentlichen nur für das Krankenhaus geeignete Behandlungsmethode!

**Behandlung im Intervall.** Gelegenheitsursachen, die nach häufiger eigener Erfahrung Gallensteinkranker Anfälle auslösen, wie bestimmte Diätfehler, schweres Heben, hartes Fahren, psychische Erregungen werden möglichst ausgeschaltet. Die Bekämpfung der Gallenstauung und der chronisch rezidivierenden Gallenblasenentzündung verlangt in erster Linie die Beseitigung chronischer Stuhlverstopfungen, ferner eine Bekämpfung begleitender Fettleibigkeit und etwaiger anderer Stoffwechselstörungen durch zweckmäßige Ernährung. Unterstützend wirken: der Fortfall beengenden Kleiderdruckes, ferner genügende Körperbewegung und methodische Atemübungen, vor allem in Form tiefer Zwerchfellatmung. Das beste Hilfsmittel gegen die Verstopfung ist auch hier eine entsprechende Diät. Anfänglich empfehlen sich zur Unterstützung Hauskuren mit Karlsbader Wasser sowie die Darreichung von Abführmitteln. Wir selbst schließen an die beschriebene Belladonnadarreichung, die in Form 1—3 wöchentlicher Belladonnakuren bei neuen örtlichen Beschwerden wiederholt wird, gern folgende, bes. in Holland beliebte Verordnung an: Radic. jalap., Rad. rhei, Kalii carbon. āā 12,0; Infunde ad colatur, 150,0; adde Tinctur. Aurantii 45,0. D. ad 500,0 Glas. S. nach Zusatz von $1/2$ Pfund Puderzucker und Umschütteln, früh nüchtern, am besten unmittelbar nach dem Erwachen, 1—2 Eßlöffel. Bei gleichzeitiger Supersekretion des Magens und spastischer Obstipation reichen wir ein alkalisches Pulver: Natrii bicarb., Natrii sulfur. sicc., Pulvis rad. rhei, Eleosacch. foeniculi āā 20,0 mit Extract. Belladonnae auf das sorgfältigste pulverisieren, womöglich in Glas mit eingeriebenem Glasstöpsel. S. 3 mal täglich 1 Tischmesserspitze. Psychische Dressur auf eine bestimmte Zeit der Stuhlentleerung, strenges Innehalten regelmäßiger, häufigerer, aber kleinerer Mahlzeiten. Die qualitative Zusammenstellung der Diät wechselt nach Eigenerfahrungen des Gallensteinkranken, nach Grad der Stuhlverstopfung und unter Berücksichtigung gleichzeitiger Fettleibigkeit. Durchschnittlich Einschränkung fetter Speisen, wie Speck, Schmalz, Tunken, fetten Fleisches, fetter Backwaren, also vor allem der nicht emulgierten Fette, während die emulgierten, wie frische Butter, Milch und Sahne — anfänglich freilich in mäßigen Mengen — oft erlaubt und im weiteren Intervall wegen ihrer „gallentreibenden" Wirkung gelegentlich sogar zweckmäßig, ja zu verordnen sind. Vorsicht auch mit blähendem Sauerkraut, Hülsenfrüchten, größeren Mengen frischen Obstes, sehr süßen Speisen, stärkeren Gewürzen, auch mit frischem Brot und Kartoffelsalat. — Über Ikterusbehandlung, einschließlich Hautjucken, vgl. S. 486. Bei Gallensteinanfällen mit Gelbsucht und Hautjucken versuchsweise innerlich Natr. salicylicum bzw. Aspirin, ferner kühle Ganzpackungen, kurzdauernde Bäder (Temperatur ausprobieren), spirituöse Waschungen, z. B. mit 1proz. Salicylspiritus, 2 % Acid. carbol. liqu., 3 % Menthol, Abreibungen mit Essigwasser, Citronenscheiben.

Medikamente zur intravesicalen Lösung, Erweichung, zum Schlüpfrigmachen von Gallensteinen gibt es noch nicht. Die einschlägigen Reklame- und Kurpfuschermittel verdanken ihre glücklichen Kuren meist der Verwechslung von Seifensteinen mit Gallenkonkrementen sowie ihrer laxierenden Wirkung bei begleitender chronischer Obstipation. An sich sind solche Lösungen und Erweichungen nicht ganz ausgeschlossen. Sie kommen ausnahmsweise spontan vor, auch durch ,,Selbstsprengung" der Steine. Wenn die Trümmer dann nicht weggespült werden, mögen freilich daraus neue Steine wachsen. Auch ein wesentlicher günstiger Einfluß der gallentreibenden Mittel ist fraglich.

In der Rekonvaleszenz von Anfällen und im Intervall können bei günstigen Vermögensverhältnissen und bei Beiträgen durch Kassen und Versicherungsgesellschaften Badekuren in Orten mit alkalischen, glauber- und kochsalzreichen, sowie Bitterquellen in Frage kommen; in Deutschland z. B. Mergentheim, Kissingen, Neuenahr, Bertrich, Homburg, Brückenau, in Österreich bes. Karlsbad und Marienbad.

Die auch bei den erfahrensten Ärzten noch schwankenden Indikationsstellungen für die chirurgische Behandlung lassen sich schwer in allgemein gültige Leitsätze fassen. Unseres Ermessens ist nur in einer Minderzahl der Fälle operative Behandlung angezeigt. Vorsichtige Indikationsstellung zur Operation verlangen starke Fettleibigkeit gleichzeitige Herz-Nierenerkrankungen, Diabetes, chronische Bronchitis, klinisch bedeutsame Arteriosklerose, höheres Alter. Jeder Einzelfall verlangt vor dem Eingriff sorgfältigste Abwägung unter Berücksichtigung der sozialen und beruflichen Verhältnisse sowie des körperlichen Gesamtzustandes. Eine breitere Indikationsstellung zur Operation kommt z. B. überall da in Frage, wo eine sachgemäße interne Therapie mit genügender Schonung praktisch undurchführbar ist. Absolute Anzeichen bilden: eitrig-ulceröse, phlegmonöse Cholecystitis, Gallensteinempyeme sowie völliger längerdauernder, bes. mit Fieber- und Schüttelfrost einhergehender Choledochusverschluß. Erfolgt einige Tage nach dem Anfall nicht völlige Rückbildung, dauern vor allem Fieber, nagende Schmerzen, Druckempfindlichkeit oder sogar Schüttelfröste fort, so droht Gefahr. Rechtzeitige Besprechung mit dem Chirurgen! Eine relative Indikationsstellung bilden Undurchführbarkeit und ungenügender Erfolg des internen Kurplans, bes. aber allzu große Häufigkeit und besondere Schmerzhaftigkeit der Anfälle.

Die oft ungenügenden Erfolge der internen Gallenblasen- und Gallensteinbehandlung beruhen vielfach auf der einseitigen Behandlung nur der Anfälle. Der therapeutische Schwerpunkt muß auch hier in das meist vernachlässigte Intervall gelegt werden. Gewisse Regeln für die Lebensweise müssen oft jahrelang, ja dauernd innegehalten werden, in erster Linie diätetische Maßnahmen (Vermeidung nicht emulgierter Fette, blähender Speisen, überhaupt von Überernährung und ganz allgemein von diätetischen Sünden). In jedem Einzelfall vor Festlegung des ,,Diätschemas" nach den Ernährungsgewohnheiten, auch der Familie und nach den Eigenerfahrungen des Kranken hinsichtlich Verträglichkeit bestimmter Speisen fahnden, hierbei jedoch das Angebliche von dem Wirklichen trennen. Oft führt das zufällige zeitliche Zusammentreffen einer Kolik mit dem Genuß einer bestimmten Speise zur Verwechslung des „propter hoc" mit dem „post hoc". Im lange schmerzfreien Intervall möglichst keine **einseitig strengen** Diätvorschriften, sondern, wenn irgend durchführbar, Anpassung an eine für alle Familienmitglieder mögliche Ernährungsform. Unerläßlich sind auch die Dauerbeseitigung von Obstipationen (sie sind mit Vorliebe das Sprungbrett für neue Attacken), ein stetes größeres Maß von Körperbewegungen, auch von Atemgymnastik, die möglichste Vermeidung von großen körperlichen Erschütterungen, nicht zuletzt die sachgemäße Frühbehandlung etwaiger Komplikationen, wie begleitende Stoffwechselstörungen insbes. von Fettleibigkeit, akuter Magen-Darmerkrankungen, sowie primär grippeartiger, mitunter auch die Gallenblasenerkrankung verschlimmernder Infektionen. Auch im späteren Intervall dringen wir auf periodische ärztliche Kontrolle, auf zeitweise Darreichungen von Bittersalz, des Leubeschen Pulvers (bes. bei fortdauernden Supersekretionen und spastischen Obstipationen), der holländischen Abführarznei (S. 480), auf zeitweise Belladonnakuren (in Suppositorien oder als Pillen), auch auf Atropindarreichungen (Umber gibt 0,001 mit 0,05 Papaverinum hydrochl. als Zäpfchen mit 2,0 Kakaobutter)[1], ferner auf Hauskuren mit Abführwässern (vielleicht am besten zur Zeit besonderer auch endokriner Umstellungen, also im Frühjahr).

Als Sport empfiehlt sich auch für den Gallensteinkranken vornehmlich die gesündeste Form, ein fleißiges Spazierengehen. **Atemgymnastik** empfehle ich schon bald nach Abflauen der akuten Entzündungsprozesse. Wir wissen, daß während der Einatmung eine Blutentleerung der Leber, bei der Ausatmung ein Zuströmen des Blutes aus der Pfortader erfolgt. Am bedeutendsten sind anscheinend respiratorische Blutentleerung und Füllung der Leber bei der gemischten, am geringsten bei der Brustatmung.

Das Scheitern der hausärztlichen Vorbehandlung genügt nicht immer zur Begründung des chirurgischen Handelns. Es gehört eben eine sachverständige interne Anfalls- und Intervalltherapie hinzu, unter Umständen eine klinische Behandlung. Überall da, wo **absolute Indikationen** bestehen, läßt sich über die Dringlichkeit des operativen Eingriffes überhaupt nicht streiten. In der Praxis liegt die Schwierigkeit leider darin, daß Rückschlüsse aus dem klinischen Befund auf Grad und Eigenart der anatomischen Veränderungen oft so schwierig und unsicher sind. Verdächtig sind in klinisch **scheinbar** leichten Fällen fortdauernd subfebrile Temperaturen (Rectal!), auffällig hohe Pulszahl, Neigung zum Frösteln, hartnäckige Appetitlosigkeit, umschriebene intensive Druckempfindlichkeit, bes. bei tiefer Betastung, auch ohne Belladonnawirkung trockene, auffällig belegte Zunge, eine schweißige Haut, stete Schmerzen in der Gallenblasengegend bei willkürlichem Husten (im Krankenhaus auch die Leukocytosen!). Allzu leicht droht beim Chirurgen die Überwertung, beim Internisten umgekehrt die Unterbewertung der durchschnittlichen Schwere der Gallenblasenerkrankungen. Es sammeln sich eben beim Chirurgen mehr die schweren, komplizierten Fälle, während diejenigen des Internisten — schon unter dem Eindruck der Sprechstundenpraxis und gleichzeitigen ambulanten Behandlung — wenigstens durchschnittlich leichter sind.

Dem Kranken darf man nicht die absolut sichere dauernde Beseitigung seiner Beschwerden durch die vorgeschlagene Operation versprechen. Ein **Schmerzrezidiv** bedeutet aber noch lange nicht das vom Patienten bes.

---

[1] Von Chologentabletten (hauptsächlich aus Calomel und Podophyllin bestehend), von Gallensäurepräparaten, wie Agobilin und Felamin, sowie von Medikamenten mit ölsauren Salzen (Cholelysin, Probilin, Eunatrol) machen wir nur ausnahmsweise Gebrauch, häufiger hingegen zur Infektbekämpfung vom Salol, Novatophan.

gefürchtete Steinrezidiv. Wenn die Hauptbildungsstätte der Steine, also die Gallenblase, entfernt wird, wenn der Chirurg bei der Operation die großen Gallengänge auf Steingehalt prüft, gegebenenfalls drainiert und ausspült, wird die wichtigste Ursache der Steinrezidive, das Zurückbleiben alter Konkremente und die Neubildung in einer kranken Blase möglichst ausgeschaltet. Gegenüber den unechten Steinrezidiven durch Zurückbleiben spielen die echten durch wirkliche Steinneubildung in den Gallenwegen — es sind dies Raritäten — keine Rolle. Viel wichtiger als alle solchen lithogenen Schmerzrezidive sind eine ganze Anzahl andersartiger; eine begleitende, auch nach der Operation rezidivierende Entzündung der größeren und kleineren Gallengänge (diese Cholangitis verliert sich übrigens meist allmählich!), das häufige Zusammentreffen von Gallensteinerkrankung mit noch fortbestehender Enteroptose, mit Wanderniere, mit Blinddarmentzündung, mit Magen-Zwölffingerdarmgeschwüren, auch „spastischer" mit Supersekretion des Magens gepaarter Obstipation, Fortbestehen oder Entwicklung von Sub- und Anacidität, nicht zuletzt mit psychogenen Beschwerden. Hierzu kommen schließlich noch verkappte Pankreasentzündungen und nachträgliche narbige Verengerungen des Choledochus nach früheren Gallensteindruckgeschwüren, ferner Beschwerden durch alte oder neu sich bildende Verwachsungen (z. B. in Form einer Periduodenitis oder Perikolitis in der Gegend der rechten Flexur), endlich die späteren Bauchwandbrüche nach der Laparotomie. Beim unschlüssigen Kranken ist oft die bestimmte Erklärung des Arztes am Platze, daß der operative Eingriff nicht wegen der Steinerkrankung an sich, sondern wegen ernster Komplikationen erforderlich ist, daß die Gefahr des Abwartens unendlich viel größer sein kann als die Gefahr des Eingriffes, und daß das geringe Risiko des Schmerzrezidives gegenüber einer augenblicklichen Lebensgefahr kaum in die Waagschale fallen dürfte.

Die Bewertung jeder Therapie muß gerade bei Gallenkoliken mit einer großen Fehlerquelle rechnen — der Launenhaftigkeit des Krankheitsverlaufs. Dieser wechselvolle, meist unberechenbare Verlauf macht eine individuelle Prognosenstellung fast unmöglich. Die Forderung einzelner Chirurgen nach allgemein-frühzeitiger Operation der Cholelithiasis schießen über das notwendige, ja mit Rücksicht auf die Operationsmortalität (schon an Komplikationen, wie Herz-Lungenstörungen und Thrombosen, dazu noch die Verschlechterung der Prognose bei gleichzeitigem Ikterus) zulässige Maß weit hinaus. In vielen Fällen erschöpft sich eben das Leiden für die klinische Betrachtung nur in seltenen, ja ganz vereinzelten Anfällen. Schon nach dem 40. Jahre erhöht sich die Operationsmortalität erheblich und nach dem 60. ist allergrößte Zurückhaltung geboten. Schließlich gelten bes. günstige Operationsstatistiken auch hier nicht für alle Chirurgen. Wenn aber ein Fall mit relativer Indikation, hauptsächlich infolge des Versagens sachverständiger Intervalltherapie, operiert ist, muß die interne Nachbehandlung einsetzen, vor allem des etwaigen Gallenganginfektes.

**Anhang.** Die sog. Hauskur mit Karlsbader Wasser und ähnlichen Heilquellen. Das natürliche Karlsbader Wasser stellt eine alkalisch-salinische Thermalquelle dar. Zu Hauskuren eignet sich bes. der an Kohlensäure reichere, haltbarere Karlsbader Mühlbrunnen. Optimale Heilerfolge sollen sich hiermit nur im Badeort selbst erzielen lassen; die sog. Hauskur ist jedoch in der Allgemeinpraxis oft der einzig erreichbare, bei richtiger Anwendung genügende Notbehelf. Geringere Wirkungen der Hauskur erklären sich weniger durch gewisse chemisch-physikalische Änderungen des Versandwassers, als durch Fortfall aller jener günstigen Beeinflussungen des Allgemeinbefindens, die eine Kur im Bade, wo man nur seiner Gesundheit lebt, mit sich bringt.

Bei der Hauskur sind folgende Regeln zu beachten: 1. Man muß das Mineralwasser hinsichtlich Menge, Temperatur und zeitlicher Anwendung „rezeptieren". 2. Eine gleichzeitige Regelung der Lebensweise ist erforderlich. Nicht notwendig ist ein generelles Fettverbot, insbes. von Butter; zu vermeiden ist im allgemeinen der Genuß von rohem Obst sowie von reichlichem zuckerhaltigem Kompott (evtl. Ersatz durch Saccharin), cave außerdem Diätfehler. Selbstverständlich sind gleichzeitige diätetische Verordnungen gegen das Grundleiden, z. B. bei chronischer Obstipation oder Diabetes zu geben. Körperliche Überanstrengungen sind während der Hauskur unstatthaft. Zweckmäßig kann längeres Liegen (evtl. mit „antispastisch" wirkenden Katalplasmen auf das Abdomen) nach den Hauptmahlzeiten sein. 3. Der Mühlbrunnen wird früh und mittags, im allgemeinen nicht kühl, sondern warm oder heiß getrunken (Erwärmung im Wasserbad, evtl. unter Thermometerkontrolle). 4. Man trinkt langsam, schluckweise, evtl. erst mit geringeren, dann höheren Temperaturen, zuerst kleinere, dann größere Mengen (z. B. frühmorgens nüchtern etwa 75—100 ccm körperwarmen Mühlbrunnen, evtl. noch im Bett und nach einer Pause von $1/4$—$1/2$ Stunde ein gleich großes, gleich warmes Quantum). Darauf folgt ein kleiner Spaziergang oder mäßige Heilgymnastik, bevor das erste Frühstück genossen wird. Etwa 4 Stunden nach der Hauptmahlzeit läßt man wiederum etwa 100 ccm trinken und abends vor dem Schlafengehen — kühler „temperiert" — dasselbe Quantum (bei einer Hauskur durchschnittlich nicht mehr als $1/2$ l pro die).

In der Allgemeinpraxis und vor allem in der Kassenpraxis wird man sich an Stelle von Mühlbrunnen und natürlichem Karlsbader Salz meist auf das künstliche beschränken, hiervon 1—2 Teel. in etwa $1/4$ l warmen Wassers früh nüchtern — gleichfalls langsam schluckweise — trinken lassen, auch die Scheringschen Mineraltabletten verordnen. Die künstlichen Präparate haben nebenbei ganz allgemein den wirtschaftlichen Vorzug eines oft leider notwendigen Preisdumpings gegenüber den oft allzu teuren natürlichen Wässern, wenn auch Analysengleichheit hier noch lange nicht chemisch-physikalische Identität und völlig gleiche biologische Wirkung bedeutet. — Eigentlich ist auch bei solchen auf 4—6 Wochen berechneten Kuren eine periodische ärztliche Überwachung anzustreben.

## Ikterus (Gelbsucht).

Ikterus ist keine Krankheit, nur ein Krankheitssymptom. Wir bezeichnen damit eine durch Bilirubin bedingte Gelbfärbung von Skleren und Haut, also ein Übertreten von Gallenbestandteilen in Blutkreislauf und Gewebe. Die ausschlaggebende Ursache hierfür ist gewöhnlich ein Strömungshindernis in den Gallenwegen. Die letzte Ursache aber vielleicht stets eine funktionelle Leberzellenschädigung. Aus praktischen Gründen unterscheiden wir:

**Mechanischer Ikterus infolge Verlegung der großen Gallenwege** (Hepaticus, Choledochus); Cysticusverstopfung bedingt an sich keine Gelbsucht. Der Verschluß des Lumens erfolgt durch Steine, Erkrankungen der Wand, wie entzündliche Schwellungen, Geschwülste, Narben, ferner durch Lageveränderungen und Verengerungen infolge Zuges und Druckes, infolge Knickungen, Adhäsionen, raumbeengender Prozesse der Nachbarschaft, bes. Geschwülste des Bauchspeicheldrüsenkopfes, schließlich vielleicht noch durch langdauernden Sphincterspasmus am Choledochusende (echter Schreckikterus, nicht ein durch psychische Momente ausgelöster Cholelithiasisanfall). Die mechanische Folge solcher Verlegungen sind Drucksteigerungen und Erweiterungen im proximalen Gallengangsystem.

Anscheinend entstehen so Diastasen und Einrisse in Gallencapillarwandungen, vielleicht auch mit Gallenübergang in Blut- und Lymphbahnen. Es ist freilich kaum anzunehmen, daß dieses mehr mechanische Einreißen für die Pathogenese des Icterus stets entscheidend ist. Vielleicht genügt hierzu schon die Stauung in den Wurzelgebieten der Gallengänge. Schließlich könnte auch die von der Leberzelle produzierte Galle infolge Behinderung der normalen Abflußbahnen und einer dadurch bedingten Leberzellenschädigung schon von vornherein einen falschen Weg, also statt in die Gallencapillaren in die pericellulären Blut- und Lymphbahnen einschlagen.

**Ikterus infolge von Strömungshindernissen in den kleinen und kleinsten Gallenwegen**, jedoch bei guter Durchgängigkeit der großen Abflußwege. Die mechanische Ursache liegt hier meist in Mißverhältnissen zwischen allzu großer Gallenproduktion (Polycholie) und der vorhandenen Abflußmöglichkeit, vielleicht auch in kleinen Gallenthromben, d. h. Gerinnselbildung in den feineren Gallenwegen, ferner in Wucherungen und Schrumpfungen des Leberbindegewebes. Hierzu gehören vor allem: die Gelbsucht bei Cirrhose, z. T. auch bei Leberneubildungen (jedoch auch bei ausgedehnter Tumorentwicklung oft keine Gelbsucht), der scheinbar hämatogene, tatsächlich aber doch hämahepatogene Ikterus bei Intoxikationen (Beispiele: Kalium chloricum, Phosphor, Arsen [Salvarsan]), sowie bei Infektionen (Beispiele: Sepsis, Pneumonie, Malaria, Weilsche Krankheit, Gelbfieber). Infekte der Gallenwege (häufiger wohl hämatogen — auch bei den für die Cholangitis so bedeutsamen „Koliarten" — als tatsächlich „aufsteigend" enterogen; mitunter auch durch Versagen der Abwehrkräfte gegen die in normalen Gallenwegen häufigen Mikroorganismen, also in Form der sog. autochthonen Infektion) vermögen nach Naunyn, Bittorf die feinen intraacinösen Gallengänge zu verlegen und nicht nur Strömungshindernisse zu setzen, sondern auch toxisch-infektiös die benachbarten Leberzellen zu schädigen.

Beim **hämolytischen Ikterus** handelt es sich hauptsächlich um übermäßige Gallenfarbstoffbildung durch Massenuntergang von Blutkörperchen. Bemerkenswert ist die angeborene familiär-hereditäre Form (Minkowski); sie geht mit lebenslänglicher Gelbsucht, Milzvergrößerung, aber nicht mit Entfärbung der Faeces einher. Bei diesem „hämolytischen" Ikterus ist der Patient mehr gelb als krank (auch weder Hautjucken noch Pulsverlangsamung). Die Unterscheidung dieses „hämolytischen" Ikterus von den mechanisch bedingten Formen mit Strömungsstörungen in den Gallenwegen ist meist nicht schwierig. Der hämolytische ist viel seltener; er hat eigentlich nur 2 Spielarten von größerer klinischer Bedeutung, den erwähnten angeborenen familiär-hereditären Ikterus (Minkoswki) sowie denjenigen im Gefolge der perniziösen Anämie. Für die Minkowskische Form, auch **konstitutionelle hämolytische Anämie** genannt, sprechen: 1. Der Nachweis des Leidens bei mehreren Mitgliedern einer Familie, also der dominanten, familiär-erblichen Anlage. 2. Die relativ häufige, recht seltsame Kombination mit gleichzeitigem Turmschädel. 3. Die Entwicklung des Leidens bei meist nur wenig gestörtem Allgemeinbefinden schon in früher Jugend mit wechselnd starkem Ikterus (gelbgrünliche Hautverfärbung), mit Entwicklung eines meist harten Milztumors und einer gelegentlichen schmerzlosen Lebervergrößerung. 4. Bei nie entfärbten Stühlen auch Fehlen von Bilirubin im Harn, trotz Vermehrung desselben im Blutserum (sog. indirekte Reaktion der nicht harnfähigen Bilirubinart nach Hijmans van den Bergh; dabei keine Erhöhung des Cholestearinspiegels im Blute, wie beim mechanischen, d. h. cholämischen Ikterus) und starke Urobilinogenurie im Urin. 5. Ohne Zungenerscheinungen und ohne Achylia gastrica Entstehung einer histologisch greifbaren Anämie mit Hinweisen auf schnellen Untergang der roten Blutkörperchen (dadurch enorme Bilirubinbildung!) und steter Knochenmarksregeneration, ferner auch von vornherein abnorme Anlage der Erythrocyten (Kugelgestalt, auch Kleinheit und herabgesetzte Widerstandsfähigkeit, insbes. verminderte osmotische Resistenz; gleichzeitig häufig vitalgranuliert). 6. Zeitweise hämolytische Anfälle mit Ikteruszunahme, auch Leberschmerzen und Anämiesteigerung. 7. Günstige Wirkungen der Milzexstirpation (ratsam bei stärkeren hämolytischen Anfällen und groben Anämien) trotz weiteren Fortbestehens der Erythrocytenresistenzverminderung. Gleichzeitig Erfolglosigkeit sonstiger Ikterus- und Anämietherapie (auch von Ferrum, Arsen). Strittige Erfolge der Milz-Röntgentherapie. Versuch mit Lebertherapie?

**Klinische Merkmale der Gelbsucht.** Durch Bilirubingehalt **Gelbfärbung der Körpergewebe, insbes. von Haut und Skleren** (achte auch auf Schleimhaut des harten Gaumens), Auftreten von **Gallenfarbstoff im Urin, aber tonfarbener heller Stühle.** Die Hautverfärbung je nach Intensität von gelblich bis dunkelbraungelb (mehr parallel dem Bilirubingehalt des Blutes, weniger dem des Urins).' Umwandlungen des Bilirubins in Biliverdin schaffen einen grünlichen Gewebston. Vorzugsweise renale Ausscheidung des im Plasma kreisenden Farbstoffes; deshalb bierbraune Urinfarbe. Durch Farbstoffmangel und Beeinträchtigung der Fettverdauung (auch Folge gleichzeitiger Störungen der äußeren Pankreassekretion und mangelhafter Aktivierung der Pankreaslipase durch Galle) eine typische Stuhlveränderung: Faeces voluminös, entfärbt, salbig, lehmartig, hellgrau, reich an Fettsäuren sowie an Seifennadeln. Der Bilirubingehalt des Blutes hat zwar typische, aber kaum bedrohliche Folgen. Toxisch wirken jedoch andere Gallenbestandteile, bes. Gallensäuren. Sie wirken vor allem auf das Nervensystem, den Herzgefäßapparat sowie auf das Blut selbst. Streng genommen handelt es sich beim Ikterus ja immer um eine Cholämie, d. h. schließlich um das Übertreten aller in der Galle vorhandenen Bestandteile (übrigens auch des Cholestearins). So kommt es zu **Hautjucken** (oft vor und nach dem Ikterus und ohne Parallelismus zum Grade der Hautverfärbung), zu **Allgemeinsymptomen,** wie leichteren psychischen Veränderungen, Hinfälligkeit, Appetitlosigkeit, **Pulsverlangsamung** (wohl Erregung der Vagushemmungsfasern), zu Abnahme der Blutgerinnungsfähigkeit und zu hämorrhagischen Diathesen.

Seltene **Verwechslungsmöglichkeiten,** abgesehen von **Verkennung des Ikterus bei künstlicher Beleuchtung: Santonin- und Pikrinsäurevergiftung! „Urobilinikterus"** (echten Urobilinicterus gibt es kaum!). Nicht die Leber, sondern im wesentlichen der Darm liefert durch bakterielle Einwirkung (Reduktion) aus dem Bilirubin das Urobilin.

Die **Behandlung** des Icterus richtet sich nach seinen besonderen Ursachen. Da wir schließlich bei jeder echten Gelbsucht mit einer Leberschädigung rechnen müssen, haben wir zunächst die Aufgabe einer Schonung der Leberfunktion. Oft ist es notwendig an der Calorienzufuhr einzusparen durch größere Ruhe, ja Bettbehandlung, ja die gesamte Nahrungszufuhr — vorübergehend — stark einzuschränken. Die Appetitlosigkeit von Gelbsuchtpatienten kann ein ganz zweckmäßiger Abwehrmechanismus sein! Auch häufigere kleinere Mahlzeiten können zweckmäßiger sein als seltenere und größere, ferner unter Einschränkungen der Fettzufuhr (in erster Linie freilich der nicht „emulgierten") auch Verminderung der Zufuhr an tierischem Eiweiß und der sog. Extraktstoffe (Fleischextrakte usw.). Ausschaltung von Gewürzen und Alkohol, aber auch leberschädigender Medikamente, schließlich Vermeidung starken Salzens. Der diätetische Schwerpunkt muß in die leicht verdaulichen Kohlenhydrate verlegt werden. Zur

Leberschonung dienen ferner Einläufe und milde salinische Abführmittel; sie vermindern ja auch Leberschädigungen durch enterogene Fäulnisprodukte und andere Gifte. Hierzu kommen Versuche einer „Desinfektion" des Darmes und Giftbindung daselbst, vor allem durch Tierkohle, innerliche Darreichung von Salol und Einspritzungen von Urotropin bzw. Cylotropin — in Erwartung einer irgendwie wirksamen Ausscheidung von Formaldehyd auch in die Galle(?). Hierzu kommt die Bekämpfung des Hautjuckens (s. S. 481). — Beim Abflauen des Ikterus kann die allmähliche Zulage gerade von Fetten, insbes. wieder der emulgierten (Milch, Butter, Sahne), zweckmäßig und gallentreibend sein. Bei den „gallentreibenden" Medikamenten sind freilich nur jene „unechten" von einigermaßen sicherer Wirkung, die — wie das Bittersalz — lebhafte Kontraktionen der Gallenblase auslösen und wohl einen besseren Gallenabfluß in den Zwölffingerdarm gewährleisten (vgl. S. 479). Viel schlechter steht es mit unserer Kunst, die Gallenabsonderung in der Leber selbst medikamentös anzuregen. Wir schreiben diese Fähigkeit — abgesehen von den Gallensäuren — auch der Salicylsäure, vor allem Novatophan zu, so daß auch von diesem Standpunkt aus die Novatophan-Saloldarreichung per os vielleicht nicht unzweckmäßig ist. Auch Atophanylinjektionen sind nach vielseitigen klinischen Erfahrungen, bes. bei fieber- und schmerzhaften auch mit Ikterus einhergehenden Erkrankungen der Gallengänge therapeutisch wertvoll. Bei hartnäckigem Ikterus ist anzuraten ein Versuch mit den intraduodenalen Eingießungen von Bittersalzlösungen (100—300 ccm einer 15 %, körperwarm!). Zum Versuch einer unblutigen Drainage der Gallenwege, zur Ausheberung und auch Untersuchung krankhaft veränderter Galle, zu Duodenalwaschungen, vor allem aber als Laxans und zur Anfachung der Lebersekretion. Als Ersatz vielleicht früh nüchtern 100 ccm einer körperwarmen 15—25 % Bittersalzlösung per os und rechte Seitenlage (vgl. S. 479).

### „Icterus catarrhalis" (Icterus simplex; gastroduodenalis; Cholangitis catarrhalis, infektiöse Cholangitis; Naunynsche Cholangie).

Vorbemerkung. Eine häufige und meist gutartige, in ihren Entstehungsbedingungen aber noch ungenügend erforschte Erkrankung. Verschiedenartige, relativ harmlose, toxisch-infektiöse, auch durch Diätfehler ausgelöste Primärkatarrhe des Magen-Darmkanals mögen sich gelegentlich auf die duodenale Einmündungsstelle des Choledochus fortpflanzen, durch entzündliche Schwellungen der Papille, durch Spasmus des Papillensphincters oder selbst durch Fortpflanzung auf die großen Gallengänge zu einem Stauungsikterus und zu infektiöser Cholangie mit Leberschwellung führen. Andererseits können hämatogene Infektionen der Gallenwege, also ein Icterus infectiosus, z. B. nach paratyphösen Erkrankungen, gleiche Zustandsbilder bedingen und durch teilweisen Abfluß infizierter krankhaft veränderter Galle in den Dünndarm sekundär gastro-enteritische und dyspeptische Störungen veranlassen. Die Ursache eines solchen Icterus catarrhalis liegt anscheinend überhaupt viel häufiger in einer toxisch-infektiösen Hepatitis oder einer gleichfalls primären und hämatogenen vielleicht nur histologisch und bakteriologisch greifbaren akuten Cholangitis, als in einem anfänglichen gar unspezifischen Magen-Darmkatarrh mit sekundärem Übergreifen auf den großen Gallengang und mit einer weiteren aufsteigenden Erkrankung der kleineren Gallenwege. Gewöhnlich liegt also kein echter Stauungsikterus, etwa durch den hypothetischen Schleimpfropf an der Einmündungsstelle des großen Gallenganges vor. Der Verdacht auf vielleicht spezifische, toxisch-infektiöse Ursachen wird durch das mitunter herdförmige Auftreten des Icterus catarrhalis verstärkt. Wenn auch Frührezidive gelegentlich auch chronisch rezidivierende Cholangien („lenta", evtl. mit bakteriologischem Erregerbefund im Blute) vorkommen, so scheint diese toxisch-infektiöse Ikterusform doch weitgehende Immunität zu hinterlassen, während bei unspezifischen Primärerkrankungen des Magen-Darmkanals mit sekundärem katarrhalischem Ikterus eine ausgesprochene Rückfallneigung zu erwarten wäre.

**Kennzeichen.** Die klinische Betrachtung gibt zwar über die Pathogenese nur unsicheren Aufschluß, sie spricht scheinbar für einen Primärkatarrh des Duodenums mit Sekundärbeteiligung der Gallenwege (evtl. aber Resorption der schuldigen Bakterien und hämatogene Erkrankung der Gallenwege) durch anfängliche Magen-Darmstörungen: belegte Zunge, Foetor ex ore, Appetitlosigkeit, Aufstoßen, Übelkeit, Druckgefühl in Magengegend, unregelmäßiger Stuhl, geringe Fiebersteigerung. Bereits nach einigen Tagen entwickelt sich unter Zurücktreten der Dyspepsie das Ikterusstadium: acholische, fetthaltige Stühle, starker Bilirubingehalt des Urins; Hautjucken, mitunter auch Pulsverlangsamung, leichtere psychische Störungen. Als Ausdruck der Infektion gern palpable Milzvergrößerungen, gleichzeitig Leberschwellungen.

Verwechslungsmöglichkeiten eines solchen Ikterus. 1. Mit bacillärer Cholangitis typhosa oder paratyphosa. Bakteriologische Blut-, Stuhl- und Urinuntersuchung! Bei endemischem „Icterus catarrhalis" stets Stuhl- und Urinproben dem Untersuchungsamt einsenden; auch an Nahrungsmittelvergiftungen denken. 2. Weilsche Krankheit. 3. Vorstadien der akuten oder subakuten gelben Leberatrophie (vgl. nächstes Kapitel). Die Grenzen zwischen toxisch-infektiöser Cholangie mit nachfolgender Schädigung des Leberparenchyms und primärer gleichartig bedingter parenchymatöser Hepatitis sind unscharf. Da solche Hepatitisformen später „interstitiell" werden können (mit Bindegewebswucherungen und Schrumpfungen), können bei den Endstadien auch differentialdiagnostische Schwierigkeiten mit gewöhnlicher alkoholischer Lebercirrhose entstehen (ausführlich daselbst!). 4. Ulcus duodeni, bes. beim Sitz in der Nähe der Papille (okkulte Blutungen!). 5. Sog. lithogener Verschluß des Choledochus und Cholecystitis sowie Cholangitis bei Cholelithiasis, also mechanisch oder entzündlich bedingter Ikterus bei Steinen: frühere Koliken; denke an stenosierendes Weiterwachstum kleinerer Steine im Gallengang, an Steinlage im Diverticulum Vateri. Auch bei den Infekten steinfreier Gallenwege kommen Druckempfindlichkeit der Gallenblase, palpable Vergrößerungen, starke örtliche Schmerzen, ja richtige Koliken vor! Gelegentlich bildet ein solcher „Icterus catarrhalis", besser ein klinisch erkennbarer Infekt der noch steinfreien Gallenwege den Boden für nachträgliche Konkremententwicklung. 6. Carcinom der Gallenwege, insbes. des großen Gallenganges. Hier ganz allmähliche Krankheitsentwicklung, langsam zunehmender, von größeren Intensitätsschwankungen freier, fieberloser Ikterus von schon auffällig langer Dauer. Rückbildung eines gutartigen scheinbar „katarrhalischen Icterus" kann ausnahmsweise erst nach Monaten einsetzen. Jedoch möglichst nicht abwarten, sondern Probelaparotomie. Fehlen von Ikterus schließt eine infektiöse Cholangitis nicht aus, wohl aber schwerere Grade und das diffuse Übergreifen auf die kleinen intraacinären Gallengänge (sog. „Cholangiolie" gegenüber der „Cholangie"). Mit dem histologischen Blutbild läßt sich wenig anfangen. Falls nicht ausgesprochen eitrige Cholangie besteht, entwickeln sich eher Leukopenien als starke Leukocytosen.

Die sichere bakteriologisch-serologische Klärung des Einzelfalles gelingt nur gelegentlich. Auch für die Lentaform der chronischen Cholangie sind nicht nur Streptokokken, auch andere Krankheitserreger verantwortlich.

**Behandlung des „Icterus catarrhalis".** Größte Sorgfalt in der ursächlichen Analyse, Behandlung und Beobachtung jedes Einzelfalles, schon im Hinblick auf die Möglichkeit einer beginnenden, lebensgefährlichen subakuten Leberatrophie (s. d.). Bettruhe, Diät, salinische und pflanzliche Abführmittel, warme Umschläge auf den Leib. Ernährung: Nur qualitativ einwandsfreie Nahrungsmittel und Getränke, nicht zu kalt, nicht zu warm. Zunächst reichlich Flüssigkeit in Form von Schleimsuppen, Kakao, Tee mit Saccharin, Kamillen- oder Pfefferminztee; ferner Einschränkung der Fette (Milch, vorzügliche Butter wird jedoch gelegentlich gut vertragen, deshalb vorsichtiger Versuch damit); strenge Vermeidung von Gewürzen und Alkohol. Erlaubt: Suppen aus Mehl, Brot, Kartoffeln, Haferschleim, Reis, Grieß, ferner Buttermilch, auch Joghurt; höchstens mäßige Zulage von fett- und sehnenarmem Fleisch (schaben, mahlen); Kartoffel- und Gemüsepürees (bes. die celluloseärmeren jungen zarten Vegetabilien); überhaupt reichlich gut verdauliche Kohlenhydrate, wie Kindermehle, Hygiama, Marmeladen, Bienenhonig, frische Obstsäfte, evtl. Dextrose und Lävulose intravenös oder in Form von Tropfklistieren. Kompott, Zwieback, Toast, Weißbrot. Bei Ikterusrückbildung weitere Fettbeschränkung meist unnötig, vielleicht wegen der „gallentreibenden" Wirkung der Fette nicht einmal zweckmäßig! — Sog. Darmdesinfizientien und gallentreibende Mittel nützen wenig. Evtl. ein Versuch mit Tierkohle innerlich, auch Salol (3 mal täglich 1,0), ferner mit Urotropin intravenös sowie mit Atophanyl, evtl. „Ikterosan", am besten gleichfalls intravenös. Auch Natrium salicylicum. Versuchsweise Insulin, 10—30 Einheiten täglich, bei Zulage von etwa 50 g Traubenzucker? Das beste „Cholagogon" ist auch hier — ähnlich wie bei Cholelithiasis — eine regelmäßige zweckmäßige Ernährung in der Rekonvaleszenz. Als Laxans anfänglich Magnesium sulfuricum, Karlsbader Salz, Rhabarberpulver oder -infus, im Krankheitsbeginn auch einige Kalomeldosen? Unterstützende Darmreinigung durch große Warmwasserklysmen, evtl. auch durch Duodenalspülungen. Bei schmerzhaften Sensationen im Leibe, auch zur Beseitigung eines etwaigen Spasmus des kleinen Choledochussphincters Belladonnasuppositorien. Bei hämorrhagischer Diathese: Calcium.

## Leberatrophie (akute und subakute, gelbe).

**Vorbemerkung.** Ein rascher, tiefgehender Zerfall fast des gesamten Leberparenchyms kommt mitunter als prognostisch ungünstiger Folgezustand bakterieller und chemischer Gifte vor. Ursachen teils endogen (wie „Autointoxikation" bei Schwangerschaft), teils exogen; die letzteren bald chemische (bes. Phosphor-, Arsen- (Salvarsan-), Pilz- und Wurstvergiftungen), bald bakterielle, z. B. Sepsis, typhöse Erkrankungen, Grippe, jedoch auch scheinbar gutartiger „Icterus catarrhalis". Die schädlichen Substanzen werden hier vornehmlich hämatogen durch die Pfortaderwurzeln, aber auch durch Vermittlung primärer infektiöser Erkrankungen der Gallenwege den Leberzellen zugeführt. Unter Kapselrunzelung und Verschwinden der Leberzeichnung entwickelt sich eine hochgradige Volumabnahme des schlaffen, erweichenden, gelb sich färbenden Organs. Dadurch entsteht eine rapide Ausschaltung der Leberfunktion. Die gleichzeitige fermentative, vornehmlich durch eiweißverdauende Enzyme verursachte Selbstverdauung des auch durch Glykogenverarmung — namentlich bei Inanitionszuständen — gefährdeten Organs führt zur Resorption sonst blutfremder Abbauprodukte, z. B. des Leucins und Tyrosins und damit auch zu renaler Ausscheidung des letzteren. Viel häufiger — sowohl in pathologisch-anatomischer wie in klinischer Hinsicht — ein subakuter als ein ganz rapider Verlauf.

**Kennzeichen.** 1. Tage- bis wochenlang dauerndes **dyspeptisches Vorstadium**, gewöhnlich unter dem Bilde eines „katarrhalischen" Ikterus, der hier gewöhnlich nicht Ursache, sondern Folge des Leidens ist. Mitunter Vergrößerung der glatten schmerzhaften Leber. Rasch zunehmender intensiver Ikterus unter Entfärbung des Stuhles.

2. **Höhestadium.** Schwerste, gewöhnlich fieberlose Leberinsuffizienz! Rasche Verkleinerung des schmerzhaften Organs (Dämpfungsbreite womöglich täglich messen, mit Hautstift markieren). Hierzu treten als **Selbstvergiftungssymptome** schwere nervöse, vornehmlich cerebrale Störungen, wie Kopfweh, zum Koma sich steigernde Benommenheit, Erregungszustände, Krämpfe, Trismus, ferner **hämorrhagische Diathese** mit Blutungen in Haut und Schleimhäute, schwere Gastroenteritis, parenchymatöse Nierenveränderungen (wichtiger hier Cylindrurie als Albuminurie) und Herzmuskelstörungen (Leiser-, Dumpferwerden der Töne, kleiner unregelmäßiger Puls, Sinken des Blutdrucks). Häufig ein toxisches Erbrechen; auch Milzvergrößerung. Im Zentrifugat des bilirubin- und urobilinhaltigen spärlichen Urins Leucinkugeln oder Büschel von Tyrosinkrystallen. — Nach F. Umber auf der Basis der abnormen Stoffwechselvorgänge ein Foetor hepaticus (süßlich aromatischer Geruch der Ausatmungsluft).

**Verwechslungsmöglichkeiten** bes. im Krankheitsbeginn mit scheinbar harmlosem **Icterus catarrhalis** (denke an akute, gelbe Leberatrophie bes. bei fortgeschrittener Gravidität, hohem Alter), mit **akuter Phosphorvergiftung** (hierbei stärkere Magen-Darmstörungen, rasch einsetzender Ikterus) sowie mit **Endstadien der Lebercirrhose**.

**Behandlung.** Rechne bei „Icterus catarrhalis" mit der Möglichkeit einer beginnenden akuten gelben Leberatrophie, forsche stets nach greifbaren äußeren Ursachen (Lues, Vergiftungen, bes. mit Phosphor; etwaige Suicidversuche; Magen-Darminhalt untersuchen lassen). Bei Lues intravenös Neosalvarsan, vielleicht zunächst besser — unter diätetischer Hebung des Ernährungs- und Kräftezustandes — eine vorsichtige Schmierkur; auch innerlich Mergal und Jod. Überhaupt Vorsicht mit Salvarsan bei Unterernährten und diffusen Leberschädigungen — auch im Hinblick auf die bekannte „Ingolstädter Epidemie" von tödlicher akuter Leberatrophie bei zahlreichen neosalvarsanbehandelten Lazarettinsassen. Bei schon geschädigtem Organ kann eben doch das Salvarsan ein schweres Lebergift sein! Bei exogenen **Vergiftungen** MagenDarmentleerung, auch durch Magenspülungen, Abführmittel und Darmwaschungen, evtl. mit Duodenalsonde; per os reichlich Carbo animalis und Magnesium sulfuricum (evtl. durch Schlundsonde), sonst **symptomatische Behandlung** mit Flüssigkeitszufuhr, auch Kochsalzinfusionen, mit Herzmitteln (Camphor, Kardiazol, Coffein, Strophantin), mit Beruhigungsmitteln bei cerebralen Erscheinungen (Brom, Luminal, vor allem Luminal-Natrium-Injektionen, Bäder). **Diätetisch:** Wenig Eiweiß, namentlich kein tierisches, viel gut verdauliche und resorbierbare Kohlenhydrate. Dextrose und Lävulose, evtl. als Tropfeneinlauf, auch intravenös (Verarbeitung der Kohlenhydrate durch Insulin zu verbessern? Umber). Gegen Erbrechen: Magenspülungen, Eisstückchen.

Heilungen kommen auch in klinisch ausgesprochenen Fällen ausnahmsweise vor. Die mikroskopisch nachweisbaren inselförmigen Regenerationsversuche im zerfallenden Lebergewebe deuten diese Möglichkeiten an. Je stürmischer die Krankheitsentwicklung, um so trüber gewöhnlich die Prognose. Überstehen des Leidens, bes. bei subakutem Verlauf möglich; dann aber Übergänge in chronische Leberatrophie! Zu den besten Vorbeugungsmitteln solcher Leberatrophien gehört sorgfältige Behandlung und genaue, fortlaufende Beobachtung jedes Falles von „Icterus catarrhalis". Ob in subakuten Fällen, die an sich ja schon eine etwas günstigere Prognose haben, bei gleichzeitiger Cholangie die operative Drainage der Gallenwege wirklich etwas leistet, muß noch abgewartet werden. Hier kann auch ein Versuch mit innerlich Salol und Urotropin intravenös gemacht werden.

## Leberentzündung (Hepatitis).

Eitrige und nichteitrige Formen. Die ersteren bezeichnen wir als Leberabsceß, die letzteren stellen ursächlich und pathologisch-anatomisch verschiedene, bald mehr degenerative, bald mehr entzündliche allgemeine Leberveränderungen dar. Sie entwickeln sich als Teil- oder Folgeerscheinung verschiedenartiger Infektionen und Intoxikationen, vor allem bei „Icterus catarrhalis", Malaria, bei typhösen, septischen Erkrankungen, auch bei Phosphorvergiftung und verbergen sich klinisch unter dem vorherrschenden Gesamtbild des ursächlich bedeutsamen Leidens. Prädisponierend sind verschlechterte Ernährungsverhältnisse, wie z. B. in der späteren Kriegs- oder Nachkriegszeit (Bittorf), außerdem der Tropenaufenthalt für Europäer, dort auch unter Rückwirkung unzweckmäßiger Lebensweisen (sog. „Tropenleber"; cave hierbei verkappte Leberabscesse). Örtlich findet man gern diffuse schmerzhafte Leberschwellungen, die sich mit remittierendem Fieber, Milztumor, selbst mit Ikterus und dyspeptischen Erscheinungen vergesellschaften. Diagnostisch wichtig ist der Urobilinogennachweis, auch ausgesprochene alimentäre Lävulosurie. Gleichzeitige Milzschwellungen und Albuminurien kommen vor. Die sichere klinische Unterscheidung einer solchen Hepatitis von leichterer Cholangitis ist nur selten möglich. Die Behandlung des prognostisch wenigstens in leichteren Fällen günstigen Leidens kann eine kausale sein, z. B. bei Malaria. Gleichzeitig verordnet man eine Schonungskost, d. h. eine gewürz- und extraktivstoffreie, fleischarme, vorwiegend lactovegetabilische Diät (evtl. Milchdiät), versuchsweise Rohkost, mildere Abführmittel, Schwitzprozeduren und örtliche Maßnahmen, vor allem heiße Umschläge, Blutentziehungen durch unblutiges und blutiges Schröpfen. Bei fieberhaften, cholangitischen Formen parenterale Eiweißkörpertherapie (z. B. Caseosan 0,5—5,0 ccm steigend alle 3—5 Tage), Trypaflavin intravenös, Collargol (Vorsicht!).

**Ursachen der eitrigen Formen.** Keimeinschleppung auf dem Wege der Blutbahn, vor allem der Pfortader und ihrer Wurzeln, aber auch der Gallengänge und der Lymphgefäße. Bald solitäre — gewöhnlich „tropische", bald multiple, mehr in unseren Breiten vorkommende Abscesse. Ausgangspunkte: Primäre, geschwürige Magen-Darmkrankheiten (Appendicitis, auch ulcerierende Magen-Darmgeschwülste, bes. aber tropische Dysenterien), Choledochusverschlüsse, vor allem durch Steine mit anschließender Entzündung der Gallengänge, andere Formen der eitrigen Cholangitis. Mitunter auch Teilerscheinung septischer Erkrankungen, z. B. von Kokkensepsis. — Ausnahmsweise auch Nabelinfektionen bei Säuglingen.

**Kennzeichen.** a) Krankheitsentwicklung im Anschluß an die genannten oft jahrelang zurückliegenden Grundursachen. Häufig aber Überlagerung des Symptomenbildes durch die Grundkrankheit.

b) Septischer Allgemeinzustand mit Schüttelfrost, Fieber (bald ausgesprochen hektisch remittierend, bald nur gelegentliche Spitzen). Blasse Hautfarbe, subikterische Augenbindehaut (Icterus gravis selten), schwere, oft rasch sich steigernde Störungen des Ernährungszustandes, entspannter frequenter Puls, Appetitlosigkeit, psychische Depression und Apathie. Gewöhnlich keine Pfortaderstauung. — Milztumor meist nur bei Fortdauer der Primärerkrankung, bei Komplikationen bes. mit früherer Malaria sowie mit länger dauerndem Eiterfieber.

c) Örtlich! Subjektiv! Je nach Abszeßlage und Komplikationen bald mehr örtlicher Kapselschmerz, bald mehr perihepatitische und peritonitische Beschwerden, auch Schmerzausstrahlung in die rechte Schulter. Objektiv! Bei Abszeßsitz vorn umschriebene Bauchwandvorwölbung. Palpation: Druckschmerzhaftigkeit, evtl. umschrieben stärker; eine oder mehrere prallelastische, oft allmählich erweichende, aber nur ausnahmsweise fluktuierende, respiratorisch verschiebliche Vorbuckelungen. Perkussion: Vergrößerung, also Höher- und Tieferrücken der Begrenzungslinien ohne ursächlich bedeutsame Pleura- und Lungenerkrankung und ohne primäre Verschiebung des Zwerchfellstandes, mitunter auch unregelmäßige Begrenzung der Leberdämpfung. Röntgenverfahren: Positive Befunde bes. bei gleichzeitiger Zwerchfell- und Pleurabeteiligung, bei subphrenischem Absceß, Pleuritis diaphragmatica, bei sekundärer Pleuritis. — Versuchsweise Sicherstellung der Diagnose durch Punktion, womöglich bei positivem Ausfall mit sofort anschließender Operation. Negative Ergebnisse schließen Absceß nicht aus. Positive Leukocytose kann für Eiterherd sprechen, negative beweist nichts dagegen, bes. bei jahrelang bestehenden Herden.

Häufiger Komplikationen. Pleuritis, auch „diaphragmatica", Unterlappenpneumonien, subphrenische Abscesse, Eiterdurchbrüche in die Nachbarorgane.

Häufige Verwechslungsmöglichkeiten mit Pleuritis, subphrenischem Absceß, selbst mit Malaria, Leberechinokokken, ausnahmsweise sogar mit tuberkulöser Brustwand- bzw. Rippeneiterung.

**Behandlung.** Bei Wahrscheinlichkeitsdiagnose eines Abscesses darf man sich auf den Glücksfall der spontanen Heilung nicht verlassen. Die schließlich doch erschreckend hohe Mortalität der tropischen Leberabscesse wird bei noch rechtzeitiger Erkennung und sachgemäßer chirurgischer Behandlung stark herabgedrückt. Spontane Heilbestrebungen werden durch Verwachsungen begünstigt; sie kommen durch feste Abkapselungen oder durch Durchbruch in Lunge (Eiterhusten, evtl. mit Leberdetritus im Auswurf), in Magen-Darmkanal (auch Eitererbrechen), durch Bauchdecken, ja selbst ins Nierenbecken (Pyurie) zustande. Beim Abwarten mit dem operativen Eingriff (evtl. unmittelbar nach positiver Punktion s. o.!) drohen: der oft rapide Kräfteverfall, Sepsis, auch mit pyämischer Eiterverschleppung in andere Organe, z. B. in das Gehirn, septische Nephritis, selbst Nierenamyloid, Eiterdurchbruch in Pfortaderäste. Prognostisch ungünstiger sind multiple größere, vor allem aber sehr zahlreiche kleinere. Ob bei thrombophlebitischen Leberabscessen die Unterbindung von Venen, die das septische Material zuführen, noch nützt, ist recht fraglich. Eher kommt Gallengangdrainage bei primärer eitriger Cholangitis in Frage. Hierbei auch Trypaflavin, Collargol.

## Lebercirrhose.

**Vorbemerkung.** Vermutlich eine Primärerkrankung der Leber mit anfänglich mehr herdförmigem als allgemeinem Parenchymuntergang, reaktiver Bindegewebswucherung und sekundärer Schrumpfung. Häufigste, aber nicht ausschließliche Krankheitsursache chronischer Alkohol-, vor allem Schnapsmißbrauch. Zwei Spielarten, die schon durch zahlreiche

Übergangsformen ihre ursächliche Wesensgleichheit beweisen, sich gern aber in klinischer und pathologisch-anatomischer Hinsicht in die Laënnecsche „atrophische" und in die Hanotsche „hypertrophische" Cirrhose differenzieren. Beide Spielarten in Hessen-Nassau, namentlich bei der ländlichen Bevölkerung, trotz enormer Häufigkeit von Gallenblasenerkrankungen, recht selten.

**Kennzeichen.** Auf Cirrhose verdächtige Vorgeschichte. Alkoholabusus, vorwiegend Männer im mittleren und späteren Alter, schleichende Krankheitsentwicklung mit Ernährungs- und dyspeptischen Störungen, vor allem Appetitlosigkeit, Magen-Darmerscheinungen, Gewichtsabnahme, fahles Aussehen, sonst unerklärliche ikterische Hautverfärbung, unangenehmes, ja schmerzhaftes Druckgefühl in der Leber- und Magengegend, Volumzunahme des Leibes durch verkappten Ascites (trügerische Fettleibigkeit) und Meteorismus, suspekte Blutungen aus Magen-Darmkanal (Oesophagusvarizen!), okkulte Blutungen, scheinbare Hämorrhoiden. Gelbsucht ist keine regelmäßige Begleiterscheinung der Lebercirrhose.

**Befund.** In fortgeschritteneren Fällen je nach Vorherrschaft der Pfortader- oder der Gallenstauung das Bild der mit späterer schwerer Leberschrumpfung einhergehenden ascitischen Form oder der biliären mit Ikterus, Organvergrößerung, aber Fehlen von Bauchwassersucht und von Kollateralkreislauf durch die Bauchhautvenen. Bei beiden Formen der infolge Fettleibigkeit, Ascites oder Meteorismus oft schwer palpable Milztumor (Abtastung sofort nach etwaigen Bauchpunktionen).

Fälle mit vorwiegender Pfortaderstauung. Aussehen graufahl, subikterische Conjunctiven, im Krankheitsbeginn Lebervergrößerung mit fühlbarem Rand sowie leichter Druckempfindlichkeit. Ascites oft erstes Alarmsignal. — Entwicklung von Varizen in Speiseröhre, Magen-Darmkanal, von Caput medusae auf der Bauchwand (von der Nabelgegend zum Gebiet der Mammaria interna ziehende Venen). — Milztumor auch infolge von Pulpahyperplasie mit späterer Bindegewebswucherung (nicht ausschließlich Folge der auch das Gebiet der Vena lienalis umfassenden Pfortaderstauung; mitunter schon präcirrhotisch und hochgradig).

Fälle mit vorwiegender Gallenstauung und großer harter Leber. Selbst hochgradiger Ikterus (auch Hautjucken); neben Urobilin im Urin auch Bilirubin. Frühzeitiger, auffällig starker Ikterus auf Komplikationen, vor allem Cholangitis, portale Drüsenschwellungen verdächtig. Pfortaderstauung, bes. Ascites und Venenerweiterung, zurücktretend; mitunter Fieber bes. durch infektiöse Cholangitis.

Begleitsymptome. Harn. Menge gern vermindert bei erhöhtem spezifischem Gewicht und mit reichlich Urobilin; Bilirubin bei der Hanotschen Form. Eiweißgehalt bei starkem Ascites sowie bei komplizierten Herz-Nierenerkrankungen (auch infolge des ursächlich bedeutsamen Alkoholismus). Häufiger alimentäre Lävulosurie als Ausdruck schwererer und allgemeinerer Leberfunktionsstörung; auch die vieldeutige Glykosurie. Achte auf etwaigen Bronzediabetes, d. h. die Trias von Lebercirrhose, Glykosurie und der als Hämochromatose bezeichneten Ablagerung eines Blutfarbstoffderivates in Haut, große Bauchdrüsen und Darmkanal. — Häufig koordinierte Herz- und Gefäßerkrankungen, vor allem Myokarditis und Arteriosklerose. — Ungünstiger Verlauf fortgeschrittener Fälle unter schwerem zu Marasmus sich steigerndem körperlichem Verfall hauptsächlich infolge der Miterkrankung des Magen-Darmkanals und infolge der Leberfunktionsstörung. Oft starke Beinödeme durch Ascitesdruck auf die Vena cava inferior, durch Hinzutreten von Herzinsuffizienz. Im Endstadium ferner Bronchopneumonien, Rippenfellergüsse (bes. rechts), Übergreifen der peritonealen Mitbeteiligung auf Pleura (auch Stauungen im Azygos- bzw. Intercostalvenengebiet), komplizierende Tuberkulose, vor allem tuberkulöse Peritonitis, schließlich „hepatische Autointoxikation", hämorrhagische Diathesen, auch Pfortaderthrombosen (stürmische, abundante Ascitesentwicklung trotz ausgiebiger Punktationen oft ein Fingerzeig!) Erhebliche dauernde Druckschmerzhaftigkeit besteht ja fast nur bei anfänglicher Organvergrößerung. Spontane Leberschmerzen, ja ausgesprochene, den Steinkoliken ähnliche, fieberhafte, mitunter tagelang dauernde Schmerzattacken kommen jedoch auch bei Lebercirrhose infolge infektiöser Cholangitis cirrhotica vor. Mitunter quälendes Hautjucken auch ohne Ikterus.

Verwechslungsmöglichkeiten. Bes. beim scheinbaren oder tatsächlichen Fehlen von Alkoholmißbrauch, im Frühstadium der biliären Form mit Lebercarcinom und Lebersyphilis (bes. schwierig mitunter die Deutung der Leberveränderungen bei zuvor syphilitischen Alkoholisten), bei frühzeitigem hochgradigem Milztumor mit anderen Formen des Bantischen Symptomenkomplexes (auch Milzvenenobliteration), bei Stauungsblutungen aus Magen-Darmkanal mit Magenleiden und harmlosen Hämorrhoiden, ausnahmsweise auch mit Leukämie und Pseudoleukämie (beachte Blutbefund) sowie mit Leberamyloid infolge chronischer Eiterungen. Beim Fehlen von Alkoholmißbrauch: seltene und noch strittige Fälle von Lebercirrhose nach chronischen Infektionskrankheiten, wie „Icterus catarrhalis" (mit seiner oft überraschend schweren Leberparenchymschädigung), Lues, Tuberkulose, Malaria sowie Intoxikationen wie Arsenik, Blei, Quecksilber —wenigstens im Tierexperiment—, abgesehen vom Alkohol auch nach anderen angeblich auch nach innersekretorischen Störungen und nach Traumen (?) und selbst ohne jede erkennbare Grundursache. Infektiöse Cholangitiden, wie sie bei Cholecystitis und Cholelithiasis so häufig vorkommen, spielen aber kaum eine wesentliche Rolle. Fehldiagnosen im Frühstadium. Fettleber, bes. bei adipösen Trinkern und Stauungsleber. Die Leberpalpation, durch therapeutische Bauchpunktion wesentlich erleichtert, gibt hinsichtlich Größe, Verhalten von Oberfläche und Rand wichtige Fingerzeige für die Unterscheidung. Stauungsleber zeigt glatten abgerundeten Rand (denke an sog. „Cirrhose cardiaque" nach chronischer kardialer Stauung; in anderen Fällen sog. perikarditische Pseudolebercirrhose, meist Ausdruck einer sog. Polyserositis, bzw. der als Zuckergußleber bezeichneten gleichzeitigen Perihepatitis). Die Fettleber ist gewöhnlich weich, stumpfrandig, die Amyloidleber gleichfalls groß und stumpfrandig, aber sehr derb, glatt. Bei fortschreitender Granularatrophie der Leber verursachen der allgemeine Parenchymuntergang mit reaktiver Schrumpfung der bindegewebigen Ersatzwucherung und die gleichzeitige Kapselbeteiligung Verkleinerung und Härte des Organs, vor allem des linken Lappens; dabei kleinhöckerige Oberfläche, aber ohne besondere Schmerzhaftigkeit. Die Fehldiagnose Cholelithiasis droht bei Cirrhosen mit Cholangitis cirrhotica. Achte auf das Fehlen von Pfortaderstörungen, vor allem von Ascites, auf etwaigen Steinabgang, auf das rasche Einsetzen, die nicht zu lange Dauer, die allmähliche Rückbildung des Ikterus nach typischen Gallensteinkoliken. Kombinationen von echter Cirrhose und Gallensteinen sind sehr selten. — Gelegentlich Verwechslungen der Cirrhose mit carcinomatösen und tuberkulösen Bauchfellentzündungen. Achte auf krebsige Primärerkrankungen, bes. des Magens; palpiere sorgfältigst sofort nach Entleerung des Ascites, vor allem die Leber- und Magengegend, prüfe die Flüssigkeit auf Eiweißgehalt, ihr spezifisches Gewicht, evtl. mit Hilfe der Rivaltaschen Probe: bei unkomplizierter Cirrhose niedriges spezifisches Gewicht, höchstens 1015, geringer Eiweißgehalt $1/_2$—$1^1/_2$% und negative Rivaltasche Reaktion. Nach wiederholten Punktionen, beim Hinzutreten chronischer auch tuberkulöser Peritonitis erhält der Ascites jedoch auch bei Lebercirrhose entzündlichen Charakter. Bei von vornherein hämorrhagischem Ascites denkt man an Fehldiagnosen oder Komplikationen. Ausnahmsweise auch bei Lebercirrhose, häufiger freilich bei Neubildungen, milchig chylös bei gleichzeitiger Verlegung von Lymphbahnen (Beimengung von Fetten und Lipoiden). Die Entwicklung tuberkulöser Peritonitis bei echter Cirrhose — vielleicht durch den Ascites als Nährboden begünstigt — kann sich auch durch Fiebersteigerungen verraten.

**Kausale Behandlung.** Völlige dauernde Abstinenz von Alkohol in jeder Form, auch alkoholreicher Arzneien, gerade im Krankheitsbeginn unerläßlich. In den diagnostisch allerdings zweifelhaften Frühfällen besteht im Gegensatz zu der ungünstigen Prognose der ausgeprägten, bes. der ascitischen Cirrhose die Möglichkeit von Rückbildungen und jahrelangem Stillstand. Durchschnittlich soll die Prognose bei der Hanotschen Form besser sein als bei der Laënnecschen.

Zur Unterstützung des kausalen Behandlungsversuches dienen: die Bekämpfung gleichzeitiger innerer Organerkrankungen, wie Herz-, Gefäß- und Nierenleiden, sowie von jeglicher Form chronischer Infektion und Intoxikation, wie komplizierender Lues, Tuberkulose, Arzneimittelmißbrauch, gewerblicher Gifte, selbst Einschränkung von Tee- und Kaffeekonsum, ferner die funktionelle Entlastung der erkrankten Drüse durch entsprechende Diät: Verbot von Gewürzen, Senf, vielleicht auch von Zwiebeln und Rettich, Extraktivstoffen, wie Fleischextrakten; wenig tierisches Eiweiß, vorwiegend lactovegetabilische Kost, Zwischenschaltung von vorsichtigen Milchkuren; an Fetten vorwiegend die „emulgierten", wie Milch, Butter, Eigelb; reichlich Mehlspeisen, Gemüse, Kompotte. Von großer Bedeutung ferner: die therapeutische Beeinflussung der Pfortaderstauung (Magen-Darmstörungen; Ascites). Die Obstipation verlangt besondere Gemüse- und Obstzulagen, salinische Abführmittel, gelegentliche Hauskuren mit Karlsbader Salz, womöglich auch Badekuren in Homburg, Kissingen, Neuenahr, auch Wiesbaden, Karlsbad, Marienbad (jedoch nicht bei Schwerkranken). Dauernde Regelung des Stuhlgangs wird auch weitere Schädigungen der kranken Leber durch intestinale Fäulnisprodukte und bakterielle Toxine mildern (zeitweise innerlich Carbo animalis!), auch das Pfortadergebiet durch verminderte Wasserresorption entlasten (evtl. auch Kamillenteeklistiere, Öleinläufe). In anderen Fällen ist im Hinblick auf Eiweiß und Zuckerausscheidung „Nieren" bzw. „Zuckerkost" erforderlich. In wieder anderen können Fettleibigkeit, variköse Blutungen, Neigung zu Durchfällen, starker Ikterus mit Fettresorptionsstörungen, auch hartnäckige Appetitlosigkeit, die psychischen Rücksichten bei verlorenen Fällen, vorübergehend oder dauernd ein individuell bes. angepaßtes, hinsichtlich Zusammensetzung überaus wechselndes diätetisches Vorgehen verlangen. Das praktische Ausprobieren geht hier im Einzelfall über theoretische Diätkünsteleien. Auch ein Versuch mit Rohkost ist schon mit Rücksicht auf ihren geringen Salzgehalt und „Trockenheit" zweckmäßig. Quält das Hautjucken (mit oder ohne Ikterus), so versucht man Bäder, Abreibungen mit Essigwasser, Thymol oder Mentholspiritus, abends ein Mischpulver (Aspirin 0,5; Veronal 0,3; Codein. ph. oder Pantopon 0,01—0,02), Atropin bzw. Belladonna oder auch 3 mal täglich 15 Tropf., täglich um 1 Tropf. steigernd. Tct. Val. aeth. und Tct. Opii benzoica āā.

Stärkerer Ascites — er verschwindet gelegentlich wiederum spontan — erfordert Entleerung des Transsudats durch Bauchstich und Begünstigung seiner Resorption durch Ableitung auf Haut, Darm und Nieren. Möglichste Verhinderung rascher Wiederansammlung durch Flüssigkeitsbeschränkung in der Nahrungszufuhr und möglichste Verbesserung des Kollateralkreislaufes. Die Vorteile frühzeitiger Punktionsbehandlung mit möglichst ausgiebiger Ascitesentleerung sind durchschnittlich größer als die Nachteile durch die gleichzeitige Nährstoff-, bes. Eiweißentziehung. Es entsteht eine allgemeine und örtliche Kreislaufentlastung; zudem bilden sich durch wiederholte Punktionen peritoneale Verklebungen. Nichtschwächende Durchfälle können günstig sein und auf Heilbestrebungen des Organismus, d. h. Ableitung auf den Darm beruhen. Künstlich erzielt man dies durch Abführmittel, bes. salinische und das gleichzeitig diuretisch wirkende Kalomel (letzteres bei noch gutem Ernährungs- und Kräftezustand, bei intakten Nieren und fehlenden gröberen Magen-Darmstörungen, auch „drastisch" in Form von mehrtägigen Gaben von 3 mal 0,2 oder 1 mal täglich 0,3, meist zunächst 3 mal 0,1). Als Diuretica auch die bekannten Tees, vor allem Birkenblätter- und Hagebuttentee, auch Wacholderbeeren; ferner die harntreibenden Medikamente wie Diuretin, Euphyllin, Theocin, auch Agurin, Apocynum cannabinum, Kalium aceticum, bei allgemeinen Kreislaufstörungen evtl. mit Digitalis. Sehr günstig, vor allem stark diuretisch, kann die Novasurol- oder Salyrgan-Injektionstherapie bei begleitender Herzschwäche – evtl. in Kombination mit Strophantin – wirken; zunächst 2—3 mal wöchentlich; beim Erwachsenen anfänglich $1/2$ ccm der Ampullen, dann 1 ccm intravenös, intramuskulär etwas mehr; im ganzen 5—10 Spritzen (tägliche Messungen der Harnmenge, des Bauchumfangs, des Körpergewichts. Auf etwaige Intoxikationen achten, also auf Mundhöhle und Zahnfleisch, auf Niere und Dickddarm; gleichzeitige Verstopfung beheben. Vorsicht bei Kachektischen). Nebenbei vorübergehend stärkere Beschränkung der Flüssigkeitszufuhr, z. B. zeitweilige Trockenkost sowie Schwitzprozeduren bei noch guter Herzaktion. Versuchsweise auch kleine Joddosen und Tartarus depur.

Falls die Punktionsbehandlung versagt, kommen bei noch genügend kräftigen Kranken mit gutem Herz und leistungsfähigen Nieren operative Versuche zur Verbesserung des Kollateralkreislaufes zwischen Pfortader und Bauchwandvenen in Frage, vor allem die breite Anheftung des Netzes an die vordere Bauchwand nach Talma, breite Fixation der Leberoberfläche mit Netz. Bei diagnostisch auch nur einigermaßen zweifelhaften, nicht zu fortgeschrittenen biliösen Formen empfehlen sich Probelaparotomien schon zur Feststellung und Beseitigung etwaiger mechanischer Hindernisse. Bei hypertrophischer Cirrhose soll nach Eppinger Milzexstirpation günstiger wirken. — Man muß sich hüten, jene spätere, dann gleichzeitig mit härterer Konsistenz einhergehende Volumabnahme, die auf die anfängliche Vergrößerung einer cirrhotischen Leber folgt, als therapeutisch erzielte Besserung aufzufassen!

## Lebertumoren.

**Sog. solide, echte Tumoren.** Nur selten gutartige und primäre, gewöhnlich maligne und sekundäre. Recht häufig klinisch bedeutsame, ja das Krankheitsbild beherrschende Metastasenbildung nach krebsigen, oft verkappten Erkrankungen im Pfortadergebiet, vor allem nach Carcinomen des Magen-Darmkanals, der großen Gallenwege, aber auch der Harn- und Geschlechtsorgane, Brustdrüsen. Die Geschwulstdurchsetzung der Leber führt zu örtlichen Beschwerden, gelegentlich sogar zu heftigen Leberschmerzen (bes. bei rascher Volumzunahme oder Perihepatitis), zu raschem Kräfteverfall und Kachexie, mitunter zu mächtiger Organvergrößerung mit höckerig-knotiger Oberfläche und mit Zwerchfellhochstand, zur Gallengang- und Pfortaderverlegung mit ihren Folgeerscheinungen, vor allem zu intensiver Gelbsucht und zu Ascites (mitunter blutig; auch Folge

carcinomatöser Peritonitis). Anatomisch bald mehr die herdförmig-grobknotige, bald mehr die diffusere, kleinknotige, im klinischen, wie autoptischen Bild an die Cirrhose erinnernde Form! Mit dem so äußerst seltenen primären Leberkrebs darf man in der Praxis kaum rechnen.
Verwechslungen bes. mit hypertrophischer Cirrhose und mit Leberlues. Im Zweifelsfall Probelaparotomie. **Behandlung** des prognostisch trostlosen Leidens nur symptomatisch. Versuchsweise schon aus psychotherapeutischen Gründen Röntgen- oder Radiotherapie in Krankenhäusern. Bei Ascites hier Vorsicht mit Frühpunktionen (allzu großer Säfteverlust). Überhaupt keine eingreifenden Maßnahmen! Der Schwerpunkt der Behandlung liegt ganz in der Linderung der subjektiven Beschwerden.

Unter den sehr seltenen Sarkomen überwiegen die Melanosarkommetastasen. Hier mitunter Schwarzfärbung des Urins und des Ascites durch Oxydation des farblosen Melanogens oder Melanogennachweis im Harn. Klinisch bedeutsame gutartige Lebertumoren, wie Fibrome, Hämangiome sind große Seltenheiten. An der Oberfläche des linken Leberlappens liegen mitunter kleine „verkalkte" Knötchen, von praktisch belanglosen Leberparasiten herrührend (abgestorbene Jugendformen von Pentastoma taenioides des Hundes).

**Cysten.** 3 Gruppen: Cystische Geschwülste, bes. Cystadenome (kongenitale Cystenleber), die Gallengangscysten (meist multipel, in Nähe des Ligamentum susp.; auch große Choledochuscysten) und die praktisch weit wichtigeren **Echinococcusblasen.**

Nach Eindringen der Eier durch Darmwand, Pfortaderwurzelgebiet und Ansiedlung der Embryonen im interlobären Leberbindegewebe Entwicklung von 2 Echinococcusformen: der gutartigeren „cystischen" sowie der klinisch und pathologisch-anatomisch dem Gallertkrebs ähnlichen, auch zur Metastasenbildung führenden, mitunter die ganze Leber durchsetzenden multilokulären.

**Kennzeichen des Leberechinococcus.** Quantitativ und qualitativ überaus wechselndes Bild, bald „latent", bes. bei kleinen Cysten (aber auch selbst große ein autoptischer Nebenbefund!), bald ausgesprochene Kompressionserscheinungen von seiten der Nachbarorgane (rechte Lunge, rechte Pleura, Pfortader, Gallengänge) oder rein örtliche Leberstörungen, bald stürmische Krankheitssymptome infolge Platzens, Durchbruchs, auch Vereiterungen der Cysten.

**Richtlinien für die Diagnose.** Auf Echinococcus verdächtige Vorgeschichte. Relativ häufig befallen, z. B. Mecklenburg und Vorpommern. Auffällig zahlreiche Leberechinokokken sah ich vor 2 Jahrzehnten im Krankenhaus Evangelismos in Athen, bes. bei der hundeliebenden albanischen Landbevölkerung. Wichtig das enge Zusammenleben, das Leckenlassen von Gesicht und Händen, von Tellern oder gar das widerliche Küssen der Tiere. Evtl. Nachweis der Wurminfektion beim Hunde, nach Verabreichung von Wurmmitteln! — Beachte die Bevorzugung des mittleren Lebensalters, auch des weiblichen Geschlechts.

Objektiv. Fieberlosigkeit (Ausnahmen bes. bei Vereiterungen); in der Randgegend des rechten Lappens prallelastischer, mitunter fluktuierender, respiratorisch verschieblicher, schmerzloser, rundlich-halbkugelförmiger, gut abgrenzbarer, mitunter rasch wachsender Tumor mit oder ohne gleichzeitige Vergrößerung und Verhärtung der ganzen Leber. Leberoberfläche bei cystischen Formen sonst glatt, bei multilokulären höckerig. — Das vielzitierte Hydatidenschwirren (die 3 mittleren Finger gespreizt auf die Cyste, den Mittelfinger beklopfen, Gefühl von Schwirren) ist weder sonderlich häufig, noch typisch (Vorkommen z. B. auch bei gewöhnlichem Ascites).

Probepunktionen sichern meist die Diagnose, sind aber nicht unbedenklich! Untersuchung der Punktionsflüssigkeit im Untersuchungsamt oder Krankenhaus. Chemisch-physikalische Eigentümlichkeiten: klar, gelblich, relativ niedriges spezifisches Gewicht (höchstens 1015), kein Eiweiß, viel Kochsalz, häufig Bernsteinsäure, auch Traubenzucker. Mikroskopisch: die Skolizes oder Teile derselben (Bandwurmköpfchen mit Saugnäpfen und Hakenkranz); auch Hämatoidin- und Cholesterinkrystalle. — Die Gefahren der Punktion bestehen in Vereiterung der Cyste durch Stichinfektion, in anaphylaktischen Erscheinungen (toxische Störungen, Urticaria) nach Verletzung der schützenden Membran und nach Übertritt auch geringer Mengen Cystenflüssigkeit in Körperhöhlen oder Blutbahn, schließlich noch in der Keimaussaat durch herausfließenden Cysteninhalt. Man ersetzt deshalb gern die Probepunktion durch die durchschnittlich kaum gefährlichere Probelaparotomie oder läßt der Probepunktion nach ausgiebiger Aspiration von Cysteninhalt sofort den therapeutischen Bauchschnitt folgen (mit oder ohne „Sterilisation" vor Herausnahme der Cyste). Bei der multilokulären Form, die sich schon durch ausgedehnte Höckrigkeit, durch allgemeine starke Vergrößerung und Verhärtung der Leber, durch den begleitenden Ikterus und Milztumor verraten kann, sind die Operationsaussichten wesentlich ungünstiger. Mitunter helfen ausgedehntere Resektionen des erkrankten Lebergewebes, die durch die große Regenerationsfähigkeit des Organs ermöglicht werden.

Irrige Deutungen des Punktionsergebnisses kommen vor: bei scheinbar pleuritischen Dämpfungen infolge der Echinococcuserkrankung, falls die Flüssigkeit nicht untersucht wird oder trotz Untersuchung des Cysteninhaltes bei sekundärer Vereiterung, schließlich auch bei der multilokulären Form (Verwechslung mit kongenitaler Cystenleber).

Ergebnis der Blutuntersuchung. Nicht immer ist Eosinophilie ein Fingerzeig für die Wurminfektion (evtl. kein besonderer Stoffaustausch zwischen Körper und Cysten, bes. bei dickwandigen!); Fehlen derselben beweist nichts dagegen. Der positive Ausfall der Komplementbindungsreaktion für Echinococcus nach Analogie der Wassermannschen Reaktion diagnostisch wichtig. Am besten Einsendung der ebenso wie zum „Wassermann" entnommenen Blutprobe an das Robert-Koch-Institut für Infektionskrankheiten (Berlin N. 39), falls eine diagnostisch freilich vieldeutige Eosinophilie besteht. Negativer Ausfall der Komplementbindungsmethode bei Eosinophilie, aber bei gleichzeitig negativem „Wassermann" und bei Fehlen von Bandwürmern spricht für Echinococcus, negativer unter den gleichen Voraussetzungen dagegen. Im Ausbau befindet sich die technisch einfachere, schnellere spezifische Cutanreaktion (intracutan oder subcutan 0,1—0,3 Cystenflüssigkeit; gewöhnlich rasche Rötung und Schwellung an der Stichstelle).

NaheliegendeFehldiagnosen. Rechtsseitige Pleuritis: Zwerchfellhochstand infolge Lebervergrößerung, bes. beim Cystensitz auf Leberkuppel. Größere Ergüsse stehen perkussorisch, bes. aber im Röntgenbild seitlich höher, neben Wirbelsäule und Brustbein relativ am tiefsten im Gegensatz zu der meist seitlich fallenden nach oben konvexen Dämpfung bzw. Schattenbildung im Gefolge von Leberechinococcus. — Kongenitale Cystenleber: Mitunter Fehlen von Skolizes, auch Auftreten von Eiweißgehalt in der Punktionsflüssigkeit trotz multilokulärem Echinococcus! Unterscheidung selbst bei Probelaparotomie schwierig, evtl. erleichtert durch gleichzeitges Cystadenom der Niere. Weitere Verwechslungsmöglichkeiten: Eierstockscysten, Mesenterial- und Pankreascysten, bei Vereiterungen der parasitären „Geschwulst" auch mit andersartigen Leberabscessen.

Spontanheilung ist möglich, wenigstens bei der cystischen Form, aber wegen ihrer Unsicherheit und weiteren Gefahren für den Körper nicht abzuwarten. Die Heilbestrebungen des Körpers führen zum Absterben der Blase, zu Membranschrumpfungen, zum Platzen mit Resorption der Flüssigkeit (Anaphylaxiegefahr, weitere Keimaussaat), zu dem leider oft unvollständigen Durchbruch in Lunge mit Aushusten von Echinococcusinhalt, zum Durchbruch in Magen-Darmkanal (Erbrechen von Cysteninhalt), ins Nierenbecken (Nierenkolik!), durch die Haut. Bes. gefahrvoll sind Cystenvereiterungen infolge Bakterieneinschleppung, Durchbrüche in die freie Bauchhöhle (Bild der akuten Peritonitis), Durchbrüche in Blutbahn und Gallenwege (ein an einen Cholelithiasisanfall erinnerndes Krankheitsbild), in Pfortader und untere Hohlvene (auch Thrombosen) sowie reichliche Aspiration von Cysteninhalt beim Durchbruch durch die rechte Lunge.

**Behandlung.** Fachärztliche Hilfe! Wie oben geschildert, ist die einfache Punktionsbehandlung keineswegs gefahrlos. Also womöglich Ersatz der Punktion durch Laparotomie.

Innerliche Mittel, die hämatogen die Cyste erreichen und abtöten, gibt es nicht. Von Bedeutung ist jedoch die Sterilisation des Cysteninhalts durch Einspritzung keimtötender, in der eiweißfreien Flüssigkeit bes. wirksamer Mittel, vor allem von konzentriertem Alkohol, von 1—2proz. Formalinlösung, von Jodtinktur — sei es in Verbindung mit reiner Punktionsbehandlung, sei es als Hilfseingriff — bei Laparotomien zur Vermeidung der gefährlichen Keimverschleppung. Leider schützt die intakte Cystenmembran nicht immer vor bedenklicher Giftresorption aus der Cyste.

**Die sog. infektiösen Granulome.** Hier kommen nur Gummata, kaum je große „Tuberkel" in Frage. Nur als „Rarität" Fälle von geschwulstartigen Solitärtuberkeln bzw. knotiger Gallengangstuberkulose; sonst fast nur die praktisch meist belanglose Mitbeteiligung der Drüse bei Phthisis und Miliartuberkulose. Auch die primäre Aktinomykose der Leber ist eine Rarität.

Häufig Miterkrankung der Leber bei Lues! In frühen Stadien der Syphilis gelegentlich Hepatitis mit Vergrößerung, Schmerzhaftigkeit des Organs sowie mit Gelbsucht und Milztumor. Bei tertiärer Lues 2 Spielarten, die im Einzelfall nebeneinander bestehen können: die an die Laënnecsche Lebercirrhose pathologisch-anatomisch und klinisch erinnernde, mehr diffus interstitielle Hepatitis mit Bindegewebsschrumpfung und Schwielenbildung und die mehr herdförmige gummöse Form. Die erstere überwiegt bei kongenitaler, die letztere bei erworbener Syphilis. Gewöhnlich kein grober Ikterus und kein Ascites. Weitere Kennzeichen der Leberlues sind: sonstige anamnestische, objektive, serologische Symptome von Syphilis (niemals Blutuntersuchung nach Wassermann versäumen) sowie die Besserungs-, ja Heilungsmöglichkeit durch spezifische Behandlung (am besten zunächst Schmierkur, Jod, evtl. Neosalvarsan). Die therapeutischen Erfolge sind am besten bei der gummösen Form, am geringsten bei der interstitiellen mit bereits hochgradiger Schrumpfung und Schwielenbildung. Das zufällige Vorkommen früherer Syphilis bei Lebercarcinom und bei der alkoholischen Lebercirrhose ist zu beachten. Gelegentlich aber Verwechslungen der Lebersyphilis mit „Lebercirrhosen", mit Erkrankungen der Gallenwege (auch Cholelithiasis), mit Carcinomen, Echinokokken, tuberkulöser Peritonitis, fieberhafte (cholangitische) Form. In der rechtzeitigen klinischen Erkennung liegt auch hier das Heil des Kranken!

## Pfortadererkrankungen.

Pfortaderstauungen vgl. S. 470. Pfortaderverschlüsse durch Entzündung und Thrombose. Entstehung einer Pylephlebitis suppurativa im Anschluß an geschwürige, eitrige Erkrankungen der Bauchorgane, vor allem im Pfortaderwurzelgebiet, wie Appendicitis, Magen-Darmulcera, eitrige Cholangitis und Cholecystitis, Dysenterien, ferner bei periproktischen Abscessen, infizierten Hämorrhoiden, vereiterten Lymphdrüsen in der Nachbarschaft größerer zuführender Venenstämme, ja der Pfortader selbst, Nabelveneninfektionen bei Neugeborenen. Gewöhnlich eine tödliche Erkrankung unter septisch-typhösen Zustandsbildern mit Schüttelfrösten, epigastrischen Schmerzen, Icterus und Milztumor. Symptomatische Behandlung wie bei typhösen Affektionen. Selbst wenn die Entfernung des ursächlich bedeutsamen Primärherdes möglich wäre, würde sie hier wohl fast stets zu spät kommen. — Bei der sog. ,,Bilharzia" (s. d.) kann sich der Parasit auch in der Pfortader ansiedeln; er wird dann Leber-, sowie Gallenwege-Erkrankungen, kaum aber ausgeprägte Pfortaderstauungen, verursachen. — Pfortaderthrombosen meist im Endstadium nach chronischen Pfortaderstauungen und degenerativ entzündlichen Wandveränderungen, bes. bei Lebercirrhose, Leberlues und Carcinom, auch nach geschwürigen und krebsigen Erkrankungen der Bauchorgane (evtl. infolge Druck durch portale Drüsenschwellungen), schließlich durch Milz- und Pankreasabscesse. Stürmische Wiederentwicklung eines sehr eiweißarmen Ascites trotz häufiger Punktionen kann auf solche Pfortaderthrombosen hinweisen. Eine längere Krankheitsdauer kommt hier meist nur bei der langsamer entstehenden ,,chronischen" Thrombose der kurzen Pfortader und ihrer mächtigen 3 Venenwurzeln vor (Mesenterica superior und inferior, lienalis). Die Ursache dieser langsamen Obliterationen liegt dann in Gefäßwanderkrankungen verschiedener Art (neben Traumen, vornehmlich infektiöse Prozesse, auch Syphilis mit Entwicklung wandständiger, allmählich sich organisierender und das Lumen verlegender Thromben). Unter Umständen aber eine Art Venencavernombildung mit teilweiser Aufrechterhaltung des Blutdurchflusses und Kompensationsversuche durch reichliche Kollateralen. Gelegentlich beschränkt sich das Leiden vorherrschend oder ausschließlich auf das Symptomenbild der Milzvenenobliteration. Während bei der Pfortaderobliteration neben den venösen Stauungserscheinungen die Ascitesentwicklung in den Vordergrund tritt, kommt es hier bei vorherrschender Mesenterialvenenerkrankung zu Dünn- und Dickdarmstörungen mit Koliken, blut- und schleimhaltigen Durchfällen. Bei der Milzvenenobliteration, die ohne typische Blutbefunde (Leukopenie, Thrombopenie) einhergeht, entwickelt sich zunächst ein Milztumor, evtl. eine an den ,,Banti" (s. o.) erinnernde Riesenmilz. Auf venöse Stauungserscheinungen im Magen deuten dann die mitunter lebensbedrohenden Magenblutungen mit Bluterbrechen und Blutstühlen hin. Mit Röntgenbestrahlungen, auch diagnostischen Punktionen solcher, durch zeitweilige Kapselspannungen gelegentlich schmerzhafter Riesenmilzen muß man sehr vorsichtig sein. Man wird — abgesehen von der symptomatischen Behandlung der Blutungen und der sekundären Anämien — die spontanen Versuche des Körpers zur Kollateralenbildung unter Umständen durch eine Talmasche Operation, evtl. auch durch die Verwachsungen anregenden häufigeren Ascitespunktionen, zu verbessern suchen. Den Milztumor wird man wohl in Ruhe lassen.

# Erkrankungen der Bauchspeicheldrüse.
Von Professor Dr. **Eduard Müller†**-Marburg.

### Pankreasfunktionsstörungen.

Wir wissen jetzt, daß die Bauchspeicheldrüse den vom Inselapparat abhängigen, auch von vegetativen Zentren, namentlich der Medulla oblongata und des Zwischenhirns beherrschten Kohlehydratstoffwechsel ausgiebig beeinflußt (experimenteller Diabetes nach Pankreasentfernung nach von Mering-Minkowski). Auch für den Fett- und Eiweißstoffwechsel, insbes. für das Resorptionsvermögen der Darmschleimhaut scheint die innere Pankreassekretion bedeutsam zu sein. Die äußere Sekretion geschieht zwar kontinuierlich, der Abfluß aber mit starken Intensitätsschwankungen. Das klare, alkalische, fermentreiche Drüsensekret wird in reichlichen Mengen — durchschnittlich vielleicht über $1/_2$ l täglich — abgesondert, es sammelt sich im Ductus pancreaticus (Wirsungianus). Er vereinigt sich in dem in der Konkavität des Zwölffingerdarmes gelegenen Pankreaskopf oder unmittelbar daneben mit dem Ductus choledochus und mündet an der hinteren Duodenalwand (Papilla Vateri). Die Funktionsregulierung geschieht durch nervöse, reflektorische, wohl auch durch psychische Reize, vor allem aber durch chemisch-hormonale Signale, die hämatogen die Drüse erreichen. Die Drüse selbst liefert als wesentlichste Enzyme ein tryptisches, ein fettspaltendes und ein diastatisches Ferment. Eine zunächst unwirksame Vorstufe wird durch einen von der Dünndarmschleimhaut abgesonderten Stoff, die Enterokinase, zum eiweißlösenden, proteolytischen Trypsin „aktiviert", das bei alkalischer Reaktion Eiweißkörper bis zu tiefen Spaltprodukten, den Aminosäuren, hinab abzubauen imstande ist. Die Lipase spaltet andererseits Neutralfette in Fettsäuren und Glycerin; sie begünstigt ferner die Fettemulgierung durch die Galle. Die Diastase endlich zerlegt Stärke in Dextrin und Maltose.

Die **Störung der Pankreasfunktion**, insbes. hinsichtlich Saftmenge und Enzymgehalt, kann funktioneller oder organischer Natur sein, d. h. mit anatomischer Integrität der Drüse (Achylia pancreatica nervosa) oder mit gröberen Veränderungen der Ausführungsgänge, z. B. Stein- oder Carcinomverschluß, und der Drüse selbst, z. B. Atrophie, chronischer Pankreatitis, einhergehen. Schwere Pankreaserkrankungen können, aber müssen nicht einen klinisch bedeutsamen Ausfall der äußeren Pankreassekretion verursachen. Bei der Pathogenese von Ausfallserscheinungen muß man auch die kompensatorische Bedeutung akzessorischer Bauchspeicheldrüsen in Rechnung ziehen (gelegentlich in Magen und Darmwand-).

Eindeutige klinische **Kennzeichen einer Störung der inneren Pankreassekretion** sind noch unbekannt. Man denkt daran bei Glykosurien (spontanen oder auch ausgesprochen alimentären) sowie bei schweren, sonst unerklärlichen Ernährungsstörungen. Für den durch Achylie oder Verlegung des Ausführungsganges verursachten Fortfall der Saftsekretion geben Fingerzeige:

Die meist pankreatogenen, aber auch bei anderen Primärerkrankungen, z. B. bei „Basedow" vorkommenden **Fettstühle**: entweder weißgelblicher, salbig-lehmiger Stuhl, der massenhaft Fetttröpfchen und Fettsäurekrystalle (Fettsäurenadeln), Kalk- und Magnesiaseifen enthält oder ein Stuhl, der namentlich an der Oberfläche durch an der Luft erstarrendes, nicht resorbiertes und nicht emulgiertes Neutralfett, Fettkrusten, Fettklumpen zeigt.

Das **Sinken der Fettresorption im Darm** kann bei Pankreasfunktionsstörungen auch auf Fortfall der Gallensekretion durch gleichzeitigen Choledochusverschluß beruhen. Die Resorptionsstörung wird durch Ausgleichsmöglichkeiten des Körpers, insbes. durch Fortdauer der Gallenabsonderung oft so gemildert, daß sie für das bloße Auge kaum erkennbar ist und nur durch Fettanalysen bei bestimmter Probekost sichergestellt werden kann. Trotz schwerer Pankreasfunktionsstörung kann die Fettresorption sogar annähernd normal sein. Vorhandensein von Steatorrhöe nach **Strasburgerscher Probediät**. Besondere Prüfung a) durch die **Schmidtsche Kernprobe** (vgl. Abschnitt Löning). Gutes Erhaltensein der Kerne spricht, falls nicht Durchfall besteht, für Pankreasinsuffizienz. b) Durch **Untersuchung auf Trypsingehalt des Stuhles oder Duodenalinhaltes**. Methodik für allgemeine Praxis wenig geeignet. Deshalb Überweisung des Patienten an Krankenhaus oder Einsendung des Stuhles an Untersuchungsstelle! Trypsinnachweis im Stuhl namentlich durch das von Schlecht und mir angegebene „Plattenverfahren" und durch die Groß-Fuldsche „Caseinmethode". Prinzip der **Plattenmethode**: normale, ja reichliche Mahlzeit; nach einigen Stunden ein Abführmittel, z. B. Ricinus, kleine Stuhltröpfchen auf Oberfläche einer zur Vermeidung von Bakterienwachstum bei ungefähr $55^0$ während 1—2 Tagen zu „bebrütenden" Löffler-Platte; Dellenbildung durch das Enzym. Prinzip der am häufigsten angewandten **Caseinmethode**: noch unverdautes, bei alkalischer Reaktion leicht lösliches Casein fällt beim Ansäuern mit Essigsäure wiederum aus, die durch Pankreastrypsin entstehenden Abbauprodukte hingegen nicht. Nur mit Vorsicht verwertbar ist die sog. „**Adrenalin-Mydriasis**" nach Löwi: Pupillenerweiterung beim Einträufeln von Adrenalin bzw. Suprarenin (Übererregbarkeit durch Fortfall von Hemmungswirkungen auf den Sympathicus im Gefolge innerer Sekretionsstörungen der Bauchspeicheldrüse).

Trypsinnachweis im Stuhl genügt praktisch als Indikator auch für das Vorhandensein des diastatischen und lipolytischen Pankreasferments. Der Ausfall der beiden letzteren Enzyme beeinträchtigt übrigens der Verdauungsvorgang schon deshalb weniger, weil u. a. auch die Darmschleimhaut diastatisches und die Galle fettspaltendes Ferment liefern. Den einmaligen Ausfall dieser oder jener Pankreasfunktionsprobe darf man nicht überschätzen; einigermaßen sicher sind nur wiederholte Prüfungen womöglich mit mehreren Methoden zu bewerten!

**Unmittelbare Saftgewinnung** ist vom Magen und vom Duodenum aus möglich. Methode von Volhard-Boldireff: reiche Fettzufuhr verursacht Rückfluß von Duodenalsaft im Magen; nüchtern 200 ccm Olivenöl mit Schlundsonde einführen, nach einer $1/_2$ Stunde ausheben. Viel zweckmäßiger ist hier aber die **Einhornsche Methode** zur Entnahme von Zwölffingerdarminhalt mit der Duodenalsonde. Untersuchung des gewonnenen Sekrets, vor allem mit der Plattenmethode oder dem Caseinverfahren.

**Bewertung des Trypsinnachweises.** Wiederholtes sicheres Fehlen von Pankreastrypsin, namentlich bei Anwendung mehrerer Methoden, beweist schwere Funktionsuntüchtigkeit der Drüse oder vollkommenen Verschluß der Ausführungsgänge. Vorhandensein von Trypsin schließt andererseits gröbere, namentlich örtliche Pankreaserkrankungen, Verengerungen des Ductus pancreaticus, ja bei der Möglichkeit accessorischer Ausführungsgänge, völlige Verlegung des Hauptganges, vor allem partielle Störungen der Pankreasfunktion nicht aus. Von viel geringerer Bedeutung als der qualitative ist vorläufig noch der quantitative Trypsinnachweis.

Hierzu treten gastrointestinale Störungen. Neben unbestimmten Allgemeinerscheinungen wie Gewichtsverluste, Schwächezustände, auch Fieber kann es, namentlich bei Geschwülsten, Steinen und Entzündungsprozessen, zu Pankreasschmerzen und „Pankreaskoliken" kommen, auch zu örtlicher Druckempfindlichkeit und abnormer Resistenz. Glykosurien darf man aber trotz der funktionellen Beziehungen des Inselgewebes zum Kohlehydratstoffwechsel bei solchen Pankreaserkrankungen nur gelegentlich erwarten. Das Fehlen von Harnzucker schließt jedenfalls schwerere Drüsenveränderungen, vor allem umschriebene und herdförmige keineswegs aus!

Mit Verschluß der Bauchspeicheldrüsenausführungsgänge soll nach Wohlgemuth der Diastasegehalt im Urin ansteigen und in den Faeces absinken. Eine Zunahme der Harndiastase kann demgemäß für die Diagnose solcher Verschlüsse vielleicht bedeutsam sein. Nachweis mit dem von mir angegebenen Stärkekleisterplattenverfahren oder mit der Wohlgemuthschen Methode. Herstellung der Stärkeplatten (Einzelheiten in der Dissert. von Schaumberg: das diastatische Ferment im Urin usw. Marburger mediz. Poliklinik 1910; erste Mitteil. Kgr. f. inn. Med. 1908, 684). Große von der Pankreassekretion ganz unabhängige Schwankungen des Urin-Diastasegehaltes (Abhängigkeit von Harnmenge, spezifischem Gewicht, Hungerzustand, Tagesschwankungen usw.); deshalb vorsichtigste diagnostische Verwertung und möglichst hier nicht Untersuchung irgendeiner Einzelportion, sondern des nüchtern gelassenen Morgenurins, zumindest einer Mischprobe der Tagesmenge. Bei Nephritis kommt es gern zur Abnahme der diastatischen Kraft des Urins.

**Richtlinien für die Behandlung der Pankreasinsuffizienz.** Die richtig dosierte, allerdings teure „Organotherapie" kann bei fehlender oder herabgesetzter äußerer Pankreassekretion, vor allem bei „pankreatischen Fettstühlen" gelegentlich nützlich sein. Präparate: Pankreatin, ein alle Bauchspeicheldrüsenfermente enthaltendes Pulver; bes. geeignet die Tablettenform; Pankreon durch Einwirkung von Gerbsäure auf Pankreatin gewonnenes, grau-rötliches, angenehm schmeckendes, in alkalischer Reaktion leicht lösliches Pulver mit sämtlichen Pankreasenzymen. Tabletten 0,25. Ferner Pankreasdispert (aus frischer Drüse nach dem Krause-Verfahren hergestellt; 3—5mal täglich 1—2 Tabl. vor der Mahlzeit, schließlich noch „Pankretotal" (gleichfalls Tabletten). Pankrazym (Pankreatin Dr. Röhm) hergestellt nach enzymatischen Wirkungseinheiten aus Pankreasdrüsensubstanz. Pankreasexclud.

Bei organischer Pankreasfunktionsstörung wird die diätetische Behandlung meist durch gleichzeitige Gallenstauung mit Ikterus, durch begleitende Darmstörungen, mitunter auch durch starke Glykosurie erschwert! Womöglich Krankenhausbeobachtung. Steatorrhöe verlangt Fettbeschränkung; emulgierte Fette, wie Milch, Butter, auch Eigelb, werden jedoch besser ausgenützt als die nichtemulgierten, wie Speck, fettes Fleisch; womöglich Fisch, Geflügel, Ersatz der Fette, falls gleichzeitiger Diabetes nicht hinderlich ist, durch reichlich Kohlehydrate (Gemüse, Mehlspeisen, Zucker, Mehl, Kindermehle, Maizena, Mondamin, Reisflocken, Grieß usw.), auch durch eiweißreiche Nährpräparate. Achte auf „Weichkochen" und sorgfältige mechanische Zerkleinerung aller Nahrungsmittel.

Auch Weißkäse, Gelatinespeisen, Fleischextrakt und Fleischsäfte! Die sog. kausale Therapie hängt hier ab von der Eigenart des pathologisch-anatomischen Prozesses (Cysten, Steine, Tumoren usw.), von der Möglichkeit ihrer klinischen Feststellung und der konservativen bzw. operativen Beeinflußbarkeit. Meist müssen wir uns auf interne Maßnahmen beschränken und dann den Schwerpunkt in Diät und Organotherapie legen. Versuchsweise auch Salzsäuretherapie, namentlich bei gleichzeitiger Sekretionsschwäche des Magens, und Insulin, auch ohne Glykosurie?

## Pankreasentzündungen.

Diagnostisch schwierige, vielgestaltige, ursächlich ganz verschiedene Erkrankungen. Akute, mitunter zu Eiterung, ja Empyembildung, Abscessen und Peritonitis führend, und chronische Formen.

Akut. a) Die scheinbar aufsteigenden, häufiger vielleicht auch hämatogenen Entzündungen der Drüsenausführungsgänge, vor allem nach „Icterus catarrhalis" bei gleichzeitiger oder vorangehender Cholecystitis, Cholangitis sowie bei Konkrementen in Gallenwegen und Bauchspeicheldrüse. b) Übergreifen entzündlicher, geschwüriger Erkrankungen benachbarter Organe, vor allem der hinteren Magenwand und des oberen Dünndarms auf Bauchspeicheldrüse. c) Sicher metastatische Miterkrankung des Pankreas, z. B. bei Sepsis, Grippe, eitrigen Erkrankungen der Tonsillen und der Ohrspeicheldrüsen. Klinische Alarmsignale: An Gallenkoliken erinnernde durch Morphium-Atropin kaum zu mildernde heftige Schmerzen in der Bauchspeicheldrüsengegend und hiervon „ausstrahlend", epigastrische Druckempfindlichkeit, Vorwölbung oder Resistenz, dabei oft Geringfügigkeit, ja Fehlen der Bauchmuskelspannung, vor allem nach vorangehenden „dyspeptischen" Störungen sowie nach Initialerkrankungen der Gallenwege, bes. bei Fettleibigkeit. Nicht selten peritoneale und ileusähnliche Symptome; gelegentlich Ikterus. Ausgang in die bedrohliche Pankreas und Fettgewebsnekrose, die gewöhnlich eiliges chirurgisches Handeln erfordert, auch in Abscedierungen, die nachträglich in die Nachbarschaftsorgane perforieren können, mitunter aber auch der Diagnose und der Operation zugänglich sind und schließlich in chronische Pankreatitis übergehen können. Fachärztliche Beratung, bei ernsterem Zustandsbild Operation!

Eine chronische, bald atrophische, bald hypertrophische Pankreatitis entwickelt sich von vornherein allmählich oder im Anschluß an akute Formen mit Vorliebe nach chronischen Erkrankungen der Gallenwege (jedoch auch nach Alkoholismus, vielleicht auch nach Lues und aus anderen unklaren Gründen). Praktisch bedeutsam sind: entzündliche oder degenerative Pankreatitis als vorbereitende Schädigung für stürmisch einsetzende Pankreas und Fettgewebsnekrosen, sowie die zu Verwechslung mit Carcinom führenden, mit Gewebsinduration, Volumzunahme des Organes sowie Choledochuskompression einhergehenden entzündlichen Pankreasveränderungen. Mitunter mehr mikroskopische als mit dem unbewaffneten Auge erkennbare Veränderungen.

Vieldeutige wechselnde Krankheitsbilder, zumal Pankreasveränderungen meist nur Teilerscheinung anderer, sinnfälliger Organerkrankungen, z. B. von Gallensteinen, sind. Die Aufmerksamkeit darauf lenken: Chronische, sonst unklare Ernährungs- und Magen-Darmstörungen des Erwachsenen, unerklärliche Neigung zu Durchfällen, Meteorismus, Fettstühle, Glykosurie, Pankreas-, bzw. scheinbare Gallenkoliken, Fortdauer von Schmerzattacken nach Gallenstein- und Gallenblasenentfernungen, ohne Anhaltspunkte für rezidivierende Cholangitis, schließlich auch auffällig günstige Beeinflussungen von Stoffwechsel und Magendarmstörungen durch Pankreaspräparate. Im Gegensatz zu akuten erlauben solche hartnäckigen Veränderungen der Bauchspeicheldrüsen die diagnostisch wichtigen Funktionsprüfungen (vgl. S. 502).

**Vorbeugung.** Sachgemäße Behandlung von Erkrankungen der Gallenwege. Kontrolle auf Pankreassteine bei Gallensteinoperationen.

**Behandlung.** Fachärztliche Beratung, womöglich Krankenhausbeobachtung. Operation, bes. bei gleichzeitigen Konkrementen der Gallenwege, bei Steinerkrankungen des Pankreaticus, auch bei hypertrophischer Pankreatitis mit zunehmender Gallenstauung.

Ernährungsweise ausprobieren! Fortfall von Pankreassaft und Galle in Darm, gleichzeitige Magen-Darmstörungen, Glykosurie machen wissenschaftliche Diätetik oft sehr schwierig. Probelaparotomie bei Verschlechterungen oder Versagen sachverständiger konservativer Behandlung. Bei sonst unkomplizierter, diagnostisch sicherer, chronischer Pankreatitis ist der operative Eingriff kaum indiziert. Als Medikament Pankreaspräparate.

Zu diesen chronischen Entzündungen muß man auch die **syphilitischen** und **tuberkulösen** rechnen. Die ersteren kommen gelegentlich bei „hereditärer" nur ausnahmsweise — wenigstens von klinischer Wertigkeit — bei erworbener Lues vor. Entwickeln sich Pankreasstörungen nach früherer Syphilis und bei positivem „Wassermann", so wird man an solche Möglichkeiten denken, um so mehr, wenn nur die spezifische Behandlung Besserung verschafft. Die gewöhnlich hämatogene Pankreastuberkulose verbirgt sich fast regelmäßig in dem großen Rahmen ausgebreiteterer anderweitiger Tuberkulose. Nur ausnahmsweise kommt es zu tastbaren, raumbeengenden Pankreastumoren.

## Pankreassteine.

**Vorkommen.** Bes. bei Männern in mittleren Jahren. Recht seltene Erkrankung; noch seltener aber eine richtige Diagnose! Verwechslung vor allem mit Gallensteinen bzw. Choledochusverschluß.

**Symptome.** Pankreaskoliken, lithogene, d. h. durch Steinverlegung des Ausführungsganges, oder entzündliche (Sekundärinfektion des gestauten Sekrets sowie der Wandungen des sich verästelnden Ductus pancreaticus; schließlich auch entzündliche und degenerative Miterkrankung des Drüsengewebes!). Ileusähnliche Begleiterscheinungen der Schmerzanfälle, auch Speichelfluß, häufiger Glykosurie und Ikterus (bald durch Kombination mit Gallensteinen, bald durch raumbeengenden Steinsitz im Pankreaskopf kurz vor Papille). Ausnahmsweise Spontanheilungen durch Steinabgang (kleinere bilirubinfreie Konkremente; gewöhnlich weiß-geblich, glatt und hart von Sandkorn bis Walnußgröße, vorherrschend aus kohlensaurem Kalk bestehend). Entstehungsbedingungen ähnlich wie bei Gallensteinen, deshalb häufig Kombinationen!

**Behandlung.** Im Anfall symptomatisch wie bei Cholelithiasis: Bettruhe, warme Umschläge, Belladonna-Codein und Papaverin- bzw. Morphium oder Pantoponsuppositorien. Bei länger dauerndem Fieber, insbes. Schüttelfrösten, drohen sekundäre gefährliche Entzündungsprozesse, selbst Abscedierungen der Drüse, auch Fettgewebsnekrosen. Allmähliche Verlegung des Ausführungsganges disponiert zur Pankreascystenbildung. Bei Verdacht auf Pankreassteine Beratung mit Facharzt über operativen Eingriff; bei klinischer Untersuchung und Operation von Gallensteinerkrankungen auch an gleichzeitige Pankreassteine denken und umgekehrt.

Im Intervall diätetische Bekämpfung eines begleitenden Diabetes, auch Anregung der Pankreassekretion (zur Spülung der Ausführungsgänge), Pilocarpin, Duodenalspülungen (vgl. S. 479).

## Pankreas- und Fettgewebsnekrose.

**Vorbemerkungen.** Bei ungestörtem Sekretabfluß ist gesundes Pankreasgewebe vor Selbstverdauung geschützt. Trypsin wird als unwirksames Proferment abgesondert, erst im Duodenum „aktiviert". Im Blute kreisen starke Hemmungskörper, scheinbare „Antifermente", die tryptische Eiweißverdauungen zu verhindern imstande sind. Zu den Krankheitsursachen solcher Pankreasnekrosen gehören alle Prozesse, die in den Ausführungsgängen durch Abflußbehinderung Saftstauung bewirken und wie akute und chronische, degenerative und entzündliche Erkrankungen des Drüsengewebes oder ihrer Blutgefäße, auch Verletzungen derselben, schon durch den Fortfall des in geregelter Versorgung mit normal strömendem Blute liegenden Schutzes die normale Gewebswiderstandsfähigkeit herabsetzen. Solche Pankreasveränderungen können zur Aktivierung der Enzyme in Ausführungsgängen und Drüsengewebe und damit zu fermentativer **intravitaler Pankreas-Selbstverdauung** Anlaß geben. Durch die Pankreaslipase, die mitunter auch in den Peritonealraum austritt, können neben Pankreasnekrose auch an sich rückbildungsfähige Fettgewebsnekrosen in der ganzen Bauchhöhle, selbst im Brustraum und in den Bauchdecken entstehen — Fingerzeige für Pankreaserkrankungen bei etwaiger Probelaparotomie! Ferner treten schwere toxische Allgemeinschädigungen des Organismus auf. Ob diese Autointoxikationen mehr auf den plötzlichen Ausfall der inneren Drüsensekretion oder auf der Resorption toxischer Stoffwechselprodukte beruht, scheint noch ungewiß. Disponiert zur Pankreas- und Fettgewebsnekrose sind Menschen in mittlerem und höherem Alter mit Fettleibigkeit und Gallensteinerkrankungen. Gallensteine und Cholecystitis sind eben die Hauptursachen chronischer Pankreatitis und hierauf beruhender, oft durch Hilfsursachen ausgelöster Pankreas- und Fettgewebsnekrosen.

**Typisches Krankheitsbild.** Meist nach einer reichlichen Mahlzeit brüskes, aber fieberloses Einsetzen mit Pankreaskoliken, sowie mit peritonitischen Erscheinungen, wie Auftreibung des Leibes (bes. im Epigastrium), galligem Erbrechen, Kollapstemperatur, kleinem, jagendem Puls. Verwechslungsmöglichkeit: Hochsitzender, andersartiger Ileus; Perforations-Peritonitis, Gallenkolik. Bei solchen Pankreasschmerzen trotz qualvoller Heftigkeit oft auffällig weicher Leib (im Gegensatz zu gewöhnlichen Gallenkoliken). Sehr zweifelhafte Prognose in akuten schweren Fällen trotz rechtzeitiger Laparotomien!

Gutartiger **Verlauf** in leichteren Fällen (gern Defektheilungen mit nachträglicher, chronischer Pankreatitis, Sequesterbildung, Abscedierung). Die schwereren, bedrohlichen Fälle sind schleunigst zu operieren (schonendster Transport, Herzmittel, Laparotomie; Einschnitt in die Drüse). Konservativ: Kollapsbekämpfung durch Campher, Suprarenin, Strychnin, heiße Einpackungen, Kochsalzinfusionen. Beschränkung der Saftsekretion durch Nahrungsabstinenz und Belladonna (Suppositorien damit auch gegen Koliken wirksam!).

## Pankreasblutungen.

„Pankreasapoplexien", teils primär infolge Traumen, chronischer Pankreas-Gefäßerkrankungen, z. B. bei mit Blutdrucksteigerung einhergehender Nephritis, bei Arteriosklerose, Alkoholismus und Embolien, hämorrhagischen

Entzündungen, teils sekundär, bes. nach fermentativen Gefäßwandschädigungen bei sog. Pankreasnekrosen (s. bei Pankreas- und Fettgewebsnekrose). Meist stürmische Krankheitserscheinungen mit akuter, oft höchster Lebensgefahr, auch heftigsten Schmerzen (Mitbeteiligung vom Plexus solaris und dem Ganglion semilunare), Vergiftungssymptomen (auch durch die Selbstverdauung des Pankreasgewebes), ileusähnlichen Störungen, rapidem Kräfteverfall und Kollaps. Raschestes chirurgisches Eingreifen mit Ablassen des Blutergusses, Entfernung endgültig nekrotischer Teile und Drainage erforderlich.

Kaum von Belang sind kleinere Hämorrhagien, die sich bei Kreislaufstauungen, hämorrhagischen Diathesen (auch im Gefolge schwerer Bluterkrankungen und septischer Prozesse), ferner bei Vergiftungen entwickeln.

## Pankreastumoren.

Mit örtlicher oder allgemeinerer Volumzunahme des Organs einhergehende, vor allem für Duodenum und Choledochusmündung, auch für den Plexus solaris und das Ganglion semilunare — raumbeengende Erkrankungen. Relativ am häufigsten Cysten, seltener echte Primärgeschwülste der Bauchspeicheldrüse (Carcinom!); mitunter klinisch carcinomähnliche, histologisch aber gutartige, entzündliche Organvergrößerungen und Verhärtungen (vgl. unter Pankreasentzündungen).

**Cyste.** Entstehungsarten verschieden. Am häufigsten die noch am am besten operabeln Pseudocysten, auch Cystoide genannt, d. h. peripankreatische Flüssigkeitsansammlungen in der Bursa omentalis nach chronischer Pankreatitis, Pankreasverletzungen, auch nach Blutungen, mitunter allerdings sekundären Hämorrhagien in die Cystenflüssigkeit!, sowie Steinerkrankungen der Bauchspeicheldrüse mit allmählichem Verschluß und proximaler Ausbuchtung der Ausführungsgänge (anfängliche Retentionscysten). Ausnahmsweise auch cystische Geschwülste und Echinococcusblasen. Plötzliche Verlegung der Ausführungsgänge führt gewöhnlich nicht zur Cystenbildung.

**Klinische Erscheinungsweisen.** 1. Lokalsymptome. Subjektiv: schmerzhaftes Druckgefühl im Epigastrium, heftige Pankreas- bzw. Gallensteinkoliken, ,,Neuralgia coeliaca". Objektiv: eine zunehmende, infolge Blutungen, weiterer Sekretansammlung einerseits und Resorption andererseits an Größe oft schwankende, hinter dem Magen aus der Tiefe kommende, respiratorisch kaum verschiebliche, auch sonst kaum bewegliche, retroperitoneale, nur ausnahmsweise druckempfindliche Geschwulst, die meist das Ligamentum gastro-colicum zwischen Magen und Querkolon nach vorn schiebt und häufiger vom Schwanz als vom Kopf der Bauchspeicheldrüse auszugehen scheint; gedämpfter Schall. Geschwulst trotz spontaner Schmerzanfälle auf Druck ziemlich unempfindlich und fluktuierend durch ihre gewöhnlich klare oder leicht getrübte, alle oder nur einzelne Pankreasenzyme enthaltende Flüssigkeit mit sehr wechselndem Eiweißgehalt. Infolge der Raumbeengung als Nachbarschaftssymptome: Choledochusverlegung mit Ikterus, Magen-Darmstörungen mit Stenosenerscheinungen (Magenektasie), Plexus coeliacus-Schmerzen bzw. Pankreaskoliken aber auch nur ein ständiges Schmerzgefühl in der Tiefe des Epigastriums, mitunter Pfortaderstauungen, Uretherenkompression. 2. Allgemeinsymptome je nach ursächlich bedeutsamer Primärerkrankung, nach Art der Kompressionserscheinungen (bes. Choledochusverschluß, sowie Magen- und Dünndarmstörungen) sehr wechselnd; meist allmählicher jahrelanger Aufbau des Krankheitsbildes. Bei Pankreasfunktionsstörungen evtl. Fettstühle,

Trypsinmangel in Stuhl und Duodenalinhalt Glykosurie (evtl. Ausbleiben infolge Insulinproduktion auch durch Tumorgewebe) und allgemeine Ernährungsstörungen. Sekundärinfektionen des Cysteninhaltes, auch Vereiterungen, mitunter sogar Spontandurchbrüche, bes. in Magen-Darmkanal möglich.

**Behandlung.** Operative Therapie ist trotz des oft lange Jahre gutartigen Verlaufs meist am Platze. Vermeide Probepunktionen. Laparotomie fast ungefährlicher, hierbei Eindringen durch das Ligamentum gastrocolicum, Einnähung der Fistelwand in Bauchwunde, Drainage bes. bei der peripankreatischen Pseudocyste. Exstirpation, namentlich echter Cysten, falls ohne allzu große Gefahren möglich. Zur Wachstumsbeschränkung und Herabsetzung der Fistelsekretion versuchsweise antidiabetische Diät und Atropin bzw. Belladonnadarreichung.

**Echte Geschwülste.** Sekundärbeteiligung, vor allem bei Magencarcinomen relativ häufig, teils durch direktes Übergreifen, teils durch metastatische Erkrankung, bes. der im Pankreaskopf gelegenen Lymphdrüse. Die seltenen krebsigen Primärerkrankungen (Cirrhus, bes. bei Männern und im Caput) sind schon infolge ihrer schweren diagnostischen Zugänglichkeit fast stets inoperabel. Relativ häufigster Verlauf mit einer chronisch zunehmenden Gelbsucht, acholischen Stühlen, sekundärer Gallenblasenvergrößerung infolge Gallenstauung (im Gegensatz zu der häufigen Gallenblasenschrumpfung bei Gallen- und Choledochussteinen). Primäre Sarkome der Bauchspeicheldrüse sind Raritäten.

**Krankheitsbild** überaus wechselnd (Pankreaskoliken ohne Ikterus — wohl durch Plexus-solaris-Reizung — am häufigsten bei Korpuskrebs; frühzeitige Gelbsucht bes. beim Kopfcarcinom!). Man achte bei tiefer Betastung auf Schmerzhaftigkeit, auf die gelegentliche harte, unverschiebliche Resistenz in der Tiefe (rechts kurz oberhalb des Nabels, etwa in Höhe des 1. und 2. Lendenwirbels). Palpiere bei entleertem Magen-Darmkanal, bei entspannten Bauchdecken, evtl. im Bade und in Narkose! Dazu kommen die Folgen von Raumbeengung und Übergreifen des Tumors auf Nachbarorgane: a) langsam entstehender allmählich fortschreitender, an Intensität nur wenig schwankender Choledochusverschluß, gewöhnlich infolge Choledochusumklammerung am Pankreaskopf. b) Mechanische bis zur Stenosierung sich steigernde, relativ früh einsetzende Behinderung am Pylorus und am Duodenum; scheinbare ,,Dyspepsie", Erbrechen, Gefühl von Völle im Leib, unregelmäßiger Stuhlgang, auch Fehlen von HCl, sogar Blutungen aus Magen-Darmkanal, hochsitzender Ileus. c) Ascites, infolge sekundärer Carcinose des Bauchfells oder Pfortaderstauung (Milzvergrößerung!). d) Insuffizienz der inneren und äußeren Pankreasfunktion: Glykosurie (eigentlich auffallend selten hierbei, vielleicht infolge Erhaltensein und Widerstandsfähigkeit der ,,Inseln"), Fettstühle (bes. verdächtig bei fehlendem Ikterus), Störung der Zellkernverdauung, Trypsinmangel im Stuhl (S. 502), rasche und schwere Beeinträchtigung des Ernährungs- und Kräftezustandes, namentlich infolge der Resorptionsstörungen. Nähere Analyse evtl. durch Stoffwechselversuch im Krankenhaus. Hier sachverständige Röntgenuntersuchung, auch nach Kontrastmittelfüllung der Gallenblase.

Neuerdings sind einzelne Fälle von Tumoren des Inselapparates mit Überproduktion beschrieben (Hypoglykämie, hypoglykämische Anfälle).

**Verwechslungsmöglichkeiten.** Primäres Magencarcinom mit sekundärer Pankreasbeteiligung, Darmkrebs (verschiebliche, mehr oberflächlich gelegene Tumoren); indurative, histologisch aber gutartige, zur Organvergrößerung führende Pankreatitis (Unterscheidung hiervon selbst bei Operation und Autopsie schwierig).

**Prognose** bei sicherem Pankreaskrebs ungünstig. Grund: nur sehr selten primäre, umschriebene, einer rechtzeitigen Diagnose zugängliche Tumoren. Exitus durchschnittlich in $1/_2$—$3/_4$ Jahren. Gelegentlich Täuschungen in scheinbar infausten Fällen infolge der Verwechslungsmöglichkeit mit chronisch-indurativer Pankreatitis, sowie mit den allerdings äußerst seltenen gutartigen Tumoren wie Fibromen.

**Behandlung.** Probelaparotomie, namentlich bei noch fehlender Metastasenbildung, schon im Hinblick auf die genannten Verwechslungsmöglichkeiten. Ausführung palliativer Eingriffe wie Cholecystotomie und Cholecystoenterotomie nach fachärztlicher Beratung. Symptomatisch, wie bei Störungen der Pankreasfunktion; versuchsweise Pankreaspräparate.

# Erkrankungen der Speiseröhre.
Von Professor Dr. **Eduard Müller** †-Marburg.

### Speiseröhrenentzündungen.

In der Allgemeinpraxis gehören die Erkrankungen der Speiseröhre zu den mit Unrecht vernachlässigten Gebieten. Die wichtigste Ursache hierfür liegt in den besonderen Schwierigkeiten der Untersuchungstechnik (Sondierungen, ferner Röntgenuntersuchung, bes. in schrägem Durchmesser mit Kontrastmitteln, und schließlich die fachärztliche Oesophagoskopie). Zur noch rechtzeitigen Überweisung der allzuoft übersehenen und zu spät erkannten Fälle an zuständige Fachärzte braucht der Praktiker — gerade bei Oesophaguserkrankungen — eine sehr sorgfältige Anamnese. Die Pathologie erschöpft sich hier durchaus nicht, wie es leider gelegentlich scheint, in dem Speiseröhrenkrebs!

Die Hauptaufgabe des Oesophagus bildet die Weiterbeförderung der gekauten und eingespeichelten Speisen in den Magen. Dies geschieht anfänglich zwar durch die Spritzwirkung, die durch verstärkten Druck der Mund- und Pharynxmuskulatur beim Schluckaktbeginn bedingt wird, weiterhin aber durch die aktive Mitwirkung der Speiseröhrenmuskulatur. Erkrankungen der Speiseröhre werden sich also in erster Linie durch eine Motilitätsstörung, Erschwerung des Schlingvermögens oder Dysphagie äußern. Man fragt u. a. also, ob das Schlucken schwer geht, ob und wo die Speisen stecken bleiben, ob der Kranke starker „drücken" muß und ob es länger dauert, bis die Speisen „herunter" sind. Hierzu kann eine sensible Komponente kommen. Schon die normale Speiseröhre kann empfindlich sein für stärkeren Druck und größere Spannung, für gröbere Temperaturunterschiede und gewisse chemische Noxen, wie konzentrierten Alkohol. Bei Speiseröhrenerkrankungen, mitunter auch bei Erkrankungen von Nachbarschaftsorganen, wie im Pleuritisbeginn (D. Gerhardt), können unangenehme Empfindungen, von Druckgefühl angefangen bis zu heftigen Schmerzen, sich einstellen — sei es „spontan", beim „Leerschlucken" oder bei der Flüssigkeits- und Nahrungsmittelpassage. Hierbei kann es auch zu genaueren „Lokalisationsempfindungen" für den Krankheitssitz kommen. In den Vorgeschichten werden wir auch nach etwaigem „oesophagealem Erbrechen" fahnden. Darunter verstehen wir ein „Regurgieren" von Speisen, die in der Speiseröhre stagnieren, vielleicht schon — freilich ohne Chymifizierung und ohne Salzsäure — zersetzt sind und ohne Brechbewegungen, meist auch ohne besondere Übelkeit mit Hilfe einer Speiseröhren-Antiperistaltik nach oben gelangen. Auch das oesophageale Schleimbrechen ist ein wichtiges Symptom, bes. bei Speiseröhrenkrebsen und diffusen Entzündungsprozessen. Auch oesophageale Blutungen, von Hämatomesis (vgl. daselbst) oft kaum unterscheidbar, kommen vor, bes. bei varikösen Erweiterungen der Speiseröhren-Venennetze. Gleichzeitige Lebercirrhosen können auf die Grundkrankheit aufmerksam machen. Meist sitzen die Varizen in der Kardiagegend. Die Blutungen können sogar tödlich sein, zumal wir hier, wenn sie nicht „von selbst" stehen, wenig helfen können. Heftigere Speiseröhrenblutungen aus anderen Ursachen sind ganz ungewöhnlich (durchbrechende Aneurysmen; geringere bei Geschwüren, Krebsen, Verletzungen, Entzündungen und Bluterkrankungen). Solche eindeutige Oesophagussymptome können freilich — namentlich in flüchtigen Anamnesen — überlagert werden durch psychogene Störungen, aber auch durch organische Komplikationen verkappter Speiseröhrenerkrankungen, mit Beteiligung der so vielseitigen Nachbarorgane. Hierin liegen vielgestaltige Möglichkeiten gegenseitiger Beeinflussung von Speiseröhre und Nachbarorganen und damit auch zu Komplikationen, die z. B. bei Perforationen des Oesophagus zu trügerischen Komplikationen führen können, wie septischen Prozessen, Mediastinitis, Pleuritis und Perikarditis, auch eitrig-gangränösen Lungenerkrankungen.

Die objektive Untersuchung beschränkt sich in der Praxis gern auf die schon erwähnte Sondierung mit der Magensonde. Eine ungeübte Hand kann Schaden anrichten. Es drohen u. a. Blutungen, unter Umständen sogar Perforationen, auch mit nachträglicher eitriger und gewöhnlich tödlicher Mediastinitis. Meist ist es zweckmäßiger, zunächst nicht zu sondieren, sondern das Röntgenverfahren voranzuschicken. Ohne Schattenspender und „Fechterstellung" des Kranken gelingt dies nicht, (Aufschwemmungen von chemisch reinem Bariumsulfat, aber auch Metallsonden). Dann erst schließt sich unter Umständen die vorsichtige Oesophagoskopie an. Nur sie ist imstande, über die Art des Hindernisses Sicheres auszusagen. Meist ist diese Speiseröhrenspiegelung für den Kranken freilich eine rechte Quälerei und in manchen Fällen kontraindiziert, z. B. bei Aneurysmen und Varizen der Speiseröhre (Lebercirrhose), bei schwereren Herzerkrankungen und fortgeschrittener Arteriosklerose. Durch gleichzeitige Probeexcisionen (sie sind freilich auch eine Quelle von Blutungen und septischen Komplikationen) läßt sich sogar die histologische Natur der Oesophagus-Wanderkrankungen sicherstellen.

Selbstverständlich wird man stets nach jenen „Halsanschwellungen" fahnden, die durch gefüllte Divertikel zustande kommen, sowie nach metastatischen Drüsen, bes. an der seitlichen Thoraxwand und in den oberen Schlüsselbeingruben. Drüsenherausnahme und pathologisch-anatomische Untersuchung sind aber zur Sicherstellung der „Metastase" mitunter unerläßlich. Bei der topischen Diagnose von Passagebehinderungen erinnert man sich, daß man an der beim Erwachsenen etwa 25 cm langen Speiseröhre (da der Abstand von Zahnreihe und Oesophagusmund ungefähr 15 cm beträgt, macht also die Gesamtdistanz: Zahnreihe — Mageneingang 40 cm!) einen ganz kurzen Halsteil unterscheidet (etwa 5 cm lang), dann den großen Brustabschnitt und schließlich den nur 2—3 cm langen, mit Peritoneum überzogenen Bauchanteil, dem linken Zwerchfell, auch dem linken Leberlappen angelagert. Von der Zahnreihe bis zur Kreuzungsstelle von Speiseröhre und linkem Hauptbronchus mißt man ungefähr 23 cm. In Oesophagusruhe ist das mehr ovale als runde, sehr dehnungsfähige Lumen geschlossen; die Seitenwände liegen also aneinander.

Auffällige Resistenz der Speiseröhre trotz besonderer Läsions- und Infektionsmöglichkeit. Akute Oesophagitis (mit mehreren pathologisch-anatomischen Unterformen, wie „katarrhalis" bzw. simplex, „follicularis" — diese freilich häufiger bei chronischen Formen — „exfoliativa" mit ausgedehnten Ablösungen der Epitheldecke und schließlich die umschriebene oder mehr diffuse „phlegmonosa", häufig mit submukösen Abscessen verbunden). Relativ häufig die leichteren katarrhalischen Formen. Ursachen: Infektionskrankheiten, z. B. Pocken, Typhus, Scharlach. Nur ausnahmsweise greift die Diphtherie mit ihren Belägen auf die Speiseröhre über. Gleichzeitige oder ausschließliche thermische, mechanische oder chemische Oesophagusschädigungen, wie zu kalte, zu heiße Getränke. Diagnostischer Anhaltspunkt: Tieflokalisierte, oft dem Oesophagusverlauf entsprechende Schmerzen teils spontan, teils beim Schlingakt, sowie Neigung zu Würgbewegungen, Herausbeförderung von Schleimmassen, Regurgieren von Speisen. Evtl. auch Schmerzhaftigkeit bei Halswirbelsäulenbewegungen, bes. nach hinten, sowie bei seitlichem Halsdruck auf die Speiseröhrengegend. Behandlung. Ruhigstellung des entzündeten Organes, Bettruhe, evtl. zeitweise rectale Ernährung, bzw. Wasserklysmen, wenig, aber möglichst calorienreiche flüssige Nahrung (Sahne, Milch mit Nährpräparaten); Temperatur der Speisen und Getränke je nach der besseren subjektiven Bekömmlichkeit. Medikamentös: Karlsbader Mühlbrunnen, eßlöffelweise; Natr. bicarb. 10,0 : 150,0 eßlöffelweise. Gegen die Schmerzen Anästhesien, Cocain, auch Pantopon, Morphium.

Die ernsten akuten Oesophagusphlegmonen (gewöhnlich umschrieben, submukös; meist durch Schleimhautläsionen, bes. Fremdkörper; Sitz im oberen Oesophagus) gehen mit Fieber, hoher Pulsfrequenz, intensiven örtlichen Schmerzen einher. Eiterdurchbruch kann auf richtige Fährte leiten. Fachmännische Beratung! Auch dann trübe Prognose, bes. bei den oft qualvollen „diffusen" Formen, etwas günstiger bei den umschriebenen. Gewöhnlich ist man leider auf rein symptomatische Behandlung angewiesen.

Chronische Formen, die sich oft nur durch leichtere Dysphagie verraten, entwickeln sich meist im unteren Oesophagus, vom Magen aus (häufiges Hochkommen und Erbrechen hyperaciden Magensaftes) oder von oben her durch stetes Staubschlucken, Nicotin- und Alkoholmißbrauch (gleichzeitige Pharyngitis!). Auch venöse Stauungen im Gefolge von Lungen und Herzerkrankungen sollen ursächlich eine Rolle spielen, vor allem aber primäre Wanderkrankungen der Speiseröhre (also chronische Oesophagitis oberhalb von Stenosen sowie bei sonstigen Oesophagusausbuchtungen).

## Speiseröhrenerweiterungen.

**Divertikel,** d. h. hernienartige Ausstülpungen der Oesophaguswand.

Die praktisch wenig bedeutsamen Traktionsdivertikel, d. h. kleine örtliche Ausziehungen der vorderen und seitlichen Oesophaguswand durch Schrumpfungsvorgänge der Umgebung, bes. in Höhe der Bifurkation, infolge Erkrankung benachbarter Lymphdrüsen mit oder ohne gleichzeitige gröbere anatomische Veränderungen der Oesophaguswand. Am häufigsten bei Männern. Erkennung bei gelegentlicher oesophagoskopischer Untersuchung von Speiseröhrenbeschwerden oder bei Komplikationen, bes. Entzündungen der ausgestülpten Schleimhaut, Perforation der Divertikelspitze (aber auch der angelagerten Drüse) sowie sekundärer Miterkrankung von Mediastinum, Perikard und Pleura (wohl nur fachärztlicher Diagnose zugänglich). Gewöhnlich nur geringes örtliches Druck- und Schmerzgefühl; nur selten Stenosenerscheinungen.

Die sog. Pulsionsdivertikel (Zenker). Seltener, aber praktisch wichtiger! Gewöhnlich solitär und im Anfangsteil der Speiseröhre, d. h. der Grenze zwischen Pharynx und Oesophagus an der durch Drucksteigerung beim Schlingakt bes. gefährdeten Hinterwand.

**Kennzeichen.** Meist schon späteres Alter, allmählicher oft sehr lange zurückliegender Krankheitsbeginn, mitunter nach Trauma. Ganz langsames, aber stetes Fortschreiten der Beschwerden unter deutlicher Stenosenentwicklung (Dysphagie), örtlichem Gefühl des Steckenbleibens. Befund:

Pharyngo-oesophagealer Sitz der Speiseröhrenerkrankung; in seitlicher Halsgegend mitunter fühl- und sichtbarer weicher, elastischer Tumor (Verwechslungsmöglichkeit mit Struma). Größe der Geschwulst in gleicher Weise wie die Sondierbarkeit der Stenose auffällig wechselnd, von Nahrungsaufnahme abhängig; Inhalt zum Teil ausdrückbar; örtliche glucksende Spontangeräusche am Halse. Diagnostische Sicherstellung weniger durch das Oesophagoskop als durch das Röntgenverfahren, oft klarste Divertikelschatten durch Kontrastmittelfüllungen. Womöglich operative Behandlung erforderlich, da sonst stete Verschlimmerung mit späterem Exitus droht. Symptomatisch: Vorsichtiges manuelles Ausdrücken fühlbarer Halstumoren; vorwiegend breiige Kost. Nahrungszufuhr mitunter nur durch „selbsterfundene" Kunstgriffe des Kranken möglich.

Es gibt ausnahmsweise auch an anderen Stellen der Speiseröhre Ausbuchtungen, die zumindest durch „Pulsion" sich allmählich verstärken können, so oberhalb des Zwerchfells und an der Kreuzungsstelle des linken Hauptbronchus (letztere vielleicht ursprünglich aus Traktionsdivertikeln hervorgehend). Mitunter kann auch die Unterscheidung zwischen diffusen Dilatationen und Divertikeln schwer sein. — Solche oesophagealen Divertikel verlaufen gern unter dem Bilde tiefer — etwa 20—30 cm unter der Zahnreihe — sitzender Stenosen, die ohne erkennbare äußere Ursachen langsam einsetzen. Gleichzeitig Intensitätswechsel der Beschwerden je nach Füllungszustand des Sackes sowie Regurgieren von Speisen nach auffällig langer Stagnation. Solange die endothorakalen Operationsmethoden auch mit Hilfe des Druckdifferenzverfahrens noch so hohe Mortalität besitzen, wird man sich gewöhnlich auf konservative Maßnahmen, wie Sondenauswaschungen der Divertikel und Sondenernährung, ferner auf diätetische Verordnungen, die denjenigen bei den übrigen Stenosen entsprechen (vgl. S. 514), beschränken müssen.

Diffuse, auch sackartige **sekundäre Dilatationen**, auch Stauungsektasien genannt, oberhalb organischer oder funktioneller, d. h. durch umschriebene Spasmen verursachter Stenosen.

Mehr **diffuse Ausweitungen ohne erkennbares distales Passagehindernis.** a) Angeborene Erweiterungen des unteren Speiseröhrenabschnittes (krankhafte Verstärkungen physiologischer Volumschwankungen; Erweiterungen unmittelbar oberhalb, auch unter dem Zwerchfell; die ersteren auch „Vormagen" die letzteren „Antrum cardiacum" genannt). Merkmale: Zurückreichen bis in die Kindheit von etwaigen Schluckbeschwerden mit sternalem bzw. epigastrischem Druckgefühl, Regurgieren, tiefsitzendem Hindernis. Die sog. idiopathische spindelförmige Erweiterung der Speiseröhre. Hier kommt es auch bei anscheinend gesunder Kardia und bei annähernd normalem Lumen des Bauchabschnittes der Speiseröhre zu starker Verlängerung derselben und zu einer von unten nach oben sich verjüngenden spindel-, birn- oder flaschenförmigen Oesophagusausweitung etwas oberhalb des Zwerchfells mit Hypertrophie der Ringmuskulatur, sekundären entzündlichen Wanderkrankungen. **Ursachen** noch strittig; wichtig die neuropatische Konstitution, ferner angeborene Lage-, Form- und Funktionsanomalien der Speiseröhre (auch sog. kongenitaler Megaoesophagus, ferner angeborene Klappenbildungen), primärer oder sekundärer Kardiospasmus, Vagusstörungen mit Oesophagusatonie und Krämpfen. **Klinisches Bild** des prognostisch ernsteren Leidens. Meist mit Abmagerung und Obstipation einhergehende, allmählich zunehmende, nur selten scheinbar plötzlich einsetzende Erschwerung des Schlingaktes durch scheinbar tiefsitzende Oesophagusstenose mit sternalem oder epigastrischem Druckgefühl, rasches Hochkommen unveränderter Speisen (ungeronnene Milch!) unmittelbar nach Nahrungsaufnahme, ferner

Erbrechen stagnierenden Oesophagusinhaltes oft mit Speichel und Schleim vermengt (vermeide Verwechslungen mit Pylorusstenose und Sanduhrmagen!). Bei Sondeneinführung Speiseretention im Oesophagus, auffallende Beweglichkeit der Sonde, tiefsitzendes aber nach einiger Zeit — bes. für dicke Sonden — überwindliches Hindernis (berücksichtige hierbei die Oesophagusverlängerung bei der Messung des Stenosenabstandes sowie etwaige nachträgliche Entleerung salzsauren Mageninhaltes nach Passage der Verengerung). Fehlen oder Verzögerung des zweiten Schluckgeräusches ist mitunter bedeutsam. Fachmännische Sicherstellung des namentlich bei Männern keineswegs seltenen Leidens, bes. die praktisch so wichtige Unterscheidung von Kardiacarcinom. Gelegentlich Sekundärcarcinom in dem erweiterten Speiseröhrensack!

Die **Diagnose** wird leicht auch deshalb verfehlt, weil viele Praktiker an diese diffusen annähernd gleichen Dilatationen gar nicht denken! Wenn auch manche Kranke ein höheres Alter erreichen, so ist die Prognose doch ernst. Verbessert wird sie zweifellos durch sachverständige Therapie, wenn dadurch auch keine anatomische Heilung erzielt wird.

**Behandlung.** Bekämpfung der neuropathischen Anlage, Psychotherapie! Versuchsweise Belladonna- bzw. Atropinkur. Langsam schluckweise flüssigbreiige, calorienreiche Kost; sorgfältiges Kauen. Zeitweise Ruhigstellung der Speiseröhre durch knappste Ernährung per os, Bettruhe, Nährklistiere, Sondenernährung; Entlastung des Oesophagus und Verhinderung der Stagnationsfolgen am besten durch abendliche Sondenspülung der Speiseröhre (Natr. bicarb. Zusatz zum Spülwasser zwecks besserer Schleimlösung). Einführung dicker Sonden vor dem Essen. Beim Versagen dieser Behandlungsmethoden kommen vor blutigen Eingriffen unblutige Kardiadehnungen, auch mit sog. Dilatationssonden, in Frage, dann erst Laparotomien (vor allem Gastrostomien mit späteren Kardiadehnungen).

## Speiseröhrengeschwülste.

In Allgemeinpraxis wohl die relativ häufigste grob-organische Oesophaguserkrankung! Gewöhnlich die bösartigen primären Plattenepithelkrebse; seltener Speiseröhrenerkrankungen durch Übergreifen von Krebsen der Nachbarorgane, bes. Kardia; nur ausnahmsweise metastatische Carcinome. Evtl. Sicherstellung der Tumorart durch Excision eines Tumorstückchens im Oesophagoskop oder durch histologische Metastasenuntersuchung (Halslymphdrüsen!). Die Krebse verursachen meist inselförmige, dann streckenweise ringförmige Erkrankungen mit Weiterwachstum ins Lumen und durch Oesophaguswand sowie mit Übergreifen auf die Umgebung. Sarkome sehr selten (bes. im unteren Brustteil, reichlich Metastasen, vor allem im Skelet). Lieblingssitz: Die physiologischen Engen, also Ringknorpelhöhle, Bifurkation, Hiatus. Hochgradige Verengerungen, bes. bei den cirrhösen Formen mit geringer Zerfallstendenz. Die eigentlichen Krankheitsursachen sind, wie bei Krebsen überhaupt noch dunkel. Hilfsmomente sind aber vielleicht hartnäckige, örtliche Reizwirkungen mechanischer, chemischer und thermischer Art. Hierfür spricht nicht nur die Bevorzugung der physiologischen Engen, sondern auch die auffällige Prädilektion der Männer, unter unseren Kranken namentlich solcher, die zum Genuß konzentrierter „Alkohole" neigen.

Merkmale für die **Diagnose** der Oesophaguskrebse. Vorwiegend Männer zwischen 50—60 Jahren; Schluckbeschwerden, Neigung zum Regurgieren, starke Speichel- und Schleimsekretion, allmählich Ernährungsstörungen. Sicherstellung der Verengerung zunächst durch vorsichtige Sondierung sowie Röntgendurchleuchtung und Röntgenphotographie mit Wismut- bzw. Baryumfüllung (gewöhnlich schräger Durchmesser von links hinten nach rechts vorn); Drüsenschwellungen am Halse; Stimmbandparese durch Recurrensbeteiligung. Achte auf Durchbruch ins Mediastinum, vor allem in Pleura und Lunge (Hautemphysem, Husten, Atemstörungen nach Nahrungs- und Flüssigkeitsaufnahme, Bronchopneumonien, Lungengangrän, eitrige Pleuritis), fieberhafte, mitunter in Nachbarorgane durchbrechende perioesophageale Abscesse. Spielarten des Leidens: mitunter plötzlicher Krankheitsbeginn, vor allem nach allzu großen, heißen Bissen (aber auch dann gewöhnlich leichtere Beschwerden als Vorboten). Ferner: ausnahmsweise ein Fehlen störender Verengerungen, auch stärkere Intensitätsschwankungen (Einfluß begleitender Spasmen, entzündlicher Schwellungen, sekundärer Insuffizienzen der noch gesunden Speiseröhrenmuskulatur, Zerfallserscheinungen an dem zuvor das Lumen verstopfenden Krebsgewebe). Hochsitzende Speiseröhrenkrebse endlich können Kehlkopf- und Zungenerkrankungen vortäuschen. Trügerische Blutungen kommen durch carcinomatöse Gefäßarrosionen, namentlich aber — dann meist rasch tödlich — durch Carcinomdurchbruch in große arterielle Gefäße, vor allem in die Aorta vor. Wegen der auffällig häufigen Mitbeteiligung des linken Recurrens wird man bei allen Speiseröhrenerkrankungen, insbes. bei Krebsverdacht, auch eine Kehlkopfspiegelung machen. Denke stets an Verwechslungsmöglichkeit mit Aortenaneurysma (Röntgenbefund, positiver „Wassermann"!), mit Oesophagusspasmus und sog. spindelförmiger Erweiterung, sowie mit gutartigen Strikturen.

**Behandlung.** Als Palliativoperation Gastrostomie bei Undurchgängigkeit auch für flüssige Ernährung. Radikalentfernung am ehesten noch beim Sitz im Halsteil. Denke bei Lokalisation im oberen Drittel auch an die seltenen, gutartigen Geschwülste, z. B. Fibrome, gestielte Polypen; deshalb bei Oesophagusstenosen stets Beratung mit Facharzt. Bei Gastrostomien mitunter Stenosenmilderung durch Fortfall des reizenden Speisetransports durch den Oesophagus sowie Milderung entzündlicher Schwellungen und Spasmen.

Intern. Flüssige, breiige kalorienreiche Ernährung (Sahne, Öl, Nährpräparate!), Schleimlösung durch Natr. bicarb., etwa 10,0 : 150,0, mehrmals täglich einen Eßlöffel, langsam hinunterschlucken. Zur „Desinfektion" 1—2proz. Wasserstoffsuperoxyd, häufig schluckweise. Vorsichtige Sondenbehandlung, bes. bei stärkeren Ernährungsschwierigkeiten. Bei Undurchgängigkeit: einige Tage Bettruhe, schon zur Verringerung des Calorienbedürfnisses; rectale Ernährung bzw. Tropfklistier zur Ruhigstellung des Organs und zur Abschwellung sekundärer Entzündungen des Carcinoms; dann vorsichtige Wiederholung der Sondierung evtl. nach Morphium-, Papaverin- oder Cocaindarreichung. Bei Radiumtherapie auch Anwendung sog. Radiumsonden oder Einführung von Radiumkapseln mit Hilfe des Oesophagoskops, ferner bei Röntgentiefentherapie rentieren sich höchstens ausnahmsweise einmal und dann wohl nur vorübergehend die hohen Kosten. Meist laufen diese Verfahren auf eine „Psychotherapie" der Angehörigen hinaus!

## Speiseröhrengeschwüre.

Ulcus pepticum. Selten, meist nur autoptischer Nebenbefund (in jedem Lebensalter, bes. aber bei Männern, gewöhnlich chronischer Verlauf). Peptische Geschwüre teils durch Übergreifen von Kardiageschwür auf Speiseröhre, teils durch selbständige Entwicklung, bes. im unteren Speiseröhrendrittel; Insuffizienz des Kardiaverschlusses hier ursächlich bedeutsam. **Symptome** wie bei Ulcus ventriculi (oft gleichzeitig Geschwüre des Magen-Darmkanals); hierzu treten Dysphagie und häufige Schmerzprojektion zwischen Schulterblätter und in die vordere Brustgegend. Verwechslungen mit Kardia- und varikösen Geschwüren, auch mit tuberkulösen, syphilitischen und aktinomykotischen, vor allem aber mit carcinomatösen. Perforationsstenosen und Blutungsgefahr! **Behandlung** durch möglichste Ruhigstellung des Organes (Bettruhe, zeitweise rectale Ernährung bzw. Wasserklistiere, flüssig-breiige calorienreiche Kost, sonst wie bei Ulcus ventriculi. Medikamentös ein Wismutpulver mit Magnesia usta und Belladonna. In hartnäckigen Fällen Ruhigstellung des Oesophagus durch Gastrostomie (fachärztliche Beratung), Sondenbehandlung etwaiger Sekundärstenosen.

Druckgeschwüre. Folgen von Fremdkörpern, Dauersonden, instrumenteller Untersuchung und Behandlung; Wandkompression z. B. durch Aneurysmen; praktisch belanglose agonale Decubitalgeschwüre durch Ringknorpeldruck, bes. bei gleichzeitigen Strumen.

Tuberkulöse, syphilitische und aktinomykotische Geschwüre. Sehr selten. Bei Verdacht fachmännische Oesophagoskopie! Syphilis: Geschwürig zerfallende Gummiknoten mit späterer narbiger Verengerung im oberen Speiseröhrenabschnitt (spezifische Behandlung und instrumentelle Dehnungen). Meist sehr schmerzhafte Dysphagie. Wassermannsche Reaktion, bes. bei hochsitzenden Oesophagusstenosen! Oesophagusbeteiligung auch im Sekundärstadium, gewöhnlich aber symptomlos, nur oesophagoskopisch greifbar. Gleichzeitige andere Zeichen von Lues können auf die freilich so seltene Möglichkeit einer Speiseröhrensyphilis aufmerksam machen. Aktinomykose: gewöhnlich Fortpflanzung von Halsorganen her (auch Streptotrichosis und Rotz sind beobachtet). Neben der vorherrschenden geschwürigen Form der Speiseröhrentuberkulose gibt es eine stenosierende durch Verdickung bzw. Infiltrat der Speiseröhrenwand, sowie Raumbeengung durch angelagerte tuberkulöse Drüsen. Relativ häufigste Entstehung der Speiseröhrentuberkulose vom Pharynx aus, durch Fortpflanzung der Tuberkulose von Nachbarorganen (vor allem tuberkulöse Drüsen; tuberkulöse Kavernen; Senkungsabscesse bei Wirbelcaries). Vielleicht auch einmal hämatogene und lymphogene Entstehung. Hinweis auf solche Oesophagusbeteiligung durch Dysphagie (bes. schmerzhaft), sowohl bei der stenosierenden wie ulcerösen Form der Speiseröhrentuberkulose. Meist macht die fortschreitende Tuberkulose anderer Organe, vor allem der Lungen, die Speiseröhrenbeteiligung zu mehr untergeordnetem Nebenbefund. Von dieser vorherrschenden Tuberkulose anderer Organe hängt demgemäß auch die Prognose solcher Mitbeteiligungen der Speiseröhre ab.

Variköse Geschwüre (bzw. Schleimhautnekrosen über erweiterten Venen). Varizenbildung gewöhnlich, aber nicht ausschließlich nach Pfortaderstauung. Sitz: unterer Abschnitt der Speiseröhre.

## Speiseröhrenkrämpfe (Kardiospasmus, Oesophagismus).

Vorwiegend umschriebene Spasmen, bes. im Speiseröhrenanfang und in Kardiagegend. Akutes Einsetzen der Spasmen beim Sitz am Eingang der Speiseröhre: Plötzliche, meist aber vorübergehende Schluckunfähigkeit mit Herausbeförderung eines den Anfall oft auslösenden größeren Bissens; beängstigendes örtliches Gefühl krampfhaften Zusammenschnürens; in hartnäckigen rezidivierenden Fällen mitunter sekundäre Ernährungsstörungen und proximale Dilatation der Speiseröhre infolge häufigen Passagehindernisses. Meist ausgesprochene neuro- bzw. psychopathische Konstitution; bei Rezidiven Zwangsvorstellungen und Angst vor dem Schlucken bedeutsam,

Sog. permanente Verschlüsse mit mehr schleichender Entwicklung vorwiegend durch Kardiospasmus! Wichtigste **Kennzeichen**. An Intensität oft schwankende Dysphagie mit örtlichem Stenosengefühl und Passagehindernis, bes. bei flüssiger, weniger bei fester Speise. Bei Sondierung gewöhnlich Kardiahindernis. Verdacht auf Kardiospasmus erweckt: leichte Passierbarkeit dickerer als dünnerer Sonden, bei wiederholten Untersuchungen wechselnder Befund (mitunter freie Passage), Verschwinden des Hindernisses nach vorübergehender Ruhelage der Sonde oder nach Papaverindarreichung (0,02—0,03 subcutan). Beratung durch Facharzt. Im Röntgenbild oft deutliche Oesophagusdilatation oberhalb der spastischen Verengerung. Im Oesophagoskop u. a. das differentialdiagnostisch wichtige Fehlen gröberer anatomischer Veränderungen.

Man fahnde nach Krankheitsursachen, also stets nach ursächlich mitbedeutsamen funktionellen und organischen Erkrankungen des Nervensystems, nach Vergiftungen (auch Nicotin) sowie nach reflektorischen Krämpfen, bes. bei Veränderungen der Nachbarschaftsorgane (z. B. Fernspasmen bei verkappten Magencarcinomen, Oesophagusreizungen bei angelagerten verkalkten Lymphdrüsen, bes. bei älteren Leuten und in Bifurkationshöhe). Das Sprungbrett bildet aber auch hier gewöhnlich die abnorme nervöse Konstitution. Die vom Grundleiden abhängige Prognose ist vielleicht noch am besten bei den ,,idiopathischen" Formen, doch auch hier hohe Rezidivgefahr.

Günstige Behandlungserfolge bes. beim Fehlen stärkerer spindelförmiger Erweiterungen! Psychotherapie! Zur Milderung der Spasmen versuchsweise Brom, besser Atropin und Papaverin. Innerlich 1—2 wöchentliche Atropinkur. Vor der Nahrungsaufnahme Belladonnapulver, z. B. Bismutum subnitr., Natr. bicarb. $\overline{aa}$ 0,5; Extract. belladonnae 0,02. Papaverindarreichung: die wasserlöslichen Salze des Papaverins, eines Opiumalkaloides, besitzen eine tonusherabsetzende Wirkung auf die glatte Muskulatur des Körpers, vor allem des Verdauungstractus, bes. aber bei Spasmen. Bei allen Spasmen des Magen-Darmkanals empfiehlt sich ein Versuch damit (prompte Beeinflussung spricht hier gegen rein organische Stenose!). Zweckmäßig auch Kombinationen von Atropin bzw. Belladonna mit Papaverinum hydrochloricum (letzteres in Dosen von 1 bis 4 cg, evtl. mehrmals täglich). Versuchsweise auch Kuren mit Belladonnapillen (Fol. Bellad.; Extr. Bell. $\overline{aa}$ 0,3 auf 30 Pill.; morgens nüchtern 1 Pille; wöchentlich steigend bis 4 Pill.). Beim Versagen oder zur Unterstützung der medikamentösen Behandlung längere Einführung dicker Sonden vor den Mahlzeiten; in verzweifelten Fällen fachmännische Kardiadehnung mit besonderen Sonden (Gottstein u. a.). Rezidivgefahr; deshalb periodische Nachkontrolle der Kranken und vorbeugende Wiederholung ,,milderer" medikamentöser Behandlung. Öfters verschaffen örtliche Wärmeanwendungen Linderung (Diathermie, Heizkissen, Senfmehlumschläge, Leinsamen). Auch die Elektrotherapie verdient einen Versuch (Quergalvanisation, energisches Faradisieren der Brust, Teslaströme).

## Speiseröhrenlähmungen.

**Lähmungen der Speiseröhre und Kardia** durch zentrale und peripherische Vagusbeteiligung, bes. bei postdiphtheritischer Polyneuritis, chronischer Infektion und Intoxikation (Alkohol, Blei und Syphilis), chronisch progressiven und akuten apoplektiformen Bulbärparalysen. Wirkliche Oesophaguslähmungen sind ,,organisch", kaum jemals ,,hysterisch" (hier trügerische Spasmen). **Kennzeichen**. Schluckstörungen, bes. für feste Speisen und typisches Mißverhältnis der starken Schluckstörung zur leichten Sondenpassage. Cave Verwechslung mit stenosierenden Oesophaguserkrankungen (jedoch Passagehindernisse durch steckengebliebene Bissen infolge der Speiseröhrenlähmung) sowie mit idiopathischer Dilatation (im Gegensatz hierzu Entwicklung der Paralyse im Anschluß an die genannten Grundursachen). **Behandlung.** Calorieneinsparung durch Bettruhe, Schlundsondenfütterungen, versuchsweise rectale Ernährung bzw. Wasserklistiere, vorsichtige Darreichung per os (Schluckpneumonien) Strychnin als Tinktur oder subcutan; Elektrotherapie, bes. Auslösung des galvanischen Schluckreflexes: Anode in Nacken fixieren, mit Kathode bei mittlerer Stromstärke seitliche Halsgegend bestreichen.

### Speiseröhrenrupturen.

Spontanrupturen äußerst selten (gewöhnlich nur bei Männern!). Infolge plötzlicher übermäßiger Dehnung, auch Zerrung der untersten Speiseröhre, vor allem durch brüske, krampfhafte Brechbewegungen bei gleichzeitiger vorübergehender Abklemmung des oberen Oesophagus können dicht oberhalb der Kardia an Hinter- und Seitenwand Einrisse durch Oesophaguswand, Mediastinum und Pleura entstehen. Prädisponierend: Angeblich intravitale Oesophagomalacien, bes. durch Einwirkung von Magensaft in Agone. Rupturen jedoch auch bei gesunder Oesophaguswand! Krankheitssignal: Stürmische Entwicklung nach Brechakt mit Atemnot, Pulsbeschleunigung, Kollaps, heftigen epigastrischen und tieflokalisierten Brustschmerzen. Hautemphysem (am Schlüsselbein beginnend); aber erhaltene Schluckfähigkeit. Bei Durchbruch in Pleura auch heftige Hustenparoxysmen nach Wasserschlucken! Herz- und Beruhigungsmittel.

### Speiseröhrensensibilitätsstörungen.

Gegenüber den Motilitätsstörungen an klinischer Bedeutung zurücktretend. Über Hyp- und Anästhesien bei Nervenleiden, z. B. bei Tabes, ist noch wenig bekannt. Hyperästhesien (spontane oder durch Schluckbewegungen ausgelöste und dann abnorm lange fortbestehende lästige bis intensiv schmerzhafte Sensationen) sind Begleit- und Folgeerscheinungen der verschiedenartigsten schmerzhaften Speiseröhrenerkrankungen (z. B. im Gefolge von Entzündungen, Verbrennungen, Verletzungen der Speiseröhre), ausnahmsweise auch ein scheinbar vorherrschendes Leiden bei Psychoneurosen. Auch Globus — bzw. ein Druck- und Fremdkörpergefühl mit und ohne Speiseröhrenspasmen. Mitunter sekundäre Entwicklung nach häufigem Sodbrennen. **Behandlung.** Grundleiden! Häufige kleine Portionen von Karlsbader Mühlbrunnen. Natrium - bicarb. - Lösungen 10,0 : 150,0 Anästhesinbonbons, Belladonnatinktur (stark verdünnen) und Cocaintropfen.

### Speiseröhrenverengerungen (Oesophagusstenosen).

Funktionelle und organische Krankheitsursachen! **Funktionell.** Krampfhafte Muskelkontraktionen (Kardiospasmus, auch auf der Basis einer gleichzeitigen organischen Erkrankung, wie Entzündungs- und Geschwürsbildung). **Organisch.** Kompressionen durch raumbeengende Erkrankungen von Nachbarorganen, wie Aortenaneurysmen, Mediastinaltumoren, Lymphogranulome, auch Bronchialdrüsenschwellungen, Geschwülste der Schilddrüse (auch substernale Strumen!), Tumoren des Kehlkopfes, der Trachea und der Bronchien, große perikarditische Exsudate, starke Erweiterungen des linken Vorhofes, ausgeprägte Schrumpfungsvorgänge in der Nähe der Speiseröhre, wie mediastinale Adhäsionen. Manche gröberen Lageveränderungen der Speiseröhre, die das Röntgenbild erkennen läßt, verlaufen freilich symptomlos, vor allem solche bei Wirbelsäulenverkrümmungen. Es kommt hier zwar vor, daß der Oesophagus „eine Sehne für den Bogen der Wirbelsäule zu bilden strebt" (Jamin), zumindest die Verkrümmung nur in verminderter Form mitmacht. In anderen, namentlich hochgradigen, Fällen freilich kommen schwere Oesophagusverlagerungen zustande, vielleicht auch unter Rückwirkung von bindegewebigen Veränderungen im Mediastinum, die Anpassungen an die abnormen Raumverhältnisse erschweren können. **Wanderkrankungen** der Speiseröhre. a) Geschwülste (Carcinome, vor allem bei älteren Männern), b) Narbige Verengerungen. c) Divertikelbildungen, vor allem die sackförmigen. d) Lähmungen der Speiseröhrenmuskulatur, z. B. nach Diphtherie. e) Sog. idiopatische Dilatationen. **Verstopfung des an sich normalen Lumens** durch Fremdkörper.

Man muß bei Stenosenerscheinungen, die ohne erkennbare äußere Ursachen sich bei Kindern zur Zeit des Übergangs zu fester Ernährung allmählich geltend machen, vielleicht später zunehmen oder dauernd in gleicher Weise bestehen bleiben, an die Möglichkeiten angeborener Bildungsanomalien denken, vielleicht auch an jene Schluckbeschwerden, die mitunter — keineswegs regelmäßig — bei abnormem Verlauf der Arteria subclavia dextra durch Druck auf die Speiseröhre entstehen mögen (sog. „Dysphagia lusoria").
— Gelegentlich gelangen auch Parasiten in die Speiseröhre (Ascariden), nur ausnahmsweise aber in Form verstopfender Knäuel. In vereinzelten Fällen kann ein Soor der Speiseröhre durch große „Soormembranen" und klumpige Pilzmassen die Speiseröhrenpassage gefährden.

**Ursachen** der mitunter multipeln und mit Vorliebe an den physiologischen Engen, d. h. Speiseröhreneingang, Bifurkation und Zwerchfellhiatus sitzenden Narbenstenosen. a) Calorische: Verbrennungen durch heiße Speisen und Getränke. b) Chemische: Verätzungen bes. durch Laugen und Säuren. Forsche nach Suicidversuchen, Flaschenverwechslungen beim Trinken. Schwerste Speiseröhrenverschorfungen durch konzentrierte Schwefelsäure und unverdünnte Alkalien. Unter Umständen röhrenförmige Abstoßungen nekrotischer Oesophagusschleimhaut. Hohe Perforationsgefahr! Auch bei verdünnten Ätzgiften große Neigung zu gefährlichen Narbenstrikturen. c) Traumatische: Fremdkörper! d) Entzündliche: z. B. Sepsis, Diphtherie Tuberkulose, Lues. e) Verkappte Neubildungen, bes. cirrhöse Krebse.

**Therapie der Narbenstenosen.** Sondenbehandlung! Evtl. Oesophagotomie bei hochsitzenden, Gastrostomie mit retrograder Sondierung bei tiefsitzenden Stenosen. Aufgaben der internen Behandlung: Ausreichende Ernährung, Beseitigung, zumindest Milderung der motorischen und sensiblen Schluckbeschwerden, zumindest der anfänglich oft quälenden Schmerzen. Flüssige, breiige calorienreiche Ernährung, Erleichterung schmerzhaften Schluckens durch vorangehende Belladonnadarreichung, Morphium bzw. Cocaintropfen, Anaesthesin. Bei Verdacht auf gleichzeitigen Spasmus auch versuchsweise Papaverin. Reaktive entzündliche Schwellungen, die Stenosen vorübergehend verschlimmern, verlangen zeitweise Ruhigstellung des Organs durch knappste Ernährung per os, Nährklistiere, Suprarenintropfen (20 Tropf. der $1^0/_{00}$igen Lösung in Weinglas Wasser langsam trinken). Fibrolysintherapie? Radium?

Ein normales Lumen läßt sich auch durch die beste Therapie kaum erreichen, relativ am leichtesten noch bei Kindern (hier begünstigendes Oesophaguswachstum). Immerhin erzielt man häufig ein funktionell ausreichendes Ergebnis. Die unblutigen Verfahren müssen natürlich dem Grade und dem Sitz der Verengerung angepaßt werden. (Zunächst unter Umständen nur quellende Darmsaiten, übereinander verschiebbare Metallsaiten nach Lotheißen. Dilatationssonden, Laminariastifte, Intubationen der Speiseröhre, elektrolytische Behandlung, v. Hachersche Methode mit Einführung eines über einen Führungsstab zu ziehenden Drainrohres in die verengte Stelle.) Deshalb nur in leichteren Fällen vorsichtige Sondierungen mit konischen, dann zylindrischen Sonden durch den Praktiker; besser von vornherein fachärztliche Beratung! Cave Perforationsmöglichkeit! Über einzelne operative Verfahren, wie plastischen Ersatz der Speiseröhre liegen noch keine ausreichenden Erfahrungen vor.

# Magen- und Darmerkrankungen.

Von Professor Dr. G. von Bergmann-Berlin,
Professor Dr. G. Katsch-Greifswald und
Professor Dr. Eduard Müller†-Marburg,
nebst einem Beitrage von Professor Dr. F. Rosenthal-Hamburg.

## Allgemeine Symptomatologie.

### Ernährungs- und Kräftezustand; Verhalten der Zunge.

Natürlich geht die Bedrohung des Ernährungs- und Kräftezustandes bei Magen-Darmerkrankungen häufig mit dauernder Mattigkeit und abnormer Ermüdbarkeit schon bei den geringsten Anstrengungen einher. Von der abnormen allgemeinen Ermüdbarkeit des Gesamtkörpers — einem Allgemeinsymptom im wahrsten Sinne des Wortes — muß man freilich stets die Umschriebene unterscheiden, also z. B. die abnorme Ermüdbarkeit bestimmter Körperabschnitte, wie wir sie in den Beinen bei beginnenden cerebrospinalen Erkrankungen, ferner bei örtlichen Gefäßerkrankungen daselbst und bei Plattfüßen sehen. Die Zurückführung solcher Allgemeinsymptome auf das Magen-Darmleiden verlangt eben die Beachtung etwa begleitender anderer Krankheitsursachen, also auch von Konstitutionsanomalien (von Habitus „nervosus", „asthenicus", „enteroptoticus"), von Fettleibigkeit, essentiellen Hyper- oder auch Hypotensionen sowie von endokrinen Störungen. Der „Addison" z. B. verläuft mit Vorliebe anfänglich unter der Flagge von Magen-Darmstörungen. Auch begleitende Glykosurien und Intoxikationen, insbes. mit Genußgiften, können die eigentlichen Ursachen dieses Allgemeinsymptoms sein. Schließlich muß man mit der indirekten Entstehungsweise von Mattigkeit und Ermüdbarkeit durch die sekundäre Anämie, durch die starke Abmagerung, auch durch ein langes Krankenlager und eine einseitig strenge Diät denken.

Gehen Magen-Darmerkrankungen mit ungenügendem Ernährungs- und Kräftezustand einher, muß also die Vorfrage entschieden werden, ob das Untergewicht schon zuvor bestand oder durch eine komplizierende Erkrankung zumindest mitbedingt ist. Unerläßlich ist hier die Angabe über Gewichtsverluste, über das „Zuweitwerden" der Kleider und Röcke, vor allem über Bewertung des Aussehens durch die Umgebung des Kranken. Beruht die Veränderung des Ernährungszustandes tatsächlich auf den Magen-Darmstörungen, so denkt man vor allem an Anomalien der Nahrungsaufnahme, der Nahrungsverwertung, an abnorme Stoffwechselvorgänge und Verluste durch krankhafte Ausscheidung. Häufig genug wird die Nahrungszufuhr absichtlich eingeschränkt, z. B. aus Angst vor Schmerzen nach der Nahrungsaufnahme, wie beim Ulcus ventriculi, aus psychischen Störungen, vor allem aus depressiv-hypochondrischen Verstimmungen heraus, aus falscher Rücksicht auf die angeblich schlechte „Verdauung" bei chronischen Verstopfungen, nicht zuletzt aus geheimen Wünschen nach schlanker Figur.

In anderen Fällen ist echte Anorexie daran schuld. Zu solchen Störungen der Nahrungszufuhr muß man schließlich auch die Einflüsse von Oesophagus- und Pylorusstenosen rechnen. Bei der ja vorwiegenden Dünndarmverdauung können dadurch schwere Hungerzustände verursacht werden, ebenso wie durch häufiges Erbrechen. Auch an ursächlich bedeutsame miserable Gebißverhältnisse muß man bei allen Magen-Darmstörungen denken. Die ernsteren Schmälerungen der Nahrungsverwertung beruhen hingegen vornehmlich auf Insuffizienzen der Verdauungssäfte, also auf Sekretionsschwäche, ja Achylie des Magens, des Pankreas sowie der Darmdrüsen, auf Störungen der Lebertätigkeit und des Gallenzuflusses, dann ferner auf Beeinträchtigungen der Resorption durch schwere Darmstörungen, unter Umständen auch nur durch krankhafte Beschleunigung der Magen-Dünndarmpassage. Mitspielen können auch gleichzeitige innersekretorische Vorgänge, vor allem Schilddrüsen-, Hypophysen- und Nebennierenstörungen, auch eine begleitende Tuberkulose, insbes. der Mesenterialdrüsen, ferner exogene und endogene Vergiftungen. Zu ihren mechanischen Folgen, namentlich den Stenosierungen, kommen bei Geschwülsten des Magen-Darmkanals abnorme Stoffwechselvorgänge, auch quantitative Steigerungen im Tumorgewebe, die Bildung toxischer Substanzen daselbst (vor allem bei sekundären Entzündungen und bakteriellen Mischinfektionen, bei Einschmelzungen und Zerfall), schließlich noch die Stoffverluste durch die zwar kleinen, aber fortgesetzten und überaus schwächenden, evtl. ,,okkulten" Blutungen. Kommt es bei gutem Appetit, aber ohne gröbere Magen-Darmstörungen zu sinnfälliger Abmagerung, wird man — abgesehen von Diabetes — auch an begleitenden ,,Basedow" und an hypophysäre Kachexie, schwere Arteriosklerose und verkappte Drüsentuberkulose denken.

Das Verhalten der Zunge ist zwar überaus vieldeutig, aber auch gerade bei den Magen-Darmerkrankungen diagnostisch wichtig. Die Lingua dissecata oder scrotalis, die bekannte Zungenzerklüftung, können wir freilich nur als unbestimmten Ausdruck einer Konstitutionsanomalie bewerten, ebenso die als Lingua geografica bezeichnete Landkartenzunge. Auf perniziöse Anämie und die sie geradezu reglmäßig begleitende Achylie weist aber die Huntersche Zunge mit ihren schon so frühzeitigen Alarmsignalen in Form verdächtiger Parästhesien hin. Bei der Deutung des Zungenbelags muß man mit habituellen Formen rechnen, die sich auch ohne nachweisbare Lokalerkrankungen finden, sowie mit Folgen von Rachen-, Mundhöhlen-, insbes. von Zahn- und Tonsillenerkrankungen. Die dicken weißen Beläge sind aber gern häufige Begleiterscheinungen solcher akuten Magen- und Darmstörungen, die mit Sekretionsschwäche einhergehen, während Supersekretionen eher zu belanglosen roten Zungen neigen — in ähnlicher Weise wie freilich die durch Schleimhautatrophien bedingten Achylien, z. B. bei perniziöser Anämie. Stets ist der Feuchtigkeitsgrad der Zunge zu beachten; insbes. die verdächtige Trockenheit, wie bei Peritonitis, ferner etwaige abnorme Pigmentationen.

Eduard Müller†-Marburg.

## Appetitstörungen.

Beim **Hungergefühl**, einem Empfindungskomplex mit noch strittigen Entstehungsbedingungen, handelt es sich zunächst um örtliche Empfindungen in der Magengegend — um ein unangenehmes, ja schmerzhaftes Gefühl von Druck, Spannung und Leere, von Nagen und Knurren. Hiermit mischen sich Erscheinungen, die auf eine Mitbeteiligung der oberen Speisewege, vielleicht auch von Dünndarmabschnitten hinweisen (vermehrte Speichelabsonderung, Leerschlucken, Kollern, auch das schwer erklärliche Gähnen). Schließlich treten gewisse Allgemeingefühle und Gehirnsymptome hinzu, wie geistig-körperliche, bis zur Erschöpfung sich steigernde Schwäche, Ohrensausen, Augenflimmern. Die Theorie von der vorwiegend gastrogenen Entstehung dieses Hungergefühls entspricht einer althergebrachten, schon im Hinblick auf die örtlichen Sensationen begreiflichen Auffassung. Tatsächlich mögen Kontraktionszustände der Magenmuskulatur (Leerkontraktionen!), die vielleicht auch auf Speiseröhre und oberen Dünndarm übergreifen, für örtliche Empfindungen, vor allem für das Gefühl von Spannung, Druck, Knurren und Kollern, verantwortlich sein. Die individuelle Gewöhnung an die Größe des Nahrungsvolumens spielt aber zweifellos beim Sättigungsgefühl eine besondere Rolle. Auch das Zustandekommen dieser Sättigung ist in vieler Richtung noch unklar. Mit der Deckung des Nährstoffbedarfs hat es zunächst wenig zu tun. Das Sättigungsgefühl tritt ja schon früher auf, schon vor der eigentlichen Verdauung und Resorption. Psychische Faktoren spielen auch hier beim Kulturmenschen die ausschlaggebende Rolle. „Gesättigte" Kinder können auf den vollen Magen noch eine große Portion „Eis" oder Süßspeisen essen. Dies sind Dinge, die uns Ärzte veranlassen müssen, bei Appetitstörungen und bei „Mastkuren" die Erfahrungen geschickter Köche uns nutzbar zu machen und nicht einfach von Calorienberechnungen auszugehen. Freilich kann der Appetit groß sein und das Sättigungsgefühl — auch ohne jede erkennbare psychische Ursache, scheinbar oder tatsächlich körperlich bedingt — abnorm rasch eintreten. Auch „Hunger" und „Appetit" sind nicht identisch; die Unterschiede sind aber mehr seelisch als körperlich bedingt. Es gibt einen freudigen, erwartungsvollen und einen quälenden, nagenden, ja schmerzhaften Hunger, bei lange dauernder Inanition auch eine besondere seelische und körperliche Anpassung an die hochgradig verminderte Nahrungsmittelzufuhr. Unbeschadet solcher gastrogenen Auslösung entsteht in letzter Linie das Hungergefühl im Gehirn. Der gewaltige psychische Einfluß auf die Hungerempfindungen ist jedermann geläufig. Bei gewohnheitsmäßiger Bindung der Nahrungsmittelaufnahme an ganz bestimmte Zeiten stellt sich automatisch ein rechtzeitiges, bei gelegentlicher Nichtinnehaltung der gewohnten Stunde wieder abflauendes Hungergefühl ein. Durch ablenkende Tätigkeit und durch Affekte, vor allem Unlustgefühle, z. B. Ekel, können Hungerempfindungen augenblicklich verdrängt, durch angenehme äußere Eindrücke (appetitliche Darreichungsformen der Speisen) wesentlich gesteigert werden. Auch die Möglichkeit der Hungerstillung durch rectale, subcutane, vor allem aber jejunale Nahrungsmittelzufuhr, der Fortbestand des Hungergefühls nach ausgedehnten Magenresektionen, die Milderungen durch gewisse Gifte, vor allem durch Rauchen, sowie nicht zuletzt die geringe Wirksamkeit der angeblich appetitanregenden Magenmittel sind gleichfalls mit der vorherrschend gastrogenen Entstehung des Hungergefühls schwer vereinbar. Schon die Beobachtungen von Polyphagie bei gewissen Gehirnkrankheiten, z. B. bei Geschwülsten der Glandula pinealis und der Hypophysis, sind Zeichen für die zentrale Regulierung unseres Nahrungsmittelbedürfnisses. — (Unter Einfluß des Großhirns stehendes Zentrum im Zwischenhirn, nahe der Wandung des 3. Ventrikels.)

Wir unterscheiden zwischen qualitativen und quantitativen Störungen des Appetits. Eine krankhafte Appetitzunahme äußert sich bald in besonderer Intensität, bald in abnorm rascher Wiederkehr der Geneigtheit zur Nahrungsaufnahme. Wesentlichste Ursachen: psychische, funktionell-nervöse und organisch-cerebrale Erkrankungen (Kleinhirnaffektionen, progressive Paralysen), ferner Schwangerschaft, Hypophysenstörungen, Hyperthyreoidismus, Diabetes mellitus, auch Bandwürmer und krankhafte Beschleunigung der Magenentleerungen, z. B. bei Ulcus duodeni. Appetitverluste können sich zu Widerwillen, ja Ekel vor Speisen steigern. Solche Anorexien finden sich vorübergehend schon beim Gesunden, z. B. nach Unlustgefühlen, Ekel und Ärger. Zu den praktisch wichtigsten Störungen, die krankhafte Anorexie verursachen, rechnen vor allem Nervosität (oft abnorm rasch einsetzendes Sättigungsgefühl schon nach den ersten Bissen), unzweckmäßige Ernährung, Lungentuberkulose, Fieber, akute und chronische Magen-Darmaffektionen (kein steter Parallelismus zwischen Appetit und Grad der Magen-Darmfunktionsstörung sowie Schwere der anatomischen Veränderungen), Erkrankungen des Blutes, der Drüsen mit innerer Sekretion, z. B. Addisonscher Krankheit, sowie chronische Vergiftungen, z. B. mit Alkohol, Morphium, Nicotin. Von großer Bedeutung sind auch Nieren- und Leberleiden sowie Herzerkrankungen mit nachträglichen Leberschwellungen. Psychische Grundursachen, z. B. bei verkappten depressiven und hypochondrischen Verstimmungen und bei Zyklothymen werden allzu leicht übersehen, auch die Einflüsse innerer Trauer, von Sorge und Angst. Für die Therapie vieler Anorexien ist überhaupt eine sorgfältige Vorgeschichte mit möglichster Erfassung der psychischen Persönlichkeit viel wichtiger, als die so oft in den Vordergrund gestellte körperliche Untersuchung. Auch an sexuelle Störungen, wie Masturbation und Coitus interruptus, unbefriedigte Libido, an Einflüsse der Pubertät muß man denken. Erforderlich ist ferner die Feststellung, ob sich die Appetitstörung auf alle Speisen (auch auf diejenigen, die man bes. kennt und liebt) oder nur auf einzelne erstreckt, z. B. auf Fleisch oder Fette, ferner darauf, ob nur die Angst vor dem Essen — vielleicht wegen der nachträglichen Magenschmerzen oder wegen des verborgenen Wunsches, mager zu werden oder zu bleiben, der Umgebung eine Appetitlosigkeit vortäuscht. Man muß eben strenger zwischen Appetitlosigkeit und einem nur abnorm rasch einsetzenden Sättigungsgefühl unterscheiden und schließlich nicht vergessen, daß die Anorexie gerade bei manchen akuten und chronischen Magen-Darmerkrankungen eine sehr zweckmäßige Abwehrbestrebung des Organismus darstellen kann. Häufig genug muß man der Umgebung klar machen, daß ein guter Appetit des Kranken das Leiden höchstens verschlimmern könnte!

Die Behandlung der Appetitlosigkeit deckt sich im wesentlichen mit der Bekämpfung des Grundleidens, vor allem von Ernährungsfehlern und begleitender Nervosität, auch medikamentöser Nebenwirkungen (Digitalis!). Von besonderer Wichtigkeit sind in hartnäckigen Fällen: Möglichste Assanierung der gesamten Lebensweise und Verpflegung, strenge Innehaltung genügender, mindestens 3 stündiger Pausen zwischen den einzelnen Mahlzeiten, die zu ganz bestimmten Stunden einzunehmen sind (zeitweises Hungern ist oft das beste Stomachicum!), soweit möglich eine schmackhafte, den Wünschen des Kranken entsprechende Küche mit ansprechender Darreichungsform der Speisen, auch geschickter Zuspruch und Gesellschaft bei den Mahlzeiten, evtl. sogar Herausnahme des Patienten aus seiner gewohnten Umgebung und zeitweise Krankenhausüberweisung, Luftveränderung, genügende Bewegung im Freien und Regelung des Stuhlganges. Beliebt sind Medikamente, einzeln oder in Kombinationen, die die Magensaftproduktion anregen oder die chemisch wirksamen Bestandteile des natürlichen Magensaftes enthalten. Bei Verdacht auf Salzsäuredefizit verschreibt man u. a.: Acidum hydrochl. offic. (25proz.) oder dilutum (12,5%), Acidol-Pepsintabletten (Acidol = salzsaures Betain, Ersatz für HCL in fester Form, Nr. 1 = stark sauer, etwa 8 Tropf. verdünnter Salzsäure entsprechend; Nr. 2 = schwachsauer, eine Past. etwa 1 Gtt. HCL dilutum entsprechend), Orexinum tannic. (die Salzsäureproduktion steigernd; am besten als Tabletten zu 0,25; Schokoladetabletten 2 mal täglich 2—4 Tabletten

1 Stunde vor dem Essen mit etwas Milch oder Fleischbrühe). Pepsin, bes. als Pepsinwein eßlöffelweise, ferner mehrmals täglich die bekannten Bittermittel vor dem Essen, also Tinct. amara, Rhei vinosa, Chinawein (eßlöffelweise), Tinct. chinae comp. (bis $1/2$ Teel.), Chinadekokte; Extr. Condurango fluid. Versuchsweise Ausnützung der appetitsteigernden Wirkung von Arsenkuren sowie Darreichung von Tinct. strychni, sive nucis vomicae (z. B. Tinct. strychni 2,5, Tinct. aromatica, Tinct. chinae comp. āā 20; 3mal täglich 30 Gtt).

Bei krankhafter Appetitsteigerung kommt u. a. eine Atropin- bzw. Belladonnabehandlung in Frage.

## Leibschmerzen.

Außerordentliche Häufigkeit, praktische Bedeutung dieses Symptoms und seine Vieldeutigkeit verlangen eingehende wissenschaftliche Beschäftigung mit den Entstehungsbedingungen und der Differentialdiagnose.

Im Einzelfall prüfe man die Intensität: Wie bei allen Schmerzen hängt die Heftigkeit des Leibwehs nicht nur von der objektiven Grundlage, sondern auch von dem Grad der psychischen Empfindlichkeit ab. Gleich schmerzhafte Reize, die der eine leicht erträgt, führen bei dem anderen zu lauten Klagen! Beachte dieses der Suggestivtherapie, zugängliche seelische „Plus" bes. bei Wehleidigen, Nervösen, z. B. mit Enteroptose und Hysterischen; übersehe wie allen überschätze jedoch andererseits nicht bei sicher übertriebenen Schmerzäußerungen die organische Grundlage. Bei Frauen gibt oft der Vergleich mit Wehenschmerzen einen verwertbaren Gradmesser. Achte auf Verhalten des Gesichtsausdruckes, Nachhaltigkeit der Schmerzempfindung, begleitende Pupillenvergrößerung, Pulsbeschleunigung bei wirklichen Schmerzen, sowie auf etwaige psychische Beeinflußbarkeit durch geschickte Ablenkung bei rein oder teilweise funktionellen Beschwerden. Grobe Schwankungen der spontanen und Druckempfindlichkeit auch bei organischen Erkrankungen schon durch Einflüsse des Füllungszustandes und der Tätigkeit der Bauchorgane; häufig ein Mißverhältnis zwischen spontaner und Druckschmerzhaftigkeit, z. B. heftige Schmerzen in palpatorisch normal-, ja unterempfindlichen Organen, bes. bei organisch-nervösen Erkrankungen.

Qualität. a) Einfaches, schmerzhaftes Gefühl von Druck und Völle. Bohrende, stechende, klopfende Schmerzen. b) Krampfhafte, kolikartige Schmerzen mit paroxysmalem Auftreten, periodischem An- und Abschwellen. Häufigste Ursachen: Erkrankungen der Hohlorgane mit Spasmen der glatten Muskulatur, Reizungen durch Fremdkörper sowie rasche Wanddehnungen z. B. durch Gas bzw. Luft. Wichtigste Kolikformen: Gallenkolik, Nierenkolik, Darmkolik, Pyloruskolik, Pankreaskolik, Magenkolik (selten, gewöhnlich Cholecystitis und Cholangitis).

Zeitliches Verhalten. Dauernd oder anfallsweise (mehr bei entzündlichen Prozessen), bes. bei peritonealer Zerrung, bei Spasmen glatter Muskulatur infolge stenosierender Erkrankungen von Hohlorganen sowie bei nervösen, z. B. tabischen Erkrankungen. Dauernd mit Remissionen und Exacerbationen; anfallsweise Verstärkungen oder Schmerzkrisen mit vollkommen freien Zwischenräumen.

Lokalisation. Unklare, schwankende, ja falsche und suggestiv beeinflußbare Angaben im Kindesalter, bei nervösen, psychisch geschwächten oder durch Schmerz erregten Patienten. Zur Lokalisation darf man die schmerzhafte Stelle vom Laien meist nicht mit anatomischen Namen, bes. „Magen" bezeichnen, sondern mit dem Finger zeigen lassen. Der Sitz der Schmerzempfindung entspricht nicht immer dem kranken Organ!

Man unterscheidet zwischen oberflächlichen und tiefen, zwischen Bauchdecken- und Bauchhöhlenschmerzen.

**Bauchdeckenschmerzen.** Zerrungsschmerzen, namentlich an den Muskelansatzpunkten als Folgeerscheinung brüsker Muskelanspannungen z. B. bei starkem, langdauerndem Husten infolge Pertussis, Bronchitis; rheumatische Erkrankungen der Bauchmuskulatur, Myalgien; Hernia epigastrica. Sinnfällige Abnahme der Druckempfindlichkeit bei gespannter Bauchmuskulatur spricht im Zweifelsfall für intraabdominellen Schmerzsitz (verstärkter Bauchmuskelschutz der erkrankten Organe!).

**Bauchhöhlenschmerzen.** Wir unterscheiden hier zwischen diffusen und lokalisierten Leibschmerzen. Höchste Intensität und plötzliches Einsetzen der ersteren gern von Shockerscheinungen begleitet, bes. bei Perforationen von Bauchorganen in die Bauchhöhle (wie Magen-Darmgeschwüre, Gallenblasen und Appendixerkrankungen), bei Pankreasapoplexie und Pankreasnekrose, Ileus, akuter Peritonitis, Achsendrehung gestielter Bauchorgane, Torsion von Geschwülsten und Cysten (cave Verwechslung mit tabischen Krisen, Bleikolik, andere Vergiftungen sowie Angina pectoris subdiaphragmatica). Auch mit Seltenheiten, wie Embolien, Sklerosen und Thrombosen der Darmgefäße, rasch einsetzenden Pfortaderthrombosen, Infarkten (Milz), Blutungen in das Nierenlager, Platzen von Bauchgefäßaneurysmen, Organrupturen, Periarteritis nodosa, Purpura abdominalis muß man rechnen. Stets an Extrauteringravidität denken, ferner an ein anfängliches Ileusbild bei Gallen- und Nierensteinanfall. Bes. im Kindesalter droht bei diffusem Leibweh auch die Verwechslung mit Pneumonien, akuter Pleuritis diaphragmatica, in jedem Lebensalter aber mit Darmspasmen, Colitis bzw. Kolopathia pseudo-membranacea, selbst primären Nebennierenveränderungen (akuter völliger Insuffizienz bei „Addison" und Nebennierenapoplexie). Bei sehr lange anhaltenden diffusen Leibschmerzen kommen ursächlich in erster Linie chronische Peritonitiden in Betracht, aber auch Entzündungen einzelner Bauchorgane, wie Pericholecystitis, ferner Geschwülste (auch retroperitoneale Sarkome; intestinale Lymphogranulomatose), gedeckte Geschwürsperforationen, Ulcusdurchbrüche in die Bauchspeicheldrüse, hartnäckige Pankreatitis, schwielige Perigastritis und Periduodenitis. Neurosen können hier täuschen!

**Bauchhöhlenschmerzen.** Wichtigste Schmerzregionen. Epigastrischer Schmerz scheinbarer und tatsächlicher „Magenkrampf", bes. vieldeutig. Abgesehen von Bauchmuskelschmerzen am oberen Ansatzpunkt und epigastrischen Hernien die verschiedenartigsten, auch nervösen Erkrankungen des Magens und anderer abdomineller Hohlorgane, vor allem der Gallenblase. Ulcusschmerz mitunter zwischen Nabel und Schwertfortsatz in Linea alba. Anfänglicher „Magenschmerz" bei Appendicitis, bei Cholelithiasis auch durch begleitenden Pylorospasmus. Man denke auch an Superaciditätsschmerzen, an Gastritis, Pylorusstenosen, akute und chronische Perigastritis sowie an Vergiftungen (z. B. Nicotin), an Pankreaserkrankungen und vor allem an Ulcus duodeni. Scheinbare „Magenschmerzen" auch bei Angina pectoris, rasch einsetzender Stauungsleber, bei Darmspasmen (auch im Bereich des Querkolons), bei Flatulenz, bei Erkrankungen der Speiseröhre, des Mediastinums, des Zwerchfells und der Pleura, selbst Nierenkoliken. Anhaltende und quälende epigastrische Schmerzen bes. bei Perigastritis (auch Periduodenitis adhaesiva!) sowie bei tiefgreifenden, vielleicht sogar schon perforierten Ulcera (namentlich wenn Lebererkrankungen, wie Stauungsleber, Gallenblasenaffektionen mit Verwachsungen, Pankreasaffektionen auszuschließen sind). Der sog. Hungerschmerz ist bes. häufig beim duodenalen Ulcus, aber hierfür nicht pathognomisch! Unterhalb des Rippenbogens rechts: Leberleiden mit

Kapselspannung bzw. Kapselentzündung, Gallenblase und Gallengänge, Pylorus, Duodenum; bei tieferem Druck auch Flexura hepathica und rechte Niere; rechtsseitige Lungen- bzw. Rippenfellaffektionen mit Zwerchfellbeteiligung. Schmerzausstrahlungen nach rechts, auch bei Magenaffektionen, insbes. beim Ulcus mit Magen-, Leber- bzw. Gallenblasenverwachsungen, ferner bei Pankreaskopferkrankungen und Pankreassteinen. Bei anhaltenden Schmerzen im rechten Hypochondrium denke man u. a. an Stauungsleber, Cholecystitis und Pericholecystitis mit Adhäsionen, an Steinblase „Hydrops", Empyem und Pylophlebitis, aber auch an Ulcus duodeni (insbes. „perforans"), an Paranephritis, Pyelitis und Wanderniere (auch „Wanderleber") sowie an rechtsseitige Zwerchfellaffektionen. Schmerzen in der Ileocöcalgegend, das wichtigste Alarmsignal der Appendicitis, finden sich — von den verschiedenartigen Erkrankungen des Cöcums abgesehen (auch Rupturen geschwüriger Prozesse daselbst) (vgl. S. 523) — auch bei rechtsseitigen Nieren- und Ureteraffektionen, insbes. bei Konkrementen daselbst, ferner bei Veränderungen der weiblichen Sexualorgane. Bei abnormer Lage und Länge der Gallenblase können selbst Cholelithiasis und Cholecystitis vorherrschende Schmerzen und Druckempfindlichkeit in der Ileocöcalgegend verursachen. Abgesehen von den üblichen Adnexerkrankungen (man denke auch an metastatische Eierstockentzündungen nach akuten Infektionen sowie an die gern freilich doppelseitigen Carcinommetastasen in den Ovarien, vor allem nach verkapptem Magenkrebs) kommen als Schmerz- und Krankheitsursache vor allem Extrauteringraviditäten und Ovarialcystome (evtl. Rupturen und Stieldrehungen) in Betracht. Auch mit tuberkulöser und typhöser Perityphlitis, mit intestinaler Grippe, mit Carcinom und Aktinomykose an dieser Stelle muß man rechnen, selbst mit großen Seltenheiten, wie Aneurysmen der Arteria iliaca, mit Volvulus und Invagination des Cöcums, mit Darm-Milzbrand und Darmsyphilis. Abgesehen von Pneumonien und akuten Pleuritiden, insbes. der diaphragmatischen Form, kommt „Pseudoappendicitis" vor bei Psychogenien, bei Neuralgien und Neuritiden („Ischias"), bei Wurmerkrankungen, vor allem Oxyuren, dann bei Psoasabscessen, wie nach Brust- und Lendenwirbelcaries, bei rechtsseitiger Coxitis und Oberschenkelosteomyelitis, bei schmerzhafter Drüsenerkrankung in der Leistengegend, bei Torsionen und Entzündungen abnorm liegender Hoden, selbst bei Prostatitis und schwerer Uretritis posterior. Man muß deshalb bei jedem Schmerz in der „Blinddarmgegend" auf das Verhalten des Urogenitalapparates, des Leisten- und Schenkelringes (Hernien!), der Leistendrüsen und des Hüftgelenkes, außerdem auf die trügerischen Psoasabscesse achten. Leider lassen sich die verschiedenartigen, insbes. aber tuberkulösen Erkrankungen der mesenterialen und retroperitonealen Drüsen in dieser Gegend palpatorisch nur ausnahmsweise erkennen. Übrigens schließen positive, auf Nieren und Ureter hindeutende Urinbefunde, selbst mikroskopischer Blutgehalt ursächlich bedeutsame oder komplizierende Appendixerkrankungen keineswegs aus. Der Harnleiter kann z. B durch Blinddarmaffektionen mechanisch, die Niere toxisch, ja embolisch geschädigt werden. Weniger häufig, aber wiederum vielleutig ist der Schmerzsitz in der linken unteren Bauchgegend. Auch hier empfiehlt sich dringend eine ganz methodische Analyse. Man fahndet also auf Veränderungen der Bauchdecken, der zuständigen peripherischen Nerven, des Leisten- und Schenkelringes, der tastbaren Drüsenlager sowie des Urogenitalapparates, des Hüftgelenks und der linken Beckenhälfte, der Wirbelsäule (Psoasabscesse?), schließlich namentlich bei gleichzeitigen Störungen der Stuhlentleerung — auf Erkrankungen des absteigenden Kolons, insbes. aber der Flexura sigmoidea (u. a. spastischer Obstipation, Kolo- und Sigmoidalspasmus, Pericolitis und Perisigmoiditis, Dickdarmileus, Colopathia pseudomembranacea, Carcinome). Selbst an Appendicitis mit linksseitiger Schmerzlokalisation muß man denken, nicht nur bei dem auch durch Feststellung des dann nach rechts oben gerichteten Rectumverlaufs erkennbaren Situs inversus, auch bei abnormer Schmerzirradiation, bei weitem Hinüberreichen des „Wurms" nach links (sei es infolge abnormer Länge und fehlerhafter primärer Lage, sei es infolge narbiger Verziehungen), schließlich aber auch durch sekundäre Entzündungsprozesse im Bereich der linken Regio iliaca, wie Pericolitis und Perisigmoiditis. Beim Schmerzsitz im linken Hypochondrium denkt man in erster Linie an Milz (Kapselspannungen, Perisplenitis, Infarkte usw.), linke Niere, gleichseitige Erkrankungen des Kolons, vor allem seiner linken Flexur, an linksseitige Zwerchfell- und Rippenfellaffektionen, aber auch an Pankreaskörper und vor allem an den Magen, der mehr linksseitigen Lage dieses Organes entsprechend, — nur zu allerletzt an linksseitige echte „Intercostalneuralgie" (fast regelmäßig eine Fehldiagnose!). Anfängliche linksseitige Schmerzlokalisation kommt auch bei Gallenkoliken vor, längerdauernde öfters bei gleichzeitiger Pankreaserkrankung, sowie bei stärkeren nach links herübergreifenden Gallenblasenverwachsungen. Für doppelseitige Oberbauchschmerzen können u. a. Erkrankungen des Magens, der Gallenblase und Leber, der Bauchspeicheldrüsen, des Zwölffingerdarms sowie des Dickdarms, vor allem des Querkolons verantwortlich sein. Man denke auch an Zwerchfellschmerzen und sensible Wurzelreizerscheinungen (z. B. bei tabischen Krisen und Rückenmarkstumoren). Schmerzsitz in der Nabelgegend, bes. im Kindesalter und bei Darmerkrankungen (auch neurogenen Spasmen); cave Hernien! Mitunter gleiche Schmerzlokalisation auch bei larvierter Appendicitis, Darmschmarotzern, bei Tumoren und Cysten (z. B. im Mesenterium), bei tuberkulösen, carcinomatösen und typhösen Darmerkrankungen, bei inneren Einklemmungen, auch bei Perforationen in die Bauchhöhle, bei Affektionen des Bauchfells und des Netzes, schließlich noch des Magens und der Bauchspeicheldrüse. Man rechne auch mit der Möglichkeit einer Erkrankung der Aorta und Art. mesenterica (Arteriosklerose, intermittierende Spasmen, Syphilis, Embolien usw.). Bei doppelseitigen hypogastrischen Schmerzen liegen gern ursächlich bedeutsame Urogenitalerkrankungen vor, ferner Beteiligungen des „Douglas" (auch durch Appendicitis), aber auch Dickdarmprozesse, wie Carcinome und Neuralgien bzw. Neuritiden, schließlich noch röntgenologisch greifbare Beckenknochenveränderungen. Gallenblasendruckpunkt: Etwa in der Verlängerung der Mammillarlinie unter dem Rippenbogen rechts, Duodenaldruckpunkt in Verlängerung der Parasternallinie unter dem Rippenbogen rechts. Mac-Burneyscher Punkt etwas außerhalb der Mitte einer Verbindungslinie zwischen rechter Spina iliaca anterior superior und Nabel, ungefähr wo diese Linie den äußeren Rand des Musculus rectus schneidet. Dieser Druckpunkt, bes. bei Entzündungen des Wurmfortsatzes, mitunter auch bei anderen entzündlichen Bauchaffektionen, z. B. Eierstockerkrankungen, Kolitis. Anatomische Grundlage angeblich ein von Lymphgefäßen begleitetes Nervengeflecht, das über dem Musculus psoas liegt und bei Entzündungsprozessen in der Ileocöcalgegend in Mitleidenschaft gezogen wird. Nierendruckpunkt: Unterhalb der letzten Rippe.

5. **Abhängigkeit von äußeren Umständen, inneren Organfunktionen und besonderen therapeutischen Maßnahmen.**
a) Zeit: Jahreszeit, Tageszeit (tags, nachts), bestimmte Stunden, nächtliches Auftreten, abgesehen von Geburtswehen bes. bei organischen Koliken wie Cholelithiasis. Aufwachen aus dem Schlafe infolge der Schmerzen spricht gleichfalls für organische Erkrankung; Ausnahmen bei Traumsensationen,

Alpdrücken. b) Ruhe oder Bewegung, Körperhaltung und Lage. Schmerzabnahme beim Liegen, Schmerzsteigerung beim Gehen, Treppensteigen, festem Auftreten. Abhängigkeit hiervon spricht für organischen Charakter. Statische Änderungen bewirken Verschiebung innerer Organe; dadurch entstehen bes. bei entzündlichen und geschwürigen Prozessen Druck, Zerrung, Zirkulationsstörungen, sowie Verlagerung beweglichen Inhalts in Hohlorganen und Passagehindernisse. Mitunter ängstliches Festhalten bestimmter Haltungen und Lagen. Schmerzmilderung durch Bauchbinde, z. B. bei Enteroptose. Gewöhnliches Einsetzen der Schmerzen im Liegen spricht gegen Enteroptose, vor allem gegen Wanderniere. Zunahme oder Abnahme des Ulcusschmerzes bei rechter oder linker Seitenlage, Verschlimmerung des Pylorusschmerzes oft bei rechter, zum Teil infolge verstärkten Druckes von Mageninhalt, zum Teil infolge intensiverer Peristaltik und Organverlagerung. Schmerzlinderung durch Vorwärtsbeugung, gleichzeitig Verschlimmerung durch Rückwärtsbeugung, bes. bei Bauchdeckenschmerzen und Hernia epigastrica. c) Von Nahrungsaufnahme und Füllungszustand des Magen-Darmkanals. Einflüsse von Qualität und Quantität der Nahrung, zeitliches Auftreten der Schmerzen nach dem Essen, regelmäßige und sinnfällige alimentäre Beeinflussung der Schmerzen legen bes. beim Fehlen ausgesprochener Nervosität und von Supersekretion organischen Charakter nahe. Nahrungsaufnahme verursacht schon Schmerzen beim Schluckakt, z. B. bei tiefsitzenden Speiseröhrenerkrankungen, sofort oder Stunden nach dem Essen durch mechanischen Druck, Temperatur, chemische Eigenart, sekundäre Änderung der Blutfülle, vor allem aber durch Anregung der Peristaltik, durch Saftproduktion und Gasbildung (Colica flatulenta!). Schmerzlinderung durch Nahrungsaufnahme, vor allem bei Nervösen, bei Supersekretion, vornehmlich infolge Saftverdünnung und Säurebildung, selbst beim Ulcus aus den gleichen Ursachen oder durch Wegfall schmerzhafter Leerperistaltik des Magens. Wichtig sind Zusammenhänge zwischen Bauchschmerzen. und Stuhlentleerungen, z. B. Schmerzauslösung durch Verstopfungen, kurz vor oder während der Stuhlentleerung auch nach Klistieren. Man fahnde zunächst nach Erkrankungen des Afters (Fissuren, Hämorrhoiden), dann auf ursächlich bedeutsame Veränderungen des Rectums, der Flexura sigmoidea und der anderen Dickdarmabschnitte (z. B. Tumoren, Perikolitis, Spasmen, Colopathia pseudomembranacea, Geschwüre), nicht zuletzt auf Affektionen der übrigen Beckenorgane, vor allem des Urogenitalapparates. Auch mit Darmhäsionen muß man hier rechnen, ferner mit Schmerzsteigerungen bei den verschiedenartigsten Bauchaffektionen durch Bauchpressentätigkeit und intraabdominelle Lageverschiebungen im Gefolge der Defäkation. Einläufe werden namentlich bei entzündeten Hämorrhoiden sowie bei Spasmen und Geschwüren des Dickdarms schmerzhaft empfunden. Häufig wirkt Gasabgang schmerzlindernd.

d) Abhängigkeit von der Atmung. Ausgiebigere Zwerchfelltätigkeit verursacht, abgesehen von schmerzhaften Zerrungen bei entzündlichen Verwachsungen zwischen Magen und Zwerchfell, gröbere Schwankungen des intraabdominalen Druckes und respiratorische Verschiebungen der Bauchorgane; deshalb häufig Schmerzzunahme, bes. bei entzündlichen Erkrankungen und Verwachsungen durch Heben und Pressen. Bedeutsam ferner das Verhalten der Schmerzen vor und nach dem Erbrechen, Aufstoßen, vor und nach Stuhl- und Urinentleerung, sowie ihre Beeinflussung durch Menses und Gravidität.

e) Schmerzsteigerung oder Linderung durch äußeren Druck oder Stoß (Korsett, Hosenbund); ärztliche Auslösung durch oberflächliche und tiefe Beklopfung, plötzliche Druckentlastung, bes. aber durch direkte Beklopfung mit allen geschlossenen hakenförmig gekrümmten Fingern bei losem Handgelenk.

f) **Abhängigkeit von Menstruation, Schwangerschaft, Geburt und Wochenbett**. Nicht nur bei Erkrankungen des Sexualapparates, auch bei den verschiedenartigsten Affektionen der Bauchorgane, z. B. Gallenkoliken, Magenulcera, Appendicitis.

g) **Einfluß therapeutischer Maßnahmen**, z. B. Schmerzbeeinflussung durch warme oder kalte Umschläge, säureabstumpfende Mittel, Anästhetica; andererseits Schmerzsteigerung durch HCl-.Dosen. Besserung von Leberschmerzen (Stauungsleber) durch Digitalis.

Eduard Müller†-Marburg.

### Erbrechen
(einschließlich Bluterbrechen).

„Aufsteigende" Austreibungen von Mageninhalt durch Brechakt bzw. Würgebewegungen infolge Reizung des im verlängerten Mark gelegenen Brechzentrums: Brechreiz mit Übelkeit (Nausea). Vom echten Erbrechen unterscheidet sich das Pseudoerbrechen durch Regurgieren von Speisen ohne besondere Übelkeit und die nicht ganz seltene, mitunter familiäre Rumination (Wiederkäuen).

**Psychische und körperliche Ursachen.** Psychische. Unlustgefühle, bes. Ekel, Gemütserregungen; seelische Einflüsse beim nervösen Erbrechen, auch bei Hyperemesis gravidarum und Seekrankheit. **Psychogene Steigerungen und psychische Unterdrückungen auch bei organisch bedingtem Erbrechen!**

Körperliche. a) **Organisch-nervöse und funktionell-nervöse, aber nicht psychogene Erkrankungen des Gehirns und Rückenmarks**, wie alle Prozesse, die zu Hirndrucksteigerung führen, Meningitis, cerebrale Zirkulationsstörungen, tabische Krisen, Migräne; Menièrescher Symptomenkomplex; Seekrankheit. b) **Allgemeinsymptom der verschiedenartigsten Erkrankungen des Magen-Darmkanals.** Häufig bei Erkrankungen höherer Darmabschnitte, aber auch bei Dickdarmaffektionen, wie Koloncarcinomen. Sog. gastrisches Erbrechen bei allen möglichen akuten und chronischen, katarrhalischen, geschwürigen, krebsigen, stenosierenden Erkrankungen, wie bei Giftwirkungen auf die Magenschleimhaut. c) **Reflektorisches Erbrechen**. Bei Kratzen im Halse, bei Reizungen von Gaumen, Rachen und hinterer Zunge, bei Hustenanfällen, bes. Pertussis, bei Veränderungen der weiblichen Geschlechtsorgane (Menses, Schwangerschaft) sowie bei fast allen Erkrankungen des Bauchfells und der Bauchorgane, bes. bei Peritonitis, Gallensteinen, Cholecystitis, Appendicitis, Pankreaserkrankungen sowie Nierenkoliken. d) **Bei Infektionen**, bes. beim Beginn von Infektionskrankheiten, wie bei Pneumonien, bei Anaphylaxien und bei **Intoxikationen**, sowohl bei äußeren Giften wie Alkohol, Morphium, als **Autointoxikationen**, wie Urämie, Basedowsche Krankheit. — Mitunter sind auch verantwortlich: Kreislaufstörungen, Pfortaderstauungen, Eingeweidewürmer, Zwerchfell und- Phrenicusschädigungen.

Bei sachlich unklarem, hartnäckigem Erbrechen fahnde man bes. auf nervöse Ursachen, auf Gravidität, Stoffwechselstörungen sowie auf Magenleiden (genaue Funktionsprüfungen). Stets sind die **Beziehungen des Erbrechens zur Nahrungsaufnahme und die Eigenart des Erbrochenen** zu berücksichtigen. Das neurogene Erbrechen erfolgt gern launenhaft, unabhängig von der Nahrungsaufnahme, oft auch — wiederum im Gegensatz zu Primärstörungen der Verdauungsorgane — ohne vorausgehende Übelkeit und Würgebewegungen. Auch gleichzeitige Schmerzen, vor allem die Beeinflussung derselben durch das Erbrechen, schließlich der genauere Ablauf des motorischen Aktes sind von differentialdiagnostischem Interesse: leichtes und angestrengtes Erbrechen, portionsweise oder „mit einem Schuß" usw.

Zeit des Erbrechens. Nüchtern, bes. bei Alkoholikern, d. h. vomitus matutinus potatorum (nachts sich ansammelnde Schleim- und Speichelmassen, saurer, evtl. zu reichlicher Magensaft). Auch bei Tuberkulose Früherbrechen nachts verschluckter Sputummengen. Bei Schwangerschaft gern nach dem ersten Frühstück! Unmittelbar nach Nahrungsaufnahme: sofortiges Hochkommen bei Speiseröhrenverengerungen, bei Nervösen und Hysterischen. Bald nach der Nahrungsaufnahme: große Reizbarkeit des Magens! Magen-Darmleiden, wie akute und chronische Katarrhe, in Verbindung mit Schmerzen, bes. bei Geschwüren, Superacidität, auch Stenosen. Auf der Höhe der Verdauung, d. h. 3—5 Stunden nach der Hauptmahlzeit: Superacidität, Ulcera, beginnende Pylorusstenosen. Nach Ablauf der normalen Entleerungsfrist des Magens wie spätabendliche, nächtliche Herausbeförderungen von Teilen der Mittagsmahlzeit: Retentionserbrechen bei Pylorusstenose und hochsitzenden Dünndarmverengerungen, auch bei vorübergehend nervöser oder toxischer Hemmung der Magenmotilität, wie nach akuten Bulbärlähmungen und Alkoholintoxikationen.

Eigenart des Erbrechens. Menge: Große Mengen mehrere, ja viele Stunden nach der Mahlzeit, bes. bei organischen Stenosen. Auffallende Dünnflüssigkeit bei Magensaftfluß. Geruch: Fäkulant bei Darmstenosen, faulig zersetzt bei Pylorusstenosen, auch bei verjauchten Carcinomen und hochgradigen Magendilatationen. Rechne hier auch mit reflektorischer sowie toxisch-infektiöser Darmlähmung und Fistula gastrocolica. Geschmack: sauer bei Supersekretionen, bitter durch Peptonisierung, fade bes. bei chronischen Katarrhen mit Schleimproduktion, faulig bei Zersetzung. Farbe und für das Auge erkennbare Beimengungen, vor allem sichtbarer Gehalt an frischem und angestautem Blut, sowie an Galle.

**Bluterbrechen (Hamatemesis); Blutstuhl.** Nachdem man Täuschungen mit blutähnlichen Massen, z. B. durch Rotwein und durch Artefakte, wie bei Hysterie und betrügerischen Manövern, auch durch Verschlucken von Blut (vor allem durch nächtliches Nasenbluten!) ausgeschaltet hat, denkt man bei so gesicherter, mit bloßem Auge erkennbarer Hämatemesis zunächst an ein Ulcus ventriculi oder parapyloricum, an ein Carcinom oder Pfortaderstauungen, evtl. mit Varizen der Speiseröhre; schließlich aber auch an Seltenheiten, wie Gefäßerkrankungen arteriosklerotischer, syphilitischer, aneurysmatischer und embolischer Art, an Blutungen durch hochgradige Hypertensionen, an hämorrhagische Diathesen, an eine toxische Gastritis, an Sepsis, auch Polycythaemie, endlich an seltenere Geschwulst- und Geschwürsformen des Magens, auch Varizen daselbst, an Pankreasnekrosen, hochsitzende Darmstrangulationen, Peritonitis, durchbrechende Herde und Aneurysmen der Nachbarorgane, schließlich noch an Fremdkörper. Zu allerletzt aber soll man mit der Möglichkeit einer tatsächlich „vikariierenden" Magenblutung an Stelle der Menses rechnen. Alle Fälle, die uns bisher als vikariierende Menstruationen (aus den verschiedensten Organen) gezeigt wurden, erwiesen sich als Fehldiagnosen, als Artefacte oder schließlich doch als Blutungen durch verkappte örtliche Prozesse, bei denen die Menstruation mit ihren Umstimmungen des Gesamtorganismus und ihren vasomotorischen Veränderungen nur die auslösende Hilfsursache darstellte. Ebenso, wie mitunter Blutungen, die aus hohen Darmabschnitten, insbes. aus Geschwüren des Duodenums oder aus der Bauchspeicheldrüse stammen, als Hämatemesis erscheinen, können auch umgekehrt primäre Magenblutungen nur als Blutstühle, also als Melaena auftreten. Sitzt die Quelle der Blutung aber im Darmkanal, so muß man zwischen Dünndarm- und Dickdarmblutungen unterscheiden. Bei hohem Sitz wird man durch die chemische Umwandlung des Blutfarbstoffes, Schwarzfärbungen, ja Teer- oder Pechstühle sehen mit inniger Durchmischung von Blut und Chymus. Bei tieferen Darmblutungen, die aus dem Kolon, vor allem distal von der Flexura coli sinistra stammen und dann gern mit Tenesmen einhergehen, lagern sich die Blutmassen oft der Faecesperipherie an. Sie behalten auch ihre rötliche Farbe, die freilich auch einmal bei hohen Darmblutungen unter der Voraussetzung außerordentlich rascher Darmpassage beibehalten wird. Wenn man den Blutstuhl nicht selber sieht und nicht mikroskopisch-chemisch untersuchen kann, muß man sich in zweifelhaften Fällen durch Nachforschungen nach den bekannten Verwechslungsmöglichkeiten solcher Melaena vor Fehldiagnosen hüten (vorangehende Eisen- und Wismutgaben, reichlicher Genuß von Blutwurst, Heidelbeeren, Spinat, von Rotwein, auch Kakao). Bei hoher ausgiebiger Melaena spricht die Häufigkeitsskala in erster Linie für Ulcus parapyloricum und duodeni, ferner für Carcinome, auch tuberkulöse und dysenterischer Geschwüre des Darmes, dann erst für die Seltenheiten, wie Erkrankungen der Darmgefäße (neben Arteriosklerose und Thrombose selbst Embolien, Periarteriitis nodosa, Amyloid), für Aneurysmen der Arteria mesenterica superior, wiederum für hochgradige Blutdrucksteigerungen und für Vergiftungen, z. B. mit Quecksilber, schließlich für die hämorrhagischen Diathesen und nicht zuletzt für hochsitzende Dickdarmcarcinome. Bei tiefsitzender Blutung wird ohne genügende Mastdarmuntersuchung, ja ohne persönliche Stuhlbetrachtung doch allzu häufig die beliebte Fehldiagnose einfacher Hämorrhoiden gestellt. Solche Venenerweiterungen darf man eben nur diagnostizieren, wenn man sie gesehen oder gefühlt hat.

Gallegehalt durch Pylorusöffnung. Hartnäckiges Erbrechen bes. bei leerem Magen, mitunter Duodenalstenosen unterhalb der Papilla Vateri. Schleim (obenschwimmender alkalischer Speichel, Rachen-, Speiseröhre-, Magenschleim, letzterer bes. bei Gastritis). Eiter: Durchbruch von Abscessen der Magenwand und adhärenter Nachbarorgane. Ausnahmsweise verschluckter Eiter.

Wird der Kardiaverschluß, der den Rücktransport des Mageninhaltes in die Speiseröhre verhindert, durch Drucksteigerung im Magen, durch angeborene oder erworbene gewöhnlich funktionell-nervöse Insuffizienz undicht, so entsteht leicht Regurgieren von Gas, Magensaft und Speisebrei: Luftaufstoßen, Hochkommen der Speisen, Sodbrennen. Verwechslungsmöglichkeit: Wiederhochkommen von Speiseröhreninhalt, vor allem bei Oesophagusstenosen! Für die Entstehung des Sodbrennens scheint jedenfalls Berührung der Speiseröhrenschleimhaut mit Magensekret, insbes. übermäßig saurem, bedeutsam zu sein. Die sog. Rumination, ein gewohnheitsmäßiges Regurgieren von Speisen ist nur ausnahmsweise echtes Wiederkäuen; dieses kommt fast nur als familiär-hereditäre Anomalie (wichtig die Nachahmung) sowie bei Geisteskrankheiten, bes. Verblödungsprozessen vor. Die hochkommenden Speisen werden gewöhnlich wieder ohne erneuten Kauakt verschluckt oder ausgespuckt. **Behandlung.** Feststellung etwaiger organischer Grundlagen; Psychotherapie, zeitweise Trockenkost mit langsamem, sorgfältigem Kauen, versuchsweise Atropin- bzw. Belladonnakur.

Eduard Müller†-Marburg.

## Singultus (Schlucksen).

Die Singultus genannten, mit inspiratorischem Schlucksen sowie mit nachträglichen Zerrungsschmerzen einhergehenden, ruckartigen Krämpfe der Atemmuskulatur, vor allem aber des Zwerchfells und der Stimmritze, gelten als böses „Omen" bei Peritonitis und bei Spätstadien des Magencarcinoms. Sie kommen jedoch bei den verschiedenartigsten funktionellen und organischen Magenleiden vor, bei Unterleibserkrankungen, Alkoholintoxikationen, übermäßiger Nahrungsaufnahme, sogar bei ganz Gesunden, z. B. nach heftigen psychischen Erregungen oder Verschlucken. Ursächlich kommen auch direkte Phrenicusreizungen, z. B. durch Tumoren, in Betracht, ferner verschiedenartige funktionelle und organische Erkrankungen des Nervensystems, nicht zuletzt des sog. epidemischen Singultus (s. d.). Die bei wirklichen Magenleiden nur gelegentlich anwendbaren „Hausmittel" wirken teils reflektorisch, teils suggestiv, wie das Erschrecken, Auslösung von Brechbewegung, Erregung von Niesen, Schläge auf den Rücken, Hochhalten der Arme, rhythmische Züge an der Zunge, Kompression der Bulbi, Atemanhalten. Bei Magensingultus versucht man flache Rückenlage, Atemgymnastik (tiefes regelmäßiges Atmen nach Zählen, vorübergehender willkürlicher Atemstillstand in tiefster Inspirationsstellung), heiße Umschläge, aber auch Eisblase auf den Leib, faradisieren desselben, kräftiges Abfrottieren der Extremitäten, evtl. auch Anästhesintabletten, Opium und Scopolamintropfen, Benzylbenzoat. In sehr hartnäckigen Fällen Einführung und — einige Zeit — Liegenlassen des Magenschlauches, subcutan Luminalnatrium, selbst Morphium, sogar Leitungsanästhesie der Phrenici.

Eduard Müller†-Marburg.

## Diarrhöen

(vgl. „akuter und chron. Darmkatarrh, sowie Stopfmittel" S. 612, 614; 565).

Beschleunigte Darm- vor allem Dickdarmpassage und Konsistenzverminderung der Faeces infolge mangelhafter Wasserresorption oder — dies ist weitaus am wichtigsten — infolge von vermehrter wässeriger Absonderung in das Darmlumen, sind die wesentlichsten Ursachen aller Durchfälle. Gewöhnlich geht die Konsistenzverminderung der Faeces mit abnormer Häufigkeit der Entleerung einher. Die rasche Fäulnis des teils noch aus der Nahrung, teils aus der Dickdarmabsonderung stammenden Eiweißgehaltes macht die meist deutlich alkalischen, oft auch dunkler gefärbten Durchfälle stärker stinkend. Der Durchfall ist keine Krankheit, nur ein Symptom. Stets müssen ätiologische Klärung und ursächliche Behandlung angestrebt werden. Man denkt in erster Linie an Anomalien des Darminhalts, an Erkrankungen der Darmwand, des Nervensystems, an allgemeinere Infektionen und Intoxikationen, an Stoffwechsel- und inkretorische Störungen, an anaphylaktische Vorgänge und Affektionen des Magens sowie der blutbildenden Organe. Vom praktischen Standpunkt aus unterscheidet man:

Psychogene und funktionell-nervöse Durchfälle (Schreck- bzw. Angstdiarrhöen, nervöse Dyspepsien).

Enterogene Diarrhöen. Akute und chronische Entzündungen des Darmes sowie geschwürige Prozesse. Akute und chronische Dyspepsien infolge ungeeigneter Ernährung oder funktioneller Störung der Verdauungsorgane, vor allem sog. Gärungsdyspepsien mit Störungen der Kohlehydratverdauung. Durch Fäulnis und Gärungsvorgänge häufig abnorme Zersetzung der Faeces. Gehalt an unverdauter Nahrung beweist gewöhnlich Dünndarmbeteiligung. Wichtig die individuell so verschiedene Bekömmlichkeit, gerade für solche Speisen, die erfahrungsgemäß gern Durchfall erzeugen (saure Milch, Most, Jungbier, Gurken, Kohl usw.). Zu den enterogenen Diarrhöen gehören auch diejenigen bei Lokalerkrankungen, Erkrankungen des Dickdarms, wie hämorrhagischer, geschwüriger Colitis, bacillären Dysenterien usw. Man denke auch an Folgeerscheinungen früherer Ruhr, an typhöse und paratyphöse Erkrankungen, Cholera, einen „Colotyphus", auch an Sprue. Hier muß man oft zwischen echten und Pseudodiarrhöen unterscheiden, d. h. reineren Abstoßungen krankhafter Dickdarmabsonderungen, wie Blut, Schleim, Eiter, auch Geschwulstbestandteile. Mitunter Verwechslungen von Diarrhöen mit sog. fragmentären Stuhlentleerungen (Boas) infolge Übererregbarkeit des Rectums (Tenesmus und häufiger Entleerung kleiner Kotstücke). Auch da, wo der Durchfall im Vordergrund der Krankheitserscheinungen steht, beweist er noch nicht die beliebte Diagnose: Darmkatarrh!

Gastrogene Diarrhöen. Bei hartnäckigen unklaren Durchfällen stets sorgfältige Magenuntersuchung, vor allem des Chemismus. Folge- oder auch Teilerscheinung von Magenleiden, wie chronischer Gastritis und Achylien mit abnorm raschem Übertritt von ungenügend gesäuertem und mangelhaft mechanisch verarbeitetem Mageninhalt in den Zwölffingerdarm. Achte auf etwaige Pankreasachylien. Im gesunden Dünndarm kommt es zwar zur Kohlenhydratgärung, kaum aber zur Fäulnis.

Diarrhöen durch Medikamente und bekannte äußere Gifte, wie Abführmittel, Arsen. Viel alimentäre Diarrhöen durch in chemischer Hinsicht bedenkliche Nahrungsmittel.

Autotoxische Diarrhöen, z. B. bei Basedowscher Krankheit, Urämie, Addisonscher Krankheit.

Sog. symptomatische Diarrhöen bei chronischen Infektionen, inneren Organerkrankungen, wie beginnende Lebercirrhose, Bluterkrankungen, Malaria usw.

Sog. Stercoraldiarrhöen. Gern Folgeerscheinung chronischer Verstopfung; nach mehrtägiger Obstipation oft schmerzhafte, ja kolikartige dünne Entleerungen, untermischt mit harten Kotpartikeln (durch den Reiz eingedickter Kotmassen Flüssigkeitsabsonderung in den Darm!).

Die Diarrhoea entozoica infolge von Eingeweidewürmern.

Die diagnostische Analyse jedes Durchfalls verlangt den Einteilungsversuch nach der zeitlichen Entwicklung und nach der Dauer des Durchfalls (akut — chronisch — und chronisch rezidivierend usw.); dann nach dem vorherrschend topischen Sitz der Darmstörung (Dünn- oder Dickdarm und einzelne ihrer Abschnitte), ferner nach der Ätiologie (Vorgeschichte, Begleiterscheinungen, bakteriologische, serologische, mikroskopisch-chemische Befunde), nicht zuletzt nach der Eigenart des pathologisch-anatomischen Prozesses (katarrhalisch, geschwürig, pseudomembranös usw.). Niemals darf bei fieberhaftem und hartnäckigem Verlauf die Blutuntersuchung sowie die bakteriologische und mikroskopisch-chemische Stuhlprüfung versäumt werden.

**Richtlinien für die Behandlung von Durchfällen.** Selbstverständlich muß bei akutem alimentärem Durchfall des Erwachsenen anfänglich eine Darmreinigung erfolgen, am besten durch ein zuverlässiges, aber möglichst wenig reizendes Abführmittel (Einzelheiten S. 556). Die beste Diät ist bei allen stürmischen Durchfällen — wenigstens zunächst — völlige Nahrungsabstinenz für einen, ja mehrere Tage. Man kann zur Maskierung der Hungerkost auch Gersten- und Haferschleimsuppen geben oder Pfefferminztee, auch mit etwas Zucker gesüßt, vielleicht auch chinesischen Tee mit geringem Rotweinzusatz, schließlich ein Glas verdünnten Heidelbeerweins. Gleichzeitig verordnet man Warmhalten des Leibes, nachts einen „Prießnitz", tagsüber heiße Umschläge auf den Leib und im Anschluß an die gründliche spontane oder medikamentöse Darmreinigung, falls die Durchfälle allzu schwächend und störend sind, ein Stopfmittel (Einzelheiten S. 565). Bei manchen vorübergehenden Durchfällen muß man ja in der Allgemeinpraxis, um für den Tag die soziale Gebrauchsfähigkeit des Menschen zu erhalten, trotz aller wissenschaftlichen Bedenken gelegentlich von vornherein „stopfen".

Die Therapie der chronischen Fälle hängt ganz von ihrer Eigenart ab. Man muß darüber in den einschlägigen Kapiteln, z. B. „Darmkatarrh", „Dyspepsien" nachlesen. Von allgemeinerer Bedeutung ist die therapeutische Forderung nach stets qualitativ einwandsfreien Nahrungsmitteln, nach Vermeidung jeder thermischen Schädigung (vor allem zu kalten Speisen, während recht warme oft gut vertragen werden), jeder mechanischen und chemischen Reizung durch zu große Einzelmahlzeiten, durch ungenügendes Kauen, durch Gewürze, auch größere Fettmengen, durch stark gärungsfähige Substanzen und schlackenreiche, blähende Kost. Also: alles weich, breiig, durchpassieren, am besten warm.

Ein Beispiel: Suppen mit Schleim, Reis auch mit Kalbsbrühe; als Fleisch: Kalbfleisch, Kalbshirn, Geflügel, Süßwasserfisch; als Gemüse: Spinat, Kartoffelbrei; als Mehlspeise: Mondamin, Maizena; das Obst gekocht oder Apfelbrei, durchgerührtes Heidelbeerkompott; als Getränk: chinesischer Tee, Wasser, Kakao und Rotwein.

Hartnäckige Durchfälle, bes. die tuberkulo-toxischen Formen und diejenigen bei wirklicher intestinaler Tuberkulose, bessern sich oft auffällig durch innerliche Gaben von Jodtinktur (z. B. Tct. Jodi 25 Tropfen, Natrii jodati 0,1, aqua meth. pipr. und Syrup. spl. $\overline{aa}$ 25,0; aqua dest. ad 200,0. MDS. 3—5mal täglich $1/2$—1 Eßl.). Bei den sehr schwächenden „Basedow-Diarrhöen", ja bei den begleitenden Fettstühlen, hilft gewöhnlich nur die Behandlung des Hyperthyreoidismus selbst, evtl. die Strumektomie gleichzeitig ein Versuch mit Pankreaspräparaten und Adrenalinklysmen.

Eduard Müller †-Marburg.

## Obstipation
(vgl. Abschnitt Kinderkrankheiten i. Teil II).

Hauptursachen sind Behinderungen der Dickdarmpassage mit verstärkter Eindickung seines Inhalts (Konstipation; Verstopfung; Stuhlträgheit). Wir unterscheiden:

**„Habituelle Obstipation"** durch funktionelle Dickdarmstörungen (vorwiegend Trägheit der Peristaltik, Hemmung der Vorwärtsbewegung des Inhalts durch stenosierende Spasmen der Dickdarmmuskulatur). Berücksichtigung verlangen die großen individuellen Differenzen hinsichtlich der Zahl und Masse der Stuhlentleerungen schon in der gesunden Breite (meist einmal täglich vormittags; nach dem Frühstück), auch die großen Unterschiede in der Rückwirkung etwaiger Verstopfung auf das Allgemeinbefinden, die Abhängigkeiten von Gewöhnung, Lebensweise („sitzende" oder reichlich Bewegung), nicht zuletzt von der Ernährungsform (animalische, bes. in Gasthäusern schlackenarm; vegetabilische — großer Kotrest). Auch hereditär-familiäre Einflüsse sind von Bedeutung!

Verschiedene, namentlich röntgenologisch erkennbare Spielarten: α) „Ascendenstypus" (vgl. auch Typhlatonie); Passageerschwerung, bes. im Coecum und Colon ascendens. β) Sog. Dyschezie. Annähernd normale Dickdarmpassage, aber abnorme Kotfüllung im Rectum mit Ampullenausweitung, eine der Klistierbehandlung gut zugängliche Form der

Verstopfung. Bei chronischer Obstipation deshalb stets rectale Untersuchung! Rectum in der Norm gewöhnlich leer! Normal: Auslösung des Defäkationsaktes durch den aus der Flexur in das Rectum tretenden Stuhl — sei es direkt durch normale Sensibilität, sei es indirekt durch mechanische Dehnung der Ampulle. $\gamma$) Vorherrschend „atonische" oder „spastische" Formen (die letztere vor allem bei Bleikolik und bei nervösen Darmstörungen; Belladonnakuren!). Schärfere Trennung zwischen beiden unmöglich; gewöhnlich handelt es sich um kombinierte atonische und spastische Zustände, also um eine Art reizbarer Schwäche des Dickdarms, eine häufige, oft vorherrschende Teilerscheinung der Nervosität. Von großer Bedeutung auch die psychische Beeinflussung der Dickdarmfunktion, sowohl im Sinne der Beschleunigung wie der Verlangsamung. Obstipation, des Depressiven und Hypochonders, beschleunigte Peristaltik bei Angstzuständen. Ätiologie der atonisch-spastischen Formen, gewissermaßen einer „Dystonie" des Dickdarms, neben Nervosität und angeborener abnormer Veranlagung unzweckmäßige Ernährung, vor allem schlackenarme Kost (hier günstige Rückwirkung der ballastreichen Kriegskost), vielleicht auch die allzu ausgiebige Ausnutzung der Ingesta (sei es durch vorzügliche Verdauung, auch von Cellulose oder aber durch allzu lange Verweildauer im Darm), ferner ungenügende Körperbewegung (Einfluß der Bettruhe!), ungenügende psychische Dressur, vor allem auf bestimmte Entleerungszeiten, berufliche Notwendigkeiten zum Unterdrücken des Stuhlganges, Prüderie, schwache atonische Bauchmuskulatur, z. B. nach wiederholten Geburten. $\delta$) Obstipation infolge Steigerung des Sphinctertonus, z. B. absichtliche Unterdrückung bei Entleerungsschmerzen, bei Fissura ani.

Maßgebend für die Diagnose einer solchen Obstipation ist nicht nur die Zahl der Stuhlentleerungen, sondern auch die entleerte Faecesmenge (unvollständige Defäkation!), die größere Konsistenz, der objektive Nachweis stärkerer Dickdarmfüllung trotz Entleerung, überhaupt jede Veränderung im subjektiven Empfinden und im Befund gegen früher hinsichtlich der motorischen Dickdarmfunktion. Übergänge und Kombinationen bei sämtlichen Spielarten! Größere Häufigkeit der vorwiegend spatischen Form gegenüber den atonischen!

**Symptomatische Obstipation** weitaus am häufigsten nur vorübergehend und leichterer Art bei den allerverschiedensten Krankheitszuständen (oft noch in der physiologischen Breite bei Änderung in Verpflegung und in Maß wie in Eigenart der Körperbewegung). Hartnäckiger aber 1. Obstipation nach organischen Darmstenosen: Dickdarmgeschwülste, Narben, Knickungen, Verlagerungen (z. B. durch peritoneale Verwachsungen und Stränge), abnorme Kolondilatationen (auch Hirschsprungsche Krankheit!), Dünndarmstenosen, raumbeengende Prozesse im kleinen Becken (deshalb gynäkologische Untersuchung bei chronischer Obstipation!). Ausnahmsweise auch Sklerose bzw. Spasmen der Boucharterien (oft anfallsweiser mit Meteorismus, mit heftigen Schmerzen einhergehende Verstopfung, sog. Dyspraxia intestinorum angiosklerotica, eine Art intermittierendes Hinken des Darmes, bes. bei zigarettenrauchenden, polnischen Juden).

Allgemeine oder örtliche Darmlähmungen, wie bei Peritonitis, Appendicitis.

Obstipationen bei Infektionskrankheiten (hier durch Einflüsse des Wasserverlustes durch Schwitzen, von Koständerungen und Bettruhe) und chronischen Vergiftungen. Beispiele: Meningitis, beginnender Typhus, Verstopfungen nach infektiösen Darmkrankheiten mit anfänglichem Durchfall, z. B. nach Dysenterie.

Begleitende Obstipationen bei den verschiedenartigsten Organerkrankungen, z. B. Cholelithiasis, Magenleiden (Pylorostenose), bei Anämien, insbes. Chlorose, Myxoedem usw.

Obstipationen durch cerebrospinale Erkrankungen, z. B. Tabes, poliomyelitische Bauchmuskellähmungen, Querschnittsparalysen.

Medikamentöse Stillegung des Darmes, vor allem durch Opium; Folgezustände von Abführmittelmißbrauch. Schließlich immer stärkere, nach einiger Zeit doch wieder versagende Reizmittel für die Peristaltik erforderlich!

Die **Therapie** muß sich natürlich der Krankheitsform anpassen: bei atonischer Obstipation in erster Linie Regelung der Diät, evtl. Laxantien, bei vorherrschend spastischen Darmstörungen Vorsicht mit Abführmitteln, dafür Belladonnabehandlung, bei der ,,Dyschezie" günstige Einwirkung von Einläufen, von Seifen- und Glycerinzäpfchen.

Bei allen Obstipationsformen, bes. aber bei ,,habituellen", wechselt das Maß der subjektiven Beschwerden trotz objektiv anscheinend gleicher Peristaltikstörung außerordentlich. Sehr vielgestaltig sind die Allgemeinsymptome; sie sind die Folge mehrerer Ursachen (rein psychischer Rückwirkungen der Stuhlverstopfungen, mechanische und reflektorische Einflüsse, enterogene Intoxikationen). Zu den häufigsten Klagen gehören Verstimmungen, Müdigkeit — überhaupt seelische und körperliche Unlust — Eingenommensein des Kopfes, Schwindelgefühl, Mundgeruch, Appetitlosigkeit, auch Herz- und Atembeschwerden. Hierzu treten als lokale Beschwerden das Gefühl ungenügender oder zu starker Darmbewegung, auch ungenügender Enddarmentleerung, abnorm häufiger und zu starker Stuhldrang, Gefühl von Völle, Aufgetriebensein, Spannung und Druck, störende Darmgeräusche, nicht zuletzt Schmerzen, bes. bei der spastischen Form und in Aftergegend bei starkem Pressen (Schrunden, Hämorrhoiden, Prolapse, Proktitis usw.). Schließlich noch die Folgen der Defäkationsschmerzen, des langen anstrengenden Pressens und der psychischen Erregung bei der notwendigen, aber doch gefürchteten und oft absichtlich noch hinausgeschobenen Stuhlentleerung — Rückwirkungen, die bes. den gleichzeitig Nervösen, den Fettleibigen, den Herz- und Nierenkranken und Arteriosklerotischen quälen. In allen solchen Obstipationsfällen bedarf es bes. sorgfältiger Quellenanalyse der Dickdarmfunktionsstörung, auch mit Hilfe des fachärztlichen Röntgenverfahrens.

**Allgemeine Richtlinien für die Therapie.** Psychische Beeinflussung, bes. bei gleichzeitiger Nervosität. Dem Patienten verständlicher Hinweis auf die Beziehungen zwischen Darmfunktion und Seele; ,,Schreckdiarrhöen" einerseits, Verstopfung der Hypochonder andererseits. Unermüdliche psychische Dressur auf ganz bestimmte Entleerungszeiten, zunächst vorübergehend erleichtert durch Abführmittel, auch Bitterwässer oder selbst durch vornehmlich suggestiv wirksame Hilfen, z. B. früh ein Glas Wasser, ein Apfel, eine Zigarette. Bei Gewohnheits-, menschen, die sich langjährig ,,pünktlich zur Minute" zu Bett begeben-stellt sich genau zur üblichen Schlafenszeit das kaum überwindliche Ruhe bedürfnis ein. Gleiche automatische Regelung gelingt durch die genannte psychische Dressur auch bei anderen vegetativen Funktionen, vor allem beim Stuhlgang! Schließlich noch die Aufklärung, daß der ,,geschwächte Darm" weniger die beliebte Schonung braucht als Übung und damit Kräftigung seiner Muskulatur — erreichbar dadurch, daß ihm ballastreiche Kost angeboten wird. Zahlreiche ,,Obstipierte" sind von vornherein Neuro- und Psychopathen! Nicht selten ist die habituelle Verstopfung gewissermaßen eine Zwangsneurose!

Obstipationsdiät. Prinzip: eine Kost, die den Darm mechanisch und chemisch reizt und seine Peristaltik anregt; mechanisch durch Volumen und Schlackenreichtum, d. h. durch Vermehrung der Kotmasse, chemisch durch Gehalt an reichlich organischen Säuren und an gärungsfähigen Substanzen (vor allem Zucker). Zweckmäßig auch Fette. Im großen ganzen also Annäherung an die vegetarische Ernährungsweise, auch an die „Kriegskost" mit ihrem reichlichen Cellulosegehalt.

Beispiele für die Ernährungsweise bei hartnäckiger Stuhlverstopfung. Früh nüchtern: 1 Glas Wasser (kalt, evtl. mit einer Messerspitze Kochsalz); Milchzuckerwasser (1—3 Eßl. Milchzucker in geringen Mengen warmen Wassers lösen und danach kalt trinken). $1/_3$ l 1tägiger Kefir (1—2tägig).

Frühstück: Milchkaffee mit Zucker; Kaffee mit viel Rahm; Brot mit Butter und Honig.

Frühstück: $1/_4$—$1/_3$ l Buttermilch oder Butterbrot mit Schinken, Wurst oder frisches Obst, Kompott oder einige Nüsse, Mandeln.

Mittagessen: Fleischbrühe, Fleisch oder Fisch; reichlich frisches nicht „durchpassiertes" Gemüse, Rüben, Kohl, Salate, Krautsalat, Selleriesalat, Gurkensalat, rote Rüben. Reichlich, bes. süßes Kompott, gekochte Pflaumen, Prünellen, Birnen, auch frisches Obst. Zweckmäßig Mehlspeisen. Etwas Käse mit Butterbrot. — Leguminosen! Pilze.

„Vesper": Butterbrot; Honig, süße Gelees, Milchkaffee, Buttermilch, frisches Obst.

Abendessen: Schinken, kaltes Fleisch, Hering, Sardellen, Butterbrot, weißer Käse, womöglich mit Rahm, Eierspeisen, Salate, auch Radieschen, Rettich, Räucherwaren.

Vor dem Schlafengehen. Frisches, insbes. rohes Obst, Kompott, Pflaumenmus, Backpflaumen, ein roher Apfel, Honigkuchen. Auch Nüsse, Datteln, Weintrauben und Feigen.

Als Brot: Schwarzbrot, Grahambrot, Pumpernickel, Kommißbrot, Simonsbrot, überhaupt die sog. Schrotbrote.

Als Getränke: Apfelwein, etwas Weißwein, Abführlimonade (eine Citrone, 3 Eßl. Milchzucker), kohlensaures Wasser, Buttermilch, Sauermilch, Kefir, auch Kaffee.

Verboten: Milch in größerer Menge, Kakao, Rotwein, Reis, Heidelbeeren und Preißelbeeren (erheblicher Tanningehalt), Sauerkraut? Beachte die individuell sehr schwankende Reaktion des Darmes auf verschiedene Nahrungsmittel und Getränke, wie gerade auf Milch und Tee.

Bei „spastischer" Obstipation versuchsweise die gleiche Kostform, bei Unverträglichkeit mechanische Darmreizung mildern (Gemüse durchpassieren; Gemüsepulver. Vermeidung der Leguminosen; Zulage von Sahne; beim Obst Schale und Kerne entfernen; schließlich Versuch mit Schonungskost, wie bei Diarrhöen).˙ Ausprobieren!

Genügendes Maß von Körperbewegung. Spaziergänge, Gartenarbeit u. dgl.; Turnen, „Sport", Bergsteigen, Reiten. Als einfachste Gymnastik: Rumpfbewegungen (vorwärts-, rückwärts-, seitwärtsbeugen); Übungen der Bauchmuskulatur (Aufsetzen aus horizontaler Rückenlage ohne Unterstützung der Hände, früh vor dem Aufstehen, abends vor dem Einschlafen). Stärkeres Schwitzen ist zu vermeiden. Rudern zweckmäßiger als Radfahren!

Physikalische Behandlung (von der geschilderten Gymnastik abgesehen). Schulgerechte Bauchmassage, als Notersatz Rollen einer Massagekugel längs des Dickdarmverlaufes, Selbstmassage des Dickdarms (von unten rechts anfangen, links Flexurgegend enden); faradische Massierrolle. Ferner Hydrotherapie, bes. bei der spastischen Form: „Leib-

Prießnitz", feuchtwarme Packungen; in Anstalten Strahl- und Fächerduschen, Sitzbäder (warme Vollbäder verstopfen oft). Bei schlaffen Bauchdecken und Enteropthose evtl. Bauchbinde!

Medikamente (Einzelheiten S. 557 ff.). Darreichung möglichst nur vorübergehend! Den Schwerpunkt der Dauerbehandlung sollte man möglichst in die Regelung der Diät, in die physikalische Therapie und in die psychische Dressur verlegen. Bei den ausgesprochen spastischen Formen Belladonna, bei vorherrschend atonischen die Abführmittel, bei den so häufigen Mischformen den Dystonien des Dickdarms Kombinationen von Tollkirsche und Laxantien. Chronische Abführmitteleinnahme führt freilich nicht immer zu den Folgen des „Mißbrauchs". Zahllose „Obstipierte" kommen Jahre, ja Jahrzehnte mit der gleichen Tablette oder Pille aus; meist ist ihnen dann das Medikament zum wirksamen „Suggestivum" geworden. Die ärztliche Forderung nach vorwiegend diätetischer und physikalischer, gymnastischer und hydrotherapeutischer Obstipationsbehandlung scheitert auch in der Praxis allzuoft zugunsten der Medikamente durch die dauernden Zeitungsreklamen der Abführmittelfabriken, durch die äußeren Schwierigkeiten der Beschaffung besonderer Kostformen, überhaupt durch die größere Bequemlichkeit der ärztlichen Therapie. Es gibt schließlich Fälle chronischer Obstipationen, die sich auch ärztlich von vornherein am besten für Medikamente eignen. In der vorübergehenden Darreichung wirksamer Arzneimittel besitzen wir ein wichtiges Hilfsmittel der psychischen Therapie der chronischen Obstipation. Der Kranke gewinnt dadurch des öfteren das zum Erfolg erforderliche, aber zuvor erschütterte Selbstvertrauen wieder. Besondere Kurorte kommen bei reiner habitueller Verstopfung nur gelegentlich in Frage (u. a. Kissingen, Homburg v. d. H.).

Die Therapie akuter schwerer Stuhlverhaltungen ist S. 556 besprochen. Operative Behandlungsmethoden kommen da in Betracht, wo man organische Grundlagen, wie Verwachsungen auf Grund sorgfältigster Beobachtungen und fachärztlicher Untersuchung zumindest mit größerer Wahrscheinlichkeit annehmen muß und sachverständige, die internen Maßnahmen im wesentlichen erschöpfende konservative Therapie versagt. Gelegentlich heilen begleitende hartnäckige Obstipationen nach Blinddarmoperationen; in anderen Fällen entstehen so freilich nachträgliche jahrelange Verstopfungen.  Eduard Müller†-Marburg.

# Allgemeine Diagnostik.

## Magenfunktionsprüfung in der Sprechstunden- und Außenpraxis.

(Vgl. Abschn. Löning, sowie Darstellung des Röntgenverfahrens S. 541.)

Die **Magenfunktionsprüfung** erstreckt sich auf die motorischen und sekretorischen Leistungen. Der Praktiker muß sich hierbei mit den technisch einfachsten Methoden begnügen und meist auf Verfahren verzichten, die wie die Röntgenuntersuchung des Magen-Darmkanals an fachärztliche Schulung und an den Besitz teurer Apparate gebunden sind, gleichzeitig aber Kosten erfordern, die bei breiter Anwendung Krankenkassen und Kranke allzusehr belasten. Geschickte restlose Ausnützung der einfachsten Methoden erzielt auch hier vielfach praktisch ausreichende Resultate. Einzelfälle, namentlich solche mit Carcinomverdacht, verlangen aber baldige diagnostische Ergänzungen durch die Hilfsmittel des Facharztes und Krankenhauses, vor allem durch das hier leistungsfähige Röntgenverfahren.

Unerläßlich ist die häufigere Anwendung der Sondenuntersuchung in der Allgemeinpraxis. Für die vorläufige Orientierung, bes. bei Pylorusstenosenverdacht, empfiehlt sich folgendes Vorgehen (Modifikationen je nach den festgesetzten Sprechstundenzeiten möglich; verwende aber stets annähernd gleiche Methodik schon zur Gewinnung selbständigen Urteils über die auch örtlich verschiedenen Normalbefunde, z. B. hinsichtlich der Salzsäuremengen bei Geschwüren):

Abends zuvor nimmt der Kranke — womöglich zur gewohnten Stunde — eine reichlichere gemischte Abendmahlzeit, also Fleisch, Kartoffeln, Gemüse, Brot, wenn aber Bedenken gegen solche Speisebelastung bestehen, zweckmäßig auch getrocknete Pflaumen oder einen Eßlöffel Korinthen (s. u.). Früh kommt er nüchtern in die Sprechstunde. Er wird nach etwaigem Erbrechen, Schmerzen in der Nacht gefragt und die Magengegend nochmals untersucht (etwaiges Plätschern, Steifungen usw.). Hierauf Sondeneinführung und Aushebung: Magen bei Gesunden leer, minimale Speisereste, die sich in Schleimhautfalten, auf Geschwürsflächen halten, hier ohne Bedeutung, bei Supersekretion evtl. reiner Magensaft. Bei starker Retention infolge Pylorusstenose (auch Sanduhrmagen) Speisereste. Nach Leerspülung des Magens Einnahme eines Probefrühstücks (Weißbrötchen und einer Tasse Tee). Bei Leuten, die, wie viele hessische Bauern, weder Brötchen noch Tee genießen, im Hinblick auf den großen psychischen Einfluß bei der Magensaftsekretion — evtl. sogar Hemmung und verminderter Appetit durch Sondenangst — gelegentlich besser das gewohnheitsmäßige Frühstück. Ein sog. „Appetitfrühstück". Nochmalige Aushebung nach $^3/_4$ Stunde (aber niemals so, daß die im Wartezimmer weilenden anderen Kranken das Ächzen, Würgen und Stöhnen mancher Patienten bei dieser Prozedur hören!); zwischendurch Aufenthalt im Wartezimmer oder besser einen Spaziergang. — Dadurch Gewinnung von Mageninhalt und Chymussaft. Quantitative Messung des ausgepreßten, Feststellung des Schichtungskoeffizienten, Untersuchung des Filtrates auf Salzsäure, unsicherer zunächst mit Kongopapier. Nur bei schwerer motorischer Insuffizienz gibt die Sondenspülung früh nüchtern deutliche Retention. Zur Erkennung mittlerer Grade ist bei negativem Befund eine weitere Aushebung nach einer Probemahlzeit nötig (nach Art der Leubeschen, am besten Suppe, Fleisch, Gemüse, Kartoffeln). Dann ist nach 6—7 Stunden bei Gesunden der Magen leer, bei motorischer Insuffizienz noch reichlicher — infolge der gleichzeitigen Drüseninsuffizienz des Magens oft mangelhaft angedauter — Speisebrei vorhanden. Womöglich spätere Kontrolle dieses Ergebnisses durch die „Korinthenprobe" nach Strauß: abends mit Reis oder Grieß, bzw. Graupensuppe einen Eßlöffel Korinthen, auch Rosinen oder reichlich Backpflaumen und früh nüchtern Nachweis größerer Reste.

Die Sichtbarmachung des aufgeblähten Magens durch Kohlensäure- und Luftfüllung, sowie die Perkussion des Magens ist heutzutage — mit Unrecht! — in den Hintergrund getreten.

Der ausgehebert oder ausgepreßte „klinische", d. h. mit Chymus vermengte Magensaft — wird filtriert und physikalisch, chemisch und mikroskopisch untersucht (Einzelheiten im Abschnitt Löning.) Auch in der Allgemeinpraxis sollte sich diese Untersuchung mindestens auf folgende Methoden erstrecken:

a) Physikalisch. Menge, Aussehen, Farbe, Geruch; Verhalten bei der Schichtung. Für das Auge erkennbare abnorme Beimengungen, vor allem Blut.

b) Chemisch. Reaktion auf Lackmuspapier, dann auf rotes Kongopapier (sog. freie HCl), evtl. Kontrolle mit Günsburgschem Reagens und quantitative Salzsäurebestimmungen, schließlich — bes. bei negativer Kongoreaktion — Prüfung auf Milchsäure mit Uffelmanns Reagens. Die sog. fraktionierte Aushebung des Magensaftes mit der Duodenalsonde, auch die Darreichung besonderer Reizmahlzeiten, wie ,,Alkoholfrühstück", hat in der Allgemeinpraxis gegenüber der altüblichen Methode (vor allem unter Benutzung des Leubeschen Probefrühstücks) mehr Nachteile als Vorteile.

c) Mikroskopisch. Blut- und Gewebszellen, lange Bacillen, Sarcinen; Hefezellen, reichlich unverdaute Stärkekörner.

Das Röntgenverfahren ist in einem besonderen Kapitel dargestellt (S. 541 ff.). Eduard Müller † - Marburg.

## Röntgendiagnostik der Magen-Darmkrankheiten und der Gallenblasenerkrankungen.

Die Methodik hat im letzten Dezennium so große Erfolge aufzuweisen, daß diagnostisch eine ,,spezielle internistische Röntgenologie" eines Umfanges entstand, über die im Rahmen dieses kurzen Werkes nur ein rudimentäres Referat möglich ist, um dem Arzt zu sagen, was er erwarten und verlangen kann. Damit ist ihm die Indikation gegeben für die Anwendung des Verfahrens, das in Zukunft nur in der Hand des speziell gründlich Ausgebildeten optimale Erfolge verspricht. Dennoch ist es, schon in Anbetracht der hohen Gebührensätze, nicht angezeigt, etwa jeden Fall mit Oberbauchbeschwerden röntgen zu lassen. Eine Therapie bei Ulcus und Gastritis kann gleichartig sein, bei Gallenblasenerkrankungen mit geringer Modifikation recht ähnlich, und so wird sich kaum vermeiden lassen, auch bei nicht restlos gesicherter Diagnose systematische Kuren gegen Oberbauchbeschwerden durchzuführen, bei denen es sich selten um reine Neurosen, häufig um Funktions-Störungen im Zusammenhang mit organischen Leiden handeln wird.

Die Indikation zu subtiler und kostspieliger Röntgendiagnostik ist aber stets gegeben, wenn ein operativer Eingriff ventiliert wird und ebenso, wenn die üblichen Kuren versagen, wenn ernste differentiell diagnostische Fragen (z. B. Carcinomverdacht) hineinspielen. Im Gesagten liegt ein Kompromiß, das an sich sehr unerwünscht ist, das aber in der Gegenwart für den praktischen Arzt außerhalb von Klinik, Krankenhaus und Sanatorium mehr oder weniger (Stadt und Land) unvermeidlich scheint. Sicher drängt die Zukunft zur wissenschaftlich korrekten Forderung, in jedem Falle größte diagnostische Sicherheit zu erzielen, gerade auch durch die Röntgendiagnostik des Abdomens. Haben wir durchgehends optimal arbeitende Röntgeninstitute und einsichtige Kassen, werden wir uns diesem Ideal nähern, denn kein Verfahren sichert schon heute die Diagnostik der häufigsten Magenbeschwerden (Carcinom, Ulcus, Gastritis) so wie das Röntgenverfahren, bald wohl gilt von den Cholecystopathien ein gleiches. Ziel der Therapie ist Frühbehandlung, sie ist die erfolgreichste; Basis der Frühbehandlung ist gesicherte Frühdiagnostik. Für diese ist die Röntgenuntersuchung bei optimaler Technik zu ungeheurer Bedeutung erwachsen.

### A. Magen=Duodenum.

Technik[1]. Am Vorabend $1-1^{1}/_{2}$ l Reinigungseinlauf, am Morgen nüchtern (nur gelegentlich noch Magenspülung, falls ein Flüssigkeits-

---

[1] Die an meiner Klinik geübte Methodik wird hier nur geschildert.

niveau auf dem Schirm erscheint) kleine Schlucke des Kontrastmittels: Barium sulfuricum purissimum Merck in der Relation 3 : 4 Wasser, im ganzen genügt reichlich ein gewöhnliches Wasserglas (200ccm). Durchleuchtung unter Palpation, ausgiebiger Rotation des Kranken, Auseinanderdrängen der Schleimhautfalten, Beachten der kleinen Kurvatur schon beim ersten Schluck, gerade beim operierten Magen bes. wichtig. Außer in stehender Lage stets auch Rückenlage, Bauchlage; Einzelheiten mit kleinster Blende studieren, Pyloruspassage beachten, in rechter Seitenlage liegend wird die kleine Kurvatur oft am besten darstellbar. Ist die optimale Darstellung am Magen oder Duodenum erzielt, schnelle Auswechselung des Schirmes gegen die Platte „gezielte Momentaufnahmen nach H. H. Berg", oft mit Kompression. Für Übersichten Buckyblende in Bauchlage. Die Schwankungen der Entleerungsgeschwindigkeit, der offene, sich öffnende oder nicht zur Öffnung zu bringende Pylorus sind wichtige Zeichen, die Geschwindigkeit auch der weiteren Passage.

Nach 1—2 Stunden, jedenfalls nach 3 Stunden Kontrolle, die kleine Kontrastmenge muß dann den Magen verlassen haben. Die Untersuchung des Bulbus duodeni darf nicht nur in Sagittalrichtung im Stehen geschehen, die schrägen Durchmesser, bes. der zweite (von links hinten nach rechts vorn) wesentlich, tangential wird Vorder- und Hinterwand des Bulbus abgeleuchtet. Dosierte Kompression in beiden schrägen Durchleuchtungsrichtungen, auch den dazwischen liegenden, zur Erkennung von Taschen und Nischen, tastendes Wegdrängen des Breies führt zur Erkennung auch von „Enface"-Nischen wie „Profil"-Nischen im Sinn des „Reliefbildes": in Schleimhauttälern bleibt der Brei, auf den Kämmen und Höhen der Schleimhautfalten, ist er abgeflossen, fortgedrängt, Reliefbild der Schleimhaut zur Gastritiserkennung entscheidend. In jeder charakteristischen Füllungsphase gezielte Momentaufnahmen, die in Muße studierte zuverlässige Interpretation freilich nur des ganz Erfahrenen gestatten, zumal wenn analoge Formungen auf vielen Aufnahmen deutlich sind (4 Bilder gehen auf eine 30 : 40 Platte). Kontrolle der Druckpunkte.

**Die Magenform** nicht mehr wie früher nur eine Kontursilhouette, sondern als mit ihrem Schleimhautrelief erkennbar, gestattet neben der Größe in der Übersichtsaufnahme, besser noch mit der Blende, ein Urteil über die Schleimhautformung. Die Magenform ist auch wesentlicher Ausdruck der Tonusfunktion der einzelnen Muskelfaserzüge des Magens. Ein darmähnlicher, langgestreckter Magen mit tiefem, caudalem Pol kann in der Leistung normal sein, als Langmagen ist er Ausdruck des Habitus asthenicus wie das gesunde Tropfenherz. Stierhornform, „Angelhakenform" sind ebenfalls nur Varianten in der Tonusfunktion, bedingt durch Habitus, wie durch intraabdominelle Druckverhältnisse, aber die Formung ist auch etwas Aktives, Ausdruck des neuromuskulären Verhaltens. Der Uterus, extraventrikuläre Tumoren, auch eine große Gallenblase bewirken wie Pelotten von außen her Änderungen des Kontures (sehr wichtig die Bulbusimpression durch vergrößerte Gallenblase). Man hüte sich, einen tiefstehenden Magen gleich als Ptose und Atonie zu bezeichnen, selten macht diese wirkliche Beschwerden (cave die Operationen wegen Magenptose). Doch kann in der Tat die Tonusfunktion nachlassen, „Hypotonie", meist wird subtile Diagnostik die vorschnellen Diagnosen „Senkung", „Erschlaffung", „Erweiterung" des Magens korrigieren, soweit mit ihnen Beschwerden erklärt werden sollen, durch die Annahme lediglich gestörter Tonusfunktion, denn auf die Facultas expultrix, die Entleerungsfunktion kommt es hauptsächlich an.

**Echte Magenerweiterung** ist fast immer wirkliche Verengerung am Magenausgang: Scirrhus am Pylorus, Narbenstenose, Ulcus pyloricum mit Pylorospasmus. Der reine Pylorospasmus, durch Morphinderivate zu erzeugen, ist eine Seltenheit, verglichen mit dem Kardiospasmus (ausgenommen die Häufigkeit beim Säugling). Echte, also fast immer „organisch bedingte" Pylorusstenose führt bis zu motorischer Insuffizienz 2. Grades, zur Stauungsinsuffizienz, breites Flüssigkeitsniveau unter der Luftblase im Magengewölbe (Fornix), große halbmondförmige Breireste, auch nach 6 Stunden und mehr. Das ist Dekompensation der Pylorusstenose, sie kann oft diätetisch in Kompensation zurückgeführt werden, wie am klarsten die Röntgenkontrolle beweist.

Die Peristaltik weist dann oft noch auf diese hin: tief einschnürende Wellen, Stenosenperistaltik, Kompensierung durch Hypertrophie des Magenmotors (facultas expultrix), bes. des Antrums. Hierbei oft normale, ja beschleunigte Entleerungszeit.

Die Hermien des Hiatus oesophageus und die Insuffizienz des Hiatus gestatten dem Fornix des Magens dauernden oder vorübergehenden supra-diaphragmatischen Aufenthalt. Einklemmungen oder Magenblutungen dabei enorm selten, aber Beschwerden sind ähnlich der Angina pectoris oder dem „gastrocardialen Symptomen-Komplex" häufig. Beckenhochlagerung mit Kompressionsdrehungen lassen neuerdings oft die Röntgendiagnose zu.

**Ulcus pepticum** (ventriculi, duodeni, oesophagi, jejuni). Ein negativer Befund wird immer seltener, je idealer technisches und klinisches Können und präzises Handeln des Untersuchers sich kombiniert. Doch gibt es einen „Intervallbefund", negatives Resultat in Zeiten von Beschwerdefreiheit und auch gerade bald nach großen Blutungen. Der Schluß liegt nahe, daß zum positiven Befund kleiner Nischen Schwellung um den Geschwürskrater, den Ulcustrichter, hinzugehören. Die Konkavität beiderseits einer Profilnische, die radiäre Konvergenz geschwollener Schleimhautfalten, spricht für das zugehörige entzündliche Moment gerade während der Beschwerdeperiode. Der Erfolg einer Ulcuskur wird so objektiv kontrollierbar am Verschwinden des Nischensymptoms, des Ulcusflecks. Dabei ist das Fortbestehen eines ausgestanzten Schleimhautdefektes geringerer Größe nicht auszuschließen, ja das Schleimhautrelief weist oft noch in den Gastritissymptomen des Röntgenbildes (s. diese) auf jenen Intervallbefund hin.

**a) Das Ulcus der kleinen Kurvatur.** Am längsten im Röntgenbild bekannt als Magennische, fast immer nahe der kleinen Kurvatur, zeigt von jenen großen Penetrationshöhlen in die Nachbarschaft, Pankreas, Leber, Omentum, selbst in die Bauchdecken mit Dreischichtung (unten Barium, darüber Flüssigkeit, oben Luft), alle Übergänge bis zu kleinsten „schwachen Stellen" des Magens mit seichter Ausbuchtung, oft nur bei Drehungen deutlich, oder gar nur als Hemmung in der Peristaltik erkennbar. Bei stark gefülltem Magen kann ein Zirkulärspasmus von der großen Kurvatur her wie ein Finger auf die Nische weisen, häufiger ist diese Konturänderung aber kein Spasmus, sondern nur ein Schleimhautphänomen, ähnlich der Zähnelung der großen Kurvatur, die nichts ist wie das Profil von Schleimhautfalten. Umgekehrt werden kleine flache Nischen gerade nur bei minimalen Füllungen, bei den ersten Schlucken erkannt und gleichen sich bei stärkerer Füllung aus, weshalb die initiale Entfaltung zu kontrollieren ist, evtl. die letzten zurückbleibenden Schlieren, unter Kontrolle auf scharf lokalisierte Schmerzhaftigkeit.

Die Narbenschrumpfung führt bis zum Ulcussanduhrmagen, an dem auch Spasmen beteiligt sind, aber selbst die kleine sternförmige Narbe kann durch die radiäre Konvergenz von Schleimhautfalten darstellbar werden. Je höher das Ulcus sitzt, um so leichter wird es übersehen — Beckenhochlagerung —, so auch das seltene Ulcus oesophagi.

Der „Kaskadenmagen" ist gar nicht oft Ulcusfolge; dieses rein deskriptive Phänomen ist auf viele Anlässe zurückzuführen: Stränge, Verlagerungen, Colon-Druck überdehnter proximaler Magen bei tonisiertem distalem (auch als Wirkung aus der Ferne etwa der Gallenblase: „viscero-visceral-Reflex").

**b) Ulcus parapyloricum.** Die Bezeichnung umfaßt die andere Prädilektionsstelle des Ulcus, seltener vor und im Pylorusring, am häufigsten jenseits davon, also im Bulbus, während distal von der Zwiebel des Duodenum in der Gegend der Papilla Vateri oder gar noch weiter Ulcera duodeni Raritäten sind. Diese Ulcusgruppe, früher vorwiegend durch indirekte Röntgensymptome vermutungsweise nur erkennbar, bietet heute gleiche unmittelbare Röntgenzeichen, Nischensymptome. Zu den Profil- und Enface-Nischen gehört, das Bild gestaltend, die Schleimhautwulstung, am Minor- wie am Major-Kontur, distal und proximal die Konkavität. Aus der Form des Kartenherzens wird die Retraktion des Minor- oder Major-Konturs (Akerlund), die „Bulbusdeformität", ja vor der Ulcusenge, die weniger spastisch ist, als durch Schwellung und Quellung bedingt, oder durch narbige Wandlung, entstehen „falsche" Divertikel durch Pulsion der muskelschwachen Duodenalwand, die Taschen von Hart einseitig, oder wenn beiderseitig, ausschauend wie große Schmetterlingsflügel, der Kopf des Schmetterlings ist dann distalwärts gerichtet, eben die Nische des Ulcus selbst oder die Narbe. „Aufbrauchung des Bulbus", schwere Bulbusdeformation, Verkürzung der Papillenpylorusdistanz" weisen nicht selten auf so hochgradige, in Jahren entstandene anatomische Wandlungen hin. Im Bulbus an Vorder- und Hinterwand ein Nischenpaar: „kissing Ulcers" nichts Seltenes, auch sonst ebenso häufig zwei Ulcera (duodeni, ventriculi) wie ein einzelnes.

Die Aussagen über die genaue Lage im Bulbus gestatten selbst prognostische Hinweise: Das Ulcus duodeni der Vorderwand perforiert leichter, das der Hinterwand blutet eher, usw.

Im Pylorus selbst ist oft das Ulcus schwer darstellbar, der Pylorospasmus verrät es zunächst indirekt, ebenso wie ausgesprochene Zeichen der Antrumgastritis, die auch dem präpylorischen Ulcus wohl regelmäßig zugehören.

Ein Ulcus, das für die Operation in Betracht kommt, kann sich heute bei dieser unserer Technik der Röntgendiagnostik nicht entziehen, man halte aber das Röntgen-Morphologische nicht ohne weiteres für irreversibel-anotomisch; es gibt erstaunliche Rückbildungen, so daß die Indikation zur Operation meist nicht allein auf den Röntgen-Befund basieren darf.

**c) Ulcus jejuni.** Beim genauen Absuchen des Gastroenterostomieringes wird mit moderner Methodik auch das Ulcus jejuni erkannt als Nische und durch die Konvergenz der Schleimhautfalten, ja es kann der Nachweis seiner Heilbarkeit durch internistische Therapie erbracht werden; lange nicht jeder empfindliche Gastroenterostomiering ist ein Ulcus jejuni (s. der operierte Magen im Röntgenbilde).

**Gastritis.** Aus den Fortschritten der Technik und denen der Röntgendiagnostik des Ulcus geht hervor, daß wir schon jetzt im „Faltenrelief" der Schleimhaut objektive Anhaltspunkte für diffuse und herdförmige Schleimhautschwellungen gewinnen können, Verdickungen der Falten (Antrumgastritis), feinere und gröbere Körnelungen entdecken, bis zum Bilde eines Pseudopolyposis und andererseits Verschmälerung der Falten, ja ihr teilweises Verstrichensein im Sinne einer Atrophie (z. B. Anaemia perniciosa mit Achylie, dort aber keineswegs oft nachweisbar). So werden in Zukunft, ergänzt durch die Gastroskopie (s. diese unter: Gastritis), zum Teil geradezu anatomische Diagnosen möglich: Gastritis hypertrophicans, Gastritis granulosa, Pseudopolyposa, Gastritis atrophicans. Auch Schleimbeläge und diffuse Schleimfleckchen sind in besten Röntgenbildern erkennbar, vor allem aber kann die Heilung eines Zustandes an der Rückkehr des Schleimhautreliefbildes zur Norm erkannt werden. Die Röntgendiagnostik des Schleimhautbildes und damit der Gastritis, soweit sie durch Röntgenmethodik objektiv feststellbar ist, befindet sich in großem Aufschwung (H. H. Berg).

**Magencarcinom.** Mindestens 30 % der vom Chirurgen operierten Carcinome sind der Palpation unzugänglich, erst durch das Röntgenverfahren zu sichern; indirekte Zeichen sind Speisereste, hochgradige motorische Insuffizienz mit Magenektasie, dadurch Hinweis auf eine Pylorusstenose. Unmittelbar erkannt wird gelegentlich auf den ersten Blick die „Mikrogastrie" eines kleinen in toto geschrumpften Scirrhusmagens, der die ganze Wand infiltrativ ergriffen hat und direkt unter dem Zwerchfell hinter dem Rippenbogen liegt, meist also nicht palpabel ist. Neben den diffusen Scirrhen ist auf die kleinen, bes. häufig am Pylorus sitzenden, infiltrativen schrumpfenden Scirrhuskrebse zu achten. Stenosieren sie den Pylorus, weist Ektasie, Steifung der Magenwand, Antiperistaltik auf sie hin. Sie führen umgekehrt auch zum ständigen Offenstehen des Pylorus (Pylorusinsuffizienz), gerade wie bei den diffusen Scirrhen des ganzen Magens: der Pylorus mit dem Antrum ist in ein starres Rohr gewandelt, die Speisen fließen schnell ab, es kommt überhaupt nicht eine Gastroenterostomie in Frage. Hier kommt alles auf scharfe Einblendung, Beobachtung geringster Konturänderungen an. Weiter auf Störungen in der Peristaltik, „Bewegungsdefekte" an bestimmten Stellen, auch der Magenmitte. Ähnlich kann die Kardia infiltrativ offen stehen, es fehlt dann die Luftblase. Ein gezähnelter Kontur gerade an der kleinen Kurvatur ist carcinomverdächtig, ebenso die Starrheit einzelner Wandteile mit Aufhebung des normalen Schleimhautreliefs (Infiltrationshinweis). „Schlüsselförmige" kleine Carcinome sind oft vom Ulcuskrater zu differenzieren durch die scharfe Grenze des Ringwalls („wie ein Ballonreifen" — Knothe).

Die medulären Formen wachsen als Tumoren (blumenkohlartig) in das Lumen hinein, führen zu den bekannten, oft mächtigen Füllungsdefekten, gerade auch an der großen Kurvatur, oder das Antrum ist nicht füllbar, einzelne Straßen für den Kontrastbrei gehen noch hindurch, es kommt zum carcinomatösen Sanduhrmagen, der beide Kurvaturen verändert. Am leichtesten übersehbar sind die hochsitzenden, knolligen Tumoren im Magengewölbe, die sich gegen die Luftblase abheben (evtl. Luftaufblähung des Magens), Beckenhochlagerung macht sie zugänglich, wie überhaupt das Drehen nach allen Richtungen, das Suchen im Liegen und Stehen des Kranken, in Bauch- und Rückenlage, die Einblendung und die Vermeidung des alten Ritus einer maximalen Breifüllung, also das Beobachten mit ganz kleinen Mengen des Kontrastmittels noch sichere Feststellungen zeitigt, wenn die minderwertige ältere Methode, Trinken eines halben Liters Kontrastbrei, versagt; dennoch ist auch heute noch die Möglichkeit des Übersehens nicht ganz auszuschließen, deshalb mehrmalige Untersuchung — und dennoch können ganz flache infiltrierende Carcinome verkannt werden. Bei der ungeheuren Bedeutung der Röntgendiagnostik auch für kleine beginnende Carcinome seien deshalb die übrigen klinischen Kriterien (namentlich okkulte Blutungen, die fast immer da sind) ja nicht vernachlässigt. Überraschend bei der Laparatomie, daß die Ausdehnung des Carcinoms oft weit größer ist als der Röntgenbefund erwarten ließ; mit der Beurteilung der Operabilität auf Grund des Röntgenbildes sei man zurückhaltend, zumal regionäre Metastasen und Aussaaten meist nicht erkennbar sind. Gegenüber extraventrikulären Tumoren, welche die Palpation aufdeckte, ist differentiell diagnostisch das Röntgenverfahren oft entscheidend.

Für die Frage der Operabilität durchleuchte man auch die Lunge, um Metastasen dort auszuschließen. Bei negativem Röntgenbefund soll man sich mindestens reiflich überlegen, ob andere Gründe zur Annahme des Magencarcinoms wirklich ausreichend gestützt sind.

**Der operierte Magen** bedarf bei Beschwerderezidiven der Röntgenkontrolle: Besteht ein Ulcus jejuni, ist nur die Gastroenterostomieöffnung schmerzhaft (s. o.)? Die Gastritis des Gastroenterostomiemagens ist sehr häufig, nicht immer jene qualvollen Rezidivbeschwerden, diese bei den großen Resektionen viel seltener. Ist die Gastroenterostomie durchgängig, ging der verschlossene Pylorus wieder auf, wie ist die Entleerungszeit? Wo sitzt der Schmerzpunkt? Ist ein neues Ulcus entstanden, besteht ein lokales Carcinomrezidiv? Eine schlecht funktionierende Gastroenterostomie kann durch Stagnationen im abführenden, auch zuführenden Schenkel charakteristische Beschwerdekomplexe auslösen. Alle diese Probleme sind der Beantwortung durch Röntgenuntersuchung mit kleinen Mengen des Kontrastmittels und inniger Kombination von Durchleuchtung mit Palpation und gezielten Momentaufnahmen bei enger Einblendung meist zugänglich.

## B. Cholecystopathien.

Der Neuzeit am bekanntesten die Grahamfüllung mit Tetrajodphenolphthain; 3 g intravenös 8 Stunden vor der Röntgenaufnahme (Applikation per os meist weniger scharfe Bilder; selten Phenolphthaleinvergiftung: Kreislaufkollaps, Unterlassung bei bestehenden Leberschäden). Die Methodik entscheidet, ob die Gallenblase auf dem Blutwege von der Leber aus füllbar ist (negatives Resultat bei Collum-Cysticus-Verschluß meist Stein, auch Ventilstein), auch beim Icterus simplex und oft bei Cirrhosen bleibt sie leer (Gallensperre der Leber oder „Dyscholie"). Gelingt die Füllung, ist Größe und Lage der Gallenblase erkennbar (Ptose auch hier nur Habitus! evtl. Tonusanomalie nicht Krankheit). Die Entleerung kann verfolgt werden, bes. kombiniert mit Entleerungsreizen für die Gallenblase (Pituitrin, 2 ccm intramuskulär, oder Pepton, Eigelb, Öl ins Duodenum besser mit als ohne Duodenalsonde). Beschleunigte, verzögerte Entleerung, Hinweise auf Stauungen, Dyskinesien, Betriebsstörungen. Praktisch am wichtigsten, wenn im Kontrastschatten Steine erkennbar werden, als Aussparung.

Ohne Grahamfüllung ist aber heute schon vieles exakter Röntgenfeststellung zugänglich. Steine werden, je nach der Güte der Technik, wohl schon bis zu 50% erkannt, oft mit detaillierten Aussagen über Größe, Anzahl, Cholesteringehalt, der als spezifisch leicht Aufhellungen macht, oder Bilirubinkalk, der, als spezifisch schwer, Kontrastschatten gibt, häufig als Mantel um einen hellen Fleck (Ringschatten). Nur einwandfreie, klare Befunde dürfen positiv gewertet werden, geschrumpfte Blasen voll Detritus, Cholesterinsolitäre, auch als Ventilsteine, Herden von facettierten gleich großen, haselnußartigen Konkrementen usw.

Ein fehlender Steinbefund beweist nichts gegen die Cholelithiasis.

Daneben markante „indirekte Zeichen": Bulbusimpressionen einer großen Gallenblase (etwa Hydrops), winklige Knickung des Duodenums, adhäsive Verzerrungen des Magenduodenums wie des Kolons zur Gallenblase hin („Rechtsdistanz" des Magens), begleitende Gastritis oft mit Achylie. Das Röntgenverfahren ist geeignet, gerade die ungeheure Häufigkeit der larvierten atypischen Cholecystopathien nicht nur des Steinleidens zu erweisen, die als Adhäsionen, Neurosen, Dyspepsien, Übelkeit, Brechen, Appetitlosigkeit, Rückenschmerz, Intercostalneuralgie, Schulter- und Armrheumatismus rechts u. a. m. verlaufen.

## C. Darm.

**Technik.** Außer der Darmpassage per os, die meist unentbehrlich ist, bedarf es für die Dickdarmuntersuchung des Bariumeinlaufs $1^1/_2$ l (Irrigator) nach gründlicher Reinigung durch große Darmwaschungen. Beobachtung während des Einlaufs (Trochoskop). Feinheiten (Schleimhautbild) oft erst analysierbar nach Entleerung des Klistiers: die Restbeschläge geben ein lehrreiches Bild. Auch die Kombination von Kontrasteinlauf und Luftaufblähung (A. Fischer) gibt oft große Vorteile durch ihre Plastizität.

**Dünndarm.** Außer der Bulbusdiagnostik (s. o.) kann im Schleimhautrelief selten einmal die verdickte Papilla Vateri erkannt werden, bei Steineinklemmung oder Papillencarcinom, in derselben Gegend Lieblingssitz echter Pulsionsdivertikel, die auf Pankreas und Choledochus drückend, Komplikationen von seiten dieser Organe hervorrufen; dann überraschende Aufklärung unklarer Oberbauchbeschwerden, ja selbst von sog. Angina abdominis, auch pectoris; auch an anderen Dünndarmstellen Divertikelbildungen, nicht nur das embryonale Meckelsche Divertikel, tiefsitzende Duodenalstenosen, andere Passagestörungen im Dünndarm, die zu Ileusanfällen führen können, am wichtigsten abnorme Füllung unterer Ileumschlingen bei Stenosen im Coecum. Endlich der Nachweis abnormer Schleimhautbilder des Dünndarms (selbst Ascariden).

**Dickdarm.** Carcinom. Lieblingssitz Rectum, Sigma, Coecum, an anderen Stellen seltener. Die Füllungsdefekte meist schwerer zu deuten als beim Magen, da zirkuläre Spasmen Irrtümer bedingen können. Wieder entscheidet enge Einblendung und Betrachtung des Faltenreliefs auch bei geringen Füllungen, etwa nach Entleerung des Einlaufs. Typisch ist es, wenn der Einlauf nicht vordringen will, die Ampulle sich dehnt, es besteht eine Art Ventilverschluß, trotzdem distalwärts eine Passage noch vorhanden ist. Dort, wo das Rectoskop nicht hinkommt, entscheidet das Röntgenbild sehr oft mit Sicherheit.

Die Sigmoiditis als Folge, namentlich der Diverticulosis, die überall am ganzen Kolon bestehen kann, wird nicht selten mit dem Carcinom verwechselt, gute Bilder entscheiden hier unzweifelhaft, während sonst klinisch manche Sigmoiditis mit Stenosenerscheinung, Palpationsbefund, Blut und Schleim, kaum vom Descendens Ca zu trennen ist. Es handelt sich um multiple kleinste Divertikel, an schwachen Stellen der Muskulatur als Ausstülpungen entstehend, Entzündung hervorrufend (Diverticulitis), Übergänge zur Colitis infiltrativa, häufigster Sitz am Sigma.

Die Colitis gibt im Reliefbilde der Schleimhaut und der Starrwandigkeit des erkrankten Darmrohrs Möglichkeiten, alle Grade zu unterscheiden von ulcerösen Prozessen (Colitis gravis ulcerosa), chronischen Eiterungen bei Schwund normaler Schleimhautstruktur des gesamten Dickdarms (Colitis supurativa) bis zu geringeren Schleimhautschwellungen, Fältelungen, granulierende Entzündungen oder auch einzelnen kleinen Ulcerationen. Reste von dysenterischen Erkrankungen, allergische Bereitschaften rezidivierender Kolitis, lokalisierten Atrophien der Schleimhaut, tuberkulöse, diffuse und lokalisierte Colonveränderungen. Auch hier ist die Diagnostik des Schleimhautbildes in erfolgreicher Fortentwicklung (H. H. Berg, Knothe).

Die Ileocöcaltuberkulose zeigt Stenosenerscheinungen für das untere Ileum, Aussparungen im Coecum, meist vom Carcinom im Röntgenbild zu unterscheiden, wichtig hier bes. die Darmpassage von oben her.

Andere Darmstenosen werden ebenfalls am besten verfolgt durch die Beobachtung der Passage: nach 6 Stunden soll die Tête der Bariummahlzeit am Aszendenz sein, nach 8—12 Stunden im Transversum. Die Ansammlung vor der Stenose gibt, wie beim Dünndarm, gelegentlich ein entscheidendes Resultat. Wichtig die Beziehung der Flexura hepatica zur Gallenblase und unteren Leberfläche.

Das Megakolon, Megasigma (Hirschsprungsche Krankheit) ist darstellbar; man beachte aber, bei chronischer Obstipation, auch gerade beim Morphinisten, daß das distale Kolon gewaltige Dimensionen annehmen kann ohne kongenitale Anlage und nach entsprechender Therapie in normale Formen zurückkehrt. Intermittierende inkomplete Volvulus-Zustände beim Mega-Sigma, auch an anderen Kolonteilen oft erst im Röntgenverfahren erschließbar.

Obstipation. Die Röntgengliederung Obstipation vom Aszendenztypus mit Coecum mobile oder Deszendenztypus, auch proktogene, „Dyschezie", ferner Obstipationen durch Transversoptose, herabhängende Kolonguirlande, die Doppelflintenform, wenn das Kolon an der Flexura lienalis winklig geknickt scheint, sind als Erklärungen für die habituelle Verstopfung überwertet worden. Vieles Festgestellte ist nicht anatomisch bedingt, sondern Ausdruck der Tonusfunktion glatter Muskulatur, geringerer Taenientonus führt zur Koloptose, Transversumptose, veränderter Tonus der Zirkulärmuskulatur entscheidet die Hautrenzahl und Größe (Katsch). Auch die offene oder geschlossene Bauhinsche Klappe ist Funktionsausdruck der Muskulatur. Selbst die Scheidung: spastische und atonische Verstopfung (Fleiner) ist nichts Durchgreifendes. Der Wechsel in der neuromuskulären Aktion des Erfolgsorgans, also des Kolon, bedingt beim selben Menschen einmal diese, ein andermal jene Formung. Wohl kann das Röntgenbild Dyskinesien der Kolonfunktion aufdecken, namentlich differentiell diagnostisch entscheiden, daß mehr wie eine habituelle Obstipation vorliegt (Volvulus, Megakolon, Mega-Sigma, Verlagerungen, Verklebungen wie bei der echten Doppelflinte der linealen Flexur, Adhaesionsstränge, Perityphlitis-Folgen, Stenose, Tumor, Colitis, Cholecystopathie, Ulcus), denn nicht selten ist Obstipation nur Folge oder Komplikation. Bei der habituellen Obstipation liegt im wesentlichen ein abnormes, gestörtes Verhalten des Kolonautomatismus vor für Kottransport und Kotentleerung. Man wird, abgesehen von differentiell-diagnostischen Gesichtspunkten, nicht bei jeder gewöhnlichen Obstipation das Röntgenverfahren heranziehen, solange man therapeutisch schlicht zum Erfolge kommt, auf welchem Wege immer und nicht Anlaß hat, verantwortungsvolle Fragen aufzuwerfen. Verstanden wird das Wesen echter habitueller Obstipation nicht wesentlich durch die Röntgenanalyse, mag sie auch klarere Vorstellungen über die „Betriebsstörung" selbst geben, denn die verschiedenen Formen sind meist mit gleichen Methoden heilbar, auch wenn die Ärzte unter ganz verschiedenen Prinzipien einem einzigen Schema der Obstipationsbehandlung huldigen.

Appendicitis. Nicht selten ist der Wurmfortsatz schlecht oder gar nicht füllbar, oder wird als verlängert erkannt, adhärent, tief im kleinen Becken oder hoch geschlagen zur Leber hinauf oder gar links liegend. Bei akuter Appendicitis ist die Untersuchung kontraindiziert.

Ist sie abgelaufen, kann abnorme Lagerung oder Formung die Absicht einer Intervalloperation verstärken. Selbst Kotsteine sind einmal darstellbar. Neuerdings sind spastische Sphincter-Mechanismen an der Appendix entdeckt wohl disponierend zur Entzündung als Folge der Stauung.

Die Methodik des Pneumoperitoneum bedarf regelmäßig der Röntgenbeobachtung, sie wird durch die Laparoskopie eher zurückgedrängt.

G. von Bergmann-Berlin.

## Diagnose der Darmkrankheiten.

**Vorbemerkungen.** In anatomisch-physiologischer Hinsicht beachten wir, daß das Duodenum etwa in Höhe des 12. Brust- und 1. Lendenwirbels beginnt, mit seinem bogenförmigen Verlauf den Pankreaskopf umfaßt und in seinem mittleren Drittel, am Vaterschen Divertikel, die Einmündungsstelle des Ductus choledochus und pancreaticus enthält. Die darauffolgenden Darmschlingen des Jejunum liegen mehr nach links oben, diejenigen des Ileum (sich davon unscharf abgrenzend) mehr nach rechts unten. An der Einmündungsstelle in den Dickdarm (am Cöcum oder Typhlon in der rechten Fossa iliaca) liegt der durch eine Schleimhautfalte gebildete Klappenapparat. Die Länge des Darmkanals wechselt auch bei Gleichalterigen, Gleichgeschlechtlichen und Gleichgroßen erheblich. Die an der Leiche festgestellten Zahlen müssen sich keineswegs mit den auch von Kontraktionszuständen abhängigen Darmlängen des Lebenden decken (Dickdarmlänge zwischen 1,5—3 m, Dünndarmlänge etwa das 3fache). Einwandfreie Methoden zur genaueren Messung der einzelnen Darmabschnitte in vivo gibt es noch nicht.

Die wichtigste physiologische Aufgabe des Darmes besteht in zweckmäßigem Zusammenspiel seiner Motilität, Sekretion, Digestion und seiner Hauptfunktion: der Resorptionstätigkeit durch vorwiegend aktive Tätigkeit der Dünndarmwand. Wässerige Lösungen von Salzen sowie aufgespaltener Eiweißkörper und Kohlenhydrate gelangen dann durch Blutcapillaren in Pfortader und Leber, die Fette jedoch nach ihrer Verseifung im Darm und Wiederaufbau zu Neutralfetten in der Darmwand größtenteils zum Ductus thoracicus. Im Dickdarm beschränkt sich die Resorption hauptsächlich auf Wasser, wasserlösliche Dinge, vor allem Salze und Medikamente. Die Aufsaugung aus Klistieren nimmt, da ja die unteren hämorrhoidalen Plexus zur Vena hypogastrica führen, den schnelleren Weg zur unteren Hohlvene nicht über die Leber.

Die Begründung für die häufigen schwerwiegenden Irrtümer, die dem Praktiker gerade auf dem Gebiete der Darmkrankheiten unterlaufen, liegt, großenteils in der zeitraubenden, zum Teil fachärztlichen Methodik, die wie das Röntgenverfahren an besondere Apparate gebunden ist, nicht zuletzt aber an den allbekannten, nur durch Geschick und Energie überwindlichen Schwierigkeiten sorgfältiger Stuhl- und Mastdarmuntersuchungen in der Sprechstunden- und häuslichen Praxis. Nur durch systematische Untersuchung unter Anlehnung an ein Schema gelingt es dem weniger Geübten, jene Fälle, die eine frühzeitige fachärztliche oder Krankenhausbehandlung erfordern, rechtzeitig zu erkennen.

**Zur Vorgeschichte.** Auf die vorläufige Orientierung durch die hauptsächlichsten Klagen des Kranken folgen ergänzende, oft schon in bestimmter Richtung sich bewegende Fragen des Arztes, teils vor Aufnahme des Status, teils — schon zur psychischen Ablenkung, z. B. beim palpatorischen Nachweis etwaiger Schmerzpunkte — während der Untersuchung selbst.

**Wesentlichste Klagen.** a) Neben Änderung des Ernährungs- und Kräftezustandes („was sagen Ihre Bekannten zu Ihrem Aussehen?"), neben

Fieber u. dgl. **sensible Reizerscheinungen**, vor allem Leibschmerzen, Gefühl von Druck, Völle und Auftreibung (Kleidungsstücke werden zu eng — zu weit). b) **Verhalten der Stuhl- und Gasentleerung**: Verstopfung, Durchfall, andere Anomalien der Faeces. c) **Hörbare Darmgeräusche** wie Kollern und Poltern; Lokalisation derselben im Leibe, Auftreten bei psychischen Erregungen, Abhängigkeit derselben von Mahlzeiten und bestimmten Speisen. **Aufstoßen!** Zeitweise oder regelmäßig, nüchtern oder in Verdauungsperiode, mit oder ohne Beschwerden, insbes. Schmerzen, mit oder ohne Regurgieren von Speisen, Luft, Flüssigkeit. Gleichzeitige Geschmacks- und Geruchsempfindungen; also faulig, fäkulent, säuerlich, brennend, bitter, fettig usw.

Von besonderer Wichtigkeit sind **zeitliches Einsetzen, die Eigenarten im Aufbau der Krankheitssymptome sowie etwaige greifbare Krankheitsursachen: Lebensalter?** Zurückreichen der Störungen bis in die Kindheit, wie bei chronischer Obstipation, rasche, ja stürmische oder allmählichere Entwicklung mit steter Steigerung oder mit freien Zwischenräumen und starken Remissionen; zeitliche Bindung an bestimmte Entwicklungsperioden und Lebensvorgänge, z. B. Pubertät, Heirat, Geburt und Wochenbett. Besondere Carcinomgefahr vom 4. Jahrzehnt ab; Ulcus mehr im mittleren Alter. Unter den **Ursachen** fahndet man bes. auf **seelische Erregungen** (funktionelle Darmstörungen; überaus häufige Verknüpfung organischer und funktioneller Beschwerden), unter den körperlichen Erkrankungen, vor allem nach bestimmten **Infektionen**, wie Typhus, Dysenterie, nach örtlichen Bauchaffektionen, wie Magen-Darmgeschwüren, Gallensteinen, Blinddarm- und Adnexentzündungen, nach Änderungen der **Ernährungsweise**, Diätfehlern (Unverträglichkeit bestimmter Nahrungsmittel, auch ausgesprochene Idiosynkrasien) nach akuten und chronischen **Intoxikationen**, z. B. mit Arzneimitteln, Blei, Alkohol (Bierbrauer, Gastwirte usw.), Nicotin (heutzutage gerade auch beim weiblichen Geschlecht!). Von größter Bedeutung ist die Feststellung etwaiger **Begleiterkrankungen**, z. B. von Nervosität, Tabes dorsalis, Erkrankungen der Drüsen mit innerer Sekretion, z. B. ,,Basedow", Pankreasstörungen, Affektionen der Geschlechtsorgane, Herz-, Nieren- und Lungenerkrankungen. Dann wird noch die Frage nach **familiären** und **hereditären Erkrankungen**, wie Stoffwechselleiden und Magen-Darmaffektionen erörtert. Äußere Schädigungen machen sich am leichtesten an angeboren minderwertigen Organen geltend. Solche angeborene Organminderwertigkeiten sind zweifellos auch bei den familiären Vorkommen von Magen-Darmleiden bedeutsam. Schließlich orientiert man sich noch nach der Eigenart der bisherigen ärztlichen oder auch ,,Selbstbehandlung"!

**Zum Befund.** Von besonderer Wichtigkeit sind methodische **Feststellungen des Körpergewichts** (Waage im Sprechzimmer) und **Temperaturmessungen** (larvierte Appendicitis, Tuberkulose usw.). Die stärksten Gewichtsverluste sieht man bei Carcinom und Störungen der Dünndarmverdauung. Bei unklaren Gewichtsverlusten achte — namentlich beim weiblichen Geschlecht — auch auf das beliebte absichtliche ,,Dünnerwerden" sowie Angst vor Nahrungsaufnahme (Schmerzen, Klagen vieler ,,Obstipanten", daß ,,der Magen nichts mehr verdaut" usw.). — Verhalten der **Mund- und Rachenhöhle**, vor allem der Zähne und Zunge: Sekundäre Magen-Darmstörungen nach ausgebreiteter Caries, nach insuffizientem Gebiß (unter allen Umständen Sanierung erforderlich!). Zungenbelag gestattet nur unsichere Rückschlüsse auf Magen-Darmaffektion, namentlich chronischer Art! (vgl. S. 522). Mitverantwortlich für seine Entstehung sind ferner Austrocknung durch verringerte Flüssigkeitsaufnahme, geringere physiologische Reinigung bei breiig-flüssiger Ernährung und Nahrungsabstinenz. — Foetor ex ore. ? (Ursache gleichfalls oft Primärerkrankung der Mund-, Rachen-, Nasenhöhle!) — Auch Hautfarbe, Bauchumfang (Messung bei stets gleicher Körperlage), etwaiger Eiweiß- und Zuckergehalt des Urins werden fortlaufend geprüft.

**Örtliche Leibesuntersuchung.** Voraussetzung hierfür: genügende Entkleidung, sachgemäße Lagerung des Kranken, gute Beleuchtung, bequeme Stellung des palpierenden Arztes sowie eine geübte zarte, aber doch kräftige, warme Hand, die mit der tieferen Betastung an den nicht schmerzhaften Bauchabschnitten beginnt. Kein einfaches Öffnen von Weste und Hose, von Korsett und Röcken. Am besten völlige Freilegung des Leibes von der Symphyse bis über den Rippenbogen nach oben. Zwanglose, möglichst horizontale Rückenlage auf nicht zu weicher Unterlage (am besten auf einem langen, breiten Untersuchungssofa) mit zunächst nur wenig oder gar nicht erhöhtem Kopf und völligem Aufliegen der Beine (also auch Füße und Hacken auf der Unterlage, nicht über das Sofa hinausreichend). Durch die beliebte Aufstellung der Beine erfolgt oft eher eine Verstärkung als eine Abschwächung der Bauchmuskelspannung. Bei der Palpation ruhige, gleichmäßige nicht zu tiefe Atmung, Beseitigung etwaiger Ängstlichkeit durch Zuspruch. Sitz des Arztes am besten rechts neben dem Kranken; evtl. Untersuchung in Narkose vor und nach Morphiuminjektionen, Kodein- oder Opiumbelladonnasuppositorien; auch in warmen Vollbädern, falls zwanglose Lagerung darin möglich ist. Selbstverständlich neben Allgemeinstatus und allen Körperorganen, Untersuchung aller Bauchabschnitte nicht nur der berüchtigten „Wetterwinkel" des rechten Epigastriums und des gleichseitigen Hypogastriums (Ausführliches über Leibschmerzen S. 525).

**Inspektion.** Helles, schattenfreies Licht; achte auch auf Wirbelsäule und Rücken. Habitus enteroptoticus, auffällig häufig mit neuropathischer Veranlagung vergesellschaftet.

Gestalt des Leibes. Einziehungen (mitunter sogar kahnförmig); krampfhafte bis brettharte Anspannungen der Bauchmuskulatur, z. B. bei Bleikolik, Genickstarre, schweren Spätfällen von Dysenterie, bei hochgradiger Unterernährung (auch nach bösartigen Tumoren, infolge Oesophagus- und Pylorusstenosen, bei Darmtuberkulose und sog. Zehrkrankheiten). Nabel vorgewölbt oder eingezogen? Rectusdiastase (Verhalten beim liegenden und sich aufsetzenden Kranken)? Allgemeine oder örtliche Vorwölbung durch fettreiche Bauchdecken (eingezogener Nabel), durch Bauchhautödem (Dellenbildung; Herz-, Nieren-, Leberleiden), durch Schwangerschaft und Tumoren, wie große Ovarialcysten, Nieren-, Gallenblase-, Darmgeschwülste usw., Vorwölbungen durch Gasauftreibungen (mehr halbkugelförmig), durch Ascites (mehr oval). Achte auf Veränderung dieser Vorwölbungen durch Stehen oder Liegen, beim Husten oder Pressen.

Verhalten der Bauchdecken. Tonus: Hypotonie nach starker allmählicher Raumbeengung, insbes. nach wiederholten Schwangerschaften, nach Ascites, auch bei Enteroptose und bei Bauchmuskelparalysen; Hypertonie, bes. bei entzündlichen Erkrankungen. Tonusprüfung am besten durch sanfte direkte Palpation mit allen gekrümmten Fingern, ferner durch Prüfung der Bauchdeckenreflexe. Einseitige und örtliche Abschwächungen dieses Hautreflexes sind zum Nachweis umschriebener Bauchmuskelspannungen, bes. bei Appendicitis und Cholecystitis wichtig (Verschwinden des rechten unteren bzw. rechten oberen Bauchdeckenreflexes). Exantheme auf der Bauchhaut (häufiger kontrollieren, verdächtige Flecke evtl. mit Hautstift umkreisen), Striae, Operationsnarben, abnorme Venenentwicklung, z. B. Caput medusae.

## Magen- und Darmerkrankungen.

**Bauchmuskulatur.** Sicht- und fühlbare Mitbeteiligung derselben bei oberflächlicher und tiefer Atmung (evtl. rein kostaler Typus bei schmerzhaften Bauchaffektionen); Art der Vorwölbung des Leibes bei der Inspiration, der Abflachung bei der Ausatmung; gleichmäßige oder ungleichmäßige, kräftige oder ungenügende, örtlich verschiedene Bauchdeckenanspannung beim Husten, beim Pressen; evtl. umschriebene hernienartige Vorwölbungen.

**Sichtbare Magen-Darmbewegungen**, d. h. Magensteifungen, Darmsteifungen, spontan oder nach Reibung mit der flachen, am besten kalten Hand; längere Beobachtung, gute Beleuchtung erforderlich. Normale Darmperistaltik nur bei sehr atrophischen, schlaffen Bauchdecken erkennbar. Abzeichnungen von Darmbewegungen, vor allem Steifungen auf normaler, ja fettreicher Bauchhaut sind pathologisch! — Sichtbarmachen von Größe, Gestalt und Lage des aufgeblähten Magens durch künstliche Kohlensäure- und Luftfüllung. Vorsicht bei Blutungsgefahr, frischerem Ulcus, großem ulcerierendem Carcinom. Kohlensäureaufblähung (evtl. kombiniert mit Wasserfüllung des Dickdarms) je 1 Teel. pulverisierter Weinsteinsäure und doppelkohlensauren Natrons in je $1/_2$ Glas Wasser lösen; nacheinander trinken; sofort den entkleideten, gutbeleuchteten Leib möglichst im Liegen und Stehen beobachten. Mitunter stört das rasche Entweichen der sich bildenden Kohlensäure nicht nur nach oben, sondern auch nach unten und das Auftreten eines trügerischen Darmmeteorismus. Bei der viel zweckmäßigeren Luftaufblähung durch Sondeneinführung und Doppelgebläse sorgt man für leeren Magen evtl. durch vorangehende Spülung sowie für ständige Beobachtung der Magengegend beim Liegenden während der langsamen, vorsichtigen Luftfüllung. Ein Verständigungssignal mit dem Kranken, z. B. das Erheben eines Armes, wird verabredet.

**Perkussion.** Leise und laute Beklopfung. Normal: Tympanie von wechselnder Tonhöhe, seitliche Dämpfung bei kotgefülltem oder leerem Dickdarm, Dumpferwerden der Tympanie durch Meteorismus und Dämpfung durch Flüssigkeitsergüsse und Tumoren. Beeinflussung der Dämpfung durch Lagewechsel (wechselnde Seitenlage, Hoch- und Tieflagerung des Körpers, Beckenhochlagerung), durch Liegen und Stehen. Trotz Ascites seitliche Tympanie bei Dickdarmmeteorismus und trotz Flüssigkeit ausgesprochen halbkugelförmiger Leib, namentlich bei gleichzeitiger allgemeiner Gasauftreibung der Därme.

Nur Finger-Fingerperkussion, schon wegen der Notwendigkeit gleichzeitiger Tastempfindungen im beklopften Finger. — Am Magen vor allem perkussorische Feststellung der unteren Grenze! Beklopfung beim stehenden und liegenden Kranken, beim leeren und gefüllten, bzw. künstlich aufgeblähten Magen. Zur Vergrößerung der Schalldifferenz zwischen Querkolon und Magen kurz nacheinander 4 mal $1/_4$ l Wasser bzw. dünnen Tee trinken lassen, zwischendurch beim stehenden Kranken; perkutieren und die gefundenen Grenzen aufzeichnen. Hierbei Abwärtsrücken und Verbreiterung der Dämpfung; beim Gesunden im allgemeinen untere Grenze höchstens bis zum Nabel!

**Meteorismus** entweder allgemein oder örtlich. Allgemein: durch verstärkte Luftfüllung im Magendarmkanal, bes. bei typhösen, auch dysenterischen Erkrankungen, bei chronischer Obstipation, beginnender Lebercirrhose, allgemeiner Darmlähmung, infolge Peritonitis, bei tiefsitzenden Stenosen sowie bei funktionell-nervösen Störungen, z. B. bei sog. hysterischer Tympanie. Lufteintritt in die Bauchhöhle, bes. bei Durchbruch von Magen-Darmgeschwüren, verursacht gleichmäßige, allgemeine Auftreibung des Leibes mit Verschwinden der Leberdämpfung. Örtlicher abnormer

Luftgehalt entsteht durch Luftauftreibung des Magens oder sog. Stauungsmeteorismus, eine wichtige, aber keineswegs regelmäßige Folge von Stenosen, vielleicht auch von Spasmen der Darmmuskulatur. Magen- und Querkolonmeteorismus in Oberbauchgegend, Meteorismus des auf- und absteigenden Dickdarms mehr seitlich, Dünndarmmeteorismus mehr in der Leibesmitte.

„Gastrischer Meteorismus" kann teils mechanisch, teils reflektorisch Herz- und Atemstörungen auslösen und abgesehen von Sensationen in der Magengegend den geregelten Ablauf der Magenmotilität stören. Ein gewisser Gasgehalt, die physiologische Magenblase, ist — abgesehen von ihren Vorteilen für die Statik des linken Zwerchfells — durch eine Art Windkesselwirkung für die Dynamik des Magens erforderlich. Allzu starker Gasgehalt stört u. a. die Peristole, d. h. die notwendige Anschmiegung der Magenwände an den flüssigbreiigen Inhalt. Pathogenetisch kommt beim Meteorismus neben Störungen der Weiterbeförderung von Gasen (teils von verschluckter Luft, teils von Zersetzungsvorgängen stammend) auch Mehrproduktion von Gasen, z. B. durch vermehrte Fäulnis, vor allem aber verminderte Gasresorption durch die Darmwand in Frage. Schon physiologisch spielt die Gasaufsaugung eine viel größere Rolle als die Weiterbeförderung nach oben und unten!

Ascites, bald infolge Stauung im großen Kreislauf oder Pfortadergebiet (Herz-, Nieren-, Leberleiden), bald infolge Erkrankungen des Bauchfells, bes. tuberkulöser und carcinomatöser Peritonitis.

**Palpation.** Erleichtert im warmen Bad, nach feuchtwarmen, heißen Umschlägen, durch Narkose, auch bei bimanueller Untersuchung mit Gegendruck vom Rücken her, natürlich auch durch schlaffe dünne Bauchdecken, sowie Senkung der Baucheingeweide und Rectusdiastase, erschwert durch reflektorische oder willkürliche Bauchmuskelspannung, Schmerzhaftigkeit, Ängstlichkeit sowie durch Fettreichtum, Ödem und andere krankhafte Veränderungen der Bauchdecken. Gegenstand der Betastung sind Bauchdecken und Bauchorgane.

Bauchdecken. Tumoren, Hernien, Verhalten der Bruchpforten. Über Tonus vgl. S. 550. Achte auch auf allgemeine oder umschriebene Schmerzüberempfindlichkeit der Bauchhaut, sowie Verhalten der Bauchdeckenreflexe.

Bauchorgane. Allgemeine oder örtliche Druckschmerzhaftigkeit Druckpunkte, Resistenzen (Lage, Größe, Abgrenzung, Härte, Oberfläche, aktive Verschieblichkeit durch tiefe Atmung, passive durch palpatorische Verlagerung). Auch normaler Darm, bes. Dickdarmpartien (Typhlon, Colon ascendens, S romanum), oft tastbar, aber kaum schmerzempfindlich; falls leer, ein glatter wurstförmiger Strang, falls Kotfüllung — Ketten von Skybala, Eindrückbarkeit der Kotballen. Fühlbare Dünndarmpartien auch ohne organische Wanderkrankung infolge umschriebener Spasmen der Darmmuskulatur (Vorsicht mit der Diagnose), infolge örtlich starker Gasauftreibung, infolge periodischer oder vorherrschend tetanischer Steifungen der meist geblähten Darmabschnitte bei Stenosen. Gleichzeitige Härte des Darmtumors spricht für wirkliche Wanderkrankungen, wechselndes Weicherwerden für Spasmus (Hypertonie und Hypotonie), besondere Druckschmerzhaftigkeit ganz allgemein für eine krankhafte Darmveränderung, rosenkranzförmige Anordnung der „Geschwulst" im Verein mit weicherer Konsistenz und Verschwinden durch sorgfältige Darmreinigung — also durch Abführmittel und Einläufe — für Kottumoren. Wichtig noch der palpatorische Nachweis der Undulation bei Ascites und der Plätschergeräusche (oft normal bei Coecum und Colon ascendens). Magenplätschern ist krankhaft bei nüchternem Magen, bei auffälliger Stärke trotz geringer Nahrungs- und Flüssigkeitsaufnahme, beim sicheren Nachweis unterhalb des Magens (Cave Kolon!), auch beim regelmäßigen Auftreten bei jeder Untersuchung.

**Auscultation des Leibes.** Spontane oder durch Reiben, durch stoßweise Palpation ausgelöste Plätschergeräusche; Reibegeräusche, namentlich in Milz- und Lebergegend. Graviditätsgeräusche. Störende Distanzgeräusche, wie lautes Kollern und Gurren (sog. Borborygmen), bes. bei lebhafter Darmperistaltik der Nervösen! Verschwinden der normalen peristaltischen Geräusche bei Darmlähmung (Peritonitis, Ileus usw.).

**Mastdarm-, bzw. Dickdarmuntersuchung.** Genaue Besichtigung der Analgegend bei guter Beleuchtung, beim stehenden und nach vornübergebeugten Kranken mit auseinandergehaltenen Nates, besser noch in Knie-Ellenbogenlage oder Knie-Brustlage, sowie bei der weniger ermüdenden Seitenlage mit erhöhter Beckengegend. Achte auf externe oder beim Pressen prolabierende Hämorrhoiden, Rhagaden, Fisteln, Ekzeme u. dgl. Mastdarmexploration mit dem Finger, evtl. aber vor und nach spontaner oder durch Einlauf erzielter Stuhlentleerung. Bei starker Schmerzhaftigkeit zuvor ein Kodein-Belladonna- oder ein Cocainzäpfchen; mitunter sogar Narkose. Prüfe den explorierenden Finger nachträglich auf Eigenart der anhängenden Faeces, Blut, Schleim, Eiter u. dgl. und mikroskopiere evtl. die anhaftenden Partikel. Zugänglichkeit auch höherer Enddarmabschnitte, die der kurze Finger nicht erreicht, sowie Ergänzung der Tasteindrücke durch unmittelbare Besichtigung bei der auch in Allgemeinpraxis unentbehrlichen Recto-Romanoskopie. Zarte Einführung des angewärmten, gut eingefetteten Instrumentes, der Enddarmkrümmung entsprechend, zunächst symphysenwärts, dann nach hinten: Knie-Ellenbogenlage, Knie-Brustlage oder Seitenlage des Kranken. Mindestens 1 Stunde zuvor Kotentleerung durch spontanen Stuhlgang oder Einlauf und nachträgliche Mastdarmreinigung durch Warmwasserklistiere. Im unmittelbaren Anschluß daran, bei starker Schmerzhaftigkeit und Neigung zu Durchfällen Opium-Belladonnazäpfchen; evtl. Narkose. Die Beurteilung des rectoskopischen Bildes verlangt eine größere Erfahrung, d. h. häufigere Anwendung dieser Untersuchungsmethode in der Praxis.

Durch Luftauftreibung, auch durch Eingießung größerer Mengen warmen Wassers können die Form- und Lageverhältnisse des zuvor entleerten Dickdarms, sowie die topographischen Beziehungen zu benachbarten Tumoren, insbes. Milz- und Nierengeschwülsten etwaige Darmstenosen sichergestellt und Tumoren der vorderen Dickdarmabschnitte deutlicher werden. Starke Dickdarmerweiterungen bei den Spielarten der Hirschsprungschen Krankheit (Megakolon).

Weitere Ergänzung der physikalischen Leibesuntersuchung durch Probepunktion bei Flüssigkeitsergüssen, sowie durch fachärztliche Anwendung des Röntgenverfahrens (im Krankenhaus gelegentlich Pneumoperitoneum. Einzelheiten S. 541 f.).

**Stuhluntersuchung.** Technisches auch im Abschnitt Löning. Mitnahme der Stuhlproben am besten in sog. Petrischalen (durch Heftpflasterstreifen gesichert), auch in den bekannten Stuhluntersuchungsgefäßen.

Rückschlüsse aus dem Ergebnis bakteriologischer Stuhluntersuchungen auf die Flora in oberen Darmabschnitten, vor allem im Dünndarm, sind nur mit größter Einschränkung möglich, am allerwenigsten freilich beim Gesunden. Zum genaueren Studium dieser Flora muß man auch die Methode der Duodenalsondierung und der sog. Darmpatronen (mit Probeentnahme aus beliebig hohen Darmabschnitten) in der Klinik heranziehen.

Die normale Darmflora ist übrigens nicht etwa nur eine unvermeidliche Infektion; sie hat auch wichtige physiologische Aufgaben: zunächst die zur Resorption des Darminhaltes notwendige weitere Aufspaltung, dann auch Beeinflussung der Darmmotilität durch Zersetzungs- und Gärungsprodukte, nicht zuletzt gewisse Schutzwirkungen gegen fremde Keime. Bes. tiefgreifend wird die Darmflora durch die Ernährungsform beeinflußt (Mutter- oder Kuhmilch; vorwiegend vegetarische oder Fleischkost usw.). Im großen und ganzen nehmen die gramnegativen Arten, insbes. Anaerobier und Koli von oben nach unten zu.

In der Allgemeinpraxis beschränkt sich die **Funktionsprüfung des Darmes** allzu einseitig auf die Motilität. Die Prüfung der Sekretion und Resorption, auch die so oft ausschlaggebende Stuhluntersuchung kommen meist zu kurz. Bei der Darmmotilität darf man sich nicht mit Zahl und Konsistenz der Stühle begnügen. Man bewertet etwaige subjektive Empfindungen von Darmbewegungen (z. B. ,,Kollern"), objektiv nachweisbare Darmgeräusche, Darmsteifungen oder auffällige Darmruhe, ferner die Passagezeit der Speisen vom Schluckakt bis zur Kotrestentleerung (evtl. nach Darreichung des Röntgen-Kontrastbreies oder nach Zusatz von makroskopisch oder mikroskopisch leicht im Stuhle nachweisbarer, unverdaulicher Substanzen, wie einem Eßl. pulverisierter Holzkohle oder Lycopodiumpulver).

Die Untersuchung der Sekretion muß oft ergänzt werden durch eine Pankreasfunktionsprüfung (s. d.), vor allem durch Gewinnung von Zwölffingerdarminhalt mit Hilfe des sog. Duodenalschlauches. Die Stuhluntersuchung muß mindestens berücksichtigen: makroskopisch die Form (u. a. Schafkot; ,,Bleistiftkot" bei Dickdarmspasmen, bandförmig auch bei tiefsitzenden Stenosen), die Konsistenz (Störungen der wasserresorption; Einflüsse etwaiger Transsudation in den Dickdarm), Farbe: normal im wesentlichen durch veränderte Gallenfarbstoffe — bes. Urobilin — bedingt; Abweichung vom ,,Dunkelbraun", nicht nur durch Störungen des Gallen- und Bauchspeicheldrüsensaftzuflusses —,,tonfarben", ,,Fettstuhl" —, auch durch Nahrungsmittel, wie Milch, Spinat, Rotwein, Heidel- und Brombeeren, Kakao, ferner — was oft übersehen wird—auch durch Arzneimittel, wie Eisen (grauschwärzlich, nicht mit teerfarbenem Stuhl, mit Pechstuhl durch Blut verwechseln), Wismutpräparate und Kohle (gleichfalls schwärzlich), Kalomel (grünlich, Hemmung der Darmfäulnis und damit der Bilirubinumwandlung in Urobilin; außerdem Biliverdinbildung). Chemisch-mikroskopisch können wir Stuhlproben auch in der Allgemeinpraxis untersuchen, einfach ungefärbt auf dem Objektträger, mit etwas Wasser gerieben, nach Zusatz von Chloraljod (S. 637; insbes. Wurmeier), Jod-Jodkaliumlösung (Stärkekörner, Pilze), Essigsäure (Fettgehalt!). Wir können mit Lakmuspapier die Reaktion prüfen (auffällig stark sauer oder stark alkalisch im Gegensatz zu schwach-alkalisch bzw. schwach sauer oder neutral in der Norm). Wir kontrollieren ferner auf Blut (vgl. Abschnitt Löning) und durchmustern größere Stuhlmengen nach Gehalt von Schleim, Eiter, Gewebe- und Geschwulstpartikeln (zuständiges pathologisch-anatomisches Institut; Formol oder Alkoholhärtung), schließlich nach Konkrementen (Gallensteine), aber auch Pseudogallensteine nach Ölkuren; echte Darmsteine, d. h. inkrustierte Nahrungsreste vorwiegend mit phosphorsaurem Ammoniakmagnesia sehr selten, viel häufiger ,,Pseudodarmsteine", ,,Darmsand" und ,,Darmgries"; meist verholzte Pflanzenteile; achte hier auf Birnen- und Bananengenuß, Rosinen, Heidelbeeren u. dgl. — aber auch auf Medikamente (Tee, Wismut, ,,Heilerde" bzw. Bolus).

Eduard Müller†-Marburg.

## Allgemeine Therapie.

### Abführmittel.

Die Abführmittel erzeugen je nach ihrer Eigenart und nach Größe der angewandten Dosis dünnbreiige, flüssige bis wässerige Darmentleerungen. Diese Wirkung kommt auf verschiedene Weise zustande: Teilweise durch Beschleunigung der Peristaltik im oberen Dünndarm, wodurch reichlich flüssiges Material in den Dickdarm gelangt; teilweise durch Verstärkung der Peristaltik im unteren Dünndarm und Dickdarm, wodurch die normale Eindickung (Wasserresorption) beeinträchtigt wird; teilweise durch Quellmittel, die die Stuhlmasse und dadurch den mechanischen Inhaltsreiz vermehren; schließlich durch indifferente ölige Gleitmittel, die nicht chemisch auf den Darm einwirken. Auch die Erregung verstärkter Darmsekretion ist an der Wirkung mancher Mittel beteiligt. Es können diese verschiedenen Wirkungsmechanismen sich kombinieren oder absichtlich vom Arzt kombiniert werden. **Aus dem Wirkungsmechanismus ergibt sich, welches Mittel für die einzelnen Indikationen zum Abführen besonders geeignet ist.**

#### 1. Darmentleerung bei akuten Vergiftungen.

Kommt man frühzeitig (innerhalb der ersten 3 Stunden) nach der Aufnahme eines Giftes, das kein Ätzgift ist, zum Eingreifen, so ist nächst Magenspülung eine gründliche schnelle Entleerung des ganzen Darmes am Platze (Beispiele: Pilzvergiftung vor Eintritt von Symptomen, Fisch- und Austernvergiftung, Vergiftung mit Veronal, Medinal, Luminal, Chloralhydrat und anderen Schlafmitteln, Bleisalze). Am besten: eine kräftige Dosis hypertonischer Bittersalzlösung. Zweckmäßig ist es, im Anschluß an die Magenspülung 200—400 ccm 20proz. Lösung Magnesium sulfuricum durch die Sonde in den Magen zu gießen. Es kann auch zweckmäßig sein, die Magenspülung bereits mit schwächerer Bittersalzlösung (4 Eßl. auf je 2 l) vorzunehmen, da ein Teil des Spülwassers in den Darm gelangt. Da die Sulfate (ähnlich auch Natrium sulfuricum) sehr schwer resorbierbar sind und ihr Wasser festhalten, erfolgt auf diese Weise Resorptionshemmung und sehr prompt (in einer halben Stunde und weniger) einsetzende Diarrhöe. Bei Vergiftungen mit den schnell resorbierbaren Alkaloiden kommt selbst solche Wirkung meist zu spät. Bes. indiciert sind Natrium- oder Magnesium sulfuricum bei akuter Blei- und Barytvergiftung, weil zum Teil Umsatz zu unlöslichem Bleisulfat oder Bariumsulfat eintritt. Ist starke Darmentzündung wahrscheinlich, Beschränkung auf· Magenspülung und Darmeinlauf (nicht ganz frische Pilzvergiftung). Sonst kommt in Frage: Ricinusöl in dreisten Dosen (3—4 Eßl.) auch bei Metallsalzen mit geringer Ätzwirkung (nicht bei Phosphorvergiftung). Ungeeignet: Dickdarmmittel wegen zu langsamer Wirkung.

Noch schneller und sicherer wirkt Bittersalz in Form der „Transduodenalspülung": man führt (wenn dies schnell gelingt) die Duodenalsonde ein und läßt $^1/_2$—1 l einer 5—10proz. Bittersalzlösung einlaufen. Dies Vorgehen wird freilich meist nur in Krankenanstalten möglich sein.

#### 2. Bei akuter Verstopfung.

Bei gelegentlicher Verstopfung durch Unregelmäßigkeit in der Lebensweise (Reisen) oder schwerverdauliche Speisen (Überfütterung), ebenso bei Begleitobstipationen (Infektionskrankheiten, Nervenerkrankungen, Cholecystopathie, Nierensteinanfällen usw.); ferner bei Verstopfungen, die ein-

fach durch Bettruhe hervorgerufen werden (z. B. bei chirurgischen Erkrankungen) kann je nach dem Grade der Störung eine fördernde (laxierende) oder reinigende (purgierende) oder gründlich entleerende (drastische) Wirkung erstrebt werden. Danach richtet sich Dosis und Wahl der Mittel.
Von den Dünndarmmitteln in erster Linie:
Oleum ricini. Es wirkt durch Verseifung zu Ricinolseife schon vom oberen Dünndarm an peristaltikfördernd. Die Reizwirkung auf die Schleimhaut ist dabei verhältnismäßig gering. 1—3 Eßl. (am besten das Öl allein auf erwärmtem Löffel, danach zur schnellen Beseitigung des übelkeitauslösenden Geschmackes heißes, sehr salziges Wasser trinken oder Mundspülen mit Kognak; üblich aber weniger zweckmäßig auf Bierschaum, mit schwarzem Kaffee) morgens einzunehmen, wirkt im allgemeinen nach 4—6 Stunden. Nachteile: Vielen Personen widerlicher Geschmack. Vorteile: Bei Verabreichung nicht zu großer Mengen gelangt wenig bis zum Dickdarm, daher geringe Kolikschmerzen, geringe Reizwirkung, auch für Kinder geeignet. — Nach Naunyn gehören zum Einnehmen von Ricinusöl drei Dinge: 1. Handtuch, eine lange Rede und Ricinusöl. Die Rede macht dem Kranken klar, daß nur die Zungenspitze für das Öl empfindlich ist. Um das Berühren der Zungenspitze zu vermeiden, gieße man das etwas angewärmte Öl mit einem auf der Unterseite gut trocken gewischten Eßlöffel tief hinten in den Mund des Kranken hinein und weise ihn an, sich sofort danach mit dem Handtuch fest die Lippen abzuwischen (Therapie der Gegenwart 1926, Heft 8). Für drastische Wirkung (möglichst zu vermeiden): Aloe, z. B. Pilulae laxantes fortes F.M.B. 1—2 Stück, Koloquinten enthaltend, die den Dünndarm stark reizen (Hyperämie der Bauchorgane; Vorsicht bei Menstruation, Gravidität, Unterleibsentzündungen, Cystitis). Bei wiederholtem Gebrauch auch ungünstige Wirkung auf Hämorrhoiden.

Von den vorwiegend auf den Dickdarm wirkenden Mitteln (innerhalb von 10—15 und mehr Stunden, daher abends vor dem Schlafengehen zu nehmen, Wirkungsweise s. unter 3):
Sennesblätter bes. als Purgans (meist mit Kolik); Sennesblättertee (1 Eßl. auf 1 Tasse Wasser 12 Stunden vorher kalt angesetzt), Brustpulver, Pulvis liquiritiae comp. (teelöffelweise mit Wasser), St. Germain-Tee, Species laxantes (1 Eßl. auf 2 Tassen Wasser). Haberechts Tee. Für Kinder Sirupus sennae cum manna oder (neuerdings weniger verordnet) Electuarium sennae (teelöffelweise, mit Tamarinden). Als Suppositorium, in 2 Std. wirkend, für manche Fälle von Ganter empfohlen:

Rp. Fol. sennae 10,0, macera per horas XII c. aqu. font. 100,0, coque usque ad remanentiam (Colaturae) 5,0 Ol. butyr. cacao qu. sat. f. supp. Nr. V. D.S. 1—2 Zäpfchen einzuführen.

Als milde Laxantien: Pulvis radicis Rhei, 0,5—5 g, Tinctura Rhei aquosa, Frangula-Dispert, Cascara-Pillen. Phenolphthalein-Präparate sind zwar angenehm zu nehmen, jedoch sind in vereinzelten Fällen Nierenentzündungen danach vorgekommen. In der Kinderpraxis werden auch gewisse Fruchtmuse gern verwendet (Feigensaft, Tamarinden, ebenso Honig), deren Wirkungsweise vermutlich der der Abführsalze nahesteht (s. unter 4).

Auch die Mittelsalze kann man heranziehen: Friedrichshaller Bitterwasser oder Apenta (weinglasweise), Sal Carolinense factitium, 1 Eßl. auf 1 Glas lauwarmen Wassers oder die doppelte Dosis (innerhalb einer Viertelstunde zu trinken).

### 3. Bei chronischer Obstipation

richtet sich das ganze Vorgehen, auch das medikamentöse nach den Entstehungsbedingungen und nach der Erscheinungsform im Einzelfalle. Unter den Entstehungsbedingungen spielen ungünstige Umstände in der

Lebensweise und mancherlei psychische Wirkungen eine Rolle. Nicht immer muß eine funktionelle Obstipation als Ausdruck unaufgelöster intra-psychischer Spannungen angesehen werden; vielfach läßt sich die Obstipation als **Domestikationskrankheit** (v. Bergmann) auffassen, die dadurch entsteht, daß ein Defäzierdrang beim Menschen (ähnlich beim Hunde) sehr oft unterdrückt werden muß. Hierdurch gerät leicht das natürliche Reflexspiel in Unordnung. Die Behandlung der chronischen Obstipation ist deshalb meistens eine **erzieherische, psychotherapeutische und diätetische**. Die **medikamentöse** Behandlung gliedert sich geradezu in eine psychagoge Behandlung der Obstipation ein, wenn sie zielbewußt versucht, geeignete bedingte Reflexe zu begünstigen.

Die nicht häufige **proktogene** Obstipation (Feststellung der angefüllten Ampulle durch Digitalexploration!) hängt oft mit Rhagaden und Fissuren am After oder entzündlichen Hämorrhoiden und resultierenden Sphincterkrämpfen zusammen; sie bedarf dann entsprechender Behandlung (andererseits findet sich proktogene Obstipation bei Psychopathen [„Analerotiker"] und gehört dann in erster Linie in psychotherapeutische Behandlung).

Verschieden ist das Vorgehen, je nachdem die Obstipation mehr „**hypotonisch**" oder mehr „**spastisch-dyskinetisch**" ist (im zweiten Falle sind Antispasmodica wie Atropin, Bellafolin am Platze). Jedoch ist die Unterscheidung, ob eine Obstipation hypo- oder hypertonisch ist, oft schwer zu fällen. Im allgemeinen sind bei den schwer zu behandelnden chronischen Fällen vorwiegend spastisch-dyskinetische Funktionsabweichungen im Spiel. Deshalb ist ein Häufen von Reizen (auch in der Kost) nicht immer am Platze, führt auch oft durchaus nicht zum Ziel. Dabei ist zu bedenken, daß bei chronischer Obstipation ein gewisser Grad von „Darmkatarrh" häufig ist, sei es, daß er bedingend oder mitbedingend der Obstipation vorausging, sei es, daß er sekundär durch die funktionelle Obstipation oder deren unzweckmäßige Behandlung entstand.

Mißbrauch von Abführmitteln ist verpönt; doch läßt sich in zahllosen Fällen ein dauernder, vorsichtiger Gebrauch von solchen nicht vermeiden und führt auch nicht zu bedenklichen Folgen. Vielleicht ist chronischer Gebrauch eines mäßig dosierten Laxans für den Darm unschädlicher als dauernde Kotstagnation. Ausscheiden aus der Behandlung wird man die stark reizenden Drastica (Koloquinten, Podophyllin, Tubera jalapae, ebenso Crotonöl). Unzweckmäßig ist meist das die Dünndarmarbeit störende Ricinusöl. Ebenso die Salina wegen auf die Dauer nachteiliger Resorptionsstörung; auch sie können den Darm reizen. Übrigens scheinen die natürlichen Wässer wohl durch ihren Gehalt an anderen Salzen für den Gebrauch in längeren Kuren zuträglicher für den Darm zu sein als reine Lösungen von Bittersalz oder Glaubersalz. Kontraindiziert ist Kalomel, das als Abführmittel nur bei Durchfall erlaubt sein sollte (Cave Hg-Vergiftung!). Es erregt ferner lebhaft die Absonderung von Darmsaft — was unerwünscht ist.

Zweckmäßig sind **drei Gruppen von Mitteln**, die selbstverständlich kombiniert werden können bzw. in Handelspräparaten kombiniert sind. Dosen stets tunlichst gering und stets individuell ausprobieren.

1. **Gleitmittel**, die den Darm schlüpfrig machen, vielleicht auch durch Milderung von Reizen, die die Schleimhaut treffen, spastische Tendenzen mildern.

2. **Quellmittel**, die dem Darminhalt mehr Körper verleihen und dadurch den mechanischen Inhaltsreiz verstärken.

Prototyp Agaragar. Die Wirksamkeit dieser Gruppe ist ziemlich begrenzt.

Abführmittel. 559

3. Die sogenannten Dickdarmmittel. Es sind meist Anthrachinonderivate. Aus ihnen entstehen die wirksamen Peristaltik erregenden Stoffe (Emodine) erst während der Darmpassage und wirken, da sie schwer resorbierbar sind, andererseits durch den Dickdarm wieder ausgeschieden werden, auf den Dickdarm. Erreichen sie ihn wegen eines ernsten Passagehindernisses nicht, so wirken sie auch nicht auf ihn ein. Bei Anwendung dieser Mittel ist die Resorption im Dünndarm verhältnismäßig ungestört; er wird wenig gereizt. Daß diese Mittel den Dünndarm völlig unbeeinflußt ließen, hat sich als irrig erwiesen. Im Dickdarm erfolgt nach 12—15 Stunden Kontraktionsanregung, bei starker Wirkung mit Koliken und Tenesmen. Verabreichung zweckmäßig abends.

Als **Gleitmittel.** Präparate aus feinstem Paraffin, das den Verdauungskanal unresorbiert durcheilt. Mitilax und Christolax (enthält außerdem noch abführende Malzextrakte) 3—6 Eßl. täglich. Kinder je nach dem Alter morgens und abends je $^1/_2$—1 Teel. voll. Paraffinal (Paraffinemulsion mit Orangengeschmack) 1—3 mal täglich 1 Eßl. voll. Nujol (reines Paraffinöl ohne Zusatz) je einen Eßl. voll vor dem Schlafengehen und morgens nüchtern zu nehmen; Wirkung soll innerhalb 3 Tagen einsetzen. Ausfließen nicht im Darm emulgierten Paraffinöles durch den After beruht auf Überdosierung oder Mangel an Galle usw.

Als **Quellmittel** ist das älteste Regulin (von Adolf Schmidt). Es besteht aus Agaragar und 25% Cascaraextrakt (2—3 mal täglich einen Kaffee- bis mehrere Eßl. in Kompott oder Brei). Einige Stunden vor Gebrauch in Wasser oder Milch quellen lassen. — ,,Spezial"-Normacol (2 mal täglich oder nur abends nach der Mahlzeit 1—2 Teel.). Man nimmt das Präparat trocken auf die Zunge und spült es ohne zu kauen mit Wasser hinab oder schluckt es, auch ohne zu kauen mit Apfelmus. Das Präparat gibt die Möglichkeit, auf Basis einer reiz- und schlackenarmen Kost die gewünschte Reizgröße zu dosieren. Es nähert sich also diätetischen Mitteln, die anderen Ortes abgehandelt sind (s. Obstipation). Das auf lange Zeit verwendbare unschädliche Präparat ist teuer. Man kann eine ähnliche Wirkung erreichen, wenn man den billigen Leinsamen verordnet (1—2 Eßl. mit etwas Wasser hinabzuspülen). Normacol enthält eine Beigabe von Rhamnus frangula. Dieses Präparat (teelöffelweise, siehe Vorschrift) hat in der Praxis sehr viel mehr Verbreitung gefunden als das ,,Spezial" Normacol. Agarol ist eine Emulsion, zusammengesetzt aus Paraffinöl, Agar-Agar und Phenolphthalein (1 Eßlöffel abends).

Belladonna-Regulin nach Grote enthält eine Beigabe von 0,03 g Extractum belladonnae und 0,02 g Papaverin hydrochloricum in 8,0 g des Präparates.

Als sog. **Dickdarmmittel** kommen die milderen Abführdrogen in Betracht. Dazu einzelne neuere synthetische Präparate. Beispiel: Rhizoma Rhei. Pulver oder Tabl. 0,5—4 g. Der empfindliche (Kinder) Darm verträgt am besten die Rhabarberpräparate, weil in ihnen zugleich gerbende Stoffe enthalten sind. Dadurch Nachwirkungen, die den gesetzten Reiz am Darm dämpfen. Ferner sind sie durch Bitterstoffe zugleich appetitanregend.

Pulvis magnesiae cum rheo (Hufeland) messerspitzenweise. Pulvis radicis rhei messerspitzenweise. — Tinctura rhei vinosa, teelöffelweise und eßlöffelweise. Je nach Dosis Stomachicum oder Abführmittel. — Tinct. rhei aquosa eßlöffelweise (wenig haltbar).

Cortex frangulae. 1 Eßl. zerschnittener Rinde mit 3 Tassen Wasser auf 2 einzukochen (morgens und abends 1 Tasse). — Frangula Dispert-Tabletten (1—3 Stück abends). — Extractum frangulae fluidum (20 Tropf. bis teelöffelweise). — Frangula ist im Normacol enthalten.

Folia sennae als kalter Aufguß. 1 Eßl. mit 1 Tasse Wasser über Nacht stehen lassen und morgens trinken. Species laxantes (St. Germain-Tee). Pulvis liquiritiae compos. (Kurellasches Brustpulver) 1—2 Teel. für Erwachsene. — Ferner enthalten in Haberechts Berliner Tee usw. Brauchbar ist folgendes Hausmittel. Bestandteile: 1 Pfd. Backpflaumen, 1 Pfd. Feigen, 50 g Sennespulver. Pflaumen und Feigen werden eine Nacht in Wasser geweicht, dann die Pflaumen entkernt; hierauf werden Pflaumen und Feigen durch die Fleischmaschine gedreht. Zu diesem Brei mischt man das Sennespulver und streicht es fingerdick auf ein Kuchenblech, läßt es an der Luft trocknen, dann schneidet man Würfel von Zuckerstückgröße, dreht diese um, damit die untere Seite auch trocknet. Damit ist das „Brot" fertig. Ähnlich wirkende Würfel sind als Pasta Palm im Handel.

Extractum Cascarae sagradae fluidum 20—60 Tropf. oder teelöffelweise. Compretten zu 0,15 g oder 0,25 g M.B.K. subcutan in besonderen Fällen als „Peristaltin".

Extractum Aloes 3,0 g auf 50 Pillen, 1—2 Pillen. Kontraindiziert sind stärkere Gaben von Aloe in der Schwangerschaft.

Laxativum vegetabile Merck (Kompretten 1—3 St.) aus verschiedenen Drogen zusammengesetzt, vielfach sehr brauchbar. Von solchen Zusammensetzungen sehr verbreitet auch: Leopillen.

Bei der Obstipation chlorotischer Mädchen waren früher beliebt die italienischen Pillen: Pilulae aloeticae ferratae: 1—2 St. 2mal täglich.

Von den synthetischen Abführmitteln sind am verbreitetsten Präparate, die Phenolphthalein enthalten. Purgen und viele andere. In größeren Dosen hat es gelegentlich ernste Nierenreizungen erzeugt. Man kann daher, da genügend andere Mittel zur Verfügung stehen, die Phenolphthaleinpräparate lieber meiden. Sehr gefährlich sind vor allem purgenhaltige Schokoladen, Pralinen, Drops usw., weil von diesen naschende Kinder leicht toxische Mengen aufnehmen können.

Istizin (Dioxyanthrachinon) bequem zu nehmen, geschmacklos, mildes Mittel von oft etwas später Wirkung. 1—2—3 Tabl. Neuerdings Isacen (Roche) (Handelsform in „Körnern" zu 5 mg wirksamer Substanz) 1—3 Körner.

Verschiedene Anthrachinonderivate wirken auch bei parenteraler Zufuhr dadurch, daß sie in den Darm ausgeschieden werden. So Aloe; jedoch wegen der örtlich stark reizenden Wirkung nicht verwendbar. Besser zur subcutanen oder intramuskulären Injektion das Handelspräparat Sennatin (Helfenberg), Extrakt aus Sennesblättern oder Peristaltin aus Cascara. Diese Präparate kommen allenfalls bei besonderen Indikationen (Kranke mit Schlucklähmung, Operierte, Bewußtlose, schwierige Geisteskranke) in Betracht.

Von den Salina nur für vorübergehende Kuren Gebrauch machen! Allenfalls einige Wochen, z. B. morgens nüchtern $1/4$ l Friedrichshaller Bitterwasser oder Mergentheimer Karlsquelle oder Apenta (weinglasweise). Reines Bitter- oder Glaubersalz ist bei längeren Kuren nicht so bekömmlich wie die kochsalzhaltigen Salzgemische: Karlsbader „Quellsalz" (teelöffelweise in warmem, evtl. kohlensäurehaltigem Wasser gelöst. Karlsbader „Sprudel"salz enthält fast nur Glaubersalz. Künstliches Karlsbader Salz dem natürlichen ähnlich, aber nicht völlig gleichwertig.

Ebenfalls injizierbare Mittel sind die Hormonale von Zuelzer für intravenöse und (schmerzhafte) intramuskuläre Injektionen. Neohormonal ist ein Milzsaft, der die Darmperistaltik anregende Reizkörper enthält. Darunter Cholin. Es wird bei postoperativen und sonstigen Darmparesen bisweilen sehr gelobt. Das neueste Präparat Euhormonal ist cholinfrei, noch harmloser in der Wirkung, anscheinend aber auch weniger wirksam. Zuelzer empfiehlt es zur Behandlung von chronischer Obstipation in folgender Form:

„Jeder Patient mit chronischer Obstipation hat vor der Behandlung einmal mit 30 g Ricinusöl abzuführen (Schiebemittel nach Kraus). Es werden zweckmäßig $1^1/_2$ Ampullen Euhormonal intravenös in etwa 10 ccm 25—$33^1/_3$proz. Traubenzuckerlösung und $^1/_2$ Ampulle intramuskulär (ohne Traubenzuckerlösung) injiziert. Patient muß danach angehalten werden, jeden Tag zu einer bestimmten Stunde zu Stuhl zu gehen. Wenn sich nicht gleich der Erfolg zeigt, muß Patient 3—4mal alle $^1/_4$ Stunden hintereinander versuchen, Stuhl zu erzielen (zur Bahnung des Stuhlimpulses). Sollte in den ersten 8 Tagen kein spontaner Stuhl erfolgen, so dürfen jetzt keine Abführmittel genommen, sondern nur Einläufe gemacht werden. Um genügend Stuhlmasse während der ersten 8 Tage zu haben, ist jeden Tag ein- oder zweimal neben der gewöhnlichen Kost Apfelbrei und Kartoffelmus, evtl. Normacol-Kahlbaum, zu nehmen. Ausgesprochen stopfende Nahrungsmittel, wie Hafersuppen, Kakao, Rotwein usw. sind in dieser Zeit zu meiden. Stellt sich nach Verlauf von 8 Tagen kein genügender Stuhl ein, so ist ohne vorhergehendes Ricinusöl die Einspritzung zu wiederholen."

Postoperative oder sonstige Darmparalyse: Intravenöse Injektion von 1—2 Ampullen in 20 ccm 25—$33^1/_3$proz. Traubenzuckerlösung. Die Injektion, die vollkommen reaktionslos verläuft, ist, je nach Lage des Falles, alle 3—5 Minuten zu wiederholen; wenn keine peritonitischen Erscheinungen vorliegen, kann die 2. oder 3. Injektion auch intramuskulär (unverdünnt) erfolgen. Bei bestehender Peritonitis sind große Traubenzuckerinfusionen, 20—50 ccm mit Euhormonal mindestens zweimal täglich vorzunehmen."

Bei leichter Darmträgheit wirken oft Mittel, die auf dem Nervenwege angreifen, viel zweckmäßiger. So Nicotin (die Morgenzigarre) und bes. Coffein (starker Kaffee), reflektorisch, als Hausmittel ein Glas kaltes, kohlensäurehaltiges Wasser morgens nüchtern.

Als **Antispasmodicum** wirkt sehr oft Atropin laxierend. Es wird im allgemeinen zu selten und zu spät versucht in Verkennung der Tatsache, daß sehr viele Obstipationen spastisch bzw. hyperdyskinetisch sind. Es kann auch bei längeren Kuren mit Gleit- oder Quellmitteln oder geringen Dosen von Anthrachinonderivaten verbunden werden. Solches Verfahren hat den Vorteil, daß der Darm nicht gereizt wird. 2—3mal täglich 1 Pille zu $^1/_2$ mg.

Granulae atropini sulfurici zu 0,0005 g; Kompretten Atropini sulfurici (Merck zu $^1/_2$ mg).

Extractum belladonnae 0,02 Butyrum cacao 2,0 M. f. Suppositorium.

Bellafolin-Tabl. zu $^1/_4$ mg oder Bellafolin liquidum, 2—3mal 8—12—15 Tropf.

Belladonna-Regulin nach Grote (s. o.).

Eumydrin in Tabletten zu 1 mg.

Rp. Eumydrin 0,0015, Papaverin 0,04 g; Oleum cacao 2; O. für Suppositorium.

Auch Novatropin wird empfohlen.

Papaverinum hydrochloricum, Tabl. zu 0,04 g (1—2mal je 1 Tabl.).

Papavydrin (Komb. von Eumydrin und Papaverin) in Drageetten und Suppositorien.

### 4. Bei Darmkatarrh.

Bei akuten und chronischen Darmkatarrhen (Prototyp: Ruhr) hat man oft die Aufgabe, infektiös-toxisches Material oder reizende Zersetzungsprodukte aus dem Darm zu entfernen. Es kann trotz bestehender Diarrhöe und Tenesmen höher im Darm doch Inhaltsstauung vorhanden sein.

**A.** Abführen, bes. **einmalig zu Beginn** der akuten Erkrankung. Hierfür wegen seiner schonenden Wirkung, die sich andererseits auch auf den Dünndarm erstreckt: Oleum Ricini 1—2—3 Eßl. Bes. beliebt und günstig in der Wirkung oft Kalomel (Hydrargyrum chloratum), obwohl bei geschwächten Personen leicht Zeichen von Hg-Vergiftung (Stomatitis) folgen. Von Eppinger neuerdings bes. bei Darmkatarrh mit Icterus parenchymatosus (Icterus simplex) empfohlen. Pulver zu 0,2—0,3, bei Kindern 0,05—0,1 dreistündlich bis zur Wirkung (jedoch nicht mehr als drei Pulver). Gegen bakterielle Schädlinge bes. gern angewandt, wegen einer „desinfizierenden" Kraft, die jedoch nicht überschätzt werden darf, meist nicht wirksam wird, ja die Strasburger bestreitet. Die Entleerungen sehen grau oder schwarzgrün aus durch Schwefelquecksilber. Wird Kalomel nicht schnell und vollständig durch den Darm ausgeschieden, so kann gefährliche Quecksilbervergiftung resultieren. Es sollte also nur bei Durchfall (jedenfalls nicht bei nachhaltiger Konstipation) gegeben werden. Bei Durchfall vertragen es selbst Säuglinge (0,01).

**B.** Die schwefelsauren Salze, Natr. sulfuricum und Magnesium sulfuricum, werden im subakuten und chronischen Stadium in verdünnter Lösung benutzt zu einer Art „Morgentoilette" des Darmes. Man läßt sie morgens nüchtern warm in größerer Flüssigkeitsmenge ($1/4$—$1/2$ l) und 3—5proz. Lösung trinken. Diese schwer diffundierenden Salze halten ihr Wasser fest, so lange die Lösung nicht hypotonisch zum Blute ist. Der dünnflüssige Inhalt eilt dann schnell durch den Darm, macht nach 1—2 Stunden ein bis zwei dünne Entleerungen und reinigt so den Darm von restierendem Inhalt. Da wertvolle resorptionsfähige Nahrungsstoffe nach der Nacht im Darm nur noch wenig vorhanden sind, kann das Verfahren auch schwachen Kranken zugemutet werden. Es wird übrigens auch bei chronischen Leberleiden kurmäßig angewandt und soll bei diesen dadurch günstig wirken, daß es die Leber von der Verarbeitung dieser Zersetzungsprodukte aus dem Darm entlastet (über cholagoge Wirkung mancher Abführmittel vgl. sub. „Leberkrankheiten" und „Cholecystitis"). Auch die Entlastung des ganzen Stoffwechsels von solchen Produkten wird durch salinische Abführkuren bei Plethorischen und Personen mit sog. „arthritischer Diathese" angestrebt. Konzentriertere Lösungen beschäftigen den Darm zu lange, da sie sich durch Wasseranziehung erst verdünnen, deshalb falsch. Man nimmt von Natrium sulfuricum oder Sal. Carolin factic. 2 Eßl. auf einen halben Liter warmen Wassers und läßt dies je nach Wirkung ganz oder teilweise trinken. Die Beseitigung von „Blähungen" und Darminhalt dürfte bei portaler Stauung (venöse Hyperämie des Darmes mit peristaltischer Hemmung) der Hauptgrund sein, warum die salinischen Kuren bei „Leberleiden" (beginnenden Cirrhosen) beliebt sind. Für Bemittelte kommen Trinkkuren in Kurorten in Betracht (Mergentheim, Karlsbad in Böhmen, Marienbad, Hersfeld, Tarasp, Bertrich an der Mosel). Milder wirken die Kochsalzquellen Wiesbaden, Baden-Baden, Homburg v. d. H., Kissingen (Rakoczy).

## 5. Zur Wasserentziehung.

Bei hochgradigem Hydrops wird bisweilen auch auf dem Darmwege mit Erfolg eine Wasserentziehung angestrebt. Schon die Dickdarmmittel stören die Rückresorption, sind aber meist kaum wirksamer als Einschränkung der Flüssigkeits- und Salzzufuhr. Die drastischen Dünndarmmittel (Koloquinten, Tuber. Jalap) können stark wasserentziehend wirken. Dabei entzündliche

Exsudation in den Darm, außer der Resorptionshinderung durch starke Peristaltik. Man nimmt die nachteiligen Wirkungen (hämorrhagische Entzündung) nicht gern in Kauf. Extract. Colocinthidis, Extract. Rhei 0,5; Succ. Liquirit. q. s. f. pil. Nr. 30 S. 1—2 Pillen. Dagegen können die Salina in höherer Konzentration auf physikalischem Wege eine Capillartranssudation in den Darm hinein erregen, das angezogene Wasser binden und so namhafte Mengen entziehen. Magnesium sulfuricum am zweckmäßigsten, weil es noch schwerer diffundiert als Natr. sulfur.; 3—4 Eßl. Magnesium sulfuricum auf $^1/_4$ l Wasser. Das Verfahren reizt Magen und Darm und ist nicht lange durchführbar. Wässeriger Stuhl erst sehr spät, weil die Verdünnung der Lösung durch Sekretion und Transsudation in Magen und Darm Zeit braucht.

### 6. Bei Entfettungskuren

kommen unterstützend in Betracht die Abführmittel, die im Dünndarm resorptionshindernd wirken. Dies bewirken die Drastica durch Beschleunigung des Transportes durch den Dünndarm. Sie finden sich in refracta dosi in vielen Pillen und Entfettungsmitteln. Zweckmäßiger sind die Sulfate, die direkt resorptionshindernd wirken und dadurch die Ausnutzung der Ingesten verschlechtern. Noch zweckmäßiger ist es freilich in den meisten Fällen: Man führt die Nahrungsmengen, die man nicht resorbieren lassen möchte, erst gar nicht zu. Verwandt werden dünne Sulfatlösungen, wie sub 4 b, ferner Brunnenwässer von Marienbad, Kissingen oder deren künstliche Analoga, Marienbader Pillen usw.

Bei manchen solchen Kuren spielt es für Personen, die neben ihrer Fettsucht Hypertoniker sind, eine Rolle, daß durch Hyperämiesierung des Splanchnicusgebietes eine sog. „Ableitung" auf den Darm und Blutdruckerniedrigung eintritt. Gelegentlich werden auch aus letzterer Indikation allein salinische Kuren unternommen. Vermutlich ist hierbei die Wasserentziehung ein wichtiger Faktor, so daß etwas konzentriertere Salzlösungen am brauchbarsten sein dürften (im Sinne der sub 5 besprochenen Wirkungsweise). Auch die S. 562 erwähnte Entlastung des Organismus von Schlacken mag mitsprechen. Für die Wasserentziehung ist bei Brunnenkuren die diuretische Wirkung hypotonischer Lösungen oft wesentlicher als die „Ableitung auf den Darm".

### 7. Gegen postoperative Darmparese

werden Abführmittel in der Absicht angewandt, die quälenden Blähungen zu beseitigen und durch frühzeitige Erregung von energischen Darmbewegungen der Bildung von Verklebungen und Verwachsungen entgegenzuwirken. Vor allem soll auch die sekundäre Überdehnungsatonie verhindert werden. Die besten Mittel in diesem Falle sind die Hypophysenpräparate subcutan. Sie bewirken mit einem physiologisch erscheinenden Mechanismus lebhafte koordinierte Steigerung der Darmperistaltik. Hypophysin höchstens 1—2 ccm subcutan, gegebenenfalls 2—3 mal täglich. Indessen muß man die Patienten gut beobachten. Wirkung individuell verschieden stark. Manche Personen bekommen bei Überdosierung schwerste Koliken ihrer gesamten glatten Muskulatur (Darm, Gallenblase, Ureteren, Uterus) Pituitrin (Parke Davis Co.) 1—2 ccm oder Hypophysin Höchst.

Man gibt vielfach kräftig wirkende Dickdarmmittel (s. u. 2). Man muß freilich öfters um so mehr dazu greifen, je mehr man vor der Operation den Darm durch Abführmittel gereizt hat. Hier spielen Fragen der zweckmäßigen Operationsvorbereitung hinein, über die nicht Einigkeit besteht.

Zweckmäßig auch Physostigminum natriosalicylicum in $1^0/_{00}$ d. h. $1/_{1000}$ Lösung subcutan (z. B. 1—2mal täglich 1 ccm-Spritze). Das Physostigmin wirkt auf die Darminnervation und macht krampfartige unkoordinierte starke Darmbewegungen, die oft infolge spastischer Kontraktion nicht laxierend wirken, aber für den hier beabsichtigten Zweck erwünscht sind.

In ähnlicher Absicht ferner auch bei schwerster Obstipation, Okklusionskrisen wurde das von Zuelzer eingeführte Hormonpräparat „Hormonal" von manchen angewandt. Organextrakt aus Milz. Intravenös oder intramuskulär. Ich kann davor nur warnen, da schwere Kollapse häufig.

Ungefährlich, im allgemeinen auch bei Darmverschluß, öfters dennoch wirksam ist das verbesserte Neo-Hormonal (vgl. S. 561).

Kontraindiziert sind alle Abführmittel bei entzündlichen Vorgängen am Peritoneum und bei Geschwüren im Darm (Typhus).

## 8. Bei Darmverschluß

kommen die eigentlichen Abführmittel kaum jemals in Frage. Sie vermehren die Sekretion und Überdehnung oberhalb der entstandenen Enge, während die motorisch anregende Wirkung einem ernsten Hindernis gegenüber gering ist; anders liegt es mit dem Physostigmin, das bei subcutaner Gabe ($1/_2$ mg pro Dosis 2mal in Abstand von einer Stunde), den Tonus unter Umständen mächtig erregt, wie mir aus eigenen Röntgenuntersuchungen genau bekannt ist. Besser noch wirken oft die hochwertigen Hypophysenpräparate (subcutan mehrmals 1 ccm), vorausgesetzt, daß überhaupt medikamentöse Versuche am Platze sind. Ich verbinde in entsprechenden Fällen die Hypophysingabe mit einem Einlauf, der kurz nach der subcutanen Injektion durchgeführt wird. Diesem Einlauf kann man etwas Glycerin beifügen. Zweckmäßiger erscheint mir der Milchsirupeinlauf (nach Küttner) mit folgendem Rezept: $2/_3$ l $38^0$ warme Milch, $1/_3$ l gewöhnlichen Rübensirup. Um Flockenbildung zu verhüten, durch ein Sieb treiben.

Cholin chlorid 0,6 in langsamer intravenöser Infusion wurde von Klee mit Erfolg angewandt. Es könnte sein, daß diese Behandlungsweise Zukunft hat und daß geeignete Präparate dafür zur Verfügung sein werden. Bei Cholin chloratum medicinale Merck in Ampullen zu 0,6:12 ccm ist genau die Verwendungsvorschrift zu beachten. Vgl. Münch. med. Wochenschr. **1925**, S. 251, Aufsatz von Klee und Grossmann.

Atropinum sulfuricum ($1/_2$—1 mg subcutan, evtl. mehrmals) ist in seltenen Fällen hervorragend wirksam; nach meinen Erfahrungen in solchen, in denen ein spastischer Verschluß vorliegt (z. B. spastische Einklemmungen eines seiner Größe nach nicht ohne weiteres obstruierenden Gallensteines). Wenn als Antidot die Physostigminspritze bereit liegt, kann man unter sorgfältiger Krankenbeobachtung mit der Atropindosis unter Umständen sukzessiv in die Höhe gehen. Ein Wechsel zwischen tonisierenden und spasmolytischen Medikamenten scheint mir sogar manchmal einen besonders günstigen Effekt zu haben.

Opium, das die wilde Dysergie ausgleicht, ohne den Tonus zu lähmen, kann ausnahmsweise sehr günstig wirken. Es ist jedoch in den meisten Fällen kontraindiziert, weil es das Bild verschleiert und dadurch leicht der richtige Augenblick für eine notwendige Operation verpaßt werden kann. In Fällen, bei denen eine Operation nicht in Betracht kommt, kann es unter Umständen versucht werden.

### 9. Bei Bleikolik

ist der Darm spastisch zusammengezogen. Typisch ist Obstipation dabei; doch kommen ausnahmsweise auch spastische Durchfälle bei Bleikranken vor. Hier sind die Mittel der Wahl die Atropin-, Belladonnapräparate und die Opiate. Beide kann man auch kombinieren. Die Dose dem Fall anpassen. Hier wirkt, wie in einzelnen Ileusfällen das Opium in paradoxer Weise darmöffnend.

### 10. Bei Bandwurmkur

soll man das Zusammentreffen von Oleum ricini und Farnkrautextrakt vermeiden. Man schickt dem Anthelminthicum besser eine Bittersalzlösung nach. Für das vorbereitende Abführen am Vortage der Kur ist Ricinusöl wohl weniger bedenklich; doch kann man auch hierfür ein Sennesinfus nehmen. Sehr zweckmäßig und prompt gelingt das Abtreiben einer Taenia, wenn man sowohl das Farnkrautextrakt als auch die nachfolgende Bittersalzlösung mit der Duodenalsonde bis in den Dünndarm einführt. Es genügt dann eine kleinere Dosis des giftigen Farnkrautextraktes. Die Abtreibung des Wurmes kann sehr schnell, oft innerhalb einer Stunde gelingen. Zweckmäßige Vorschrift für den Einguß ins Duodenum z. B. Extract. fil. maris 6,0 (bei Kindern 3,0), Extract. Cort. pun. granat. 6,0. Die Duodenalsonde bleibt nach dem Einguß liegen, nach 20—30 Minuten wird Magnesium sulfaricum 30—40 gr auf 200 Wasser in den Zwölffingerdarm eingegossen.

G. Katsch-Greifswald.

## Stopfmittel.

Als Stopfmittel bezeichnet man Medikamente, die diarrhoische Darmentleerungen hemmen oder hindern. Die wirksamsten sind diejenigen Mittel, die am intramuralen oder dem sympathisch-autonomen Steuerungsnervensystem des Darmes angreifen und die Peristaltik hemmen, evtl. auch die Sekretion (motorische Styptica). Andere Mittel wirken, indem sie die Schleimhaut „gerben" und dadurch für Reize weniger empfänglich machen (Adstringentia). Andere wieder, indem sie die reizenden Stoffe des Darminhaltes „einhüllen" und durch Resorptionserschwerung deren peristaltikerregende Wirkung abschwächen (Mucilaginosa). Über weitere sog. Antifermentativa und Antiseptica des Darmes sind die Akten noch nicht geschlossen. Dagegen haben neuerdings die Adsorbentia wachsende Bedeutung gewonnen, welche reizende und toxische Stoffe durch Adsorption unwirksam machen.

Indikation. Man frage sich zuerst nach Ursachen für die Diarrhöe, die nicht im Darm liegen.

Beispiele: Gastrogene Diarrhöe bei Achylia gastrica. Die Speisen gelangen in nicht darmgerechtem Zustande in den Dünndarm. So können hier Reizungen, auch Katarrhe entstehen, Unordnung kann in die Dünndarmbesiedelung geraten mit folgender Wandinfektion usw. Bei Achylie wirken Gaben von Acidum hydrochloricum (25 %!). In kaltem Tee durch Glasröhrchen zu jeder Mahlzeit oder (teurer!) Acidolpepsin Nr. 11 („starke Form") 2 Tabletten zu jeder Mahlzeit geradezu wie eine kausale Therapie. Diese Wirkung bei Achylikern ist auch dann oft ausgezeichnet, wenn die Achylie nicht die alleinige Ursache der Darmstörung ist. Auch in Fällen, in denen der sekundär entstandene Dünndarmkatarrh protopathischen Eigenwert erlangt hat. In solchen Fällen darf man von der Salzsäurebehandlung (nebst Diätreglung) nicht allzu schnell „stopfende" bzw. heilende Wirkung verlangen. Ähnliche Durchfälle bei manchen Gastroenterostomierten.

**Therapie.** Tadellose mechanische Zerkleinerung der Speisen, häufige sehr kleine Mahlzeiten. Nach Magenresektion oft Salzsäure nützlich.

Psychogene und nervöse Diarrhöen verlangen beruhigende Wirkung auf das Zentralnervensystem (Sedativa wie Brom, Adalin, Veronalnatrium, Sedormid, Luminaletten) vor allem durch suggestive und psychotherapeutische Allgemeinbehandlung, darunter Erziehung zur Nichtbeachtung des häufigen Stuhldranges. Bei Morbus Basedow mit Diarrhöen kommt entsprechende Allgemeinbehandlung (kleine Joddosen, Diät usw., Röntgenbestrahlung der Schilddrüse evtl. Operation) in Frage. Wenn bei Morbus Addisonii der hemmende Einfluß des Adrenalsystems am Darm fortfällt, überwiegen öfters die peristaltikfördernden Impulse (in anderen Fällen sind Addisoniker verstopft). Man kann manchmal etwas mit Suprarenininjektionen, mehrmals täglich 1 mg subcutan erreichen. Der Addisoniker reagiert oft hierauf nicht stark, oft bleibt andererseits die Wirkung aus und man muß zu Stopfmitteln greifen.

Man denke ferner an Scheindiarrhöen. Diarrhoea stercoralis: harte Skybala eines Obstipierten veranlassen schleimige Entleerungen aus dem Rectum. Bei Dickdarmerkrankung können gehäufte schleimreiche Entleerungen bestehen, trotz Stagnation im Coecum und Dünndarm (Beispiel: Ruhr). In solchen Fällen purgieren, nicht stopfen!

Diarrhöen sind oft eine nützliche Reaktion zur Entfernung schädlichen Darminhalts. Man darf sie dann nicht bekämpfen, wird sie allenfalls fördern. In diesem Sinne ist eine kritiklose Stopftherapie bei Ruhr und anderen Enterokolitiden zu verwerfen. Bekämpft werden muß nur die Überreaktion das Zuviel und Zulange der an sich zweckmäßigen Steigerung der Peristaltik. Ferner diejenigen Durchfälle, die weniger durch irritierenden Darminhalt als durch den irritierten oder entzündeten Darm verursacht sind. Siehe Kapitel Darmkatarrh, dort einiges über gärungsdyspeptische und fäulnisdyspeptische Durchfälle sowie Fettintoleranz, welche diätetisch, nicht durch Stopfmittel behandelt werden. Ein Stopfen kann indiziert sein, damit entzündliche Prozesse am Peritoneum zur Ruhe kommen. Auch nach Hämorrhoidaloperationen, Cave-Stopfmittel bei akuter Appendicitis und unklaren akuten peritonealen Symptomenbildern (Ileus, Pankreatitis, Ulcusperforation), weil die chirurgische Indikation zum Verhängnis des Kranken versäumt werden könnte.

## Motorische Styptica.

Opiumalkaloide. Besonders Morphium und Codein (Phenanthrengruppe) steigern die Salzsäurebildung im Magen (Bickel), verzögern schon den Übergang des Chymus in den Dünndarm (Hirsch, Magnus) (Erbrechen), verzögern im Darm den Inhaltstransport dadurch, daß sie die Bewegungsvorgänge dämpfen, und zwar mehr in bezug auf ihre „Frequenz" als ihre Intensität (Bauchfensterbeobachtungen bei Tieren, Röntgenuntersuchungen am Menschen). Abgesehen von der zentral beruhigenden Wirkung des Morphiums, die bei Diarrhöen mit nervöser Quote eine Rolle spielt, ist der Mechanismus der Stopfwirkung komplex und nicht restlos erklärt. Unsicher, ob diese Wirkung mehr durch Erregung der Hemmungsinnervation (Splanchnicus) zustande kommt oder durch Lähmung der automatischen intramuralen Plexus. Morphium wirkt nicht erschlaffend, teilweise tonussteigernd. Erheblich hemmt es die Auslösung des Defäkationsreflexes. Papaverin (Chinolingruppe der Opiumalkaloide) dagegen wirkt tonuslösend (Pal), weshalb es in gewissen Fällen bes. indiziert ist. Der Koeffekt beider Alkaloidgruppen erklärt teilweise, warum am Darm Opium in natürlicher Zusammensetzung wirksamer ist als die

## Stopfmittel.

reinen Alkaloide. Es ist auch wirksamer als das Pantopon, das sämtliche Alkaloide, jedoch ohne die Ballaststoffe der Droge, enthalten soll.

Verabfolgung per os möglichst bei leerem Magen (cave Vomitum), 20—30 Tropf. Tinct. Opii (keine verzettelten Dosen) oder Suppositorien von 0,05—0,1 Extract. Opii. Nur für schnelle Wirkung Pantopon subcutan 0,01 oder 0,02 (2proz. Lösung). Kodein wirkt weniger auf den Darm als Morphium. Gegen Krampfzustände Papaverin 0,015—0,04 subcutan oder intravenös.

Das Atropin bietet, pharmakologisch betrachtet, durch seine vielfachen Angriffspunkte mit geradezu gegensätzlichem Effekt einen sehr komplizierten Wirkungsmechanismus. Praktisch genommen ist das Resultante dieser Wirkungen für den Darm des Menschen relativ einfach. **Es mindert den Tonus des Darmes und die Intensität der starken Bewegungen. Je nach der neuromotorischen Einstellung des Darmrohres wirkt es daher auf die Gesamtpassagezeit der Ingesten bald kürzend, bald verlängernd, bald gar nicht.** Schon die Magenentleerung kann beschleunigt werden (Minderung eines bestehenden Pylorusspasmus); sie wird andererseits oft vergrößert durch Minderung der Magenperistaltik. Dünndarmtransport ist fast stets verlängert. Am Dickdarm durch die Tonusminderung ganz verschiedener Transporteffekt, deutlichste Wirkung bei spastischen Zuständen. Es besteht sekretionsbeschränkende Wirkungsquote.

Per os: Pillen oder Kompretten von Atropinum sulfuricum zu $^1/_2$ mg 3 mal 1 pro die steigend bis evtl. 8 mal 1 bei wenig Empfindlichen. Oder 0,025 Extract. Belladonnae, auch in Suppositorien 3 mal täglich; Subcutan 0,001! Atropini sulfurici. Bei Kolik Suppositorien mit Extract. Belladonnae und Morphium muriat. $\overline{aa}$ 0,02 oder Extract. Bellad. und Papaverin $\overline{aa}$ 0,02 bis 0,04 (erstere mehr den Schmerz, letztere mehr den Spasmus beeinflussend).

Bellafolin (die Gesamtalkaloide der Belladonna enthaltend); Tabl. zu $^1/_4$ mg 3mal täglich oder Bellafolinum liquidum 3 mal 8—10—20 Tropf. täglich. Bei starken schmerzhaften Spasmen unter Umständen 1 Ampulle subcutan ($^1/_2$ mg), mit ähnlicher Indikation Eumydrin, Novatropin, Papavydrin. Sowohl Opium als auch Atropin wirken sekretionsbeschränkend auf die Darmschleimhaut. Da nun bei diarrhoischen Zuständen die Produkte von Fäulnisvorgängen intensiv den Darm reizen, diese Fäulnisvorgänge aber reichlich durch Bildung von Darmsaft unterhalten und begünstigt werden, so hat die sekretionsbeschränkende Wirkung der genannten Alkaloide indirekt auch ihrerseits eine stopfende bzw. den Durchfall mindernde Wirkung.

Adrenalin wirkt nicht bei Verabreichung per os, da es zerstört wird, ehe es in die Blutbahn gelangt. Als Zusatz zu Klysmen wird es in Dosen zu 1—1,5 mg = 1—1,5 ccm Suprarenin Höchst wegen seiner ruhigstellenden und anämisierenden Wirkung verwendet. Stärkere Hemmung der Darmmotilität tritt nur auf bei Einspritzung in die Vene (Vorsicht! in Praxis zu vermeiden) oder den Muskel (3mal täglich 1 ccm Suprarenin). Auch hierbei Vorsicht. Die individuelle Verträglichkeit muß langsam erprobt werden. Die Wirkung kommt zustande durch Reizung des Hemmungsinnervation (Sympathicus). Zugleich Reizung des gesamten sympathischen Apparates. Bei manchen Personen unangenehme starke Allgemeinerscheinungen. Praktisch bisher wenig verwendet. Bei Addisondurchfällen stets zu versuchen. Bei diesen auch Ephetonin.

Uzaron, das wirksame Prinzip des Liquor uzarae scheint im wesentlichen sympathiekotrop ähnlich dem Adrenalin zu wirken (Gürber, Hirz). Auch hier ist die Wirkung auf den Darm individuell sehr verschieden, was mit dessen neuromotorischer Einstellung zusammenhängen mag. Bei subchronischer Ruhr und andern Formen von Diarrhöe wirkt es bisweilen gut, versagt in vielen Fällen. Man gibt 40 Tropf. evtl. mehrmals täglich. Im Einzelfall probieren! Über Ephetonin liegen noch wenig Erfahrungen vor. Sinngemäß wäre es zu versuchen bei Darmstörungen, denen eine allergische Genese vermutungsweise zu grunde liegt.

Die Adstringentia bewirken keine nennenswerte Änderung der Darmbewegungen (Hesse). Hieraus erklärt sich von vornherein, daß sie den Darmtransport auch bei hohen Dosen nicht in ähnlich machtvoller Weise beeinflussen wie die motorischen Styptika oder (im entgegengesetzten Sinne) viele Abführmittel. Die Adstringentia fällen Eiweißstoffe der Zellen oder der Darmsekrete zu schwerlöslichen Kolloiden. Dadurch bildet sich eine feinste sekretions- und resorptionshemmende Schicht, die die Darmschleimhaut weniger reagibel gegen Reize der Contenta macht. Zugleich entzündungswidrige Wirkung durch Kontraktion feiner Arteriolen. Bei stärkerer Gerbung kommt es zur Verätzung. Acidum tannicum reizt den Magen, wird im Dünndarm nach hydrolytischer Spaltung resorbiert, eignet sich deshalb für os nicht als Darmadstringens. Dagegen für Klysmen bei Kolitis anwendbar. Tannalbin, ein Tanninalbuminat, geht unverändert und ohne zu reizen durch den Magen, läßt im Darm allmählich Tannin frei werden und wirkt bis in seine kaudalsten Teile. Grammweise, bis 10 oder 12 g täglich, unschädlich, geschmacklos. Ähnlich Tannigen, Tannoform, Tannokol, Noventerol (Tannin-Aluminiumverbindung).

Von den adstringierenden Metallsalzen sollte im allgemeinen vermieden werden das Bismuthum subnitricum wegen Gefahr der Nitritvergiftung. Empfehlenswerter eine Tannin-Wismutverbindung in Gestalt des Bismutum subgallicum, Dermatol (Dermatolklistiere: Dermatolöllösung von Dermatol in Sesamöl 10proz. bis 50 ccm rectal applizieren).

Ähnlich Xeroform, Bismutose, Orphol (Bismutum-$\beta$-naphtholicum) 0,5—1,0 mehrmals täglich für Erwachsene. Beliebt und wirksam auch folgendes Rezept: Orphol 5,0, Calcium carbonicum und Calcium phosphoricum āā 25,0 3mal täglich einen Teel. Radix Ipecacuanhae wirkt auf den Darm teilweise durch die darin enthaltene Ipecacuanhagerbsäure. Andere Wirkungen auch die Brechwirkung werden durch ihr Alkaloid Emetin hervorgerufen. Seit alters gegen Ruhr (Spezificum bei Amöbendysenterie!) und Durchfälle verwandt (2—8 g : 200,0 im Infus). Enthalten im Pulvis Ipecacuanhae opiatus (Doversches Pulver, größte Einzelgabe 1,5, größte Tagesgabe 5,0) Ipecopan-Tabletten. Ein beliebtes und brauchbares Rezept für Einlauf bei Kolitis (chronischer Ruhr) ist: Infus. Ipecac. 1,0/150,0, Tinct. Opii simpl. 1,0, Bismuth. carb. 5,0, Decoct. Simarubi 10,0/150,0, Mixturae gummosae 25,0. M.D.S. Zum Klistier jeden zweiten Tag nach Reinigungseinlauf.

Cortex simarubae als Dekokt 10 g : 150 eßlöffelweise.

Radix Colombo 15 : 150.

Schließlich wirken manche diätetische Mittel durch die in ihnen enthaltenen Gerbsäuren. Starker indischer Tee, guter Bordeaux oder tanninreicher griechischer Wein, Eichelkakao. Eine starke Abkochung von getrockneten Heidelbeeren ist kalt mit Saccharin gesüßt, ein empfehlenswertes Getränk für Diarrhoiker (70 g mit $^1/_4$ l Wasser kalt aufsetzen, 3 Stunden sanft kochen, durch ein Tuch sieben).

Die Mucilaginosa, in ihrer Wirkung noch weniger machtvoll als die Adstringentia, werden hauptsächlich unterstützend neben anderen styptischen Mitteln verordnet, bes. in Gestalt von diätetischen Schleimabkochungen aus Zerealien (Hafer-, Gersten-, Reisschleim, Knorrsches Mehl). Ferner Tubera salep als Mucilago Salep 2stündlich ein Eßl.

Eibischtee. Radix Colombo (Decocti Rad. Colombo 25,0—30,0/280,0, Tinct. Opii simpl. 10,0—20,0 Sirup. Cortic Aurantii ad 300,0) beliebt bei Phthisikern. Als Zusatz zu Klysmen Stärke (1 Eßl. ein wenig Wasser anrühren, dann 1 Tasse kochendes Wasser darauf).

Adsorbentia. Eine indirekte stopfende Wirkung haben manche fein verteilten, nicht löslichen und nicht resorbierbaren Pulver. Sie wirken durch ihre sehr große Oberfläche. (Adsorption) bakterielle Zersetzungsprodukte werden gebunden und die Zersetzungsprozesse selbst gehemmt. Dadurch fallen Schleimhautreize fort. Die Durchfälle sistieren unter Umständen. Präparate aus „aktiver" Kohle sind für die Nachbehandlung von Durchfallkrankheiten wertvoll.

Bolus alba, 50—100 g in Tee aufgeschwemmt, Talkum (diese beiden nur gelegentlich, nicht fortlaufend verordnen! oft Bildung harter, lästiger Skybala, werden von vielen Kranken sehr widerstrebend genommen). Besser Blutkohle oder Aktivkohle Carbo animalis, Carbo medicinalis (Merck). In Tabletten oder eßlöffelweise in Wasser verrührt. Kohlengranulat Merck löffelweise. Carbo-Bolusal 3 mal täglich 1 Eßl. vor dem Essen. Argo-Carbon teelöffelweise. Adsorgan 3 mal täglich 1 Teel. Nach Bechold sind die Adsorbentien zu bewerten nach ihrem Adhäsions- und Desinfektionsvermögen gegen Bakterien. Hiernach sei Chlorsilberkohle (im Adsorgan enthalten) am zweckmäßigsten. Bei der Entwicklungshemmung der Bakterien ist anscheinend eine Silberwirkung wichtig.

G. Katsch - Greifswald.

# Spezielle Pathologie und Therapie der Magen- und Darmkrankheiten.

## Der Magenkatarrh
(akute und chronische Gastritis).

**1. Die akute Gastritis** entsteht nach der herrschenden Lehre durch unmittelbare Reize von der Oberfläche der Schleimhaut aus, wofür neben echten Ätzwirkungen (Säure, Laugenverätzung), namentlich der konzentrierte Alkohol (Schnäpse, Liköre), scharfe Gewürze (Senf, Pfeffer, Paprika, Meerrettich) angeführt werden. Schon weniger einleuchtend erscheinen in der Ätiologie die thermischen und mechanischen Schädigungen (bei schlechten Zähnen) durch grobe, schlecht gekaute Kost u. ä. Daß auch Medikamente in unmittelbarer Berührung die Magenwand schädigen, trifft für Salicylate, manche Narkotica, besonders Digitalispräparate—Saponine, zu. Auch das Verschlucken von Mikroorganismen (Caries der Zähne, Soor, Angina) wird angeführt, endlich das Verschlucken von nicotinreichem Speichel.

Dieser Vulgärauffassung gegenüber, die, wo unmittelbare Ätzwirkungen vorliegen, sicher richtig, auch sonst nicht ganz abwegig ist (auch konzentrierte Zuckerlösungen, Pralinen, Fondants wirken wasserentziehend, also reizend auf die Schleimhaut) —, ist geltend zu machen, daß akute wie chronische Gastritis histologisch auch in der Tiefe der Schleimhautschichten beginnt, so daß toxische Schäden vom Blute her wahrscheinlich die wichtigeren Auslöser sind, einleuchtend z. B. für eine Quecksilbergastritis analog der Hg-Stomatitis, ebenso bei Infektionskrankheiten febriler Art, auch für Ruhr, perniziöse Anämie, bei denen Gastritis nur ein Teil eines Entzündungsvorganges ist von größeren Abschnitten des Verdauungsrohrs, aber auch mit oberflächlicher Epithelialschäden beginnend, gefolgt von entzündlicher vasculärer Exsudation, rückt die hämatogene Ätiologie durch blutfremde Substanzen auch des körpereigenen Eiweißverfalls in den Vordergrund des Interesses (F. Kauffmann), also nicht so sehr die Bacteriotoxicose wie die Autointoxication auch beim Infekt. So wird für die akute Gastritis gerade wie für die chronische wahrscheinlich, daß in einer Mehrzahl der Fälle humorale Schädigungen und nicht Reizung der Oberfläche in die Tiefe wandernd, maßgebend ist. Wesentlicher wie der exogen „verdorbene Magen" wird uns der endogen „verstimmte Magen" etwa beim Fiebernden, sog. Rekonvaleszenten, Anämiker, Kachektiker, vielleicht selbst beim Gastroenterostomiekranken, und dem am Magen Resezierten. Die Anfälligkeit im Sinne von lokaler Gewebsdisposition und veränderter allgemeiner Reaktionslage ist entscheidender. Oft ist akute Gastritis nur Aufflackern chronischer Gastritis, Fortbestehen einer Empfindlichkeit der Schleimhaut (allergisch, idiosynkrasisch). Enge Beziehungen zum Nervensystem sind erwiesen, zur Emotion wahrscheinlich — buchstäblich: „Verstimmung". Anatomisch: Hyperämie, celluläre Infiltrationen, Ödem, Blutextravasate, entzündliche Erosionen allerorts ohne Bevorzugung der Lieblingsstellen des Ulcus, Vakuolen in den Belegzellen. Einerseits so geringfügige Befunde, daß die klinische Prägung „Katarrh" kaum anatomisch sich als Gastritis manifestiert, andererseits die schweren Verätzungen der Schleimhaut, die phlegmonösen Veränderungen auch in tiefen Wandschichten, die eine Gastritis phlegmonosa scharf von der gewöhnlichen Gastritis abtrennen lassen. Weitere Scheidungen sind nötig: Circumscripte, häufig Antrum-Gastritis, herdförmige, diffuse, granulöse, atrophierende, hypertrophierende Form u. a. m., zum Teil nur der chronischen Gastritis zugehörig.

**Krankheitszeichen.** Appetitlosigkeit, leichte Übelkeit, „Dyspepsie", allgemeine Niedergeschlagenheit und Mattigkeit, Sucht nach Pikantem und Schnäpsen. Bei Steigerung Aufstoßen, Würgen, das morgendliche Brechen der Alkoholisten, Kopfschmerzen, leichte Benommenheit. Ein rein gastrisches Fieber existiert vielleicht nicht. Die Zunge belegt, schlechter bitterer Geschmack im Munde, ja wirkliche Glossitis, Foetor ex ore; häufig dabei enteritische Zeichen (Durchfall mit Schleim), nicht regelmäßig Druckgefühl der Magengegend, Durst, nicht selten aber auch völlige Beschwerdefreiheit.

Bei der Aushebung nur manchmal vermehrte Schleimproduktion, Blutbeimengung (keine Hämatemesis), auch eitriges Sekret, meist erhöhte Säurewerte (Gastritis acida), aber auch Norm-Subacidität, Anacidität und Aciditätswechsel. So sind die gewöhnlichen klinischen Zeichen spärlich, gestatten den typischen Fall, etwa beim Alkoholiker leicht zu erkennen, andererseits wird oft akute Gastritis verkannt werden müssen oder auch zu Unrecht angenommen, denn die subjektive Beschwerde ist wechselnd, auch fehlend, der objektive Befund der Aushebung häufig gar nicht eindeutig. Röntgenzeichen, kaum gastroskopische Betrachtung, sind erwünscht; je akuter der Fall liegt, um so weniger wird Gastroskopie anwendbar sein (s. später).

**Behandlung.** Funktionelle Schonung des Magens, evtl. mit drei strengen Hungertagen beginnend, Magenspülungen mit lauwarmem Wasser, Karlsbader, dünnen Tanninlösungen ($^1/_2$ %) oder Argentum nitricum-Lösungen ($2\ ^0/_{00}$). Brechmittel wie Abführmittel sollte man unterlassen. Übergang zu leichter Schonungsdiät, durchaus nicht nur flüssig (Milch oft schlecht vertragen), kaltes, zartes Fleisch und Schinken, fein geschnitten, ist meist eher günstiger als Breie und Suppen, Celluloseverbot, also völliges Verbot von Kohl, Obst, Kompott, Salat, Gobbrot; Kataplasmen, besser als Prießnitz, evtl. später bei Subacidität Amara (Tinctura chinae composita, Extraktum Kondurango je 20 Tropf., eine halbe Stunde vor der Mahlzeit, besser Acidum hydrochloricum non dilutum, 30 Tropf. in Wasser nach Tisch). Meist geht es ganz ohne Medikamente, die verbreitete Kalomelbehandlung ist nicht harmlos.

**Verätzungen des Magens** gehören kaum mehr zum eigentlichen Gastritisbegriff der Klinik, chemische Antidote, unter ihnen auch Milchspülungen, falls nicht der Fall so schwer ist, daß Perforationsgefahr droht; nachfolgende Strikturen können zur Operation zwingen (Pylorus-Stenose).

Die Gastritis phlegmonosa. Sehr selten mit hohem Fieber, zu verwechseln mit Peritonitis, akuter Pankreatitis, penetrierendem Ulcus, Prognose schlecht, chirurgischer Eingriff indiziert, hat keine eigentlich internistische Therapie.

Eine Gastritis acuta infectiosa noch bes. abzugrenzen, scheint nicht konsequent.

**2. Die chronische Gastritis.** Die pathogenetischen Gesichtspunkte sind wesentlich schon unter 1 (Akute Gastritis) abgehandelt, sie ist offenbar ungemein häufig, auch bei Phthise, Diabetes, Basedow, Schrumpfniere, speziell chronisch urämisch, Kreislaufinsuffizienz (Stauungsgastritis), Lebercirrhose, schweren Anämien, Magencarcinom, nach allen Infektionskrankheiten in Betracht zu ziehen, speziell Ruhr, Amyloid, nicht zuletzt bei Ulcus).

Die Vielheit der Konditionen zeigt bei ganz verschiedenartiger Entstehungsweise die Monotonie der unspezifischen Reaktionsform am Organ, so daß kein Platz bleibt für einen ,,nervösen Reizmagen", als konstruierten Zustand zwischen Neurose und Gastritis, denn auch das neurale Verhalten ist im Entzündungsablauf als Ursache wie Folge eingeschlossen.

Dennoch lassen sich verschiedene Gastritisarten anatomisch wie nach dem Ausheberungsbefunde abgrenzen, jedoch so, daß sie sich überschneiden.

Anatomisch einerseits Veröung der Drüsenschläuche ,,Anadenie" (typisch bei der Biermer-Anämie), andererseits Gastritis hypertrophicans, granulosa, Pseudopolyposa, herdförmige und diffuse Schleimhauterkrankungen, tiefliegende Zellinfiltrationen auch submukös. Der anatomischen Gliederung wird sich annähern der Röntgenbefund (s. d.), die Gastroskopie, diese nur in ganz geübten Händen.

**Die Klinik der chronischen Gastritis** ist das am schwersten abgrenzbare Kapitel der Krankheiten der Abdominalorgane. Die Vulgärdiagnose ,,chronischer Magenkatarrh" wetteifert an Häufigkeit mit der der Magenneurose, beide in der Gegenwart meist Verlegenheitsdiagnosen, basierend auf wissenschaftlichen Irrtümern der Vergangenheit. Kadaveröse Veränderungen der Selbstverdauung hielt man für anatomische Beweise einer Gastritis. In der wissenschaftlichen Klinik folgte kritisch der Rückschlag, man beschränkte sich als Diagnose auf die Achylia gastrica und vermied zum Teil die Diagnose der chronischen Gastritis überhaupt. Andere setzen Achylie gleich chronische Gastritis, beides geht nicht mehr, denn es gibt eine Achylie als Funktionsstreik, kaum jedoch als dauernde konstitutionelle Funktionsstörung (s. u. Achylie), und es gibt einen gastritischen chronischen Reizmagen mit dauernder Hyper- und Normacidität, so die Ulcusgastritis. Praktisch soll man bei den Achylien in der Regel eine vorhandene oder mit Veröung der Drüsenschläuche abgelaufene Gastritis chronica annehmen, annähernd identisch mit Anadenie und Gastritis atrophicans, völlig decken sich die Begriffe nicht, und je nach der Stärke der Reize kann oft doch noch Säure sezerniert werden (etwa nach Histamininjektion). Zugehörig auch subacide Zustände, Sub- und Anacidität können auch wieder verschwinden, wohl auch anatomisch nicht immer irreversible Veränderungen. So ist die mikroskopisch atrophierende Gastritis mit starken Infiltrationen des Interstitium und reaktiven polypösen Wucherungen, heterotopen Proliferationen, nicht allzu häufig zum Carcinom disponierend, sicher nicht mehr die einzige klinische Form chronischer Gastritis.

Daneben sind gerade an Ulcusresektionspräparaten die chronischen herdförmigen Gastritiden („Antrumgastritis") erschlossen (Konjetzny), die dauernd oder sehr lange volle Sekretionsfähigkeit der Schleimhaut für die Salzsäure bewahren. Am übrigen Magen oft der Etat mamelonné wie eine wahre Hypertrophie bezüglich Hyperplasie (Stoerk): „Gastritis und Etat" teilen sich in die Beherrschung der Innenfläche. Die erste anacide Gastritisform scheint typisch beim Magenkrebs, obwohl der beginnende oft noch Normacidität zeigt, die zweite beim Ulcus. Ob diese beiden Gastritisarten wegbereitend sind für die Entstehung der häufigsten organischen Magenkrankheiten, Carcinom und Ulcus, ist aber noch strittig.

Im Beschwerdebild ist die klinische Schwierigkeit groß: die Achylie ist gelegentlich Zufallsbefund der Aushebung beim subjektiv gesunden Menschen, und andererseits können völlig ulcusgleiche Magenbeschwerden (pylorisches Syndrom) hervorgerufen sein, die auf Salzsäure verschwinden, oder es bestehen ständige Dyspepsien und gastrogene achylische Diarrhöen mit sekundärer Enterocolitis, auch „Sodbrennen", durch alkal. Duodenalrückfluß — also ein für Acidität des Magens trügerisches Zeichen („Acidismus", Katsch). Ebenso kann auch die acide Gastritis einerseits subjektiv störungslos verlaufen, andererseits von quälendstem Acidismus, heftigsten Schmerzen, ständigem Brechen, Übelkeit, schwerem Leiden begleitet sein, am krassesten die Gastritis der Gastroenterostomierten. Die Beschwerden ähneln denen der akuten Gastritis (s. d.), weder der Säurebefund entscheidet, noch der des Schleims, dennoch ist der innig mit Speisebrei vermengte Schleim oft typisch gerade für saure Gastritis, fehlt oft bei anacid-subaciden Formen. Was sonst die Aushebung ergibt, deckt sich mit dem bei der Achylie Angeführten.

Differentielldiagnostisch denke man selten an reine Sekretionsneurosen, immer bei achylischen Formen auch an das Bestehen eines Carcinoms; bei superaciden Formen, auch normaciden, an das Ulcus. Findet es sich nicht, kann Gastritis acida Intervallbefund bei Ulcus sein (s. Röntgendiagnostik des Ulcus).

Bei achylischer Gastritis stets an Cholecystopathien als an das Primäre oder einen entzündlichen Paralell-Prozeß denken.

In dem Maße, wie die Klinik objektive Gastritiszeichen gewinnt (Röntgen s. d., Gastroskopie), wird die chronische Gastritis zu sehr häufigen Krankheit werden und in verschiedene Typen, nicht nur in die Zweigliederung nach dem Säureverhalten, einteilbar werden.

**Gastroskopie.** Sie mag beim Gastritiskapitel Erwähnung finden, weil sie hier die wichtigsten Befunde zeitigt. Zwar ist die Technik nur in der Hand des ganz Geübten heute schon ungefährlich, auf das Instrumentarium, das noch verbesserungsfähig ist, gehen wir deshalb nicht ein. Die Prozedur ist für einen vernünftigen Patienten heute schon meist nicht quälend.

Nicht der ganze Magen ist übersehbar, man erkennt das dauernde Pylorusspiel auch bei leerem Magen, geschlossener Pylorus, bewegungslos, ist pathologisch, an ihm sieht man sofort die Ulcusgastritis, weniger an den Schleimflocken, Fäden und Fetzen als an Rötung und Schwellung: Gastritis hypertrophicans, granulosa, auch Ödeme, zum Teil traubenbeerenartig, Gastritis atrophicans durch die Blässe und schmale, auch fehlende

Falten kenntlich, entzündliche Erosionen, Schleimhautblutungen, Stigmata. Man erkennt auch an anderen Magenpartien circumscripte entzündliche Rötungen, vielleicht entsprechend präformierten Stellen krankhafter Capillarentwicklung („vasoneurotische Diathese", Ottfried Müllers, die er auch am Lippensaum desselben Patienten meist findet). Es ist klar, wie sehr diese Befunde das Schleimhautrelief des Röntgenbildes bestätigen, erweitern, ergänzen.

Auch Ulcera, Carcinome werden erkannt, aber für die Frühdiagnostik des letzteren ist durch die Gastroskopie noch sehr wenig gewonnen. Die Ulcusgastritis bestätigt sich, doch sollten Gastroskopiker pathogenetische Schlüsse daraus nicht ziehen, das Nebeneinander sagt nichts aus über den Entstehungsmodus und selbst, wenn erst nur eine Gastritis konstatiert wird, später ein entstandenes Ulcus gesehen wird, ist der Nachweis nicht erbracht, daß dies der Weg der Ulcusgenese ist. Wohl aber kann die Heilung eines Ulcus verfolgt werden, und damit wird dem therapeutischen Erfolg die beste Stütze, diejenige unmittelbarer Anschauung, gegeben: wie unsicher ist es doch ob Beschwerdefreiheit Ulcusheilung bedeutet (s. u. Ulcus). Ebenso erfahren unsere therapeutischen Methoden zur Gastritisbehandlung kritische Nachprüfung durch die Gastroskopie. So ist sie für die Klinik solide Stütze für Diagnostik und Therapie geworden, und über die praktischen Probleme hinaus führt auch sie zur Feststellung der ungeheuren Häufigkeit der Gastritis, der Scheidung in ihre verschiedenen Formen und führt, wie die moderne Klinik überhaupt, durch ihre subtile Diagnostik zum Abbau der reinen Magenneurosen, Dyspepsien und ähnlichen Verlegenheits-Diagnosen.

**Behandlung.** Ausschalten kausaler Schädigungen, ausgesprochene Schonkost, Behandlung des Grundleidens (evtl. Tonsillen, andere infektiöse Herde). Die Schonkost wird am besten im Sinne des: „Du sollst nicht" ausgedrückt, dahin gehört, wie bei der akuten Gastritis, Verbot von Cellulose, reizenden Speisen und Gewürzen, schwer verdaulichen fetten Speisen, da das Fett, namentlich als heißes, die Nahrung imbibiert, so daß die wässerigen Sekrete im Verdauungsrohr nicht heran können. Der Glaube, daß schwarzes Fleisch (Filet, Rostbeef, Reh usw.) schwerer ist als weißes, scheint nicht auszurottende Irrlehre; es kommt darauf an, ob die Muskelfaser zart ist, sie bleibt zarter beim Braten wie beim Kochen; Milch, die gerinnt, schafft ebenso große Brocken (Caseingerinnsel) als Fleisch, meist ist sie nicht „leichter". Auch der Glaube, daß rein flüssige Kost das Leichteste sei, oder alles püriert gegeben werden muß, ist generell nicht haltbar. Man trenne Virtuosität der Diätetik, in der es anzuerkennendes Kennertum neben suspekter akrobatischer Künstelei gibt, von rationellen schlichten Prinzipien, die liberale Handhabung der Diät unter dogmenfreiem Anpassen an den Einzelfall gestattet. Je nach Verlust und Überschuß der Säure wird die Verordnung sich verschieden gestalten.

Medikamentös: Salzsäure, als wirkliche Ersatztherapie, so nach Leo: Acid. Muriat non dilut. Pepsin sicc. ana. 20, aqua ad 150 M.D.S. 1—2 Eßlöffel auf ein Glas Wasser nach der Mahlzeit mit Glasröhre zu nehmen. Die viel schwächeren Acidolpepsintabletten (nur „stark sauer"), 1—2 in Wasser zu jeder Mahlzeit, wirken dennoch gut, weil die Salzsäure erst allmählich im Magen frei wird. Indiziert ist die Salzsäuretherapie bei den achylischen Magenschmerzen und Diarrhöen, beim beschwerdefreien Achyliker oft entbehrlibh. Ist umgekehrt Acidität zu bekämpfen, ist Magnesiumperhydrol, 1 Teel. aufgeschwemmt in Wasser, besser als Natron und die kombinierten Schachtelpulver, in die ein so differentes Mittel, wie Belladonna, nicht gehört. Die vielen Alkalien, selbst die Mineralwässer, wirken auf die Dauer reizend auf die Schleimhaut. Man gebe getrennt vom Alkali Atropinkompretten zu $1/2$ mg, 3—5 pro Tag, und erreiche Trockenheit im Mund und Akkommodationsstörung, sonst erreicht man auch am Magen nicht Sekretionsminderung und Tonusnachlaß. Zur Anregung des Appetits, namentlich beim Subaciden, ist $1/2$ Glas Wein vor Tisch sinnvolles Stomachicum, rationeller als Tinctur strychni, rhei vinosa, Kondurango, Vials „tonischer Wein", die auch Verwendung finden mögen.

Argentum nitricum 0,2: 150 3 mal täglich 1 Eßl. 15 Minuten vor Tisch hat sich seit alters sinnvoll bewährt, auch leicht zerfallende Argent.-Tabletten, etwa „Kamillargen". Magenspülung mit Tannin oder Höllensteinlösungen wie bei der akuten Gastritis, auch die lauwarmen Kochsalzwässer (z. B. Wiesbadener Kochbrunnen). Systematische Trinkkuren von Kissingen, Homburg, Wiesbaden, auch Karlsbad seien versucht. Kataplasmen auf die Magengegend so heiß, daß eine Reflexhyperämie des ganzen Segmentes eintritt (Hyperämie als Heilmittel), sind rationell.

Stuhlregelung wird angezeigt sein. Im Prinzip wird man Schonungstherapie treiben, je mehr die Beobachtung Irreparabilität des anatomischen Zustandes (Anadenie) zeigt, auch für eine Nahrung sorgen, die ausgenutzt wird und ausreichend ist; man wird für eine Beseitigung oder Milderung der Beschwerden (Atropinkuren) sorgen. Schöne Heilerfolge sind in den Fällen zu erwarten, in denen die Gastritis früh erkannt wird und eine wesentliche Bedingung zum Rezidivieren entdeckt werden kann (Tonsilleninfektion, Gallenblasenerkrankung und vieles andere mehr). Bei alledem bleibt die Therapie im Prinzip unbefriedigend, sie müßte die entzündliche lokale Bereitschaft, und die allgemeine Reaktionslage bekämpfen, unspezifisch und demnach kausal sein; hier entstehen Möglichkeiten, aber noch sind keine ausgearbeiteten Behandlungsmethoden vorhanden.

G. von Bergmann-Berlin.

## Magen- und Zwölffingerdarmgeschwür.
(Ulcus ventriculi und duodeni.)

Zum Kapitel gehört auch das seltene Ulcus oesophagi, nur unmittelbar über der Kardia, das Ulcus jejuni, nur als Folge der Gastroenterostomie entstehend. Die Zusammengehörigkeit, gegeben durch das peptische Moment, weshalb auch im Duodenum es nur im proximalen Teile praktisch in Betracht kommt („Bulbus"). Jede genetische Theorie, welche das peptische Moment leugnet (z. B. Konjetzny's) sollte dennoch verständlich machen, warum fast nur im peptischen Teil des Verdauungsrohrs das typische Ulcus rodundum simplex vorkommt. Die anatomische Scheidung Duodeni, Ventriculi hat weniger Bedeutung, schon weil selbst bei offener Bauchhöhle der Pylorus nicht immer bestimmbar ist und die pylorische Vene bei der Variabilität des Verlaufes die Lokalisation nicht entscheidet. Zwar ist die praktische Unterscheidung im Röntgenverfahren, wenn das Ulcus zu sehen ist — also meistens —, exakt möglich (s. Röntgendiagnostik), aber eine andere Zweigliederung ist die klinisch wesentliche: eine Lokalisationsregel bezeichnet zwei Prädilektionsstellen: 1. das Körperulcus der kleinen Kurvatur und 2. das Ulcus in Pylorusnähe. Dort ist das duodenale bei weitem das häufigste, weniger häufig das pylorische und cispylorische. Beide Gruppen unterscheiden sich im Beschwerdekomplex (s. später). Die ungeheure Häufigkeit des Ulcus duodeni, das 5—6 mal so oft vorkommt als das Ulcus ventriculi wurde erst in den letzten 20 Jahren allmählich erkannt, fast alle Fälle gingen früher (auch heute noch sehr oft) unter falscher Diagnose.

**Die Genese,** noch immer umstritten, kommt um das peptische Moment eigentlich nicht herum, noch weniger kann heute am hereditären Moment, also der Erbkonstitution, ein Zweifel sein. Es gibt Ulcusfamilien, hereditär schwer Belastete erkranken früher und hartnäckiger, und es besteht eine „Ulcuskrankheit" in dem Sinn, daß mehrere Ulcera oder ein florides Ulcus neben Ulcusnarben sehr häufig sind und das Ulcusleiden ausgesprochen zum Rezidiv neigt. Die Ulcusdisposition drückt sich nach G. von Bergmann namentlich bei Jugendlichen in den „vegetativ Stigmatisierten" aus, Individuen, die oft von fern Anklänge zum Basedow haben, also hormonal und in den vegetativen Steuerungen disharmonisch, reizbarer sind (das ist keine „Vagotonie", die exakte klinische Prüfung überhaupt nicht anerkennen kann), eher „thyreotische Konsititution" (J. Bauer). Nach dem Pathologen Hauser hat man scharf zu scheiden die akute Ulcusentstehung, ihr Produkt, das klassische ausgestanzte Ulcus Cruvellhier, das durch Andauung als Infarkttrichter durch Gefäßverschluß entstehen soll. Der Verschluß kann embolisch sein (septisch, thrombotisch, postoperativ), häufiger wohl spastisch, angiospastisch oder durch Gefäßdrosselung der Muskelschichten des Magens. Es entstände das akute Ulcus als Verdauungsprodukt einer ischämischen Partie in kürzester Zeit (Stunden?) und nicht aus allmählichem Wachsen einer kleinen Erosion. Überraschende Perforation und große Blutung, ohne jede voraufgehende Beschwerde, sind klinische Erfahrungen, die diesen Entstehungsmodus stützen, ebenso wie die Trichterform und der Verlauf der Trichterachse nach Hauser, auch tierexperimentelle Stützen bestehen. Dieses akute Ulcus heilt in der Regel schnell in 4—6 Wochen. Einige Geschwüre (etwa 40%) werden chronisch, die Andauung der Muskulatur ist der Heilung im Wege, die Unterminierung des Geschwürsrandes, das peptische Moment, vor allem aber das Entstehen eines starren infiltrierten Walles bei starker Bindegewebsentwicklung. Hierin kann selbst Disposition zur relativ seltenen sekundären Wandlung in Carcinom liegen (Ulcuscarcinom), das chronische callöse Ulcus heilt selbst nicht, wenn inzwischen der Magen achylisch wurde, das peptische Moment wegfiel. Röntgenverfahren, Gastroskopie, aber auch schlichte ärztliche Beobachtung muß in der Zukunft versuchen, die Trennung des akuten Ulcus simplex in seinem schnellen Werden und Vergehen vom chronisch gewordenen callösen Ulcus mit seinen wechselnden Reizungsperioden zu trennen. Die Auffassung Aschoffs und seiner Schule geht dahin, daß das Ulcus sich langsam aus kleinen Erosionen entwickelt. Mögen diese wie immer entstehen — es wird ihm zur Hauptfrage das Chronischwerden an den bestimmten Prädilektionsstellen (Lokalisationsregel). Hierfür ist ihm maßgebend die Magenstraße an der kleinen Kurvatur, die Engen (Isthmus am Magenkörper und der pylorischen Region), dort frißt durch das Speisegeschiebe die Erosion weiter, allmählich wachsend, zum Ulcus werdend. Die lokalistischen Momente werden also im Mechanisch-Funktionellen gesehen, während sie nach v. Bergmann-Hauser auf die spezielle Gefäßversorgung dieser Gegend bezogen werden, Aschoffs Schule betont neuerdings ganz stark das Moment der HCl, geradezu als Ätzgastritis. Die dritte Vorstellungsgruppe zur Genese (Konjetzny) stellt das entzündliche Moment in den Vordergrund. Da sich nach ihm beim resezierten Ulcus Gastritis stets nachweisen läßt, was Hauser bestreitet, wofür aber auch unsere Röntgenergebnisse (s. d.) sprechen, hält er die Entzündung für das Primäre, sie führt zur Arrosion: Erosion wie Ulcus sind echte entzündliche Substanzverluste, Entzündungsfolgen, ja, das peptische Moment wird völlig bestritten, aus der Gastritis corrosiva (Nauwerk) mit ganz zahlreichen Erosionen gehe das Ulcusleiden hervor. So beachtlich die Begleitgastritis des Ulcus ist, wohl auch als Schrittmacher für Ulcusentstehung, Rezidivieren und das Kommen und Gehen der Beschwerde, also die Periodizität, noch versteht man nicht auf Grund jener Gastritistheorie, die stets geringe, ja oft Einzahl der typischen Ulcera, nicht deren Lieblingssitz („Lokalisationsregel"), noch die ausschließlich peptische Lokalisation und schwer die Heredität.

Neben diesen drei wichtigsten Vorstellungskreisen der konstitutionell neurogen spastischen, der mechanisch-funktionellen und der entzündlichen Ulcustheorie, die sich wahrscheinlich zum Teil kombinieren müssen, wird eine Reihe anderer Hypothesen der Kürze halber übergangen. Balint findet das Säure-Basen-Gleichgewicht im Blut nach der sauren Seite verschoben, die Alkalireserve der Gewebe verringert und erklärt diese humorale Konstitution als Ursache der Ulcuspersistenz. (Diese Theorie ist als widerlegt anzusehen.)

Klinisch wichtig ist, daß hinter einer „Schmerz- und Sekretionsneurose" des Magens so oft ein Ulcus steckt, daß der Eindruck des Neurotischen nie gegen das Ulcus spricht, eher dafür.

**Symptome.** Sieht man von den meist multiplen urämischen, den Ätzungsgeschwüren, dem Ulcus duodeni nach umfangreichen Hautverbrennungen ab und dem der Säuglinge, die weniger unmittelbare Beziehung zum üblichen Ulcusleiden haben (tuberkulöse und luetische Ulcerationen sind Seltenheiten), bleibt, abgesehen vom ganz akut entstandenen Ulcus, die Beschwerde, meist als Schmerz, das führende Symptom, aber es gibt auch völlig schmerzlos verlaufende Ulcera. — Eine plötzliche hartnäckige Obstipation etwa: die Röntgenuntersuchung erweist dabei auch einmal ein Ulcus duodeni.

Der Beschwerdekomplex kann in der Regel nach der Lokalisation des Ulcus beschrieben werden: 1. das sog. pylorische Syndrom, das nicht spezifisch für Ulcus duodeni oder parapyloricum ist (auch einmal bei Gastritis, Achylie, Carcinom, Cholecystopathie), ist dennoch, je typischer es herauskommt, bei präzisem Frage- und Antwortdialog oft unzweifelhafter Hinweis auf Ulcus der pylorischen Region meistens im Duodenum. Da das Ulcus fortbesteht, oft auch, wenn Beschwerdefreiheit erzielt ist, wird die Beschwerde wohl durch den Reizmagen „Antrumgastritis" mit Dehnungen und Steifungen des Muskelspiels erklärbar, denn von der Muskelspannung vor allem geht intestinaler Schmerz aus. Das pylorische Syndrom hat: a) Periodizität, besonderes Aufflackern im Frühjahr und Herbst (biologische Umstimmung), b) den Spätschmerz, 3—4 Stunden nach Tisch, bes. am Nachmittag, auf Nahrungsaufnahme verschwindend, c) den nächtlichen Hungerschmerz, meist zwischen 2 und 3 Uhr nachts, ebenso durch Essen (Umstellung der Muskulatur?) zu beseitigen, die Säure an sich auf dem Ulcus tut nicht weh. Man kann einen hypersekretorischen Typ — krassester Fall die Reichmannsche Krankheit, die wohl immer ein Ulcus duodeni ist — abgrenzen von einem hyperperistaltischen Typ (Katsch-Westphal).

Die Beschwerde beim Körperulcus kommt bald nach der Mahlzeit, ca. $1/_2$ Stunde, diese unmittelbar vom Essen im Gegensatz zur anderen, wenn der Magen speiseleer wird, hier gerade die Angstdiät, die der Kranke sich schafft, weil er merkt, daß Wein, Saueres, Obst, Kohl, Bouillon usw. Schmerzen machen.

Daneben atypische Beschwerden, Druck, aufgeblähtes Gefühl, als Äquivalent echter Schmerzen.

Trotz des Typischen in der Anamnese, Abgrenzung von Cholecystopathiebeschwerden, Achylien, Gastritiden oft sehr schwierig. Als Cavete Diagnosen, d. h. solche, die man recht ungern stellen sollte, sind zu nennen die „reine" Magenneurose, die Dyspepsie, Hyperaciditätsbeschwerde, die Adhäsion, die Hernia epigastrica zur Erklärung bei diesen Beschwerdetypen.

Auch die Kombination von Früh- und Spätschmerz ist nicht selten, man denke an die Häufigkeit von 2 und 3 Ulcerationen.

Demgegenüber sind die hyperalgetischen Zonen (Head), die Klopfzonen (Mendel), die Druckpunkte am Rücken (Boas) weniger wichtig, eher noch der scharf zu lokalisierende Schmerz an einer bestimmten Stelle über dem Magen (Röntgenkontrolle). Dennoch können sie diagnostisch wesentlich stützen. Erbrechen, auch Nausea, viel häufiger bei der Cholecystopathie als beim Ulcus, bei diesem nur bei Sekretparoxysmen oder Stenosen die Regel. (Pylorusstenose, Sanduhr der Magenmitte.)

Die Vertiefung in die Anamnese im Sinne des rechten Ausfragens kann nicht erfahren genug geübt werden, nur als Beispiele: „Ich kriege ja gerade meine Schmerzen nicht vom Essen, sondern wenn ich nichts esse, hungrig bin", „Ich habe stets auf dem Nachttisch Kekse oder ein Glas Milch", „Ich brauche in der Woche ein oder mehrere Schachteln Natron", „Nachmittags um 4 Uhr bläht sich mein Magen auf, als wenn ich platzen müßte, stoße ich ein paarmal auf, ist der Schmerz vorbei", „Bin ich in den Ferien, kenne ich keinen Magenschmerz, wenn ich mich ärgere, überarbeite oder friere, kommt eine neue Schmerzperiode, oft auch nach einer fieberhaften Krankheit (Angina, Stirnhöhle, Schnupfen, Grippe usw.), auch nach intensiven Sonnenbädern (Hautverbrennung — Eiweißzerfall — unspezifische Gastritis — F. Kauffmann) jede ähnliche Angabe ist verwertbar, oft führend.

**Der Magensaft** ist bei einem Drittel der Ulcusfälle superacide, häufiger bei parapylorischen als beim Körperulcus, in der Mehrzahl also normacide, selten subacide. Die Werte gewinnen an diagnostischer Bedeutung, wenn bei fraktionierter Aushebung der „Klettertypus" nachgewiesen ist, (besonders beim Ulcus jejuni) nur gelegentlich gewaltige Sekretparoxysmen, diese fast beweisend.

**Die Röntgendiagnostik** ist neben der Anamnese das Wichtigste, und dennoch bedarf es nicht für den Praktiker außerhalb von Instituten ihrer jedesmaligen Anwendung (s. unter Röngendiagnostik).

Die Gastroskopie kann das Ulcus, soweit es vor dem Pylorus liegt, also auch an der kleinen Kurvatur, oft aber nicht regelmäßig, zur Anschauung bringen. Gerade sie erweist, wie häufig circumscripte Entzündung, „Antrum" — oder diffuse — Gastritis dabei ist; als Methode für die Praxis muß geradezu vor ihr gewarnt werden (s. unter Gastritis).

Die okkulte Blutung hat man überwertet. Abgesehen von der methodischen Schwierigkeit (zuverlässiges Laboratorium, Anwendung mehrerer nicht zu subtiler Prüfungen, 3 Tage fleischfreie Kost), blutet die Mehrzahl aller Ulcera nicht, mindestens dann gerade nicht, wenn man nachsieht; im Gegensatz dazu blutet das Magencarcinom fast in jedem Falle ständig okkult, bei Ca-Verdacht also hat das Fehlen der okkulten Blutung wesentliche Bedeutung, beim Ulcus beweist der negative Befund nicht das Geringste.

Der positive Befund ist nur im Zusammenhang mit anderen Symptomen verwendbar, selbst nach der großen Blutung ist die okkulte meist schnell verschwunden. Auch der Gastritiker, namentlich der Achyliker, blutet sehr leicht okkult. Okkulte Blutungen im Ausgeheberten oder Erbrochenen besagen überhaupt nichts, beim Brechen und Würgen kommt es sehr häufig zum leichten Bluten, selbst bei dem gesunden, namentlich aber bei der gastritischen Schleimhaut.

Die großen Blutungen (Haematemesis, Melaena) können wichtigster Beweis sein, wenn der Arzt sie selber sieht, sonst sei man gegen den Teerstuhl der Anamnese kritisch. Differentielle Diagnose namentlich gegenüber den Magenblutungen der Cirrhotiker (Varizen unten am Oesophagus) gegen das Carcinom; parenchymatöse oder gar nervöse Magenblutungen seien Cavetediagnosen, d.h. sie sind enorm selten, meist fragwürdig, Verwechselung mit Haemoptoe möglich. Der Teerstuhl häufiger bei Ulcus duodeni ist wirklich pechschwarz, auch von Teerkonsistenz, das umgebende Wasser meist rot tingiert, schließlich kommt auch fast unverändertes dunkelrotes Blut bei sehr großer Blutung. Schwächezustände, Ohnmachten können einen ganzen Tag vorausgehen. Die übrigen Blutungen aus tiefer sitzenden Darmpartien führen selten zur Verwechselung, schon wenn man die Anamnese subtil beachtet. Nach der großen Blutung hören die Magenschmerzen fast stets für ein paar Tage oder länger prompt auf. Das Ulcus duodeni der Hinterwand blutet leichter, da dort die großen Gefäße laufen, das Körperulcus führt meist auch zum Blutbrechen, nicht nur zum Teerstuhl.

**Differentielle Diagnose** gegen Gallenblasenerkrankungen, Gastritis, Carcinom (das im Duodenum praktisch nicht vorkommt, das der Papilla Vateri gehört zu den Gallenwegen), Appendicitis, auch leichte Pankreaserkrankungen seien oft in Erwägung gezogen, Nierenstein, Pyelitis. Cavete-Diagnosen bei heftigen Beschwerden: einfache Wanderniere, Gastroptose, Atonie, Adhäsionen, Angina abdominis, Organneurosen aller Art.

Komplikationen: 1. Blutungen (s. o.).

2. Perforation, nicht selten bei völliger Beschwerdefreiheit, das Ulcus duodeni der Vorderwand perforiert leichter. Urplötzlich wildester Schmerz, stärkste reflektorische Bauchdeckenspannung, Schulterschmerz als Phrenicusausstrahlung, frequenter Puls, Kollaps, bei Oberbauchschmerz mit diesem großen Syndrom ist die Ulcusperforation am wahrscheinlichsten. Nicht warten, kein Morphium, sofort laparatomieren.

3. Die Penetration in die Nachbarschaft kann zum subphrenischen Absceß mit Beziehungen zu allen Nachbarorganen führen, am wichtigsten die Beziehung zum Pankreas, die Schmerzen werden sagittal, strahlen heftig in den Rücken hinein, quer hindurchgehend, verlieren die scharfe zeitliche Beziehung zur Nahrungsaufnahme, der Kranke wird oft zum Morphinisten. Bei „Aufbrauchung der Pyloruspapillendistanz", der Röntgenbeobachtung, Züge von Gallenblasenerkrankung, auch mit Subikterus.

4. Perigastritische Prozesse. Nur hierbei fiebert ganz selten einmal der Ulcuskranke und konstatiert, daß Erschütterungen Beschwerden auslösen. Perigastritis kann zum Kaskadenmagen führen (der keineswegs regelmäßig oder nur häufig Ulcusfolge ist), zu Verzerrungen nach Nachbarorganen.

Ulcusfolgen. Die Spasmen sind überschätzt worden, immerhin gibt es den spastischen Sanduhrmagen durch Ulcus, ebenso den Pylorospasmus mit Spritzgeräusch, ja palpablem Tumor, den Spasmus des ganzen Antrums, oft aber sind die Veränderungen des Magenlumens und nicht des Muskelschlauchs wesentlicher (s. unter Röntgendiagnostik).

Die Ulcusnarbe macht den narbigen Sanduhrmagen, die falschen Pulsionsdivertikel hinter dem Pylorus (s. Röntgen), die narbige Pylorusstenose, kompensiert oder nicht kompensiert (Stenosenperistaltik, Antiperistaltik). Schmerzrezidive sind aber meist nicht die Narbe, sondern entweder ein neues Ulcus oder häufiger der erneute gastritische Reizzustand am vorher reizlos gewordenen Geschwür.

Kombinationen von Ulcus mit Cholecystopathie, Appendicitis (selbst Tabes?) sind vielleicht nicht zufällige Koincidenz (Ulcus als „zweite Krankheit" von einem reflektorisch wirkenden Quellgebiet? [Rößle]).

**Behandlung.** 1. Bei Blutungen: strengste Bettruhe in Rückenlage, Eisblase auf den Magen, 3 Tage vollkommene Abstinenz, keine Nährklistiere (da Peristaltik auslösend, und außer Traubenzucker kaum resorbierbare Nahrung zuführend), dann langsam fortschreiten in einer Diätkur, die möglichst kaum Magensekretion auslöst: so 5proz. Rohrzuckerlösung 2—400 ccm, Mondamin-, Milchbreie, Milchzwiebackbreie (besser als reine Milch wegen der dicken Caseingerinnsel), auch Grieß- und Reisbrei, später Reis-, Grieß-, Schleimsuppen. Am Ende der Woche kann die Diät betragen: 200 Rohrzuckerlösung, 300 Milch, 20 Mondamin, 15 Zucker, 400 Haferschleim, 2 Eier, 200 Grießbrei (Schema nach Kalk) und bleibt von da an etwa übereinstimmend mit irgendeiner strengen Ulcuskur. An sich ist jedes Schema überflüssig, nicht aber die Ratio, die für eine vorwiegende Kohlehydratbreikost und gegen eine reine Milchkost spricht; auch die Eiskühlung der Kost nicht rationell, aber kein heißes Essen.

Blutstillung: intravenös 10proz. NaCl-Lösung, auch Chlorcalcium (10%), hypertonische Traubenzuckerlösung (40%), Gelatine bis 100 ccm subcutan (nur sterile Fabrikpräparate (Merck), sonst Gefahr der Tetanussporen), Clauden intravenös, Koagulen 3% in Ampullen, evtl. Ergotin, per os Medikamente meist überflüssig, etwa Adrenalin (Suprareninlösungen 20 Tropf.) oder ein paar Tropfen Eisenchlorid in Wasser, allenfalls Gelatinelimonade. Nur bei wirklicher Lebensgefahr durch Verblutungstod (nur 1—3% der großen Blutungen) große intravenöse Kochsalz- oder 5proz. Traubenzuckerinfusionen, Mittel gegen den Kreislaufkollaps (Campher, Hexeton, Coffein, Strychnin, Adrenalin, Ephetonin, auch Digipurat). Man halte mit der Kreislaufbehandlung sehr zurück, sie führt leicht zu erneuter Blutung, die bei sinkendem Blutdruck am besten steht. Der Arzt, der durchsetzt, daß er möglichst wenig unternehmen darf, erzielt die geringste Letalität. Ein operativer Eingriff ist beim schwer Anämischen aufs strengste kontraindiziert die Chirurgen haben 40—60% „Rettungen", die internistische Therapie mindestens 97%, auch der scheinbar sich Verblutende bleibt fast immer am Leben bei Ulcusblutung (anders bei gewaltiger Cirrhose und Carcinomblutungen, wobei aber der Chirurg doch nicht hilft). Autotransfusion durch Umwickelung der Extremitäten, fremdes Blut nur, wenn zur Blutgruppenbestimmung Zeit ist und wirklich dringende Indikation besteht.

2. Liegt keine große Blutung vor, können strenge, mittlere, leichte Kuren indiziert sein, auch hier richte man sich wenig nach der überwerteten okkulten Blutung.

Die strengen Kuren angebracht, um eine Operation zu vermeiden, um nach Versagen leichterer Kuren alles zu versuchen, und wenn die Beschwerden wild sind (rebellisches Ulcus, Ulcuskrisen): Dauer 6 Wochen, nüchtern Karlsbader Mühlbrunn oder Mergentheimer Wasser $^1/_3$ l ganz heiß (auch künstliches Salz, 10 g in 250 Wasser), morgens und abends feuchte Hitze, so intensiv kataplasmiert (Leinsamen, Moorumschläge, auch über nassen heißen Tüchern Termophor, Karlsbader Flaschen, durch Billrothbatist geschütztes elektrisches Heizkissen), daß wirklich Dauerhyperämie der Haut und der Bauchdeckenschichten eintritt (rote, später braune Flecken). Das ist besser als Diathermie, denn es entsteht Reflexhyperämie im ganzen Segment, nicht nur während der Hitzeapplikation, sondern während der ganzen Kur. Das scheint wesentlicher, als den Magen um 1—2 Grad 2 Stunden pro Tag zu erwärmen. Anfangs 8—14 Tage Bettruhe, später noch viel Liegen. Ein Diätschema zwischen

Leube und Lenhartz, Milchzwiebackbreie, Milchmehlbreie, Eier, später Schabefleisch, anderes zartes Fleisch und Verbote aller Pflanzenfasern (s. später). 3—5mal $^1/_2$ mg Atropin (s. unter Gastritisbehandlung), womöglich keine Alkalien, nur bei Aciditätsbeschwerden, Magnesium perhydrol, 3—5 Teel. pro Tag.

Die „Sippykur" mit vielen Alkalien erwies keine größeren Heilungserfolge zahlenmäßig als solche seit alters üblichen strengen Kuren, die reine Schlauchernährung per Duodenalsonde ist sicher schlecht, sie schafft Nüchternsekret im Magen reflektorisch vom Duodenum her, keine statistische Zahl zeigt deren Überlegenheit.

Novoprotin und andere artfremde Substanzen der Reiztherapie (etwa Vaccineurin) wirken nicht durch Regenerationsanreiz auf den Substanzverlust, da die Schmerzbeseitigung, wenn überhaupt, ganz prompt (in 24 Stunden) eintritt (Umstimmung der Schmerzempfindlichkeit?), sind bei rebellischen Symptomen ein Hilfsmittel, das die eigentliche Kur aber nicht entbehrlich macht.

Die leichtesten Kuren beschränken sich auf Verbote: a) Cellulose: jeder Kohl, Obst, Kompott, Salat, Marmeladen, Fruchtsäfte, b) Reizmittel des Magens, Alkohol, wohl auch Coffein, scharfe Gewürze, konzentrierte Zucker, c) Sekretionerregende Substanzen, Bouillon, Spinat, scharf gebratene Fleischspeisen. Alles andere erlaubt, also jedes Fleisch, Fisch, auch milde geräucherte Waren, Wurst, Schinken; alles an Kartoffeln, Reis, Makkaroni, jedes leichtere Gemüse, nichts püriert, gelegentlich selbst Bier und nicht saurer Wein mit Wasser erlaubt. Auch bei diesen leichtesten Kuren Karlsbader Wasser, Kataplasmen, Atropin, 4 Wochen; später nur Diät, die dann noch liberaler je nach dem Verlauf gestaltet werden kann. Die leichtesten Kuren haben den Vorteil, daß sie ambulant, während voller Berufstätigkeit durchführbar sind und dem Kranken so viel erlauben, daß er sie zuverlässig und lange einhält.

Mittelstrenge Kuren. Sie bewegen sich zwischen beiden Extremen nach Lage des Falles, sorgen, daß der Kranke calorisch genügend ernährt wird und nicht durch die Strenge seelisch irritiert ist, ein Schema sollte auch hier vermieden werden.

Da es gelingt, weit mehr als die Hälfte aller Ulcuskranken prompt beschwerdefrei zu bekommen, sei man skeptisch mit der Annahme der Heilung. Oft ist der Reizzustand beseitigt, auch die Ulcusnische durch Beseitigung der Schwellung verschwunden, gerade wie sie auch nach großen Blutungen oft nicht nachweisbar ist, der Defekt besteht weiter, und das Rezidiv nach Wochen, Monaten, selbst Jahren erweist, daß Scheinheilung vorlag. Dennoch darf damit gerechnet werden, daß die Hälfte aller akuten Geschwüre (Frühbehandlung) unter Narbenbildung schließlich definitiv ausheilt. Hat man aber Jahre die Fälle als Sekretionsneurose oder Schmerzneurose behandelt („Sie sind nervös, essen Sie alles") und nicht systematisch auch strengste Ulcuskuren angewandt, bietet das chronische Ulcus weit schlechtere Heilungsaussichten und führt über kurz oder lang doch zum gefährlichen Schritt eines großen chirurgischen Eingriffs.

An Medikamenten sei vor allen Opiaten nachdrücklich gewarnt, sie erzeugen schädliche, manchmal schmerzhafte Spasmen, auch Pylorospasmen, verlängern die Verweildauer im Magen, statt Atropin lieben andere Eumydrin, Extractum Belladonnae (meist unterdosiert), Papaverin (4 ctg), den Pylorus öffnend, weiter Ulcus- und Gastritis beeinflussend, Argentum nitric., Tanninpräparate vor den Mahlzeiten (s. bei Gastritis), Bismutum subnitricum. Man braucht wenig Medikamente; über den Mißbrauch mit Alkalien, die Schachtelpulver — ihre Gastritis erzeugende Wirkung s. unter Gastritistherapie, weit wichtiger die Erziehung zu Vorsicht in der Diät, auch wenn die eigentliche Kur vorüber ist. Schnäpse, Liköre, scharfe Gewürze sollten meist ein Leben lang vermieden werden, Obst, Salat, namentlich Kohl, dauernd eingeschränkt bleiben.

Chirurgische Behandlung. Die Gastroenterostomie führt bei Pylorusausschaltung in 7—10% zum Ulcus jejuni pepticum, in noch größerem Prozentsatz entsteht zwar kein Ulcus, aber die „Gastroenterostomie als Krankheit" (mechanische Betriebsstörung, quälende Gastritisrezidive). Wenn manche Ulcera dennoch danach ausheilen, ist die Frage sehr berechtigt, ob sie nicht auch internistisch geheilt wären, zumal alle Chirurgen strenge Nachkuren verlangen und zugeben, daß eine Reihe von Ulcera mit diesem Eingriff nicht zur Heilung kommen. Die Gastroenterostomie scheint mir nur indiziert bei Ulcusfolgen, Narbenstenosen als Drainage des Magens, sonst sollte man, wenn die Resektion unmöglich ist, lieber den Bauch schließen, ohne weitere Komplikationsmöglichkeiten durch die Gastroenterostomie zu eröffnen.

Die Methode der Wahl scheint uns einzig allein die große Resektion, womöglich mit End- zu Endvereinigung: Billroth I, geht das technisch nicht, Billroth II. Es ist einerseits sicher sehr unbefriedigend, wenn für ein linsengroßes Ulcus duodeni der halbe Magen geopfert wird, andererseits wird nur mit der großen Resektion das peptische Moment beseitigt, bleiben auch die Fundusdrüsen, welche die Salzsäure sezernieren, stehen, ist doch der humorale, vielleicht auch neurale Antrieb zur Sekretion beseitigt. Nach großer Resektion besteht praktisch (von Ausnahmen abgesehen) Achylie, d. h. die Gastritis acida, spezifisch für das Ulcus, kommt nicht mehr zustande, ein Ulcusrezidiv wird zur Seltenheit. Scheut man die Größe des Eingriffs, so sorge der Praktiker für Frühbehandlung, ehe die anatomische Lage völlig irreparabel wird — Einrollung der kleinen Kurvatur, schwerste Bulbusdeformierung und Schrumpfung. Je seltener diese meist vernachlässigten Fälle in Zukunft vorkommen werden, um so seltener wird der Ulcuskranke Objekt chirurgischer Therapie werden. Hat aber internistische Therapie, auch bei intensivstem Bemühen, völlig versagt, so ist dies Versagen einschließlich sozialer Indikation, zusammen mit einem schweren Röntgenbefund, Indikation, den Eingriff nicht so lange hinauszuschieben, bis die Technik dem Chirurgen den radikalen Eingriff erschwert oder unmöglich macht.

Auch das Ulcus jejuni ist internistisch heilbar, das Ulcus duodeni prognostisch nicht ungünstiger als das Ulcus der kleinen Kurvatur, die Nische an sich keine Indikation zum Eingriff, sie kann in 4 Wochen verschwinden, wohl aber meist die Penetration, namentlich auch zum Pankreas. Internistische Nachbehandlung ist stets indiziert.

## Die Krankheiten nach Magenoperationen.

Sie sind 1. als Ulcus jejuni, 2. als bes. qualvolle Gastritiszustände mit Säurebeschwerden nach der Gastroenterostomie schon skizziert, s. auch bei der Röntendiagnostik, 3. die Beschwerden der schlecht funktionierenden Anastomose, die auch nach Billroth II vorkommt: Überfüllung der zu- oder abführenden Schlinge. Auf psychoneurotische Momente und Adhäsionen rekurriere man so selten als möglich, eher besteht ein übersehenes Ulcus fort, ein neues ist entstanden oder Gastritiden spielen auch im anacid gewordenen Resektionsmagen, Salzsäuretherapie klärt öfters die Diagnose ex juvantibus. Die Röntgenuntersuchung des operierten Magens bes. schwierig, bes. wichtig. Liegt eine Gastroenterostomie vor, soll man sich relativ leicht zum 2. Eingriff entschließen, nicht selten genügt, auch wenn ein Ulcus jejuni fehlt, die Beseitigung der Gastroenterostomie-Öffnung, die freilich bei voraufgehender

Pylorusdurchtrennung unmöglich wurde. Der 2. Eingriff strebe für die anderen Fälle die große Resektion an. Lag diese schon beim ersten Eingriff vor, soll man sich zum 2. nur schwer entschließen.

G. v. Bergmann, Berlin.

## Magensekretionsstörungen.

**Vorbemerkung.** Zwischen ,,physiologischem" und ,,klinischem" Magensaft ist ein großer Unterschied. Mageninhalt und Magensekret sind eben ganz verschiedene Dinge! Klinischer Magensaft ist genau genommen Chymussaft, also im wesentlichen ein Gemisch von Magenschleimhautsekret und gekauter, eingespeichelter Nahrung. Der native, physiologische Magensaft wird durch Speisen und Getränke, durch Speichel, ja durch Rückfluß von Duodenalinhalt verdünnt und sein ursprünglicher Salzsäuregehalt verändert. Während der physiologische Magensaft ungefähr 0,4 bis 0,5 % freie Salzsäure enthält, findet sich im Chymussaft höchstens noch die Hälfte, durchschnittlich 0,15—0,2 %.

Die Sekretionsstörung kann sich durch Steigerung und Abschwächung, vielleicht auch durch qualitative Änderungen des nativen Magensaftes, vor allem des ursprünglichen Salzsäure- und Pepsingehaltes, äußern. Der Salzsäuregehalt des Chymussaftes gibt mehr einen Maßstab für die Menge des Magensekrets als für qualitative Zusammensetzung des nativen Magensekrets. Bei dem als Superacidität oder Hyperchlorhydrie bezeichneten übermäßigen Salzsäuregehalte des Chymussaftes werden anscheinend nur die HCl-Werte des nativen Magensaftes erreicht! Die Superacidität ist also wohl nur der Ausdruck starker Saftproduktion der Magenschleimhaut. Andererseits besteht zwischen freier Salzsäure und Magensekretmenge kein Parallelismus, schon im Hinblick auf die HCl-Absättigung durch Eiweißkörper der Nahrung und durch alkalische Sekrete, bes. Speichel und rückfließenden Duodenalinhalt. Die quantitative Bestimmung des auf einen Nahrungsreiz abgesonderten Magensekrets ist auch nur mit großen Fehlerquellen möglich. Vollständige Ausheberungen sind schwierig, die Einflüsse von Speichel, des Rückflusses von Duodenalinhalt, des Weitertransportes, also auch der Abschlußbehinderung durch Pylorus während der Verdauung sind schwer zu beurteilen, die Rückwirkung des Sondenreizes auf Saftproduktion, von Würg- und Brechbewegungen, von verschlucktem Speichel und Schleim nicht zu unterschätzen.

Genaueres Studium der Absonderungsverhältnisse gelingt durch Feststellung der Aciditätskurven (Verlauf, Höhe und Dauer) nach probeweiser Darreichung von 300 ccm 5proz. Alkohollösung und Probeentnahme mit der sog. Verweilsonde (vgl. Abschnitt Löning). Auch röntgenologisch lassen sich oft ausgezeichnet die Supersekretionen in Form auffällig hoher Sekretschichten darstellen, die zwischen Kontrastbrei und Magenblase gelegen sind (vgl. S. 542).

### Steigerungen der sekretorischen Magenfunktion
**(Supersekretion,** d. h. Vermehrung der Sekretmenge, auch abnorm verlängerte Saftabsonderung und auch nüchtern sekrethaltiger Magen; **Superacidität,** d. h. vermehrter Säuregehalt).

Die krankhaft gesteigerte Sekretion kann mit oder ohne erkennbare Reize erfolgen, also als alimentärer Magensaftfluß oder als kontinuierlicher und paroxysmaler ohne sicheren, zumindest ohne ausschließlichen Zusammenhang mit der Nahrungsaufnahme. Gewöhnlich liegt bei der Supersekretion eine funktionelle Störung der sekretorischen Magenorgane vor durch vermehrte Reizung, auch primär vorhandene oder sekundär erhöhte Reizbarkeit. Pylorospasmen mit oder ohne örtliches Ulcus sind die häufigsten Reizquellen.

**Klinische Kennzeichen.** Hyperchlorhydrie; Superacidität! Subjektiv: Nicht selten fast symptomlos; bestehen stärkere Magenbeschwerden, können sie durch das Grundleiden, begleitende Nervosität, gleichzeitige Gastritis acida, Magendünndarmgeschwüre, motorische Insuffizienzen, andere Folgen von Alkohol- und Nicotinmißbrauch, begleitende Obstipation verursacht oder modifiziert sein. Beste Anhaltspunkte: Sodbrennen und Magenschmerzen auf Höhe der Verdauung, etwa 2—4 Stunden nach der Nahrungsaufnahme. Objektiv: Annäherung der Salzsäurewerte des Chymussaftes (normal 0,15—0,2 %) an diejenige des physiologischen Magensaftes, also 0,4—0,5 %. Sekundäre Urinalcalescenz mit Phosphaturie.

Magensaftfluß; Supersekretion. Alimentäre Form, d. h. „nüchtern" fehlende, im Anschluß an Nahrungsaufnahme aber krankhaft ausgiebige Magensaftsekretion. Subjektiv: Bei oft gutem Appetit saures Aufstoßen, Sodbrennen, Gefühl von Völle und Druck, auch schmerzhafte Empfindungen, gewöhnlich aber nicht krampfartig in der Magengegend; oft vorübergehende Milderung der Beschwerden durch Natrium bicarb. und durch weitere Nahrungsaufnahme. Objektiv: Die Begleiterscheinungen des Grundleidens (vgl. oben bei Superacidität); bei Magenpalpation meist keine besondere Druckschmerzhaftigkeit, falls Ulcus fehlt; auffällig starkes und lange anhaltendes Plätschergeräusch ohne stärkere Atonie auf der Höhe der Verdauung; bei Ausheberung des Probefrühstückes (evtl. nach einem Boasschen „trockenen" Frühstück, bestehend nur aus 5 Albert-Keeks ohne Flüssigkeit) auffallend reichlicher Chymussaft mit relativ wenig Bodensatz bei der Schichtungsprobe, gewöhnlich hohe Gesamtacidität und allzu reichlich freie Salzsäure; gleichzeitig schlechte Stärkeverdauung, mikroskopisch bei Jodzusatz an den massenhaften unverdauten Stärkekörnern erkennbar.

Kontinuierliche Form, sog. Reichmannsches Symptom (nicht Reichmannsche Krankheit; auch Gastrosuccorrhöe und chronische kontinuierliche Magensaftsekretion); bald idiopathisch als ein selbständigeres Leiden, bald symptomatisch im Gefolge der bei Hyperchlorhydrie geschilderten Ursachen, auch motorischer Insuffizienzen. Man unterscheidet gern zwischen Fällen mit und ohne gleichzeitige makroskopisch erkennbare Speiseretention (hier Fehlerquelle durch Speisereste, die kurz zuvor den Pylorus verlassen haben oder sonst der Ausheberung entgehen); auch Reizwirkungen von sog. Mikroretentionen. Subjektiv: Erbrechen stark saurer, speisefreier Flüssigkeiten; Sodbrennen bei leerem Magen; „schmerzhafte Magenleere". Objektiv: Auch im leeren Magen reichlich Magensaft, also bei Ausheberung „nüchtern" eine ziemlich klare, dünnflüssige, mitunter durch Gallenrückfluß gelbgrünlich gefärbte Flüssigkeit von gewöhnlich hoher Gesamtacidität und oft reichlichem Gehalt an freier Salzsäure. Einige Kubikzentimeter auf Kongopapier kaum reagierender Flüssigkeit nüchtern sind ohne besondere Bedeutung; Ein ausgeprägtes Reichmannsches Symptom spricht durchaus für Ulcus parapyloricum! Oft findet es sich hierbei nur vorübergehend, anfallsweise — wohl infolge wechselnder Reizzustände durch das Ulcus.

Anfallsweiser Magensaftfluß, gewöhnlich unter dem klinischen Bilde einer tabischen Krise als sog. Gastroxynsis. Mitunter erstes klinisches und selbst erstes objektives Tabessymptom; ausnahmsweise einmal auch bei anderen Erkrankungen, z. B. als „Magenmigräne" bei Intoxikationen, bes. bei Alkoholabusus, und bei Quinckeschem Ödem.

Superacidität kann auch ein subjektiv symptomloser Nebenbefund sein, in anderen Fällen trotz dauernden Fortbestandes nur zeitweilig — z. B. im Frühjahr und während Schwangerschaften — Beschwerden machen. Jedenfalls gehen die Klagen dem Grade der Supersekretion und der Superacidität gewöhnlich nicht parallel. Es kommen sogar subjektive Säurebeschwerden, ein ,,Acidismus" nach G. Katsch, auch ohne Superacidität vor, viel häufiger freilich kombiniert damit (wie beim Ulcus und tatsächlicher ,,Dyspepsia acida"). Es ist namentlich der längere Aufenthalt erhöhter freier Säurekonzentration in einem an sich reizbaren Magen mit Schleimhautveränderungen, der Säurebeschwerden macht, vielleicht begünstigt durch Spasmen des Magens (vor allem des Pylorus) und Regurgieren des sauren Mageninhaltes in die Speiseröhre (,,Sodbrennen" und saures Aufstoßen).

Im Einzelfall knüpft sich das Auftreten solcher ,,Säurebeschwerden" (auch andere reizende Substanzen, nicht nur die Salzsäure, mögen mitunter hierfür ursächlich verantwortlich sein, unter Umständen auch Duodenalinhalt) an besonderen Bedingungen, z. B. bestimmte Speisen und Getränke, vor allem an reichere Mahlzeiten und hier wieder anscheinend an die Höhepunkte der Magenarbeit (etwa 2—3 Stunden nach dem Essen). Häufig besteht gleichzeitig eine Stuhlträgheit, deren Beseitigung meist auch die ,,Säurebeschwerden" zum Verschwinden bringt. Gewöhnlich liegt dann eine ,,vegetative Neurose" mit Superacidität und spastischer Obstipation vor. Ein ganz ausgezeichnetes Medikament ist auch hier das sog. Leubesche Pulver mit Belladonnazusatz (s. S. 561 f.).

Magensaftfluß und übermäßiger Salzsäuregehalt verlangen bei der **Behandlung** zunächst die Bekämpfung oder Milderung etwaiger Ursachen, wie Nervosität, chronischen Alkohol- und Nicotinmißbrauch, auch Kaffee- und Teeabusus, begleitender organischer Erkrankungen des Magens und Dünndarms, bes. von Ulcera, motorischer Insuffizienzen, gleichzeitiger Darmleiden, wie spastischer Obstipationen, von Affektionen der Gallenwege (bei akuten oft Steigerung, bei chronischen mehr Abschwächung der Magensaftsekretion), nicht zuletzt auch von diätetischen Sünden, wie übertriebener Neigung zu scharfgewürzten, pikanten, zu stark gesalzenen Nahrungsmitteln, zu häufigen und zu kalten Speisen, ferner von Überernährung und allzu häufiger Nahrungsaufnahme. Die Diät hängt im Einzelfall oft weniger von der Sekretionsstörung an sich als vom Grundleiden ab, wie Ulcus und Pylorusstenose, sowie vom gleichzeitigen Verhalten der Darmtätigkeit, insbes. einer gleichzeitigen Obstipation. Die individuelle Reaktion auf gleiche Speisen ist beim selben Symptomenkomplex oft recht verschieden. Nach Ausschaltung etwaiger diätetischer Sünden verordnet man am besten eine möglichst gewürzfreie im Hinblick auf die Abhängigkeit der Magensaftsekretion vom Chlorgehalt des Organismus auch wenig gesalzene gemischte Ernährung mit spärlichem Fleisch. Das tierische Eiweiß wird möglichst durch Milcheiweiß, bes. Quark, und durch vegetabilisches ersetzt. Sog. emulgierte Fette, bes. Sahne sind zweckmäßig. Solche Fette beschränken die Sekretion, verursachen säureabstumpfenden Rückfluß von Duodenalinhalt, belasten den Magen nur wenig und sie sind zudem von höchstem Nährwert, bes. wirksam sind hier oft Sahnekuren (G. Rosenfeld); P. Cohnheim empfiehlt Öldarreichung vor den Mahlzeiten, z. B. 1—2 Teel. süßes Mandelöl mit Gelbei in 100 ccm Wasser verrührt, 1—2 Eßl., $1/_2$ Stunde vor dem Essen. In Allgemeinpraxis oft besser reine Gelbeidarreichung. Sog. süße Speisen, Gebäck, auch Honig verschlimmern gewöhnlich, Kompotte sind andererseits oft gut verträglich. Als Getränk wählt man u. a. Fachinger; kohlensaure Mineralwässer läßt man zuvor ,,abbrausen". Zahlreiche kleinere Mahlzeiten an Stelle größerer mildern oft die Beschwerden durch Magensaftverdünnung und Säuretilgung; sie setzen andererseits einen zu häufigen alimentären Reiz. Allmähliche Gewöhnung an nur 3 Hauptmahlzeiten und in stets gleichen Stunden der Nahrungsaufnahme wird deshalb angestrebt. Als **Medikament** eignen sich vorzüglich die verschiedenen Modifikationen des sog. Leubeschen Pulvers, z. B. Natrium bicarb., Natr. sulfuric. siccum, Pulv. rad. rhei, Eleosacch. foeniculi, $\overline{aa}$ 10,0; Extr. bellad. 0,25—0,5, messerspitzenweise nach den Mahlzeiten. Der Belladonnagehalt mildert durch Atropinwirkung die Saftsekretion, gleichzeitigen Pylorospasmus, krankhaft gesteigerte Magenperistaltik und die häufig begleitende spastische Obstipation. Natr. bicarb. stumpft die Säure ab, Natr. sulfuricum wirkt abführend, gleichzeitig mit dem „Stomachicum" Rheum[1].

In schweren Fällen verordnen wir Bettruhe, knappste Ernährung per os (womöglich Sahne- oder Eigelbkur), heiße Umschläge auf die Magengegend, warme Vollbäder, wo durchführbar früh nüchtern und spät abends Magenspülungen mit dünnen Natr. bicarb.-Lösungen (etwa 1 Eßl. auf 1 l Wasser); evtl. nachträgliche Eingießungen von feinstem Olivenöl (bis 100 ccm), gleichzeitige Atropin- bzw. Belladonnabehandlung, sei es in Form des beschriebenen Leubeschen Pulvers, sei es $1/4$—1 mg in Tropfen mehrmals täglich. Auch vorübergehende starke Flüssigkeitsbeschränkungen mit Wasserentziehung durch Schwitzprozeduren, Trockenkost kommen in Frage. Im großen und ganzen deckt sich die Therapie von Supersekretion und von Superacidität, zweier Symptome, die ja gern vereint sind.

## Herabsetzung der sekretorischen Magenfunktion.
### Sekretionsschwäche, Achylie, Hyp- und Anacidität, Hypo- und Achlorhydrie.

Zahlreiche funktionelle und organische Störungen haben zeitweise oder dauernde Verminderung, ja Versiegen dieser Saftsekretion zur Folge: **Anacidität** mit fehlender freier Salzsäure und auffällig niedriger Gesamtacidität, echte **Achylie** mit gleichzeitiger Verarmung an Pepsin. Eine solche **Sekretionsschwäche** kann mitunter ein wenig bedeutsamer klinischer Nebenbefund sein. Bes. bei guter Dünndarmfunktion und sonst gesundem Körper. Etwaige Folgen sind auch vielfach mehr durch die Grundkrankheit und durch Komplikationen, auch von seiten des Darmes und seiner Drüsen, als durch die Achylie selbst bedingt. Eine strengere **Unterscheidung zwischen Anacidität und Achylie** ist oft kaum möglich. Weitaus am wichtigsten ist hier die **hochgradige Abnahme der Saftmenge.**

Zur Differenzierung funktioneller und organischer Achylie können auch subcutane Injektionen von **Histamin** beitragen. Es handelt sich hier um einen Körper (= Imidazolylaethylamin), der einen gewaltigen Sekretionsreiz auf die Magendrüsen ausübt. Wiederholt negatives Ergebnis solcher Einspritzungen spricht durchaus für irreparable, schwere Schädigungen der Magenschleimhaut (wie bei perniziöser Anämie).

**Kennzeichen der Sekretionsschwäche.** Subjektiv: mitunter symptomlos, in anderen Fällen vorherrschende Zeichen des Grundleidens, z. B. perniziöser Anämien und Magencarcinome. Häufig Klagen über einen „schwachen" Magen, der schon bei kleinen Abweichungen von vorsichtiger Kost versagt, sowie über Druck und Völle, Appetitstörungen, an Ulcus er-

---

[1] Es ist merkwürdig und mir nicht ganz verständlich, daß dieses Leubesche Pulver — in verschiedenen Apotheken hergestellt — oft recht verschieden aussieht, schmeckt und auch wirkt. Sehr beliebt sind: gebrannte Magnesia, Magnesiumperoxyd, bei stärkeren Magenschmerzen Anästhesintabletten, Tierkohletabletten, Eucarbon, Palliacol u. a., nicht zuletzt bei gleichzeitiger Obstipation Hauskuren mit Karlsbader Salz.

innernde Magen- selbst Darmschmerzen, ferner über Durchfälle, über Blähungen, übelriechende, auch auffallend reichliche Stuhlmassen. Häufig eine überlagernde hypochondrische Neurasthenie, auch durch die stete Rücksichtnahme auf den Magen.

Objektiv: 1. Falls herdförmige Primärerkrankungen, vor allem Carcinome fehlen, oft negative physikalische Magenuntersuchung, vor allem keine wesentliche Schmerzhaftigkeit; Zunge oft belegt; mitunter Papillen atrophisch — an die Huntersche Glossitis bei der Biermerschen Anämie erinnernd.

2. Ergebnis bei der Sondenuntersuchung. Magen nüchtern leer; Probefrühstück nach Leube, ja selbst ,,Appetitfrühstücke" und ,,Probemahlzeiten" (ein stärkerer Sekretionsreiz als Tee und Semmel!) lassen sich wegen mangelhafter Verflüssigung und Sondenverstopfung nur schwer ausheben. Die Semmel ist einfach aufgeweicht, auf Lackmuspapier neutrale, schwach saure, mitunter sogar alkalische Reaktion; Kongoreaktion auf freie Salzsäure negativ; Gesamtacidität sehr niedrig; negative Milchsäurereaktion bei fehlender Retention; mikroskopisch oft geringe Mengen von Boas-Opplerschen Bacillen. Oft ist infolge der überschnellen Entleerung der Magen $^3/_4$ Stunde nach dem Probefrühstück bereits leer.

3. Stühle. Gastrogene Diarrhöen, jedoch auch Verstopfung; mitunter rasche Fäulnis und Gärung. Mannigfache Störungen der Motilität und Sekretion des Darmes, selbst des Dickdarmes, auch sekundäre katarrhalische, infolge einer Resistenzverminderung, häufiger wohl infektiöse Darmerkrankungen können die Folge sein (vgl. S. 645). Wenn auch die Röntgenuntersuchung bei einfacher Achylie keine örtlichen Befunde aufdeckt (wie Ulcera, Carcinome und Pylorusverengerungen), so findet man doch oft lebhafte, freilich meist flachere peristaltische Wellen und eine Verkürzung der Aufenthaltsdauer des Kontrastbreies im Magen, sog. Sturzentleerungen, auch allzu beschleunigte Dünndarmtransporte.

Die Folgen dieser Sekretionsschwäche für Magen-, Darm- und Allgemeinzustand bekämpft man durch entsprechende Diät und Medikamente. Kranke Gebisse werden saniert, schon im Hinblick auf die Magenbeschwerden infolge ausgedehnter Caries, sowie auf die ungünstige Wirkung ungenügender mechanischer Zerkleinerung in der Mundhöhle. Alle Speisen sind sorgfältig und langsam zu kauen, alle Nahrungsmittel sollen möglichst frisch und von tadelloser Qualität sein. Schon geringe Diätfehler machen bei Sekretionsschwäche gern Magenverstimmungen. Da der Fortfall der HCl-Sekretion die mechanische Chymusvorbereitung für die Dünndarmverdauung durch mangelhafte Andauung der Bindesubstanzen schwer beeinträchtigt, müssen die Speisen weichgekocht und sorgfältigst zerkleinert werden (Speisen mahlen, schaben, reiben, durch Siebe passieren; womöglich zartes, sehnenfreies Fleisch; junge und weichgekochte Gemüse, womöglich Sahne und beste Butter, altbackenes Brot, bzw. Tost, weiche Eier, Kartoffelpüree, Früchte oder Mus, weichgekochte Kompotte). Machen größere Mahlzeiten durch die stärkere Magenbelastung Beschwerden, wird die Verteilung der Nahrungsaufnahme auf zahlreiche kleinere versucht. Sekretionsanregend sollen wirken das sorgfältige Kauen von Brotrinde, genügendes Salzen und Würzen, Extraktivstoffe (Fleischbrühe, Fleischextrakte), auch kleinere Alkoholmengen. Die bekömmlichste Diät ist mitunter auch hier nicht diejenige, die der Arzt auf Grund ernährungsphysiologischer Erwägungen verschreibt, sondern eine andere, oft der Theorie ganz widersprechende auf Selbstbeobachtung eines intelligenten Kranken, oder auf sachverständiges Ausprobieren sich gründende Kost. Als Getränke kommen u. a. kohlensaure Wässer, Citronenlimonaden, mitunter auch Kognak und ein Gläschen Wein bei solchen Achylien ohne grobanatomischen Magenbefund in Frage.

Die reflektorische Beeinflussung der Saftsekretion durch psychische Vorgänge, sowie durch Geruchs- und Geschmacksempfindungen spricht für die Notwendigkeit einer psycho-therapeutischen Beeinflussung begleitender Nervosität, einer ansprechenden, würzigen Darreichungsform von Speisen und Getränken.

Durch **Medikamente** soll zunächst das Salzsäuredefizit ersetzt und die Sekretion angeregt werden. Man verordnet also **Bittermittel**, etwa $^1/_2$ **Stunde vor dem Essen**, z. B. ein Chinadekokt, Tct. chin. comp., Extract. chin. Nanning, Chinawein, Extr. Condur. fluid., Tct. strychni, nach dem Essen aber, HCl mit oder ohne Pepsin. In Nachahmung der physiologischen Sekretion mit ihrem recht reichlichen Salzsäuregehalt gibt man nicht einfach 10 Tropf. verdünnter Salzsäure unmittelbar nach dem Essen, sondern wiederholt — falls eintretende Beschwerden nicht hinderlich sind — die Medikation nach den Hauptmahlzeiten 1 und 2 Stunden später nochmals (oft besser die 25% Acid. hydrochl. off. als die 12,5% dilut). Die Acidolpepsintabletten sind bequem und trotz ihrer geringeren Wirksamkeit oft zweckmäßig, aber relativ teuer. Wir reichen von den „starken" Tabletten meist sofort nach den Mahlzeiten eine und 1 Stunde nach dem Mittag- und Abendessen noch eine zweite; 1—1$^1/_2$ Stunde vor den Hauptmahlzeiten außerdem ein Pankreaspräparat, insbes. Pankreontabletten. Beliebt ist das Leosche Rezept: Acid. muriat. offic. (non dilut.) 20,0; Pepsini 20,0; Aqu. dest. ab 100,0. 1 Eßl. mit 1 Weinglas Wasser oder Tee in Kleinportionen während des Essens durch 1 Glasröhrchen zu trinken. Jedenfalls wird bei Achylia simplex durch überflüssige, ja oft direkt schädliche, einseitige und strengere Kostformen noch viel gesündigt. Die Breikost, die zu wenig den Appetit und die Saftsekretion anregt, eignet sich nur selten für längere Zeit. „Mundpüree ist besser als Küchenpüree" sagt Jürgensen! Wenn auch härtere, faserige Speisen fortfallen müssen, so können doch gerade zartes Fleisch, Extraktivstoffe und Gewürze geeignet sein, funktionell gehemmte Saftabsonderungen wieder in Gang zu bringen. Oft muß auf die anfängliche Schonungs- und Breikost die allmählich und vorsichtig gesteigerte diätetische Übung folgen! Die **Prognose** hängt ganz von den Krankheitsursachen der Achylie ab. Bei der Achylia simplex ist sie zumindest quoad vitam günstig. Anders bei vielen symptomatischen Formen (s. u.)! Bei Bemittelten mit Sekretionsschwäche können Badeorte mit sog. Kochsalzquellen z. B. Homburg, Wiesbaden, Kissingen zweckmäßig sein.

Behandlungsmöglichkeit von Anacidität, bzw. Achylie ist natürlich vom Grundleiden abhängig. Wir unterscheiden zwischen einer angeborenen primären Sekretionsschwäche (Martius); ein endgültiger Beweis hierfür — vor allem durch systematische Untersuchungen im früheren Kindesalter steht freilich noch aus; hierbei auch Habitus asthenicus, Enteroptose (neuropathische Disposition) und erworbenen Achylien. Die letzteren zerfallen in idiopatische und symptomatische Formen. Die näheren Ursachen der prognostisch gutartigen Formen der idiopatischen Achylien sind noch strittig. In Frage kommen einfache Sekretionsschwächen im späteren Alter, physisch-nervöse, auch funktionell-nervöse mit oder ohne sinnfällige Nervosität einhergehende Sekretionsminderungen (bes. bei auffällig wechselndem Befund nach wiederholten Funktionsprüfungen). Auch der hemmende Einfluß der Sondenangst, der ungenügende Sekretionsreiz durch das übliche Probefrühstück sind zu berücksichtigen. Mit zunehmend langer Dauer solcher Sekretionsschwächen wird freilich die Wahrscheinlichkeit einer chronischen Gastritis und damit einer symptomatischen Achylie immer größer (bes. bei reichlichem Schleimgehalt). Die Herabsetzung der Saftsekretion kann auch die Begleiterscheinung grober anatomischer Magenveränderungen und organischer Erkrankungen des Drüsenapparates sein, vor allem bei Magencarcinom, auch in manchen Fällen von Magenulcus, ferner bei der Biermerschen Anämie (hier geradezu regelmäßig und von vorne herein; HCl-Befund macht im Zweifelsfall eine „Perniciosa" ganz unwahrscheinlich! Bei Achylien stets genaue histologische Blutuntersuchung!), dann nach Ruhr und bei chronischen Gallenblasenerkrankungen, sowie nach Cholecystektomien. Symptomatische Achylien finden sich schließlich bei Herz-Nierenleiden, namentlich solchen mit Stauungserscheinungen bei chronischen, mit „toxischem" Eiweißzerfall einhergehenden Zehrkrankheiten, also bei Phthisis pulmonum, bei Carcinomen anderer Organe.

Eduard Müller †-Marburg.

## Magenatonie (Magenhypotonie).

„Magenerschlaffung" ist eine überaus beliebte Diagnose, kaum jemals aber ein selbständiges Krankheitsbild und zudem ein noch unzulänglich bekanntes, nur durch das heutige Röntgenverfahren besser greifbares Symptom. Natürlich zeigt auch die Magenmuskulatur Schwankungen ihres Spannungszustandes. Primäre Abnahmen des Muskeltonus, der einer überaus komplizierten nervösen Regelung unterliegt, mögen im Gefolge funktioneller und organisch-nervöser Erkrankungen, insbes. bei „asthenischer Konstitution", vorkommen. Um Atonie, also Tonusverlust, handelt es sich meist wohl weniger als um Milderung des Spannungszustandes, die man besser als Magenhypotonie bezeichnet. Häufiger und wichtiger sind wohl sekundäre Hypotonien durch greifbare anatomische Magenveränderungen, vor allem durch Dilatationen mit Muskulaturschädigungen durch dauernde Überdehnung. Bei sekundären Hypotonien im Gefolge motorischer Insuffizienzen entsteht leicht ein Circulus vitiosus, insofern die Mageneiterweiterung im Gefolge anfänglicher Pylorusverengerung nachträglich zu Hypotonie führt, das Hinzutreten der Tonusabnahme aber die bestehende Erweiterung verschlimmert. Magenatonie und motorische Insuffizienz sind jedoch verschiedene Dinge. Erschwerungen der Pyloruspassage können im Gegenteil zunächst zu kompensatorischer Kräftigung der Magenmuskulatur Anlaß geben. Freilich geht die Magenhypotonie gern mit Gastroptose und verzögerter Magenentleerung einher. So kommt es, daß auch die klinischen Beschwerden bei „Hypotonie" und Ptosis fast die gleichen sind.

Wir unterscheiden zwischen dauernder und vorübergehender Tonusabnahme. Die dauernde muß sich schon beim leeren Magen geltend machen. Sie entzieht sich gewöhnlich dem sicheren Nachweis, selbst dem Röntgenbild, weil jede Kontrastmahlzeit den Magen belasten und reizen kann. Auffälliges Magenplätschern schon bei leichterer Betastung und sofort nach geringer Flüssigkeitszufuhr, auch auffällig rasches Einstürzen des Spülwassers bei Magenspülungen ist bei Hypotonie häufig, aber hierfür noch nicht beweisend. Vorübergehende Tonusabnahme durch Speise- und Getränkebelastung wird sich wohl durch abnorm rasch einsetzendes Sättigungsgefühl geltend machen sowie durch die mangelnde Adaptation des Magens an seinen Füllungszustand, also durch Verlust seiner „peristolischen Funktion", d. h. seines Umspannungsvermögens im Röntgenbild (mangelnde Ausfüllung des Magens durch die Kontrastmahlzeit und frühzeitige, auffallend starke Sinusausweitung mit Taillenbildung an den Kurvaturen).

Verlust dieser peristolischen Funktion und „Magenhypotonie" sind jedoch keineswegs identisch. Die krankhafte Einbuße des normalen Umschnürungsvermögens ist nur die klinisch am besten greifbare Form der

Tonusabnahme. Mit den normalen Tonusschwankungen durch Änderungen des Magenfüllungszustandes gehen übrigens zur Vermeidung störender intraabdomineller Druckschwankungen, auch ungünstiger Beeinflussungen der Nachbarorgane — vielleicht neben Tonusveränderungen in den anderen Hohlorganen des Leibes — auch solche in der Bauchmuskulatur einher, ja in dem gesamten Muskelsystem, das in der Weichteilumgrenzung der Bauchhöhle gelegen ist. Über die krankhaften Störungen dieses zweckmäßigen aber überaus komplizierten, reflektorischen Mechanismus ist Näheres noch nicht bekannt (möglicherweise bei der Pathogenese der gastrocardialen Beschwerden von Bedeutung?).

In der Praxis ist die Magenatonie meist eine Verlegenheitsdiagnose. Man soll sie möglichst vermeiden und nach der eigentlichen Krankheitsursache suchen, vor allem nach Magendilatationen bei Pylorushindernissen, nach Gastroptosen, vielleicht auch nach chronischen atrophischen und entzündlichen Magenveränderungen. Die versuchsweise Behandlung solcher Tonusabnahmen muß sich nach den Entstehungsbestimmungen und den Begleiterscheinungen, wie Gastroptosen, richten. Strychnindarreichungen, Liege- und Mastkuren (der Fettansatz wirkt hier nicht allein statisch), seelische Beeinflussungen des Kranken sind am Platze. Körperliche Behandlungsmethoden, z. B. Massagen, können nicht nur gleichzeitig indirekte Formen der Psychotherapie darstellen, sondern auf dem Umwege über die Psyche auch den gestörten vegetativen Tonus günstig beeinflussen. Die Abhängigkeit des letzteren von Stimmungen und Verstimmungen steht fest.

Zunahmen des Spannungszustandes äußern sich, von verstärkter „Peristole" bei Kontrastmahlzeiten abgesehen, vornehmlich in allgemeinen oder umschriebenen, oft mit Kardialgien einhergehenden Spasmen der Magenmuskulatur. Dadurch entstehen bald die als Pyloro- und Kardiospasmus bezeichneten funktionell bedingten Stenosen am Ein- und Ausgang des Magens, bald jene ringförmigen Wandeinschnürungen, die man als spastischen Sanduhrmagen bezeichnet. Sie können auch Folgen psychischer Vorgänge, „vegetativer Neurosen" mit Vagusreizungen sein, bei organischnervösen Erkrankungen vorkommen (wie bei tabischen Krisen), ferner bei Vergiftungen (Morphin, Blei, Nicotin), schließlich reflektorisch nicht nur bei organischen Magenleiden, sondern auch bei Ulcus duodeni, Gallenblasenaffektionen und Nierenkoliken. Bei allen Formveränderungen des Magens durch Tonusschwankungen hängen Zusammenziehung und Dehnung natürlich auch ab von etwaigen Wanderkrankungen, wie begleitenden Scirrhen und perigastritischen Verwachsungen, auch von der Gesamtstruktur der übrigen Gewebsschichten. Atropin und Papaverin können bei solchen Hypertonien, vor allem bei den örtlichen Spasmen, günstig wirken.

Eduard Müller†-Marburg.

## Magendilatation

(mit Besprechung der sog. motorischen Insuffizienz, bes. nach Pylorusstenosen).

Alle Prozesse, die den rechtzeitigen Weitertransport des Mageninhaltes in den obersten Dünndarm unmöglich machen, können Gastrektasien, d. h. nachträgliche Vergrößerungen des Magens in seiner Breiten- und Längenausdehnung zur Folge haben. Die Ursache der Passagebehinderung kann am Pylorus selbst, aber auch an dem Verhalten der übrigen Magenwand, vor allem ihrer glatten Muskulatur, liegen. Sie sind teils funktioneller, teils organischer, häufig aber gemischter Art. Die ersteren bestehen bald in atonischen Schwächezuständen, ja Paralysen der glatten Muskulatur, die durch peristaltische Wellen die mechanische sowie zum Teil auch die chemische Speiseverarbeitung und die Chymuspassage zum Pylorus zu leisten hat, bald in stenosierendem Pylorospasmus, der rein nervöser Natur sein kann oder durch organische Veränderungen, z. B. Ulcera, ausgelöst wird. Auch Form- und Lageanomalien des Magens, z. B. Gastroptosen, können nicht nur durch Zerrung und Knickung bes. am Duodenum, sondern auch durch einfache Vergrößerung der Hubhöhe (stärkere Senkung des unteren Magenpols als der Pylorusgegend) mitunter zu leichterer motorischer Insuffizienz Anlaß geben. Zu den weitaus häufigsten organischen Ursachen schwerer Dilatationen gehören alle Erkrankungen, die zu Pylorusstenosen führen, vor allem also Geschwürsnarben und Krebse.

Für Magenerweiterungen und Stauungen sind gewöhnlich Ausgangshindernisse verantwortlich! Trotz chronisch sich vorbereitender Verengerungen an Pförtner, auch am Zwölffingerdarm kommt es oft — namentlich durch plötzliches Versagen kompensatorischer Einrichtungen, in erster Linie der zunächst leistungsfähigen sekundären Hypertrophie und kräftigeren Funktion der Magenmuskulatur — zu akuten klinischen Störungen. Hilfsursachen für solche Verschlimmerungen können dann u. a. Ernährungsfehler, wie ,,diätetische Sünden", darstellen, auch psychische Erregungen. Verantwortlich sind in erster Linie zwar die neurogenen Erschlaffungen der Magenmuskulatur, aber auch die Schädigungen der gesamten Magenwand durch langdauernde Überdehnungen sowie durch Zirkulations- und Ernährungsstörungen. Mit rein motorischen chronischen Schwächezuständen des Magens, die ohne Ausgangshindernis zu grober Entleerungsverzögerung führen, also gewissermaßen mit ,,idiopathischen Gastroparesen", darf man nur ausnahmsweise rechnen. Gleiches gilt für den reinen ,,Fressermagen" die sog. polyphagische dauernde Magenerweiterung.

Dem Praktiker sind die **akuten Dilatationen** (besser akute Magenlähmungen), viel weniger geläufig als die chronischen, obwohl sie mitunter lebensbedrohend und bei rechtzeitiger Erkennung sowie sachgemäßer Therapie zu beseitigen sind. Die individuell verschiedene Disposition zur akuten Dilatation liegt mitunter in vegetativen Neurosen, in chronischen, oft verkappten Magenerkrankungen, wie Pylorospasmen, Katarrhen und Geschwüren sowie Gastroptosen, gelegentlich auch in begleitender Kyphoskoliose. Die praktisch wichtigste Form akuter Magendilatation ist die postoperative, vor allem nach Laparotomien. Die wesentlichste Ursache ist hierbei die Narkose, bes. mit Chloroform, vielleicht auch eine vorangehende Morphiumeinspritzung. Sie kann wahrscheinlich durch Vagusschädigung zur primären Lähmung der Magenmuskulatur führen. Leichtere Grade dieser akuten Dilatation sind wohl recht häufig. Sie verraten sich vornehmlich durch postoperative Magenbeschwerden und Brechneigung. Die glücklicherweise selten schwereren Fälle können mit stürmischen gewaltigen Erweiterungen des Magens und hoher Mortalität einhergehen. Brüsk und fieberlos entwickelt sich postoperativ ein ileusähnliches Krankheitsbild, das auch zu Verwechslungen mit Pankreasapoplexie und arterio-mesenterialem Darmverschluß Anlaß gibt. Unter körperlichem Verfall, sehr oberflächlicher und beschleunigter Atmung, kleinem, oft unregelmäßigem Puls, Stuhlverstopfung (aber Flatulenz!), starkem Durstgefühl (aber Versiegen der Harnsekretion!), kommt es zu schmerzhaftem Spannungsgefühl in der Magengegend, zu hochgradiger Druckempfindlichkeit und Auftreibung im Epigastrium, starker Vergrößerung des Magens, auch bei der Perkussion und mächtiger Ausdehnung des sog. Traubeschen Raumes an der linken unteren vorderen Thoraxwand, endlich zu häufigem Erbrechen. Der nur selten fäkulente Mageninhalt besteht aus Gasmengen, aus auffällig reichlichem, mitunter durch starke Saftsekretion vermehrtem, oft stagnierendem Inhalt. Häufig werden solche Magendilatationen von gleichzeitigen Lähmungen und Erweiterungen des Zwölffingerdarms mit örtlichen Stenosenerscheinungen begleitet. Zur geordneten Chymus- und Kotpassage gehört ja nicht nur ein offenes Lumen, sondern auch die aktive Mitwirkung der örtlichen Muskelkräfte.

Einführung einer langen Magensonde sichert die Annahme einer gewaltigen raumbeengenden Magenblase und führt zu erleichternden Inhaltsentleerungen. Auch Magenspülungen können namentlich bei Speiseretentionen nützlich sein, auch Dauerdrainagen mit langen, durch die Nase einzuführenden Verweilsonden, bes. aber Änderung der Rücken- in Bauchlage oder zunächst in rechte Seitenlage, versuchsweise auch für kürzere Zeiten (etwa bis $1/2$ Stunde) in Beckenhochlagerung und Knie-Ellenbogenlage. Man verordnet gleichzeitig Herzmittel (subcutan, intramuskulär und intravenös), Nahrungs- und Flüssigkeitsabstinenz, gibt Tropfklistiere und subcutane Kochsalzinfusionen, sorgt durch Einläufe für Dickdarmentleerung. Auf Alkaloide verzichtet man am besten bei toxischen Lähmungen der Magenmuskulatur; nur versuchsweise beim Versagen anderer Mittel Atropin oder Opium, zunächst vielleicht besser Physostigmin und Strychnin (cave auch Adrenalin). Bei der Abheilung ist langsame, allmähliche Steigerung der Speise und Getränkbelastung des Magens unerläßlich. Auch frühzeitige Darreichung von Breien in Bauchlage wird empfohlen. Fälle mit stärkerem Erbrechen und Magenstörungen nach Chloroformnarkosen verlangen fortlaufende sorgfältige Beobachtung auf akute Magendilatation! Leider haben schwere Fälle von akuter Magenlähmung, trotz sachgemäßer Therapie immer noch eine sehr hohe Mortalität!

Gelegentlich hat das Leiden auch andere Ursachen. Mechanische: plötzlich sich verschlimmernde Pyloro- und Duodenalstenosen; akuter reflektorischer Pylorospasmus, z. B. bei Cholelithiasis, Stenosen durch Adhäsionen, durch durchgebrochene Gallensteine, durch Wanderkrankungen des Duodenums, durch arterio-mesenterialen Darmverschluß (vor allem nach Entbindungen durch Herabsinken des Dünndarms, Anspannung der Arteria mesenterica superior und Abknickung des obersten Dünndarms), ferner allzu starke Magenfüllungen durch übermäßige Nahrungsaufnahme, vor allem bei schon zuvor geschädigtem Magen (ähnliche Erkrankungen auch bei Tieren!), durch abnorme Gasentwicklung und nervöses Luftschlucken, z. B. bei Psychopathen, durch schwere Bauchkontusionen, Vagusstörungen bei Nervenleiden, vor allem tabischen Krisen und apoplektiformen Bulbärlähmungen, überhaupt Verletzungen und Erkrankungen des Zentralnervensystems (auch Kinderlähmungen), beiderseitige Vaguszerstörungen durch Speiseröhrenkrebse; schließlich nach schweren Infektionskrankheiten, wie Pneumonie und Typhen. Wahrscheinlich sind auch peritonitische Atonien für solche akuten postoperativen Magenlähmungen eine wichtige Ursache. Freilich muß man auch mit der Möglichkeit einer sekundären und späteren Peritonitis rechnen.

Mit akuter Magendilatation kann die sehr seltene Achsendrehung des schon zuvor krankhaft veränderten Magens verwechselt werden. Voraussetzung für solchen Volvulus ist Lockerung der Bandapparate durch Form- und Lageanomalien, wie Gastroptose, Magenerweiterung, Sanduhrmagen, Perigastritis, Hernia diaphragmatica. In schweren Fällen von solchem Volvulus ileusähnliche stürmische Krankheitsentwicklung, bes. nach langjährigen Magensymptomen, mit heftigsten paroxysmal sich steigernden, in Brust und Rücken ausstrahlenden Magenschmerzen, mit rascher Entwicklung einer großen Vorwölbung in der Magengegend, d. h. eines mit Luft und Flüssigkeit gefüllten, sich steifenden, plätschernden, wenig druckschmerzhaften hohlen Tumors. Langes, heftiges Würgen ohne Mageninhaltsentleerung sowie ein Sondenhindernis an der Kardia sind Fingerzeige für hochsitzende Abdrehungen. Rettungsmöglichkeit bei rechtzeitiger Erkennung durch operative Reposition.

Sekundäre Knickungen und Strangulationen am Duodenum spielen auch bei der Ausprägung zunächst primärer Magenlähmungen eine große Rolle. Nicht nur klinisch, sogar autoptisch kann die Unterscheidung von primären Duodenalstenosen mit sekundären akuten Magenlähmungen gelegentlich unmöglich sein. Im Gegensatz zu den akuten Magendilatationen, wo operative Maßnahmen kaum helfen, sind bei primärem Zwölffingerdarmverschluß Gastroenterostomien angezeigt.

**Chronische Magenerweiterung** beruht gewöhnlich auf langdauernder motorischer Insuffizienz infolge eines organischen Hindernisses am Magenausgang. Diese Stenose verstärkt sich oft durch gleichzeitigen Pylorospasmus. Sie wird zunächst oft kompensiert durch verstärkte Arbeitsleistung der hypertrophierenden Magenmuskulatur. Allmählich kommt es zur Stagnation, teils durch fortschreitende Verengerung am Magenausgang, teils durch die oft ungenügende Leistungsfähigkeit der Magenmuskulatur. Dann setzen die Zeichen der Dekompensation ein: Speiseretention im stark dilatierten Magen mit ihren subjektiven und objektiven örtlichen Folgen, allmähliche Abnahme des Ernährungs- und Kräftezustandes durch chronischen Hunger und schließlich als Folge des ungenügenden Flüssigkeitsweitertransportes in das Duodenum des trotz Überfüllung zu größerer Wasserresorption nicht befähigten Magens, zu Trockenheit der Gewebe, verstärktem Durst, aber kleinen Urinmengen und hartem trägem Stuhl.

Wir müssen also zwischen kompensierter, vorherrschend röntgenologisch greifbarer und dekompensierter, auch subjektiv und objektiv ausgeprägter Pylorusstenose unterscheiden, bei jeder im Kontrastbild erkennbaren Verstärkung der Magen-Muskelarbeit, aber mit größter Sorgfalt auf Veränderungen der pylorischen Region achten und in verdächtigen Fällen nur bei sicher negativem Pförtnerbefund, vor allem nach negativen Belastungsproben, mit rein nervöser Hypermotilität rechnen.

Wir unterscheiden zwischen leichteren und bereits schwereren motorischen Insuffizienzen nach Probemahlzeiten. Die erstere liegt vor, wenn schon nach Probemahlzeit Retention besteht, also 6—7 Stunden nach der Leube-Riegelschen (Rindfleischsuppe, 150—200 g „Beefsteak", 50 g Kartoffelbrei, ein Weißbrot). Um eine schwerere Form handelt es sich bei Stagnation „früh nüchtern" nach einer Probeabendmahlzeit. Auch bei leichterer, aber wiederholt nachgewiesener makroskopischer Retention muß der Praktiker in erster Linie mit einem organischen Hindernis am Pylorus rechnen und danach handeln. Ausnahmen sind selten, u. a. reinere Pylorusspasmen, Pyloruskrampf bei ganz kleinen Fissuren und Erosionen, bei Ulcus an anderen Stellen des Magens und am Duodenum, bei spastischer Obstipation und Cholelithiasis, bei Gastroptose mit Vergrößerung der Hubhöhe, Abknickungen am Magenausgang bei schweren diffusen, auch carcinomatösen Erkrankungen der Magenwand, ja organischen Veränderungen der Magenmuskulatur sowie bei Magenatonien. Die gewöhnliche „organische" Ursache der Stenose sind bekanntlich Geschwüre bzw. Geschwürsnarben (hierbei gleichzeitige Spasmen sowie sekundäre entzündliche Schwellungen) und die Carcinome mit Pylorusbeteiligung. Auch bei Krebsen kann durch nachträglichen Zerfall, durch Rückbildung sekundärer Entzündungsprozesse und reflektorischer Krampfzustände der Pyloruskanal sich wieder weiten, sich häufiger noch in ein offenes, starres Rohr umwandeln. **Seltenere Ursachen der Passagebehinderung** sind: Pylorusabknickungen und Kompressionen (durch Verwachsungen, Stränge, Geschwülste der Nachbarorgane), calculöse Darmverlegungen nach Gallensteinperforationen, die an sich gutartige hypertrophische Pylorusstenose des Erwachsenen, verschluckte Fremdkörper, ursächlich verschiedenartige Wanderkrankungen, namentlich im jugendlichen und mittleren Alter (z. B. durch chronische Gastritis und Perigastritis, frühere Ulcera, ausnahmsweise vielleicht sogar durch Tuberkulose und Lues). Gleichartige Störungen entwickeln sich, abgesehen vom Sanduhrmagen, auch bei hochsitzenden Zwölffingerdarmstenosen (neben Abknickungen des Pylorus auch solche des Duodenums, wie durch starke Magensenkungen; Schrumpfungen, Verzerrungen, Spasmen, entzündliche Schwellungen des oberen Duodenums). Man denke auch an tiefer, d. h. unter der Papille sitzende Duodenalstenosen (steter Gallengehalt des Mageninhalts und oberhalb Duodenalerweiterung im Röntgenbild). Große Seltenheiten sind gutartige Magengeschwülste von pylorischem Sitz (z. B. Myome).

Da vermehrte Peristaltik sowohl bei abnorm rascher wie bei verzögerter Chymuspassage vorkommt, ist die übliche Bezeichnung **Hypermotilität** und **Hyperperistaltik** für die krankhaft beschleunigte Magenentleerung irreführend. Von Gastroenterostomien abgesehen ist die **Hauptursache** solcher Beschleunigungen eine **Pylorusinsuffizienz**, vor allem durch Störungen des sog. **Pylorusreflexes**. Das Symptom kommt als funktionell-nervöse Störung, aber auch bei Nervengesunden, z. B. bei Achylien, bei Geschwüren im Magen und Duodenum sowie bei krebsigem Pyloruszerfall vor. Objektiv: auffallend frühzeitige Magenentleerung nach Probefrühstück oder Probemahlzeit; evtl. sekundäre Darmstörungen, bes. „gastrogene" Diarrhöen. Subjektiv oft symptomlos, Behandlungsversuch: Grundleiden!

**Kennzeichen der chronischen motorischen Insuffizienz.** 1. Vorgeschichte. Ulcus- oder Carcinomanamnese! Ausschlaggebend das wiederholte nüchterne Erbrechen von Speisen, die abends bzw. tags zuvor genossen wurden (auch das nächtliche Erbrechen der Mittagsmahlzeit). Meist allmählicher Krankheitsbeginn — oft unter der Flagge von Magenkatarrh, nervöser Dyspepsie — mit örtlichen Stenosenbeschwerden, die nüchtern fehlen, bald nach Nahrungsaufnahme auftreten, stundenlang fortdauern und vielfach auf späteres Retentionserbrechen hin abflauen: Gefühl von Druck, Völle, Spannung, bes. nach reichlichen Mahlzeiten, auch krampfhafte Magenschmerzen, Aufstoßen, Hinzutreten von Kopfdruck, sog. Magenschwindel, in schwereren Fällen zunehmende Appetitlosigkeit mit Kräfteabnahme und groben Gewichtsverlusten, Trockenheit der Haut, Durstgefühl und Stuhlverstopfung. Nur mitunter Durchfälle, selbst wie bei Gärungsdyspepsie. Häufiges Fehlen gröberer subjektiver Beschwerden bei kompensierter, unter Umständen sogar zunächst überkompensierter Pylorusverengerung oder nur unbestimmte dyspeptische Erscheinungen.

2. Befund. Örtlich die sekundäre Magendilatation, bei fettlosen, dünnen Bauchdecken oft schon durch Inspektion erkennbar, deutlicher bei der Magenaufblähung. Auffälliges Magenplätschern früh nüchtern, noch viele Stunden nach Mahlzeiten, noch unterhalb des Magens. Sicht- und fühlbare Magensteifung, Speiseretention bei der Funktionsprüfung, zumindest verzögerte Magenentleerung (Feststellung durch Aushebungen, evtl. durch Brechakt, am leichtesten durch das Röntgenverfahren). Die sog. Probemahlzeit stellt übrigens eine größere Belastung

für den Magen als der Kontrastbrei dar; sie ist deshalb zur Erkennung mancher Stenosen geeigneter und möglichst stets neben dem Röntgenverfahren zur Diagnose heranzuziehen. Im obstipierten Stuhl wird auf okkulte Blutungen, im konzentrierten spärlichen Urin auf etwaige alkalische Reaktion und Phosphaturie (Magensaftfluß) sowie bei stärkerer Inanition auf Aceton gefahndet. Begleitende Supersekretionen können sich durch auffällig große Flüssigkeitsmengen bei Erbrechen und Aushebung, ferner duch hohe Salzsäurewerte, schließlich durch große Intermediärschichten verraten, die sich im Röntgenbild durch die oberhalb des Kontrastbreies sich sammelnde Flüssigkeit bilden und von der ganz oben gelegenen Luftschicht deutlich abheben. Diagnostisch wichtig ist bei schweren, dekompensierten Pylorusstenosen schon der Allgemeinstatus: die hochgradige Abmagerung (Sarcinenachweis im Mageninhalt), bei Carcinomen die Kachexie (lange Bacillen im Mageninhalt), die gleichzeitige Austrocknung des Körpers, die schlaffe, trockene, kühle Haut. Eine seltene Folge organischer, insbes. gutartiger Pylorusstenosen sind anfallsweise meist doppelseitige tetanische Krämpfe, vorwiegend der Beugemuskulatur („Geburtshelferhand" vgl. bei Tetanie). Therapeutisch sind gewöhnlich operative Beseitigungen der Pylorusstenosen, zunächst vielleicht nur Gastroenterostomien am Platz. Die Prognose der Magentetanie ist sonst sehr dubiös.

Auf die Sicherstellung der Pylorusstenose und ihrer Folgeerscheinungen auch hinsichtlich Form und Größe des Magens folgt die Artdiagnose der Erkrankung. Gewöhnlich läuft sie auf Unterscheidung zwischen Ulcus und Carcinom heraus.

Die **Therapie** richtet sich zunächst gegen das Grundleiden, vor allem also gegen Carcinom oder das Geschwür. Die Aussichten interner Behandlung organischer Pylorusverengerungen werden vielfach unterschätzt. Beseitigung des begleitenden Pylorospasmus kann die Stenose mildern. Zweckmäßige Diät und Magenspülungen können die Folgen der Stagnation, d. h. sekundäre Katarrhe der Magenschleimhaut, Magendilatationen und Schwächezustände der Magenmuskulatur erheblich bessern, mitunter sogar beseitigen. Bei schwerer gutartiger Pylorusstenose, die zunächst nicht operiert werden kann, verordnen wir Bettruhe, zumindest längeres Liegen nach den Hauptmahlzeiten, warme Umschläge auf den Leib, versuchsweise rechte Seitenlage nach dem Essen, ferner flüssig-breiige, mechanisch sorgfältigst zerkleinerte und womöglich durch Sahne- und Butterzusatz sowie feingemahlenes bzw. geschabtes Fleisch, calorienreichere Kost mit häufigen kleinen, am Abend kärglichen Mahlzeiten. Mäßiger sonstiger Flüssigkeitsgenuß, nicht bei den Mahlzeiten; keine kohlensäurehaltigen Wässer. Brot womöglich als selbstbereiteter Toast. Oft wirken Sahne- und Ölkuren recht günstig. Natürlich muß sich die diätetische Behandlung auch den Säurewerten im „klinischen Magensaft" anpassen (vgl. S. 582). Ausgezeichneten Erfolg sieht man häufig bei methodischen Magenspülungen, besser richtigen Magenwaschungen, am besten früh nüchtern und zur nächtlichen Entlastung. Diese Spülungen sind so überaus wichtig, daß ihre Undurchführbarkeit in der Allgemeinpraxis zeitweilig Krankenhausüberweisung erforderlich macht. (Bei Achylien als Spülwasser 1 $^0/_{00}$ Salzsäure, bei erhöhten Säurewerten Zusatz von Magn. usta und Natr. bicarb.) Nach der Aushebung und Reinspülung kann man — im ganzen 50—100—200 ccm täglich — körperwarmes feinstes Olivenöl in den Magen eingießen, dadurch den Ernährungszustand durch ein auch krampfstillendes Nahrungsmittel von möglichst geringem Reibungswiderstand heben. Gleichzeitige Verstopfungen verlangen Einläufe und mildere Purgantien, Wasserverarmungen des Organismus andererseits

Tröpfchenklistiere und subcutane Kochsalzinfusionen. Bei Besserung steigert man nur ganz vorsichtig die Nahrungs- und Getränkebelastung.

Als Medikament reichen wir bei gutartiger Pylorusstenose — bes. solcher mit krankhaft starker Saftsekretion — ein Leubesches Magenpulver mit Belladonnazusatz, versuchsweise auch Atropin und Papaverin, bei Säuredefizit Salzsäure und Acidolpepsin. — Über die operative Behandlung s. Abschnitt Chirurgie.

Die interne Therapie hat also eine mehrfache Aufgabe. Zunächst die Vorbehandlung solcher Fälle, die sich trotz sachlichen steten Zuredens nicht operieren lassen wollen und die Behandlung jener, die infolge ihres miserablen Ernährungs- und Kräftezustandes, auch infolge von Komplikationen und hohen Alters nicht mehr operiert werden können. Dann die interne Mitbehandlung unmittelbar nach dem Eingriff, vor allem aber die außerordentlich wichtige, vielfach leider vernachlässigte, sachverständig-interne Nachbehandlung der operierten Fälle.

Eduard Müller†-Marburg.

## Magenkrebs; Carcinoma ventriculi.

Bei Männern sollen etwa die Hälfte, bei Frauen nahezu ein Drittel aller Krebse innerer Organe, die so verhängnisvollen Magencarcinome sein. Auch ihre zahlenmäßige Zunahme (etwa 3 mal größer als der Bevölkerungszuwachs) beruht wohl im wesentlichen nur auf ihrer besseren diagnostischen, sowie autoptischen Erfassung und einer allmählichen Steigerung des Durchschnittsalters der Kulturmenschen. Vor dem 30. Lebensjahr ist ja der Magenkrebs relativ selten. In erster Linie sind für die relative Seltenheit operativer Dauerheilungen einerseits die verspäteten Überweisungen an den Chirurgen durch den Praktiker, andererseits aber unsere zur Frühdiagnose trotz aller Fortschritte noch immer unzureichenden klinischen Erkennungsmöglichkeiten des Leidens verantwortlich. Zwischen greifbarem klinischem und pathologisch-anatomischem Krankheitsbeginn liegt leider ein gefährliches Intervall, in dem sich z. B. durch frühzeitige Metastasenbildung, durch rasches Übergreifen auf Nachbarorgane und Bauchfell, durch klinisch „latente" besondere Größenentwicklungen des Tumors das traurige Geschick des Kranken trotz aller Fortschritte der Chirurgie oft bereits entschieden hat. Die Mitarbeit des Praktikers an der Verbesserung der Prognose liegt in möglichster Vermeidung des äußerst bedenklichen Abwartens in zweifelhafte Fällen und in der rechtzeitigen restlosen Ausnützung der uns zur Zeit bekannten, wenn auch noch unzulänglichen frühdiagnostischen Merkmale. Hierzu gehört in erster Linie die sachverständige Auswertung des Röntgenverfahrens, vielleicht noch eine zukünftige allgemeinere Anwendung einer ungefährlicheren Form der Gastroskopie.

Die wichtigsten Gesichtspunkte für die Frühdiagnose sind:

1. Bei hartnäckigen Magenbeschwerden, namentlich in späterem Alter, mit Carcinom rechnen.

2. Fortlaufende Kontrolle aller irgendwie carcinomverdächtigen Einzelfälle mit methodischen Körpergewichtswägungen, wiederholten Magenfunktionsprüfungen (der Praktiker greift allzu selten zur Magensonde), sachverständiger Röntgendiagnostik und häufigeren Stuhluntersuchungen auf okkulte Blutungen.

3. In verdächtigen Fällen möglichst frühzeitige fachärztliche Mitberatung evtl. mit Krankenhausbeobachtung und breiterer Anwendung der Probelaparotomie in diagnostisch noch zweifelhaften Fällen. Mit zunehmen-

der Sicherheit der Diagnose verringern sich rasch die Aussichten operativer Heilung!

**Diagnostische Merkmale.** Aus Vorgeschichte! Alter: Die meisten Fälle in fortgeschritteneren Jahren, von der 4. Dekade aufwärts. Lebensweise, soziale Stellung usw. ohne wesentlichen Einfluß. Erbanlage oft bemerkenswert; gehäufte Magenerkrankungen in der Familie, mitunter auch gehäufte Fälle von Ca (Beispiel der Bonapartes). Auch hier bilden wohl angeborene, familiäre Organminderwertigkeiten das Sprungbrett für die Carcinomentwicklung. In der Pathogenese spielen eine Rolle chronisch-entzündliche, gastritische Veränderungen. Am Krankenbett freilich läßt sich diese prädisponierende Ursache auch die besondere, hierfür verantwortliche Schädigung (wie diätetische Sünden) nur gelegentlich nachweisen. Häufig wird diese Gastritis sogar sekundär sein. Sekundäre Carcinome nach gewöhnlichem Magenulcus sind selten, nachträgliche Krebsentwicklung bei den doch so häufigen Duodenalgeschwüren sogar ungewöhnlich. — Art der Krankheitsentwicklung: Bes. verdächtig ist das allmähliche Einschleichen zunächst scheinbar harmloser, fieberfreier, dyspeptischer Störungen bei zuvor Magengesunden, ohne besondere äußere Veranlassung von einem genauer greifbaren Zeitpunkt ab. Nicht selten freilich wird von jeher über einen „schwachen Magen" geklagt. Häufig gilt bei sorgfältiger Vorgeschichte der „genauer greifbare Zeitpunkt" auch mehr für das Einsetzen gröberer Beschwerden; unbestimmtere leichtere gehen schon längere Zeit voraus. Zunächst gern: schlechtes Allgemeinbefinden, Abmagerung, Appetitlosigkeit, bes. Widerwillen gegen Fleisch (instinktive Anpassung an den Salzsäuremangel), Aufstoßen (selbst von unangenehmem, ja stinkendem Geruch), störende, aber kaum schmerzhafte Sensationen in Magengegend, wie Gefühl von Druck und Völle, auch Brechneigung (bes. bei Pylorusverengerung) und Stuhlverstopfung. Starke Schmerzen bestehen gerade im Frühstadium nur in der Minderzahl der Fälle („der Krebs zwickt nicht!"); sie hängen gern — in ihrem Typus freilich wechselnd — mit der Speisebelastung zusammen. Neben Stauungen des Mageninhaltes, neben abnormalen Dehnungen, Steifungen und Zerrungen sind hier die carcinomatösen Geschwürsbildungen und Schrumpfungen, auch Übergreifen auf die Serosa und örtliche Metastasen als Schmerzursachen bedeutsam (bes. Hinterwandkrebse). Die Verstopfung, oft mit starkem Durst verbunden, findet sich natürlich bes. bei carcinomatöser Pylorusstenose; öfters entwickeln sich andererseits Durchfälle, bes. bei Scirrhen der Kurvaturen, bei weit offenem starrem Pylorus, schon durch die begleitenden Achylien. Nach Teerstühlen und kaffeesatzähnlichem auch typischem Bluterbrechen muß stets gefragt werden.

Befund. Allgemeinzustand. Oft schon — trotz schwerer Erfaßbarkeit der Einzelkomponenten — dem Erfahrenen auf den ersten Blick verdächtig. Beziehungen bes. Konstitutionstypen zur Magencarcinomentwicklung freilich noch nicht sichergestellt; Kranke mit Magenkrebs im Alter aber öfters auffällig wenig oder gar nicht ergraut (Strümpell). Über die Bedeutung der Krebshaare (Schridde) streitet man sich noch: einzelne auffällig dicke, dunkle, selbst schwarze Haare auch bei Blonden, vor allem an den Schläfen. Stets die anamnestische Frage: was sagt die Umgebung, was sagen die Bekannten zu ihrem Aussehen? Höchst verdächtig sonst unerklärliche grobe Abnahmen des Ernährungs- und Kräftezustandes, freilich mehr im allgemeineren Sinne einer schwereren organischen Magenerkrankung. Im Anfangsstadium kann jedoch eine Gewichtsabnahme fehlen, eine Körpergewichtszunahme späterhin durch Hydrops verursacht werden (schwere Ernährungsstörung der Gewebe, toxische Capillarschädigungen, auch Kreislaufinsuffizienzen). Allmähliche Körpergewichtsabnahme, festzustellen durch methodische Wägungen (gleiche Bekleidung, gleiche Waage, gleiche Tageszeit), oft trotz noch ausreichender Ernährung, selbst trotz Fehlens von Erbrechen und Durchfall. Als Spätsymptom: Kachexie, eine Folge der chronischen Verdauungsstörungen, der Pylorusstenose, des steten Blutverlustes, auch toxischer Allgemeinwirkungen des Tumors und seiner Zerfallsprodukte sowie sekundärer entzündlicher Prozesse in der Geschwulst; auch Carcinomfieber (mitunter jedoch verkappte, komplizierende Erkrankungen, bes. Tuberkulose). Stärkste Abmagerungen mit Vorliebe bei Pylorusstenosen, dann auch ,,Austrocknungen'', vor allem durch Wasserverluste infolge steten Erbrechens. Nicht selten auch auffällige Blässe durch sekundäre Anämien; (bald durch große oder häufige kleinste Blutungen, bald mehr toxisch bedingte, gewöhnlich mit vermindertem Färbeindex, nur ausnahmsweise perniciosaähnlich und aplastisch, selten leukämieähnliche Leukocytosen, bes. bei Knochenmarkmetastasen). Andererseits gelegentlich dunkle Pigmentationen fast an Nebennierenerkrankungen erinnernd. Bei der Bewertung von Zungenveränderungen muß man die veränderte Nahrungsaufnahme, namentlich das Fehlen mechanisch reinigender fester Kost, auch Wasserverarmungen des Körpers in Rechnung ziehen (vgl. S. 522). Die Neigung zu Schweißen hängt bald mit dem Kräfteverfall, bald mit Fiebersteigerungen zusammen. Anfänglich sind freilich die Kranken bei Achselhöhlenmessungen meist fieberfrei. ,,Rectal'' findet man jedoch häufig kleine ,,Spitzen''. Es kommen sogar ,,septische'' Kurven vor.

Physikalische Magenuntersuchung: sicht- und fühlbarer Tumor? Palpiere häufig zunächst mit der flachen, langsam reibenden Hand, anfänglich oberflächlich, dann allmählich in die Tiefe dringend, erst später mit den gekrümmten Fingern, überall in der Magengegend (nicht nur auf die gern walzenförmigen Tumoren der Pylorusgegend, auch links oben und im Epigastrium), in verschiedener Körperlage (beim stehenden und liegenden Kranken, in Rücken-, Seiten-, selbst Knie-Ellenbogen sowie Beckenhochlage), evtl. in Narkose, im warmen Bade, den leeren, den speisegefüllten, den aufgeblähten Magen, vor und nach ausgiebiger Darmentleerung, evtl. nach Wasserfüllung des Dickdarms, wobei Magentumoren nach oben rücken. Trotz Tumor nicht selten negativer Palpationsbefund, bes. bei sehr kleinen, weichen und der Betastung z. B. infolge Überlagerung durch andere Organe unzugänglichen Geschwülsten, auch bei flächenhaften und am Fundus unter der linken Zwerchfellkuppe gelegenen Tumoren (hierbei evtl. Dämpfungen im Traubeschen Raum am linken Rippenbogen, freilich auch bei begleitender linksseitiger Pleuritis und ausnahmsweise bei sekundärer Carcinose des linken Leberlappens). — Ferner die Kennzeichen sekundärer Pylorusstenose, wie Ektasie, Magensteifung, auch die stets verdächtige Antiperistaltik (durch kräftiges Reiben in der Magengegend mit der flachen Hand, durch Kohlensäure- und Luftauftreibung des Magens mit Hilfe von Brausepulver und Sonde oft deutlicher). Magenplätschern, früh nüchtern spricht für Retention oder Magensaftfluß, für Pylorusstenose auch ein tast- und hörbares Durchspritzgeräusch, nicht zuletzt der prall-elastische Widerstand, den der sich steifende Magen mit seiner meist hypertrophischen Muskulatur der tastenden Hand leistet (Ballonmagen!). Magenfunktionsprüfung auch in Allgemeinpraxis unerläßlich. Nicht mit einmaligen negativen Befunden begnügen, die — bei fortbestehenden verdächtigen Magenbeschwerden — vielleicht monatelang zurückliegen.

Mageninhalt. Die Zeichen der Retention, des Salzsäuremangels und von Krebsgeschwürblutungen: Erbrechen bzw. Aushebern von Speisen, die am Abend zuvor, zumindest lange Stunden vorher genossen, mangelhaft angedaut, faulig zersetzt, durch Blutung schokoladefarben bzw. kaffeesatzähnlich, stark schleimhaltig sind. **Chemisch**: meist Anacidität bzw. Achylie infolge begleitender Atrophie der Magenwand, chronischer Gastritis, zum Teil auch von Salzsäurebindung durch alkalische Zerfallsprodukte des Tumors und durch blutig seröse Absonderungen des Krebsgeschwüres. Im Carcinomalter jedoch auch ohne organische Magenerkrankungen gelegentlich Fehlen der freien Salzsäure! Völliger Pepsinmangel wohl selten (gewöhnlich mehr bei perniziöser Anämie); mitunter Umschlag von positiven, ja hohen HCl-Befunden in HCl-Mangel, bes. bei der allerdings seltenen Carcinomentwicklung nach Ulcus ventriculi. **Positive Kongoreaktion, ja überreichlicher HCl-Gehalt ist kein Gegenbeweis gegen Magencarcinom**, vor allem HCl-Befunde im zuvor ausgewaschenen Magen nach einem Alkoholprobefrühstück. Auf der Basis von Anacidität und Stagnation: Milchsäuregärung und positive Uffelmannsche Reaktion (vielleicht auch infolge spezifischer Beziehungen zwischen Krebs und Milchsäure, d. h. der Fähigkeit der Krebszellen zur Spaltung von Traubenzucker in Milchsäure. O. Warburg). **Mikroskopisch**: Massen von langen Bacillen, auch Hefe, sehr selten Sarcinen, rote Blutkörperchen, gelegentlich Geschwulstpartikelchen (Verdächtiges ist histologisch zu untersuchen!), mitunter auch Eiter. Mikrochemische Blutbefunde im Mageninhalt mit Vorsicht zu bewerten, wichtiger der stete negative Ausfall. Der Blutnachweis ist hier „makrochemisch" und histologisch zu führen! — **Stuhluntersuchung auf okkulte Blutungen für rechtzeitige Diagnose oft auch in Allgemeinpraxis erforderlich. Wiederholter negativer Befund spricht gegen, regelmäßig positiver für Carcinom**, zeitweise positiver auch für Ulcus. Gelegentlich Irrtümer durch heimlichen Fleischgenuß, geringfügige Blutungen aus Nasen-Rachenraum, Zahnfleisch, Dickdarmvenen (vgl. S. 648). — **Fachärztliche Ergänzung der Untersuchung** bes. durch das **Röntgenverfahren** (Einzelheiten S. 541). Die vielgestaltigen sog. biologischen Methoden sind noch ausnahmslos unsicher.

Nach Erledigung der Vorfrage, ob überhaupt ein Magencarcinom vorliegt, muß möglichst Sitz und Form des Carcinoms noch näher bestimmt werden: Pylorusgegend (am häufigsten), Kardia (gewöhnlich ein auf Magen übergreifender Speiseröhrenkrebs), große und kleine Kurvatur (ganz bes. die letztere!), Vorder- oder Hinterwand, Fundus. Zu den klinisch greifbaren Formen des Magencarcinoms gehört zunächst der Scirrhus. Zur Schrumpfung neigende, bald kleinere, bald sehr ausgedehnte Wandverdickungen, die bei der Bevorzugung der pylorischen Region durch die Krebse — überaus häufig —, sei es durch echte Stenose, sei es durch krankhaft-starre Öffnung — zu schweren motorischen Funktionsstörungen aber seltener zu Blutungen neigen. Zu der zweiten Gruppe, den mehr in das Magenlumen vorspringenden Formen, gehören die oft gut tastbaren, breitbasig aufsitzenden, stark prominenten Blumenkohlgewächse, ferner die exulcerierten mit wallartigen Rändern und die callösen Carcinome (gutartigen Ulcera oft außerordentlich ähnlich). Häufig Erleichterung der Beurteilung auch der Lagebeziehungen zu den Nachbarorganen durch Luftaufblähung des Magens, evtl. mit Wasserfüllung des Dickdarms. Für Pylorusgegend sprechen u. a. Geschwulstverlagerung nach rechts — oben oder unten — bei Magenaufblähungen, alle Zeichen der Pylorusstenose, wie Steifung, Magenausweitung, Retentionserbrechen, grobe motorische Insuffizienz, starke Milchsäuregärung, Verstopfung, geringe Harnmenge. Im Gegensatz zu Pylorus- sind Kurvaturtumoren meist stark verschieblich! Die Beurteilung der **Tumorgröße** durch palpatorische Abschätzung der Geschwulstausdehnung ist überaus unsicher. Häufig Unterschätzung der Geschwulstgröße. Häufigste Fehlerquellen hierbei: Überlagerung des Tumors durch Leber, flache weiche Geschwulst, Sitz an Hinterwand.

Jeder Einzelfall verlangt sorgfältige Prüfung hinsichtlich Übergreifen auf Nachbarorgane, Verwachsungen mit solchen und etwaige Metastasenbildung. In positiven Fällen ist es zur Radikaloperation gewöhnlich zu spät. Solche Verwachsungen kommen bes. mit Leber, Gallenblase, Pankreas, sowie Darmkanal zustande. Mit der Leber verwachsene Pylorustumoren werden dann respiratorisch, auch exspiratorisch verschieblich oder durch Übergreifen auf die Bauchspeicheldrüse so fixiert, daß sie im Gegensatz zu beweglichen Pylorusgeschwülsten bei Magenaufblähungen nicht weiter nach rechts rücken und auch für die Betastung unbeweglich bleiben (Prüfung auf respiratorische Beweglichkeit bes. beim leeren Magen!). Das Einbrechen von Geschwulstkeimen in Gefäßapparat oder Bauchhöhle führt zu gefährlicher Metastasenbildung. Durch Vermittlung der Lymphgefäße („Vasa afferentia") gelangen „Krebszellen" mit Vorliebe in die zugehörigen Drüsen. Bei Behinderung des „zentripetalen" Lymphstromes kann der Transport auch „retrograd" erfolgen. Schließlich können die Geschwulstkeime durch die Bauchwurzeln des Ductus thoracicus die Hohlvene und damit den kleinen, sowie schließlich den großen Blutkreislauf erreichen. Gleiches kann auch ohne Vermittlung des Lymphapparates durch unmittelbaren Einbruch von Geschwulstmassen in Venen geschehen. Metastasen in den Lungen, ja in allen Körperregionen sind die Folge.

Metastasenbildung besteht beim Magencarcinom mit Vorliebe in Leber, Netz, Ovarien, im Douglasschen Raume, bzw. an der vorderen Rectumfläche, auch am Nabel. (Vermeide Verwechslungen mit epigastrischen Hernien!) Rectale Untersuchung darf nie versäumt werden. Man sucht nach Drüsen bes. am Hals und in den oberen Schlüsselbeingruben, in der Achselhöhle, auch an der Thoraxwand, nach metastatischen Herden an Rippenfell, Lunge und im Mediastinum, auch im Skelet mit Hilfe des Röntgenverfahrens. Nicht jede Drüse ist natürlich eine Metastase! Die sog. regionären Drüsen findet meist nur der Chirurg! Die Drüse in der linken oberen Schlüsselbeingrube (Virchowsche Drüse!) ist beim Magencarcinom zwar selten, beim positiven Nachweis aber wichtig, wenn sie gelegentlich auch bei Geschwülsten und Lymphogranulomen anderen Sitzes vorkommt (evtl. Exstirpation, durch mikroskopische Untersuchung Artdiagnose des Tumors). Metastatische Wirbelsäulenerkrankungen können sich durch heftige Rückenschmerzen, evtl. durch Rückenmarks- und spinale Wurzelbeteiligung (Paraplegia dolorosa), vor allem aber in Röntgenbildern verraten.

Bei Kolonperforation ulceröser Magenerkrankungen entsteht die Fistula gastro-colica mit ihren typischen Folgen: Koterbrechen und heftige Durchfälle, auch mit Entleerung fast unveränderten, mitunter noch salzsauren Mageninhaltes, selbst eben genossener Speisen (Lienterie). „Stuhl" und Erbrochenes werden sich chemisch, physikalisch und mikroskopisch ähnlich. Das Übertreten von Klistieren in den Magen, rascheste Kolonfüllung nach Wismuthmahlzeiten, auch Magenfüllung nach Wismutheinläufen können die Diagnose sichern. Bei Ulcus und nicht zu fortgeschrittenen Carcinomfällen operative Behandlung.

**Verwechslungen.** a) Andersartige Magenleiden. Am häufigsten, oft leider auch am schwierigsten die Unterscheidung vom Ulcus (Einzelheiten S. 574ff.). Beachte u. a. die Seltenheit profuser Magenblutungen, aber das ganz gewöhnliche Vorkommen durch interne Therapie kaum beeinflußbarer steter „okkulter" beim Carcinom, die starke Milchsäureproduktion, das häufige Fehlen schmerzhafter Druckpunkte beim Krebs. Sichere Unterscheidung oft nur durch rechtzeitige Probelaparotomie, ja erst bei mikroskopischer Geschwürs- und Drüsenuntersuchung. — Ein palpabler „Tumor" kann beim Carcinom fehlen, beim Ulcus vorhanden sein; der Krebs kann mit normaler, ja erhöhter Säure und mit Schmerzen, das Geschwür mit Sekretionsschwäche und ohne besondere Schmerzen einhergehen. Erst recht kann das Röntgenbild trügen! — Chronischer Magenkatarrh: hierfür sprechen u. a. stets negative Befunde bei Stuhluntersuchungen auf Blut, sowie im Röntgenverfahren, sehr lange Krankheitsdauer, anhaltende Besserung durch entsprechende Behandlung. — Magensarkom! Sehr selten (angeblich 1—2 % der Magengeschwülste), in jedem Lebensalter vorkommend (bes. freilich im mittleren); vor allem Rundzellen-Sarkome in Pylorusgegend. Gewöhnlich auffällig rascher Krankheitsverlauf; gelegentlich diagnostische Sicherstellung durch abgestoßene Geschwulstpartikel im Ausgeheberten, Erbrochenen und durch histologische Untersuchungen herausgenommener Drüsen- und Hautmetastasen. Sonst ist die Abgrenzung vom Carcinom klinisch, auch röntgenologisch schwer möglich, mitunter sogar erst durch mikroskopische Untersuchungen sicherzustellen. Vereinzelt kommen sogar Sarkommetastasen der Magenwand vor. Weitere Seltenheiten sind gutartige Magentumoren, wie Myome und Fibrome, bzw. Fibroadenome. Ausgedehntere Polyposis kann zu schwächenden Blutungen und demgemäß zu größeren Resektionen Anlaß geben. Man muß zudem mit nachträglichem Carcinom rechnen.

Magentuberkulose und Magensyphilis! Beides klinische Raritäten (Einzelheiten S. 610). Noch seltener ist wohl die prognostisch übrigens zweifelhafte, primäre Magenaktinomykose mit an Carcinom erinnernden Füllungsdefekten, mit Absceß- und Fistelbildung, sowie mit ausgedehnteren Magenwandinfiltraten. Energische Jodbehandlung könnte hier — namentlich im Verein mit Röntgentherapie — nützlich sein und manchen zuvor allzu ausgedehnten Prozeß noch operationsfähig machen. Nur ausnahmsweise besteht Verwechslungsmöglichkeit mit Fremdkörpern im Magen (meist auffällig bewegliche „Tumoren" und beim Röntgenverfahren zentrale Aussparungen des Schattenbildes).

Wir unterscheiden zwischen Fremdkörpern, die sich im Magen bilden, und solchen, die von außen, in erster Linie „per os" hineingelangen. Zu den ersteren rechnen die Haargeschwülste, die sich nach Analogie der Trichobezoare (am Fell leckende Bezoarziegen), bes. bei Mädchen und Frauen durch Kauen an den Zöpfen und Verschlucken von Haaren bilden, ferner die Harz- und Schellacksteine, nach Trinken alkoholischer Schellacklösungen. Zu den letzteren gehören die verschluckten Fremdkörper, aber auch Gallensteine, die entweder direkt bei Gallenblasen-Magenfisteln in den Magen gelangen oder indirekt vom Zwölffingerdarm aus bei Gallenblasen-Duodenalfisteln (dann auch Einklemmungen am Pylorus!). Bei den verschluckten Fremdkörpern, wie Nadeln, Nägeln, Knochen- und Zahnprothesenteilen, auch Steinchen und Münzen ist der Schreck des Kranken und der Umgebung meist viel größer als die körperliche Bedrohung. Man pflegt den Fremdkörper mit cellulosereichen Nahrungsmitteln, auch Sauerkraut und Breien einzuhüllen und den kommenden Stuhlentleerungen am besten vielleicht durch Einläufe nachzuhelfen. Mitunter freilich bleiben die Fremdkörper im Magen liegen; sie können auch in jeder Darmstelle Perforationen setzen und abgesackte, auch diffuse Bauchfellentzündungen bedingen. Bei Fixation in der pylorischen Region können schwerste und schmerzhafte Magenstörungen entstehen. Die gleichfalls seltenen, nur durch sachkundige Röntgenuntersuchungen klinisch greifbaren Magen- und Zwölffingerdarm-Divertikel geben, obwohl sie das spätere Alter bevorzugen, mehr zu Verwechslungen mit Ulcera, Dyspepsien und Gallengangbzw. Pankreaserkrankungen, als mit Carcinomen Anlaß. Meist handelt es sich um hernienartige Schleimhautausstülpungen durch Muskellücken, die klinisch symptomlos bleiben oder nur unbestimmte epigastrische Störungen machen und am Magen mit Vorliebe an der Pars cardiaca, am Zwölffingerdarm aber in der Gegend der Papille sitzen. Man darf sie nicht mit Ulcusnischen und trichterförmigen Wandausziehungen durch benachbarte Entzündungsprozesse verwechseln. Eine Diverticulitis kann diese „Hernien" freilich einmal gefährlich machen, vor allem zu Perforationen führen. Gewöhnlich kommt operative Inangriffnahme nur beim Versagen sachverständiger interner Behandlung in Frage (vorherrschend vegetarische, auch Rohkost; als Gleitmittel flüssiges Paraffin, bestimmte aus dem Röntgenbefund abzuleitende Körperlagen zur Verbesserung der Divertikelentleerung). Exstirpation der Divertikel kann technisch überaus schwierig und sehr gefährlich sein; zweckmäßiger ist wohl bei Duodenaldivertikeln gewöhnlich die Gastroenterostomie. Auch die Arteriosklerose der Magengefäße soll dem Carcinom verwandte klinische Bilder geben (Schmerzzustände, Blutungen, auch Ulcusbildung). Die Diagnose einer solchen Arterioskleroseform ist ein großes Wagnis und wohl fast stets eine Fehldiagnose (ebenso wie die Angina abdominis). Freilich werden Herzbräuneschmerzen gelegentlich in das Epigastrium und in die Zwerchfellregion lokalisiert.

b) Erkrankungen anderer, vor allem benachbarter Bauchorgane. Bösartige Lebertumoren! Gewöhnlich metastatisch; häufigster Ausgangspunkt: primärer Magenkrebs. Achte auf respiratorische, auch exspiratorische Verschieblichkeit von Lebertumoren (trotz Fixationsversuch der bei tiefer Einatmung nach unten rückenden Geschwülste wiederum Aufwärtsbewegung derselben bei der Ausatmung; mit der Leber nicht verwachsene Neoplasmen an Magen-Netz und Darm bleiben fixiert in ihrer Lage; Minkowski). —

Lebercirrhose! (Näheres im einschl. Kapitel.) Cholelithiasis mit großer steingefüllter Gallenblase! (Vgl. Abschnitt: Leberkrankheiten.) Die stenosierenden unverschieblichen Pankreascarcinome. (Einzelheiten im Abschnitt: Erkrankungen der Bauchspeicheldrüse.) Nabelkrebs! Harte, carcinomatöse Infiltration der Nabelgegend; sekundär nach Magenkrebs. — Mastdarmkrebs! Das Magencarcinom setzt gelegentlich fühlbare, ja erhebliche raumbeengende Metastasen in „Douglas", bes. an vorderer Rektalwand, jedoch ohne Schleimhautulceration. — Einseitige, namentlich aber doppelseitige maligne Eierstocksgeschwülste. Denke hierbei stets an primäre Magentumoren mit metastatischer Erkrankung der Ovarien. — Carcinose des Bauchfells: gewöhnlich sekundär; häufig Folgeerscheinung des Magenkrebses. Sorgfältige Palpation unmittelbar nach Ascitespunktion!

c) Allgemeinerkrankungen, vor allem Anämien und funktionell-nervöse Störungen bes. in Fällen, wo die krebsige Magenerkrankung zunächst „latent" ist. Anämien! Bei Magenkrebs mitunter relativ frühzeitig schwere sekundäre Anämie, ja perniciosaähnlicher Blutbefund. — Nervöse Dyspepsie (vgl. S. 603). Auch hierbei mitunter starke Macies und Anämie, jedoch weitgehende therapeutische, vor allem psychotherapeutische Beeinflußbarkeit der Störung, keine gröbere motorische Insuffizienz, keine Milchsäuregärung und vor allem keine okkulten Blutungen. — Lungentuberkulose! Nicht selten entpuppen sich Fälle, die wegen Carcinomverdachts überwiesen werden als tuberkulöse Lungenerkrankungen, namentlich disseminierte und kachektische Formen mit noch fast fehlendem Auswurf, geringem Husten, aber auffällig starker, ja vorherrschender Anorexie und trügerischer „Dyspepsie". Menschen, die an Carcinophobie leiden, sind meist, aber nicht immer von Magenkrebs frei. Gerade in solchen Fällen ist schon aus psychotherapeutischen Gründen trotz sinnfälliger „Hypochondrie" restlose Erschöpfung der üblichen Untersuchungsmethoden, auch des Röntgenverfahrens und der mikrochemischen Stuhlprüfungen auf Blut unerläßlich.

Die symptomatische interne **Therapie** richtet sich, abgesehen von der sekundären Anämie und der fortschreitenden Gewichtsabnahme bes. gegen die Magenfunktionsstörung. Gegen die Anämie gibt man namentlich subcutan Arsenpräparate. Bei Anorexie sind mitunter Chinapräparate und Condurango wenigstens vorübergehend nützlich. Der Salzsäureverlust verlangt Salzsäuretropfen oder auch Acidolpepsintabletten. Die Folgen der Pylorostenose bessern sich oft durch methodische Magenspülungen (S. 594) durch flüssig-breiige, calorienreiche, wenig voluminöse Ernährung (möglichst unter Verwendung von Sahne, auch Nährpräparate), durch sorgfältige mechanische Zerkleinerung etwaiger festerer Nahrungsmittel (wie Schaben, Mahlen von Fleisch, „Durchpassieren" von Gemüsen). In aussichtslosen Fällen muß man möglichst weitgehende Konzessionen an die Geschmacksrichtung des Kranken, mitunter auch hinsichtlich Alkohol und Nicotin machen. Magenschmerzen erfordern oft Narkotica. Strahlenbehandlung kann schon aus suggestiven Gründen in inoperablen Fällen, versuchsweise auch zur Nachbehandlung Operierter in Frage kommen. Die tatsächliche Wirkungskraft von Röntgen-Intensivbestrahlungen wird freilich nur ein hierin erfahrener Facharzt herausholen. (Cave Röntgenkachexie!) Gleiches gilt für das Radium. Bestrahlt man aus suggestiven Gründen, wird man wenigstens ungefährliche Dosen wählen und allzuhohe Kosten der Familie ersparen. Wir begnügen uns dann oft mit örtlichen Sonnenbestrahlungen!

Die durchschnittliche Krankheitsdauer nichtoperierter Fälle wird auf etwa 2 Jahre geschätzt. Sie ist u. a. abhängig vom Alter der Kranken — Carcinome in jüngeren Jahren neigen durchschnittlich zu bes. raschem Verlauf — und von der makroskopischen und histologischen Eigenart des Tumors, nicht zuletzt aber von der noch rechtzeitigen Erkennung des Leidens und der Möglichkeit der radikalen Tumorentfernung. In vielen Frühfällen gewährleistet die Magenresektion mehrjährige, mitunter dauernde Rezidivfreiheit. Leider sterben hierbei nicht selten auch Kranke, die ohne operativen Eingriff vielleicht noch 1—2 Jahre — allerdings dem sicheren Tode verfallen — gelebt hätten, deren rascher Tod im Anschluß an den Eingriff die Familie jedoch in besondere Schwierigkeiten bringen kann. Als symptomatischer chirurgischer Eingriff kann die Gastroenterostomie die subjektiven und objektiven Folgen der Retention mildern und beseitigen. Spontanheilungen mögen vorkommen. Zweifellos ist dies aber — wenn man von Fehldiagnosen, wie tumorartiger Perigastritis, Magensyphilis, gutartigen Magengeschwülsten absieht — derart selten, daß man praktisch damit nicht rechnen darf. Andere bisher bekannte Behandlungsformen als die chirurgische Therapie helfen entweder gar nicht oder höchstens vorübergehend; meist verzögern sie nur, wenn sie nicht in inoperablen Fällen eine letzte Zuflucht und dann im wesentlichen eine indirekte Form der psychischen Therapie darstellen, den so dringlichen Operationsversuch. Heilungen über 3 Jahre hinaus werden nach Abzug der Operationsmortalität (wohl zwischen 10 und 25 %, auch je nach Ausdehnung des Eingriffs) ungefähr in ein Fünftel bis ein Drittel der Fälle erzielt. Man darf nur im Anschluß an den Eingriff die interne Nachbehandlung nicht vergessen! Wir selbst pflegen während der Nachbehandlung, abgesehen von Diät und Salzsäuretherapie, zeitweise Arsenspritzkuren mit gleichzeitiger interner Darreichung von Schilddrüsenpräparaten zu versuchen und glauben, auch in inoperablen Fällen, hierbei wenigstens vorübergehende Erfolge zu sehen.

Gerade in verlorenen Fällen zeigt sich ein Meister der Therapie in dem psychotherapeutischen Geschick den letzten Rest des Lebens dem Kranken und seiner Umgebung so erträglich wie möglich zu machen. Hierzu gehört auch das Morphium, und zwar in wirksamen Mengen, selbst wenn schließlich einmal die Maximaldosis um ein Vielfaches überschritten werden mußte. Die sog. Reiztherapie mag mitunter etwas nützen, wenigstens die Schmerzen lindern. Vielleicht wirken die verschiedenen „Krebsheilmittel", wenigstens zum Teil, im gleichen Sinne. Umgebung und Arzt klammern sich eben des öfteren gerade in verlorenen Fällen an therapeutische Unwahrscheinlichkeiten und vage Behauptungen über diese oder jene Krebsheilmittelerfolge. Eduard Müller †-Marburg.

## Magenneurosen; nervöse Dyspepsien.

Ein heikles Gebiet! Die Begriffsbestimmung der nervösen Dyspepsie hat im Laufe der Zeiten erheblich gewechselt; sie steht noch jetzt zur Diskussion. Wir selbst bezeichnen damit in Anlehnung an Strümpell funktionell-nervöse Magenbeschwerden, die bald als hervorstechende Einzelsymptome, wie Appetitlosigkeit, Erbrechen, Aufstoßen, bald als vielgestaltige Symptomenkomplexe auftreten, einer primären anatomischen Begründung am Magen sowie am Gesamtkörper entbehren, ausschließlich oder vorwiegend von psychischen Einflüssen abhängen, mitunter aber imstande sind, sekundär körperliche Veränderungen — sogar am Magen selbst — hervorzurufen.

Die Voraussetzung für reine Form nervöser Dyspepsie ist anatomische Magengesundheit. Der Beweis hierfür kann nur durch sachverständige, erschöpfende Magenuntersuchung erbracht werden. Schon das „nervöse" Verhalten solcher Magenpatienten bei Sondenfunktionsprüfungen und Röntgenuntersuchungen erweckt vielfach den Verdacht auf mangelnde organische Begründung: das Würgen beim Trinken des Kontrastbreies, die Abscheu vor der Sonde, das Grimmassieren beim Schlucken und ähnliches. Auszuschließen sind ferner symptomatische Magenstörungen, die durch körperliche Allgemein- und Organerkrankungen ausreichend begründet sind, z. B. bei verkappter Tuberkulose, bei Anämien, bei chronischen Intoxikationen, wie Alkoholismus und Nicotinismus, bei Darmaffektionen (einschl. Parasiten), bei Innersekretionsstörungen, wie Hyperthyreoidismus, sowie bei beginnender Gravidität. Häufig handelt es sich um begleitende, aber klinisch vorherrschende nervöse Dyspepsien bei nachweisbaren, aber leichteren und Grad sowie Eigenart der subjektiven Beschwerden kaum erklärenden Magenveränderungen, z. B. bei Gastroptosen, bei vielen Dilatationen. Ein „psychisches Plus" ist selbst bei groborganischen Magenstörungen etwas ganz Gewöhnliches. Zahlreiche enge Wechselbeziehungen zwischen Seelenleben und Magen-Darmfunktion werden durch jedermann geläufige psychologische Tatsachen bewiesen. Ich erinnere nur an die Einflüsse von Lust- und Unlustgefühlen auf Appetit (Anorexie bei Angst, Kummer und Sorge), an das Erbrechen bei Ekel und die bekannten Schreckdiarrhöen. Gleiches zeigen tierexperimentelle Erfahrungen, z. B. hinsichtlich der psychischen Beeinflussung der Magensaftsekretion. Zu den wichtigsten Teilerscheinungen der sog. Nervosität gehört die Neigung zu ängstlichen oft ganz grundlosen Befürchtungen, zur hypochondrischen Überbewertung körperlicher Störungen und die gesteigerte Empfindlichkeit, sowie erhöhte psychische Reaktion gegenüber sensiblen Reizen, auch solchen, die krankhaft veränderte innere Organe nach dem Zentralorgan senden. Genügend Gründe für die Häufigkeit psychogener Entstehung und psychogener Verschärfung von Magenstörungen. Den ersten Anlaß hierzu kann die Angst vor einem Magenleiden, z. B. vor Krebs geben. In anderen Fällen liegt — ähnlich wie bei hysterischen Aphonien — ein psychogenes Konservieren anfänglich tatsächlich begründeter vorübergehender Magenbeschwerden, z. B. nach akuter Gastritis, vor. In wieder anderen werden — abgesehen von dem bekannten somatischen Abreagieren seelischer Komplexe — durch ängstliche Überbewertung und gesteigerte Empfindlichkeit nervöse Dyspepsien auf an sich unbedenkliche und häufig ganz symptomlose anatomische Veränderungen „aufgepfropft" (Gastroptosen!). Der beste Beweis für die begleitende nervöse Dyspepsie liegt mitunter in dem Verschwinden der subjektiven Beschwerden durch Suggestivbehandlung trotz Fortbestandes der anatomischen Veränderungen. Jene seelischen Störungen, die zu nervösen Dyspepsien Anlaß geben, können auf gewöhnlicher Nervosität, aber auch auf ernsteren Geisteskrankheiten, wie Depressionszuständen, Zyklothymien beruhen. Ohne eingehendes sachverständiges Befassen mit der psychischen Konstitution des Kranken sind richtige Deutungen oft kaum möglich. Sinnfällige Nervosität mit übertriebenen, merkwürdigen, ganz aus dem Rahmen des „Organischen" herausfallenden Klagen machen jedoch sorgfältigste Magenuntersuchungen niemals überflüssig. Auch ein typischer Hypochonder kann ein Magencarcinom haben.

Eine besondere Rolle spielen die nervösen Anorexien. Schwerere Grade bedrohen den Ernährungs- und Kräftezustand. Es kann sogar zu geradezu lebensgefährlicher Abmagerung kommen. Auch abnorme „Gelüste" und „Süchte" kommen hier vor. Eine organisch gesunde Dame meiner Beobachtung brachte es an einzelnen Tagen auf 1 kg Würfelzucker! Auch Brechanfälle bei nervösen Erregungen, Regurgitieren, Luftaufstoßen (gern nach verkapptem Luftschlucken) sind hier häufig, ferner Achylien einerseits und Supersekretionen sowie Säurebeschwerden auf nervöser Basis andererseits. Bei sichtlich heftigen Magenschmerzen ist aber die „nervöse" Dyspepsie geradezu regelmäßig eine Fehldiagnose. Das Verhältnis zwischen Nervosität und Magenstörungen ist mitunter auch umgekehrt. Die tiefgreifende Beeinflussung der gesamten Lebensweise durch langdauernde, an sich begründete Magenbeschwerden, die steten Klagen bei jeder Mahlzeit erzeugen sekundär neurasthenische Zustandsbilder, die ihrerseits wiederum die organisch bedingten Störungen verschlimmern können. Zufällige Unbekömmlichkeiten irgendeiner Speise, häufig Verwechslungen des „post hoc" mit dem „propter hoc", führt leicht zu dauerndem, unbegründetem Vermeiden, zu ängstlichem Lauern auf gleiche Beschwerden beim Genuß derselben Speisen u. dgl. So entstehen manchmal ganze Diätsysteme, bei denen die Unterscheidung zwischen objektiv begründeten und autosuggestiven überaus schwierig ist. Auch durch übertriebene ärztliche Bewertung an sich harmloser Magenstörungen, wie vieler Gastroptosen, werden „Neurasthenien" gezüchtet. Nicht jede Veränderung, die der Arzt physikalisch oder gar im Röntgenbild findet, die zur Erklärung der subjektiven Beschwerden aber nicht ausreicht und doch kaum zu beseitigen ist, soll der ängstliche Kranke wissen! „Funktionellnervös" ist auch hier keineswegs gleichbedeutend mit „psychogen". Es kommen u. a. funktionelle Veränderungen am visceralen Nervensystem, primär uns noch ganz unbekannte Störungen der inneren Sekretion in Frage. Die überaus häufigen Fehldiagnosen vermeidet man am besten durch Beachtung der Kardinalerscheinungen reiner nervöser Dyspepsie: anatomische Magengesundheit und Abhängigkeit hinsichtlich Entstehung, Verlauf und therapeutischer Beeinflußbarkeit von primär seelischen Vorgängen. Trotz der meist überragenden psychischen Komponenten müssen wir gerade bei solchen „Organneurosen" mit vielleicht koordinierten, ja primären, konstitutionell bedingten, auch innersekretorischen und toxischen Erregbarkeitsveränderungen des autonomen Nervensystems rechnen. Oft äußert sich der konstitutionelle Faktor in einem „angeborenen" schwachen, empfindlichen Magen, mitunter in Form eines „Familienübels".

Geschickte Psychotherapie ist das beste, vielfach — das einzige Heilmittel! Dazu gehört natürlich eine genügende Vertrautheit des Arztes mit der besonderen psychischen Konstitution des Kranken und mit seinen inneren seelischen Konflikten. Hierbei sind die modernen Formen der Psychoanalyse nicht erforderlich, oft sogar schädlich. Man muß die diagnostische Überzeugung durch sachkundige, erschöpfende und unvoreingenommene allgemeine und örtliche Magenuntersuchung erwerben, daß es sich um eine rein nervös-dyspeptische Störung handelt oder nicht, wie so häufig, um eine die organische begleitende. Gleichzeitig benutze man die Gelegenheit das Vertrauen des Patienten zu erlangen in längerer unauffälliger Unterhaltung mit demselben und unter Beobachtung seines Verhaltens bei der Untersuchung, namentlich bei der Sonden- und Röntgendiagnostik. Eine sorgfältige gewöhnliche Anamnese ist dann viel wichtiger als das mitunter beliebte, psychoanalytische Schnüffeln im seelischen Innern. Strümpell sagt, daß solche Dyspeptiker Nerven-, keine Magendiät brauchen und daß Ärzte, die hier besonderen Wert auf Tinkturen, örtliche Magenbehandlung und Diätschemata legen, oft vergessen, daß ihre Maßnahmen gewöhnlich nur auf dem Umweg über die Psyche des Kranken wirken. Mit klaren bestimmten Worten muß der ängstliche Kranke über seine anatomische Magengesundheit aufgeklärt, etwaige leichtere Veränderungen auf die richtige Bedeutung zurückgeführt und damit oft als nebensächlich bezeichnet werden. Natürlich verlangen begleitende und erhebliche körperliche Veränderungen, wie Störungen des Ernährungs- und Kräftezustands, der Blutbeschaffenheit, gleichzeitige Veränderungen der Magenlage, Sekretionsstörungen usw. entsprechende Mitbehandlung, zumal wir dadurch ein vorzügliches Hilfsmittel zur indirekten psychischen Therapie gewinnen. Diese Dyspeptiker sind oft ein vorzügliches Ausbeutungsobjekt unserer Kurpfuscher und der Spezialitätenfabrikanten. Allzu häufig wird dann mit Hilfe phantastischer diagnostischer Behelfe, z. B. der „Augendiagnose", ein schweres organisches Magenleiden diagnostiziert und durch Kurpfuschertherapie „geheilt". Eine in der Tat beim Naiven des öfteren wirksame Form der indirekten psychischen Therapie von „Organneurosen"! Wo die Psyche krank bleibt, sind alle Kurerfolge freilich nicht von Dauer; die Zukunftsaussichten bei der nervösen Dyspepsie hängen eben gewöhnlich von der Prognose der primär-seelischen Störungen ab.

Eduard Müller†-Marburg.

## Magensenkung. Gastroptose.

Lage und Form des Magens unterliegen einem steten physiologischen Wechsel. Sie sind das rasch und ausgiebig sich verändernde Produkt der Magenanpassung an seinen augenblicklichen Inhalt und der fortgesetzt schwankenden Raum- und Druckverhältnisse in der Bauchhöhle; sie sind damit auch vom Zwerchfellstand und dem Verhalten der benachbarten Darmabschnitte abhängig.

Abgesehen vom Situs inversus kann der Magen nach oben, nach unten, dann seitlich z. B. durch Riesenmilzen nach rechts und durch Lebergeschwülste nach links, ausnahmsweise sogar in Hernien verlagert sein. Auch starke Verlagerungen durch Druck und Zug werden meist ohne gröbere Magenstörungen ertragen; sie sind aber, namentlich durch das Röntgenverfahren erfaßt, für die Diagnostik der Erkrankungen der dem Magen benachbarten Organe von großer Wichtigkeit, **Hochdrängungen** kommen namentlich in späteren Schwangerschaftsmonaten, sowie bei Meteorismus und Ascites vor. Die stärksten Verlagerungen nach oben sieht man bei den nicht allzu seltenen, fast stets linksseitigen **Relaxationen des Zwerchfells**, sowie bei der echten **Hernia diaphragmatica**. **Umschriebene Verzerrungen und Eindellungen** kommen bei Adhäsionen, namentlich bei strangförmiger Perigastritis vor, sowie durch Verwachsungen, die von Gallenblase und Zwölffingerdarm ausgehen („vermehrte Rechtsdistanz" im Kontrastbild), schließlich durch Tumoren der Nachbarorgane, z. B. durch Gallenblasen- und Bauchspeicheldrüsengeschwülste. Besondere Bedeutung besitzt die **Gastroptose**, d. h. das krankhaft starke Tiefertreten des im Verhältnis zur fester fixierten Kardia beweglicheren unteren Magenpols bei darmähnlicher Langmagenform. Hierbei kann sich eine begleitende **Ektasie** durch gleichzeitige Vergrößerung des Magen-Querdurchmessers geltend machen. Die letzten Krankheitsursachen darf man kaum in äußeren Schädlichkeiten und im Magen selbst, z. B. in der beliebten Erschlaffung seiner Bandapparate oder im abnormen Längenwachstum des Magens suchen, Meist ist die **Gastroptose**, wie das klinische Gesamtbild beweist, **nur die Teilerscheinung einer abnormen Konstitution und allgemeinerer Lageveränderungen der Bauchorgane, d. h. der Enteroptose.** Hypotonien der Bauchmuskulatur, ungenügende Entwicklung der letzteren, sowie sekundäre Atrophien, z. B. durch langdauernde hochgradige Überdehnungen, müssen namentlich bei fettarmem Gekröse, das den Magen stützende „Darmkissen" und den Magen selbst nach unten senken. Diese Dinge sind aber nur Hilfs-, nicht die Grundursachen des Übels. Überdies kann überall da, wo solche unterstützenden Faktoren für die Magenlage versagen, die sekundäre „Gastroptose" als notwendige Kompensation der veränderten Raumverhältnisse aufgefaßt und jede therapeutische Rückverlagerung, die nur am Magen selbst angreift, als widersinnig bezeichnet werden. Die Ursachen der Gastroptose sind eben nicht einheitlich. Unter den angeborenen, „konstitutionellen" und erworbenen Ursachen spielt zweifellos auch der neurogene Tonus der Magen-Darm- sowie der Bauch- und Beckenmuskulatur eine Rolle. Auch die Frage der Insuffizienz des gesamten Stützgewebes, nicht nur der „Ligamente", muß von neuem geprüft werden.

**Kennzeichen.** Zwischen „normal" und „krankhaft" gibt es gerade bei Gastroptosen ein breites Grenzgebiet. Ein gebräuchlicher, aber unsicherer Indicator für die krankhafte Verlagerung ist das Hinabreichen des unteren Randes eines aufgeblähten oder wassergefüllten und dann im Stehen perkutierten Magens unter Nabelhöhe. Auch die Laparotomie gibt nicht immer einen sicheren Maßstab für den klinischen Befund am lebenden Menschen mit geschlossenen Bauchdecken und normalem Füllungszustand des Magen-Darmkanals. **Vielfach ist die Gastroptose ein symptomloser Nebenbefund.** Zahllose völlig gesunde Menschen haben — vom Standpunkt des Röntgenbildes aus betrachtet — eine „leichte Gastroptose" und „geringe Erweiterung". Der Untersucher läuft deshalb Gefahr, ganz anders begründete Bauchbeschwerden durch solche Röntgenbefunde zu erklären. Selbst hochgradige Gastroptosen werden mitunter ohne besondere Beschwerden ertragen! Überall da, wo örtliche Krankheitserscheinungen tatsächlich bestehen, gehen sie kaum dem Grade der Verlagerung parallel. Vielfach verschwinden die Beschwerden trotz unveränderten Fortbestehens von Verlagerung und Ektasie, kurzum die Zurückführung der Magenbeschwerden auf die Gastroptose an sich ist schwierig und zweifelhaft. Die **Hauptbeschwerden bestehen weniger durch die Magensenkung an sich als durch die mehr koordinierten Begleitveränderungen:**

die Enteroptose mit Störungen der Darmtätigkeit, die neuropatische Disposition, begleitende Änderungen des Ernährungs- und Kräftezustandes, sowie der Blutbeschaffenheit. Wenn unter den Gastroptose-Patienten auch das weibliche Geschlecht überwiegt, so liegt doch in früheren Schwangerschaften nur ein auslösender und verschlimmernder, nicht der eigentlich ursächliche Faktor. Gleiches gilt für das Korsetttragen. Durch Gastroptose an sich erklärliche örtliche Klagen sind:

Gefühl von Völle, Druck und Zug, namentlich nach stärkerer Magenbelastung — Symptome, dies ich durch Stehen und Gehen, vielleicht infolge Zerrung an den Aufhängebändern steigern, aber auch ohne Magenverlagerung vorkommen. Hierzu treten häufig noch vieldeutigere Klagen: Kollern im Leibe, Appetitmangel, selbst erhebliche Magen- und Kreuzschmerzen. Objektiv achte man auf starke epigastrische Pulsationen, Magenplätschern noch unterhalb des Magens, eingesunkenes Epigastrium, Tiefertreten des unteren Magenpols bei Aufblähung, nach Wasserbelastung im Stehen und im Röntgenbild, sowie auf etwaige an Intensität und Lokalisation wechselnde Magendruckpunkte. Die stärkere Senkung des unteren Magenpoles vergrößert die Hubhöhe. Dies mag mitunter eine leichtere motorische Insuffizienz zur Folge haben. Sie macht sich aber kaum bei der Funktionsprüfung mit Probefrühstück und Probemahlzeit geltend. Ein häufiges Nachbarschaftssymptom der Gastroptose ist Stuhlverstopfung, nicht selten auch eine sog. Colitis pseudomembranacea.

Jugendliches und mittleres Alter wird bevorzugt. Mit Vorliebe handelt es sich um Personen mit „reizbarer Schwäche des Nervensystems", mit geringer Energie und Neigung zu Depressionen und hypochondrischen Befürchtungen, mit hagerem, grazilem Knochenbau, oft ungenügender Muskelentwicklung, geringem Fettpolster, blasser Hautfarbe („Scheinanämie"; mitunter auch deutliche durch die Blutuntersuchung greifbare Blutarmut, ausnahmsweise die jetzt so seltene echte Chlorose), ferner mit langem, dünnem Hals, paralytischen Thoraxformen, dünnen schlaffen Bauchdecken und auffälliger Lebhaftigkeit der Sehnenreflexe — also um Personen mit allen oder einzelnen Zügen des sog. asthenischen Habitus.

Die Abgrenzung von der organischen Pylorusstenose gelingt mit Hilfe der Magenfunktionsprüfung, durch den Nachweis von Magensteifungen, starken sekundären Magenerweiterungen, durch den Befund okkulter Blutungen, vor allem aber mit Hilfe des Röntgenverfahrens. Überaus schwierig, mitunter sogar unmöglich ist die so häufige Differentialdiagnose zwischen reiner Gastroptose und begleitendem Ulcus (vgl. S. 577). Die Unterscheidung von nervöser Dyspepsie ist mitunter nur eine diagnostische Spielerei. Der Befund einer Gastroptose bei Neuropathen schließt die Deutung der örtlichen Beschwerden als „nervös dyspeptische" nicht aus. Mitunter sind psychische Traumen für die Auslösung entroptotischer Beschwerden ausschlaggebend.

Die besten Behandlungserfolge erzielt in den meisten Fällen von Gastroptose beim Fehlen sonstiger organischer Erkrankungen die psychische Therapie. Auch Leibbinden und Heftpflasterverbände sind meist in erster Linie Hilfsmittel der sog. indirekten psychischen Behandlung. Nur für solche Kranke, die nach kurzer Gewöhnungsperiode Leibbinden als angenehm empfinden, eignet sich diese örtliche Behandlung. Mangelhafter Ernährungs- und Kräftezustand, begleitende Anämien können Mastkuren und Eisen-Arsen, örtliche Massage und Gymnastik erfordern. Wo Belastungsbeschwerden des Magens bestehen, verordnet man häufige kleine Mahlzeiten, sowie Ruhe und Rückenlage danach. Die gleichzeitige habituelle Obstipation muß beseitigt werden. Es ist gefährlich, den Kranken über eine als „Nebenbefund" festgestellte, aber beschwerdefreie Gastroptose zu unterrichten. Nachträgliche psychogene Klagen sind oft die Folge. Überall da aber, wo plausible Beschwerden bestehen, muß sich die Behandlung der wechselnden Pathogenese der „Magensenkung" anpassen. Liegen Bauchwanderschlaffungen, evtl. mit Rectusdiastasen vor, wird man in richtigem Wechseln mit der Binden- und Bandagenbehandlung Gymnastik treiben lassen, z. B. aufrichten aus horizontaler Rückenlage ohne Unterstützung der Hände. Viele Bandagen — ihre mechanische Wirkung läßt sich im Röntgenbild verfolgen — drücken übrigens den Magen eher herunter als herauf. Die frühmorgens, evtl. bei Bettlage anzulegenden Bandagen müssen breit und in erster Linie am Hypogastrium angreifen, nicht in der Magengegend selbst! Bei „Magensenkungen" sind also der „Unterleibsgürtel" angezeigt. Operative Behandlungsmethoden sind wenigstens in Form der „Gastrosuspensionen", bei der üblichen Pathogenese und dem Begleitbefund allgemeinerer Enteroptose, gewöhnlich ebenso unlogisch wie wertlos. Suggestive Besserungen, die auch auf andere und ungefährlichere Weise gleich gut, ja besser zu erzielen sind, werden freilich allen solchen operativen Eingriffen leicht zu Scheinerfolgen verhelfen.

Eduard Müller†-Marburg.

## Sanduhrmagen; Kaskadenmagen (Baggersackmagen).

Beim Sanduhrmagen handelt es sich um eine erworbene, höchstens ausnahmsweise einmal angeborene, Magenformveränderung, deren Häufigkeit (insbes. bei Frauen!) erst durch das Röntgenverfahren erkannt wurde. Bildung eines zwei- ja selbst mehrfach geteilten Sackes, oft tatsächlich von Stundenglasform. **Funktionelle und organische Ursachen.** Die ersteren bestehen in örtlichen Muskelspasmen, die letzteren meist in zirkulären Ulcusnarben (nach tiefgreifenden, ja penetrierenden Geschwüren des Magenkörpers), in ausgedehnteren perigastrischen Verwachsungen, mitunter auch in Carcinomen und Magensyphilis. Häufige Mischformen des spastischen und sog. anatomischen Typus, d. h. Verschlimmerung organischer Zweiteilung durch eine örtliche von Ulcusreiz oder der vom Magengeschwür verursachten Perigastritis ausgehende zirkuläre spastische Muskelkontraktion. Scheinbare Sanduhrform kommt durch raumbeengende Erkrankungen der Nachbarorgane zustande, ferner in Rückenlage infolge Eindellungen durch die Bauchspeicheldrüse (bei Pankreastumoren, sog. reitender Magen!), schließlich auch bei den taillenartigen Eindellungen der Magenmitte bei ptotisch-hypotonischem Magen (Belastungsform infolge Zug des erweiterten und gefüllten unteren Abschnittes).

Ohne Röntgenverfahren (Durchleuchtung und Photographie nach Kontrastmahlzeit mit stetem Nachweis zweier ungleicher, evtl. durch gestielten Fortsatz miteinander verbundener Magenhälften; Verbindungskanal gewöhnlich in der Gegend der kleinen Kurvatur) ist die Diagnose schwierig und unsicher. Mitunter ergibt allerdings die häufiger wiederholte Aufblähung mit Kohlensäure oder Luft deutliche Zweiteilung des Sackes. Die vieldeutigen Beschwerden erinnern gern an Pylorusstenosen. Oft fehlen sie; häufig sind sie durch die Grundkrankheit, vor allem durch das Magenulcus verdeckt. Beseitigung der Sanduhrform durch Atropin, Papaverin und Eumydrin, zeitweises spontanes Verschwinden derselben, auffälliges Wechseln des Bildes während der Durchleuchtung, Eigenart der Verschieblichkeit des Schatteninhaltes durch die Hand sprechen für spastische Form, Fehlen der medikamentösen Beeinflussung aber nicht dagegen. Deshalb oft mangelnde Übereinstimmung zwischen klinischem, röntgenologischem und chirurgischem und autoptischem Befund, bes. in Fällen, wo das Röntgenbild nicht mit der Magenform bei vorsichtiger Aufblähung in Einklang steht. Die Magenform kann eben auch hier beim leeren Magen anders sein als beim gefüllten, in Rückenlage anders als beim Stehen, auch beim geschlossenen Leib — schon infolge Änderung der abdominellen Druckverhältnisse — anders als beim geöffneten. Hierzu kommen die Einflüsse etwaiger Morphiumeinspritzungen und von Narkosen auf den Spasmus, schließlich bei Sektionen die Rückwirkungen der Totenstarre (nicht nur Konservierung vorhandener, auch Schaffung neuer Kontraktionsformen!). Das plötzliche Nachkommen neuen Mageninhaltes nach scheinbarer Reinspülung ist ein inkonstantes, mehrdeutiges Zeichen (z. B. auch bei reinen Dilatationen vorkommend). Immerhin muß man hierbei stets an die Möglichkeit eines Sanduhrmagens denken, ebenso wenn bei Magenspülungen nur ein Teil wieder herauskommt und bei Ausheberungen zuerst Magensaft, aber plötzlich nachträglich Speisebrei entleert wird. Auch das Festsitzen dicker Sonden unterhalb der Kardia ist auf Sanduhrmagen verdächtig. Gleiches gilt für merkwürdig laute, stete Magengeräusche, für heftiges anhaltendes Würgen, ohne daß Speisen herauskommen, für abnorm rasch eintretendes Sättigungsgefühl trotz kleinster Mahlzeiten, für ein fortwährendes Gefühl von „Stockungen" im Magen und für fortdauerndes Magenplätschern trotz scheinbar leerem Magen bei der Aushebung. Grobe Funktionsstörungen fehlen oft trotz ausgesprochener, scheinbar organischer Sanduhrform. Versuchsweise interne Behandlung ist am Platze, die sich gegen das ursächliche Magenulcus und den begleitenden, die Stenose verschlimmernden Spasmus richtet (Belladonnadarreichung!). Versuchsweise Ulcuskur empfiehlt sich oft auch bei scheinbar rein spastischem Sanduhrmagen. Gewöhnlich steckt eben doch ein Ulcus dahinter, unter Umständen ein Fernspasmus bei Ulcus duodeni oder Cholecystitis (freilich auch Spasmen ohne anatomischen Befund, z. B. nach Morphium, Bleivergiftung und bei Tabes, überhaupt bei starkem Vagustonus und intensiven Erregungen des vegetativen Nervensystems). Gleichzeitig reicht man ein alkalisches leicht abführendes Pulver mit Belladonnazusatz, z. B. nach Art des Leubeschen. Meist sind bei den anatomischen und organisch bedingten Formen operative Eingriffe, in erster Linie Querresektionen, erforderlich. Gastroenterostomien (sie liegen hier auch ungünstig) helfen auf die Dauer kaum.

Unter Kaskadenmagen versteht man eine auch im Röntgenbild ziemlich seltene Magenzweiteilung, bei der der obere unter dem linken Zwerchfell gelegene, schalenförmige Abschnitt vom unteren, ganz oder annähernd normal gestalteten durch eine in das Lumen weit vorspringende Falte derart getrennt wird, daß der Speise- oder Kontrastbrei erst die obere flache Schale füllt und sich erst dann kaskadenartig in den unteren Abschnitt ergießt. Diese Formveränderung kann an sich ohne wesentliche praktische Bedeutung sein. Man findet sie in erster Linie bei Hernien und Relaxationen des Zwerchfells, dann bei hochsitzenden Geschwüren der kleinen Kurvatur, bei Perigastritis und Spasmen daselbst, als Mageneindellung auch bei hochgradig geblähtem Kolon, überhaupt bei Meteorismus sowie bei Bauchtumoren.

Eduard Müller†-Marburg.

## Perigastritis.

Klinisch bedeutsame **Perigastritis** (Entzündung des Bauchfellüberzugs am Magen) ist nur selten das Teil- und Restbild allgemeiner, z. B. tuberkulöser Bauchfellentzündungen. Gewöhnlich ist sie bedingt durch entzündliche Prozesse in der Oberbauchgegend (wie Cholecystitis, auch mit nachfolgender Periduodenitis, ferner Ulcus duodeni, Pankreatitis und Peripankreatitis) oder „gastrogen" (vor allem infolge tiefgreifender Magengeschwüre, oft eine Art Abwehrmaßregel des Organismus gegen die drohende Ulcusperforation in die freie Bauchhöhle). Auch Bauchoperationen geben öfters zu störenden späteren Verwachsungen Anlaß. Es entstehen bald lockere, bald festere strang-, band- und flächenartige, aber nur ausnahmsweise der Palpation zugängliche Verwachsungen, insbes. zwischen Magen einerseits und Darm, vorderer Bauchwand, Leber, Milz und Pankreas andererseits. Mitunter geben solche Adhäsionen zum Sanduhrmagen Anlaß, auch zur Kaskadenform, selbst unter Verschärfung der Deformierung durch sekundäre Spasmen. Im Röntgenbild können überhaupt dann vielgestaltige Form- und Lageveränderungen des Magens sichtbar werden (Verziehungen nach rechts, Einschnürungen, Raffungen, Mäusefraßkonturen). Etwaige örtliche Beschwerden bestehen gern in Schmerzen, die — oft unabhängig von der Zusammensetzung der Nahrung — beim gefüllten Magen zunehmen, durch Anstrengungen, ausgiebigere Rumpf- und Zwerchfellbewegungen, bei örtlichem palpatorischem Druck sich steigern (angeblich auch beim nach oben Zerren der unteren seitlichen Thoraxwand), auch bei fehlendem Magenulcus auftreten oder trotz sachgemäßer Ulcuskur und Geschwürsheilung fortbestehen. Sichere Deutung ist nicht immer möglich. In Fällen, die interner Behandlung unzugänglich sind (auch Heißluft, Kataplasmen, Diathermie), können Vermutungsdiagnosen ihre Bestätigung finden durch Probelaparotomien (evtl. Gastrolysis, ausnahmsweise Gastroenterostomie; jedoch Möglichkeit, ja Wahrscheinlichkeit der Bildung neuer Verwachsungen, „hoffentlich an günstigeren Stellen"!). Manchmal geben an sich gutartige hyperplastische Verwachsungen zur Fehldiagnose inoperabler Carcinome Anlaß. Es können sich nämlich bei „penetrierendem Magenulcus" langsam wachsende tumorartig kaum bewegliche, derbe und druckempfindliche perigastrische Infiltrate bilden, die operative Behandlung erfordern. In anderen Fällen mit nur unbestimmten Beschwerden in der Magengegend, wie einfaches Unbehagen, gleichzeitig aber mit psychogenen Überlagerungen, wird die Perigastritis als eigentliche Reiz- und Schmerzursache allzuoft verkannt und einfach „Hysterie" diagnostiziert, oft auch unter dem Eindruck tatsächlicher Besserung durch Suggestivbehandlung, selbst bei vorhandener Perigastritis. Sorgfältigste Analyse der subjektiven Beschwerden ist hier unerläßlich (vor allem Feststellung der Abhängigkeit der subjektiven Beschwerden von Magenfüllung, Magenperistaltik und Zwerchfellstand).

## Magensyphilis; Magentuberkulose.

Bekannt ist die nervöse Beeinflussung der Magenfunktion durch die „Metasyphilis" (tabische Krisen). Ähnliches kommt auch bei echter Lues cerebrospinalis vor, vor allem bei Beteiligung der für den Magen zuständigen Hinterwurzelfasern. Es ist sogar denkbar, daß sich auf diese Weise schwere organisch-nervöse Sensibilitätsstörungen des Magens und sekundäre trophische Veränderungen (Geschwüre?) entwickeln. Indirekte Beeinflussungen der Magenfunktion durch die Syphilis entstehen ferner durch Rückwirkung der medikamentösen Behandlung (Quecksilber und Joddarreichungen). Schließlich kann die Lues innerer Organe — es gilt dies bes. für die Lebersyphilis — sekundär einen an sich gesunden Magen in Mitleidenschaft ziehen.

Die echte Magensyphilis zeigt verschiedene Spielarten. Sie lassen sich freilich mehr nach den klinischen Erscheinungsweisen als nach dem pathologisch-anatomischen Substrat differenzieren: die sog. katarrhalische, die ulcerative, die narbige und die knotiggummöse Form. Die Sicherstellung dieser klinischen Bilder gelingt fast nur autoptisch, streng genommen nur

## Magensyphilis; Magentuberkulose.

mikroskopisch. Auch die Gastroskopie wird nur bei jenen Schleimhautveränderungen weiter bringen, die im 2. und 3. Stadium der Lues sich hier und da auch einmal im Magen lokalisieren, ausnahmsweise vielleicht auch beim syphilitischen Magenulcus. Der positive ,,Wassermann" ist hier mit großer Vorsicht zu bewerten. Wir müssen eben häufiger mit zufälliger Komplikation von Syphilis und andersartigen organischen Magenveränderungen als mit ursächlichen Wechselbeziehungen rechnen und uns deshalb bei positiven Blut- und Liquorbefunden von sonst notwendigen rechtzeitigen operativen Eingriffen gewöhnlich nicht abhalten lassen. Selbst die diagnostische Kur ist bei der bekannten Verwechslungsmöglichkeit des ,,post hoc" mit dem ,,propter hoc" und bei den so häufigen spontanen Remissionen auch der gewöhnlichen Ulcera keineswegs ausschlaggebend. Der Verdacht auf Magensyphilis kann sich freilich bei Ulcussymptomen mit gleichzeitiger Sub- und Anacidität erhöhen, auch bei Verdacht auf sog. parenchymatöse Magenblutungen. Kommt es zu grobknotigen Resistenzen durch Gummata der Magenwand oder durch benachbarte syphilitische Drüsentumoren (z. B. in der Pylorusgegend), so kann sich eine pseudocarcinomatöse Form der Magensyphilis entwickeln. Unter den spontan ,,geheilten" Fällen zuvor palpabler Magenkrebse befinden sich — abgesehen von tumorähnlicher entzündlicher Perigastritis und anderen Fehldiagnosen — gewiß auch solche von Magensyphilis. In der Magenwand kommt es ferner gelegentlich zu mehr diffusen, kleingummösen Gewebs- und arteriellen Gefäßveränderungen, auch zu flächenhaften fibrösen Narben, die zu Magenschrumpfungen und Magenverunstaltungen, wie Sanduhrmagen, führen können. Bei der gastritischen Form der Magensyphilis muß man die Mitwirkung etwaigen Alkohol- und Nicotinmißbrauchs sowie der Arzneibehandlung in Rechnung ziehen. In einer Eigenbeobachtung pseudocarcinomatöser Form der Magensyphilis (ohne Pylorushindernis, aber mit Sekretionsschwäche) ergaben energische Schmierkuren und Dijodylkapseln einen vollen therapeutischen Erfolg. Gerade bei der Syphilis von Höhlorganen müssen wir freilich damit rechnen, daß die Narbenbildung, die sich vielleicht auch unter dem Einfluß der spezifischen Therapie entwickelt, schließlich doch einen operativen Eingriff verlangt und spezifisch weiter nicht beeinflußbar ist.

Noch unbekannt sind die tieferen Gründe für das verblüffende Mißverhältnis zwischen so häufigem Vorkommen offener Lungenschwindsucht mit stetem Verschlucken von Tuberkelbacillen einerseits und merkwürdiger Seltenheit echter Magentuberkulose andererseits. Die bakterienabschwächende Wirkung der Magensalzsäure genügt nicht zur Erklärung. Sekundäre Darmtuberkulose ist ja relativ häufig; zudem neigen die Phthisiker zu Subacidität und Achylie. Unzureichend ist auch die Begründung der Magenresistenz durch die Spärlichkeit des lymphatischen Gewebes daselbst, durch den schützenden Schleimüberzug der Magenschleimhaut und durch die das Haften erschwerende rasche Weiterbeförderung des infektiösen Materials durch den Magen. Magenbeschwerden sind andererseits gerade bei Lungentuberkulose außerordentlich häufig, großenteils tuberkulotoxisch bedingt und evtl. mit Sekretionsschwäche einhergehend. So entstehen mitunter auch Ulcusbeschwerden, ohne daß ein Geschwür vorliegt. Ulcera sind sogar als Komplikation der Lungentuberkulose, zum Teil wohl infolge des Salzsäuremangels, relativ selten. Man wird jedenfalls beim Zusammentreffen von aktiver Tuberkulose anderer Organe und grob-anatomischen Magenveränderungen mit viel größerer Wahrscheinlichkeit eine mehr zufällige Komplikation als echte Magentuberkulose annehmen dürfen. Ausnahmsweise kann sich die letztere, abgesehen von der enteralen Infektion durch Sputum, auch hämatogen und lymphogen, sowie durch sekundäres

Übergreifen benachbarter tuberkulöser Prozesse entwickeln. Verschiedenartige **klinische Bilder** sind die Folgen: die pseudocarcinomatöse Form bei geschwulstbildenden Tuberkulomen und ausgedehnten Infiltraten, dann die anscheinend relativ häufigsten ulcerösen Formen. Die tuberkulösen Geschwüre sind dann gern multipel. Sie liegen in Herden zusammen und bevorzugen anscheinend die pylorische Region. Solche Ulcera können die Pyloruspassage erschweren (auch spätere tuberkulöse Narbenbildung und Verwachsung daselbst, ferner am Pylorus sitzende Tuberkulome und tuberkulöse Drüsen). Am Krankenbett wird man an solche Möglichkeiten einer Magentuberkulose denken, die einwandfreie Sicherstellung aber meist dem Pathologischen-Anatomen überlassen müssen. Das Röntgenverfahren kann hier für die Differentialdiagnose nur Unsicheres leisten; Gleiches gilt für die Gastroskopie, obwohl man hier mitunter vielleicht ein tuberkulöses Geschwür richtig deuten mag. Die Tuberkulindiagnostik ist ebenfalls kaum von Wert, wenn sich nicht hier und da einmal Herdreaktionen am Magen beobachten lassen. Etwaige durch Tuberkulose bedingte Pylorusstenosen und tuberkulöse Geschwüre verlangen neben der üblichen Magentherapie auch die bekannte allgemeine Behandlung der Tuberkulose.

Eduard Müller†-Marburg.

## Akuter Darmkatarrh.

Von „Katarrhen" sollte, genau genommen, nur gesprochen werden, wo als Ursache der Stühle von verminderter Konsistenz eine wirkliche Entzündung der Darmschleimhaut erwiesen ist. Zu diesem Beweis sind wir selten in der Lage. Auch **Schleim**beimengung zu den Faeces kann vorhanden sein auf Grund rein funktioneller Erregungszustände. Die funktionelle Diarrhöe mit Supersekretion und Motilitätsstörungen ist vom entzündlichen Darmkatarrh klinisch oft nicht zu unterscheiden. Durch eine zunächst funktionell ausgelöste Sekretionsstörung der Darmdrüsen ändert sich das „Milieu" im Darm. Hierdurch verändert sich die Besiedlung im Darminhalt. Keime können hervortreten, die sonst nur zurückgedrängt im Plankton des Darmes leben, oder dem Wuchern eingeführter schädlicher Keime ist der Boden bereitet. So kann sehr leicht zur funktionellen Störung die Entzündung hinzutreten. Liegen toxische oder infektiöse Schädlichkeiten vor (anamnestisch erwiesen oder durch Fieber), so werden wir berechtigter, „Katarrh" anzunehmen. Bei offenbar anderer Ursache dagegen „Diarrhoe" (Beispiel: Emotionsdiarrhöe, nervöse, Basedowsche Durchfälle). **Für die Therapie ist eine Trennung der Begriffe „Darmkatarrh" und „funktionelle Diarrhoe" weniger wichtig als die Berücksichtigung der Ätiologie im einzelnen Falle.** Das gilt bes. für Menschen, bei denen Darmkatarrhe sich wiederholen, also irgendeine Disposition dafür besteht. Bei vereinzelten akuten Störungen bleibt die Ursache nicht selten im Dunkeln.

**Ätiologie. Infektiöse Schäden:** Meist durch Bakterien der Koligruppe (Bacillus Gärtner, Paratyphus-, Ruhr-, auch primär oder sekundär Kolibacillen, aber auch Streptokokken, Proteusarten usw.). Indessen scheint es sich keineswegs regelmäßig um eine Einführung „darmfremder" pathogener Keime zu handeln, sondern oft um „endogene" Infektion des Dünndarms, um Verschiebung der Keimbelegschaften dünndarmaufwärts. Mit sekundärer „Wandinfektion". Ausbruch wird begünstigt durch Hitze (Sommerdiarrhöe, Diarrhöe des Schiffsheizers). Bisweilen auch Begünstigung durch Erkältungsschäden (äußere lokale Abkühlung, sehr kalter Trunk), wenn auch nicht so häufig wie volkstümlich angenommen wird. Begünstigung ferner durch Überfütterung und Vergiftungen; schließlich

Akuter Darmkatarrh.

durch „parenterale" anderweitige Infektionen, die nicht nur „toxisch" die Darmwand beeinflussen, sondern auch ein „allergisches" Verhalten der Darmwandgewebe bewirken können, vielleicht auch den bactericiden Selbstschutz des Darmes beeinträchtigen. So ist Diarrhöe Teilerscheinung vieler Infektionskrankheiten. Nicht nur weil Bakterien auf dem Blutwege in den Darm gelangen (vgl. die Enteritis apostematosa durch multiple Embolien bei Sepsis) oder die Darmstörung durch infektiöse Toxine erregt wird!

Gifte können Haupt- oder Teilursache sein: drastische Abführmittel, Quecksilber, Arsen, Phosphor, Alkalien, Säuren, selten Diuretin oder Chinin, auch Chinidin, urämische Giftstoffe; Zersetzungsprodukte und Toxine von Bakterien, die in verdorbenen Nahrungsmitteln gewuchert sind (Fische, Muscheln, Wurst, Fleisch, Milchprodukte). Eine Diarrhoea ex ingestis oft durch Alkohol, manche Biere, jungen Apfelwein, ranziges Fett, große Mengen Fruchtsäuren (Obst). Resorptionsstörungen durch Massen von Süßigkeiten (vgl. „Abführmittel"). Chemische Reize und Überladung des Verdauungsrohres wirken wegbereitend für mikrobielle Angriffe. Hochprozentige Spirituosen erzeugen vor allen Dingen eine akute Gastritis und können, ohne unmittelbar den Darm zu schädigen (reflektorisch oder als Folge gestörter Magenverdauung), zu Funktionsstörung und Katarrh im Darm führen. Es gibt auch akut, auch einmalig „gastrogene Diarrhöe". Aufnahme von unreifen Früchten, gärenden Fruchtsäften, Marmeladen, Getränken rufen starke Gärung im Darm und dadurch Durchfälle hervor.

Bereitschaften sind gegeben nicht durch chronische, über lange Zeiten symptomlose, „latente Darmkatarrhe" und manche Formen von chronischer Obstipation (mechanische Reizung und Reizung durch Zersetzungsprodukte „Diarrhoea stercoralis"), sondern auch durch chronische Gastritiden. Der akute Darmkatarrh eines sonst symptomlosen Achylikers repräsentiert ein gelegentliches Versagen der im Darmrohre vorhandenen Kompensationsmöglichkeiten für die ausgefallene Magenverdauung oder ein Versagen der „Autodesinfektion" des oberen Dünndarms. Bereitschaften liegen in allergischen Vorgängen: für den Darm ist wenig Exaktes darüber bekannt. Sehr wichtig sind oft momentane oder dauernde Umstimmungen im vegetativen System, nicht immer erkennbar an anderen vegetativen, nervösen oder hormonalen Symptomen. Diese vegetative Umstimmung wiederum ist nicht selten auf Seelisches zurückzuführen. Manchmal sind bei Menschen, die zu „Darmkatarrhen" neigen, eingefahrene „bedingte Reflexe" im Spiel.

**Symptome.** Plötzlicher Beginn, oft mit Erbrechen (Magenbeteiligung). Abgeschlagenheit, Kopfschmerzen, Übelkeit, oft starkes Krankheitsgefühl, Durchfälle, vom zweiten Stuhl an meist stinkend, gelblich und sauer durch Gärung oder alkalisch durch Fäulnis, dann braun und stinkend (Zersetzung der Darmsekrete). Leibschmerzen (wenn heftig, mit allgemeiner Bauchdeckenspannung, Differentialdiagnose zur Appendicitis!), belegte Zunge, Durst. Bei der (primär oder sekundär) infektiösen Form bisweilen Fieber von verschieden langer Dauer und Intensität. Wenn Milzschwellung, in erster Linie an Paratyphusinfektion denken! Stuhlzwang bei Befallensein des Rectums (Dysenterie ausschließen). Hochgestellter Harn, Spuren von Albumen, einzelne Zylinder. Bei Fäulnisdyspepsie wird die Indicanprobe positiv. Hinzutretender Ikterus ist nicht einfach auf Duodenalkatarrh zu beziehen, sondern öfters dadurch hervorgerufen, daß im Darm reichlich entstehende Zersetzungsstoffe die Leber schädigen.

**Therapie.** Bettruhe. Warmhalten des Leibes (Wärmflasche, elektrisches Heizkissen, eingewickelte heiße Kachel, bei kleineren Kindern Prießnitz-Umschlag). Anfangs keinesfalls Stopfmittel; eher durch milde, nicht reizende Abführmittel die Entleerung schädlichen Darminhalts fördern (Ricinusöl,

Bittersalz, Kalomel; s. u. ,,Abführmittel"). Die Verordnung von Abführmitteln ist bes. dann angezeigt, wenn ein Fall sehr frühzeitig in Behandlung kommt und ganz bes. in den Fällen, in denen zunächst nur Erscheinungen von Magenkatarrh und Unruhe im Darm vorhanden sind, ohne Durchfall, d. h. wenn das Fortschreiten des ,,Katarrhs" bis zum Dickdarm, das ja in der Regel eintritt, sich verzögert. Wird man frühzeitig zu einem Fall gerufen, bei dem Anhaltspunkte für eine ernste Nahrungsmittelvergiftung vorliegen, so greift man zu einer Durchwaschung des Darmkanals mit 20proz. Bittersalzlösung, allenfalls unter Verwendung des Magenschlauches (s. Abschnitt Abführmittel). Ist (spontan oder durch Mittel) ergiebige Darmentleerung erfolgt, so wird der erregte bzw. entzündete Darm durch Hunger ruhiggestellt, für eine Reihe von Stunden, ja Tagen. Man gibt nur Flüssigkeit in kleinen Portionen (dünnen chinesischen Tee, Fencheltee, Pfefferminztee), keine Milch, keine kohlensäurehaltigen Wässer ($CO_2$ erregt die Peristaltik). Dagegen wässerige Abkochung von Gerstenschleim oder Reisschleim. Rotwein mit Kartoffelmehl aufgekocht unter schwachen Zimmetzusatz. Jede Nahrungszufuhr erregt durch Psychoreflex den ganzen Verdauungsapparat. Darum seltene und geringe Nahrungszufuhr. Subjektiv wirkt dieses angenehmer als völlige Abstinenz. Aber möglichst kein zersetzungsfähiges Material zuführen. Adsorptionsmittel zweckmäßig (z. B. Kohlengranulat [Merck], 5—6mal täglich 1 Teel. unter Nachtrinken von wenig Tee zu nehmen). Bei Kollapszuständen etwas Kognak in Tee ist erlaubt, auch heißer Rotwein. Gelegentlich braucht man eine Kardiazol- oder Coffeinspritze. Nur wenn Durchfall tagelang anhält: Bismuthum subgallicum (Dermatol 3mal 1 g), Tannalbin (3mal 1—2 g), Tannoform, Tannocol, Combelen (3mal täglich 1 g; s. a. Abschnitt ,,Stopfmittel"). Öfters wirkt eine Dickdarmspülung mit Kamillentee oder Kamillosan (2 Eßl. auf 1 l ca. 30°) beruhigend. Gegen Koliken Belladonnazäpfchen, auch Opium. Aus sozialen Gründen ist man bisweilen gezwungen, schon ziemlich früh Opium zu geben. Die reaktive, dem Durchfall folgende Verstopfung nicht mit Abführmitteln bekämpfen (eher Einlauf). In der Diät langsam vervollständigen. Dem Wunsch mancher Kranken nach pikanten Speisen soll man nicht nachgeben, eher dem Wunsch nach Salzhaltigem (Fleischbrühe), weil öfters, bes. nach heftigem Erbrechen, eine gewisse Salzverarmung vorliegt. Das ist ausgesprochen der Fall, wenn ein Darmkatarrh unter dem Bilde der Cholera nostras verläuft. Dann sollte man wie die Kinderärzte von vornherein Salz- oder Ringerlösung verabreichen. Vom zweiten oder dritten Tage an kleine Mengen zarten, gekochten Fleisches. Einige Tage alle schlackenreichen Speisen, die Cellulose, Kleie, unverdauliches Bindegewebe enthalten, vermeiden, ebenso alle Fette, außer guter Butter (in geringer Menge); ferner Pflanzensäuren, gärfähiges Material und natürlich obengenannte Speisen, die häufig Darmstörungen verursachen.

G. Katsch - Greifswald.

## Chronischer Darmkatarrh.

Man sollte den Begriff ,,chronischer Darmkatarrh" nicht einfach gleichsetzen mit ,,chronischer Diarrhöe". Es gibt chronischen Darmkatarrh mit nur gelegentlichen Durchfällen. Und es gibt Durchfälle, die nicht durch Darmkatarrh hervorgerufen sind (vgl. ,,Diarrhöe" S. 533); freilich tritt ein chronischer Katarrh leicht sekundär hinzu. Von einem chronischen Darmkatarrh hat man das Recht zu sprechen in den Fällen, wo ein akuter infektiöser Darmkatarrh (s. dort) durch Vernachlässigungen, unzweckmäßige Behandlung in ein chronisches Stadium übergeht; oder wo chronische chemische Schädlichkeiten auf den Darm eingewirkt haben (Alkohol, Arsen, Quecksilber usw.); oder wo mit dem Rectoromanoskop ein chronischer Entzündungszustand wenigstens der unteren Dickdarmabschnitte durch den Augenschein sicher ermittelt ist. Neuerdings gelingt es auch röntgenologisch durch die Reliefbildmethode chronische entzündliche Veränderungen in höher gelegenen Darmabschnitten sicher zu erkennen. Liegen diese diagnostischen Sicherungen nicht vor, so sind bei chronischen Durchfällen zunächst alle symptomatischen auszuschließen (Tuberkulose, Basedow, Urämie, Lebercirrhose, Pankreasinsuffizienz, Addison), ferner die sehr häufigen gastrogenen Diarrhöen (s. dort). Selbst wenn ein sicherer Darmkatarrh (morphologisch gesichert) vorliegt, ist, da er sekundär sein kann, auf andere bedingende pathologische Zustände zu achten. Schwierig ist die Abgrenzung gegen Zustände der Reizbarkeit oder reizbaren Schwäche in der nervösen Steuerung des Darmes (sie sind nicht immer gleichzeitig im ganzen vegetativen System nachweisbar). Nervöse Erregbarkeit und ,,Katarrh" sind oft miteinander verquickt, bedingen und steigern sich gegenseitig, so daß Trennung schwer oder unmöglich sein kann. Das wird sogar verständlich, wenn man sich darüber klar wird, daß das klinische Bild des chronischen Darmkatarrhs oft weniger auf einer dauernden Entzündung beruht, als vielmehr auf allergischen Vorgängen, örtlicher geweblicher Umstimmung, Entzündungsbereitschaft, Überempfindlichkeit gegen bestimmte Stoffe oder Gruppen von Stoffen. Bedingte Reflexe sind am Werk, deren nervöse bzw. psychische Umstimmbarkeit wir kennen. So kann der gleiche Krankheitsfall von einem Arzt erfolgreich mit örtlichen Methoden als Katarrh behandelt werden, während der andere ihn ebenso erfolgreich mit psychologischen Methoden als ,,Darmneurose" behandelt.

Ätiologie. Wie bei akutem Katarrh; durch Verschleppung oder Wiederholung der schädigenden Einwirkungen, häufige Überlastungen, ,,Indigestionen", durch Nichtbeachtung von Toleranzschwächen des Darmes, die sich ausgebildet haben (bei Gärungsdyspepsie bzw. Gärungskatarrh besteht abnormer Fettsäuregehalt des Darminhaltes und reizt weiterhin die Darmschleimhaut usw.) oder durch lange fortgesetzte Überbeanspruchung (Biertrinker), auch jahrelang fortgesetzte unregelmäßige Lebensweise, hastiges Essen, schlechtes Kauen (schlechtes Gebiß) spielen eine Rolle. Auch starker Nicotinmißbrauch. Empfindlicher, gefährdeter ist jederzeit der Darm bei Achylia gastrica oder nach Magenresektion, weil infolge Ausfalles der Magenverdauung die Speisen nicht ,,darmgerecht" in den Darm gelangen. Empfindlicher ist der Darm oft infolge geweblicher Umstimmung im Sinne allergischer Erscheinungen, die zurückbleiben nach durchgemachten Schädigungen oder infektiösen Krankheiten (Beispiel: der empfindliche Darm nach überstandener Ruhr, auch nach völliger Abheilung der Geschwüre; ähnliche Darmempfindlichkeiten seltener nach Malaria). Entozoen (auch größere) können von Bedeutung sein; sind z. B. Ursache mancher Tropendiarrhöen. Die veränderte mikrobielle Besiedlung im Darm wird fälschlich als erste Ursache angesehen. Sie kann wohl gelegentlich durch einseitige Kost herbeigeführt sein. Häufiger geht Störung von Drüsenfunktionen voraus; Milieuänderung im Darm ist die Folge: Sekrete zersetzen sich, Abbauvorgänge laufen anormal, natürliche Abwehrkräfte des Darmes (Bogendörfers ,,Bakteriostanine") werden geschädigt; Wandlung der Darmbesiedlung ist die Folge. Freilich gewinnt sie wohl allmählich pathogenetischen Eigenwert und verdient Bekämpfung (wiederum durch Milieuumstimmung).

Begünstigend für die Entstehung und Ausbildung eines chronischen Darmkatarrhs wirken öfters mechanische Behinderungen des Darmtransportes: Stenose irgendwelcher Herkunft (man denke an die Fälle von Anaemia perniciosa, die durch Dünndarmstenose und wahrscheinlich durch die daraus sich ergebende Besiedlung des Dünndarms mit Dickdarmflora entstehen), aber auch funktionelle Obstipationen verschiedenster Ätiologie. Reflektorische (oft nur örtliche) Darmparesen, wie sie anfallartig oder mehr oder minder kontinuierlich bei manchen Formen chronischer Cholecystitis und bes. bei manchen Pankreatitiden vorhanden sind, sind Wegbereiter für chronische Darmkatarrhe. Ähnliches kommt manchmal auch bei Nierensteinen vor, bei Anfällen von Ureterknickung, ferner bei Erkrankungen der weiblichen Adnexe. Begünstigend wirken andererseits zirkulatorische Störungen im Bauch, vor allem bei Leberkrankheiten, aber auch bei der Dekompensation zuneigenden Kreislaufkrankheiten, gerade solchen mit chronisch entstehender Stauungsleber, aber auch bei allgemeiner Arteriosklerose usw. Nicht zu vergessen ist, daß manchmal von den entzündlichen Hämorrhoiden die Entzündung ein gutes Stück den Darm hinauf sich fortpflanzen kann sowie andererseits Katarrhzustände des höheren Darmes eine bestehende Hämorrhoidalerkrankung in entzündliche Stadien bringen. Auffällig ist immer wieder, wie verschieden empfindlich die Därme verschiedener Personen für exogene Reize sind: das beobachtet man an den verschiedenen Arzneimittelkatarrhen (Diuretin, das von vielen monatelang vertragen wird; Chinin oder Chinidin, auf die vereinzelte Personen mit heftigen Darmerscheinungen reagieren).

**Symptome.** Im Vordergrund stehen in manchen Fällen dauernd vorhandene oder in von Fall zu Fall wechselnder Weise sich wiederholende Diarrhöen, die mehr oder weniger stinkende, faulige oder gärende Stühle erzeugen. In anderen Fällen wechseln Durchfall und Verstopfung; den Kranken ist dann meist z. Zt. des Durchfalls eher wohler. Schmerzen und Koliken können die Entleerungen begleiten oder ihnen vorausgehen. Manche Kranken haben hier und da plötzliches Ziehen durch den Leib, bei dem sie blaß werden und der Ohnmacht nahe sind; Kollern und Unruhe im Leib treten oft unmittelbar nach Nahrungsaufnahme auf infolge des Reflexes, der beim Essen, ja schon beim Anblick von Speisen, die Darmbewegung anregt. Das Symptom „Leibschmerzen sofort nach dem Essen" spricht daher nicht gegen Sitz der Erkrankung selbst im Dickdarm (Differentialdiagnose gegen Magenschmerzen). Häufiger sind keine Schmerzen vorhanden, sondern nur unangenehmes Gefühl von Völle, Aufgetriebensein, Übelkeit, auch schon bei leerem Magen; Appetit nur bei einzelnen Kranken oder nur zeitweilig gestört. Auch über eine Art Flauigkeitsgefühl wird geklagt und über schlechten Geschmack im leeren Munde. Viele haben auffallenden Durst. Ernährungszustand und Aussehen der Kranken nur in schwereren Fällen herabgesetzt. Häufig leidet dagegen die Stimmung (Unaufgelegtheit, Hypochondrie, Krebsfurcht). Der Bauch ist zeitweilig aufgetrieben, meteoristisch. Einzelne Dickdarmteile oder auch das ganze Kolon können druckempfindlich sein. Die Stühle können sehr verschiedenartig aussehen. Schleimbeimengungen sind nur auf ganz frischen Stühlen deutlich. Konsistenz und Farbe wechseln. Die Beobachtung und Untersuchung der Stühle durch den Arzt ist sehr wichtig, bes. für die differentielle Therapie. Das Einsenden von Stuhlproben an diagnostische Institute bietet oft nur unvollkommenen Ersatz, zumal die Untersuchung der frischen Stühle für die Diagnostik ergiebiger ist. Nicht nur sind Schleimbeimengungen, auf die seiner Zeit Adolf Schmidt so großes Gewicht legte, auf den frischen Stühlen deutlich zu erkennen, sondern die Zersetzungen laufen in den abgesetzten Stühlen weiter. Ihr Charakter kann sich verschieben oder verwischen. Für die nur klinisch in Betracht kommende Untersuchung der Dünndarmbesiedlung ist Entnahme von Dünndarminhalt mit langen Schläuchen nötig (Unterschied von „Darmbakterien" und „Faecesbakterien"). An den Stühlen kann man auch ohne besondere Probediät in sehr vielen Fällen erkennen, ob es sich vorwiegend um gärungsdyspeptische oder vorwiegend um fäulnisdyspeptische Stühle handelt. Damit wird nicht eine Unterscheidung in bezug auf wesensverschiedene Krankheiten oder Darmbesiedlung durch zwei gut trennbare Bakterien- oder Mikrobengruppen gewonnen, sondern es ist eine rein klinische, für die Therapie wichtige Unterscheidung. Die Gärungsstühle sind gelblich, selten in ganz frischem Zustande schaumig, haben einen stechenden, scharfen Geruch, reagieren gegen Lackmus sauer. Mikroskopisch enthalten sie unverdaute Stärkekörner, die sich durch Jodlösung (Jod 1,0, Jodkali 2,0, Aqua dest. 50,0) blau färben, ferner jodophile Clostridien und andere jodophile Kohlehydratfresser. Mehr oder weniger reichlich sind Fettsäuren nachweisbar. Sie sind die Produkte der pathologischen Kohlehydratgärung im Darm und verursachen seine Reaktion. Die fäulnisdyspeptischen Stühle sind vielmehr braun, reagieren alkalisch, stinken. Mikroskopisch, wie auch schon beim Verreiben des Stuhles auf einem Untersuchungsteller, findet man unverdaute Fleischbestandteile neben erkennbaren Gemüseresten. Im Harn ist oft die Indicanprobe positiv. Bei Dünndarmkatarrh ist manchmal geformter mit Schleim durchmischter Kot vorhanden. Ein besonderes Bild bieten Durchfälle mit Abgang am Pseudomembranen und Eosinophilie: Colica mucosa (s. d.).

Übrigens trifft man bei Darmkatarrhen oft ein „amphiboles Stadium", in dem sich ein Kampf zwischen Gärungs- und Fäulniserregern abspielt und dementsprechend die Stuhlbefunde wechseln. Nach v. d. Reis sind Gärungs- und Fäulnisdyspepsie als Teilerscheinungen des endogenen Koliinfektes aufzufassen, der je nach den Reaktionsverhältnissen im Gärgut des Darmes Gärung oder Fäulnis hervorruft. Sehr oft ist es nicht notwendig, zur Beurteilung der Darmbesiedlungsverhältnisse die von Schmidt und Straßburger angegebene, besondere Probediät vorher zu verabreichen. Diese Probediät hat nach meinen Erfahrungen sogar den Nachteil, daß sie für nicht wenige Fälle bereits eine Schonungskost darstellt, so daß im Probediätstuhl die Krankheitszeichen nicht deutlicher werden, sondern geringer. Die Probekost nach Schmidt setzt sich etwa folgendermaßen zusammen:

Morgens: $^1/_4$ l Milch (oder Tee oder Kakao mit Milch oder Wasser gekocht). Dazu eine Semmel mit Butter und ein weiches Ei.

Vormittags: ein Teller Haferschleimsuppe mit Milch gekocht, durchgeseiht (Salz- oder Zuckerzusatz erlaubt); evtl. kann auch Mehlsuppe oder Hafergrütze gereicht werden.

Mittags: $^1/_4$ Pfd. gut gehacktes, mageres Rindfleisch, mit Butter leicht übergebraten (inwendig roh!). Dazu eine nicht zu kleine Portion Kartoffelbrei (durchgesiebt).

Nachmittags: wie morgens, nur kein Ei.

Abends: $^1/_2$ l Milch oder einen Teller Suppe (wie zum Frühstück). Dazu eine Semmel mit Butter oder ein bis zwei weichen Eiern (Rührei).

Ausnahmsweise kann ferner gestattet werden: etwas Rotwein, etwas Kaffee, Bouillon, etwas gehacktes Kalbfleisch abends. Die Verteilung der Speisen auf die einzelnen Mahlzeiten kann je nach der Gewohnheit des Patienten geändert werden.

Differentialdiagnostisch muß man besorgt sein, Allgemeinerkrankungen nicht zu übersehen (Tuberkulose, Hyperthyreoidismus, chronische suburämische Zustände, Addisonsche Krankheit usw.). Stets überzeuge man sich von der Wertigkeit der Magenverdauung und untersuche den Zustand des Gebisses. Blut oder Eiterbeimengungen im Stuhl erfordern rectoskopische oder klinische Untersuchung. Stets untersuche man die Leber (Stauungsleber) und schließe (nötigenfalls mit klinischen Mitteln) chronische Erkrankungen der Gallenwege oder des Pankreas aus. Häufig wird Hinzuziehung des Facharztes oder klinische Beobachtung auch dann einzutreten haben, wenn die einige Zeit versuchte Therapie wirkungslos blieb. Bei verschleppten Zuständen ist oft der rationellere Weg, von vornherein fachärztlich den Krankheitszustand weitmöglichst analysieren zu lassen.

**Therapie.** Die Behandlung zielt mittelbar auf die Ausheilung der Wandinfektion oder des allergischen Verhaltens der Darmschleimhaut. Sie will das Gleichgewicht im intestinalen Plankton herstellen. Mittel hierfür ist nicht eine „Desinfektion" (die nicht gelingt), eher eine „Aushungerung" der unerwünschten Keime durch Diät. Klinisch bahnen sich Verfahren an durch transintestinale Spülungen die Reaktionsverhältnisse im Darm so zu ändern, daß die Eindringlinge, deren Milieubedürfnisse und deren „Verwendungsstoffwechsel" man berücksichtigt, unterdrückt werden. Dies ist im Versuchsstadium. Die Bemühungen, durch Einpflanzung antagonistischer Keime die Darmflora umzustimmen, haben im allgemeinen bisher versagt.

Das Schwergewicht der Behandlung liegt bei der Diät. Schonungskost in verschiedener Form, Übungskost in der richtigen Abstufung und Zeitfolge mit dem Ziel, den Kranken zu einer normalen Kost und Lebensweise zurückzuführen. Freilich wird dieses Ziel öfters nur mit Einschränkungen erreicht, insofern die Belastungsfähigkeit des Verdauungsapparates infolge angeborener oder erworbener Eigenschaften individuell verschieden ist. — Auch beim chronischen Darmkatarrh sind öfters Hungertage zur Einleitung der Kur oder je ein Hungertag in der Woche eingeschaltet, mit großem Nutzen zu verwenden. Dabei ist selbstverständlich Bettruhe einzuhalten. Für die Schonungskost unterscheide man zwei Typen, die je nach dem Gärungs- oder Fäulnischarakter der Stühle am Platze sind, auch abwechselnd. Diese Orientierung über die Stuhlbeschaffenheit genügt in der Praxis oft, ohne feinere topische Diagnostik, z. B. ohne die Entscheidung, wie weit die Fäulnisvorgänge auf den Dünndarm übergegriffen haben. In schwierigeren Fällen wird klinische Behandlung durch einen Facharzt einsetzen müssen. Bei Gärungsstühlen kohlenhydratarme Schonungskost. Chinesischer Tee oder Pfefferminztee oder Heidelbeertee ohne Zucker oder die aus der Kinderheilkunde bekannte Eiweißmilch, entfettete Fleischbrühe. Weichgekochte Eier oder gequirlte rohe Eier. Guter Quarkkäse. Erst nach einigen Tagen kann zartes, gut zerkleinertes Fleisch zugefügt werden. Dann folgen Fruchtsäfte (Apfelsinensaft) und kleine Mengen feiner Kohlenhydratspeisen (Maizena, Weizengebäck, Weizenweißbrot, Weizenmehlsuppe, Zwieback, Keks, dann Reis, etwas später und vorsichtig Kartoffelbrei, durchgesiebte Gemüse. Rohe Früchte, Salate und vor allem Bier bleiben lange Zeit verboten, während Apfelsinensaft frühzeitig erlaubt ist. Erlauben darf man oft auch ein Glas Rotwein zur Mahlzeit. — Bei Fäulnischarakter der Stühle eiweißarme Schonungskost. Hier beginnt man mit den üblichen leichtverdaulichen Schleimsuppen: Gerstenschleim, Reisschleim, getoastetes Weißbrot mit wenig Butter. Auch Nestles Kindermehl („Kubeka"-Rezepte). Milch darf nur mit Vorsicht verwendet werden. v. Noorden und Salomon haben im Beginn der Behandlung mit Erfolg 10—15proz. Zuckerlösung verwendet (am 1. Tage 80—100, am 2., 3. und 4. Tage 150—200 g). Solche Zuckertage wirken bes. nach Vorausschicken von Hungertagen gut. Allmählich setzt man Gelatinespeisen, Fleischbrühe, Eier, hinzu, später mit Vorsicht und anfangs in kleinerer Menge Fleischspeisen. Zähe, sehnige Stücke und durchfettetes Material wird vermieden. Ebenso auch die cellulosereichen Gemüse. — Bei jeder Form von Darmkatarrh ist groben Nahrungsschlacken gegenüber, die durch Sehnen und harte Fleischteile einerseits, andererseits durch cellulosereiche Gemüse und Hülsenfrüchte repräsentiert werden, Zurückhaltung geboten, ferner bleiben durchfettete Speisen (Schmalzgebackenes, Eierpfannkuchen, Kartoffelpfannkuchen, Kartoffelsalat, durchfettete Saucen, Konditorwaren) längere Zeit verboten.

## Chronischer Darmkatarrh.

Als einziges Fett soll gute Butter verwendet werden. Verboten bleiben längere Zeit die blähenden Gemüse (Hülsenfrüchte, Sauerkohl, Schwarzwurzeln, Erdschocken), während Breie von Weißkohl, Blumenkohl, Wirsing eher vertragen werden, ebenso die aufgeschlossenen (Knorrschen) Mehle aus Hülsenfrüchten in Suppenform. Verboten bleiben lange Zeit konzentrierte Alkoholica und Kaffee. — Hat der Stuhl einen gemischten, teils gärungs-, teils fäulnisdyspeptischen Typ, so wechselt man mit den beiden Formen von Schonungskost ab und erreicht dann oft Gutes. Nach meinen Eindrücken wird von der kohlenhydratarmen Schonungskost in der Praxis zu wenig Gebrauch gemacht, bzw. es wird eine kohlenhydratreiche Schonungskost allzu lange fortgesetzt, wodurch mitunter gärungsdyspeptische Zustände geradezu gezüchtet werden.

Bei länger dauernder Diätbehandlung von Darmkranken ist auf den Vitamingehalt der Kost zu achten. Nicht nur mit Rücksicht auf den Gesamtorganismus: das Beispiel der tropischen und der nichttropischen Sprue (ich sah erst kürzlich einen schweren Fall) weist uns darauf hin, daß auch für die Darmfunktion Vitamine von großer Bedeutung sind, daß es avitaminotische Darmstörungen gibt.

Zwischen diätetischer und medikamentöser Therapie steht die Verwendung einiger Pflanzengerbsäuren: Eichelkakao (Stollwerck) am besten mit Wasser bereitet. Oft habe ich Heidelbeertee, abwechselnd heiß und kalt, längere Zeit als einziges Getränk nehmen lassen und davon deutlichen Nutzen gesehen. Auch Heidelbeerabkochungen sind verwendbar, z. B. nach der Vorschrift von Winternitz (250 g getrocknete Früchte werden mit $1^1/_2$ l kaltem Wasser übergossen, 2 Stunden lang eingekocht bis auf 750 g, dann durch ein feines Tuch geseiht und die Beeren ausgepreßt; kühl aufbewahren). Auch tanninreiche Weine sind in kleinen Mengen (Portweinglas) erlaubt und nützlich. So: schwach gesüßter Heidelbeerwein.

In bezug auf die medikamentöse Behandlung bestehen lebhafte Meinungsverschiedenheiten über die Verwendung des Opiums. Eine eigentliche Stopftherapie mit Opium ist im allgemeinen sicher unzweckmäßig, führt nicht zum wirklichen Erfolg. Hier und da kleine Opiummengen zu gestatten, wird man aus sozialen Gründen gezwungen, wenn die Behandlung ambulant erfolgt, der Patient sich aus beruflichen oder anderen Bindungen nicht lösen kann. Kleine Opiummengen sind abends öfters dienlich, wenn ohne sie Darmunruhe und Durchfälle den Schlaf stören. Außerdem sind kleine Mengen von Opiaten (darin stimme ich v. Noorden bei) öfters sehr dienlich in Fällen mit fäulnisdyspeptischem Einschlag (nicht so bei Gärungsdyspepsie), wenn nämlich die faulige Zersetzung durch Darmsekrete stets neues Material erhält. Es ist mehr die sekretbeschränkende als die stopfende Wirkung, die sich hier nützlich erweist. Statt Opium nehme ich gern Kodein oder Dionin in kleinen Mengen. Gern gebe ich einige Kodeintropfen während der Hungertage (s. oben). Statt der Opiate oder mit ihnen kombiniert können kleine Atropinmengen zweckmäßig sein gegen Darmunruhe, bes. Darmspasmen; Belladonnazäpfchen bei Stuhlzwang. — Cocainzäpfchen bei schmerzhafter Proctitis (abwechselnd mit Ichthyolzäpfchen). — Kleine Mengen von Stopfmitteln werden zeitweilig mit verwendet (s. Stopfmittel), so Bismuthum subgallicum 3 mal täglich 1 g; Tannalbin 6—8 g auf den Tag verteilt, aber nicht längere Zeit ohne Unterbrechung. Ferner Tannigen grammweise, auch Orphol mehrmals täglich 0,5—1,0 (s. „Stopfmittel"). Manche chronisch Darmkranken reagieren in überempfindlicher Weise auf die Stopfpräparate, so daß man durch sie nur in einen unerfreulichen Turnus zwischen Durchfall und Verstopfung hineinkommt. Uzarapräparate wirken nur bei einem ganz kleinen Kontingent von Kranken; in gewissen Einzelfällen allerdings ausgezeichnet. Mit Ephetonin kann man einen Versuch machen. Manche rühmen eine Behandlung mit dem Knoblauchpräparat „Allisatin" (3 mal tägl. 2 Tabl.).

Die Adsorptionstherapie hat durch die Herstellung hochaktiver Kohle an Wirksamkeit gewonnen (Kohlengranulat Merck teelöffelweise; oder Adsorgan, das auch Kinder gern nehmen). Calcium carbonicum (täglich etwa 3 g) wird wegen der „abdichtenden" Wirkung der Kalksalze empfohlen. In manchen hartnäckigen Fällen führt eine umstimmende Reizkörpertherapie zum Erfolg, z. B. mit Pepsininjektionen (Luria) oder kleinen Sufrogeldosen (0,2—0,4 ccm pro Injektion). Kalk hatte bei späten Restzuständen nach Ruhr mit einer Injektionskur kleiner Ruhrserumdosen schöne Erfolge (nur klinisch durchführbar).

Sehr wichtig ist Salzsäuretherapie, falls Magensaftmangel vorliegt; das gilt selbst für Fälle, die nicht oder nicht mehr oder nicht nur als „gastrogen" zu erklären sind (Acidum muriaticum, Pepsinum siccum āā 10,0 Aqua ad 200,0; 10—15 ccm in Tee, mit Glasröhrchen zu nehmen). Ebenso reiche man Pankreaspräparate, wenn dystryptische Stuhlsymptome vorliegen (Pankreon, Pankreasdispert 10—12 g pro die).

Zu Beginn einer Kur und an Tagen mit lebhaften Beschwerden ist ausgiebiger Gebrauch von Wärmeanwendungen auf den Bauch zu machen (Heizkissen, Kataplasmen, auch Prießnitzsche Umschläge über Nacht).

In hartnäckigen Fällen ist eine Entfernung aus dem häuslichen Milieu, eine wirklich organisierte „Kur" nötig. Diätetisch gutgeführte Kliniken oder Kuranstalten kommen eher in Betracht als Badeorte. Von letzteren: Homburg, Wiesbaden, Neuenahr, Tarasp, Passugg.

Nie soll man vergessen, daß die Angst vor Durchfall bei den chronisch Durchfallkranken schon Durchfall erzeugen kann, daß nach dem Ausdruck von Ury viele Menschen bei irgendwelcher Erregung „in den Darm schwitzen", daß unendlich viel chronisch Darmkranke zu hypochondrischen Neurotikern werden und daß eine chronische Darmempfindlichkeit die Grundlage oder das „somatische Entgegenkommen" für eine Darmneurose bildet. Daher sind viele Menschen mit chronischem Darmkatarrh oder sog. Darmkatarrh auch oder nur psychotherapeutisch zu beeinflussen oder systematisch psychotherapeutisch zu behandeln. G. Katsch - Greifswald.

## Darmdyspepsie.

Die Begriffsbestimmung der so häufigen, aber vielleicht doch allzuhäufig diagnostizierten Dyspepsie schwankt außerordentlich. Man sollte darunter eine schlechte Verdauungstätigkeit des Darmes, eine Verdauungsschwäche verstehen, und zwar durch scheinbar primäre Störungen der Sekretion, aber auch der Motilität und der klinisch freilich schwer faßbaren Resorptionstätigkeit. Die entstehenden sekundären Störungen der Nahrungsverwertung können durch Kompensationsmöglichkeiten, vor allem durch funktionelle Mehrleistungen anderer Drüsen oft ausgeglichen werden. Grobe Beeinträchtigungen der physiologischen Nahrungsausnützung im Darm können bei solcher Dyspepsie schon bei frei gewählter Kost erkennbar sein; feinere verlangen oder genauere Funktionsprüfungen mit Hilfe einer besonderen Probekost (vgl. Abschnitt Löning). Bei Störungen der Fleischverdauung denkt man, falls vorherrschend das Bindegewebe in Frage kommt, an primäre Störungen der Bindegewebslösung im Magen, also der chemischen Fleischzerkleinerung durch Verminderung, Fehlen oder zumindest verringerte Wirkungsdauer des Pepsin-Salzsäuregehaltes des Mageninhaltes. Da diese Salzsäure auch Quellung und Lösung des pflanzlichen Bindegewebes bedingt, können Sekretionsschwächen des Magens und Achylien, auch Störungen der Gemüseverdauung, wie unverdauter

Abgang von Obst- und Kartoffelstücken hervorrufen. Andere Störungen der Fleischverdauung beruhen gern auf mangelnder Trypsinwirkung und damit oft auf Pankreasaffektionen, ferner auch auf primären Dünndarmstörungen mit ungenügender Anregung der Bauchspeicheldrüsenabsonderung durch Sekretinmangel oder Fehlen der Enterokinase mit gestörter Aktivierung des Pankreastrypsins. Anomalien der **Fettverdauung** können, falls der Gallenabfluß ungestört ist, mit Insufficienz der äußeren Pankreassekretion in Zusammenhang stehen, schließlich aber auch auf Beeinträchtigungen der Darmresorption beruhen, wie bei Affektionen der mesenterialen Lymphdrüsen und Lymphbahnen, tuberkulösen Peritonitis, schweren Darmerkrankungen (Amyloid). Da der normale Chymus in den verschiedensten Darmabschnitten seine Besonderheiten hat, können primäre Sekretions- und Motilitätsstörungen auch Darmreizungen durch den nicht adäquaten Inhalt zur Folge haben, insbes. durch beschleunigte Passage ungenügend vorverdauter Massen in tiefere Darmabschnitte. So können abnorme Bakterienansiedlungen und bakterielle Zersetzungen, auch Fäulnisvorgänge in sonst davon freien Darmabschnitten entstehen — ein weiteres Beispiel, daß primär funktionelle Störungen sekundär organische zur Folge haben können. Kommen unverdaute Kohlenhydrate, namentlich bei Steigerung der Dünndarmperistaltik aus den mehr sterilen oberen Dünndarmabschnitten in den unteren Dünn- und oberen Dickdarm, so können darin noch enthaltene Stärkemassen, soweit sie nicht in dickwandigen Pflanzenzellen fester eingeschlossen und damit für die Verdauungssäfte schwerer erreichbar sind, durch Bakterien, bes. durch Koliarten, mitunter auch durch Hefen, teilweise in Säuregärung übergehen (wahrscheinlich nach ihrer Verzuckerung durch Diastasen, die ja im Darmkanal stets reichlich vorhanden sind).

Diesen Entstehungsbedingungen muß die **Behandlung der Gärungsdyspepsie** Rechnung tragen. In schwersten Fällen wird man alle Kohlenhydrate ausschalten, also eine „strenge Diabeteskost" reichen, in andern Fällen das gärungsfähige Material möglichst vermindern, vor allem durch Vermeidung von Hülsenfrüchten, Kartoffeln, von grobem Brot, von Blatt- und Wurzelgemüse (später „passiert", in Breiform und als zartes Frischgemüse erlaubt). Anfänglich wird man auch mit Frischobst und Kompotten vorsichtig sein. Weißbrot, Gebäcke, Nachspeisen aus feinstem Weizenmehl, aus Mondamin und Maizena, auch mit Zuckerzusatz, können jedoch erlaubt sein. Ein Glas guten Rotweins ist zulässig, jedoch kein Bier. Die Verträglichkeit von Milch ist auszuprobieren. Manche Fälle eignen sich zu einem Versuch mit Rohkost. Zur Vorbeugung von Rückfällen ist Vermeidung jeder Magenüberladung unerläßlich, auch die Ausschaltung hefehaltiger, gärender Getränke.

Auch wenn Magenbeschwerden fehlen, muß man bei hartnäckigen **Diarrhöen** an eine zumindest mitverantwortliche **Sub- und Anacidität** denken. Nur die Minderzahl der Achylien geht freilich mit solchen Diarrhöen einher. Die Durchfallentstehung ist nämlich hier kein einfacher, sondern ein höchst komplizierter Vorgang. Er kann wohl durch sonst gute Darm- und Drüsenfunktion verhindert werden, allerdings unter funktioneller, auf die Dauer vielleicht unerträglicher Mehrbelastung dieser Kompensationseinrichtungen. Die Durchfallursache ist nicht einfach ungenügende Verdauung des rohen und geräucherten Bindegewebes durch den Salzsäuremangel; es ist zunächst die ungenügende chemische Zerkleinerung des Mageninhalts überhaupt, so daß an Stelle eines weichen breiigen Chymus für die Darmsäfte weniger angreiffähige, aber leichter zu bakterieller Zersetzung geneigte grobe Partikel in den Dünndarm gelangen. Auch die ungenügende Abschwächung des Bakterienwachstums durch mangelnde Salzsäureeinwirkung, vielleicht auch die fehlende Aktivierung des Prosekretins, also der Vorstufe des im obersten Dünndarms enthaltenen Hormons für die Bauchspeicheldrüsenabsonderung, nicht zuletzt begleitende Pankreasachylien mögen eine Rolle spielen. Man reicht bei hartnäckigen Durchfällen deshalb in der Praxis gern versuchsweise eine sorgfältig zerkleinerte, passierte Kost, Salzsäurepepsin, auch in Form des Acidolpepsins und Pankreaspräparate. Bei abnormer Dickdarmfäulnis wird unter Bildung widerlich riechender Gase (u. a. von Schwefelwasserstoff) der Geruch fauligstinkend. Bei offener Darmpassage wird diese Fäulnis durch stärkeren Wassergehalt des Kotes begünstigt und durch starke Eindickung eher gemildert. Freilich gilt dies nicht für Stenosen. Zum Zustandekommen solcher Fäulnisdyspepsien gehören also größere Mengen mangelhaft ausgenutzter eiweißhaltiger Nahrungsmittel, aber auch fäulnisfähige Darmabsonderungen, gelegentlich vielleicht auch primäre Änderungen der Darmflora und Versagen der physiologischen Schutzkräfte des Darmkanals gegen abnorme Fäulnisvorgänge.

Zur Bekämpfung kann man hier an künstliche Umänderungen der Darmflora denken. Sie können wenigstens vorübergehend gelingen, z. B. durch Darreichung von Joghurt, vielleicht auch mal durch Mutaflor, d. h. durch stark säurebildende Kolistämme, gereicht in dünndarmlöslichen Kapseln. Wichtiger sind freilich die diätetischen Maßnahmen, unter Umständen Hungertage, Teetage, ,,Zuckerwassertage" (etwa 100 g, ja das Doppelte gewöhnlichen Zuckers in Wasser gelöst), ja völlige Nahrungsabstinenz mit Tropfeinlauf von Milch- oder Traubenzuckerlösung. In weniger schweren Fällen möglichst schlackenarme, fein passierte Kost, versuchsweise eine Milchkur. Vorsicht mit Eiern; zweckmäßig jedoch Gelatinespeisen. Später versuchsweise Rohkost. Als Medikamente empfehlen sich neben Salzsäure- und Pankreaspräparaten die Allisatin-Dragées und das Orphol (also Naphthol Wismut), z. B. 5,0. Orphol mit Calcium carbonicum und Calcium phosphoricum zu gleichen Teilen 25,0; 3mal täglich $1/2$—1 Teel. voll. Für die funktionell-nervösen Formen der Darmdyspepsie (besser für die psychisch-nervösen) gelten im wesentlichen die im Abschnitt Dyspepsia nervosa des Magens entwickelten diagnostischen und therapeutischen Auffassungen. Eduard Müller†-Marburg.

## Darmtuberkulose, Mesenterialdrüsentuberkulose und tuberkulöse Peritonitis.

Die Darmtuberkulose der Erwachsenen hat meist als Sekundärkrankheit zu gelten, entstanden durch Kontaktinfektion der Darmschleimhaut infolge des Verschluckens von Tuberkelbacillen mit dem Sputum; sie ist deshalb am häufigsten zu beobachten bei progredienter Lungenphthise mit Einschmelzungsprozessen und der Herabsetzung der allgemeinen Widerstandskraft. Durchfälle, oft mit Abgang von Blut und Schleim, nicht immer verbunden mit Schmerzen und lokaler Druckempfindlichkeit, berechtigen an solche ulcerative tuberkulöse Colitis zu denken; seltener ist auch der Dünndarm befallen. Ein Übergreifen bis zur Serosa ist nicht häufig, entsprechend auch nicht Perforationen oder abundante Blutungen.

Weit seltener wird die Tuberkulose der Darmschleimhaut als hämatogene Infektion aufzufassen sein durch das Aufschießen zunächst vereinzelter tuberkulöser Knötchen, die mit ihrem Zerfall und dem weiteren Umsichgreifen auch zu tuberkulösen Ulcerationen führen können. Hier tritt dann der primäre Herd, von dem die Streuung ausgeht, klinisch oft in den Hintergrund, ist aber doch noch am häufigsten an der Lunge oder dem Lungenwurzel (Hilus) zu finden. Man hüte sich aber, jeden Durchfall beim Phthisiker für einen spezifischen Darmprozeß zu halten, erkrankt der Schwindsüchtige doch oft an einer toxischen Gastroenteritis. Erst recht sei man mit der Annahme einer Darmtuberkulose bei chronischen Durchfällen eines nicht manifesten Phthisikers sehr zurückhaltend, es werden meist andere Enteritiden vorliegen, die differentiell diagnostisch als die häufigeren Formen wahrscheinlicher sind (z. B. chronische Ruhr und deren Nachkrankheiten: Colitis gravis, ulcerosa oder suppurativa, gastrogene Diarrhöen bei Achylie, pankreatogene Durchfälle, Carcinome des Dickdarms und Rectum mit Durchfällen als Stenosensymptom u.a.m.). Manchmal gelingt es, in den reiswasserähnlichen Stühlen Schleim und Eiterflocken herauszufischen und sie so gut von Faecesteilen abzuwaschen, daß einwandfrei Tuberkelbacillen erwiesen werden, namentlich im Tierversuch sie als echte Kochsche Bacillen bestätigt. Fehldiagnosen sind häufig (ohne Tierversuch), weil die Faeces harmlose säurefeste Stäbchen regelmäßig enthalten.

Außer an der Darmschleimhaut kann die Darmtuberkulose an der Serosa beginnen von einer hämatogenen Aussaat her, nicht selten als Teilerscheinung einer tuberkulösen Peritonitis, bei weiterer Ausbreitung können sich Verklebungen, hierdurch relative Darmstenosen, chronischer Ileus, auch nur Meteorismus entwickeln oder unter Beteiligung von verkäsenden Mesenterialdrüsen schwere chronische tuberkulöse Entzündungszustände mit Fistelbildungen, die gelegentlich selbst zu Resektionen von erkrankten Darmteilen führen. Es gibt sehr seltene Formen tuberkulöser Veränderungen großer Strecken des Darmrohrs, namentlich des Dickdarms, die selbst bei der Operation makroskopisch nicht leicht in ihrer tuberkulösen Natur zu erkennen sind.

Die Mesenterialdrüsentuberkulose ist zwar vorwiegend Erkrankung des Kindesalters, in dem ja die Drüsentuberkulose überhaupt als Teilerscheinung des sog. Sekundärstadiums zusammen mit der Knochen- und Gelenktuberkulose im Vordergrund steht. Als Primäraffektion wurde sie früher überschätzt, als v. Behrings Auffassung der häufigen Infektion des Kleinkindes durch die Milch perlsüchtiger Kühe Geltung hatte. Von der Darmschleimhaut aus sollte der Perlsuchtbacillus die Mesenterialdrüsen infizieren. Seit die aerogene Infektion durch menschliche Tuberkelbacillen als häufigster Anfang für die Tuberkulose erkannt ist (Primärkomplex als exsudativer Entzündungsherd in der Lunge mit zugehörigen regionären Veränderungen der Hilus- und Bronchialdrüsen), gilt die primäre Mesenterialtuberkulose durch den Typus bovinus des Tuberkelbacillus als Seltenheit, während die Drüsentuberkulose im ,,Sekundärstadium" weit häufiger Mesenterialdrüsen befällt, als klinische Krankheitszeichen sie verraten. Das ist erwiesen dadurch, daß beim Erwachsenen einzelne, auch multiple verkreidete Mesenterialdrüsen ein häufiger bedeutungsloser Zufallsbefund bei der Röntgendiagnostik der Bauchorgane ist. Manchmal freilich sehr selten, können große Mesenterialdrüsen selbst zum Passagehindernis für den Darm werden und dort chronische Stenosenerscheinungen hervorrufen. Für den Erwachsenen ist jedenfalls das Bild der sog.,,Tabes mesaraica" mit Schmerzen, Fieber, hochgradigem Marasmus eine große Seltenheit. Sonst entschließe man sich selten, unklare Bauchbeschwerden auf Mesenterialdrüsen zu beziehen, namentlich nie, wenn sie nicht irgendwie durch Verkreidung diagnostizierbar sind.

Die tuberkulöse Peritonitis muß ganz analog der tuberkulösen Pleuritis aufgefaßt werden. In der Mehrzahl der Fälle tritt sie wie diese als Primärkrankheit, freilich nur scheinbar als solche, auf, indem von irgendeinem Herd aus eine Aussaat über das Peritoneum erfolgt. Meteorismus, gebremste Darmperistaltik sind erste Zeichen. Es bleibt selten die Exsudation aus, so daß das typische Bild eines hochgradigen Ascites resultiert, bei dem differentiell-diagnostisch disseminierte Carcinose des Peritoneum und Pfortaderstauung besonders in Betracht kommen. Diese chronische subfebrile, oft auch relativ hochfiebernde Peritonitis kommt meist wie die Pleuritis tuberculosa durch hämatogene Dissimination zustande, dabei braucht die Stelle, von welcher der Einbruch in die Blutbahn erfolgt ist (etwa eine verkäste Hilusdrüse), nicht nachweisbar zu sein. Wie die Pleuritis ist der Prozeß der Exsudation einer spontanen Rückbildung meist fähig, so hauptsächlich erklären sich wohl die Erfolge nach der Entleerung des Exsudats durch Laparotomie, auch Probepunktion; zuweilen genügt ein entzündlicher Reiz auf die Bauchdecken appliziert, im Sinn der alten Schmierseifentherapie. Seltener greift die tuberkulöse Peritonitis über von der Tuberkulose des weiblichen Genitals, von Mesenterialdrüsen oder der Darmtuberkulose, auch anderen Quellgebieten. Nicht immer kommt es zur Heilung, allgemeine Kachexie kann bis zum Tode führen, oder es verbleiben nach Resorption des Exsudates ausgedehnte Verklebungen abgesackter Exsudate, die mechanische Störungen, namentlich für die Darmfunktion, mehr oder weniger schweren Grades setzen, auch rezidivierende Exsudate.

Die Therapie bei der ulcerösen Darmtuberkulose ist meist sehr undankbar, schon wegen ihrer häufigsten Kombination mit der progressiven Phthise. Das Colombo decoct (decoct radicis colombo 10,0/180) ist altbeliebt; Tannigen, Tanismuth, evtl. auch entsprechende Einläufe, können versucht werden, ev. Stopfung durch Opiate.

Für die Mesenterialtuberkulose ebenso wie für die Bauchfelltuberkulose stehen die allgemeinen Grundsätze der Therapie des Tuberkulösen im Vordergrund: Freiluftruhekur, Ernährungstherapie, lokal kann außer den Einreibungen der Bauchhaut mit Schmierseife jedes andere Hautreizmittel, richtig dosiert, Verwendung finden, am wenigsten geeignet Jodtinktur (Gefahr des Jodismus). Empfehlenswert Höhensonnenbestrahlung, auch vorsichtige Röntgentherapie. Evtl. sind wiederholte Punktionen angezeigt, die totale Entleerung durch einen kleineren Laparotomieschnitt wird weniger geübt als früher. Innerlich Phosphorlebertran, vitaminreiche Kost, Regelung der Darmtätigkeit bei den oft Obstipierten. G. v. Bergmann-Berlin.

## Blinddarmentzündung (vgl. Abschnitt Chirurgie!), Coecumerkrankungen.

,,Blinddarmentzündung" ist nicht gleichbedeutend mit ,,Appendicitis"! Durch zahllose Autopsien in vivo und mortuo ist zwar die Tatsache gesichert, daß die von der rechten Unterbauchgegend ausgehenden allgemeinen Bauchfellentzündungen gewöhnlich vom Wurmfortsatz ihren Ursprung nehmen. Immerhin kommen auch bei gesunder, ja fehlender Appendix Entzündungen vor, die nur den eigentlichen Blinddarm, d. h. das Coecum, ergreifen und mit oder ohne Beteiligung des serösen Überzugs, d. h. einer Perityphlitis einhergehen, also Blinddarmentzündungen ohne Appendicitis! Primärerkrankungen des Blinddarms können auch den Wurmfortsatz übergreifen und umgekehrt. In beiden Fällen liegen aber die klinischen Gefahren in der Neigung der Appendixerkrankung zu bedrohlicher Bauchfellbeteiligung. Der eigentliche Blinddarm perforiert nur ausnahmsweise. Der Perityphlitis wesensgleiche, akute und chronische, umschriebene, auch mit Bauchfellbeteiligung einhergehende Darmwandprozesse kommen als sog. Pericolitis und Colitis infiltrativa noch an den verschiedensten Stellen des Kolons vor, mit besonderer Vorliebe aber an der rechten und linken Umbiegungsstelle, sowie an der Flexura sigmoidea.

Coecumerkrankungen, die bei gesunder, ja operativ entfernter Appendix Blinddarmbeschwerden verursachen, sind teils echte akute oder chronische Entzündungen, teils örtliche Atonien, Spasmen, abnorme Beweglichkeiten oder Verwachsungen des eigentlichen Blinddarms. Manche Entzündungsformen des Dickdarms, vor allem tuberkulöse und typhöse Geschwüre bevorzugen das Coecum. Auch Stauungen des Darminhaltes mit ihren Folgezuständen, wie Schleimhautentzündungen, Druck-, Dehnungsgeschwüren finden ihre mechanische Begründung in der tiefen Lage des Coecum genannten Blindsackes, in der schon beim Gesunden langen, bei manchen Obstipierten aber noch außerordentlich gesteigerten Verweildauer des Kotes an dieser Stelle, schließlich in der Notwendigkeit der Herausbeförderung des Darminhaltes durch das aufsteigende Kolon bis zur Flexura hepatica, deren scharfe Knickung ein neues Hindernis setzt. Typhlatonien, Blinddarmspasmen (nicht nur Ursache, sondern auch Folge von Obstipationen!), abnorm bewegliches Coecum (Coecum mobile!); ein durch örtlich stärkere Gasauftreibung, durch chronische Perityphlitis, durch allzu große und verzögerte Kotfüllung geschädigter Blinddarm kann mannigfache örtliche Beschwerden im Gefolge haben, die in Fällen von gleichzeitiger Nervosität und Enteroptose, vor allem bei Mädchen und Frauen mit gesunden Adnexen, leicht eine hysterische „Pseudoappendicitis" vortäuschen. Rein psychogene Blinddarmbeschwerden sind selten; gewöhnlich liegen örtlich begründete Sensationen vor, die beim krassen Mißverhältnis zwischen körperlichem Reiz und seelischer Empfindlichkeit, bzw. psychischer Reaktion zu scheinbar rein hysterischen Zustandsbildern Anlaß geben. Überall aber, wo die Unterscheidung zwischen funktionellen und organischen Blinddarmbeschwerden wirklich schwankt, wird der vorsichtige Arzt sich therapeutisch schon im Hinblick auf die bekannten Appendicitisgefahren und die mitunter trügerisch leichten klinischen Symptome trotz schwerer zur Perforation neigenden örtlichen Veränderungen auf den Standpunkt der körperlichen Erkrankung stellen.

Das Krankheitsbild der Typhlitis und Perityphlitis deckt sich in seinen Grundzügen mit der im Abschnitt Appendizitis gegebenen Schilderung. Auffällig meist die hinsichtlich ihrer Entstehungsbedingungen vielseitige Resistenz der rechten Unterbauchgegend: Abwehrspannung der Bauchmuskulatur, bei der häufigen, gewöhnlich gutartigen Durchwanderungsperitonitis bzw. Perityphlitis; örtliche Kotstauung, Gasaufblähung (ballonartiges Coecum); frisches Exsudat, chronische entzündliche Verwachsungen und Blinddarmverdickung; wechselnder Kontraktionszustand der Blinddarmmuskulatur — bald tetanische Zusammenziehungen, bald atonische Paresen.

Bei wirklicher Appendicitis macht sich die funktionelle oder organische Mitbeteiligung des eigentlichen Blinddarms gern durch schmerzhafte Coecumblähung geltend, ferner durch Änderung der Dickdarmperistaltik (Obstipation, Durchfälle) und durch die Zeichen eines begleitenden Dickdarmkatarrhes. Eine solche Typhlitis und Perityphlitis zeigt gewöhnlich spontane, durch konservative Behandlung begünstigte Heilungsneigung. Der oft grobe örtliche Befund steht — im Gegensatz zur Appendicitis — häufig in sinnfälligem Mißverhältnis zu den geringfügigen Allgemeinerscheinungen, wie Fieber und Pulszahl. Erstaunlich rasch bilden sich mitunter selbst große örtliche „Tumoren" zurück. Freilich bleiben die Rezidiv- und Verwachsungsgefahren. Hinsichtlich Therapie vgl. S. 629.

**Appendicitis.** Das Übergreifen von Darmkatarrhen auf den Blinddarmanhang scheint außerordentlich häufig, aber nur gelegentlich von ernsteren Folgen begleitet zu sein. Anscheinend gehört zu solchen Folgen gewöhnlich eine besondere Appendix-Disposition. Sie kann angeboren (auch familiär) oder erworben sein. Es gibt eben Familienähnlichkeiten auch an inneren Organen und damit anatomisch oder für unsere heutige Erkenntnis auch nur funktionell bedingte Organdispositionen zu Krankheiten. Es kann sich hier um abnorme Enge oder Länge des Wurms, um besondere Krümmungen und Knickungen handeln, auch um Tonusstörungen seiner Muskulatur und damit seiner Eigenbewegungen. In einer derart disponierten, durch frühere subjektiv vielleicht unbemerkte Entzündungsprozesse schon verwachsenen „Wurm" kann es — also infolge der Appendixerkrankungen — sekundär zu „Kotsteinen" kommen, die dann das Haften weiterer, übergreifender Entzündungsprozesse begünstigen. Freilich bilden sich diese „Kotsteine" gewöhnlich in der Appendix selbst, aus Darminhalt, der hineingelangte, aber nicht wieder hinausbefördert wurde. Vielgefürchtete Fremdkörper, wie Kirschkerne und Emailsplitter, spielen höchstens als „Raritäten" eine Rolle. Häufig haften eben diffusere Dünn- und Dickdarmerkrankungen an einem disponierten Wurmfortsatz mit seiner an den Tonsillenaufbau erinnernden Anhäufung von Lymphfollikeln. Gelegentlich mag er auch hämatogen erkranken; die enterogene Infektion scheint aber die Regel zu sein. Mitunter beruhen die familiären Neigungen zu Blinddarmerkrankungen und örtlichen Häufungen von Fällen (sie scheinen auch in der Tat, z. B. bei gastrointestinaler Grippe vorzukommen) auf äußeren Dingen, auf besonderer Einstellung zur Appendicitisdiagnose und auf die — vielleicht durch einen alarmierenden Todesfall gesteigerte — Neigung zum Operieren bei irgendwie auch nur verdächtigen Leibschmerzen. Einiges Operieren ist zweifellos oft geboten, Übereile aber ebenso oft von Übel: Es sollte nicht vorkommen, daß die bekannte pseudo-appendicitische Form der Pneumonie ohne vorangehende Lungenuntersuchung, ohne das Aufsetzen des Kranken und das Abhorchen „hinten-unten" operiert wird. Wer bei verdächtigen Blinddarmbeschwerden operieren läßt ohne sorgfältige Gesamtuntersuchung des Körpers, macht sich einer unkritischen Indikationsstellung schuldig.

## Akute Formen der Appendicitis.

Man sagt, daß die „Blinddarmoperation" die leichteste, aber auch die schwerste Bauchoperation sein kann. Gleiches gilt für die Diagnose. Die typische, schon im Abschnitt Chirurgie geschilderte Verlaufsform ist leicht zu erkennen; ganz anders die atypischen Fälle! **Die Hauptursachen dieser atypischen Verlaufsformen sind folgende:**

Irreführende Schmerzprojektionen. An Stelle des typischen Schmerzsitzes zunächst — und zwar sehr häufig — Schmerzen in der Magengegend (mitunter gleichzeitig freilich palpatorischer Schmerzpunkt am Blinddarm); zunächst auch diffuse Leibschmerzen, die sich kaum oder erst nachträglich auf die Appendixgegend lokalisieren, insbes. bei anfänglicher peritonealer Reizung; auch Schmerzausstrahlungen ins Bein, in Blasen- und Mastdarmgegend bei Douglas- bzw. Ileopsoasbeteiligung.

Besonderheiten von Lage, Länge und Gestalt des Wurms. Diese Dinge sind schon in der Norm überaus wechselnd; auch vorübergehende Lageveränderungen durch die räumlichen Beziehungen des Blinddarms zu Nachbarorganen und durch Spontanbewegungen dieses Organs. Bei der

Wurmlage nach oben lokalisieren sich die Beschwerden auf die mittlere Bauch-, ja in Gallenblasen- und Nierengegend. Auch linksseitiges Herüberreichen führt leicht zu Täuschungen, dann die Lage an der hinteren Wand des Beckens, sogar im kleinen Becken. So kann die Druckempfindlichkeit an den typischen Stellen fehlen; vielleicht nur bei Untersuchung von Mastdarm und Scheide aus nachweisbar sein. Es entstehen dann leicht trügerische Douglassymptome, vor allem Blasen-Mastdarmtenesmen. Das Übergreifen auf den Iliopsoas kann sich durch Spontancontractur im Hüftgelenk und Schmerzen beim Erheben des rechten Beines äußern. Dabei Mitbeteiligung des retroperitonealen Bindegewebes unter dem Bilde des paratyphlitischen Abscesses, bes. bei Verwachsungen der Appendix mit der hinteren Bauchwand. Nicht zu vergessen sind andere Seltenheiten, wie Appendixverlagerungen in Leisten- und Schenkelbrüche — Dinge, die meist erst operativ klarzustellen sind.

Die relativ häufige **Überlagerung des klinischen Bildes durch Komplikationen und vorherrschende Spätfolgen der Blinddarmentzündungen**, also mit Douglasabscessen, mit subphrenischen, paranephritischen und paratyphlitischen sowie mit anders gelagerten, abgesackten peritonealen Eiterherden. Hierzu rechnet auch der Krankheitsverlauf der Blinddarmentzündung unter dem Ileusbilde und unter den vieldeutigen Erscheinungen der Perforationsperitonitis, schließlich das Zusammentreffen mit Schwangerschaft (hier erheblich größere Mortalität, durch schweren Verlauf; auch Abortneigung) mit Tuberkulose, mit akuten Infektionskrankheiten, wie Typhus, Paratyphus, auch gastrointestinaler Grippe sowie epidemischer Kinderlähmung mit anfänglichen Magen-Darmstörungen und Hyperästhesien in der Unterbauchgegend.

Das die Diagnostik so störende **trügerische Mißverhältnis zwischen klinischen und pathologisch-anatomischen Veränderungen**, z. B. bedrohliche akute Appendixgangrän bei zunächst leichten Krankheitserscheinungen.

Die zahlreichen **Verwechslungsmöglichkeiten** ergeben sich ohne weiteres aus diesen atypischen Formen. Bei Blinddarmschmerzen und gleichzeitigem brüskem, hoch fieberhaftem Krankheitsbeginn denkt man, namentlich im Kindesalter, stets auch an Unter- und Mittellappenpneumonie, in jedem Lebensalter bei Fieber und begleitenden unklaren Magen-Darmerscheinungen an **typhöse und paratyphöse Infektionen** sowie anderweitige **toxischinfektiöse und alimentäre Darmerkrankungen**. In strittigen Fällen deshalb stets von vornherein sorgfältige Lungenuntersuchung, auch Laboratoriumsdiagnose der Darm-Infektionskrankheiten. Häufig genug werden Kranke mit Typhus oder Paratyphus ohne Grund blinddarmoperiert. Andererseits kommen hier tatsächlich auch schwere begleitende Appendixveränderungen vor, die einen operativen Eingriff verlangen. Auch ein allgemeiner Darmkatarrh, vor allem eine **akute Colitis** ist gar nicht selten der Vorläufer einer später sich lokalisierenden echten Appendicitis. Stets forsche man bei Blinddarmbeschwerden auch nach schon seit längerer Zeit bestehender **Koprostase** und, gerade wiederum bei Kindern, nach **Oxyuren**. Ein mehr zufälliges Zusammentreffen dieser Wurmerkrankung mit Appendicitis ist ohne weiteres schon aus der Häufigkeit beider Erkrankungen abzuleiten. Ein wirklicher Kausalkonex besteht nur selten. Man sagt dann, daß sich die Oxyuren in die Schleimhaut einbohren können, auch örtliche Infektionen setzen und daß Oxyurenmassen überhaupt mechanisch und toxisch den Blinddarm schädigen (Appendicopathia oxyurica nach Aschoff). Man muß sich bei Blinddarmbeschwerden jedenfalls hüten, bei gleichzeitigen Oxyuren- und anderen Wurmerkrankungen alles auf die Darmparasiten zurückzuführen und das Leiden statt durch Operation durch

Wurmkuren beseitigen zu wollen. In manchen Fällen freilich, namentlich bei leichteren hartnäckigen Beschwerden in der Blinddarmgegend sind solche diagnostischen Wurmkuren unter der Voraussetzung sorgfältiger weiterer Krankenbeobachtungen am Platze. Bei Schmerzen und Resistenzen in der rechten Unterbauchgegend können natürlich auch **Erkrankungen des weiblichen Genitalapparates** zu Verwechslungen Anlaß geben, vor allem die Salpingitis, Pyosalpinx, Eierstocksentzündungen, nicht zuletzt die akute, oft hoch fieberhafte gonorrhoische Erkrankung der Adnexe. Die letztere kann sogar anfänglich mit auffällig geringfügigen Lokalerscheinungen einhergehen und sich längere Zeit unter der Flagge auf Tuberkulose und Typhus verdächtiger Fiebersteigerungen verbergen. Andere Resistenzen in der rechten Unterbauchgegend kommen durch einfache **Kotstauungen** im Coecum zustande, wieder andere durch **Ileocoecaltuberkulose** sowie durch Tuberkulose der Mesenterialdrüsen im ileocoecalen Winkel. Nicht zu vergessen sind die Verwechslungsmöglichkeiten bei höherem Schmerzsitz mit **Cholecystitis**, mit **Pyelitis**, mit **Nierenbecken-** und **Uretersteinen**. Treten von vornherein peritonische Reizerscheinungen in den Vordergrund, kann die Abgrenzung der ursprünglichen Appendicitis von Perforationen kranker Gallenblasen, von Magen-Zwölffingerdarmgeschwüren, ferner mit Pankreasapoplexien und anderen seltenen scheinbaren oder tatsächlichen Ileusformen die allergrößten Schwierigkeiten machen. Häufig wird vergessen, auch auf die Möglichkeit eines trügerischen Schmerzsitzes in der **Bauchmuskulatur** zu achten, ferner auf **sensible Reizerscheinungen durch Wurzelreizung**, peripherische Nerven- und spinale Erkrankungen. Schließlich darf man sich nicht durch Psychogenien, Angst vor der Blinddarmentzündung und durch Übertreibungen an sich bedeutungsloser örtlicher Beschwerden täuschen lassen.

In dem Schlammfang der Bauchhöhle, dem **Douglasschen Raum** (gelegen bei der Frau zwischen Gebärmutter und Mastdarm, beim Mann zwischen Blase und Rectum) sammeln sich — ein wichtiges diagnostisches Merkmal — ebenso wie bei Verletzungen (stumpfen Traumen der Bauchorgane) palpatorisch nachweisbare Blutmengen — auch entzündliche, oft eitrige Ergüsse nach Peritonitis und Perforationen des Magen-Darmkanals, der Gallenblase, vor allem aber des Blinddarms an. Unter Fieber, das vielleicht durch die Ursprungserkrankung mitbedingt ist, kommt es — als Alarmsignal — zu auffälligen Störungen der Stuhl- und Urinentleerungen: quälender Stuhldrang, auch „Pseudostühle" in Form schleimig-glasiger Entleerungen, ferner vermehrter Urindrang, evtl. mit Brennen in der Harnröhre bes. beim männlichen Geschlecht. Schleunigste evtl. täglich wiederholte Untersuchung vom Mastdarm aus mit sorgfältiger Abtastung nach Einführung des Fingers durch den meist auffällig schlaffen Schließmuskel (aber möglichst nach Entleerung der Blase). Man fühlt dann eine sich vergrößernde, schmerzempfindliche pralle Resistenz, vielleicht sogar weichere Partien bei bevorstehendem Durchbruch. Man muß hierbei an Verwechslungsmöglichkeiten mit Prostatatumoren und Prostataabscessen denken, auch an perimetritische Erkrankungen. Durch eine Probepunktion am Orte der stärksten Spannung, der Vorwölbung und Empfindlichkeit kann man den Absceß sicher stellen (sei es einfach unter Führung der Punktionsnadel mit dem Finger oder vielleicht besser unter Leitung des Auges nach Einstellung der Punktionsstelle durch Mastdarmspiegel). An einen positiven Befund wird man sofort die Eröffnung vom Mastdarm aus anschließen.

Durch die steten tausendfältigen Vergleiche zwischen klinischem und operativem Befund haben wir allmählich die **Alarmsignale schwerer und bedrohlicher Blinddarmanfälle** kennengelernt. Das bedeutet natürlich keineswegs, daß wir im Einzelfall diese ernsten Zeichen oder gar ein Zusammentreffen mehrerer abwarten dürfen. Ein solches Symptom kann durchaus genügen. Zunächst einmal das **psychische und körperliche Gesamtverhalten** des Kranken. Es gibt dem Erfahrenen wichtige Fingerzeige. Es ist ein unruhiges, verstörtes Wesen; ein schwer krankes, blasses, unter Umständen sogar kollabiertes Wesen (auch kalte weiße Nase, kühle Füße und Zehen). Hierzu kommen **Temperatur und Puls**, namentlich in ihren gegenseitigen Beziehungen. Die Fieberhöhe freilich ist nur ein unzuverlässiges Merkmal. Es besteht kein Parallelismus, namentlich anfänglich, zwischen ihr und der Schwere des pathologisch-anatomischen Befundes an Appendix und Bauchfell. Das Initialfieber kann zudem auch von den anfänglichen Begleiterscheinungen, vor allem einem zunächst diffusen Darmkatarrh, dann von Komplikationen abhängig sein. Gleiches gilt für **einen** Schüttelfrost im Krankheitsbeginn. Immerhin ist er bereits als ernsteres Zeichen zu bewerten. Hartnäckigkeit des **Fiebers**, allmählich weiterer Anstieg, plötzliche Senkung der Temperatur trotz Verschlechterung, weitere Schüttelfröste sind wichtige Alarmsignale; noch mehr aber Pulszahl und Pulsqualität. Wenn wir auch die nervöse Erregung bei der Untersuchung, auch die individuell so verschiedene psychische Reaktion auf die Blinddarmerkrankung in Rechnung ziehen, müssen wir doch auffällige, dauernde Beschleunigungen und Entspannungen des Pulses, namentlich aber, wenn sie im Mißverhältnis zur Fieberhöhe stehen, hoch bewerten und als Signum mali ominis des Kranken das Kreuzen von Temperatur- und Pulskurve fürchten. Dann das **Erbrechen**! Von geringerer Bedeutung ist das anfängliche, reflektorische; von größter das nachhaltige, heftige, an Intensität zunehmende, vor allem, wenn es sich mit konstantem Aufstoßen, ja Singultus verknüpft. Dann die **Zunge**! Man sieht nicht gern ihre Trockenheit, einen dicken Belag, auch nicht gern die Borken und die trockenen, rissigen Lippen. Äußerst wichtig die spontane und die **Druckschmerzhaftigkeit**, namentlich ihre örtliche Übereinstimmung. Hier gibt es freilich keinen Parallelismus. Man prüft auf Spontanschmerzhaftigkeit auch bei ausgiebigen Zwerchfellbewegungen und bei raschen Druckänderungen im Abdomen, wie beim tiefen Atmen, beim Husten, auch beim Aufsetzen mit und ohne Unterstützung der Hände, beim Strecken des vielleicht schon reflektorisch im Hüftgelenk gebeugten Beines, beim Erheben des gestreckten Beines im Hüftgelenk (Mitbeteiligung des Bauchfellüberzugs des Iliopsoas!). Bei der Palpation (natürlich so schonend wie möglich) achtet man auf Schmerzhaftigkeit schon bei oberflächlichem oder erst bei tieferem Druck, auch auf Schmerzhaftigkeit bei plötzlicher Druckentlastung. **Scharf umschriebene intensive Druckschmerzhaftigkeit** gehört gleichfalls zu den Alarmsignalen, ebenso wie der plötzliche Krankheitsbeginn mit intensivsten Schmerzen den Gedanken an Perforation nahelegt. Wenn der anfänglich ausgebreitetere Schmerz sich nicht rascher lokalisiert, an Ausdehnung gewinnt, ja diffus wird und sich immermehr steigert, besteht höchste Gefahr. Ausgeprägte örtliche **Muskelspannung** weist ebenfalls auf wirklichen Entzündungsprozeß hin. Diese örtliche Abwehrspannung ist meist schon erkennbar durch Abschwächung, ja **Verlust des rechten unteren Bauchdeckenreflexes** (vgl. S. 551).

Mit den **Headschen Zonen**, d. h. mit örtlichen Hyperästhesien der Bauchhaut, läßt sich weniger anfangen. Hier spielen suggestive Kunstprodukte sowohl beim Patienten wie beim Arzt, namentlich beim weniger Geübten, eine allzu große Rolle. Gering ist auch die Bedeutung namentlich der einmaligen Zählung der **Leukocyten**. Es gibt schwerste Fälle ohne wesentliche Vermehrung der Weißen und tatsächlich leichte mit deutlicher Zunahme. Das allmähliche Ansteigen freilich gehört zu den Indikatoren örtlicher Eiterung. Der geübte Hämatologe wird freilich — abgesehen von den Zahlen — auch aus dem quantitativen Verhältnis der einzelnen Leukocytenformen und aus der Kerngestalt, insbes. bei etwaiger „Linksverschiebung", manches — freilich immer mit Vorsicht — herauslesen können. Daß ein sich ausbreitender Meteorismus, vor allem eine mit Schmerzhaftigkeit einhergehende diffuse Auftreibung des Leibes zu den Zeichen der Peritonitis mit Darmlähmung gehört, ist zur Genüge bekannt.

Am Krankenbett müssen wir also in noch zweifelhaften Fällen und in solchen, die aus irgendwelchen Gründen nicht frühoperiert werden, vor allem auf folgendes achten: Verhalten der Psyche und des körperlichen Allgemeinzustandes (unter Beachtung trügerischer Besserungen, wie sie bes. bei gangränösem „Wurm" vorzukommen scheinen); Temperatur und Puls (am besten 2stündliche Messungen mit Einzeichnung in die Kurve); Verhalten der örtlichen „Geschwulst", der spontanen und Druckschmerzhaftigkeit, Abwehrspannung, örtlicher und allgemeiner Meteorismus, Flatulenz, Blasen- und Mastdarmtätigkeit (Tenesmen!), etwaige weitere Schüttelfröste, Fortdauer von Erbrechen.

Sachverständige, sorgfältige, fortlaufende Krankenbeobachtung ist also in solchen Blinddarmfällen unerläßlich. Da dies in der Allgemeinpraxis nur ausnahmsweise und unter ganz bes. günstigen Bedingungen möglich ist, kann die Verantwortung für weiteres Abwarten und für **konservative Therapie** gewöhnlich nur bei Krankenhausbehandlung des Patienten übernommen werden (jedenfalls nur an Stellen mit sofortiger Operationsbereitschaft ohne weitere Zeitverluste, vor allem ohne längere Krankentransporte).

Für psychische und körperliche Ruhe, für Unterschieber und Urinflasche muß gesorgt werden. Alle besonderen körperlichen Erschütterungen und allzu ausgiebigen Zwerchfellbewegungen, selbständiges Aufsetzen ist zu vermeiden. Je nach der besonderen subjektiven Bekömmlichkeit kommt auf die Blinddarmgegend ein kalter oder warmer, ja heißer Umschlag, gewöhnlich eine nicht drückende Eisblase und für die Nacht ein zimmerwarmer „Prießnitz". Als Diät am besten — zunächst Nahrungsabstinenz — nur geringe Flüssigkeitsmengen, vor allem kalter Tee, tee- bis eßlöffelweise gekühlte Milch, etwas Citronen- oder Eiswasser. Bei zuvor schon länger bestehender Stuhlverhaltung kann man im frühen Beginn einer Appendicitis (selbstverständlich ohne Perforationssymptome!), am besten freilich nur unter günstigen Beobachtungs- und Operationsbedingungen — mitunter $1^1/_2$—2 Eßl. Ricinus versuchen, auch vorsichtig einen warmen Kamillentee-Einlauf machen. Die Opium-Belladonna-Darreichung ist vielfach namentlich von Chirurgen — vor allem wegen der sog. Verschleierung des Krankheitsbildes verpönt. Nicht ganz mit Recht! Es kommt eben auch hier auf Auswahl der geeigneten Fälle an, auf richtige Dosierung und die Kunst des Beobachters, solche medikamentösen Nebenwirkungen in Rechnung zu ziehen. Wir reichen ein Opium-Belladonna-Zäpfchen des öfteren vor einem vielleicht langen und schwierigen Transport zum Chirurgen bei dem ohnehin zur Operation bestimmten Kranken, schon um die Schädigungsgefahr durch den Transport herabzusetzen. Auch in Fällen, die zunächst nicht operiert werden, können Opiumtropfen — beim Erwachsenen zunächst 20, dann vielleicht noch mehrmals später 10—15 Tropf. (bei Kindern freilich ganz besondere Vorsicht) — sehr zweckmäßig sein und bei der mitunter anfänglich auffällig großen Darmunruhe auch örtliche Abgrenzung des Prozesses begünstigen. Das generelle Opiumverbot ist unnötig, falsch, ja falsch.

Der prinzipielle Standpunkt, jeden Fall mit wahrscheinlicher, zumindest alle Kranken mit sicherer Diagnose so rasch wie möglich zu operieren, hat vieles für sich. Zunächst einmal die Unberechenbarkeit des weiteren Verlaufs, dann das häufige Mißverhältnis zwischen leichtem klinischem und schwerem pathologisch-anatomischem Befund, ferner die gefürchtete Perforation, die so drohende allgemeine Peritonitis, ferner die weiteren Anfälle, auch wenn der erste glücklich überstanden ist, und nicht zuletzt die Nachwehen nach Spontanheilungen infolge von Verwachsungen und ähnlichem. Gerade für den Anfänger ist dieser prinzipielle Standpunkt ratsam. Überall da, wo er abwarten will, empfiehlt sich Teilung der Verantwortung mit Erfahrenen, vor allem Krankenhausaufnahme zur Ermöglichung sorgfältiger Beobachtung und steter Operationsbereitschaft. Das Abwarten weit vom Chirurgen, ohne telephonische Nachtverbindung mit ihm und ohne sofortige Transportmöglichkeit mit einem Krankenauto ist allzu gefährlich. Besteht Perforationsverdacht, so kann aber unter Umständen ein längerer und schwieriger Transport gefährlich sein. Dann sollte oft der Chirurg zum „Blinddarm" und nicht der Kranke zum Chirurgen kommen. Es gehört hierzu auch Geschick zur Improvisationstechnik. Das Verschanzen hinter den Schwierigkeiten der Nachbehandlung ist kein ausreichender Gegengrund gegen solches Operieren in der Außenpraxis. In der Praxis muß man leider oft genug mit anfänglichen Widerständen gegen die Operation rechnen, zum Teil geboren auch aus der Angst vor unerschwinglichen materiellen Opfern. Dadurch entstehen allzu häufig Verzögerungen der Operation, die dann mit Unrecht dem Hausarzt bei weiterer Verschlimmerung zur Last gelegt werden. Wir dürfen auch die Gefahren des operativen Eingriffs nicht unterschätzen, u. a. der Embolien, postoperativen Pneumonien und Herzinsuffizienzen, auch von postoperativer Peritonitis usw. Die Leichenuntersuchungen scheinen auch zu beweisen, daß Appendixerkrankungen ungemein häufig spontan ausheilen. Dies gilt vielleicht sogar für mindestens $9/10$ der Blinddarmfälle. In andern Fällen, namentlich bei Perforation mit rasch sich anschließender peritonealer Keimaussaat hilft oft auch die frühe Operation nicht mehr, wenn sie auch immerhin den bestmöglichen Rettungsversuch darstellt. In wieder anderen Fällen wird der Arzt so spät gerufen, daß eine Frühoperation — am 1. oder 2. Krankheitstage — nicht mehr in Frage kommt. In der „Intermediärzeit", also zwischen 3 Tagen bis 1 Woche, ist die Operationsfrage oft schwer zu beantworten, häufig sogar das vorläufige Abwarten zweckmäßig. Der Prozeß hat sich dann meist gut lokalisiert. Die frischen Verwachsungen sollen dann nicht auseinandergerissen werden. Bei den sich dann anschließenden Spätoperationen muß man anfänglich mit Darmbrüchigkeit rechnen und mit den technischen Schwierigkeiten des Eingriffs in den derben Infiltraten (vgl. Abschnitt Chirurgie). Eduard Müller†-Marburg.

## Chronische Blinddarmanhangerkrankungen.

Bei lange dauernden, zeitweise rezidivierenden Beschwerden in der rechten Unterbauchgegend spricht man zunächst besser — sich diagnostisch noch nicht bindend — von hartnäckigen Störungen in der Blinddarmgegend als von chronischer Appendicitis. Vielfach, vielleicht sogar meist handelt es sich gar nicht um eine chronische Erkrankung des Blinddarmanhangs, sondern um eine Fehldiagnose. Da, wo wirklich die Appendix der Krankheitssitz ist, liegt auch meist weniger ein vorherrschender Entzündungsprozeß vor, als die Folgeerscheinung eines solchen, also eine Verwachsung, eine Abschnürung, eine abnorme Knickung und Krümmung oder eine andere Gestaltsveränderung, wie auffällige Engigkeit des Wurms, Stenose der Eingangsstelle, ein Kotstein, auch sonst ein Fremdkörper, schließlich ein Hydrops — also Dinge, die das Sprungbrett für weitere akute Anfälle und enterogene Infektionen des Blinddarmanhangs bilden. Freilich können sich auch frühere schwere Blinddarmveränderungen, wie Exsudate und Verwachsungen, erstaunlich rasch zurückbilden, ja nicht nur für die klinische, auch für die spätere pathologisch-anatomische Betrachtung geradezu restlos verschwinden. Die örtliche Peritonitis kann sich also weitgehend, sogar ganz zurückbilden, wenn sie ihre biologische Funktion, die Lokalisation des Prozesses im Bauchfellraum erfüllt hat. Selbst eitrige Exsudate können sich resorbieren. In andern Fällen bleiben aber chronische Abscesse zurück, die schließlich doch noch spontan heilen können, sich fest abkapseln oder schließlich nach Blase, Dickdarm, vordere Bauchwand, unter Umständen freilich auch in die freie Bauchhöhle durchbrechen.

Die Auslösung chronischer „Blinddarmbeschwerden" kann schon durch die physiologischen Spontanbewegungen des irgendwie veränderten Organs geschehen; ganz bes. aber durch krankhafte Spasmen des erkrankten, zu mindest gereizten Blinddarmanhangs (Colica appendicularis — Aschoffs). Bei diesen Dauerveränderungen der Appendix handelt es sich gewöhnlich um Folgezustände akuter Anfälle, die freilich vielleicht anders bewertet und vergessen, unter Umständen sogar subjektiv kaum bemerkbar gewesen sind. Freilich bleiben genügend Fälle übrig, wo auch der pathologisch-anatomische Prozeß sich schleichend vorbereitet.

Zum diagnostischen Nachweis chronischer Appendixerkrankungen gehört zunächst der Ausschluß zahlreicher Fehldiagnosen, die hier drohen; das sind u. a. Adnexerkrankungen, die sich oft freilich neben Appendixveränderungen finden und sich gegenseitig beeinflussen können. Dann kommen recht häufig Nieren-, Nierenbecken- und Harnleiterveränderungen, auch Steine daselbst in Frage. Manche schmerzhaften Blinddarmreizerscheinungen entpuppen sich schließlich als rechtsseitige Harnleiterkonkremente. Röntgenphotographische Aufnahmen der Harnorgane nach tüchtigem Abführen einerseits, röntgenphotographische Darstellungen des Blinddarmanhangs andererseits, die Beobachtung seiner aktiven und passiven Beweglichkeit, auch seiner Gestalt im Kontrastbild können diagnostisch weiter helfen. Immer wird man an Oxyuren denken und bei chronischer Appendicitis zunächst einmal die Wurmbeschwerden beseitigen. Auch die chronische Obstipation namentlich Ascendenstypus, führt leicht zur Verwechslung mit chron. Appendicitis. In anderen Fällen freilich ist sie eine Folge- und Begleiterscheinung hierbei (häufig wohl reflektorisch bedingt). Wenn man nach Dickdarmreinigung vom Mastdarm aus vorsichtig aufbläst, können bei Coecum- und Appendixerkrankungen örtliche Beschwerden entstehen (Dreyer). Eduard Müller†-Marburg.

## Darmverschluß (Ileus).

(Vgl. a. Abschnitt Chirurgie 1. Teil II.

Interne Therapie (vorläufige und versuchsweise hausärztliche Behandlung vor Ausführung der Operation sowie bei strikter Ablehnung und Unmöglichkeit der Laparotomie). Gerade der Ileusverdacht verlangt vom Arzt rasche und schwerwiegende, über Leben und Tod entscheidende Entschlüsse! Abwarten (kaum jemals länger als 1—2 Tage!) mit der Operation verlangt besondere und trotzdem häufig genug trügende Erfahrung (am ehesten noch beim arterio-mesenterialen Darmverschluß, in Fällen von Okklusionsileus, bei noch gutem Allgemeinbefinden und gutem Puls, bei Narbenstenosen, Fremdkörpern, fortgeschrittenem Carcinom, manchem Invaginations- auch beim Gallensteinileus). Indicator für manche tatsächliche Besserung bleibt aber stets nur die Wiederherstellung der

Kotpassage, nicht die vorübergehende Besserung von Shock, Schmerzen und Allgemeinbefinden.

Voraussetzung ist der diagnostische Versuch durch exakte Vorgeschichte und sorgfältige objektive Untersuchung die nähere Krankheitsursache festzulegen. Bei der Anamnese beachte vor allem: etwaige frühere Erkrankungen, bes. der Bauchorgane; Zeitpunkt und Geschwindigkeit der jetzigen Krankheitsentwicklung (brüsk z. B. bei Fremdkörperverschluß, Prodromalien z. B. beim Carcinom); etwaige Vorläufererscheinungen, z. B. in Form von Abmagerung, zunehmender Obstipation, schmerzhaften Darmsteifungen, allgemeiner und lokaler Leibschmerzen; ferner abnorme Beimengungen von Schleim, Eiter oder Blut zum Stuhl sowie das zeitliche Einsetzen von Erbrechen (frühzeitig und hartnäckig bei hochsitzendem Verschluß).

In jedem Ileusfall ist es geradezu ein Kunstfehler, die Abtastung der Bruchpforten sowie die Untersuchung per rectum (ev. auch per vaginam) zu versäumen. Achte hierbei auf alle Bruchgegenden; führe womöglich den Finger in die Bruchpforten ein und denke an „en bloc" reponierte Hernien, sowie Scheineinklemmungen. Mit dem in das Rectum eingeführten Finger kontrolliere den Füllungszustand des Mastdarms; fahnde nach verhärteten Kotmassen, Tumoren und Strikturen, Adnexerkrankungen und retroflektiertem schwangeren Uterus sowie auf fühlbare Darmeinstülpungen, bes. bei Kindern. Messe einwandsfrei 2—4stündlich mit zuverlässigem Thermometer. Denke an Kollapstemperatur! Lasse stets Stuhlentleerungen, sowie Erbrochenes zur sorgfältigen Untersuchung aufbewahren. Sehr wichtig sind ferner: die Berücksichtigung der Allgemeinerscheinungen, wie Änderungen des Ernährungszustandes in der letzten Zeit, trockene Zunge, Facies abdominalis, Puls- und Atemstörungen, kühle Extremitäten, kalte Füße, kalter Schweiß. Ferner: die Untersuchung auf allgemeine und lokal stärkere Schmerzhaftigkeit und meteoristische Auftreibung des Leibes, auf allgemeine und umschriebene Zunahme des Tonus der Bauchmuskulatur („Défense musculaire"; evtl. mit einseitigem oder doppelseitigem Verlust der Bauchdeckenreflexe) sowie auf Darmsteifungen (reize evtl. durch kräftigere Palpation das Abdomen; horche mit Stethoskop). Sorgfältigste ärztliche Vorbeobachtung ist für noch rechtzeitige Operation ausschlaggebend und auch für den Operateur von größter Wichtigkeit! Bald Radikaloperation mit Reposition oder Resektion, bald zunächst nur Anlegung eines widernatürlichen Afters möglich.

Die Entstehungsmöglichkeiten des Ileus werden an der Hand folgender Überlegungen geprüft: Darmverschlüsse entstehen, abgesehen von Verstopfungen durch Fremdkörper (Kot- und Gallensteine!), vornehmlich durch Primärerkrankungen des Darmes selbst oder benachbarter Organe. Die gewöhnlichsten Ursachen sind. 1. Lage- und Gestaltsveränderungen (Hernien, auch innere; Achsendrehungen; Verknotungen); also die verschiedenen Formen der Strangulation, Darmeinschiebung (hier plötzliches Einsetzen der Erkrankung mit Erbrechen und blutigen Entleerungen); walzenförmiger Bauchtumor; im Rectum fühlbare Einschiebung. 2. Allgemeine oder lokale Paralysen der Darmmuskulatur (auch zeitweise Insuffizienz bei langjährigen, hartnäckigen „habituellen" Verstopfungen, bes. älterer Leute). Toxische bzw. reflektorische Paralysen bei Appendicitis, Peritonitis, bei Gallen- und Nierenkoliken (durch Morphium mitunter begünstigt), bei Pankreaserkrankungen, Stieldrehungen der Bauchorgane, Salpingitis. Also „paralytischer" Ileus. 3. Umschriebene, organische Erkrankungen der Darmwand: Tumoren, vor allem Carcinome; Strikturen infolge von Traumen, akuten und chronischen Infektionskrankheiten, wie Tuberkulose, Syphilis und Dysenterie; Kompressionen des Darmrohres durch Narbenstränge, Meckelsche Divertikel, Geschwülste der Nachbarorgane, retroflektierten graviden Uterus usw.

**Behandlung.** Bei jedem Verdacht auf arterio-mesenterialen Darmverschluß, Magenspülung und anschließend Bauch- oder Knie-Ellenbogenlage! Womöglich sind alle Ileuskranken von vornherein in das Krankenhaus aufzunehmen. Jedenfalls sind alle Vorbereitungen für etwaigen Krankentransport und spätere Operation im voraus zu treffen (z. B. Eisenbahntragbahre, Krankenautomobil, geeignetes Fuhrwerk bereithalten; Chirurg und Spital benachrichtigen). Die vorläufige Behandlung beginnt mit dem Versuch kausaler Behandlung durch frühzeitige Taxis von Hernien (evtl. auch Herniotomie), durch Aufrichtung des retroflektierten, graviden Uterus, durch manuelle Ausräumung des mit verhärteten Kotmassen gefüllten Mastdarms, durch Repositionsversuch rectal fühlbarer Darmeinschiebungen. Sehr zweckmäßig ist dann örtliche Wärmeanwendung am Abdomen, am besten heiße Umschläge des ganzen Leibes. Nahrungsabstinenz: höchstens Durststillung mit kleinen Flüssigkeitsmengen, Eisstückchen, Mundspülungen, aber auch durch Wasserklistiere und Kochsalzinfusionen. Magenspülungen können namentlich Brechreiz und Singultus beseitigen und dadurch die Qualen des Patienten erheblich mildern. Durch Entfernung des Mageninhalts (blähende Gase, fäkulente Massen, Speisebrei) wird gleichzeitig die intraabdominelle Raumbeengung und die „Autointoxikation" geringer. Häufige etwa 2—3 stündlich wiederholte Magenspülungen wirken namentlich bei hohem Darmverschluß günstig. Bei zuverlässiger Wartung sind Magendrainagen durch die Nase möglich. Die Hauptaufgabe der inneren, mitunter in der Tat auch heilenden, Behandlung sind überhaupt: Entlastung des Magen-Darmkanals von Gas und stagnierenden Massen, mit gleichzeitiger Verhinderung weiterer Belastung durch unzweckmäßige Ernährung, Beeinflussung der Peristaltik (teils mildernd beim Spasmus und mechanischen Ileus, teils anregend beim dynamischen) und schließlich Bekämpfung der sekundären Störungen (Allgemeinzustand, Schmerz, Herz!).

Nach der ersten Magenspülung kann man 100—250 ccm reines Olivenöl einlaufen lassen. In dieser Form ist das Olivenöl ein vortreffliches mildes Laxans. Auch der Dickdarm wird von Kotmassen und von Gas möglichst befreit. Wir machen zunächst Einläufe einer Olivenöl-Seifenwasser-Schüttelmischung (zu gleichen Teilen bis 500 ccm im ganzen) und versuchen hohe Darmeingießungen (evtl. Knie-Ellenbogenlage, Bauchlage bei akuter Magenektasie!) sowie Einführung des Darmrohres zur Gasentleerung. Die Einläufe vermögen auch Dickdarmhindernisse zu beseitigen (vor allem Kotobturationen), außerdem die Peristaltik zu begünstigen und durch Gas- und Stuhlentleerung nachträglich den intraabdominellen Druck zu entlasten, mitunter sogar tiefsitzende Invaginationen zu beheben. Bei verhärteten Kotmassen empfehlen sich auch warme Ölklistiere ($^1/_2$—1 l), in anderen Fällen Irrigation mit kühlem Wasser (evtl., aber vorsichtig mit großen Mengen); bei kleineren auch Kochsalzzusatz bis zu 5 proz. Lösungen (Anregung von Antiperistaltik). Die medikamentöse Beeinflussung der Peristaltik geschieht mildernd durch Belladonna (bzw. Atropin), Papaverinum hydrochloricum, auch Eumydrin (ungiftigeres Atropinmethylnitrat) und Opiumpräparate (Vorsicht!), anregend — vor allem bei Kotverschluß — durch Abführmittel und bei „paralytischem" Ileus, bes. durch das Physostigminum salicylicum ($^1/_2$—$^3/_4$, ja 1 mg; Maximaldosis 0,001; subcutan also $^1/_2$—$^3/_4$ Spritze der Lösung von 0,01 zu 10,0; Erregung aller Endigungen des parasympathischen Systems). Anregend wirken ferner — vielleicht sogar noch besser — Hypophysenpräparate (z. B. Injektionen von Hypophysin; ganz langsam intravenös 1—3 ccm; evtl. sogar 4—6 in $^{1}/_{2}$—1 l physiologischer Kochsalzlösung; insbes. bei postoperativer Darmlähmung; gleichzeitig günstige Blutdruckbeeinflussung!). Einen Versuch verdienen auch Sennatin und das Peristaltikhormon Zülzers, das Neohormonal. Vom Sennatin (Lösung der wirksamen Stoffe der Sennesblätter für Injektion) spritzt man beim Erwachsenen etwa 2—3 ccm, am besten intramuskulär in die seitliche Gesäßmuskulatur, ganz langsam unter Vermeidung späteren Reibens und Massierens; evtl. mehrere Tage hintereinander Cholin.

Auch Lumbal- und paravertebrale Leitungsanästhesie kann beim Ileus in Frage kommen (Ausschaltung der N. splanchnici und damit von Darmlähmungen infolge nervöser Hemmungen). Bei aller Anerkennung der gelegentlichen vorzüglichen Opiumwirkungen, bei übermäßiger und unproduktiver Peristaltik im Gefolge eines Ileus, verlangt hier gerade diese Droge besondere Vorsicht, wenn auch die Forderung von Chirurgen nach völliger Vermeidung des Präparates unberechtigt ist. Verschleierungen des Zustandsbildes, trügerische Besserungen, insbes. des Allgemeinbefindens mit gefährlichen Verspätungen schließlich doch unerläßlicher Operationen, auch Verstärkungen etwaiger Darmlähmungen kommen zweifellos vor. Man beschränkt deshalb am besten die Opiumgaben auf Fälle, die diagnostisch bereits genügend geklärt, vom Chirurgen vielleicht schon untersucht sind, zum bereits feststehenden operativen Eingriff nach dem Krankenhaus, evtl. unter heftigen Beschwerden, transportiert werden, auf Fälle, die nicht operiert werden können und trotz der Kenntnis des Ernstes der Sachlage und stetem Zureden nicht operiert werden wollen (hier natürlich nach Ablehnung jeder weiteren Verantwortung!). Wir verschreiben es ferner nicht beim paralytischen, eher beim Okklusionsileus und reichen es am besten gleichzeitig mit Atropin — auch im Hinblick auf etwaiges Erbrechen — als Suppositorium. Das Atropin-Opium eignet sich gerade für schmerzhafte Darmsteifungen (auch subcutan Atropin bis zu 1 mg; Vorsicht bei Kollaps); als Suppositorium: Extract. Belladonnae mit Extr. Opii — oft besser mit Codeinum phosphoricum — etwa 0,025—0,05 āā. Wenn allzu intensive Darmspasmen partielle organische Stenosen, insbes. beim langsamer sich vorbereitenden Ileus, zu vollständigen machen, kann Atropin, das durch den Spasmus verursachte „Plus" beseitigen ($^{1}/_{2}$—1 mg subcutan). Das Atropin hat freilich je nach Dosis und Anspruchsfähigkeit des Darmnervensystems recht verschiedene Wirkungen (neben Lähmung der Endigungen des parasympathischen Systems auch Erregungen des Auerbachschen Plexus mit Beförderung der Darmbewegungen).

Häufig verschleiern übrigens solche Opium-Belladonna-Suppositorien keineswegs die diagnostische Sachlage; sie klären sie vielmehr durch Milderung von Shockwirkungen, vor allem der subjektiven Beschwerden und erleichtern dadurch eingehendere objektive Untersuchungen!

Zur Gasentleerung bei hochgradiger, quälender Blähung in nicht operationsfähigen Fällen unter Umständen Punktion, ähnlich wie bei der „Trommelsucht" der Tiere; trotz weiterer Peritonitisgefahr diskutabel!

Eduard Müller†-Marburg.

## Darmparasiten.

### Askaris lumbricoides (Nematodenart).

Die sehr verbreiteten regenwurmähnlichen Ascariden (Männchen mit ventralwärts hakenartig gekrümmtem Hinterende — bis 25, Weibchen bis 40 cm lang) sind Bewohner des Dünndarms und durchsetzen den Stuhl mit ovalen Eiern, deren dicke gestreifte, durchsichtige Schale von einer bräunlich gefärbten, gebuckelten Eiweißhülle umscheidet ist. Die merkwürdige Entwicklungsgeschichte dieses Darmschmarotzers ist den Ärzten noch wenig bekannt. Die ungeheuren Eiermassen — eine weibliche Ascaris soll durchschnittlich täglich 15000 legen — gelangen noch unentwickelt mit dem Stuhl nach außen. Zur Infektion des Menschen werden die sehr widerstandsfähigen Eier erst nach weiterer Reifung außerhalb des Körpers befähigt. Hierzu gehören genügend günstige Entwicklungsbedingungen (Feuchtigkeit, Wärme, Fäulnis). Die nach Wochen entstehenden, bereits larvenartigen Eier gelangen dann — vor allem durch ungekochte und ungenügend gereinigte „gedüngte" Vegetabilien, durch sonst verunreinigte Speisen, durch schmutzige Hände, — auch Trinkwasser in den menschlichen Magen-Darmkanal. Darauf beginnt eine höchst interessante Wanderung der Larven durch den Körper: sie durchbohren die Darmwand, gelangen in Leber, untere Hohlvene und Lungen, wo sie etwas länger bleiben, sich häuten, dann die Alveolen durchbohren, die Bronchien hinauf zum Schlund wandern und dann die Speiseröhre herunter wieder in Magen und Darm, wo endlich Geschlechtsreife erfolgt. Der Parasit findet sich fast auf der ganzen Erde, bes. in den Tropen und Subtropen. Noch am häufigsten ist er bei halbwüchsigen Kindern und auf dem Lande. Der Spulwurm der Schweine ist zumindest ein naher Verwandter unseres Ascaris.

Spulwürmer — sie kommen zu Dutzenden, ja zu Hunderten im Darmkanal vor — führen zu mechanisch und chemisch bedingten Störungen. Sie bilden mitunter Knäuel, die das Darmlumen verlegen (sog. Ascaridenileus). Sie gehen zwar meist mit dem Stuhle ab, gelangen aber gelegentlich in den Magen und „erbrochen" in Mund und Nase. Sie können sogar „aspiriert" bei Kindern eine akut einsetzende laryngeale Dyspnoë verursachen. Auch Wanderungen in präformierte Höhlen und Gänge z. B. in den großen Gallengang, durch Darmfistel und Perforationen in die Bauchhöhle kommen vor. Durch ihre lebhafte Beweglichkeit im nervenreichen Dünndarm und durch toxische Stoffe in ihrer Leibessubstanz setzen sie bei disponierten Menschen, abgesehen von Sensationen im Leibe und Enteritiden, vielgestaltige Allgemeinstörungen, namentlich unter dem klinischen Bilde der Nervosität, leichterer Anämien (gleichzeitig mit Bluteosinophilie), Jucken in der Nase, Ohnmachten, „Ringe um die Augen", selbst epileptiforme Anfälle.

Durch die Kombination von Wurmmitteln, die den Parasiten schädigen und sein Haften im Dünndarm verhindern, und von Abführmitteln, die ihn nebst Eiern nach außen befördern, gelingt nach Sicherstellung der Diagnose (Stuhluntersuchung auf Eier) am besten ihre **Beseitigung.** Das gebräuchlichste Wurmmittel ist der Wurmsamen (Flores cinae) und das daraus hergestellte Santonin (0,1 pro dosi, 0,3 pro die; niemals längere Zeit; Trochisci, Pastilli, Comprette santonini zu 0,025 und 0,05, je nach Alter 1 Tag 2mal 2 oder an 3 aufeinanderfolgenden Tagen 1—2mal; nicht auf nüchternen Magen). Als anschließendes Laxans zur rascheren Herausbeförderung der durch das Mittel geschädigten Würmer eignet sich angeblich besser als Ricinus (Öllöslichkeit des giftigen Medikaments?) ein Senna oder Rheuminfus, auch Brustpulver, Purgen, Isacen, Comprett. laxant. vegetab. Manche rühmen die gleichzeitige Kalomeldarreichung, z. B. Santonin 0,025, Kalomel 0,1, Sacch. 0,5; im Laufe des Vormittags 2 Pulv. für den Erwachsenen (auch Kompretten M.B.K. Santoninum cum calomelano āā 0,025; Glas mit 10 bzw. 25 Stück). Wer die Giftigkeit des Santonins und die tatsächlich individuell sehr verschiedene, gar nicht vorauszusehende Giftempfindlichkeit scheut, ersetzt das Santonin am besten durch Helminal (s. u.) oder auch durch Wurmsamenöl, also durch oleum chenopodii anthelmint. Für den Erwachsenen am besten je 16 Tropf. in Geloduratkapseln; an 2 aufeinanderfolgenden Tagen je 3 Kapseln (2 stündlich 1 Kapsel in heißem Milchkaffee, vormittags zu nehmen, jedesmal 2 Stunden nach der letzten Wurmkapsel anderthalb bis 2 Eßl. Ricinus). Originalschachteln mit 6 Geloduratkapseln, enthaltend je 8 Tropf. Ol. chen. anthelm. (5—8 Jahre), 10 Tropf. (9 bis 10 Jahre), 12 Tropf. (11—16 Jahre); 16 Tropf. für Erwachsene. Vergiftungen, selbst tödliche, sind leider beim „amerikanischen" Wurmsamenöl beobachtet, kaum jemals aber bei gutem Präparat, bei richtiger Dosierung und bei nachfolgender baldiger Darmentleerung durch Abführmittel. Vorsicht bei gleichzeitiger starker Verstopfung. Maximal 0,5! Etwaige Intoxikationen, die schleunigste Magen-Darmentleerungen verlangen, verraten sich durch cerebrale Erscheinungen (Koma, Erbrechen, Kopfweh, Mydriasis), vor allem aber durch Vestibularis- und Hörschädigung. Kinder, die die Kapseln mit Ol. chenop. nicht schlucken, kann man das Präparat auch auf Streuzucker getropft, mit dem Löffel geben.

Ganz ungiftig ist das aus Meeresalgen dargestellte Helminal (Tablette oder Kügelchen, Merck-Darmstadt). Das Präparat empfiehlt sich namentlich im Kindesalter und überhaupt als erste Wurmkur in der häuslichen Krankenpraxis (bei etwaiger Erfolglosigkeit in 2. Linie Ol. chenop. und in 3. erst Santonin!). Stets Behandlung nur nach Sicherstellung der Wurminfektion (Wurm- oder Eiernachweis). „Diagnostische Kur" höchstens mit Helminal. Oft Wiederholungen der Helminalkur zweckmäßig. — **Vorbeugung.** Sauberkeit im Küchenbetrieb, Vorsicht beim Genuß schlecht gereinigter „gedüngter" Gemüse, Erdbeeren, Salat usw. Abgegangene Ascariden sind möglichst zu vernichten (am besten Verbrennung!).

### Taenia mediocanellata aut saginata; taenia solium (aus der Gruppe der Cestoden-Bandwürmer).

Wesentliche Krankheitserscheinungen, durch diese Dünndarmbewohner fehlen mitunter. Vielfach entwickeln sie sich erst bei gesteigerter Selbstbeobachtung und mit psychogener Verschärfung nach Abgang von Gliedern oder nach Lektüre marktschreierischer Anpreisungen von Bandwurmmitteln in der Tagespresse. In wieder anderen Fällen, bes. bei Empfindlichen und Nervösen, von vornherein erhebliche Reaktion des Körpers mit vielfarbigen, örtlichen und allgemeinen Beschwerden, wie vagen, selbst kolikartigen Magen-Darmschmerzen, Heißhunger mit Appetitlosigkeit abwechselnd, Globusgefühl, Jucken in der Nase, blaue Ränder um die Augen, „Nervosität", Kopfweh und Schwindel. Der lebende Bandwurm ist im Körper eben ein lebhaft sich bewegendes Gebilde mit einem dauernden Spiel der Saugnäpfe an seinem Kopf. So mögen — abgesehen von Giftwirkungen und reflektorischen Störungen — gerade an der Haftstelle starke örtliche Reizwirkungen gesetzt werden.

Bandwurmkuren sind anstrengend und bei der Giftigkeit des wichtigsten Abtreibungsmittels, des Extractum filicis, keineswegs harmlos. Sicherstellung der Diagnose, zweckmäßige Vorbereitung des Kranken, zuverlässiges Präparat und sachgemäße Darreichung desselben, nachträgliche Feststellung des Kopfabganges sind unerläßlich.

Die Sicherstellung der **Diagnose** geschieht durch Wurmnachweis, nicht durch Eigenart der Krankheitserscheinungen: spontaner oder durch Abführmittel hervorgerufener Abgang von Gliedern, einzeln oder in Verbänden bei häufigeren Stuhluntersuchungen, mikroskopischer Befund von Eiermassen. Die Artdiagnose gelingt schwerer an den Eiern als an den Gliedern; Eier sowohl bei „saginata" wie bei „solium" rundlich-oval, ihr

Inhalt 6hakige Embryonen und ihre Schale radiär gestreift. Erleichterung des mikroskopischen Eiernachweis durch Zusatz von etwas Chloraljod zur Stuhlprobe auf dem Objektträger (50 g Chloralhydrat, 20 g Wasser, fein zerriebenes Jod in kleinem Überschuß hinzufügen). Auf Taenia saginata deutet aber schon die weitaus größere Häufigkeit hin (die etwa erbsengroßen Schweinefinnen im Muskelfleisch und anderen Körperorganen werden bei unserer Fleischbeschau leicht erkannt!), ferner das Abgehen einzelner Glieder, selbst ohne Stuhlentleerung. Die Kranken fischen die Glieder oft mit einem Hölzchen aus dem Stuhl heraus, spülen sie ab und bringen sie in Essig, Spiritus oder Kognak aufbewahrt dem Arzte. Bei Betrachtung der zwischen 2 Objektträgern fixierten Glieder gelingt rasch eine sichere Unterscheidung. Die Breite der Glieder kann zwar bei beiden Würmern gleich sein und beide haben seitenständige Geschlechtsöffnungen, bei Taenia saginata sind aber die reifen Glieder länger als breit und dicker; bei saginata ferner ein viel reicher und feiner verzweigter Uterus als bei „Solium", dessen Proglottiden gewöhnlich nur in Verbänden nach außen gelangen und einen wenig und grob sich verästelnden Uterus besitzen (etwa 10 Seitenäste bei solium gegen 20—30, ja mehr bei saginata).

Auf Sicherstellung der Diagnose folgt Prüfung der Frage, ob der Gesundheitszustand des Parasitenträgers eine angreifendere Bandwurmkur verträgt. Vorsicht mit Extractum filicis im hohen Alter und in früher Kindheit, bei ungenügendem Ernährungs- und Kräftezustand, bei schweren Erkrankungen der inneren Organe, vor allem des Nervensystems (auch Opticus), während der Menses, sowie bei schwangeren und nährenden Frauen. Hier evtl. mildere Behandlung, am besten mit Kürbissamen.

Der Kurplan verlangt genauere Besprechung mit dem Kranken bzw. seiner Umgebung, in hartnäckigen Fällen vielfach Krankenhausbehandlung. Durch die Vorbereitung soll der Darminhalt zu konzentrierterer Giftwirkung des Wurmmittels auf den Parasiten verringert, die Dickdarmpassage für den abgehenden Wurm freigemacht und der Wurm bereits geschädigt werden. Wir verordnen tags zuvor früh ein Laxans (z. B. kräftige Dosis Karlsbader Salz, Brustpulver, Sennestee, Compr. laxans. vegetab., Isacen), am Abend zuvor evtl. noch einen Einlauf und als Abendmahlzeit das altbewährte Volksmittel Heringssalat, womöglich mit reichlich Gewürz, Salz und Zwiebeln; feingeschnitten; evtl. auch mit Knoblauch, bei Kindern und Widerstrebenden besser Suppe oder Brei (auch Preißel- und Heidelbeerkompott). Mehrmaliges Abführen und mehrtägige flüssig-breiige, spärliche, schlackenarme Kost kann bei sonst gesunden kräftigen Menschen nach zuvor erfolglosen Kuren zweckmäßig sein. Am Tage der Wurmmitteldarreichung am besten Bettruhe, zumindest Hausarrest des Kranken. Frühmorgens zum Frühstück stärkerer schwarzer Kaffee, auch gesüßter, ohne Zukost, höchstens 1 Keeks oder Zwieback; eine Viertelstunde später 1 zuverlässiges frisches Filixpräparat in ausreichender Menge (6—10 g für den Erwachsenen). Wir bevorzugen das Bandwurmmittel in Geloduratkapseln (Originalschachtel mit 8,0 Extract. filicis + 0,5 Tub. jalap. in 8 Kapseln innerhalb 1 Stunde zu nehmen) und das Helfenbergsche Mittel (Dosis für Erwachsene und Kinder im Handel). Erbrechen kann den Kurerfolg in Frage stellen: Rückenlage, Bettruhe, heiße Umschläge auf den Leib, schluckweise heißer Kaffee, Tee mit Kognak oder Rum, Eispillen, Pfefferminztee, breiige Kost während des Tages schützen dagegen. Bei empfindlichen Kindern, die die Kapseln nicht schlucken, vermischt man den Filixextrakt mit Honig (Mel despumatum; Electuarium) oder greift sogar bei großem Widerwillen und Brechneigung zur Sonde. Hier auch Tritol (dickflüssige Emulsion von Filixextrakt, Ricinus und Malzextrakt).

Nach dem Schema wird 2 Stunden später ein Abführmittel gereicht. Da die toxische ausnahmsweise Amaurose verursachende Filixsäure öllöslich ist, verzichten viele auf die nachfolgenden 1—2 Löffel Ricinus und geben lieber Radix Rhei, Brustpulver, Bitterwasser, Sennestee, Isacen. Wir selbst warten — jedoch nur bei kräftigen, sonst durchaus Gesunden — etwaige spontane Stuhlentleerungen im Laufe des Tages ab und geben zur Nachhilfe evtl. am Abend ein Klistier. Bei Schwächlichen oder sonst körperlich Gefährdeten jedoch empfiehlt sich bereits 1—2 Stunden nach den Filixgaben stets ein Abführmittel; gleichzeitige oder nachträgliche Ricinusdarreichung ist übrigens trotz der erwähnten Bedenken kaum gefährlich. Starkes Pressen oder gar Reißen an dem in der Afterpassage befindlichen Bandwurm ist untersagt! Der Stuhl wird in einem zum Teil mit körperwarmem Wasser gefüllten Nachtgeschirr aufgefangen und sachverständig (am besten von geschulter Krankenschwester oder Arzt selbst) unter wiederholtem Zu- und vorsichtigem Abgießen von Wasser, schließlichem Ablaufenlassen durch Gaze oder ein Stuhlsieb auf das Vorhandensein des Kopfes untersucht. Nur das ,,Ab mit Kopf" krönt die Kur. Der Laie, erfreut durch die lange Proglottidenkette, übersieht leicht den stecknadelgroßen Kopf mit dem dünnen zerreißlichen Hals. Als Nachkur evtl. einige Tage Schonungskost!

Beim abgegangenen Bandwurm erleichtern meist schon Länge des Parasiten und Bau seines Kopfes die Unterscheidung zwischen Taenia saginata und solium. Taenia sag.: 4—8 m, ja länger, mit 100 und mehr Gliedern; ganz kurzer, knapp einige Millimeter langer Halsteil, Scolex ohne Rostellum und Hakenkranz. Taenia sol.: Gesamtlänge viel kleiner (1—3 m), etwa 1 cm langer Hals und Kopf mit Rostellum und zweireihigem Chitinhakenkranz. — Fehlt der Kopf von Taenia sol., wird der Träger über die Möglichkeit gefährlicher Selbstinfektion belehrt (,,nach dem Stuhlgang, vor dem Essen — Händewaschen nicht vergessen!). Evtl. kann Darreichung von Kürbissamen sofort, eine oder zweite Filixkur frühestens nach einigen Wochen angeschlossen werden. An Stelle des Extr. Fil. verschreibt man auch Filmaronöl, eine 10proz. ölige Lösung des gelblichen Pulvers aus Aspidium filis mas; für den Erwachsenen etwa 10 g in Gelatinekapseln oder teelöffelweise mit Zucker bestreut und etwas Citronensaft nach dem Frühkaffee innerhalb $^{1}/_{2}$—1 Stunde zu nehmen, 1 Stunde später Laxans. Versuchsweise Vermolin, das u. a. Ricinus und Wurmsamenöl enthält; Erwachsene das ganze — 50 g — Originalfläschchen in 2 Portionen, Kinder tee- bzw. eßlöffelweise. Die meisten Bandwurmreklamemittel enthalten Filixextrakt und Ricinusöl. Bei Erfolglosigkeit und bei Gegenanzeigen der Extrakt Fil.-Behandlung empfiehlt sich die Kürbissamenanwendung (auch die Jungelaussensche Bandwurmmittel ist eben Kürbiskernextrakt): Vom Semen cucurbitae decorticatae, d. h. 50—100 g des frisch enthülsten Kürbissamen (man kauft vom enthülsten Samen des großen römischen Kürbis etwa $^{1}/_{4}$ Pfund!) werden gestoßen, mit der gleichen Menge Kandiszucker oder gewöhnlichem Zucker verrieben und mit Milch verrührt eingenommen. Hinsichtlich der schlecht schmeckenden Granatwurzel, des daraus hergestellten Alkaloid Pelletierinum pannicum, Kamala und Flores Koso folgendes: die gute Wirksamkeit der frischen Drogen nimmt durch Lagern rasch ab (vor allem der im bandwurm-verseuchten Abessinien heimischen Blüten von Hagenia abyssinica = Koso flores). Von der Granatwurzelrinde verschreibt man ein Macerationsdekokt: 30—50; 12 Stunden macerieren mit 300,0 aqu. dest., dann kochen bis zur Colatur 250,0; hierzu 30,0 Syrup. Cort. aurant. Nachmittag zuvor Senna infus; das Macerationsdekokt nüchtern in 3 Portionen morgens innerhalb 1 Stunde; 1 Stunde später Ricinus. Das Pelletierinum (Alkaloid aus Cort. Granati) ist schon

im Hinblick auf die größere Vergiftungsgefahr bes. für das Kindesalter kaum geeignet. (P. tannic. nicht Sulfuricum 0,5—1,0 morgens nüchtern; eine $^1/_2$ Stunde später Abführmittel.) Kamala ist geeigneter (rotes Pulver); 6—12 g auf einmal beim Erwachsenen in Milch, in Wein, als Latwerg oder Schüttelmixtur; dann Ricinusöl.
**Prophylaxe** dieser Bandwürmer. Womöglich Vernichtung der abgetriebenen Würmer (Verbrennen!). Vermeidung von finnigem Fleisch, von rohem oder mangelhaft durchgebratenem, bzw. durchgekochtem Schweine- und Rindfleisch (überhaupt von Tieren, die als Zwischenwirte von Bandwürmern in Frage kommen). Die kleineren Rinderfinnen werden bei der Fleischbeschau leichter übersehen als die Schweinefinnen (Prädilektionsstellen beim Rinde = Musculi pterygoidei interni und externi).

Eduard Müller †-Marburg.

### Seltenere Darmparasiten.

Unter den übrigen Eingeweidewürmern sind von größerer Bedeutung die **Erreger schwerer Blutarmut.** Der Bandwurm Bothriocephalus latus sowie die Rundwürmer Anchylostomum duodenale und Trichocephalus dispar. In jedem Fall von Anaemia gravis muß mit allen diagnostischen Hilfsmitteln nach einer solchen Wurminfektion gefahndet werden. Mitunter geben schon Örtlichkeit und Beruf des Kranken Fingerzeige: Bothriocephalus — Finne in Fischen, bes. Hechten — bei der fischessenden Bevölkerung; Anchylostomum, der Erreger der „tropischen Chlorose", bei Arbeitern in Bergwerken, vor allem im Ruhrgebiet, in Ziegeleien und Tunnels (Ausführliches im Abschnitt: Tropenmedizin). Eosinophilie des Blutes, Charcot-Leydensche Krystalle im Stuhle können den Wurmverdacht bestärken. Ausschlaggebend ist der Nachweis der Parasiten, vor allem seiner Eier durch häufige sachkundige Stuhluntersuchungen, auch nach probeweiser Darreichung von Wurmmitteln!

Man erkennt die ovalen, relativ dünnschaligen Bothriocephaluseier mit dem grobgekörnten Inhalt an ihrem an der Kuppe oft aufspringenden Deckel.

Die reifen Proglottiden der bis 9 m langen Würmer, die einen lanzettförmigen Kopf mit 2 seitlichen Saugnäpfen und einem fadenförmigen Halsteil besitzen, sind auffällig breit, aber kurz und zeigen in der Mitte den rosettförmigen, bräunlichen Uterus, meist beladen mit massenhaften hartschaligen, ovalen Eiern. Im Gegensatz zu Bothriocephalus und Anchylostomum (Abschnitt: Tropenkrankheiten) ist der Trychocephalus dispar genannte Peitschenwurm ein Dickdarm-, bes. Coecumbewohner. Der 4—5 cm lange Rundwurm bildet relativ große gelblich braune, citronenförmige, dickschalige Eier mit knopfartigen Auftreibungen an beiden Polen. Gewöhnlich nur bei großen Wurmmassen klinische Störungen, insbes. hartnäckige Diarrhöen! Den Peitschenwurm versucht man durch Thymol und mechanische Dickdarmreinigung mit hohen Einläufen zu beseitigen. Ein gutes Anthelminticum sollen auch — bes. bei Bothriocephalus — 3—4 g des Extrakt. Aspidii spinulosi sein, sonst Behandlung wie oben.

Von der **Taenia echinococcus,** die der Hund beherbergt, ist der Zwischenwirt der Mensch (Blasen mit Scolices und Haken in den verschiedensten Organen, bes. der Leber). Die Taenia nana (kein Zwischenwirt; in Mittelmeerländern, $1^1/_2$—$2^1/_2$ cm lang), die Taenia cucumerina (15—35 cm), spielen bei uns keine erhebliche Rolle. Infektionsquelle bei Taenia cucumerina (=elliptica; auch die Dipylidium canium): Spielen mit Hund und Katze. Zwischenwirt: Hundefloh und Hundelaus, auch Menschenfloh! Anguillula intestinalis, ein etwa 2 cm langer Fadenwurm und

Dünndarmbewohner (bes. in Tropen und bei den sog. Cochinchina Diarrhöen, jedoch auch bei uns beobachtet; Eier wie bei Anchylostomum, nicht selten beide Würmer), erscheint in den Faeces bereits als ungemein bewegliches, einige Millimeter langes Würmchen. In Verbindung mit anderen Parasiten gelegentlicher Erreger von Durchfällen, Thymol- und Filixbehandlung.

Unter den **Plattwürmern** interessieren hier nur die europäischen Arten: Distomum hepaticum, der Leberegel; Distomum lanceolatum und Distomum felineum, der Katzenegel. Ihre Wirte sind eigentlich Haustiere (Hausschaf, Hauskatze), ihre Zwischenwirte nur zum Teil bekannt (beim Katzenegel wohl Fische, vermeide deshalb rohes Fischfleisch; gelegentlich in Ost- und Westpreußen, Kurland und bes. in Sibirien beobachtet!). Nur mitunter siedeln sich derart reichlich Würmer in den Gallengängen des Menschen an, daß schwere Organveränderungen die Folge sind. Bei Verdacht auf solche Wurmerkrankungen empfiehlt sich fachmännische Beratung. Der Leberegel produziert auffällig große (über ein Zehntel Millimeter!), längsovale Eier mit aufklappbarem Deckel. Der Katzenegel gleichfalls ovale, aber viel kleinere mit feinkörnigem Inhalt und einem kleinen Deckelchen am spitzen Pol. Fliegenmaden im Stuhl oder Erbrochenen sind — mit oft raschester Entwicklung — fast regelmäßig erst nachträglich hineingelangt. Verschluckte Eier bzw. Larven werden gewöhnlich wohl schon im Magen unschädlich gemacht. Äußerst selten soll sich eine intestinale Myiasis entwickeln, mit Darmgeschwüren und selbst bedrohlichen Darmstörungen.

Eduard Müller†-Marburg.

## Oxyuris vermicularis (Madenwurm, Pfriemenschwanz, Springwurm).

Richtlinien für die Behandlung. Die endgültige Beseitigung dieser überaus hartnäckigen parasitären Darmerkrankung — einer häufigen „Crux" für Kranke und Hausarzt — verlangt einen sorgfältig ausgearbeiteten und mit peinlichster Genauigkeit durchgeführten Kurplan, in dem hygienische Maßnahmen zur Vermeidung der steten Reinfektion und Darmspülungen zumindest dieselbe Rolle spielen als die sog. Wurmmittel. Vielfach mißlingt die lückenlose Durchführung dieses Kurplans in der häuslichen Praxis, so daß nur kurze Krankenhausaufnahmen Dauererfolge gewährleisten.

Gewöhnlich gehen die Reinfektionen von Miterkrankten, auch scheinbar nicht infizierten Familienmitgliedern, oder vom Kranken selbst aus. Der Hausarzt fahndet deshalb auf etwaige Wurminfektionen bei Hausinsassen und dringt auf Mitbehandlung derselben. Man achte bes. auf Afterjuckreiz, Proktitis mit Schleimabgang und Afterekzeme, Vulvitis, auffällige Nervosität und unleidliche Stimmung der Kinder sowie auf Masturbation derselben. Auffällige individuelle Unterschiede in der körperlich seelischen Reaktion auf die Wurmerkrankung. Man untersucht nicht nur die Stuhlentleerungen, sondern auch die Analgegend bei guter Beleuchtung auf die kleinen weißen, sich schlängelnd lebhaft bewegenden, aktiv wandernden, fadenförmigen Würmchen: Männchen 3—5 mm lang, mit stumpfem, eingerolltem Ende, Weibchen 10—12 mm mit spitzem, langgestrecktem Ende, bes. aber im Abstrich der Analhaut, also der Stelle der Eiablage; mikroskopisch auf die unregelmäßig ovalen, nahezu bohnenförmigen, grob gekörnten Eier mit ihrer dünnen, außen von Buckeln freien, doppelkonturierten Schale achten (auch die kaulquappenförmigen zusammengeklappten Embryonen enthaltend). Die Würmchen selbst entdeckt man bald in den Stuhlentleerungen, bald durch Besichtigung der Analgegend bei den vielleicht 1—2 Stunden zu Bett liegenden Kindern.

## Darmparasiten.

Der Arzt erläutert ferner den Kranken oder seinen Eltern, die zur Vermeidung der Wurmübertragung von After zu Mund unerläßlichen **hygienischen Maßnahmen** und überwacht nach Möglichkeit ihre Durchführung. Der durch örtliche Eierablage und durch Herauskriechen der Würmchen aus dem After verursachte Juckreiz führt zum Kratzen, das Kratzen zur Finger-, insbes. Nagelinfektion mit den Eiern; der Weg vom After zum Munde ist kurz und vielseitig. Vornehmstes hygienisches Gebot ist auch hier: ,,Nach dem Stuhlgang, vor dem Essen—Händewaschen nicht vergessen." Kurzschneiden der **Fingernägel**, bürsten derselben bei der Reinigung; mechanische **Verhütung**, namentlich des **unwillkürlichen**, nächtlichen Kratzens durch täglich auszukochende bzw. heiß zu bügelnde, leinene engschließende Badehosen, die vom Nabel bis zur Oberschenkelmitte reichen; evtl. nächtliches Anbinden der Arme, gleichzeitiges nächtliches Tragen von peinlichst sauberen Handschuhen; größte Sauberkeit der Unterkleidung, vor allem der Unterhosen und der Bettwäsche. Nach der Stuhlentleerung womöglich kein Klosettpapier (Verreiben der Eier in der Analgegend!), sondern Seifenwaschung, womöglich sogar Sitzbad und im Anschluß daran zur Juckreizbekämpfung und Eiabtötung Einreibung mit etwas Unguentum hydrarg. ciner., auch album oder mit dem Kombinationsmittel: Vermiculin, Campher, Chinin und Thymol enthaltend (in Tuben). Im Anschluß an diese Prozedur sorgfältigste **Händereinigung** nicht nur der Kinder, auch der Mutter! Freilich besteht auch die Möglichkeit der Parasitenübertragung — ähnlich wie beim Ascaris, durch infizierte rohe Vegetabilien, durch ,,gedüngtes" Gemüse, Obst. Schließlich einer autochthonen Weiterentwicklung der Würmer im Darm (was freilich die hygienischen Bekämpfungsmaßnahmen nicht illusorisch macht).

Die häufige Anwesenheit der Würmchen auch im Dünndarm verlangt ihre mechanische Beseitigung durch **Laxantien** und soweit möglich ihre **chemische Abtötung durch Wurmmittel**. Beiden Indikationen wird man durch kombinierte Darreichung von Santonin und Kalomel gerecht (etwa an 1 Tage 3 mal oder 3 Tage lang jeden Morgen je 0,025—0,05 Santonin mit 0,1 Kalomel und 0,5 Sacchar. lactis). Vielfach nützt auch mehrere Tage lang Abführen mit Ricinus oder Karlsbader Salz. Noch zweckmäßiger ist vielleicht das Oleum chenopodii anthelmintici in Geloduratkapseln (Anwendungsform S. 636). Empfohlen werden ferner: Gelonida Aluminii subacetici (eine Woche ununterbrochen täglich 3 mal — 10 Minuten vor dem Essen — 2 Tropf. zu 1,0; bei Kindern evtl. 1 Tropf. zu 0,5; am 1., 4., 7. Tage ein Abführmittel; abends Klistier mit $^1/_2$—1 l Wasser mit 1—2 Eßl. essigs. Tonerde, etwa $^1/_4$ Stunde lang; sorgfältige Afterreinigung). Andere rühmen das Aluminium — Benzoesäure Präparat ,,Oxymors" (in den Kurpackungen Tabl.; Analsalbe, Einlaufpräparat). Wir selbst versuchen zunächst das Butolan (3 Tage lang 3 mal täglich 0,5; am 4. Tage Abführmittel; in einwöchentlichen Pausen Wiederholungen; ungiftig). Mitunter ist auch das Helminal wirksam.

Da der Dickdarm die Hauptmasse der Würmer beherbergt, verbinden wir abendliche **Dickdarmwaschungen** mit der Wurmmitteldarreichung etwa 4 Wochen lang in jeder Woche je 3 Tage nacheinander, abends Kaltwasserklistiere, langsam und reichlich einfließen, sowie etwa 5 Minuten halten lassen; evtl. sogar in Knie-Ellenbogenlage. Danach Abseifen des Afters, womöglich ein Sitzbad. Schließlich Händereinigung; anziehen der frischen leinenen Badehose, sauberes Hemd und saubere Bettwäsche. Die beliebten Zusätze zu diesen Klistieren (Seife, 1—2 Eßl. Essig, 1 proz. Gerbsäurelösung, Knoblauchabkochung — 1 Handvoll auf 1 l Wasser) sind weniger wichtig als die mechanische und Kältewirkung des Klistiers. Freilich sitzen die Würmchen, die sich — mit Vorliebe bei Kindern — auch in ungeheuren

Massen finden, vor allem in der Gegend des Coecums, auch des unteren Dünndarms (Beziehung zur Appendicitis S. 625). Die dort befruchteten Weibchen gelangen dann, mit bereits embryonenhaltigen Eiern strotzend gefüllt, in den Dickdarm, wo sie durch die Klistiere erfaßt und entfernt werden können.

Unter Fortdauer der hygienischen Maßnahmen zur Verhütung der Selbstwiederansteckung wird die Kur in veralteten Fällen am besten nach 3—4 Wochen nochmals wiederholt. Mitunter empfiehlt sich gleichzeitige, kohlenhydratarme „Diabeteskost". Zweckmäßig ist das „Volksheilmittel"; die rohe, evtl. geschabte oder gemahlene „Mohrrübe"[1]. Oft gelingt auch in der Allgemeinpraxis nur die zeitweise Milderung, insbes. der Klagen!

## Dickdarmerkrankungen.

### Colitis acuta; Pericolitis acuta.

(Vgl. „akuter Darmkatarrh S. 612, sowie „Perikolitis" S. 645.)

**Vorbemerkung.** Akute Entzündungen des Dickdarms sind gern Teil- und Folgeerscheinungen allgemeiner Gastroenteritis. Oft kommt auch bei frischen bacillären Dysenterien, insbes. bei den paratyphösen Formen, diese anfängliche Mitbeteiligung höherer Darmabschnitte klinisch und pathologisch-anatomisch zum Ausdruck. Manche Krankheitserreger, die per os eindringen, finden anscheinend erst im Dickdarm günstige Entwicklungsbedingungen. Reste einer Enteritis haften leicht und sich schärfer lokalisierend am Anfangs- und Endteil des Dickdarms, an seinen Flexuren (hepatica, lienalis, sigmoid.), wo schon Kotstauungen oder Knickungen zu Entzündungen disponieren. Chemische Gifte, vor allem Quecksilber, auch manche Bakterientoxine, auch die von Dysenteriebacillen gelieferten, verursachen die Kolitis weniger durch ihre Resorption als durch ihre Ausscheidung in den Dickdarm.

Das klinische und pathologisch-anatomische Bild einer akuten Kolitis schwankt trotz gleicher, auch bacillärer Ursachen zwischen leichtesten und schwersten Formen. Die Symptome ähneln deshalb bald einer typischen Ruhr, bald einem harmlosen flüchtigen Dickdarmkatarrh. Die Beschränkung des Entzündungsprozesses auf das Kolon äußert sich meist durch die bei ungestörter Dünndarmverdauung annähernd normale Kotrestbildung (keine makroskopische und mikroskopische Vermehrung der Nahrungsreste), ferner durch Konsistenzverminderung des Stuhles infolge Transsudation in den Dickdarm, verringerter Wasserresorption daselbst und beschleunigter Peristaltik, in auffälligen Veränderungen des Kotgeruches (z. B. übelriechend, stinkend bei starker Darmfäulnis), durch Beimischung und Anlagerung von Blut-Schleim und Eiter zum Kot, durch Druckempfindlichkeit, ja Resistenz aller oder einzelner Kolonabschnitte sowie endlich durch die in chronischen Fällen oft auffällig geringe Beeinträchtigung des Allgemeinbefindens, selbst des Ernährungszustandes trotz häufiger Durchfälle.

Bei Dysenterieverdacht und in gehäuften Fällen ist sorgfältigste bakteriologische Untersuchung am Platze (vgl. Abschnitt: Infektionskrankheiten).

**Behandlung** (vgl. Abschnitt: Dysenterie). Anfänglich Bettruhe, warme Umschläge (nachts Leibbinde), flüssige Diät mit Schleimsuppen, Saccharintee, einigen Keeks, in den ersten Krankheitstagen Darmreinigung

---

[1] An Stelle von 1—2 Mohrrüben täglich (entweder feingeschnitten, geschabt und als Mus) kann man vielleicht auch das Mohrrübendialysat „Dankarysat" versuchen.

durch 1—2 Eßl. Ricinus, Karlsbader Salz (bis 1 Eßl. und 1 l warmen Wassers), zur Schmerz- und Tenesmusbekämpfung Belladonnasuppositorien, abends zur Bekämpfung des häufig schlafstörenden, zu Erkältungen disponierenden nächtlichen Abortgehens auch mit Opiumzusatz. Örtliche Darmbehandlung mit Klysmen empfiehlt sich bei stärkerer Mastdarmbeteiligung. Hierauf können „Pseudostühle", d. h. Entleerungen schleimigeitrigen, blutigen Dickdarmsekretes und Tenesmus hinweisen. Zunächst vorsichtigstes Eingehen mit dem Ansatzstück nach einem Belladonna-Kodeinzäpfchen und möglichst nach einer frischen Entleerung; zuerst kleine Klysmen mit ganz niedrigem Druck, etwa mit Kamillentee, 0,5 proz. Gerbsäurelösung, auch Ipecacuanha infus (Rezept S. 568), ferner Dermatol bzw. Bismuthum subgallicum (1—2 g in $^1/_2$ l dünner Gummi arabicum-Lösung und 10 Tropf. Tinctura opii). In frischen Fällen versucht man nach anfänglichem „Laxieren" ohne allzu große therapeutische Erwartungen gern das emetinfreie Ipecacuanhapräparat, vielleicht auch die Yatrenpillen oder das Orphol (S. 644). Andere rühmen (?) Bolus alba (am besten sterilis. Merck; 50—150 g, nüchtern; in doppeltem Quantum Wasser verrührt); ferner Tier- oder Pflanzenkohle (Carbo animalis, vegetabilis Merck, z. B. 2 mal 10—25 g in Teeaufschwemmung oder mehrmals 3 Eßl. in $^1/_4$ l Bitterwasser). Von innerlicher Suprarenin- oder Adrenalindarreichung sahen wir keinen sicheren Nutzen. Uzara, bes. der Liquor, 3 mal täglich $^1/_2$—1 Teel., kann bei abflauender Kolitis mit noch erhöhter Reizbarkeit des Darms und Restdiarrhöen nützlich sein. In diesem Stadium wirken auch die bekannten Stopfmittel, wie Tannalbin Tannigen, Tannismut sowie Optannintabletten (basisch gerbsaurer Kalk; 3 mal täglich 1—2 g).

## Colitis chronica.

Von gewöhnlicher hartnäckiger Dysenterie sollen sich seltene Fälle von Colitis chronica ulcerosa bes. durch das Fehlen der spezifischen Erreger und den oft schleichenden Beginn unterscheiden. Die Kriegserfahrungen haben jedoch gelehrt, daß eine zweifellos infektiöse und herdförmig auftretende Dysenterie keine ätiologische Einheit darstellt und abgesehen von Amöben nicht nur durch die bekannten Spielarten der Ruhrbacillen, sondern auch durch andere, uns zum Teil noch unbekannte Erreger, mitunter auch durch Paratyphusarten, möglicherweise selbst nach Analogie der Quecksilberkolitis durch gewisse chemische Gifte hervorgerufen werden kann. Negative bakteriologische Befunde, vor allem in subakuten und chronischen Fällen, schließen übrigens eine echte, auch bacilläre Dysenterie keineswegs aus. Immerhin kommen ursächlich bisher unklare Fälle von chronisch sich entwickelnder, anfänglich eitriger und primär anscheinend nicht ulceröser Colitis gravis ausnahmsweise vor. Die Krankheitserscheinungen unterscheiden sich kaum wesentlich von dem Symptomenbild der chronischen Ruhr. Wichtig ist bes. der Eiterbefund im Stuhl, d. h. die mikroskopische Durchsetzung des Kotes mit verfetteten weißen Blutkörperchen, auch mit Eiterflocken, die mit Schleim- und Gewebsfetzen zu verwechseln sind. („Colitis chronica suppurativa"). Die Rectomanoskopie erfordert hier infolge der Verletzungs- und Blutungsgefahr eine bes. geübte Hand und ein in der Deutung geschultes Auge; andererseits kann sie ausschlaggebend für die Diagnose der Erkrankung sein, zumal das Leiden Mastdarm und Flexur bevorzugt. Solche chronisch-eitrige und ulceröse Kolitis ist ein schon durch die steten Diarrhöen quälendes hartnäckiges Leiden, das auch durch Entwicklung von Ernährungsstörungen und Anämien, durch Übergreifen auf Flexuren, sekundäre Peritonitis, septisches Fieber, Gelenkstörungen (ähnlich wie nach frischeren Dysenterien) prognostisch ernster werden kann.

Der Versuch interner **Behandlung** beginnt mit möglichster Regelung der Nahrungsaufnahme und Stuhlentleerung: ganz regelmäßige Mahlzeiten, nach dem Essen Ruhe und warme Umschläge auf den Leib, nur qualitativ ganz einwandfreie Nahrungsmittel, sorgfältiges Kauen, keine scharfen Gewürze, keine Speisen, die großen Kotrest bilden — also sehnenfreies, geschabtes, zerhacktes, gemahlenes Fleisch, ,,passierte" Gemüse (möglichst cellulosearme, frische, nicht ,,blähende"), dicke Suppen, Breie, als Fette nur die emulgierten, d. h. Milch, Sahne, Butter, versuchsweise auch Kephir und Joghurt, Weißbrot. Mitunter nützen bei hartnäckigen Fällen, z. B. mit allzu ängstlichem Ausschalten der Kohlenhydrate grundlegende Änderungen der früheren Diät (Ausprobieren!). Ohne stopfende Mittel, vor allem Tannalbin, selbst Opium, ist in der Praxis nicht auszukommen. Bei Einläufen ist vorsichtiges Vorgehen geboten; zunächst höchstens täglich oder 2 täglich einmal eine geringe Wassermenge, kleiner Druck. Die Schwierigkeiten einer ambulanten Behandlung machen oft eine Krankenhausaufnahme erforderlich. Dann Bettruhe, Wärme, nächtliche Leibbinde, Diathermie. Innerlich ein Versuch Orphol (Naphtholwismut), Tierkohle, Bolus, Allisatin, ,,Yatrenpillen 105", evtl. auch kleine Kalomel- und kleinste Quecksilberdosen (Homöopathie! similia similibus curantur). Per os Heidelbeeren, Kamillentee; als Klistier Zusätze von Adrenalin (20—30 Tropf.), Dermatol, Protargol, Kollargol; evtl. auch einfach mit Kamillendekokt, Karlsbader Wasser, Wasserstoffsuperoxyd (1 Eßlöffel auf 1 l Wasser). Versagt auch hier die interne Therapie, so muß der Facharzt entscheiden, ob **operative Eingriffe** am Platze sind, d. h. Anlegung eines künstlichen Afters, am besten links, am Colon descendens oder Ventilfistelbildung am Coecum (zur Spülung von oben, zur Verringerung der Gefahr einer Strikturbildung, durch einen Anus pränaturalis und zur Ermöglichung einer örtlichen Darmbehandlung).

**Anhang.** Der als **Blähsucht** bzw. **Flatulenz** bekannte, den Patienten oft quälende und die Umgebung belästigende Abgang von Darmgasen kommt symptomatisch bei verschiedenartigen Magen-Darmerkrankungen, aber auch idiopathisch als funktionelle Dickdarmstörung vor: Kollern im Leib, nach Gasabgang sich bessernde ,,Colica flatulenta" (,,versetzte Winde"), sekundäre mechanisch, reflektorisch und vielleicht auch autotoxisch verursachte Störungen des Allgemeinbefindens, der Herztätigkeit sowie psychische Rückwirkungen, insbes. hypochondrisch-depressiver Art (aber auch primär seelische Störungen). Bald handelt es sich um vermehrte Gasbildung, bes. bei bestimmten Nahrungsmitteln (Hülsenfrüchte, Kohlarten, Zwiebeln), bald mehr um verminderte Gasresorption, ganz bes. aber um einen primär vermehrten Drang zur Gasentleerung, auch ohne wesentliche Gasvermehrung. Deshalb Psychotherapie neben Diät, Kohle und Magnesium perhydrol!

Eine Quelle der Fehldeutung und unnötiger Beängstigung bilden für Patienten — mitunter auch für unkundige Ärzte — die Schleimmassen, die bei der Colopathia pseudomembranacea entleert werden. Die Kranken sprechen dann oft von ,,abgegangenen Darmteilen", von sich reinigenden großen Geschwüren, auch von großen Bandwürmern u. dgl.; dabei liegt aber gewöhnlich eine gröbere und primäre Entzündung des Dickdarms, geschweige eine Geschwürsbildung überhaupt nicht vor. Es handelt sich meist ausschließlich oder ganz vorwiegend um eine funktionell-nervöse Störung, gewissermaßen um eine Sekretionsneurose des Dickdarms (daher als auch synonym Myxoneurosis intestinalis pseudomembranacea). In anderen Fällen hat das Leiden eine in anatomischer und klinischer Hinsicht gutartige entzündlich-katarrhalische Grundlage, so daß man von einem pseudomembranösen Darmkatarrh von einer Colitis pseudomembranacea oder mucosa sprechen kann. Solche übermäßigen Schleimproduktionen findet man z. B. auch bei mechanischer, thermischer und chemischer Reizung des Mastdarmes. Mit Vorliebe befällt das Leiden neuropathische Frauen von asthenischem Typus („Habitus neuro-enteroptoticus") im mittleren Alter, häufig als Begleiterscheinung einer spastischen Obstipation.

Gewöhnlich erfolgen die Schleimabgänge zeitweise, nicht selten auch mit kolikartigen Schmerzen (Colica mucosa = Schleimkolik). Typisch sind dann: die Entleerung großer Schleimmassen einerseits und ihr isolierter Abgang, bei gleichzeitiger Stuhlentleerung vorher oder nachher zumindest getrennt von den Skybala und in ihre Peripherie. Bald sind es „Fetzen", bald lange band- und streifenartige Gebilde, bald richtige röhrenartige Dickdarmausgüsse; die Konsistenz wechselt von gallertig-weich bis zähe, die Farbe von weißlich bis bräunlich. Schon auf Essigsäurezusatz sieht man mikroskopisch, daß es sich nicht um Schleimhaut handelt, sondern um eine schleimige, streifig-gewellte Grundsubstanz mit erhaltenen oder bereits veränderten Darmzylinderepithelien, auch mit eosinophilen Zellen, gelegentlich sogar mit Charcot-Leydenschen Krystallen (damit an das Asthmasputum erinnernd und somit an eine ähnliche neurogene Störung und Sekretionsneurose). Bei der **Behandlung** zunächst beruhigende Aufklärung über die ausschließlich oder vorherrschend nervöse Grundlage des Leidens, über seine „Ungefährlichkeit", freilich auch über seine häufig große Hartnäckigkeit. Während der Anfälle heiße Packungen auf den Leib, Einläufe mit körperwarmem Wasser (evtl. zur besseren Schleimlösung Zusatz von Natr. bicarb. oder Karlsbader Salz), auch mit warmem Olivenöl und Kamillentee. Medikamentös Belladonna, auch Papaverin, evtl. mit Kodëin-Pantopon-, auch Opiumzusatz (am besten als Zäpfchen). Von besonderer Wichtigkeit Behandlung der begleitenden spastischen Obstipation (S. 561). Die diätetische Therapie braucht freilich gerade bei der Myxoneurosis nicht so vorsichtig streng und einseitig zu sein, wie sie die Kranken wählen und manche Ärzte verschreiben. Badekuren z. B. in Kissingen und Homburg v. d. H. leisten oft Gutes.

Verwechslungen dieser Schleimkolik mit in anatomischem Sinne „diphtherischen" Dickdarmentzündungen, wie sie bes. bei Quecksilbervergiftungen (Hg-Ausscheidung ins Kolon), auch bei Urämie vorkommen (Reizwirkung von kohlensaurem Ammoniak aus dem in den Darm abgesonderten Harnstoff entstehend?), sind nur ausnahmsweise möglich. Andererseits entwickeln sich bei Neuropathischen mit schon zuvor gelegentlich bestehenden Darmstörungen im Anschluß an solche Vergiftungen — — selbst als Folge intensiverer Klistierbehandlungen — ausgesprochene Myxoneurosen des Dickdarms.

## Sigmoiditis; Perisigmoiditis.

Die anatomischen und funktionellen Eigentümlichkeiten der „Flexur", vor allem ihre winklige Abgrenzung nach oben und unten, ihre besondere Beweglichkeit und ihre gewöhnlich starke Kotfüllung legen eine gewisse klinische Sonderstellung auch ihrer entzündlichen Erkrankungen nahe. Unsere Kenntnisse über akute vorherrschende oder ausschließliche Sigmoiditis sind jedoch lückenhaft. Besser bekannt sind die tumorartigen, chronisch entzündlichen Veränderungen. Hierbei sind mehr die relativ dicke Muskelschicht und der peritoneale Überzug als die Schleimhaut beteiligt.

**Ursachen.** Chronische Darmerkrankungen, bes. mit Obstipation, Grasersche Divertikel, d. h. kleine hernienartige Schleimhautausstülpungen durch Lücken der Ringmuskulatur, auch mit örtlichen Entzündungsprozessen, Kotstagnation und ihren Folgeerscheinungen. Auch hier disponieren anatomische Varietäten, z. B. abnorme Länge, zu späteren Flexurerkrankungen. Das Krankheitsbild ähnelt je nach stürmischer oder von vornherein mehr chronischer Entwicklung der Entzündung einer „linksseitigen" Appendicitis oder einem Flexurcarcinom. Chronische Sigmoiditis und Perisigmoiditis verursacht Druckschmerzhaftigkeit, mangelnde Beweglichkeit infolge Verwachsungen, Bildung eines glatten, schon durch die Wandverdickungen harten wurstförmigen Tumors, dessen Konsistenz in Narkose, nach Belladonnasuppositorien durch Milderung begleitenden Spasmus der Darmmuskulatur mitunter nachläßt. Unerläßlich ist hier die diagnostische Auswertung der Rectoromanoskopie. Nicht nur zur Feststellung der häufig begleitenden gleichartigen Mastdarmveränderungen, sondern gerade wegen der vorzüglichen Sichtbarkeit des Flexureingangs.

**Verwechslungen.** Reine Periproctitis; Digitaluntersuchung, Tenesmus. — Flexurcarcinom. Gelegentlich bildet sich ein scheinbar aussichtsloser Flexurkrebs zurück und erweist sich dadurch als entzündlicher Tumor. Chronisch tuberkulöse, syphilitische, aktinomykotische Erkrankungen dieses Darmabschnittes kommen gleichfalls vor. Zu Fehldiagnosen führen endlich entzündliche Affektionen des linken Ovariums bzw. der linken Adnexe (deshalb stets Genitaluntersuchung), Appendicitis mit linksseitiger Schmerzprojektion, bei Situs inversus aber auch Fortpflanzung appendicitischer Eiterungen auf Flexurgegend. Ausnahmsweise kommen — bes. bei Neuropathischen — auch funktionell bedingte örtliche Sigmoidspasmen, die sogar schwere organische Stenosen vortäuschen können und wegen ihrer Resistenz gegen konservative Behandlung, auch gegen Atropin und Papaverin, operiert werden müssen.

**Behandlung.** Denke bei akuter Sigmoiditis und Perisigmoiditis an Entwicklung perikolitischer Eiterungen und an rechtzeitige operative Behandlung derselben. Günstiger Durchbruch in den Darm ist zwar möglich, aber unsicher. Es droht andererseits Perforation in die Bauchhöhle (wenn auch die Gefahr durchschnittlich geringer ist als bei der Appendicitis) und in die Blase. Wegen der außerordentlich schwierigen Unterscheidung vom Flexurcarcinom fachmännische Beratung unerläßlich. Erforderlich u. a. sachverständige Rectoromanoskopie, Röntgenuntersuchung, Darmaufblähung mit Wasser und Luft. Gute Beweglichkeit spricht eher für Geschwulst! Resektion bei entzündlichen Tumoren gefahrvoll und schwierig, besser meist anfängliche Kolotomie mit nachfolgender örtlicher Behandlung von oben.

**Symptomatisch.** Bettruhe, Umschläge, flüssig-breiige, wenig Kot bildende Diät, Klysmen mit Kamillentee, Öl; als Abführmittel Ricinus; Belladonnasuppositorien evtl. mit Opium-, Kodeinzusatz. Diathermie?

## Proctitis und Periproctitis.

Erkrankungen des Mastdarmes und des umscheidenden lockeren Bindegewebes können die Teil- und Folgeerscheinungen ausgedehnterer entzündlicher Dickdarmveränderungen sein, z. B. bei Dysenterie. Sie kommen aber auch als vorherrschendes oder ausschließliches örtliches Leiden vor.

1. Aus primär mechanischen Ursachen: harte oder bes. große Kotballen, vor allem bei chronischer Obstipation (dann auch sog. Stercoralgeschwüre, sei es durch Druck, sei es durch Kotstauung und Darmwanddehnung); Fremdkörper, wie Knochensplitter, Gräten, Kerngehäuse von

Früchten, ferner Verletzungen durch Untersuchungsinstrumente, Klistierspritzen, heftiges Kratzen bei Juckreiz.

2. Durch spezifische Infektionskrankheiten, vor allem Lues (bes. bei erworbener Syphilis der Frauen; zu trichterförmigen Strikturen neigend, schon kurz oberhalb des Anus beginnend; positiver Wassermann; evtl. Spirochätennachweis). Gonorrhöe (auch hier spätere Geschwürsbildungen und nachträgliche kalöse Stenosen. Wiederum vor allem bei Frauen; evtl. Gonokokkenbefund). Tuberkulose (bald „isoliert", bald Teilerscheinung ausgedehnterer Darmtuberkulose; durch Übergreifen, aber auch hämatogen kalte periproctitische Prozesse; Mastdarmfisteln erwecken Tuberkuloseverdacht!).

3. Durch primäre Geschwulstbildungen, wie Papillome, vor allem aber Carcinome.

4. Durch geschwürige und entzündliche Erkrankungen der Nachbarorgane.

**Klinische Kennzeichen.** Häufig schwere Störungen des Allgemeinbefindens, auch Schüttelfröste, hohes Fieber. Subjektiv beim Pressen, Husten, auch beim „harten" Sitzen zunehmende Mastdarmschmerzen, oft in Darm- und Beckenorgane einstrahlend. Bald einfaches Spannungs- und Druckgefühl, Juckreiz, bald qualvolle Reizerscheinungen, Tenesmus dolorosus, d. h. krampfhafte allzu häufige Mastdarmkontraktionen und schmerzhafte Sphincterspasmen. Objektiv. Nie Betrachtung der Stuhlentleerungen sowie der Mastdarmgegend bei guter Beleuchtung versäumen! Untersuchung per rectum mit dem Finger, womöglich auch mit Hilfe des Mastdarmspiegels.

Stühle an Menge oft gering, verhärtet, durch Sphincterspasmen deformiert („Bleistiftkot"); evtl. schleim-, eiter-, blut-, parasitenhaltig. Häufig nur reine „Pseudostühle" mit Entleerung schleimigen entzündlichen Mastdarmsekretes. Mit dem Auge sichtbarer Schleimgehalt stammt fast stets aus dem Dickdarm (denke auch an begleitende „Colopathia pseudomembranacea"). Bei örtlicher Untersuchung der Aftergegend: entzündliche Rötung, Schwellung oder gar Vorwölbung und Fluktuation (Periproctitis; hier oft Fieber, Schüttelfrost, heftige örtliche Schmerzen), auch Mastdarmprolapse (denke dann an Sphinctererschlaffung u. a. nach früherer Dysenterie, chronischen Darmstörungen, auch an Mastdarmpolypen, achte auf Phimosen, Konkremente in Harnorganen, Urethralstrikturen), ferner auf vorgelagerte, frisch entzündete Hämorrhoidalknoten und Mastdarmfisteln (hier biegsame Sonden). Oft ist die Digitaluntersuchung erst nach Abflauen der örtlichen Reizerscheinungen, nach warmen Sitzbädern, nach Belladonna-Opium-Suppositorien, nach Anästhesinzäpfchen, nach örtlicher Anästhesierung mit Cocain oder in Narkose möglich. Vielfach ist nur die Rectoskopie imstande, die eigentliche Ursache und die Natur der anatomischen Veränderungen sicherzustellen und damit einen Fingerzeig für die Therapie zu geben.

Die Art der **Behandlung** ist ganz von den Krankheitsursachen abhängig (z. B. Fremdkörperentfernung, Syphilistherapie). Frühzeitige Operation bei eitriger Periproctitis; Behandlung von Fisteln, Strikturen (auch gonorrhoischer und syphilitischer Art; bes. nach Versagen von Bougies-Behandlung in örtlicher Anästhesie), ferner von Prolapsen, Hämorrhoidalknoten. **Symptomatisch** Bettruhe, gegen Schmerzen und Tenesmen warme Sitzbäder, Umschläge auf Dammgegend, örtliche Blutentziehungen („Blutegel"), Stuhlzäpfchen mit Belladonna und Opium (Extr. Bel. 0,025—0,05), Op. ebnso wie Codein. phosph. (0,03—0,05), Morph. (0,01—0,025), Papaverin (0,04—0,1); Cocainum hydrochl. (durchschnittlich 0,025); fabrikmäßig hergestellte Anästhesinzäpfchen. Ferner: Sorge für Stuhlentleerungen durch

Einläufe, vor allem mit Kamillentee, evtl. manuelle Entfernung der Kotmassen (nach schmerzstillenden und spasmuslindernden Zäpfchen oder nach Morphiuminjektion). Anfänglich am besten ein Laxans, wie Ricinus oder eine kräftige Dosis Karlsbader Salz. Dann flüssig-breiige, möglichst wenig kotrestbildende Diät; gleichzeitig ein Paraffinpräparat (Mitilax, Nujol u. dgl.). H. Strauß empfiehlt nach Reinigungseinlauf Bleibeklistiere mit 5,0 Dermatol oder 2,0 Alum. metall. subt. pulv.; dazu Tinct. opii 1,0; Dekokt. Salap. ad 200,0; davon 50 ccm.

Nach Rückgang der starken Schmerzhaftigkeit Anusolzäpfchen, Tannin (0,5 %) und 3 proz. Borsäureeinläufe, auch solche mit $^1/_5$—$^1/_2$ % Arg. nitric., $^1/_2$—2 % Protargol (kleine Klistiere!; bes. auch bei Gonorrhöeverdacht).

Die breitere Anwendung der Rectoromanoskopie auch in der Allgemeinpraxis ist die Voraussetzung für die frühzeitigere Erkennung der ernsteren Mastdarmerkrankungen und für die Verbesserung unserer Heilerfolge. Nur so sind auch die akuten und chronischen Formen der Proctitis, die granuläre Form mit auffälligen Lymphfollikelschwellungen, die hämorrhagische mit Neigung zu kleinen, meist auf Hämorrhoiden zurückgeführten Blutungen, auch die verschiedenartigen selbst hämorrhagischen Erosionen und Ulcerationen klar zu erkennen. Oft genug erreicht auch einen endoskopisch klar zu erfassenden Tumor, auch hochsitzende Varizen, der zu kurze Finger überhaupt nicht, bes. beim Sitz am Eingang der Flexur. Auch Probeexcisionen sind dann möglich (vor allem bei Papillomen und schwieriger Differentialdiagnose zwischen Krebs und chronisch-hyperplastischer Perisigmoiditis). Der eingeführte Tubus des Rectoskops gestattet zudem Pulvereinblasungen (z. B. von Acid. tannic. und Natr. sozojodolicum āā bei entzündlich-geschwürigen Prozessen; auch von Dermatol-Talk; täglich oder 3 mal wöchentlich), ferner örtliche Ätzungen, z. B. mit 1—5 % Argentumlösung; nachträgliche Neutralisation durch Kochsalz-; zuvor evtl. lokale Anästhesie.  Eduard Müller†-Marburg.

## Hämorrhoiden.

Hämorrhoiden (αἱμορροίσ = Blutfluß) sind varicöse, in der Regel multiple Erweiterungen des Plexus haemorrhoidalis im Bereich des Anus und des unteren Mastdarms. Je nachdem diese Varizen von Haut oder Schleimhaut bedeckt sind, unterscheidet man zwischen äußeren oder subcutanen und inneren oder submukösen Hämorrhoiden. Nur in seltenen Fällen liegt den Hämorrhoiden eine angiomartige Neubildung (Hämorrhoiden des früheren Kindesalters) zugrunde.

Die Hämorrhoidalvenen sind durch das Fehlen von Venenklappen zu Erweiterungen disponiert, ferner durch den hydrostatischen Druck der auf ihnen lastenden Blutsäule, der bei der Defäkation noch eine beträchtliche Steigerung erfährt. Bei der Ausbildung des Hämorrhoidalleidens spielen konstitutionelle Faktoren (Schwäche der Venenwände, Abweichungen im Gefäßbau und in der Gefäßanordnung des Hämorrhoidalplexus) eine wichtige Rolle (familiäres Vorkommen). Auslösende Ursachen sind die sitzende Lebensweise und die mit ihr oft verbundene Stuhlverstopfung, Katarrhe der Darmschleimhaut mit Tenesmen. Stauungszustände im Pfortaderkreislauf bzw. der unteren Hohlvene (Gravidität, Leberkrankheiten, Herzkrankheiten, Emphysem) können zur Ausbildung symptomatischer Hämorrhoiden führen, doch wird die kausale Rolle dieser Faktoren oft überschätzt.

**Historisches.** Schon Hippokrates hat erkannt, daß die Hämorrhoiden als „erweiterte Blutadern" aufzufassen sind, und bereits Celsus hat auf die Gleichartigkeit der Venenveränderungen am After mit den Krampfaderbildungen am Hoden und an den Unterschenkeln hingewiesen. Weiter hat Morgagni der aufrechten Körperhaltung einen Einfluß auf die Ausbildung der Hämorrhoiden zugeschrieben, da diese bei Tieren fehlen, und bereits auch die Bedeutung des Klappenmangels als Entstehungsursache in Frage gezogen. Die Hämorrhoiden galten im Mittelalter als wichtiger Ausscheidungsapparat des Körpers, durch welchen die kranken Säfte aus dem Organismus entfernt wurden. Aus dieser Betrachtungsweise stammt auch die dem Hämorrhoidalleiden beigelegte Bezeichnung der „goldenen Ader".

**Klinische Kennzeichen.** Die blanden, unkomplizierten Hämorrhoiden können völlig symptomlos bleiben, in anderen Fällen Ursache von akuten und chronischen Blutverlusten sein, die auch ferner zu schweren sekundären Anämien führen können. Daneben können unangenehme Sensationen in der Analsphäre, wie Jucken, Druckgefühl, Gefühl der mangelhaften Entleerung, Analekzeme, bestehen. Zu schweren klinischen Erscheinungen führt der akute Hämorrhoidalanfall infolge akuter Venenthrombose hauptsächlich nach außen vortretender Hämorrhoiden, also nach Prolaps mit Einklemmung der vorgefallenen Knoten in den Muskelring des Afters. Die Knoten werden schmerzhaft vergrößert und gespannt, nicht mehr ausdrückbar, es entstehen starke Schmerzen bei der Defäkation, geschwürige Prozesse an der Oberfläche der Knoten, manchmal mit Spontanperforation und Entleerung von Blut und Gerinnseln, manchmal mit Übergang in periproktitische Abscesse und Mastdarmfisteln.

Verwechslungsmöglichkeiten: Mit Mastdarmvorfall, Polypen, Kondylomen, Mastdarmkrebs, ulcerierenden und strikturierenden Erkrankungen des Enddarmes, bes. Lues und Gonorrhöe. Juckreiz und Analekzem kann bei gleichzeitig bestehenden Hämorrhoiden auch durch Oxyuren verursacht sein. Rectale Untersuchung stets erforderlich, evtl. unter Zuhilfenahme von Rectoskopie und Röntgenverfahren, um Rectumcarcinom auszuschließen.

**Behandlung.** Prophylaktisch: Ausgiebige körperliche Bewegung, Behandlung der Verstopfung durch diätetische und evtl. auch medikamentöse Maßnahmen, Hygiene der Defäkation: Reinigung des Afters mit kühlem oder lauem Wasser unter Anwendung von Watte, die auch zum Abtrocknen dient; evtl. nachfolgendes Kamillenklysma zur Beseitigung restierender Kotpartikel in der Rectalschleimhaut. Bei Juckreiz Überstreichen mit 1% Menthol- oder Thymolspiritus. Sehr wirksam spirituöse Betupfung mit: Epicarin 1,0, Acid. salicyl. 1,0, Liq. carb. det. 5,0, Resorcin. 1,0, Spirit. ad 50,0. Nach kurzem Brenngefühl rasches Erlöschen des Juckreizes. Nachher Pudern, z. B. mit Lenicet-Puder oder Einlegen von Puder-Mulläppchen zwischen die Gesäßhälften.

Bei Entzündungserscheinungen mit Spasmen und Tenesmen Papaverin-Belladonna-Zäpfchen mit Anästhesin und Cocain, ferner Anusolzäpfchen (Jod-Resorcin-sulfosaures Wismut), Bismolanzäpfchen und Bismolansalbe (neben Wismut- und Zinksalzen noch Menthol, Eucain- und Suprarenin enthaltend), Siponzäpfchen „Bayer" (Komplexes Jod-Wismut-Salz mit Zusatz von Cycloform und Gerbsäure), Lenirenin-Zäpfchen mit und ohne Belladonna, Lenirenin-Salbe, Oprokto-Suppositorien und Gleitsalbe. Auflegung von kühlenden Salben, z. B. Bismolan, Peru-Lenicet-Salbe in dicker Schicht auf Gaze auf die schmerzhaften Knoten. Kühle Umschläge, prolongierte Sitzbäder um 40°.

Bei stärkeren Blutungen neben den genannten Suppositorien auch Escalinzäpfchen, Einführung von 20 ccm 10% Kalc. chlorat.-Lösung in den Mastdarm. Evtl. provisorische Tamponade durch rectale Einführung eines etwa kleinfingerdicken mit Jodoformgaze umwickelten Gummirohres.

Beim Prolaps: Repositionsversuch, evtl. unter vorherigem Bestreichen mit 5% Cocainlösung und Suprarenin 1:1000. Bei Einklemmungen ohne Repositionsmöglichkeit Bettruhe, flüssige Kost, Kühlsalben, evtl. Narcotica. Rückbildung evtl. unter Abstoßung nekrotischer Knoten meist nach einigen Tagen.

Unblutige Radikalbehandlung nach Boas. Am Abend vorher Abführmittel. Am nächsten Tage wird in Knie-Ellenbogenlage durch 15 Minuten langes Saugen an der Analöffnung mit einer Bierschen Saugglocke von 4 cm Durchmesser ein künstlicher Hämorrhoidalprolaps hervorgerufen. Nach gründlicher Reinigung der ausgetretenen Knoten mit wassergetränkten Wattebäuschen werden die einzelnen Knoten mit einer feinen Hakenzange gefaßt, hierauf wird entsprechend der Größe der Knoten $^{1}/_{2}$—1 ccm 96% Alkohol mittels einer feinen Kanüle in jeden faßbaren Knoten injiziert. Die Füllung des Knotens zeigt sich in einer grauweißlichen Verfärbung und prallen Schwellung an. Möglichst rasche Reposition der prall gefüllten Knoten mittels gut eingefetteten Fingerlings; 3—4 Tage Bettruhe, flüssige Kost. Nach 4 Tagen Abführmittel, Öleinlauf von 20—30 ccm zur Erweichung harter Kotmassen. Die alkoholinjizierten Knoten fallen der aseptischen Thrombose anheim. Lokale Anästhesie unnötig. Die einzige ungefährliche Komplikation des wertvollen, leicht durchführbaren Verfahrens bildet die feuchte Gangrän, die beim erneuten Heraustreten der thrombosierten Knoten sich entwickeln kann. Die Heilung kann sich dann bis zur Abstoßung der Knoten um 2 bis 3 Wochen verzögern. Mit Emboliegefahr ist bei der trägen Strömung im Hämorrhoidalplexus nicht zu rechnen. Die Erfolge sind bei gründlicher Verödung ausgezeichnet.

Die manchmal notwendigen operativen Verfahren zur Beseitigung der Hämorrhoiden bestehen in der Exstirpation, der Thermokaustik und Ligatur der Knoten. F. Rosenthal-Hamburg.

# Erkrankungen der Harnorgane.
Von Professor Dr. F. **Volhard**-Frankfurt a. M. und Professor Dr. **Eduard Müller**†-Marburg (nebst einem Beitrag von Professor Dr. F. **Löning**-Harburg-Wilhelmsburg).

Mit 2 Abbildungen.

## Einteilung der Nierenkrankheiten.

Die früheren Einteilungsversuche haben scheinbar anatomische Gesichtspunkte zugrunde gelegt. Man sprach von akuten parenchymatösen (glomerulären, tubulären und glomerulo-tubulären) bzw. diffusen Nephritiden, von chronisch-parenchymatösen und von chronisch-interstitiellen Nephritiden, ließ aber die **Genese** der Parenchym- und interstitiellen Veränderungen unberücksichtigt. Man schloß rein empirisch aus der Neigung zu Hydrops auf parenchymatöse, aus der Blutdrucksteigerung, Herzhypertrophie und Polyurie auf interstitielle Veränderungen. Tatsächlich war also die Einteilung eine rein symptomatische, die Benennung eine pseudoanatomische, denn man trennte eigentlich nur 1. plötzlich einsetzende oder rasch abheilende oder noch nicht lange bestehende Nephritiden von 2. chronisch-hydropischen und 3. chronisch-hypertonischen Formen. Man einte damit pathogenetisch Verschiedenes und trennte Zusammengehöriges.

Die neuere **pathogenetische** Einteilung fußt auch in erster Linie auf den anatomisch-histologischen Veränderungen, betrachtet diese aber auch nur als Zeichen des pathologischen Geschehens und versucht diese histologischen Symptome mit den klinischen in Einklang zu bringen.

Zum besseren Verständnis beider seien folgende **allgemeine Gesichtspunkte** vorausgeschickt:

1. Jeder Glomerulus bildet mit dem zugehörigen Kanälchensystem eine zusammengehörige sekretorische Einheit. Der flache Epithelbelag des Knäuels und der Glomeruluskapsel stammt ab vom Tubulusepithel, er ist ihm wesensgleich, aber anders differenziert, vielleicht durch funktionelle Anpassung. Nicht **was** die beiden Komponenten sezernieren ist verschieden, sondern **wie** sie sezernieren. Sie sind auf verschiedene Höchstleistungen eingerichtet und morphologisch dem angepaßt: Die Höchstleistung des den Capillarschlingen aufliegenden protoplasmaarmen Glomerulusepithels besteht in der **Verdünnung**, der schnellen Ausscheidung großer Wassermengen; die Höchstleistung des kubischen protoplasmareichen Tubulusepithels besteht in der **Konzentration**, der Ausscheidung großer Mengen fester Substanzen mit wenig Wasser. Da, wo das Tubulusepithel dauernd überlastet ist und gewissermaßen die Funktion des Glomerulusepithels mit übernehmen muß, wird der Epithelbelag dem des Glomerulusepithels ähn-

lich, stark abgeplattet, und damit erlischt die Fähigkeit zur Konzentration, das an Raum und Material, Protoplasma gebundene Vermögen, die sezernierten wässerigen Bestandteile vor dem osmotischen Druck der Blut- und Gewebsflüssigkeit zu schützen. Die Folge davon ist dann die Entleerung eines dem Blute isotonischen Harnes (Isosthenurie).

2. Der Glomerulus bildet mit dem zugehörigen Tubulus nicht nur eine funktionelle, sondern auch eine morphologische und trophische Einheit. Wo ein Glomerulus zugrunde geht, da geht auch das zugehörige Kanälchensystem zugrunde und umgekehrt, wenn auch viel langsamer.

3. Der Glomerulus geht primär fast ausschließlich infolge ungenügender Durchblutung zugrunde, infolgedessen ist

4. die Blutversorgung der Niere im allgemeinen und des Glomerulus im besonderen von größter Bedeutung.

Wir kennen verschiedene Arten von Störung der Glomerulidurchblutung.

a) Die akute Blutleere der Glomeruli, wie wir sie bei der akuten diffusen Glomerulonephritis regelmäßig sehen. Hier ist die Störung der Nierendurchblutung **funktionell** bedingt durch Engerstellung der Arterien bis zum spastischen Verschluss.

b) Eine Einengung der Gefäßbahn der Niere durch **Endarteriitis**, d. h. durch eine Wucherung des Endothels der Intima mit sekundärer Umwandlung in faseriges Bindegewebe und Neigung zu hyaliner und fettiger Entartung. Diese obliterierende Endarteriitis kommt in seltenen Fällen primär als direkte Folge einer infektiösen Entzündung der Gefäßwand vor, z. B. bei Lues und Periarteriitis nodosa. Viel häufiger ist sie sekundär, die Folge einer dauernden hochgradigen spastischen Verengerung der Arterien, z. B. bei chronischen hypertonischen Nephritiden und bei der malignen Sklerose.

c) Eine Abnahme der Weitbarkeit und schließliche Einengung der Gefäßbahn durch **Arteriosklerose**, d. h. durch eine Hypertrophie der elastischen Schicht der Intima der Präarteriolen mit Neigung zu Hypertonus und hyaliner und fettiger Entartung der Arteriolen.

d) Verengerung und Verschluß der Arteriolen und Capillaren der Glomeruli durch **Amyloidinfiltration**.

Langdauernde Einschränkung der Nierendurchblutung führt histologisch zum Untergang einzelner oder vieler Glomeruli, der wiederum den sekundären Schwund der zugehörigen Tubuli zur unausbleiblichen Folge hat. Daher haben alle die Nierenerkrankungen, die zu dauernder Störung der Nierendurchblutung führen, die Neigung, zu Niereninsuffizienz fortzuschreiten.

Klinisch besteht eine eigenartige Beziehung zwischen der Störung der Nierendurchblutung und dem wichtigsten Fernsymptom der Nierenerkrankung, der **Blutdrucksteigerung**, das bei allen Arten der Störung der Nierendurchblutung mit großer Regelmäßigkeit — nur beim Amyloid selten — beobachtet wird.

5. Das Epithel der Glomeruli und Tubuli kann **primär** infolge von Giftwirkungen erkranken und **sekundär** infolge der Störung der Glomerulidurchblutung, ganz abgesehen von der Schädigung (Druckatrophie) des Epithels durch Harnabflußstauung.

Die **primären** Veränderungen des Epithelbelags der Glomeruli und Tubuli sind im allgemeinen leicht der Wiederherstellung fähig, die **sekundären** nur dann, wenn die Glomerulidurchblutung sich wieder herstellt.

Eine besondere Art der chronischen Epithelerkrankung besteht in einer fettigen und lipoiden **Degeneration**, worunter eine Infiltration der Zellen mit Eiweiß, Fett und doppelbrechenden Lipoiden, Cholesterinestern,

## Einteilung der Nierenkrankheiten.

zu verstehen ist. Diese Form der fettigen und lipoiden Entartung bildet das histologische Substrat der sog. chronisch parenchymatösen Nephritis und kommt ebenfalls primär vor ohne Störung der Glomerulidurchblutung (bei der Nephrose), viel häufiger aber sekundär infolge ungenügender Durchblutung der Glomeruli (subchronische Verlaufsart der diffusen Glomerulusnephritis).

Klinisch besteht eine eigenartige Beziehung zwischen der sog. hyalintropfigen und lipoiden Degeneration der Nierenepithelien und den klinischen Symptomen einer hochgradigen Albuminurie einerseits, einer hochgradigen Neigung zu Hydrops andererseits.

Das Blut weist in diesen Fällen von „nephrotischem Syndrom" eine starke Erhöhung des Fett- und Lipoidgehaltes und eine starke Verminderung des Albumingehaltes auf. Wir sind geneigt, sowohl die Neigung zu Wassersucht als auch die charakteristische Fettvermehrung des Blutes als die Folge der hochgradigen Albuminurie zu betrachten.

Das klinische Symptom der Wassersucht kommt aber auch ohne diese Blutveränderung vor z. B. bei Kreislaufschwäche, und es ist auch bei Nierenkranken nicht einheitlich bedingt.

Wir haben Grund anzunehmen, daß bei der akuten diffusen Nephritis, bei der durch die plötzliche allgemeine Gefäßcontraktion und Blutdrucksteigerung das Herz stark überlastet wird, das Ödem cardiovasculär zustande kommt.

6. Das interstitielle Bindegewebe, dessen Proliferation früher so stark bewertet wurde, ist nur in ganz seltenen Fällen der primäre Sitz der Erkrankung, nur bei der seltenen akuten interstitiellen septischen (auch luischen) Herdnephritis, die sich infolge der Überschwemmung mit Infektionserregern entwickelt, durch kleinzellige Infiltrationsherde auszeichnet und alle Übergänge zur eitrigen Herdnephritis aufweist.

Von diesen seltenen Ausnahmen abgesehen, ist das Bindegewebe ausschließlich sekundär beteiligt, und die „reparatorische" Wucherung dieses wertlosen Füllmaterials ist die Folge des Untergangs wertvollen Parenchyms, von dessen Nährmaterial es sich in proletarischem Parasitismus mästet, und in dessen Nachbarschaft es sich raumfüllend breit macht. Das Bindegewebe erdrückt nicht das Parenchym, sondern es gedeiht auf dessen Kosten.

7. Das histologische Bild des sekundären Untergangs der sekretorischen Elemente ist sehr verschieden, je nach dem Grad und der Dauer der Störung der Blutzirkulation und der davon abhängigen Schnelligkeit des Untergangs. Wir finden alle Übergänge von der reaktiven Wucherung des Knäuel- und Kapselepithels („Halbmonde") bis zur einfachen Atrophie, von der reaktiven Wucherung des Endothels der Glomerulischlingen bis zur Verfettung und hyalinen Verklumpung des ganzen Knäuels, von der hydropischen Schwellung, der tropfigen Entmischung und lipoiden Degeneration der Epithelzellen der Kanälchen bis zur pyknotischen Atrophie und von der großzelligen Nachbarschaftswucherung des Bindegewebes bis zum schrumpfigen, faserigen Narbengewebe. Aber immer zeigt uns die Proliferation des Bindegewebes in der Nachbarschaft des Knäuels und der Kanälchen an, daß ein sekretorisches Element zugrunde geht oder zugrunde gegangen ist. Daher ist jede sog. chronische „interstitielle" Nephritis nichts anderes als eine Nierenerkrankung, bei der Parenchym zugrunde gegangen ist. Je ausgedehnter die Bindegewebswucherung, um so größer ist die Zahl der untergegangenen sekretorischen Elemente, um so größer die Wahrscheinlichkeit, daß die restierenden noch funktionsfähigen Elemente quantitativ nicht mehr genügt haben, daß das Kanälchenepithel des Nierenrestes infolge dauernder Überlastung qualitativ verändert, umgebildet, abgeplattet gefunden wird, und daß der Träger an Niereninsuffizienz zugrundegegangen ist.

Wenn wir nach den gewonnenen allgemeinen Gesichtspunkten uns wieder der alten Einteilung zuwenden, so erkennen wir, daß in jeder der 3 Gruppen (der akuten, der chronisch parenchymatösen und der chronisch interstitiellen Nephritis) eine pathogenetisch einheitliche Erkrankung enthalten ist, und zwar die wichtigste aller systematischen Nierenerkrankungen, die eigentliche Nephritis katexochen, die wir als diffuse Glomerulonephritis bezeichnen, weil bei ihr wenigstens im akuten Stadium die — ischämische — Erkrankung aller Glomeruli beider Nieren das Wesentliche ist.

Die alte Dreiteilung enthält nämlich:

1. das akute Stadium dieser Erkrankung; außerdem zwei Verlaufsarten der nicht ausgeheilten, d. h. chronischen diffusen Glomerulonephritis, nämlich

2. unter dem Namen der chronischen parenchymatösen Nephritis die subchronische (hydropische = hypalbuminämische) Verlaufsart der nicht ausgeheilten Glomerulonephritis und

3. unter dem Namen der chronischen interstitiellen Nephritis die chronische (hypertonische) Verlaufsart mit Niereninsuffizienz, die man mit Recht auch als sekundäre Schrumpfniere bezeichnet hat.

Die klinischen und histologischen Forschungen von Volhard und Fahr haben nun aber ergeben, daß in jeder dieser 3 Gruppen der alten Einteilung noch je eine zweite Art enthalten ist, von denen jede zunächst nur negativ dadurch gekennzeichnet ist, daß sie nicht zur diffusen Glomerulonephritis gehört. Dieses negative Unterscheidungsmerkmal erfordert zunächst eine genauere Charakterisierung der diffusen Glomerulonephritis:

Anatomisch ist das akute Stadium gekennzeichnet durch eine Blutleere der Glomeruli beider Nieren mit sekundärer trüber Schwellung des Epithels im Parenchym. Die „subchronische parenchymatöse" Verlaufsart zeichnet sich durch eine starke fettige und lipoide Entartung des Epithelialapparates — infolge ungenügender Wiederherstellung der Glomerulidurchblutung? — aus, und die chronische „interstitielle" durch einen ausgedehnten Schwund von sekretorischen Elementen, wobei das interstitielle Bindegewebe in der Nachbarschaft der zugrunde gegangenen Elemente gewuchert ist. Pathogenetisch ist der Prozeß einheitlich und ganz allgemein als Folge der arteriellen Zirkulationsstörung in der Niere aufzufassen, und die verschiedenen Verlaufsarten hängen davon ab, wie weit sich die Zirkulation wieder hergestellt hat, wie weit durch zu lange Dauer der Blutleere rückbildungsunfähige Veränderungen an den Glomeruli (Glomerulitis) und an den Nierengefäßen (Endarteriitis) zurückgeblieben sind.

Klinisch ist die diffuse Glomerulonephritis gekennzeichnet durch das Zusammentreffen von 3 Kardinalsymptomen, der Hämaturie, dem Ödem und der Blutdrucksteigerung.

Bei dem akuten Stadium steht gewöhnlich die Hämaturie, bei der subchronischen Verlaufsart das (hypalbuminämische) Ödem und bei der chronischen Verlaufsart die Blutdrucksteigerung im Vordergrund.

Diese Eigenschaft der diffusen Glomerulonephritis, alle 3 Kardinalsymptome in sich zu vereinigen, ist für die Unterscheidung von den drei anderen Arten, die nicht mit der diffusen Glomerulonephritis identisch sind, sehr wichtig, denn diese zeichnen sich dadurch aus, daß sie nur eines der 3 Kardinalsymptome aufweisen.

1. Von dem akuten Stadium der diffusen Glomerulonephritis müssen wir eine Gruppe von entzündlichen Nierenerkrankungen abtrennen, welche zwar den akuten Beginn und die Neigung zur Hämaturie — überdies auch die infektiöse Ätiologie — mit der diffusen Nephritis gemeinsam haben,

aber es fehlen ihnen die beiden andern wichtigen Kardinalsymptome, die Blutdrucksteigerung und die Neigung zu Ödemen. Man kann diese monosymptomatische Gruppe ätiologisch als intrainfektiöse, anatomisch als **Herdnephritiden** charakterisieren. Es handelt sich da nicht um eine gleichmäßige Blutleere aller Glomeruli wie bei der diffusen Nephritis, sondern um eine bakterielle Infektion und mykotische Schädigung einzelner Schlingen oder auch einzelner oder vieler Glomeruli; dabei können aber diese und die nicht erkrankten Glomeruli nicht nur nicht blutleer, sondern mit Blut überfüllt sein.

2. Von der **chronisch parenchymatösen** Verlaufsart der Glomerulonephritis mit der sekundären parenchymatösen Degeneration haben wir eine Form der Epitheldegeneration abzutrennen, bei der nicht die gestörte Glomeruluszirkulation die Ursache der Stoffwechselstörung des Epithels ist; sondern wir finden das Epithel mit hyalinen Tropfen, mit Fett und doppelbrechender Lipoidsubstanz gefüllt bei gut erhaltener Glomerulizirkulation. Klinisch fehlt die Blutdrucksteigerung und die Neigung zur Hämaturie. Wir finden diese monosymptomatische Form der Epitheldegeneration, die wir im Gegensatz zur sekundären als **primäre** bezeichnen können,

akut und rasch abheilend — aber auch bis zu Epithelnekrose fortschreitend — bei zahlreichen Intoxikationen und Infekten wie Typhus, Cholera,

länger dauernd bei Diphtherie,

chronisch bei chronischen Infekten, vor allem Lues, Tuberkulose, Malaria, septischen Allgemeininfekten, chronischen Eiterungen, z. B. der Nebenhöhlen, insbesondere bei chronischen Pneumokokkeninfekten, auch bei bösartigen Tumoren, insbesondere Myelom, aber auch ohne eine bekannte Ursache als **genuin** entstanden. Wir haben diese **primäre** Epitheldegeneration als **Nephrose** bezeichnet. Das Wesentliche ist, daß diese der Amyloidniere sehr nahestehende, in ihrer chronischen Form ohne Komplikation mit Amyloid ziemlich selten vorkommende Form, die ganz das Bild der eigentlichen chronischen parenchymatösen Nephritis bildet, keine diffuse Glomerulonephritis ist und weder eine milde Form derselben noch die Folge einer nicht ausgeheilten diffusen Glomerulonephritis darstellt.

3. Von der **chronisch „interstitiellen"** Verlaufsart der diffusen Glomerulonephritis haben wir eine Form von Glomerulusschwund abzutrennen, bei der die das histologische Bild und die Pathogenese beherrschenden **Gefäß**veränderungen nicht die Folge einer ehemals akuten Glomerulonephritis sind, also **nicht sekundär** entstanden sind, sondern **primär** auf dem Boden der Arteriosklerose. Klinisch fehlen bei dieser primären, d. h. arteriosklerotischen Hypertension im Gegensatz zur sekundären (endarteriitischen) Hypertonie die beiden andern Kardinalsymptome der Nephritis, die Ödeme und die Hämaturie.

Die alte Einteilung gewinnt also unter Zweiteilung jeder Gruppe folgende Gestalt:

### 1. Akute Nephritis.

a) Das akute Stadium der postinfektiösen, diffusen Glomerulonephritis.

b) Die intrainfektiösen Herdnephritiden.

### 2. Die chronische parenchymatöse Nephritis.

a) Die subchronische hydropische Verlaufsart der nicht ausgeheilten diffusen Glomerulonephritis mit nephrotischem Einschlag.

b) Die Nephrosen.

### 3. Die chronische interstitielle Nephritis.

a) Die chronische hypertonische Verlaufsart der nicht ausgeheilten diffusen Glomerulonephritis, die sekundäre — endarteriitische — Hypertonie und sekundäre Schrumpfniere.

b) Die Sklerosen, die primäre, essentielle Hypertension, die arteriolosklerotische Niere und die genuine Schrumpfniere.

Pathogenetisch erhalten wir damit
eine einheitliche Form, die diffuse Glomerulonephritis, die man als polysymptomatisch bezeichnen kann, weil ihr die 3 Kardinalsymptome eignen,

und 3 monosymptomatische Formen, von denen jede durch ein Kardinalsymptom in enge Beziehung zu einer der 3 Erscheinungsformen der diffusen Nephritis tritt.

Man kann sich das bildlich gut veranschaulichen durch drei symmetrisch um einen zentralen geordnete Kreise, die den mittleren Kreis schneiden.

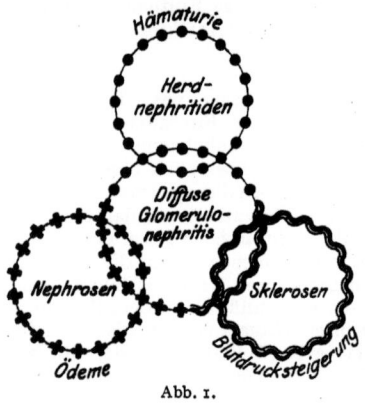

Abb. 1.

Die drei monosymptomatischen Formen sind voneinander leicht zu unterscheiden, und in der großen Mehrzahl der Fälle ist es auch nicht schwierig, sie von der jeweils ähnlichen Erscheinungsform der polysymptomatischen diffusen Nephritis zu unterscheiden. Schwierigkeiten entstehen eigentlich nur bei atypischen Fällen der diffusen Nephritis, die das eine oder andere Kardinalsymptom zeitweilig oder ganz vermissen lassen, und bei sehr vorgeschrittener Schrumpfniere.

Die Unterscheidung der Arten genügt aber für das Bedürfnis der Praxis noch nicht. Es kommt für die Prognose ganz bes. darauf an, auch das **Stadium** und die **Verlaufsart** der einzelnen Nierenkrankheiten richtig zu beurteilen. Die Unterscheidung der Verlaufsart kommt ganz bes. für die diffuse Nephritis, die Unterscheidung der Stadien sowohl für diese wie für die Sklerosen sehr gewichtig in Frage.

Von Stadien unterscheiden wir ein Anfangs- oder erstes (akutes, rückbildungsfähiges) Stadium, ein zweites oder Dauerstadium ohne Niereninsuffizienz und ein drittes Endstadium mit Niereninsuffizienz. Als Verlaufsart bezeichnen wir die Geschwindigkeit, mit der diese Stadien durchlaufen, das Endstadium erreicht wird.

Von dem akuten Stadium der Nephritis haben wir schon gesprochen. Heilt die Nephritis in diesem Stadium nicht aus, d. h. bleiben rückbildungsunfähige Veränderungen zurück, so wird die Nephritis „chronisch" und führt je nach der Verlaufsart in kürzerer oder längerer Zeit zum Tode an Niereninsuffizienz.

Eine wichtige Errungenschaft der neueren klinisch-funktionellen Forschungen ist die Erkenntnis, daß 1. zahlreiche chronische Nephritiden und Sklerosen sich jahrelang einer ungestörten Nierenfunktion erfreuen können (2. Dauerstadium) und 2., daß sich ganz besondere klinische Kennzeichen der Niereninsuffizienz aufzeigen lassen.

## Einteilung der Nierenkrankheiten.

Man kann als einzig lebenswichtige Funktion der Niere die Ausscheidung der Eiweißschlacken, d. h. die der stickstoffhaltigen Bestandteile der Nahrung und des Körpereiweißabbaues bezeichnen. Von Niereninsuffizienz haben wir dann zu sprechen, wenn diese Aufgabe ungenügend gelöst wird, und das verrät sich durch Anhäufung des Nichteiweißstickstoffes, d. h. des Reststickstoffes im Blute, der im wesentlichen, bei höheren Graden von Niereninsuffizienz in steigendem Maße, aus Harnstoff besteht. Daneben findet aber auch eine Retention von Darmfäulnisprodukten, und zwar von zyklischen Eiweißabkömmlingen, z. B. Indican und von aromatischen, Phenolderivaten, Oxysäuren usw. im Blute statt. Das ist insofern von Bedeutung, als der Praktiker, der nicht in der Lage ist, eine Reststickstoff- und Harnstoffbestimmung im Blute zu machen oder machen zu lassen, sich mit der einfachen qualitativen Indicanprobe begnügen kann, um sich darüber zu vergewissern, ob Niereninsuffizienz besteht oder nicht.

Noch besser und einfacher ist die Prüfung auf Anhäufung aromatischer Substanzen mittels der von Becher angegebenen Sammelreaktion, der Xanthoproteinprobe (vgl. S. 668).

Ein stark positiver Ausfall der Indican- und Xanthoproteinprobe ist von übelster Vorbedeutung.

Die Niereninsuffizienz verrät sich aber auch schon früher durch eine qualitative Veränderung der Harnbereitung. Das Kennzeichen der normalen Funktion der Niere ist die Variabilität der Funktion, d. h. die Fähigkeit, eine reichliche Wasserzufuhr durch schnelle Entleerung eines entsprechend dünnen Harnes zu beantworten, und umgekehrt, mit wenig Wasser viel feste Bestandteile in hoch konzentriertem Harne auszuscheiden.

Das **Kennzeichen** der **Niereninsuffizienz** ist der Verlust der Variabilität, die Unfähigkeit, schnell große Mengen Wassers und prompt ohne Wasser viel feste Bestandteile zu entleeren.

Eine insuffiziente Niere scheidet eine große Wassergabe verzögert aus und vermag vor allem nicht mehr einen konzentrierten Harn abzusondern (vgl. Wasser- und Konzentrationsprobe nach Volhard S. 662). Wir sprechen dann von Hyposthenurie (v. Korányi). Die insuffiziente Niere beantwortet die Mehrzufuhr fester Bestandteile nicht mit der Steigerung der Konzentration, sondern mit Polyurie. Bei schweren Graden von Niereninsuffizienz nimmt auch die Polyurie ab, und die Konzentration des Harnes stellt sich fest auf die Molekularkonzentration des Blutes ein, was einem spezifischen Gewicht von 1010 etwa entspricht. Wir sprechen dann von Isosthenurie (vgl. Punkt 1 der allgemeinen Gesichtspunkte S. 652). In solchem Falle hängt das Schicksal des Kranken nurmehr von der Harnmenge ab, und der Ausfall des Wasserversuchs gibt uns einen Hinweis darauf, zu welchem Grade von — kompensatorischer — Polyurie die Niere bestenfalls noch fähig ist, während uns der Konzentrationsversuch, d. h. die Beobachtung des höchsten spezifischen Gewichts während einer 24—48stündigen Trockenernährung ein Urteil über den Grad der Niereninsuffizienz erlaubt.

Chronische Nephritiden und Sklerosen, die im Wasserversuch ein gutes Wasserausscheidungsvermögen und im Konzentrationsversuch ein normales Konzentrationsvermögen von 1020—1030 aufweisen, rechnen wir demnach zum zweiten Dauerstadium. Dieses geht je nach der Verlaufsart ziemlich schnell oder ganz allmählich in das Endstadium über, das mit Abnahme des Konzentrationsvermögens und Zunahme der 24-Stunden-Harnmenge, d. h. mit Hyposthenurie und Polyurie, beginnt und in ein Stadium der Pseudonormalurie und Isosthenurie übergeht, d. h. in das Stadium der tödlichen Niereninsuffizienz, in dem das spezifische Gewicht um 1010 fixiert ist und die Harnmenge nicht mehr gesteigert werden kann, sondern unter 1000 herabsinkt.

Die Geschwindigkeit, mit der diese Stadien durchlaufen werden, ist nun bei den einzelnen Fällen von Nephritis sehr verschieden.

a) Wir sprechen von subakuter Verlaufsart der nicht geheilten Nephritis, wenn die Krankheit schon in Wochen oder Monaten zur Niereninsuffizienz geführt hat. In solchen Fällen sehen wir die Nephritis schon das akute Stadium mit Konzentrationsunfähigkeit verlassen. Diese rasch zum Tode führenden schwersten Formen der Erkrankung können nach Abklingen des akuten Stadiums ganz ohne Hydrops verlaufen und schon sehr früh das Bild der sog. chronischen interstitiellen Nephritis d. h. der „Schrumpfniere" bieten. Post mortem wird eine noch große Niere mit reichlicher zellreicher Bindegewebswucherung, mehr oder weniger ausgedehnter Halbmondbildung an den Glomeruli (extracapilläre Nephritis) oder schwersten Gefäßveränderungen, in Form der Endarteriitis obliterans bis zu Arteriolonekrose, und höchstgradiger Erweiterung der wenigen noch funktionsfähigen Kanälchen gefunden.

b) Wir sprechen von subchronischer Verlaufsart der nicht geheilten Nephritis, wenn die Krankheit erst im Verlaufe vieler Monate oder einiger Jahre an Niereninsuffizienz zum Tode führt. In solchen Fällen kann ein längeres 2. Stadium mit leidlich erhaltener Nierenfunktion sich zwischen das 1. und 3. Stadium einschieben, und klinisch wird bei starker Albuminurie große Neigung zu Hydrops, post mortem eine große oder leicht verkleinerte weiße Niere mit starker albuminöser, fettiger und lipoider Infiltration beobachtet, bei ausgedehnter, aber intracapillärer, d. h. ohne Halbmondbildung verlaufender Hyalinisierung, Organisierung und bindegewebiger Umwandlung der schlecht durchbluteten Glomeruli (intracapilläre Nephritis).

c) Wir sprechen endlich von einer chronischen Verlaufsart der nicht geheilten Nephritis, wenn die Kranken erst nach vielen Jahren oder einem oder mehreren Jahrzehnten an Niereninsuffizienz zugrunde gehen. In solchen Fällen können die Kranken jahrelang nur das Bild der sekundären Hypertonie ohne Niereninsuffizienz bieten (2. Stadium) und wiederum in jahrelangem Verlauf unter ganz langsamer Abnahme der Nierenfunktion das 3. Stadium der Niereninsuffizienz durchschreiten. Das sind die Formen von sekundärer Schrumpfniere, bei denen klinisch die Blutdrucksteigerung und die Herzhypertrophie, histologisch die endarteriitischen Gefäßveränderungen mit gefäßweisem Untergang von Parenchym und entsprechender Bindegewebswucherung das Bild beherrschen.

Dementsprechend können wir auch bei der Sklerose, der primären essentiellen oder konstitutionellen Hypertension, bei der wir einen akuten Beginn ausschließen und als Frühstadium die Fälle von geringgradiger oder schwankender Blutdrucksteigerung bezeichnen können, ein Dauerstadium mit gut erhaltener Nierenfunktion von jahrelanger und jahrzehntelanger Dauer von einem Endstadium mit Niereninsuffizienz unterscheiden.

Wir haben es also bei jeder nicht ausgeheilten Nephritis mit einer Gleichung mit 2 Unbekannten zu tun. Zur richtigen Beurteilung des einzelnen Falles ist notwendig zu wissen:

1. in welchem der drei Stadien er sich befindet und 2. zu welcher der drei Verlaufsarten er gehört, mit welcher Schnelligkeit der Stadienwechsel erfolgt, das Endstadium erreicht wird. Die zweite Unbekannte läßt sich nur aus der Vorgeschichte, aus dem Termin des akuten Stadiums ermitteln und bleibt daher oft unerkannt. Die erste Unbekannte, das klinische Stadium, läßt sich in jedem Falle ermitteln durch eine Prüfung der Nierenfunktion.

Auch bei der Sklerose kennen wir Fälle mit sehr langsamer Verlaufsart, die am Herzen oder an einem Schlaganfall zugrunde gehen, noch ehe

# Einteilung der Nierenkrankheiten.

| Kardinal-symptom | Art | Stadium | | | |
|---|---|---|---|---|---|
| | | Frühstadium | Dauerstadium ohne Niereninsuffizienz | Endstadium mit Niereninsuffizienz | |
| Ödem | Nephrosen | I akute | II chronische | III sek. nephrotische Schrumpfniere mit (und ohne?) Amyloid | ohne Störung der Nierendurchblutung |
| Hämaturie | Infektiöse Herdnephritiden | a) akute septische interstitielle b) embolische Herdnephritis c) herdförmige hämorrhagische Glomerulonephritis | — (II) II | — (III?) — | |
| Hämaturie Ödem Blutdrucksteigerung | Diffuse Glomerulonephritis | I akutes, heilbares (funktionelles) Stadium | II nicht ausgeheilte Nephritis subchron. und chron. Verlaufsart: sek. Pseudo-Nephrose, sek. Hypertonie | III subakute, subchronische, chronische Verlaufsart zur sekundären Schrumpfniere | mit Störung der Nierendurchblutung |
| Passiver Mechanismus Blutdrucksteigerung aktiver Mechanismus | Sklerose benigne maligne | I Transitorische labile, systolische Hypertension | II Dauerhochdruck, kardiale und zerebrale Verlaufsart der senilen Angiosklerose | (III?) (senile Granularatrophie?) | |
| | | renale Verlaufsart der präsenilen Angiosklerose | ischämisches Stadium der Nephroangiosklerose. Kombinationsform roter und blasser Hochdruck | (präsenile) genuine Schrumpfniere | |
| | | | ohne Niereninsuffizienz | mit | |

das Stadium der Niereninsuffizienz erreicht ist, und Fälle von beschleunigterer Verlaufsart, die auffallend rasch das letzte Stadium der Niereninsuffizienz durchschreiten. Im allgemeinen kann man sagen, je jünger der Kranke bei primärer Hypertonie, um so schneller der in jedem Falle Jahre in Anspruch nehmende Verlauf, je älter der Kranke, um so langsamer pflegt das Tempo des Verlaufs zu sein.

Die Unterscheidung der Arten und Stadien kommt in vorstehender Tabelle zum Ausdruck.

Die verschieden raschen Verlaufsarten kann man sich graphisch in folgender Weise (s. S. 660) klarmachen.

Kurz zusammengefaßt ist für die Diagnose der Art die Verwertung der Kardinalsymptome und von diesen die Messung des Blutdrucks das Wichtigste.

Für die **Diagnose** der **Stadien** ist die Prüfung der Nierenfunktion, vor allem die Prüfung des Konzentrationsvermögens bei Trockenkost, für die Diagnose der **Verlaufsart** die Vorgeschichte und die Art des bisherigen Verlaufs im Verhältnis zur Niereninsuffizienz maßgebend.

In Wirklichkeit liegen die Verhältnisse noch verwickelter, als sie hier zunächst etwas schematisiert dargestellt worden sind, um einen Überblick zu geben.

Bei der Nephritis und ihren Verlaufsarten und Stadien haben wir ein einheitliches Geschehen vor uns, das von der in der Blutdrucksteigerung zum Ausdruck kommenden **Gefäßkontraktion** beherrscht wird. Die Progredienz des Leidens und der unabänderliche Übergang in Niereninsuffizienz und Nierenschrumpfung ist die Folge der Durchblutungsstörung der Niere, die durch die dauernde Engerstellung der Nierenarterienäste entsteht. Mit Zunahme der allgemeinen Gefäßkontraktion, deren Grad man an der Verengerung der Netzhautarterien direkt ablesen kann, stellt

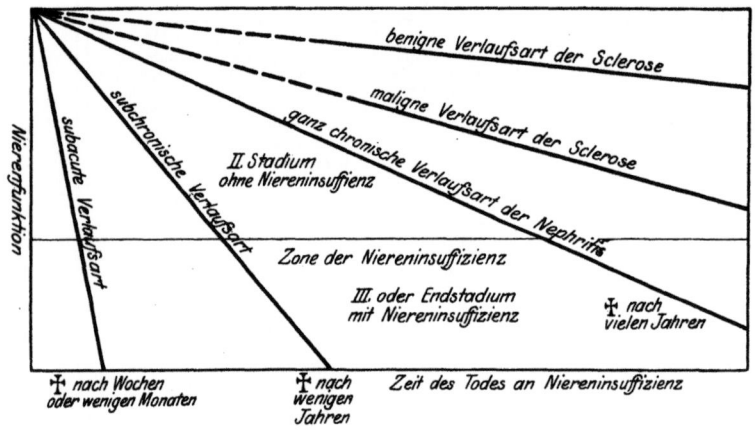

Abb. 2.

sich eine **arterielle Ischämie** am Auge wie in der Niere (und auch im Gehirn) ein. Ein Glomerulus nach dem andern geht infolge ungenügender Arterialisation zugrunde, und im Auge treten ischämische Ernährungsstörungen der Netzhaut, asphyktische Blutungen ein, und es entwickelt sich das Bild der Retinitis albuminurica, besser angiospastica. Ähnliche zahlreiche kleinste oder einzelne größere ischämische Erweichungsherde oder asphyktische Blutungen können sich auch im Gehirn entwickeln und zu den Erscheinungen der falschen Urämie (vgl. diese S. 689), zu rasch vorübergehenden angiospastischen Insulten oder zu Schlaganfällen führen.

Hier bei der angiospastischen Nephritis ist der Mechanismus der Blutdrucksteigerung und damit der Krankheitsvorgang also einheitlich: zunehmende allgemeine Engerstellung der Arterien und Arteriolen. Neuere Untersuchungen haben ergeben, daß diese allgemeine Gefäßcontraction unter dem Einfluß einer chemischen, an allen Arterien angreifenden Noxe erfolgt, über deren Natur und Herkunft noch zu wenig bekannt ist, als daß dieses — wichtigste — Problem der Nierenpathologie hier erörtert werden könnte. Die Tatsache, daß diese Form der hämatogenen Blutdrucksteigerung vorwiegend bei denjenigen Nierenkrankheiten gefunden wird, bei denen eine Störung der Nierendurchblutung besteht, spricht dafür, daß die gefäßkrampferregenden oder -fördernden Stoffe mit Störung der Nierendurchblutung oder -funktion etwas zu tun haben, möglicherweise sogar aus der Niere stammen.

Hier ist ein ausgesprochener Circulus vitiosus gegeben. Bei Störung der Nierendurchblutung (im Experiment bei Unterbindung einer Arterie oder eines Ureters) treten vasoaktive Stoffe im Blute auf, die eine allgemeine Gefäßcontraction bewirken und zu einer dauernden Störung der Nierendurchblutung führen.

Bei der Nephrosklerose ist der pathogenetische Vorgang nicht einheitlich. Hier haben wir es im Endstadium, bei der genuinen Schrumpfniere, mit dem gleichen malignen Mechanismus der Blutdrucksteigerung wie bei der Nephritis zu tun, mit einer hämatogenen allgemeinen Gefäßcontraction, die auch die Hirn- und Netzhautarterien verengert und auch hier wie dort zu Retinitis angiospastica führt.

In dem Frühstadium der essentiellen oder konstitutionellen Hypertension dagegen muß der Mechanismus der Blutdrucksteigerung ein anderer sein. Das blühende Aussehen der Kranken, die rote Farbe ihrer Niere sticht grell ab von dem blaßgraugelblichen Kolorit der Kranken des Endstadiums und der graugelblichen Farbe oder Fleckung ihrer Nieren. Der Unterschied kommt am besten in dem Schlagwort roter und blasser Hochdruck (Volhard) zum Ausdruck.

Wir haben Grund anzunehmen, daß bei rotem Hochdruck die Arterien nicht verengt, sondern passiv gedehnt und die Arteriolen deshalb hypertonisch sind. Wir vermuten als Ursache eine präsenile Sklerose im Sinne von Abnahme der Dehnbarkeit vielleicht vorwiegend der splanchnischen Arterien, weil sich gerade in diesen Gebieten die Elasticahypertrophie in den kleinen Arterien findet, die charakteristisch ist für die Nephrosklerose. Auch hier ist ein Circulus vitiosus gegeben: Vorzeitige Abnahme der Weitbarkeit der Arterien führt auf eine noch nicht genau bekannte Weise zu Drucksteigerung. Drucksteigerung steigert die Elasticahypertrophie der Präarteriolen und den Hypertonus der Arteriolen. So ist wohl die außerordentlich häufige, ja sozusagen regelmäßige Kombination von essentieller Hypertonie mit Elastose der Präarteriolen und konsekutiver Hyalinose der Arteriolen der Niere (aber auch des Pankreas, der Milz, der Leber) zu verstehen. Erreicht nun diese zur Arteriosklerose gerechnete Elasticahypertrophie der Präarteriolen, der Hypertonus und die Hypertrophie der Arteriolen der Niere einen hohen Grad, so treten infolge der Störung der Durchblutung in den kleinen Gefäßen der Niere dieselben Veränderungen auf wie bei der angiospastischen Durchblutungsstörung: Fettige und hyaline Entartung der Arteriolen und Untergang von Glomeruli.

Jetzt wird die „Niere bei Hypertonie" zu einer „arteriolosklerotischen Schrumpfniere", und es entsteht nun — von der Niere aus — der gleiche hämatogene Mechanismus der allgemeinen Gefäßkontraktion mit Retinitis albuminurica s. angiospastica wie bei der Nephritis und der sekundären Schrumpfniere. Dieser Umschlag vom roten in den blassen Hochdruck kann schon eintreten, noch ehe wir eine Störung der Nierenfunktion, Erhöhung der Blutwerte, feststellen können. Denn diese tritt erst auf, wenn mehr als 60% des Nierengewebes zugrunde gegangen sind.

Daher müssen wir den obigen Leitsätzen für die Diagnose der Verlaufsart noch hinzufügen:

Für den Übergang der essentiellen Hypertension (des roten Hochdrucks) und der gutartigen Verlaufsart der Sklerose in die bösartige, rasch der Niereninsuffizienz zueilende Verlaufsart der malignen Sklerose oder genuinen

Schrumpfniere ist kennzeichnend das Merkmal des blassen Hochdrucks: die Retinitis angiospastica.

Sobald diese nachweisbar ist, kann nicht mehr von gutartiger Sklerose oder von essentieller Hypertension, sondern muß von maligner Sklerose gesprochen werden.

Die maligne Sklerose stellt also eine Kombination von rotem — extrarenalem — mit blassem — renalem — Hochdruck dar, und ihr Endstadium mit Niereninsuffizienz ist die genuine Schrumpfniere der Kliniker.

F. Volhard-Frankfurt.

## Nierenfunktionsprüfungen.

Nierenfunktionsprüfungen sind vor allem schon immer dann angezeigt, wenn der arterielle Blutdruck dauernd eine gewisse Höhe [etwa 155—160 mm Hg] überschreitet. Bei bestehender Niereninsuffizienz können der **Harn** sowohl wie das **Blut** typische Veränderungen aufweisen.

### Prüfung des Harnverhaltens.

**1. Vorproben** auf Niereninsuffizienz bei Schrumpfnierenkranken. Die bekannte helle Farbe der meisten Schrumpfnierenharne läßt sich nach Becher darauf zurückführen, daß die betreffende kranke Niere nicht mehr zur Absonderung der gewöhnlichen Harnfarbstoffe befähigt ist, vielmehr nur noch Harnfarbstoffvorstufen (Chromogene) ausscheiden kann. Der einfache Nachweis solcher Chromogene im Harn (deutliche Gelbfärbung bei der Kaolinprobe; deutliche Rotfärbung bei der Uroroseinprobe) kann jedenfalls schon dazu dienen, eine Niereninsuffizienz wahrscheinlich zu machen.

Kaolinprobe nach Becher. Der zu prüfende Schrumpfnierenharn wird mit reichlich Kaolin bis zur Breikonsistenz verrührt und nach etwa $^1/_2$ stündigem Stehen filtriert: bei positivem Ausfall ist infolge nachträglicher Umwandlung des farblosen Urochromogens in gelbes Urochrom eine deutliche Gelbfärbung des Harnes eingetreten.

Uroroseinprobe nach Volhard. Der zu prüfende Schrumpfnierenharn wird nach dem Versetzen mit Salzsäure und Natriumnitrit erhitzt, wobei das farblose Chromogen in einen schönen roten, mit Amylalkohol auszuschüttelnden Farbstoff, das Urorosein, umgewandelt wird.

**2. Der Wasser- und Konzentrationsversuch nach Volhard.** Schwankungen in dem Wassergehalt des Blutes, durch eine einmalige reichliche Flüssigkeitszufuhr oder durch eine länger dauernde völlige Flüssigkeitsentziehung bewirkt, pflegt die gesunde Niere jederzeit prompt Rechnung zu tragen, indem sie im ersten Falle mit einer entsprechend vermehrten, wenig konzentrierten, im anderen Falle mit einer entsprechend verringerten, aber stärker konzentrierten Harnabsonderung reagiert. Die Fähigkeit, durch stärkere Verdünnungen oder Konzentrierungen des Harnsekretes dem wechselnden Wassergehalt des Blutes sich jederzeit prompt anpassen zu können („Variabilität" und „Akkommodationsbreite" der Nierenfunktion), bildet mit eines der wichtigsten Kennzeichen einer gesunden und ungestörten Nierentätigkeit. Da neben der renalen Wasserabwanderung aus dem Blute bekanntlich auch immer eine solche in die Gewebe[1] („extrarenal") erfolgt, eine Unterscheidung zwischen renal und extrarenal bedingtem Wasserverlust somit vielfach unmöglich ist, so ist

---

[1] Wasserablagerungsstätten namentlich in der Muskulatur, im Unterhautzellgewebe, in der Leber und Milz; Wasserabgaben auch durch die Verdauungssäfte und die Darmsekretion (bei Durchfällen oft mehrere Liter am Tage!), durch Lunge und Haut.

ein eindeutiger Ausfall des Wasser- und Konzentrationsversuches nur bei derzeit ausgeglichenem Wasserhaushalt des Körpers (Fehlen jeder Ödemneigung, jeder kardiovasculären Schwäche, starker Diarrhöen oder Schweißverluste) zu erwarten. Auch soll der zu prüfende Kranke während einer mehrtägigen Vorperiode auf eine gleichmäßige Flüssigkeitszufuhr (etwa 2 l am Tage) zuvor eingestellt sein.

Der Wasserversuch (Prüfung des renalen Verdünnungsvermögens). 8 Uhr morgens nüchtern, nach vorausgegangener Blasenentleerung, wird binnen einer $1/2$ Stunde $1—1 1/2$ l Wasser oder ganz dünner Tee getrunken. Der dauernd im Bett gehaltene Kranke soll dann in den ersten 2 Stunden halbstündlich, in den folgenden 2 Stunden stündlich seinen Harn entleeren, dabei nichts genießen. Nach Feststellung ihrer Menge wird jede einzelne Harnprobe auf ihr spezifisches Gewicht hin geprüft. Besonders zu achten ist dabei auf die größte halbstündige Einzelportion, die — nach Grote ist es in der Regel die 2. Halbstundenportion — bei raschem Abfall des spezifischen Gewichtes 500 ccm und mehr beim Gesunden betragen soll: hauptsächlichster Maßstab für das renale Wasserausscheidungsvermögen. Bei guter Nierenfunktion soll unter steilem Diureseanstieg binnen 2—3, spätestens 4 Stunden eine restlose oder überschießende Ausscheidung der gesamten $1—1 1/2$-l-Menge erfolgen. Um später noch etwa sich einstellende Folgen der Wasserbelastung (teils Mehrausscheidungen zur Nachtzeit = Nykturie, teils nächtliche Einsparungen) bilanzmäßig mitferfassen zu können, kann man den Wasserversuch nach Lichtwitz auch auf 24 Stunden ausdehnen (Messung der 2stündlichen Einzelausscheidungen von 8—20 Uhr sowie der Nachtmenge insgesamt).

Der Konzentrationsversuch (Prüfung des renalen Konzentrierungsvermögens). Unmittelbar im Anschluß an den 4stündigen Wasserversuch (bei irgendwie verzögerter Wasserausscheidung aber besser erst am folgenden Tage) wird 4—6 Stunden lang strenge Flüssigkeitsenthaltung geübt bzw. nur Trockenkost genossen: vom Mittagessen „ohne Suppe und Flüssigkeit" an bis zum Abend gedurstet. Wiederum Feststellung von Menge und spezifischem Gewicht der zweistündigen Einzelportionen. Besonders zu achten ist auf das höchsterreichte spezifische Gewicht, das zum mindesten bis auf 1025 binnen 6—8 Stunden ansteigen soll: hauptsächlichster Maßstab für die so wichtigen renalen Konzentrierungsfunktionen! Das Unvermögen der Niere, bei Wasserentzug den Harn hinreichend zu konzentrieren, tritt oft früher und deutlicher zutage als ihr Unvermögen, bei Waserbelastung ihn hinreichend zu verdünnen. Mangelhafte Konzentrationsleistungen, kenntlich an einem nur ungenügenden Ansteigen des spezifischen Gewichtes (= **Hyposthenurie**) oder an einem nur sehr verzögerten Ansteigen desselben, in vorgeschrittenen Fällen auch an einem ständig sich gleichbleibenden, kaum wechselnden, meist sehr niedrigen spezifischen Harngewicht (= **Isosthenurie**, irreparable Sekretionsstarre[1] der Niere), kennzeichnen eine ausgesprochene Niereninsuffizienz. Eine weitere Folge solcher renalen Konzentrierungsschwäche bildet dann die Anhäufung von harnpflichtigen Substanzen im Blute (vgl. unten S. 665).

**3. Harnstoff-, Kreatinin- und Kochsalzbelastungsproben.** Ebenso wie nach Wasserentziehung kann auch nach einer einmaligen Harnstoff-, Kreatinin- oder Kochsalzbelastung eine Konzentrationsschwäche der Niere dann zutage treten, wenn diese Stoffe, als einmalige Zulage zu einer konstanten „Nierenprobekost" gegeben, länger als gewöhnlich im Körper zurückgehalten und dementsprechend sehr verzögert nur ausgeschieden wer-

---

[1] Über eine gleichzeitig „fixierte" d. h. gleichfalls nicht mehr variable R e a k t i o n des Harnes infolge von Störungen des Säurebasenausscheidungsvermögens bei schwerkranken Nieren vgl. S. 744.

den. Zulagen von 20 g Harnstoff (= 9,3 g N) oder 10 g Kochsalz, auf Oblatengaben verteilt, sollen vom Gesunden innerhalb 24—36 Stunden, 1,5 g Kreatinin sollen innerhalb 12 Stunden mit dem Harn wieder ausgeschieden werden. Solche Belastungen lassen sich auch nach Lichtwitz auf 4 Tage (Normaltag, Wassertag, Kochsalztag, Harnstofftag) verteilen, indem am 2. Tag 750 ccm Wasser, am 3. Tag 5—10 g Kochsalz, am 4. Tag 20 g Harnstoff zu der Nierenprobekost[1] zugefügt und dabei täglich jede der 2 stündigen Einzelportionen von 8—20 Uhr auf Menge und spezifisches Gewicht sowie der 24 stündige Sammelharn schließlich auf seinen Cl- und N-Gehalt hin nachgeprüft wird. Da sich aber jede verzögerte Kochsalzausscheidung, im Gegensatz zu der Harnstoff- und Kreatininausscheidung, immer auch von schwer übersehbaren extrarenalen Einflüssen als abhängig erweist, so scheinen gerade Kochsalzbelastungsproben für die Nierenfunktionsprüfung weniger geeignet zu sein.

Über quantitative Kochsalz- (Cl-) Bestimmungen im Harn (nach K. O. Larsson, Chloridometer nach Strauß) s. S. 765. Über quantitative Harnstoffbestimmungen (Ambardsches Ureometer) s. S. 667. Über Kreatininbestimmungen im Harn nach O. Neubauer vgl. Münch. Med. Wsch. 1914, 857.

**4.** Über Belastungen mit saurer und alkalischer Probekost nach Beckmann zwecks Prüfung des renalen Säurebasenausscheidungsvermögens vgl. S. 744. Über Alkali-Belastungsproben s. S. 670.

**5. Indigocarminprobe** (und Phenolsulfonphthaleinprobe) **bei einseitigen (chirurgischen) Nierenerkrankungen.** Bei Verdacht auf eine nur einseitige Nierenschwäche oder -erkrankung (Tuberkulose, Tumor u. a.) wird das Farbstoffausscheidungsvermögen beider Nieren cystoskopisch bzw. nach beiderseitigem Harnleiterkatheterismus miteinander verglichen.

**Indigocarminprobe.** 1 Tabl., 0,08 g Carmin. coerul. und 0,1 g NaCl enthaltend (Brückner, Lampe & Co.), wird in 20 ccm Wasser gelöst, dieses dann aufgekocht und auf Körperwärme wieder abgekühlt. Dem Kranken, der möglichst 4 Stunden vor der Untersuchung keine Flüssigkeiten mehr genießen sollte, werden die 20 ccm der 0,4 proz. Indigocarminlösung dann seitlich intramuskulär in den Oberschenkel bzw. in den M. quadriceps injiziert. Vordem schon wurde die Blase gespült, mit 150—250 ccm 3 proz. körperwarmer Borsäurelösung gefüllt und das Cystoskop eingeführt. Die gesunde Niere pflegt schon binnen 6—8 Minuten nach der Injektion prompt mit der beginnenden Farbstoffausscheidung zu reagieren, wobei sich dann, je nach der Stärke der begleitenden Harnabsonderung, aus den beiderseitigen Ureterenostien ein mehr grün oder blau gefärbter Strahl entleert. Nach etwa $1/4$—$1/2$ Stunde ist der Höhepunkt der blauen Farbstoffausscheidung erreicht. Der durch die Ureterenkatheter beiderseits gesondert aufgefangene Harn wird in Reagenzgläser geleitet, die nach Ablauf von je 5 Min. erneuert werden. Vergleich der gesunden und der kranken Seite: auf seiten der geschädigten Niere erfolgt die Indigoausscheidung verspätet, erst nach 15, 20 usw. Minuten, viel weniger intensiv oder überhaupt nicht.

Bei der von Vogel u. a. für den Vergleich der beiderseitigen Nierenfunktion empfohlenen **Phenolsulfonphthaleinprobe** kommt es weniger auf die Zeit der ersten Farbstoffabsonderung als auf die innerhalb der ersten 2 Stunden erzielte Gesamtausscheidung (colorimetrische Messung der Farbstoffmenge) an. Nachdem zunächst 20 Minuten vor der Injektion 400 ccm Wasser ge-

---

[1] Nierenprobekost nach Lichtwitz: 8 Uhr: 0,5 l Milchkaffee, 100 g Brot, 10 g Butter. 10 Uhr: 100 g Brot, 5 g Butter, 1 Ei. 13 Uhr: 250 g Reisbrei, 50 g Fleisch, 500 g Kartoffelbrei. 16 Uhr: 0,5 l Milch. 19 Uhr: 250 g Reisbrei, 100 g Brot, 10 g Butter, 1 Ei. Hierzu insgesamt gegebenenfalls 0,5 l Wasser oder dünner Tee als Zulage. Die Blase wird morgens um 8 Uhr entleert. In 2 stündlichen Pausen bis abends 8 Uhr wird der Harn in 6 Tagesportionen aufgefangen, zu denen als siebente die bis zum nähsten Morgen gesammelte Nachtharnmenge hinzukommt.

trunken worden sind, wird nach Auffüllung der leergespülten Blase mit 150—250 ccm 3proz. Borsäurelösung das Cystoskop mit den Harnleiterkathetern eingeführt, wobei der getrennt ausfließende Katheterharn in Reagensgläsern mit wenigen Tropfen 20% NaOH aufgefangen werden soll. Innerhalb 5—10 Minuten nach der intravenösen bzw. intraglutäalen Injektion von 1 ccm (= 6 mg Farbstoff) des in Ampullen (Hellige, Kahlbaum) erhältlichen Phenolsulfonphthaleins sondert eine gesunde Niere die ersten Farbstoffmengen ab. (Rotfärbung bei alkalischer Reaktion); innerhalb der ersten 2 Stunden soll dann der größte Teil des Farbstoffes von ihr ausgeschieden sein. Da ein derart mehrstündiges Liegenlassen der Ureterenkatheter aber auf Schwierigkeiten stößt und besser ganz vermieden werden sollte, so ist diese Methode weniger zu empfehlen.

## Prüfungen der Blutbeschaffenheit.

**A. Vorproben.** Schon das frisch entnommene Aderlaßblut kann nach Volhard Eigenschaften aufweisen, die den Verdacht auf eine bestehende Niereninsuffizienz nahelegen können:

a) Die spontane Gerinnung des Blutes kann beschleunigt erfolgen, und bei der ebenfalls beschleunigt dann einsetzenden Blutkuchenretraktion pflegt verhältnismäßig viel Serum abgepreßt zu werden.

b) Nach Enteiweißung des Serums mit 20proz. Trichloressigsäure (Zusatz der gleichen Menge) kann das Serumfiltrat bei längerem Stehen eine leichte Rosafärbung annehmen: Beweis für eine Retention von Urorosein im Blute, wie sie bei schwerer Niereninsuffizienz beobachtet wird.

c) Bei schwerer Niereninsuffizienz kann das enteiweißte Blutfiltrat nach Zusatz von 2—3 Tropf. 1 prom. Kaliumpermanganates oder nach dem Schütteln mit Kaolin desgleichen eine leichte Gelbfärbung (Urochromgehalt) erkennen lassen.

**B.** Der Nachweis einer **Anhäufung von harnpflichtigen Substanzen im Blute.** Wie ein Vergleich der Blut- und Harnbeschaffenheit beim Gesunden deutlich zeigt, stellen die Leistungen der gesunden Niere bei der Harnbereitung zum großen Teil Konzentrierungsleistungen dar[1]. Liegen bei bestehender Niereninsuffizienz diese Konzentrierungsfunktionen ganz darnieder, so muß das nicht nur zu einem Sinken des spezifischen Gewichtes der Harnflüssigkeit (Hyposthenurie, vgl. oben S. 663) bzw. zu einer Annäherung der Harnkonzentrationswerte an diejenigen des Blutes führen, sondern notwendigerweise auch mit einer Anhäufung harnpflichtiger Substanzen im Blute stets verbunden sein. Unter den N-haltigen Eiweißabbauprodukten, deren Ansteigen im Blute für das Vorliegen einer Niereninsuffizienz dann gewöhnlich kennzeichnend zu sein pflegt, lassen sich nach Becher zwei Hauptgruppen unterscheiden:

**I.** Die **intermediär** entstandenen Eiweißabbauprodukte (namentlich Harnstoff, Harnsäure, Kreatinin), deren Ansteigen einem erhöhten Reststickstoffgehalt des Blutes (Azotämie) dann immer entspricht.

**II.** Die **bei der Darmfäulnis** entstandenen hochgiftigen aromatischen Eiweißabbauprodukte (namentlich Phenol und Phenolderivate, Indol und aromatische Oxysäuren[2]), deren Ansteigen dann zu positiven Indican- und Xanthoproteinproben des Serums immer Veranlassung gibt.

---

[1] Der Reststickstoff des Blutes wird von der gesunden Niere bei der Harnbereitung um das 30—40fache, der Blutharnstoff um das 40—50fache, die Harnsäure um das 25—50fache, das Kochsalz des Blutes (560—600 mg%) aber nur um das 2—5fache konzentriert (Siebeck, Lichtwitz).

[2] Als deren Muttersubstanzen sind die bekannten aromatischen Gruppen des Eiweißmoleküls — Tyrosin (= Oxyphenylalanin), Phenylalanin und Tryptophan (= Indolalanin) — anzusehen, aus denen sie durch bakterielle Zersetzung bei der Darmfäulnis entstehen. Die weitgehende **Entgiftung** dieser bei der Darmfäulnis entstandenen aromatischen Abbauprodukte gehört mit zu den lebenswichtigen Funktionen einer **gesunden Leber**; aus dem Pfortaderstrom resorbiert, werden sie zunächst durch Oxydation und dann durch Paarung mit $H_2SO_4$ und Glykuronsäure in der Leber lipoidunlöslich, d. h. ungiftig und unschädlich gemacht (vgl. auch unter Indoxylausscheidung S. 765). Ebenso wie die aromatischen Eiweißgruppen scheinen auch die (ebenfalls enterogenen?) aromatischen Harnfarbstoffe bei schwerer Niereninsuffizienz nicht mehr diuresefähig zu sein (Farbstoffarmut des Schrumpfnierenharnes).

Eine Retention der **intermediären Eiweißabbauprodukte** im Blute kommt auch bei vorübergehenden Nierenstörungen (akute Nephritiden und Stauungsnieren) schon vor; eine Retention der **aromatischen Darmgifte** im Blute weist dagegen mit Bestimmtheit auf eine ernste, irreparable Niereninsuffizienz (maligne Nephrosklerose oder echte Urämie; auch bei völliger Anurie) immer hin, so daß positive Indican- oder Xanthoproteinreaktionen des Serums bei Nierenerkrankungen also immer als ernstes Zeichen bewertet werden müssen. „Die Symptome der echten Urämie gehen viel mehr der Retention der aromatischen Darmfäulnisprodukte parallel als derjenigen der intermediären Eiweißabbauprodukte, insonderheit des Harnstoffs und des Reststickstoffes im Blute." (Becher.)

Zu **I.** Über die Menge der im Blute unter normalen und pathologischen Verhältnissen retinierten **intermediären Eiweißabbauprodukte** läßt sich am besten an der Hand der folgenden Tabelle Aufschluß gewinnen:

|   | In 100 ccm Nüchternserum beim Gesunden: | In 100 ccm Nüchternserum bei Niereninsuffizienz: | Außerdem Vermehrung beobachtet bei: |
|---|---|---|---|
| 1. Reststickstoff | 20—35 mg | 60—100 mg und mehr (= **Azotämie**). Bei ca. 200 mg% stets schlechte Prognose | schweren Lebererkrankungen, Vergiftungen, Herzinsuffizienz, Eiweißzerfall (im Hunger, Fieber, bei kachektisch. Zuständen), Wasserarmung (Cholera nostras, Paratyphus). |
| 2. Harnstoff | 20—40 mg, höchstens 50 mg | 100—500 mg u. mehr | Herzinsuffizienz, Infektionskrankheiten, Wasserverarmung. |
| 3. Harnsäure (bei purinfreier Kost) | 2,0—3,5 mg | 6—12 mg (= Hyperurikämie). Bei über 9—10 mg% stets schlechte Prognose | Gicht (4—10 mg) schweren Lebererkrankungen, Leukämie, Polycythämie, schweren Vergiftungen, Herzinsuffizienz, fieberhaften Zuständen, Carcinom, reichlich purinhaltiger Kost. |
| 4. Kreatinin | 1,0—1,5 mg | über 2,5—5 mg | akuter gelber Leberatrophie, schwerem Diabetes (Coma), fieberhaften Zuständen. |

1. **Reststickstoffbestimmungen im Nüchternblute nach Kjeldahl.** Da ein Ansteigen des Rest-N-Spiegels im Blute bei Niereninsuffizienzen ganz überwiegend durch ein Ansteigen des **Harnstoff-N** im Blute verursacht wird, eine beginnende Niereninsuffizienz daher „eher an dem Verhalten des Harnstoffes als an dem des Rest-N im Blute erkannt werden kann" (Volhard), so sind besondere Rest-N-Bestimmungen neben den gleich zu erwähnenden Harnstoffbestimmungen im Blute entbehrlich. Empfehlenswert erscheint das Rest-N-Bestimmungsverfahren im enteiweißten Blute (Trichloressigsäure, Uranylacetat oder Wolframsäure) nach B. Albert [Ztschr. f. Biochem. **92** (1918)]. Bei der Ausführung von Mikro-Stickstoffbestimmungen hat sich uns die von Parnas und R. Wagner angegebene handliche Apparatur auf das beste bewährt. Diese Apparatur sowie ein mit 6 Mikro-Bunsenbrennern und 6 Mikro-Kjeldahl-

kolben versehener, an jede Wasserstrahlpumpe leicht anzuschließender kleiner Veraschungsapparat wird von der Firma E. Dittmar und Vierth in Hamburg geliefert.

**2. Harnstoffbestimmungen im Nüchternblute.** a) Nachweis vermehrten Harnstoffes im Serum nach Barrenscheen-Weltmann. 3 ccm Serum werden mit der gleichen Menge 20 proz. Trichloressigsäure enteiweißt; zu 1 ccm des Filtrates werden 2—3 Tropfen des Ehrlichschen Aldehydreagens (Dimethyl-p-aminobenzaldehyd) hinzugegeben, worauf eine mehr oder minder intensive Gelbgrünfärbung nur dann auftritt, wenn der Harnstoffgehalt des Serums pathologisch erhöht ist, d. h. einer Höhe des Rest-N-Spiegels im Blute von mehr als 36—40 mg % entspricht.

b) Genauere Harnstoffbestimmungen lassen sich, wie Umber angibt, auch in der Praxis am einfachsten und schnellsten mit Hilfe des Ambardschen Ureometers (Bromlaugenmethode) erzielen[1].

**3. Über Harnsäurebestimmungen im Nüchternserum** vgl. S. 784.

**4. Kreatininbestimmung im Serum nach Folin** (Braunfärbung mit alkalischer Pikrinsäurelösung; Vergleich im Autenriethschen Colorimeter). Da der Kreatiningehalt des Serums kaum wesentlich von der Art der Ernährung abhängig ist, so ist hier eine Nüchternblutuntersuchung entbehrlich; die Blutentnahme kann in der Sprechstunde zu beliebiger Tageszeit erfolgen. Benötigt werden:
a) Kalt gesättigte (1,2 proz.) reinste Pikrinsäurelösung; b) Normalnatronlauge; c) 0,1 proz. Kreatininstammlösung: 0,1 g reines Kreatinin (Bayer-Leverkusen), in 20 ccm n/10 HCl gelöst, werden in einem Meßkölbchen mit aq. dest. auf 100 ccm verdünnt. Herstellung der 0,002 proz. Vergleichslösung: 2 ccm der Stammlösung werden wiederum in einem Meßkölbchen mit aq. dest. auf 100 ccm aufgefüllt. In den Keil des Colorimeters kommen 20 ccm dieser Vergleichslösung + 15 ccm von Lösung a + 5 ccm von Lösung b. In den Trog des Colorimeters kommen 2 ccm des enteiweißten Serumfiltrates + 1,5 ccm von Lösung a + 0,5 ccm von Lösung b. Nach 8 Minuten wird im Colorimeter verglichen.

**Zu II. Prüfung auf aromatische Darmgifte im Blut.**
1. Indicannachweis im Serum nach Haas-Jolles. 1,5 ccm Serum (nicht Blut!) werden mit dem gleichen Volum aq. dest., sodann zwecks Enteiweißung mit 3 ccm 20proz. Trichloressigsäure versetzt. Nach gutem Durchschütteln möglichst vollständige Filtration durch trocknes Faltenfilter, wobei der Filterrückstand durch vorsichtiges Anpressen des Filters an den Glastrichter noch weiterhin ausgedrückt werden kann. Das Filtrat wird zunächst mit 7 Tropfen einer 5proz. alkoholischen Thymollösung und nach kurzem Schütteln dann zu gleichen Teilen mit Obermayerschem Reagens (Liq. ferr. sesq. 5,0; acid. hydrochlor. puriss., spezifisches Gewicht 1,19 ad 1000,0) versetzt. Nach nochmaligem guten Durchschütteln muß es jetzt 2 Stunden lang stehen; kann das Reagensglas in ein 40⁰ C warmes Wasserbad dabei gebracht werden, so kann nach Scherk auch $1/2$ Stunde genügen. Erst nach Ablauf dieser 2stündigen Wartezeit soll mit 2 ccm Chloroform schließlich ausgeschüttelt werden, wobei sich ein starker Indicangehalt an einer Blaufärbung, ein schwächerer Indicangehalt (beginnende Niereninsuffizienz) an einer nur andeutungsweisen Rosaviolettfärbung des Chloroformes zu erkennen gibt.

Eine Hyperindicanämie braucht nicht immer nur infolge einer behinderten renalen Ausscheidung zu entstehen; sie kann ebensogut durch eine vermehrte Entstehung im Körper (vermehrte Fäulnis bei Dünndarmileus und bei Peritonitis, bei Bronchiektasen und bei Lungengangrän, bei

---
[1] Ureometer und Harnstoffberechnungstabelle bei Dr. Robert Muencke, Fabrik chem. Laboratoriumsgeräte, Berlin N 4, Chausseestr. 8, erhältlich.

perniciöser Anämie und bei Intestinalcarcinom) schon hervorgerufen sein, vielfach überdies auch bei Schwangeren sich zeigen. Bei Nierenerkrankungen kommt ihr aber so gut wie immer eine ernste Bedeutung zu.

2. Über die Menge der aromatischen Darmgifte im Blut unterrichtet ebenfalls die **Xanthoproteinreaktion im Serum nach Becher.** Ca. 5 ccm Blut- oder besser Serum werden in einem Kölbchen mit der gleichen Menge 20proz. Trichloressigsäure im Verhältnis 1 : 1 enteiweißt. 2 ccm des Filtrates werden im Reagensglas mit 0,5 ccm konzentrierter reiner Salpetersäure (spezifisches Gewicht 1,4) versetzt und $^1/_2$ Minute lang über der Flamme gekocht. Nach Abkühlung unter der Wasserleitung wird 1,5 ccm 33proz. Natronlauge hinzugegeben. Normalerweise erscheint die Flüssigkeit jetzt, im durchscheinenden Lichte betrachtet, nur ganz schwach gelblich gefärbt. Bei Niereninsuffizienz läßt sich dagegen eine deutliche, in schweren Fällen intensive Gelbfärbung feststellen.

Quantitativ abschätzen läßt sich der Xanthoproteinwert im Autenriethschen Colorimeter durch Vergleich der Färbungsintensität mit einer dünnen Kaliumbichromatlösung. Die positive Probe wird zu diesem Ende in einem kleinen Maßcylinder auf 4 (bzw. 8 oder 12) ccm aufgefüllt und dann, nach Ablauf von 10 Minuten, in den Trog des Colorimeters gegeben. Die Vergleichslösung wird aus einer vorrätig zu haltenden 0,3874proz. Kaliumbichromatlösung — der gleichen, wie sie nach J. Volhard zum Einstellen einer n/10-Thiosulfatlösung benutzt wird — durch jedesmalige 10fache Verdünnung (5 ccm, aq. dest. ad 50 ccm) frisch hergestellt. Die an der Colorimeterskala abgelesene Zahl gibt ein Maß für die Intensität der Xanthoproteinprobe an. Wird der Wert „100 minus abgelesene Zahl" jedesmal notiert, so sind Werte über 25 immer als pathologisch anzusehen. Beobachtung möglichst bei Tageslicht!

Erhöhte Xanthoproteinwerte kommen außer bei Niereninsuffizienz auch bei perniciöser Anämie, bei schweren Leberkrankheiten, bei Krankheiten mit vermehrter Fäulnisbildung (vgl. oben), bei schweren Pneumonien und bei Endocarditis lenta, namentlich aber auch bei jeder Anurie und Oligurie schon im Serum vor. Vgl. auch S. 671. Bei Nierenerkrankungen zeigen sie, ebenso wie positive Indicanproben, stets eine schwere, meist irreparable Störung der Nierenfunktion an. Bei echter Urämie und bei malignen Nephrosklerosen werden sie niemals vermißt. F. Löning-Harburg-Wilhelmsburg.

## Bedeutung der Funktionsprüfung.

Die Funktionsprüfung kann diagnostisch für die Unterscheidung der Arten und ganz besonders prognostisch für die Unterscheidung der Stadien verwertet werden. (Einteilung S. 656.)

1. Herdnephritis. Die Entscheidung der Frage, ob eine akute hämorrhagische Nephritis, die ohne sichere Blutdrucksteigerung und ohne Ödeme verläuft, als infektiöse Herdnephritis oder als atypische diffuse Glomerulonephritis anzusehen ist, kann durch die Funktionsprüfung erleichtert werden. Der Nachweis einer sehr gut erhaltenen Nieren- insbes. Glomerulifunktion spricht für eine infektiöse Herdnephritis.

2. Nephrose. Bei einem schwer hydropischen Krankheitsbild spricht Schädigung des Konzentrationsvermögens auch bei unsicherer oder fehlender Blutdrucksteigerung mehr für diffuse Nephritis und gegen die (überhaupt seltene) echte Nephrose, bei der das Konzentrationsvermögen sehr lange ausgezeichnet erhalten bleibt.

3. Amyloidnephrose. In Fällen von Nephrose bekannter Ätiologie (Tuberkulose, chronische Eiterung usw.) spricht der Nachweis einer Einschränkung der Nierenfunktion mit großer Wahrscheinlichkeit für die

Komplikation mit Amyloid (— eine Annahme, die dann gewöhnlich durch einen fühlbaren harten Milztumor gesichert wird —), denn eine nephrotische Schrumpfniere ohne Amyloid ist außerordentlich selten, während höhere Grade von Amyloid mit Vorliebe zu Niereninsuffizienz führen.

4. Diffuse Nephritis. a) Ein wohlerhaltenes Konzentrationsvermögen ist bei frischer diffuser Nephritis die Regel und läßt die Prognose des Falles als günstig erscheinen.

b) Frühzeitige Fixation der Konzentration um 1010 (Isosthenurie) ohne Polyurie spricht für einen sehr schweren subakuten, d. h. rasch zum Tode führenden Verlauf der Nephritis und gibt also in der Regel eine schlechte Prognose, falls es nicht doch gelingt, die Diurese wieder in Gang zu bringen und eine Polyurie zu erzwingen.

c) Eine Konzentrationsbeschränkung bei gutem Wasserausscheidungsvermögen (Hyposthenurie und Polyurie) findet sich oft in der Rekonvaleszenz der akuten Nephritis und hat keine üble Vorbedeutung, besonders dann, wenn die Blutdrucksteigung sicher und dauernd abgeklungen ist.

d) Kommt im akuten Stadium der Nephritis ein guter Wasserversuch zustande, so ist die Prognose auf Wiederherstellung gewöhnlich günstig.

5. Schrumpfniere. Bei chronischer Nephritis mit sekundärer Hypertonie und bei Sklerose mit primärer Hypertension ist der Nachweis der Niereninsuffizienz von übler prognostischer Bedeutung. Denn er zeigt an, daß die Erkrankung in das Endstadium eingetreten ist, und daß aus der chronischen Nephritis eine sekundäre Schrumpfniere, aus der bis dahin gutartigen Sklerose eine genuine Schrumpfniere geworden ist. Das gleiche klinische Bild kann aber auch bei Cystenniere (Kombination mit Cystenleber und Nierentumoren) und bei pyelonephritischer, hydronephrotischer, endarteriitischer (Lues, Periarteriitis nodosa) Schrumpfniere beobachtet werden.

Die Prognose ist quoad Lebensdauer der Schrumpfniere um so günstiger, je langsamer der bisherige Verlauf, je länger das Stadium der guten Nierenfunktion gewesen war, und um so ungünstiger, je schlechter das Wasserausscheidungsvermögen im Wasserversuch sich erweist, je weniger die Niere noch zu Polyurie fähig ist. F. Volhard-Frankfurt a. M.

## Die Niereninsuffizienz.

Eine Niereninsuffizienz kann man vermuten, wenn das spezifische Gewicht des Harns bei der Tagesmenge keine wesentlichen Abweichungen von der Zahl 1010 aufweist, besonders wenn dieser Befund sich bei längerer Beobachtung immer wieder zeigt (Isosthenurie). Das spezifische Gewicht des Harns weicht nicht mehr oder nur noch wenig von dem des Serums ab und behält auch seinen Wert unter Bedingungen, die beim Gesunden das spezifische Gewicht verändern (Erbrechen, Durchfälle, Schwitzen, Herzinsuffizienz). Wenn ein solcher Harn gleichzeitig dauernd auffallend hell ist, so wird die Niereninsuffizienz noch wahrscheinlicher, besonders dann, wenn die helle Färbung auch erhalten bleibt bei Zuständen, die sonst zu einem Dunklerwerden der Harnfarbe führen (extrarenale Wasserabgaben). Wenn über längere Zeit hinaus ein auffallend heller Harn dauernd ein um 1010 gelegenes spezifisches Gewicht zeigt, kann man eine Niereninsuffizienz mit großer Wahrscheinlichkeit annehmen. Die Annahme wird noch bestärkt durch eine im Gesicht und an den Händen auftretende gelbliche Verfärbung der Haut des Patienten (Volhard) (Überführung von in der Haut retinierten Harnfarbstoffchromogenen in die Harnfarbstoffe unter der Einwirkung des Lichtes) (Becher). Der helle Harn bei Niereninsuffizienten kann durch oxydative Maßnahmen, Lichteinwirkung,

Höhensonnenbestrahlung, Behandlung mit Kaliumpermanganat, Erhitzen mit Säure, Versetzen mit Kaolin und Filtrieren gelb oder braun gefärbt werden (Übergang von Chromogenen in Farbstoffe). Die insuffiziente Niere kann die auf dem Blutwege an sie herangelangenden farblosen Harnfarbstoffvorstufen nicht mehr in die Farbstoffe überführen. Auf diese Weise läßt sich eine schwere und mittelschwere Niereninsuffizienz feststellen. Eine schwere Niereninsuffizienz kann man schon vermuten, wenn eine stärkere Anämie beim Kranken vorliegt; auch spricht der urinöse Geruch der Atemluft bei einem Nierenkranken für eine schwere Niereninsuffizienz.

Eine leichte Niereninsuffizienz kann man mit den oben genannten einfachen Beobachtungen noch nicht feststellen. Hierzu ist der Volhardsche Wasser- und Konzentrationsversuch die geeignetste Methode. Bezüglich der Ausführung dieser sehr einfachen Funktionsprobe vgl. S. 662. Einschränkungen des Konzentrationsvermögens und renale Veränderungen beim Wasserversuch, zu geringes Verdünnungsvermögen und geringe Verschiedenheit der ausgeschiedenen Halbstundenportionen können eine beginnende Niereninsuffizienz mit Sicherheit erkennen lassen. Extrarenale Störungen der Volhardschen Versuche lassen sich meist sicher feststellen.

Eine weitere einfache Probe, die auch eine beginnende Insuffizienz erkennen läßt, ist die Alkalibelastungsprobe von Sellards. Man gibt 2 stündlich 5 g Natriumbicarbonicum innerlich und beobachtet, wann die Reaktion des Harnes alkalisch wird. Beim Gesunden tritt das schon nach der ersten oder zweiten Gabe ein, bei Niereninsuffizienten muß man mehr geben.

Mit den eben genannten außerordentlich einfachen Prüfungsmethoden kommt man zu der Beurteilung der Nierenfunktion aus, wenn man einige Übung und Erfahrung auf dem Gebiet besitzt.

Trotzdem ist es zweckmäßig, auch das Blut zu untersuchen. Die Resultate der Blutuntersuchungen können eine vermutete Niereninsuffizienz dann mit Sicherheit bestätigen. Ganz leichte Störungen der Nierenfunktion brauchen keine Veränderungen des chemischen Blutbefundes zu zeigen und sind dann nur mit den Volhardschen Versuchen und der Alkalibelastungsprobe festzustellen. Bei Niereninsuffizienz beobachtet man zwei verschiedene Zustände in bezug auf den chemischen Blutbefund. Immer dann, wenn wir annehmen können, daß die Ausscheidung durch die Niere deshalb nicht intakt ist, weil die Blutdurchströmung der Niere nicht genügend ist bei intakter oder wenig gestörter Kanälchenfunktion, findet man im Blut nur einen Anstieg von Harnstoff und Harnsäure, ohne gleichzeitige Zunahme der aromatischen Darmfäulnisprodukte. Das trifft bei der Herzinsuffizienz und bis zu einem gewissen Grade auch bei der akuten Nephritis zu. Bei Herzinsuffizienz findet man nie Vermehrung der aromatischen Substanzen im Blut; bei akuter Nephritis können sie ebenfalls fehlen, oder aber sie sind im Verhältnis zur Harnstoff- und Harnsäureretention gering, wenigstens solange es nicht zu Anurie oder hochgradiger Oligurie kommt. Bei der eben erwähnten Form der Niereninsuffizienz fehlt die Isosthenurie und auch die blasse Harnfarbe. Wenn dagegen nicht nur die Blutdurchströmung der Niere, sondern auch die Kanälchenfunktion gelitten hat, wie besonders bei den Schrumpfnieren, findet man mit dem Harnstoff- und Harnsäureanstieg auch regelmäßig eine Zunahme der aromatischen Substanzen, die wir mit der Indicanprobe und in ihrer Gesamtheit mit der Xanthoproteinreaktion sehr einfach auch quantitativ feststellen können.

Schwache Zunahmen des Indicangehaltes im Blut findet man bei vermehrter Indicanbildung. Die Probe kann weiterhin gestört werden durch Jodgaben. Das Jod geht mit ähnlicher Färbung ins Chloroform über.

Die Xanthoproteinprobe ist auf S. 668 genau beschrieben. Sie kann Störungen erleiden dadurch, daß der Patient aromatische Körper zu therapeutischen Zwecken bekommen hat, z. B. Salicylsäure. Geringe Erhöhungen kommen auch hier bei vermehrter Bildung von Darmfäulnisprodukten zustande und auch bei einem Anstieg von aromatischen Aminosäuren im Blut, wie er bei schwerer Leberinsuffizienz eintreten kann. Eine Xanthoproteinerhöhung ohne jede Indicanzunahme kann auf eine Leberinsuffizienz hindeuten; bei einer wahren Niereninsuffizienz sind alle drei Substanzen vermehrt. Bei einer Harnstoffvermehrung durch Verstärkung des Eiweißzerfalls fehlt in der Regel die Indican- und Xanthoproteinzunahme, bei einer Indicanzunahme durch vermehrte Bildung fehlt die Harnstoffzunahme.

F. Volhard-Frankfurt a. M.

## Nierenschmerzen (Nierenkoliken, Nephralgien).

Sog. Nephralgien sind meist entweder Kapsel- oder Nierenbecken- bzw. Ureterschmerzen. Die Kapselveränderungen spielen sich an der Capsula fibrosa genannten bindegewebigen Umhüllung der Nierenoberfläche oder in dem umgebenden Fettlager ab, das als Capsula adiposa innerhalb der sog. Fascia renalis propria gelegen ist. Entzündungen der Capsula fibrosa nennen wir Peri-, Entzündungen der Capsula adiposa Paranephritis. Schmerzauslösend sind neben entzündlichen Vorgängen an der Nierenkapsel auch mechanische Ursachen, d. h. rasche ausgiebige Kapselspannungen mit Raumbeengung und Drucksteigerung im Fettlager, z. B. durch Volumzunahme der Nieren bei Nierenentzündungen und Ausweitungen des Nierenbeckens durch Harnstauung. Einen „intermittierenden" und damit kolikartigen Charakter kann sowohl der Kapsel- wie der Nierenbecken- bzw. Ureterschmerz besitzen. Die meisten echten Koliken beruhen allerdings auf entzündlichen und stenosierenden Erkrankungen von Nierenbecken und Harnleiter.

**Lokalisation.** Die Nieren reichen vom 12. Brust- bis 3. Lendenwirbel und werden durch die 12. Rippe nahezu halbiert. Örtliche Schmerzen also beiderseits der untersten Brust- und oberen Lendenwirbelsäule. „Ausstrahlung" gewöhnlich nach außen und unten (Flankenschmerz!), tief im Leibe — entsprechend dem Verlauf des Ureters — in Blase und Harnröhre, oft mit Druckempfindlichkeit des gleichseitigen Hodens einhergehend. Mitunter auch „Ausstrahlungen" in gleichseitigen Oberschenkel, namentlich in Vorder- und Außenseite durch Reizzustand im benachbarten Plexus lumbalis.

**Intensität.** Alle Übergänge vom einfachen „Spüren der Nieren", Druckgefühl und Parästhesien bis zu heftigen Schmerzparoxysmen, namentlich bei mechanischen und entzündlichen Koliken. Qualität: Bald mehr kontinuierliche, bald mehr kolikartige intermittierende Schmerzkurve; bald drückend, bohrend, stechend, bei Eiterungen auch klopfend, bald krampfartig, nagend. Spontanes Auftreten der Schmerzen oder gleichzeitige bzw. ausschließliche Auslösung durch bestimmte Körperlagen, aufrechte Haltung, Körperbewegungen und Erschütterungen, ferner bei ärztlichen Untersuchungen auf Druck und Beklopfung. Häufig „Schmerzlagen" (Patienten liegen oft auf der kranken Seite). Beispiel: Mechanisch bedingte Wanderierenschmerzen mehr beim Gehen und Stehen, weniger in Ruhe und Rückenlage. Schmerzverstärkung durch Bauchpresse, tiefe Atmung, festes Auftreten, Bücken, ausgiebige Bewegung des gleichseitigen Beines, bes. Ileopsoasanspannung.

Wichtigste **Verwechslungsmöglichkeiten.** 1. Pleuritis, auch diaphragmatica, und subphrenischer Absceß. Schmerzabhängigkeit von der Atmung,

Röntgenbild! Mitunter auch paranephritische Eiterungen neben subphrenischen. 2. **Gallenblasenkolik** bei rechtsseitigem Schmerzsitz. Hier gerne Ausstrahlung in Schulterblatt und Schultergegend. Evtl. Heranziehung experimenteller Schmerzauslösung durch Nierenbeckenfüllung mit Hilfe des Ureterenkatheters nach Kappis und der paravertebralen Leitungsanästhesie zur Differentialdiagnose nach Läwen (Ausschaltung der Nierenschmerzen durch Anästhesie von Thoracalis XII und Lumbalis I, des Gallenblasenschmerzes durch Thoracalis X). Schulterschmerzen aber auch bei Nebennierentumoren! 3. **Milzschmerzen** bei linksseitigem Sitz. 4. Erkrankungen der Bauchspeicheldrüse, des Magens, Duodenums, Dickdarms, Coecums und Appendix, Adnexe, Samenblasen, auch Prostata, selbst akuter Ileus. — Ausnahmsweise auch bei Nierenerkrankungen schwer erklärliche Schmerzprojektion nach der gesunden Seite!

Es gibt **Nierenkoliken mit und ohne Abflußhindernis**. Zu den ersteren Formen, die mit schmerzhafter Harnstauung oberhalb der Stenose und krampfhafter Ureterenperistaltik einhergehen, rechnen die Harnleiterverletzungen durch Steine, Blutgerinnsel, Fibrinflocken, Gewebs- und Eiterbröckel, ferner durch Abknickung infolge Nierenverlagerung, sowie raumbeengender und entzündlicher Erkrankungen der Nachbarschaft. Zu den letzteren gehören: entzündliche Prozesse des Nierenbeckens und in Niere, bzw. Nierenkapsel selbst, die schmerzhafte Kapselspannungen, Kapselentzündungen oder raumbeengende Blutungen in das Fettlager setzen, z. B. Nephritiden, Niereninfarkte, manche Fälle von Wanderniere, Nierengeschwülste, schwielige Para- bzw. Perinephritis, Nierentuberkulose (hier starke örtliche Nierenschmerzen — diagnostisch wichtig — nur ausnahmsweise).

**Wichtigste Schmerzursachen.** 1. Nierensteine; 2. Nierenbeckenentzündungen, „Nierenbeckenreizungen" (durch echte Phosphaturie, harnsaure Diathese), ferner Hydronephrosen; 3. akute und chronische Erkrankungen des Nierengewebes selbst. Hier mitunter einseitige Schmerzen trotz doppelseitiger Affektion. Sog. Koliknephritis (akute Hyperämien, entzündliche Schwellungen des Organes mit schmerzhafter Kapselspannung und Kapselentzündung; andererseits neben Kapselschmerzen Nierenbecken- bzw. Ureterschmerzen, z. B. infolge gleichzeitiger entzündlicher Hämaturien mit stenosierendem Gerinnsel. Stauungsniere (durch Digitalis besserungsfähiges, örtliches Druckgefühl), Niereninfarkt (apoplektiformes Einsetzen mehr kontinuierlicher, heftiger Schmerzen); Nierentuberkulose; Nierengeschwülste, auch Nierenverletzungen. 4. Entzündliche Peri- und Paranephritis, namentlich bei akuten eitrigen Formen. Fahnde hierbei nach den üblichen Ausgangspunkten der paranephritischen Abscesse, wie Furunkel, Karbunkel, Infektionskrankheiten mit verkappten kleinen Metastasen in Nierenrinde und Übergreifen auf Nierenfett. Beachte Fieber, intensive Nierenschmerzen, örtlichen Tumor, positives Punktionsergebnis, etwaige Bakteriurie (Urin häufig jedoch normal), die Steifheit der Lendenwirbelsäule, ausstrahlende Schmerzen ins Bein, begleitenden Meteorismus, costale Atmung zur Ruhigstellung der schmerzhaften Nierengegend, nachträgliche seröse oder eitrige Pleuritis, bes. bei Weiterverbreitung der meist hinter der Niere gelegenen Abscesse nach oben. 5. Wanderniere (s. d.). Mitunter mißlingt trotz sachverständiger, auch urologischer Untersuchung die ätiologische Klarstellung der Kolikursache (kleine, röntgenologisch nicht nachweisbare Steinchen u. a.). Selbst die sonst gesunde „Hufeisenniere" kann zu solchen Schmerzen, namentlich bei Bewegungen, die eine Lordose verursachen, Anlaß geben. Erkennung dieser Anomalie durch Röntgenaufnahmen, namentlich aber durch Pyelographie, mitunter auch durch den Palpationsbefund. Evtl.

transperitoneale Operation mit Durchtrennung der Verbindungsbrücke. — Der reine Ureterschmerz, der rechts gerne Appendicitis vortäuscht, läßt sich vom Nierenschmerz schwer abgrenzen. Er kommt z. B. als Spätfolge nach Nephrektomien vor infolge einer Ureteritis oder eines Empyems des Ureterstumpfes. Bei der Unterscheidung des Ureterschmerzes von Appendicitis kann der MacBurneysche Punkt trügen; Schmerzausstrahlung in den Hoden spricht mehr für den ersteren, stärkere reflektorische Muskelspannung mit Verschwinden des rechten unteren Bauchdeckenreflexes mehr für „Blinddarm". Eduard Müller†-Marburg.

## Die Behandlung der Nierenkrankheiten.

Einteilung vgl. S. 651.

### a) Die Behandlung der diffusen Glomerulonephritis.

Die Behandlung der akuten diffusen Glomerulonephritis stellt den Arzt vor eine höchst verantwortungsvolle, aber auch sehr dankbare Aufgabe. Es handelt sich darum, einmal die verschiedenen Gefahren, die das Leben des Kranken im akuten Stadium der Nephritis bedrohen können, zu verhüten, und andererseits ist das mit größter Energie zu erstrebende Ziel die Heilung der Nephritis, um zu vermeiden, daß rückbildungsunfähige Veränderungen zurückbleiben. Denn sobald diese einen gewissen Grad erreicht haben, bedingen sie nicht nur ein chronisches, sondern sogar ein progredientes Leiden, das je nach der Schwere der zurückgebliebenen rückbildungsunfähigen Nierenveränderungen in kurzer, längerer oder sehr langer Frist, aber unaufhaltsam zum Tode an Niereninsuffizienz führt.

Die Gefahr droht im akuten Stadium in erster Linie von seiten des Herzens, in zweiter Linie von seiten der eklamptischen Urämie und erst in dritter Linie von seiten der Nieren, und zwar nur dann, wenn schon im akuten Stadium Niereninsuffizienz in Form von Anurie oder hochgradiger Oligurie zustande kommt.

1. Man muß sich klar machen, daß bei einer akuten diffusen Nephritis das Herz plötzlich vor ganz veränderte Bedingungen gesetzt wird. Wir wissen noch nicht, wie die Veränderung der Zirkulationsbedingungen (das Auftreten vasoaktiver Stoffe im Blute) zustande kommt. Aber wir können feststellen, daß bisweilen ganz plötzlich, mit einem Schlage, die Widerstände in der Peripherie gewaltig zunehmen, was sich bei kräftigem Herzen in dem Auftreten der Blutdrucksteigerung verrät. Ein Herz mit einigermaßen normaler Reservekraft wird diese vermehrten Widerstände überwinden dank der dem Muskel im allgemeinen und dem Herzmuskel im besonderen eigenen Fähigkeit, bei vermehrter Anfangsspannung eine größere Leistung zu vollbringen, eine größere Last zu heben bzw. gegen einen größeren Widerstand sich zu kontrahieren. Die vermehrte Anfangsspannung tritt beim Herzmuskel dadurch automatisch ein, daß er sich bei plötzlicher Mehrbelastung weniger vollkommen zusammenzuziehen vermag und eine größere Restblutmenge im Ventrikel zurückbleibt. Ein gewisser Grad von Dilatation ist also schon Vorbedingung für die Mehrleistung und birgt die Gefahr einer Überdehnung des Muskels in sich. Das Krankheitsbild der Nephritis kann infolgedessen, namentlich dann, wenn dieser Umschwung in den Zirkulationsverhältnissen sehr plötzlich eintritt, ganz und gar das Bild einer schwersten akuten Herzinsuffizienz darbieten mit hochgradigster Atemnot, zum mindesten starker Bewegungsdyspnoe, Steigerung des Venendrucks und zunehmender Anschwellung der Leber.

Die Aufgabe der Behandlung muß daher sein, zunächst das Herz aufs äußerste zu schonen und ihm jede unwesentliche Arbeit abzunehmen. Daher ist Bettruhe unbedingt erforderlich.

Die übermäßige Belastung des Herzens besteht ja darin, daß die Strombahn für das vom linken Ventrikel auszuwerfende Blut gewissermaßen „zu eng" geworden ist, während von der venösen Seite das Blut sich vor der rechten Kammer staut und dieser weiterhin beliebig zu schöpfen gestattet. Dieses Mißverhältnis zwischen Querschnitt der Gefäßbahn und Blutmenge läßt sich beseitigen entweder durch Verminderung der Widerstände und Verbreiterung der Gefäßbahn oder durch Verminderung der Blutmenge, ganz abgesehen von der gegebenenfalls nötigen Kräftigung des Herzmuskels. Eine Herabsetzung der Widerstände bei den renalen Blutdrucksteigerungen zu erreichen, sind wir nicht in der Lage, es sei denn, daß es im Laufe der Behandlung (z.B. durch Diathermie der Nieren) gelingt, die abnormen Widerstände in der Niere selbst zu beeitigen und die normales Durchblutung der Niere, die bei der akuten Nephritis schwer gestört ist, wiederherzustellen. Es bleibt also zunächst nichts weiter übrig, als die Blutmenge herabzusetzen. Das geschieht am einfachsten, wenn Gefahr im Verzuge und das Krankheitsbild das der schwersten Herzinsuffizienz geworden ist, durch einen ausgiebigen Aderlaß. Ist keine Gefahr im Verzuge, so kann man dasselbe noch einfacher und schonender erreichen durch eine vollständige Sistierung der Flüssigkeitszufuhr. Schon nach wenigen Stunden läßt die Atemnot nach, und am andern Tage ist das Krankheitsbild wie umgewandelt. Der Kranke, der bis dahin nur sitzend atmen konnte und das Bild eines schweren Asthma geboten hatte, kann wieder ruhig und liegend atmen, und bald beginnt auch das bereits durch (kardiale oder kardiovasculäre) Ödeme gesteigerte Körpergewicht abzunehmen, auch wenn die Diurese noch nicht gestiegen ist.

Dieser Einfluß der Flüssigkeitsentziehung ist gerade bei der akuten diffusen Nephritis so besonders wirksam, weil ja beim akuten Stadium dieser Krankheit eine Sperre der Glomeruli besteht und eine hochgradige Störung der Wasserausscheidung, die ihrerseits selbst dann, wenn Ödeme bestehen, sehr häufig zu einer Wasseranhäufung im Blute führt, die wiederum das Mißverhältnis zwischen Strombahn und Blutmenge steigert.

Je größer das Mißverhältnis zwischen Flüssigkeitszufuhr und Diurese, und je geringer die Ödembereitschaft, um so größer ist die Herzgefahr! Man darf nicht warten, bis die üblichen Zeichen der Herzschwäche, kleiner, beschleunigter und unregelmäßiger Puls, auftreten. Zur akuten Nephritis gehört ein langsamer und regelmäßiger Puls, ja sogar eine ausgesprochene Pulsverlangsamung, und schon eine normale Frequenz von etwa 80 in der Minute ist bei einer akuten diffusen Nephritis bereits ein bedenkliches Zeichen und verlangt schon eine Herzbehandlung, in erster Linie durch Sistierung der Flüssigkeitszufuhr, in zweiter Linie durch Herzmittel.

Digitalis ist fast bei jeder akuten Nephritis indiziert. Bei stärkerer Atemnot und Leberschwellung ist eine intravenöse (sehr langsame) Einspritzung von Digipuratum (2—3 ccm) oder von Strophantin Böhringer (0,3—0,5 ccm) oder von 1 ccm einer 10fach verdünnten Strophantustinktur (von Tinct. Stroph. titr. 1,0 zu 10 physiolog. Kochsalzlösung) der mündlichen Darreichung von Digitalis vorzuziehen. Auf eine Digitalisierung des Herzens kann man höchstens dann verzichten, wenn sich die typische Pulsverlangsamung von ca. 50 Schlägen in der Minute und weniger bei der Nephritis eingestellt hat.

2. Die zweite Gefahr, die der akuten Nephritis droht, ist die der eklamptischen Urämie durch Hirndruck (Hirnglaukom), infolge von Hirnschwellung bzw. Hirnödem. Sie läßt sich am besten vermeiden, ebenso wie die

Herzgefahr, durch Sistierung der Flüssigkeitszufuhr. Die Gefahr der eklamptischen Urämie (vgl. S. 690) wächst mit Anstieg des Blutdrucks und mit Nachlassen der Herzkraft. Daher ist bei drohender eklamptischer Urämie (Kopfschmerz, Erbrechen, Apathie, Dösigkeit, Somnolenz, Amaurose) auch immer dieselbe Behandlung angezeigt wie bei Herzgefahr: Aderlaß, Strophantininjektionen. Das Hirnödem läßt sich häufig günstig beeinflussen durch eine ausgiebige Lumbalpunktion, der aber wegen der Gefahr der Hirnblutung bei starker Blutdrucksteigerung immer ein Aderlaß voraufgehen soll; und die gesteigerte Erregbarkeit der Hirnrinde wird herabgesetzt durch Chloralhydrat in Dosen von 2—3 g, die nötigenfalls intravenös in 10 proz. Lösung eingespritzt werden können, oder durch Luminal (2 ccm einer 20 proz. Lösung subcutan alle 2—4—6 Stunden), bzw. Somnifen, die sich bei der Schwangerschaftseklampsie bewährt haben.

3. Die Gefahr der Harnvergiftung droht im akuten Stadium der diffusen Nephritis nur bei Anurie oder ganz hochgradiger Oligurie. Die Mehrzahl der Fälle weist im akuten Stadium trotz der Glomerulisperre keine Niereninsuffizienz, d. h. kein Unvermögen der Tubuli zur Konzentration auf, und eine Nephritis, die noch im Stadium guter Konzentration in Behandlung kommt, gibt im allgemeinen eine gute Prognose. Dabei kann der Harnstoffspiegel im Blute infolge der Abnahme der Nierendurchblutung und der Harnmenge beträchtlich erhöht sein. Ist aber bereits die Konzentration stark beeinträchtigt und die Harnmenge reduziert, so ist eine tunlichste Vermeidung der Stickstoffzufuhr in der Nahrung angezeigt, und der Kranke ist bis zur Wiederherstellung einer besseren Diurese nur mit Kartoffeln, Obst, Kompott, Zucker und Reis zu ernähren.

4. Allen drei Anzeichen wird am besten gerecht im akuten Stadium der Nephritis eine mehrtägige **Fastenkur** mit vollständiger oder fast vollständiger Entziehung von Nahrung und Getränken, die gerade von den Kranken mit akuter Nephritis oft auffallend gut ertragen wird, wenn es sich nicht um Kinder oder sehr schwächliche Individuen handelt. Man läßt den Kranken drei, bisweilen noch mehr Tage hungern und dürsten, jedenfalls so lange, bis man einen Anstieg der Diurese konstatieren kann. In der Regel gehen die Ödeme bei dieser Behandlung sehr rasch zurück, um so rascher, je früher die Nephritis in Behandlung gekommen ist. Die Atemnot und damit die Herzgefahr verschwindet, der Puls wird langsam, das Körpergewicht fällt rapid, und die Ödeme schwinden selbst dann schon, wenn keine stärkere Diurese erfolgt. Es kommt vor, daß bei dieser Behandlung in dem Augenblick, in dem eine starke Ödemresorption einsetzt und die Diurese steigt, noch einmal ein Anfall von eklamptischer Urämie in Erscheinung tritt, doch ist in diesem Ausschwemmungsstadium von einer Gefahr des Hirnödems kaum mehr die Rede, und es tritt mit zunehmender Diurese auch rasch ein Verschwinden aller Hirnsymptome ein.

Während der Fastenkur ist für ausgiebige Entleerung des Darmes, am besten durch große Gaben von Magnesiumsulfat, zu sorgen. Auch kann die Hunger- und Durstbehandlung je nach Lage des Falles und dem Grad des wiedererwachenden Nahrungsbedürfnisses etwas gemildert werden durch Darreichung von Obst, einigen Keks, etwas Kartoffeln, einer Tasse Milch in 24 Stunden usw. Erst dann, wenn die Ödeme im wesentlichen abgeklungen sind und die Harnmenge steigt, ist es ratsam, durch einen Wasserversuch zu prüfen, ob die Glomerulizirkulation sich wieder hergestellt hat oder wiederherstellen wird. Oft gibt der Wasserversuch den Anstoß zu einer mächtigen Ausschwemmung der restierenden Ödeme und einer gewaltigen Diurese, der Blutdruck sinkt rasch, und man gewinnt den Eindruck, daß durch den „Wasserstoß" die Heilung beschleunigt, die Wiederherstellung der Zirkulation in der Niere begünstigt wird. Gelingt der Wasserstoß das erstemal noch nicht, so kann man ihn nach 1—2 weiteren Dursttagen unter Beifügung eines Diureticums (0,3 Theophyllinnatrium) wiederholen. Es kann auch sein, daß er deshalb nicht gelingt, weil der Körper schon ganz entwässert ist. Dann kann er das nächste Mal gelingen, wenn man inzwischen das Wasserbedürfnis des Organismus wieder befriedigt hat.

Anzustreben ist für die Behandlung der akuten diffusen Nephritis eine tägliche Bestimmung des Körpergewichtes, die vor allen Dingen über die Abnahme der Wassersucht aber auch darüber Aufschluß gibt, ob der Kranke die verordnete strenge Trocken- oder Hungerdiät eingehalten hat. Ferner gehört zur klinischen Behandlung einer akuten Nephritis die tägliche Messung des systolischen und diastolischen Blutdruckes. (Ein transportables Quecksilbermanometer nach Angabe des Verf., das auch die oscillatorische Messung des diastolischen Blutdruckes gestattet, wird von B. B. Cassel, Frankfurt a. M., geliefert.) Von einer Heilung der Nephritis kann erst dann gesprochen werden, wenn die Blutdrucksteigerung dauernd und sicher wieder verschwunden ist.

Nach Eintritt einer ergiebigen Diurese und Absinken des Blutdrucks pflegt auch das Eiweiß in frischen Fällen rasch zu verschwinden. Aber selbst wenn noch eine Restalbuminurie besteht, so ist diese gewöhnlich von der Art der Diät in weitem Maße unabhängig. Doch läßt sich das leicht in jedem Einzelfall kontrollieren, ob der Übergang zu einer anfangs salzarmen und später normal gewürzten Diät die Eiweißausscheidung steigert oder nicht, und man wird dementsprechend die Diät strenger oder liberaler einrichten. Beispiele über die Auswahl der Nierendiät finden sich ausführlicher in der Abhandlung von Hürter im 1. Bande dieses Werkes. Oft wird die Restalbuminurie günstig beeinflußt durch Alkaligaben (Natr. bicarbon. und Kal. citric. $\overline{aa}$. 2 g so oft täglich, bis der Urin stets und dauernd alkalisch reagiert).

5. Bei früh in Behandlung gekommenen frischen Fällen tritt oft schon in 8—14 Tagen bei dieser Behandlungsmethode Heilung ein. Bei älteren und hartnäckigeren Fällen, bei denen die Wassersucht nur schwer und langsam zu beeinflussen ist, empfiehlt sich noch längere Zeit eine kochsalzarme Trockendiät.

Unter sorgfältiger Überwachung und Digitalisierung des Herzmuskels können Schwitzprozeduren oder langdauernde warme Bäder (bei denen von Zeit zu Zeit heißes Wasser nachzugießen ist) zur Ödemresorption wesentlich beitragen. (Vorsicht bei Neigung zu eklamptischer Urämie. Kopfkühlung.) In Fällen von hartnäckigen Ödemen trotz leidlicher Diurese ist die Anwendung der Diuretica der Purinreihe oft wirksam. Es kommen aber auch Fälle vor, in denen sowohl Schwitzprozeduren als diese Diuretica versagen, und erst Harnstoff in großen Dosen, 30—60 g pro die, eine Entwässerung herbeiführt. Doch sollte man den Harnstoff nicht ohne genaue Kontrolle des Harnstoffspiegels im Blut anwenden, besonders wenn es sich um Fälle von Oligurie und Konzentrationsbeschränkung oder gar um Fälle mit positiver Indicanreaktion im Blute handelt. In jedem derartigen Falle, und vor allem bei sich hinziehender Wassersucht und anhaltender Blutdrucksteigerung, ist eine längerdauernde Digitalisierung des Herzens erforderlich.

In mehrtägigen Abständen kann man auch bei solchen Fällen den Versuch machen, die Diurese durch eine einmalige größere Wasserzufuhr in Form des Wasserversuches in Gang zu bringen, da dieser nicht selten eine ausgesprochene ödemmobilisierende Wirkung hat.

6. Für den Behandlungserfolg ist von großer Bedeutung der Faktor der Zeit, jeder Tag, den eine unerkannte Nephritis länger unbehandelt umhergeht, verschlechtert die Vorhersage und erschwert die Heilung. Daher ist eine rechtzeitige Diagnose, die Frühdiagnose der Nephritis, so außerordentlich wichtig. Nicht jede Nephritis beginnt mit den alarmierenden Symptomen der akuten Herzschwäche und erheblicher Atemnot.

Es gibt auch außerordentlich schleichend beginnende Fälle, die nur über Müdigkeit oder Kopfweh oder Appetitmangel oder sogar über nichts zu klagen haben.

Die Nephritis nach Angina muß man ebenso wie die Scharlachnephritis suchen und nicht im fieberhaften und anginösen Stadium, sondern in der Rekonvaleszenz erwarten, und man muß wie bei Scharlach lieber in vielen Fällen vergeblich den Urin drei Wochen lang nach einer Angina untersuchen, als in einem Falle durch Versäumen dieser Pflicht die Schuld auf sich laden, daß eine postanginöse Nephritis unerkannt und unbehandelt bleibt und infolgedessen nicht nur nicht ausheilt, sondern womöglich die subakute Verlaufsart einschlägt und in wenigen Monaten zum Tode führt.

Für die Frühdiagnose ist die Blutdruckmessung von besonderer Bedeutung. Es gibt auch akute Nephritiden, die mit Blutdruckanstieg, aber ohne oder fast ohne Eiweißausscheidung einhergehen, viel seltener solche, die mit allen übrigen Zeichen der Nephritis, aber ohne Blutdrucksteigerung beginnen oder verlaufen. Auch Ödeme können fehlen.

7. Der Hämaturie kommt nicht die große Bedeutung zu, die ihr meist zuerkannt wird. Im akuten Stadium kann eine stärkere Blutausscheidung ganz fehlen, ihr Auftreten sogar von günstiger Bedeutung sein und anzeigen, daß wieder Blut in die vorher blutleeren Schlingen der Glomeruli eingetreten ist. In solchen Fällen kann ein Wasserversuch nützlich sein und die Heilung beschleunigen. Die Hämaturie kann auch erst in der Rekonvaleszenz auftreten und die Folge einer komplizierenden Infektion, der Ausdruck einer aufgepfropften infektiösen Herdnephritis sein, z. B. nach Wiederaufflackern einer Angina, nach einer Erkältungsinfektion mit Schnupfen und Husten oder nach Bronchitis, Pneumonie, Erysipel, Furunkel usw. kann in der Rekonvaleszenz nach einer diffusen Nephritis eine solche Hämaturie auftreten. Sie ist wie eine Herdnephritis (vgl. diese) zu behandeln.

Außerdem gibt es Nephritiker, die von vornherein eine große Neigung zur Hämaturie aufweisen, und die dadurch recht anämisch werden können. Sie pflegt die Geduld von Arzt und Patient auf eine harte Probe zu stellen. Für die Behandlung empfiehlt sich besonders Kalkdarreichung per os oder mit Gelatine als Calcine intramuskulär oder als Calciumharnstoff (Afenil, Böhringer) intravenös. Wirksam scheint auch bisweilen die parenterale Eiweißtherapie zu sein (Injektionen von 5 ccm sterilisierter Milch intraglutäal.)

8. Besondere Indikationen.

a) Bei Anurie oder sehr hochgradiger Oligurie und Anstieg des Reststickstoffes auf etwa 150 mg und darüber ist eine Dekapsulation angezeigt, d. h. Spaltung und Abziehung der Nierenkapsel einer- oder beiderseits. Der Eingriff kommt aber nur äußerst selten und nur im akuten, d. h. rückbildungsfähigen Stadium in Frage. Eine eklamptische Urämie läßt sie nur dann angezeigt erscheinen, wenn die oben genannten Bedingungen gleichzeitig bestehen. In solchen verzweifelten Fällen hat man wiederholt nach der Entkapselung Eintritt der Diurese und Heilung zustande kommen sehen. Ein Erfolg ist nicht zu erwarten, wenn Anzeichen dafür bestehen, daß es sich schon um einen subakuten rückbildungsunfähigen Prozeß mit extracapillärer proliferativer Nephritis (Halbmondform) handelt, was sich durch Fixation des spezifischen Gewichtes auf 1010 (im enteiweißten Urin) vor Eintritt der Anurie oder lebensgefährlichen Oligurie verrät.

Als Ersatz der Operation kommt auch eine Splanchnicusanästhesie oder Röntgenbestrahlung der Nieren, auch Diathermie der Nierengegend (2 mal täglich je 2—3 Stunden) in Frage.

b) Schnitt- und Punktionsbehandlung großer Ödeme ist tunlichst zu vermeiden und bei wirklich akuten, d. h. frühzeitig erkannten Fällen auch immer vermeidbar; wenn nicht zu umgehen, ist große Vorsicht wegen der Infektionsgefahr und strenge Asepsis nötig (Jodieren der Einstichstellen, ganz zuverlässige Sterilisation der Hände und des Instrumentariums). Bei der Schnittbehandlung Rahmen über das Bett, darunter Schale mit Chlorkalklösung. Bei Punktion (nach Southey mit dünnen oder nach Curschmann mit dicken Hauttroikarts) Hohlnadeln nicht länger als 24 Stunden liegen lassen, dann neuer Einstich.

Rekonvaleszenz. 1. Wann darf der Kranke aufstehen? Bei dieser Frage wird die Vorsicht gewöhnlich übertrieben. Natürlich wäre es erwünscht, in jedem Falle das Ziel zu erreichen, daß alle Krankheitsanzeichen restlos verschwunden sind, und daß auch im Stehen keine Spur von Eiweiß mehr auftritt. Dieses Ziel ist in der Tat oft innerhalb 2—4 Wochen, aber nicht immer, auch nicht durch monatelange Liegebehandlung zu erreichen. Solange ein, wenn auch nur langsamer Fortschritt durch Bettruhe erzielt wird, wird man sie beibehalten, insbesondere wird man sie so lange beibehalten, bis der Blutdruck wieder normal, die Ödembereitschaft verschwunden ist. Bleibt aber dann noch wochenlang eine konstante Restalbuminurie zurück, die auch der Alkalibehandlung nicht weicht, so wird man sich mit einer Heilung mit Defekt zufrieden geben müssen und nicht noch weitere Monate den Kranken im Bett liegen lassen, was seinen Kräftezustand, seine Muskulatur und bei Jugendlichen auch die Moral beeinträchtigt. Auch ein positives Urinsediment, namentlich der Befund von roten Blutkörperchn, und eine lang anhaltende Neigung zu Ödem beim Aufsein darf dabei nicht zu ängstlich bewertet werden.

Ebenso wird man sich andererseits entschließen müssen, den Kranken schon der Kräftigung des Herzens wegen nach mehrmonatlicher Bettbehandlung aufstehen zu lassen, wenn stationäre Verhältnisse eingetreten sind, der Blutdruck nicht abgesunken, das Eiweiß nicht verschwunden ist, und man einsieht, daß man nicht mehr auf Heilung rechnen darf.

2. Ganz ähnlich sieht es mit der Frage aus, wie lange soll der Kranke Nierendiät erhalten? Auch hier lautet die Antwort, nicht zu lange, nicht länger als nötig. Nach Abklingen der Blutdrucksteigerung und der Ödeme wird man nur sehr selten einen sicheren Einfluß der Diät auf die Eiweißausscheidung feststellen, immerhin wird man stark gesalzene, saure (mit Essig gesäuerte) und scharfe Speisen, die gelegentlich sogar bei gesunden Nieren Albuminurie und Hämaturie hervorrufen können und gegen die auch Nierenbecken- und Blasenkranke sehr empfindlich zu sein pflegen, vermeiden. Aber es besteht nach der Entwässerung und bei normalem Blutdruck kein Grund mehr, Salz in mäßigen, zum Wohlgeschmack nötigen Mengen zu verbieten, und nicht Fleisch sowie alle Gemüse einschließlich Spargel zu erlauben. Der Alkohol ist bisher bei den Nierenerkrankungen stets streng verboten worden. Ich habe mich von seiner schädlichen Wirkung, auch bei der akuten Nephritis, nicht überzeugen können, im Gegenteil bei einem Alkoholwasserversuch eher diuretische Wirkung und kein Schaden gesehen.

3. Das, wovor der Kranke sich hüten muß, sind Erkältungen, Durchnässungen; eine gewisse Neigung zu Rezidiven läßt sich doch wohl beob-

achten — gemeint sind echte hypertonische Neuerkrankungen, nicht die häufigen rezidivierenden Hämaturien nach Infektionen. Sorgfältigste Hautpflege, Trockenfrottierung, vorsichtige Abhärtung durch kalte Abreibungen, Halbbäder, Luftbäder, Kräftigung der Muskulatur durch Gymnastik, die oft durch Klagen der Kranken über Rückenschmerzen erschwert wird, sind angezeigt.

Gegen eine Nachtrinkkur in einem der bekannten Bäder, Brückenau, Wildungen, Ems usw., ist nichts einzuwenden. Der sichere Beweis dafür, daß Restschädigungen dadurch besser als durch die Zeit allein zum Verschwinden gebracht werden können, oder daß die Progredienz bei nicht abgeheilten Erkrankungen aufgehalten werden kann, ist nicht erbracht.

4. Sehr wichtig ist bei länger sich hinziehenden, aber auch bei ausgeheilten Fällen die Beseitigung aller chronischen Infekte in Mandeln (Ausschälung), Zähnen (Röntgenbild), Nebenhöhlen, Ohren usw.

Die Behandlung der chronischen Nephritis ist eine höchst undankbare Aufgabe, am undankbarsten im Stadium der Niereninsuffizienz.

a) Im 2. Stadium ohne Niereninsuffizienz ist die Hauptaufgabe der Behandlung: Kräftigung des Herzens durch chronische Digitalisbehandlung, Schonung und vorsichtige Übung (Freiübung, Gymnastik und Bergsteigen). Ferner ist wichtig Vorbeugung oder Behandlung der im Laufe des fortschreitenden Leidens sich regelmäßig einstellenden Anämie: Eisenbehandlung, evtl. Stahlbad (Liebenstein, Pyrmont).

Bei den Fällen von „chronisch parenchymatösem" Charakter, d. h. bei den schweren Fällen von subchronischer Verlaufsart, die nie ganz aus der Neigung zu Wassersucht herauskommen, steht die Ödembehandlung ganz obenan. Entwässerung muß und kann durch Regelung der Flüssigkeitszufuhr, Kochsalzentziehung, Anwendung der Diuretica, insbesondere auch von Harnstoff, erreicht werden. Die Diät soll in dem Stadium ohne Niereninsuffizienz so liberal wie möglich sein und so wenig wie möglich, auch nicht unnötig Gewürze verbieten. Wegen der Eiweißverarmung des Blutes ist keine Eiweißeinschränkung in der Nahrung angezeigt, solange die Konzentration gut ist.

Bei den vorwiegend hypertonischen („interstitiellen") Formen der chronischen Verlaufsart nur mäßige Einschränkung der Flüssigkeitszufuhr auf $1^{1}/_{4}$—$1^{1}/_{2}$ l des Herzens wegen, bei den vorwiegend hydropischen Formen („parenchymatösen") der subchronischen Verlaufsart strenge Wassereinschränkung bis zur Beseitigung der Ödeme, aber gelegentliche Einschaltung eines Wasserversuches mit oder ohne Diureticum zur Wassermobilisierung. Strenge Kochsalzentziehung ist bei beiden Formen angezeigt und gegen die Blutdrucksteigerung oft wirksamer als gegen den Hydrops.

b) Im 3. Stadium mit Niereninsuffizienz ist strengere Diätreglung nötig. Die Kost soll auch im Stadium der kompensatorischen Polyurie nicht mehr als notwendig Eiweiß enthalten (50—60 g); im späteren Stadium der Abnahme der Polyurie und der Fixation des spezifischen Gewichts auf 1010 reine lacto-vegetabile Kost, mit ca. 40 g Eiweiß, reichlich Fett und Kohlehydrate, Kochsalz nur eben so viel als nötig, um den Wohlgeschmack der Speisen zu heben und den Appetit zu erhalten. Flüssigkeitszufuhr kann um so weniger eingeschränkt werden, je fester das spezifische Gewicht sich auf 1010 einstellt, da ein gewisser Grad von Polyurie notwendig ist. Des Herzens wegen Einschaltung von Trockentagen, die sehr günstig auf Atemnot, Blutdruck und kardiale Ödeme wirken. Bei nachlassender Herzkraft (Atemnot) oder stärkerer Blutdrucksteigerung (Retinitis) ist völlige Entziehung des Kochsalzes aus der Nahrung angezeigt und oft von erstaunlicher Wirkung. Der Übergang zur salzlosen Kost wird durch Rohkosttage sehr erleichtert. Auch in diesem Stadium steht Überwachung und medikamentöse Antreibung des Herzens im Vordergrund der ärztlichen Kunst, die zwar oft einen wunderbaren Palliativerfolg erzielen kann, aber im Grunde doch vergeblich ist. Bei verlorenen Fällen keine quälenden Diätbeschränkungen. Mit künstlicher Verlängerung des jämmerlichen Siechtums ist dem Kranken wenig gedient.

### b) Behandlung der infektiösen Herdnephritis.

Hauptaufgabe: Behandlung des Grundleidens, Behandlung der Nierenerkrankung gewöhnlich überflüssig, Nierendiät fast immer zwecklos trotz der imponierenden Hämaturie. Ätiologische Behandlung ist zu erstreben, d. h. Beseitigung der Infektionsquelle, z. B. der Pyodermatosen, der Anginen, der Zahnwurzelherde, des Erysipels, der Appendicitis usw. Aber Vorsicht in der Diagnose, Prognose und Therapie ist insofern nötig, als bei infektiösen Prozessen (z. B. Peri- und Parametritis, septischen Infektionen) die Unterscheidung zwischen Herdnephritis und diff. Nephritis zeitweise unmöglich sein kann, wenn letztere ausnahmsweise keine Neigung zu Ödemen und Blutdrucksteigerung (Fieber!) aufweist. Reichlichere Albuminurie und deutliche epitheliale oder gar doppelbrechende Elemente im Urin, Abnahme der Nierenfunktion, Erhöhung der Blutharnsäure sprechen auch bei fehlender Blutdrucksteigerung für atypische diffuse Nephritis, insbesondere jede Neigung zu Ödem.

Bei dem charakteristischen Krankheitsbild der chronischen rezidivierenden Herdnephritis mit häufig sich wiederholender Hämaturie ist die Beseitigung der Quelle der immer wiederkehrenden Infektion besonders wichtig. In erster Linie Bekämpfung der permanenten Mandelgrubeninfektion (Päßler) am besten mit Ausschälung der Tonsillen. Über die symptomatische Bekämpfung der Blutungen durch Kalk usw. s. S. 677.

Starke und langanhaltende Hämaturie kann eine Dekapsulation notwendig machen, desgleichen anhaltender Nierenschmerz (Koliknephritis).

### c) Behandlung der Nephrose.

Vorsicht mit der Diagnose, beim Erwachsenen sehr seltene Erkrankung. Relativ häufig bei Tuberkulose, aber dann meist mit Amyloid kompliziert. Gefahr der Verwechslung mit atypischer akuter oder subchronischer Nephritis ohne Blutdrucksteigerung. Hämaturie spricht mehr für diese. Genaue Blutdruckkontrolle.

Wichtig ist die Kenntnis der akuten luischen Nephrose, die im Frühstadium der Lues, wenn auch recht selten, vorkommt. Rasch anwachsender Hydrops, mächtige Albuminurie, keine Blutdrucksteigerung. Spezifische Behandlung mit Salvarsan evtl. auch Quecksilber.

Die seltene genuine Nephrose, die wohl meist auf einem chronischen Infekt beruht, bevorzugt das jugendliche Alter. Größte Gefahr: Sekundär-Infektion, insbesondere Bronchitis. Häufigste Todesursache: Pneumokokken-Peritonitis, -Pleuritis, -Perikarditis, -Meningitis. Vorsicht mit Pflegepersonal und Umgebung. Jeder Schnupfen oder Husten ist gefährlich.

Geringe Gefahr von seiten der Niere trotz des schweren chronischen hydropischen Krankheitsbildes. Nierenfunktion bleibt auffallend gut erhalten. Aufgabe der Behandlung: Bekämpfung der Wassersucht bzw. der Ödembereitschaft, kochsalzfreie Trockendiät im hochhydropischen Stadium notwendig. Nahrung überhaupt nicht salzen, aber alle anderen Würzen in bescheidenem Maße gestattet. Reichliche Eiweiß-, auch Fleischzufuhr

## Die Behandlung der Nierenkrankheiten.

notwendig, da wegen der enormen Albuminurie (bis 50 pro Mille) relativ große Mengen des nativen Körpereiweißes in Verlust gehen. Folge: Hypalbuminose des Serums, welche die Ödemneigung bedingt.

Von fettarmer Diät, die mit Rücksicht auf die lipoide Infiltration in den Nieren empfohlen worden ist, haben wir keinen Nutzen gesehen. Große Zurückhaltung mit mechanischer Entleerung der Ödeme wegen der Infektionsgefahr, bei ganz abundanten Ödemen bisweilen nicht ganz zu vermeiden und auf die Diurese dann günstig wirkend, desgl. Ascitespunktionen. Vorsicht mit Bäder- und Schwitzbehandlung, nicht täglich, da zu angreifend. Am besten Sandbäder. Im Höhestadium der Ödeme Schwitzbehandlung und Diuretica meist wirkungslos, später angezeigt. Bestes Diureticum Harnstoff in großen Dosen 30—60 g p. d.

Auch Salyrgan ist bei der echten Nephrose erlaubt und sehr wirksam unter gleichzeitiger Darreichung von säurebildenden Salzen, wie Calciumchlorid, Ammoniumchlorid oder besser Ammoniumnitrat (5—10 g täglich in Kapseln oder in 12,5—25 proz. Lösung in Pfefferminzwasser).

Auch Alkalibehandlung (große Gaben von Natr. bicarb. und Kalium citricum $\overline{aa}$ bis zur dauernden alkalischen Reaktion des Harnes) ist empfohlen worden (Osman). In manchen Fällen ausgezeichnete Wirkung von Schilddrüsenpräparaten in großen Dosen (9 mal täglich 0,1 g Schilddrüse oder Thyroxin intravenös 1—3 mg täglich oder 5—10 mg alle 5—10 Tage) neben eiweißreicher Kost und neben Harnstoffgaben. Auch Leberdarreichung ist zu versuchen. Bei hochgradiger Oligurie ist die Dekapsulation gerechtfertigt.

Wenn möglich Sonne- und Freiluftbehandlung. Ägypten. Viel Geduld nötig. Nicht zu lange Bettruhe.

Die Nephropathia gravidarum verhält sich klinisch nicht wie eine Nephrose, sondern wie eine diffuse hypertonische Nephritis. Behandlung wie diese: Fasttage, kochsalzfreie Trockenkost! In der ersten Hälfte der Schwangerschaft Unterbrechung, wenn nach Fasttagen bei knapper salzfreier Trockenkost Blutdruck nicht sinkt. In der zweiten Hälfte künstliche Frühgeburt, sobald Kind lebensfähig ist, Unterbrechung, wenn Retinitis angiospastica besteht, wegen der Gefahr eines chronischen Nierenleidens (vgl. S. 677).

Die toxische nekrotisierende Nephrose nach Sublimat- und andern Vergiftungen: Anfangs Versuch gerechtfertigt, durch reichliche Flüssigkeitszufuhr (per os, oder wenn durch Erbrechen unmöglich, rectal) oder Traubenzucker 20—50% intravenös Giftausscheidung zu erzielen.

Vorsicht! Herzgefahr, wenn Diurese nicht in Gang kommt.

Bei Anurie oder hochgradiger Oligurie und herabgesetzter Harnkonzentration eiweißarme, aber kochsalz-, kohlehydrat- und fettreiche Diät.

Die Dekapsulation scheint bei der Sublimatanurie nur dann Erfolg zu versprechen, wenn sie sehr früh, gewissermaßen prophylaktisch, ausgeführt wird. Statt dessen Versuch mit paravertebraler Anästhesie von $D_{XII}$—$L_{II}$ (Straub) oder Röntgenbestrahlung, Diathermie der Nieren gerechtfertigt.

Wenn Diurese in Gang kommt, Flüssigkeits-, Kochsalz- und Alkalizufuhr. Gefahr des übergroßen Wasser- und Chlorverlusts durch Erbrechen und Quecksilberenteritis und der Chlorverarmung des Blutes durch Chlorverschiebung in die azidotischen Gewebe.

Die Hämoglobinverstopfung der Niere durch Schwarzwasserfieber oder Kali-chloricum-Vergiftung ist im Anfang ebenfalls durch baldmöglichste und reichliche Flüssigkeitszufuhr und auch intravenöse Einspritzung von 100 bis 200 g einer Lösung von je 3% Dinatriumphosphat und Kochsalz zu behandeln.

Ob Dekapsulation bei Anurie in solchen Fällen noch Rettung bringen kann, ist sehr zweifelhaft.

#### d) Behandlung der Sklerose.

a) Das Stadium ohne Niereninsuffizienz, sei es die gutartige Hypertonie oder sei es das Vorstadium der bösartigen. Gesichtspunkte für die Behandlung: keine Nierenkrankheit, sondern eine Mehrbelastung des Herzens mit weitgehender Kompensationsmöglichkeit. Verlaufsart verschieden, im höheren Alter günstiger als im jugendlichen. In jedem Falle jahrelang beschwerdefrei. Frühdiagnose: Blutdrucksteigerung, Albumen 0 oder in Spuren. Frühsymptome: Müdigkeit, Abnahme der Leistungsfähigkeit, Klopfen in der Schläfe besonders nachts, Ohrensausen, Kopfschmerzen (Migräne!), Schwindel, Druck auf der Brust, nächtliches Asthma, können aber auch fehlen.

Diät. Stickstoffzufuhr in normalen Grenzen, d. h. bescheiden. Gewöhnlich sind die Hypertoniker große Fleischesser gewesen. Fleischverbot nicht notwendig, aber Bevorzugung von Gemüse und Rohobst.

Die Einschränkung der Flüssigkeitszufuhr ist wichtig zur Entspannung des Kreislaufes und Herabsetzung der zirkulierenden Blutmenge. Am besten wirkt auf Herz und Kreislauf eine völlige Entziehung des Kochsalzes aus der Nahrung (vgl. S. 680, als Ersatz Hosal oder Citrofinsalz). Dabei nimmt der Durst vollständig ab, und die Kranken kommen leicht mit 500—700 ccm Flüssigkeit aus.

Grundsatz: Halte Maß in allen Dingen.

Getränke mäßig, nicht mehr als nötig. Hauptmenge auf den Abend legen, im ganzen alles was fließt $^3/_4$ bis höchstens $1^1/_4$ l. Alkohol bescheiden, absolutes Verbot nicht notwendig. Nicotin stark einschränken. Bei sehr fetten kongestionierten Hypertonikern ist Einschaltung eines Fast- oder Milchtages in der Woche zweckmäßig oder 1—2 Rohkost- oder Obsttage.

Fast alle Hypertoniker atmen schlecht, haben hochstehendes Zwerchfell und kleine Lungenfelder. Atemgymnastik.

Herz. Mehr Übung als Schonung, solange der Muskel noch kräftig ist; viel Aufenthalt in frischer Luft. Bei beginnender Erlahmung des muskelstarken Herzens (Bewegungsdyspnoe oder nächtliches Asthma cardiale) einige Tage Karrel (4 × 200 g Milch p. d.) oder salzfreie Trockenkost, oder Rohkost, oder einige Fasttage.

Bei wirklich guter Nierenfunktion und Blutdruckwerten um und unter 200 mm Hg auch Kohlensäurebäder.

Intermittierende Behandlung mit Jod, Nitriten (Nitroglycerinkompretten M. B. K.), subjektiv günstig, objektiv ohne Einfluß auf den Blutdruck.

Bei Neigung zu Herzschwäche chronische Digitalisbehandlung 3 × 0,05 in Pillen, nicht zu ängstliche Dosen, bisweilen wochen- und monatelang 3 × 0,1 nötig.

Intermittierende Strophantinbehandlung wirkt oft glänzend, alle 8 Tage oder häufiger je nach Bedarf 0,4—0,6 mg Stroph. Böhringer oder 1 ccm einer 10proz. Lösung von Tct. Stroph. titr. intravenös oder intramuskulär (nicht subcutan!). Bei Angina pectoris Diuretin 3mal 0,5 und mehr neben Digitalis. Auch hier Entsalzung sehr wirksam. Entsalzung wird beschleunigt und unterhalten durch intermittierende Salyrganbehandlung.

Glykosurie vorübergehend oder dauernd ist häufig, keinen Diabetes daraus machen, insbesondere keine Fleischfettdiät, sondern erst durch quantitative Einschränkung der Nahrungszufuhr Entzuckerung versuchen.

Blutkontrolle. Häufig Polyglobulie. Bei Vollblütigen 2mal im Jahre Aderlaß von 3—500 ccm.

Blutdruckkontrolle. Blutdruckwerte soll der Arzt für sich behalten, aus geringen Blutdruckschwankungen keine Haupt- und Staatsaktion machen. Anstieg des diastolischen Druckes für Prognose wichtiger als hoher systolischer Druck allein.

Psychische Behandlung. Verkalkungsfurcht bekämpfen, seelische Ruhe, Behagen, kein Abhetzen, oft ausspannen, rechtzeitig sich zur Ruhe setzen, Gartenbau, Freiluftliegen, viel Schlaf.

b) Stadium mit beginnender oder vorhandener Niereninsuffizienz. Bösartiger, d. h. zur Niereninsuffizienz neigender Charakter der Hypertonie verrät sich durch Augenhintergrundsveränderungen oft schon vor Abnahme der Harnkonzentration. Sehr hohe Blutdruckwerte, über 200, und besonders hohe diastolische Werte über 100 mm $H_S$; große Neigung zu relativer Herzinsuffizienz (Bewegungsdyspnoe). Ischämische Symptome, besonders Müdigkeit, Abnahme der körperlichen und geistigen Leistungsfähigkeit, des Körpergewichts. Behandlung oft sehr undankbar wie bei sekundärer Schrumpfniere, bisweilen sehr erfolgreich. Herzbehandlung ist die Hauptsache. Digitalis. Strophantin; letzteres ist oft wirksam, wenn Digitalis per os versagt. Keine Kohlensäurebäder mehr, keine Übung, sondern Schonung. Diät mit Einschränkung von Stickstoff und Ausschluß von Kochsalz. Flüssigkeit nicht unter 1—1$^1/_2$ l. Guter Palliativerfolg durch Einschaltung von Durst-, Obst-, Rohkosttagen. Durch ganz strenge Kochsalzentziehung bisweilen erstaunlicher Rückgang der subjektiven Erscheinungen, Heilung der Retinitis (vgl. auch Urämiebehandlung S. 694).

F. Volhard-Frankfurt a. M.

## Nierenblutungen

(auch sog. essentielle bei scheinbar unveränderten Nieren).

Hämaturien sind stets eine ernste Krankheitserscheinung; sie verlangen Klarstellung mit allen diagnostischen Hilfsmitteln. Gewöhnlich haben sie renalen oder vesicalen Ursprung. Die renalen werden durch Erkrankungen der Nierensubstanz oder des Nierenbeckens verursacht. In erster Linie denkt man an Nierensteine, Nierengeschwülste, Nierentuberkulose, auch akute hämorrhagische Nephritis. Die Unterscheidung gelingt durch die subjektiven und objektiven Begleitsymptome, mitunter nur durch Röntgenphotographie und Cystoskopie, die während der Hämaturie oft das sicherste Ergebnis hat. Blasenschmerzen kommen auch bei renalen Blutungen vor, sei es durch spätere vesicale Gerinnselbildung, sei es durch koordinierte Blasenerkrankungen, z. B. bei Urogenitaltuberkulose, vielleicht auch reflektorisch von der Niere her ausgelöst. Nierenschmerzen können trotz starker Blutung fehlen; ihr positiver Nachweis widerspricht rein vesicaler Erkrankung.

Das Vorkommen essentieller Hämaturien ist zumindest eine große Rarität. Niemals soll der Praktiker eine essentielle Hämaturie diagnostizieren, weil er die wahre Ursache nicht finden kann. Nur nach völlig erschöpfender fachmännischer Untersuchung und gleichfalls negativer genauer „Autopsia in vivo" beim Nierenschnitt kann man an essentielle Hämaturie mit dem Vorbehalt denken, daß spätere eingehende „Autopsia in mortuo" doch noch eine greifbare makroskopische oder mikroskopische Grundlage entdecken können. Die Ausdehnung des Prozesses kann ganz im Mißverhältnis zur Schwere der Blutung stehen, z. B. bei gleichzeitiger Hämophilie, hämorrhagischer Diathese, bei herdförmigen Nephritiden, kleinen Geschwülsten, Teleangiektasien, Varicositas des Nierenbeckens, Aneurysmen der Nierengefäße. Denke auch an Embolien bei Herzkranken, an Blutungen bei Hydronephrose, bei Wanderniere, an gleichzeitige Massenblutungen in Nierenkapsel, an traumatische Hämaturien und an solche bei Gravidität.

Die seltenen retroperitonealen Massenblutungen ergießen sich — evtl. unter Sprengung der Capsula fibrosa — gewöhnlich in das Nierenlager. Ursache: häufiger sekundär durch organische Nierenerkrankungen, wie Tuberkulose, Geschwülste, auch Nierensteine und Abscesse, als primär und „essentiell" (per diapedesin?; vasomotorisch?; traumatisch, toxischinfektiös?). Retroperitoneale Blutungen außerhalb des Nierenlagers stammen gelegentlich von Aneurysmen (Aorta descendens, art. renalis, ovarica), auch von Nebennierenveränderungen. Nur in der Minderzahl der Fälle kommt es zu einem typischen Symptomenkomplex: Plötzliche, heftige, örtliche Schmerzen, sowie eine wachsende retroperitoneale Resistenz (letztere freilich physikalisch schwer zugänglich). Hierzu treten an peritoneale Reizung erinnernde, zum Teil vielleicht reflektorische Baucherscheinungen (Meteorismus, Erbrechen, Stuhl- und Urinverhaltung). Natürlich wächst dadurch die Verwechslungsmöglichkeit mit primären akuten Baucherkrankungen, wie Pankreas-Apoplexien und Geschwürsdurchbrüchen. Chirurgisches Eingreifen ist meist am Platze.

Eduard Müller†-Marburg.

## Nierenwassersucht.

Unter Wassersucht versteht man eine krankhafte Flüssigkeitsansammlung in den Gewebsspalten, die durch Fingerdruck größtenteils auspreßbar ist und mit Quellungszuständen der Gewebsbestandteile einhergehen kann. Mechanische und toxische Schädigungen der chemischphysikalischen Struktur, vielleicht auch der spezifischen Funktion der Capillarwandung mit Erhöhung ihrer Durchlässigkeiten für Flüssigkeit und mit Erschwerung des Rücktransportes in Blut- und Lymphbahnen gelten als die Hauptursachen der Ödembereitschaft.

Wir unterscheiden zwischen örtlicher Ödemneigung durch lokale Ursachen (wie umschriebene Entzündungen, einfache Rückflußbehinderung infolge Blutaderverlegung, Rückwirkung peripherischer und zentraler Nervenkrankheiten) und allgemeinen wassersüchtigen Anschwellungen durch eine den Gesamtkörper beeinflussende Störung. Zu der letzteren Gruppe gehört vor allem die Herzwassersucht mit ihrer durch das Gesetz der Schwere mitbedingten Fortentwicklung „von unten nach oben" und ihren Begleiterscheinungen, vor allem der Cyanose, und die reinere Nierenwassersucht mit dem von der Schwerkraft unabhängigen typischen Ödembeginn im Gesicht (Augenlider!). Daß selbst hochgradige, allgemeine Ödeme ohne kardiale und renale Primärerkrankung vorkommen, beweist aber die bei uns in Deutschland auch als „Rübenkrankheit" bezeichnete Ödemkrankheit, die infolge langdauernder unzureichender und einseitiger Ernährung, bes. bei gleichzeitiger angestrengter körperlicher Tätigkeit im Weltkrieg gehäuft auftrat und mit Hydrämie sowie Bradykardie einherging. Auf der Basis schwerer Stoffwechsel- und Ernährungsstörung entsteht ferner der allgemeine Hydrops bei Kachexie, auch das Ödem mancher Diabetiker infolge von Hafermehlkuren.

Eine Niereninsuffizienz verursacht an sich noch keine Nierenwassersucht. Dies lehren schon manche Fälle schwerster Urämie ohne Ödem. Nur unter gewissen in ihrer Eigenart noch unzulänglich bekannten Voraussetzungen tritt zum Nierenleiden die beschriebene Ödembereitschaft. Bei der Entstehung der Nierenwassersucht spielen neben diesen extrarenalen die renalen Störungen des Ausscheidungsvermögens für Wasser und für die sog. harnfähigen Substanzen, darunter Kochsalz, die größte Rolle. Zu diesen renalen Einflüssen treten, bes. bei chronischen Nierenleiden, gerne kardiale, die bekanntlich den Herzmitteln bei der Bekämpfung der Nierenwassersucht einen günstigen Angriffspunkt bieten und u. a. auf zunehmender Insuffizienz des sekundär beteiligten Herzens beruhen. Anscheinend kann bei ursprünglich renaler Ödembereitschaft schon eine geringe Herzmuskelschwäche starke Ödeme verursachen. Die Nierenwassersucht kann also auf der Wechselwirkung dreier Momente: Nierenveränderung, Capillarwandschädigung und Herzstörung beruhen.

Richtlinien für die **Behandlung der Nierenwassersucht.** (Ausführliches bei Hürter, Bd. 1; vgl. die Abschnitte von Volhard in diesem Bande.)

**1. Vorbeugung der Ödementwicklung,** vor allem durch rechtzeitige sachgemäße Behandlung der Nierenleiden. Achte bes. auf beginnende Herzinsuffizienz, auf Abnahme der Harnmenge und erhöhte Konzentration des Urins, auf abendliche Knöchelödeme, Volumvergrößerung der Glieder (Bandmaß), auf auffällige Gewichtszunahme bei periodischen Körpergewichtswägungen, die bei Nierenleiden unerläßlich sind.

**2. Verbesserung der Abflußmöglichkeiten bei schon vorhandenem Ödem.**

a) Bettruhe, evtl. mit Hochlagerung, versuchsweiser Massage der Extremitäten. Bettruhe gewährleistet ,,Vita minima" für ein nicht genügend leistungsfähiges Herz und Fortfall ungünstiger statischer Mitwirkungen für die Ödementwicklung.

b) Medikamentöse Anregung der Diurese durch ,,Diuretica" und ,,Kardiaka" bzw. Kombinationen derselben. Ausführliches unten!

c) Ableitung durch Haut und Schleimhäute. Schwitzkuren, z. B. recht warme, heiße Bäder, heiße Einpackungen, Heißluftbäder, Glühlichtbäder! Voraussetzungen: leistungsfähiges Herz, vorsichtiges Ausprobieren womöglich mit persönlicher Überwachung der ersten Anwendung; Vorsicht bei Urämiegefahr, Anregung der Diurese durch lang dauernde, warme Bäder, ferner durch sog. klimatische Behandlung (trockene, warme Luft mit verstärkter Abdunstung durch Haut und Atmungsorgane). — Ableitung auf den Darm als Teilwirkung, z. B. bei Kalomeldarreichung, durch Sorge für regelmäßige leichte Stuhlentleerungen.

d) Im Notfalle Flüssigkeitsentleerung: Punktionsbehandlung, z. B. von Pleuratranssudaten und sog. Hautdrainage, bes. bei hartnäckigen starken Beinödemen (Technik vgl. Register, auch bei Volhard in diesem Bande, Hürter, Bd. 1), hohe Erysipelgefahr.

**3. Möglichste Verhinderung weiterer Ödembildung** durch zweckmäßige Diät, vor allem durch Beschränkung von Kochsalz- und Flüssigkeitszufuhr. Vermeidung von Trinkkuren, diuretischen Tees erforderlich! Gesamtflüssigkeitsmenge (,,alles, was fließt"), zeitweise höchstens 1 l, ja wesentlich weniger. Vorübergehend selbst Trockenkost, einwöchige ,,Karellkuren" mit etwa $3/4$—1 l Vollmilch täglich; Sahnekuren mit noch geringerer Flüssigkeitsmenge.  Eduard Müller†-Marburg.

## Harntreibende Mittel.

(Auswahl vgl. in Rezepttasch. S. 27.) Auf Nebenwirkungen, besonders Magen-Darmstörungen achten, dieselben nicht als Folge der Primärerkrankungen deuten, rechtzeitig das Präparat aussetzen, bei längerem Gebrauch wechseln! Beste Wirkung gewöhnlich bei vorwiegend kardialem Hydrops. Angriffspunkte: Herz, vor allem gesamtes Gefäß- bzw. Capillarsystem, nicht nur Niere selbst. Kombination ,,mit Kardiaka" wie Digitalis, Coffein bei schwachem, beschleunigtem, unregelmäßigem Puls oft erforderlich. Reichliche Flüssigkeitszufuhr mit dem Medikament, vor allem diuretische Tees nur bei gutem Wasserausscheidungsvermögen der Niere gestattet.

Agurin (Theobr. natr. acet.). Gut verträglich, bes. bei kardialem Hydrops. 3mal täglich 0,5—1,0 als Pulver oder Tabletten (Flac. zu 10 Tabl. à 0,5). Keine Sirupe oder Fruchtsäfte als Geschmackskorrigens; hygroskopisch.

Apocin. cannabin. extract. Digitalisartige Wirkung. 3mal täglich. 10—15 Tropfen (vgl. Cymarin!).

Betul. alb. folia. Birkenblättertee. 1 Eßlöffel mit einer Tasse kochenden Wassers aufgießen; evtl. Zuckerzusatz.

Kalomel (hydrarg. chlorat.). Mitunter ausgezeichnete Wirkung durch Verbesserung der renalen Wasserausscheidung und verstärkte Ödemresorption ins Blut sowie durch gleichzeitige Ableitung auf den Darm. Besonders bei kardialer Wassersucht, auch bei hyperton. Nephrosklerosen. Etwa 3mal täglich 0,2—0,3, am besten mit Sacch. lact. āā. Bei Eintritt der Diurese sofortiges Aussetzen. Vorsicht mit Kalomel bei schlechtem Ausfall der Nierenfunktionsprüfung. Cave Stomatitis, Colitis haemorrhagica.

Cymarin (krystall. Glykosid) aus extract. Apoc. cannab. Digitalisartige Wirkung. 50 Tabl. zu 0,3 mg; nicht subcutan; per os, intramuskulär, intravenös.

Convallariae majalis Herba. Maiglöckchenblättertee mit ihrem digitalisartig wirkenden Convallamarin (Glykosid). Ungleichmäßige Präparate u. a. als tinct. convall. maj. (Gtt. 10).

Digitalispräparate, am besten Pulv. fol. digital. (0,05—0,1 pro dosi) mit oder ohne 0,5—1,0 Diuretin (s. d.). Zweckmäßig die Digitalisdarreichung in Geloduratkapseln (Originalschachteln zu 20 K. à 0,1 und 0,05). Als Digitalisersatz versuchsweise andere Drogen der Digitalisgruppe, vor allem Bulb. Scill., Convall. maj.

Diuretinum (Theobrom. natr. salicyl.). 0,5—1,0 mehrmals täglich als Pulver, Tabl. (Flac. mit 20 T. à 0,5); in Lösung. Max. Dos. 1,0 pro dosi. 6,0 pro die! Öfters Magenbeschwerden.

Equiset. arvensis. Dialys. Golaz.; auch als Schachtelhalmtee.

Euphyllin. Theophyllin (78%) -Äthylendiamin. Indiziert bes. bei kardialem Hydrops, evtl. in Verbindung mit Digitalis. Angeblich kontraindiziert bei Aorteninsuffizienz. Darreichung per os infolge der leichten Wasserlöslichkeit auch intravenös, intramuskulär, rectal, weniger jedoch subcutan (Schmerzen!). Per os Euphyllintabletten. Rectal Euphyllin-Suppositorien, Orig. Schachtel zu 10 St. zu 0,36; 2—4mal täglich 1 Zäpfchen. Intramuskulär: 3mal täglich 1,0—1,5 ccm der in Ampullen vorrätigen Lösung. Orig. Schachteln mit 6 Amp. à 2 ccm). Intravenös: 0,5—1,0 cm in 5 ccm sterilem Wasser.

Juniperi fructus (Wacholderbeeren). Infus. von 1 Eßl. auf 2 Tassen Wasser.

Kalium aceticum. Essigsaures Kalium als 33proz. Liquor. K. a.; als Zusatz zu diuretischen Mixturen oder allein. Beispiel: L. K. a. 30,0; aqu. Petroselini ad 200,0 S. 2—3 stündlich 1 Eßl.

Novasurol (wasserlösliches Hg-Präparat) intramuskular (intravenös) 1—2 ccm (ev. nach 4 Tagen wiederholen) nur bei gesunder Niere, sehr stark diuretisch wirkend.

Salyrgan (weniger toxisches, lösliches Hg-Präparat als Novasurol) intravenös 1—2 ccm (nur bei guter Nierenfunktion), stark diuretisch, alle 3—4 Tage wiederholen (später in Wirksamkeit nachlassend).

Scillae bulbus (die inneren Meerzwiebelschalen mit einem digitalisartigen Glykosid); trocken als Pulver, in Pillen zu 0,05—0,1; als Infus. 1,5 zu 150,0; 3—4 mal täglich 1 Eßl.; zweckmäßig Geloduratkapseln (Originalschachteln zu 0,1 und 0,05; 20 K.). Scillaren.

Semen Cynosbati, Aufguß des gequetschten Hagebuttensamens; 1 Eßl. auf 2 Tassen (sehr empfehlenswert).

Species diureticae (Wacholderbeeren, Liebstöckel-Hauhechel-Süßholzwurzel) 1—2 Eßl. mit 2 Tassen kochendem Wasser aufgießen; versuchsweise auch der sog. Wildunger Tee. (Löwenapotheke Wildungen.)

Theacylon (Acetylsalicyloxyltheobromin; Merck-Darmstadt). Andern Theobrominpräparaten angeblich überlegenes, fast geschmackloses, gut verträgliches, mitunter auch in verzweifelten Fällen noch wirksames Diureticum. Theacylontabl. zu 0,5. Originalröhrchen mit 20 St., 2—3 mal täglich 1 Tabl. (— 2); nach Eintritt der Diurese noch 1—2 mal täglich 1 Tabl. Ceelen berichtet über Todesfälle nach Theacylondarreichung unter dem Bilde schwerster Leberparenchymnekrosen (Münch. med. Wschr. 1918, S. 251). Zunächst also Vorsicht bei Leberleiden, auch bei gleichzeitiger Syphilis.

Theobrominum. An Stelle dieses in Wasser schwerlöslichen aus dem Samen des Kakaobaumes stammenden Dimethylxanthin die gutlöslichen Doppelsalze Agurin (Th. natri. aceticum; s. o.) und Diuretin (Th. natr. salicyl.; s. d.).

Theocin. Synthet. dargestelltes Theophyllin, isomer mit Theobromin. Bei noch leidlichem Puls starke, rasch einsetzende, aber wenig nachhaltige Wirkung ohne besondere Beeinflussung der Herztätigkeit. Besonders bevorzugt beim Versagen anderer Mittel und zur rascheren Entleerung großer hydropischer Ergüsse. Vorsicht bei akuter Nephritis. Verordnung des leichter in Wasser löslichen, unbedenklicheren Doppelsalzes Theocinum natrio-aceticum. Mit kleineren Dosen z. B. 3—4 mal täglich 1 Tabl. zu 0,1 (Packung zu 10 Tabl.) beginnen, evtl. allmählich steigern bis etwa 0,3 mehrmals täglich. Bei Herzinsuffizienz mit Digitalis kombinieren.

Theophyllinum (Theocin — s. d.; isomer mit Theobromin); gutes Diureticum, am besten das leicht lösliche Doppelsalz Theophyllinumnatrium aceticum; 20 Tabl. zu 0,15; 3—4 mal täglich 1 Tabl.; als Pulver evtl. mit 0,05—0,1 P. fol. Digital. nach dem Essen; nach Volhard jeden zweiten Tag 0,5 auf einmal.

Thyreoidinum. Schilddrüsentabletten bei nephrotischen Ödemen nach Volhard mitunter wirksam.

Urea. Harnstoff in größeren Mengen — etwa 50 g täglich; wochenlang! — Bei Ödemen mit noch leistungsfähiger Niere (Nephrose) gelegentlich zweckmäßig.

Beispiele für Kombinationen harntreibender Mittel. Diuretini bzw. Theobromin natr. salicyl. 0,5—1,0; Pulv. folior. Digital. titr. 0,05—0,1. M. f. p. tal. dos. XV. S. 3mal täglich ½ bis 1 Pulv. nach dem Essen.

Inf. fol. Digit. titr. 1,0 : 150,0 Tct. Strophanthi 3,0; Euphyllin 2,5; Diuretin 3,0; Spartein sulf. 0,1; Aq. destill. ad 180,0. D. S. 4mal täglich 1 Eßl. auf den vollen Magen (nach H. Strauß).

Infus. fol. Digit. titr. 1,0 : 150,0; Euphyllin 2,5; Tct. Strophanthi 3,0; Diuretin 3,0, Spartein. sulf. 0,1; Tct. Opii 1,0. Mucil. gummi arab. ad 180,0. D. S. 2mal täglich 2 Eßl. als Klysma.

Beispiele für Verwendungen bei sog. „Hypertonien" (vgl. unter „Blutdrucksteigerung" und Hürter, Bd. I, S. 387 u. f.). Camphor. monobrom., Diuretini āā 4,0; Coffeini natr. salicyl. 2,0; Mass. pilul. ad pilul. Nr. 50. D. S. 2—3mal täglich 2 Pill. (bes. bei gleichzeitigen anginösen Beschwerden und Zeichen von Hirnsklerose).

Kalii bicarbonici 1,8; Kalii nitrici 1,2; Natrii nitrosi 0,03; M. f. pulv. tal. dos. XV. S. früh nüchtern 1 Pulv. in reichlich Wasser (Lauter-Brunton).

Erythroltetranitrat 0,1; Extract. et pulv. gent. quant. s. ad pilul. Nr. 20. Consperge Cinnam. D. S. täglich 1 Pulv.

Kalii jodati 3,0; Papaverini sulf. aut hydrocl. 0,3; Aqu. destill. ad 150,0. S. 3mal täglich 1 Eßl., z. B. in etwas Milch.

Kalii nitrici 29,5; Natrii nitrosi 0,5. M. f. pulv. S. 3mal täglich 1 Messerspitze in Wasser.

Nitroglycerini (Trinitrini) 0,2; Spiritus ad 20,0. D. S. Mit 3mal täglich 1 Tropf. auf Zucker beginnend, allmählich steigen bis 5 Tropf. (Gefäßerweiterung, wie bei Amylnitrit.)
Phenacetini 0,5; Coff. natr. salicyl. 0,05—0,1; Morph. hydrochl. 0,005. M. f. pulv. tal. dos. X. S. 1 Pulv. (versuchsweise bei Kopfschmerz infolge Hypertonien, chronisch. Nephritis).
Jothion 2,5; Lanolin-anhydr., Vas. americ. āā 3,5. S. in Form einer sechswöchentlichen „Schmier-kur"; täglich dieses Quantum einreiben (Lampé-Strassner).

Eduard Müller†-Marburg.

## Urämie.

Der wichtigste Fortschritt in der Lehre der Nierenkrankheiten beruht auf einer besseren Einsicht in das Wesen der Niereninsuffizienz. Diese Einsicht führte zu der wichtigen Fragestellung, ob die bekannten und gewaltigen Fernwirkungen der Nierenkrankheiten auf den Gesamtorganismus auch weiterhin wie bisher als Folge der Niereninsuffizienz angesehen werden dürfen, d. h. renale Symptome sind oder nicht. Die Fragestellung hatte demnach für alle Symptome zu lauten, ob sie nur bei manifester Niereninsuffizienz oder auch ohne Niereninsuffizienz vorkommen.

Die Antwort lautet dahin, daß die Ödeme überhaupt nicht als Folge von Niereninsuffizienz auftreten, sondern stets extrarenal, infolge einer abnormen Durchlässigkeit der Gefäße zustande kommen, die wohl mit dem Zustand der Niere, aber nichts mit Niereninsuffizienz zu tun hat.

Was die Fernwirkung der Blutdrucksteigerung betrifft, so kommt diese wohl auch anscheinend infolge von Niereninsuffizienz, z. B. bei Anurie zur Beobachtung. In der weitaus größten Zahl der Fälle aber ist die Blutdrucksteigerung zweifellos ein von der Ausscheidungsfunktion der Niere unabhängiges Symptom, das wiederum zwar bei einer Gruppe von Fällen (renaler blasser Hochdruck) mit dem Zustand der Niere, insbesondere der Nierengefäßbahn zusammenhängt, aber nicht als Folge der — sekretorischen — Niereninsuffizienz betrachtet werden kann. Denn es kommt auch ohne Niereninsuffizienz sowohl bei den Nierenkrankheiten mit Drosselung der Gefäßbahn, z. B. bei der akuten und chronischen Nephritis, als auch ohne Beziehung zur Niere als roter Hochdruck und bei der (Nephro-angio-) Sklerose mit großer Regelmäßigkeit vor.

Noch komplizierter liegen die Verhältnisse bei der Urämie. Die Frage, welche Erscheinungsformen dieses vielgestaltigen Symptomenkomplexes kommen auch ohne Niereninsuffizienz vor, welche nur bei Niereninsuffizienz, führt zu einer Unterteilung des alten Urämiebegriffes nach pathogenetischen Gesichtspunkten:

Als echte renale Urämie werden wir nur diejenigen Erscheinungen bezeichnen dürfen, welche nie ohne, sondern ausschließlich bei Niereninsuffizienz beobachtet werden.

Zur extrarenalen oder falschen sog. Urämie werden wir diejenigen Erscheinungen rechnen müssen, welche auch ohne Niereninsuffizienz zur Beobachtung gelangen.

### I.

Die Symptome der echten Urämie lernen wir am besten kennen bei der Harnvergiftung durch Harnsperre, und genau dieselben Erscheinungen treffen wir wieder bei Fällen von chronischer Niereninsuffizienz, die sich durch Isosthenurie und Abnahme der kompensatorischen Polyurie auszeichnen.

1. Die Allgemeinerscheinungen der echten Urämie sind nicht charakteristisch, sondern denen der falschen Urämie bis zu einem gewissen Grade ähnlich und bestehen in großer körperlicher und geistiger Schwäche, Müdigkeit, Schlafsucht, Stumpfheit, zu denen

sich noch Blutarmut mit Neigung zu Blutungen hinzugesellt, die bei der falschen Urämie ganz fehlen kann.

2. Die echte Urämie durch Harnvergiftung oder chronische Niereninsuffizienz ist ferner gekennzeichnet durch eine rapide Abmagerung, einen förmlichen Muskelschwund, der die Annahme eines toxischen Eiweißzerfalles gerechtfertigt erscheinen läßt.

3. Ganz im Vordergrund stehen dyspeptische Erscheinungen, hochgradige Appetitlosigkeit, Widerwillen gegen jede Nahrungsaufnahme, insbesondere gegen Fleisch, unstillbares Erbrechen, auch bei leerem Magen, und Singultus.

4. Dazu kommt die Neigung zu Entzündung und Nekrose — Stomatitis, Gastritis, Enteritis, nekrotische Geschwüre des Mundes, der Speiseröhre, des Magens und der Darmschleimhaut, Exantheme und Nekrosen der Haut — und als ein ungemein häufiger und regelmäßiger Befund gegen Ende des Lebens eine sero-fibrinöse Perikarditis, deren Erscheinen ein sicheres Zeichen des nahen Endes bedeutet.

5. Ein besonderes Kennzeichen der echten Urämie ist die ganz trockene braune Zunge und ein urinöser Geruch der Atemluft, die oft Salmiaknebel an einem in Salzsäure getauchten Glasstab entwickelt.

6. Die motorischen Reizerscheinungen bestehen in anfangs vereinzelt, später gehäuft auftretenden Zuckungen einzelner oder vieler Muskeln, in ruckartigen, unwillkürlichen Bewegungen einzelner Glieder, des Rumpfes, des Kopfes, bei voll erhaltenem oder nur wenig und nur zeitweise getrübtem Bewußtsein. Dieses Muskelzucken und Sehnenhüpfen ist begleitet von einer Steigerung der Reflexe, besonders der Periostreflexe, Fingerbeugereflex beim Beklopfen des unteren Radiusendes, Knipsreflex: Kurze Plantarflexion der Finger bei Anziehen und raschem Loslassen der über die freie Hand des Untersuchers gelegten Finger. Pathologische Reflexe, wie Babinski usw., fehlen. Auch allgemeine epileptiforme Krämpfe gehören nicht zum Bilde der reinen echten Urämie.

Die echte Urämie ist im Gegensatz zur falschen Urämie eine wirkliche Autointoxikation durch die zurückgehaltenen harnpflichtigen Stoffe und Darmfäulnisprodukte, bei der sich teils durch Retention, teils durch vermehrte Produktion (Eiweißzerfall) eine Azidose des Blutes und der Gewebe, insbesondere des Gehirnes, entwickelt. Ein verhängnisvoller circulus vitiosus besteht darin, daß die Eiweißzerfallsacidose ihrerseits eine schwere Schädigung der Nierenfunktion hervorruft, wie jede Acidose. Ich erinnere an die postoperative Anurie, die Verbrennungsanurie, die schwere Schädigung der Nierenfunktion mit Azotämie bis zur Anurie bei Leberinsuffizienz und stärkeren Parenchymschädigungen der Leber.

Der Schwere des Intoxikationszustandes geht der Ausfall der Becherschen Xanthoproteinreaktion parallel.

## II.

Unter den Begriff der extrarenalen Form der falschen Urämie fallen 2 Gruppen von Erscheinungen, die bisher noch der Urämie zugerechnet wurden:

a) die **akute eklamptische Urämie,** die häufig bei der akuten und subchronischen diffusen Nephritis, auch bei der Schrumpfniere, am häufigsten bei der Schwangerschaftsnephritis, sehr selten bei der Nephrose beobachtet wird;

b) die **pseudourämischen Phänomene,** die nur bei chronischer Blutdrucksteigerung, sekundärer Hypertonie und primären Hypertensionen, sekundären und primären Schrumpfnieren auftreten.

a) Das Krankheitsbild der eklamptischen Urämie ist gekennzeichnet durch die Erscheinungen des Hirndrucks und weist sowohl die allgemeinen Erscheinungen eines raumbeengenden Prozesses in der Schädelhöhle als auch zentrale Herdsymptome auf.

Die allgemeinen Erscheinungen des Hirndrucks sind bekannt: Kopfschmerz, Erbrechen, Pulsverlangsamung, evtl. Stauungspapille. Sie können als prämonitorische Symptome des eklamptischen Anfalles betrachtet werden.

Als stillere Vorboten weisen Steigerung der Patellar- und Achillesreflexe, besonders das Babinskische Phänomen und Abschwächung der Bauchdeckenreflexe auf eine Beeinträchtigung der corticalen Pyramidenbahn hin.

Der eigentliche eklamptische Krampfanfall unterscheidet sich in nichts vom epileptischen. Es kommen auch Varianten nach Art der Jacksonschen Epilepsie und halbseitige Krämpfe und Lähmungen vor, besonders bei solchen Kranken, die längere Zeit zuvor oder dauernd Seitenlage eingenommen haben.

Als Äquivalent findet sich mit Vorliebe eine Amaurose, besonders bei Fällen, die dauernd Rückenlage eingehalten haben.

Zu den Vorboten und Allgemeinerscheinungen ist auch die charakteristische Blässe und die Gedunsenheit des Gesichts, die so gut wie nie fehlt, der stumpfe, leere Gesichtsausdruck, Schläfrigkeit und Apathie, ferner eine Zunahme der Blutdrucksteigerung und Abnahme der Diurese zu rechnen. Der einleitende Stupor kann auch ohne Krampf in ein Koma überleiten.

Es können auch manische Erregungszustände und psychische Störungen als Äquivalente auftreten oder als Nachwirkungen des abgelaufenen Anfalles, mit oder ohne starke motorische Unruhe und Jaktation. Alle diese Erscheinungen haben das gemeinsam, daß sie auch ohne jede Andeutung von Niereninsuffizienz vorkommen können, und daß sie bei reiner Harnvergiftung zu fehlen pflegen. Das Gesamtbild läßt sich überhaupt nicht durch eine Vergiftung, sondern nur durch den Zustand des Hirndrucks infolge von Ödem, durch ein „Glaukom des Gehirns" erklären.

Der Lumbaldruck ist bei der eklamptischen Urämie gewöhnlich erheblich gesteigert, der Cl-Gehalt des Liquors ist vermehrt, der Blutdruck besonders vor dem Ausbruch der Krämpfe beträchtlich überhöht.

Gegen die Annahme einer Giftwirkung spricht auch die Tatsache, daß mechanische Faktoren das Auftreten der eklamptischen Urämie begünstigen, z. B. Transporte; daß die Körperhaltung Einfluß auf die Lokalisation des Hirnödems hat, daß durch Kochsalz- und Wasserzufuhr eklamptische Symptome hervorgerufen, durch Kochsalz- und Wasserentziehung ihr Auftreten hintangehalten werden kann. (Nonnenbruch, der bei 80 Kriegsnephritiden in 16 Fällen schwere eklamptische Urämie beobachtet hatte, sah nach Einführung meiner Hunger- und Durstbehandlung in einer viel größeren Anzahl von Kriegsnephritiden nur noch einmal eklamptische Urämie, bei einem Kranken, der sich heimlich reichlich Getränke zu verschaffen gewußt hatte.)

Es können aber auch gerade nach Einschränkung der Flüssigkeitszufuhr oder nach Ascitespunktion eklamptische Symptome auftreten, wenn unter dem Einfluß der Flüssigkeitsentziehung die Resorption von Wasser aus dem ödematösen Unterhautzellgewebe rasch wieder in Gang gekommen ist.

Die Eklampsia gravidarum ist mit der eklamptischen Urämie identisch. Daß bei jener eine hochgradige Vermehrung des Hirndrucks besteht, davon konnte sich Zangemeister bei therapeutischen Schädeltrepanationen unmittelbar überzeugen.

b) Die pseudourämischen Symptome der chronischen Hypertonie.

Bei den chronischen Hypertonien kommen ganz ähnliche cerebrale Erscheinungen vor, wie bei der akuten eklamptischen Pseudo-Urämie, aber von anderer Genese. Die Krämpfe treten jedoch zurück. Die allgemeine Gefäßkontraktion, die dem Symptom der (renalen, hämatogenen) Blutdrucksteigerung zugrunde liegt, kann besonders bei Nachlaß der Herzkraft zu einem Zustand der allgemeinen Ischämie führen, deren Allgemeinerscheinungen ähnlich denen der eklamptischen Pseudo-Urämie und auch der echten Urämie sind, insofern als Müdigkeit, körperliche und geistige Leistungsunfähigkeit, Abnahme der Kräfte und des Gedächtnisses, Abmagerung sich bemerkbar machen. Aber auch schon vor dem Eintritt der allgemeinen Ischämie und auch bei dem anderen Mechanismus des roten Hochdrucks können sich auf dem Boden der hypertonischen Gefäßreaktion lokale Störungen der Durchblutung einstellen, und örtliche Gefäßkrämpfe können zu cerebralen Herdsymptomen führen. Außer Kopfschmerz und Schwindel werden transitorische Amaurosen, Hemiopien, Aphasien, Astereognosien, vorübergehend Mono- und Hemiplegien beobachtet, sehr selten kommt es sogar zu echten epileptiformen Krampfanfällen.

Den cerebralen Ausfallserscheinungen stehen periphere zur Seite, wie Weißwerden der Finger oder der Hände, intermittierendes Hinken, Angina pectoris durch Spasmen der Koronargefäße, alles Erscheinungen, die auf vorübergehende Gefäßkrämpfe hinweisen. Solche hat man auch im Augenhintergrund unmittelbar beobachten können bei Fällen von Verdunklungen des Gesichtsfeldes. Man hat nicht selten die transitorischen Ausfallserscheinungen übergehen sehen in bleibende nach Eintreten einer lokalen arteriosklerotischen Thrombose.

Zu diesen pseudourämischen, angiospastischen Zuständen gehören auch Extrasteigerungen des Blutdruckes, die Pal als Gefäßkrisen bezeichnet hat. Ferner gehört hierher das Phänomen der Cheyne-Stokesschen Atmung, ein rhythmisches An- und Abschwellen der Atemtiefe mit Perioden von Atemstillstand, ein Phänomen, das auf eine periodische Ischämie der bulbären Zentren hinweist.

Endlich gehören zu diesen pseudourämischen Phänomenen, die auf Zirkulationsstörungen und Arteriosklerose beruhen, psychische Veränderungen, die sich in Form von Verwirrtheit, manischer oder depressiven Zuständen, Wahnvorstellungen äußern und gelegentlich das Bild der progressiven Paralyse imitieren können.

Bei allen diesen Phänomenen kommt neben dem funktionellen Moment der spastischen oder hypertonischen Gefäßkontraktion und dem organischen der arteriellen Gefäßerkrankung auch der Faktor des Nachlasses der Herzkraft in Frage.

Beim blassen Hochdruck sind es wieder die Gefäße des Augenhintergrundes, welche darauf hinweisen, daß die allgemeine Gefäßkontraktion einen so hohen Grad erreicht hat, daß die Durchblutung anderer Gefäßgebiete, besonders auch der Nieren, bedroht ist. Wir finden im Augenhintergrund sehr enge Arterien und die bekannte Spritzfigur der Degenerationsherde, die wir auf eine arterielle Ischämie zurückführen müssen.

Beim roten Hochdruck weisen von seiten des Herzens die charakteristischen, besonders gern nachts auftretenden Anfälle von unvollständigem Lungenödem in Form des Asthma cardiale darauf hin, daß unter der Last der Blutdrucksteigerung das muskelstarke Herz zu erlahmen droht, wenn die nächtliche Resorption okkulter Ödeme den Zufluß zum Herzen erhöht. Ganz ähnliche Zustände anfallsweiser Atemnot kommen auch, vorwiegend beim blassen Hochdruck, vor, wenn die Durchblutung des Atemzentrums abnimmt (bulbäres Asthma).

Für die Lokalisation der pseudourämischen Herdsymptome ist die Arteriosklerose, für das Auftreten der Allgemeinerscheinungen, der allgemeinen cerebralen und retinalen Ischämie das Mißverhältnis zwischen Gefäßkontraktion und Herzkraft maßgebend. Mit dem Eintritt der allgemeinen Ischämie und Nachlaß der Herzkraft wird auch die Blutversorgung der Niere schlechter, und es kann sich infolgedessen mehr oder weniger rasch das Stadium der Niereninsuffizienz anschließen. Aber es muß daran festgehalten werden, daß das Auftreten der pseudourämischen und angiospastischen Phänomene an sich nichts mit der Nierenfunktion zu tun hat.

Das gilt besonders von der ominösen Retinitis albuminurica, besser angiospastica, die stets darauf hinweist, daß ein Stadium der allgemeinen und Nierenischämie mit Niereninsuffizienz droht. Sie wird aber sicher auch ohne Niereninsuffizienz noch vor deren Auftreten beobachtet und ist daher als ein typisches pseudourämisches Phänomen zu betrachten. Sie ist ein sicheres Zeichen dafür, daß der hämatogene Mechanismus des blassen Hochdrucks im Spiele ist.

**Behandlung.** Entsprechend der verschiedenen Pathogenese sind auch die Aufgaben der Behandlung der sog. Urämie und auch die Erfolge sehr verschieden.

Die Behandlung der eklamptischen Urämie ist gleichbedeutend mit der Entlastung des Gehirns, Wiederherstellung der Gehirnzirkulation, die durch Hirndruck infolge von Ödem bzw. Hirnschwellung erschwert wird.

Die Behandlung der chronischen Pseudourämie fällt mit der Bekämpfung der angiospastischen und arteriosklerotischen Zirkulationsstörung und der Herzschwäche zusammen, und nur bei der echten Urämie käme eine Entgiftung in Frage, falls eine solche möglich wäre.

Um mit der letzteren zu beginnen, so ist die Behandlung der echten Urämie, der Harnvergiftung, in der Regel aussichtslos. Man kann nur vorübergehende Besserungen erreichen.

Tritt sie im akuten Stadium der Nephritis auf, so handelt es sich um eine Anurie oder um hochgradige Oligurie, und dann ist unter N-freier Trockendiät oder Fasten, Aderlaß, Herzmittel, Diathermien der Nieren die Diurese in Gang zu bringen, im Notfall durch eine Dekapsulation der Nieren.

Tritt aber die echte Urämie bei einem chronischen Nierenleiden auf, so ist in der Regel keine Rettung mehr möglich, es sei denn, daß der Nachlaß der Herzkraft ganz im Vordergrunde steht; dann kann es wohl gelegentlich gelingen, die Diurese durch Herz- und Gefäßmittel und Diuretica vorübergehend wieder zu steigern. Bisweilen kann eine stockende Diurese sogar durch eine Kochsalzgabe in Gang gebracht werden. In der Regel ist aber bei schon ausgebrochener echter Urämie die Vorhersage sehr ungünstig und die Behandlung aussichtslos.

Günstiger liegen die Aussichten dann, wenn der Zustand der Azotämie mehr oder weniger funktionell bedingt und reparabel ist; z. B. bei Kleinkindern mit Exsiccationsintoxikation, bei Kranken mit hochgradigen Durchfällen, mit heftigem Erbrechen, bei Duodenalverschluß, kurz bei hochgradigen Wasser- und Salzverlusten kommen Zustände von lebensbedrohlicher Azotämie und Acidose vor, die durch rechtzeitige intravenöse Kochsalzinfusion (10%) gerettet werden können. Durch Wasser allein läßt sich eine durch Salzverarmung hervorgerufene Austrocknung nicht beheben, da die Gewebe ohne Salz das Wasser nicht zurückhalten können.

Die Verhütung der echten Urämie fällt zusammen mit der Aufgabe, das Chronischwerden der Nephritis zu verhüten, was durch rechtzeitige und richtige Behandlung der diffusen Nephritis im ganz akuten Stadium fast immer gelingt.

Ist eine Nephritis chronisch geworden, so kann man den Übertritt in das Endstadium der Niereninsuffizienz durch Kräftigung des Herzens und diätetische Behandlung hinauszögern, und ist einmal Niereninsuffizienz eingetreten, so kann man durch starke Einschränkung der Stickstoffzufuhr bei reichlicher Fett- und Kohlehydratnahrung den Eintritt der Vergiftung eine gewisse Zeit hinausschieben. Die Kost soll dabei kochsalzarm, besser kochsalzfrei, aber basenreich sein, sehr viel rohes Obst und frisches, auch rohes Gemüse, Salate und Kartoffeln enthalten. Die Verminderung der Darmfäulnis ist sehr wichtig. Neben Offenhalten des Darmes und Darmauswaschungen, der genannten Kost, bei der auch Sauermilchen wegen ihrer die Darmflora umstimmenden Wirkung bevorzugt werden, ist hier die Darreichung von Tierkohle in großen Gaben angezeigt, da sie die Darmfäulnisprodukte vollständig adsorbiert.

Für den Praktiker ist es wichtig zu wissen, daß Fälle von länger dauernder Harnstauung (Prostatahypertrophie) sehr zu Urämie neigen. Schon eine einfache Blasenpunktion kann eine ,,postoperative Anurie" nach sich ziehen. Sehr gefährlich ist es in solchen Fällen, wenn schon ein gewisser Grad von Niereninsuffizienz besteht (Indican und Xantoprotein +), die überdehnte Blase plötzlich zu entleeren oder gar einen Dauerkatheter anzulegen. Anurie und tödliche Urämie können die Folge sein. Derartige Zufälle sind nur zu vermeiden, wenn man die Blase sehr vorsichtig, tropfenweise entleert, am besten mittels Ureterenkatheter. Blutkontrolle ist notwendig, und eine Operation kommt nicht eher in Frage, als bis nicht die Niereninsuffizienz durch vorsichtige Entlastung der Niere beseitigt ist. Sehr günstig soll in diesen Fällen die parenterale Eiweißtherapie (Milch- oder Eigenblutinjektionen intragluteal) wirken.

Bei manifester Urämie ist vom Aderlaß keinerlei entgiftende Wirkung zu erwarten. Durch Alkaligaben die Acidose bei ausgesprochener Urämie beseitigen zu wollen, ist meist ein vergebliches Bemühen. Die Quelle der Acidose, der Eiweißzerfall, bleibt infolge der Retentionen bestehen und führt von neuem zur Acidose. Vollständige Eiweißkarenz und Infusion von 20% Traubenzuckerlösung (100—250 g auf einmal) mit Insulin, können bisweilen das Leben um eine kurze Zeit verlängern.

Bei der eklamptischen Urämie ist auch die wichtigste Aufgabe der Behandlung die Verhütung. Sie gelingt bei rechtzeitiger Erkennung der Nephritis oder der Schwangerschaftsniere durch strenge Durchführung einer wasserarmen und kochsalzfreien Diät. Ich habe statt dessen einige Fast- und Dursttage empfohlen, deren Erfolg sehr befriedigt.

Im eklamptischen Anfall ist ein kräftiger Aderlaß (bis zu 500 ccm) und danach eine Lumbalpunktion angezeigt, die auch zur Verhütung des Anfalls schon dann, wenn die Vorboten der eklamptischen Urämie (Kopfschmerzen, Erbrechen, Babinski) sich zeigen. Die Entschwellung des Gehirns kann befördert werden durch große Gaben von Magnesiumsulfat (50 proz. Lösung 30—45 ccm per os und 60—90 ccm per rectum alle 4 bis 6 Stunden). Keine Kochsalz- oder Zuckerinfusionen, sondern lieber fasten und dursten lassen! Zum mindesten völlig salzfreie Trockenkost oder nur Obst geben. Zur Beruhigung wenn nötig Chloralhydrat per os, per rectum oder intervenös (2—3 g in 10 proz. Lösung) oder Luminal (2 ccm einer 20 proz. Luminalnatriumlösung alle 4—6 Stunden (Rißmann) oder Somnifen. Die gleichen Maßnahmen sind zur Verhütung und Behandlung der Schwangerschaftseklampsie angezeigt und von sicherer Wirkung. Bei Präeklampsie mit Blutdrucksteigerung, Ödem und Albuminurie läßt sich der Ausbruch der Eklampsie durch Fasttage und vollständige Kochsalzentziehung sicher verhüten, nach Hohenbichler auch durch Höhensonnenbestrahlung. Blutdruckkontrolle zur Erkennung der drohenden

Präeklampsie unerläßlich. Herzmittel nicht vergessen (Strophantin 0,3 bis 0,5 mg intravenös)!

Bei den pseudourämischen Symptomen kommt es immer darauf an, die Zirkulation zu bessern und die Hochspannung herabzusetzen. Sehr günstig wirkt Trockenkost, die nur bei salzarmer Ernährung durchzuführen ist, noch besser ist vollständige und strengste NaCl-Entziehung, die man durch Rohkosttage einleiten kann. Besonders das Asthma cardiale spricht so ausgezeichnet auf die Flüssigkeitsbeschränkung an, daß man in typischen Fällen von wochenlang allnächtlich wiederkehrenden Atemnotanfällen eine ungestörte Nachtruhe voraussagen kann, wenn der Kranke von Mittag ab sich jeder Flüssigkeitsaufnahme enthält. Im Anfall selbst ist Morphium von souveräner Wirkung. Auch durch Abbinden der Glieder (Kompression der Venen, nicht der Arterien) kann eine Entlastung des Kreislaufes erreicht werden. Eine rasche Entsalzung und Entwässerung, die die pseudourämischen Symptome wie mit einem Zauberschlag beseitigt, gelingt durch intravenöse Einspritzung von einer Ampulle Salyrgan + einer Ampulle Euphyllin in Mischspritze mit 10—20 ccm 20proz. Traubenzucker, der man bei Zeichen von Herzschwäche eine Ampulle Cardiazol und, falls nicht Digitalisbehandlung vorausgegangen ist, 0,3 mg Strophantin zufügen kann. Bei anschließender kochsalzfreier und flüssigkeitsarmer Kost und Überwachung des Herzens läßt sich das Wiederauftreten der pseudourämischen Erscheinungen auch dann verhüten, wenn der Blutdruck hoch bleibt.

Bei anginösen Beschwerden und bei stockender Diurese trotz scheinbar guter Zirkulation Diuretin 3 mal täglich 0,5.

Bei Cheyne-Stokesschem Atmen wirken Coffein- oder Euphyllineinspritzungen günstig.

Im übrigen fällt die Behandlung mit der der chronischen Hypertonie und Schrumpfnieren zusammen. Schonung und Entlastung des Herzens durch einige Tage Trockenkost oder durch vorsichtige Fasttage oder einige Milchtage (4 mal 200 g Milch), dann unter allen Umständen Herzmittel (Digitalis oder Strophantin). Später Kräftigung des Herzens vgl. S. 679 und 682. Bei lokalen Gefäßspasmen kann gelegentlich die übliche Jodtherapie von Nutzen sein. Nitroglycerin in Form von Kompretten (M. B. K. = Merck, Böhringer, Knoll) à $^1/_4$ mg können bis zu stündlich 1—2 Kompretten gegeben werden, sind aber ohne deutlichen Einfluß auf den Blutdruck. Bei vollblütigen Personen Aderlaß. F. Volhard-Frankfurt a. M.

## Nierensteinkrankheit (Nephrolithiasis).

Die **Diagnose** einer Steinkrankheit der Niere und des Nierenbeckens stützt sich: 1. Auf Koliken, vornehmlich als „Steinkoliken" durch das Eintreten der Konkremente in den Harnleiter, aber auch durch akutexacerbierende Nierenbeckenentzündungen bedingt: vom Nierenbecken — Lumbalgegend — aus in Ureter- und Blasenregion, häufig noch bis ins Orificium urethrae ausstrahlende, mit Harndrang gepaarte, quälende Schmerzattacken, die oft mit ausgesprochener Schmerzhaftigkeit und Druckempfindlichkeit des gleichseitigen Hodens (bzw. Ovariums?) verbunden sind (wichtig für die Unterscheidung von Appendicitis und Cholelithiasis!). Die Schmerzsteigerung durch Körperbewegung, insbes. Bergabgehen, und die Schmerzmilderung in Ruhe, die den Blasensteinkranken im Gegensatz zum Prostatiker meist schlafen läßt, ist bei Nephrolithiasis weniger ausgesprochen (aber auch hier mitunter Schmerzen im Damm!). Neben diesen Lokalsymptomen bestehen im Anfall: Übelkeit und initiales Erbrechen, Ausbruch von kaltem Schweiß, erhöhte Puls- und Atemfrequenz, ja schwerer Kollaps und peritonitische Reizerscheinungen. Aber keine „Facies abdominalis"; auch fehlende oder relativ geringe Bauchdeckenspannung, jedoch gerne Druckempfindlichkeit der Nierengegend und Fieber bei entzündlicher Beteiligung des Nierenbeckens. Bei ruhig liegenden „aseptischen" Steinen sind die Beschwerden mitunter gering, z. B. nur dumpfer Lendenschmerz bei Anstrengungen und Erschütterungen des Körpers. Gerade bei großen Konkrementen, wie „Ausgüssen" des Nierenbeckens, fehlen häufig typische Koliken. 2. Charakteristische Harnveränderungen: a) die fast regelmäßige, aber an Grad ungemein verschiedene und auch ohne „Koliken" vorkommende Hämaturie (beim Fehlen stärkeren Blutgehalts Untersuchung des Zentrifugats auf rote Blutkörperchen und chemische Blutreaktionen). Solche Blutungen entstehen mit Vorliebe durch lithogene Schleimhautverletzungen. b) Die entscheidende Ausscheidung kleinerer Konkremente (auch Harnsand, Harngrieß). c) Hierzu treten die Zeichen sekundärer Entzündung der Harnwege: „Pyurie" nach Pyelitis (auch primärer steinbildender Katarrh), Pyelonephritis und Cystitis; mitunter Nieren- und Prostataabscesse, sowie schwere, selbst urämische Folgezustände bei längerer Verstopfung der Harnleiter (sog. kalkulöse Anurie bei Funktionsstörung auch der steinfreien Niere infolge andersartiger Erkrankungen, oder sog. reflektorischer Anurie). 3. Zur Sicherstellung der Diagnose sind noch zwei spezialistische Untersuchungsmethoden erforderlich: Die Spiegel- und Katheteruntersuchung der Blase und der Harnleiter, sowie die Röntgenuntersuchung (stets beide Nieren, auch ganzer Ureterverlauf und Blasengegend!). Oft sind wiederholte, technisch einwandfreie Filmaufnahmen der angeblich kranken und der gesunden Niere nach gründlicher Darmreinigung erforderlich. Negative Befunde kommen trotz richtiger Aufnahmetechnik vor allem bei Cystin- und Xanthinsteinen vor, sowie bei Uratkonkrementen. Positive Befunde werden mitunter durch Fehlerquellen vorgetäuscht (Plattenfehler und sog. Beckenflecke, u. a. Steine und Fremdkörper im Darm, Verkalkungen in benachbarten Weichteilen, wie in Drüsen und Schleimbeuteln, ferner in Geschwülsten (Myome), Phlebolithen, Arteriosklerose von Gefäßen, z. B. der Arteria iliaca interna, eingedickte Senkungsabscesse). Einmalige negative Befunde sind deshalb mit Vorsicht zu bewerten und positive, die auch über Zahl und Größe der Steine, sowie ihren Sitz genau orientieren können, nur unter Beachtung solcher Fehlerquellen. Passagehindernisse durch die relativ häufigen, oft übersehenen Uretersteine sind beim Harnleiterkatheterismus leicht festzustellen, die Lagebeziehungen verdächtiger Schatten zum Ureter evtl. durch Einlegen von Kontrastsonden, Röntgenuntersuchung mit Uroselecton. Beim getrennten Auffangen der Harnproben aus beiden Ureteren gelingt ferner die Feststellung der die Steinniere so oft begleitenden Infektionen (Pyelitis bzw. Pyonephrose), ferner die namentlich für die Indikationsstellung einer Operation unerläßliche Funktionsprüfung der „gesunden" Seite.

**Verwechslungsmöglichkeiten.** a) Kolikartige Schmerzen bei Erkrankungen von Nachbarorganen, Darmkoliken, Blinddarmentzündungen, Cholelithiasis, Stieldrehungen von Eierstocksgeschwülsten, Adnexerkrankungen; denke auch an reine Blasensteine! b) Andersartige schmerzhafte Nierenerkrankungen, wie paranephritische Abscesse, Einklemmungen einer Wanderniere (bes. bei Frauen, die seltener an Nierensteinen leiden), nicht lithogene Verstopfungen der Harnleiter z. B. durch Gewebspartikel oder Blutgerinnsel im Gefolge von Nierenentzündungen und Nierentuberkulose. c) Rheumatische und nervöse Erkrankungen, wie Lumbago und tabische Krisen. Beachte auch das gelegentliche Zusammentreffen organischer Nervenleiden, vor allem von Syringomyelie, mit Nierensteinen. Mitunter auch Verwechslungen mit „Ileus", perforierten Magengeschwüren, Pankreasapoplexien, Bleikolik, Peritonitis. Auch entzündliche Samenblasenerkrankungen, etwa gonorrhoischer Art, können bei den engen Lagebeziehungen dieser Organe zu den Ureteren echte Nierenkoliken vortäuschen. Man untersuche deshalb stets per rectum, auch auf solche Spermatocystitis.

Die übliche Fragestellung: interne oder chirurgische **Behandlung** ist streng genommen falsch: stets interne Behandlung und bei Besonderheiten gleichzeitige chirurgische Maßnahmen! Gegenstand der internen Behandlung ist zunächst der Anfall; er verlangt a) Bettruhe. Sorge für genaue Messung der Körpertemperatur und Sammlung des gesamten entleerten Harns (mindestens in den ersten Tagen genaue Mengenbestimmungen des Urins, Untersuchungen auf Blut- und Eitergehalt, Besichtigung auf gröbere Partikel; Urin zur Gewinnung etwaiger Steinchen durch Tuch „kolieren"; Sediment mikroskopieren). Achte auf Herztätigkeit im Anfall (evtl. Campher); sorge für Stuhlentleerung! (Glycerinklysmen, Kamillenklistiere). b) Beruhigungsmittel Morphium (schmerzlindernd, auch krampflösend, das begleitende reflektorische Erbrechen mildernd, 0,015—0,03 subcutan, evtl. mit 0,0005 Atropin oder 0,04 Papaverin), evtl. auch Dilaudid und Dicodid; Opiumtinktur (20—30 Tropf.); Stuhlzäpfchen aus Kakaobutter 2,0 und Belladonna (0,025—0,05) allein oder in Verbindung mit Codein. phosph. bzw. Extr. opii āā. Versuchsweise Pantopon (1—3 Tabl. zu 0,01; auch subcutan). Im Notfall zur Schmerzbekämpfung, mitunter auch zur Differentialdiagnose paravertebrale Leitungsanästhesie nach Läwen (12. Thoracal- und 1. Lumbalnerv; beim Uretersitz des Konkrementes auch 2.—4. Lumbalis; 5 ccm einer Tutocainlösung am Foramen intervertebrale), unter Umständen sogar Narkose. „Nierensteinpatienten" tragen zur Beruhigung evtl. die beschriebenen Suppositorien, oder andere schon erprobte Linderungsmittel (nicht Morphium per os oder subcutan) bei sich mit dem Auftrag, sie im Anfallsbeginn anzuwenden. Versuchsweise Glycerinbehandlung (100—150 g innerlich, hinterher Kognak oder Citronenlimonade) zur Verhütung von Erbrechen; angeblich Erleichterung des Steinabgangs und Schmerzlinderung. Casper verordnet: Glycer. puriss. 140,0; Tct. cort. aurant.; Tct. amara āā 5,0; alle 3 Stunden 1 Eßl.; 2 Fl. wöchentlich; anscheinend unschädlich. c) Reichliche Mengen warmer Flüssigkeit; Milch, verschiedenartige Tees, wie Kamillen, Lindenblüten, Bärentraubenblätter. d) Äußere Wärme- und Kälteanwendung; bei stärkeren Nierenblutungen und überall da, wo sie angenehmer empfunden wird, am besten Kälte; sonst Wärme in Form von heißen Umschlägen, Wärmflaschen, Thermophoren, möglichst warmen $1/2$ stündigen Bädern. Etwaige stärkere Hämaturie verlangt strenge Bettruhe, gleichzeitige Einschränkung der Nahrungs- und Flüssigkeitszufuhr, salinische Abführmittel und innerlich versuchsweise Styptika. Der „entzündliche Anfall" im Gefolge akuter Pyelitis sistiert mit dem Abflauen der stürmischen Enzündungserscheinungen, der mechanische mit der Ureterpassage des Steines in die Blase oder durch Rücktransport eingeklemmkter Konkremente in das Nierenbecken. Bei längerer starker Fiebersteigerung und in allen Fällen von Anurie sind womöglich Fachärzte zuzuziehen! Anurien, die länger als 24 Stunden dauern, verlangen meist trotz scheinbaren Wohlbefindens einen chirurgischen Eingriff, damit vorläufig dem Urin nach außen Abfluß verschafft wird und tödliche Folgezustände der Anurie vermieden werden.

In der anfallsfreien Zeit geht das natürliche therapeutische Streben auf Entfernung der Steine und auf die Verhütung weiterer Steinbildung —

eine schwierige, häufig unlösbare Aufgabe. Spontanheilungen, vor allem durch „produktive", d. h. zur Durchzwängung des Steines nach außen führende Koliken kommen fast nur bei kleineren Konkrementen vor; bei größeren, insbes. den verzweigten korallenförmigen Steinen gelingt die Entfernung nur durch operativen Eingriff. Die Nierensteinoperationen, auch in Form der Nephrolithotomie oder Pyelolithotomie, sind nicht ungefährlich (Mortalität in unkomplizierten Fällen wohl etwa 5%). Wir entschließen uns hierzu, wenn eine sachgemäße, konservative Behandlung erfolglos bleibt oder — z. B. in Anbetracht der sozialen Verhältnisse — unmöglich ist, außerdem in Fällen, wo sehr häufige, ungemein schmerzhafte Koliken, bedrohliche Blutungen bestehen oder wo gar länger dauernde Anurien (auch einseitige im Gefolge hartnäckiger Ureterenverstopfungen) und schwere infektiöse Erkrankungen von Nierenbecken und Niere selbst, vor allem kalkulöse eitrige Pyonephrose und Pyelitis sich hinzugesellen (Schüttelfröste!). Nimmt man die Steine nur aus dem Nierenbecken heraus, so kommt es außerordentlich häufig und oft rasch zu Rezidiven. Es bleibt ja im Körper der kranke Mutterboden. Andererseits hat auch die Herausnahme der Niere große Bedenken, namentlich in Fällen mit primären Stoffwechselstörungen. Die Herausbeförderung von Uretersteinen gelingt geschickten Urologen oft auch ohne Operation. Die versuchsweise Weiterbeförderung des im Ureter eingeklemmten Steins durch medikamentöse Anregung der Peristaltik einerseits (Hypophysenpräparate subcutan!) oder medikamentöse Milderung des allzu intensiven örtlichen, den Weitertransport hindernden Spasmus andererseits (Atropin bzw. Belladonna, Papaverin) eignet sich wohl mehr für das Krankenhaus, ebenso wie der vorsichtige Versuch einer Streichmassage der Uretergegend (ebenso Enteroklysma).

Die konservative **Behandlung** versucht eine „aseptische Ruhelage" auch größerer Steine zu erreichen. Hierzu bedarf es sorgfältigster Behandlung aller begleitenden Entzündungserscheinungen in den Harnwegen, vor allem der Pyelitis. Auch nach aseptischen Koliken ohne gröbere Begleitkatarrhe reicht man deshalb unter möglichster Durchspülung durch Wasserzufuhr Harndesinfizienzien, wie Urotropin bzw. Hexamethylentetramin, Salol und Neohexal. Gleichzeitig beobachtet man die für die Behandlung der Pyelitis gültigen Regeln.

Die therapeutische Aufgabe, die renale Ausscheidung der schuldigen Salze möglichst zu vermeiden, ihre Ausfällung im Nierenbecken zu verhüten oder sie gar durch chemische Mittel wiederum in Lösung zu bringen, hat die Kenntnis der chemischen Eigenart der schuldigen Konkremente zur Voraussetzung. Nach den im Abschnitt Löning gegebenen Vorschriften wird festgestellt, ob es sich um Urat-, Phosphat-, Oxalat- oder Cystinsteine handelt.

Auch ohne eigentliche Störungen des Purinstoffwechsels (nur gelegentliches Zusammentreffen mit sicherer Gicht!) kommt es zu abnormer Ausfällung harnsaurer Salze im Urin, hauptsächlich im Gefolge veränderter Lösungsverhältnisse, und dann zu der Nephrolithiasis uratica, der weitaus häufigsten Nierensteinform. Trotz alledem gleicht die diätetische Therapie im wesentlichen derjenigen bei der Gicht. Wir vermindern die renale Ausscheidung harnsaurer Salze durch Einschränkung harnsäurebildender Nahrungsmittel und reichen deshalb vorwiegend lactovegetabilische Kost (wenig Fleisch unter Ausschaltung der sog. inneren Organe, reichlich Obst, Gemüse, Weintrauben). Durch Alkalizufuhr sorgt man gleichzeitig für Abstumpfung höherer Säurewerte im Urin. Die letzteren begünstigen nämlich die Ausfällung der Urate. Man vermeidet jedoch ein Übermaß an Alkali, damit nicht umgekehrt in dem zu stark alkalischen Urin die Phosphate sich abscheiden und erst recht zur Konkrementbildung beitragen. Am besten dosiert man die Alkaligaben durch Prüfung der Harnreaktion mit Lackmuspapier (Alkalizufuhr bis zur schwachen Rötung des blauen Streifens, d. h. bis zu schwachsaurer Reaktion). **Phosphatsteine bilden sich mit Vorliebe bei infektiösen Erkrankungen der Harnwege.** Die Behandlung gleichzeitiger Pyelitis ist deshalb von besonderer Wichtigkeit. Zur Ausfällung von Phosphaten kommt es im Nierenbecken nur bei alkalischer Harnreaktion sowie bei vermehrter, mit Bildung unlöslicher basischer Phosphate einhergehender renaler Kalkausscheidung (statt der normal stärkeren Kalkelimination durch den Dickdarm). Bei von vornherein amphoterer oder alkalischer Reaktion wird deshalb der Urin angesäuert durch Darreichung von „Säuerlingen" (Selters), von Salicylpräparaten, natürlichem Citronensaft und Urotropin. Gleichzeitig bekämpft man etwaige Hyperazidität des Magens und schränkt zeitweise die kalkreichen Gemüse, aus dem gleichen Grunde auch Milch und Eier ein (Fleisch, Zerealien, Käse hingegen erlaubt).

Bei den Oxalatsteinen bekämpft man — soweit dies möglich ist — die Oxalatdiathese durch verminderte Zufuhr oxalsäurereicher Nahrungsmittel und verbesserte Löslichkeitsbedingungen für die ausgeschiedene Oxalsäure. Unter den Gemüsen sind oxalsäurereich: Spinat, Sauerampfer, Rhabarber, in geringerem Grade auch Bohnen und Kartoffeln; oxalsäurereich sind weiter die inneren Organe (Muskelfleisch erlaubt) und unter den Genußmitteln Kakao und Tee. Gleichzeitig vermindert man die Zufuhr kalkreicher Nahrungsmittel wie Milch und Eier, weil reichlicher Kalkgehalt des Urins die Löslichkeit der Oxalsäure verschlechtert. Schließlich soll man durch Alkalien übermäßige Salzsäure des Magensaftes abstumpfen, weil HCl die Löslichkeit und Resorption der Oxalsäure fördern soll (alkalische Mineralwässer wie Fachinger, Natrium bicarbonicum; Magnesia usta oder carbonica 3 mal täglich 2 g). Die Cystinsteine widerstreben noch einer diätetischen Therapie (Behandlung der Begleitkatarrhe und Alkalizufuhr).

Man darf nicht verkennen, daß sich die Begründung der diätetischen Therapie in vieler Hinsicht mehr auf Spekulationen statt auf stichhaltige klinische Tatsachen stützt. Vielfach wiederholen sich die Anfälle trotz jeder Behandlung, und nicht selten verschwinden sie ohne jede Therapie. Oft sind die Steine „gemischte", d. h. sie bestehen aus ganz verschiedenen Salzen, die vom theoretischen Standpunkt aus verschiedene Ernährung bedingen. Der Schaden langdauernder einseitiger Ernährungsweisen, wie sie bei Oxalat- und Uratsteinen von manchen gefordert werden, ist für den Gesamtorganismus vielfach größer als der Nutzen. Hinsichtlich Diät muß man in der Praxis „Kompromisse" schließen, und für die Therapie aller Nierensteine in der anfallsfreien Zeit beachtet man folgende Richtlinien: a) Regelmäßige Lebensweise, zwar mit Vermeidung brüsker körperlicher Anstrengungen und Körpererschütterungen, jedoch mit genügender Bewegung und evtl. mäßigem Sport. Beseitigung etwaiger Verstopfung und Supersekretion des Magens. Gemischte Kost mit Vermeidung stark gesalzener und gewürzter Speisen (Vorsicht mit Alkohol). b) Bekämpfung etwaiger Katarrhe der Harnwege. Harndesinfizienzien. c) Gelegentliche Durchspülung (reichliche Flüssigkeitszufuhr, bes. bei Mineralwasserkuren, vor allem in Wildungen). Gleichzeitig beachtet man die vorwiegende Harnreaktion: bei Uratsteinen Säureabstumpfung durch Alkali, wie Natrium bicarbonicum, messerspitzenweise kurz vor oder während der Mahlzeiten, sowie abends vor dem Schlafengehen noch 2,0 g; Magnesia usta, Magnesia carbonic., Calcium carbonic. 3 mal täglich 1—2 g. Unter den Mineralwässern die alkalischen wie Fachinger, Biliner, die lithionhaltigen wie Salzschlirfer, die erdigen wie Wildungen.

Bei Phosphatsteinen Beseitigung der Harnalkalescenz durch Säuerlinge (Selters, Gießhübel, Apollinaris), Acidum phosphoricum etwa 1 proz. eßlöffelweise, Salol 0,5—1,0 mehrmals, Urotropin, Neohexal, Helmitol, Amon. chloratum 2—3 mal tägl. 0,5—1,0.

Auch aus psychotherapeutischen Gründen mitunter versuchsweise „harnsäurelösende" Arzneimittel: Uricedin, ein aus verschiedenen Natriumsalzen, wie Natriumcitrat, zusammengesetztes Präparat (Stroschein, Berlin); Piperazin (Diäthylendiamin; löst Harnsäure, freilich im Reagensglas); Citarin (anhydromethylencitronensaures Natron), weißes beim Erwärmen Formaldehyd abspaltendes Pulver als Tabl. und brausendes Salz im Handel. Lysidin (Äthylenäthenyldiamin; als 50 proz. wäßrige Lösung im Handel); Sidonal (chinasaures Piperazin; soll angeblich die Harnsäurebildung herabsetzen, ebenso wie Neusidonal.

Eduard Müller†-Marburg.

## Nierentuberkulose (vgl. Abschn.: Urologie).

**Diagnostische Merkmale.** 1. Pathologisch-anatomisch zwar renaler Beginn der Erkrankung durch hämatogene Tuberkelbacillenansiedlung, aber gerne klinisches Einsetzen des zunächst mehr einseitigen, gewöhnlich sehr chronischen Leidens mit Blasen- nicht mit Nierenbeschwerden! Erstes Krankheitszeichen mit Vorliebe ein von selbst entstehender „Blasenkatarrh" mit allzu häufiger, namentlich am Anfang und am Ende schmerzhafter Urinentleerung, mitunter auch mit Druckempfindlichkeit der sekundär infizierten Blase (evtl. selbst per rectum und vaginam).

2. Oft trügerisch gutes, selbst schmerzloses, Allgemeinbefinden, bes. im Anfangsstadium; mitunter jedoch — namentlich bei gleichzeitigen Lungenveränderungen, bei Doppelseitigkeit der Nierenerkrankung und beim raschen Fortschreiten derselben — Körpergewichtsabnahme, Schwächezustände, Anämie, subfebrile Temperaturen (methodische Aftermessungen!). Man achtet auf familiär-hereditäres Vorkommen von Tuberkulose, frühere oder noch bestehende tuberkulöse bzw. skrofulöse Erkrankungen. Lokalreaktionen, wie „Pirquet", nur in den ersten Kinderjahren bedeutsam; Subcutanreaktion nicht eindeutig und hier nicht harmlos.

3. Zwar negativer renaler Palpationsbefund, aber häufige Mitbeteiligung der Geschlechtsorgane bei sorgfältiger Untersuchung von Hoden und Nebenhoden sowie per rectum (Prostata, Samenblase). Achte auf etwaige Verdickungen und Schmerzhaftigkeit des Ureters auf Druck, auch der Nierengegend.

4. In verdächtigen Fällen, namentlich bei Eiter- und Blutgehalt sachverständige Urinuntersuchung unerläßlich. Frischer Urin instrumentell nicht vorbehandelter bzw. untersuchter Fälle meist sauer; mäßiger Eiweißgehalt; hinsichtlich üblicher Eitererreger gewöhnlich steril. Im Zentrifugat selten Zylinder, gerne Eiterkörperchen, in Spätfällen selbst Pyurie, auch Erythrocyten. Positiver Tuberkelbacillenbefund mikroskopisch oder bei Verimpfung auf Meerschweinchen; ausnahmsweise Fehlerquellen: Tuberkelbacillurie ohne gröbere pathologisch-anatomische Nierenveränderungen; Verwechslungen mit Smegmabacillen durch Untersuchung von Katheterurin auszuschließen. Häufige mikroskopische Urinuntersuchungen sind unerläßlich, insbes. nach den gelegentlich vorkommenden Nieren- bzw. Ureterenkoliken. Der negative Bacillennachweis darf nicht überschätzt werden!

5. Fachmännische Cystoskopie (evtl. heftige Schmerzen beim Einführen des Instrumentes!), auch Ureterenkatheterismus: Dadurch auch Feststellung von Grad und Art der Blasenmitbeteiligung, der kranken

Seite (Tuberkel am Ureterostium mit Freibleiben des Trigonums), Verhalten des Urins der befallenen Seite und Funktionsprüfung der gesunden. **Behandlung** (Beratung durch Facharzt!). Klinische Doppelseitigkeit der Nierentuberkulose gewöhnlich nur in Spätfällen, also möglichst frühzeitige Behandlung, am besten durch Operation (interne Nachbehandlung unerläßlich!). Mitunter günstige Rückwirkung des Eingriffes auf gleichzeitige beginnende Lungentuberkulose. Eiweiß-, ja Zylinderausscheidung der gesunden Niere ist keine absolute Gegenanzeige (tuberkulöse, durch einseitige Nierentuberkulose unterhaltene Nephritis der andern Niere!). Von größter Bedeutung Allgemeinbehandlung wie bei Lungentuberkulose. Harndesinfizienzien nur bei Mischinfektionen! Wichtig: Freiluft-Liegekuren, Schmierseifeneinreibungen, Höhensonnenbestrahlungen, Heliotherapie (Vorsicht!), periodische Darreichungen von Lebertran und Kreosotpräparaten, versuchsweise Tuberkulinkuren (gleichfalls Vorsicht!).

Eduard Müller†-Marburg.

## Nierentumoren.

**1. Echte Geschwülste.** Gewöhnlich bösartige von Nebennierengewebe ausgehende Hypernephrome (auch Adenosarkome). Bevorzugt: Kindes- und höheres Lebensalter. Oft langsames, symptomloses Wachstum bis zum Einsetzen alarmierender Blutungen, klinisch vorherrschender Metastasenbildung oder starker Raumbeengung durch Tumor. Nicht selten örtliche Schmerzen, teils sekundär durch Hämaturien, teils primär durch Raumbeengung und Kapselspannung. Mitunter Fieber, auch infolge Tumorzerfalls. Wichtige Kennzeichen: 1. Palpable, raumbeengende, solide Neubildung in Nierengegend (infolge örtlicher Einschmelzung von Tumorpartien mitunter Bildung einer urinähnlichen Flüssigkeit und Verwechslung mit Hydronephrose bzw. Cysten bei Punktionen ohne eingehende, vor allem chemische Punktatuntersuchung!). 2. Ohne gleichzeitige Steinsymptome und ohne Cystitiserscheinungen gewöhnlich, aber nicht regelmäßig Hämaturien von sehr wechselnder Stärke, Dauer und Häufigkeit; bald nur mikroskopischer Blutgehalt, bald bedrohliche zu Anämie führende Hämaturien. Mitunter Eiweiß auch im blutfreien Urin; ausnahmsweise Tumorpartikel. Zur Unterscheidung von Nierentuberkulose fehlen Tuberkelbacillen und Eiter, zur Unterscheidung von hämorrhagischer Nephritis kein reichlicher Gehalt von Blutzylindern, zur Unterscheidung von Steinen kein entsprechender Röntgenbefund. Sicherstellung des renalen Ursprungs etwaiger Blutungen sowie der Seitendiagnose womöglich durch fachmännische Cystoskopie und Ureterenkatheterismus; hierbei gleichzeitige Funktionsprüfung der Nieren. 3. Nachweis etwaiger Metastasen; bald das erste Krankheitssymptom, bald trotz mächtigen Tumors für die klinische Diagnostik fehlend. Achte auf Knochenmetastasen (oft Becken) und Gehirn! — Möglichst frühzeitige, aber auch dann leider allzu oft erfolglose operative Behandlung (oft rasches Hineinwachsen der Geschwülste in die Nierenvene!). Große Operationsmortalität des sehr schweren Eingriffes; bei Gegenanzeigen versuchsweise Röntgentherapie sowie Arsenbehandlung.

**2. Cysten.** a) Die meist doppelseitige Cystenniere (Adenocystom bzw. renale oder pararenale cystische Neubildung; Mißbildung? Retentionscysten?). Vorkommen ebenso wie bei echten Nierengeschwülsten vorwiegend im Kindes- (auch fetal) sowie höheren Alter. Vielgestaltiger Krankheitsverlauf. Bester diagnostischer Anhaltspunkt: Kombination einer scheinbaren Schrumpfniere (Blutdrucksteigerung und Herzhypertrophie) mit buckliger Nierengeschwulst (evtl. gleichzeitig Cystenleber und -milz). In andern Fällen Verlauf unter dem Bilde echter Nierengeschwulst, von Nierensteinen, auch Pyelonephritis.

b) **Parasitäre Formen** (Echinococcus!). Diagnostisch schwierige, meist einseitige, mitunter mächtige Blasenbildung mit Neigung zum Durchbruch ins Nierenbecken. Merkmale für den Facharzt: Ergebnis von Probepunktion bzw. Probeincision (evtl. Haken, Membran im Urin); Mitbeteiligung anderer Organe an der Echinococcuskrankheit, Ausfall der Komplementbindungsreaktion, evtl. positive Eosinophilie. Operative Behandlung, am besten durch Blasenincision.

Eduard Müller†-Marburg.

## Sackniere (Hydronephrose).

Verbleibt in Nierenbecken und Nierenkelchen infolge angeborener oder erworbener, völliger oder auch teilweiser Verlegung der Abflußwege in zunehmender Menge steriler oder infizierter Residualurin, so entwickelt sich eine fortschreitende Ausweitung des Nierenbeckens mit allmählicher Druckatrophie des Nierengewebes: Hydronephrose bzw. Pyonephrose (evtl. auch mit nachträglicher Konkrementbildung im stagnierenden Harn). Die Sackniere ist „offen" bei noch teilweisem, „geschlossen" bei völlig fehlendem Abfluß. Zu den angeborenen Ursachen, die sich mitunter erst im späteren Leben geltend machen, rechnen vor allem: Ureterverengerungen (z. B. durch Klappenbildungen, Divertikel, abnorme „akzessorische" Gefäße), Nierenektopien, Hufeisennieren, Anomalien des Harnleiterverlaufs. Zu den erworbenen, bei einseitigen Hydronephrosen: Ureterverschlüsse durch Steine, Narben, hartnäckige entzündliche Schleimhautschwellungen, Abknickungen und Kompressionen durch Geschwülste und entzündliche Verwachsungen, Tuberkulose, operative Schädigungen, bei doppelseitigen Erkrankungen: bes. Harnröhrenstrikturen (Prostatahypertrophie!) und Affektionen der weiblichen Geschlechtsorgane.

Grobe Beschwerden oft erst bei großer Sackniere sowie bei raschen stärkeren Volumschwankungen und infizierten Hydronephrosen. Auch Schmerzkoliken, bes. bei intermittierenden Formen mit plötzlichem Nachlassen der Beschwerden unter Entleerung großer Urinmengen (z. B. bei vorübergehenden Ureterabknickungen durch Wandernieren).

**Befund.** Aus Nierengegend kommende, unter dem Rippenbogen palpable, evtl. fluktuierende Geschwulst. Auffällige Urinveränderungen fehlen oft, namentlich bei einseitigen geschlossenen Hydronephrosen (achte auf grobe Schwankungen bzw. Verminderungen der Harnmenge!). Gute diagnostische Hilfsmittel können in der Hand des Facharztes nur sein: Ausmessung der „Kapazität" des Nierenbeckens sowie die Pyelographie nach Füllung des Nierenbeckens mit einem Kontrastmittel, oder Uroselecton, nicht zuletzt natürlich der Ureterenkatheterismus.

Die Notwendigkeit chirurgischer **Therapie** legt frühzeitige fachärztliche Beratung nahe mit ergänzender Untersuchung, vor allem durch Ureterenkatheterismus. Operative Behandlungsmöglichkeit und damit Prognose vom Verhalten der anderen Niere abhängig. Womöglich operative Beseitigung des Hindernisses, evtl. mit Herausnahme einer nachträglich vereiterten Niere oder des ganzen Sackes, wenn nennenswerte Mengen von Nierenparenchym kaum mehr vorhanden sind. Gelegentliche Verwechslung mit echten Nierengeschwülsten und andersartigen Cysten, auch mit Milz und Lebertumoren.

Eduard Müller†-Marburg.

## Wanderniere (Ren. mobilis).

**Vorbemerkung.** Angeborene und erworbene Ursachen bedingen mitunter dauernde oder vorübergehende Verlagerungen der Niere sowie abnorme Beweglichkeit derselben. Diese krankhafte Beweglichkeit der gelockerten Drüse äußert sich teils spontan bei aufrechter Körperhaltung, sowie bei der Funktion von Nachbarorganen, vor allem bei dem inspiratorischen Tiefertreten von Zwerchfell und Leber, teils passiv bei der Betastung. Die Grenzen zwischen „normal" und „krankhaft" sind unscharf. Häufig handelt es sich nur um einen in Rückenlage und bei der Inspiration deutlich palpablen unteren Nierenpol bei Individuen, deren fettarme schlaffe Bauchdecken ein tieferes Eindringen der tastenden Hand gestatten. In andern Fällen kehren die Nieren während der Ausatmung spontan nicht mehr in die Normallage zurück; nur passive Reposition ist möglich. Bei höheren Graden der Wanderniere ist das stark dislozierte Organ in ganzer Ausdehnung tastbar, passiv zu umgreifen oder geradezu exzessiv verschieblich — nicht nur nach oben, mitunter auch noch weiter nach unten, sowie seitlich, ja auch durch Rotations- und Kippbewegungen.

Die Bedeutung angeborener Ursachen erhellt schon aus dem familiärhereditären Vorkommen. Vielfach ist die Wanderniere nur die Teilerscheinung einer Konstitutionsanomalie (Habitus asthenicus bzw. neuro-enteroptoticus nach Glénard, Stiller); nervöse, magere Menschen von grazilem Knochenbau, schmalem, flachem Brustkorb, abnormer Beweglichkeit der 10. Rippe, Enteroptose, vor allem Gastroptose. Schlaffheit der Bauchdecken, z. B. nach wiederholten Geburten, gefährdet ebenfalls die normale Fixation der Abdominalorgane, in gleicher Weise Abmagerungen, möglicherweise auch durch Atrophie des Nierenfettes. Vorherrschendes Leiden beim weiblichen Geschlecht und Prädilektion der rechten, von der respiratorisch verschieblichen und voluminösen Leber überlagerten Niere.

Das Verhalten der Niere bei Rückenlage gibt keinen ausreichenden Maßstab für den Grad der Verlagerung bei aufrechter Haltung, wo ein intensiver Zug nach unten auf alle Bauchorgane wirkt; deshalb stets bei entspannten Bauchdecken bimanuell nicht nur im Liegen untersuchen, sondern auch im Sitzen bzw. Stehen bei Vornhergebeugten, in Seitenlage, bei gewöhnlicher Atmung und tiefer Inspiration. **Erkennungszeichen der Niere:** Nierenform, glatte Oberfläche, „aalglattes" Entschlüpfen des Organes, Repositionsmöglichkeit an normale Stelle. Deutliche inspiratorische Tastbarkeit der Niere spricht zwar gewöhnlich für krankhaften Zustand, aber noch keineswegs für Behandlungsbedürftigkeit des Falles. Unser therapeutisches Handeln hängt hier weniger vom Grad der Verlagerung, sowie der aktiven und passiven Organverschieblichkeit ab, als von dem Maß der tatsächlich begründeten subjektiven und objektiven Nierenstörungen. Fälle, in denen Wanderniere die vorherrschende Krankheitsursache bilden, sind im Marburger poliklinischen Material selten. Richtige **Deutung der subjektiven Beschwerden** ist zu sachgemäßer Therapie unerläßlich. Häufig ist eine Wanderniere trotz erheblicher Verlagerung und passiver Verschieblichkeit des Organes ein zufälliger Nebenbefund. In andern Fällen, bes. bei angeborener neuro- bzw. psychopathischer Konstitution, entwickeln sich vorwiegend psychogene Lokalsymptome, wenn der Arzt eine zuvor symptomlose Wanderniere bei Nervösen gefunden und dem Kranken — oft eine gefährliche Verlegenheitsdiagnose — den Befund mitgeteilt hat. Gleichzeitige Schmerzüberempfindlichkeit und hypochondrische Bewertung spielen überhaupt auch bei objektiv zum Teil begründeten Wanderierenbeschwerden eine große Rolle. Die Ursache dieser Beschwerden, die bei Bettruhe bes. nachts meist verschwinden, sind mannigfach: Durch die beim Stehen und Gehen, bei körperlichen Erschütterungen, bei Druck von Kleidung eintretenden Lageveränderungen entstehen Zerrungsschmerzen, Nierengefäß- und Ureterabknickungen, venöse Stauungen der verlagerten anschwellenden Niere, selbst vorübergehende, „intermittierende" Harnstauungen (Hydronephrosen) mit kolikartigen Nierenbecken- bzw. Ureterschmerzen. Ein gewisser Schutz gegen solche Zerrungen liegt bei Lageveränderungen des Organes in der kompensatorischen Verlängerung der ein- und austretenden Gefäße und Nerven, bes. der Arteria renalis. Nierenkoliken sind aber keineswegs nur Folge von Einklemmung bzw. Stieltorsionen; sie kommen z. B. auch bei der schmerzhaften Fixation der verlagerten Niere, z. B. durch perinephritische Verwachsungen vor. Zwischen begründetem Schmerzmaß und Grad der Verlagerung bzw. Verschieblichkeit besteht kein Parallelismus. Störend ist auch nicht nur die Auf- und Abwärtsbewegung der Niere, sondern das Umkippen des oberen Pols nach vorn sowie starke Schräg- ja Querstellung der verschieblichen Niere. Wichtig für die Schmerzbewertung sind ferner: gleichzeitige entzündliche Kapselerkrankungen (chronische, schwielige Paranephritis), peritoneale Reizerscheinungen (Nierenvorderfläche trägt peritonealen Überzug), die Kombination der Wanderniere mit andersartigen Nierenerkrankungen, z. B. Pyelitis, Nephritis, Tuberkulose und Steinen. Vielfach hängen die Beschwerden mit andern Erkrankungen der Bauchorgane, z. B. Ulcus ventriculi oder duodeni, Cholelithiasis, sog. spastischer Obstipation, Gastroptose und Magenatonie, zusammen. Aus dieser Vielfarbigkeit der Entstehungsursachen geht ohne weiteres die Variabilität der Beschwerden, nicht zuletzt auch die große Bedeutung der Nervosität, sowie komplizierender Erkrankungen der Bauchorgane für die Therapie hervor.

Bei mangelhaftem Ernährungs- und Kräftezustand sind Mastkuren, evtl. mit Ruhekuren, Lebertran- auch Arsendarreichung angezeigt. Sie nützen vor allem durch Besserungen des Allgemeinbefindens, Beseitigung der Schmerzüberempfindlichkeit sowie durch Zunahme der abdominellen Fettdepots. Die Zunahme des Nierenfetts allein ist weniger wichtig. Die Nieren rutschen nach unten nicht aus ihrem Fettlager, sondern mit ihrem Fettlager (Fr. Suter). Objektive Besserungen im palpatorischen Nierennachweis können bei Mastkuren allerdings durch die schlechtere Fühlbarkeit bei Fettzunahme des Leibes bes. der Bauchdecken vorgetäuscht werden. Gleichzeitige Schlaffheit der Bauchdecken machen Bauchmuskelgymnastik sowie Anlegung gutsitzender, elastischer Bauchbinden erforderlich. Versuchsweise Pelottenbehandlung läuft im wesentlichen auf Suggestivtherapie hinaus. Der zur Reposition erforderliche starke umschriebene Druck ist auf die Dauer eher schädlich als nützlich und ist kaum jemals den nach Körperlage wechselnden mechanischen Bedingungen anzupassen. Kleidersünden, bes. umschnürende Rockbänder, schlechtsitzende, zu enge Korsetts sind zu beseitigen. Gutsitzende, den Unterleib hebende, elastische Leibbinden oft zweckmäßig. Operative Behandlung (Nephropexie) ist nur ausnahmsweise am Platz, z. B. bei groben, zweifellos objektiv vollbegründeten örtlichen Beschwerden, bei fixierten Wandernieren, häufigen, sonst nicht zu beseitigenden Koliken, intermittierenden Hydronephrosen. Nicht in allen Fällen haben Nephropexien Dauererfolge. Mitunter bestehen starke Beschwerden in der reponierten Niere fort. In andern Fällen kommt es zu Rezidiven. Wiederholt sah ich Verschwinden der örtlichen Beschwerden trotz objektiven groben Rezidivs bei Nachuntersuchungen früherer Operierter — ein weiterer Hinweis auf die Wichtigkeit gleichzeitiger Suggestivbehandlung durch den chirurgischen Eingriff. Nur ausnahmsweise Nierenexstirpation! Eduard Müller†-Marburg.

## Nierenbeckenentzündung

(Pyelitis; s. insbes. Abschnitt: Kinderheilkunde, sowie Geburtshilfe und Gynäkologie mit Darstellung besonderer klinischer Formen daselbst).

**Vorbemerkungen.** Bakterien erreichen das Nierenbecken gewöhnlich hämatogen, lymphogen oder urogen; hämatogen durch renale Bakterienausscheidung fast aller Infektionserreger, die Bakteriurie und „Ausscheidungsnephritis" hervorrufen (z. B. septische, typhöse Erkrankungen, Scharlach). Der lymphogene Weg wird durch Lymphgefäßanastomosen zwischen Niere und Blase sowie Niere und Darm bes. aufsteigendem Dickdarm, Blinddarm und Blinddarmanhang ermöglicht. Urogene Einschleppung der Krankheitserreger kommt bei Harnstauung und primärer Cystitis vor; aber auch hier spielen Resorption von Erregern durch die erkrankte Blasenschleimhaut mit hämatogener Nierenbeckeninfektion auch der Lymphweg längs der periuretalen Bahnen, sowie die Fortpflanzung einer Blasenentzündung durch aufsteigende Blasenschleimhauterkrankungen, mitunter auch Infektionen durch Ureterenkatheterismus, nicht nur das einfache Hochkommen der Bakterien in einer stagnierenden Harnsäule eine große Rolle. Die ascendierenden und einseitigen Formen sind viel häufiger als die hämatogenen und doppelseitigen.

**Prädisposition.** Kindesalter, vornehmlich bei Mädchen! (bei unklarem Fieber fahnde hier neben Erkrankungen der Rachenorgane, des Ohres, verkappter Tuberkulose und Perihilusdrüsen auch nach Pyelitis!). Weibliches Geschlecht; rechte Niere, wenigstens bei Frauen; Schwangerschaft (hier eine der häufigsten und wichtigsten Komplikationen!); alle Erkrankungen, die zu Harnstauungen und damit zu Resturin im Nierenbecken führen, sowie die geregelte physiologische Abwärtsspülung der oberen Harnwege unmöglich machen (also peripher vom Nierenbecken gelegene Abflußhindernisse); schließlich noch Primärerkrankungen des Nierenbeckens, die das Haften eingeschleppter Infektionserreger erleichtern, z. B. Steine, Tuberkulose, auch angeborene Anomalien im anatomischen Bau. — Männer erkranken im Gegensatz zu Frauen meist erst im späteren Alter.

**Formen.** Akute (relativ häufig; meist Pyelonephritis; Rezidivgefahr, dann gerne schubweise „zyklisch") und chronische (Ausgänge akuter oder von vornherein chronische Entwicklung, oft nur bei Exacerbationen erkennbar). „Katarrhalische", eitrige, hämorrhagische, ulceröse, pseudomembranöse Formen (ausnahmsweise auch polypöse, cystische, follikuläre Schleimhautreaktion).

**Wichtigste Merkmale.** Häufige Klagen über örtliche Schmerzen (mitunter fehlend; aber auch kolikartig); „Blasenreizungen", vor allem häufige Entleerung und Brennen beim Wasserlassen, auch ohne erhebliche begleitende Cystitis. Polyurie (bei chronischen Formen bald infolge schon ernstlicher Verschlechterung der Nierenfunktion, bald mehr durch nervösreflektorische Beeinflussung der Wasserausscheidung; hier öfters Nykturie, d. h. nächtlich vermehrte Menge); trüber, eitriger Urin; Fiebersteigerungen (öfters hoch, selbst Schüttelfröste; aber sonst guter Puls und ruhige Atmung); Allgemeinbeschwerden, wie Kopfschmerzen, blasses Aussehen.

**Befund.** 1. Pyurie; bei geringem Gehalt an Eiterkörperchen Zentrifugatuntersuchung! 2. Positiver Nachweis der schuldigen Infektionserreger in frischgelassener oder besser in steril mit Katheter entnommener Probe (evtl. fachärztlicher Ureterenkatheterismus). Bakteriennachweis durch Mikroskop und im Untersuchungsamt durch Kultur. Erreger gewöhnlich Coliarten, auch der prognostisch — wenigstens in akuten Fällen — günstigere Staphylococcus albus, nur gelegentlich verschiedenartige andere Bakterien, auch Gonokokken, Proteus, Typhus- und Paratyphusbacillen, Pyocyaneus, Influenza-, Diphtheriebacillen. Man muß hier zwischen Colibakteriurie bei scheinbar intakten Harnwegen und Coliinfektion der letzteren unterscheiden (hier auch Eiterkörperchen!). Achte womöglich auf gleichzeitige Bakteriämie sowie auf Leukocytose (eitrige Formen). Urin bei Colipyelitis meist sauer, nur geringer Eiweißgehalt (höherer als $1\,^0/_{00}$ spricht beim Erwachsenen für Nierenmitbeteiligung); positive Cylindrurie beweist die letztere, negative schließt sie nicht aus. Praktisch ist eben eine mehr oder minder starke Beteiligung des Nierengewebes, also eine Pyelonephritis, bei jeder Nierenbeckenentzündung anzunehmen. Mit der diagnostischen Verwertung der „Nierenepithelien" sei man bei der Schwierigkeit ihrer Herkunftsbestimmung sehr vorsichtig.

**Verwechslungen** bes. mit Cystitis (oft gleichzeitig), diffusen und umschriebenen eitrigen Entzündungen des Nierengewebes und der Nierenkapsel (hier evtl. Durchbruch ins Nierenbecken), Nierentuberkulose, Fehldiagnose einer „Influenza", Gallen- und gewöhnlicher Nierensteinerkrankung, Adnex- und Darmaffektion, fast nur bei Vernachlässigung des Urinbefundes.

Die im Abschnitt Cystitis gegebenen **therapeutischen Richtlinien** gelten im großen und ganzen auch für die Pyelitisbehandlung (vgl. S. 711).

Zur Vorbeugung: Aseptisches Katheterisieren; sorgfältige Frühbehandlung von Blasenkatarrhen. Versuchsweise kausale Therapie bei Tumor, Steinbildung, Tuberkulose der Harnorgane. Operative Behandlung sonst nur ausnahmsweise, bes. bei einseitiger, eitriger Pyelonephritis; Eröffnung des Nierenbeckens, Ausspülung, evtl. Sektionsschnitt durch Niere, selbst Nierenentfernung.

Konservative Behandlung in frischen Fällen und bei akuter Verschlimmerung chronischer Pyelitis. Bettruhe, Warmhalten, Regelung des Stuhlgangs (zweckmäßig tägliche Kamillentee-Einläufe), Schmerzlinderung durch örtlichen „Prießnitz", Alkoholpackungen, heiße Breiumschläge; aber auch Eisblase, je nach der besseren subjektiven Bekömmlichkeit (auch körperwarme Vollbäder). Schmerzlindernd wirken neben gleichzeitiger Harndesinfektion Pyramidon, Aspirin, Salol (3mal täglich 1,0), schließlich Codein-Belladonna-Suppositorien (Cod. phosph. bis 0,05; Extr. belladon. bis 0,035); im Notfall Morphium. — Vorübergehende Milchdiät, bes. bei Pyelonephritis; zumindest eine „Nierendiät", also eine lacto-vegetabilische, gewürzfreie, salzarme (deshalb auch nicht salzreiche Mineralwässer). Kein Alkohol! Zur unmittelbaren Bekämpfung der Nierenbeckeninfektion neben Harndesinfizienzien entweder Spülung von oben her durch reichliche Diurese, sowohl durch absichtliche häufige Miktion, die auch die tägliche Harnmenge steigern kann, wie durch Trinken von 1—2 l dünnen russischen Tees täglich, Bärentraubenblätter-, Birkenblätter-, Hagebuttenkerntee, Wildunger Tee, auch Mineralwässer, selbst einfaches Wasser (manche empfehlen destilliertes) oder aber Ausnutzung der großen bakteriziden Kräfte eines konzentrierten Urins und zur Anreicherung der ausgeschiedenen Harndesinfizienzien im Urin: vorübergehende Trockenkost bzw. Durstkur, Schwitzprozeduren. Mitunter empfiehlt sich ein rascher Wechsel mit beiden Methoden z. B. derart, daß tagsüber, bes. vormittags, reichlich Tee getrunken wird, nachmittags eine Schwitzprozedur mit möglichst geringer Flüssigkeitsaufnahme stattfindet, abends aber Trockenkost und Harndesinfizienzien gereicht werden. Bei der Auswahl der letzteren ist die Harnreaktion in der Weise zu beachten. Wir verschreiben vor allem: Urotropin (nur in saurer Lösung durch Formaldehydabspaltung wirksam; bei großen Dosen und langer Darreichung evtl. Nierenschädigung). Wir geben davon bzw. von Hexamethylentetramin etwa 3 mal täglich 1—2 Tabl. zu 0,5 nach dem Essen oder spritzen intravenös zeitweise 1—3 Ampullen täglich der 40proz. sterilen Lösung, evtl. auch Cylotropin und zwar bes. bei Staphylokokken-Ätiologie. Überdosierungen können Blasenkrämpfe, selbst Blutungen machen. Weitere Präparate ,,per os" sind: Hexal und Neohexal (3 mal täglich 2 Tabl. zu 0,5), Helmitol (ebenso), Myomalyd (Urotropin + Natr. formic.), Borovertin (Hexamethylentetramintriborat), Cystopurin (Hexamethylentetramin und Natr. acet.).

**Nachbehandlung.** Vermeidung von Erkältungsschädlichkeiten, warme Leibbinde (Nierenbeckenhöhe), während mehrerer Wochen intermittierende Darreichung von Harndesinfizienzien (evtl. mit Präparat wechseln; z. B. nur 2—3 mal· wöchentlich 3 mal 1,0 Urotropin, Salol); Nachkuren mit alkalischen bzw. muriatischen Heilquellen, z. B. in Wildungen, Neuenahr, Ems (auch Fachinger, Biliner Wasser).

Gerade in hartnäckigen Fällen muß man mit besonderer Sorgfalt nach Quellen fahnden, die die renale Ausscheidung von Krankheitserregern, das Hochkommen durch den Ureter und das Haften im Nierenbecken begünstigen. Stets erschöpfende interne Untersuchung des Gesamtkörpers, evtl. auch gynäkologische, vor allem aber urologische mit Filmübersichtsaufnahmen der Harnwege (Konkremente), Harnleiterkatheterismus u. a. auch Pyelographie. Man achte auf Infektionsherde, auch an Tonsillen, Appendix, Adnexen, ferner auf Dickdarmerkrankungen, selbst Zahneiterungen. Begleitende Obstipationen beseitigen, milde Abführkuren auch mit Ricinus und Paraffin versuchen, auch sog. Darmdesinfizienzien. Ausschaltung chemischer Gifte freilich, etwa nach Art des Kantharidin und Terpentin, wird nur ausnahmsweise in Frage kommen. Medikamentös versucht man bei allen Erregern, namentlich Gonokokken und Staphylokokken, das Neosalvarsan (etwa 0,15; 2—3 mal wöchentlich), tägliche intravenöse Einspritzungen einer 0,5proz. Lösung von Trypaflavin (Ampullen im Handel), ferner das Methylenblau (etwaige Blasenreizung soll angeblich durch Muskatnuß verhütet werden; in Kapseln zu 0,1; 3 mal täglich 1—2), dann das Collargol (3 Eßl. einer 2 proz. Lösung täglich; wirkt nach Böminghaus vielleicht mehr durch Beeinflussung der Bakterienflora im Darm; schließlich — abgesehen von der modernen, aber in der Wirkung gleichfalls zweifelhaften Bakteriophagenbehandlung — auch die Autovaccine. (Herstellung bei chemischer Industrie bzw. Untersuchungsämtern; 1—2 Injektionen wöchentlich; kräftige Fieberreaktionen mit vorherrschend ,,unspezifischer" Wirkung), parenterale Eiweißkörperinjektionen bes. in chronischen Fällen (z. B. Caseosan 0,5—5 ccm steigend alle 3—5 Tage).

In chronischen Fällen, auch als Nachkur von akuten, noch intermittierende Darreichung von Harndesinfizienzien mit häufigerem Wechsel des Präparates (in erster Linie aber Salol), ferner das oben geschilderte wiederholte Umwerfen der Harnreaktion, auch abwechselnd mit reichlicher Diurese (falls Herz und Niere solche stärkere Wasserbelastung vertragen) sog. Durstkuren, auch mit Schwitzprozeduren. Säuerungstherapie, die sich bes. bei alkalischem Urin und Staphylokokken eignet, gelingt teils diätetisch durch geringe Flüssigkeitszufuhr ($^1/_2$—1 l) und durch ,,säuernde" Speisen (Brot, Mehl, Hafer, Fett, Eier, Fleisch), teils durch Acid. phosph. oder Salmiak per os (z. B. Acid. phosph. 5,0; Sirup. Rub. Id. 20,0 zu 200,0 Wasser; 1—3 stündlich 1 Eßl.; oder Amm. chlorat. 5,0; Sirup. spl. 30,0 zu 150,0 Wasser; 1—2 stündlich 1 Eßl.). Zeitweises reichliches Trinken von natürlichen Zitronensaft gleichfalls zweckmäßig. An den „Säuretagen" gleichzeitig innerlich Urotropin (2—3 g), auch Salol (3 mal 1,0). Alkalische Harnreaktionen erzielt man andererseits durch Natr. bicarbon. (bis 10,0 pro die) und diätetisch mit Obst, Gemüse, Milch und Kartoffeln. Ein Versuch mit Rohkost ist namentlich bei begleitenden Darmstörungen geboten.

Mehr für Facharzt und Krankenhaus geeignete Behandlungsmethoden in chronischen Fällen, in denen Fieber und Schmerzen gewöhnlich zurücktreten: Blasenspülungen, insbes. bei primärer und begleitender Cystitis. Nach Schottmüller auch mit 1% Argentum nitricum-Lösung, etwa 100 ccm, alle 5—6 Tage, je nach Verträglichkeit (Tenesmus) 5—10 Minuten, danach mit 1% Kochsalzlösung bis zur Klärung spülen. Durch Ureterenkatheterismus Entleerungen des kranken Nierenbeckens, Drainage des Harnleiters, Nierenbeckenspülungen, evtl. auch Säuberung mit dünnen Borsäure- und Oxycyanatlösungen mit $1/2 ^0/_{00}$—1% Argentum nitricum, Protargol (0,5%), 5% Kollargollösung.

Als Badeorte empfehlen sich namentlich Wildungen und Brückenau. Der Hauptvorteil liegt auch hier weniger in den besonderen chemischen Eigentümlichkeiten der dortigen Quellen, als in einer öfters günstigen, reichlichen Flüssigkeitszufuhr mit Spülung von oben, nicht zuletzt aber in der dortigen Behandlung durch urologisch geschulte Ärzte. Die Neigung der durch Staphylokokken bedingten Formen zur Spontanheilung, der zyklische Verlauf chronischer Fälle, die zeitweiligen spontanen Verschlimmerungen während der Menses und vieles andere erschweren außerordentlich die sichere Beurteilung therapeutischer Maßnahmen. Bei plötzlichen spontanen „Besserungen" einseitiger Pyelitis denke man stets an Ureterenverlegung! Eduard Müller†-Marburg.

## Beurteilung der Erwerbsfähigkeit bei Nierenkrankheiten.

**Grundlagen für die Beurteilung. 1. Augenblickliches Gesamtbild** unter besonderer Berücksichtigung des Allgemeinbefindens und des Verhaltens der Nieren bei den S. 662 geschilderten Funktionsprüfungen (vor allem des Wasserausscheidungs- und Konzentrationsvermögens) und bei den sog. Belastungsproben. Belastungsproben sind gleichsam Anpassungsübungen an die Erfordernisse des täglichen Lebens und an die Berufsarbeit. Vorsichtige Anwendung solcher Belastungsproben nacheinander, womöglich unter Einschiebung von Schonungstagen und unter sorgfältiger Kontrolle des Allgemeinbefindens, Puls, evtl. auch des Blutdrucks, vor allem des Harns (chemisch und mikroskopisch, Sammelurin; frische Probe unmittelbar vor, kurz nach der Belastung, sowie in 2 stündigen späteren Pausen bis zum Verschwinden etwaiger Reaktionen). Gleichzeitig Ausschaltung etwaiger heimlicher Schädigungen; evtl. Krankenhausüberweisung zu Belastungsproben. a) Nahrungsbelastung. Verhalten bei allmählichem Übergang zur Normalkost (vor allem Salz- und Fleischzulage!). b) Bewegungs- und Arbeitsbelastung. Bettruhe bis zum Verschwinden, bzw. bis zu lange gleichbleibenden Spuren von Albumen nach frischen Erkrankungen. Kurzes Aufstehen, nicht während der Verdauung, und langsames Herumgehen; Änderungen des Urinbefundes, insbes. Wiederauftreten von Eiweiß und Formbestandteilen hierbei feststellen, Verhalten von Puls und Atmung beobachten. Allmähliche Verlängerung der Aufstehzeit unter fortlaufender Urinkontrolle, dann Übergang zu längeren Spaziergängen (Vorsicht zunächst bei schlechtem Wetter); schließlich probeweise zunächst mehrstündige, dann ganztägige Beschäftigung. Bei etwaiger Verschlimmerung wiederum Ruhe. c) Kältebelastung. Vorsicht damit; nur kurzdauernde milde, anfangs wärmere, dann kühlere Abreibungen und Brausen zur „Abhärtung" des an Bettruhe gewöhnten und dadurch etwas verweichlichten Rekonvaleszenten.

**2. Beachtung des bisherigen Verlaufes** (wie akuter Beginn mit etwaigem raschen Fortschreiten, ganz langsames, gutartiges Einsetzen mit oft noch jahrelanger teilweiser Arbeitsmöglichkeit).

**3. Notwendigkeit besonderer späterer Schonung, besonderer Ernährung, Beachtung etwaiger besonderer Berufsschäden** (Erkältungs- und Durchnässungsgefahr usw.).

Womöglich periodische Kontrolle von Nierenkranken auch nach Wiedererwerb ihrer Arbeitsfähigkeit, periodische Körpergewichtswägungen zur frühzeitigen Feststellung von Ödembeginn!

Eduard Müller†-Marburg.

## Blasendilatation, Harnverhaltung.

Die akuten und chronischen Harnverhaltungen sind bald vollständig, bald — unter Zurückbleiben von Residualurin — unvollständig, ihre wesentlichsten Ursachen teils nervöse, teils mechanische.

1. Nervöse (ausführliches S. 706). Denke vor allem an Tabes und „Hysterie". Auch bei Benommenen stets auf Blase achten! Funktionelle Erschwerungen nach operativen Eingriffen in Blasennähe.

2. Mechanische (zum Teil auch entzündliche) Behinderungen des Harnabflusses. a) Verlegung des an sich normalen Abflußrohres durch Blasensteine (auch bei Einklemmung in Harnröhre), durch Fremdkörper, große Gerinnsel und sich vorlagernde Blasentumoren. b) Verengernde Wandkrankungen des Blasengrundes und der Harnröhre in Form von Neubildungen oder von narbigen Strikturen, vor allem bei bösartigen Blasengeschwülsten, mitunter auch bei Divertikeln der Harnblase und Knickungen der Harnröhre. c) Kompression des Blasenausganges und der hinteren Harnröhre durch Prostatahypertrophie (der praktisch wichtigsten Ursache der chronischen inkompletten Harnverhaltung), ferner durch raumbeengende Prozesse im Becken, wie Myome, durch Entzündungsprozesse in der Nachbarschaft der Blase und Harnröhre, durch Umschnürung des Penis usw. Bei Harnverhaltung nach Prostataerkrankung infolge eigenartiger Beeinflussung der Urinentleerung durch die Prostatafunktion (chemisch? nervös?) oft merkwürdiges Mißverhältnis zwischen Schwere der Retention und Größe der Prostata (selbst kleine Vorsteherdrüsen!).

Allmähliche mechanische Behinderung der Harnentleerung verursacht kompensatorische Hypertrophie der Blasenmuskulatur (Trabekelblase) und sekundäre Blasenüberdehnung. Für die spätere Retention kann neben Verengerung der Abflußwege Insuffizienz der Blasenmuskulatur verantwortlich sein!

Die Art der Behandlung hängt von den Ursachen ab. Die Unterscheidung gelingt durch die psychiatrische und neurologische Prüfung des Kranken, durch Beachtung der sensiblen Blasensymptome (Anästhesie spricht für organisch-nervöse Erkrankung; schmerzhafter Blasenkrampf und quälender Blasendruck beim Nervengesunden für mechanische oder entzündliche Ursachen), sowie durch genaue Untersuchung des Urogenitalapparates: a) Perkussion und Palpation der bei abnormer Füllung über die Symphyse reichenden Blase. Zur Unterscheidung von andersartigen „Tumoren", z. B. von gravidem Uterus, stets vor und nach dem Katheterisieren untersuchen, zur Feststellung größerer Mengen Residualurin vor und nach spontaner Entleerung! b) Genaue Urinuntersuchung (Hämaturie, Pyurie, etwaige Konkremente usw.). c) Befund bei Katheterismus und Blasenspülung (etwaige Strikturen, Prüfung auf Residualurin durch Katheterisieren nach willkürlicher Entleerung, Feststellung von Fremdkörpern, vor allem Steinen durch Metallsonde bzw. -katheter, Bestimmung der Blasenkapazität bei Blasenspülungen (abnorm klein bei frischen Entzündungen, auch bei Tuberkulose und Geschwülsten; abnorm groß bei chronischen Dilatationen; individuell stark schwankende Durchschnittswerte, beim Gesunden etwa $1/4$—$1/2$ l). Untersuchung der wieder entleerten Spülflüssigkeit auf Fremdkörper, Gerinnsel usw. d) Untersuchung, auch bimanuelle, per rectum, gleichzeitig zur Feststellung von Prostatahypertrophie, Erkrankung der Samenblasen und der Beckenorgane. Zur Sicherstellung der Diagnose oft noch erforderlich: e) vor allem bei Fremdkörper- und Steinverdacht das schonende Röntgenverfahren; hierdurch u. a. gelingt Feststellung von Zahl und Größe der Steine, sowie von solchen, die in Divertikeln liegen, weiterhin von abnormer Blasengestalt, wie Doppelblase, Ausbuchtungen. f) Ureteren- und Cystoskopie: Verhalten der Blasenschleimhaut und Ureterenmündung, abnormer Blaseninhalt, wie Geschwülste, Steine u. dgl.

Eduard Müller†-Marburg.

## Blasenentzündung (Cystitis)[1].

**Ursachen.** Gewöhnlich Bakterien; nur gelegentlich „reizende" chemische Stoffe etwa nach Art des Cantharidin, das im „Spanisch Fliegenpflaster" enthalten ist. Die entzündungserregenden Mikroorganismen gelangen bald durch den Ureter (bes. bei primärer Pyelitis), bald durch die Harnröhre (vor allem bei anfänglicher Prostatitis, Urethritis, bei den leider häufigen Katheterinfektionen, sowie bei kurzer, weiter Harnröhre der Frauen), nur selten unmittelbar in die Harnblasenwandung (z. B. durch hämatogene Verschleppung, durch Übergreifen benachbarter Entzündungsprozesse, sowie durch Durchbruch von Abscessen). Abgesehen von bereits vorhandenen, die Infektion begünstigenden Schleimhautveränderungen wird das Haften der Krankheitserreger erleichtert durch den Fortfall der physiologischen Blasen- und Harnröhrenspülung, d. h. bei Harnstauungen, z. B. im Gefolge von Prostatahypertrophien und Strikturen, sowie beim Harnträufeln. Pathologisch-anatomisch handelt es sich um qualitativ und quantitativ äußerst verschiedene Formen, vom oberflächlichen einfachen Schleimhautkatarrh an bis zu tiefgreifenden örtlichen oder mehr diffusen ulcerösen, diphtherischen, ja gangränösen Entzündungen, die durch die ganze Blasenmuskulatur auf das perivesikale Bindegewebe sich fortpflanzen können (sog. Pericystitis).

**Kennzeichen.** Allgemein- und Lokalsymptome — die ersteren finden sich bes. im Kindesalter, bei akuten Formen, bei septisch-jauchiger sowie tuberkulöser Cystitis; die letzteren — bei chronischer im Vordergrund stehend — sind bald durch die Cystitis an sich, bald durch die örtliche Grundkrankheit, z. B. Blasensteine oder Tumoren, bedingt und in ihrer Deutung erschwert durch begleitende Erkrankungen der Nachbarorgane, vor allem der Prostata, hinteren Harnröhre und des Nierenbeckens. Wichtigste Allgemeinsymptome: Fieber, bei längerer Dauer auf Komplikationen verdächtig (achte bes. auf Prostata, Nierenbecken, Tuberkulose und Sepsis); öfters Schüttelfröste im Krankheitsbeginn, bes. bei instrumentellen Infektionen; Körpergewichtsabnahme (denke an begleitende

---

[1] Weitere Einzelheiten in den Abschnitten: Geburtshilfe und Gynäkologie (Teil II S. 350), sowie Haut- und Geschlechtskrankheiten (Teil II S. 1021).

Tuberkulose anderer Organe und Tumor); Appetitlosigkeit, evtl. septischer Allgemeinzustand. Bei **ursächlich unklarem Fieber im Kindesalter** denke nicht nur an verkappte Tuberkulose, Erkrankungen der Rachenorgane und der Ohren, auch an Cystitis! **Lokalsymptome:** 1. Als Zeichen der Entzündung **Schmerzen: auslösbar** durch äußeren Druck auf Blasengegend; spontan, bes. bei akuten Formen, oft ausschließlich oder wenigstens sich steigernd bei der Miktion, bes. am Ende der Entleerung. **Dehnungsschmerz der erkrankten Blase;** deshalb verringerte Kapazität. Schmerzhafte Blasenüberdehnung nur bei gleichzeitiger Retention. 2. **Gesteigerter, mit solchen Schmerzen gepaarter „imperativer" Harndrang.** 3. **Typische Harnbefunde:** a) Absonderungen der krankhaft veränderten Blasenschleimhaut: Wiederum als Zeichen der Entzündung Schleim- und Eitergehalt des Urins, Abstoßung massenhafter plattenförmiger Blasenepithelien, Schleimhautfetzen und Gewebsdetritus. Geringe **Eiweißtrübung**, auch ohne renale und pyelitische Veränderungen, durch entzündliche Exsudation in die Blase, **Blutgehalt**, bes. bei hämorrhagischer und ulceröser Cystitis (bei Kranken, die in Tropen und Ägypten waren, denke an Bilharzia und Filariaerkrankung!). b) **Bakteriengehalt** des frischen spontan oder mit Katheter entleerten Urins (vgl. Anhang: Bakteriurie S. 713). c) **Folgeerscheinungen der bakteriellen Harnstoffzersetzung:** stechender ammoniakalischer Geruch (faulig-stinkend bei brandigen Formen), alkalische Reaktion, Ausfällung der Phosphate (Sargdeckelkrystalle) und von harnsaurem Ammon (Stechapfelformen).

Sich mit der Unterscheidung zwischen akuter und chronischer Cystitis und mit Feststellung der pathologisch-anatomischen Entzündungsform zu begnügen, rächt sich oft bitter; u. a. drohen irreparable Schrumpfblasen. Besonders bei längerer Krankheitsdauer muß mit allen Hilfsmitteln — auch durch zeitweise Überweisung an Krankenhaus oder Facharzt — nach der eigentlichen **Grundursache gefahndet** werden. Dauerheilungen einer symptomatischen Blasenentzündung, z. B. bei primärer Tuberkulose des Nierenbeckens, bei Steinen und Tumorentwicklung sind ohne klinische Feststellung der Grundursache unmöglich; Therapie und Zukunftsaussichten hängen von richtiger **ätiologischer Diagnose** ab. Zur Feststellung gehören u. a.: 1. sorgfältigster **Allgemeinstatus** mit Fiebermessung und Körpergewichtswägung (achte auch auf organische Nervenleiden, Carcinommetastasen, Drüsenlager); 2. **genaueste Untersuchung des gesamten Urogenitalapparates** (auch rectal, bes. bei Prostatahypertrophie); 3. **häufigere Untersuchung des Urins auch mit Hilfe des Mikroskops** und des Untersuchungsamts. Rückschlüsse auf die verantwortliche Bakterienform sind oft schon durch die in der Praxis übliche Urinuntersuchung und durch die klinischen Befunde möglich: **Fehlen der ammoniakalischen Harngärung** findet sich namentlich **bei Bacterium coli** (häufiger Cystitiserreger bes. bei Kindern), bei **Tuberkulose und Gonorrhöe,** Harnstoffzersetzung hingegen bei den gewöhnlichen Eitererregern (Kokkenformen) oder bei Mischinfektionen derselben mit „Coli" (auch „Proteus"). Spontane Entstehung der Cystitis läßt an Coli oder Tuberkulose denken, instrumentelle an Kokken oder Mischinfektionen mit solchen; hartnäckige Verlaufsformen sprechen mehr für Coli; sie trotzen gerne den Harndesinfizienzien, die gegen Kokken wirksamer sind (hier jedoch oft schwere Komplikationen!). 4. **Röntgenverfahren,** insbes. bei jedem Verdacht auf Steinerkrankung, auch röntgenphotographische Darstellung der Blase nach Kontrastfüllung. 5. **Fachärztliche cystoskopische Untersuchung** (jedoch Vorsicht in ganz frischen Fällen). Durch Besichtigung der Blasenschleimhaut, der Prostatagegend

Blasenentzündung (Cystitis).

und Ureterenmündung gelingt am leichtesten die Feststellung, ob wirkliche Cystitis vorliegt oder durch Erkrankung von Nachbarorganen, vor allem des Nierenbeckens, vorgetäuscht oder sekundär veranlaßt ist, ob ursächlich bedeutsame Steine vorliegen, sowie ob und in welcher Weise die Blasenschleimhaut örtlich verändert ist und ob die pathologisch-anatomische Form der Entzündung mit dem Urinbefund in Einklang steht. Bei Undurchführbarkeit der Cystoskopie kommt in ursächlich noch unklaren Fällen selbst Besichtigung der Blase durch Sectio alta in Frage.

**Vorbeugung.** Peinlichste Asepsis, zartes Handeln und vorsichtige Indikationsstellung bei jeder instrumentellen Untersuchung und Behandlung der Harnorgane. Vorbeugende Darreichung von ,,Harndesinfizienzien", auch reichliche ,,Durchspülungen" durch Trinken im Anschluß daran.

**Behandlung** (hinsichtlich Cystitis gonorrhoica Teil II S. 1021). Sorgfältige Allgemeinbehandlung. Bei frischen unkomplizierten Fällen evtl. im Verein mit innerlicher und rectaler Darreichung von Medikamenten zum Erfolg meist ausreichend; intravesicale Behandlung fast nur bei der gonorrhoischen Form, sowie in hartnäckigen Fällen.

**Allgemeinbehandlung.** In frischen Fällen Bettruhe (manche raten Höherstellen des Kopfendes zur Verhütung aufsteigender Pyelitis); Wärme (auch außer Bett Warmhalten von Unterleib und Füßen durch entsprechende Unterkleidung; Vermeidung von Erkältungen und Durchnässungen); feuchtwarme Packungen, Breiumschläge, Thermophor auf Unterleib; recht warme, kurze Sitzbäder; warme Vollbäder ($^1/_4$ Stunde 32—35°); mitunter jedoch auch Eisblase wohltuend; regelmäßiger leichter Stuhlgang (Warmwassereinläufe, Kamillenteeklistiere, milde Abführmittel); Regelung der Ernährungsweise und Flüssigkeitszufuhr. Diät: vorwiegend lactovegetabilisch (geringe Fleischmengen schaden nichts), Vermeidung aller ,,reizenden", stark sauren und gesalzenen Nahrungs- und Genußmittel, wie Senf, Pfeffer; Verzicht auf Alkohol; auch Rotwein nur in geringen Mengen; reichliche Zufuhr zimmerwarmer bis warmer Flüssigkeit (Milch, Fruchtsäfte, Bärentraubenblättertee; Vorsicht mit starkem Kaffee) zur Durchspülung bei intakten Nieren zweckmäßig, öfters aber auch durch die häufige Füllung und Wiederentleerung der krankhaft veränderten Blase schmerzsteigernd und deshalb bei sehr schmerzhaftem Tenesmus meist zu unterlassen. Erfolgreich mitunter sogar vorübergehende Einschränkung der Nahrungs- und Flüssigkeitszufuhr (mehrere Tage nur $^1/_2$—$^3/_4$ l warmer Milch, auch mit Sahnezusatz und mit einigen Zwiebäcken oder Keks, sowie gleichzeitige ,,Ableitung" auf den Darm; hierdurch Ruhigstellung der entzündeten Blase und Erzielung entzündungswidriger stärkerer Harnkonzentration.

Die **Arzneibehandlung** bezweckt in erster Linie Schmerzstillung und Harndesinfektion. Zur Schmerzstillung, bes. bei quälendem Tenesmus, dient am besten rectale Anwendung: Suppositorien aus Kakaobutter 2,0 mit Zusatz von Extract. belladonnae (0,025—0,05!), evtl. noch Papaverin hydrochloricum 0,05 (bis 0,1), hierzu Codeinum phosph. (0,025—0,05 oder Morphium (0,01—0,03), Cocainum hydr. (0,02—0,03) oder Dionin (0,03). Warme kleine Klysmen, z. B. 5—10 ccm Wasser mit Zusatz von Antipyrin 1,0 bzw. Pyramidon 0,3 bzw. Tinctura opii 10—20 Tropf. Innerlich Salol, Pyramidon, Aspirin (3mal 0,5—1,0) oder Diplosal (3mal 1—2 Tropf. in Milch); versuchsweise auch Papaverin. Als reizmildernd gelten bei chronischer und gonorrhoischer Cystitis die Balsamica, wie Sandelöl, Santyl, Gonosan (vgl. Teil II S. 1024, Abschnitt Geschlechtskrankheiten). — Im Krankenhaus in hartnäckigen Fällen evtl. ein Versuch mit Kalium chloricum, etwa 5,0 zu 150,0 Wasser; mehrmals täglich $1/2$—1 Eßl. nach dem Essen. Cave Methämoglobinurie, Nephritis (nach anfänglicher Polyurie).

Sog. **Harndesinfizienzien**. Darreichung von **Säuren** kann die **Harnalkalescenz**, die das Bakterienwachstum begünstigt, beseitigen, also die Reaktion des Nährbodens ändern. Mittel, die in den Harnwegen desinfizierende Stoffe, z. B. **Formaldehyd**, abspalten, können unmittelbar die Bakterienentwicklung hemmen. Als Säuren eignen sich: **Salicylpräparate** wie Acidum salicyl. (etwa 0,5 in Kapseln mehrmals täglich), Natr. salicyl. (mehrmals 1,0); Salol (der Phenylester der Salicylsäure; 3 mal täglich 1,0; sehr zweckmäßig), Acid. camphor. (0,5—1,0 mehrmals in Oblaten), Acid. citricum z. B. Acidi citrici 10,0; Eleosach. citri 5,0; Sacch. ad 100,0; 1 Teel. auf 1 Glas Wasser), Pyridium (2—3 Tabl. täglich). Die sog. **Formaldehydpräparate** sind im Abschnitt: Pyelitis S. 705 besprochen, auch die intravenöse Darreichung von 40 %. Urotropinlösung, Cylotropin und Neosalvarsan. Gewöhnlich verschreibt man Hexamethylentetramin bzw. Urotropin, Neohexal, Helmitol oder Myomalyd.

Mit Recht beliebt ist, von Herba Herniariae = Bruchkraut abgesehen — der Bärentraubenblättertee (Fol. uvae ursi; als Tee etwa 1 Eßl. auf 2 Tassen Wasser; „desinfiziert", abgesehen von der „Spülung" durch die Flüssigkeitsmenge, durch seinen Gehalt an **Arbutin**, ein Glykosid, das **Hydrochinon** abspaltet). Antiseptisch und gleichzeitig schmerzlindernd kann **Methylenblau** wirken (3 mal täglich 0,1 in Kapseln oder Oblaten; auf Grün-Blau-Färbung von Urin und Stuhl aufmerksam machen; als Nebenwirkung jedoch Strangurie; zur Verhütung evtl. Muskatnuß).

Will man bei alkalischer Cystitis den Urin durch solche Mittel „säuern", darf man gleichzeitig nicht alkalische Mineralwässer reichen! Gelegentlicher **Wechsel mit den Harndesinfizienzien** ist zweckmäßig. Mitunter helfen **wiederholte brüske Änderungen der Harnreaktion** und damit des Bakteriennährbodens durch abwechselnde Säure- und Alkalizufuhr. Einzelheiten darüber S. 706. Badekuren z. B. Wildungen, Brückenau.

Die **örtliche Anwendung von Medikamenten** verzichtet am besten auf giftige Mittel in stärkeren Konzentrationen. Die krankhaft veränderte Blase resorbiert anders als die gesunde Schleimhaut! Näheres darüber bei Blasenspülung. Über **Vaccinetherapie** vgl. S. 706. Bei der großen Verschiedenheit der Colistämme empfiehlt sich sog. **Autovaccine**, die auf Einsendung von Reinkulturen oder geeignetem Ausgangsmaterial Untersuchungsämter und die chemische Industrie herstellen.

**Örtliche instrumentelle Behandlung.** Blasenspülungen bei hartnäckigen Fällen, evtl. mit sterilem Wasser (zur Schleimlösung auch Natr. bicarbonic. Zusatz), Borsäure (1—3 %), Protargol (Lösung frisch bereiten; $1/2$ °/₀₀), Argentum nitricum (1 : 2000—5000), Kalium permanganat (0,5 °/₀₀). Über die Anwendung konzentrierter Höllensteinlösungen (1—2 %) vgl. S. 707. Auch Yatrenspülungen werden empfohlen: 12,0 auf 250,0 Wasser; davon 200 ccm plus 800 ccm Wasser zur Spülung; die übrigen 50 ccm der starken Lösung nach der Spülung noch einige Minuten in der Blase lassen (nach R. Frank). **Katheterismus** bei gleichzeitiger Retention (weicher Katheter); nur bei Frauen Glas oder Metall, **Dauerkatheter** bei septisch-jauchiger Urinzersetzung, sowie zur Ruhigstellung der Blase, bes. bei chronischer Cystitis mit Rentention und großer Dehnungsempfindlichkeit; **Blasenpunktion** zur vorübergehenden Beseitigung von Harnretention ohne Kathetereinführung, sowie als fachmännische Methoden: Blasenbehandlung mit Hilfe des **Operationscystoskops** und **Sectio alta** zur Blasenbesichtigung, zur Entfernung ursächlich bedeutsamer Steine und Wucherungen, zur Excision von Geschwüren, ja zur „Kurettage" der außerordentlich regenerationsfähigen Blasenschleimhaut. Eduard Müller†-Marburg.

## Anhang.

### Bakteriurie.

Bakterienausscheidung durch die Nieren kommt bei allen Infektionskrankheiten mit Kreisen der Krankheitserreger im Blute, also bei sog. Bakteriämien vor. Solche Bakteriurien sind z. B. bei typhösen Erkrankungen diagnostisch und im Hinblick auf Krankheitsübertragungen durch den Urin auch epidemiologisch wichtig. In einzelnen Fällen kommt es ohne gröbere Zeichen von Cystitis und Pyelitis — zum Teil infolge früherer akuter Infektionskrankheiten, zum Teil als Restbild früherer Katarrhe der Harnwege, mitunter auch ohne erkennbaren Grund — zur Daueransiedlung anscheinend wenig virulenter Keime in den Harnwegen, vor allem in der Harnblase und damit auch zur Dauerausscheidung aus dem Urin, insbesondere von Coliarten. Der frisch gelassene oder mit Katheter entleerte Harn von oft unangenehmem Geruch ist dann trüb, ohne daß die Trübung wie bei Phosphaten durch Essigsäurezusatz und wie bei Uraten durch Kochen verschwindet. Mikroskopischer Bakteriennachweis durch Zentrifugaluntersuchung (frischer Urin!) bakteriologischer durch Untersuchungsamt nach Einsendung einer Katheterurinprobe. Das Leiden ist gutartig, aber hartnäckig. Behandlungsversuche mit reichlicher Durchspülung und Harndesinfizienzien, vor allem aber durch wiederholte, brüske Änderungen der Harnreaktion (Ausführliches S. 706). Vaccinetherapie? Eduard Müller†-Marburg.

### Blasengeschwülste.

Die praktisch wichtigsten Geschwulstformen sind: der zunächst gutartige, bald solitäre, bald multiple Zottenpolyp und das Carcinom (ausgehend von der Blasenwand oder von Nachbarorganen, vor allem von Mastdarm, Vorsteherdrüse und Gebärmutter). Die Papillome genannten zerklüfteten Blumenkohlgeschwülste, die der Schleimhaut breit oder gestielt aufsitzen, finden sich zwar überall in den Harnwegen, vom Nierenbecken bis zur Harnröhre, mit Vorliebe aber in der Blase.

**Klinische Kennzeichen.** 1. Unmittelbare Folgen der Geschwulst: mechanische Erschwerung der Harnentleerung, Hämaturie und Gewebsabstoßungen mit dem Urin. Die Blutungen anfänglich nur zeitweise, ohne besondere Veranlassung einsetzend und sistierend. Stärkster Blutgehalt am Ende der Miktion. Abgestoßene Zotten und Gewebstrümmer können histologische Geschwulstdiagnose ermöglichen. Bei Verdacht auf Blasengeschwulst also Sammlung des Urins, Colieren, Aufbewahren etwaiger Partikel in Alkohol oder 4proz. Formalin (Formol = 40%), Einsendung an Pathologisches Institut. Vorübergehende vollständige und dauernde inkomplette Harnretention, sowie Unterbrechung des Harnstrahls durch abgestoßene Gewebspartikel und Gerinnsel, durch Vorlagerung von Geschwulstteilen, insbesondere bei bösartigen Geschwülsten im Blasengrund sowie durch dauernde Verengerung der Abflußwege.

2. Ein indirektes Zeichen der Geschwulsterkrankung ist sekundäre Cystitis und Pyelitis, bes. bei malignen Tumoren; hier oft jauchige Urinzersetzung: Pyurie.

Die für eine leistungsfähige Therapie erforderliche **Frühdiagnose** nur bei cystoskopischer Untersuchung möglich (evtl. Probeexcision hierbei). Auch gutartige Polypen sind eine ernste Erkrankung (Blutungen, sekundäre Cystitis bringen den Kranken herunter, die Zottengeschwulst wächst weiter und entartet nicht selten bösartig). Bei Verdacht auf Blasengeschwulst deshalb baldige Beratung durch Facharzt, niemals bimanuelle Untersuchung der Beckenorgane versäumen und die Drüsenlager nach Metastasen absuchen! Die innere Behandlung bezweckt Beseitigung von Schmerzen und Tenesmen, Bekämpfung der Blutungen und der sekundären Entzündungen der Harnwege; schließlich sucht sie in operativ aussichtslosen Fällen (hierzu gehören leider fast alle Krebse) das oft quälende Endstadium zu erleichtern. Gegen die sensiblen Reizerscheinungen: innerlich und als Suppositorien Narkotika; auch Salol, Aspirin, gleichzeitig als Blasenantiseptikum. Gegen die Blutungen: Bettruhe, Eisblase auf Blasengegend, vorläufig Nahrungs- und Flüssigkeitsabstinenz schon zur Ruhigstellung der Blase, versuchsweise Styptika; intravesical 100 g 2 proz. Gelatine; 5 ccm Suprarenin (1 : 1000), recht kalte oder auch recht warme Spülungen — Kontraktionswirkung von Temperaturdifferenzen! — mit 1—2 proz. Tanninlösungen. Evtl. Verweilkatheter zur Vermeidung einer die Blutung begünstigenden Blasendehnung.

Die Indikationsstellung zum operativen Entfernungsversuch der Geschwulst verlangt fachmännisches Urteil, ebenso die Wahl der Methode (endovesical mit dem Operationscystoskop, Geschwulstzerstörung durch Hochfrequenzströme, Sectio alta). Bei Harnblasenkrebs beschleunigt „Radikaloperation" meist nur das tödliche Ende; doch können Palliativoperationen, wie Teilexstirpationen des Tumors, Anlegung von Blasenfisteln, selbst operative Ruhigstellung der Blase, vor allem durch Pyelostomie in Frage kommen. Versuchsweise Strahlen- und Arseniktherapie, auch als Nachbehandlung operativer Eingriffe?

Eduard Müller†-Marburg.

## Blasentuberkulose.

Gewöhnlich nur Teil- oder Folgeerscheinung ausgebreiteterer Urogenitaltuberkulose, vor allem primärer Nierentuberkulose. Vorherrschendes Befallensein der der kranken Niere entsprechenden Blasenhälfte. Knötchen- und Geschwürsbildung, vor allem im Trigonum Lieutaudi, an dessen hinteren beiden Winkeln die schlitzartigen Ureterenmündungen liegen.

**Kennzeichen.** 1. Allgemeindiagnostische Gesichtspunkte: Bevorzugung mittleren Lebensalters, tuberkulöse Belastung, begleitende Urogenitaltuberkulose. Bei ursächlich unklarer Cystitis, namentlich mit saurem, vielleicht noch sterilem Urin, stets genaue Untersuchung der Testes und „per rectum", sowie Cystoskopie! Oft irreführender Gegensatz zwischen gutem Allgemeinbefinden und örtlicher Tuberkulose.

2. **Örtliche Symptome.** Ursächlich unklare, nicht gonorrhoische Cystitis, die mit gelegentlicher Hämaturie und Entleerung eines sauren, sonst bakterienfreien Urins einhergeht, ist dringend auf Tuberkulose verdächtig!

Zur bakteriologischen Untersuchung Einsendung einer frischen mit peinlichster Asepsis gewonnenen und im keimfreien Gefäß aufbewahrten Katheterurinprobe an das Untersuchungsamt. Im ungefärbten Zentrifugat solch frischen Urins auch bei Ölimmersion (evtl. 2. Hälfte einer frischen Entleerung prüfen) meist keine Bakterien, jedoch im gefärbten fast stets Tuberkelbazillen bei sorgfältigster wiederholter Untersuchung (positiver Ausfall auch des Tierversuchs mit dem auf gewöhnlichen Nährböden meist sterilen Urin). Ausnahmen bei sekundärer Cystitis mit Mischinfektion.

Die cystoskopische Untersuchung durch Facharzt kann die tuberkulösen Veränderungen, vor allem an den Ureterenmündungen, sichtbar machen.

**Behandlung.** Heilung der Blasentuberkulose hängt fast stets von sachgemäßer Behandlung einseitiger Nierentuberkulose ab, vor allem von der Möglichkeit der Nephrektomie. Die chirurgische Behandlung wird unterstützt und bei mangelnder Ausführbarkeit ersetzt durch Allgemein- und lokale Blasenbehandlung. Allgemeinbehandlung wie bei Tuberkulose. Behandlung der Cystitis nach den S. 711 gegebenen Gesichtspunkten. Blaseninstillation von Guajacol-Jodoformöl ($\overline{\mathrm{aa}}$ 5,0 in 100,0 sterilem Olivenöl 5—10 ccm, 2—3 mal wöchentlich mit Guyonschem Katheter), vorherige Entleerung und Spülung der Blase; bei besonderer Schmerzhaftigkeit vorangehende Blasenanästhesie.

Eduard Müller†-Marburg.

## Anhang.

### Prostataerkrankungen.
(Vgl. Abschn. Urologie.)

Die engen anatomischen und funktionellen Beziehungen der Vorsteherdrüse zum Harn- und Geschlechtsapparat erklären die symptomatologische Verwandtschaft ihrer Erkrankungen mit den an andern Stellen beschriebenen Urogenitalstörungen, vor allem mit der Urethritis posterior, mit Cystitis, Samenblasenaffektionen und der Harnretention.

Bei **rectaler Betastung** des kastanienförmigen, aus vorherrschenden glatten Muskelfasern und aus Drüsengewebe bestehenden Organs achte man: 1. auf **Größenverhältnisse**: gleichmäßige oder ungleichmäßige Zunahme des Volumens, bes. bei Prostatahypertrophie und Geschwülsten, Abnahme z. B. bei seniler Atrophie, jedoch auch bei Carcinom; 2. auf **Oberflächenbeschaffenheit** (knotig, höckerig, vor allem bei Tumor und Tuberkulose); 3. auf **Konsistenzveränderungen**, wie abnorme Derbheit beim Krebs; umschriebene Resistenzen; 4. auf **Verschieblichkeit**: feste Verwachsungen, bes. bei maligner Geschwulst; 5. auf **Schmerzempfindlichkeit**, bes. bei frischer Prostatitis. **Ergänzende Untersuchungsmethoden** sind: Katheterismus, vor allem der hinteren Harnröhre, Feststellung etwaigen Residualurins, Expression der Vorsteherdrüse mit Sekretuntersuchung, bes. bei Gonorrhöe, Urinuntersuchung auf begleitende Entzündungen der Harnwege und in der Hand des Facharztes noch Cystoskopie und Röntgenverfahren.

Die praktisch wichtigsten Erkrankungen sind: die Prostataentzündung, die anatomisch gutartige Prostatahypertrophie und die bösartigen Prostatatumoren.

**1. Prostataentzündungen.** Akute und chronische Formen. Häufigste **Ursache**: Gonorrhöe (spontanes Übergreifen der Entzündung von Urethritis posterior aus, jedoch auch Folge von Katheter- und Injektionsbehandlung; oft Mischinfektion von Gonokokken mit andern Bakterien). Einzelheiten im Abschnitt über Geschlechtskrankheiten.

Gelegentliche nichtgonorrhoische Prostatitis nach Kathetereinführung, z. B. bei Prostatahypertrophie, nach Traumen, z. B. Motorradfahren, nach Infektionskrankheiten (hämatogen und — auch als verkappte Sepsisquellen — metastatische Prostataabscesse, insbes. nach Furunkeln (gerne mit gleichzeitigen paranephritischen).

**Allgemeine Kennzeichen. Von seiten der Prostata:** Spontane Schmerzen in Damm- und Beckengegend, in Rücken, auch in Beine einstrahlend, bei Stuhl- und Urinentleerung, sowie beim Geschlechtsverkehr sich oft steigernd. Druckschmerzhaftigkeit bei rectaler Untersuchung. Von seiten der Nachbarorgane: Oft vorherrschendes, ja isoliertes Bild der Urethritis posterior, der Cystitis und mechanischen Behinderung der Harnentleerung.

**Behandlung.** Von größter Wichtigkeit ist begleitende psychische Beeinflussung. Bei Disponierten oft schwere Neurasthenie! In akuten Fällen Bettruhe, auch später Vermeidung von Erschütterungen der Dammgegend durch Fahrrad, Wagen usw. Sorge für regelmäßige Stuhlentleerung, bes. abends. Behandlung gleichzeitiger Cystitis, Urethritis posterior und Harnretention. Äußere örtliche Behandlung: Kurz dauernde, heiße Sitzbäder (mindestens $40^0$); heiße Breiumschläge auf die Dammgegend, örtliche Blutentziehung am Damm. Innere örtliche Behandlung. a) Vom Mastdarm aus: heiße, kleine Einläufe von $40$—$50^0$ steigend, namentlich abends, evtl. mit Kamillentee; $1/4$ Stunde lang halten; bei starken Schmerzen Zusatz von Dicodid, Pantopon, Pyramidon (evtl. auch als Suppositorien). Mitunter auch kalte Klistiere und der Arzbergersche Kühlapparat. — Prostatamassage 2—3mal wöchentlich. (Vorsicht! Die kurz vor- und nachher entleerten Urinportionen mikroskopieren!). — Entzündungswidrig: Ichthyolsuppositorien (cave Flecke in der Wäsche). Schmerzstillend: Opium-, Codein-, Belladonnasuppositorien; Zusatz von 20 Opiumtropf. zum Klistier, evtl. auch von Antipyrin 1,0. Innerlich oft zweckmäßig Aspirin, Pyramidon. b) Behandlung von Harnröhre aus, vor allem durch Guyonsche Instillationen.

Chirurgische Behandlung etwaiger Abscesse durch perineales Eingehen (als Notoperation bei Vorwölbung auch vom Mastdarm aus; hierbei Gefahr periproktitischer Abscesse und Fistelbildung).

**2. Prostatahypertrophie** und **Prostatatumoren** sind bereits im Abschnitt: Urologie (Teil II S. 159) ausführlich dargestellt. Die Unterscheidung der hierdurch bedingten Erschwerungen der Harnentleerung von organisch-nervösen, z. B. im Gefolge verkappter Tabes, kann schwierig sein, zumal das gleiche Lebensalter von beiden Krankheitsprozessen bevorzugt wird und Kombinationen von Nervenleiden mit Strikturen nach Prostatahypertrophien nicht selten sind. Auch bei den letzteren findet sich häufig ein meist durch stärkeres Vorspringen des Mittellappens in die hintere Harnröhre bedingtes Mißverhältnis zwischen rectal palpabler Drüsenvergrößerung und hohem Grad der klinischen Funktionsstörung, mitunter sogar auffällige Unempfindlichkeit der sekundär überdehnten Blase ohne erkennbare organisch-nervöse Erkrankung. Ähnliche Symptome macht auch senile Prostataatrophie. Weitere gelegentliche Fehldiagnosen bei Prostatasteinen (Kalkinkrustationen großer Corpora amylacea, in die Drüse gelangende Blasensteine; Röntgenplatte!), verschiedenartigen, äußerst seltenen Cysten, bei Prostatatuberkulose (fast nur als Teilerscheinung der Urogenitaltuberkulose), auch bei älteren Prostataabscessen.

Eduard Müller†-Marburg.

# Erkrankungen der Bewegungsorgane.

Von Professor Dr. **Eduard Müller**†-Marburg und
Professor Dr. **F. Rosenthal**-Hamburg.

## Gelenkrheumatismus, akuter (Polyarthritis rheumatica acuta).

Eine akute Infektionskrankheit, die überall — namentlich aber in gemäßigten Breiten — vorkommt, jugendliche Personen beiderlei Geschlechts bevorzugt und sich zuweilen auch unter Einfluß ungünstiger Witterungsbedingungen und Erkältungsschädlichkeiten — in kälterer und Frühjahrszeit zu Endemien häuft. Der vielleicht spezifische Krankheitserreger ist noch unbekannt. Seine wichtigste Eingangspforte scheinen die Rachenorgane, bes. die Gaumentonsillen zu sein. Es bestehen enge klinische Beziehungen zu sog. leichteren septischen Erkrankungen, auch zu Staphylokokkeninfektionen, zumindest nicht selten Mischinfektionen mit solchen Eitererregern. Der akute Gelenkrheumatismus hinterläßt keine Immunität, eher gesteigerte Disposition zu erneuter Erkrankung. Es ist freilich noch strittig, ob dies mehr durch erneute Ansteckung mit dem gleichen Erreger oder von zäh nach der Erstinfektion im Körper noch haftenden Virusdepots aus geschieht. Für die letztere Möglichkeit sprechen u. a. Fälle, wo sich zuerst eine ,,rheumatische" Endokarditis und erst nachträglich ein akuter Gelenkrheumatismus entwickelt.

**Diagnostische Merkmale.** 1. Mit oder ohne erkennbare Hilfsursachen (z. B. ,,rheumatische Schädlichkeiten", auch Überanstrengungen) akut fieberhafter Beginn mit Frösteln, nicht selten nach Angina und vagen rheumatischen Schmerzen, auch in der Muskulatur. Ausnahmsweise einmaliger, kaum jemals wiederholt Schüttelfrost. 2. Akute, sprungweise ,,regellos" fortschreitende, seröse, kaum je eitrige Synovitis meist mehrerer großer Extremitätengelenke, mitunter jedoch auch von Wirbelsäulen-, Becken- und Kopfgelenken. Spontan, bes. aber auf Druck und bei Bewegung überaus schmerzhafte, auch mit Hautrötung einhergehende Schwellungen teils durch Ergüsse in das Gelenk, teils durch entzündliche seröse Durchtränkung von Gelenkkapsel, Synovialmembran sowie umgebender Weichteile (d. h. periartikuläres Ödem!). Oft anfallsweise Verschlimmerungen der dann wochen-, ja monatelang sich hinziehenden, akuten Gelenkerkrankung. Bei länger dauerndem schwerem Gelenkrheumatismus, bes. des Kindes- und Jugendalters, mitunter **Rheumatismus nodosus**, d. h. rasches Aufschießen, auch Verschwinden kleiner auf Sehnen, Gelenkkapsel sowie auf Fascien aufsitzender Knötchen. 3. Häufige Entwicklung einer **Endokarditis verrucosa**, namentlich der Mitralklappe; auch Perikarditis, Myokarditis bzw. Pankarditis; nicht selten Pleuritis, selbst Peritonitis (,,primäre" rheumatische Pleuritis jedoch selten; gelegentliches Befallensein mehrerer seröser Höhlen, auch [,,Polyserositis"] unter auffälligem Zurücktreten der Gelenkstörungen). 4. Auffällige Neigung zum

Schwitzen und Absonderung eines säuerlich riechenden, meist auch sauer reagierenden Schweißes ohne begründenden Fieberanfall und ohne Aspirin. 5. Mittelhohes, unregelmäßig remittierendes Fieber mit akuten Steigerungen bei weiteren Gelenkbeteiligungen und hinzutretenden Komplikationen, aber ohne weitere Schüttelfröste und gewöhnlich ohne Milztumor. 6. Meist, aber keineswegs regelmäßig prompte Beeinflussung zumindest der subjektiven Beschwerden durch Salicylpräparate. 7. Bei Krankenhausbeobachtung: Negativer bakteriologischer Blutbefund für die heutige Methodik; Kokken entweder als Mischinfektionen oder bei Verwechslung des echten Gelenkrheumatismus mit Sepsis, bzw. Endokarditis lenta.

**Wichtige Begleitsymptome. Gelenke.** Allmähliche Versteifung, Verdickung; sekundäre sog. artikuläre Muskelatrophien, zum Teil durch Inaktivität, zum Teil durch Übergreifen der Entzündung auf Muskeln, Sehnen, Sehnenscheiden und peripherische Nerven. Enge Beziehungen der rheumatischen Infektion (oft auch nur unter dem Bilde der ,,rheumatischen Angina'') und einer Endokarditis zum Veitstanz des Kindesalters. — Ursächlich unklarer, wahrscheinlich toxisch bedingter ,,Cerebralrheumatismus'' mit schweren Bewußtseinstrübungen, Erregungszuständen, ,,Meningismus'', Konvulsionen; häufig hierbei bedrohliche Hyperpyrexie bis $42^0$, ja mehr. — Haut: Schweißbläschen, Erythema nodosum und exsudativum multiforme; Purpura rheumatica. Cave die sekundäre hämorrhagische Diathese bei dem gewöhnlich tödlichen ,,septischen'' Gelenkrheumatismus. — Herz (fortlaufende sorgfältige Überwachung unerläßlich, auch beim Fehlen subjektiver Beschwerden, aber unter Vermeidung schädlicher Suggestionen): Oft vorübergehende ,,akzidentelle'' Geräusche (gutartige, ,,febrile'', toxische, mitunter vielleicht auch durch Arzneibehandlung mitbedingte Herzstörung); gewöhnlich während der ersten Krankheitswoche sich entwickelnd (aber auch nach Abflauen der Gelenkerkrankung) schwerere organische Miterkrankung des Herzens. Für die klinische Diagnostik meist vorherrschend Endokarditis (s. o.): Herzkomplikationen bes. im Kindesalter; kein Parallelismus zur Schwere der Gelenkerkrankung und der Allgemeinerscheinungen. Mitunter organische Klappenerkrankungen (ausnahmsweise durch Embolien sich verratend) auch ohne Geräusche und ohne die üblichen Lokalzeichen, wie Atemstörungen, Schmerzen in der Herzgegend, unregelmäßigen Puls (beachte jedoch durch Gelenkerkrankung kaum erklärliche Fiebersteigerungen!). Gelegentliche Ausheilung der Endokarditis ohne klinisch erkennbaren Herzklappenfehler. Verschwinden von Schaben und Kratzen am Perikard in frischen Fällen oft nur Folge einer Exsudatentwicklung mit Trennung der zuvor aneinander reibenden, durch Auflagerung rauhen Blätter. Ausgang der Perikarditis evtl. in ,,Concretio'' und Cor villosum. Achte auf Beziehungen zur Chorea sowie auf die nicht seltenen Myalgien und Neuritiden. Rheumatische Myokarditis pathologisch-anatomisch häufig, klinisch viel seltener. Anhaltspunkte hierfür: postrheumatische auffällige Pulsveränderungen, insbes. Arrhythmien ohne Geräusche. — Mitbeteiligung von Lungen und Nieren ungewöhnlich. — Im Blute gern geringe Leukocytose.

Häufige Verwechslungen. 1. Tripperrheumatismus. Harnröhren- bzw. Scheidensekret untersuchen, auch Prostata, Samenblasen. Gelenkbeteiligung bei Gonorrhöe meist monartikulär; bes. Kniegelenk. Zuweilen aber polyartikulär, auch mit Gonokokken — selbst gleichzeitigem, dann gutartigerem Staphylokokkenbefund im Blut. Achte auf Resistenz gegen Salicyl, evtl. Beeinflussung durch Arthrigon. 2. Gelenktuberkulose und akute Osteomyelitis, auch beginnende Kinderlähmung mit sensiblen Reizerscheinungen. 3. Sekundär und tertiär syphilitische Gelenkerkrankungen. ,,Wassermann''; Erfolg spezifischer Behandlung. 4. Pseudorheumatismus nach typhösen Erkrankungen, Scharlach (Handgelenk), bacillärer Dysenterie (oft Conjunctivitis, häufig ganz umschriebene, ungemein schmerzhafte Empfindlichkeit einzelner Punkte in der Gelenkgegend ohne nachweisbare Ergüsse); nach Sepsis (Neigung zu Vereiterung, positiver bakteriologischer Befund im Exsudat, wiederholte Schüttelfröste, Milztumor, keine erhebliche Salicylwirkung). Auch tuberkulöse Form des Pseudorheumatismus. 5. Arthropathien, vor allem bei Syringomyelie und Tabes. 6. Gelenkbeteiligung bei Hämophilie, andersartiger hämorrhagischer Diathese. 7. Endokarditis lenta, durch Streptococcus mitior bedingt. 8. Plattfußbeschwerden, auch Gicht. 9. Hysterische Gelenkstörungen; mitunter psychogenes Konservieren früheren echten Rheumatismus, bes. im späteren Kindesalter. 10. Akuter Gichtanfall (gewöhnlich monarticulär, starke Hautrötung und Schwellung).

**Prognose.** Im akuten Anfall nur selten Exitus durch „Cerebralrheumatismus", hämorrhagische Diathese, vor allem durch schwere Herz- und Herzbeutelbeteiligung; jedoch hohe Rezidivgefahr und durch nachfolgende Klappenfehler evtl. stete Gefährdung. Dauer des einzelnen Anfalls meist von Zahl der befallenen Gelenke, von Schwere und Hartnäckigkeit des örtlichen Prozesses sowie von Mitbeteiligung des Endokards und seröser Höhlen, auch vom Auftreten von Komplikationen abhängig.

**Behandlung.** Sorgfältigste Krankenpflege. Strenge, zur Vermeidung von Rezidiven und Komplikationen noch einige Zeit nach subjektivem und objektivem Wohlbefinden durchzuführende Bettruhe (zumindest „Hausarrest"); gleichmäßig warmes Zimmer, etwa 18—20⁰ C; Vermeidung von Zugluft, raschen Temperaturschwankungen, z. B. durch Gehen auf kaltes Klosett (evtl. Stechbecken, Zimmerklosett); Wäsche beim Wechseln vorwärmen; schwitzende Kranke trocken abreiben. Sorge für regelmäßige Stuhlentleerung; nicht zu strenge Fieberkost; wo vertragen reichliche Ernährung, vielleicht mit Einschränkung des Fleisches, der Gewürze; Durststillung durch Limonaden, Citronensaft, Brunnen.

**Medikamente.** Als „Specificum" die Salicylbehandlung. Bei frischer Polyarthritis und guter Herztätigkeit möglichst frühzeitig und für mehrere Tage dreistere Dosen (bes. am 1. Tage!); dann nach günstiger Reaktion — evtl. unter Wechsel des Medikaments — noch einige Zeit weitere Gaben in 2—3 tägigen Pausen unter Berücksichtigung etwaiger Nebenwirkungen, wie Ohrensausen, Magen-Darmbeschwerden. Anfänglich reicht man: Natrium salicyl. durchschnittlich 6, höchstens 10 g täglich in 2—3 Dosen in Oblaten, in Kapseln, als Pulver oder in Lösung. In Lösung z. B. 5,0—10,0; Aqua dest., Aqu. menth. pip. $\overline{aa}$ ad 150,0 oder gleichfalls 5—10,0 Succi liquir. 10,0; Aqua dest. ad 150,0; Eßl. enthält dann etwa $^1/_2$—1 g; Dosis 2, bei kräftigen Menschen 3 mal täglich 3,0 am 1. Tage; dann 3 mal täglich 2,0. Aspirin (viel geringere „Salicylerscheinungen", also weniger Magenbeschwerden, Ohrensausen, „Salicyldyspnoë" und „Salicylrausch"): 3 mal täglich 1—2 g; Diplosal, d. h. Salicylsäureester der Salicylsäure; 3—6 mal täglich 1 g; Tabletten zu 0,5 g. Beim Versagen eines richtig dosierten Mittels, bei Unverträglichkeit desselben sowie nach längerer Darreichung eines Medikamentes Wechsel des Präparates. Günstig wirkt z. B. oft Antipyrin (2—3 mal täglich 2,0) — auch das Pyramidon (1,0—3,0), die Gelonida antineuralgica, ferner die Gichtmittel: Atophan bzw. Novatophan (nicht so schweißtreibend wie Salicyl) und Tct. colchici. Mitunter nützt ganz vortrefflich das älteste Salicylpräparat, die Salicylsäure (am besten stündlich 0,5 in Geloduratkapseln; bis zu 10 bis 14 Kapseln am Tage). Cave Magenbeschwerden. Sehr wirksam: Atophanylinjektionen, evtl. 1—3 Ampullen täglich intravenös, auch intramuskulär. Evtl. auch salicylsaures Natrium (5—10 g auf 50—100 Wasser) als Klysma.

Zum Wechseln des Präparates dient u. a.: Acitrin, dem Atophan verwandt, 3—6 Tabletten zu 0,5. Citrophan (citronensaures Phenetidin) 3—6mal 0,5. Diaspirin (Bernsteinsäureester der Salicylsäure; 3mal 1—2 Tabletten zu 0,5). Lactophenin (dem Phenacetin verwandt; 3mal 0,3 bis 0,5 in Caps. amyl.). Melubrin: 3—4mal täglich 1—2 g; Tabletten zu 0,5 und 1,0. Novaspirin (Ester der Salicylsäure und Methylencitronensäure); 3—6mal täglich 0,5—1,0; Tabletten zu 0,5. Phenacetin, 3mal 0,25—0,5. Salipyrin, Antipyrinum salicylicum; Tabletten zu 0,5 und 1,0; 3—6 g pro die. Salol (Phenylester der Salicylsäure; mehrmals 1,0 als Pulver). Salophen (Acetyl-p-amydosalol; Tabletten zu 0,5; 3mal 1,0).

Die innerliche Arzneianwendung, die trotz echten Gelenkrheumatismus, richtiger Darreichungsform und Wechsel des Präparates mitunter versagen kann, muß mit sachgemäßer Gelenkbehandlung einhergehen. Ruhigstellung des schmerzhaften Gelenkes, evtl. durch Pappschiene und Watteverbände nach Einfettung; örtliche Einreibungen mit Vaseline, Chloroformöl und anderen Medikamenten, z. B. Salit, Rheumasan, Spirosal, Mesotan, Ichthyol. Die Gelenkbehandlung erfordert ferner Diathermie und Thermotherapie mit heißen Umschlägen, Heißluftapparaten, örtlichen Schwitzprozeduren (Heißluftkasten), heißen Sandsäcken, heißen Sandbädern, möglichst warmen örtlichen Bädern (sorgfältigst abtrocknen danach). Wohltuend wirken auch zuweilen feuchtwarme Verbände mit Essigsaurer Tonerde (Billrothbatist). Bei gesundem Herzen und bei höchstens subfebrilen Temperaturen auch vorsichtige allgemeine Schwitzprozeduren z. B. mit Hilfe des Heißluftapparates, ferner heiße Ganzwickelungen. Bei Abflauen der Erkrankung womöglich warme Vollbäder von Körpertemperatur, $1/4$ Stunde, Zusatz von Seesalz, Mutterlauge; hiernach Abfrottieren und Vorwärmen des Bettes. Vermeide schroffe Temperaturdifferenzen zwischen Bade- und Schlafzimmer; Sorge für geschützten Transport, auch nicht zu frühes Aufstehen (noch einige Tage Bettruhe nach Schmerz- und Fieberfreiheit; dann noch Zimmerarrest und anfänglich nur stundenweise außer Bett), schließlich für vorherrschend lacto-vegetabilische Kost. Eine sichere Verhütung von Rückfällen und Endokarditis ist weder durch gute Allgemeinbehandlung noch durch Salicyltherapie möglich.

Bei „Hyperpyrexie" werden erforderlich: Beruhigungsmittel, wie Luminalnatriuminjektionen, Campher, Kardiazol und Coffein für das Herz, vor allem aber energische Abkühlungen durch kühle, häufig wiederholte Ganzpackungen, lauwarme bis 24, ja 22° abgekühlte Vollbäder, sogar kühle Übergießungen des Rückens. Bei Schlaflosigkeit sind schlafstörende unwillkürliche Bewegungen schmerzhafter Gelenke durch Ruhigstellung derselben auszuschalten. Vorteilhaftes Hypnoticum: Aspirin 0,5; Veronal 0,2—0,3; Morphium 0,005—0,01; abends ein Mischpulver.

Die angeblichen Beziehungen des Gelenkrheumatismus zu Streptokokkeninfektionen haben zur Empfehlung von Antistreptokokkensera geführt. Die Wirksamkeit dieser Sera ist aber nicht einmal bei bakteriologisch nachweisbaren Streptokokkeninfektionen sichergestellt. Ihre Anwendung ist teuer, in der Allgemeinpraxis schwierig und mitunter von unangenehmen Folgen. Auch von intravenöser Kollargolbehandlung habe ich keinen sicheren Nutzen gesehen; evtl. Einreibungen mit Unguentum Credé, evtl. Trypaflavin (intravenös).

Die früher erkrankten Gelenke bedürfen einer Nachbehandlung mit aktiven-passiven Bewegungen und Massage. Wo die Verhältnisse es gestatten, kommen nach der Rekonvaleszenz Badekuren (Thermalbäder) in Frage. Die Neigung zu Rezidiven mit erneuter Herzgefährdung mahnt zum vorsichtigen Abhärtungsversuch der Kranken, zur Vermeidung von Erkältungen, Zugluft und Durchnässungen, unter Umständen zum Berufswechsel, ferner zu sorgfältigster Frühbehandlung von Angina und beginnenden rheumatischen Beschwerden, sowie beim nachweisbaren Beginn des Gelenkrheumatismus im Anschluß an Anginen und im Falle gleichzeitiger behandlungsbedürftiger Veränderungen an Gaumen und Rachentonsille zu fachärztlicher Behandlung derselben (Entfernung von Mandelpfröpfen, evtl. der Tonsillen selbst).

Eduard Müller †-Marburg.

## Chronische Gelenkerkrankungen.

Die praktische Analyse beginnt mit der Feststellung, ob der Prozeß nur ein einzelnes oder mehrere Gelenke befällt. Zur Entscheidung dieser Frage dient, abgesehen von dem augenblicklichen Befund eine sorgfältige Anamnese (frühere — gelegentlich auch spätere Mitbeteiligung anderer Gelenke), dann die objektive sorgfältige Untersuchung, nicht nur des befallenen Abschnittes, sondern möglichst des gesamten Gelenkapparates am Körper. Wie oft findet sich bei scheinbarer Monarthritis ein verdächtiges Knirschen auch in anderen Gelenken und wie oft bereits positive Röntgenbilder an noch schmerzfreien scheinbar noch nicht befallenen Stellen. Freilich kommen gelegentlich an anderen Gelenken, auch in ihrer Nachbarschaft, Prozesse vor, die von denen des vorweigand befallenen Gelenkes verschieden sind; man spricht zunächst besser von chronischer Erkrankung nur eines einzigen Gelenkes oder mehrerer Gelenke als von „Polyarthritis", weil eben nicht immer eine „Itis", also eine wirkliche Entzündung, vorliegt. Hierauf beginnt die Feststellung der Geschwindigkeit der Krankheitsentwicklung (von vornherein tatsächlich schleichend und chronisch progressiv — oder schubweise nur mit Remissionen oder attackenweise mit scheinbar, tatsächlich auch objektiv, völlig freiem Intervall). Wenn auch gelegentlich der echte chronische Gelenkrheumatismus, bedingt durch das Virus der akuten Polyarthritis, solche, attackenweise Entwicklung zeigt, auch der Nachweis rheumatischer Anginen, begleitender verucöser Endokarditis, vielleicht auch einer Polyserositis für einen solchen Zusammenhang spricht, so schließt doch umgekehrt chronisch progressive Krankheitsentwicklung derartige ätiologische Beziehungen nicht ganz aus. Wir denken dann freilich in erster Linie — hiermit beginnt die ursächliche Analyse des Krankheitsprozesses — zuerst an die Möglichkeit toxisch-infektiöser Krankheitsursachen, an endokrine und Stoffwechselstörungen, an organisch-nervöse und schließlich auch traumatische Ursachen. Die Fülle der möglichen ursächlichen Momente schränkt man zunächst durch die Ausschaltung organisch-nervöser Gelenkerkrankungen ein. Auf solche Arthropathien, die sich vornehmlich bei der Tabes und Syringomyelie finden, kann schon das bekannte Mißverhältnis zwischen sinnfälliger Gelenkverunstaltung und Schmerzlosigkeit hinweisen. Dann sind im Zweifelsfall die genauen neurologischen Untersuchungen vor allem der Pupille, der Sehnenreflexe, sowie der Oberflächen- und Tiefensensibilität vorzunehmen. Man achtet hierbei bes. auf Störungen der Temperatur- und Schmerzempfindungen, namentlich im Bereiche der befallenen Gelenke. Dann kommen die Nachforschungen nach toxisch-infektiösen Schädigungen, wie Gonorrhöe, Syphilis, Tuberkulose, bakteriologisch nachweisbarer Sepsis[1], auch Psoriasis.

---

[1] Auf solche chronische Sepsis soll auch die sog. Stillsche Krankheit der Kinder beruhen (meist symmetrische Gelenkveränderungen mit Fieber, Milztumor und Lymphdrüsenschwellungen bes. in der Umgebung der Gelenke).

Die gonorrhoischen Veränderungen können polyartikulär sein, ja leicht mit anderen Formen des Infektrheumatismus verwechselt werden. Die Tuberkulose befällt Gelenke bald mehr durch pathologisch-anatomisch greifbare echte Gelenktuberkulose und bald mehr durch tuberkulös-toxische Gelenkschädigungen. Es gibt anscheinend auch in der Tat auf mehr toxischer Basis eine Art Tuberkuloserheumatismus, auch eine der chronischen Polyarthritis ähnliche Erkrankung mit Neigung zu Versteifungen (sog. Ponçet).

Vieles freilich, was beim Mangel anderer bekannter Krankheitsursachen als Gelenktuberkulose angesprochen wird, mag andersartige Grundlagen haben, zumal hier die pathologisch-anatomische Sicherstellung als Beweisführung für einen klinisch anscheinend sicheren Befund nicht selten versagt, wie die Untersuchung des Punktats auf Tuberkelbacillen. Nur gelegentlich zeigt auch die bei Tuberkulineinspritzungen an befallenen Gelenken eintretende Herdreaktion ein gut bewährtes Ergebnis. Bei Syphilis können auch Polyarthritis ähnliche, oft unangenehm schmerzhafte Gelenkstörungen mit verhältnismäßig geringfügigem, objektivem Befund vorliegen (natürlich „Wassermann", evtl. versuchsweise Jod- und Quecksilbertherapie). Ein unklarer Infektionsrheumatismus verlangt im Hinblick auf die Möglichkeit eines septischen Prozesses stets restlose Auswertung der bakteriologischen und serologischen Diagnose, auch das Absuchen des Gesamtkörpers nach Sepsisquellen (auch Mund- und Rachenhöhle). Bei der Prüfung auf ursächlich bedeutsame Stoffwechsel- und endokrine Störungen forscht man zunächst nach Gicht, evtl. auch nach Alkaptonurie, d. h. Braunfärbung der (Ohr-) Knorpel und Knorpelzerstörung durch die Homogenitinsäure, schließlich nach Veränderungen der Schilddrüse, der Hypophyse, der Ovarien — kurzum der Drüsen mit innerer Sekretion. Erst wenn man die lange Reihe der organischen Krankheitsursachen erschöpft hat, darf man an rein funktionelle Gelenkstörungen, wie Gelenkneuralgien und Gelenkneurosen, denken. Stets wird man versuchen, die mehr entzündlichen Formen der deformierenden Gelenkerkrankungen von den degenerativen zu trennen — trotz aller Übergänge und trotz der Möglichkeit, daß schließlich gleiche Krankheitsursachen bald mehr entzündliche, bald mehr degenerative Veränderungen verursachen können. Während die degenerativen mehr den Knorpel, schließlich auch den Knochen schädigen, befallen die entzündlichen mehr die gemeinhin verdickte Synovia und das periartikuläre Bindegewebe, mit größter Neigung zu fibrinreichen Exsudaten, zu Schrumpfungen des neugebildeten Bindegewebes, schließlich auch mit späterem Knorpelschwund. Mitunter gibt eine merkwürdige Neigung der chronischen Gelenkerkrankung zu frühzeitiger und tatsächlicher Versteifung, eine sachverständige aber doch erfolglose Salicyl- und Antitherapie Grund zu der Annahme, daß nicht echte chronische Gelenkrheumatismen, sondern andere Prozesse, ganz bes. die so häufige Arthritis deformans vorliegt, mit besonderer Beteiligung des Gelenkknorpels, Ulceration des freigelegten Knochens, aber auch mit Neigung zu Knochenverunstaltung durch ossifizierende Periostitis (Randwülste u. dgl.). Wenn hier gegenüber dem Knochen- und Knorpelprozeß die Kapselbeteiligung wieder zurücktritt, so kommt es doch namentlich später unter Bildung von Zotten, auch von freien Gelenkkörpern zum Ergriffensein der Synovien. Die Muskulatur leidet dann nicht nur durch Inaktivität, auch durch Mitbeteiligung von Sehnen, übrigens auch benachbarter Schleimbeutel am Krankheitsprozeß, dann durch Mitergriffensein von Gelenknerven, überhaupt durch die Störungen aller funktionell-nervösen, vielleicht auch trophischen Beziehungen zwischen Gelenkapparat und Muskulatur (Änderungen des Tonus, der Lage, der Sehnenansatzpunkte, des früheren Gleichgewichts zwischen Agonisten und Antagonisten usw.). Diese deformierende Osteoarthrosis (Assmann), in der Tat besser als Arthritis,

Chronische Gelenkerkrankungen. 723

wird vor allem im Beginn allzuoft verkannt und mit Gicht sowie Infektionsrheumatismus verwechselt. Eine häufige Spielart hat folgende **Kennzeichen.**
Bevorzugung der Frauen zur Zeit der Wechseljahre (endokrine Einflüsse).

An sich **schleichender, gewöhnlich fieberloser, aber auch schubweiser Beginn** des gemeinhin chronischen progressiven aber lange, ja Jahrzehnte dauernden Krankheitsprozesses ohne erkennbare äußere Grundursachen, mit Neigung zu Stillständen, aber auch zu schubweisen Verschlimmerungen, vor allem der im Frühstadium oft ausgesprochenen Schmerzen.

Annähernd **symmetrisches, wenn auch oft einseitig stärkeres Befallenwerden der Hand- und Fingergelenke**, später mit Beteiligung der unteren Extremitäten, hier mehr proximal als distal, auch der Wirbelsäule.

Bald **auffällig rasch eintretende**, oft mit Schmerzremissionen einhergehende **dauernde Veränderungen am Gelenk**; Crepitation — Deviation ulnarwärts der Metacarpophalangealgelenke und Überstreckungen der Finger, gewöhnlich aber keine stärkeren Ergüsse, wie wenig Neigung zu Ankylosen, jedoch mit Beteiligung von Sehnenscheiden und Knochen. Auf **Röntgenbildern** u. a. **Verschmälerung, ja Verschwinden des Gelenkspaltes, Verschiebungen der Gelenkteile zueinander**. Bildungen von Anwüchsen einerseits und Abschürfungen benachbarter Knochenteile andererseits, ausgesprochene Aufhellung durch begleitende Knochenatrophien.

Frühzeitig **auffällig starke** sog. **arthrogene Muskelatrophien**, bes. Interossei, Lumbricalis und Daumenballen ohne Entartungsreaktionen, ferner zum Teil trophisch bzw. angioneurotisch mitbedingte **Haut- und Nagelveränderungen**. Haut gern atrophisch — glänzend, mitunter schlaff, welk, haarlos; Nägel brüchig, trübe usw. Gewöhnlich Verschonung der inneren Organe, vor allem **Fehlen von Klappenfehlern**.

Schließlich unter **auffälliger Resistenz gegen Salicyl-Antipyrinbehandlung**, relativ günstige symptomatische Wirkungen durch **Thermotherapie** u. a. physikalische Heilmethoden. Man achte hierbei auch auf die sog. **Heberdenschen Knötchen**, d. h. kleine harte Verdickungen anstoßender Knochenenden bes. im Bereich der mittleren und Endphalangen der Finger, sie kommen ohne sonstige Gelenk- und Knochenveränderungen vor, bes. bei älteren Frauen und finden sich u. a. auch bei Gicht. Der relativ große Formenkreis dieser deformierenden mehr degenerativen Gelenkerkrankungen erklärt sich nicht nur durch Verschiedenheiten von Lokalisation und Heftigkeit der örtlichen Knochenerkrankung, auch nicht durch ihre noch kaum sicher greifbaren Krankheitsursachen. Wir haben eben auch hier mitunter wesensgleiche Symptomenbilder, aber keine ätiologischen Einheiten vor uns. So können solche deformierenden Prozesse auch als senile Formen auftreten, einerseits unter Umständen örtlich als Malum coxae, dann bei Jugendlichen andererseits bald Polyarthritis ähnlich, bald mehr örtlich, z. B. als **Perthessche Gelenkerkrankung** u. dgl. Das genaue ätiologische und therapeutische Studium dieser chronischen Gelenkerkrankungen gehört zu den wichtigsten Aufgaben der medizinischen Forschung. Die Arbeitsfähigkeit breitester Volkskreise wird durch diese Gelenkprozesse aufs schwerste geschädigt. Das Mitspielen äußerer Krankheitsursachen bei solchen deformierenden Prozessen erklärt uns auch die größere Häufigkeit bei den körperlich arbeitenden Bevölkerungsgruppen bes. mit bestimmten Beschäftigungen, wie Außenarbeit in Nässe.

In den meisten Fällen bereits ausgeprägter chronischer Gelenkerkrankung, vor allem der deformierenden Formen, ist eine Heilung des auch zu

46*

spontanen Besserungen und schubweisen Verschlimmerungen neigenden Leidens kaum möglich; es ist sogar gewöhnlich weiteres, wenn vielleicht auch langsames Fortschreiten zu erwarten. Bei zielbewußter **Behandlung** kann es aber gelingen, die Schmerzen, übrigens auch objektive Gelenksymptome, zu mildern, die Beweglichkeit zu verbessern sowie manchmal sogar das Fortschreiten des Prozesses länger aufzuhalten. Ein zielbewußter, auf lange Sicht sich erstreckender Kurplan ist hierzu erforderlich. In seinem Rahmen spielt sachgemäße, genügend lang fortgesetzte Thermotherapie die Hauptrolle. Von besonderer Bedeutung ist hierbei die Kombination dieser hyperämisierenden Wärmebehandlung mit Massage, Gymnastik, Bädern, auch Elektrizität, sowie mit periodischer Darreichung von Medikamenten, nicht zuletzt mit sachgemäßer Allgemeinbehandlung. Zu der letzteren gehört: eine zuträgliche Wohnung (insbes. nicht feucht, nicht zugig, nicht an Außenwand schlafen usw.), womöglich ein geeignetes Klima (evtl. wärmere Gegenden in Winters- und Übergangszeit; unter Umständen sogar Fortziehen aus feucht-nassen, windig-rauhen Gegenden und Versetzung in klimatisch günstigeren Wohnort), nicht zu vergessen eine den Witterungsverhältnissen angepaßte Kleidung und gutes Schuhwerk (jedoch nicht Verzärtelung), dann Vermeidung von verschlimmernden Erkältungsschädlichkeiten (evtl. Berufswechsel; vorsichtige Abhärtung in Zeiten relativen Wohlbefindens). Dazu kommt unter Regelung der Magen-Darmfunktion, vor allem der Dickdarmtätigkeit, eine zweckentsprechende Diät (gewöhnlich gewürzarm, auch nur milde gesalzen, mit Betonung der lacto-vegetabilischen Richtung; evtl. sogar versuchsweise Obstkuren und Rohkostzeiten), nicht zuletzt die psychische Therapie! Sie ist wirksam auch bei organischen Gelenkstörungen; sie dient hier schon zur Erleichterung der seelischen Anpassung an das körperliche Geschick, zur Ausschaltung der oft überlagernden psychogenen Störungen sowie zur Milderung der durch psychische Überempfindlichkeit gesteigerten Schmerzempfindlichkeit, auch jener übertriebenen Angst vor begleitenden Schmerzen die jeden Bewegungsversuch hemmen und die Entstehung endgültiger Versteifungen begünstigen kann. Natürlich wird man auch ätiologische **Therapie** versuchen, selbst wenn es auch nur gelingen sollte, Hilfsursachen auszuschalten. Ursächliche Behandlung kommt bes. in Frage beim chronischen infektiösen Rheumatismus, bei Tuberkulose (hier die übliche Allgemeinbehandlung: Sonne, Schmierseife, Lebertran, Tuberkulintherapie, Sirup. ferri jodati), dann bei Lues (oft rasche Beseitigung heftiger Gelenkschmerzen durch Schmierkur und Jod, evtl. auch Neosalvarsan), bei Gonorrhöe (hier u. a. Arthigon) und schließlich bei Gicht (diätetische Therapie; evtl. Atophan). Beim Zusammentreffen mit Klimakterium und Fettleibigkeit wird man auch einen Versuch mit Eierstock- und Schilddrüsenpräparaten machen. Stets soll man auf verkappte Entzündungsherde achten, die sich an anderen Körperstellen finden, vor allem an Tonsillen; an Zähnen und Nierenbecken, Nebenhöhlen, Eierstöcken u. a. Mögen auch solche toxisch-infektiösen Prozesse nur gelegentlich die Grundursache der Gelenkerkrankungen sein, so können sie öfters doch ausschaltbare, sekundäre Schädigungen darstellen, auf die ein durch Krankheit vielleicht sogar überempfindlicher Gelenkapparat bes. schwer reagiert.

Die Form der Thermotherapie richtet sich nach den äußeren Möglichkeiten. Zur Verfügung stehen uns im Krankenhaus die Diathermie (oft sehr wirksam), elektrische Glühlichtbäder und Heizkästen, schließlich auch Fango und Moor. In der allgemeinen Praxis müssen wir uns oft mit Leinsamenumschlägen begnügen, mit Heublumen und Kamillenpackungen, auch mit örtlichen Sonnenbädern (Notersatz: „Höhensonne"). Schmerzlindernd, die Beweglichkeit fördernd, ist mitunter die „Biersche Stauungs-

## Chronische Gelenkerkrankungen. 725

binde" bes. bei gonorrhoischem Infektrheumatismus (vielleicht täglich 1—2 Stunden), ferner zeitweise Alkoholpackungen. Schließlich kann man auch im Hause die sowohl durch Wärme wie durch Kompression wirksamen heißen Sandbäder für Hand und Fuß improvisieren, auch die vielfach empfohlenen heißen Teilbäder (mit $37^0$ anfangen, allmählich auf $45^0$ verstärken, den Arm etwa bis Oberarm Mitte, anfangs täglich, dann wöchentlich 2 bis 3 mal); nicht nur örtliche, sondern auch vasomotorische Allgemeinwirkung und zugleich Schwitzprozedur. Im unmittelbaren Anschluß an eine solche Prozedur kommen zur Ergänzung Gymnastik und Massage in Betracht; kunstgerechtes Massieren — zunächst evtl. im Wasserbad — kann u. a. die Resorption von Exsudaten beschleunigen, die Bewegungsbeschränkungen bessern und den Kräftezustand der durch Atrophie gefährdeten Muskeln steigern. Vielfach muß man sich dabei mit Einreibungen begnügen, etwa mit Opodeldok, Rheumasan, Ichthyolsalbe und Jodvasogen; auch hier liegt wohl oft der Schwerpunkt in der begleitenden Massage, auch die ersten gymnastischen Übungen gelingen oft am besten im warmen Bade nach Wärmeprozeduren oder nach Darreichung antineuralgischer Mittel, die die Schmerzempfindung zeitweise mildern. Wir bevorzugen auch hier die kombinierte, aktive Gymnastik, ebenso die passive, d. h. die passive nachhaltige Unterstützung im Augenblick eines auf Kommando erfolgenden aktiven Bewegungsversuchs. Bei begleitenden Muskelatrophien wählt man auch elektrische Hand- und Fußbäder, die sich ebenfalls leicht improvisieren lassen, auch die elektrische Massierrolle; auf solche Weise behandeln wir nicht nur die groberkrankten Gelenke, sondern gerade auch die noch leicht befallenen.

Die medikamentöse Behandlung greift am besten auf alle jene Mittel zurück, die auch beim akuten Gelenkrheumatismus empfohlen sind, vor allem auf die Salicylpräparate, Pyramidon, Antipyrin, Antineuralgica, Novatophan, in hartnäckigen Fällen gern auf Atophanylinjektionen, auch solche mit Neostrontan. Bei den chronischen degenerativen Formen machen wir Kuren mit Arsenik, mit Phosphorlebertran und Jod.

Zur versuchsweisen Reiztherapie überweist man den Patienten am besten dem Krankenhaus. Darreichungen per os, z. B. Yatren sind ohne sicheren Nutzen. Zur parenteralen Einverleibung dienen: gewöhnliche Milch 5—10 ccm, 5 Minuten kochen lassen (Intragluteal wöchentlich 1—2 mal), gewiß billiger und kaum schlechter als Caseosan, Yatren, Novoprotin, Mirion, auch die knorpelige Substanz Sanarthrit und Eigenblut; die allgemeinen, auch die örtlichen Reaktionen an den Gelenken muß man natürlich unter sorgfältiger, fortlaufender Temperaturkontrolle vor erneuten Einspritzungen abklingen lassen. Bei den Schwefelöleinspritzungen (1—5, auch 10 ccm) Sulf. praecip.; in 1 proz. Lösung muß man mit unangenehmen Nebenwirkungen rechnen, man versuche deshalb besser Sufrogel und ähnliches. Röntgentherapie evtl. nach fachärztlicher Beratung, ebenso Radiumbehandlung. Die letztere ist vielfach wohl zu einer Art Suggestionsbehandlung geworden. Manche käuflichen Präparate bieten wohl kaum genügende Emanation. Die Einverleibung der letzteren kann auf sehr verschiedene Weise erfolgen, vor allem durch Baden in radioaktiven Wässern, durch Inhalieren und Trinken von solchem, schließlich auch durch Einspritzungen radioaktiver Substanzen. Als Radiumbäder gelten u. a. Joachimstal, Brambach, Gastein, Oberschlema, Münster am Stein, Kreuznach und andere Bäder, die sich für solche Gelenkerkrankungen eignen. Vor allem Salzschlirf, auch Elster (in beiden Moorbehandlung), Wildbad, Nauheim, Wiesbaden, Oeynhausen, dann auch Teplitz, Ragaz, Landeck, Teplitz-Trenczin, Warmbrunn, sowie Baden (Schweiz). Ausgezeichnete Ergebnisse werden gerade in hartnäckigen Fällen oft noch in Pistyan erzielt, freilich sind dort manche Einrichtungen in hygienischer Hinsicht noch verbesserungsbedürftig. Eduard Müller†-Marburg.

## Knochenkrankheiten.

### Allgemeines. Knochenschmerzen (Osteoalgien).

Häufig werden ,,Osteoalgien" mit Muskelschmerzen, insbes. ,,rheumatischen" verwechselt. Bei der Analyse solcher sensiblen Reizerscheinungen muß man sich an folgende Richtlinien halten: zunächst Feststellung von Schmerzsitz und Schmerzcharakter! Werden die Schmerzen tatsächlich in die ,,Tiefe", d. h. in Knochen und Knochenhaut verlegt, sind sie mehr diffus, von wechselndem Sitze oder bevorzugen sie ganz bestimmte, vielleicht sogar — trotz etwaiger Ausstrahlungen — scharf umschriebene Stellen ? Dann die so verschiedene Schmerzintensität und Schmerzqualität: dumpf, bohrend, klopfend, mehr ein Druckgefühl oder sehr heftig usw. Weiter das zeitliche Verhalten: Schmerzparoxysmen (wie bei ,,lanzinierenden"), zeitweise Schmerzwellen, nächtliche Verstärkungen (nicht nur bei Knochensyphilis, aber doch darauf verdächtig). Nun die weitere wichtige Vorfrage: treten die Schmerzen spontan auf — vielleicht sogar nur spontan — oder sind sie von bestimmenden äußeren Umständen abhängig, die sie auslösen oder die spontanen Schmerzempfindungen verstärken ? Es kommen hier bes. mechanische Einwirkungen auf den Knochen in Frage, schon die statische Belastung beim Gehen und Stehen, die Einflüsse ganz bestimmter Körperhaltungen, die Bewegung des schmerzhaften Segmentes, direkter Druck, Erschütterungen, Stauchungen, Betasten der schmerzhaften Stelle, ein Schlag auf die Fußsohle bei gestreckt gehaltenem Bein. Nicht zuletzt: hängen die Schmerzen mit raschen, ausgiebigen Schwankungen des Ernährungs- und Kräftezustandes zusammen (rasch zunehmende Fettleibigkeit einerseits, abnorme Abmagerung andererseits), mit besonderen Wachstums- und Altersperioden (Pubertätszeit, Senium), mit Schwangerschaft (bes. bei Osteomalacie) und mit dem Klimakterium, schließlich auch mit qualitativ und quantitativ ungenügender Ernährung (Hungerosteomalacie). Zur Feststellung der näheren Schmerzursache gehört dann der Nachweis etwaiger objektiver Veränderungen des Knochens, auch der Knochenhaut und der bedeckenden Weichteile, vor allem durch Auge, Betastung, Messung, Röntgenverfahren, gelegentlich auch durch Punktion und Probeincision. Schon Gestalt und Sitz der schmerzhaften Herde (Diaphyse, Epiphyse, lange oder kurze Röhrenknochen, platte Knochen, Becken), ferner gleichzeitige Weichteilveränderungen, wie Schwellung und Rötung, geben wichtige Fingerzeige für die Ätiologie. In strittigen Fällen prüft man etwaige Zusammenhänge der Knochenstörungen mit akuten und chronischen Infektionskrankheiten, mit Geschwülsten, mit Stoffwechsel- und endokrinen Störungen, ferner mit Erkrankungen der blutbildenden Apparate, dann auch mit Intoxikationen, nicht zuletzt mit Traumen.

Geschwülste. Stets Prüfung des Gesamtskelets auf mehrfache Herde. Sie kommen sowohl in klinisch mehr gutartigen wie bei primär bösartigen und metastatischen Tumoren vor. Relativ oder ganz gutartig können dann vor allem Osteome und Osteochondrome sein, ferner Knochencysten, evtl. auch diejenigen durch Echinococcus. Die metastatischen Herde werden leicht verkannt, wenn der Primärtumor falsch gedeutet, ganz übersehen wird oder nach scheinbar glücklicher Operation lange Jahre, ausnahmsweise selbst Jahrzehnte, zurückliegt. Bes. der Sitz an verborgenen Stellen, wie an Prostata, muß stets beachtet werden. Man achte namentlich auf jetzige oder frühere Geschwülste der Mamma, der Schilddrüse, des Bronchialbaums, aber auch auf die sog. multiplen Myelome mit Ausscheidung des Bence-Jonesschen Eiweißkörpers. Mehrfache Herde kommen auch durch multiple Periostitis, gewöhnliche Osteomyelitis, Ostitis-fibrosa-Zustände.

Zu den akuten und chronischen Infektionskrankheiten, die für Knochenherde verantwortlich sein können, muß man vor allem die Staphylomykosen rechnen, den Typhus, aber auch den Paratyphus, die Tuberkulose und Syphilis, die Aktinomykose und die Lepra, aber auch die Influenza, die bacilläre Dysenterie und die Gonorrhöe. Beim Typhus (s. d.) können z. B. die Knocheneiterungen sich relativ früh, aber auch erst jahrelang später einstellen. Bei anscheinend syphilitischen Knochenerkrankungen muß man mit der Möglichkeit zufälliger Kombinationen von Lues und andersartigen Knochenprozessen, an die gleichzeitige Mitwirkung noch anderer Krankheitsursachen und bei den diagnostischen Kuren an die Verwechslung des „post hoc" mit dem „propter hoc" denken. In differential-diagnostisch schwierigen Fällen eines Zusammenhangs von Knochenerkrankungen mit infektiösen Prozessen muß man das ganze Rüstzeug der Laboratoriumsdiagnostik zu Hilfe nehmen. Also: histologische, bakteriologische und serologische Blutuntersuchungen, natürlich Komplementbindungsreaktionen bei Syphilis und Echinococcus, gegebenenfalls auch bakteriologische Stuhl- und Urinuntersuchungen sowie andere Ausscheidungen, -Röntgenphotographie. Nicht zu vergessen sind die Zusammenhänge mit Scharlach, Malaria, Fünf-Tage-Fieber (Tibiaschmerzen), Erythema nodosum, Peliosis rheumatica, vielleicht auch wirklich einmal mit echt rheumatischer Periostitis durch das „Virus" des akuten Gelenkrheumatismus.

Bei den Schwankungen des Ernährungs- und Kräftezustandes, bei Stoffwechsel- und endokrinen Störungen achte man auf Spätrachitis, Osteomalacie, Akromegalie, „Basedow", Dystrophia adiposo genitalis, auf Gicht, endokrine Fettleibigkeit und endokrine Abmagerung, auf Folgen von Hungerzuständen und Vitaminmangel (Möller-Barlowsche Krankheit bzw. Kinderskorbut).

Ursächlich bedeutsame Erkrankung der blutbildenden Organe verlangen bei solchen Knochenschmerzen stets sachverständige Auswertung des Hämoglobinbefundes, der Blutkörperchen — evtl. auch der Blutplättchenzahlen, sowie des mikroskopischen Blutbildes. Mitunter Knochen- und periostale Schmerzen bei schweren Anämien, bei den Purpuraformen, bei den Leukämien (auch sog. aleukämischen), ferner bei Chloromen. Andererseits auch sekundäre histologische Blutveränderungen durch Primärherde des Knochens entweder durch Reizungen oder Versagen des Knochenmarks (evtl. polynucleäre Leukocytose, Myelocyten, kernhaltige rote, auch atypische Zellen).

Die Vergiftungen spielen durchschnittlich nur eine untergeordnete Rolle. Man denkt vor allem an Phosphor, schließlich auch an Chromsäure, vielleicht noch an Quecksilber und Arsen.

Neurogene Störungen. Arthropathien, wie bei Tabes und Syringomyelie. Sie sind zwar gewöhnlich schmerzlos und mit örtlich nachweisbaren Oberflächen- und Tiefenempfindungsstörungen verknüpft, mitunter aber auch mit gleichzeitigen sensiblen Reizerscheinungen. Man denkt bei den neurogenen Störungen auch an das freilich recht umstrittene Krankheitsbild der „Pseudoperiostitis anginoneurotica" mit flüchtigen Periostschmerzen von wechselndem Sitz (evtl. gleichzeitig mit Zeichen von Quinckeschem Ödem, Urticaria gigantea und intermittierendem Gelenkhydrops).

Zu den Traumen rechnet man hier nicht nur die plötzlichen äußeren Gewalteinwirkungen, auch die im Verhältnis zu der vielleicht krankhaften Knochenstruktur übermäßigen, an sich normalen Belastungen durch Druck und Zug, ebenso auch die Knochenveränderungen nach Entzündungen (Sudecksche Knochenatrophie), auch die deformierende Ostitis, schließlich die traumatische Auslösung einer fortschreitenden ankylosierenden Spondylitis. Bei abnormer Knochenbrüchigkeit denkt man in erster Linie an die neurogenen Formen (Tabes, Syringomyelien) selbst bei sonst ganz rudimentären Krankheitsbildern, dann aber auch an Tumoren und Cysten, schließlich bei sehr frühzeitigem Auftreten an angeborenen unter Umständen sogar familiär-hereditäre Knochenbrüchigkeit.

Ob die Trommelschlägelfinger, die sowohl mit Uhrglasnägeln (insbes. bei Bronchiektasien) wie mit „Papageischnabelnägeln" (mitunter bei chronischen eitrig-tuberkulösen Prozessen) einhergehen können, tatsächlich nur auf Störungen der venösen Zirkulation in den distalen Phalangen beruhen, ist recht fraglich. Man muß auch mit andersartigen Wirkungen, mit trophisch-vasomotorischen und toxisch-infektiösen Störungen rechnen. Diese Trommelschlägelfinger finden sich fast stets doppelseitig, wenn auch mitunter einseitig stärker; nur ausnahmsweise einseitig auf der Seite des ursächlich verantwortlichen intrathorakalen Prozesses. Von diesen Trommelschlägelfingern zu der „Ostéoarthropathie hypertrophiante pneumique" gibt es alle Übergänge. Ursächlich binden sich die ersteren am häufigsten an angeborene Herzfehler, sowie an chronisch eitrige Lungen- und Rippenfellerkrankungen, wie Bronchiektasien, cavernöse Phthisen, Empyeme, Lungengangrän und Absceß, zerfallende Tumoren, auch Aktinomykose. Es kommen ferner noch Aneurysmen der Aorta in Frage. Schließlich muß man hier mit angeborenen, selbst familiären Eigentümlichkeiten der Endphalangen rechnen.

## Spezielles.

**Chlorom** (grüner Krebs). Eine ebenso seltene wie bösartige Erkrankung, die namentlich Kinder befällt, auch hinsichtlich des Blutbildes mit „akuter Leukämie" (häufiger von myeloischem, als lymphatischem Typus) verwandt ist (anfänglicher Verlauf mit Fieber, Blutungen, Milz- und Lymphdrüsenschwellungen), sich davon aber durch grüne Farbe und durch das malignen Geschwülsten gleiche Wachstum der periostalen Wucherungen zu unterscheiden pflegt. Die chloromatösen Geschwülste bevorzugen die Schädelknochen, vor allem die Orbita. Das Auftreten periostaler Geschwülste daselbst auch an Wirbeln und Rippen, namentlich aber von Exophthalmus, kann auf die richtige Fährte führen, namentlich im Verein mit einem leukämischen Blutbefund, d. h. massenhaftem Auftreten einkerniger großer myeloblastenähnlicher Leukocyten in einem vielleicht schon sekundär anämischen Blutbild. Gelegentlich die Schädelknochenerkrankung begleitende Hirnnervenparalysen. Bisherige Behandlungsversuche erfolglos. Arsen-Röntgentherapie?

**Knochenauswüchse (multiple kartilaginäre Exostosen).** Gelegentliche, meist harmlose angeborene Skeletanomalien mit folgenden **Eigentümlichkeiten**: Hereditär-familiäres Vorkommen, Bevorzugung des männlichen Geschlechts, Neigung zu symmetrischen, aus der Epiphysengegend hervorsprossenden Knochengeschwülsten (von besonderer Mächtigkeit gern am unteren Femur- und oberen Tibiaende), oft große, nur bei genauester Abtastung und Röntgenuntersuchung des ganzen Skelets abschätzbare Zahl, auch die sehr verschiedene Gestalt und Größe der Exostosen; schmerzloses, mit Abschluß der Körperentwicklung sistierendes Wachstum, bes. zur Zeit der Pubertät.

Beachte: Synostosenbildung, z. B. zwischen Radius und Ulna; das Auftreten einer Art Schleimbeutel über dem freien Exostosenende, das wohl auf koordinierter Wachstumsstörung beruhende, durchschnittlich geringe Körpermaß der Kranken, sowie die Zeichen früherer, aber ursächlich kaum bedeutsamer Rachitis.

Knochenkrankheiten. 729

Solche Exostosen sind vielfach nur zufällige Nebenbefunde. In anderen Fällen entstehen kosmetische Nachteile, z. B. beim Sitz an der Hand sowie mechanisch bedingte Störungen durch besondere Lokalisation und Größe der Knochengeschwülste: Druck auf Rückenmark, peripherische Nerven und Gefäße, Aneurysmabildung; Geburtsbehinderung durch Beckenexostosen (Stachelbecken!), Beweglichkeitsbeschränkung durch Knochensynostosen und Gelenkschädigung. In solchen Fällen evtl. operative Behandlung. Maligne Entartung viel seltener als bei den unangenehmeren multiplen Enchondromen, die Neigung zu fortschreitendem Wachstum zeigen und die Knorpelknochengrenzen sowie die kurzen Röhrenknochen an Hand und Fuß bevorzugen.

**Knochensyphilis.** Häufige Skeletbeteiligung bei der hereditären und erworbenen Form. Im Sekundärstadium spontan und auf Druck schmerzhafte, oft ausgedehnte Periostitis, vor allem an Schädel und Tibiavorderfläche. Bohrende, meist nachts sich steigernde heftige Knochenschmerzen. Als Tertiärerscheinung: gummöse Periostitis und Ostitis, auch mit Hyperostosen bzw. Exostosen („Tophus syphiliticus"). Genaueste Skeletpalpation auf örtliche Auftreibung und Druckempfindlichkeit erforderlich; bei negativem Palpationsbefund Unterstützung durch Röntgenbild (gummöse, im Knochen gelegene, den tuberkulösen und sarkomatösen Erkrankungen ähnliche strukturlose Herde, die infolge Kalkeinschmelzung abnorm durchsichtig und von stärkeren peripherischen Schattenbildungen bzw. Knochenauftreibungen umgeben sind). Am häufigsten die syphilitische Caries und Nekrose am Schädeldach mit auffälliger Knochenneubildung neben Knochenzerstörung. Wichtig auch die Hyperostosen, evtl. sog. Enostose der Tibia, Clavicula.

Sicherstellung der Diagnose durch anamnestischen, objektiven und serologischen Luesnachweis und durch den prompten Erfolg spezifischer Behandlung.

**Multiple Myelome** (Kahlersche Krankheit). Eine sehr seltene, prognostisch ganz ungünstige Erkrankung vorwiegend älterer Männer, die mit geschwulstartiger Hyperplasie des Knochenmarks einhergeht (bes. an Schädeldach, Wirbelsäule, Brustbein und Rippen). Vieldeutiger Krankheitsbeginn mit neuralgiformen Schmerzen und Knochenempfindlichkeit. Sicherstellung der Diagnose durch schmerzhafte Knochenauftreibungen, ausgesprochene Neigung zu Spontanfrakturen, vor allem aber durch Auftreten des Bence-Jonesschen Eiweißkörpers im Urin (grobe Ausfällung bei Erwärmung auf $50^0$, dann wiederum Lösung beim Kochen). Kein typischer Blut-, aber auffälliger Röntgenbefund (kreisförmige Aufhellungen im Knochenschatten). Nur vorübergehende Erfolge durch gute allgemeine Pflege sowie versuchsweise Röntgen-, Radium-, auch Mesothoriumbehandlung, nicht zuletzt durch Narkotica. Tod gewöhnlich innerhalb weniger Jahre.

**Osteomalacie (Knochenerweichung).** Das an manchen Orten endemische, ernste, chronische Leiden bevorzugt Frauen, die schon geboren haben (Krankheitsbeginn gern während der Gravidität oder kurz darauf, oder im Klimakterium). Es werden jedoch auch kinderlose, weibliche Individuen sowie männliche befallen (evtl. auch „senile Osteomalacie").

**Kennzeichen.** Die Frühstadien (vor charakteristischen Knochenveränderungen) werden meist verkannt. Die häufigsten Fehldiagnosen sind: Rheumatismus, Arthritis deformans, Gicht, Ischias, Coxitis, Spondylitis, Hysterie, spinale Störungen, „Muskeldystrophie". Verwechslungsmöglichkeit auch mit multiplen Myelomen, ferner Ostitis fibrosa und Knochencarcinose.

Frühstadium, oft jahrelang, ja ein Jahrzehnt und länger dauernd; vielfach neurasthenische Begleiterscheinungen. Es entwickeln sich: 1. Schmerzen, bes. in Becken-Kreuzbeingegend sowie in Extremitätenknochen beim Stehen und Gehen. 2. Auffällige abnorme Muskelermüdbarkeit sowie Muskelparesen, bes. der Hüftmuskulatur und hier wiederum des Iliopsoas. Infolgedessen mühsamer, schleppender, später watschelnder Gang („Entengang"). Wichtig auch „Spasmen" in den Oberschenkeladduktoren mit Unmöglichkeit, die in der Hüfte gebeugten Beine stärker zu spreizen. Häufig, vielleicht sogar meist, kommt es überhaupt nicht zu stärkerer Knochendeformierung. Die Krankheit erschöpft sich dann gewissermaßen in dem geschilderten ostalgischen Stadium. Zu den Merkmalen dieser Ostalgien gehören, abgesehen von ihrer Zunahme durch Belastung und Muskelzug, ihre häufige Lokalisation in die „Tiefe", ihre schlechte Reaktion auf „Antineuralgica", das Freibleiben der Gelenke, das Fehlen von Fieber und von gichtigen Ablagerungen, schließlich auch das Zusammentreffen mit objektiven Knochensymptomen (z. B. auffälligem „Flankendruckschmerz" bei seitlichem Thoraxdruck auf die Gegend der falschen Rippen). Kein typischer histologischer Blutbefund, aber zuweilen angeblich der Bence-Jonessche Eiweißkörper im Urin.

Stadium der Knochendeformierung. Erst in fortgeschritteneren Fällen Hinzutreten abnormer Knochenbiegsamkeit mit auch röntgenologisch nachweisbaren gröberen Veränderungen sowie mit sekundären Deformierungen, bes. an Becken und Wirbelsäule sowie Oberschenkeln (schnabelförmiges Vorspringen der Symphyse; Kyphose der Brustwirbelsäule mit starker Verbiegung des Thorax und zunehmender Beugung des Kopfes gegen das Sternum; Schädel jedoch gewöhnlich verschont). Die oft sehr druckempfindlichen Knochen werden nur biegsamer, nicht brüchig; jedoch Neigung zu Infraktionen, die oft ohne erhebliche Schmerzen auftreten und ohne stärkeren knöchernen Callus zu heilen pflegen. Im Röntgenbild: Verbiegungen, geringe Knochendichtigkeit, schwache Corticalis, gelichtete Spongiosa infolge Umwandlung der Knochensubstanz in ein osteoides Gewebe. Die Kranken werden kleiner.

Im kachektischen Endstadium erfolgt nach groben Verunstaltungen des Skelets, starken Muskelabmagerungen bei den hilflosen, bedauernswerten Patienten meist der Tod an interkurrenten Erkrankungen.

Bei dieser zunehmenden Kalkverarmung des Skelets bestehen anscheinend nicht nur in anatomischer, auch in pathogenetischer Hinsicht enge Beziehungen zur Rachitis und Spätrachitis. Die Osteomalacie gleicht gewissermaßen einer Rachitis des Erwachsenen (Gleichgewichtsstörungen im endokrinen System?). — Mitunter begleitende Zeichen von Tetanie, auch von Schilddrüsenstörungen. Auffällig oft Amenorrhöe auch bei nicht puerperalen Formen.

Die **Therapie** des zu gelegentlichen Stillständen, neuen Verschlimmerungen, aber auch auffälligen „spontanen" Besserungen neigenden Leidens ist bei rechtzeitiger Diagnose meist dankbar, bei promptem Erfolg imstande, als „diagnostische Kur" eine Wahrscheinlichkeitsdiagnose zu erhärten. „Specificum" ist Phosphorlebertran (zunächst 0,01 : 100; 3mal täglich 1 Teel.; rasch steigend bis 2mal 3 Eßl., ja zu dreisteren Dosen in schwereren Fällen; chronisch intermittierende Weiterbehandlung!). Namentlich in schwereren Fällen auch Ergosterin (Vigantol); zwischendurch Kalkpräparate. Nebenbei „roborierende" Allgemeinbehandlung; vorwiegend lacto-vegetabilische, „vitaminreiche", viel Rohkost enthaltende Ernährung. Zur Verbesserung ungünstiger häuslicher Bedingungen Krankenhausüberweisung bzw. Heilverfahren; daselbst versuchsweise auch Hydro- und Thermotherapie (Heißluft, Fango usw.). Wichtiger: Sonnen- und

Höhensonnenbestrahlungen, Freiluftbehandlung, tägliches energisches Abfrottieren der Haut, Massage und vorsichtige Nacktgymnastik. Röntgenbestrahlungen der Ovarien als unblutiger Ersatz der früher in schweren Fällen ausgeführten Kastration? Innerlich Versuch mit Nebennierenpräparaten (auch Suprarenin subcutan; mit $1/4$ ccm der Lösung 1 : 1000 anfangen). Cave Gravidität wegen Geburtsstörung und Verschlimmerung des Leidens, vielleicht durch Hyperfunktion der Ovarien. Bei eingetretener Gravidität zunächst keine Unterbrechung, sondern versuchsweise interne Behandlung. Nur in schwereren Fällen nach Versagen sachverständig interner Behandlung Schwangerschaftsunterbrechung; evtl. Aussetzen des Stillens. Auch zur Verhütung weiterer Graviditäten Kombination von Schwangerschaftsunterbrechung mit Kastration?

Ähnliche Knochenveränderungen als „Kriegsosteomalacie", auch „Hungerosteopathie" beschrieben. Hier scheint neben ungünstigen hygienischen Verhältnissen, vor allem Mangel an Besonnung, ungenügender Gehalt an Vitaminen (bes. an D.) in einer einseitigen, vielleicht auch quantitativ unzureichenden Ernährung der auslösende Faktor zu sein. Sporadische und endemische Fälle von Osteomalacie kommen jedoch auch unter günstigen Ernährungsbedingungen vor.

**Pagetsche Knochenkrankheit** (Ostitis deformans; Osteomyelitis fibrosa). Eine ursächlich noch unklare, bei uns sehr seltene, schwere und fortschreitende allgemeinere Erkrankung des Knochensystems, vor allem der langen Röhrenknochen, des Rumpfskelets und der platten Knochen des Hirnschädels. Vorwiegender Knochenabbau mit reaktiven Knochenneubildungsversuchen; die Knochen zwar ungleichmäßig verdickt, aber verhältnismäßig leicht, wabenartig mit übermäßig weiten Haverschen Kanälen, zu Belastungsdeformitäten neigend, mitunter auch zerbrechlich (charakteristische Röntgenbilder), Verdickungen und wabige Auflockerungen; schwammige Strukturen.

Schleichender, vieldeutiger Beginn, häufig mit jahrelang vorauseilenden, später meist wieder abflauenden Knochenschmerzen. Im Höhestadium typische Verdickungen und Verbiegungen, vor allem der Schienbeine. Als Endbild oft ein anthropoider Habitus (Verkürzung und Verkrümmung der Ober- und Unterschenkel bei relativ langen Armen, abnorm großem Hirnschädel und Kyphose der Wirbelsäule).

Vermeide Verwechslung mit syphilitischen Knochenerkrankungen, mit Osteomalacie (bei P. Kr. Bevorzugung von Hirnschädel und unteren Extremitäten, auffällige Knochenverdickung namentlich am Schienbein!), gewöhnlich seniler Osteoporose (Fehlen der Verdickungen), mit Akromegalie (hier Gesichtsschädel verändert; Zeichen von Hypophysentumor, vornehmlich Hände und Füße befallen).

**Behandlung.** Sorgfältigstes, auch röntgenologisches Studium noch jeden Einzelfalles erforderlich!

Organotherapeutische Versuche bisher ohne wesentlichen Erfolg. Ratsam lange fortgesetzte Darreichung von Phosphorlebertran (bis zu höheren Dosen), versuchsweise Jod und Arsen! Therapeutische Röntgenbestrahlungen? Orthopädie von geringem Erfolg.

Eduard Müller†-Marburg.

## Muskelrheumatismus (Myalgie).

Der klinische Begriff des Muskelrheumatismus ist lange Zeit ein Sammelname für schmerzhafte Affektionen der Muskulatur und ihrer Nachbarschaft gewesen, bei denen man außer nicht immer vorhandenen schmerzhaften Contracturen objektive Symptome nicht festzustellen vermochte und bei denen auch eine sorgfältige histologische Untersuchung keine auffälligen Veränderungen des Substrates aufdecken konnte. Der Lehre von Adolf Schmidt liegt noch die gleiche Anschauung von der Symptomenarmut des Muskelrheumatismus zugrunde. Er sieht, ohne Beweise hierfür zu erbringen, das Wesen des echten Muskelrheumatismus in einem Reizzustande der intramuskulären sensiblen Nervenfasern, der von einer Erkrankung der hinteren Wurzeln und der in sie einmündenden Bahnen der tiefen Sensibilität ausgelöst wird. Auch in der Bezeichnung Myalgie kommt es zum Ausdruck, daß Muskelrheumatismus mit uncharakteristischen, objektiv schwer beweisbaren schmerzhaften Störungen im Muskelgewebe gleichgesetzt wird.

Gegenüber dieser Betrachtungsweise des Muskelrheumatismus als rein funktioneller Störung mehren sich die Beobachtungen über objektiv erfaßbare klinische Zeichen, die die diagnostischen Schwierigkeiten gegenüber klinisch ähnlichen Bildern und insbes. gegenüber der Aggravation und Simulation zu erleichtern vermögen. Im Rahmen der allgemeinen Symptomatologie sind hier folgende wichtige Zeichen zu nennen:

1. Tastbare Härten in der schmerzhaften Muskulatur. Im akuten Schmerzstadium findet man (A. Müller, Schade) fast regelmäßig palpable Härten der Muskelsubstanz von etwa 1—2—5 cm Durchmesser, teils mitten im Muskelverlauf, teils auch an der Übergangsstelle der Muskeln in die Sehnen. Nach Schade entstehen diese Muskelhärten durch lokale kolloidale Veränderungen der Muskelstruktur, in deren Bereich das Protoplasma in den Gel-Zustand übergeht, d. h. aus dem Zustande feiner kolloidaler Verteilung sich dem Zustande gröberer kolloidaler Verteilung und der Ausfällung nähert. Schade hat diese Härten als Myegelose bezeichnet. Sie bleiben auch in der Narkose bestehen und sie unterscheiden sich damit von dem

2. erhöhten Spannungszustande der schmerzhaft erkrankten Muskelmassen, die öfters hart erscheinen und der Durchknetung Widerstand leisten. Hier handelt es sich um Kontraktionszustände der Muskulatur, die von Hayem früher als „Furchtcontractur", als eine Art von „Défense musculaire" zum Schutze für die erkrankten Muskelbezirke angesehen wurden und die in der Narkose aufgehoben sind (Schade). Beide Arten der Muskelverhärtung können sich klinisch kombinieren.

Die Existenz dieser Muskelhärten kann nicht mehr bezweifelt werden, ihr Nachweis setzt allerdings allem Anscheine nach eine bes. eingestellte Übung und Erfahrung in der Palpation der Weichteile voraus, und damit hängt es wohl zusammen, wenn über die Häufigkeit dieser Muskelhärten noch Meinungsverschiedenheiten bestehen. Um hinreichend genaue Gefühlseindrücke zu gewinnen, empfiehlt A. Müller reichliche Einfettung der Haut über den zur Untersuchung kommenden Muskel (flüssige Fette, flüssiges Paraffin, milde Seifen), wobei man die Muskelpartie von beiden Seiten zwischen die palpierenden Finger unter Vergleich mit der gesunden Muskulatur der anderen Seite bringen soll.

3. Ist auf die Hauttemperatur über den schmerzhaften Muskelbezirken mehr wie bisher zu achten. Nicht selten findet sich hier bei der Messung mit dem Thermometer, aber auch schon bei gröberen Vergleichsprüfungen mit dem Wärmesinnder aufgelegten Hand erkennbar, eine lokale Steigerung der Hauttemperatur, die nach A. Müller auf eine vermehrte Wärmebildung in den erkrankten Muskelabschnitten zurückgehen soll. Zur Feststellung solcher Wärmeunterschiede mit der Hand ist bes. die Zeit des ersten Abkühlens nach dem Auskleiden geeignet (Schade).

4. Oft besteht eine Eosinophilie des Blutes (Bittorf), die jedoch auch als Begleitsymptom anderer muskulärer Erkrankungen auftritt und die im

chronischen Stadium des Muskelrheumatismus häufig durch eine Lymphocytose abgelöst wird.

5. Das wichtige diagnostische Merkmal des Muskelschmerzes kann in folgender Weise auch objektiv einigermaßen sichergestellt werden: Man legt die angeblichen Bezirke des Druckschmerzes bei Beginn der Untersuchung mit dem Farbstifte auf der Haut fest und prüft nach Abschluß der gesamten Untersuchung die Konstanz dieser Schmerzbezirke nach. Man prüfe ferner die Konstanz der durch die Schmerzempfindung hervorgerufenen angeblichen Bewegungshemmung auch bei Ablenkung der Aufmerksamkeit nach: So kann man mit der Begründung einer angeblich besseren Untersuchung verschiedener Körperteile unauffällig verschiedene Bewegungen (Rumpfbeuge, Armheben usw.) zur Kontrolle des objektiven Funktionsausfalles ausführen lassen.

Zweifellos spielen beim Entstehen des Muskelrheumatismus Kälteeinflüsse und traumatische Muskelschädigungen durch Zerrung, Überdehnung, Überanstrengung, eine wichtige Rolle. Als auslösende Faktoren kommen ferner toxisch-infektiöse Schädigungen der Muskulatur (Angina, Influenza), ferner Giftschädigungen (durch Blei, Nicotin, Alkohol) in Betracht. Auch als Begleitsymptom der echten, aber sonst larvierten Gicht kann der Muskelrheumatismus nicht selten ganz isoliert ohne sonstige charakteristische Gichtsymptome auftreten.

**Spezielle klinische Symptomatologie.** Die wichtigsten Lokalisationsformen sind: die Kopfmyalgie mit ihrem muskulären bzw. aponeurotischen Schwielenkopfschmerz, der cervicale Muskelrheumatismus mit rheumatischem Schiefhals, die Myalgie des Rückens, bes. im Bereich der Schulterblattmuskulatur und vor allem der Muskelrheumatismus der Lendengegend, Lumbago, wegen seines plötzlichen Beginns Hexenschuß genannt. Seltener sind Myalgien der Brustmuskulatur und der Bauchdecken; bei ihrer Diagnose ist besondere Vorsicht wegen der Gefahr der Verwechslung mit Headschen Zonen bei Lungen- und Herzerkrankungen und Krankheiten der Bauchorgane geboten.

**Differentialdiagnose.** Gegenüber der infektiösen Polymyositis gestattet das Fehlen von schwereren Infektionssymptomen (Fieber, Exantheme), das Fehlen meist derber Ödeme, der harmlose Krankheitsverlauf eine befriedigende Abgrenzung; gleiche Gesichtspunkte gelten auch für die akute Trichinose, für die die bes. hochgradige Eosinophilie, die starke Diazo-Reaktion und Lidödeme kennzeichnend sind, der ferner gewöhnlich Magen-Darmerscheinungen vorangehen und bei der der Nachweis der Trichinellen im Blutsediment und die mikroskopische Untersuchung eines exzidierten Muskelstückchens die Diagnose sichern können. Hierbei bleibt aber zu beachten, daß die subakuten und mehr chronischen Formen der Trichinose sich unter dem Bilde des scheinbar harmlosen fieberfreien Muskelrheumatismus verbergen können. Auf ihre wahre Natur lenkt die anamnestische Angabe des fieberhaften Beginns, das Auftreten von Magen- und Darmerscheinungen und der auch im chronischen Stadium vorhandene Befund von einer Eosinophilie bis zu 70% hin.

Gegenüber den verschiedenen Formen des Gelenkrheumatismus ist der Muskelrheumatismus durch das Fehlen von Gelenkprozessen meist leicht zu unterscheiden. Bei torpiden Gelenkprozessen, bei denen die deckenden Muskeln schmerzhaft erscheinen können, muß zur Klärung die Röntgenuntersuchung der Gelenkgegend herangezogen werden.

Der Schmerz bei Neuritis und Neuralgie hält sich ungefähr an den anatomischen Verlauf der Nerven, ist bes. im Bereich der typischen Nervendruckpunkte auslösbar und geht häufig mit objektiv nachweisbaren Sensibilitätsstörungen einher, während der echte rheumatische Muskelschmerz sich über das Gebiet größerer Muskelkomplexe ausdehnt. Fehlen von Reflexen spricht hierbei gewichtig gegen Muskelrheumatismus. Die Schmerzausbreitung in ihrer Beziehung zu den anatomischen Verhältnissen wird oft auch die Abgrenzung des Muskelrheumatismus gegenüber aggravierten und simulierten Beschwerden erleichtern, auf die auch klinisch auffällige Übertreibungen der schmerzhaften Störungen und bes. auffällige Stellungsanomalien hinlenken können.

Gegenüber dem Muskelrheumatismus muß man auch spinale und spinalmeningitische Prozesse (Rückenmarkstumoren, Erkrankungen der Gehirnhäute, tabische Krisen) ausschließen. Der sog. Rheumatismus der Halsmuskulatur mit scheinbarem Torticollis kann Zeichen eines beginnenden Tetanus, einer epidemischen Meningitis, einer Tuberkulose der Halswirbel sein!

Headsche Zonen der verschiedenen Körpergebiete können das Bild der Myalgie vortäuschen: so denke man beim sog. Lumbago an Nierenerkrankungen, ferner an Erkrankungen der weiblichen Geschlechtsorgane (Lageveränderungen des Uterus, Adnexprozesse, Beckentumoren), bei der Myalgie der Bauchdecken an das Heer der Krankheiten der Abdominalorgane, bei myalgischen Schmerzen der Brustmuskulatur an Angina pectoris, Pleuritiden.

Auch Gefäßerkrankungen können ein myalgisches Symptomenbild vortäuschen: hinter Schmerzen der Brustmuskulatur, bes. links verbergen sich häufig Coronar- und Aortensklerose, Aneurysmen; ferner können Angiospasmen bei Hypertonie und Arteriosklerose pseudorheumatische Schmerzen, bes. in den Extremitäten verursachen.

Hinter dem Bilde der Myalgie können sich auch metastatische Tumoren, insbes. Wirbeltumoren, Erkrankungen des Knochensystems, wie Osteomalacie, Rachitis, senile Osteoporose, Ostitis fibrosa, tuberkulöse und syphilitische Erkrankungen der Wirbelsäule verbergen.

Insgesamt wird man also gut tun, bei jeder Form von Myalgie an symptomatische Schmerzen larvierter Erkrankungen so lange zu denken, bis eine eingehende Untersuchung sie weitmöglichst ausgeschlossen hat.

**Richtlinien für die Behandlung.** Alle Formen der Wärmetherapie kommen hier in Betracht: Heiße Umschläge, heiße Duschen, heiße Bäder, Heißluft-, Dampf- und Glühlichtbäder, Moor- und Schlammpackungen, Diathermie. Ferner Massage, auf die wohl auch die Wirkung der verschiedenen Einreibungen zum wesentlichen Teile zurückzuführen sein dürfte. Von Medikamenten ist vor allem das Heer der Antineuralgica, an der Spitze die Salicyl- und Atophanpräparate heranzuziehen. Unter den Einreibemitteln, die oft gute Dienste leisten, seien von neueren Mitteln genannt: Rheumasan, Rheukomen, Esterdermasan, Joddermasan, Capsifor, Analgit, Doloresum Tophiment. Weiter Faradisation, und bei bes. hartnäckigen Fällen auch intramuskuläre Injektionen von 10 ccm physiologischer steriler Kochsalzlösung oder noch besser von 50 ccm 1% Novocainlösung + 0,5 ccm Suprarenin 1 : 1000 in die schmerzhaften Bezirke. Bei chronischen Fällen Badekuren in Thermal-, Moor- und Schlammbädern. Die von manchen Seiten empfohlene Behandlung mit Vaccineurin (Mischung von abgetöteten Prodigiosus- und Staphylokokkenaufschwemmungen) ist vielleicht auf eine Proteinkörperwirkung zurückzuführen. Sie kann auch in Form von intravenösen Injektionen mit Caseosan, Novoprotin, Yatren-Casein versucht werden.

F. Rosenthal-Hamburg.

## Myositis ossificans progressiva.

Von der relativ häufigen postrheumatischen örtlichen **Muskelverknöcherung** (Reit- und Exerzierknochen; traumatischer Muskelknochen im mitverletzten Muskel nach Frakturen) unterscheiden wir einen äußerst seltenen, ursächlich noch völlig unklaren, unaufhaltsam fortschreitenden allgemeineren Verknöcherungsprozeß, der fast die gesamte willkürliche Körpermuskulatur allmählich ergreifen kann („Knochenmenschen"!). Das Leiden dauert mitunter 1—2 Jahrzehnte und endigt meist durch mechanisch bedingte Störungen der Nahrungsaufnahme und Atmung, sowie durch komplizierende Lungentuberkulose (Knochenpanzer statt beweglichen Brustkorbs). Worauf diese Disposition zur spontanen und traumatischen Bindegewebsverknöcherung beruht, wissen wir nicht. Die Neigung zu metaplastischer Knochenbildung ergreift hierbei nicht nur das unter Entzündungserscheinungen wuchernde Bindegewebe der Muskulatur, sondern auch der Fascien und Sehnen.

**Kennzeichen** (verschiedene Spielarten!). 1. Allmählicher Beginn, meist in der 2. Hälfte des Kindesalters mit schmerzhaften, örtlichen, oft anfallsweisen, teigigen Muskelschwellungen, vornehmlich in der oberen Stammesmuskulatur. Wichtig das Befallensein der Masseteren, Rücken- und Halsmuskeln; Freibleiben von Zwerchfell, Sphincteren, Herz, meist auch der kleinen Handmuskeln.

2. Fortschreitende, zu Deformierung und schwerer mechanischer Behinderung führende Muskelsteifigkeit und Muskelverknöcherung durch Verhärtung, Schwielenbildung und Kalkeinlagerung, also allmählicher Ersatz von Muskelgewebe durch knöcherne Massen.

3. Sicherstellung der Kalkeinlagerung durch Probeexcision und durch die Röntgenplatte. Auffällige Kalkarmut des Skelets also eigenartige Verschiebung im Kalkgehalt des Organismus.

4. Begleitende angeborene Skeletanomalien, vor allem abnorme Kleinheit des Daumens, auch der großen Zehe. Achte auf begleitende cartilaginäre Exostosen, auch auf mangelhafte Entwicklung der Geschlechtsdrüsen.

Im Stadium ausgedehnter Muskelverknöcherung **Behandlung** bisher ohne wesentlichen Erfolg. Versuche mit Fibrolysin; Beseitigung mechanischer Behinderung der Nahrungsaufnahme durch Zahnextraktion, Masseterenexstirpation; versuchsweise Phosphor und Arsen. Das entzündliche Vorstadium meist verkannt; hier antirheumatische Behandlung durch Wärme, Massage, Bäder usw., kalkarme Kost.

Vielleicht infolge einer freilich ursächlich noch ganz unklaren Störung des Kalk- oder Phosphatstoffwechsels kann es — nach Analogie mit den Gichttophis — auch zu Kalktophi kommen, d. h. zu Knoten im Unterhautzellgewebe, die Kalksalze enthalten. Die Umgebung der Fingergelenke wird hiervon bevorzugt. Ausnahmsweise treten solche Kalkdepots an den verschiedensten Stellen des Körpers auf, so daß diese Calcinosis interstitialis an Myositis ossificans progr. erinnern kann.

Eduard Müller†-Marburg.

# Psychotherapie bei körperlichen Erkrankungen.

Von Professor Dr. **Eduard Müller**†-Marburg.

Das Machtgebiet der psychischen Therapie überschreitet weit die Grenzen, die ihr die seelische Entstehung von Krankheiten und Einzelsymptomen vorzuschreiben scheint. Es erstreckt sich auch auf alle übrigen funktionellen und groborganischen Krankheitsprozesse. Hier kann die Psychotherapie zwar gewöhnlich nicht heilen; im Rahmen anderer Behandlungsmethoden ist sie aber ein unentbehrliches, oft sogar das beste Linderungsmittel. Häufig rächt sich gerade in der Allgemeinpraxis durch Mißerfolge in der Behandlung und damit auch durch Beschränkung der ,,Klientel'' die ungenügende Rücksichtnahme auf die psychische Therapie. Die größte Allgemeinpraxis haben meist nicht die klinisch am besten geschulten Ärzte, sondern die ,,bewußten'' oder ,,unbewußten'' Meister auf dem Gebiete der psychischen Therapie.

Streng genommen verknüpfen sich alle körperlichen Erkrankungen mit psychischen Begleiterscheinungen, die einer seelischen Beeinflussung zugänglich sind. Die Rückwirkung des gleichen körperlichen Leidens auf die Psyche ist je nach der Individualität des Kranken ganz verschieden: Leichtsinn des einen, hypochondrische Überbewertung des anderen; Widerstandsfähigkeit des einen gegen Schmerzen, Wehleidigkeit und Überempfindlichkeit des anderen. Aufgabe der psychischen Behandlung ist es, einerseits allzu pessimistische Auffassungen durch Aufklärung, Zuspruch und Trost, durch Wiederbelebung der Hoffnung zu beseitigen, andererseits eine leichtfertige Unterschätzung des Krankheitszustandes zu bekämpfen. Unerläßlich, aber schwierig ist die stete ärztliche Erziehung unserer Kranken zu einer möglichst sachlichen Einstellung gegenüber den körperlichen Leiden, auch zur Selbstbeherrschung überall da, wo erhöhte, aber beeinflußbare Gemütsreizbarkeit sie notwendige Hemmungen verlieren läßt. Die für den einzelnen Fall geeignete Aufklärung über die anatomischen Veränderungen und die Zukunftsaussichten gehört zu den schwierigsten Kapiteln der psychischen Therapie. Moral und wissenschaftlicher Ernst verlangen es, daß sich die bewußte Täuschung des Kranken auf das gerade noch notwendige Mindestmaß beschränkt. Im großen und ganzen soll die Aufklärung über die Prognose nicht allzuweit von der Wahrheit entfernen.

Die Psyche des Unheilbaren verlangt eine unermüdliche Fortsetzung der Therapie selbst dann, wenn sie sich auf suggestiv wirksame und rein symptomatische Maßnahmen beschränken muß. Offenkundiger Verzicht auf weitere ununterbrochene Behandlung, auf versuchsweise Anwendung immer neuer Mittel führt zur Entmutigung und allzu leicht zum Kurpfuscher. Jede neue ,,Therapie'' erweckt eben neue, wenn auch bescheidene Hoffnungen. Gerade bei unheilbaren körperlichen Erkrankungen kann nur die möglichst geschickte suggestive Behandlung im Verein mit der symptomatischen dem Kranken das traurige Geschick erträglich machen. Hierzu sind jene tausendfältigen, oft unscheinbaren, aber für den Kranken wichtigen Dinge erforderlich, die den guten Beobachter durch reiche Erfahrungen am Krankenbett auch zum guten Arzte machen. Wie sehr kann den Schwerkranken ein Loblied auf die übrigen gesunden Organe befriedigen! Mancher mit Todesangst Sterbende schläft bei tröstendem Zuspruch und bei „ostentativen" therapeutischen Verordnungen für die nächsten Tage ohne Qualen ein. Ein großes seelisches „Plus" findet sich bei unzähligen körperlichen Erkrankungen, wie bei Magen-Darm-, Herz- und Leberleiden, bei Ischias, bei Tabes dorsalis, sei es, daß sich die körperliche Erkrankung mit „reizbarer Schwäche" des Nervensystems verbindet, sei es, daß nur die stete Konzentration der Aufmerksamkeit auf den Schmerz die Empfindlichkeit erhöht. Auch bei „organisch Kranken" besteht mancher Schmerz mehr in der Furcht vor dem Schmerz. Kranke, die z. B. an anfallsweisen Beschwerden leiden, jammern häufig bei geringfügigen Sensationen in der ängstlichen Erwartung von neuen Krisen. Dabei sind sie, um rechtzeitig schmerzstillende Mittel zu erhalten, mitunter sogar zu bewußter Übertreibung geneigt. Die Heftigkeit aller Beschwerden hängt eben nicht nur von der objektiven Grundlage, sondern auch von dem Grade der psychischen Empfindlichkeit ab. Gleich schmerzhafte Reize, die der eine leicht erträgt, führen bei dem anderen zu lauten Klagen. Bei der Abheilung entzündlicher rheumatischer Gelenk- und Muskelerkrankungen kann z. B. die Furcht des Patienten vor den bekannten früheren Schmerzen die ersten vom therapeutischen Standpunkt aus notwendigen Bewegungen selbst dann noch verhindern, wenn gröbere organisch begründete Beschwerden nicht mehr vorhanden sind. Der Arzt, der diese Dinge kennt, kann oft durch Ablenkung und Zuspruch, Einreibungen und mit geringeren Dosen von Medikamenten dasselbe erreichen, was sonst nur durch größere Gaben schmerzstillender Mittel zu erzielen ist. Die Heilwirkung geschickter Ablenkung zeigt sich am deutlichsten an dem Beispiel der Kinder, die trotz erheblicher Kontusionen beim Fallen durch raschen, freundlich heiteren Zuspruch, durch Süßigkeiten das Weinen ganz vergessen. Häufig entsteht andererseits das klinische Krankheitsbild erst dann, wenn durch schädliche Suggestionen die Aufmerksamkeit auf die körperliche Störung gelenkt wird (z. B. bei Wandernieren, Magenatonien u. dgl.). Was wir ängstlich erwarten, tritt eben autosuggestiv allzu leicht ein. Wie oft beruht die Fortdauer einer anfänglich körperlich begründeten Schlaflosigkeit nur auf der Furcht vor weiterer Agrypnie, auch das subjektiv am meisten Störende und Quälende bei Herzklappenfehlern und Extrasystolien nur in der Angst vor „Herzschlag" und Herzstillstand. Gerade die unendlich vielseitigen, innigen Verstrickungen von „Organischem" und „Funktionellem" erklären es zur Genüge, daß bei zahllosen inneren Organerkrankungen, die wir nicht heilen können, rationelle Psychotherapie das wirkungsvollste, ja einzig mögliche Medikament sein kann.

Ein für den Psychotherapeuten dankbares Mißverhältnis zwischen organischer Grundlage und psychischer Empfindlichkeit entsteht dann, wenn sich das körperliche Leiden bei Nervösen entwickelt. Sie reagieren auf körperliche Erkrankungen häufig ganz anders als Nervengesunde. Ihre Überempfindlichkeit gegen Schmerzen, ihre Neigung, objektiv begründete Symptome zu übertreiben, die Nachahmung und Konservierung derselben beim Verschwinden der organischen Symptome gehören zu den vielen Dingen, die suggestiv bekämpft werden können. Bei körperlichen Erkrankungen Nervöser ist rücksichtslose Offenheit des Arztes hinsichtlich der Art der anatomischen Veränderungen und der Prognose oft bedenklich, zumal selbst das eifrige Verlangen Nervengesunder nach ,,Wahrheit" und ,,reinem Wein einschenken" mitunter nur auf Selbsttäuschung beruht. Somit ist hier schonende und beschönigende, ,,tropfenweise", auf genaue Kenntnis der psychischen Eigenart sich stützende Aufklärung dringend angezeigt. Von vornherein hat aber das Vertuschen seine Grenzen, wenn die Rücksicht auf die körperliche Behandlungsweise und auf die Umgebung Halt gebietet, z. B. bei den zu einem Heilverfahren geeigneten Fällen von Lungentuberkulose, bei Bacillenhustern, sowie bei operabelen Carcinomen. Daß eine psychische Beeinflußbarkeit selbst ,,körperlich" begründeter Krankheitserscheinungen möglich ist, beweist schon der Einfluß von Gemütserregungen, namentlich ängstlicher Art, auf die Herzbeschwerden beim Vitium cordis, auf das Zittern bei Alkoholismus chronicus, Paralysis agitans, sowie Sclerosis multiplex.

Trotz unscharfer Grenzen unterscheidet der Psychotherapeut zwischen **direkter und indirekter seelischer Beeinflussung**. Beide Methoden bedienen sich der Suggestion. Die direkte Suggestion geschieht ,,verbal", durch das Wort des Arztes, durch seine Unterhaltung mit dem Kranken. Zur direkten psychischen Therapie rechnet auch die Hypnose (s. d.). Ein geschickter Psychotherapeut kann die letztere, auch die spezialistischen, mit Recht umstrittenen Formen der ,,Psychoanalyse" fast stets entbehren und durch sorgfältige psychische Anamnesen und Wachsuggestion auf einfachere, für die Psyche des Kranken ungefährlichere Weise gleiche Erfolge erzielen. Bei an sich harmlosen Organstörungen, die zur geheimen Quelle schwerer innerer Befürchtungen werden (,,Krebs", ,,Geisteskrankheit", ,,Herzschlag", ,,Rückenmarksleiden"), liegt gewöhnlich der therapeutische Schwerpunkt in der befreienden, offenen Aussprache mit dem Arzte. Auch die suggestive Beruhigung erfolgt dann auf dem Weg über das Gefühlsleben. Gerade die Wachsuggestion mit ihrem Verzicht auf die Vielen freilich imponierende ,,Mystik" mancher Psychoanalyse ist am besten geeignet, den eigenen Willen des Kranken zu kräftigen und zur selbständigen Krankheitsüberwindung anzuregen. Die **indirekte psychische Therapie**, die ,,larvierte", ist eine scheinbar körperliche Behandlung. Jede Therapie ist gleichzeitig ein psychotherapeutisches Hilfsmittel. Für die Auswahl der indirekten Form der Psychotherapie kann entscheidend sein das besondere Vertrauen des Kranken, auch des Arztes in diese oder jene Behandlungsweise. Ein äußerst wirksames Suggestivmittel besitzen wir in der Verordnung von Arzneien. Suggestion bei Arzt und Patienten ist ja die Hauptursache für die grundverschiedene Bewertung zahlreicher Arzneimittel. Der eine schwört auf ein Medikament, das der andere als wertlos bezeichnet. Trotz vielleicht geringerer Zuverlässigkeit wirken oft neue und teurere, auch absonderliche Arzneimittel, wie homöopathische und biochemische Kügelchen mit pharmakologisch unmöglichen Verdünnungen besser als die bewährten eisernen Bestände unserer Apotheken — nicht nur bei Nervösen, auch beim körperlich Kranken. Wer die Macht der Seele kennt, wird von solchen psychotherapeutischen Begleitwirkungen auch der pharmakologisch tatsächlich wirksamen Präparate — trotz der merkwürdigen Vernachlässigung dieser Tatsache in fast allen Lehrbüchern der Pharmakologie — in der ärztlichen Allgemeinpraxis weitgehend Gebrauch machen. Schon bei den alten Ägyptern — der Papyrus Ebers gibt davon Beispiele — setzte sich eine gute Verordnung aus 2 Teilen zusammen: 1. der medizinischen Vorschrift, 2. einer mystischen Formel. Diese Weisheit enthält ewige Wahrheiten. Wir brauchen — in unser heutiges Denken übertragen — pharmakologisch und klinisch begründete Arzneimittel, häufig aber zur rationellen Ausnützung der begleitenden seelischen Wirkungen eine bewußte psychische Therapie in wissenschaftlicher Form. So kommt es freilich auch, daß pharmakologische Unmöglichkeit noch lange nicht Wirkungslosigkeit am Krankenbett beweist.

Zur Psychotherapie rechnen alle günstigen „Imponderabilien", die in der Person des Arztes liegen, in seinem Gesamtverhalten dem Patienten gegenüber, in Sauberkeit, Ordnung, Ausstattung seines Sprechzimmers usw. Bei dem Arzte sind schon Ruf und äußere Erscheinung von großem Einfluß. Wichtig sind außerdem: ein sicheres und sachkundiges, energisches, aber wohlwollend-freundliches und angemessen höfliches Auftreten, Aufmerksamkeit und Geduld bei der dezenten schonenden Untersuchung, sowie jene Ruhe in schwierigen Situationen, die man entweder durch eine glückliche Veranlagung besitzt oder nur durch gediegene Kenntnisse und große Erfahrung erwirbt. Ein offenkundiges Nachlesen der Rezeptformel, häufige Verwechslung zweier Kranken miteinander, bes. beim Auseinandersetzen therapeutischer Maßnahmen, sind Fehler, die das Vertrauen zum Arzte gefährden können. Durch die Gründlichkeit des Arztes bei Anamnese und Untersuchung wird auch der Glaube des Kranken an die Richtigkeit des Urteils außerordentlich gestärkt. Jede scheinbare oder tatsächliche Oberflächlichkeit kann ihn schwer erschüttern. Ein bes. sorgfältiger „Status", ein „Untersuchen von Kopf bis zu Fuß", auch bei umschriebenen Organveränderungen gehört zu den besten Mitteln des ärztlichen Anfängers zur raschen Gewinnung einer größeren Praxis. Das angeblich kranke Organ muß natürlich möglichst zuerst und mit besonderer Sorgfalt geprüft werden (evtl. mit Hilfe von Röntgenstrahlen, wobei negative Befunde „bes. beruhigend" wirken). Schädliche Suggestionen sind streng zu vermeiden. Man soll bei einem ängstlichen Kranken, der ein tuberkulöses Lungenleiden mit Unrecht befürchtet, nicht die eine Lungenspitze viel länger als die andere beklopfen. Er schöpft sonst Verdacht. Bei „traumatischen Neurosen" soll man nicht fragen, ob der Kranke hier oder dort die Berührung spürt, sondern das Spüren als selbstverständlich voraussetzen und z. B. zunächst nur die Lokalisation der Empfindung prüfen. Wenn er richtig lokalisiert, so empfindet er auch den auslösenden Reiz. Überall da, wo erklärende organische Befunde fehlen, muß die feste Versicherung der völligen körperlichen Gesundheit auch in klarer bündiger Form erfolgen. Keine verschwommenen, vieldeutigen Redensarten, keine Verlegenheitsdiagnosen, wie „etwas Magenerweiterung"! Der Patient legt das Wort des Arztes, zu dem er Vertrauen hat, auf die Goldwaage. Manches leicht hingeworfene Wort wird vom Kranken aufgegriffen und wirkt — quälend und beängstigend — noch lange, selbst Jahrzehnte nach.

Diese Psychotherapie verlangt Vertiefung in die Persönlichkeit des Kranken und damit vom Arzte neben Verständnis für seelische Vorgänge und neben Liebe zur Sache viel Geduld und Zeit. Der Massenbetrieb einer Kassenpraxis lockert in erster Linie die psychischen Beziehungen zwischen Arzt und Patient und verhindert die unerläßliche Qualitätsarbeit auf psychotherapeutischem Gebiete gerade bei körperlichen Erkrankungen. Er verführt zu der bequemsten und raschesten, aber nicht der besten Patientenabfertigung — zu ganz überwiegender Arzneimitteltherapie mit nichts weniger als indifferenten Medizinen. Gerade dies treibt Patientenmassen in die Arme der Kurpfuscherei. Wir müssen der bewußten und wissenschaftlichen Psychotherapie auch bei körperlichen Leiden einen viel breiteren Rahmen zuweisen als bisher. Freilich wird die Zeit, die wir hierfür opfern müssen, materiell noch allzu schlecht bewertet!

Der tiefgreifende Einfluß der Psyche auf unseren Körper und damit auch auf somatische Erkrankungen erklärt uns auch, daß vieles in krasser Kurpfuscherei und Außenseitermedizin nicht einfach „Schwindel", sondern ungewollte und unverstandene, mystisch verbrämte, aber doch wirksame

Psychotherapie ist. Die äußeren Erscheinungsformen dieser Psychotherapie wechseln ja nach Kulturzustand und Maß der naturwissenschaftlichen Erkenntnis. Das gleiche, verbindende Glied bleibt immer die Suggestion — von uralter Priestermedizin, Zauberei und antikem Tempelschlaf angefangen, über die Heilungen durch Handauflegen, Mesmerismus, Amuletten und Reliquien (sie brauchen bekanntlich nicht echt zu sein, man muß nur zu ihnen Vertrauen haben) weit hinaus bis zu unseren modernen Scientisten, Antroposophen, krassen einseitigen Homöopathen und Biochemikern. Die allmähliche Niederringung solcher therapeutischen Entgleisungen der Jetztzeit wird uns Ärzten weniger durch das zwar unerläßliche Verbot der Kurpfuscherei gelingen, als durch rationelle wissenschaftliche Auswertung der psychischen Therapie auch bei körperlichen Erkrankungen.

Eduard Müller†-Marburg.

# Grundzüge der chemisch-mikroskopischen Blut- und Harndiagnostik.

Von Professor Dr. F. Löning-Harburg-Wilhelmsburg.

Mit 7 Abbildungen.

### Die wichtigsten Harnuntersuchungen.

Prüfungen des frischgelassenen Harnes, zum mindesten die einfachen Eiweiß- und Zuckerproben, sind bei keiner Art ärztlicher Untersuchung, mag sie Kranke oder Gesunde betreffen, zu entbehren. Im Krankenhaus wie in der Sprechstunde, nicht zum wenigsten auch bei jeder auf rein örtliche Erkrankungen nur eingestellten „Facharzttätigkeit" sind regelmäßig vorgenommene Harnuntersuchungen bekanntlich unerläßlich. Zumal bei Massenuntersuchungen (Gesundheitsbesichtigungen von Mannschaften in Kasernen oder an Bord von Schiffen, von Schülern oder Strafgefangenen, Personaluntersuchungen in größeren Betrieben oder Fabriken) hat es sich stets noch als bedenklich oder nachteilig erwiesen, wenn gerade die Harnuntersuchung unterblieb. Gerade da, wo subjektive Beschwerden gänzlich fehlen, kann die Harnuntersuchung noch Überraschungen zeitigen.

Alle Harnuntersuchungen sollten möglichst nur am frischgelassenen Harne vorgenommen werden. In die Sprechstunde mitgebrachte ältere Proben sind weniger geeignet, auch ist im Vergleich solcher mitgebrachter Proben mit dem in Gegenwart des Arztes frischgelassenen Harn fast immer angezeigt. Sind die zur ambulanten Harnuntersuchung erforderlichen geringen Mengen im Augenblick nicht erhältlich, so helfen einige Schluck kalten Wassers und etwas Geduld — anderweitige Beschäftigung mit dem Kranken, auch das bekannte Andrehen der Wasserleitung — meist über solch' nur scheinbare Schwierigkeiten hinweg. Ist eine längere Aufbewahrung der Harnprobe vor ihrer Untersuchung aber nicht zu umgehen, so läßt sich eine nachträgliche Harnzersetzung am besten durch Zusatz kleiner Stückchen Thymol, Campher oder einer alkoholgesättigten Campherlösung (1 Tropf. auf 1 l frischen Harn) vermeiden.

Meist kann die Ausführung der landläufigen Eiweiß- und Zuckerproben auch unbedenklich den Händen eines zuverlässigen und geübten Pflegepersonals anvertraut werden. Den Arzt kann dies von der Pflicht wiederholter Kontrolle und Überwachung der Proben aber nicht entbinden. Im Zweifelsfalle muß er sich selbst von dem Ausfall der wichtigsten Reaktionen überzeugen und sich in qualitativ-quantitativer Hinsicht ein Bild davon machen können. Er darf in seinem Urteil nicht nur von den Wahrnehmungen seiner Hilfskräfte abhängig sein.

Auf die folgenden Harneigenschaften ist im Einzelfalle immer wieder besonders zu achten:

## Farbe und Durchsichtigkeit des Harnes.

Frischgelassener gesunder Harn läßt, je nach seiner Konzentration an gelösten Harnfarbstoffen bzw. je nach seinem Wassergehalt, eine hellgelbe, gelbbraune bis dunkelbraunrote Farbe erkennen; stets ist er dabei durchsichtig klar. Infolge nachträglicher oxydativer Umwandlung ungefärbter Chromogene (= Farbstoffvorstufen) in die eigentlichen Harnfarbstoffe dunkelt er bei längerem Stehen oft nach. Am Zustandekommen der normalen Harnfarbe ist vor allem das Urochrom neben anderen Farbstoffen, wie Urobilin und Uroerythrin, beteiligt. Merklich zunehmen kann die Harnfarbe — wie dementsprechend dann übrigens auch die jedesmalige Serumfarbe — im Hungerzustande und bei Wassermangel (nach starkem Schwitzen und nach Durchfällen), bei **Leberschädigungen** aller Art (Sauerstoffmangel!, Stauungsleber, Vergiftungen, Infektionen, Ikterus), im Fieber, wie überhaupt bei allen Eiweißzerfallprozessen im Körper, unter anderem auch bei jedem stärkeren Blutzerfall (hämolytische Anämien). — Insuffiziente Schrumpfnieren vermögen nicht nur die giftigen aromatischen Darmfäulnisprodukte (Phenol, Indol, aromatische Oxysäuren), sondern auch die (ebenfalls enteral entstandenen?) aromatischen Harnfarbstoffe nicht mehr auszuscheiden: Farbstoffarmut des Schrumpfnierenharns. Solch Schrumpfnierenharn enthält dagegen noch vielfach farbloses Urochromogen. Mit reichlich Kaolin verrührt und filtriert, läßt er dann nachträglich doch noch eine Gelbfärbung erkennen: orientierende Prüfung auf Niereninsuffizienz bei Schrumpfnierenkranken nach Becher (vgl. S. 662).

**a) Besondere Farbeigentümlichkeiten.** Trübe, leicht ins Grüne schimmernde „Fleischwasserfarbe" bei Blutfarbstoffgehalt (S. 752). Häufige Dunkelrotfärbung bei Urobilinurie (S. 755). Dunkle Rotweinfarbe bei Porphyrinurie (S. 753). Bierbrauner Harn mit hellgelbem Schüttelschaum = Bilirubinurie (s. Gallenfarbstoffgehalt S. 755). Braune bis braunschwarze Farbe, durch allmähliches oxydatives Nachdunkeln eines ursprünglich hellen Harnes entstanden, a) bei Alkaptonurie = Ausscheidung von Homogentisinsäure (Beschleunigung der Dunkelfärbung durch Alkalizusatz; vorübergehende Blaufärbung durch verdünntes Eisenchlorid; positive Trommerprobe!) sowie b) bei Melanurie (melanotische Tumoren). Nachträgliche oxydative Braunrotfärbung auch bei Porphyrinurie (S. 753). — Fremdfärbungen durch Medikamente: Braungrüne, oxydativ zunehmende Schwarzgrünverfärbung bei Phenol- und Lysolvergiftungen (blauviolette Eisenchloridreaktion!). Die gleiche, beim Stehen an der Luft nachdunkelnde Braungrünverfärbung auch nach Kreosot-, Naphthol-, Salol-, Fol. uvae ursi-, Teergebrauch. Nach dem Gebrauch von Rheum, Senna, Isticin, Purgen, Cascara, auch nach Santonin pflegt der Harn ganz wie ein Farbindikator, d. h. je nach dem Vorherrschen einer mehr sauren oder alkalischen Reaktion, eine mehr gelbliche (= saure) oder deutlich rote (= alkalische) Verfärbung zu zeigen: Farbumschlag bei abwechselndem Alkalisieren und Ansäuern. Rot verfärben können den Harn auch innerlich genommenes Antipyrin, Pyramidon, Sulfonal und Trional.

**b) Trübungen.** Als „Nubeculae" werden gewisse in länger stehenden, schwachsauren Harnen allmählich aus der Schwebe zu Boden sinkende zarte Wölkchenbildungen bezeichnet, die durch spontane Ausflockung eines physiologischen Harneiweißkörpers entstanden sind: ein ganz alltäglicher Befund. Bietet aber schon der frischentleerte Harn nicht die gewöhnliche krystallklare Beschaffenheit, sondern ein irgendwie getrübtes Aussehen dar, so können diese Trübungen bzw. der allmählich aus ihnen sich bildende **Harnbodensatz** nur verursacht sein:

α) Durch gelöst ausgeschiedene, nachträglich aber ausgefallene **Salze**; β) durch zahlreiche in der Harnflüssigkeit suspendierte **Zellen** (Eiter, Blut, Epithelien) oder **Bakterien**; oder γ) ausnahmsweise durch **Fett** (Chylurie bei Filaria Bancrofti-Erkrankungen).

Das Ausfallen von bis dahin in Lösung befindlichen **Salzen** ist, außer von der Abkühlung und vom längeren Stehen des entleerten Harnes, nahezu allein von seiner jeweiligen **Reaktion** ($Conc_H$) nur abhängig. Alle Salztrübungen eines **sauren** Harnes (vorwiegend **Urate**) können durch nachträglichen Alkalizusatz (KOH) wieder in Lösung gebracht werden; umgekehrt verhalten sich diejenigen eines **alkalischen** Harnes (vorwiegend **Phosphate**), die durch nachträgliches Ansäuern (verdünnte Essigsäure oder HCl) wieder aufgelöst werden. Reichlich derart ausgefallene Urate bzw. Harnsäure und Oxalate zeigen daher immer nur eine stärker **saure** Beschaffenheit (erhöhte $Conc_H$) des betreffenden Harnes an; wohingegen reichliche Phosphattrübungen immer auf eine stärkere **alkalische** Harnreaktion (verringerte $Conc_H$) nur schließen lassen. Darüber hinaus ist — entgegen der Ansicht mancher Laien und auch Apotheker — aus solch vermehrtem Ausfall von Uraten oder Phosphaten niemals irgendwelche Schlußfolgerung auf eine vermehrte **Konzentration** des Harnes an diesen Salzen bzw. auf ihre vermehrte renale Absonderung etwa zu ziehen: Es liegen hier immer nur **ungünstige Lösungsbedingungen**[1] vor, die auch bei ganz normaler Konzentration der betreffenden Salze in der Harnflüssigkeit deren beschleunigte Ausfällung herbeiführen müssen.

Erste Aufgabe bei der Untersuchung trüber Harne ist es daher, jene diagnostisch wenig bedeutsamen, bei der mikroskopischen Untersuchung aber sehr störenden **Salztrübungen** zunächst auszuschließen oder zum Verschwinden zu bringen. Vorsichtiges **Erwärmen** einer Reagensglasprobe — etwa auf Körpertemperatur — läßt alle beim Erkalten ausgefallenen Urate (Ziegelmehlsediment) wieder in Lösung gehen. Bleibt danach noch eine Trübung zurück, so werden durch nachträgliches Ansäuern der gleichen Probe mit verdünnter Essigsäure oder HCl auch alle vorhandenen Phosphattrübungen, durch HCl auch alle Oxalattrübungen glatt gelöst. Hat sich jedoch weder durch das leichte Anwärmen, noch durch die nachfolgende Ansäuerung des Harnes eine Aufklärung der getrübten Reagensglasprobe hierbei erzielen lassen, so kann nur die **mikroskopische Untersuchung** über jene Trübungen Aufschluß erteilen: Fahndung auf Eiterzellen, rote Blutkörperchen, Zylinder, Harnepithelien, Geschwulstgewebsteilchen, Bakterien usw. (vgl. S. 750). Bei Verdacht auf eine bestehende Lipurie oder Chylurie lassen sich diese fein verteilten Fetttrübungen aus dem angesäuerten Harn mit Alkoholäther ausschütteln.

## Die Harnreaktion.

Der gesunde menschliche Harn, der die Aufgabe hat, mit zur Säureentlastung der stets annähernd neutralen, im Säurebasengleichgewicht befindlichen Blutflüssigkeit beizutragen, reagiert für gewöhnlich **sauer**, d. h. die Konzentration der H-Ionen ist derjenigen der OH-Ionen in ihm überlegen. Überschüssige saure Valenzen, die dem Blute aus dem Zellstoffwechsel und Nahrungsabbau ständig zuströmen, müssen ihm durch die ausgleichende Nierentätigkeit andauernd wieder entzogen werden: als **saure** harngelöste Salze (**Mono**phosphate), z. T. auch an das von der Niere gebildete $NH_3$, gebunden, werden sie aus dem Körper wieder herausgespült.

---

[1] Derart ungünstige Lösungsbedingungen für harngelöste Salze können insbes. auch durch einen **Mangel** an **Harnkolloid** verursacht sein, falls die Nieren dieses in zu spärlicher Menge abgesondert haben.

Der entgegengesetzte Fall einer zu starken Alkalibelastung des Blutes pflegt dementsprechend durch eine mehr alkalische Reaktion des Harnes gekennzeichnet zu sein. Gleichwie überschüssige saure Valenzen in Form von **Mono**phosphaten (saures $NaH_2PO_4$!) und an $NH_3$ gebunden, so pflegen andererseits überschüssige basische Valenzen in Form von **Di**phosphaten (alkalisches $Na_2HPO_4$!) und als Bicarbonat an $CO_2$ gebunden, prompt von der gesunden Niere ausgeschieden zu werden. Bei gesunden Nieren gehen **acidotische Zustände** des Körpers[1] daher stets mit einer vermehrten diuretischen Monophosphat- + $NH_3$-Ausscheidung, **alkalotische Zustände** des Körpers[1] dagegen mit einer vermehrten Diphosphat- + Bicarbonat-Ausscheidung einher. Insuffiziente Nieren können in dieser Hinsicht versagen: Das Säurebasenausscheidungsvermögen von Schrumpfnieren insbes. kann derart mitgenommen sein, daß sie nur noch zur Absonderung eines in seiner Reaktion „fixierten", von der Blutreaktion kaum noch abweichenden, zudem bes. $NH_3$-armen Harnes befähigt erscheinen, währenddem dann das Blut durch Säurestauung oder durch Alkalistauung vergiftet sein kann. Auch nach künstlicher Zufuhr von Säure oder Alkali, beispielsweise bei der sauren und alkalischen Probekost nach K. Beckmann[2], wird bei schwer Nierenkranken die normale Variationsbreite der Harnreaktion durchaus vermißt. Bei gesunden Nieren gibt sich aber in der jeweiligen Harnreaktion ein brauchbarer Maßstab für das derzeitige Säurebasenverhältnis im Blute stets insofern zu erkennen, als jede derzeitige acidotische oder alkalotische Mehrbelastung des Blutes ohne weiteres zu einer entsprechenden Zunahme oder Abnahme der Harnacidität immer führt:

**A. Zunahme der Harnacidität.** Zu einer vorübergehend oder anhaltend stärkeren Säurebelastung von Blut und Harn kann es derart kommen: a) bei jedem Sauerstoffmangel; b) nach stärkerer Muskelarbeit ($CO_2$-+ Milchsäurebildung), sowie überhaupt c) bei jeder erhöhten Organtätigkeit und bei vermehrtem Eiweißumsatz: so im Fieber, Hungerzustande bei den Konsumptionskrankheiten, auch im anaphylaktischen Shock. Ferner d) mehr oder minder chronisch bei der diabetischen Acidose (Auftreten saurer Intermediärprodukte des Fett- und Eiweißstoffwechsels bei Glykogenarmut der Leber), bei Schwangerschaftstoxikosen, bei florider Rachitis und bei Avitaminosen. Physiologischerweise bekanntlich auch während des Schlafes (saurer Nachtharn) und in der Narkose. e) Fortdauernd vermehrte Säurebelastungen von Blut und Harn können ferner exogen durch eine fortgesetzt saure bzw. „säureüberschüssige" Ernährung zustande kommen (einseitige Fleisch-, Eier-, Käse- und Eiweißkost; Mehlspeisen, Brot, Backwerk und Haferkost; Hülsenfrüchte, Reis und Nüsse; vgl. auch die obenerwähnte saure Probekost nach Beckmann[2]). Acidotisch wirken auf Blut und Harn schließlich auch gewisse, einige Zeit verordnete anorganische Salze, wie Ammoniumchlorid, und die meisten anorganischen Kalksalze ($CaCl_2$!) ein, deren Anion — nach vorzeitiger intestinaler Ausscheidung des Ca-Ions — zu seiner Absättigung Körperalkali verbraucht.

**B. Abnahme der Harnacidität** (amphotere bis deutlich alkalische Reaktion). Zu einer stärkeren Alkalibelastung des Blutes und diuretischen Alkaliausschwemmung kann Veranlassung geben: a) Eine verstärkte Magen-HCl-Sekretion (= Abgabe saurer Valenzen). Nach größeren Mahlzeiten sowie bei Supersekretion, ferner bei HCl-Verlusten durch

---
[1] Ein acidotischer Zustand des Körpers pflegt durch eine verringerte Alkalireserve, ein alkalotischer durch eine erhöhte Alkalireserve des Blutes gekennzeichnet zu sein. Das $p_H$ des Blutes bleibt dabei so lange unverändert das gleiche, so lange die Regulationseinrichtungen des Körpers (Atmung, Nierentätigkeit, Blutpufferuug) zunächst noch nicht versagen („kompensierte" Acidose oder Alkalose).

[2] Am ersten (sauren) Tage vorwiegend Fleisch und Cerealien, am zweiten (alkalischen) Tage vorwiegend Kartoffeln und Gemüse enthaltend.

Magenspülungen oder Erbrechen muß ein der HCl-Absonderung parallelgehendes Freiwerden von alkalischen Valenzen im Blute alsbald zu deren diuretischer Ausscheidung führen. b) Ebenso muß jede **vermehrte respiratorische $CO_2$-Abdunstung** (= Abgabe saurer Valenzen) zu einem entsprechenden Freiwerden alkalischer Valenzen im Blute und zu deren diuretischen Ausschwemmung führen: Hyperventilationsalkalose, z. B. bei Sauerstoffmangel im Hochgebirge und nach nervöser Tachypnöe; allmorgendliche diuretische „Alkaliflut" nach dem Erwachen infolge vermehrter Lungenlüftung. c) **Aderlässe**: eine danach auftretende Alkaliämie und Alkaliurie pflegt durch den infolge des Blutverlustes gesteigerten alkalischen Gewebssaftstrom in die Blutbahn (Steigerung der Alkalireserve) veranlaßt zu werden. d) **Exogen** kann eine Alkalianreicherung durch eine bes. **basenreiche, eiweißarme Ernährung** herbeigeführt werden: Kartoffeln, Obst, die Wurzeln, Knollen und grünen Teile der Gemüse, auch das Brühwasser von Gemüsen und Kartoffeln vermögen dem Körper einen oft willkommenen Basenüberschuß zuzuführen und bilden so eine zur Kompensierung acidotischer Zustände, d. h. bei verringerter Alkalireserve, besonders geeignete Kost (Ragnar Berg; vgl. auch die obengenannte alkalische Probekost nach Beckmann). Alkalisierend auf Blut und Harn müssen ebenso die meisten innerlich verordneten **alkalischen Salze**, wie Bicarbonat (Brunnenkuren) und Diphosphat, wirken, sowie diejenigen **organischsauren Alkalisalze**, deren Anion im Körper zu $CO_2$ verbrannt und respiratorisch eliminiert werden kann, währenddem das alkalische Kation zurückbleiben muß: alkalisierende Wirkung von essigsauren, milchsauren, weinsauren, citronensauren Salzen.

Die sog. **„nervöse" Phosphaturie und Alkalinurie** ist nach Lichtwitz auf eine derzeitige funktionelle Schwäche der H-Ionen-konzentrierenden (entsäuernden) Nierenfunktion zurückzuführen, der eine funktionelle Splanchnicusschwäche (Sympathicusschwäche z. B. bei vagotonischen Zuständen[1]) zugrunde liegen kann. Auch bei der **kindlichen Tetanie oder Spasmophilie**, die nach S. G. Zondek der Vagotonie der Erwachsenen bekanntlich weitgehend entspricht, läßt der Harn vielfach eine vermehrt alkalische Beschaffenheit (hohes $p_H$, niedrige Titrationsacidität, wenig $NH_3$) erkennen.

Nicht durch irgendwelche Alkaliämie verursacht ist naturgemäß die durch nachträgliche **ammoniakalische Zersetzung** erst entstandene alkalische Harnbeschaffenheit. Sie kommt nur durch bakteriellen Einfluß (Freiwerden von $NH_3$ und kohlensaurem Ammon bei der Harnstoffzersetzung) zustande. Läßt schon der frisch entleerte Harn solch alle Anzeichen ammoniakalischer Zersetzung erkennen (stechender ammoniakalischer Geruch, starke Trübung, Lackmusbläuung, Nebelbildung um einen darübergehaltenen, mit HCl angefeuchteten Glasstab, mikroskopisch Sargdeckelkrystalle), so läßt dies immer auf einen infektiösen Katarrh der ableitenden Harnwege (Cystitis, Cystopyelitis) schließen.

Als **Maßstab** für die jeweilige Harnreaktion, d. h. für das Säurebasenverhältnis in dem betr. Harne, kommen in Frage:

a) Fortdauernde 2stündliche Messungen des Harn-$p_H$.
b) Quantitative Bestimmungen des ausgeschiedenen Harnammoniaks. [Titrimetrische Bestimmungen des **Monophosphates** (Titrierung des wasserverdünnten Harnes mit $n/10$-NaOH gegen Phenolphthalein) und des **Diphosphates** (Titrierung mit $n/10$-HCl gegen Methylorange) sind weniger geeignet. Das $p_H$ des Harnes wird im wesentlichen durch das Mengenverhältnis jener beiden Harnphosphate, des sauren und des basischen Salzes, bestimmt.]

---
[1] Ausschaltung des N. sympathicus (Splanchnicusdurchschneidung) beeinträchtigt das renale Säureausscheidungsvermögen, führt stets eine Abnahme der Harnacidität herbei.

**a) Messungen des Harn-$p_H$.** Die Conc$_H$ (der Säuregrad) einer Flüssigkeit wächst bekanntlich mit fallendem $p_H$; mit steigendem $p_H$ nimmt der Alkalescenzgrad zu, die Conc$_H$ dementsprechend ab. Das $p_H$ des gesunden menschlichen Harnes schwankt durchschnittlich zwischen 4,7 (sauer) und 7,4 (etwa Blutreaktion). Gleichsinnig mit dem Verhalten des Blutes steigen die $p_H$-Werte des Harnes nach jeder größeren Mahlzeit an (postdigestive Alkalisierung des Blutes); während des Nachtschlafes sinken sie ab (nächtliche $CO_2$-Stauung im Blute bewirkt Säuerung des Blutes; saurer Nachtharn)[1]. — Bes. einfach und zweckmäßig erscheinen colorimetrische Bestimmungen des Harn-$p_H$ an der Hand sog. **Indicatorfolien nach Wulff,** die, genügend zuverlässig, auch ohne besondere Vorkenntnisse und von Ungeübten binnen 3 Minuten leicht ausgeführt werden können. Foliencolorimeter mit Indicatorfolien zur $p_H$-Bestimmung nach Wulff und Gebrauchsanweisung sind von F. und M. Lautenschläger G.m.b.H., München 2 SW 6, Lindwurmstr. 29/31, zu beziehen. Universalcolorimeter zur $p_H$-Bestimmung mit 7 verschiedenen Indicatorenlösungen werden auch von F. Hellige & Co., Freiburg i. Br., geliefert.

Über die gebräuchliche colorimetrische Methode der $p_H$-Bestimmung nach L. Michaelis vgl. die ausführlichen Lehrbücher sowie Dtsch. med. Wschr. **1921,** 465 und 673. Von den 5 dort genannten Indicatorenreihen kommen für den $p_H$-Bereich des Harnes nur 3 ($\gamma$-Dinitrophenol-, p- und m-Nitrophenolverdünnungen) in Betracht. Als Vergleichslösung braucht nach Hämäläinen nur eine Verdünnungsreihe von $\alpha$-Dinitrophenol verwandt zu werden. Die Indicatorfarbstoffe sind von E. Leitz, Berlin, Luisenstraße, zu beziehen.

Übersaure Harne lassen sich auch mittels des einfachen Lackmoidindicators nach O. Neubauer schon erkennen: Schütteln einer Harnprobe mit der gleichen Menge einer ätherischen Lackmoidtinktur[2] führt normalerweise stets eine leichte Bläuung oder Grünfärbung des Harnes herbei. Stärker saure Harne ($p_H$ unter 5,6—5,4) nehmen dagegen keinerlei Färbung mehr an. — Über den in stark sauren Harnen bes. häufig vermehrten Harnsäureausfall sowie über den in stärker alkalischen Harnen bes. häufig vermehrten Phosphatausfall vgl. S. 743 und 751.

**b) Bestimmung des in 24 Stunden ausgeschiedenen Harnammoniaks.** Das von der Niere gebildete, zur Neutralisation ausgeschiedener Säuren dienende Harn-$NH_3$ wird vom Gesunden in Mengen von 0,3—1,0 g, durchschnittlich 0,6—0,8 g, binnen 24 Stunden täglich ausgeschieden. Zur Vermeidung nachträglicher $NH_3$-Neubildungen durch bakterielle Zersetzung ist der zu prüfende 24-Stunden-Harn stets unter Toluol zu sammeln! In sauren Harnen ist im allgemeinen viel, in alkalischen wenig $NH_3$ enthalten. Vermehrungen um das Doppelte und mehr werden unter allen den Bedingungen beobachtet, die, wie auf S. 744 erwähnt, eine vermehrte Säurebelastung des Blutes verursachen können (reichlicher Fleischgenuß, $O_2$-Mangel, Fieber usw.; auch bei Leberkranken). Bes. reichliche Ausscheidungen, bis zu 5 und 6 g pro die, können bei der diabetischen Acidose in stark sauren Harnen ausgeschieden werden. Bei schwer Nierenkranken ist die renale $NH_3$-Bildung dagegen oft gestört: minimale $NH_3$-Ausscheidung bei der urämischen Acidose, im Gegensatz zu allen anderen Acidosen, insbes. auch zum Coma diabeticum!

---

[1] Die $p_H$-Tageskurve des Harnes läßt demgemäß bei hinreichender digestiver HCl-Sekretion nach jeder Mahlzeit ein Ansteigen (Alkalischerwerden), während der Nachtruhe dagegen ein Absinken der $p_H$-Werte (Saurerwerden) erkennen (Veil u. Endres).

[2] Herstellung durch Auflösen einer Messerspitze von Lackmoid. puriss. in 2 ccm Alkohol auf dem Wasserbade. Danach Zugabe von ca. 300 ccm säurefreien Äthers bis zur Rotweinfärbung. Im Dunkeln aufbewahren.

Ammoniakbestimmung durch Formalinzusatz nach Malfatti: Das zu verwendende käufliche Formalin muß vorher mit $n/10$-NaOH gegen Phenolphthalein genau neutralisiert worden sein! 10 ccm filtrierter Harn, mit Aqua dest. auf das 5—6fache verdünnt und mit wenigen Tropfen Phenolphthalein versetzt, werden mit $n/10$-NaOH bis zur eben beginnenden Rotfärbung neutralisiert. Nach Zusatz von 3—4 ccm des vorher neutralisierten Formalins muß die Rotfärbung verschwinden, da eine dem $NH_3$-Gehalt äquivalente Menge freier Säure dabei entsteht. Abermalige Titrierung mit $n/10$-NaOH bis zum Wiederauftreten der Rotfärbung ergibt den $NH_3$-Gehalt: 1 ccm $n/10$-NaOH = 1,7 mg $NH_3$.

### 24 stündige Menge und spezifisches Gewicht des Harnes.

Wasser- und Salzgehalt, osmotischer Druck und $Conc_H$ der Blutflüssigkeit bleiben beim Gesunden ständig auf der gleichen Höhe („Isoionie, Isotonie und Isohydrie" nach H. Straub). An der Aufrechterhaltung dieses Gleichgewichtszustandes, wie weiterhin auch an dem gesamten Wasser- und Salzstoffwechsel des Körpers sind die gesunden Nieren hervorragend mitbeteiligt, indem sie jederzeit zur Absonderung eines a) an harnpflichtigen Substanzen (namentlich Harnstoff und sauren Salzen) **stärker konzentrierten** Harnes, wie auch b) eines durch Abgabe überschüssigen Blutwassers **stärker** mit Wasser **verdünnten** Harnes im Einzelfalle befähigt erscheinen: „Variabilität" der Nierenfunktion.

Über die Prüfung des „renalen Konzentrationsvermögens" nach Wasserentzug wie über die Prüfung des „renalen Verdünnungsvermögens" nach Wasserbelastung im Wasser- und Konzentrationsversuch nach Volhard vgl. unter Nierenfunktionsprüfungen S. 662.

a) Feststellung der 24stündigen Menge. Nach vorausgegangener völliger Blasenentleerung ist sämtlicher Harn von morgens 8 Uhr bis zur gleichen Stunde des folgenden Tages in sauberen Gefäßen, die zur Vermeidung von Zersetzungen ein Stückchen Thymol enthalten können, zu sammeln; der Kranke muß insbesondere darauf hingewiesen werden, daß er namentlich auch vor jeder Defäkation seinen Blaseninhalt mit in das Sammelgefäß entleeren muß. Feststellung der 24stündigen Gesamtmenge mit graduiertem Meßzylinder, hierauf Prüfung von Teilportionen auf spez. Gewicht, Zuckergehalt, Kochsalzgehalt usw. Gesunde, erwachsene Männer scheiden binnen 24 Stunden durchschnittlich $1^1/_2$—2 l Harn, Frauen etwas weniger aus, wobei das spez. Gewicht dieses 24stündigen Sammelharnes zwischen 1012 und 1024 schwanken kann.

b) Feststellung des spez. Gewichts mit Hilfe zweier Spindelaräometer, je mit einer Skaleneinteilung von 1000—1025 und 1025—1050 versehen, bei 15° C. Für je 3 Temperaturgrade über oder unter 15°C muß je ein Teilstrich zugezählt oder abgezogen werden. Absaugen des störenden Oberflächenschaumes mit kleinem Filtrierpapierstreifen.

### Eiweißgehalt des Harnes.

Albuminurien bilden wohl kaum das wichtigste, wohl aber das zunächst und am meisten oft in die Augen fallende Symptom einer bestehenden Nierenerkrankung. Sicher renale Albuminurien sind dabei wohl zu unterscheiden von all' den Eiweißbeimengungen, die der Harnflüssigkeit erst späterhin auf ihrem langen Absonderungswege noch beigemischt werden können: von sog. „akzidentellen" Albuminurien, wie sie durch einen nachträglichen Zufluß von eiweißhaltigem Exsudat, Eiter, Blut, Vaginalsekret, Sperma usw. zu der Harnflüssigkeit zustande kommen können. Bei der Unterscheidung kommt es auf die mikroskopische Untersuchung des zentrifugierten Harnsediments immer an. Ist einmal der Nachweis von Zylindern oder sicheren Nierenepithelien (?) gelungen, so ist damit das Bestehen einer renalen Erkrankung als sicher erwiesen. Bei Frauen können bekanntlich Beimengungen durch Menses, Fluor, Vaginalsekret usw. sehr stören; hier ist dann nach Möglichkeit nur der Katheterharn zu prüfen.

Renale Albuminurien sind stets auf einen krankhaften Reizzustand des harnbereitenden Nierenepithels zurückzuführen, bei dem es zu einer (offenbar mehr aktiven als transsudativen) Absonderung von Bluteiweiß kommt. Unter den Ursachen, die derartigen Reizzuständen zugrundeliegen können, sind neben toxischen und infektiösen hämatogenen, desgl. neben nervösen Einflüssen vor allem Störungen in der örtlichen Blut- und Sauerstoffversorgung zu nennen, auf die das Nierenparenchym, wie kaum ein anderes Gewebe, empfindlich reagiert. Je nachdem solche Störungen nun bloß **vorübergehend** einwirken (örtliche Kreislaufstörungen!) oder **dauernd** fortbestehen können, muß auch die einmalige Sprechstundenuntersuchung immer wieder bloße „transitorische" Albuminurien von Daueralbuminurien zu unterscheiden wissen. Bloß vorübergehende bzw. intermittierende Eiweißausscheidungen sind naturgemäß fast immer harmloser Natur; sie können für die Annahme eines organischen Nierenleidens nie entscheidend sein.

**a) Als vorübergehende Störungen** gutartiger Natur sind vor allem alle nach **kalten Bädern**, nach **Marschleistungen**, nach **körperlichen Anstrengungen** wie nach **sportlicher Betätigung** jeder Art auch bei Gesunden häufig anzutreffenden Albuminurien anzusprechen. Selbst bei reichlichem Eiweißgehalt — bis zu $4^0/_{00}$ wurden beobachtet — und dem oft damit verbundenen Auftreten hyaliner oder gekörnter Zylinder und roter Blutkörperchen, ist die harmlose Natur solch einmaligen Befundes doch nicht zu bezweifeln: besondere Schonungs- oder Verhaltungsmaßregeln erscheinen nicht am Platze. Störungen der renalen Blutzirkulation (lokale Stauungen oder Asphyxien) scheinen ferner den bei Jugendlichen und Asthenikern oft vorkommenden „orthostatischen Albuminurien" zugrunde zu liegen. Nur nach längerem Gehen oder Stehen, zumal in übertrieben lordotischer Haltung, kommt es hierbei zu Albuminurien und Cylindrurien, nicht dagegen nach längerem Liegen! Meist liegt nur eine unbedeutende Albuminurie mit fehlendem oder spärlichem Zylindergehalt vor, bei der der „Essigsäureeiweißkörper" (s. S. 750 unter Ferrocyankaliprobe) und eine verringerte Harnacidität (verringerte entsäuernde Nierenfunktion? vgl. S.745), im Sediment zudem Kalkoxalatkrystalle bes. häufig anzutreffen sind. Auch hier können stark positive Eiweißproben im Verein mit zahlreichen granulierten Zylindern und Erythrocyten ein ernstes Nierenleiden gelegentlich vortäuschen: eine ernste pathologische Bedeutung kommt diesen Orthostatikerharnen jedoch niemals zu. Anamnestisch auszuschließen sind nur gewisse postnephritische Albuminurien, da nach dem Abklingen akuter Nephritiden zuweilen noch typisch „orthostatische" Schwankungen zurückbleiben können, bei denen auch der Nachtharn noch öfters Eiweißspuren und das Sediment dann vielfach noch Cylindroide mit aufgelagerten Erythrocyten enthält.

**b) Bleibende Albuminurien.** Werden dauernd neben harngelöstem Eiweiß auch Zylinder ausgeschieden, so muß danach das Bestehen einer eigentlichen Nierenerkrankung — Stauungsniere, Nephrose oder Nephritis — als erwiesen gelten. Nach der Höhe der ausgeschiedenen Eiweißmenge ist niemals die Schwere der Erkrankung zu bewerten! Mehr als die jeweilige Stärke der Albuminurie und Cylindrurie sind alle sonstigen Begleitsymptome der Erkrankung — Ergebnis von Nierenfunktionsprüfungen, Blutdrucksteigerung und andere cardiovaskulären Symptome, Retinitis, Ödeme, urämische Anzeichen — für die Beurteilung des Gesamtbildes entscheidend. Spärliche, ja zu Zeiten ganz fehlende Albuminurien kommen bekanntlich nicht selten bei ernsten **Schrumpfnierenerkrankungen** vor. Der Mehrzahl der **tubulären Erkrankungen** (toxische Nephrosen, renale Lues und Tuberkulose) sind dagegen bes. starke Eiweißausscheidungen eigentümlich. Reine **Stauungsnieren**, die bei vorhandener Kreislaufschwäche ebenfalls eine reichliche Eiweißausscheidung mit wenigen Zylindern und roten Blutkörperchen darbieten können, pflegen meist einen spärlichen, dunkelgefärbten, stark konzentrierten Harn abzusondern, der bei hohem spezifischen Gewicht, vermehrtem Urobilin- und verringertem NaCl-Gehalt infolge seiner stark sauren Beschaffenheit viel Ziegelmehlsediment bzw. Harnsäure ausfallen läßt.

**Eiweißproben.** Trübe Harne sind erst jedesmal zu filtrieren. Über die notwendigerweise vorausgehende Beseitigung störender Urat- und Phosphattrübungen vgl. S. 743. Bei nicht ganz wasserklaren Harnen und in zweifelhaften Fällen bringt immer ein Vergleich der fraglichen Harnprobe mit dem ursprünglichen Harn (zwei gleichweite Reagensgläser) die Entscheidung.

**a) Sulfosalicylprobe.** Zugabe weniger Tropfen einer 20proz. Lösung von Acid. sulfosalicyl. aus einem Tropffläschchen zu dem möglichst klaren Harn. Je nach dessen Eiweißgehalt tritt eine eben erkennbare Trübung oder dichtere Ausfällung auf. Opalescenzen lassen sich am besten bei schräg auffallendem Tageslicht erkennen, Vergleich mit dem ursprünglichen Harn! Alkalische Harne erfordern einen etwas reichlicheren Sulfosalicylzusatz. Jede positive Probe bedarf der Kontrolle durch die Kochprobe (s. u.). Auch die Sulfosalicylprobe selbst kann aufgekocht werden, wobei etwa ausgefallene Albumosen wieder in Lösung gehen können. — Gerade auch bei **Massenuntersuchungen,** wo alles darauf ankommt, aus einer großen Schar Gesunder vereinzelte anfällige Individuen alsbald herauszufinden, hat sich jene einfache, handliche und besonders empfindliche Harnprobe schon vielfach bewährt. Zeitraubende Kochproben an der Spiritusflamme sind, beispielsweise bei Massenuntersuchungen unter primitiven Verhältnissen und an Bord von Schiffen, mit größeren Schwierigkeiten verbunden und daher nicht gerade beliebt. Eine ergänzende Kochprobe erweist sich dann nur bei allen positiven Fällen als erwünscht.

**b) Kochprobe.** Nach kurzem Aufkochenlassen einer kleinen Probe (5 ccm) des durch Filtration vordem geklärten Harnes über der Flamme Zugabe weniger Tropfen verdünnter (3proz.) Essigsäure. Bleibt eine beim Erhitzen entstandene Trübung auch nach dem Ansäuern bestehen, so ist der Harn eiweißhaltig. Im Zweifelsfalle Vergleich einer unbehandelten filtrierten Probe mit der fraglichen Probe! Alkalische Harne erfordern einen etwas stärkeren Säurezusatz. — In seltenen Fällen (multiple Myelome des Knochenmarks) kann schon beim Anwärmen eines (deutlich sauren) Harnes auf 50—60° eine milchige Trübung entstehen, die dann bei weiterem Erhitzen des Harnes aber wieder verschwindet: **„Bence - Jonesscher Eiweißkörper".**

Ivar Bang hat gezeigt, daß durch Zusatz eines geeigneten Puffergemisches (Essigsäureacetat, das eine konstante optimale $Conc_H$ verbürgt) die Empfindlichkeit und Zuverlässigkeit der Kochprobe noch merklich erhöht werden kann: 10 ccm Harn werden jedesmal mit 1 ccm des „**Pufferreagens**" (Eisessig 56,5 ccm, Natriumacetat 118,0 g, Aq. dest. ad 1000,0; unbegrenzt haltbar) versetzt und dann etwa $1/2$ Minute lang gekocht. Je nach dem Eiweißgehalt tritt entweder eine Opalescenz oder „typische, kleinflockige Koagulation" dabei ein, jedenfalls kommt eine **praktisch quantitative** Ausfällung zustande. Alkalischer Harn muß vorher angesäuert werden.

c) **Essigsäure-Ferrocyankaliprobe.** Starkes Ansäuern des Harnes mit 20—30proz. Essigsäure (10 Tropf. auf je 5 ccm). Gleichzeitig oder etwas später kann sich daraufhin schon in der Kälte zuweilen der sog. „Essigsäureeiweißkörper" ausscheiden: so insbes. bei vielen der obengenannten „transitorischen" und „orthostatischen" Albuminurien, bei Ikterus, wie auch beim Anzuge oder Abklingen mancher infektiösen Nephritiden (Matthes). Bei genauerer Prüfung auf diesen „Essigsäurekörper" empfiehlt es sich, den Harn erst mit der 2—3fachen Menge Wasser zu verdünnen und dann erst 5—10 Tropfen 30proz. Essigsäure hinzuzusetzen (Vergleich mit Kontrollproben vor dunklem Hintergrund). Der Essigsäurekörper wird leicht übersehen. Vermeiden läßt sich das am besten dadurch, daß der mit Essigsäure stark angesäuerte Harn jedesmal auf 2 Reagensgläser verteilt wird, von denen das eine zur Beobachtung der bloßen Essigsäurereaktion (Essigsäurekörper), das andere zur Prüfung der eigentlichen Ferrocyankaliausfällung (Eiweiß) dient (Lichtwitz): vorsichtige, tropfenweise Zugabe von 5% Ferrocyankalilösung, wobei jeder Überschuß vermieden werden muß. Eine Eiweißtrübung oder -ausfällung tritt zuweilen erst nach längerer Latenzzeit auf.

Sog. „quantitative" Bestimmungen des Eiweißgehaltes **nach Eßbach** sind ebenso ungenau wie entbehrlich. Für die Kennzeichnung des Grades der Albuminurie erweist sich schon die Stärke der bei der gewöhnlichen Kochprobe entstandenen Eiweißausfällungen — „Opalescenz", „leichte Trübung", schwächerer oder stärkerer „flockiger Niederschlag", „massige Koagulation" — als durchaus ausreichend.

### Die mikroskopische Untersuchung des Harnsedimentes.

Jede Albuminurie bedarf zur Klärung ihres Ursprungs der mikroskopischen Harnuntersuchung. Nur durch den Nachweis von Zylindern kann die notwendige Abgrenzung renaler Albuminurien von solchen „akzidenteller" Natur (Eiweißbeimengungen bei Erkrankungen der Harnwege) gelingen. Eindeutige mikroskopische Befunde lassen sich aber nur dann erwarten, wenn der betreffende Harn womöglich stets nur in ganz frischem Zustande, am besten gleich nach der Miktion, zur Untersuchung, d. h. in die Zentrifuge gelangt. Der Besitz zumindestens einer kleinen Handzentrifuge erscheint unerläßlich. Nachträgliche Zersetzungen, nachträglicher Ausfall von Salzen lassen sich bei längerem Zuwarten — so insbes. auch bei dem früher noch vielfach üblichen Spitzglas-Sedimentierungsverfahren — gar nicht umgehen. Möglichste Klarheit des zu zentrifugierenden Harnes ist aber immer erwünscht, zum mindesten kann dem störenden Salzausfall (vgl. S. 743) vorgebeugt werden. Von den so häufigen Ziegelmehl- oder Harnsäuretrübungen in stark sauren Harnen lassen sich die betreffenden Proben übrigens in schonendster Weise befreien, indem der noch nicht auszentrifugierte getrübte Harn in einem Zentrifugiergläschen behutsam über der Flamme wieder bis zu Körperwärme angewärmt wird, wobei alle Urattrübungen glatt verschwinden. Ausschleudern, schnelles, völliges Umkippen und Ausgießen des noch warmen Gläschens nach dem Ausschleudern läßt dann lediglich das von allen Uratkörnchen befreite Zellen- und Zylindersediment am Boden des Zentrifugiergläschens haften bleiben[1].

---

[1] Zur Untersuchung des Sedimentes ist ein möglichst kleines Tröpfchen davon mittels dünner Pipette auf einen Objektträger zu übertragen und dann vorsichtig, unter Vermeidung jedes Druckes (Dazwischenlegen einer Nadel), mit einem reinen, trocknen Deckgläschen zu bedecken. Mikroskopische Betrachtung stets bei enger Blende und, zwecks Auffindung der einzelnen Bestandteile (Zellen, Zylinder), vorerst immer nur bei schwacher Vergrößerung (z. B. Zeißobjektiv A, Leitzobjektiv 3). Stärkere Vergrößerung (Zeißobjektiv D, Leitzobjektiv 6) erst nach Einstellung

Über die Bedeutung der Befunde im einzelnen sei nur folgendes kurz gesagt:

**1.** Art und Menge der im Harnbodensatz angetroffenen **Salze** lassen, außer auf die jeweilige Harnreaktion (s. S. 743), keine weiteren Schlüsse zu. Vermehrter „Ausfall" ist nicht mit vermehrter „Konzentration" in der Harnflüssigkeit gleichzusetzen (vgl. S. 743).

A. Reine Harnsäure und ihre Salze (amorphe Urate) können in jedem stärker sauren oder konzentrierteren Harne (Morgenharn!) nach längerem Stehen und nach Abkühlung desselben zur Ausscheidung gelangen. Entweder als krümeliges, rötliches „Ziegelmehlsediment" (saures harnsaures Na, amorph) oder — bei stärkeren Säuregraden des Harnes — in Form reiner Harnsäurekrystalle (hell- bis dunkelbraune Körnchen von Wetzstein-, Tonnen-, rhomboider Tafel-, Kamm- oder Drusenform) im erkaltenden Harne zur Ausscheidung gelangt, können diese Sedimente des sauren Harnes sowohl durch Alkalisieren (KOH oder NaOH) wie durch vorsichtiges Anwärmen jederzeit wieder in Lösung gebracht werden. Reichliche Trübungen oder Bodensätze dieser Art zeigen immer nur ein verringertes Lösungsvermögen des betreffenden Harnes für Urate an, wie es stärker konzentrierten („hochgestellten") oder stärker sauren Harnen (erhöhte $\text{Conc}_H$) eigen zu sein pflegt.

Einem nachträglich erst ausgefallenen „Harngrieß" oder „Harnsand"-Bodensatz ist durchaus keine pathologische Bedeutung beizumessen. Nur wenn der frisch entleerte Harn schon Konkremente enthält, wenn also Harnsäurekonkremente oder „Harngries" schon innerhalb der Harnwege ausfallen, kann dies für eine bestehende „harnsaure Diathese" bezeichnend sein. Aber auch dieser liegt keineswegs etwa eine vermehrte renale Uratabsonderung bzw. ein vermehrter Harnsäuregehalt des betreffenden Harns zugrunde; immer sind es nur verschlechterte Lösungsbedingungen, zumeist eine erhöhte $\text{Conc}_H$ des Harnes (vgl. S. 743), die jene Neigung zu Uratausfällungen aus dem Harnwasser unterhält. Über den chemischen Nachweis von Harnsäure (Murexidprobe) s. S. 769.

B. **Erdphosphatausflockungen** (weißflockiger, amorpher Bodensatz von phosphorsaurem Ca und Mg) wie auch $CaCO_3$ (körnig, $CO_2$-Entwicklung bei HCl-Zusatz) kommen nur bei verringerter Harnacidität, d. h. in **schwachsauren oder alkalischen Harnen** zustande. Ansäuern mit Essigsäure oder HCl läßt sie wieder in Lösung gehen. Erwärmen bringt die Phosphattrübungen — im Gegensatz zu den Uraten — niemals zur Lösung, befördert vielmehr deren weitere Ausfällung.

Läßt schon der frischgelassene Harn eine auffallende Neigung zu Phosphattrübungen erkennen (**Phosphaturie**), so liegt auch dieser nicht etwa eine vermehrte renale Phosphatausscheidung, sondern wiederum nur die

---

der fraglichen Gebilde, um Einzelheiten besser studieren zu können. Eine Färbung dieser Sedimentpräparate ist im allgemeinen entbehrlich. Durch Zusatz eines Tropfens Löfflerschen Methylenblaus zu dem noch feuchten Präparat lassen sich die weder durch Antrocknen, noch durch Fixierung schon irgendwie veränderten Zell- und Kernformen in ihrem natürlichen Turgor jedoch oft besonders schön zur Darstellung bringen (Wachsumrandung und -fixation des Deckgläschens, Ölimmersion).

Zur Färbung auf Bakterien muß das in dünner Schicht auf den Objektträger ausgestrichene, luftgetrocknete Sediment zunächst über der Flamme fixiert und dann erst gefärbt werden (Tuberkelbacillenfärbung, Gramfärbung, 10fach verdünntes Carbolfuxin usw.). Ein besseres Anhaften des Harnsedimentes bei der Fixierung wird dadurch ermöglicht, daß der betreffende Objektträger mit Spuren von Hühnereiweiß zunächst vorbehandelt wird: Flüssiges Eiereiweiß von 1—2 Eiern, das zu Schaum geschlagen, filtriert und mit etwas Chloroformzusatz versehen worden ist, kann dauernd in einem sauberen Fläschchen aufbewahrt werden. 1 Tropfen davon wird auf einem blankgeputzten Objektträger mittels Mulläppchens bis auf Spuren verrieben. Das auf einen derart vorbereiteten Objektträger verbrachte Harnsediment kann, daselbst angetrocknet und über der Flamme fixiert, durch die nachfolgenden Spül- und Färbeprozeduren dann nicht mehr so leicht abgespült werden.

752  Grundzüge der chemisch-mikroskopischen Blut- und Harndiagnostik.

Tatsache irgendwie verschlechterter Lösungsbedingungen in der Harnflüssigkeit meist zugrunde: Jede Alkaliurie bzw. verringerte $Conc_H$ des Harnes (vgl. S. 744) läßt als solche eine Neigung zu vermehrtem Phosphatausfall erkennen. Gleichwie jede Alkaliämie und Alkaliurie durch diätetische und medikamentöse Maßnahmen beeinflußt werden kann (S. 745), so kann auch auf die mit ihr verbundene Phosphaturie im gleichen Sinne eingewirkt werden: basenreiche, eiweißarme Kost kann sie auslösen, durch HCl-Darreichung per os oder Atropinmedikation (HCl-Einsparung im Magen) kann sie eingeschränkt werden. Außer der verringerten $Conc_H$ scheint auch das Ausfallen eines besonderen „Schutzkolloids" — als irridisierendes Häutchen auf Phosphatikerharnen zu erkennen — an dem Ausfallen der Phosphate mit beteiligt zu sein (Lichtwitz). — Was die Bildung gröberer Phosphatkonkremente in der Blase betrifft, so sind u. a. Fehler der Ernährung (Mangel an Vitamin A) als auslösende Ursache mit angeschuldigt worden. —

Das Auftreten der bekannten Sargdeckelkrystalle (phosphorsaure Ammoniak-Magnesia = Tripelphosphat) und braungefärbter Stechapfelformen (harnsaures $NH_3$) in alkalischen Sedimenten weist immer auf vordem stattgehafte bakterielle Zersetzungen hin, wie diese denn auch aus dem typisch stechenden $NH_3$-Geruch solcher Harne (ammoniakalische Vergärung des Harnstoffes) mit Sicherheit schon zu vermuten sind (S. 745).

**2. Die Zylinder** stellen ein offenbar schon in den Tubulis der Niere ausgefälltes Harneiweiß dar[1]. Hyaline Zylinder können im Verein mit roten und weißen Blutkörperchen überall da unter den gleichen Bedingungen vorgefunden werden, unter denen es zu einer Ausscheidung gelösten Harneiweißes kommt: so u. a. bei Marschalbuminurien, orthostatischen Albuminurien und bei den sonstigen vorübergehenden gutartigen Albuminurien. Grobgranulierte Zylinder, sowie solche, die mit Fetttröpfchen oder verfetteten Nierenepithelien bedeckt sind, scheinen dagegen zumeist nur da vorzukommen, wo schwere parenchymatöse Degenerationen des Tubularepithels schon stattgefunden haben. Auch breite Wachszylinder treten nur bei schweren Nephritiden zutage. Lipoidnephrosen geben sich oft an bes. stark lichtbrechenden bzw. doppeltbrechenden Körnchen auf den Zylindern zu erkennen. Lange, schmale, vielfach längsgestreifte und aufgefaserte Gebilde, die sog. Cylindroide, kommen auch bei Gesunden vor.

**3. Epithelien.** Nierenepithelien, aus den erkrankten Tubulis stammend, sind mit Sicherheit nur als solche anzuerkennen, wenn sie sog. „Epithelialzylindern" aufgelagert sind; einzeln sind sie nur schwer von den etwas kleineren Leukocyten zu unterscheiden. Den Epithelien der ableitenden Harnwege (Nierenbecken-, Harnleiter-, Blasenepithelien) sind überall die gleichen ovalen, keulenförmigen oder geschwänzten Formen eigen, sodaß eine Differenzierung nach ihrem Ursprungsorte nicht möglich ist.

### Blutfarbstoffnachweis im Harn.

Zu unterscheiden ist stets zwischen einer Hämaturie und Hämoglobinurie (Mikroskop!). Hämolytische Vorgänge, die zu **Hämoglobinämie** und mehr minder deutlicher **Hämoglobinurie** führen können, treten meist anfallweise oder in Schüben auf: paroxysmale Hämoglobinurie und Kältehämoglobinurie; Schwarzwasserfieber bei tropischer Malaria; ferner bei bestimmten Vergiftungen ($AsH_3$, $KClO_3$, Chinin, Pilzvergiftungen, Acetylen, Anilin, Antifebrin, Phenacetin, Extr. fil. mar., Jodoformglycerin u. a.); nach

---

[1] Saure Reaktion scheint ihre Ausfällung — wie auch diejenige von anderem Körpereiweiß — zu begünstigen, währenddem es in alkalischen Harnen leicht zu ihrer Wiederauflösung kommen kann (Lichtwitz).

Bluttransfusionen, nach Verbrennungen, bei Schwangerschaftstoxikosen und bei manchen Allgemeininfektionen. Vorübergehende Hämoglobinurien zuweilen auch nach ungewohnten körperlichen Anstrengungen (Marschleistungen, Dauerritte) und bei orthostatischer Albuminurie. Rotbraune dunkle Harnfarbe bei spärlichem oder fehlendem Blutkörperchensediment, gelegentlich auch Hämoglobinzylinder. Über den spektroskopischen Hämoglobin- oder Methämoglobinnachweis vgl. S. 778. Über den mikroskopischen Nachweis roter Blutzellen (sicherster Blutnachweis im Harn) vgl. o. S. 750 unter „Mikroskopie des Harnsedimentes".
Chemische Proben (können oft versagen!):
**a) Hellersche Probe.** Beim Aufkochen des durch Laugenzusatz stark alkalisch gemachten Harnes fallen die Erdphosphate aus, die nach dem Zubodensinken nicht ihre gewöhnliche weißliche Farbe, sondern, durch den mitgerissenen Blutfarbstoff verursacht, eine rotbraune Verfärbung zeigen. NB. Ähnliche Verfärbungen nach Senna-, Rheum-, Cascara- usw. Gebrauch (S. 742) verschwinden beim Ansäuern mit Essigsäure.
**b) Benzidinprobe.** Zweckmäßig vereinfacht wird diese bes. empfindliche Probe durch Anwendung der Merckschen Tabletten, aus je 0,1 Benzidin und Natriumperborat (Gläser zu 100 Stück) bestehend. Eine Tablette wird durch Hin- und Herrollen eines Glasstabes (Walze) auf Filtrierpapier zu feinem Pulver verrieben und in 5 ccm Eisessig bis zu dessen dunkelbrauner Färbung gut aufgelöst. Wird dann dieser Benzidineisessig vorsichtig mittels Pipette unter die Harnprobe im Reagensglase unterschichtet, so tritt bei Blut- (oder Eiter-) Anwesenheit eine grüne, blaugrüne oder blaue Färbung auf. Bei höherem Blutgehalt überwiegen die blauen Farbentöne.
**c) Guajacprobe** (van Deen). 10 Tropf. von altem, verharztem (= peroxydhaltigem) Terpentinöl — es muß vordem schon längere Zeit dem Tageslicht ausgesetzt gewesen sein — werden in einem Reagensrohr mit der gleichen Menge einer frischbereiteten 1—5% alkoholischen Guajacharzlösung versetzt. Wird zu dieser Mischung der — nötigenfalls vorher angesäuerte — Harn hinzugegeben (Überschichten oder Schütteln), so tritt bei Anwesenheit von Blut oder Blutfarbstoff eine grüne, später schön blaue Färbung auf. Da auch jeder eiter- bzw. leukocytenhaltige Harn die gleiche Reaktion ergeben kann, so müssen leukocytenreiche Harne vor Anstellung der Probe stets kurz aufgekocht werden, da das Aufkochen nur die Leukocytenreaktion, nicht aber die Blutfarbstoffreaktion verhindert. Statt des Terpentins kann auch eine 3proz. $H_2O_2$-Lösung, bzw. 2—3 Tropf. Perhydrol, verwandt werden. Versagen tut die Guajacprobe in allen den Fällen, in denen der Blutfarbstoff bereits in Methämoglobin umgewandelt ist!

Benzidin- wie Guajacproben beruhen auf der **oxydativen Umfärbung** eines Oxydasereagenses (Benzidin, Guajaconsäure) in Gegenwart eines Sauerstoffträgers (Peroxyd, Perborat, Terpentinöl): eine Reaktion, die erst durch Vermittlung der katalytischen Eigenschaften des Blutfarbstoffes die nötige sinnfällige Beschleunigung erfahren kann.

## Porphyrinurie.

Porphyrine sind — vorzugsweise in Milz und Leber gebildete, gelegentlich wohl auch im Darm schon entstandene — eisenfreie Abbauprodukte des Blutfarbstoffes, deren Ausscheidung a) mit der Galle (Stuhl), b) mit dem Harn vor sich geht. Uroporphyrin und Koproporphyrin, die beide namentlich nach Fleischgenuß und blutreicher Nahrung schon spurenweise in jedem normalen Harn vorkommen können, werden anfallsweise, schubweise oder dauernd in vermehrter Menge a) bei der akuten paroxysmalen Porphyrinurie (= „Colica porphyrinurica" nach Snapper), sowie b) bei gewissen chronischen Porphyrinurien und der sehr seltenen congenitalen (oft familiären) Porphyrinurie ausgeschieden: Dunkle Rotfärbung („Portweinfarbe") des betr. Harnes, die vielfach dann auch mit einer Neigung zu braunen Hautpigmentationen verbunden ist. Der frisch entleerte Harn kann dabei zunächst noch ein ganz normales Aussehen darbieten (Ausscheidung von farblosem Porphyrinogen), um dann aber bei längerem Stehen an der Luft und im Licht unter allmählichem Nachdunkeln doch schließlich die typische Burgunderrotfarbe anzunehmen. Porphyrinhaltige Harne pflegen dabei die gleiche deutliche Aldehydreaktion wie urobilinogenhaltige Harne (S. 756) darzubieten. Die akut-paroxysmale Porphyrinurie (=„Colica porphyrinurica") — durch Anfälle von heftigen Oberbauch- und Lendenschmerzkoliken (Intestinalspasmen) bei gleichzeitiger starker Porphyrinurie vor allem gekennzeichnet — läßt offenbar stets auf einen vorausgegangenen **starken (toxischen) Blutzerfall**[1], bei unvollständigem oder abnormem Blutfarbstoffabbau, schließen. Solch paroxysmale Porphyrinurien können auch mit gleichzeitigen paroxysmalen Hämoglobinurien und Hämatinurien Hand in Hand verlaufen; sie sind dementsprechend auch bei hämolytischen Anfällen beobachtet worden. Akute, mit Koliken einhergehende Porphyrinurien infolge toxischen Hämoglobinzerfalls kommen gelegentlich nach chronischem Sulfonal-, Trional-, auch Veronal-(?) Mißbrauch sowie bei Chloroform- und Bleivergiftungen vor. Auch bei der „Hydroa aestivale", einem mehrere Stunden nach Sonnenbestrahlung bei disponierten Individuen auftretenden Bläschenausschlag, hat sich der Verdacht auf eine gleichzeitig bestehende Porphyrinurie seither schon öfters bestätigen lassen.

Nachweis des Harnporphyrins. a) Nach H. Fischer bzw. O. Schumm: 50—100 ccm frischer Harn + einige Kubikzentimeter Eisessig (oder 10 ccm 30 proz. Essigsäure) + 100—120 ccm reiner Äther werden geschüttelt und der Äther, evtl. nach Zusatz von etwas Alkohol, abgetrennt. Der Ätherauszug wird dann zweimal mit je 20 ccm Wasser gewaschen, schließlich mit 5 ccm 5—25 proz. HCl geschüttelt. Nach erfolgter Schichtenbildung wird die HCl-Schicht abgetrennt, nötigenfalls filtriert und bei 4 cm Schichtendicke spektroskopiert. — Man kann auch den bei der tropfenweisen Eisessigzugabe zu einer Harnprobe sich bildenden roten Niederschlag sich absetzen lassen und ihn nach Filtration mit salzsaurem Alkohol (8 Alkohol : 2 HCl) ausziehen; dieser Auszug wird dann spektroskopiert.

b) Nach Saillet: 50 ccm eiweißfreier Harn + 5 ccm 30 proz. Essigsäure + 50 ccm Essigäther werden im Maßzylinder oder Scheidetrichter geschüttelt. Nach halbstündigem Sichabsetzenlassen die obere Essigätherschicht spektroskopieren.

c) Bei reichlichem Porphyringehalt läßt schon der beim Aufkochen einer mit $^1/_{10}$ Vol. 10 proz. NaOH versetzten Harnprobe entstehende Erdphosphatniederschlag eine rosarote bis dunkelviolette Verfärbung erkennen. Zur genaueren Prüfung werden größere Harnmengen benötigt: 1 l Harn, dem zwecks Phosphatanreicherung noch vorher etwas Calcium-

---

[1] Es ist auffallend, wie sich solch schmerzhafte Anfälle von Visceralspasmen bzw. schmerzhaften Darmkoliken überall da immer einzustellen pflegen, wo es zu einem akut gehäuften Zerfall roter Blutkörperchen (Hämolyse) innerhalb der Blutbahn kommt. Nicht nur bei der „Colica porphyrinurica", sondern auch bei jeder akuten Hämolyse nach gruppenfremden Bluttransfusionen, nach AsH₃- und gewissen Pilzvergiftungen, bei der paroxysmalen Hämoglobinurie und beim Schwarzwasserfieber, offenbar auch bei den als „Milzkrisen" bekannten Oberleibkoliken der hämolytischen Anämie geht ein stärkerer Blutkörperchenzerfall verhältnismäßig häufig mit schmerzhaften Spasmen der glatten Muskulatur (Visceralspasmen) einher. Näheres darüber bei F. Löning, Strahlentherapie 31, 316 (1929). Auch bei der Bleikrankheit scheint die Porphyrinurie gleichfalls mit dem Auftreten von Koliken zeitlich eng verbunden zu sein, da ihr Nachweis außerhalb der Anfälle nur selten gelingt.

phosphat in essigsaurer Lösung zugefügt werden kann, wird mit 200 ccm 10proz. NaOH versetzt. Die dadurch ausgefällten Erdphosphate, an denen das Porphyrin haften geblieben ist, werden nach dem Absetzen auf einem Filter gesammelt, wiederholt mit Wasser gewaschen, dann in einem Schälchen mit salzsaurem Alkohol (8 Alkohol abs. : 2 HCl) gut verrieben und auf dem Wasserbade 3 Minuten lang ausgezogen. Nach Filtration des Auszuges kann dessen klares Filtrat a) (nach Langecker) im ultravioletten Licht auf eine tiefrote Fluorescenz geprüft oder b) (nach Garrod) spektroskopiert werden.

Bei der **Spektroskopie** zeigen sich zunächst die beiden Absorptionsstreifen des sauren Porphyrins: ein feiner Streifen zwischen Rot und Gelb (zwischen C und D) und ein breiterer Streifen zwischen Gelb und Grün (zwischen D und E). Nach schwachem Alkalisieren mit Ammoniumcarbonat oder $NH_3$ erscheinen die charakteristischen 4 Absorptionsstreifen des „ammoniakalischen Porphyrins"!

## Gallenfarbstoffgehalt.

Es lassen sich dreierlei Ikterusformen (Bilirubinämie) unterscheiden: 1. Der durch irgendwelche Störungen des Galleabflusses rein mechanisch entstandene Stauungsikterus; 2. der durch toxische oder infektiöse Leberparenchymschädigung entstehende sog. hepatische Ikterus (Hepatitis diffusa); 3. die durch massenhafte Auflösung roter Blutkörperchen in Milz und Leber entstandenen hämolytischen Ikterusformen („hepatolienaler" Ikterus Eppingers), bei denen das (aus dem Blutfarbstoff gebildete) Bilirubin stets reichlich im Blutplasma, in Galle und Stuhl (Pleiochromie!) nachweisbar ist, wohingegen es in der Harnflüssigkeit immer fehlt! Ständiges Fehlen einer Bilirubinurie bei ausgesprochenem Hautikterus kann somit gerade für hämolytische Ikterusformen, ebenso aber auch für abklingende sonstige Ikterusarten kennzeichnend sein. Im übrigen ist der diagnostische Wert aller **Bilirubinproben des Harnes**[1] nur gering. Beginnende oder nur leichte Ikterusarten werden bekanntlich oft viel eher und besser an einer andeutungsweise nur vorhandenen conjunctivalen Gelbfärbung schon erkannt; noch geringfügigere Erhöhungen des Bilirubinspiegels im Blute, sog. latente Ikterusformen, lassen sich an entsprechenden Farbabtönungen des Blutplasmas (colorimetrische Messungen nach Meulengracht s. S. 780) oder durch die Diazoprobe des Serums nach Hijmans van den Bergh (S. 779) erkennen.

## Urobilin- und Urobilinogenurie.

Die Bildung des Gallenfarbstoffs (Bilirubins) aus dem Hämochromogen des Blutfarbstoffs erfolgt, unter Abspaltung eisenhaltiger Bestandteile (Hämosiderins), teilweise vielleicht schon extrahepatisch (Milz), hauptsächlich jedoch in der Leber. Normalerweise wird das mit der Lebergalle in den Darm abgesonderte Bilirubin durch den Einfluß der Darmbakterien ebendort zu Urobilinogen reduziert. Als solches teilweise wieder aufgenommen und durch den Pfortaderstrom den Leberzellen wieder zugeführt,

---

[1] Gallenfarbstoffnachweis: Hellgelber Schüttelschaum auf bierbraunem Harn ist allein schon bezeichnend. Ausschütteln des sauren Harnes mit Chloroform ergibt Gelbfärbung des $CHCl_3$. Berührung des ikterischen Harnes mit reiner Salpetersäure, der vorher 1—2 Tropf. rauchender Salpetersäure zugesetzt waren (Filterprobe oder Unterschichtung mit Pipette), läßt durch Oxydation die bekannten vielfarbigen Ringe nach Gmelin entstehen: für Gallenfarbstoff ist nur der grüne Ring (Bilverdin) beweisend. Statt rauchender Salpetersäure kann man nach Lichtwitz zweckmäßigerweise Natriumnitrit [1 kleinen Krystall oder einige Tropfen des Diazoreagens II] als Zusatz verwenden. Ebenfalls oxydierend wirkt die einfache Jodprobe: Überschichtung des Harnes mit verdünnter Jodtinktur (1 T. Jodtinktur auf 9 T. unverdünnten Alkohol) läßt an der Berührungsstelle einen grünen Ring entstehen.

wird es von diesen fast restlos rückresorbiert: **enterohepatischer Kreislauf des Gallenfarbstoffes**. Kommt es hierbei dennoch, trotz der Leberzwischenschaltung, zu einem Übertritt größerer Urobilinmengen aus der Pfortader in den allgemeinen Kreislauf, und damit auch in den Harn — Urobilinurie —, so läßt das auf eine resorptive Schwäche, ein derzeitiges Versagen des Leberparenchyms immer schließen[1]. Vermehrte Urobilin- bzw. Urobilinogenausscheidungen durch den Harn können daher vielfach a) als Merkmal einer derzeitigen **funktionellen Leberschwäche** gelten: so vor allem bei jeder Stauungsleber und bei toxischen wie infektiösen Leberschädigungen der verschiedensten Art, z. B. schon nach Alkoholexzessen und bei Cholecystitis acuta; ganz allgemein auch bei asphyktischen Zuständen (Fischler) und bei acidotischen Zuständen (Adler). Vermehrte Urobilinausscheidungen durch Stuhl und Harn müssen sich ferner b) als notwendige Folge eines **vermehrten Gallezuflusses** zum Darm stets ergeben: besonders hohe Urobilinwerte in Stuhl und Harn infolge vermehrter Galleabsonderungen (Pleiochromie) daher bei allen **hämolytischen Zuständen** (hämolytischer Ikterus, paroxysmale Hämoglobinurie, Malaria, Blutextravasate). Verstärkter Gallezufluß, etwa nach größeren Mahlzeiten, bedeutet eine demgemäß verstärkte Urobilinurie: stärkerer Urobilingehalt des Nachmittagsharnes. Umgekehrt schwindet die Urobilinausscheidung bei behindertem oder ganz fehlendem Gallezufluß: ganz urobilinogenfreie Harne und acholische Stühle kennzeichnen demgemäß den mit starkem Ikterus (Bilirubinämie) und mit Bilirubinurie stets einhergehenden **völligen Choledochusverschluß** (Fr. v. Müller).

Der frischentleerte Harn enthält meist nur das farblose Urobilinogen. Dessen oxydative Umwandlung in Urobilin erfolgt dann erst nachträglich bei längerem Stehen des Harnes an der Luft und im Licht.

**1. Urobilinogennachweis.** Ein vermehrter Urobilinogengehalt läßt sich oftmals schon aus der eigenartig rötlichen, dunkelbraunroten Farbe eines Harnes mit einiger Wahrscheinlichkeit vermuten. (Über den vermehrten Harnfarbstoffgehalt bei Leberkranken s. S. 742.) Urobilinogen läßt, mit dem Ehrlichschen „Aldehydreagens"[2] versetzt, eine Rotfärbung erkennen, d. h. eine typische Pyrrolreaktion, die übrigens in formalinkonservierten Harnen nicht zustande kommen kann[3]. Die frischgelassene, wieder abgekühlte Harnprobe (1 ccm) wird zunächst bei gewöhnlicher Zimmertemperatur mit 3—5 Tropf. des Aldehydreagens versetzt. Tritt danach binnen wenigen Minuten die genannte Rotfärbung auf, so ist damit eine pathologische Mehrausscheidung von Urobilinogen erwiesen. Bei auffallendem Licht ist die rote Verfärbung stets deutlicher zu erkennen als bei durchfallendem Licht. Nicht beweisend ist eine Rotfärbung, die erst nach künstlichem Anwärmen der betr. Reagensglasprobe eintritt, da sie durch die normalerweise in jedem Harn enthaltenen Spuren von Urobilinogen schon verursacht wird. Bleibt dagegen selbst nach dem Aufkochen jegliche Rotfärbung aus, so ist das für das gänzliche Fehlen des Urobilinogens — Unterbrechung des Gallezuflusses zum Darm! — stets bezeichnend. — Eine gelegentlich zu beobachtende „grüne (anstatt rote) Benzaldehydreaktion" (Ausschütteln des grünen Farbstoffes mit $CHCl_3$!) ist nach Eppinger auf Biliverdin zu beziehen, das sich bei Bakterienanwesenheit in ikteri-

---
[1] Über analoge Schlußfolgerungen bei dem unvermittelten Übergang von Zucker (Galaktose) aus der Pfortader in den Kreislauf infolge derzeitiger Leberschwäche vgl. S. 761.
[2] Herstellung nach Lepehne: 2 g p-Dimethylamidobenzaldehyd werden mit 10 g konzentrierter Salzsäure in einer Reibeschale verrieben; darauf setzt man weitere 40 g Salzsäure zu, füllt mit Aq. dest. auf 100 ccm auf und filtriert.
[3]) Vorgetäuscht werden kann eine positive Urobilinogenreaktion durch Pyridium- und Neotropinhaltige Harne sowie nach intravenösen Trypaflavininjektionen. Vgl. auch unter „Porphyrinurie" S. 754.

schen Harnen leicht bilden kann. — Über eine grüne Aldehydreaktion beim Harnstoffnachweis im Serum siehe unter „Nierenfunktionsprüfgn" S. 667.

**II. Urobilinnachweis.** Ergänzende Prüfungen auf Urobilin, im allgemeinen entbehrlich, sind nur bei älteren, schon länger stehenden Harnen angezeigt, sowie immer dann, wenn nach innerlichem Urotropingebrauch eine positive Urobilinogenprobe nicht zustande kommen kann. Durch Zusatz von 3 Tropf. Lugolscher Lösung oder 3% alkoholischer Jodtinktur zu 10—15 ccm Harn muß erst alles Urobilinogen in Urobilin umgewandelt werden. Nach Zusatz von $NH_3$ bis zur schwach alkalischen Reaktion wird dann die gleiche Menge (10—15 ccm) einer gut durchgeschüttelten 10proz. Zinkacetatlösung in absol. Alkohol (Schlesingersches Reagens) hinzugegeben und nach dem Schütteln filtriert. Urobilinhaltige Harne lassen dann, bei Tageslicht gegen einen dunklen Hintergrund gehalten (Betrachtung von oben bei senkrechtgehaltenem Reagensglase), oder im Lichtstrahl einer elektrischen Taschenlampe eine deutlich grüne Fluorescenz erkennen. Ikterische Harne sind vor ihrer Prüfung erst bilirubinfrei zu machen: Zusatz von 2 ccm 20proz. $BaCl_2$ + Ammoniak bis zur Neutralisation zu 10 ccm sauren Harnes, dann zentrifugieren. Im Zentrifugat Nachweis durch Schlesingersche Probe [v. Hoesslin].

## Zuckergehalt des Harnes.

Die Absonderung eines zuckerhaltigen Harnes (Glykosurie) läßt für gewöhnlich auf einen derzeit erhöhten Blutzuckerspiegel (Hyperglykämie) schließen. „Normoglykämische" Glykosurien, bei denen die Niere trotz normalem oder erniedrigtem Blutzuckerspiegel Blutzucker abgibt, kommen — gleichwie unter der bekannten Wirkung des Phlorrhizins — so auch bei der (zumeist harmlosen) Schwangerschaftsglykosurie und bei dem „renalen Typus des Diabetes der Jugendlichen" vor: normaler Blutzuckergehalt, keine Beeinflussung durch Diät oder Insulin. Beim nüchternen Gesunden pflegt der **Blutzuckerspiegel** sich fortdauernd auf der gleichen mittleren Höhe von 0,07—0,11 mg% zu halten, wobei er
a) von der inkretorischen Zuckerabgabe seitens der Leber, wie auch
b) von dem Zuckerverbrauch der Leber und Gewebe ständig im entgegengesetzten Sinne beeinflußt wird. Alle Schwankungen des Blutzuckergehaltes sind dabei dem gleichen antagonistischen nervös-inkretorischen Regulationsmechanismus unterworfen: Sympathicus + Nebennierenikret wirken nur glykogenabbauend (zucker**ausschüttend**), Vagus + Pankreasinkret dagegen nur glykogenaufbauend (zucker**einsparend**) auf das Leberparenchym ein, das als die alleinige Bildungsstätte des Blutzuckers gelten muß. Je nach dem derzeitigen Überwiegen sympathicoadrenaler oder vagopankreatischer Impulse können daher sowohl hyperglykämische wie auch hypoglykämische Zustände auch beim Gesunden schon resultieren[1]. Vorübergehende und wieder ausgleichbare (=physiologische) Schwankungen dieser Art sind aber von bleibenden Störungen (pankreasinkretorische Insuffizienz = Diabetes mellitus) durchaus zu unterscheiden.

**A. Vorübergehende** Hyperglykämien und Glykosurien, wie sie schon beim Stoffwechselgesunden gelegentlich vorkommen können, treten zutage:

a) Nach Überschreitung der menschlichen Zuckertoleranzgrenze, die im wesentlichen der derzeitigen Leistungsfähigkeit des Inselorganes entspricht. Nach nüchtern gegebenen Rohrzuckergaben von ca. 150—200 g, Traubenzuckergaben von 150—180 g, Lävulosegaben von 120—150 g, Milchzuckergaben von ca. 120 g, Galaktosegaben von ca. 20 g kann der betr. Zucker in den Harn mit übergehen: **alimentäre Hyperglykämie** und

---
[1] Beispiele für das **Zustandekommen** solcher hyperglykämischer wie hypoglykämischer Zustände bei F. Löning, Klin. Woch. 1930, S. 541, 544, 545 f. (Litt.)

Glykosurie. Namentlich im nüchternen Zustande, im Hungerzustande und bei acidotischen Zuständen kommen solche alimentären Glykosurien „e saccharo" besonders leicht zustande. Glykosurien „ex amylo" kommen dagegen beim Gesunden nicht vor. Über das Verhalten der Blutzuckerkurve nach schwacher alimentärer Zuckerbelastung (20—30 g Dextrose, frühmorgens nüchtern gegeben) s. S. 781. Über die alimentäre Galaktosurie nach Einnahme von 40 g Galaktose frühmorgens nüchtern s. S. 761.

b) Stets bei jedweder Erregung des sympathico-adrenalen Systems (= Ausschüttung des Leberglykogens): **reaktive** oder **sympathische Hyperglykämie.** Von einem funktionstüchtigen Inselorgan pflegt sie alsbald wieder ausgeglichen zu werden! Hierher gehören alle Reizhyperglykämien und -glykosurien a) nach Kopftraumen, Commotio cerebri, bei Hirnverletzungen und Hirnerkrankungen, im epileptischen Anfall („chromaffinogene Glykosurien" v. Noordens); b) desgl. allgemein nach Verletzungen (traumatische Glykosurien), bei seelischen Erregungen, auch schon bei starken schmerzhaften oder sensiblen Reizen (Ivar Bang) und bei kurzen Kältereizen (Glaser); c) bei jedwedem Sauerstoffmangel infolge behinderter innerer oder äußerer Atmung (Asphyxie). Namentlich viele Gifte mögen in diesem Sinne, d. h. durch $O_2$-Mangel und durch Sympathicuserregung hyperglykämieerzeugend wirken: Kohlenoxyd, Blausäure, Methämoglobinbildner, Curare, Strychnin, Morphium, Äther, Chloroform, Chloralhydrat und andere Narkotica; d) bei Coffein- und Diuretinmißbrauch; e) nach intravenösen NaCl-Infusionen; f) nach Adrenalininjektionen; g) nach Einnahme von Schilddrüsenpräparaten.

**B. Bleibende** Glykosurien. Erst der Nachweis einer Dauerglykosurie bzw. Dauerhyperglykämie ist für die Diagnose Diabetes mellitus entscheidend. Die rechtzeitige Erkennung eines beginnenden Diabetes wird oft dadurch erschwert, daß in sog. „Frühfällen" die pankreatische Insuffizienz noch nicht dauernd besteht, vielmehr nur zeitweilig, erst auf den Reiz einer alimentären Belastung hin, zum Vorschein zu kommen braucht: Harnzuckerproben entweder a) 1—2 Stunden nach dem ersten Semmelfrühstück (100 g Weißbrot) oder besser b) 2 Stunden nach einem reichlich Fleisch und Kohlehydrate enthaltenden Mittagessen (v. Noorden). Im Zweifelsfalle Prüfung des 24 stündigen Sammelharnes auf seinen etwaigen Zuckergehalt. Sicherer und frühzeitiger werden leichte Diabetesfälle aber an dem **Verlauf der Blutzuckerkurve nach alimentärer Zuckerbelastung** (20—30 g Dextrose frühmorgens nüchtern, s. S. 781) erkannt.

Glykosurien dürfen nicht mit anderweitigen Zuckerausscheidungen verwechselt werden. Die Unterscheidung ergibt sich leicht aus der nebenstehenden Tabelle.

Es wird also für gewöhnlich nur der einfachen Gärungsprobe bedürfen, um — außer Traubenzucker und Lävulose — alle anderen reduzierenden Zuckerarten und sonstigen reduzierenden Harnsubstanzen glatt ausschließen zu können. Positive Gärungsproben können außer auf Traubenzucker nur noch auf Lävulose bezogen werden, deren linksdrehende Wirkung im Polarisationsapparat dann die weitere Unterscheidung erlaubt. —

**A. Reduktionsproben.** Stärker eiweißhaltige Harne müssen vor Anstellung der Zuckerreduktionsproben erst enteiweißt werden: Aufkochen, schwaches Ansäuern mit 3 % Essigsäure, Filtrieren. Bei positivem Ausfall der nachgenannten Proben ist daran zu denken, daß auch etwaige Beimengungen von Formaldehyd oder Chloroform, zu Konservierungszwecken dem Harn zugesetzt, reduzierend wirken. Desgleichen kann der Harn nach vorherigem Gebrauch bestimmter Arzneimittel, wie Morphium, Campher, Chloral, Sulfonal, von Salicyl, Antipyrin, Benzoesäure, Menthol,

## Zuckergehalt des Harnes.

| | Reduktion | Gärung | Drehung des polarisierten Lichtes | Besondere Reaktion | Vorkommen im Harn |
|---|---|---|---|---|---|
| Traubenzucker (Glykose) | + | + | rechts | | |
| Fruchtzucker (Lävulose) | + | + | links | Seliwanoffsche Reaktion[1] | Meist neben Glykosurie. Selten. |
| Milchzucker (Lactose) | + | ∅ | rechts | | Bei stillenden Frauen und Hochgraviden. Bei magen-darmkranken Kleinkindern. |
| Galaktose | + | zuweilen nur schwach | rechts | | neben Lactose. |
| Pentose | + (erst nach längerem Kochen) | ∅ | ∅ | Orcinprobe[2] | Alimentär durch pentosereiche Früchte. Oder ganz harmlose Stoffwechselabweichung, die keinerlei Diätvorschriften erfordert! |
| Glykuronsäure | + | ∅ | gepaarte: links freie: rechts | | |
| Alkapton (Homogentisinsäure) | Trommer: + Nylander: ∅ | ∅ | ∅ | Starkes Nachdunkeln nach KOH-Zusatz. Vorübergehende Blaugrünfärbung mit verdünntem Eisenchlorid | vgl. S. 742 |

Terpentin, Rheum oder Senna, Copaiva oder Arbutin, auch nach $CHCl_3$-Narkosen reduzierende Eigenschaften annehmen. Im Zweifelsfalle ist immer die Gärungsprobe angezeigt.

a) **Nylandersche Probe.** 3 ccm Harn werden mit etwa $^1/_{10}$-Volum **Nylanders Reagens** (Bism. subnitric. 2,0; Sal. Seignetti 4,0; Natr. caustic. 10,0; Aq. dest. 100,0; in dunkler Flasche) versetzt und über der Flamme 2 Minuten lang vorsichtig gekocht (Reagensglas unter stetem Drehen nur an den Rand der Flamme halten). Der sich bildende Erdphosphatniederschlag nimmt bei Zuckergegenwart eine zusehends dunklere, gelbbraune bis schwarze Farbe an. 5 Minuten nach beendetem Kochen muß sich ein brauner oder schwarzer Bodensatz abgesetzt haben. Geringer Eiweißgehalt

---

[1] **Prüfung auf Lävulosegehalt nach Seliwanoff.** Kurzes Aufkochen einer — durch Tierkohle gegebenenfalls zuvor entfärbten — Harnprobe mit der gleichen Menge offizineller Salzsäure (25%) und wenigen Körnchen Resorcin: Tiefrote Verfärbung, schon beim Anwärmen unter Umständen mit bläulich-roten Schlieren beginnend. Sofortiges Abkühlen unter der Wasserleitung, Alkalisieren mit Soda in Schale oder Becherglas, Zurückgießen und Ausschütteln mit Essigäther: Bei Gegenwart von Lävulose färbt sich dieser gelb. **Quantitative Lävulosebestimmung** durch Polarisation, wobei jedem Teilstrich der auf Traubenzucker eingerichteten Skala 0,57 T. Lävulose entsprechen. Ausscheidung von mehr als 0,1 g Lävulose nach alimentärer Belastung durch 100 g zeigt eine Leberresorptionsschwäche an (vgl. auch S. 761 unter alimentärer Galaktosurie.)

[2] **Pentosennachweis durch Orcinprobe.** Gegebenenfalls vorherige Entfärbung des Harnes durch Schütteln mit Tierkohle! Etwa 4 ccm Harn werden mit einem Körnchen Orcin und dem doppelten Volum rauchender HCl (spezifisches Gewicht 1,19) bis zum Sieden erhitzt. Sobald nach vorübergehender Rotviolettfärbung eine deutliche Grünfärbung auftritt, wird etwas abgekühlt und mit Amylalkohol vorsichtig ausgeschüttelt. Die, je nach der Menge der Pentose, hell- bis dunkelgrünverfärbte amylalkoholische Lösung läßt spektroskopisch einen deutlichen Absorptionsstreifen zwischen C und D im roten Teile des Spektrums erkennen.

stört nicht. Nur schnell eintretende, starke Verfärbungen sind beweisend, schwachpositive Proben bedürfen der Nachprüfung (Gärungsprobe!). Über Rotfärbung nach vorherigem Senna-, Isticin- usw. Gebrauch vgl. S. 742.

b) **Probe nach Trommer.** Eiweißhaltige Harne müssen zunächst enteiweißt werden. Nach Zusatz von $^1/_3$-Volum 10% — nicht schwächerer! — KOH oder NaOH zu der betreffenden Harnprobe wird soviel 10% Kupfersulfat tropfenweise hinzugegeben, als sich bei stetem Umschütteln löst. Erhöhte Lösungsfähigkeit für $CuSO_4$ und tiefblaue ,,Kornblumenfarbe'' weisen bereits auf die Anwesenheit von Zucker hin; Violettfärbung kann durch Eiweißgegenwart zustande kommen (Biuret). Beim Erhitzen des oberen Teiles der blauen Flüssigkeit bis zum eben beginnenden Sieden fällt dann bei hinreichendem Zuckergehalt ein gelber, wolkiger Niederschlag von Kupferoxydul bzw. ein rotgelber von Kupferoxydulhydrat aus. — Tritt kein deutlicher Niederschlag, sondern nur eine einfache Verfärbung auf, so können auch anderweitige reduzierende Substanzen, ohne pathologische Bedeutung, diese verursacht haben. Kontrolle durch Gärungsprobe!

c) **Probe nach W. S. Haines.** Zusammensetzung des Reagens: Cupr. sulf. 2,0; Glycerin pur. Aq. dest. $\overline{aa}$ 15,0; 5% Kalilauge 150,0. (Vgl. auch Congr.-Zentrbl. **12**, 266: Cupr. sulfur. 5,0. Solve calore in Glycerin Aq. dest. $\overline{aa}$ 250,0. Adde 10% KOH 200,0. Aq. dest. ad 1000,0.) — 4 ccm des Reagens werden zunächst für sich allein zum Sieden erhitzt und im schräg gehaltenen Reagensglas sodann mit 2—8 Tropf. des zu prüfenden Harnes (Pipette!) versetzt. Nicht Schütteln! Bei Zuckergegenwart tritt oft schlagartig eine intensive Gelbfärbung bzw. rotgelbe Niederschlagbildung auf. Gegebenenfalls ist vorher nochmals kurz aufzukochen. — **Zweckmäßige Sprechstundenprobe.** Sie ist empfindlicher als die Trommersche Probe; Störungen durch anderweitige reduzierende Harnbestandteile kommen bei den wenigen verwandten Harnmengen kaum vor.

**B. Gärungsprobe.** Alkalischer Harn muß durch tropfenweise Zugabe von Weinsäure erst vorsichtig angesäuert werden. Ammoniakalischer Gärungsharn muß, wenn überhaupt verwendbar, vorher aufgekocht werden. Schwach eiweißhaltige Harne brauchen nicht enteiweißt zu werden. Nach Herstellung eines Hefebreies durch Verreiben eines bohnengroßen Stückes stärke- und zuckerfreier Preßhefe mit 1—2 ccm Harn werden 20—30 ccm Harn mit diesem Brei in einer Porzellanschale gut verrührt und das Ganze dann in ein Einhornsches Gärungsröhrchen oder besser gleich in den Lohnsteinschen Apparat (S. 762) eingefüllt. Der oben geschlossene Schenkel des Gärungsröhrchens darf keinerlei Luftblasen mehr enthalten, während der oben offene, ausgebuchtete Schenkel etwa bis zur Hälfte gefüllt sein soll. Nach 24stündigem Stehen im Zimmer oder nach 5stündigem Stehen bei Brutschranktemperatur zeigt eine mehr oder weniger reichliche $CO_2$-Bildung den ursprünglichen Zuckergehalt an. — Wichtig ist die Zuverlässigkeit der Preßhefe: Gleichzeitiges Ansetzen zweier Kontroll-Gärungsröhrchen, von denen das eine (a) mit leicht angesäuertem Wasser und Hefe, das andere (b) mit leicht angesäuerter Traubenzuckerlösung (0,5%) und Hefe versehen worden ist. Nur in b muß sich reichliche $CO_2$-Bildung zeigen, in a muß sie ausbleiben.

Mit der Gärungsprobe können bis zu 0,1% Traubenzucker sicher nachgewiesen werden.

**C. Quantitative Harnzuckerbestimmungen.** Es wird zunächst der prozentuale Zuckergehalt einer Probe des 24stündigen Sammelharnes bestimmt. Das Produkt, abgelesene Prozentzahl × Anzahl der 100 ccm des 24stündigen Sammelharns entspricht der 24stündigen Zuckerausscheidung in Grammen. Nur auf diese kommt es bei der Beurteilung der von einem Diabetiker ausgeschiedenen Zuckermenge stets an!

Bei **Leberkranken** kann die quantitative Verfolgung einer Galaktosurie nach alimentärer Galaktosebelastung von differentialdiagnostischer Bedeutung sein. 40 g Galaktose, morgens nüchtern genossen und durch den Pfortaderstrom der Leber zugeführt, werden von einer erkrankten Leber nicht hinreichend resorbiert und assimiliert, so daß ein großer Teil die Leber ungenützt durchlaufen, in den allgemeinen Kreislauf geraten und von da aus in den Harn übertreten kann. **Prüfung auf alimentäre Galaktosurie (funktionelle Leberschwäche) nach R. Bauer:** 40 g reine Galaktose werden frühmorgens nüchtern in 300 ccm Tee getrunken. Die zu verwendende Galaktose muß als 5% Lösung nach 24 stündigem Stehen, polarimetrisch untersucht, eine Rechtsdrehung von wenigstens 7,6% Zucker erkennen lassen. Nach dem Trinken werden die nächsten fünf Stundenportionen des Harnes auf Zucker untersucht, die positiv befundenen Portionen vereinigt und gemeinsam im Polarimeter quantitativ geprüft. Die berechnete Zuckerausscheidung wird mit 0,62 multipliziert, da die Galaktose in dem auf Glykose eingerichteten Polarimeter eine zu hohe Drehung anzeigt. Ausscheidungen von 3—10 g und darüber bedeuten ein deutlich positives Ergebnis, Ausscheidungen von 0—1 g wollen nichts besagen. Positive Proben bei jedem Ikterus catarrhalis, bei akuter Hepatitis und bei akuter gelber Leberatrophie, vielfach auch bei Cirrhose und bei Leberlues. Negative Proben bei circumscripten Lebertumoren und bei reinem Stauungsikterus durch Tumor oder durch Steinverschluß.

a) Polarimetrische Zuckerbestimmungen. Das Polarimeter — empfehlenswert sind z. B. das C. Zeißsche Kreispolarimeter und das C. Zeißsche Taschenpolarimeter mit dreiteiligem Einstellungsfeld, das R-Polarimeter von E. Leitz-Wetzlar, sowie der Apparat von C. P. Goerz, Berlin — läßt die dem Glykosegehalt proportionale Rechtsablenkung des polarisierten Lichtes erkennen. Spezifische Drehung des Traubenzuckers = 52,50. Meist kann die Prozentzahl mit einer Genauigkeit von 0,1% direkt auf einer Skala abgelesen werden. Vor der Prüfung muß jeder Harn in der Regel erst vollkommen geklärt und entfärbt worden sein: Zugabe weniger Messerspitzen von gepulvertem, neutralem Bleiacetat zu 50 ccm Harn, Schütteln und Filtrieren durch trockenes doppeltes Filter. — Stärker eiweißhaltige Harne müssen, da das Eiweiß nach links dreht, zuvor enteiweißt werden[1]. Desgleichen kann bei jeder Ketonurie (positive Gerhard-Probe!) die Gegenwart von linksdrehender $\beta$-Oxybuttersäure die Rechtsdrehung abschwächen: jede nach erfolgter Harngärung etwa noch verbliebene Rechtsdrehung ist jedenfalls von dem Ergebnis in Abrechnung zu bringen. — Handhabung des Halbschattenapparates: Fernrohr durch Drehung so lange ausziehen oder einschieben bis die senkrechte Halbierungslinie auf der Kreisfläche scharf eingestellt ist. Einstellen der Skala mittels Lupe. Nach Einstellung des Apparates auf die Nullage fallen Nullpunkt des Nonius und Nullpunkt der verschiebbaren Skala genau zusammen, beide Hälften des Gesichtsfeldes sind absolut gleich hell. Erst jetzt wird die vollkommen wasserklare, luftblasenfreie Beobachtungsröhre eingelegt, wonach die rechte Hälfte des Gesichtsfeldes bei nochmaliger scharfer Einstellung des Fernrohres dunkler erscheint. Ist dann durch Drehen an einem Triebe die Helligkeit beider Gesichtshälften wieder völlig aus-

---

[1] Aufkochen unter tropfenweisem, vorsichtigem Zusatz 5% Essigsäure, Filtrieren, Abkühlen lassen. Iv. Bang empfiehlt den Harn mit $^1/_3$—$^1/_4$ seines Volumens Kaolinpulver zu schütteln und dann kalt zu filtrieren. — Als einfach und zuverlässig kann die **Enteiweißung des Harnes** mittels frischgefällten Zinkhydroxyds (Reagens von Hagedorn-Jenssen) gelten: 40 ccm n/10 NaOH (= Natr. hydric. puriss. 4,0; Aq. dest. ad 1000,0) werden nach Zusatz eines Tropfens Phenophthaleins bis zum Verschwinden der roten Farbe mit 10% Zinksulfatlösung versetzt und dann mit Aq. dest. auf 50 ccm aufgefüllt. 50 ccm Harn und 50 ccm dieser Lösung werden nach Umschütteln für 5 Minuten in ein siedendes Wasserbad gesetzt und heiß filtriert. 2 ccm des eiweißfreien Filtrates entsprechen 1 ccm Harn.

geglichen worden, so läßt sich dann aus der Entfernung zwischen Nullpunkt der beweglichen Skala und Nullpunkt des feststehenden Nonius der Zuckerprozentgehalt direkt ablesen: Jedem Skalenteil entspricht 1 % Glykose; die Dezimalen sind am Nonius (durch Abzählen bis zum ersten übereinstimmenden Teilstrich) abzulesen. — Über quantitative Lävulosebestimmungen s. S. 759 Anm. Über quantitative Galaktosebestimmungen s. S. 761.

b) Das **Gärungssaccharometer** nach **Lohnstein**, das zweckmäßigerweise in einen Holzrahmen eingefügte **Gärungssaccharomanometer** nach Dr. Wagner oder andere ähnliche Apparate werden wie gewöhnliche Gärungsröhrchen mit einer genau abgemessenen Menge Harn (graduierte Meßpipette) und einer bestimmten Anzahl Tropfen frischen Preßhefebreies gefüllt. Proportional dem Zuckergehalt des Harnes dehnt sich dabei das Volumen der sich bildenden Gärungskohlensäure aus, wodurch eine Hg-Säule längs einer Skala mehr weniger weit vorgeschoben wird. Nach 8—24 stündigem Stehen bei Zimmertemperatur oder besser nach 4 stündigem Stehen bei Brutschranktemperatur kann der Zuckerprozentgehalt bis auf 0,1 % genau abgelesen werden. Bewährte Sprechstundenprobe, die annähernd genaue Werte ergibt. Auch der Zuckerkranke selbst lernt es gegebenenfalls leicht, mit Hilfe eines solchen Gärungssaccharometers die täglich von ihm ausgeschiedenen Zuckermengen nachzumessen.

c) **Titrationsverfahren nach Embden**: **10** ccm Fehling I (= Cupr. sulfur. cryst. puriss. 34,67 Aq. dest. ad 500,0) + **10** ccm Fehling II (= Natr. caust. 60,0; Kalium-Natriumtartrat crystall. pur. 173,0; Aq. dest. ad 500,0) + **1** ccm Harn + **39** ccm Aq. dest. werden in Erlenmeyerkolben auf dem Drahtnetz bis zum Kochen erhitzt und vom Beginn des Siedens an 2 Minuten kochend belassen, dann abgekühlt und mit 20 ccm 25 % Jodkaliumlösung und 20 ccm 25 % $H_2SO_4$ versetzt. Hierauf wird 1 % Stärkelösung[1] als Indicator zugegeben und mit n/10-Natr. thiosulfat. titriert, bis ein Farbumschlag von Blaugrau zu Weiß erfolgt. Berechnungstabelle:

| | | | | | | | | |
|---|---|---|---|---|---|---|---|---|
| 1 ccm | = | 3,1 mg | Glykose | 10 ccm | = 32,3 mg | Glykose | 19 ccm | = 63,3 mg Glykose |
| 2 ,, | = | 6,2 ,, | ,, | 11 ,, | = 35,7 ,, | ,, | 20 ,, | = 66,9 ,, ,, |
| 3 ,, | = | 9,3 ,, | ,, | 12 ,, | = 39,1 ,, | ,, | 21 ,, | = 70,7 ,, ,, |
| 4 ,, | = | 12,5 ,, | ,, | 13 ,, | = 42,5 ,, | ,, | 22 ,, | = 74,5 ,, ,, |
| 5 ,, | = | 15,7 ,, | ,, | 14 ,, | = 45,9 ,, | ,, | 23 ,, | = 78,5 ,, ,, |
| 6 ,, | = | 19,0 ,, | ,, | 15 ,, | = 49,3 ,, | ,, | 24 ,, | = 82,5 ,, ,, |
| 7 ,, | = | 22,3 ,, | ,, | 16 ,, | = 52,8 ,, | ,, | 25 ,, | = 86,5 ,, ,, |
| 8 ,, | = | 25,6 ,, | ,, | 17 ,, | = 56,3 ,, | ,, | 26 ,, | = 90,6 ,, ,, |
| 9 ,, | = | 28,9 ,, | ,, | 18 ,, | = 59,8 ,, | ,, | 27 ,, | = 94,8 ,, ,, |

Die hierbei erhaltenen Prozentzahlen sind gewöhnlich um 0,2—0,4 % höher als die durch Polarisation gewonnenen; wie denn überhaupt bei jeder Zuckerbestimmung die **Reduktionswerte** höher ausfallen als die (nach Enteiweißung) gewonnenen **Polarisationswerte**. Nur beim Diabetiker pflegen umgekehrt die Polarisationswerte höher auszufallen.

d) Annähernd quantitative Abschätzungen erlaubt auch die einfache und empfindliche **Benediktsche Probe**. Herstellung des Reagens: Natrium citric. 173,0; Natr. carbon. (wasserfrei) 100,0 (bzw. wasserhalt. krystallis. 270,0). Solve in Aq. dest. fervid. 700,0. Filtra! Adde cupr. sulfur. cryst. puriss. 17,3 (Verrühren). Aq. dest. ad 1000,0; unbegrenzt haltbar. — 7 ccm dieses Reagens werden im Reagensglase mit 8 Tropf. Harn gut vermischt und dann 5 Minuten lang in ein kochendes Wasserbad gestellt, woraufhin, je nach dem

---

[1] Haltbare 1% Stärkelösung nach I. Bang: Nach Auflösung von 1 g löslicher Stärke in 10—15 ccm heißem Wasser vorsichtiges Erwärmen über der Flamme, Auffüllen auf 100 ccm mit gesättigter Kaliumchloridlösung, filtrieren.

Zuckergehalt, ganz verschiedene Umfärbungen eintreten können: ,,schwach erbsengrüne Farbe bei 0,08—0,1 %; bräunlichgrüne Farbe bei ca. 0,5 %; braune Farbe bei 0,5—0,8 %; gelbe bei 1 % und rote bei über 2 % Zucker". Eiweißhaltige Harne müssen vorher enteiweißt[1] werden; Kreatiningehalt kann in hochgestellten Harnen zu Täuschungen führen!

## Prüfung auf Ketonkörper (Aceton und Acetessigsäure).

Jeder Diabetikerharn ist fortdauernd auf eine etwaige Ketonurie hin zu prüfen. In dem Auftreten von Ketonkörpern — $\beta$-Oxybuttersäure, Acetessigsäure, Aceton — in einem Harn (= Ketonurie) ist stets ein Kennzeichen einer mehr minder **vorgeschrittenen Glykogenverarmung der Leber** zu erblicken. Mit dem physiologischen Glykogen- und Zuckerabbau in der Leber ist der Abbau gewisser Eiweißspaltprodukte und der Fettsäuren auf das innigste stets verknüpft, so daß in einer glykogenverarmten Leber jene Eiweißspaltprodukte und Fettsäuren nur noch mangelhaft abgebaut werden können und als Zwischenprodukte eben die Ketonkörper entstehen. Fette und gewisse Teile des Eiweißmoleküls (Leucin und die aromatischen Aminosäuren) benötigen zu ihrem physiologischen Abbau in der Leber stets das Leberglykogen: ,,nur entsprechend der Leistungsfähigkeit des Pankreas, Leberglykogen zu bilden, können sie vollständig abgebaut werden" (Thannhauser). Hepatischer Glykogenschwund und Ketonurie gehen dabei vielfach mit einer sekundären **Fetteinwanderung in die Leber** (Fettabwanderung aus den peripheren Fettdepots, Lipämie) Hand in Hand, wobei jede stärkere Fetteinlagerung in der Leber einem ferneren Glykogenansatz daselbst hinderlich ist und umgekehrt: Fett und Glykogen ,,verdrängen sich gegenseitig" aus der Leber. Solche stets aus einer Glykogenverarmung der Leber also entstandenen **Ketonurien** werden beobachtet: a) bei allen Inanitionszuständen, insbesondere auch bei einer allzu einseitigen, ausschließlichen Eiweiß-Fetternährung. Bereits eine nur 3tägige völlige Kohlehydratabstinenz kann genügen, um bei jedem Gesunden eine Ketonurie auszulösen (Asher). Ein typischer Glykogenschwund stellt sich ferner bei andauerndem Vitamin-B-Mangel (experimentelle B-Avitaminosen) ein. b) bei dem anfallsweisen acetonämischen Erbrechen der Kinder; c) Ketonurie nach chirurgischen Operationen (Narkosen) und anderen Leberschädigungen durch Gifte (P, $CHCl_3$); d) anfallsweise und oft mit Glykosurie verbundene Ketonurie in der Schwangerschaft. Eine in einer mangelhaften Glykogenbildung und in einer Neigung zu Glykosurie und Ketonurie sich äußernde Schwäche der Leber scheint geradezu für jeden Schwangerschaftszustand typisch zu sein. Fortgesetzt vermehrte Ketonkörperbildungen führen stets eine Minderung der Alkalireserve (kompensierte Acidose) mit gleichzeitiger Vermehrung des Harnammoniaks (S. 744 und 746) herbei.

**Acetessigsäurenachweis** (Gerhardsche Probe). Nach Zugabe eines Tropfens unverdünnten Liqu. ferr. sesquichlor. zu dem zu prüfenden Harn tritt meist schon eine charakteristische Burgunderrot- bzw. Dunkelrotviolettfärbung ein; nach Zusatz weiterer Tropfen fallen Eisenphosphate aus, die sich bei weiterem Zusatz wieder lösen oder durch Filtration entfernt werden können, währenddem die Burgunderrotfärbung bleibt. — Nach Antipyrin-, Salicyl- oder Phenacetingebrauch können ähnliche, vielfach mehr violettschwärzliche Verfärbungen entstehen: Ein negativer oder schwächerer Ausfall der Probe nach 3 Minuten langem Kochen der Harnprobe, wobei sich die

---
[1] Siehe Fußnote S. 761.

Acetessigsäure zersetzt, kann die Unterscheidung erleichtern. Eine weitere Bestätigung läßt sich durch eine gleichzeitige positive Acetonprobe stets erbringen, da Acetessigsäure und Aceton zumeist gemeinsam auftreten.

**Acetonnachweis** (Legalsche Probe). Einige Natriumnitroprussidkörnchen werden in Aq. dest. unter leichtem Erwärmen des Reagensglases konzentriert gelöst. Hat die mit wenigen (5) Tropfen dieser Lösung versetzte, durch KOH oder NaOH alkalisierte Harnprobe (5 ccm) hierbei eine rote oder rotgelbe Färbung angenommen, so tritt nach nunmehrigem Eisessigzusatz eine intensiv purpurrote Verfärbung bei Acetongegenwart auf. — Empfindliche Modifikation nach Lange: Der zu prüfende Harn wird zunächst mit Eisessig versetzt (0,5—1,0 ccm auf 8—10 ccm Harn) und sodann mit wenigen Tropfen der obengenannten Natriumnitroprussidlösung vermischt. Werden jetzt wenige Kubikzentimeter Ammoniak vorsichtig aus der Pipette darübergeschichtet, so zeigt ein danach entstehender violettroter Ring die Gegenwart von Aceton an.

**Über die qantitative Bestimmung der Gesamtacetonkörper nach van Slyke** siehe die ausführlichen Lehrbücher. Werden bei strenger Diät mehr als 8 g Gesamtketonkörper täglich ausgeschieden, so sind unter allen Umständen sofort Kohlehydratgaben und Insulin angezeigt (Thannhauser).

### Der Kochsalzgehalt des Harnes.

Die mit der 24stündigen Harnmenge täglich ausgeschiedene NaCl-Menge beträgt etwa **15 g**; starke, dichte Chloridausfällung aus jeder gesunden Harnprobe bei Zusatz von 1 Tropf. 5% Argent. nitric.-Lösung. NaCl wirkt wie die meisten Na-Salze (im Gegensatz zu den K-, Ca- und Mg-Salzen) bekanntlich hydropigen; es hält Wasser in den Körpergeweben zurück. Na-Salze bewirken eine vermehrte Quellung der Blut- und Gewebskolloide, wodurch Wasserretention, verringerte Wasserdiurese und Gewichtszunahmen entstehen. Je nachdem NaCl-arme Kost oder besondere NaCl-Zulagen verordnet worden sind, kann die Salzwasserdiurese zu- oder abnehmen, Ödemwasser demgemäß ausgeschwemmt oder zurückbehalten werden. Zu einer krankhaft verminderten NaCl-Ausscheidung infolge stärkerer Retention pflegt es bei der Bildung größerer Exsudate und Hydropsien zu kommen, während umgekehrt bei deren Rückresorption eine stärkere Salzdiurese statthaben kann. Ein bekanntes Beispiel dafür bildet die Kochsalzarmut des Blutes und Harnes im Anschoppungsstadium der croupösen Pneumonie: statt der normalerweise dichten Ausflockung auf 5% Argent. nitr.-Zusatz tritt nur eine Trübung der Reagensglasprobe ein, der bei der Erkennung zentraler Pneumonien eine gewisse diagnostische Bedeutung zukommen mag (Matthes). Eine stärkere NaCl- und Wasserretention bei gesteigertem Durstgefühl ist oft mit fieberhaften Erkrankungen verbunden; ohne Durstgefühl ist sie bei hydropischen Nierenerkrankungen die Regel. Hypochlorurie, oft auch Hyperchlorämie beim **Diabetes insipidus:** ein Versagen der Konzentrationsleistungen der Niere gerade dem Kochsalz (Cl-Ion) gegenüber ist immer für den Diabetes insipidus kennzeichnend. Demgegenüber vermag **Pituitrin** das renale Kochsalzkonzentrationsvermögen stets nur zu steigern. Gleichfalls gefördert wird die renale NaCl-Ausscheidung regelmäßig unter dem Einfluß des N. sympathicus, unter Schilddrüseneinfluß, sowie unter demjenigen der meisten Diuretica (Purinderivate, Kalomel, Novasurol, Salyrgan), auch unter dem Einfluß kurzwelliger Bestrahlungen. — Vermehrte NaCl-Ausscheidungen sind fast immer mit einer gleichzeitig vermehrten Wasserausscheidung verbunden; überreichliches Wassertrinken kann sich geradezu „demineralisierend" auswirken. Einmalige NaCl-Zulagen (10 g), zu einer konstanten, sonst NaCl-armen und

N-armen Probekost beigefügt, werden von gesunden Nieren größtenteils binnen 24 Stunden wieder ausgeschieden. Über diesbezügliche Kochsalzbilanzversuche bei Nierenkranken vgl. S. 663 f.

Kochsalzbestimmung **nach K. O. Larsson.** 20 ccm Harn werden bei saurer Reaktion mit einem guten Teel. von Mercks Carbo animalis puriss. pro anal. versetzt und gut durchgeschüttelt. Nach 5—10 Minuten langem Stehen Filtration durch ein trocknes Filter in trocknes Becherglas. 10 ccm des wasserklaren Filtrates werden dann mit 3—4 Tropf. einer 10proz. Kaliumchromatlösung als Indicator versetzt und mittels n/10 Silbernitratlösung (16,994 g im Liter) so lange titriert, bis eine schwache Braunrotfärbung (Silberchromat) nicht mehr verschwindet. Die verbrauchten Kubikzentimeter Silberlösung, mit 58,5 multipliziert, geben den Prozentgehalt in Milligramm Kochsalz, mit 35,5 multipliziert den Prozentgehalt an Chloriden an. Einfacher und für den Praktiker hinreichend genau läßt sich der Kochsalzgehalt auch mit dem **„Chloridometer" nach Strauß,** einem graduierten Standröhrchen, bestimmen. Nach Einfüllung von Martius-Lüttkescher Silbernitratlösung (Arg. nitric. 17,5; Acid. nitric. puriss. 900 ccm; Liq. fer. sulfur. oxydat. 50 ccm; Aq. dest. ad 1000,0) bis zur Marke A wird der Harn bis zur Marke U nachgefüllt. Nach kurzem Stehen der Mischung wird unter öfterem langsamen Umdrehen des Zylinders so lange n/20 Rhodanammonium zugefügt, bis eine bleibende Braunrotfärbung entsteht.

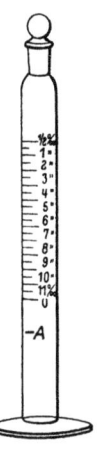

Abb. 1. Chloridometer nach Strauß.

An der vorhandenen Graduierung läßt sich der dem Gesamtvolum der Flüssigkeit entsprechende Kochsalzgehalt in Prozenten ablesen.

## Indoxylausscheidung.

Indol — im ursprünglichen Eiweißmolekül als Indolalanin = Tryptophan enthalten — tritt als ein bakterielles Zersetzungsprodukt nur bei vermehrter Eiweißfäulnis, d. h. hauptsächlich im Darmkanal, auf. Wie alle aromatischen Zersetzungsprodukte dieser Art (Phenole) hochgiftig, wird es nach erfolgter Resorption durch die Leber ebendort zunächst durch Oxydation zu Indoxyl und dann durch eine Paarung mit $H_2SO_4$ entgiftet bzw. unschädlich gemacht (verliert seine Lipoidlöslichkeit), um schließlich als indoxylschwefelsaures Kali = Indican mit dem Harn ausgeschieden zu werden.

Reichliche Indicanausscheidungen durch den Harn lassen auf eine vermehrte Bildung desselben im Körper, so vor allem auf eine vermehrte Darmfäulnis schließen[1]. Vorwiegende Fleischkost, Magenachylie, intestinale Stagnationen, Darmverschluß, Peritonitis begünstigen sie. Bei jedem Dünndarmhindernis treten abnorme Eiweißfäulnisvorgänge und eine Indicanurie viel frühzeitiger in Erscheinung als bei einem tiefersitzenden Dickdarmverschluß: der im Gegensatz zu den Darmabschnitten unterhalb der Bauhinschen Klappe an Fäulnisprodukte nicht gewöhnte Dünndarm läßt diese leichter ins Blut übertreten. Auch bei anderweitiger, extraintestinaler Eiweißfäulnis (Lungengangrän, fötide Bronchitis, putride Eiterungen) kann es zu vermehrter Indicanbildung, zu Indicanämie (S. 667) und Indicanurie kommen.

Nachweis. Durch konzentrierte HCl wird das Harnindican wieder in Indoxyl gespalten und dieses dann durch Oxydationsmittel zu Indigoblau oxydiert:

---

[1] Vgl. auch Fußnote 2 auf S. 665.

a) Versetzen des Harnes mit der gleichen Menge konzentrierter HCl, + 15 Tropfen Chloroform + 2—3 Tropfen einer 2proz. Kaliumpermanganatlösung. Nach wiederholtem sanften Umkippen, nicht Schütteln, des zugekorkten Reagensglases färbt sich das Chloroform blau. Bei sehr reichlichem Indicangehalt ist zur Erzielung des Maximums ein entsprechend reichlicher Permanganatzusatz notwendig.

b) Prüfung mit Obermayers Reagens. (Zusammensetzung: Liq. ferr. sesq. 5,0; Acid. hydrochloric. puriss., spez. Gew. 1,19 ad 1000.0; in brauner Flasche.) — Der zunächst mit $^1/_5$ Volum 20 % Bleiacetat geschüttelte und filtrierte Harn wird sodann zu gleichen Teilen mit Obermeyers Reagens und mit 3—5 ccm Chloroform versetzt. Nach dem Ausschütteln mehr minder starke Blaufärbung des Chloroforms.

### Die Ehrlichsche Diazoreaktion und die Weißsche Urochromogenreaktion.

Als ein Kennzeichen toxischen Gewebezerfalls werden — namentlich bei Tuberkulösen, bei Masern, Blattern, epidemischer Ruhr, bei Typhus, Fleckfieber und Miliartuberkulose, auch bei septischen Pneumonien, bei Trichinose und zuweilen beim Lymphogranulom — gewisse aromatische Eiweißzerfallsprodukte (Phenylalaninderivate?) mit dem Harn ausgeschieden, deren Gegenwart sowohl an positiven Diazoproben wie auch an positiven Urochromogenproben erkannt werden kann. Beiden Proben muß der gleiche diagnostische wie prognostische Wert zugesprochen werden. Diagnostisch wertvoll pflegt namentlich die Diazoprobe beim Typhus abdominalis zu sein, wo sie vom Ende der ersten Woche an etwa bis zum Beginn der steilen Kurven anzudauern pflegt; bei Miliartuberkulosen kommt dagegen ein solches, für Abdominaltyphus typisches Nachlassen der Diazoreaktion im Remissionsstadium niemals vor; hier pflegt die Reaktion vielmehr dauernd fortzubestehen. — Der einfacher auszuführenden **Urochromogenreaktion** wird mit Recht oft der Vorzug gegeben. Zumal bei der prognostischen Bewertung der verschiedenen Formen von Lungentuberkulose ist dem Ausfall der Urochromogenreaktion eine gewisse praktische Bedeutung immer zuzusprechen: Dauernd positive Proben lassen immer auf einen bevorstehenden ungünstigen Ausgang schließen; aber auch nur zeitweilige, vorübergehende Urochromogenausscheidungen sind stets als ein ernstes Zeichen anzusehen. Wie in allen vorgeschrittenen, vorwiegend exsudativen, kavernösen Fällen dieser Art, so weisen auch bei malignen Tumoren und bei den obengenannten Infektionskrankheiten deutliche Urochromogenproben stets auf vordem stattgehabte toxische Gewebseinschmelzungen hin. Jedenfalls gehen positive Urochromogenreaktionen ohne Ausnahme mit einer beschleunigten Blutsenkungsgeschwindigkeit (s. d. S. 773) einher, die als solche ja ebenfalls nur einem vermehrten Abbau von Eigeneiweiß ihre Entstehung verdankt; und ebenso wie die Senkungsbeschleunigung, so pflegt auch die Urochromogenreaktion bei Moribunden vielfach ganz auszubleiben. Sonst ist das Verschwinden vordem positiver Diazo- oder Urochromogenreaktionen aber immer, beispielsweise nach Einleitung einer Pneumothoraxbehandlung, nur als ein günstiges Zeichen anzusehen.

**Die Diazoreaktion.** Zwei vorrätig zu haltende Lösungen werden gebraucht: 1. Acid. sulfanil. 5,0; Acid. hydrochlor. 50,0; Aq. dest. ad. 1000,0 und 2. Natrii nitrosi 0,5; Aq. dest. ad. 1000,0. — 10 ccm von Lösg. **1**, 2—3 Tropf. von Lösg. **2**, dazu die gleiche Menge Harn und ca. 1 ccm Ammoniak werden vermischt und kräftig geschüttelt. Die richtige Mischung läßt sich am einfachsten bei Verwendung eines mit Randmarken versehenen „Diazoreagensglases" erzielen. Bei positiven Proben muß der entstandene Schüttelschaum eine deutlich rote, „scharlachrote" Farbe angenommen haben; gelbrötliche Färbungen sind nicht beweisend.

**Die Urochromogenreaktion** (= **Permanganatprobe**). Die Ausscheidung der schwachgefärbten Vorstufe (Urochromogens) statt des normalen gelbgefärbten Urochroms scheint durch eine gewisse Oxydationsschwäche im intermediären Stoffwechsel verursacht zu sein. Für alle Prüfungen ist nur eine 1promillige Kaliumpermanganatlösung in einem kleinen, braunen Tropffläschchen vorrätig zu halten. — 5 ccm des frischgelassenen, klarfiltrierten Morgenharnes werden mit der doppelten Menge (10 ccm) Wasser nahezu bis zur Farblosigkeit verdünnt und danach auf zwei gleich weite Reagensgläser verteilt. Nach Zusatz von 3 Tropf. der 1 promilligen Kaliumpermanganatlösung zu dem einen von ihnen zeigt eine oxydative Gelbfärbung — „kanariengelbe", nicht etwa bräunliche Verfärbung! — nach Ablauf einer Minute die Umwandlung des Urochromogens in die natürliche gelbe Harnfarbe (Urochromfarbe) an. Deutliche Gelbfärbung schon nach Zusatz eines Tropfens bedeutet reichlicheren Urochromogengehalt (+++), bei schwächerem Gehalt (+) werden 3 Tropfen benötigt (Klemperer). Etwaige Braunfärbung kommt durch das zu Urobilin oxydierte Urobilinogen zustande. Stärker urobilin- oder bilirubinhaltige Harne, wie überhaupt alle stärker gefärbten Harne müssen daher jedesmal durch vorheriges Schütteln mit 20% Bleiacetat ($^1/_5$ Volum) oder durch Ammoniumsulfatausfällung von den störenden Farbstoffen erst befreit werden: 25 ccm Harn werden mit 20 g reinem Ammon. sulfur. pulveris. in Reibeschale verrührt und danach filtriert.

## Die Wohlgemuthsche Diastasebestimmung im Harn bei Pankreaserkrankungen.

Bei Verlegung des Ductus pankreaticus oder einzelner peripherer Äste desselben kann es zu einer Rückstauung von Pankreassekret und damit zu einem Übertritt desselben in Blut und Harn kommen. Zu erkennen gibt sich dies dann vor allem an einem gegenüber der Norm erhöhten Diastasegehalt (= Amylasegehalt) des Harnes. Gleichwie bei solchen Sekretstauungen infolge Verlegung des Ductus oder einer Abschnürung einzelner Drüsenteile, so hat sich der Nachweis erhöhter Diastasewerte im Harn auch bei anderweitigen primär oder sekundär entstandenen Pankreaserkrankungen oder -läsionen als diagnostisch brauchbar erwiesen. Wertvoll pflegt der Nachweis einer gesteigerten stärkespaltenden Kraft des Harnes insbesondere für die Diagnose einer akuten Pankreasnekrose zu sein. Aber auch bei leichteren Anfällen von schmerzhafter Pankreatitis gelingt es nicht so selten, erhöhte Diastasewerte im Harn nachzuweisen (Katsch). Besteht überhaupt der Verdacht auf irgendwelche Pankreaserkrankung, so empfiehlt es sich in der Regel stets, den Harn zur Zeit der fraglichen Schmerzattacken oder unmittelbar danach auf seine stärkespaltende Kraft zu prüfen.

Vereinfachte Prüfung der diastatischen Kraft des Harnes nach Wohlgemuth. Für alle Prüfungen wird das gleiche „Diastasereagens" verwandt, das aus 10 ccm 1 proz. Stärkelösung + 10 ccm eines bestimmten Phosphatpuffergemisches + 80 ccm physiologischer oder 1 proz. NaCl-Lösung besteht. Unter reichlich Toluol, in gut verschlossener Flasche und im Eisschrank aufbewahrt, läßt es eine Haltbarkeit von wenigstens 3 Monaten erkennen. Der Zusatz des genannten Phosphatgemisches erweist sich zur Erzielung einer für die Diastasewirkung optimalen Reaktion (von $p_H = 7{,}2$) als notwendig; ein Phosphatgemisch aus 5,0 ccm primärer m/3 Phosphatlösung + 10 ccm sekundärer m/3 Phosphatlösung nach

768 Grundzüge der chemisch-mikroskopischen Blut- und Harndiagnostik.

Michaelis[1] frisch hergestellt, vermag das genannte Reaktionsoptimum von $p_H = 7,2$ zu verbürgen.

Herstellung des Diastasereagens[2]. Zu 60—70 ccm 1 proz. oder physiologischer NaCl-Lösung, die im Becherglase zum Sieden erhitzt wurden, wird 1 g von ,,Kahlbaums löslicher Stärke", die zuvor in einem Kölbchen mit etwas NaCl-Lösung aufgeschwemmt worden war, langsam hinzugegeben. Durch wiederholtes Nachspülen des Kölbchens wird alle Stärke in dem Becherglase vereinigt. Nach nochmaligem Wiederaufkochen und Abkühlen des Ganzen wird auf 100 ccm aufgefüllt. Nach Zusatz von **10** ccm des obengenannten Phosphatgemisches zu **10** ccm dieser 1 proz. Stärkelösung wird mit physiologischer oder 1 proz. NaCl-Lösung auf **100** ccm aufgefüllt und das Ganze mit reichlich, wenigstens 10 ccm Toluol versetzt.

Für die **Ausführung des Versuches** wird eine Reihe von 10 Reagensröhrchen (I—X) benötigt, von denen ein jedes, bis auf das erste Röhrchen Nr. I, bereits mit 1 ccm physiologischer (oder 1 proz.) NaCl-Lösung versehen worden ist. Nach Einfüllung von je 1 ccm Harn in die beiden ersten Röhrchen Nr. I und Nr. II wird aus dem gut durchgeschüttelten Röhrchen Nr. II 1 ccm in Röhrchen Nr. III übertragen, nach guter Durchmischung dieses Röhrchens aus ihm wieder 1 ccm in Röhrchen Nr. IV, aus diesem dann wieder 1 ccm in das nächstfolgende usw. bis zum letzten Röhrchen Nr. X übertragen. Sämtliche 10 Röhrchen werden sodann mit je 2 ccm des vorrätig gehaltenen ,,Diastasereagens" versehen, gut durchgeschüttelt und, in einem Drahtkorb vereinigt, für **15** Minuten in ein Wasserbad von **45°** C (Emailletopf) gestellt. Nach Ablauf jener 15 Minuten wird zwecks Unterbrechung der Fermentwirkung der Drahtkorb mit den Röhrchen nochmals für 3 Minuten in ganz kaltes Wasser gestellt, worauf nunmehr die einzelnen Röhrchen der Reihe nach durch Zusatz weniger Tropfen einer n/50 Jodlösung (= 5fach verdünnte 1/10 Normaljodlösung) auf den mehr weniger deutlich in ihnen schon sichtbaren Stärkeabbau (Violett-, Rot- oder Gelbbraunfärbung) geprüft werden können. Entsprechend der fortschreitenden Harnverdünnung in der Reihe I—X ist mit einer durch den diastatischen Stärkeabbau verursachten gelben Jodreaktion nur in den ersten Röhrchen der Reihe zu rechnen, währenddem in den letzten Röhrchen der Reihe — normalerweise zumindesten in den Röhrchen VIII, IX und X — die blaue Jodstärkereaktion noch keinerlei Veränderung erkennen läßt. Dasjenige Röhrchen, in dem zuerst eine leichte Bläuung neben der Rotfärbung (Blauviolettfärbung) bemerkbar wird, wird als sog. ,,Limes"- oder Grenzröhrchen bezeichnet. Aus dem Harngehalt des unmittelbar vorausgehenden, noch gelben Röhrchens ist dann die diastatische Kraft von 1 ccm Harn ($= d$) an der Hand des nachfolgenden Beispiels unschwer zu berechnen:

| Röhrchen Nr. . . . . | I | II | III | IV | V | VI | VII | VIII | IX | X |
|---|---|---|---|---|---|---|---|---|---|---|
| Darin ccm Harn: . . | 1,0 | 0,5 | 0,25 | 0,125 | 0,062 | 0,031 | 0,016 | 0,008 | 0,004 | 0,002 |
| Jodreaktion: . . . . . | gelb | gelb | gelb | gelb | gelb | gelb | blaurot (Limes!) | blau | blau | blau |
| Diastasewert $d = \dfrac{2}{\text{ccm Harn}}$ | 2 | 4 | 8 | 16 | 32 | 64 | 128 | 256 | 512 | 1024 |

Nachdem das blaurot verfärbte Röhrchen Nr. VII in dem vorliegenden Beispiel als Limesröhrchen erkannt worden ist, muß nunmehr aus dem

---

[1] Über die Herstellung dieser m/3 primären und sekundären Phosphatlösungen aus m-Phosphorsäure (Kahlbaum) und n-NaOH vgl. die Fußnote auf Seite 795.
[2] Das ,,Diastasereagens" ist auch fertig von der Firma Schering-Kahlbaum zu beziehen.

Die Untersuchung von Harnkonkrementen. 769

vorausgehenden Röhrchen Nr. VI der Diastasewert von 1 ccm Harn berechnet werden. Dies geschieht auf einfache Weise, indem man immer wieder die Zahl **2** (d. h. die Anzahl der verwandten Kubikzentimeter Stärkelösung) durch den Harngehalt des betreffenden Röhrchens, hier also durch 0,031, dividiert. Als ,,Diastasewert" des in unserem Falle untersuchten Harnes ist also $\frac{2}{0{,}031}$, d. h. die Zahl **64**, anzusehen. Dieser hier gefundene Diastasewert von **64** ist im übrigen sowohl bei diesem **15**-Minuten-Versuch bei $45^0$ C $\left(,,d\frac{45^0}{15'}\right)$ wie auch bei den älteren **30**-Minuten-Versuchen bei $38^0$ C $\left(,,d\frac{38^0}{30'}\right)$ als der höchste Normalwert anzusehen. Höhere Werte, wie z. B. $d = 128, 256, 512$ usw., lassen auf einen erhöhten Diastasegehalt des Harnes immer schließen. Bei irgendwelcher Niereninsuffizienz können die Harndiastasewerte auch abnorm verringert sein.

Die Ausführung der hier geschilderten abgekürzten Harndiastasebestimmung nimmt insgesamt kaum mehr als 25 Minuten Zeit in Anspruch.

## Anhang. Die Untersuchung von Harnkonkrementen.

Über die chemische Zusammensetzung von Nieren- oder Blasensteinen lassen sich oft schon bei rein äußerlicher Betrachtung, unter Berücksichtigung ihrer verschiedenen Härte und Farbe, bestimmte Vermutungen äußern. Nach der Häufigkeit ihres Vorkommens geordnet, lassen sich folgende Hauptgruppen unterscheiden, wobei entsprechend dem geschichteten Aufbau der meisten Steine eine gemischte Zusammensetzung allerdings die Regel bildet:

1. Uratsteine. Meist braungefärbt, glatte Flächen, hart.
2. Oxalatsteine. Durch beigemengten Blutfarbstoff dunkelbraun bis schwarz gefärbt; oft ,,maulbeerartige", höckerige, rauhe Oberfläche; bes. harte Konsistenz.
3. Phosphatsteine. Weiß oder grau bzw. wenig gefärbt; brüchig und weich; von krümelig-sandiger Beschaffenheit.
4. Cystin- und Xanthinsteine; Cholestearinsteine. Glatt, klein, weich, selten.

**Chemische Prüfung.** Halbierung des Steines mittels Laubsäge, Untersuchung einer feinpulversierten Probe aus jeder Schicht (Abschaben mit Messer, Verreiben im Mörser).

I. Probe: Erhitzen des Pulvers auf Platinblech bzw. Ausglühen auf Porzellandeckel. Die organischen Substanzen (Harnsäure, Urate, Xanthin, Cystin, Cholestearin) verbrennen dabei fast vollständig. Die anorganischen Salze (Phosphate, Carbonate und Oxalate) bleiben dagegen zurück.

II. Probe. Eine weitere Pulverprobe wird mit verdünnter Salzsäure (1:2) unter gelindem Erwärmen gelöst und filtriert:
A. Ungelöst bleibt auf dem Filter die organische Grundsubstanz und nach dem Erkalten die **Harnsäure** zurück, die durch die **Murexidprobe** leicht als solche erkannt werden kann: Zu der fraglichen, auf ein Porzellanschälchen gebrachten pulverisierten Substanz werden 2—3 Tropf. konzentrierte Salpetersäure zugefügt. Auflösen durch Erwärmen und vorsichtiges Eindampfen über kleiner Flamme, bis gelber oder rotgefärbter trockner Rückstand bleibt; dann abkühlen lassen. Betupfen des Rückstandes mit einer Spur Ammoniak läßt bei Anwesenheit von Harnsäure eine schöne purpurrote Färbung (Murexidbildung) erkennen, die bei darauffolgendem NaOH- oder KOH-Zusatz ein tiefblau-violettes Aussehen annimmt.

B. In die salzsaure Lösung gehen über: **Calciumcarbonat** (Lösung unter Aufbrausen), Calciumoxalat, Erdphosphate, Cystin, Xanthin.

a) Ein Teil des salzsauren Filtrates wird nach Wasserverdünnung mit Ammoniak schwach alkalisiert und sodann mit Essigsäure erneut angesäuert. Ein danach verbliebener Niederschlag, in der Wärme unlöslich, in HCl löslich, besteht aus **Calciumoxalat** (mikroskopisch Briefkuvertkrystalle).

b) Zu einem anderen Teile des salzsauren Filtrates wird ein wenig Ammoniummolybdat in salpetersaurer Lösung (15 g Ammoniummolybdat in 100 ccm heißem Wasser gelöst, nach dem Erkalten Zusatz von 100 ccm Salpetersäure) hinzugegeben. Gelbfärbung der Flüssigkeit und ein gelber Niederschlag zeigen die Gegenwart von **Phosphaten** an.

**Schema der Steinprüfung nach Ultzmann.** I. Steinpulver **verbrennt:** 1. ohne Flamme und Geruch = Harnsäure, harnsaures Na und harnsaures Ammon; 2. mit schwach bläulicher Flamme und Schwefelgeruch = Cystin; 3. mit gelblicher Flamme und Haar- oder Federgeruch = Gerüstsubstanz. II. Steinpulver **verbrennt nicht:** 1. Aufbrausen nach HCl-Zusatz = Carbonate; 2. nativ kein Aufbrausen nach HCl-Zusatz, ausgeglüht Aufbrausen nach HCl-Zusatz = Oxalat; 3. nativ sowohl wie ausgeglüht kein Aufbrausen nach HCl-Zusatz = Phosphat.

# Blutuntersuchungen.

## Physikalisch-chemische Eigenschaften des Blutes.

Die **Menge** des zirkulierenden Blutes beträgt beim gesunden Erwachsenen etwa 8,3% (7—11%) des Körpergewichtes: bei 50—80 kg Körpergewicht also durchschnittlich 4,1—6,6 kg. In je 100 ccm Blut sind dabei durchschnittlich 60 ccm Plasma und 40 ccm Blutkörperchen enthalten.

**Gerinnungszeit** = diejenige Zeit, die eine einer Hautwunde oder punktierten Vene entnommene Blutprobe bis zum Festwerden (Endpunkt der Gerinnung) braucht. Normales Einsetzen der Gerinnung nach 5—6 Minuten, Beendigung nach spätestens 12 Minuten. Starke Abhängigkeit von der Temperatur (!), von mechanischen Erschütterungen, von der Größe der benetzten Oberfläche, von der Sauberkeit der Glasgefäße. ,,Athrombit''-Gefäße (Lautenschläger-München) lassen das Blut erst nach ca. 20 Minuten gerinnen. Verzögerungen ferner in der Kälte, bei hohem $CO_2$-Gehalt des Blutes (venöses und Erstickungsblut); im anaphylaktischen Shock, oft bei Leber- und Milzkrankheiten, bei akuten Nephritiden, manchen hämorrhagischen Diathesen. Bei **Hämophilie** ungewöhnlich lange Gerinnungszeiten: spät beginnend und über eine halbe Stunde und länger andauernd, im Gegensatz zu der keineswegs wesentlich dabei verlängerten Blutungszeit! Beschleunigte Blutgerinnung bei erhöhter Temperatur; klinisch bei Myxödemkranken, in der Typhusrekonvaleszenz, nach stärkeren Blutverlusten, öfters auch bei Niereninsuffizienz (vgl. unter ,,Nierenfunktionsprüfungen'' S. 665).

a) **Einfache Prüfung nach Sahli.** 1—2 ccm Armvenenblut werden in kleinem gläsernen Schröpfkopf oder Reagensglas mit ein wenig Ol. oliv. oder Paraff. liq. überschichtet. Von Minute zu Minute wird durch wiederholtes mäßiges Neigen des Glases die Beweglichkeit des Bluttropfens geprüft, bis diese ganz verschwunden, durch die eingetretene Gerinnung aufgehoben ist. Außer der Unbeweglichkeit der Oberfläche des Bluttropfens kann auch die Unbeweglichkeit einer in ihn hineingebrachten Glasperle beim Neigen des Glases kennzeichnend sein.

b) Einfache, vor jeder Operation bei Hämophilieverdacht leicht auszuführende Objektträgerprobe. Ein durch Fingerstich **gewonnener** größerer Blutstropfen wird mit der Schmalseite eines Objektträgers aufgenommen. Die Blutspur, die er beim Hinabfließen auf der senkrecht gehaltenen Objektträgeroberfläche hinterläßt, wird von Minute zu Minute mit einer Nadel durchquert, an der vor Eintritt der Gerinnung nichts haften bleibt. Nach eingetretener Gerinnung bleibt das Fibrin als zusammenhängender Faden an der Nadel haften.

**Blutungszeit** = Zeit, die bis zum Aufhören der Blutung aus einer kleinen Fingerstichwunde vergeht: Normalerweise 2—3 Minuten. Es bestehen keinerlei Beziehungen zur Gerinnungszeit. Bei der Prüfung ist nach Ablauf von je einer halben Minute immer wieder der vorgequollene Tropfen durch Filtrierpapierstreifen vorsichtig abzusaugen. Eine ungewöhnlich verlängerte Blutungszeit — bei ganz normaler Gerinnungszeit, aber insuffizienter Retraktibilität des Blutkuchens — entspricht meist einer ungewöhnlich niedrigen Thrombocytenzahl (unter 30000 vgl. S. 791). Ebenso wie die Blutungszeit erweist sich von der Blutplättchenzahl ferner als abhängig:

**Die Retraktibilität des Blutkuchens** nach erfolgter Gerinnung. In einem Uhrschälchen aufgefangenes gesundes Blut läßt nach 24 stündigem Stehen stets eine deutliche Serumabscheidung erkennen. Besser wird die spontan erfolgende Zusammenziehung des Blutkuchens in einer mit frischem Blut erfüllten Glascapillare (U-Form) beobachtet: schon nach einstündigem Stehen an kühlem Ort soll reichlich Serum abgeschieden sein. Mehr minder ausgesprochene Irretraktibilität des Blutkuchens bei Thrombopenie, insbesondere „essentieller" Thrombopenie = Morbus maculosus Werlhof.

Anm.: **Gerinnungsverhütung und Plasmagewinnung.** Zusätze von 0,2% Oxalat (20 mg feinpulverisiertes Natrium, Kalium oder Ammon. oxalic. puriss. auf 10 ccm Blut), von 0,2% Natr. citric., von 0,15—0,3% Natriumfluorid oder von Hirudin (2 mg auf 10—15 ccm Blut) verhindern die Gerinnung des frischgelassenen Blutes. Gleiche Teile Blut können auch in gleichen Teilen einer isotonischen Citratlösung (Natr. citric. 0,5; Natr. chlorat. 0,8; Aq. dest. ad 100,0) aufgefangen werden. Will man eine derart starke Verdünnung des Blutes vermeiden, so genügt 1 Teil einer blutisotonisch gemachten 2,5% Citratlösung (Natr. citr. 2,5; Dextrose 1,85; Aq. dest. ad 100,0), um 9 Teile Blutes flüssig zu erhalten. Statt des 1,85% Dextrosezusatzes kann auch 0,29% Natr. chlorat. zur Isotonisierung der 2,5% Citratlösung verwandt werden. Bei der S. 775 geschilderten Blutsenkungsprüfung wird 1 Teil 3,8% Natr. citr. mit 4 Teilen Blutes vermischt. — Über Verhinderung der Glykolyse ungeronnenen Blutes durch Fluoridzusatz vgl. S. 782.

## Prüfung der osmotischen Resistenz der roten Blutkörperchen gegenüber verdünnten (hypotonischen) NaCl-Lösungen.

In blutisotonischer (= 0,85%) NaCl-Lösung suspendierte rote Blutkörperchen lassen in Form und Färbung keinerlei Veränderungen erkennen. Bei zunehmender Verdünnung dieser NaCl-Lösung tritt dagegen eine zunehmende Aufquellung und Hämolyse der suspendierten roten Blutkörperchen ein: die Kochsalzlösung färbt sich rot. Bei der Resistenzprüfung wird namentlich auf die beginnende Hämolyse (Minimalresistenz) geachtet; die vollendete Hämolyse (Maximalresistenz) hat weniger zu bedeuten.

1. Normale Resistenz: Beginn der Hämolyse in 0,44 proz. (bis 0,48 proz.) Kochsalzlösung. (Vollendete Hämolyse in 0,32 proz. Kochsalzlösung.)

2. **Herabgesetzte Resistenz:** Beginn der Hämolyse bereits in 0,5proz. und höherprozentigen Kochsalzlösungen. Die Resistenzverminderung weist auf eine vermehrte Neigung zum Blutkörperchenzerfall, wahrscheinlich auf eine erhöhte Milzfunktion hin. Stark verminderte Resistenz in der Regel bei hämolytischem Ikterus!

3. **Erhöhte Resistenz:** Beginn der Hämolyse erst in 0,4proz. und noch stärker verdünnten Kochsalzlösungen. Die Resistenzerhöhung weist auf eine verringerte Blutkörperchenzerstörung in der Blutbahn bzw. auf eine verringerte Milzfunktion hin. Erhöhte Resistenz nach Milzexstirpation; oft bei perniziöser Anämie (Gegensatz zum hämolytischem Ikterus!), zuweilen bei Polyglobulie.

**Resistenzprüfung.** Aus einer 1proz. NaCl-Lösung werden NaCl-Verdünnungen (von ca. 0,70—0,28%) hergestellt, indem je 70, 68, 64 usw. bis 28 Teile (ccm oder Tropfen) der 1proz. NaCl-Lösung mit Aq. dest. auf 100 Teile (ccm oder Tropfen) aufgefüllt werden. Die so hergestellten 0,70-, 0,68-, 0,64proz. usw. bis 0,28proz. NaCl-Lösungen sind, in gutverschlossenem Zustande aufbewahrt, lange Zeit haltbar und immer wieder zu verwenden. — Je 2 ccm jeder dieser Lösungen werden nacheinander in Reagensgläser gefüllt, nach Zusatz von 1—2 Tropf. Blut — besser von 0,1 ccm einer durch dreimaliges Auswaschen mit 0,85% NaCl von Serumspuren befreiten roten Blutkörperchensuspension — einmal geschüttelt und nach 2—3 stündlichem Stehen bei Zimmertemperatur bezüglich der beginnenden Hämolyse miteinander verglichen. — Kurze orientierende Vorprobe nach Engel: Von einer 1proz. NaCl-Lösung werden in 2 Reagensgläschen a) 0,6 ccm und b) 0,4 ccm eingefüllt und beide Reagensgläser mit Aq. dest. auf 10 ccm aufgefüllt. Nach Zugabe eines Tropfen Blutes mittels Spatel: Trübung beider Röhrchen bei katarrhalischem Ikterus, Aufhellung bei hämolytischem Ikterus.

## Agglutinationsprobe vor Bluttransfusionen.

Die Gefahren intravenöser Übertragung menschlichen Blutes lassen sich namentlich dadurch vermeiden, daß durch eine vorausgehende **einfache Objektträgerprüfung** die gegenseitige Verträglichkeit von Spender- und Empfängerblut festgestellt wird. Transfusionsschäden sind für gewöhnlich auf eine in der Blutbahn des Empfängers eingetretene **Agglutination und Hämolyse der Spendererythrocyten** zurückzuführen. Da jeder Hämolyse von Erythrocyten immer erst eine Agglutination derselben vorausgehen muß, so genügt nach der Vermischung zweier Blutsorten auf dem Objektträger schon jede makroskopisch sichtbare Agglutination, um die Unverträglichkeit dieser Blutsorten zu beweisen. Agglutination der Spendererythrocyten durch das Empfängerserum läßt den betreffenden Spender ohne weiteres als ungeeignet ausscheiden, wohingegen umgekehrt eine Agglutination der körpereigenen Erythrocyten durch das Spenderserum meist unbedenklich erscheint.

Über die Blutgruppenbestimmung mit Hilfe der beiden Testserumproben „Hämotest" (Gruppe A und B) vgl. S. 465. Ohne „Hämotest" kann die Auswahl eines geeigneten Spenders auch mit Hilfe der einfachen **Viertropfenmethode** gelingen. Nachzuweisen ist auch hier, daß **das Empfängerserum die Spendererythrocyten nicht zu agglutinieren (und aufzulösen) vermag.** Ein Tropfen des Empfängerblutes wird zunächst durch Zusatz eines Tropfens Aq. dest. auf einem Objektträger zur Hämolyse gebracht und sodann mit einem weiteren Tropfen 5proz. Natr.-citr.-Lösung mittels Glasstäbchens gut vermischt. Zu diesen 3 Tropfen (=hämolysiertes, verdünntes Empfängerserum) wird zuletzt ein Tropfen des Spenderblutes hinzugegeben und diese 4-Tropfenmischung schließlich durch vorsichtiges Heben und Senken des Objektträgers in ständiger leichter Bewegung gehalten. Ist nach Ablauf von 1—3 Minuten keine makroskopisch sichtbare grobflockige Agglutination eingetreten, so kann der Spender als geeignet gelten.

Für die **Bluttransfusion** selbst kommen dann in Frage: A. Die direkte intravenöse Übertragung **unveränderten** Spenderblutes nach Oehlecker (Zweiweghahnapparat) oder nach Percy (Paraffinierter Glaszylinder). In dem aus ,,Athrombit" hergestellten einfachen und handlichen Bluttransfusionsapparat nach Lampert-Neubauer[1] gerinnt das Blut erst nach etwa 20 Minuten. Es werden wiederholt 100—200 ccm, bei ganz Ausgebluteten bis zu 1000 ccm übertragen; bei wiederholter intraglutaealer Injektion können sich auch viel kleinere Mengen (20 ccm) noch als wirksam erweisen. Außer durch die ,,Agglutinationsproben" werden Transfusionsschäden überdies durch die sog. ,,biologische Vorprobe" — versuchsweise langsame Infusion von zunächst nur 10 ccm Spenderblut — möglichst ausgeschaltet. B. Die Übertragung von **defibriniertem** Blut. Da durch den Zellzerfall, namentlich Blutplättchenzerfall, beim Defibrinieren stets giftige (histaminartige?) Stoffe frei werden, so kann die Methode nicht als unbedenklich gelten. Denecke bewahrt das durch Gaze defibrinierte Blut erst einige Stunden im Eisschrank auf, ,,um die Giftwirkung des Serums erst abklingen zu lassen". Uns hat sich das folgende Vorgehen bewährt: 100 bis 150 ccm Spenderblut werden durch behutsames Rühren (nicht Schütteln) in sterilem, mit Glaskugeln versehenen Pulverglas defibriniert, mit der gleichen Menge steriler isotonischer (= 5,4%) Traubenzuckerlösung versetzt und vor der intravenösen Injektion durch mehrfache, in sterilem Glastrichter befindliche sterile Gazelagen filtriert. — Die Verwendung von Citratblut ist, da dieses nicht indifferent ist, nicht zu empfehlen.

### Prüfung der Blutkörperchen-Senkungsgeschwindigkeit.

Störungen der normalen Suspensionsstabilität der roten Blutkörperchen kommen in einer beschleunigten Senkungsgeschwindigkeit (S.-G.) derselben in vitro zum Ausdruck. Als wichtigste Ursache solch erhöhter S.-G. (= Instabilität der Zellsuspension) ist jedesmal eine **Vermehrung des Globulin- und Fibrinogengehaltes des Plasmas** (= seiner grobdispersen Bestandteile) anzusehen. Solch vermehrte Globulin- und Fibrinogenmengen im Blute pflegen als die natürliche Folge vermehrten Abbaus von Körpereiweiß und eines gesteigerten Gewebezerfalls bei den verschiedenartigsten entzündlichen Vorgängen im Körper sich einzustellen; und jedesmal führt solch erhöhter Globulin- und Fibrinogengehalt eine **vermehrte Neigung** der (elektronegativ geladenen) suspendierten Zellen **zur Zusammenballung** (Agglutination), zu ihrer elektrischen Entladung und beschleunigten Sedimentierung dann herbei. Globulin und Fibrinogen sind als grobdisperse Plasmabestandteile viel labiler als das feindisperse Albumin; der isoelektrische Punkt des Globulins ($p_H = 5,4$) ist näher dem Neutralpunkt ($p_H = 7$) gelegen als derjenige des Albumins ($p_H = 4,7$); es ist daher leichter zu entladen und flockt leichter aus. Fibrinogenarmut bedeutet dagegen eine verringerte Neigung der Zellen zur Verklumpung, eine erhöhte Stabilität; und bei völligem Fibrinmangel tritt eine starke Verzögerung der S.-G. ein: deutliche Verlangsamung in defibriniertem Blute bzw. Serum, noch stärkere im Liquor. — Neben den labilen Eiweißkörpern scheint auch ein erhöhter **Cholesterin**gehalt des Plasmas an der stabilitätsvermindernden = senkungsbeschleunigenden Wirkung oftmals mitbeteiligt zu sein (Schwangerschaft); Cholesterinarmut (beim Neugeborenen) wirkt dagegen wieder senkungsverzögernd.

---
[1] F. und M. Lautenschläger, München.

Dabei wird die S.-G. stets **beeinflußt:**

a) **von der Menge der roten Blutkörperchen.** Beschleunigte Senkung bei verringerter Erythrocytenzahl: also bei jeder Anämie, oft ihrem Grade entsprechend; nach Blutverlusten; bei Blutverdünnungen in vitro. Verlangsamte Senkung bei Polycythämien, desgl. im Durstzustande.

b) **von der jeweiligen $O_2$- und $CO_2$-Sättigung des Blutes.** Beschleunigte Sedimentierung in gutarterialisiertem und in hämoglobinreichem Blut; wesentlich verzögerte S.-G. in venösem, stark $CO_2$-haltigem Blute (bei Venäpunktionen nach zu langdauernder, lokaler Blutstauung, bei asphyktischen Zuständen, bei allgemeinen Kreislaufstörungen): Der $CO_2$-Einfluß läßt die einzelne Blutzelle umfangreicher und spezifisch leichter werden!

c) **von der $Conc_H$.** Saures Milieu verlangsamt, alkalisches beschleunigt die S.-G. Die auffallende Senkungsverlangsamung, die nach 24stündiger Aufbewahrung einer Blutprobe in vitro zu beobachten ist, findet in der bekannten Säuerung überlebenden Blutes — Milchsäure- und $CO_2$-Bildung infolge der Fortdauer der Erythrocytenatmung und Glykolyse! — ihre natürliche Erklärung.

d) **durch die Gegenwart von Neutralsalzen;** wobei deren zunehmende Konzentration eine Verlangsamung der S.-G. bewirkt. Von Ca-Salzen scheint eine gewisse senkungsverzögernde, von K-Salzen eine mehr beschleunigende Wirkung auszugehen. Gallensaure Salze (Ikterus!) verzögern die Senkung.

e) **von physikalischen Einflüssen: Erwärmung** über $20^0$, z. B. Brutschranktemperatur wirkt beschleunigend, **Abkühlung** unter Zimmertemperatur in der Regel verlangsamend ein. Über den Einfluß **kurzwelliger Bestrahlungen** in vitro und in vivo liegen keinerlei eindeutige Beobachtungen bisher vor. Abgesehen von der Stärke der Bestrahlung müssen sich die zu erwartenden Befunde auch von dem Zeitpunkt der Blutuntersuchung nach der Bestrahlung als abhängig erweisen.

**Klinische Bedeutung der S.-G.**

I. Senkungs**beschleunigungen** kommen vor und können gegebenenfalls auch von differentialdiagnostischer Bedeutung sein:

a) Regelmäßig bei jeder **Schwangerschaft.** Mit einer gleichzeitigen Globulin- und Cholesterinvermehrung im Blutspasma dann jedesmal einhergehend, steigen die Senkungszahlen bei jeder graviden Frau vom 4. bis 9. Monat kontinuierlich und erheblich an, wobei sich die Zeitdauer dieser beschleunigten S.-G. noch bis in die erste Zeit des Wochenbettes hinein zu erstrecken pflegt.

b) Überall da, wo es infolge eines vermehrten Abbaues von Körpereiweiß zu einer Reizwirkung auf die Leber und damit zu einer **reaktiv vermehrten Fibrinogenbildung in der Leber,** mithin zu einer Erhöhung des Globulin-Albuminquotienten im Blute (s. o.) kommen kann, spricht sich dies in erhöhten Senkungszahlen aus. Vgl. beispielsweise die beschleunigte S.-G. nach parenteralen Proteinkörperinjektionen, nach größeren chirurgischen Eingriffen, nach Verbrennungen, Knochenfrakturen, kurzum, bei jeder akuten oder chronischen **reaktiven Entzündung,** namentlich solcher eitriger Natur. Aus dem gleichen Grunde werden vielfach erhöhte Senkungswerte beobachtet:

c) bei zahlreichen akuten und chronischen **Infektionen,** oftmals auch bei zerfallenden **Tumoren.** Akut entstandene Appendicitiden, Cholecystitiden, Pneumonien u. dgl. brauchen, trotz Leukocytose, in den ersten 36—48 Std. noch keinerlei Senkungsbeschleunigung aufzuweisen. Beim Abdominaltyphus pflegt sogar wochenlang in der ersten Zeit eine Senkungsbeschleunigung noch durchaus zu fehlen; nicht wesentlich erhöht pflegen die Senkungszahlen auch bei der Bangschen Infektion zu sein. — Außer bei manchen Thyreotoxikosen, beim Diabetes mellitus und bei schweren Anämien (vgl. o.) werden Senkungsbeschleunigungen namentlich auch in allen 3 Stadien der **Syphilis** beobachtet. Hohe Senkungszahlen oft gerade auch bei visceraler Lues, Aortitis luetica und bei Dementia paralytica (Schulten)! Bei der Impfmalaria der Paralytiker steigt die Senkungszahl im Laufe der Fieberanfälle kontinuierlich langsam an: Zu Beginn der Kur sollen noch keine sehr hohen Senkungsziffern schon vorhanden sein, andernfalls erscheint die sofortige Chininunterbrechung der Malariaanfälle dringend angezeigt (Embden).

d) Ein besonderer Wert ist der Blutkörperchensenkung für die prognostische Beurteilung der **Lungentuberkulose** zugesprochen worden, wobei diesem Einzelsymptom aber naturgemäß nur im Rahmen aller übrigen Symptome des Krankheitsbildes eine klinische Bedeutung zugebilligt werden darf. Cave Überbewertung! Infolge der dem fortschreitenden Lungengewebszerfall entsprechenden bes. starken Fibrinogenvermehrung im Blute bilden bei den mehr exsudativ-käsigen Formen zumeist hohe Senkungszahlen, weniger hohe bei den mehr proliferativ-fibrösen Formen die Regel. Gleichsinnig mit dem Fieberverlauf, dem Verhalten des Körpergewichtes, den Veränderungen des weißen Blutbildes — zunehmende Lymphocytose und Eosinophilie sind von günstiger, zunehmende Neutrophilie von ungünstiger Bedeutung —, auch mit dem Auftreten von Urochromogen im Harn (S. 766) und anderen, nicht weniger wichtigen Symptomen pflegen fortdauernd hohe Senkungszahlen bei wiederholter Kontrolle einen ungünstigen Verlauf anzuzeigen. Ein Wiederaufflackern bisher inaktiver entzündlicher Vorgänge gibt sich nicht selten schon frühzeitig in dementsprechend erhöhten Senkungszahlen kund. Auch bei der Kontrolle von Tuberkulinreaktionen und bei jedem Pneumothoraxverfahren will ein Ansteigen der Senkungszahlen stets als Warnungszeichen bewertet sein. Sub finem vitae und bei fortschreitendem Marasmus stellen sich allerdings dann öfters wieder ganz normale Fibrinogen- und Senkungswerte ein: Senkungsprobe wie Urochromogenprobe lassen hier im Stich. Auch bei der akuten Miliartuberkulose und bei kindlichen Tuberkulosen kommen ganz normale Senkungszahlen vor.

II. Senkungs**verlangsamungen** werden beobachtet: bei allen Polycythämien und Kreislaufstörungen (s. o.), normalerweise beim Säugling und im Nabelschnurblut, bei anaphylaktischen Zuständen und bei nichtentzündlichen Lebererkrankungen (Fibrinogenarmut!), wie z. B. beim Ikterus simplex; auch nach Splenektomien.

**Prüfung der S.-G. nach Westergreen.** (Einmalige Ablesung nach einer Stunde.) Mit einer 2-ccm-Rekordspritze, die mit 20 Teilstrichen versehen ist, werden zunächst 0,4 ccm blutisotonischer = 3,8 proz. Natrium citricum-Lösung und dazu sodann — nach vorausgehender möglichst kurzdauernder Stauung — 1,6 ccm Armvenenblut aufgesogen. Blutentnahme entweder nüchtern oder nach dem ersten Frühstück, bei Frauen nicht gerade zur Zeit der Menses. Nach guter Durchmischung (2—3 maliges Umkehren der Spritze) wird die Spritze vorsichtig in ein kleines Reagensglas entleert, woselbst das Citratblut bei Zimmertemperatur bis zu 4—5 Stunden aufbewahrt werden kann. Nach kurzem Aufschütteln, Aufsaugen des Citratblutes in eine 30 cm lange, 2,5 cm weite, von oben nach unten in 200 mm eingeteilte, trockne[1] „Sedimentierungspipette": erst nach 2- bis

---

[1] Reinigung der Pipetten nach Wasserausspülung mit Alkohol; dann Äther und völliges Lufttrockenwerdenlassen an der Wasserstrahlpumpe.

3 maligem Wiederausblasen definitives Aufsaugen bis zum Nullpunkt. Die so mit Citratblut gefüllte Pipette wird dann für 24 Stunden bei Zimmertemperatur (17—20⁰) in genau senkrechter Stellung in das Sedimentiergestell gebracht. Notierung des genauen Zeitpunktes; sodann Ablesen der Höhe der entstandenen Plasmasäule a) **nach 1 Stunde** (Einstundenwert), b) nach 2 Stunden (entbehrlich), c) nach 24 Stunden (Endwert).

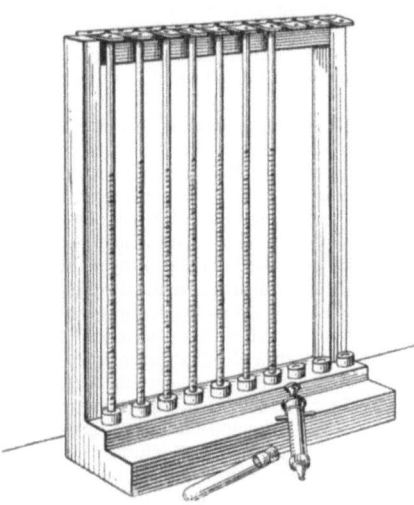

Abb. 2. Nach Westergreen.

Am wichtigsten ist stets der **Einstundenwert;** er beträgt normalerweise bei Männern **2—5** mm; bei Frauen **3 bis 8** mm. Aus dem Endwert nach 24 Stunden — normalerweise 90 mm bei Männern, 100—110 mm bei Frauen — lassen sich nur gewisse Schlüsse bezüglich des Verhältnisses Blutkörperchenvolumen : Plasmamenge (normalerweise = 46 : 54 nach Hammarsten) ziehen. Bei nichtmenstruierenden und nichtgraviden Frauen sind also fast doppelt so hohe Einstundenwerte wie bei Männern physiologisch! Öfters wiederkehrende Beschleunigungen über 6—10 mm bei Männern, über 8—12 mm bei Frauen in der ersten Stunde entsprechen schon nicht mehr der Norm: Mit Sicherheit lassen sie auf eine **organische Erkrankung** immer schließen! Nach Katz lassen sich mehrere Grade der Senkungsbeschleunigung unterscheiden: geringe und mittlere Einstundenwerte (8—15—30 mm), hohe (31—60 mm) und höchste Einstundenwerte (61—100 mm). — Besondere Verhältnisse liegen im Kindesalter vor. Das Blut Neugeborener in den ersten Lebenswochen zeigt ebenso wie das Nabelschnurblut, entsprechend der ihm eigenen Polyglobulie, relativen Acidosis und Globulin-Cholesterinarmut, ganz auffallend niedrige Einstundenwerte (1—2 mm). Bei älteren Säuglingen finden sich dagegen viel höhere Senkungswerte (12 mm, György), bei Kindern von $1^{1}/_{2}$ Jahren Werte von 6—7 mm, 3—6 Jahren 5—6 mm, 7—8 Jahren 3—4 mm, 9—14 Jahren 2—3 mm (Dehoff) vor.

Ein Hauptvorzug der Westergren-Methode liegt in ihrer Zeitersparnis, da sie nur eine einmalige kurze Besichtigung erfordert. Eine künftige einheitliche und ausschließliche Anwendung nur dieser allgemein bevorzugten Methode wäre sehr herbeizuwünschen. „Mikromethoden" sind mit mancherlei Fehlerquellen behaftet, vor allem tritt in allzu engen (unter 2 mm engen) Röhrchen eine Hemmung der S.-G. ein.

Prüfung der S.-G. nach **Linzenmeier.** Hierbei kommt keine blutisotonische, sondern eine 5 proz. Natriumcitratlösung zur Verwendung. Mit einer 1-ccm-Rekordspritze werden zunächst 0,2 ccm dieser Citratlösung und dazu dann 0,8 ccm Armvenenblut aufgesogen. Der Inhalt der Spritze wird hierauf in ein „Senkungsröhrchen" gegeben, das derart bis zur Marke I (1 ccm) angefüllt wird. 18 mm tiefer ist eine 2. Marke (II) vorhanden; und es wird nunmehr nach 2 maligem Umkippen des Röhrchens und senkrechter (!) Einstellung desselben in ein Metallgestell so lange gewartet, bis der oberste Rand der Blutkörperchensäule bei fortschreitender Senkung die

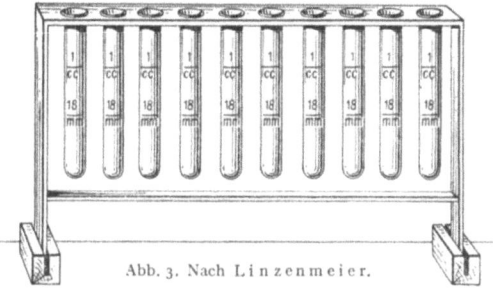

Abb. 3. Nach Linzenmeier.

untere Marke (II) erreicht hat: Messung der Senkungszeiten. Normale Fallzeit beim Manne = 10 Stunden (Grenzwerte 350—225 Minuten); bei der Frau = 5—6 Stunden (Grenzwerte 225—150 Minuten).

### Die Plasma- bzw. Serumfarbe.

Prüfung am besten nach dem Versetzen von 4 Teilen frischen Blutes mit 1 Teil einer isotonischen (= 3,8 proz.) Natr.-citr.-Lösung und darauffolgender Sedimentierung der roten Blutkörperchen; zweckmäßig also mit der Anstellung einer Blutsenkungsprobe gleich zu verbinden. Die normale „blaßgelbliche, mit einem Stich ins Grünliche", klare Plasma- oder Serumfarbe wird teils durch einen geringen Bilirubingehalt, bei dem physiologischen Blutfarbstoffabbau in Milz und Leber entstanden, teils durch Lipochrome (Luteine) verursacht.

**Abweichungen:** Fetttrübungen nach fettreichen Mahlzeiten (Verdauungslipämie). Lipämien desgleichen bei Nephrosen und als Kennzeichen einer von der Peripherie her in die Leber stattfindenden Fetteinwanderung in dieselbe, wie sie bei glykogenverarmter Lebern namentlich zustande kommt (s. S. 763 unter Ketonurie).

Wässerig-helle Farbe bei Chlorosen.

Eine „charakteristische tiefe Dunkelgoldgelbfarbe" (Nägeli) ist kennzeichnend für perniziöse Anämie.

Gelbbräunliche bis grünliche Farbe bei hämolytischen Anämien, nicht dagegen bei Blutungsanämien.

Zeisiggelbe, gelbe bis braunschwarze Verfärbung bei erhöhtem Bilirubinspiegel (Ikterus). Über den Nachweis vermehrten Blutbilirubins s. S. 779.

Dunkelrötliche Verfärbungen, durch Blutfarbstoffaustritt verursacht, bei paroxysmaler Hämoglobinämie.

Gelbbräunliche Verfärbungen bei Hämatinämie und Methämoglobinämie (siehe diese im folgenden unter Blutspektroskopie).

### Blutspektroskopie.

Die spektroskopische Blutuntersuchung ist in vielen Fällen „den rein chemischen Verfahren an Empfindlichkeit, Zuverlässigkeit und Schnelligkeit der Ausführung weit überlegen" (Schumm[1]). Es bedarf hierzu eines geradsichtigen Handspektroskopes oder eines Gittermeßspektroskopes mit dazugehörigen planparallelen (rechteckigen) Absorptions-

---

[1] Schumm, O.: Spektrochemische Analyse, 2. Aufl. Jena: G. Fischer 1927.

gefäßen. Auf starke Beleuchtung (mattierte Glasbirne, hochkerzige Osramlampe oder Nernstlampe) bei möglichst engem Lichtspalt ist dabei besonderer Wert zu legen.

Wellenlängenwerte der Fraunhoferschen Linien in $\mu\mu$
(= Millimikren oder Milliontel-Millimeter):

| Im Rot: | Linie B | 687,0 $\mu\mu$ | |
|---|---|---|---|
| | ,, C | 656,3 ,, | |
| ,, Orange: | ,, | 627,8 ,, | |
| ,, Gelb: | ,, D | 589,3 ,, | gelbe NaCl-Flamme 589,3 $\mu\mu$ |
| ,, Grün: | ,, E | 527,0 ,, | grüne $CaCl_2$-Flamme 554,4 $\mu\mu$ |
| | ,, b | 518,4 ,, | |
| ,, Blau: | ,, F | 486,1 ,, | |
| ,, Violett: | ,, d | 438,3 ,, | |
| | ,, G | 430,8 ,, | |

Von dem zu prüfenden frischen Blut ist zunächst jedesmal eine 1proz. wäßrige Verdünnung herzustellen (1 Teil Blut : 99 Teile Wasser). Bei Verdacht auf CO-, Cyan-, $H_2S$-, NO- usw. Vergiftung ist jede nachträgliche Arterialisierung des Blutes durch innigere Berührung mit dem Luftsauerstoff tunlichst zu vermeiden: cave langes Stehenlassen und cave insbes. Defibrinieren durch Schlagen oder Schütteln! Beobachtung der völlig klaren Blutverdünnung am besten bei 2 cm Schichtdicke (planparallele Gläser von 1—2 cm Durchmesser, auch Reagensglas). Als Reduktionsmittel wird vorzugsweise **gesättigtes Schwefelammonium** verwandt: 14—15 Tropfen auf 20 ccm der 1proz. Blutverdünnung. Nach Verrühren mit Glasstäbchen zwecks Verhütung einer spontanen Reoxydation durch den Luftsauerstoff: Ätherüberschichtung und darauffolgender nochmaliger Schwefelammoniumzusatz (3—4 Tropfen). Einer stärkeren Erwärmung der Blutflüssigkeit durch die Lichtquelle muß dabei vorgebeugt werden.

**Absorptionsspektren.** I. Oxyhämoglobin: zwischen D und E zwei Absorptionsstreifen. Nach Schwefelammonzusatz (s. o.) tritt innerhalb von 10 Minuten die Umwandlung in reduziertes Hämoglobin ein.

II. Reduziertes Hämoglobin: zwischen D und E ein einziger, breiter, unscharf begrenzter Streifen. Bei Luftzutritt erfolgt allmähliche Umwandlung in Oxyhämoglobin.

III. Kohlenoxydhämoglobin (cave Schütteln und längeres Stehenlassen!): zwischen D und E zwei Absorptionsstreifen, wie beim Oxyhämoglobin, beide Streifen jedoch ein wenig violettwärts verschoben. Nach Schwefelammonzusatz (s. o.) läßt sich noch ein Mindestgehalt von 10 bis 15% Kohlenoxyd daraus erschließen, daß die beiden genannten Dunkelheitsmaxima nach Ablauf von 6—10 Minuten noch nachweisbar bleiben (Vergleich mit kohlenoxydfreiem Blut!).

IV. Methämoglobin: Methämoglobinämie und Methämoglobinurie können unter dem Einfluß des Fränkelschen Gasbacillus sowie namentlich bei bestimmten Vergiftungen entstehen [Vergiftungen mit Kali chloric., Amylnitrit und Alkalinitriten, Nitroglycerin, Nitroverbindungen des Benzols (Mono-Dinitrobenzol, Pikrinsäure) und Amidoverbindungen des Benzols (Anilin und Anilinderivate wie Antifebrin, Phenacetin, Lactophenin, Exalgin), Pyrogallol, Naphthol, Äther, Schwefelkohlenstoff]. — Spektroskopischer Methämoglobinnachweis: Blutserum bzw. -plasma ist in möglichst dicker Schicht zu untersuchen; längeres Stehen nach der Blutentnahme ist zu vermeiden. Vollblut ist mit Aq. dest. nur so weit zu verdünnen, daß das ganze sichtbare Spektrum bis auf Rot und Orange ausgelöscht ist. Neben der kontinuierlichen Verdunklung des grünblauvioletten Spektrumendes bleibt dann nur ein dunkler Streifen im Orange, zwischen C (rot) und D (gelb) sichtbar. Nach dem Alkalisieren mit starker Sodalösung oder mit $NH_3$ färbt sich die bisher bräunliche Flüssigkeit rot (alkalisches Methämoglobin); der erwähnte Streifen im Orange verschwindet, und vor der kontinuierlichen Verdunklung tritt ein zarter „Vorschlagschatten" auf. Zusatz von gesättigtem Schwefelammonium läßt nach kräftigem Schütteln das gewöhnliche Oxyhämoglobinspektrum entstehen. Nach Zusatz von offizinellem Aq. amygd. amar. färbt sich die bräunliche Methämoglobinlösung rot (rotes Cyanhämoglobin).

V. **Hämatin** = farbige, eiweißfreie, eisenhaltige Atomgruppe des Hämoglobins. Ein deutlicher Hämatingehalt des frischen Blutserums wurde von Schumm und Hegler regelmäßig bei perniziösen Anämien gefunden; dgl. häufig bei Gasbrandinfektionen, bei schwerer Eclampsia gravidarum, bei Extrauteringravidität, Malaria, bei akuter gelber Leberatrophie, bei paroxysmaler Hämoglobinurie, bei Dinitrobenzol- und $AsH_3$-Vergiftungen sowie bei kongenitaler Porphyrinurie. — **Spektroskopischer Nachweis nach O. Schumm.** „Das vollkommen klar zentrifugierte frische Blutserum wird in ein Absorptionsgefäß von 4 cm Länge und mindestens 0,6 cm Breite gebracht, mit etwas reinem (säurefreiem) Äther überschichtet, danach mit $1/10$-Vol. Schwefelammonium (gesättigte Lösung) versetzt und durch sanftes Rühren mit einem Glasstab gut durchmischt. Bei pathologischem Hämatingehalt zeigt sich längstens innerhalb weniger Minuten der Hauptstreifen des Hämochromogenspektrums (= reduzierten Hämatins) als schmaler, gut abgegrenzter symmetrischer Absorptionsstreifen zwischen D (gelb) und E (grün)".

VI. **Porphyrin:** vgl. unter Porphyrinurie S. 755.

VII. **Sulfhämoglobin:** neben dem Hämoglobinspektrum schmaler „Sulfhämoglobinstreifen" im Orange, ziemlich in der Mitte zwischen C und D, der weder nach Zusatz von Schwefelammonium, noch nach dem Schütteln mit Luft verschwindet.

## Bestimmung des Blutbilirubins.

(Nachweis vermehrten Gallenfarbstoffgehaltes im Plasma.)

I. Qualitativer Bilirubinnachweis im Blutserum **(Diazoreaktion nach Hijmans van den Bergh).** Technik nach Lepehne: In 3 kleine Reagensgläschen I, II, III werden je 0,25 ccm Nüchternserum gegeben. Hinzugefügt wird dann zu Röhrchen I: 0,2 ccm Wasser (Vergleichsröhrchen); zu Röhrchen II: 0,2 ccm frisch gemischtes Diazoreagens (**direkte** Reaktion); zu Röhrchen III: einige Körnchen Coffein. natr. salicyl. + eine Spur Ammoniak (benetzter Glasstab) + 0,2 ccm frisches Diazoreagens (**indirekte** Reaktion). Herstellung des Diazoreagens: 5 ccm von Lösung I (= Acid. sulfanil. 0,1; Acid. hydrochlor. pur. 1,5; Aq. dest. ad 100,0) + 0,15 ccm von Lösung II (= 0,5% Natriumnitrit). Lösung I und II sind haltbar. — Bei Betrachtung der umgeschüttelten Röhrchen vor weißem Hintergrund (auffallendes Licht) gibt sich die Anwesenheit von Serumbilirubin in einer mehr minder ausgesprochenen Rotviolettfärbung nach Zusatz des Diazoreagenzes zu erkennen. Röhrchen III läßt infolge des Coffeingehaltes stets eine sofortige und maximale, daher quantitativ abschätzbare Reaktion erkennen. Auf den Zeitpunkt der direkten Reaktion in Röhrchen II („prompt" oder „verzögert"), wie auch auf die Stärke der indirekten Reaktion in Röhrchen III ist dabei besonders zu achten. Es ist zu unterscheiden:

a) eine **prompte,** spätestens nach 30 Sekunden einsetzende direkte Reaktion in Röhrchen II. Sie ist stets pathologisch und zeigt einen stattgehabten Übertritt von Lebergalle in das Blut (Stauungsikterus oder **Parenchymerkrankung der Leber**) an. Solch mechanische oder hepatische Ikterusformen reagieren immer „prompt";

780  Grundzüge der chemisch-mikroskopischen Blut- und Harndiagnostik.

b) Eine „**verzögerte**", nach längerer Zeit (Minuten oder Stunden) erst zustandekommende direkte Reaktion in Röhrchen II. Sie muß entweder auf den physiologischen Bilirubingehalt des Serums (vgl. o. S. 777) oder — bei vorhandenem Ikterus — auf eine **hämolytische Ikterusform** bezogen werden. Sie zeigt sich also bei: hämolytischen Anämien, perniziösen Anämien, Malaria; bei akuten und chronischen hämolytischen Giftwirkungen (durch $AsH_3$, $H_2S$, Ölsäuren u. a.); auch bei hämolytischer Bakterienwirkung (Bacillus emphysematosus Fränkel; faulende Zahnwurzelgranulome!); bei paroxysmaler Hämoglobinämie; bei Icterus neonatorum. Normales Serum läßt nicht vor Ablauf von $1/2$—1 Minute eine allmählich zunehmende leichte Rötung erkennen. Bei den genannten hämolytischen Ikterusformen kann die maximale Rotfärbung u. U. erst nach Stunden bemerkbar werden: Beschleunigung durch Zusatz entquellender Mittel, wie 95proz. Alkohol, Aceton oder Coffein natr. benz. — Solch verzögerte oder nur indirekte Reaktion ist offenbar auf eine **stärkere Bindung des Bilirubins** an das Plasmaeiweiß zurückzuführen. Ein vermehrter Globulin- und Cholesteringehalt des Plasmas (= seiner grobdispersen Bestandteile) wirkt, im Gegensatz zu einem vermehrten Albumingehalt (= seiner feindispersen Bestandteile), stets hemmend und verzögernd auf die Reaktion ein. Diese Hemmung kann durch entquellende Mittel (intravenöse Novasurolinjektion) wieder beseitigt werden.

Bei Leberkranken mit fehlendem Hautikterus pflegt der Nachweis einer dennoch vorhandenen Hyperbilirubinämie, eines sog. „**latenten Ikterus**", durch eine prompte direkte Reaktion oder durch eine verzögerte Reaktion mit deutlich erhöhten Werten mitunter diagnostisch wertvoll zu sein: so bei manchem eben erst entstehenden mechanischen oder parenchymatösen Ikterus; bei Gallensteinkoliken; ganz allgemein bei den verschiedensten Leberparenchymstörungen überhaupt (Stauung, Cirrhosis, Neoplasmen, schweren Infektionen und Intoxikationen); auch bei Ulcus duodeni (Hadlich) und bei manchen sekretorischen Magenstörungen (Arnoldi). Auf solch latenten Ikterus ist insbes. auch bei Schwangerschaftstoxikosen, Eklampsien, bei Malaria und den obengenannten hämolytischen Erkrankungen, auch bei Salvarsankuren (cave dann deren Fortsetzung!) gegebenenfalls zu achten; oft liegt schon eine ernstere Leberschädigung vor!

II. **Quantitativer** Nachweis einer Hyperbilirubinurie. Eine vorherige Enteiweißung des Blutserums durch die doppelte Menge 95proz. Alkohols (v. d. Bergh) oder Acetons (Ernst und Förster) ist nicht zu empfehlen, da mit dem ausflockenden Eiweiß jedesmal ein Teil des Bilirubins mit niedergeschlagen wird und sich so dem Nachweise entzieht.

a) Dem van den Berghschen Verfahren vorzuziehen ist das einfachere **colorimetrische Verfahren nach Meulengracht**[1]. Es lassen sich damit nicht schlechtere Ergebnisse erzielen. Auffangen von ca. 3 ccm Armvenenblut (Nüchternblut, trockene Kanüle!) in einem Zentrifugierglas, in das zuvor 2 Tropf. einer 3proz. Na- oder Kaliumoxalatlösung gegeben wurden; nach guter Vermischung Abzentrifugieren des Plasmas. 0,5 ccm des hämoglobinfreien, gelben Plasmas wird dann in ein Röhrchen so lange mit abgemessenen Mengen einer 0,85proz. NaCl-Lösung verdünnt, bis der gelbliche Farbton des — gegen weißes Filtrierpapier gehaltenen — Röhrchens bei durchfallendem Tageslicht dem Farbtone des „Standardröhrchens" genau entspricht. In dem Standardröhrchen ist immer die gleiche Bichromatlösung (Kal. bichrom. puriss. pro analys. 0,05, Aq.

---

[1] Bilirubin-Colorimeter und schwachgelbe Standardröhrchen nach Meulengracht sind von Paul Altmann, Berlin, Luisenstr. 52, zu beziehen.

dest. 500,0, Acid. sulfur. gtt. II) enthalten. Normalerweise ist zum Farbausgleich eine 2—3fache Plasmaverdünnung notwendig, m. a. W.: das normale Plasma läßt eine „Bilirubinzahl" von 2—3, höchstens 4 erkennen. Höhere „Bilirubinzahlen" weisen auf einen „latenten" oder — bei Bilirubinzahlen über 10 — auf einen bereits sichtbaren Ikterus hin.

b) Bilirubinbestimmungsverfahren **nach Hammarsten - E. Herzfeld.** Von der Hammarstenschen Säuremischung (1 Vol. 25proz. Salpetersäure + 19 Vol. 25proz. Salzsäure) wird, nachdem sie sich durch längeres Stehen leicht gelblich gefärbt hat, kurz vor Ausführung der Bestimmung 1 Teil mit 4 Teilen Alkohol versetzt. Bei tropfenweisem Zusatz dieses immer wieder frisch herzustellenden Reagenzes zu dem bilirubinhaltigen Serum tritt jedesmal eine charakteristische Grünfärbung ein. Zur quantitativen Bewertung dieser Farbreaktion erweist sich wiederum eine Verdünnung des zu prüfenden Plasmas oder Serums als nötig. Hierzu wird eine Reihe von Reagensgläsern — mit Ausnahme des ersten, in das 1 ccm unverdünntes Serum gegeben wird — zunächst mit je 0,5 ccm physiologischer NaCl-Lösung versehen. Nach dem Hinzufügen von $^1/_2$ ccm Serum zu dem zweiten Röhrchen und nach Übertragung von $^1/_2$ ccm der dortigen Mischung in das dritte, von $^1/_2$ ccm aus dem dritten in das vierte Röhrchen usw. wird mit diesen Übertragungen von je $^1/_2$ ccm in das nächstfolgende Röhrchen so lange fortgefahren, bis die durch tropfenweisen Zusatz des Reagens ausgelöste Grünfärbung in einem der stärkst verdünnten Röhrchen gerade eben noch nachweisbar ist (Vergleich mit wassergefülltem Röhrchen vor weißem Filtrierpapier). Da der Bilirubingehalt dieses letzten, eben noch Grünfärbung aufweisenden „Limesröhrchens" den Angaben Herzfelds zufolge als 0,016 mg pro ccm = 1,6 mg% angenommen werden kann, so kann der Bilirubingehalt des unverdünnten Serums durch Zählung der vorausgehenden Röhrchen dadurch leicht errechnet werden, das ein jedes von ihnen doppelt so viel Bilirubin wie das darauffolgende enthielt. Normalwerte: stark schwankend, zwischen 1,6 und 6,25 mg%, selten 8 mg%. Bei über 30 mg% pflegt Gallenfarbstoff auch im Harn aufzutreten. Nach Frigyér empfiehlt es sich, diese sehr empfindliche Methode durch Einschaltung von $^1/_{10}$-Verdünnungen noch zu verfeinern; als „Bilirubineinheit" werden von ihm 5 mg% angesehen.

## Quantitative Bestimmung des Nüchternblutzuckers.

Beim Gesunden hält sich der Blutzuckerspiegel, frühmorgens nüchtern untersucht, stets annähernd auf der gleichen mittleren Höhe (70—110 mg%). Dauernd erhöhte Blutzuckerwerte von 110—200 mg% können, trotz kohlehydratfreier Ernährung, bei mittelschweren Diabetesfällen; solche von 200—300 und mehr mg% bei schweren Diabetikern; noch höhere Werte von 400—800 mg% bei Komatösen beobachtet werden. Beginnende oder leichte Fälle von insulärer Insuffizienz gelingt es oft am ehesten durch die Verfolgung der **Blutzuckerkurve nach alimentärer Traubenzuckerbelastung** aufzudecken. **Typischer Verlauf** der Blutzuckerkurve beim Gesunden und beim Diabetiker nach alimentärer Zuckerbelastung (25—30 g Dextrose, morgens nüchtern in 300 ccm Tee gegeben; Prüfung alle halbe Stunden):

A. Beim **Gesunden:** Nach den ersten 30 Minuten Anstieg auf etwa 150 mg%, durchschnittlich 140—200 mg%. Nach weiteren 90 Minuten Abfall auf normale oder unternormale Werte (= hypoglykämisches Nachstadium infolge Überwiegens der kompensatorischen Insulininkretion).

B. Beim **Diabetiker:** Steilerer, höherer Anstieg und merklich längere Dauer des hyperglykämischen Teils der Blutzuckerkurve, die nach 2 Stunden noch nicht wieder abgeklungen ist. Ein hypoglykämisches Nachstadium fehlt oft ganz (Insuffizienz der kompensatorischen Insulininkretion). Ähnliche Unterschiede im Verlauf der Blutzuckerkurve beim Gesunden und beim Diabetiker können auch nach subcutanen Adrenalininjektionen (0,5—1,0 mg) beobachtet werden. Über den antagonistischen Einfluß a) sympathico-adrenaler (= glykogenabbauender, zuckerausschüttender) Impulse und b) vago-pankreatischer (= glykogenaufbauender, zuckereinsparender) Impulse auf die Leber als die alleinige Blutzuckerquelle vgl. S. 757. Durch zu hohe Insulindosen pflegt ein Sinken der Blutzuckerkurve herbeigeführt zu werden, das bei hypoglykämischen Werten von 60—50 mg% mitunter, bei solchen von nur 35 mg% jedoch fast stets zu den bekannten schweren Krankheitserscheinungen Veranlassung gibt.

Alle Blutzuckerbestimmungen sollen nur am nüchternen Menschen, am besten frühmorgens, vorgenommen werden. Der alsbald nach jeder Blutentnahme einsetzenden Glykolyse wegen ist ein sofortiges Verarbeiten der betreffenden Blutprobe notwendig. Der Praktiker, der wohl nur selten in der Lage ist, alle Blutzuckerbestimmungen selbst vornehmen zu können, wird jedes zur Zuckerbestimmung entnommene frische Blut vor weiteren Zersetzungen durch Zusatz einer glykolysehemmenden Substanz, am besten von Natriumfluorid, schützen müssen. Kestermann empfiehlt je 5 ccm frischen Armvenenblutes mit je 50 mg NaF + 5 mg Sublimat zu versehen, oder das Armvenenblut gleich in einer „Venüle mit Natriumfluorid" der Marburger Behringswerke aufzufangen. Uns hat sich auch das von Evans zur gleichzeitigen Glykolyse- und Gerinnungsverhütung empfohlene Verfahren — Zusatz von 0,3—0,5 % eines Mischpulvers aus 1 Teil NaF und 4 Teilen Kaliumoxalat zu dem im Eisschrank danach zu haltenden Aderlaßblute — bewährt.

a) Annähernd genaue Blutzuckerwerte lassen sich in der ärztlichen Praxis mit Hilfe des **Blutzuckercolorimeters nach Crecelius-Seifert** schon erzielen. Prinzip der Methode: Alkalische hellgelbe Pikrinsäurelösung wird durch den Blutzucker in der Hitze zu rotbrauner Pikraminsäure reduziert, deren Farbintensität dann einen Maßstab für den Zuckergehalt abgibt. Es werden nur 0,2 ccm Ohrläppchenblut benötigt, die Bestimmung erfordert nur 10 Minuten Zeit. Colorimeter mit Gebrauchsanweisung ist von der Zeiß Ikon AG., Goerz-Werk, Berlin-Zehlendorf, zu beziehen; s. auch Kestermann, Dtsch. med. Wschr. 1929, 1586.

**b) Mikrobestimmung des Blutzuckers nach Hagedorn-Jensen** [Biochem. Ztschr. 135, 46 (1923). Vgl. auch L. Pinkussen, Mikromedothik, IV. Aufl.]. Nach Enteiweißung des Blutes mittels kolloidal gelösten Zinkhydroxydes und nach Zusatz von Ferricyanid wird dieses beim Erhitzen durch den Blutzucker zu Ferrocyanid reduziert. Das überschüssige Ferricyanid wird jodometrisch (durch Thiosulfat) bestimmt. Notwendig sind ganz reine, eisenfreie Reagenzien!

Erforderliche Lösungen:

I. Zur Enteiweißung des Blutes:

   1 a. Natr. hydric. puriss. (Merck). . . . . 4,0    Die benötigte $n/10$ NaOH-Lösung
       Aq. dest. ad 1000 ccm                               muß alle Wochen frisch aus dieser
       S. $n$-Natronlauge                                          $n$-NaOH-Lösung hergestellt werden.

   2 a. Zinc. sulfur. . . . . . . . . . . . . . 45,0    Die Lösung muß zum jedesmaligen
       Aq. dest. ad 100 ccm                                Gebrauch auf das 100fache verdünnt
                                                                 werden.

II. Zur Zuckerbestimmung:

   1. Kaliumferricyanid puriss. pro anal. . . . 1,65
      Natr. carbon. (ausgeglüht!) . . . . . . 10,6    In dunkler Flasche!
      Aq. dest. ad 1000 ccm

Quantitative Bestimmung des Nüchternblutzuckers. 783

{ 2. Zinc. sulfur. puriss. (eisenfrei!) . . . . . 10,0
  Natriumchlorid . . . . . . . . . . . . 50,0
  Aq. dest. ad 160 ccm
  3. Kaliumjodid (eisen- und jodatfrei!) . . . 12,5
  Aq. dest. ad 100 ccm (in brauner Flasche!) }

Kurz vor dem Gebrauch werden 40 T. von 2 mit 10 T. von 3 vermischt. Die in brauner Flasche aufzubewahrende Lösung ist höchstens eine Woche lang haltbar.

4. Acet. glaciale (eisenfrei!) . . . . . . . 3,0
   Aq. dest. ad 100 ccm.
5. 1 proz. Stärkelösung: 1 g lösliche Stärke wird unter leichtem Erwärmen in etwa 5 ccm Wasser gelöst und mit gesättigter NaCl-Lösung auf 100 ccm aufgefüllt.
6. $n/200$ Natriumthiosulfatlösung: 5 ccm $n/10$ Thiosulfat werden auf 100 ccm aufgefüllt.
7. $n/200$ Kaliumjodatlösung: 0,3566 g $KJO_3$ (wasserfrei!) werden nach Auflösung in Wasser auf 2000 ccm aufgefüllt. Diese Lösung dient zur genauen Titerbestimmung von Lösung 6 (Thiosulfatlösung), die vor jedweder Bestimmung notwendig ist: Nachdem 2 ccm Jodatlösung (7) + 2 ccm Kaliumjodid-Zinksulfatlösung (2 + 3) mit 2 ccm Essigsäure (4) und 2 Tropf. Stärkelösung (5) versetzt worden sind, werden die zum Verschwinden der Blaufärbung benötigten Kubikzentimeter Thiosulfatlösung festgestellt.

a) **Enteiweißung.** In einem Reagensglas aus Jenaer Glas (ca. 15 mm Durchmesser, 120 mm Länge) wird 1 ccm $n/10$ NaOH mit 5 ccm 0,45 proz. Zinksulfatlösung (= 100 fach verdünnte Lösung 2a) gemischt, wobei eine kolloidale Lösung von Zinkhydrat entsteht. Ein bis zwei in gleicher Weise behandelte Reagensgläser dienen zur Kontrolle. Nunmehr wird mittels genau graduierter Kapillarpipette 0,1 ccm frisches Blut aus der Fingerbeere oder dem Ohrläppchen entnommen und, nach Säuberung der Pipette von allen außen anhaftenden Blutresten, in die kolloidale Zinklösung ausgeblasen. Zweimaliges Ausspülen der Pipette durch Hochziehen der Reagensglasmischung und Leerblasen. Ein 6 stündiges Stehen des Gemisches verändert jetzt den Zuckergehalt nicht mehr. Nach drei Minuten langem Erhitzen des mit Blut beschickten Röhrchens sowie der Kontrollen in siedendem Wasserbad ist alles Eiweiß in Form grober, grauer Coagula ausgefallen. Durch einen kleinen Trichter von ca. 4 cm Durchmesser, der einen kleinen Bausch angefeuchteter Watte enthält, wird jetzt ein Präparatenglas (30 mm Durchmesser, 100 mm Höhe) filtriert; das ursprüngliche Reagensglas wird noch zweimal mit je 3 ccm Wasser gut ausgewaschen und dieses Wasser dann ebenfalls auf das Filter gegeben. Gut abtropfen lassen, Entfernung des Trichters. Die enteiweißte Lösung kann u. U. jetzt mehrere Tage stehen, ohne ihren Zuckergehalt zu verändern.

b) **Zuckerbestimmung.** Nach Zugabe von je genau abgemessenen 2 ccm der Kaliumferricyanidlösung (1) werden die in einem Gestell befindlichen Präparatengläser für 15 Minuten in ein siedendes Wasserbad gebracht. Nach erfolgter Abkühlung — die Proben können jetzt bis zu 6 Stunden stehenbleiben — Zusatz von 2 ccm der Kaliumjodid-Zinksulfatlösung (Mischung von 2 und 3), von 2 ccm der Essigsäure (4) und von 2 Tropf. Stärkelösung (5). Sodann Titration mit der (auf $n/200$ Kaliumjodat eingestellten) Thiosulfatlösung (6)) aus einer Mikrobürette bis zum Verschwinden der blauen Farbe (weiße Unterlage). Die den verbrauchten ccm Thiosulfat entsprechenden Zuckermengen (in mg%) sind aus der nachstehenden Tabelle zu ersehen; die für die Kontrollröhrchen errechneten Zuckerwerte sind davon jedesmal in Abzug zu bringen.

Beispiel (zit. nach Pinkussen l. c.): Die Einstellung der Thiosulfatlösung mit der Jodatlösung habe ergeben, daß für 2 ccm Jodatlösung 2,04 ccm Thiosulfatlösung verbraucht worden sind. Die Thiosulfatlösung ist demnach etwas zu schwach, und man muß zur Erhaltung richtiger Werte die beim Zuckerversuch verbrauchte Thiosulfatmenge mit $\frac{2,04}{2,00} = 1,02$ multiplizieren.

| | ccm n/200 Thiosulfat = mg Glykose in 100 ccm Blut | | | | | | | | |
|---|---|---|---|---|---|---|---|---|---|
| | 0 | 1 | 2 | 3 | 4 | 5 | 6 | 7 | 8 | 9 |
| 0,0 | 385 | 382 | 379 | 376 | 373 | 370 | 367 | 364 | 361 | 358 |
| 0,1 | 355 | 352 | 350 | 348 | 345 | 343 | 341 | 338 | 336 | 333 |
| 0,2 | 331 | 329 | 327 | 325 | 323 | 321 | 318 | 316 | 314 | 312 |
| 0,3 | 310 | 308 | 306 | 304 | 302 | 300 | 298 | 296 | 294 | 292 |
| 0,4 | 290 | 288 | 286 | 284 | 282 | 280 | 278 | 276 | 274 | 272 |
| 0,5 | 270 | 268 | 266 | 264 | 262 | 260 | 259 | 257 | 255 | 253 |
| 0,6 | 251 | 249 | 247 | 245 | 243 | 241 | 240 | 238 | 236 | 234 |
| 0,7 | 232 | 230 | 228 | 226 | 224 | 222 | 221 | 219 | 217 | 215 |
| 0,8 | 213 | 211 | 209 | 208 | 206 | 204 | 202 | 200 | 199 | 197 |
| 0,9 | 195 | 193 | 191 | 190 | 188 | 186 | 184 | 182 | 181 | 179 |
| 1,0 | 177 | 175 | 173 | 172 | 170 | 168 | 166 | 164 | 163 | 161 |
| 1,1 | 159 | 157 | 155 | 154 | 152 | 150 | 148 | 146 | 145 | 143 |
| 1,2 | 141 | 139 | 138 | 136 | 134 | 132 | 131 | 129 | 127 | 125 |
| 1,3 | 124 | 122 | 120 | 119 | 117 | 115 | 113 | 111 | 110 | 108 |
| 1,4 | 106 | 104 | 102 | 101 | 099 | 097 | 095 | 093 | 092 | 090 |
| 1,5 | 088 | 086 | 084 | 083 | 081 | 079 | 077 | 075 | 074 | 072 |
| 1,6 | 070 | 068 | 066 | 065 | 063 | 061 | 059 | 057 | 056 | 054 |
| 1,7 | 052 | 050 | 048 | 047 | 045 | 049 | 041 | 039 | 038 | 036 |
| 1,8 | 034 | 032 | 031 | 029 | 027 | 025 | 024 | 022 | 020 | 019 |
| 1,9 | 017 | 015 | 014 | 012 | 010 | 008 | 007 | 005 | 003 | 002 |

Im Vollversuche mögen 0,64 ccm verbraucht worden sein. Da diese Zahl mit dem Titer der Thiosulfatlösung (= 1,02) multipliziert werden muß, so ergibt sich als wahrer Verbrauch von Thiosulfat 0,65 ccm. Aus der Tabelle wird der dazugehörige Wert von 241 mg abgelesen. Im Kontroll-(Leer-)versuch seien 1,86 ccm verbraucht worden; diese Zahl muß wiederum mit 1,02 multipliziert werden, was 1,90 ccm ergibt. Der dazugehörige Zuckerwert der Tabelle = 17 mg Traubenzucker. Die Differenz 241 — 17 ergibt einen Gehalt von 224 mg Traubenzucker in 100 ccm Blut oder 0,224%.

**Bestimmung der Harnsäure im Blutserum nach purinfreier Kost.**

Dem insbesondere bei Gichtkranken so häufigen Befunde einer Hyperurikämie liegt meistens eine Ausscheidungsschwäche der Niere für Harnsäure zugrunde. Erhöhte Ū-Konzentrationen im **Blute** bei gleichzeitig verminderten Ū-Konzentrationen im **Harn** lassen darauf schließen, daß die Niere ihrer Aufgabe, die Harnsäure aus dem Blut in den Harn zu konzentrieren, derzeit nicht genügend gewachsen war. Beim Gesunden finden sich nach 3 tägiger purinfreier Kost nur niedere Blutharnsäurewerte (2—3,5 mg %), bei Gichtkranken dagegen fast stets erhöhte Werte (3,5 bis 4,0 mg %, auch 6—10 mg %), bei schwerer Niereninsuffizienz (vgl. die Tabelle S. 666) maximale Werte (6—24 mg %) vor. Schwer also oder schwere Nierenerkrankung und andere mit einer Hyperurikämie oft einhergehende Krankheiten (fieberhafte Zustände, schwere Lebererkrankungen, Eklampsie, Hydrops bei Kreislaufschwäche, vgl. die Tabelle S. 666) sicher anzuschließen sind, sofern nam. auch Krankheiten mit einem vermehrten Kernzerfall (Leukämie, Pneumonie, Polycythämie) nicht in Frage kommen, läßt der dauernde oder ständig wiederkehrende Befund von Harnsäureanstauungen im Blute auf eine **gichtische Diathese** immer schließen. Im akuten „Anfall" tritt, oft nach einem Vorstadium akut verschlechterter renaler Ū-Ausscheidungen, eine auffallend verstärkte Ū-Diurese („Harnsäureflut") zutage, nach deren Abklingen die typisch niedrigen Ū-Konzentrationen im Harn + hohen Ū-Konzentrationen im Blut, wie sie der Gicht eigentümlich sind, dann wieder vorherrschend werden.

**Colorimetrische Harnsäurebestimmung nach Folin.** Folgende Lösungen werden benötigt:

I. **Phosphorwolframsäurereagenz nach Folin.** 100 g reines wolframsaures Natrium + 80 ccm 85proz. Phosphorsäure (spez. Gew. 1,71) + 750 ccm aq. dest. werden mehrere Stunden lang in mäßigem Kochen (Trichter mit kleinem Uhrschälchen auf dem Kolben!) erhalten und nach dem Erkalten auf 1 l aufgefüllt.

II. 0,1proz. **Harnsäure-Formalin-Stammlösung.** 1 g genau abgewogene, ganz reine Harnsäure, auf einen Trichter gebracht, und aus diesem mittels 150 ccm einer auf 60° erwärmten 0,3—0,4proz. Lithiumcarbonatlösung in einen Kolben gespült, wird darin unter Schütteln gelöst. Nach Abkühlung unter der Wasserleitung und nach Zusatz von ca. 300 ccm aq. dest., sowie von 25 ccm 40proz. Formaldehyds und von 3 ccm Eisessig wird dann, nach wiederholtem gründlichen Schütteln, auf 1 l aufgefüllt. Diese Stammlösung ist mehrere Monate haltbar. — Zur Herstellung der benötigten **Vergleichslösung** werden 2 ccm der Stammlösung in einem Meßkölbchen auf 100 ccm (d. h. auf einen Harnsäuregehalt von 2 mg %) verdünnt. Bei einer Serumverdünnung von (1 : 3) werden nach Lichtwitz am besten 1,2 ccm der Stammlösung auf 40 ccm (d. h. auf einen Harnsäuregehalt von 3 mg %) verdünnt.

III. Kalt gesättigte (22proz.) **Sodalösung.**

Zur **Enteiweißung des Serums** wird entweder 1,5 % Uranylacetat oder 5 % Natriumwolframat + $^1/_3$ n-$H_2SO_4$ (= 1 Vol. n-$H_2SO_4$ + 2 Vol. aq. dest.) verwandt. Enteiweißung mit **1,5 % Uranylacetat (1 : 3):** 3 ccm Serum, das höchstens 48 Stunden alt sein darf, werden in Porzellanmörser mit 3 ccm aq. dest. und 3 ccm 1,5proz. Uranylacetatlösung verrieben, sodann durch trockenes Faltenfilter klar filtriert. Bei der Enteiweißung **(1 : 5)** werden 3 ccm Serum + 9 ccm aq. dest. + 3 ccm 1,5proz. Uranylacetat verwandt. Das Serumfiltrat kann etwa 1 Tag lang aufbewahrt werden, ohne Schaden zu erleiden.

In den Keil des Colorimeters werden **20** ccm der obengenannten Vergleichslösung + **1** ccm Phosphorwolframsäurereagens (I) + **9** ccm Sodalösung (III) gefüllt.

In den Trog des Colorimeters werden **2** ccm des Serumfiltrates + **0,1** ccm des Phosphorwolframsäurereagenzes (I) + **0,9** ccm Sodalösung (III) gegeben. Colorimetrischer Vergleich der Blaufärbungen an der Hand einer früher hergestellten Eichungskurve. Die Konzentration in mg % ergibt sich beim Autenriethschen Apparat aus der Formel $x : b = (100 - a) : 100$, worin $a$ = Ziffer der Skala, $b$ = Konzentration der Vergleichslösung, $x$ = Konzentration des zu prüfenden Serumfiltrates. Bei der Enteiweißung **(1 : 3)** sind die gefundenen Werte mit 3, bei der Enteiweißung **(1 : 5)** mit 5 zu multiplizieren. — Die obengenannte Harnsäurestammlösung (II) ist von Zeit zu Zeit mit einer frisch hergestellten, genau abgemessenen 0,1proz. Harnsäurelösung colorimetrisch zu vergleichen (200 mg reinste Harnsäure in 50 ccm einer 0,5proz. Lithiumcarbonatlösung unter mehrmaligem Umschütteln binnen etwa 1 Stunde kalt lösen, dann auf 200 ccm auffüllen. Die Lösung hält sich im Eisschrank 8—10 Tage lang).

Über **Reststickstoff-, Harnstoff-, Kreatininbestimmungen** im Blute sowie über den **Xanthoprotein-** und **Indicannachweis im Blute** s. unter „Nierenfunktionsprüfungen" S. 666 f.

### Anhang: Konservierung des Blutserums durch Zusätze.

a) Zusatz von wenigen Tropf. **Toluol** zu dem in gutverschlossener Flasche aufbewahrten Serum.

b) durch 5proz. **Karbolzusatz**: Von einer Mischung von Acid. carbol. liquefact. 10,0, Glycerin 20,0, Aq. dest. 70,0 werden jedesmal 5 Teile zu 100 Teilen Serum hinzugegeben.
c) Zusatz einer **Trypaflavinlösung** (1 : 750): je 1 Tropf. auf 1 ccm Serum.
d) Zusatz von 1—5 g **Yatrenpulver** auf 100 ccm Serum.
e) Zusatz sterilen Glycerins zu gleichen Teilen Serums.

## Kurzgefaßte hämatologische Technik.

Nach Entnahme eines frischen Tropfens Capillarblutes vom Ohr oder besser aus der Fingerbeere soll eine **vollständige Blutuntersuchung** zum wenigsten die nachfolgenden einfachen Prüfungen umfassen:
I. **Hämoglobinbestimmung und Färbeindex**.
II. **Zählung der roten und weißen Blutzellen**; Zählung der **Blutplättchen** (bei hämorrhagischer Diathese).
III. Mikroskopische Betrachtung des „Blutbildes" (frisches, noch feuchtes Präparat, gefärbte Ausstrichpräparate, Dicktropfenpräparate). — Auch für die bereits erwähnten einfachen Prüfungen a) der Gerinnungszeit (nur bei Hämophilieverdacht), b) der Blutungszeit und c) der Retraktibilität des Blutkuchens (bei Verdacht auf Thrombopenie), d) der Erythrocytenresistenz (bei Verdacht auf hämolytische Anämien), e) der Agglutination (Blutgruppenbestimmung vor Bluttransfusionen), f) der spektroskopischen Bluteigenschaften (bei gewissen Intoxikationen und Infektionen) genügen im allgemeinen nur wenige Tropfen frisch entnommenen Fingerbeeren- oder Ohrläppchenblutes.

### I. Hämoglobinbestimmung und Färbeindex.

Dem Hämoglobingehalt eines Blutes geht im allgemeinen sein **Sauerstoffbindungsvermögen** parallel. Nur bei gewissen Vergiftungszuständen — Kohlenoxyd, Cyanverbindungen, $H_2S$, Stickoxyd-NO (in Nitrosegasen, beim Gelbbrennen, bei Metallätzungen, in der Elektrotechnik) u. a. — kann bei an sich ausreichendem Farbstoffgehalt eines Blutes dessen Sauerstoffübertragungsvermögen gelitten haben, so daß klinisch alle Anzeichen einer Anoxämie resultieren.

a) Prüfung nach **Tallquist**. Vergleich des Farbtones eines auf weißem Fließpapier eingetrockneten Bluttropfens mit einer roten Farbenskala, die den Hämoglobingehalt annähernd in Prozenten genau ablesen läßt.

b) Exaktere Werte ergibt die Anwendung des **Farbstabhämometers nach Sahli-Leitz**. Aus dem Ohrläppchen oder der Fingerbeere werden durch Aufsaugen in eine Kapillarpipette 20 ccm entnommen und in ein mit ein wenig n/10 HCl versehenes graduiertes Meßröhrchen wieder ausgeblasen. Durch wiederholtes Aufsaugen und Zurückblasen wird die Pipette von den letzten Blutspuren befreit. (Die Haltbarkeit der vorrätig zu haltenden n/10 (= 0,36%) HCl läßt sich durch Schütteln mit ein wenig $CHCl_3$ erhöhen.) Indem jetzt, nach einer Pause von 2—3 Minuten, tropfenweise destilliertes Wasser zu dem Meßröhrchen zugesetzt wird, ist durch wiederholtes Umkippen (nicht Schütteln) des mit einem Gummistöpsel versehenen Röhrchens für eine gleichmäßige Verteilung des Farbstoffes Sorge zu tragen und mit der Wasserverdünnung so lange fortzufahren, bis der Farbton des entstandenen **salzsauren Hämatins** bei durchfallendem Lichte demjenigen der zugehörigen beiden **Glasfarbstäbe** bzw. des gefärbten Vergleichsröhrchens entspricht. Ablesung des Hämoglobinwertes an der Graduierung des Röhrchens bzw. an der Skala des Hämometers.

Als physiologische Hämoglobinwerte sind hierbei anzusehen: beim gesunden Manne 80—100%, bei der gesunden Frau 70—90%.

c) Färbeindex. Je nachdem die Menge der roten Blutkörperchen, auf die sich der gefundene Hämoglobinwert im Kubikmillimeter verteilt, eine vermehrte oder stärker verringerte ist, kann der Farbstoffgehalt des einzelnen Erythrocyten dabei ein sehr wechselnder sein. Als Maßstab für den Farbstoffgehalt des Einzelerythrocyten kann der sog. ,,Färbeindex" oder ,,Hämoglobinindex" gelten, worunter das zahlenmäßige Verhältnis des jeweils gefundenen Hämoglobinwertes (in Prozent ausgedrückt) zu der jeweils gefundenen Erythrocytenzahl (in Prozenten des Normalwertes von 5 Millionen ausgedrückt) verstanden werden muß. Wenn 100% Hämoglobin und eine Blutkörperchenzahl von 5 Millionen im Kubikmillimeter immer als Normalfall angesehen werden, so ist in diesem Normalfalle mithin immer das Verhältnis der Hämoglobinzahl (100) zu den beiden Anfangsziffern der Erythrocytenzahl (E = 50), falls man dieses E noch mit 2 multipliziert, gleich 1. Allgemeingültige Formel für den Färbeindex daher $J = \frac{Hb}{2E}$, worin Hb dem jeweiligen Hämoglobingehalt in Prozenten und E den beiden Anfangsziffern der jeweiligen Erythrocytenzahl entspricht. Ein einfaches Verfahren, mit dessen Hilfe jeder Hämoglobinindex ohne langes Rechenexempel aus den gefundenen Hämoglobin- und Erythrocytenzahlen direkt abgelesen werden kann, hat O. Ranke (M. M. W. 1924, S. 1279) angegeben.

Ein verringerter Färbeindex $\left(\frac{Hb}{2E} < 1\right)$, Hypochromasie des Einzelerythrocyten, findet sich bei Chlorosen, bei Blutungsanämien und bei ,,sekundären" Anämien vor. Ein erhöhter Färbeindex $\left(\frac{Hb}{2E} > 1\right)$, Hyperchromasie des Einzelerythrocyten, ist vielfach bezeichnend für hämolytische Anämien, insonderheit aber für perniziöse Anämie. Nicht nur im frischen Präparat sind die einzelnen roten Blutzellen hier farbstoffreicher, auch im gefärbten Ausstrichpräparat nehmen sie den künstlichen Farbstoff (Eosin) vermehrt in sich auf.

## II. Blutzellen= und Blutplättchenzählung.

An Stelle der früher ausschließlich verwandten Blutkörperchenzählkammern nach Thoma werden neuerdings die Zählkammern von Neubauer, von Türk oder Bürker meist bevorzugt. Außer einer dieser Zählkammern werden für die gesonderte Zählung der roten und weißen Blutkörperchen je eine Präzisionsmischpipette nach Thoma (genügend langer Ansatzschlauch!) oder nach Hirschfeld, ferner 2 kleine Glaströge mit den betreffenden Verdünnungsflüssigkeiten, Äther, Alkohol, kleine Mull- oder Wattebäusche, Lanzette oder Skalpell und ein Handtuch benötigt. Als Verdünnungsflüssigkeit wird bei der Erythrocytenzählung physiologische Kochsalzlösung bei der Leukocytenzählung 1—2% Essigsäure, u. U. mit 1% Methylviolettzusatz, verwandt. Beide Flüssigkeiten sind vor jedesmaligem Gebrauch zu filtrieren. Bei der Zählung der roten Blutkörperchen (mit Marke 101 bezeichnete Mischpipette) wird das Blut 100fach verdünnt, bei der Zählung der weißen Blutkörperchen (mit Marke 11 bezeichnete Pipette) nur 10fach.

Ganz trockene, saubere Zählkammern und Mischpipetten! Reinigung der Mischpipetten womöglich gleich nach Gebrauch durch Ein- und Aussaugen von Wasser, dann 96proz. Alkohol, dann Äther; schließlich Trocknung durch Luftstrom (Gummigebläse oder Wasserstrahlpumpe). Mit

788 Grundzüge der chemisch-mikroskopischen Blut- und Harndiagnostik.

alten Blutresten etwa noch behaftete Pipetten sind mit 5proz. KOH oder NaOH, am besten mit Hilfe eines Roßhaares, davon zu befreien. Vorsichtiges Ansaugen eines größeren, spontan nach dem Einstich vorquellenden Bluttropfens vom Ohrläppchen bei möglichst horizontaler

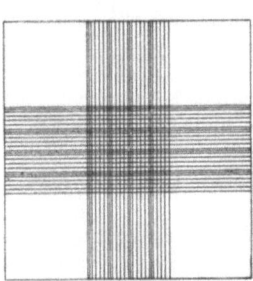

Abb. 4. Nach Thoma.

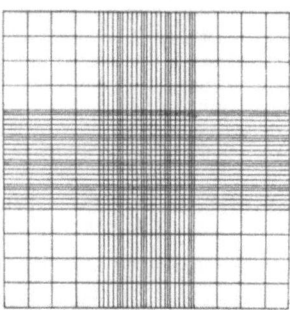

Abb. 5. Nach Neubauer.

Haltung der Mischpipette, am besten unter ständiger leiser Kompression des Schlauches, bis zu der ersten bezeichneten Marke (0,5 oder 1,0). Dann Nachsaugen der Verdünnungsflüssigkeit bis zur obersten Marke (11 bzw. 101); fester Verschluß der zwischen Daumen und Mittelfinger eingespannten Pipette und kräftiges Schütteln. Vor jedesmaligem Gebrauch ist das Schütteln zwecks gleichmäßiger Verteilung der Zellsuspension zu wiederholen. Nach dem Ausfließenlassen der ersten Tropfen aus der Pipette wird nunmehr ein möglichst kleiner Tropfen der Mischflüssigkeit genau auf die Mitte der Zählkammer gebracht und das zugehörige spiegelblank geputzte, plangeschliffene Deckglas fest aufgepreßt. Wünschenswert ist ein durch das Aufpressen des Deckglases auf die Zählkammerplatte jedesmal zu erzielendes Auftreten Newtonscher Farbenring.

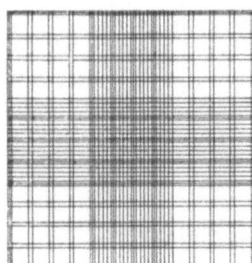

Abb. 6. Nach Türk.

Im Mittelpunkte einer jeden der genannten Zählkammern (s. Abb. 4—6) ist die Fläche eines Quadratmillimeters in 16 große Quadrate eingeteilt, von denen jedes wiederum 25 kleine Quadrate umfaßt. Der Flächenraum eines der kleinen Quadrate beträgt also $\frac{1}{16 \cdot 25} = \frac{1}{400}$ qmm. Da die Höhe der Zählkammer (Abstand zwischen dem quadratisch umgrenzten Boden und dem Deckglas) nur $1/_{10}$ mm beträgt, so müssen alle gefundenen Werte ausnahmslos noch mit 10 multipliziert werden, um auf 1 cmm bezogen werden zu können. Zählung der roten und weißen Blutkörperchen stets mit stärkerer Trockenlinse (Zeiß D, Leitz 7); die Leukocyten können bei einiger Übung schon bei schwacher Vergrößerung (Zeiß A, Leitz 3) ausgezählt werden.

A. **Zählung der weißen Blutkörperchen.** Mischpipette 1:11. Verdünnung mit $1^0/_0$ Essigsäure. Es werden sämtliche auf den 16 großen Quadraten liegenden Leukocyten gezählt, die gefundene Zahl dann mit $10 \cdot 10 = 100$ multipliziert (10fache Verdünnung! Raumhöhe der Kammer nur $1/_{10}$ mm!). Hat man nur bis zur Marke 0,5 Blut aufgesogen, so ist dementsprechend mit **200** zu multiplizieren.

**Physiologische Werte.** 6000—8000 im Kubikmillimeter. Über die verschiedenen Formen der Leukocyten und ihre Differentialzählung siehe S. 798 f.

Höhere Werte (Leukocytose). Bei eitrigen Entzündungen und Abscessen, bei Pneumonien, Scharlach, eitriger Meningitis, Appendicitis, Fleckfieber usw.

Verringerte Werte (Leukopenie). Bei Typhus abdom., Masern, Röteln, perniziöser Anämie, im Initialstadium der spinalen Kinderlähmung, bei Agranulocytose, chron. Benzolvergiftungen und bei anderen Krankheiten.

**B. Zählung der roten Blutkörperchen.** Mischpipette 1 : 101. Verdünnung mit 0,9% NaCl-Lösung. Es empfiehlt sich insgesamt 40 kleine Quadrate durchzuzählen. Jedes kleine Quadrat stellt die Fläche von $1/_{400}$ qmm dar. Die Höhe der Zählkammer beträgt nach richtiger Bedeckung mit dem Deckglas $1/_{10}$ mm, der Rauminhalt über einem kleinen Quadrat folglich $1/_{4000}$ cmm.

Um die Gesamtzahl der in 1 cmm unverdünnten Blutes enthaltenen Erythrocyten zu erhalten, hat man den ausgezählten Wert mit $10 \times 10 \times 100 = 10000$ (Raumhöhe der Kammer nur $1/_{10}$ mm! 100fache Verdünnung! Es wurden nur 40 kleine Quadrate, d. h. der 10. Teil der 400 Quadrate ausgezählt!) zu multiplizieren.

**Physiologische Werte.** Beim Manne ca. 5 Millionen im Kubikmillimeter, bei der Frau ca. 4,5 Millionen im Kubikmillimeter. Verminderung der Erythrocytenzahl im Kubikmillimeter = **Anämie.**

Vermehrung der Erythrocytenzahl im Kubikmillimeter = **Polycythämie** (Polyglobulie, Erythrocytose). Nach ihrem **Zustandekommen** können unterschieden werden:

1. Physiologische Polycythämie beim Neugeborenen.
2. Austrocknungs-Polycythämie. Nach starken Wasserverlusten (Schwitzprozeduren, profusen Durchfällen, Cholera, auch nach reichlichem Erbrechen) ist es zu einer Bluteindickung gekommen. Vgl. auch die bei der Oedemkrankheit zuweilen beobachtete Polycythämie (Schittenhelm).
3. Reaktive oder kompensatorische Polycythämie bei **Sauerstoffmangel des Blutes (Anoxämie**[1]). Als erste reaktive Folge kommt bei eingetretenem Sauerstoffmangel a) eine dadurch ausgelöste Milzkontraktion zustande, die ihrerseits zu einer vermehrten Ausschwemmung der in der Milz aufgespeicherten roten Blutzellen führt. Ferner wird b) eine kompensatorisch vermehrte Neubildung roter Blutzellen im Knochenmark („rote Metaplasie" des Knochenmarkes) dadurch angeregt. Derartige Polycythämien infolge von Anoxämie können durch atmosphärischen $O_2$-Mangel sowohl wie auch durch Störungen der inneren oder äußeren Atmung verursacht worden sein; sie sind an sich nicht selten. Als bekannte Beispiele seien angeführt:

a) Die Polycythämie im Hochgebirge, bei Luftschiffern und Fliegern, durch eine kompensatorisch vermehrte Erythrocytenausschwemmung aus Milz und Knochenmark — Auftreten jugendlicher, namentlich vitalgranulierter Erythrocyten nach C. Seyfarth! — bei gleichzeitiger Hämoglobinzunahme gekennzeichnet. Entsprechend der zunehmenden Luftverdünnung bzw. verminderten Sauerstoffspannung findet bei Ankömmlingen schon innerhalb der ersten 8—14 Tage ein individuell wechselndes Ansteigen der Hämoglobin- und Erythrocytenwerte statt; bei einheimischen Hochgebirgsbewohnern sind sie dauernd erhöht.

---

[1] Näheres darüber bei Barcroft, J.: Die Atmungsfunktion des Blutes, S. 1 f., 139 f. Berlin. Julius Springer 1927.

b) Die Erythrocytenvermehrung nach Anwendung der Kuhnschen Saugmaske. Auch hier ist es eine ungenügende Sauerstoffzufuhr, die die blutbildenden Organe zu einer verstärkten Blutregeneration anzuregen vermag.

c) Die Polycythämie bei chronischen Stauungszuständen ($O_2$-Mangel) im kleinen Kreislauf (Morbus coeruleus bei angeborenem Vitium cordis, Emphysem, Bronchialasthma, künstlicher Pneumothorax usw.)

d) Die Polycythämie infolge von Störungen der inneren Atmung bei Kohlenoxydvergiftungen[1]! Hierher gehören möglicherweise auch manche anderen toxischen Polycythämien (Erythrocytosen nach P-, Benzin-, As-, Hg-, Hämolysin-, Tuberkulinvergiftung).

4. Polycythämien bei hämolytischem Ikterus (Malaria) und bei Trichinose.

5. Polycythämien infolge primärer Milzerkrankung (Tuberkulose!) und nach Milzexstirpation.

6. Polycythämien, bei denen sich eine der genannten Ursachen, insbes. auch Lues und chronischer Alkoholismus nicht allein feststellen lassen, müssen vorläufig noch als sogenannte „essentielle" Polycythämien bezeichnet werden: meist mit chronischer Cyanose (Anoxämie), mit Milztumor (Vaquez) und arterieller Hypertension (Gaisböck) einhergehend und durch die Neigung zu bestimmten Komplikationen (Blutungen, Thrombosen, Erythromelalgie, Cirrhosis hepatis, Duodenalulkus) ausgezeichnet.

**C. Zählung der Blutplättchen = Thrombocyten** (= Abschnürungsprodukte der Knochenmarksriesenzellen?).

a) Nach Fonio. Auf den mit Äther vorher gereinigten Finger wird ein Tropfen 14proz. Magnesiumsulfatlösung gebracht und mit der Lanzette oder Impffeder (Heintze und Blankertz) durch den Tropfen hindurch in die Haut gestochen. Nach Vermischung mittels dünnen paraffinierten Stäbchens wird das lufttrocken gewordene, mit Methylalkohol fixierte Ausstrichpräparat 2—4 Stunden lang nach Giemsa (15 Tropf. Giemsalösung: 10 ccm Wasser) gefärbt[2]. Zählung zunächst der Erythrocyten, dann auch der Blutplättchen in verschiedenen Gesichtsfeldern (am besten unter Benutzung einer quadratischen Okularblende bzw. nach dem Auflegen eines quadratisch ausgeschnittenen Papierscheibchens auf die Blende des gewöhnlichen Okulars). Feststellung des Zahlenverhältnisses beider zueinander, nachdem wenigstens $4 \cdot 250 = 1000$ Erythrocyten ausgezählt worden sind. Normalerweise entfallen auf 1000 Erythrocyten etwa 60—70 Blutplättchen.

b) Aus einem kleinen Paraffinblock wird durch Ausschmelzen mit der Kuppe eines mit heißem Wasser gefüllten Reagensrohres ein kleiner Trog hergestellt. In diesen Paraffintrog werden 15—20 Tropf. einer 3,8proz. Natr.-citric.-Lösung gebracht. Nach dem Einstechen in die künstlich hyperämisierte Fingerbeere (heißes Handbad oder Glühbirne) wird der erste Blutstropfen mit einem citratgetränkten Mulläppchen zunächst wieder abgewischt und erst der zweite Tropfen in den Paraffintrog fallengelassen. Nach ausreichender Vermischung Auszählen der roten Blutzellen wie auch der Blutplättchen in der Blutkörperchenzählkammer und Feststellung des Zahlenverhältnisses beider zueinander.

**Normalerweise** sind 300000—350000 Blutplättchen in 1 cmm Blut enthalten. Thrombopenien von unter 30000 sind meist mit einer verlängerten Blutungszeit verbunden (S. 771).

---

[1] Näheres darüber bei I. Bacroft l. c.
[2] Erkennungsmerkmale der Blutplättchen im Giemsaausstrich nach V. Schilling: hellazurrote, unscharf begrenzte Körperchen von gleicher Struktur, jedoch verschiedener Größe; die unscharf davon abgegrenzte Grundsubstanz kann zartblau gefärbt sein. Kerntrümmer der Leukocytenkerne dagegen dunkelviolettrot. Protozoenkerne leuchten rot, scharf gegen das blaue Protoplasma abgegrenzt.

c) Wesentlich höhere Zahlen (760000 Blutplättchen im Kubikmillimeter beim Manne, 680000 bei der Frau) sind nach F. B. Hoffmann, der eine bes. schonende Methode anwandte, als physiologisch anzusehen. Auffangen eines frischen Bluttropfens in ausgehöhltem Paraffinblock (dessen Herstellung s. o.), in den zuvor 30 Tropf. filtrierter Tyrodelösung (0,8% NaCl, 0,02% KCl, 0,02% $CaCl_2$, 0,01% $MgCl_2$, 0,1% $NaHCO_3$ und 0,005% $NaH_2PO_4$) und 6 Tropf. filtrierter 1prom. Sublimatlösung gegeben worden waren[1]. Verrühren des Bluttropfens in dieser Lösung mittels eines mit Karnaubawachs überzogenen Glasstäbchens. Auszählung der roten Blutzellen und Blutplättchen in der gleichen Zählkammer zwecks Feststellung ihres gegenseitigen Mengenverhältnisses. Zur Feststellung der absoluten Thrombocytenzahl bedarf es dann außerdem noch einer bes. Erythrocytenzählung. Innerhalb der ersten 20—30 Minuten läßt sich ein Blutplättchenzerfall dabei völlig vermeiden; Hämokonien oder Blutstäubchen (= Blutplättchenzerfallsprodukte) sollen in einem guten Präparat gänzlich fehlen!

Von der Zahl und Funktion der Blutplättchen erweist sich immer weitgehend **abhängig:**

1. die Contractilität des Blutkuchens nach eingetretener Gerinnung (Prüfung dieser S. 771). Eine mangelhafte Retractibilität des Coagulums und mangelhafte Serumabsetzung ist für alle thrombopenischen Erkrankungen kennzeichnend; sonstige Gerinnungsstörungen werden jedoch hierbei gänzlich vermißt.

2. Offenbar auch die Contractibilität der Gefäßcapillaren. Klinisch pflegt sich wenigstens ein Zustand ausgesprochener Plättchenarmut (Thrombopenie) zunächst a) in einer verlängerten Capillarblutungszeit, und zwar nur bei kleinen Hautstich- und -schnittverletzungen, nicht aber bei größeren operativen Wunden, anzuzeigen; in schweren Fällen tritt dann noch b) eine vermehrte Neigung zu capillären Blutungen nach mechanischen Insulten (Stich, Stoß, Stauung) hierzu hinzu (thrombopenische Purpura = Morbus maculosus Werlhofii).

Beide, die verlängerte capilläre Blutungszeit wie auch die Purpura, können nur als Folgeerscheinungen eines abnorm schlaffen Capillarwandtonus aufgefaßt werden (Krogh). **Zustandekommen** derartiger Zustände von **Thrombopenie** wohl meist infolge irgendwelcher toxischer oder infektiöser **Schädigung der Plättchenmutterzellen im Knochenmark** (Riesenzellen): So vor allem bei Benzol- und Salvarsanvergiftungen, nach Röntgenschädigungen und bei anderen ,,aplastischen Anämien", bei A-Avitaminosen (typischer Befund!), bei schweren Infektionen (Typhus, Diphtherie, septische Erkrankungen, Lymphogranulom), im anaphylaktischen Shock (rapider Plättchensturz!), bei schweren, namentlich hämorrhagischen Leukämien, auch bei perniziösen Anämien. Physiologisch-menstrueller Plättchensturz! — Nach stattgehabtem Thrombocytensturz kann es zu einer kompensatorisch vermehrten Plättchenneubildung kommen: So nach parenteraler Proteinkörpertherapie und nach Blutverlusten (Aderlässen, Blutungsanämien); nach eingetretener Entfieberung bei Infektionskrankheiten. Thrombocytenvermehrung ferner nach Milzexstirpation, nach kurzwelliger Bestrahlung (Röntgen- und ultraviolette Strahlen), bei Beriberi.

### III. Morphologie der Blutzellen.

Für die mikroskopische Betrachtung des ,,Blutbildes" kommen in Frage:

---

[1] Besonders schonend gestaltet sich die Blutverdünnung auch bei Anwendung einer die Gerinnung stark verzögernden „**Thrombocytenpipette aus Athrombit**" nach Lampert (F. u. M. Lautenschläger, München).

I. Die Beobachtung der noch lebenden Blutzellen im frischen, noch feuchten Präparat, sog. „Nativpräparat".
II. Die Herstellung gefärbter Trockenpräparate:
  A. von Objektträger-Ausstrichpräparaten,
  B. „dicker Tropfenpräparate".

Vorbereitungen. Dauernd vorrätig zu halten sind in genügender Anzahl sorgfältig gereinigte, spiegelblanke, entfettete Objektträger und Deckgläschen. Reinigung dieser Objektträger und Deckgläser am besten durch 24stündiges Einlegen in Bichromatschwefelsäure (ca. 300 g roter Kaliumbichromatkrystalle, als Bodensatz zu ca. 500 ccm roher $H_2SO_4$ hinzugegeben; die schwarzgefärbte Lösung kann nach Gebrauch wieder zurückgegossen und oftmals wieder von neuem verwandt werden). Auch gründliche mechanische Reinigung durch Abbürsten mit Seifenwasser kann genügen. Nach dieser Reinigung ausgiebiges Wässern und nachfolgendes Abreiben der Gläschen mit 96 % Alkohol oder Ätheralkohol $\overline{aa}$. Trockene Aufbewahrung in gut zugedecktem Glasschälchen oder Pappkästchen.

Blutentnahme. Vor dem Einschnitt bzw. Einstich in die Fingerbeere oder das Ohrläppchen (kleine Lanzette, mit Ätheralkohol gereinigte Impffeder von Heintze und Blankertz, Berlin oder ebenso gereinigte Stahlfeder, deren eine Spitze abgebrochen wurde) Reinigung dieser Hautstelle durch gründliches Abreiben mit Ätherbausch (bei bettlägerigen Kranken dabei Watteschutz des Trommelfells!). Einstich nur bei ganz trockner Haut, Vermeidung jedes mechanischen Druckes bei dem Vorquellen des Bluttropfens! Nach Beseitigung des zuerst hervorquellenden Bluttropfens durch trocknes Mulläppchen wird die Kuppe des zweiten oder dritten Tropfens mit der Fläche eines Objektträgers oder Deckgläschens vorsichtig aufgenommen. Zeitpunkt der Blutentnahme für vergleichende Leukocytenzählungen am besten frühmorgens, im nüchternen Zustande.

I. Die einfache mikroskopische Betrachtung eines frisch auf den Objektträger gebrachten **kleinen Tropfen lebenden Blutes** kann in kürzester Zeit schon über manch wichtige Frage Aufschluß erteilen. Aufnahme eines möglichst kleinen (stecknadelkopfgroßen) Bluttröpfchens mit der tadellos blanken Fläche eines Deckgläschens, das dann, unter Vermeidung jedes Druckes, auf einen sauberen Objektträger gelegt wird. Zur Vermeidung von Austrocknung gegebenenfalls Vaselineumrandung. Betrachtung mit starker Trockenlinse (Zeiß D, Leitz 6 oder 7) bei enger Blende oder im Dunkelfeld. **Abweichungen** von dem gewöhnlichen Bilde, die schon bei flüchtiger Betrachtung eines solchen Präparates leicht festgestellt werden können:

a) Ungewöhnlich starke Leukocytenvermehrung („weißes Blut") bei Leukämien.

b) Hervortreten der grobgranulierten Eosinophilen bei ausgesprochener Eosinophilie.

c) Abweichungen in Form, Größe, Verteilung und Färbung der roten Blutzellen. An Stelle der normalerweise stets gleich großen, gleich hämoglobinreichen, gleich rundlichen, vielfach in Geldrollen aneinandergereihten Einzelerythrocyten Poikilocytose, Anisocytose und mangelnde Geldrollenbildung bei Anämien; Hyperchromasie einzelner Megalocyten und Megaloblasten bei perniziöser Anämie.

d) Verminderung der Blutplättchen (Thrombopenie).

e) Die Gegenwart gewisser Blutparasiten:
Malariaplasmodien mit „tanzendem Pigment".
Recurrensspirillen mit „schießenden Bewegungen", zumal am Rande eines mit physiologischer NaCl-Lösung $\overline{aa}$ verdünnten hängenden Tropfenpräparates im hohlgeschliffenen Objektträger (Matthes).

Syphilisspirochäten mit lebhaft schlängelnden, stoßenden Bewegungen; zart; bei regelmäßigen, engen, steilen Windungen und zugespitzten Enden stets eigentümlich starre Form (namentlich im Dunkelfeld).
Trypanosomen (zumal nach Verimpfung kranken Blutes in Mäuse, Ratten usw. in deren Blut).
Mikrofilarien = kleine Würmchen mit lebhaften, „aalartigen" Bewegungen (in größerem Blutstropfen; bei schwacher Vergrößerung).
II. **Gefärbte Ausstrichpräparate.** 1. Ganz fettfreie Objektträger und Deckgläschen! Ein nicht zu großer Tropfen Blut aus der Fingerbeere wird mit der Oberfläche eines Objektträgers (bzw. der kurzen Kante eines Deckgläschens) in Berührung gebracht. Ausstreichen dieses Tropfens hinter der Kante des schräg auf den Objektträger aufgesetzten Deckgläschens zu gleichmäßig verteilter, hauchartig dünner, eben durchscheinender Schicht. Auf die gleichmäßige Ausbreitung des Bluttropfens hinter der ausstreichenden Kante wie auf eine schnelle, gleichmäßige Ausstreichbewegung des Deckgläschens von rechts nach links (s. untenst. Abb.). ist bes. zu achten. Der Bluttropfen soll restlos bis zu Ende ausgestrichen sein, ohne den Rand des Präparates dabei irgendwie zu berühren. „Randfreie" Ausstriche lassen sich auch anstatt mit der Deckglaskante mit der

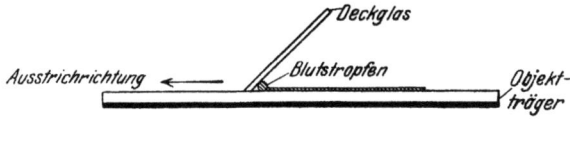

Abb. 7.

Schmalkante eines geschliffenen Objektträgers herstellen, falls diese geschliffene Kante vordem durch Ausbrechen einer Ecke ein wenig verkürzt worden ist.

2. Nach dem Lufttrockenwerden der Objektträgerausstriche ist ihre **Fixierung,** am besten durch 5 Minuten langes Eintauchen in absoluten Methylalkohol, notwendig. Statt des Methylalkohols kann auch Methylalkohol + Aceton $\overline{aa}$ (3—5 Minuten) oder Ätheralkohol $\overline{aa}$ (wenigstens 10 Minuten) verwandt werden. Nach einmal erfolgter Fixierung ist ein späteres Verderben der Präparate — auch bei Versendung oder bei längerer Aufbewahrung — weniger zu befürchten. Um den natürlichen Turgor der Blutzellen, insbes. ihrer Kerne, der bei dem Lufttrockenwerden der Ausstriche naturgemäß sehr leidet, nach Möglichkeit zu erhalten, hat Marchand eine rechtzeitige Fixierung der noch feuchten, frischen Präparate empfohlen: Fixierung namentlich in Osmiumsäuredämpfen. Solch feuchte Fixierung kommt namentlich auch für die Darstellung der Spirochaeta pallida im gefärbten Ausstrich in Betracht[1].

---

[1] Verfahren der **Spirochätenfärbung** nach Klopstock-Kowarski: In eine Doppelschale wird ein offenes Glasschälchen gestellt, das 5 ccm einer 1proz. Osmiumsäure und 10 Tropf. Eisessig enthält. Auf dieses Glasschälchen werden die zuvor gut gereinigten Objektträger gelegt und vor Beschickung mit dem Untersuchungsmaterial 2 Minuten lang den Osmiumdämpfen ausgesetzt. Hierauf wird der frische Blutstropfen bzw. das durch Reiben mit einer Platinöse (Platinspatel) am Erosionsrande gewonnene „Reizserum" schnell auf der osmierten Objektträgeroberfläche ausgestrichen und diese in noch feuchtem Zustande dann nochmals für 1—2 Minuten den Osmiumdämpfen ausgesetzt. Nachdem das Präparat sodann an der Luft getrocknet worden ist, wird es auf eine Minute in eine ganz hellrote Kaliumpermanganatlösung gebracht und nach der Abspülung mit Wasser zwischen Fließpapier getrocknet. Das Präparat wird hierauf zwecks Färbung mit der Schichtseite nach unten in eine flache Glasschale gelegt, derart, daß es mit den Enden auf zwei kleinen Glasstäben ruht, und mit frisch hergestellter Giemsa-Farblösung übergossen (10 Tropf. alter oder 15 Tropf. neuer Giemsalösung werden hierzu mit 10 ccm aq. dest.,

**3. Färbungsmethoden.** Die von den Leipziger Firmen Dr. Hollborn oder Grübler zu beziehenden Färbeflüssigkeiten sind, falls in gut verschlossenem und hinreichend gegen Verdunstung geschütztem Zustande aufbewahrt, lange Zeit haltbar. Vor dem jedesmaligen Gebrauch brauchen sie nicht filtriert zu werden. — Alle gefärbten Präparate werden in der Regel ohne Deckglasbedeckung, direkt mittels eingetauchter Ölimmersionslinse mikroskopiert; ihre Betrachtung durch stärkere Trockensysteme (Zeiß D, Leitz 6 oder 7) ist dagegen nur nach vorherigem Auftragen eines Tropfens Kanadabalsam und eines Deckgläschens möglich.

**a) Färbung nach May-Grünwald.** Einfache, gebräuchlichste, für klinische Zwecke fast stets ausreichende Färbemethode. Eine vorausgehende Fixierung mit Methylalkohol usw. erweist sich dabei als unnötig, da die Farbflüssigkeit, eine methylalkoholische Lösung von eosinsaurem Methylenblau, als solche schon hinreichend fixierende Eigenschaften besitzt. Auf den lufttrockenen Objektträgerausstrich, der mit der Schichtseite nach oben, auf einer kleinen „Glasbrücke"[1] oder auf dem Glasrande eines Petrischälchens ruht, wird aus einer 100 ccm-Tropfflasche so viel May-Grünwaldlösung aufgetropft, daß der Objektträger schließlich völlig mit Farblösung bedeckt ist. Das Präparat kann statt dessen auch ebensogut in eine mit der Farbflüssigkeit ganz gefüllte Farbküvette eingetaucht werden. Färbedauer 3—5 Minuten. Darauf folgt eine Minute langes Abspülen des Präparates in kleinem Becherglase mit aq. dest., dem wenige Tropfen der gleichen Farblösung vordem beigemischt worden waren. Nach kurzem Abspülen mit reinem aq. dest. (Spritzflasche) soll das fertige Präparat jetzt eine blaßrosa Farbe zeigen. Nach vorsichtigem Trocknen mit Filtrierpapier oder spontanem Lufttrockenwerdenlassen Mikroskopieren mit Ölimmersion (Cedernöl) und weiter Blende. — Ebenso wie für die Färbung von Blutausstrichen ist die May-Grünwald-Lösung (Jenner-Lösung) auch für die Färbung mannigfacher zellreicher Exsudate (Punktionsflüssigkeiten, Eiterzellen- und Bakterienfärbung) bes. gut zu gebrauchen. Für die Auffindung von Malariaplasmodien wie auch für die Differenzierung der verschiedenen Leukocytenkerne ist sie weniger geeignet.

**b) Giemsafärbung.** Vor jedwedem Gebrauch ist die in gutverschlossener brauner Tropfflasche (30 ccm) aufzubewahrende Grüblersche Giemsastammlösung erst jedesmal zu verdünnen: In einem sauberen kleinen graduierten Maßzylinder (20—50 ccm) wird eine bestimmte Anzahl Kubikzentimeter destillierten Wassers mit der gleichen Anzahl Tropfen Giemsastammlösung durch Schütteln gut vermischt. Von dieser Farbverdünnung, die nicht haltbar ist und immer wieder frisch hergestellt werden muß, werden je 5 ccm für den einzelnen Blutanstrich benötigt. Entscheidend für ein gutes Gelingen der Färbungen ist die jeweilige **Reaktion** (= $Conc_H$) des zur Farbverdünnung verwandten aq. dest.[2]. Das gewöhnliche aq. dest. ist — im Gegensatz zu dem alkalischen Leitungswasser — meist zu sauer ($p_H = 5,5$—$5,0$). Durch Zusatz von 1—2 Tropf. einer 1proz. Natr.-carbon.-

dem 5—10 Tropf. einer 1promill. Kaliumcarbonatlösung vorher zugesetzt wurden, unter Schütteln vermischt, wobei keinerlei Farbstoff ausfallen soll). Nach 4—12stündlicher Färbung wird das Präparat mit Wasser abgespült, mit 25% Tanninlösung differenziert und zwischen Filtrierpapier getrocknet. Leukocyten tiefschwartrot; Spirochäten, oft gerade in der Nähe roter Blutkörperchen, deutlich rot. Betrachtung mit Ölimmersion oder im Dunkelfeld (= Leuchtbild nach E. Hoffmann).

[1] Herstellung einer solchen Färbebrücke aus zwei parallelen Glasstäben, die an ihrem beiderseitigen Ende durch je zwei doppelt durchbohrte Korkstücke fixiert und zusammengehalten werden.

[2] Reaktionsprüfung einer Reagenzglasprobe durch Zusatz weniger Tropfen einer in braunem Tropffläschchen vorrätig zu haltenden **Neutralrotlösung** (0,1 g in 500 Alkohol + 500 Wasser gelöst): Rotfärbung bei saurer Reaktion ($p_H < 7$), Gelbfärbung bei alkalischer Reaktion ($p_H > 7$), wobei auch alle feineren Abstufungen der Reaktion durch entsprechende Farbabtönungen leicht zur Darstellung gebracht werden können (Michaelis).

Lösung zu je 50 ccm des zu verwendenden aq. dest. kann dieser Fehler leicht ausgeglichen werden. Empfehlenswerter zur Erzielung stets gleichmäßig guter Färbungen ist es jedoch, statt des aq. dest. stets ein und dieselbe Phosphatpufferlösung mit konstantem, für die Färbung optimalen $p_H$ zu allen Giemsaverdünnungen zu benutzen. Je 1 Tropf. Giemsastammlösung wird dann immer mit je 1 ccm der folgenden, vorrätig zu haltenden **Phosphatlösung** verdünnt: ,,Molare" (= 3 fach n-)Phosphorsäure (Kahlbaum) 6,7; Normal-NaOH 10,0; Aq. dest. ad 1000,0. ($p_H$ = 6,93).

Die gut luftgetrockneten, 5 Minuten lang in absolutem Methylalkohol oder in May-Grünwald-Lösung fixierten, dann wiederum luftgetrockneten Blutausstriche werden, möglichst isoliert voneinander, mit der Schichtseite nach oben, über einem Petrischälchen auf eine ,,Glasstabbrücke" gelegt. Aufgießen des Giemsagemisches bis zur völligen Bedeckung des Objektträgers. Färbedauer 20—25 Minuten. Dann Abgießen, Abspülen mit gewöhnlichem aq. dest. aus Spritzflasche oder aus erhöhter Wasserflasche mit Heberschlauch. Spontane Trocknung der schräggestellten Präparate an der Luft oder vorsichtiges Trocknen mit Fließpapier.

**c) Schnellfärbung nach Giemsa.** In gut verschlossenem, braunem Tropffläschchen (30 ccm) wird eine Mischung von Grüblerscher Giemsalösung + Aceton puriss. (oder absolutem Methylalkohol) $\overline{aa}$ vorrätig gehalten. Auf den frischen, gut luftgetrockneten, in einem Petrischälchen befindlichen Blutausstrich wird, ohne vorausgehende Fixierung, die genannte Farblösung bis zur völligen Bedeckung der Schichtseite aufgetropft und das Präparat dann 1 Minute lang in dem zugedeckten Schälchen sich selbst überlassen. Danach Zugabe von 10 ccm neutralem oder schwach alkalisiertem aq. dest. aus Pipette oder Meßglas in das Petrischälchen. Nach guter Vermischung und 5—10—20 Minuten langer Färbung Abspülen und Trocknen. — Vorzugsweise für die Darstellung von Blutparasiten (Malaria!) und der verschiedenen Blutzellkerne sind alle Giemsafärbungen vorzüglich zu gebrauchen.

**d) Mansonfärbung.** Wenige Tropfen der Stammlösung [Methylenblau medicinal. puriss. Höchst 2,0. Solve in 100 ccm 5proz. kochendheiß bereiteter Boraxlösung] werden vor dem Gebrauch im Reagensglase mit aq. dest. so weit verdünnt, daß die gegen das Licht gehaltene Farblösung eben durchsichtig ist (1 Teil Mansonlösung : 40 Teilen Wasser). Nach kurzdauernder Färbung — es genügen schon 20—30 Sekunden — der zuvor methylalkoholfixierten Trockenpräparate unter die Farbausstriche blaßgrün (nicht blau) aussehen. Nach dem Abspülen mit Wasser Lufttrocknung, Ölimmersion; Leukocytenkerne und etwaige Malariaringe dunkelblau, rote Blutzellen blaßgrün.— In Ermangelung einer Giemsalösung ist die so einfach zu handhabende Mansonfärbung namentlich a) für den Nachweis von Malariaplasmodien sowie b) für den Nachweis polychromer und basophil getüpfelter Erythrocyten im Regenerationsstadium vieler Anämien (Bleivergiftungen!)[1] von hohem Wert. Auch beim Aufsuchen der sog. Doehleschen Scharlachkörperchen in Leukocyten (Blutausstriche

---

[1] Für die bestmögliche färberische Darstellung der polychromatischen wie basophil punktierten Erythrocyten ist nach Kleeberg ein $p_H$ von 6,1—5,5 anzustreben: Je 1 ccm Grüblerscher Giemsalösung oder einer 5proz. Methylenblaulösung werden mit je 9 ccm der nachfolgenden **Phosphatpuffermischung** versetzt: 20 ccm primäres Phosphat + 5 ccm sekundäres Phosphat + 175 ccm Aq. dest. ergeben 200 ccm Lösung mit einem $p_H$ von 6,1. Vorrätig zu halten sind hierzu die Michaelis'schen Lösungen:

I. $\dfrac{m}{3}$ Primäres Phosphat = $\begin{cases} 100 \text{ ccm ,,molare" (= 3 fach n-) Phosphorsäure (Kahlbaum)} \\ + 100 \text{ ,, n-NaOH} \\ + 100 \text{ ,, Aq. dest.} \end{cases}$

II. $\dfrac{m}{3}$ Sekundäres Phosphat = $\begin{cases} 100 \text{ ccm ,,molare" (= 3 fach n-) Phosphorsäure} \\ + 200 \text{ ,, n-NaOH.} \end{cases}$

möglichst während des Fieberanstieges, Färbedauer 30 Sekunden) hat sie sich bewährt.

**b) Darstellung der Vitalgranula** (Substantia reticulo-fila-mentosa) in Erythrocyten = sog. **„Vitalfärbung".** „Retikulierte" und „polychromatische" rote Blutzellen sind jugendliche, aus dem Knochenmark vorzeitig ausgeschwemmte Erythrocyten, deren vermehrtes Auftreten im zirkulierenden Blute immer auf eine derzeit noch vorhandene gute Regenerationsfähigkeit des Knochenmarkes schließen läßt: so bei Neugeborenen, bei Anämien, insonderheit aber hämolytischen Anämien, auch bei $O_2$-Mangel im Hochgebirge (siehe S. 789). — Vorrätig zu halten ist eine größere Anzahl von Objektträgern, deren eine Seite mit 1 proz. alkoholischen Brillantkresylblau nach Art eines Blutausstriches überzogen worden ist. Auf die so vorbereitete, mit Fettstift gekennzeichnete Objektträgeroberfläche wird Blut in nicht zu dünner Schicht ausgestrichen und das noch feuchte Präparat für 5—10 Minuten in eine feuchte Kammer (Petrischälchen mit gut angefeuchtetem Filtrierpapierboden) gelegt. Lufttrocknung, Methylalkoholfixierung, Nachfärbung nach May-Grünwald oder Giemsa; Zählung nach Art der Blutplättchen (S. 790). — Methode von Widal, Abrami und Brulé: Auffangen von 5 Tropf. Blut in 2 ccm physiologischer NaCl-Lösung mit 1,5 proz. Kaliumoxalatzusatz + 10 Tropf. Polychrom-Methylenblau (Unna). Nach 10 Minuten: Zentrifugieren, Ausstreichen des Bodensatzes auf Objektträger, Lufttrocknung, Fixierung. — Das vermehrte Auftreten der durch ein zartes blaues Netzwerk ausgezeichneten „vitalgranulierten" roten Blutzellen kann mit Recht als „das sicherste und früheste Kennzeichen einer **reaktiven Überfunktion des Knochenmarks**" gelten (Nägeli).

**f) Oxydase- (Indophenolblau-) Reaktion.**

1. 5—10 Minuten lange Fixierung der lufttrocknen Blutausstriche in 4 proz. Formolalkohol (1 Teil käufliches 40 proz. Formol + 9 Teile 96 proz. Alkohol). Nach Wasserabspülung

2. 3—5 Minuten lange Färbung mit einer frisch hergestellten, filtrierten Mischung aus gleichen Teilen: a) einer (heiß gelösten, durch tropfenweisen KOH-Zusatz leicht alkalisierten, kaltfiltrierten) 1 proz. Naphthollösung. b) einer 0,5 proz. kaltgelösten Dimethyl-p-Phenylendiamin-Lösung (nicht haltbar; in Glasphiolen zu 0,5 g von E. Merck zu beziehen).

3. Kurzdauernde Nachbläuung in Wasserschale.

4. Mikroskopieren mit starkem Trockensystem in Wasser oder Glycerin unter Deckglas.

Granula aller myeloischen Zellelemente blaugefärbt; keinerlei Färbung dagegen bei allen lymphatischen Zellen. (Unterscheidung zwischen myeloblastischer Leukämie und großzelliger lymphatischer Leukämie!).

Einfacher ist die **Benzidin-Oxydasereaktion von Graham:**

1. Formolalkoholfixierung mit nachfolgender Wasserabspülung wie oben.

2. 20 Minuten lange Färbung mit Benzidinalkohol (eine halbe Benzidin-Bariumsuperoxydtablette [Merck] wird hierzu, nach trockner Verreibung auf Filtrierpapier, in 20 ccm 40 proz. Alkohols binnen 10 Minuten gelöst). Abspülen.

3. Gegenfärbung mit Löfflerschem Methylenblau oder 10—15 Minuten lang mit verdünnter Giemsa-Lösung (0,6 Giemsa : 10 ccm aq. dest.).

Braunfärbung aller myelogenen Granulocyten und der meisten Monocyten im Gegensatz zu allen Lymphocyten.

III. „Dicke Tropfen"-Präparate. Der Nachweis von mancherlei spärlich nur im Blute kreisenden Gebilden — in erster Linie von Malariaplasmodien, aber auch von polychromen oder basophil punktierten Erythrocytenresten (Schilling), sowie von eosinophilen Zellen — kann sich durch die Anfertigung „dicker Tropfenpräparate" wesentlich einfacher gestalten. Eine vorherige Fixierung dieser Präparate durch Methylalkohol usw. unterbleibt, sodaß bei der nachfolgenden Behandlung mit Giemsafarblösung bzw. Wasser der rote Blutfarbstoff aus den roten Blutzellen hämolytisch ausgelaugt werden und die wünschenswerte Durchsichtigkeit des dicken Tropfens erzielt werden kann.

Bei Malariaverdacht werden, möglichst im Stadium des Fieberanstieges, 1—2 größere Blutstropfen auf einen tadellos sauberen, fettfreien Objektträger gebracht und dann einzeln mittels Glasstäbchens zu etwa Pfennigstückgröße leicht verrührt. Gutes, etwa 2 Stunden dauerndes Eintrocknenlassen bei staubsicherer Aufbewahrung oder wenigstens halbstündiges Trocknen im Brutschrank ($37^0$). Das derart ausgetrocknete, unfixierte Präparat wird dann zwecks Auslaugung des Blutfarbstoffes für kurze Zeit, bis zur völligen Entfärbung, in ein Becherglas mit aq. dest. getaucht, um dann, wiederum lufttrocknet, vor der Giemsafärbung doch besser nachträglich noch mit Methylalkohol (5 Minuten, fixiert zu werden (Rosenow). Färbung mit verdünnter Giemsalösung (20—30 Minuten) wie oben. Erythrocyten: ausgelaugt, fast durchsichtig. Etwaige Reste polychromatischer und vitalgranulierter Zellen (zarte Netzchen) sowie basophil punktierter Zellen (tropfige Entartung bei toxischer Schädigung; grobe Punktierung bei Bleianämien usw.) sind vielfach noch deutlich zu erkennen (Schilling). Leukocyten: gut gefärbt. **Malariaplasmodien:** leuchtend rote Kerne, umgeben von hellblauen Protoplasmaklümpchen; bei Tertiana oft charakteristische rote Schüffnertüpfelung in einzelnen Erythrocyten.

## Übersicht über die wichtigsten Blutzellformen.

I. **Rote Blutkörperchen** = Erythrocyten. 4—5 Millionen im Kubikmillimeter. Gleichmäßig runde, normalerweise stets gleich große, kernlose Scheibchen. Im frischen Präparat Neigung zu Geldrollenbildung.

Abweichungen von der Norm:

A. Degenerative Veränderungen:

Poikilocytose (verzerrte, nicht kreisrunde Formen); Makro- und Mikrocyten (in der Größe abweichende Formen) bei Anämien.

Grobe basophile Körnelung (bläuliche Punktierung vereinzelter Erythrocyten) = Anzeichen tropfiger Entartung der normalerweise zarten „Vitalgranula" jugendlicher Zellen; bei vielen, namentlich toxischen Anämien (Bleianämie).

Schüffnertüpfelung (rötliche Punktierung), kennzeichnend für Malaria tertiana.

B. Regenerationsformen (aus dem Knochenmark vorzeitig ausgeschwemmte Jugendformen):

Vitalgranulierte Erythrocyten mit zarter blauer Netzstruktur (deren Darstellung und Bedeutung s. S. 796).

Polychromatische, blaugrau gefärbte Jugendformen (s. S. 796).

Kernhaltige Jugendformen mit oft polychromatischem oder basophil punktiertem Protoplasma = Normoblasten.

Megalocyten = ungewöhnlich große Erythrocyten und Megaloblasten (= ebensolche, aber kernhaltige Erythrocyten). Hyperchromatische Megalocyten und Megaloblasten stellen ein wichtiges Erkennungsmerkmal der perniziösen Anämie stets dar.

## II. Weiße Blutkörperchen = Leukocyten. 6000—8000 im Kubikmillimeter.

1. **Polymorphkernige Leukocyten.** Entstehung aus den Myeloblasten und Myelocyten des Knochenmarkes. a) **Kerne** durchweg gelappt. Entweder durch Kernfäden segmentiert („Segmentkernige") oder ohne Fadenbrücken mehr knäuelförmig-oval („Stabkernige"). „Jugendliche" Leukocyten mit saftreichem, bohnenförmig-gequollenem Kern mit deutlichen Nukleolen. Normalerweise: 51—67% Segmentkernige, 3—5% Stabkernige, 0—1% Jugendliche. Relative Vermehrung der Stabkernigen und Jugendlichen zuungunsten der Segmentkernigen = „Verschiebung des neutrophilen Blutbildes nach links" (Arneth). b) **Protoplasma** stets gleichmäßig granuliert („Granulocyten"). Je nach der Granulafärbung sind zu unterscheiden: α) Neutrophile Leukocyten mit violettgefärbten feinkörnigen Granula = die gewöhnlichen Eiterkörperchen, normalerweise 62—70%. β) Eosinophile Leukocyten mit grobkörnigen, stark lichtbrechenden, leuchtend rot gefärbten Granula, normalerweise nur 2—4%. Vermehrung oft bei Trichinosis, Echinokokkus-, Bothriocephalus-, Ankylostoma- und anderen Wurminfektionen; bei Asthmatikern (außerhalb der Anfälle), bei exsudativer Diathese, anaphylaktischen Zuständen und bei „Vagotonie", bei Hauterkrankungen und bei Scharlach. Eine postinfektiöse Eosinophilie und Lymphocytose in der Rekonvaleszenz ist bekanntlich als günstiges Omen zu bewerten. γ) Basophile Leukocyten, sog. „Mastzellen" mit rein blau gefärbten Granula; normalerweise kaum anzutreffen (0,5%), vermehrt bei Leukämien.

2. **Lymphocyten.** Entstehung in den Lymphdrüsen und im lymphatischen Gewebe (auch in den Lymphfollikeln des Knochenmarkes!). Kleine Zellen mit relativ großem, gut gefärbtem Kern, der von einem schmalen, nichtgekörnten Protoplasmasaum umgeben ist. Normalerweise 20—35%. Bes. große (unreife) Lymphocyten mit schwach gefärbtem Kern bei akuten malignen Leukämien; sie kommen im gesunden Blute nicht vor.

3. **Monocyten.** Meist größer als die gewöhnlichen Polymorphkernigen. Kennzeichnend ist das umfangreiche, fast granulationslose Protoplasma, das einen einfach rundlichen, oval-bohnenförmigen, stets hell durchscheinenden Kern umgibt. Normalerweise 3—5% im Blute. Relative Vermehrung (Monocytose) vor allem bei akuter und chronischer Malaria, Variola, Flecktyphus (spätere Stadien); bei Masern, Endocarditis lenta, auch bei sog. „Monocytenangina".

4. **Pathologische Leukocytenformen** (im normalen Blute nicht anzutreffen):

a) **Degenerative** „stabkernige" Zellformen mit degenerativ-pyknotischen, stets schmalen, anscheinend etwas geschrumpften, stets überstark gefärbten dunklen Kernen (Schilling). Auch vakuolisierte Zellkerne, bei Syphilis z. B., wurden nach einem besonderen Färbeverfahren nach Ringold beschrieben. Über die basophilen „Döhleschen Scharlachkörperchen" im Protoplasma von Neutrophilen (bei Reizleukocytosen, fast stets bei frischer Scarlatina) s. S. 795.

b) **Myelocyten** = aus dem Knochenmark stammende Jugendformen der polymorphkernigen Leukocyten. Umfangreicher, rundlich geblähter, stets blaßgefärbter Kern. Protoplasma wie bei den gewöhnlichen Polymorphkernigen, also ebenfalls meist neutrophil, selten eosinophil oder basophil granuliert. Myeloblasten (Nägeli) = ungranulierte Vorstufen dieser Myelocyten. Reichliches Vorkommen von Myelocyten und Myeloblasten im Blute nur bei myeloischer Leukämie; vereinzelt auch bei starken toxischen oder infektiösen Knochenmarksreizen.

Über die Zusammensetzung des jeweiligen **Blutbildes** sollte man sich bei jeder inneren Erkrankung an der Hand gefärbter Ausstrichpräparate alsbald ein Urteil zu bilden versuchen. Insbes. das „weiße Blutbild" kann für die Gesamtauffassung der Krankheitserscheinungen mitunter allein maßgebend, ja entscheidend sein (akute Leukämien); vor einer allzu einseitigen, allzu „hämatologischen" Einstellung den meisten Krankheiten gegenüber ist indessen, wie vor jeder Überbewertung rein morphologischer Befunde und Betrachtungsweisen überhaupt, nur zu warnen. Wertvoll erweist sich immer wieder eine fortlaufende Kontrolle des weißen Blutbildes bei den verschiedensten infektiösen Erkrankungen, bei denen Zahl und Art der im peripheren Blute kreisenden Leukocyten mancherlei Schlüsse auf das Stadium der Erkrankung und die dem infizierten Organismus noch innewohnende Reaktionskraft zulassen können.

Für die Differentialzählung der Leukocyten im Objektträgerausstrich ist die Benutzung einer der bekannten „Differentialzähltafeln" oder „Hämogrammzähltafeln" nach V. Schilling (Mattglastafel oder Schreibblock, auch Gummistempelschema, Lautenschläger-Berlin) zu empfehlen. Die beim Mikroskopieren (Ölimmersion, verschiebbarer Kreuztisch) gefundenen Zählergebnisse können strichweise in diese eingetragen werden: Auszählung von insgesamt ca. 200 Leukocyten, unter Bevorzugung der seitlichen Randpartien und unter Vermeidung des Anfangs und Endes des Blutausstriches. Bei einer normalen Gesamtzahl von 6000—8000 Leukocyten im Kubikzentimeter Blut läßt deren Differentialauszählung im gefärbten Ausstrich physiologischerweise die folgende prozentuale Zusammensetzung des weißen Blutbildes erkennen:

```
    I. Neutrophile Myelocyten . . . . . . . . . . .  ∅ —   %  ⎫
         ,,     Jugendliche  . . . . . . . . .  ∅ — 1 %  ⎪
         ,,     Stabkernige  . . . . . . . .    3 — 5 %  ⎬ 60—72%
         ,,     Segmentkernige . . . . . . . . 51—67 %  ⎭
        Eosinophile . . . . . . . . . . . . . . . . .    1 — 4 %
        Basophile . . . . . . . . . . . . . . . .         0,5%
   II. Lymphocyten . . . . . . . . . . . . . .      20—35%
  III. Monocyten (= „große Mononucleäre") . . .     3 — 5 %
```

Eine auf der Höhe vieler infektiöser oder toxischer Erkrankungen, oft gleichzeitig mit einer prozentualen Zunahme der Neutrophilen (Neutrophilie) zu beobachtende Erscheinung besteht in der sog. **„Kernverschiebung der neutrophilen Leukocyten nach links"** (Arneth). Die mit Kernfäden versehenen „Segmentkernigen" lassen eine prozentuale Abnahme, die ohne Kernfäden, mehr rundlich-oval bzw. bohnenförmig gestalteten „Stabkernigen" und „Jugendlichen" eine dementsprechende prozentuale Zunahme erkennen. Je nach dem Vorherrschen der „Jugendlichen" oder nur der „Stabkernigen" allein (ohne Jugendliche) läßt sich dabei eine mehr regenerative von einer mehr degenerativen Form der Kernverschiebung noch unterscheiden.

Die fortlaufende Beobachtung des Differentialblutbildes der Leukocyten unter besonderer Berücksichtigung ihrer „Kernverschiebung" hat seither bei vielen akuten Infektionen eine gewisse zeitliche Reihenfolge erkennen lassen, derzufolge nach Schilling oftmals, wenn auch nicht regelmäßig, 3 dem Gesamtbilde der Erkrankung entsprechende Stadien unterschieden werden können:

I. Im Beginn ein akutes Reizstadium: relative Neutrophilie mit stark regenerativer Kernverschiebung; zahlreiche Jugendliche namentlich bei schweren Infektionen. Gleichzeitiges Fehlen von Lymphocyten und Eosinophilen.

II. Ein später einsetzendes Übergangsstadium: sinkende Neutrophilie und Kernverschiebung; steigende Lymphocyten- und Monocytenzahlen, Wiedererscheinen der Eosinophilen.

III. Ein lymphocytäres „Heilstadium": postinfektiöse Lymphocytose und postinfektiöse Eosinophilie: beide als günstige Zeichen zu bewerten.

Im Gegensatz zu der für gewöhnlich anzutreffenden infektiösen neutrophilen Leukocytose (Pneumonie, eitrige Herderkrankungen) besteht beim abdominalen Typhus auf der Höhe des Fiebers, bei Masern und Röteln, bei Poliomyelitiskranken, bei dem agranulocytotischen Symptomencomplex, sowie nach Malariaanfällen in der Mehrzahl der Fälle bekanntlich eine Leukopenie. Auch beim Fehlen einer deutlichen Leukocytose vermag der Nachweis einer starken Linksverschiebung bei irgendwelchen Schmerzen zugunsten von deren entzündlicher Ursache und zuungunsten etwa der Annahme von rein funktionell-spastischen Koliken zu sprechen. Eine relative Lymphocytose bei gleichzeitig vorhandener fieberhafter Leukopenie pflegt für Typhus abdominalis, eine relative Neutrophilie unter den gleichen Umständen für Miliartuberkulose kennzeichnend zu sein. Weitere Einzelheiten über die differentialdiagnostische Bedeutung des Blutbildes bei den einzelnen Erkrankungen sind aus den bekannten Lehrbüchern zu ersehen.

Anhang.
# Unfall und innere Krankheiten.
Von Geheimrat Professor Dr. **H. Hildebrand**-Marburg.

Als vor etwa 40 Jahren die Unfallgesetzgebung geschaffen wurde, ahnte wohl niemand, welche große Rolle in der nächsten Zeit das Trauma in der Ätiologie der Krankheiten spielen würde. Es dürfte keinem Zweifel unterliegen, daß diese Rolle in den ersten Jahrzehnten nach Inkrafttreten der Gesetze gewaltig überschätzt wurde. Gab es doch schließlich kaum noch eine Krankheit, welche nach damaliger Ansicht nicht durch Unfall hervorgerufen oder verschlimmert werden konnte. Es wurde ohne viel Kritik verfahren und zuviel Wert auf die Meinung der Kranken gelegt. Gab ein Kranker an, er habe sich verletzt und seit der Verletzung bestünde seine Krankheit, so genügte dies meistens, um den Zusammenhang zwischen Krankheit und Verletzung anzunehmen. Dadurch wurde der Rentensucht wesentlich Vorschub geleistet und die Zahl bewilligter Renten wuchs in das Ungemessene! Bes. stark stieg die Zahl der Rentenempfänger bei der landwirtschaftlichen Berufsgenossenschaft, bei welcher die Kontrolle der Erwerbsfähigkeit durch die Lohnlisten fehlt. Es gab manche Familien, deren sämtliche Mitglieder Renten bezogen; sie hatten sich ,,auf die Rentenseite gelegt". Schließlich sah man ein, daß es so nicht weitergehen könne. Es wurden schärfere Maßregeln getroffen; vor allem ließ es sich das Reichsversicherungsamt angelegen sein, durch Einziehung von Obergutachten die Beziehungen zwischen Unfällen und bestimmten Krankheiten zu klären und dadurch der übermäßigen Anerkennung von Krankheiten als Unfallfolgen zu steuern. Das Reichsversicherungsamt veröffentlichte eine ganze Menge von Obergutachten, denen prinzipielle Bedeutung zukam. Man wurde daraufhin vorsichtiger und kritischer, und heute ist man so weit, daß bei verschiedenen Leiden, welche früher fast immer als Unfallfolge entschädigt wurden, nur noch in Ausnahmefällen ein Rentenanspruch anerkannt wird. Als bekannteste Beispiele nenne ich den Eingeweidebruch und die Gebärmuttersenkung. Aber auch mit vielen anderen bes. inneren Krankheiten ist es ähnlich ergangen. Von dem Zusammenhang dieser mit Verletzungen soll hier die Rede sein.

Vorher möchte ich ganz allgemein sagen, daß man bei der Beurteilung, ob eine Unfallfolge vorliegt, nach meiner Ansicht noch mehr Kritik anwenden sollte, als es jetzt schon geschieht. Will man eine innere Krankheit ursächlich mit einem Unfall in Verbindung bringen, so muß man ganz bestimmte Gründe hierfür haben und im Gutachten anführen, da ja die Krankheit auch aus anderer Ursache entstanden sein könnte. Es genügt nicht, wie es vielfach geschieht, nach Schilderung des Befundes zu erklären: das Leiden ist eine Folge des erlittenen Unfalles. Noch schlimmer ist es, wenn man schreibt: es ist möglich, daß die Krankheit die Folge der Verletzung ist. Daraufhin kann keine Rente bewilligt werden. Das Reichsversicherungsamt hat entschieden, daß es zwar eines zwingenden Beweises des Zusammenhangs nicht bedürfe, daß aber die Möglichkeit des Zusammenhanges, wobei die Möglichkeit des Gegenteiles in gleichem Maße vorhanden sei, nicht zur Anerkennung als Unfallfolge genügt. Der Zusammenhang zwischen Unfall und Krankheit müsse mindestens wahrscheinlich gemacht werden.

Ich beginne mit der Besprechung der **Geschwülste**, deren Entstehung noch immer viel zu häufig auf eine Verletzung zurückgeführt wird. Von vielen Autoren wird überhaupt bestritten, daß sich Geschwülste in ursächlichem Zusammenhang mit einer Verletzung entwickeln können. Gemeint ist eine einmalige Verletzung. Daß es nach häufig fortgesetzten Reizen zur Krebsbildung kommen kann, ist bekannt (Röntgenkrebs usw.). Es ist von vornherein höchst unwahrscheinlich, daß eine einmalige Gewalteinwirkung irgendwelchen Einfluß auf die Bildung einer Geschwulst haben sollte. Bedenkt man, wie unendlich viel Püffen, Stößen und Quetschungen jeder Mensch im Leben ausgesetzt ist, so muß man sich sagen, bestünde überhaupt ein Einfluß eines derartigen Ereignisses auf die Bildung von Geschwülsten, so müßte es viel häufiger zu bösartigen Tumoren infolge von Verletzungen kommen. Sehr schön sagt Thiem: Bestünde wirklich ein Einfluß einer Verletzung auf Geschwulstbildung, so müßte das Menschengeschlecht nahezu ausgerottet und die Überlebenden müßten mit Krebsknötchen übersät sein. In den wenigen Fällen, in welchen sich im Anschluß an eine Verletzung ein Tumor an der betreffenden Stelle entwickelt, braucht man keinen ursächlichen Zusammenhang anzunehmen. Ist es ein so merkwürdiger Zufall, daß bei den Tausenden von Verletzungen und den Tausenden von Geschwülsten, die sich entwickeln, einmal eine Geschwulst gerade an einer Stelle auftritt, die vorher von einer Gewalt getroffen war? Warum soll ein Mensch, der an einer beginnenden Geschwulst leidet, sich nicht einmal an dieser Stelle stoßen? Vielleicht ist der Stoß gar kein heftiger gewesen; an anderer Stelle würde er gar nicht zum Bewußtsein gekommen sein; aber die erkrankte Stelle ist empfindlich, der Kranke hat ein unangenehmes Empfinden, an das er sich nachher, wenn die Geschwulst selbst Beschwerden macht, erinnert, und nun schiebt er das Leiden auf die scheinbare frühere Verletzung.

Die Fälle, in welchen sich eine Geschwulst infolge eines Trauma tatsächlich entwickelt zu haben scheint, sind außerordentlich selten. Gerade wegen ihrer Seltenheit werden diese Fälle meist veröffentlicht. So erscheinen verhältnismäßig viel derartige Veröffentlichungen, und man hält dann den Zusammenhang für häufiger, als er in Wirklichkeit ist. Will man im gegebenen Fall wirklich einmal einen Zusammenhang annehmen, so müssen bestimmte Bedingungen erfüllt sein. Eine leichte Verletzung kann den Anstoß zur Geschwulstbildung jedenfalls nicht geben. Es muß eine stärkere Schädigung des Organs, an dem die Geschwulst sitzt, stattgefunden haben, wenn der Reiz zu übermäßigen Regenerationsbestrebungen und zur Geschwulstbildung führen soll. Eine 2. Bedingung ist die, daß der Ort der Geschwulstbildung von der Verletzung betroffen sein muß. Es ist nicht angängig, eine Geschwulst, die sich irgendwo im Körper bildet, mit einer Verletzung in Zusammenhang zu bringen, welche einen anderen Körperteil betroffen hat. Dies wäre nur denkbar, wenn die Verletzung eine so schwere war, daß eine Fernwirkung möglich war, z. B. bei schwerer Erschütterung des ganzen Körpers. Aber auch dann kann ich mir nur schlecht etwas darunter denken, warum nun an irgendeiner Stelle des Körpers eine Geschwulst auftreten soll. Schließlich spielt auch die Zeit, welche zwischen Trauma und Entwicklung der Geschwulst liegt, eine Rolle. Findet man alsbald nach der Verletzung, etwa nach 2—3 Wochen, bereits einen deutlichen Tumor, so kann man den Zusammenhang sicher ablehnen. Auch ganz bösartige Geschwülste benötigen längere Zeit, um sich zu fühlbaren und nachweisbaren Tumoren zu entwickeln. Man kann also im Falle so frühzeitigen Auftretens eines Tumors bestimmt annehmen, daß er schon zur Zeit der Verletzung in seinen Anfängen bestanden hat. Liegt längere Zeit zwischen Verletzung und Nachweis der Geschwulst, so wird man ebenfalls den Zusammenhang ablehnen müssen, wenn sich in der Zwischenzeit keinerlei Erscheinungen an der von der Verletzung betroffenen Stelle gezeigt haben.

Jedenfalls soll man in allen Fällen sehr vorsichtig sein; nur wenn man ganz bestimmte Gründe hat, soll man unter Anführung dieser Gründe die Anerkennung des Zusammenhangs empfehlen, aber nicht, wie es so häufig geschieht, schreiben: Es ist bekannt, daß nach Verletzungen oft Geschwülste auftreten; deshalb ist auch im vorliegenden Falle ein Zusammenhang anzunehmen.

**Gehirn- und Rückenmarksleiden.** Die Krankheitserscheinungen, welche nach organischen Verletzungen des Gehirns auftreten, sind leicht zu beurteilen. Ihr Zusammenhang mit dem Unfall ist sicher festzustellen; denn es werden sich Ausfallserscheinungen bemerkbar machen. Schwieriger ist die Beurteilung, wenn nachweisbare organische Veränderungen fehlen.

Daß sich Psychosen nach Gehirnverletzungen einstellen können, und zwar sofort oder auch später, Psychosen, welche zu völliger Demenz führen können, ist bekannt. Man wird den Zusammenhang auch bei spätem Auftreten der Psychose dann annehmen können, wenn in der Zwischenzeit krankhafte Erscheinungen vorhanden waren, wenn also ein fortlaufender zeitlicher Zusammenhang vorhanden ist.

Daß die Paralyse keine Unfallfolge sein kann, ist klar. Auch Verschlimmerung einer solchen wird man nach einer einmaligen Verletzung nicht annehmen und eine Rente nicht befürworten können. Die wesentliche Ursache ist die frühere Lues. Andere Ursachen sind nebensächlich.

Schwierig ist oft die Beurteilung, ob Folgen einer Gehirnerschütterung vorliegen; schwierig ist die Beurteilung schon deshalb, weil die Diagnose vielfach nicht feststeht. Oft genug wird allein auf die Bekundung des Verletzten oder der Angehörigen, der Verletzte sei bewußtlos gewesen, die Diagnose „Gehirnerschütterung" gestellt. Man muß wissen, daß die Bevölkerung mit der Bezeichnung „bewußtlos" schnell bei der Hand ist. Forscht man nach, so stellt sich oft heraus, daß von Bewußtlosigkeit gar keine Rede war, da der Verletzte genau über die Einzelheiten der Verletzung und der nachfolgenden Ereignisse Auskunft geben kann, also nicht bewußtlos war. Bestand wirklich Bewußtlosigkeit, hat der Verletzte erbrochen, besteht also die Diagnose „Gehirnerschütterung" zu Recht, so ergibt sich die Frage, ob nach einer Gehirnerschütterung wirklich jahrelang Beschwerden zurückbleiben müssen. Unter Gehirnerschütterung versteht der Laie etwas sehr Schlimmes; wenn ein so edler Teil wie das Gehirn „erschüttert" wurde, so glaubt er, er müsse dafür unbedingt gut und lange entschädigt werden, und so kommt es, daß noch jahrelang über Schwindel, Kopfschmerz und ähnliches geklagt wird. Erfahrungen in der Privatpraxis belehren uns, daß die krankhaften Erscheinungen nach Gehirnerschütterung im allgemeinen recht schnell vorübergehen, daß meist schon nach einigen Wochen oder Monaten, oft schon nach einigen Tagen völlige Wiederherstellung erfolgt. Nur beim Rentenempfänger dauern die Beschwerden jahre- oder jahrzehntelang. Alle Autoren sind darin einig, daß sämtliche Krankheitserscheinungen nach einer Gehirnerschütterung im Laufe der Zeit schwinden, und daß keine Folgen zurückbleiben. Es ist deshalb durchaus gerechtfertigt, die Renten, welche anfangs wegen bestehender Beschwerden bewilligt worden waren, nach einem, jedenfalls nach 2 Jahren zu entziehen, falls objektiv nervöse Symptome (Bücken mit stärkerem Blutandrang zum Kopf, Zittern, Körperschwanken usw.) fehlen, so daß kein Verdacht auf organische Veränderungen besteht. Zu beachten ist noch, daß eine Meningitis serosa nach Commotio cerebri auftreten kann, die darin besteht, daß ein seröser Erguß, eine Vermehrung der Cerebrospinalflüssigkeit, auftritt. Folge wird Vermehrung des Innendrucks in der Schädel-Rückenmarkshöhle sein. Wodurch diese Vermehrung der Flüssigkeit bei einfacher Hirnerschütterung veranlaßt wird, ist nicht klar, aber die Tatsache besteht. Die Diagnose der Meningitis serosa darf allerdings nur dann gestellt werden, wenn die Erhöhung des Drucks durch Lumbalpunktion sichergestellt ist und die Erhöhung einen einigermaßen hohen Grad erreicht. Natürlich müssen alle anderen Ursachen, welche zu Drucksteigerung führen könnten, ausgeschlossen werden.

Man wird an Meningitis serosa denken müssen, wenn nach einfacher Hirnerschütterung schwere Kopfschmerzen, Schwindelgefühl, zeitweises Erbrechen usw. lange Zeit zurückbleiben.

Viel ist in letzter Zeit über die Encephalographie geschrieben worden; von einzelnen Autoren wird ihr eine große Bedeutung bei der Begutachtung von Kopftraumatikern, insbes. bei traumatischen Neurosen, zugeschrieben; auch soll sie therapeutisch wirksam sein. Sie besteht darin, daß durch Lumbalpunktion oder Suboccipitalpunktion die Cerebrospinalflüssigkeit entfernt und durch Luft ersetzt wird; alsdann werden die Hirnventrikel und subarachnoidalen Hohlräume röntgenologisch dargestellt. Über den Wert der Encephalographie mit besonderer Berücksichtigung ihrer Anwendung in der Versicherungsmedizin hat vor kurzem Barth[1] eine größere mit Literaturverzeichnis versehene Arbeit geschrieben.

Er kommt zu folgenden Schlüssen: ,,Die Deutung der encephalographischen Befunde ist viel zu unsicher, um entscheidend gutachtlich verwertbar zu sein. Für die große Mehrzahl der Kopftraumatiker und auch der Wunschneurotiker ist ihre Anwendung überflüssig, da die bisherigen psychiatrisch-neurologischen Methoden zur Beurteilung ausreichen und das Encephalogramm nichts wesentlich Neues beiträgt." . . . ,,Die grundsätzliche Anwendung der Encephalographie zur Begutachtung traumatischer Neurosen nach Kopftrauma ist wegen der nicht auszuschließenden, mit ihr verbundenen Gefahren und wegen der Unsicherheit der Deutung ihrer Ergebnisse abzulehnen."

Tritt infolge einer direkten Verletzung des Kopfes eine Gehirnblutung auf, so handelt es sich selbstverständlich um eine Unfallfolge. Anders bei der Gehirnblutung, welche die Ursache des gewöhnlichen Gehirnschlages ist. Nicht jede Gehirnblutung, welche gelegentlich der Arbeit auftritt, ist eine Folge der Arbeit. Das Gegenteil ist richtig. Nur höchst selten wird die Blutung durch die Arbeit verursacht werden. Der wesentlichste Grund, weshalb eine Gehirnblutung eintritt, ist die ,,Arterienverkalkung" mit den krankhaften Veränderungen der Gehirnarterien. Die Arbeit ist nur die Gelegenheit, bei welcher die Apoplexie eintritt. Sie ist eine gänzlich unwesentliche Nebenursache, die durch eine Menge anderer Ursachen ersetzt werden könnte. So hätte das Ereignis ebenso beim Stuhlgang oder bei irgendeiner anderen Gelegenheit auftreten können. Man kann nicht sagen, daß der Schlaganfall ohne die Arbeit nicht eingetreten wäre, im Gegenteil würde er auch ohne Arbeit, vielleicht sogar zu derselben Zeit, gekommen sein.

Nur dann wird man ein Unfallereignis annehmen können, wenn der Betroffene nachgewiesenermaßen eine Arbeit geleistet hat, die mit einer erheblichen Anstrengung verbunden war, einer Anstrengung, welche, wie

---

[1] Barth, A.: Die Encephalographie in versicherungsrechtlicher Beziehung. Berlin: Rich. Schoetz 1929.

das Reichsversicherungsamt sagt, über den Rahmen der gewöhnlichen Berufsarbeit hinausging. Dann kann man annehmen, daß infolge der übermäßigen Anstrengung eine solche Steigerung des Druckes in den Gefäßen eintrat, daß ein Gefäß platzte, welches unter gewöhnlichen Verhältnissen überhaupt nicht oder noch nicht geplatzt wäre.

Die übermäßige Anstrengung selbst kann also als Unfallereignis aufgefaßt werden, aber es muß eine „außergewöhnliche Anstrengung" sein. Gewöhnliche Arbeiten des Landwirts, z. B. Mähen, Pflügen, Tragen eines Sackes, sind keine solchen Arbeiten, die als Unfallereignis aufgefaßt werden könnten. Hatte dagegen jemand einen umfallenden Wagen halten wollen und hatte er dabei plötzlich seine ganze Kraft anstrengen müssen, so kann man dieses als außergewöhnliche Anstrengung ansehen.

Die organischen Verletzungen des Rückenmarks bieten für die Beurteilung keine besonderen Schwierigkeiten. Leicht verständlich ist das Auftreten von Schädigungen des Rückenmarks bei direkten Verletzungen der Wirbelsäule. Ebenso ist es klar, daß nach schweren Erschütterungen des Körpers das Rückenmark Schaden nehmen kann; es kann zu kleinen Blutungen, Erweichungsherden kommen; auch akute Myelitis kann die Folge sein, wenn sich Infektionserreger an der geschädigten Stelle ansiedeln. Selbst nach sehr starker körperlicher Anstrengung ohne direkte Verletzung sind Blutungen in die Rückenmarkshäute beschrieben worden. Auch ohne daß es zu gröberen anatomischen Veränderungen kommt, können sich Symptome von Schädigung des Rückenmarks nach Trauma einstellen, die sich in vorübergehenden Lähmungserscheinungen äußern.

Die genannten Zustände sind leicht zu erkennen; ihr Zusammenhang mit dem vorausgegangenen Unfall ist zweifellos.

Anders liegt es bei den Rückenmarkskrankheiten, und es fragt sich, ob die typischen Systemerkrankungen des Rückenmarks durch Verletzungen entstehen oder ungünstig beeinflußt werden können. Man kann mit ziemlicher Bestimmtheit sagen, daß die Entstehung der Rückenmarkskrankheiten mit Unfällen nicht in ursächlichen Zusammenhang gebracht werden kann. Darüber herrscht allgemein Übereinstimmung der Ansichten. Es kann sich höchstens darum handeln, ob eine schon in der Entstehung begriffene Krankheit durch eine schwere Verletzung in ihrem Verlauf ungünstig beeinflußt werden kann. Will man die Verschlimmerung eines Rückenmarksleidens als Folge einer einmaligen Verletzung annehmen, so müssen bestimmte Forderungen erfüllt sein. Nicht jede unerhebliche Verletzung vermag schädigend auf das Rückenmark zu wirken; bei der geschützten Lage des letzteren in seinem knöchernen Kanal gehört schon eine ziemliche Erheblichkeit des Traumas dazu, um eine Schädigung auf dasselbe auszuüben. So wird ein einfaches Ausgleiten auf dem Boden mit Fallen auf das Gesäß, die Hände oder die Knie nicht dazu ausreichen. Dagegen könnte man eine starke Quetschung des Rückens durch Schlag oder Stoß oder schwere Erschütterung des ganzen Körpers für ausreichend ansehen, schädigend auf ein erkranktes Rückenmark einzuwirken. Ferner muß ein zeitlicher Zusammenhang nachgewiesen werden. Die Meinungen über die Zeit, innerhalb welcher sich die Verschlimmerung zeigen muß, schwanken. Ich meine, wenn bald nach dem Trauma, d. h. 2—3 Wochen nachher, z. B. deutliche tabische Erscheinungen festgestellt werden, so ist das Trauma unbeteiligt; die Erscheinungen müssen schon früher dagewesen sein; in so kurzer Zeit können sich diese Krankheitserscheinungen nicht ausbilden. Andererseits muß sich die Verschlimmerung, wenn sie wirklich durch den Unfall verursacht sein soll, in nicht zu langer Zeit bemerkbar machen. Zeigen sich erst nach einem halben Jahr, ohne daß in der Zwischenzeit etwas besonderes zu beobachten war, Erscheinungen einer Verschlimmerung, so kann man als Ursache hierfür die Verletzung nicht heranziehen. Es fehlt jeder Beweis, daß die Verletzung an der Verschlimmerung schuld ist; bei allen Rückenmarkskrankheiten treten Schwankungen in dem Krankheitsverlauf auf, spontane Verschlimmerungen können jederzeit eintreten. Es besteht deshalb kein Grund, dem solange zurückliegenden Unfall die Schuld beizumessen. Etwas anderes ist es, wenn zwar keine schwere Krankheit in der Zwischenzeit beobachtet wurde, wenn aber doch seit dem Unfall irgendwelche Rückenmarkssymptome bestanden, als da sind Mattigkeit, leichte Schmerzen, Schwindel, Unsicherheit beim Gehen u. dgl. Symptome, die zwar den Kranken nicht zum Arzt führen, vielleicht auch die Arbeitsfähigkeit nicht wesentlich beeinträchtigen, sich aber doch dem Kranken unangenehm bemerkbar machen. In solchen Fällen wird man, auch wenn längere Zeit verstrichen ist, wegen des fortlaufenden Zusammenhangs der Krankheitserscheinungen eher berechtigt sein, eine Verschlimmerung anzunehmen, vorausgesetzt, daß ähnliche Erscheinungen nicht schon vor dem Unfall bestanden haben. So könnte also z. B. die Tabes eine Verschlimmerung durch einen Unfall erfahren. Zwar ist die Hauptursache die vorangegangene Lues, aber vielleicht wäre die Tabes ohne das schädigende Trauma nicht so schnell vorgeschritten und die Arbeitsfähigkeit wäre länger erhalten geblieben. Unlogisch ist es, daß in solchem Falle das ganze Leiden als Unfallfolge aufgefaßt und mit allen künftigen Folgen und Schädigungen voll entschädigt wird.

Was von der Tabes gilt, gilt auch von der multiplen Sklerose; nur wird es hier bes. schwierig sein, eine nach einem Unfall aufgetretene Verschlimmerung ursächlich auf den Unfall zu beziehen, da die Krankheit erfahrungsgemäß oft in einzelnen Schüben verläuft und das Zusammentreffen mit einem Unfall ein zufälliges sein kann. Auch wird man meist bei genauem Nachforschen feststellen können, daß die Krankheit keineswegs erst nach dem Unfall in Erscheinung getreten ist, sondern daß die einzelnen Symptome schon länger vorher vorhanden waren. Die volle Arbeitsfähigkeit eines Kranken beweist weder hier noch sonst, daß völlige Gesundheit vorhanden war.

Die Syringomyelie beruht auf einer Disposition zur Gliawucherung, welche, wie einzelne meinen, durch äußere Reize, wie starke Traumen mit Erschütterung des Körpers, ausgelöst werden kann. Das Trauma muß erheblich sein und eine starke Erschütterung des Zentralnervensystems zur Folge haben. Sehr bald nach dem Unfall auftretende Krankheitszeichen machen den Zusammenhang sehr unwahrscheinlich, denn die Gliawucherung geht nur langsam vor sich; vor $1/4-1/2$ Jahr können sich keine Zeichen bemerkbar machen; andernfalls nehmen viele Autoren an, daß der Beginn der Erkrankung wegen des schleichenden Verlaufs erst viel später, 2 bis 3 Jahre nach dem Unfall, einzutreten braucht. Nach meiner Ansicht wird in einem solchen Falle der Beweis eines Zusammenhanges nicht erbracht werden können.

Auch die chronischen progressiven Erkrankungen der grauen Vorderhörner des Rückenmarks sollen durch Unfälle, selbst durch Verletzungen der Extremitäten, auch durch einmalige Muskelanstrengungen, verschlimmert werden können. Man muß schon gewichtige Gründe haben, wenn man wirklich einmal einen Unfall für die Verschlimmerung einer dieser Krankheiten anschuldigen will, und man muß diese Gründe auch in seinem Gutachten angeben. Wie immer wäre auch hier auf die Erheblichkeit des Trauma, den zeitlichen Zusammenhang und das Verhalten des Verletzten vor dem Unfall zu achten.

**Die traumatische Neurose** spielt noch heutzutage eine ganz erhebliche Rolle in der Unfallbegutachtung (vgl. die ausführliche Darstellung im Abschnitt: Nervenheilkunde). Die Verletzung ist hier im allgemeinen nur die auslösende Gelegenheitsursache. Die Krankheit kann sowohl durch mechanische Traumen als auch durch rein psychische (Schreck, Angst) hervorgerufen werden. Sie entsteht nicht durch das Unfallereignis als solches, sondern durch die Reaktion, welche das Ereignis in der Psyche der Betreffenden auslöst. Es handelt sich also in der größten Mehrzahl der Fälle um eine psychogene Erkrankung, ausgelöst durch das Unfallereignis selbst oder durch Angst, Schreck und ähnliches. Nun kommen bei den gegen Unfall Versicherten noch andere psychische Vorstellungen hinzu, welche die Krankheit verschlimmern und unterhalten. Es sind dies Vorstellungen, welche auf Erlangung eines Vorteils gerichtet sind, Vorstellungen, welche sich mit dem Bezug einer Rente beschäftigen, und diese „Begehrungsvorstellungen" bleiben schließlich die Hauptsache. Da ist es von großem Wert, daß das Reichsversicherungsamt entschieden hat, daß Neurosen nicht entschädigt zu werden brauchen, welche lediglich durch Vorstellungen hervorgerufen und unterhalten werden, die auf Erlangung einer Rente gerichtet sind. Eine der letzten grundsätzlichen Entscheidungen des Reichsversicherungsamtes wurde am 24. September 1926 getroffen:

„Hat die Erwerbsunfähigkeit eines Versicherten ihren Grund lediglich in seiner Vorstellung krank zu sein oder in mehr oder minder bewirkten Wünschen, so ist ein vorangegangener Unfall auch dann nicht eine wesentliche Ursache der Erwerbsunfähigkeit, wenn der Versicherte sich aus Anlaß des Unfalls in den Gedanken krank zu sein hineingelebt hat oder wenn die sein Vorstellungsleben beherrschenden Wünsche auf eine Unfallentschädigung abzielen oder die schädigenden Vorstellungen durch ungünstige Einflüsse des Entschädigungsverfahrens verstärkt worden sind." Diese Entscheidung trifft sicher in der weitaus größten Mehrzahl der Fälle das Richtige. Man sollte deshalb, gestützt auf diese Entscheidung des Reichsversicherungsamts die Renten ohne weiteres entziehen, wenn man der Überzeugung ist, daß die Begehrungsvorstellungen der Hauptgrund für die nervösen Erscheinungen sind. Fast immer wird man durch dieses Vorgehen vorzügliche Resultate bezüglich der Heilung der Krankheit erzielen. Ist es nicht angängig, sofort die ganze Rente zu entziehen, so muß man die Kranken allmählich daran gewöhnen, daß die Rente verringert wird und daß sie selbst wieder an die Arbeit heranmüssen, oder man muß sie abfinden. Wie von einem Autor gesagt wird, heilt die Krankheit in letzterem Fall zuweilen „unverschämt schnell". Noch richtiger ist es allerdings, es gar nicht zur traumatischen Neurose kommen und die Begehrungsvorstellung gar nicht aufkommen zu lassen. Da sind es gerade die behandelnden Ärzte, welche in dieser Beziehung segensreich wirken können. Von vornherein soll man dem Verletzten, sobald man feststellt, daß organische Veränderungen nicht vorliegen, klar machen, daß bald wieder völlige Erwerbsfähigkeit eintreten wird und daß, wenn die ersten Krankheitserscheinungen, die durch das Unfallereignis selbst bedingt wurden, vorüber sind, an den weiteren Bezug einer Rente nicht zu denken ist. Dann muß man aber auch konsequent sein und keine Rente beantragen oder die Entziehung der bisher gewährten Rente veranlassen. Wird jemand, bei dem lediglich psychisch bedingte Störungen vorhanden sind, durch weiteren Bezug von Rente in seinen Vorstellungen bestärkt, beginnt der Kampf um die Rente, so tritt häufig genug Verschlimmerung der nervösen Erscheinungen ein, und die Betreffenden sind oft für ihr Leben unglücklich. Diese Auffassung hat sich jetzt immer mehr Bahn gebrochen; sahen wir früher bei den Revisionen ungeheuer viel traumatische Neurosen, mit denen wir uns plagen mußten, so ist jetzt das Gegenteil eingetreten. Die traumatische Neurose ist selten geworden, eben weil die Ärzteschaft sich die neueren Anschauungen zu eigen gemacht hat, und von vornherein den Begehrungsvorstellungen entgegengearbeitet wird.

Daß auch andere neurotische Erkrankungen, wie Epilepsie oder Paralysis agitans, in seltenen Fällen eine Verschlimmerung erfahren können, wird behauptet. Ich will es nicht bestreiten. Man muß dann aber auch nachweisen, daß tatsächlich eine Verschlimmerung eingetreten ist, daß also entweder die epileptischen Anfälle nach der Verletzung viel häufiger und stärker auftreten oder daß die Schüttelbewegungen bei Paralysis agitans alsbald nach der Verletzung heftiger geworden sind. Dabei muß man allerdings auf die Angaben des Kranken oder seiner Angehörigen nicht allein Wert legen, sondern versuchen, auch durch andere Ermittlungen den Beweis der Verschlimmerung zu bringen.

**Zuckerkrankheit.** In der Beurteilung des traumatischen Diabetes ist infolge der neueren wissenschaftlichen Untersuchungen über den echten Diabetes sowie nach den ausgedehnten Erfahrungen, die im Kriege gemacht wurden, ein wesentlicher Umschwung eingetreten. Man muß unterscheiden zwischen dem echten Diabetes und der Glykosurie, die aus anderen Ursachen, auch infolge eines Traumas, auftreten kann. Umber und Rosenberg sagen: „Es gibt verhältnismäßig häufig traumatische Glykosurie. Aber es gibt von seltenen Ausnahmen abgesehen keinen traumatischen Diabetes." Die Glykosurie kann durch Kopf- oder sonstige schwere Traumen, die mit Erschütterung des Körpers einhergehen, ausgelöst werden. Sie hat keine große Bedeutung und geht alsbald zurück. Durch vorübergehende Glykosurie nach Kopfverletzungen kann Verschlimmerung eines Diabetes vorgetäuscht werden. Die vermehrte Zuckerausscheidung beweist in solchem Falle aber nicht, daß der Diabetes verschlimmert worden ist; es ist nur zum Diabetes eine vermehrte, durch das Kopftrauma bedingte Zuckerausscheidung hinzugekommen, die aber nach einiger Zeit wieder verschwindet.

Gibt es auch kaum einen wirklichen traumatischen Diabetes, so wird man doch in seltenen Fällen Verschlimmerung eines echten Diabetes infolge eines Traumas annehmen müssen. Leicht verständlich ist dieses, wenn es zu Verletzungen des Pankreas selbst, zu Blutungen und Schädigungen des Inselapparates gekommen ist. Diese Fälle dürften aber extrem selten sein. Verständlich ist ferner eine Verschlimmerung, wenn es infolge einer Verletzung zu schweren infektiösen Erkrankungen mit starker Störung des Allgemeinbefindens gekommen ist, im Verlauf deren es zu bedenklicher Zuckerausscheidung kommen kann. In anderen Fällen wird man kaum eine Verschlimmerung eines echten Diabetes durch eine Verletzung annehmen können.

**Nierenleiden.** Daß eine Nierenentzündung durch Unfall entstehen kann, muß abgelehnt werden. Findet man zeitlich nach einem Trauma eine Nephritis, so kann man als sicher annehmen, daß sie schon früher bestanden hat und unbemerkt geblieben ist. Etwas anderes ist es, wenn man einen Unfall als indirekte Ursache einer Nierenentzündung anschuldigt, wenn z. B. die Krankheit als Folge einer Erkältung nach Sturz in kaltes Wasser oder längerem Liegen im Freien bei großer Kälte aufgetreten ist. In solchen Fällen kann man den Zusammenhang bejahen. Auch ist es selbstverständlich, daß eine Niere durch Erschütterung des Körpers oder durch Quetschung der Nierengegend schwere Schädigung erleiden kann. So kann es zu Blutungen, Zerreißungen, Infarkten, teilweisen Nekrosen und ähnlichem kommen, wenn die Nieren direkt mechanisch geschädigt werden. Auch Verschlimmerung einer bestehenden Nephritis infolge Unfalls muß man ablehnen. Tritt einmal stärkere Eiweißausscheidung nach einer Verletzung auf, so ist dieses noch keine Nephritis. Vorübergehende Eiweißausscheidung kann öfter vorkommen und mancherlei Ursachen haben, so z. B. kann sie schon nach stärkeren Muskelanstrengungen auftreten. Einfache Eiweißausscheidung, welche man zeitlich nach einem Trauma findet, ist also ohne weiteres kein Grund zur Gewährung einer Rente.

Auch die Wanderniere ist als Unfallfolge abzulehnen. Auch hier hat sich ein Umschwung der Ansichten vollzogen. Vor 15—20 Jahren fanden wir bei Revisionen noch eine große Menge von Wandernieren, die als Unfallfolge anerkannt waren. In einzelnen Gegenden kam sie gewissermaßen endemisch vor. Jetzt sehen wir sie nur noch sehr selten. Daß festsitzende Nieren sich infolge eines Falles oder Stoßes lösen sollten, ist von vornherein unwahrscheinlich. Die Nieren sitzen hinter dem Bauchfell zwischen zwei Fascienblättern und, wenn sie sich aus ihrer Lage lösen sollen, müssen Gewebe zerreißen. Wenn sie gar plötzlich bis zur Beckenschaufel herunterrutschen soll, so müssen auch die Blutgefäße, welche zu ihr hinführen, zerreißen; denn die Nieren liegen direkt neben der Wirbelsäule in größter Nähe der großen Blutgefäße, der Aorta und Vena cava; die zu ihnen hinführenden Gefäße sind ganz kurz und können sich unmöglich plötzlich so weit dehnen, daß eine Verlagerung der Niere bis zur Beckenschaufel möglich wäre. Auch eine schon etwas gelockerte Niere wird durch ein plötzliches Trauma nicht stärker gelockert werden können, ohne daß es zu Zerreißung von Gewebsteilen kommt. Patient und Arzt müssen in solchem Falle sofort nach dem Unfall darauf aufmerksam werden, daß in der Nierengegend etwas los ist. Der Patient wird erhebliche Beschwerden fühlen und den Arzt darauf aufmerksam machen, daß in dieser Gegend etwas verletzt ist. Wird bei einer späteren Untersuchung, vielleicht erst nach der 13. Woche, eine Wanderniere oder eine lockere Niere gefunden, ohne daß vorher irgendwelche Beschwerden vorhanden waren, so ist dies ein zufälliger Befund, der mit dem Unfall nichts zu tun und sicher schon vorher bestanden hat. Es ist dabei auch zu bedenken, daß nach einzelnen Statistiken etwa 20% aller Frauen an losen Nieren leiden, daß also ein zufälliges Zusammentreffen von Wanderniere mit einer Unfallverletzung nichts Merkwürdiges ist.

**Brustverletzung und Lungenentzündung.** Auffallend ist es, wie ungeheuer viel kleine Renten wegen Rippenbrüchen und trockener Rippenfellentzündung bewilligt werden. Daß länger dauernde Folgen nach Rippenbrüchen zurückbleiben, ist selten. Möglich ist es, wenn z. B. infolge übermäßiger Callusbildung Druck auf einen Zwischenrippennerven ausgeübt wird, welcher Veranlassung zu Neuralgien gibt, oder aber, wenn es bei gleichzeitiger Verletzung des Rippenfells zu Verwachsungen des letzteren gekommen ist. Gewöhnlich heilen die Rippenbrüche aber schnell, ohne daß irgendwelche Beschwerden zurückbleiben. Das lehren uns die Erfahrungen aus der Privatpraxis; nach einigen Monaten fühlt der Privatpatient von einem Rippenbruch nichts mehr. Auch die trockene Pleuritis, welche zuweilen bei einem Rippenbruch infolge Blutung auf die Pleura nachzuweisen ist, heilt folgenlos. Man ist deshalb berechtigt, Renten, die wegen Rippenbrüchen bewilligt wurden, nach Ablauf eines Jahres aufzuheben. Wir haben oft genug bei Revisionen erlebt, daß die Verletzten nicht mehr sagen konnten, welche Rippe und an welcher Stelle sie gebrochen war. Mehrfach wurde sogar die falsche Brustseite angegeben; es ist deshalb sehr wichtig, daß im ersten Gutachten genau der Sitz des Rippenbruches beschrieben wird, und zwar nicht nur angegeben wird, welche Rippe gebrochen ist, sondern auch, in welcher Linie sie gebrochen ist, damit spätere Angaben der Verletzten auf ihre Richtigkeit geprüft werden können.

Schwer zu beurteilen sind die Schädigungen der Lungen selbst.

Ich möchte zunächst erwähnen, daß durch Einatmen giftiger Gase schwere Entzündungserscheinungen, heftige Katarrhe, auch Lungenentzündungen entstehen können. Infolge des starken Reizes der Gase werden sich die Krankheitserscheinungen alsbald nach dem Einatmen bemerkbar machen. Aber auch später auftretende Lungenentzündung wird man als Unfallfolge auffassen können, wenn in der Zwischenzeit Reizerscheinungen der Lungen vorhanden waren und so ein fortlaufender Zusammenhang der Krankheitserscheinungen nachzuweisen ist.

Lungenentzündung kann als Unfallfolge aufgefaßt werden, wenn sie sich im Verlauf einer plötzlichen Erkältung einstellt, also z. B. nach Fall in kaltes Wasser oder wenn ein Arbeiter stark erhitzt plötzlich der Zugluft ausgesetzt wird. Größere Schwierigkeiten bereitet es, wenn eine Lungenentzündung zeitlich nach einer mechanischen Verletzung des Brustkorbes auftritt. War die Verletzung eine schwere, bestand Bluthusten und tritt die Lungenentzündung in nicht zu langer Zeit nach dem Unfall auf, so ist der Zusammenhang klar. War das Lungengewebe geschädigt, so bietet sich Gelegenheit zur Ansiedelung von Bakterien und die Entwicklung einer Lungenentzündung ist verständlich. Anders bei Brustverletzung ohne nachweisbare Beteiligung der Lunge. Gewiß wird man in einzelnen Fällen einen Zusammenhang bejahen müssen, man muß aber immer beherzigen, was Fürbringer sagt, daß die traumatische Lungenentzündung „eine ausgesprochene Seltenheit" ist.

Will man in einem solchen Falle den Zusammenhang anerkennen, so müssen mehrere Forderungen erfüllt sein: Die Verletzung muß eine schwere und mindestens so erheblich gewesen sein, daß das Lungengewebe auch Schaden nehmen konnte; ferner muß sich die Lungenentzündung auch an der getroffenen Stelle entwickeln. Nicht jeder leichte Stoß an irgendeiner beliebigen Stelle der Brust kann zur Lungenentzündung an einer anderen Stelle führen. Man kann sich ganz bes. schwer vorstellen, wie es in solchem Fall zu seiner croupösen Lungenentzündung eines ganzen Lappens kommen soll.

Ich kann mir auch nicht denken, daß jemand lediglich infolge einer plötzlichen Anstrengung, wenn nach Verschluß der Glottis der Druck in der Brusthöhle durch Zusammenpressen der Atemmuskeln erhöht wird, eine Lungenentzündung bekommen soll. An die sog. „Kompressionslungenentzündung" glaube ich nicht. Die Kompression der Lunge, die sog. „Pressung" tritt sehr häufig bei jeder stärkeren Anstrengung ein; hätte sie Einfluß auf die Entstehung einer Lungenentzündung, so müßte letztere viel häufiger vorkommen.

Auch glaube ich nicht, daß die Lunge durch „Contrecoup" geschädigt werden könne, so daß eine Lungenentzündung eintritt. Bei Verletzung des Gehirns mag der Contrecoup eine Rolle spielen (vgl. Abschnitt: Chirurgie). Bei der Lunge verhält es sich aber anders. Erleidet der Brustkorb an irgendeiner Stelle einen Stoß, so wird letzterer nicht nach der entgegengesetzten Seite weitergegeben, sondern da die Lunge lufthaltig ist, wird die Luft zusammengedrückt und durch den Seitendruck der Stoß nach allen Seiten gleichmäßig verbreitet. Der Stoß wird durch die kompressible Lunge aufgefangen. Es besteht keine Veranlassung, daß durch Contrecoup auf der entgegengesetzten Seite eine Schädigung eintreten sollte.

**Unfall und Tuberkulose.** Die Frage des Zusammenhanges zwischen Verletzung und Auftreten von Tuberkulose ist viel umstritten. Die früher herrschenden Ansichten sind in neuerer Zeit energisch bekämpft worden. Betrachten wir zunächst die Knochen- und Gelenktuberkulose. Es ist eine alte Lehre, daß Gelenktuberkulose nach Verletzungen ein häufiges Ereignis sei; und zwar sollen es ganz bes. die leichten Verletzungen sein, an welche sich Tuberkulose anschlösse. Ein Grund hierfür konnte nicht gefunden werden. Das Auftreten der Tuberkulose nach einer Verletzung dachte man sich so, daß durch die Läsion des Gewebes infolge von Quetschungen und Blutungen eine geringere Widerstandsfähigkeit geschaffen würde, so daß sich Tuberkelbacillen an der verletzten Stelle niederlassen und hier vermehren könnten. Aber warum gerade bei leichten Verletzungen eine derartige Disposition geschaffen würde, nicht aber bei schweren, war nicht zu erklären. Man müßte sich sagen, je schwerer die Einwirkung der Verletzung auf das Gewebe ist, um so größer müßte auch die Verminderung der Widerstandsfähigkeit sein; man hätte also nach schweren Verletzungen erst recht häufigeres Vorkommen von Tuberkulose erwarten müssen. Nun lehrte aber die Erfahrung das Gegenteil; insbes. sah man bei Knochenbrüchen fast nie Auftreten von Tuberkulose. Auch sind vielfach Versuche gemacht worden, künstlich bei Tieren Tuberkulose nach Verletzungen zu erzeugen, aber alle Versuche verliefen ergebnislos. Man kam deshalb vollständig von der Ansicht ab, daß durch eine Verletzung die Entstehung einer Tuberkulose verursacht werden könnte. Die neuere Anschauung war die, daß nicht eine frische Tuberkulose entstünde, sondern daß eine vorhandene, aber latente Tuberkulose durch das Trauma verschlimmert würde. Aber auch diese Auffassung kann nicht befriedigen; denn es ist wiederum nicht einzusehen, warum eine schwere Verletzung keine Verschlimmerung einer bestehenden Tuberkulose bewirken sollte. Man kam deshalb immer mehr zu der Überzeugung, daß die alte Lehre falsch sei. Die Lehre, daß nach Verletzung häufig Tuberkulose aufträte, ist, wie Liniger sagt, eine Legende. Ein wesentlicher Einfluß von Verletzungen auf die Entstehung und auf die Verschlimmerung von Tuberkulose besteht wahrscheinlich nicht. Jedenfalls ist ein solcher Einfluß sehr gering und nur in seltenen Fällen wird Tuberkulose infolge eines Unfalls verschlimmert werden.

Man muß das Auftreten von Tuberkulose nach Verletzungen anders zu erklären versuchen. Nach meiner Ansicht hat in allen diesen Fällen, in denen leichte Verletzungen und das Auftreten von Tuberkulose ursächlich in Zusammenhang gebracht werden, eine Verletzung überhaupt nicht stattgefunden. Die Sache liegt vielmehr so: es besteht eine tuberkulöse Erkrankung eines Knochens, aber erst im Beginn. Wesentliche Erscheinungen macht die Krankheit noch nicht. Nun erleidet die betreffende Stelle irgendeinen Stoß oder Quetschung, z. B. springt der Kranke bei beginnender Tuberkulose des Fußgelenks von einem Wagen herab. Die erkrankten Gewebe sind naturgemäß bereits empfindlich, die stärkere Inanspruchnahme wird als Schmerz empfunden, und der Betreffende glaubt, er habe sich eine Verletzung zugezogen. Der Schmerz vergeht. Nach einer gewissen Zeit hat sich die Tuberkulose so weit entwickelt, daß sie jetzt selbst krankhafte Erscheinungen macht, und nun erinnert sich der Kranke jenes Schmerzes, jener scheinbaren Verletzung und er schiebt die Ursache der Erkrankung auf jene vermeintliche Verletzung. So erklärt sich die Tatsache, daß zeitlich nach leichten Verletzungen, die aber in Wirklichkeit keine Verletzungen sind, Tuberkulose auftritt.

Daß eine eigentliche Verletzung tatsächlich nicht vorliegt, erhellt auch daraus, daß in der weitaus größten Mehrzahl der Fälle keine Unfallanzeige erstattet wird. Erst viel später, wenn die Tuberkulose sich ausgebildet hat, wird eine Unfallfolge angenommen und nun erst Unfallanzeige erstattet. Nach einer Statistik erfolgte die Unfallanzeige in 84% der Fälle erst nach der 13. Woche, in 60% erst nach 6 Monaten! Dabei muß auf eine Entscheidung des Reichsversicherungsamtes aufmerksam gemacht werden, welche sagt: „Es darf angenommen werden, daß die Kenntnis von der Unfallgesetzgebung so weit in die Bevölkerung gedrungen ist, daß der Beteiligte die Wichtigkeit der baldigen Anmeldung von Unfallfolgen und ihre Feststellung durch einen Arzt kennt." Tatsächlich werden andere ganz leichte Verletzungen in Unmengen angemeldet, geringe Verletzungen, die zu keiner Rentenentschädigung führen, merkwürdigerweise aber diejenigen, welche zur Tuberkulose Veranlassung gegeben haben sollen, meistens nicht. Daraus folgt klar, daß in Wirklichkeit überhaupt keine Verletzung stattfand.

Die heute herrschende Anschauung ist die, daß die traumatische Tuberkulose etwas sehr seltenes ist; in den meisten Fällen wird künstlich eine Unfallfolge konstruiert.

Will man in seltenen Fällen anerkennen, daß ein Zusammenhang zwischen Tuberkulose und einer früheren Verletzung besteht, so müssen bestimmte Bedingungen erfüllt sein. Zunächst muß die Verletzung eine einigermaßen schwere gewesen sein, so daß sie auch imstande war, Knochen und Gelenke zu schädigen. In einer ganzen Anzahl von Entscheidungen verlangt das Reichsversicherungsamt als unumgänglich notwendige Voraussetzung für einen ursächlichen Zusammenhang zwischen Unfall und Tuberkulose die Erheblichkeit des Unfalles. Ferner muß der zeitliche Zusammenhang vorhanden sein. Wird alsbald nach der Verletzung Tuberkulose festgestellt, schon in den ersten Tagen oder Wochen, so liegt sicher keine Unfallfolge vor. So sah ich vor kurzem ein Gutachten, nach welchem ein tuberkulöser Absceß, welcher schon 8 Tage nach einer Verletzung eröffnet werden mußte, Folge eines Unfalls sein sollte! Eine gewisse Zeit gehört zur Entwicklung einer Tuberkulose, die Tuberkelbacillen müssen sich erst in genügender Menge entwickeln, ehe Krankheitserscheinungen auftreten können. Die Zeit von mindestens 4 Wochen wird man verlangen müssen, wenn man einen ursächlichen Zusammenhang annehmen will. Andererseits darf nicht zu viel Zeit bis zum Ausbruch der Tuberkulose verstrichen sein; tritt sie erst 6 Monate später auf bei freier Zwischenzeit, so kann man ebenfalls einen Zusammenhang ablehnen. Diese Frist von 4 Wochen bis 6 Monaten wird von den meisten Autoren als zutreffend anerkannt. Man hat jetzt also eine bestimmte Norm, nach der man sich richten kann, so daß die Begutachtung leichter wird. Natürlich kommt es auf den einzelnen Fall an, und man wird gegebenenfalls über diese Zeiten hinausgehen können.

Ähnlich wie bei der Knochentuberkulose liegen die Verhältnisse bei der Lungentuberkulose. Es ist nicht anzunehmen, daß eine gesunde Lunge infolge einer Verletzung an Tuberkulose erkrankt, ebensowenig wie ein gesunder Knochen. Dagegen kann eine Lungentuberkulose zweifellos durch eine Verletzung verschlimmert werden. So kann eine Schädigung des Gewebes in der Nähe eines tuberkulösen Herdes eintreten; die Gewebe können ihre Widerstandskraft verlieren und die Tuberkulose kann sich schneller und ausgiebiger auswirken, als es ohne Verletzung geschehen wäre. Ferner kann ein abgekapselter latenter Herd gesprengt und die bis dahin ruhenden Tuberkelbacillen können zu erneuter Tätigkeit aufgeweckt werden. Entweder kann es dann zu einer ausgedehnten lokalen Tuberkulose kommen oder zu einer miliaren Aussaat auf die ganze Lunge. Endlich kann es infolge einer Verletzung zu einer Blutung kommen und dadurch das Allgemeinbefinden verschlechtert und die Tuberkulose verschlimmert werden. Auch hier sind für die Beurteilung des Zusammenhangs dieselben Gesichtspunkte maßgebend wie bei der Knochentuberkulose: Wesentlich ist vor allem die Erheblichkeit der Verletzung. Nicht jeder leichte Stoß vielleicht gar an einer anderen Stelle der Lunge genügt, um eine Tuberkulose zu verschlimmern. Ein solcher leichter Stoß läßt sich nachträglich immer finden und es könnte jede Tuberkulose schließlich auf einen Unfall zurückgeführt werden. Moser schreibt: „Wenn ein derartiger Kranker es nur einigermaßen geschickt anfängt, wird er stets aus seiner jüngsten Vergangenheit irgendeinen kleinen Vorgang bei seiner Arbeit, wie sie sich alltäglich ereignen, auffinden und ihm die ganze Schuld an seinem Leiden zuschreiben können." Auch der zeitliche Zusammenhang muß bei der Lungentuberkulose vorhanden sein und man kann dieselben Bedingungen aufstellen wie bei der Knochentuberkulose. Handelt es sich allerdings um eine miliare Aussaat, so wird Verschlimmerung in kürzerer Zeit möglich sein. Noch eine 3. Forderung ist zu stellen. Die Verschlimmerung muß tatsächlich nachgewiesen werden. Nicht jede Tuberkulose, welche man zeitlich nach einem Unfall findet, ist Folge eines Unfalls oder ist durch denselben verschlimmert. Verschlimmerung ist nur dann anzunehmen, wenn tatsächlich erheblich stärkere Krankheitserscheinungen nach dem Unfall nachzuweisen sind, stärkere als sie vor dem Unfall vorhanden waren. Also wenn plötzlich das Allgemeinbefinden schlechter wird, wenn nach dem Unfall der tuberkulöse Prozeß sich schneller ausbreitet, ist man berechtigt, eine Verschlimmerung infolge des Unfalles anzunehmen; nimmt die Tuberkulose aber den gewöhnlichen Verlauf, so ist auch keine Verschlimmerung erwiesen.

Was die Lungenblutung anbelangt, so gilt von ihr fast das gleiche wie von der Gehirnblutung. Die Lungenblutung, welche gelegentlich der Arbeit auftritt, ist nicht Folge der Arbeit; das Wesentliche ist die Erkrankung des betreffenden Blutgefäßes; die Arbeit ist eine gelegentliche, unwesentliche Nebenursache. Die Blutung hätte bei jeder anderen Gelegenheit auftreten können. Eine Entscheidung des Reichsversicherungsamtes sagt hierüber: ,,Wenn ein bereits lungenkranker Arbeiter gelegentlich der Vornahme einer Arbeit, welche der alltägliche Betrieb mit sich bringt und welche nur die übliche mäßige Anstrengung, nicht aber eine Überanstrengung seiner Kräfte erfordert, von einem Blutsturz befallen wird, so muß in jener Betriebshandlung wohl die zufällige Gelegenheit, nicht aber die Ursache der durch den Blutsturz bedingten Verschlimmerung im Körperzustand des Arbeiters erblickt werden." Es kann also hier, ebenso wie bei der Gehirnblutung der Zusammenhang nur dann anerkannt werden, wenn eine außergewöhnliche, über den Rahmen der gewöhnlichen Betriebsarbeit hinausgehende Anstrengung vorgelegen hat.

Man nimmt also jetzt an, daß die Lungentuberkulose nach einem Unfall recht selten ist. Die meisten Fälle halten einer scharfen Kritik nicht Stand. Liniger sagt: ,,Gelingt es in derartigen Fällen die tatsächlichen Verhältnisse genau zu klären, so fallen meist die Entschädigungsansprüche. Die angebliche traumatische Tuberkulose verträgt eben in den meisten Fällen keine scharfe Beleuchtung."

Daß die Tuberkulose nach Unfall selten ist, beweist die Statistik. Nur ein Beispiel sei angeführt. In der Leipziger Klinik wurden 6000 Fälle von Tuberkulose bezüglich der Entstehungsursache genau erforscht. Nur in 7 Fällen, also nur in 1,1 auf Tausend war eine Verletzung als Ursache anzuschuldigen.

**Kreislaufstörungen.** Über Herzleiden und Unfall ist nicht viel zu sagen. Ebenso wie andere Organe, Leber, Nieren usw. infolge einer schweren Verletzung, insbes. nach starker Erschütterung des ganzen Körpers leiden und sogar zerreißen können, kann natürlich in solchem Fall auch eine Herzklappe reißen oder sonst eine Verletzung des Herzmuskels entstehen. Will man annehmen, daß ein Klappenfehler auf diese Weise entstanden sei, so muß verlangt werden, daß sich alsbald nach der Verletzung krankhafte Erscheinungen einstellen. Infolge der Schlußunfähigkeit der Klappe müssen sich sofort Zirkulationsstörungen bemerkbar machen. Der Kranke muß merken, daß an seinem Herzen seit dem Unfall etwas nicht in Ordnung ist. Wird später nach Wochen oder Monaten bei einer Untersuchung ein Herzfehler gefunden, ohne daß nach dem Unfall neue krankhafte Erscheinungen aufgetreten waren, so ist man nicht berechtigt, den Unfall als Ursache des Herzfehlers anzuschuldigen. Es kommt öfter vor, daß jemand einen leichten Herzfehler hat, ohne es zu wissen. Auch kann man allein auf die Angaben des Verletzten hin, daß er vor dem Unfall gesund gewesen sei, den Zusammenhang eines Herzfehlers mit einem Unfall nicht anerkennen.

Es ist ferner beschrieben worden, daß nach **einmaliger plötzlicher Überanstrengung** eine akute Dilatation des Herzens eintreten kann. Das scheint mir sehr zweifelhaft zu sein; akute Dilatation nach fortgesetzter Überanstrengung z. B. nach einer übermäßig schnellen und anstrengenden Radfahrt ist möglich; aber nach einer einmaligen Anstrengung, z. B. dem Heben einer schweren Last, dürfte sie kaum eintreten.

Ebensowenig glaube ich an die Verschlimmerung oder gar Entstehung der **Arteriosklerose** nach einmaliger starker Anstrengung. Arteriosklerose ist eine Krankheit, die sich langsam vorbereitet und entwickelt. Einfluß einer **einmaligen** Schädlichkeit auf das Leiden kann ich mir nicht vorstellen; die diesbezüglichen Veröffentlichungen haben mich nicht überzeugt.

Dasselbe gilt von **Krampfadern**.

Allgemeine Richtlinien lassen sich für die Beurteilung von Störungen des Kreislaufes insbes. des Herzens nach Unfällen nicht geben. Es kommt ganz auf die Verhältnisse des Einzelfalles an, ob man einmal eine Unfallfolge annehmen zu dürfen glaubt..

MIX
Papier aus verantwortungsvollen Quellen
Paper from responsible sources
FSC® C105338

If you have any concerns about our products,
you can contact us on
**ProductSafety@springernature.com**

In case Publisher is established outside the EU,
the EU authorized representative is:
**Springer Nature Customer Service Center GmbH
Europaplatz 3, 69115 Heidelberg, Germany**

Printed by Libri Plureos GmbH
in Hamburg, Germany